桂本草

（第一卷）

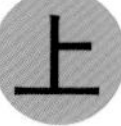

邓家刚　主编

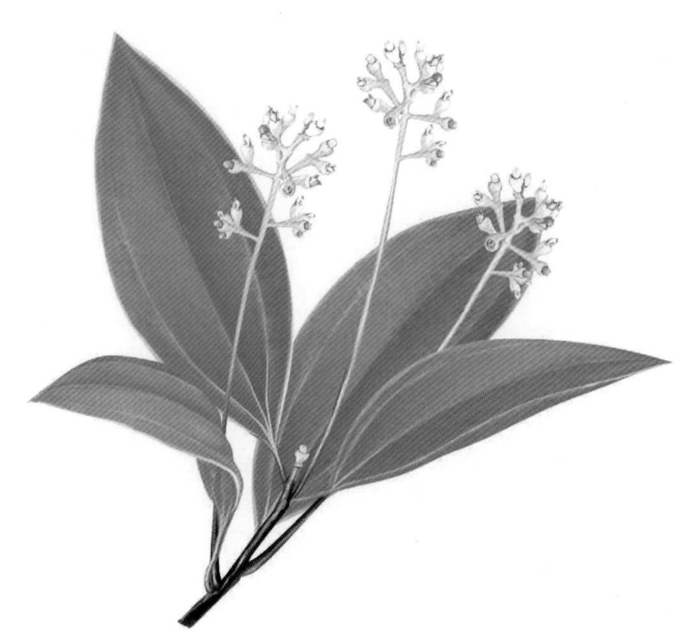

北京科学技术出版社

图书在版编目（CIP）数据

桂本草（第一卷）/邓家刚主编．—北京：北京科学技术出版社，2013.12
ISBN 978-7-5304-6007-8
Ⅰ.①桂…　Ⅱ.①邓…　Ⅲ.①中药材－介绍－广西　Ⅳ.①R282
中国版本图书馆CIP数据核字(2012)第148610号

桂本草（第一卷）

主　　编：邓家刚
责任编辑：赵　晶　侍　伟　袁建锋
责任校对：黄立辉
责任印制：张　良
封面设计：蒋宏工作室
封面题字：邓家刚
图文制作：樊润琴
出 版 人：曾庆宇
出版发行：北京科学技术出版社
社　　址：北京西直门南大街16号
邮政编码：100035
电话传真：0086-10-66161951（总编室）
0086-10-66113227（发行部）　0086-10-66161952（发行部传真）
电子信箱：bjkjpress@163.com
网　　址：www.bkydw.cn
经　　销：新华书店
印　　刷：北京捷迅佳彩印刷有限公司
开　　本：889mm×1194mm　1/16
字　　数：4000千
印　　张：101
版　　次：2013年12月第1版
印　　次：2013年12月第1次印刷
ISBN 978-7-5304-6007-8/R·1508

定　价：980.00元（全两册）

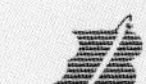

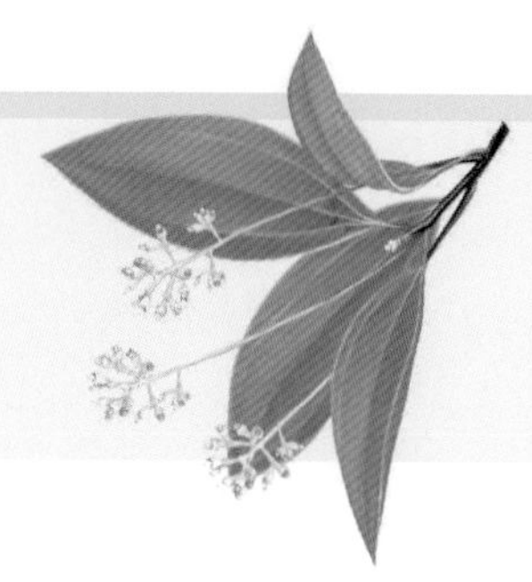

主编简介

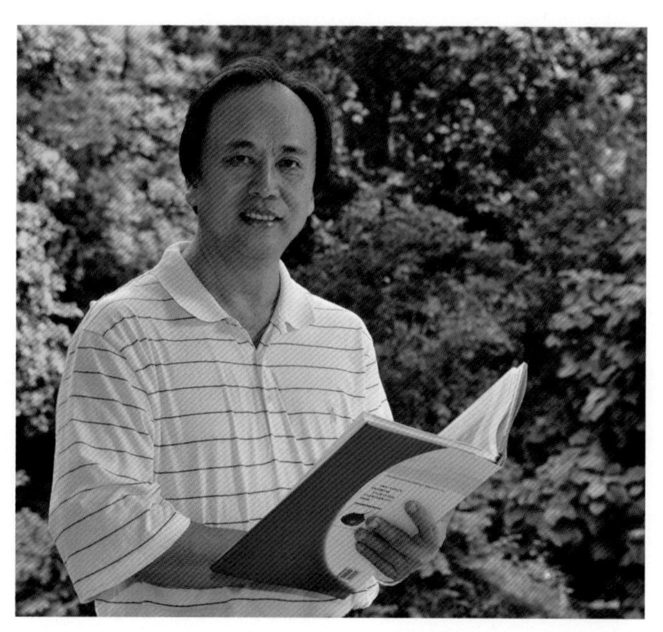

邓家刚，男，广西中医药大学中药学二级教授，主任医师、博士研究生导师，享受国务院政府特殊津贴专家，广西首批特聘终身教授、广西名中医，全国优秀科技工作者，国家中医药管理局重点学科“临床中药学”学科带头人、广西中医药科学实验中心首席专家，国家自然科学基金委员会专家评审组成员，国家“973”及“863”计划项目评审专家，中华中医药学会理事，世界杧果苷研究联合会主席，世界中医药学会联合会老年医学专业委员会副会长，中华中医药学会中药基础理论专业委员会副主任委员，广西自然科学基金专家委员会副主任委员，广西民族医药协会名誉会长，广西中药材产业协会副会长。

长期从事中药理论与应用研究，主持国家“973”课题1项，国家自然科学基金项目5项，国家科技部西部重大攻关项目1项，中泰科技国际合作项目4项，省级科研课题30多项。获中华中西医结合学会科技进步一等奖1项，中华中医药学会科技进步二等奖1项，广西科技进步一等奖3项。编著出版《广西海洋药物》(第十七届中国西部地区优秀科技图书二等奖)《桂药原色图鉴》（第二十二届华东地区科技出版社优秀科技图书二等奖）《广西道地药材》《桂药化学成分全录》（第三届中国大学出版社图书奖优秀学术著作一等奖）《广西临床常用中草药》《化学中药》等学术专著10余部。

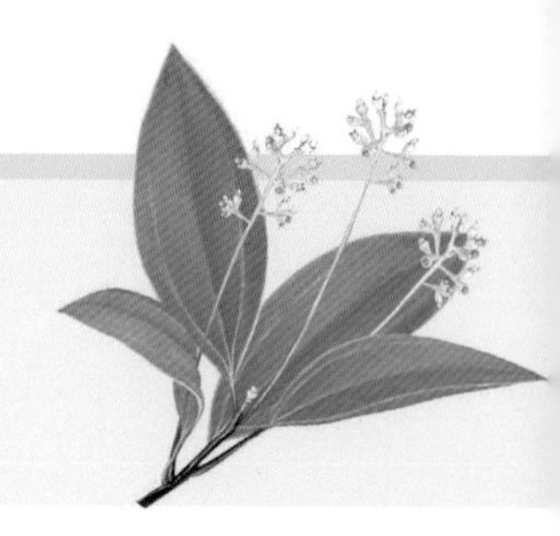

《桂本草》

（第一卷）

组委会

《桂本草》
（第一卷）

编委会

主　编　邓家刚

副主编　韦松基　郑作文　覃洁萍　冼寒梅　林　江　秦华珍　赖茂祥　刘布鸣　余丽莹

编　委　（以姓氏笔画为序）

王力宁　韦松基　邓家刚　刘　强　刘布鸣　李　丽　余丽莹　林　江
林寿宁　易　蔚　罗　捷　郑作文　冼寒梅　郝二伟　胡小勤　钟正贤
侯小涛　秦华珍　郭　敏　唐乾利　黄仁彬　黄瑞松　黄慧学　覃文慧
覃洁萍　覃骊兰　曾春晖　赖茂祥　潘小姣

参与撰稿人　（以姓氏笔画为序）

王　丽　韦乃球　牙启康　冯　旭　冯纬纭　朱意麟　刘　元　刘　婧
苏莉鸣　杜正彩　杜成智　李　丽　李　琦　李卫红　李杰辉　李凯风
李耀华　杨秀芬　邱宏聪　何翠薇　宋志钊　陆海琳　陈明生　武　丽
林　霄　林国彪　周江煜　周芳礼　周雅琴　周燕园　赵丽丽　胡琦敏
钟正贤　姜俊玲　秦海洸　莫清莲　柴　玲　徐冬英　唐云丽　唐慧勤
黄　平　黄　艳　黄　萍　黄云峰　黄丽贞　梁　宁　梁子宁　梁定仁
蒋桂秀　覃文玺　谭小明　谭建宁　戴　航　戴忠华

参与资料收集整理人　（以姓氏笔画为序）

马丽娜　王小新　王丽丽　王胜波　乔　赟　刘偲翔　许晨霞　苏　倩
李文琪　李珍娟　李毅然　杨　静　余昭胜　张文涛　陈　露　陈玉萍
林　海　罗丽萍　周　蓉　周兰萍　郝永靖　姚　蓉　秦　涛　莫海涛
郭宏伟　郭振旺　黄　艳　黄　萍　黄　彬　黄　新　黄　鑫　彭　赞
董晓敏　蒙万香　薛亚馨

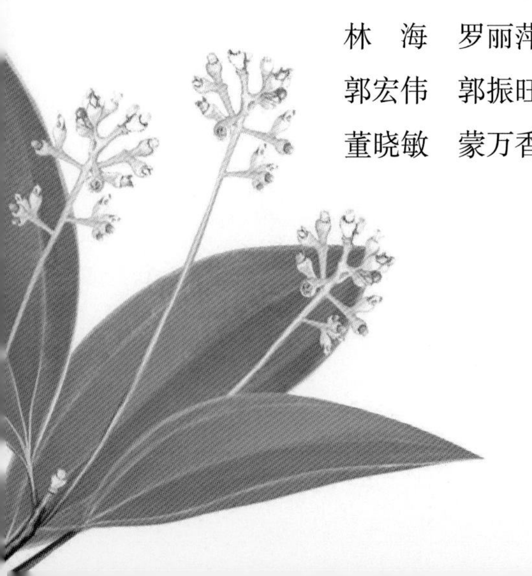

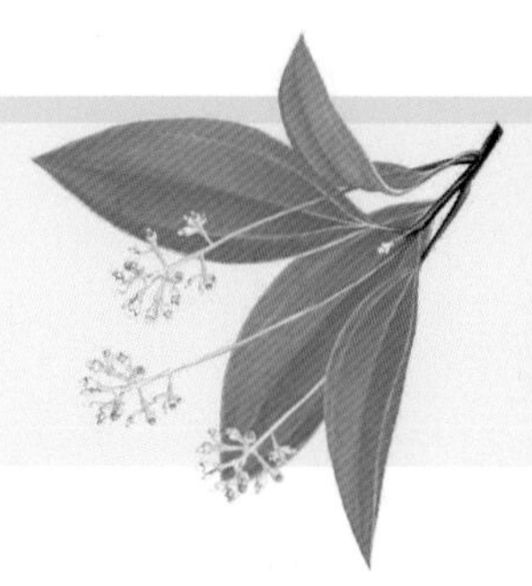

肖序

2011年7月中旬，广西的邓家刚教授来访，一是代表广西中医药大学和广西百色国家农业科技园区管委会聘请我担任于2011年8月中旬召开的“农作物废弃物功能成分筛选暨第二届杧果苷研究国际学术研讨会” 学术顾问；二是请求我为他所组织编著的《桂本草》一书作序。这二者对于促进中药资源可持续发展均有着积极的意义，广西也是需要帮助和扶持的少数民族地区。长期以来，我对广西中药的发展给予了极大的关注，一来广西是我国道地药材的主产区，习称“川广云贵，道地药材”，其中之“广”，就是广东、广西的简称，可见广西的中药历来在我国中药资源中占有重要的一席之地；二来百色虽然药用资源极为丰富，但作为红色老区，地方经济发展还比较缓慢，我们有责任为该地区的发展，特别是中草药资源的保护和利用多贡献一份力量，争取将该地区建设成为社会主义新农村的典范。有鉴于此，我便欣然应允了。

其实，2006年“第九届国际传统药物学大会”在南宁召开期间，我就对邓家刚教授有所了解，知道他一直在带领他的科研团队开展杧果叶的药用研究，并取得一定的成果。之后，他组织编写了《广西道地药材》《桂药原色图鉴》等中药方面的著作，在我国区域性中药研究中颇有特色。《桂本草》一书就是在前面工作基础上，组织有关专家学者，以广西道地中药、特产中药为重点，广泛收集当代中医药研究的成果，汲取广西中药及壮、瑶等民族药的应用经验，遵循科学、规范、实用等原则，精心编撰而成。书中资料翔实，条目完整，药物生态图、药材图和饮片图高清美观，真正做到了图文并茂，从而使该书不仅具有很好的学术价值和应用价值，同时也具有鲜明的时代特征和区域特点。

从《神农本草经》以降，除了官修本草外，历代均有中医药学的仁人志士不辞辛劳，甚至呕心沥血，著书立说，编撰中药学的鸿篇巨制。这当中不仅需要专心于学问的境界，更需要乐于奉献的精神，李时珍历尽三十年之心血始著成不朽巨著《本草纲目》，就是其中最典型的例子。我本人一生从事药用资源和中药学的研究，编著出版了众多中药学著作，对其中的艰辛深有体会。邓家刚教授及其同事们所奉献给今人的《桂本草》，其中所付出的辛劳也是不言而喻的，作为21世纪出版的区域性本草学著作，无疑给中药的研究增添了熠熠生辉的亮点。

期待着《桂本草》早日付梓问世。是为序。

中国工程院院士

中国医学科学院药用植物研究所名誉所长 肖培根

2011年7月

刘 序

中国传统医药学是中华民族数千年科技文化蕴育之精华。她积累了丰富的应用经验和生产技术，并形成了一门具有独特理论的传统药物学学科——本草学。几十年来，学者们运用现代科学技术研究中药，使中药学的学科建设取得了突飞猛进的发展。本草学已成为一门融古贯今、全面研究中国传统药学的综合性学术体系，日益受到世界医药工作者的重视。本草资源的挖掘、整理和研发已经成为我国药学学科发展的重要突破点。

邓家刚教授主编的《桂本草》是迄今为止第一部全部高清彩图的广西特色中药研究著作。该书集60多年来广西地区特色中药研究之大成，第一卷以400多万字、2000多幅高清彩图的鸿篇介绍了600多种广西特色中药的来源、形态、分布、药性、功效等内容，着重介绍广西道地药材和主产、特产药物的特殊使用方法等内容，并对其中药化学、中药药理、临床研究等方面具有的最新研究成果进行了系统整理，充分体现了国内、外对广西特色中药的现代研究成果，使读者能从中了解新中国成立以来广西特色中药、民族药研究的历史脉络和发展方向；文中对每一味药物均配以高清彩色图谱，增强了本书的可读性和实用性，体现出浓郁的区域民族特色。本部著作还为广西地区特色中药的进一步研究、开发奠定了坚实的基础。

近十余年来，我国在常见中药的收集、整理工作方面已经取得很多的成果，但对民族地区的地方特色中草药、民族药的整理和研究工作尚有很大潜力可挖。这项工作对于大幅度提高我国地方特色中药、民族药的合理开发利用和资源保护水平，为我国中药新药研发提供有益的参考，促进地方特色中药产业发展，均具有重要意义。《桂本草》一书的编撰出版，在一定意义上说，是为我国民族地区特色中药、民族药的整理研究提供了较好的示范，必将在我国中医药、民族医药及天然药物等学术界产生积极影响，并对广西等民族地区，乃至我国中医药事业的发展起到促进作用。

中国工程院院士

天津中医药大学中药学院院长

2012年7月于南宁

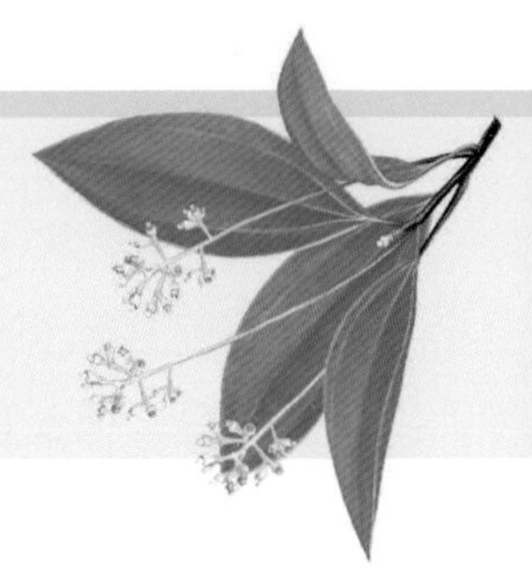

前言

本书是第一部当代编撰的以省（区）为区划的地方性本草类全彩图工具书，书名《桂本草》。出版之际，特做四点说明。

一、地方本草学专著的出版情况

被誉为我国历史上第一部地方本草专著的是《滇南本草》，该书为云南嵩明人兰茂于明·正统元年(公元1436年)所著，记述了我国西南高原地区包括民族药物在内的458种药物，但尚有比《滇南本草》早近500年、另一部以地名简称命名的本草专著，即《蜀本草》。《蜀本草》是五代后蜀明德二年至广政二十三年间（公元935～960年），由当时的翰林学士韩保昇等人在唐代苏敬等所修编的《新修本草》（公元657～659年，即唐·显庆二年到四年）的基础上，重新增补扩充而成。《新修本草》载药844种，是唐王朝"普颁天下，营求药物"并经众多学者精心编撰而成的世界上第一部国家药典。由此可见，《蜀本草》虽以蜀地命名，但并非真正意义上的地方性本草。

及至近代，地方性药物专著时有刊行，较有影响的有：1932年粤人萧步丹编撰的《岭南采药录》（收广东、广西草药400余种），1936年武进人赵燏黄编撰的《祁州药志》，1939年泰安人高宗岳编撰的《泰山药物志》（收泰山地区所产药物358味）等。唯前者为区域性的药物专著，后二者则限于一山一地，且均不以"本草"命名。事实上，自民国以来，众多的学者对中药材、中药资源等进行了广泛深入的研究。20世纪50年代肇始，六七十年代兴极一时的中草药运动，产生了一大批中国传统药物学专著，纷纷以中药志、药物志、中草药手册等名称刊行。进入21世纪后，随着中医药学界不断引进现代科学技术、多学科参与中医药的现代研究、现代数码技术的应用，使得中药学的研究取得了长足的发展，积累了丰富的成果。不仅国家编制颁行《中华人民共和国药典》，组织编撰了《中华本草》《中华海洋本草》等划时代的本草巨著，各省也相继出版了众多图文并茂的中药学专著，如万德光教授主编的《四川道地中药材志》（收药49种），云南中草药整理组收集、整理的《云南中草药》（收药757种），陈蔚文教授主编的《岭南本草》（第一辑收药18种）等等。但纵观此类专著，收入一个省（区）药物最多的、条目齐全且为全部高清彩图的，唯《桂本草》是也。

二、"桂本草"书名的由来

本书取名《桂本草》，出于以下考虑。

其一，"桂"乃广西的简称。根据史学家考证，广西简称为"桂"，源于秦代所设"桂林郡"。1958年成立广西壮族自治区，才正式有了现今通用的"广西"名称，并简称为"桂"。当然，广西尚有其他多种代称，历史上曾有以"八桂"代称广西的，如南朝梁沈约"临姑苏而想八桂，登衡山而望九疑"（《齐司空柳世隆行状》），唐朝韩愈"苍苍森八桂，兹地在湘南"（《送桂州严大夫》）。时至今日，"八桂"及"八桂大地"已是众人熟知的广西代称。因此，在编撰本书时，也曾考虑过名其为《八桂本草》，但从规范性来看，"八桂"文学色彩较浓，多用于文学艺术作品，而"桂"乃国家正式颁布的广西简称，用于这样一部学术性很强的著作更为适宜。

其二，"本草"之名始见于《汉书·平帝纪》，古代药书因所记各药以草类为多，故多冠名为"本草"，如我国现存第一部药物学专著《神农本草经》，世界上第一部由国家修编、颁行的药典《新修本草》等。久而久之，"本草"即演变为中药的统称，也泛指记载中药的书籍。本草学资料显示，清代以前，药物学的著作都是以本草为名，民国时期基本上也是这样的情况。虽然20世纪20年代由于西方医药学的传入，出现了"中药"一词，这个时期也出现了冠以"中药"的药物学著作，但总体上还是称为"本草"的居多。进入20世纪50年代后，以"中药"为名的各种出版物日渐成为主流，而以"本草"为名者逐渐减少。直到1998年《中华本草》及2009年《中华海洋本草》两部巨著的出版，"本草"又重新用于中国药物学专著的命名，可谓是正本清源。从广西的情况来看，民国以前极少公开刊行本草专著，据1983年郭霭春等所著《中国分省医籍考》记载，广西清代仅有三种本草书籍：桂平人程兆麟著《本草经验质性篇》、平南人甘庸德著《药性赋》及藤县人何耀庚著《本草撮要》。新中国成立以来，广西出现过两部冠名"本草"的药物专著，一部是1958年由陆川县中医药研究所编印的《陆川本草》，另一部是1972年由自治区卫生厅组织编写出版的《广西本草选编》。本书之所以没有采用《广西本草》为书名，是因为《桂本草》一书不是《广西本草选编》的增补本，从所选药物、体例、内容和形式都与《广西本草选编》不同，完全是一部全新的反映广西地区所产中草药研究成果的专著，因而采用地方简称加传统药物著作特征性用词的命名方式，名之曰《桂本草》。

三、本书的编撰优势

本书之所以能顺利编撰出版，得益于以下三个方面的重要因素。

（一）自然条件与区位优势

广西地处祖国南疆，面积236660km^2，位于北纬20° 54′ 至26° 23′，东经104° 29′ 至112° 03′，北回归线横贯其中部；西北连接云贵高原，东南与北部湾相接，西南毗邻越南。全境总地势为西北高东南低，是一个倾斜的盆地（海拔150m左右），但丘陵（海拔200～400m）和中等山地（1000～2000m）也广泛分布。广西受季风气候影响强烈，具有北热带、南亚热带和中亚热带三个气候带的特点，年平均气温为16.3～22.9℃，年平均降雨量为1550mm，是我国多雨地区之一。由于广西气候暖热湿润，地貌类型多，全境除光照时间较短外，降水和热量资源均很丰富，为植物的生长提供了良好的条件，形成繁多的生物种类，是全国三大物种源宝库之一。尤其是广西南部为全国水、土、热资源分布最好的几个少数区域之一，出产的肉桂、八角等道地药材闻名遐迩；境内忻城、都安、马山、天等等地盛产金银花；田东、田阳等地盛产田七、杧果叶等；横县、大新、玉林、钦州等地则盛产龙眼肉。得天独厚的自然环境，孕育了广西丰富的中草药资源，历来有"川广云贵，道地药材"之美誉。据全国中药资源普查办公室公布的数据，广西现有已知药用植物基原种数为4064种，占全国药用植物资源(11146种)的1/3还多，居全国第二。据1983～1987年广西中药资源普查办公室《广西中药资源名录》公布，广西的药用植物资源有4623种，种数仅次于云南。《中国中药资源》（科学出版社，1995）所列各省（市、自治区）中药资源表所示，位居全国中药资源种数前五位的省（市、自治区）分别是：云南（5050种）、广西（4590种）、四川（4354种）、贵州（4294种）、陕西（3291种）。值得指出的是，以上数据是在对广西海洋药物收录尚少时统计的，在以上五个位于我国西南和西北的省（自治区）中，唯有广西是沿海地区，由于以上数据主要来自于第三次全国中草药资源普查的结果，限于当时条件，对海洋中药资源的调查是很不够深入广泛的（据广西药材公司资深人士介绍，广西长年收购的海洋中药在100种以上）。实际上广西的药用植物资源种数应远不止于此。现在的资料显示，广西海岸线东起粤桂交界处的洗米河口，西至中越边界的北仑河口，岸线绵延1595km，有大小岛屿624个，浅海滩涂面积为7500km^2；沿海滩涂生物有47科、140多种，可供中药、民族药使用的海洋动物、植物、矿物等资源不少于1000种。从这个角度来看，广西的中草药资源当属全国之冠。

（二）历史积累和前期工作

尽管广西属经济欠发达地区，在中草药研究方面，广西的研究技术平台建设、现代中药研究团队建设与发达地区相比还有很大的差距，但广西中医药和民族医药工作者也在尽心尽责地推动中医药和民族医药事业的发展。为了实施《桂本草》编撰工作，作者团队广泛收集自1949年以来广西编撰出版或印发的中草药书籍，结果使我们大受鼓舞。以下是其中本草类和秘方、验方的基本情况，我们可以从中看出广西中草药研究方面的历史积累。

（1）本草类书籍：收集1949～1979年间广西中草药出版物73种，其中20世纪50年代的有14种，60年代的有26种，70年代的有33种。由此看出，广西对中草药的研究随着时间的推移越来越广泛。新中国成立初期，广大的中草药人员积极上山采集草药，发现了多种经实践证明具有一定医疗价值的植物。如平果县在大兴水利过程中，中草药医师普遍采用中草药治疗常见病：用土黄连和土木香治痢疾，用藩桃叶和花念果治腹泻，用乌头酒治跌打损伤等。桂林市通过“五献”大会和采风运动，收集到秘方、验方16000多个，其中有祖传十余代的治疗小儿疳积的秘方和治疗腹水、蛇咬伤的民间验方等。广西在群众实践的基础上，总结出版了大量相关的文献资料，如《平果中草药》《广西中医中药汇编》《桂林市中医秘方验方集锦》等。1966～1976年间，与全国开展中草药运动的情况相似，广西出版发行的中草药相关书籍达43种，占1949～1979年间广西中草药出版物的58.9%。

在所收集到的中草药书籍中，描述广西本草的图书共40种，初步去重之后，仍涉及约7000味药物，包含了动物药、植物药及矿物药，这些书籍介绍了药物的性味、效用、剂量、禁忌、采制、形状、鉴别、药用部位、产地、用量等内容。部分图书对中药的药物部位还配以图片，如《陆川本草》介绍了718种中药，按草本、灌木、乔木、藤木、蕨类、动物等8个大类排列，分别介绍了每一味本草的正名、学名、别名、产地、生长环境、形态、采收季节、药用部分、性味、功用、主治、用法、用量、禁忌、附方等。《常用中草药》介绍了每种草药的别名、产地、用途、用法及方例，并附以图样。

经过统计分析，发现在40种介绍广西本草类图书中，出现频次较高的中草药分别为：半边莲、车前草、鹅不食草、鱼腥草（25次），千斤拔、山芝麻（24次），葫芦茶、益母草（23次），凤尾草（22次），大驳骨、金银花、九里明、小驳骨（21次），白花丹、火炭母、金钱草、马齿苋、磨盘根、七叶一枝花、仙鹤草、小罗伞（20次）。

（2）秘方验方类书籍：在所收集的中草药书籍中，介绍广西秘方验方的图书有41种。据不完全统计，这些图书所涉及的验方秘方大约有8万条，且大部分是通过民间收集汇编而成的，如《南宁市中医药验方秘方集锦》，是南宁市卫生局在开展“百万锦方”运动时，发动全市的医药卫生人员和广大劳动人民开展“献方献宝”活动，共收集了验方秘方63175条，其后他们组织有关的专业人员选出部分内容编印出版的一套书籍。其中第三辑就涉及验方秘方1088条，按内、外、妇、儿、五官等16大类分举列出，内容十分丰富，仅治疗外科疾病的验方秘方就达218条，如用络头花三份、土丹皮四份、萆薢三份、穿破石三份、土黄柏三份、夏枯草三份、冬桑枝三份、紫花地丁四份，用清水煎服治疗颈部瘰疬，效果显著。又如《单方验方汇编》一书涉及单方验方130多条，如用溪黄草、大叶蛇泡簕、蛇舌草、葫芦茶各一两，每日一剂，水煎分二次服，用于治疗传染性肝炎145例，治愈140例，有效率达96.5%，平均治愈天数23.8天。这些书籍表明广西广大劳动人民在和疾病作斗争的过程中积累了极其丰富的经验，对民族的繁衍和促进生产的发展都起到了积极的作用。

通过对1949～1979年广西中草药书籍的调查研究，我们可以从一个侧面了解广西中药事业发展历程的足迹。从所收集到的这些中草药书籍中， 我们可以看到其中反映出的三个方面的特色。

其一，地方特色。广西山地资源丰富，素有“八山一水一分田”之说，处于热带向亚热带过渡的地理位置，气温较高，热量充足，雨量充足，孕育了丰富的中草药资源。传统的道地药材有桂林茶垌罗汉果、东兴肉桂、防城垌中八角、靖西田七、平南思旺天花粉、灰斑蛤蚧、桂郁金、广豆根、水半夏以及龙胜滑石粉等。广西开发的新药原料及疗效好并形成大宗药材的民间药有绞股蓝、儿茶、无患子、黄花夹竹桃、七叶莲、苦玄参、马蓝、紫金牛、地不容、金果榄、黄毛豆腐柴、安息香、剑叶龙血树、朱砂莲、通城虎、黄花倒水莲、萝芙木、三叶青藤、红鱼眼、山风、甜茶等。本书在资料准备过程中收集的图书也反映了广西特产中草药的特色，如广西壮族自治区林业厅编写的《广西药用植物的栽培和采制法·第一辑》一书，就是在广西药用植物资源丰富、药用植物野生品种繁多、产品数量和规格品质不一致的情况下，为了与当时中国中医药事业发展要求相适应，有计划、有目的地把野生药种变栽培药种，为交流栽培技术、改进采制方法和提高产品质量而编写的。该书介绍了广西的40种主要药用植物的性状、栽培法和采集加工法等内容。另外，广西中药饮片加工炮制因气候和各种条件关系，不少方法和经验与其他地区有所不同，一向依靠老药工师傅的口传心授保存下来。《广西中药饮片加工炮制规范》一书，对广西各中药饮片加工炮制的方法加以规范化。20世纪50年代后，广西主管收购及药材加工保管和质量规格工作的商业厅医药处举办了4期药材培训班。经过4期学员的研究讨论，结合他们的工作经验，并进一步参考了其他有关资料，编写了《广西药材》，对广西特产药材如罗汉果、山药、桂枝等共153种植物药和麝香等24种动物药、琥珀等5种矿物药的类别、形态、性能及产销情况、鉴别方法、品质规格及加工保管等方面进行了研究。这些都表明，我们收集到的文献资料均是针对广西的中草药或广西的验方秘方进行研究的，具有鲜明的广西地方特色。

其二，民族特色。广西有壮、瑶、苗、侗、仫佬、毛南、回、京、彝、水、仡佬等11个少数民族，是少数民族的聚居地，民族医药资源十分丰富。现已查明，广西少数民族应用的药用植物有3000多种，其中以壮药最为出名，应用的药用植物已超过2000种，1992～1993年广西民族医药研究所陈秀香等编写的《广西壮药简编》记载药物1986种，隶属于234科、808属；1994年陈秀香等编写的《广西壮药新资源》又收载药物397种。此外，瑶族药有1300多种，侗族药有324种，仫佬族药有262种，苗族药有248种，毛南族药有115种，京族药有30种，彝族药有22种。对于常用壮药如千斤拔、南蛇簕、剑叶龙血树、苦草、滇桂艾纳香等，瑶族药如羊耳菊、蜘蛛香等，侗族药如血水草、大丁草等，仫佬族药如救必应、茅膏菜、飞龙掌血、铁包金、娃儿藤等，苗族药如通关藤、吉祥草等，毛南族药如金果榄、对坐神仙草等，京族药如臭牡丹、鸡矢藤等，彝族药如青蒿、假地蓝等，都有详细论述。而我们所收集到的这些资料都是围绕着广西民族药展开的，如壮药七叶一枝花共在20种书中出现，占所有介绍广西本草图书的50%；壮药八角莲、九里香、一枝黄花分别在17、16和12种图书中出现；瑶族药五指毛桃、绣花针、羊耳菊分别有5、3、2种图书对其进行了介绍；仫佬族药救必应、铁包金分别出现12次和9次；彝族药射干、青蒿分别有15种图书对其进行描述；毛南族药金果榄则在11种图书中出现。这些数据均表明了这些广西中草药书籍具有明显的广西民族特色，值得进一步研究及推广。

（3）时代特色：1949～1979年间出版的广西中草药出版物，不论是从内容特征还是形式特征都带有显著的时代特色。从内容特征来说，在我们收集到的73种图书中就有超过一半的图书介绍了中草药识别方法、生长环境、采集加工、性味功用等内容，这些内容与在此期间掀起的两次全国性的中药资源普查有着紧密的联系。此外，还有14种图书都冠以了“农村”或“民间”的字样，显而易见，这些图书的内容主要立足农村，服务农村，如《农村中草药验方选》一书主要介绍了利用农村常见的中草药治疗各种常见疾病，并对农村常见中草药的采集、性味、功效做了详细介绍。而这些图书的出版发行与1965年6月26日毛泽东主席做出“把医疗卫生工作的重点放到农村去”的指示是密不可分的。另外，49.3%的图书收录有毛主席语录这一特征也体现了当时的时代背景。从形式特征来说，我们所收集到的中草药书籍中，配有插图的共有24种，其中21种为黑白插图，且32及64开本的图书共有63种，占到这类书籍的86.3%。这些情况与当时我国印刷业技术比较落后的特征相吻合。以上情况说明，这些书籍不论是从内容特征还是从形式特征来说，都带有明显的时代烙印，具有鲜明的时代特色。

（三）已出版的相关著作

我们发现1949～1979年间广西中草药出版物对当时和现在的中医药研究都具有较大的影响，对现代全国中药文献研究作出了积极的贡献。目前最具权威性的中草药书籍《中华本草》《中药大辞典》都收录有不少出自这些书籍的中草药。经统计，《中华本草》中收录的药物中有268味来自1949～1979年间广西中草药出版物，其中来自《广西本草选编》的有84种，如“松节油”“地枫皮”“接骨风”“鱼尾葵根”等；来自《陆川本草》的有39种，如“秋枫木”“九龙根”“矮脚罗伞”等；来自《南宁市药物志》的有42种，如“铁罗伞”“扭曲草”“龙珠果”等；来自《广西中药志》的40种，如“百步还魂”“木黄莲”“大驳骨”等。收录在《中药大辞典》中的“马蹄蕨”“山莲藕”等来自《陆川本草》；“金耳环”出自《广西中草药》。《广西中药志》《广西本草选编》等图书也为广西中医药研究所主编的《广西药用植物名录》提供了大量的材料，为该书的顺利出版提供了巨大的帮助。《广西药用植物名录》中有375种药物被收入《中华本草》一书，占了《中华本草》收录量的约10%，显示其具有较高的学术价值。

在前期广泛收集广西编印的各种中草药书籍的工作中，作者团队还编写了《广西道地药材》《广西临床常用中草药》《桂药原色图鉴》及《广西海洋药物》等4 部关于广西中草药的著作。

《广西道地药材》是第一部系统介绍广西道地药材的专著，全书近80万字、200多帧彩图、中英文对照，书中收录了八角茴香、广西血竭、广豆根、广山药、广山楂、广金钱草、罗汉果、珍珠、蛤蚧等40种广西道地药材，系统记述了每种药材的别名、来源、形态、生境分布、栽培技术、采集加工、药材性状、炮制方法、常见伪品、化学成分、药理作用、性味归经、功能主治、用法用量、制剂、临床研究、临床验方等，每一药材还附有原植物、药材及伪品的彩色照片；尤其是专列"非正品"一项，介绍正品外的地方用药及伪品，记述其药材性状鉴定特征，并附其药材形态图，成为本书一个突出的特点。

《广西海洋药物》则是第一部系统介绍广西沿海药用海洋生物的专著，也是第一部公开出版的区域性的海洋药物学术著作，书中共收载广西海域分布的海洋药物400余种，其中作为正药介绍的252种，作为附药介绍的148种，包括合浦珍珠、中国鲎、青环海蛇等闻名世界的名贵珍稀品种。《广西道地药材》和《广西海洋药物》均是广西中草药（包括海洋中药）研究的补白之作。

《桂药原色图鉴》是我国第一部以"桂药"命名的学术专著。全书约25万字，600多帧原色图片，共收载常用"桂药"200种。除了具有与《广西道地药材》《广西海洋药物》同样的特点外，该书还有一个突出的特点就是在学术专著中首次使用了"桂药"的专有名称，给广西主产、特产的中草药赋予地标性的称谓，比起既往混用的"广药""南药"等名称，"桂药"的区域标识更加鲜明突出。

《广西临床常用中草药》收录的药物品种相当一部分与《桂药原色图鉴》相同，但比《桂药原色图鉴》有所增加。该书共收录广西临床较常用的中草药242种，其中包括植物药229味，如田七、肉桂、八角、八角枫、刀豆等；动物药11味，如蛤蚧、麻雀等；矿物药2味，如炉甘石、滑石。除了文字描述外，还精心摄制了彩色图谱242幅。在所收载的药物中既有使用千年的药物，如田七、肉桂等；也有现代入药使用的药物，如杧果叶、白背叶等。除了突出地方特色外，我们在编写本书时，采用了《中药学》《临床中药学》教材的功效分类编排体例，将所收药物分为解表药、温里药、清热解毒药等，还特别注意突出其临床应用的特点，在每种药物的"临床参考"一项中，除了介绍民间验方外，还选择了以该药为主药的、有典型意义的临床研究报道或病例加以介绍，为读者提供了更多的实证参考，更好地指导临床用药。这对于扩大这些中草药的应用范围，提高其应用价值，是具有重要意义的。

四、时代进步和政策支持

本书成书于21世纪之初，这是一个现代科技飞速发展的时代，以信息技术为特征的高新技术日新月异，生物技术、数码技术、网络技术等为现代科学的发展提供了有力的支撑。另一方面，随着人们对自身健康的日益重视，对化学药物毒副反应的深入认识和对恶性肿瘤、病毒、免疫代谢性疾病的无奈与恐惧的增强，世界医学重新关注传统医学在维护人类健康所发挥的重要作用，从而出现了"中医热"的现象。不仅国内的中医药高等院校，而且几乎所有国内外设有化学学科、生物学科或生命学科的研究机构，都不同程度地争相开展关于中医药的科学研究，并取得了可喜的成果，这就为《桂本草》一书提供了中药化学、中药药理等方面的文献支持。尽管本书所收载的某些药物在化学研究和药理研究方面还缺乏足够的资料，甚至还有空缺，但若没有这个时代的科技进步，没有其他学科的关注和参与，就不可能产生如此海量的中草药研究的文献信息，也就不可能有本书中如此丰富的内容。

政策的支持是事业成功的重要保障。近年来，从中央到地方各级政府大力支持中医药和民族医药的发展，投入了大量的经费用于中医卫生医疗服务体系的建设、中医药和民族医药研究平台和学术队伍的建设，广泛开展了中医药和民族医药重大科学问题的研究、重大创新药物的研究、防治重大疾病的研究等。这又从一个方面为《桂本草》提供了中医药和民族医药临床研究、文献整理等方面的成果支撑。自治区政府高度重视中医药和民族医药的发展，2008年成立广西中医药管理局之后，相继制定实施了《广西壮族自治区发展中医药壮医药条例》《关于加快中医药民族医药发展的决定》《壮瑶医药振兴计划（2011～2020）》《中医药民族医药发展十大重点工程实施方案（2011～2015）》等一系列政策文件，给广西中医药和民族医药发展提供了政策保障。正是在这样的时代背景下，《桂本草》才有可能集广西中草药研究之大成，以其鲜明的、强烈的时代性、科学性和实用性奉献给社会。

毫无疑问，这样一部篇幅巨大的学术著作，绝对不可能是一个人或少数几个人在短时间内可以完成的。从2003年开始策划，2005年首次以《广西道地药材》获得财政立项资助，2007年开始连续三年获得自治区中医药管理局的资助，到2011年12月北京科学技术出版社正式通过出版选题论证，《桂本草》的编撰历经8年，凝聚了几十位中医药专家、教授的心血。在此，我们对所有参与本书编撰工作的科技人员的辛勤付出表示诚挚的感谢！对本书编撰、出版给予大力支持的广西中医药大学、广西卫生厅、广西中医药管理局、北京科学技术出版社表示衷心的感谢！《桂本草》能入选国家出版基金项目，是对作者团队的极大鼓励和褒奖，感谢国家出版基金为保障本书顺利出版提供的基金资助和大力支持！特别是对一直以来关心和支持这项工作并为本书赐序的肖培根院士、刘昌孝院士，我们更是心怀感激之情，在此表达最深切的谢意！

百密终有一疏，尽管我们已经很努力地追求尽善尽美，但限于水平、经验和条件，书中肯定存在许多不如人意甚至错谬之处，恳请中医药同道及广大读者给予批评指正，以期在今后的修编时更臻完善。

邓家刚

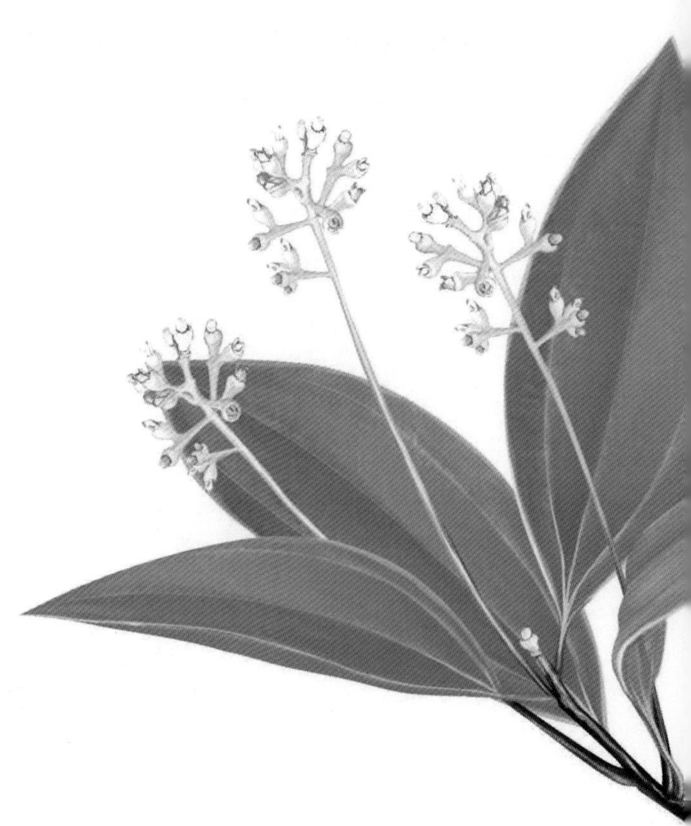

凡 例

1.书中每种药材按中文名、汉语拼音名、药材拉丁名、英文名、别名、来源、植（动、矿）物形态、分布、采集加工、药材性状、品质评价、化学成分、药理作用、临床研究、性味归经、功效主治、用法用量、使用注意、经验方、附注、参考文献依次编写。

2.中药材及饮片的中文名、汉语拼音名、药材拉丁名、英文名、别名：中药材及饮片名称统一按《中国药典》正文格式和书写要求书写。部分品种的临床习用名称与法定名称不一致时，用别名在来源中描述。

3.来源：药材来源记述植（动）物药科名、学名及药用部位；矿物药记述其原矿物和加工品的名称。多来源或多药用部位的，则在附注中记载。各名称均按《中国药典》正文格式和要求书写。同一中药名，不同的基原应在该品种中并列介绍。若《中国药典》分别收载，则加以说明。

4.植（动、矿）物形态：描述原植（动、矿）物各个器官的主要特征，并附全部及局部形态彩色照片。

5.分布：记述该药材在广西的主要产地，突出道地药材的优势。如为栽培亦加注明。

6.采集加工：根据动、植物生长规律，为达到保证药效、服用安全的目的，介绍合理采集的方法；炮制加工根据《中国药典》及地方的炮制规范，简要介绍炮制方法。

7.药材性状：记述该药材药用部位的形态特征，并附药材及饮片彩色照片。

8.品质评价：记述该药材的评价标准。

9.化学成分：记述该药材的主要化学成分，在括号内附上英文名。

（1）系统查阅各品种的植物化学研究文献（2008年6月前），综合介绍有效成分、活性成分或专属成分，特别注明近年来报道的有毒副反应的成分。明确成分的类别及代表性单体成分名称（有必要者列出英文名称）。

（2）参照《中国药典》《部颁标准》及地方药材标准，列出质控成分及限度。

（3）动物类、复方药材加工品（如六神曲）等成分不明确的，不再列【化学成分】项。

10.药理作用：记述该药材的主要药理作用，包括动物试验、临床药理以及毒性等内容。

11.临床研究：选择该药材或以该药材为主的、有一定数量并取得新成果的临床研究报道。

12.性味归经：不同药用部位有不同药性的，分别列出。

13.功效与主治：主治与功效相适应，以临床实践为准，参考诸家本草所载功用。

14.用法用量：一般指单味药煎剂的成人一日常用量。外用无具体剂量时，均表示为“适量”；对于烈性与毒性药物有明确的参考剂量，必要时加注极量。

15.使用注意：主要包括病证禁忌、妊娠禁忌、饮食禁忌及毒副反应。按禁忌程度分为禁服（用）和慎服（用）两种。

16.经验方：选录能印证和补充药物功能主治及临证应用的古今良方和单方验方。经验方中的药名，为保持文献原貌，以原载文献名为准，不改为本书中通用名称。部分选自古籍中的经验方剂量为古代度量单位，为保持经验方原貌，不改变其书写形式。推荐换算公式为“一两≈30g，一钱≈3g”。

17.附注：有多部位入药的，记述该药其他入药部位的功效主治，有伪品的则列出其所属的科名及该种的种名和拉丁名。

18.参考文献：在文中相关位置标注该参考文献序号，以表明其来源。部分参考文献由于年代久远，存在文献信息不全的问题，文中仅收载文献信息中可查证部分。

19.本书文字资料主要以《中国药典》《中华本草》《新编中药志》《广西药用植物名录》《广西本草选编》《广西药用植物志》《广西中药志》为据。

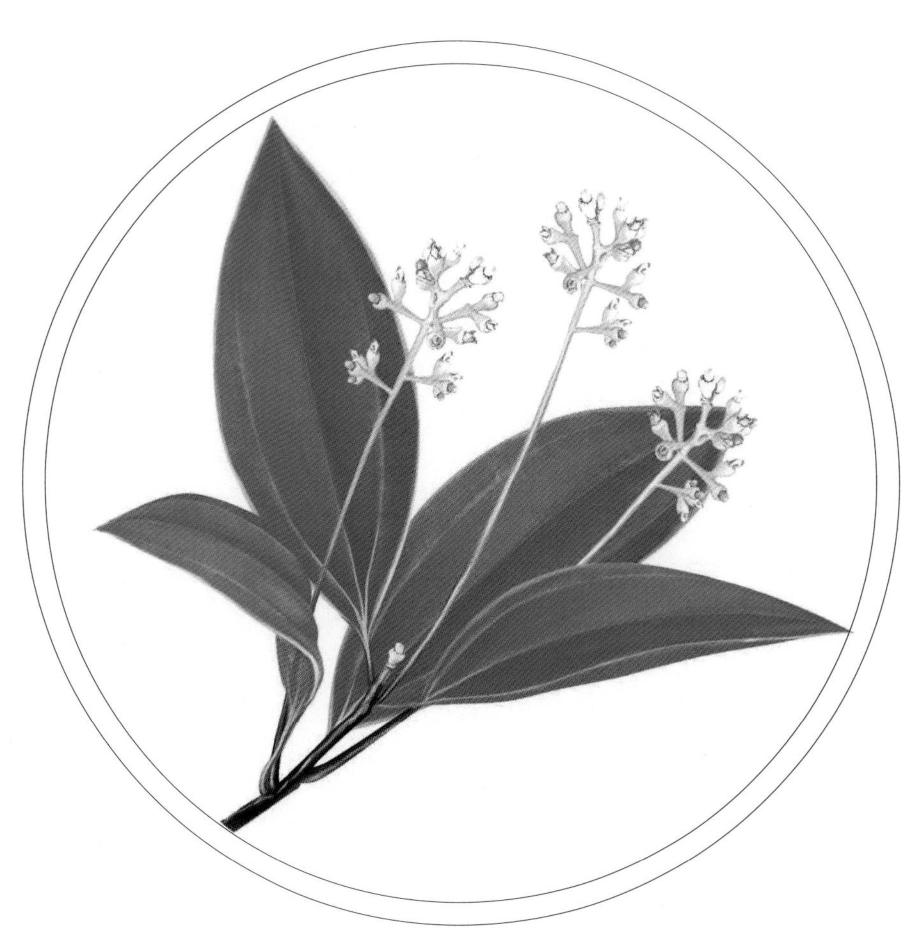

目 录

上

五画

六画

七画

下

八画

九画

十画

十一画

十二画

十三画

十四画

十五画以上

索引

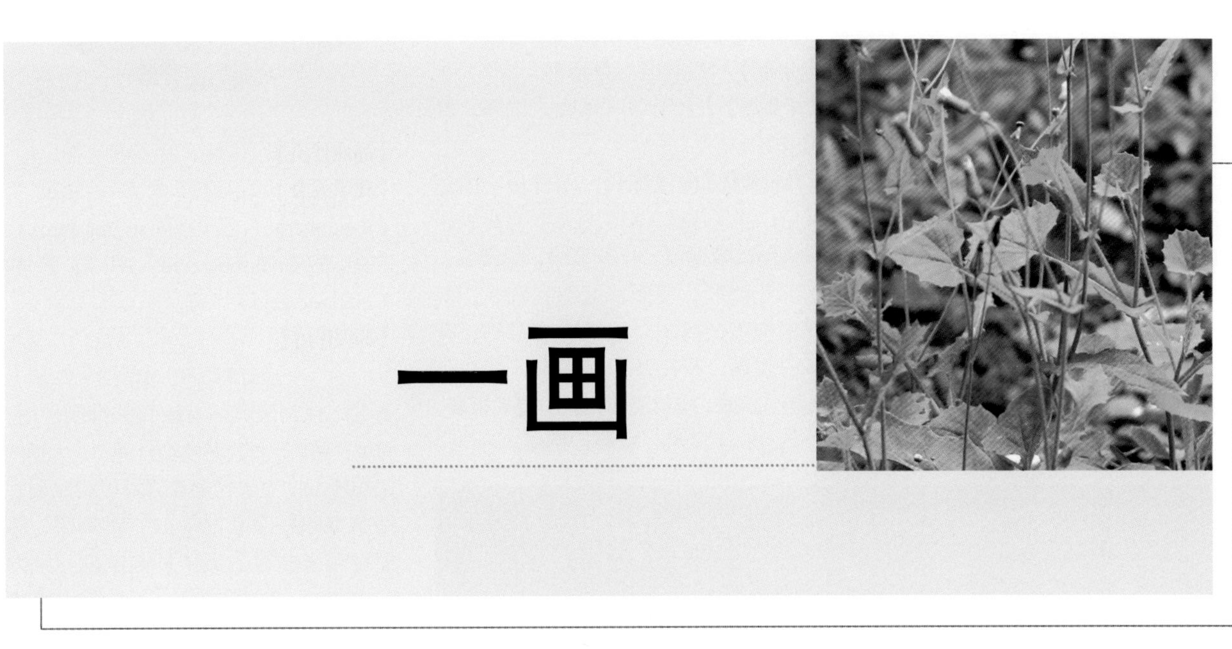

一画

Yi dian hong

一点红

Emilae Sonchifolae Herba
[英]Sowthistle Tasselflower Herb

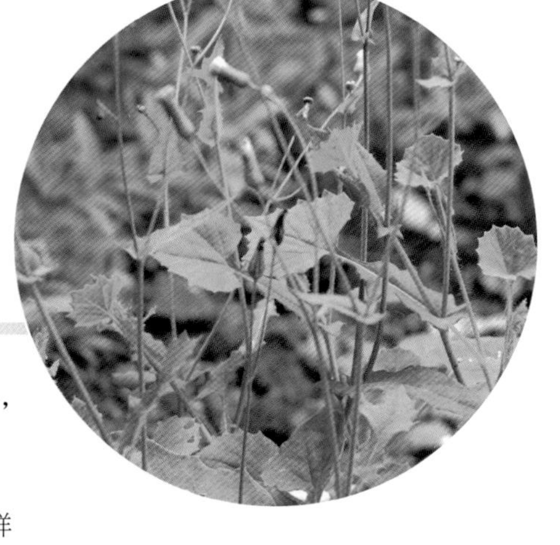

【别名】红背紫丁、羊蹄草、土公英、叶下红、土黄连。

【来源】为菊科植物一点红 *Emilia sonchifolia*（L.）DC. 的全草。

【植物形态】一年生或多年生草本。茎直立或近基部倾斜，紫红色或绿色，枝条柔弱，粉绿色。叶互生，无柄，叶片稍肉质，生于茎下部的叶卵形，长 5~10cm，宽 4~5cm，琴状分裂，边缘具钝齿，茎上部叶小，通常全缘或有细齿，上面深绿色，下面常为紫红色，基部耳状，抱茎。头状花序直径 1~1.3cm，具长梗，为疏散的伞房花序，花枝常二歧分枝；花全为两性，筒状，花冠紫红色，5 齿裂；总苞圆柱状，苞片 1 层，与花冠等长。瘦果狭矩圆形，有棱；冠毛白色，柔软，极丰富。

【分布】广西全区均有分布。

【采集加工】全年均可采收，洗净，鲜用或晒干。

【药材性状】根茎细长，圆柱形，浅棕黄色；茎少分枝，细圆柱形，有纵纹，灰青色或黄褐色。叶多皱缩，灰青色，基部叶卵形、琴形，上部叶较少，基部稍抱茎；纸质。头状花序干枯，花多已脱落，花托及总苞残存，苞片茶褐色，膜质。瘦果浅黄褐色，冠毛极多，白色。有干草气，味淡、略咸。

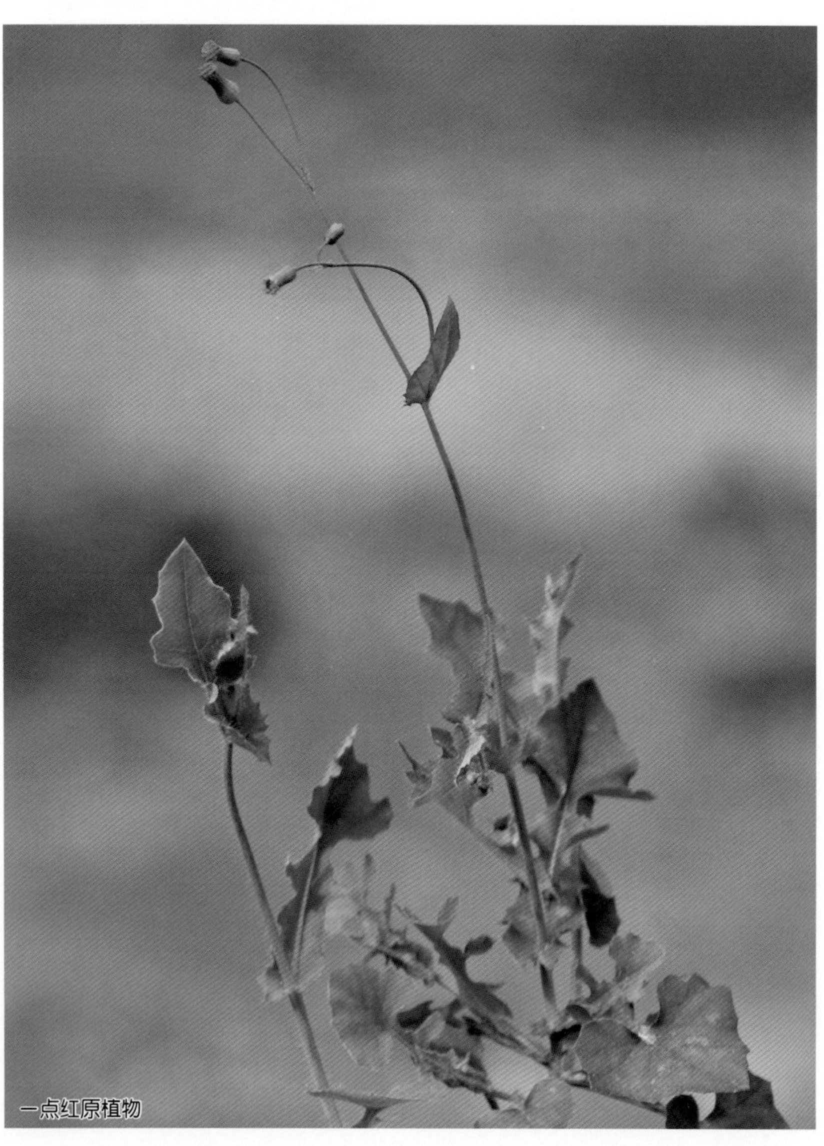
一点红原植物

【品质评价】以干燥、叶多者为佳。

【化学成分】本品全草含 β- 谷甾醇（β-sitosterol），豆甾醇（stigmasterol），棕榈酸（palmitic acid）和蜂蜜酸（melissic acid）[1] 等。

【药理作用】

1. 抗菌　一点红醇提物对革兰阴性菌、革兰阳性菌及真菌有较强的抑制作用。对革兰菌，最低抑菌浓度分别为：大肠杆菌 0.05g/ml、金黄色葡萄球菌 0.0625g/ml、枯草芽胞杆菌 0.125g/ml。对真菌、黑根霉和米曲霉的最佳抑菌浓度分别为 0.125g/ml、0.05g/ml[2]。一点红醇提物和水提物对大肠杆菌、铜绿假单胞菌、福氏痢疾杆菌、伤寒杆菌、肠炎杆菌、金黄色葡萄球菌、乙型溶血性链球菌、肺炎双球菌等均具有抑菌作用[3]。

2. 抗炎　一点红水提物 4.9g/kg 剂量组和醇提物 6.3g/kg、3.2g/kg 剂量组均能抑制小鼠腹腔毛细血管通透性[4]。一点红水提物有减轻小鼠耳郭肿胀作用[3]。

3. 镇痛　一点红水提物 2.5g/kg 剂量组、一点红醇提物 6.3g/kg、3.2g/kg 剂量组均能减少醋酸所致小鼠扭体次数[4]。

4. 保肝　一点红水提物和醇提物对四氯化碳所致急性肝损伤小鼠血清中谷丙转氨酶、谷草转氨酶活性升高有抑制作用[4]。

5. 增强免疫　一点红水提物 4.9g/kg、2.5g/kg 剂量组和醇提物 6.3g/kg、3.2g/kg 剂量组均能增加免疫功能低下小鼠腹腔巨噬细胞吞噬百分率和吞噬指数[4]。一点红水提物和醇提物对小鼠炭末吞噬功能有促进作用[3]。

6. 镇静　一点红醇提物可减少小鼠自主走动时间和抬前脚次数[3]。

7. 益智　一点红水提物和醇提物能延长触电潜伏期和减少触电次数，对记忆获得性障碍有保护作用[3]。

8. 毒理　一点红水提物的半数致死量（LD_{50}）为（49.22±0.027）g（生药）/kg，一点红醇提物的 LD_{50} 为（63.15±0.026）g（生药）/kg[4]。

【临床研究】

1. 急性扁桃体炎　一点红鲜全草 30~50g 洗净，放入容器加水覆盖全草，加热至沸腾，分 2 次服，每次 500ml，小儿减量，3 天为 1 个疗程，连续 1~2 个疗程。在治疗中不用任何抗生素。共观察确诊的病人 96 例，结果：痊愈 88 例，显效 6 例，无效 2 例，总有效率 97.9%[5]。

2. 静脉输液后紫癜、瘀斑　将一点红洗净晾干，捣烂成糊状，放在消毒容器内，分装，备用。190 例接受静脉输液治疗而发生静脉炎伴发紫癜、瘀斑的病人，分为治疗组、对照 1 组和对照 2 组，分别给予一点红、50% 硫酸镁、喜疗妥软膏局部外敷和外涂。结果：治疗组的治疗时间、临床症状的消失、平均治疗时间和治愈率均优于对照 1、2 组，祛瘀效果显著（$P<0.01$）[6]。

3. 口腔溃疡　取一点红干草 20~30g 放入容器加水 1000~1500ml，加热至沸腾，煎 3~5 min，制得一点红药液。60 例病人随机分成试验组和对照组各 30 例，试验组采用一点红药液进行口腔护理，对照组采用复方硼砂液进行口腔护理。结果：试验组口腔溃疡发生率低于对照组（$P<0.05$）[7]。

【性味归经】味苦，性凉。归肺、肝、大肠经。

【功效主治】清热解毒，散瘀消肿。主治上呼吸道感染，口腔溃疡，乳腺炎，肠炎，尿路感染，疮疖痈肿，湿疹，跌打损伤。

【用法用量】内服：煎汤，9~18g，鲜品 15~30g；或捣汁含咽。外用适量，煎水洗，或捣敷。

【使用注意】孕妇慎用。

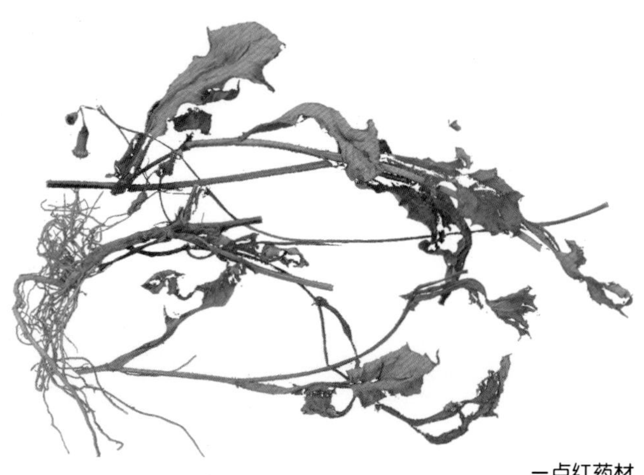

一点红药材

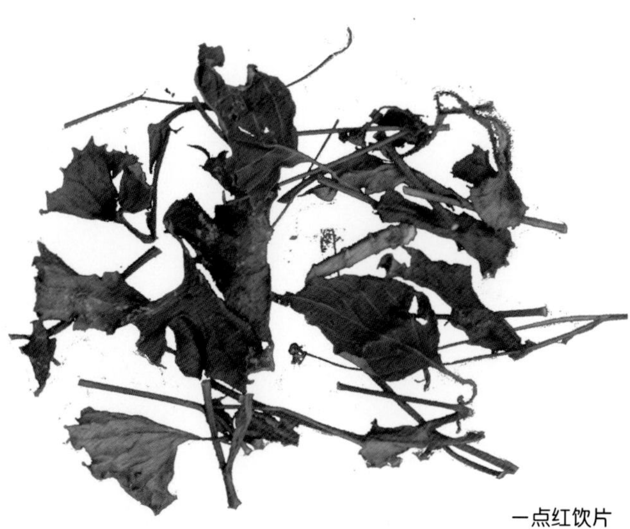

一点红饮片

【经验方】

1. 跌打损伤，瘀血肿痛　一点红、酢浆草鲜品各适量。捣烂加酒少许，炒热外包。（《四川中药志》）
2. 乳腺炎，疖肿　鲜一点红全草适量、加食盐少许捣烂，敷患处，每日 1 换。同时鲜全草 30g（干品 15g），水煎服。（《浙江民间常用草药》）
3. 无名肿毒，对口疮　鲜一点红茎叶 1 握。加红糖共捣烂敷贴，每日换 2 次。（《福建民间草药》）
4. 水肿　鲜一点红全草、灯心草各 60g。水煎，饭前服，每日用 2 次。（《福建民间草药》）
5. 扁桃体炎　鲜一点红 90g。水 3 碗煎成 1 碗，分 2 次频频含咽。（《草药手册》）
6. 慢性胃肠炎　鲜一点红 60g，桂皮 6g。水煎，每日 1 剂。（《草药手册》）
7. 阴道炎，外阴湿疹　鲜一点红 30~60g，食盐少许。煎水熏洗。（《安徽中草药》）

【参考文献】

[1] 高建军，程东亮，刘小萍．一点红化学成分的研究．中国中药杂志，1993，18（2）:102.

[2] 卢海啸，廖莉莉．一点红提取物抑菌活性研究．玉林师范学院学报（自然科学版），2007，28（5）：77.

[3] 钟正贤，李开双，李翠红，等．一点红药理作用的实验研究．中国中医药科技，2007，14（4）：267.

[4] 钟正贤，周桂芬，李燕婧．一点红提取物药理作用的实验研究．云南中医中药杂志，2006，27（4）：36.

[5] 杨建华，张冠建．一点红煎剂治疗 96 例急性扁桃体炎疗效观察．福建医药杂志，2000，22（5）：154.

[6] 潘媚媚，余同珍，钟宁英．一点红治疗静脉输液后紫癜、瘀斑 190 例．实用医学杂志，2006，22（24）：2920.

[7] 陶胜茹，卢婉娴，周佩如．一点红用于经口气管插管病人口腔护理的效果观察．护理学报，2007，14（11）：71.

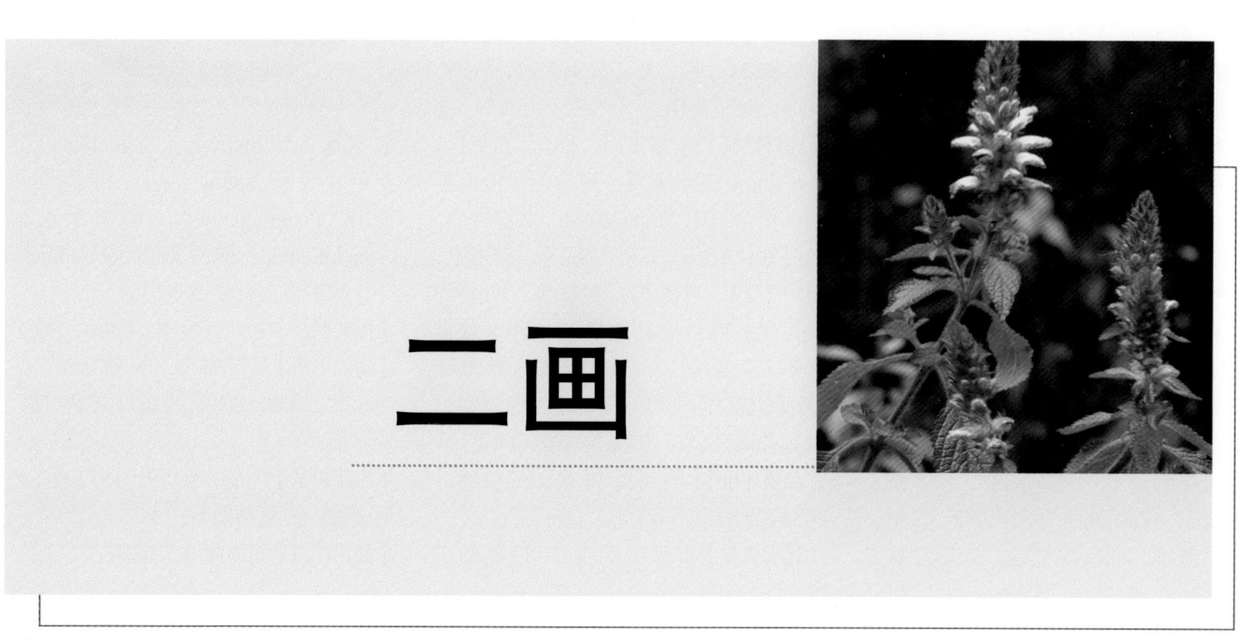

二画

Shi e qie 十萼茄

Lycianthis Biflorae Herba
[英]Twoflower Lycianthes Herb

【别名】血见愁、野苦菜、野花毛辣角、红丝线、红珠草、帮梨子、毛药果。

【来源】为茄科植物红丝线 *Lycianthes biflora*（Lour.）Bitt. 的全株。

【植物形态】多年生灌木或亚灌木。小枝、叶柄、花梗及花萼上密被淡黄色绒毛。单叶互生，在枝上部成假双生；叶片大小不等，大叶片椭圆状卵形，偏斜，先端渐尖，基部楔形渐狭至叶柄成窄翅，长 9~15cm，宽 3.5~7cm；小叶片宽卵形，先端短渐尖，基部宽圆形而后骤窄下延至柄而成窄翅，长 2.5~4cm，宽 2~3cm；全缘，两面有疏柔毛。花常 2~3 朵（稀 4~5 朵）生于叶腋；花萼杯状，萼齿 10，钻状线形；花冠淡紫色或白色，星形，深 5 裂；雄蕊 5，花药顶裂；子房卵形，2 室。浆果球形，熟后绯红色，宿萼盘状。种子多数，淡黄色，卵状三角形。

【分布】广西全区均有分布。

【采集加工】春、夏、秋季采收，洗净，切段，晒干备用。

【药材性状】根常圆柱形，直径 0.1~1cm。表面皱缩，淡黄色，常具多数侧根。质硬，断面淡黄色。茎圆柱形，直径 0.1~0.5cm。表面灰绿色，被短毛。单叶互生，常皱缩，灰绿色，两面均被短毛，叶片展开呈椭圆状卵形或宽卵形，先端渐尖，基部楔形渐狭至叶柄成窄翅，常可见叶腋有暗红色果实，果实花萼宿存，10 裂。气微，味苦。

【品质评价】以干燥、叶多、无杂质、色绿者为佳。

【化学成分】本品根中含 2*α*- 羟基蜀羊泉次碱（2*α*-hydroxy soladulcidine），芰脱皂苷元（gitogenin），新芰脱皂苷元（neogitogenin），蜀羊泉次碱（soladulcidine），澳洲茄胺（solasodine）。叶、茎中也含有新芰脱皂苷元 [1]。

【性味归经】味苦，性凉。归肺、脾经。

【功效主治】清热解毒，祛痰止咳。主治咳嗽，哮喘，痢疾，热淋，疔疮红肿，外伤出血。

【用法用量】内服：煎汤，15~30g。外用适量，鲜品捣敷。

【使用注意】脾胃虚寒者慎用。

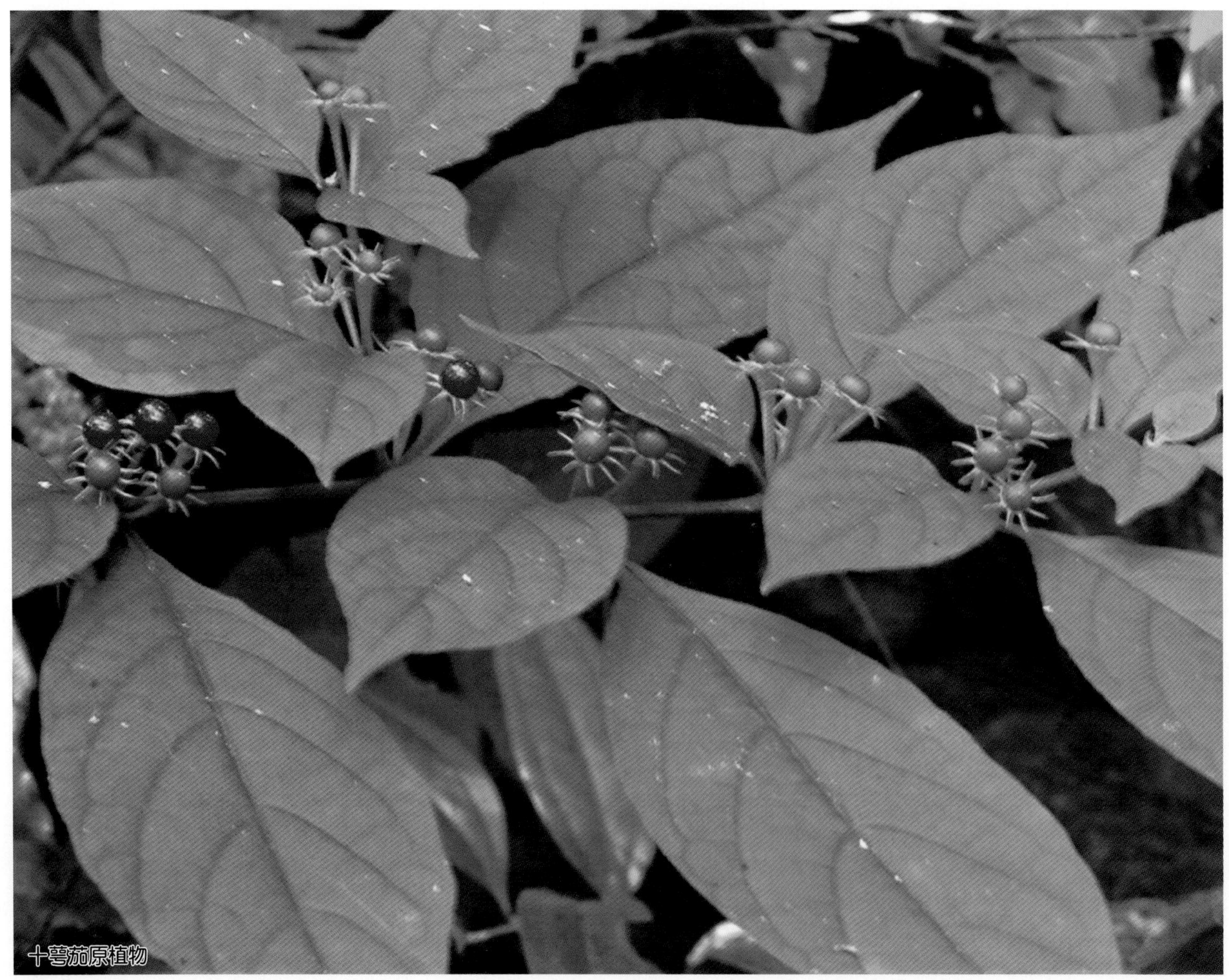
十萼茄原植物

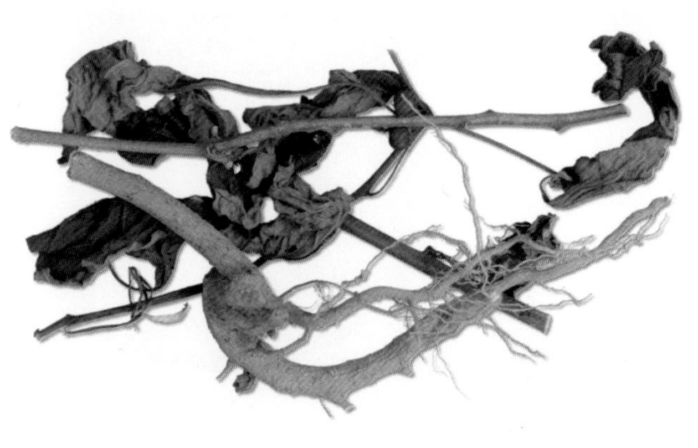
十萼茄药材

十萼茄饮片

【经验方】

1. 火疔　鲜毛药果叶，捶绒敷患处。（《贵州民间药物》）
2. 支气管哮喘　红丝线 30~60g。炖鸡服。（《福建药物志》）

【参考文献】

[1] 国家中医药管理局《中华本草》编委会 . 中华本草 . 上海：上海科学技术出版社，1999：6262.

Ding qie 丁茄

Solani Surattensis Radix
[英]Soda-apple Nightshade Root

【别名】癫茄、颠茄、假茄子、红果丁茄、刺茄。

【来源】为茄科植物丁茄 *Solanum surattense* Burm. f. 的根。

【植物形态】多年生直立草本至亚灌木。植物体除茎、枝外各部均被具节的纤毛，茎及小枝具淡黄色细直刺。叶单生或成对互生；叶柄粗壮，叶片宽卵形，长 5~14cm，宽 4~12cm，先端短尖，基部心形，5~7 裂或中裂，裂片三角形或近卵形，脉上有直刺。聚伞花序腋外生，短而少花；花梗纤细，被直刺及纤毛；萼杯状，有刺，5 裂；花冠白色，5 裂，裂片披针形，端尖；雄蕊 5，着生于花冠喉上，花药顶裂；子房球形，2 室，胚珠多数。浆果扁球形，初绿白色，成熟后橙红色，基部有带细刺的宿存萼。具细直刺；种子干后扁而薄，边缘翅状。

【分布】广西主要分布于金秀、岑溪、平南、玉林、南宁、宾阳、上林等地。

【采集加工】夏、秋季采收，洗净，切段晒干。

【药材性状】根近圆柱形，分枝而扭曲，顶端有时附具细直皮刺的残茎，茎枝无毛，或切成 2~3cm 的短段，直径 5~15mm。表面灰黄色，刮去栓皮后呈白色。体轻、质松。断面黄白色，有裂隙，髓心淡绿色。气特异，味苦、辛。

【品质评价】以大小均匀、不带地上茎者为佳。

【化学成分】本品浆果中含有 $\Delta^{3,5}$-澳洲茄二烯（solasodiene），澳洲茄胺（solasodine），澳洲茄碱（solasonine），澳洲茄边碱（solamargine）和刺茄碱（solasuriene）[1]。

【性味归经】味苦、辛，性微温；有毒。归肺、肝经。

【功效主治】镇咳平喘，散瘀止痛。主治慢性支气管炎，哮喘，胃痛，风湿腰腿痛、瘰疬，寒性脓疡，痈肿疮毒，跌打损伤。

【用法用量】内服：煎汤，3~6g；或研末，0.3~0.9g。外用适量，捣敷；煎水洗或研末调敷。

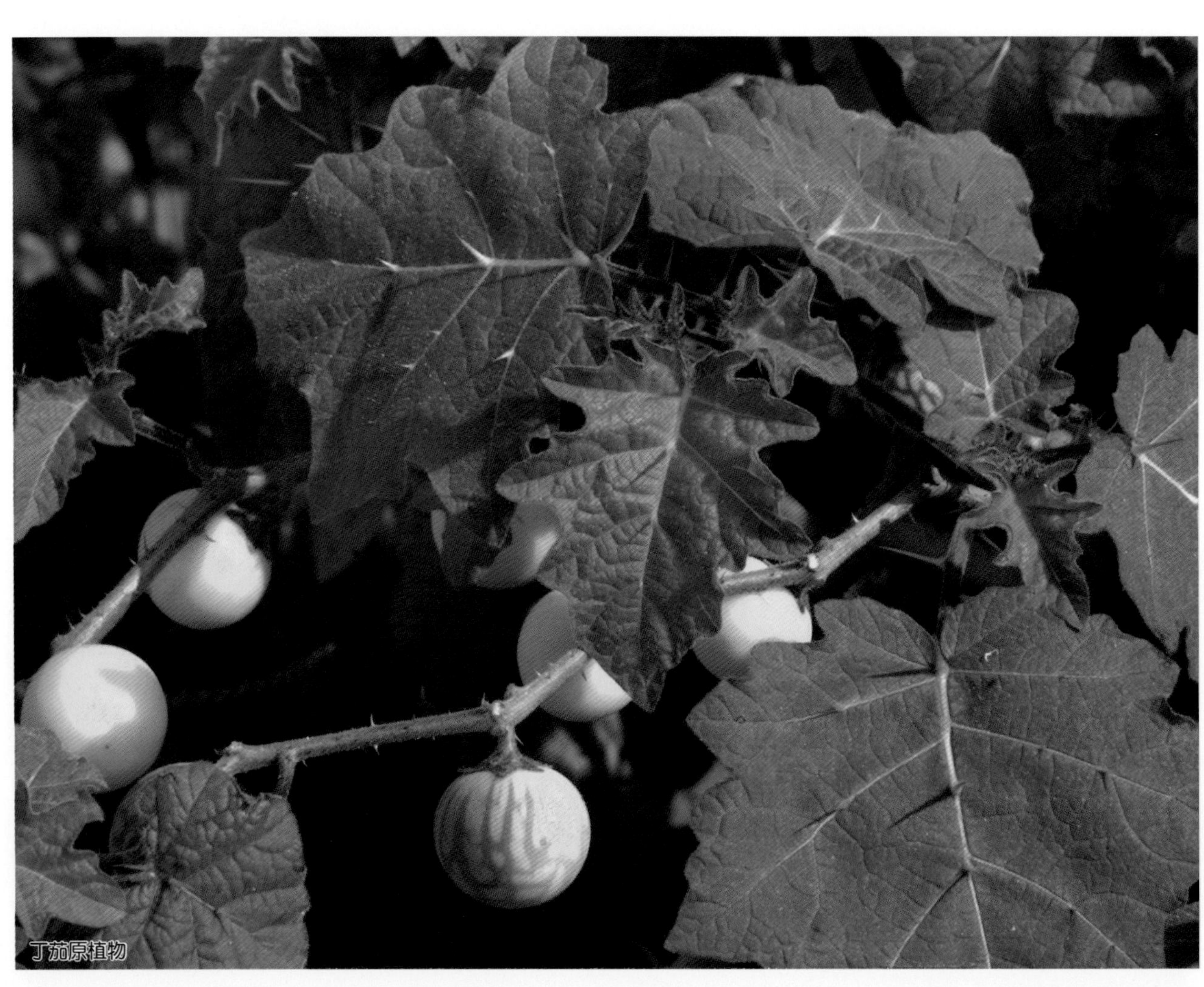
丁茄原植物

【使用注意】全株有毒，以未成熟的果实最毒，误食可出现口渴，咽喉灼热，吞咽困难，皮肤干热潮红，瞳孔散大，视物模糊，烦躁不安，幻觉，谵妄，甚至发生惊厥等症状。青光眼病人禁用，以免增加眼压而使病情恶化。因有毒，用量不宜过大。

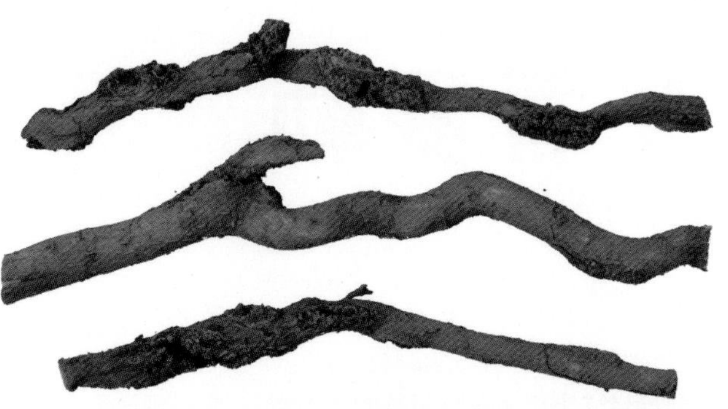
丁茄药材

【经验方】

1. 冻疮　丁茄，煎水熏洗患处。(《广西实用中草药》)
2. 扭挫伤　丁茄、姜黄、韭菜根。共捣烂外敷。(《广西实用中草药新选》)
3. 跌打肿痛，痈疮肿痛　鲜癫茄根捣敷；或用癫茄茎叶晒干煅存性为末，调茶油敷患处。(《广东中草药》)
4. 小儿口腔炎　癫茄茎叶，煅存性研末，加冰片少许，涂患处。(《广东中草药》)
5. 肝硬化腹水　癫茄种子，炒黄研末服。(《广东中草药》)
6. 小儿疳积　鲜癫茄果1~2枚。切开，加猪肝蒸熟，去癫茄取猪肝吃。(《广东中草药》)

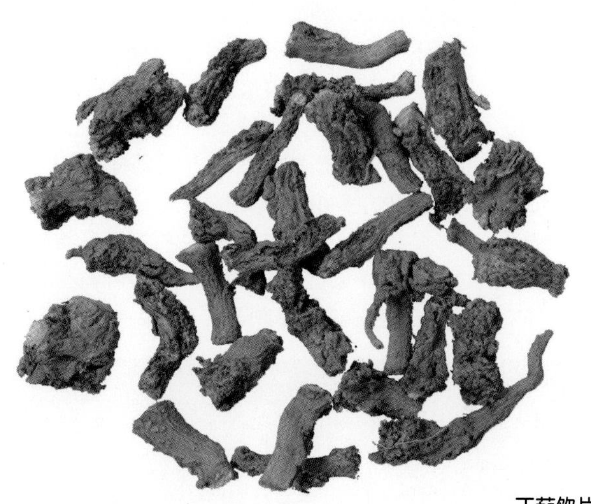
丁茄饮片

【参考文献】

[1] 国家中医药管理局《中华本草》编委会. 中华本草. 上海：上海科学技术出版社，1999：6310.

Ding xiang luo le

丁香罗勒

Ocimunis Gratissini Herba
[英]Steetscented Basil Herb

【别名】丁香、臭草。

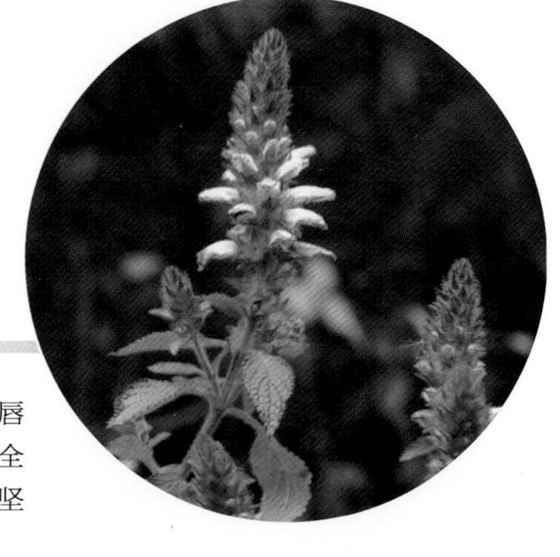

【来源】为唇形科植物丁香罗勒 *Ocimum gratissinum* L. 的全草。

【植物形态】多年生直立芳香灌木。茎高 0.5~1m，被长柔毛。叶片卵状矩圆形或矩圆形，长 5~12cm，两面密被柔毛状绒毛；叶柄长 1~3.5cm，密被柔毛状绒毛。轮伞花序 6，密集组成顶生，长 10~15cm 的圆锥花序，密被柔毛状绒毛；苞片卵状菱形至披针形，长 3~4mm；花萼钟状，多少下倾，长达 3.5mm，外被柔毛及腺点，内面在喉部有柔毛，齿 5，上中齿宽大，边缘下延，下 2 齿极小，高度合生呈 2 刺芒；花冠白色或白黄色，长约 4mm，上唇 4 浅裂，裂片近相等，下唇矩圆形，全缘；雄蕊 4，后对花丝基部具齿。小坚果近球形。

【分布】广西主要分布于金秀、桂平、玉林、武鸣等地。

【采集加工】全年均可采收，洗净，切段，晒干。

【药材性状】茎呈方柱形，直径 2~6cm，表面有纵沟纹。有长柔毛，质坚硬，折断面纤维性，黄白色，中央髓部白色。叶对生，多皱缩，展平后呈长圆形，长 5~10cm，两面密被柔毛，叶柄长 1~3.5cm，有柔毛。轮伞花序密集顶生，呈圆锥花序，密被柔毛，宿萼钟状，外被柔毛，小坚果近球状，棕黄色。气芳香，味辛。

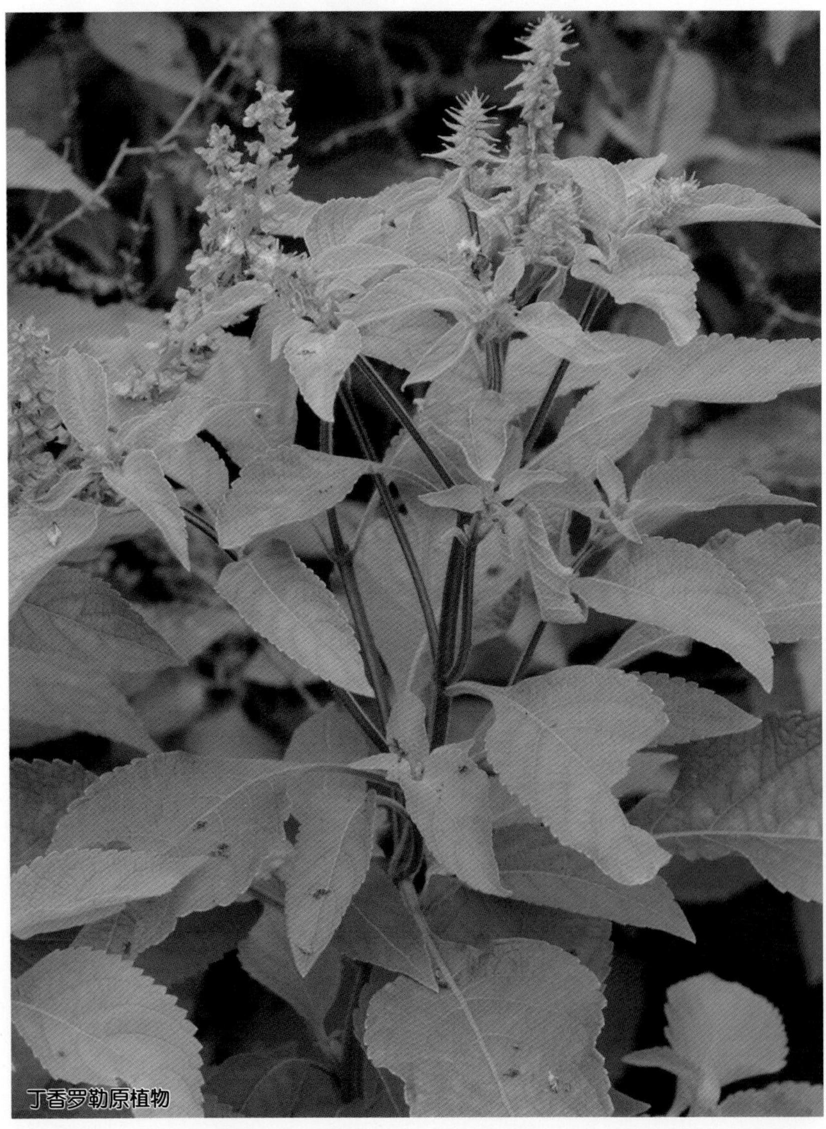
丁香罗勒原植物

【品质评价】以洁净、叶完整者为佳。

【化学成分】本品全草含挥发油，主要含丁香油酚（eugenol），大根香叶烯 D（germacrone D），石竹烯（caryophyllene），*β*- 罗勒烯（*β*-ocimene），乙酸苯甲酯（phenylmethyl acetate），邻苯二甲酸乙酯（diethyl phthalate），还有 *α*- 罗勒烯（*α*-ocimene），苯乙醇（phenylethyl alcohol），*β*- 荜澄茄烯（*β*-cubebene），*α*- 丁香烯（*α*-caryophyllene），*γ*- 依兰烯（*γ*-muurolene）[1]，3- 己烯 -1- 醇（3-hexen-1-ol），侧柏烯（thujene），*α*- 蒎烯（*α*-pinene），香桧烯（sabinene），月桂烯（myrcene），*γ*- 松油烯（*γ*-terpinene），芳樟醇（linalool），*β*- 丁香烯（*β*-caryophyllene），*α*- 葎草烯（*α*-humulene），*β*- 荜澄茄油烯（*β*-cubebene），荜澄茄烯（cadinene）和 *δ*- 荜澄茄醇（*δ*-cadinol），对 - 聚伞花素（*p*-cymene），*α*- 松油醇（*α*-terpineol），胡椒烯（copaene），*γ*- 依兰油烯（*γ*-muurolene），别香橙烯（alloaromadendrene），*α*- 依兰油烯（*α*-muurolene）和柏木醇（cedrol）[2]，萜品烯醇 -4（terpinen-4-ol）等 [1,2]。

【临床研究】

1. 疥疮　病人温水洗澡后用丁香罗勒乳膏（主要成分为从中药丁香罗勒中提取的挥发油，其中含丁香酚、乙酰丁香酚和 *β*- 丁香烯等）将皮疹部位均匀涂药 1 遍，早晚各擦 1 次，连用 2 天，停药 2 天，自第 5 天起重复上述用药方法 1 次，而后彻底消毒被褥，注意皮肤糜烂感染处禁用。结果：治疗 128 例，痊愈 119 例（92.97%），好转 5 例（3.91%），有效 2 例（1.56%），无效 2 例（1.56%）[3]。

2. 寻常型银屑病　将丁香罗勒乳膏（含 2.5% 丁香罗勒油，它是唇形科植物丁香罗勒的全草经水蒸馏得到的挥发油，具有润肤止痒杀虫的功效）适量涂于患处，涂后反复轻揉效果更佳，每日早晚各擦 1 次，晚间涂药前应先温水洗浴，连续治疗 50 天。全部病例均在进行期开始治疗。治疗 51 例，结果痊愈 35 例（68.6%），好转 9 例（17.6%），未愈 7 例（13.7%），总有效率 86.3%。其中治疗时间最短 29 天，最长 47 天，平均 38.5 天。未愈的 7 例中，有 4 例因为在治疗中，银屑病皮损逐渐增多而停用；另外 3 例因外用丁香罗勒乳膏之处，出现许多米粒大小红色丘疹，瘙痒加重，考虑是药物刺激所致而停用 [4]。

3. 异位性皮炎　治疗组 40 例予丁香罗勒乳膏，对照组 40 例予哈西奈德乳膏。将药物涂于患处，轻揉片刻，每日早晚各 1 次，每周复诊 1 次，连续局部用药 4 周。结果：两组治疗后临床症状积分比较，瘙痒积分改善治疗组优于对照组（$P<0.01$），丘疹积分改善治疗组好于对照组（$P<0.05$），浸润肥厚积分改善两组相近，无统计学意义（$P>0.05$）。苔藓样变积分改善对照组好于治疗组（$P<0.05$）。两组痊愈率和总有效率相近，无显著性差异（$P>0.05$）。两组不良反应出现率研究组为 7.5%，对照组为 12.5%[5]。

4. 阴虱　嘱病人刮除阴毛，洗澡后将药膏均匀外搽于外阴、会阴及肛周区，稍作轻轻按摩局部皮肤 2~3min，以利药物吸收。早晚各搽 1 次，连续搽药 3 天，第 4 天停药 1 天，洗澡清洗衣物，消毒被褥。随后再搽药 3 天。观察疗效，未愈者重复 1 个疗程，治疗期间不应用其他任何药物。治疗 48 例，结果 7 天复诊痊愈 44 例（占 91.67%）。4 例复诊未见阴虱，仍诉瘙痒存在，重复 1 个疗程症状消失，获愈。除有 3 例皮肤破损处搽药有轻微一过性刺激外，不影响疗效，其余未见不良反应 [6]。

【性味归经】味辛，气香，性温。归肺、肝经。

【功效主治】疏风解表，消肿止痛。主治外感风热，胸闷不舒，胃肠胀气，跌打损伤，肢体痉挛，闭经。

【用法用量】内服：5~10g。外用适量。

【使用注意】气阴不足者慎用。

【经验方】

1. 皮肤瘙痒　丁香全草适量，水煎外洗。（《广西本草选编》）
2. 目赤肿痛　丁香种子 1~1.5 钱，水煎服。（《广西本草选编》）
3. 风热感冒，胸闷不舒，胃肠气胀　用丁香罗勒 1~2 钱，水煎服。（《广西本草选编》）

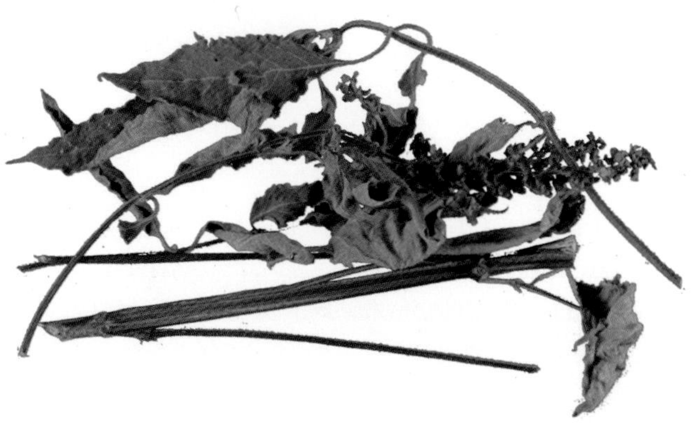

丁香罗勒药材

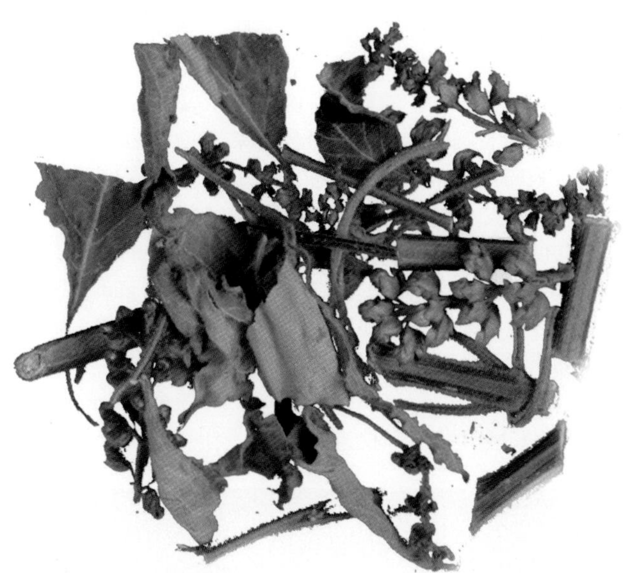

丁香罗勒饮片

【参考文献】

[1] 李玲玲，赖东美，叶飞云 . 丁香罗勒油气相色谱与气质联用分析 . 中国现代应用药学杂志，2002，19（3）：225.

[2] 国家中医药管理局《中华本草》编委会 . 中华本草 . 上海：上海科学技术出版社，1999：6123.

[3] 吴涛 . 丁香罗勒乳膏治疗 128 例疥疮疗效观察 . 中国麻风皮肤病杂志，2002，18（3）：273.

[4] 姜燕生 . 丁香罗勒乳膏治疗寻常型银屑病疗效观察 . 中国麻风皮肤病杂志，2003，19（3）：291.

[5] 张旭，程红旗 . 丁香罗勒乳膏治疗异位性皮炎的临床研究 . 中华实用中西医杂志，2004，4（17）：3552.

[6] 杨仕平 . 丁香罗勒乳膏治疗阴虱 48 例 . 岭南皮肤性病科杂志，2000，7（2）：31.

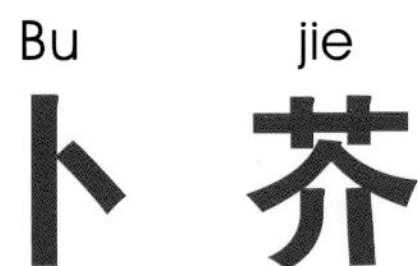

卜芥 Bu jie

Alocasiae Cucullatae Rhizoma
[英]Chinese Taro Rhizome

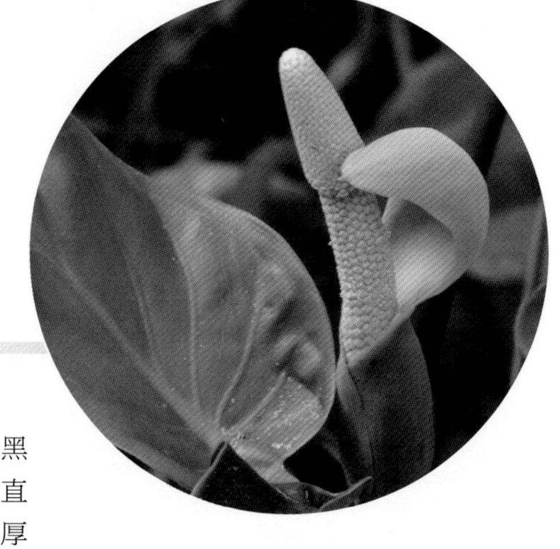

【别名】老虎耳、狼毒、老虎芋、大附子、姑婆芋、尖尾芋。

【来源】为天南星科植物尖尾芋 *Alocasia cucullata*（Lour.）Schott 的根茎。

【植物形态】多年生直立草本。地下茎粗壮，肉质。地上茎圆柱形，黑褐色，具环形叶痕，通常基部伸出许多短缩的芽条，发出新枝。叶互生；叶柄由中部至基部强烈扩大成宽鞘；叶片膜质至草质，深绿色，宽卵状心形，长15~40cm，宽 10~18cm，先端尖，基部微凹，全缘，叶脉两面突起。花序柄圆柱形，稍粗壮，常单生；佛焰苞近肉质，管长圆状卵形，淡绿色至深绿色，檐部狭舟状，边缘内卷，先端具狭长的凸尖，肉穗花序比佛焰苞短；雄花序位于上部，雌花的雌蕊子房 1 室，附属器淡绿色、黄绿色，狭圆锥形。浆果淡红色，球形，通常有种子 1 颗。

【分布】广西主要分布于隆林、龙州、南宁、桂林等地。

【采集加工】全年均可采收。挖取根茎，洗净，鲜用或切片晒干。

【药材性状】根状茎圆形或椭圆形，黑褐色，具环形叶痕，表面不平整，直径 2.5~6cm，表面具皱纹。横切片厚 2~4mm，常卷曲成各种形态，质轻，脆，易折断，断面白色，粗糙，呈颗粒状。气微，味辛、微苦，嚼之麻舌而刺喉。

【品质评价】以质轻、易折断、断面白色呈颗粒状、嚼之麻舌而刺喉者为佳。

【化学成分】本品含延胡索酸（fumaric acid），焦黏酸（pyromucic acid），苹果酸（malic acid），β-谷甾醇（β-sitosterol），赖氨酸（lysine），精氨酸（arginine），天冬氨酸（aspartic acid），苏氨酸（threonine），丝氨酸（serine），谷氨酸（glutamic acid），亮氨酸（leucine），苯丙氨酸（phenylalanine），脯氨酸（proline），甘氨酸（glycine），丙氨酸（alanine），缬氨酸（valine），异亮氨酸（*iso*-leucine），草酸钙（calcium oxalate）和皂毒苷（sapotoxin）[1]。

【药理作用】

抗蛇毒　小鼠灌胃卜芥水提醇沉液 100g/kg，30min 后注射蛇毒，卜芥水提醇沉液对眼镜蛇毒、眼镜王蛇毒和银环蛇毒的中毒有保护作用[2]。

【临床研究】

1. 蜈蚣咬伤　用乌卜洗剂（院内制剂，主要成分有卜芥、乌桕木等）湿敷伤口即可。共观察病人 4 例。结果，3 例 1h 后潮红及灼热感消失，疼痛大减，1 例 2h 后潮红及灼热感消失，疼痛大减，6h 后疼痛全部消失[3]。

2. 缓解期支气管哮喘　治疗组用壮药卜芥糖浆（每瓶 100ml，含生药总量 200g），每天 3 次，每次口服 30ml，

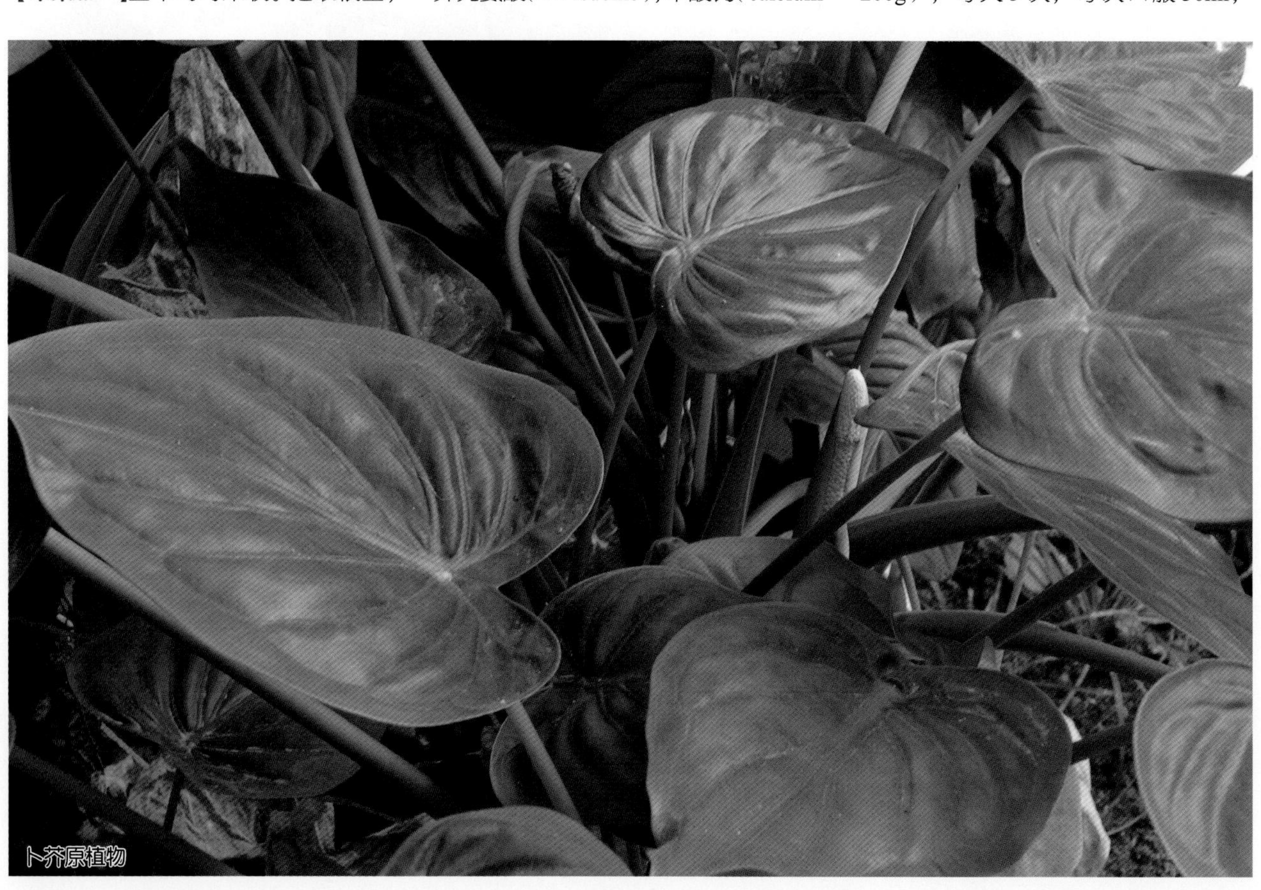
卜芥原植物

于哮喘缓解期服，30 天为 1 个疗程，每年服 2 个疗程，连用 2 年评定疗效，急性感染发作期停服。对照组给予口服咳喘素片，每片 25mg，每天 3 次，每次 50mg，30 天为 1 个疗程，每年服 2 个疗程，连用 2 年评定疗效。结果：治疗组 53 例，治愈 11 例，显效 20 例，有效 18 例，无效 4 例，总有效率 92.45%；对照组 41 例，治愈 0 例，显效 16 例，有效 13 例，无效 12 例，总有效率 70.73%。治疗组总有效率高于对照组，经统计学处理，差别有显著性（$P<0.05$）[4]。

【性味归经】味辛、微苦，性寒；有大毒。归肺、心经。

【功效主治】清热解毒，散结止痛。主治流感，钩端螺旋体病，疮疡痈毒初起，瘰疬，蜂窝织炎，慢性骨髓炎，毒蛇咬伤，毒蜂螫伤。

【用法用量】内服：煎汤 3~9g（鲜品 30~60g，需炮制，宜煎 2h 以上）。外用适量，捣敷。

【使用注意】生品有大毒，禁作内服。内服需经炮制，且不可过量。外用宜慎，因本品外敷有致泡作用。中毒症状：皮肤接触汁液发生瘙痒；眼与茎液接触可引起失明。误食茎或叶引起舌喉发痒、肿胀，流涎，肠、胃灼痛，恶心，呕吐，腹泻，出汗，惊厥，严重者窒息，心脏麻痹而死亡。

【经验方】

1. 蜂窝织炎，慢性骨髓炎，无名肿毒，毒蛇咬伤　老虎芋，白酒磨涂或鲜根茎捣敷。（南药《中草药学》）
2. 无名肿毒，毒蛇咬伤，毒蜂蜇伤　鲜尖尾芋根状茎适量。刮去粗皮。捣烂敷患处，每次 5~10min。蛇伤以上药敷伤口周围。（《浙江药用植物志》）
3. 流感，伤寒，肺结核　尖尾芋根状茎 3~9g。水煎服。（《浙江药用植物志》）
4. 钩端螺旋体病　老虎芋鲜品 125g 炒焦，加食盐少许同炒，放 500~1000ml 清水煮 1~3h，得药液约 300ml，分 2~3 次服。（南药《中草药学》）

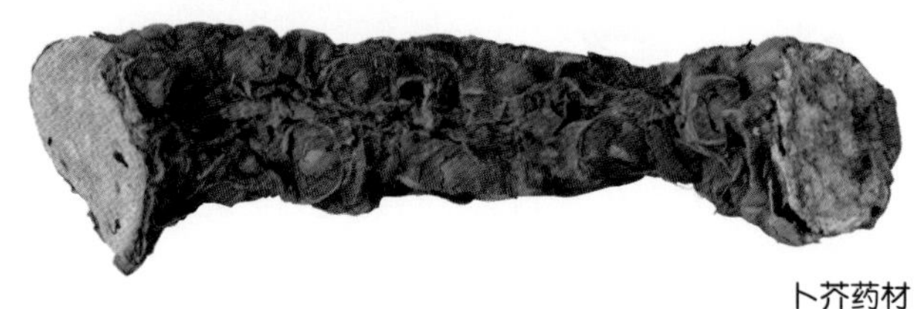
卜芥药材

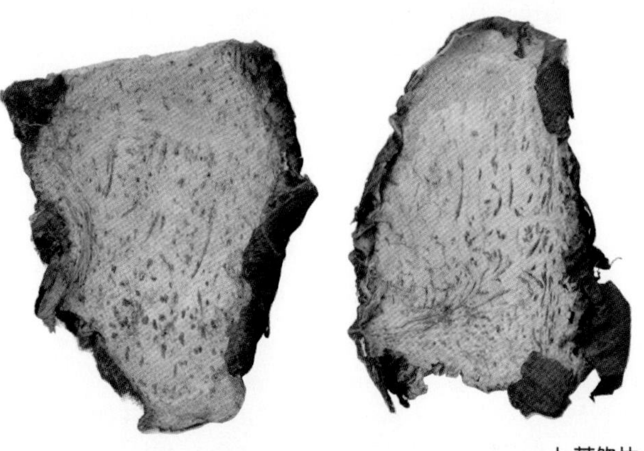
卜芥饮片

【参考文献】

[1] 国家中医药管理局《中华本草》编委会 . 中华本草 . 上海：上海科学技术出版社，1999：7619.
[2] 王维平，李刚 . 卜芥抗蛇毒作用的初步药理研究 . 中药通报，1986，11（2）：53.
[3] 庞卫国 . 乌卜洗剂治疗蜈蚣咬伤 4 例报告 . 蛇志，1996，8（4）：54.
[4] 黄国英 . 壮药卜芥糖浆治疗缓解期支气管哮喘 94 例 . 中国民族民间医药杂志，1996，（20）：18.

Ba jiao 八角

Anisi Stellati Fructus
[英]Truestar Anise

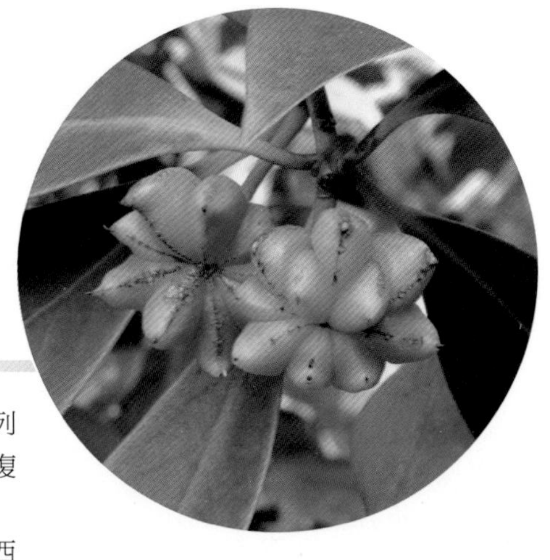

【别名】八角茴香、大茴香、大料、八月珠、怀香、舶上茴香。

【来源】为木兰科植物八角茴香 *Illicium verum* Hook. f. 的果实。

【植物形态】多年生常绿乔木。树皮灰色至红褐色，有不规则裂纹。叶互生或螺旋状排列，革质，椭圆形或椭圆状披针形，长 6~12cm，宽 2~5cm，上面淡绿色，光亮无毛，有透明油点，下面淡绿色，被疏毛；叶柄粗壮。花单生于叶腋，花梗于果熟时先端弯曲；萼片 3，黄绿色；花瓣 6~9，淡红至深红色；雄蕊 15~19，1~2 轮；心皮 8~9，离生，1 轮。蓇葖果星芒状排列呈八角形，红棕色，木质，熟时沿腹缝线开裂。种子扁卵形，亮棕色。

【分布】广西主要分布于桂南、桂西南等地。

【采集加工】采收果实后放在烤笼竹片架上，为防止香气散失，用文火缓烤，继续烤两天，干透即可。

【药材性状】聚合果多由 8 个蓇葖果聚成，各分果近等大，小艇形，放射状排列于中轴上，蓇葖果长 1~2cm，高 0.5~1cm，外表面棕褐色或红褐色，有不规则皱纹，顶端钝或钝尖，果皮较厚，内表面淡棕色，有光泽。每个蓇葖果含种子 1 粒，扁卵圆形，红棕色或灰棕色，有光泽。气芳香，味辛、甜。

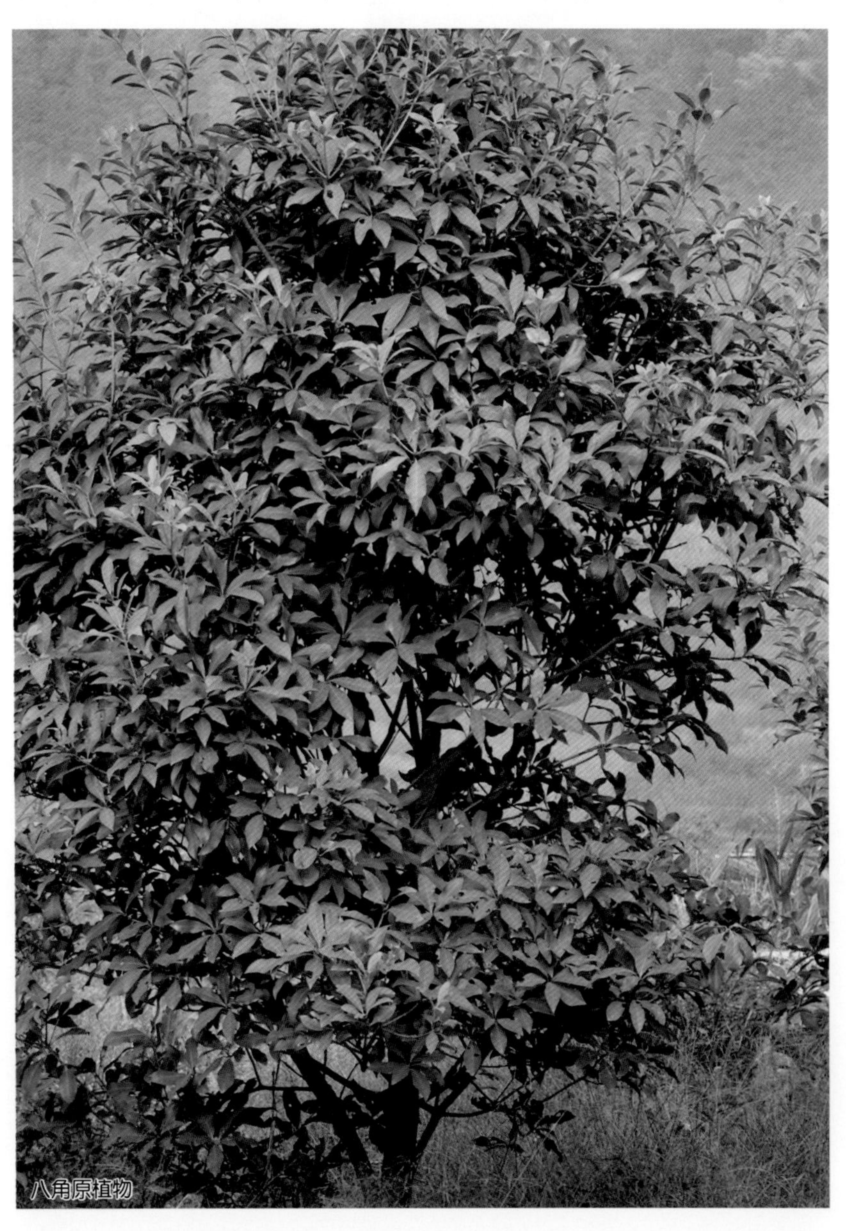
八角原植物

【品质评价】以个大、色红、油性大、香气浓者为佳。

【化学成分】本品含 *β*- 谷甾醇，胡萝卜苷，乌索酸（ursolic acid），4,12-di-*O*-methylillicinone C，11-*epi*-illicinone E，槲皮素（quercetin），莽草酸（shikimic acid）[1]。

果实主含黄酮类化合物，内有：槲皮素 -3-*O*- 鼠李糖苷（quercetin-3-*O*-rhamnoside），槲皮素 -3-*O*- 葡萄糖苷（quercetin-3-*O*-*β*-glucoside），槲皮素 -3-*O*- 半乳糖苷（quercetin-3-*O*-galactoside），槲皮素 -3-*O*- 木糖苷（quercetin-3-*O*-xyloside），山柰酚（kaempferol），山柰酚 -3-*O*- 葡萄糖苷（kaempferol-3-*O*-glucoside），山柰酚 -3-*O*- 半乳糖苷（kaempferol-3-*O*-galactoside），山柰酚 -3- 芸香糖苷（kaempferol-3-rutinoside）。含有机酸类化合物，内有 3-，或 4-，或 5- 咖啡酰奎宁酸（caffeoylquinic acid），3-，或 4-，或 5- 阿魏酰奎宁酸（feruloylquinic acid），4-（*β*-D- 吡喃葡萄糖氧基）- 苯甲酸 [4-（*β*-D-glucopyranosyloxy）benzoic acid]，羟基桂皮酸（hydroxycinnamic acid），羟基苯甲酸（hydroxybenzoic acid）等。又含挥发油，其中主要成分是反式茴香脑（anethole），顺式茴香脑，还有对丙烯基苯基异戊烯醚（foeniculin），*α*- 及 *β*- 蒎烯（pinene），樟烯（camphene），月桂烯（myrcene），*α*- 水芹烯（*α*-phellandrene），*α*- 柠檬烯（*α*-limonene），3- 蒈烯（3-carene），

桉叶素（cineole），4（10）-侧柏烯[4（10）-thujene]，α-松油烯（α-terpinene），芳樟醇（linalool），α-松油醇（α-terpineol），4-松油醇（4-terpineol），爱草脑（estragole），茴香醛（anisaldehyde），α-香柑油烯（α-bergamotene），顺式-β-金合欢烯（Z-β-farnesene），反式丁香烯（caryophyllene），对苯二甲醛（1,4-phthalaldehyde），β-甜没药烯（β-bisabolene），α-葎草烯（α-humulene），3-甲氧基苯甲酸甲酯（methyl 3-methoxy benzoate），β-芹子烯（β-selinene），α-胡椒烯（α-copaene），对甲氧基苯-2-丙酮（p-methoxyphenylpropan-2-one），δ-及γ-荜澄茄烯（cadinene），β-愈创木烯（β-guaiene），橙花叔醇（nerolidol），榄香醇（elemol），甲基异丁香油酚（methyl-iso-eugenol），β-橄榄烯（β-maaliene），胡萝卜次醇（carotol），柏木醇（cedrol），对甲氧基桂皮醛（p-methoxycinnamaldehyde）[2]。

【药理作用】

1. 升白细胞　八角提取物甲基胡椒酚，给正常家兔和猴肌内注射100mg/只，给药后24h白细胞为给药前150%，正常犬肌内注射300mg/只，给药后24h出现升白现象，连续用药白细胞连续增加，停药后2h白细胞仍为用药前的157%，骨髓细胞数为用药前188%。手术直接灌入肠道，6~24h出现白细胞升高现象，为用药前的166%~181%。犬用环磷酰胺所致的白细胞减少症，若同时服用甲基胡椒酚则可使犬全部存活，白细胞下降慢，恢复快[3,4]。从八角茴香中提取的茴香烯所做成的制剂升血宁也具有升高白细胞的作用[5]。

2. 抗血栓及保护脑组织损伤　八角中的莽草酸有抗血栓形成作用，可抑制动、静脉血栓及脑血栓形成[6]。其抗血栓作用与抑制血小板聚集相关[7]。以莽草酸为母核人工半合成的新化合物三乙酰莽草酸对血小板聚集功能的也有抑制作用[8]。八角茴香中的莽草酸衍生物异亚丙基莽草酸具有保护脑组织损伤作用，其作用机制可能为通过保护脑组织能量代谢和提高脑组织 Na^+-K^+-ATP酶活力，减轻脑水肿程度，从而保护缺血性损伤的脑组织[9]。

3. 抗菌　八角茴香水煎剂对人型结核杆菌及枯草杆菌有抑制作用，其醇提取液对金黄色葡萄球菌、肺炎球菌、白喉杆菌、霍乱弧菌、伤寒杆菌、副伤寒杆菌等常见病菌均有较强的抑制作用[10~12]。八角茴香挥发油对临床常见致病性念珠菌也有抗菌作用，与氟康唑联用对念珠菌有协同作用[13]。八角茴香挥发油在体外有较强的抑制皮肤癣菌的作用[14]。

4. 抗氧化　超临界和溶剂萃取法萃取的两种八角提取物均有自由基清除能力，溶剂萃取的八角提取物对DPPH自由基的清除能力略强于超临界萃取的提取物，在大于0.3g/L浓度时，两种提取物的清除自由基的能力接近BHT和维生素C[15]。

5. 抗脓毒症　八角茴香甲醇提取物对LPS/D-半乳糖胺诱导的脓毒症具有预防作用，从甲醇提取物的正丁醇部分所得到的6种化合物中，化合物1-（4-甲氧苯基）-1R，2S和1S，2R-丙二醇在TNF-α诱导的脓毒性休克模型试验中可降低血浆丙氨酸转氨酶活性，且小鼠生存率最高[16]。

6. 镇痛　从红花八角中提取的毒八角酸浓度为50~100mg/kg时对小鼠具有镇痛作用，其作用部位在中枢且无成瘾性[17]。

7. 雌激素活性　八角所含茴香脑具有雌激素活性，其活性为50小鼠单位（MU/ml）或100大鼠单位（RU/ml）[18]。

8. 致敏等作用　八角茴香中的茴香醚具有雌激素作用和较强的致敏作用，该科属中日本莽草油可使胆汁分泌减少，胆红素和胆酸增加，莽草素可提高脑胆碱酯酶的活性。毒性成分莽草毒素可以使猫提高血压、引起呼吸系统兴奋、并致惊厥，动脉内注射可暂时提高颈动脉、冠状动脉和髂动脉的血流、心脏收缩力[19]。挥发油中的茴香醚具有刺激作用，能促进肠胃蠕动，缓解腹部疼痛，对呼吸道分泌细胞有促进分泌，可用于祛痰[20]。莽草酸还能有效抑制癌细胞的扩散[21]。

9. 毒理　八角茴香研粉、水提浓缩后小鼠灌胃5g/kg，连续观察7天，无死亡情况[22]。茴香脑小鼠灌胃的半数致死量（LD_{50}）为4g/kg，腹腔注射的 LD_{50} 为1.5g/kg。茴香脑顺式异构体大鼠腹腔注射 LD_{50} 为0.07g/kg，小鼠腹腔注射的 LD_{50} 为0.095g/kg。茴香脑反式异构体大鼠腹腔注射 LD_{50} 为2.67g/kg，小鼠腹腔注射的 LD_{50} 为1.41g/kg，提示顺式茴香脑毒性大[3]。八角茴香中的黄樟醚对大鼠和犬可诱发肝癌[23]。八角茴香的挥发油做回复突变试验（Ames试验），菌株为TA98、TA100，结果挥发油中黄樟醚未显示出致突变作用[24]。本属植物挥发油毒性成分为倍半萜内酯类成分，具有一定毒性。日本莽草果实挥发油可引起麻痹，并发现对蛙的毒性是由于中枢抑制导致死亡。用小鼠测试表明，野八角果挥发油具有神经系统抑制作用，可能与挥发油中的烯类物质有关[25]。

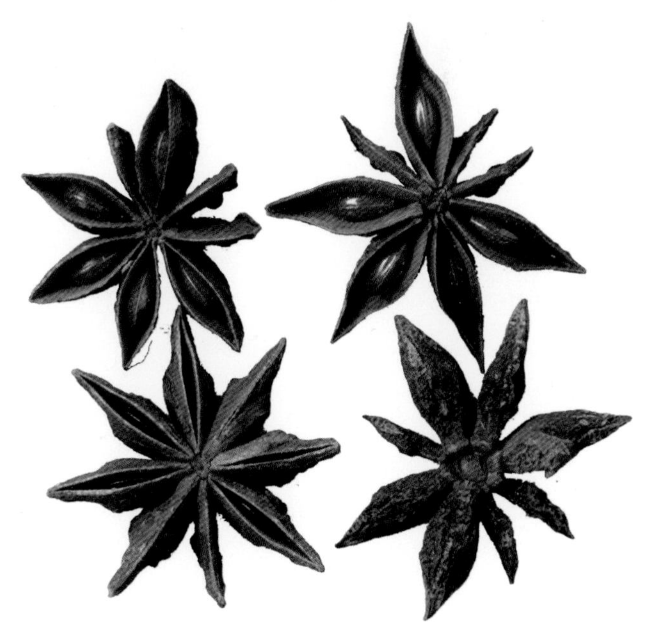

八角饮片

【临床研究】

白细胞减少症　用升白宁（系从八角茴香的干燥成熟果实和叶汁中提取的主要成分制成的肠溶胶丸）每次 3 粒（每粒含主药 150mg），每日 2 次，空腹吞服，治疗因肿瘤化疗、放疗所致的白细胞减少症 452 例，有效率分别为 88. 5% 和 87.3%。此外，对原因不明和职业性白细胞减少症亦有一定近期治疗作用[26]。

【性味归经】味辛、甘，性温。归肝、肾、脾、胃经。

【功效主治】散寒，理气止痛。主治胃寒呕吐，脘腹疼痛，寒疝腹痛，腰膝冷痛，寒湿脚气。

【用法用量】内服：煎汤，3~6g；或入丸、散。外用适量，研末调敷。

【使用注意】阴虚火旺者禁服。

【经验方】

1. 腰痛如刺　八角茴香，炒研。每服二钱。食前盐汤下。外以糯米一二升，炒热，袋盛，拴于痛处。（《简便单方》）

2. 小肠气痛不可忍者　杏仁一两，葱白（和根捣，焙干）半两，舶上茴香一两。上为末，每服三大钱，空心，温胡桃酒调下。（《续本事方》）

3. 肾冷疝气，偏坠急痛　舶上茴香三钱，胡椒一钱。缩砂仁、辣桂各二钱。上粗末，以生雀燎毛去肠，拭净，不洗，用三个，入药于腹中，麻绳系定，湿纸数重，裹煨香熟，空心嚼食，温酒送下。（《仁斋直指方》茴香雀酒）

4. 疝气　茯苓、白术、山楂子（炒）、八角茴香（炒）、吴茱萸（炒）、荔枝核各一两，枳实八钱，橘核（炒）三两。为末，炼蜜为丸，每丸重一钱五分，空心细嚼，姜汤下。（《摄生众妙方》回春丸）

5. 妇人室女小腹痛不可忍，兼治心腹痛　八角茴香一两，红橘皮二两，白豆蔻半两。为粗末。每服二钱，酒一盏，煎数沸，滤去渣服。（《古今医统大全》引《秘方》茴香橘皮酒）

【参考文献】

[1] 闵勇，杨金，刘卫，等 . 贡山八角化学成分研究 . 安徽农业科学，2007，35（20）：6103.

[2] 国家中医药管理局《中华本草》编委会 . 中华本草 . 上海：上海科学技术出版社，1999：1582.

[3] 柯铭清，汪淑娥，姚玉芝，等 . 升白药安粒素的提取及其肠溶胶丸的制法 . 中草药通讯，1979，10（8）：352.

[4] 宋书元 . 药学通报，1980，15（3）：142.

[5] 闻仲景 . 最新临床用药与失误防范处理实用全书 . 金版电子出版社，2004：502.

[6] Ma Y.Aeta Pharmacol Sin,1999,20:701.

[7] 马怡，孙建宁，徐秋萍，等 . 莽草酸对血小板聚集和凝血的抑制作用 . 药学学报，2000，35（1）：1.

[8] 黄丰阳，徐秋萍，孙建宁，等 . 莽草酸对血小板聚集的抑制作用 . 药学学报，1999，34（5）：345.

[9] 王宏涛，孙建宁，徐秋萍，等 . 异亚丙基莽草酸对大脑中动脉栓塞大鼠脑含水量和能量代谢的影响 . 中国药理学与毒理学杂志，2002，16（4）：270.

[10] Ind L .Pharm,l968,30（2）:43.

[11] Minakshide.Phytother Res,2002,16（1）:94.

[12] Iauk,Loba,Milazzo I,et al.Phytother Res,2003,17（6）:599.

[13] 赵俊丽，骆志成，武三卯，等 . 八角茴香挥发油抗念珠菌活性的体外研究 . 中华皮肤科杂志，2004，37（8）：475.

[14] 李俭，刘为众，马淑霞，等 . 混合挥发油抗真菌作用的实验观察 . 佳木斯医学院学报，1989，12：103.

[15] 王琴，蒋林，温其标，等 . 八角提取物的 GC-MS 分析及其抗氧化性的研究（英文）. 中国调味品，2007，（3）：38.

[16] Lee Sw.Planta Med, 2003, 69（9）:861.

[17] 方玉珍，宋杰云，岑燕，等 . 毒八角酸的镇痛作用研究 . 贵阳中医学院学报，1989，（1）：59.

[18] 国家医药管理局中草药情报中心站编 . 植物药有效成分手册 . 北京：人民卫生出版社，1986：56.

[19] Ho S H,May,Huang Y. Anethole a potential insecticide from Illicium verum Hook f, against two stored product insects.International Pest Control,1997,39:50.

[20] 南京药学院中草药学编写组 . 中草药学（中册）. 南京：江苏人民出版社，1976：308.

[21] Hirono I. Toxicology Letters, 1997（1）：9.

[22] 温尚开 . 八角茴香与其伪品的挥发油含量测定及毒性试验比较 . 中国中药杂志，1990，15（9）：8.

[23] 赵泽贞，丁树荣，黄民提 . 三种天然调味品致突变性研究 . 中华医学杂志，1987，67（8）：432.

[24] 阮海星，王子坚，李锦兰，等 . 八角茴香挥发油成分的 Ames 试验 . 贵州医药，1987，11（01）：31.

[25] 王子坚，孙如一，李锦兰，等 . 四种阳性致畸物的大鼠发育毒性检测分析 . 卫生毒理学杂志，1992，（2）：123.

[26] 南京中医药大学 . 中药大辞典（下册）. 第 2 版 . 上海：上海科学技术出版社，2006：3072.

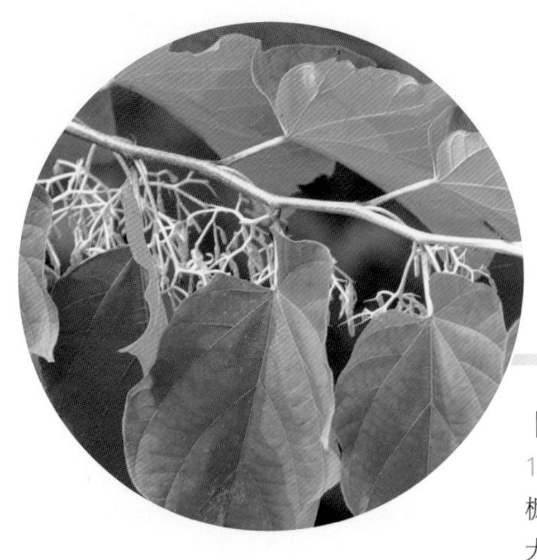

Ba jiao feng 八角枫

Alangii platanifolii Radix
[英]Platanifolium Alangium Root

【别名】猴疳药、鸡肾棱木、五代同堂、白金条、白龙须、八角王。

【来源】为八角枫科植物瓜木 *Alangium platanifolium*(Sieb. et Zucc.) Harms 的根。

【植物形态】多年生灌木。茎枝黄褐色，被柔毛，被疏散的白色皮孔。单叶互生；叶形多样，长圆形或椭圆状卵形，基部不对称，截形或近心形，长 9~18cm，宽 3~8cm，全缘或 2~3 裂，叶两面疏生黄色柔毛，沿脉上较密，叶背密生小瘤点。聚伞花序腋生，被淡黄色粗伏毛，有花 5~10 朵；苞片三角形，早落；花萼近钟形，裂片 7，被粗伏毛；花瓣 5~6，线形，开花时向外反卷；雄蕊 5~6，与花瓣近等长，花丝微扁，下部与花瓣合生。核果近卵圆形，熟时淡紫色，萼齿宿存。

【分布】广西主要分布于横县、上林、宜山、罗城、昭平、贺州、天峨、富川、平乐、龙州、恭城等地。

【采集加工】全年均可采收，鲜用或晒干。

【药材性状】细根呈圆柱形，略成波状弯曲，长短不一，长者可至 1m 以上，直径 2~8mm，有分枝及众多纤细须状根或其残基。表面灰黄色至棕黄色，栓皮纵裂，有时剥离。质坚脆，折断面不平坦，黄白色，粉性。气微，味淡。

【品质评价】以干燥、无杂质、须根多者为佳。

【化学成分】本品根、茎、枝条中含喜树次碱（venoterpine）和消旋毒藜碱（*dl*-anabasine），叶中含有 β- 香树脂醇乙酸酯（β-amyrin acetate），三十烷醇（triacontanol），β- 谷甾醇（β-sitosterol）[1]。挥发油中含 1,8- 桉叶素（1,8-cineole），β- 侧柏烯（β-thujene），丁香酚甲醚（eugenol methyl ether），α- 松油醇（α-terpineol），α- 蒎烯（α-pinene）等 [2]。

【药理作用】

1. 肌肉松弛　八角枫须根煎剂和八角枫总碱腹腔注射或静注均可使犬、兔、大鼠和小鼠产生肌肉松弛作用 [3]。其有效成分消旋毒藜碱（*dl*-anabasine）5~7.5mg/kg，家兔静注后，电刺激胫神经可使肌肉收缩完全停止，直接刺激胫前肌仍有收缩反应 [4]。消旋毒藜碱对离体大鼠膈神经膈肌标本也具有阻断作用。对去神经膈肌标本，毒藜碱则可抑制膈肌对乙酰胆碱的反应。0.83 μ g/ml 时可导致膈肌自发的小终板电位高频发放，尚能使单独的终板电位的振幅变小，降低量子含量，但不影响神经末梢电位 [5]。

2. 对心血管系统作用　八角枫总碱对

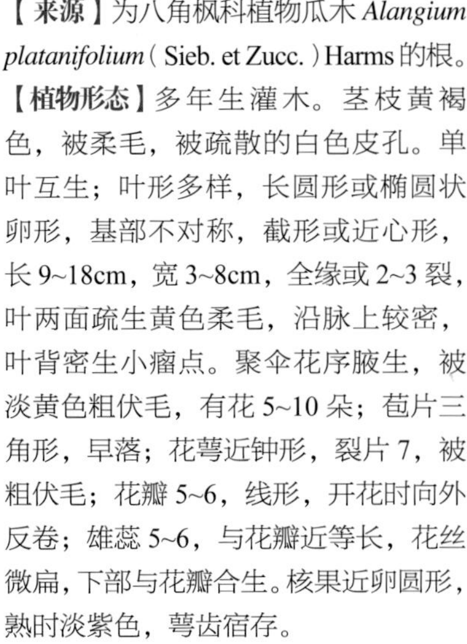

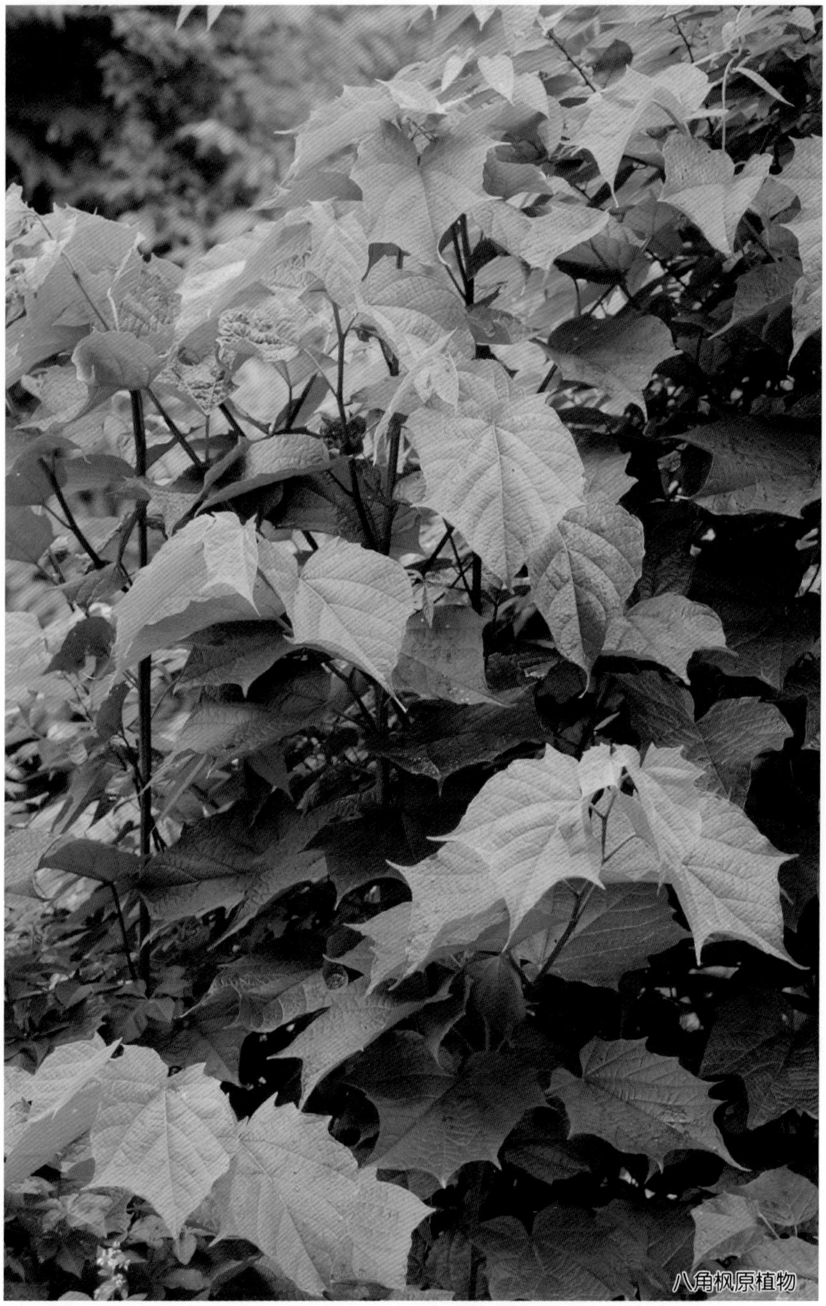

八角枫原植物

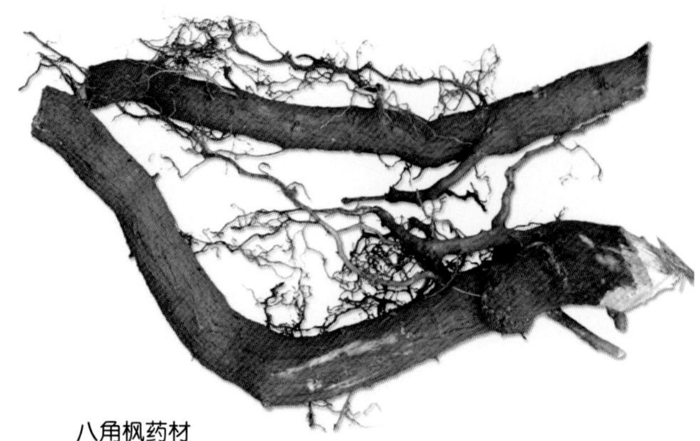
八角枫药材

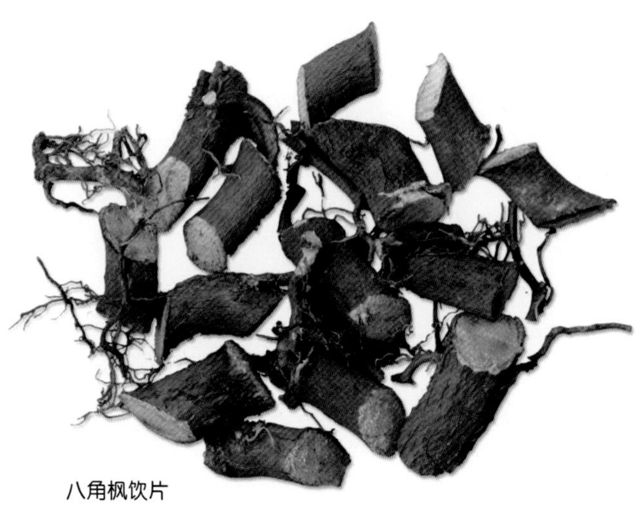
八角枫饮片

心脏呈抑制作用，但不引起房室传导阻滞。八角枫总碱0.5mg/kg灌注家兔离体心脏，可引起心肌收缩力加强，大剂量则收缩力减弱，很快可恢复正常。八角枫总碱和消旋毒藜碱缓慢静注可使兔心电图Q-T间期稍延长，心率减慢[3]。相同剂量快速注射，心电图可见房室传导阻滞，室性心动过速，终致心脏活动停止而死亡[6]。猫快速静注消旋毒藜碱，可刺激自主神经节和肾上腺髓质，引起血压剧升和室性早搏，房室传导阻滞[7]。家兔静注八角枫须根煎剂和八角枫总碱均可引起血压下降，但麻醉犬静注八角枫总碱可使血压升高[3]。

3. 对呼吸系统影响　八角枫须根煎剂1.25~1.5g/kg或八角枫总碱1.0~1.8mg/kg家兔静注，八角枫总碱0.5~0.75mg/kg麻醉犬静注，均可出现呼吸兴奋，剂量加大时则呼吸停止。消旋毒藜碱对麻醉兔可加深与延长呼吸抑制，并影响新斯的明的对抗作用[3]。

4. 对平滑肌作用　八角枫须根煎剂0.08~0.1g可使离体兔肠平滑肌痉挛性收缩。须根煎剂也可增强离体兔子宫收缩，大量收缩减弱变慢。八角枫总碱也有同样作用[3]。八角枫支根乙醇提取液也有增加犬在位子宫的紧张度作用[8]。

5. 催眠协同等作用　八角枫支根醇提取液具有增强催眠药作用，但本身无催眠作用。犬或兔静注八角枫总碱前用安定，可出现协同作用[8]。八角枫支根醇提取液灌胃，可使小鼠产生抗早孕与抗着床作用[9]。对大鼠足肿胀和棉球肉芽肿，有抑制作用[10]。

6. 毒理　小鼠腹腔注射八角枫须根煎剂的LD_{50}为9.98g/kg。兔静注须根煎剂1.25g/kg，犬静注4g/kg，可产生抽搐，随即转入四肢瘫痪，呼吸停止[10]。八角枫总碱静注的兔最小肌松量与MLD分别为（2.47±0.17）mg/kg与（5.65±0.58）mg/kg[3]。消旋毒藜碱静注的兔最小肌松量与最小呼吸麻痹量分别为（1.18±0.092）mg/kg与（1.47±0.13）mg/kg[4]。八角枫总碱1.9mg/kg家兔静注15天，可见肾脏有轻微灶性炎症或坏死，肝脏轻度脂肪变性，轻度炎症或坏死。10g/kg家兔灌胃，连续15天，溴磺酞钠潴留率似有升高，对肝功能有一定影响[3,7]。

【临床研究】

1. 中毒性肠麻痹　在治疗原发病基础上，不管成人或儿童，均按每1kg体重取生大黄1g、槟榔0.4g、八角枫2g。先将槟榔、八角枫用水煎20min，待药液浓缩至100ml左右（儿童酌减）将生大黄趁药液正沸腾时倒入煮2~3min，取出药液待温度适宜（34~37℃），行直肠灌注，保留10~20min，每4h灌注1次，每日2~3次。结果：本组病例治疗见效最快为药后4h，最慢为药后18h。本组38例，经治疗最短为1天，最长为3天。痊愈34例，好转4例，无无效者[11]。

2. 痹证　八角枫15~20g、紫金藤30~50g、紫丹参30~50g、白花蛇5~10g、石菖蒲20~30g（上述诸药均为干品）。取八角枫等上述诸药干品研粉后按1∶3比例放入白酒200ml浸泡10天。取上清液，口服，每次10ml，日服3~4次。共治疗114例，其中，行痹54例，着痹36例，痛痹10例，热痹14例。结果：痊愈75例，占观察人数的62.5%；好转33例，占观察人数的29.2%；无效者10例，占观察人数的8.3%[12]。

3. 肩关节周围炎　用八角枫的须根洗净晒干，切碎或研末备用。病人每天早晚各服1次，每次服0.5~1g，用沸水冲服，服药前后1h内忌酸冷。连服6天停药2天。年老体弱者服0.5g即可，孕妇忌用。结果：共治疗56例，治愈36例，占64.29%；好转18例，占32.14%；未愈2例，占3.57%，总有效率为96.43%。随访35例，半年内未见反复[13]。

4. 顽固性肺咯血　药物均为鲜品：八角枫30g、陆英20g、红牛膝10g、白茅根30g（去心），四药共水煎熬至150~200ml，晚饭后1次顿服。结果：共治疗20例，服药多则15剂，少则1剂血即止，18例均治愈，2例无效，治愈者经随访均未再复发[14]。

【性味归经】味辛、苦，性微温；有小毒。归肝、肾、心经。

【功效主治】祛风除湿，舒筋活络，散瘀止痛。主治风湿痹痛，四肢麻木，跌打损伤。

【用法用量】内服：煎汤，须根1~3g，根3~6g；或浸酒。外用适量，捣敷或煎汤洗。

【使用注意】内服不宜过量，小儿及年老体弱者禁服。

【经验方】

1. 无名肿痛　白龙须根捣绒外敷。（《贵州草药》）
2. 过敏性皮炎　八角枫根（适量），煎水外洗。（《云南中草药》）
3. 跌打损伤　白龙须 9g，醋炒牛膝 30g，童便为引，煎服。日服 3 次，1 天服完。（《贵阳民间草药》）
4. 鹤膝风　白金条节 15g，松节 9g，红、白牛膝各 9g，切细，加烧酒 500g 浸泡，每服药酒 15g，常服。（《贵阳民间草药》）
5. 腰肌劳损　白金条 9g，醋炒牛膝 30g，生杜仲 30g，酒、水各 180g，蒸服。（《贵阳民间草药》）
6. 伤后发寒　白金条皮 9g，细辛 3g，阎王刺 9g，老姜 15g。加水煎汤内服。如有伤口，则用八角枫叶为细末外敷。（《贵阳民间草药》）
7. 半身不遂　白金条 4.5g，蒸鸡吃。（《贵阳民间草药》）
8. 鼻出血　白金条 6g，水煎服。（《贵州民间方药集》）
9. 痨咳　白龙须根 6g，煮甜酒吃。（《贵州草药》）
10. 癫狂（外感高热引起）　白龙须 1g，辰砂 1g（研细），竹叶 30g，水煎送服上药粉。（《曲靖专区中草药》）
11. 精神分裂症　八角枫根研粉，每服 1.5~3g，开水送服。（《广西本草选编》）
12. 风湿骨痛　干八角王根 21g，好酒 500g。浸泡 7 日，每日早晚各服 15g。（《广西民间常用中草药手册》）
13. 筋骨疼痛　白龙须 1.2g，白牛膝 9g，炖猪脚吃。（《曲靖专区中草药》）
14. 小儿惊风　白龙须根 1.5g，煎水服。（《贵州草药》）

附：八角枫叶

味苦、辛，性平，有小毒。功效：化瘀接骨，解毒杀虫。主治：跌打瘀肿，骨折，疮肿，乳痈，乳头皲裂，漆疮，疥癣，外伤出血。外用适量，鲜品捣敷或煎汤洗；研末撒。内服不宜过量，小儿及年老体弱者禁服。

经验方　漆疮：用八角枫叶适量。煎汤外洗。（《广西本草选编》）

【参考文献】

[1] 国家中医药管理局《中华本草》编委会 . 中华本草 . 上海：上海科学技术出版社，1999：4903.

[2] 龚复俊，王国亮，张银华，等 . 八角枫挥发油化学成分研究 . 武汉植物学研究，1999，17（4）：350.

[3] 浙江医科大学 . 八角枫碱肌肉松弛作用的研究 . 新医药学杂志，1974，（1）：44.

[4] 浙江医科大学 . 八角枫中有效成分的化学研究 . 新医药学杂志，1974，（4）：10.

[5] 杨钦照 . 中国药理学报，1981，1（2）：84.

[6] 薛开先 . 蟾力苏、新斯的明对抗八角枫碱引起的呼吸麻痹的实验研究 . 药学学报，1979，14（12）：738.

[7] 八角枫碱临床协作组 . 中华医学杂志，1978，58（6）：345.

[8] 贵州省中医研究所 . 西南地区药理学术会议资料，1980.

[9] 浙江省人民卫生实验院 . 避孕药科研参考资料（上海），1975，（4）：166.

[10] 浙江医科大学 . 中草药通讯，1971，（1）：46.

[11] 韦红杨 . 槟黄枫液灌肠治疗中毒性肠麻痹 37 例 . 四川中医，1999，17（6）：24.

[12] 曹泽民 . 彝族草药消痹灵合剂治疗痹证 120 例疗效观察 . 中国民族医药杂志，1998，4（4）：13.

[13] 万一伟 . 手法加八角枫散治疗肩关节周围炎 56 例报告 . 中国民族民间医药杂志，2001，10（9）：341.

[14] 陶伟垣 . 复方八角枫煎剂治疗顽固性肺咯血 20 例分析 . 中国乡村医生杂志，1999，（1）：28.

Jiu jie mu

九节木

Psychotriae Rubrae Ramulus et Folium

[英]Red Psychotria Browse and Leaf

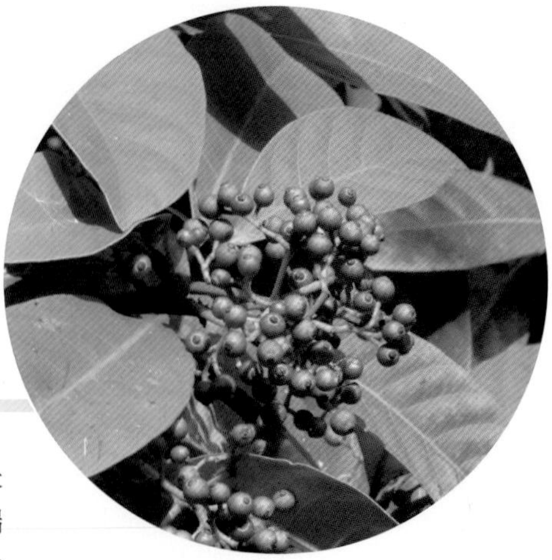

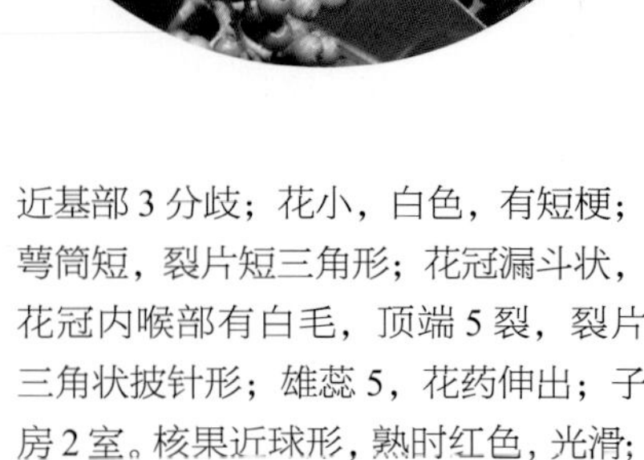

【别名】大丹叶、暗山香、山大颜、刀斧伤、血丝罗伞、大罗伞、散血丹、山大刀。

【来源】为茜草科植物九节木 *Psychotria rubra*（Lour.）Poir. 的嫩枝及叶。

【植物形态】多年生常绿灌木。小枝近四棱形，后渐变为圆形，暗黑色。叶对生，纸质；托叶膜质，早落；叶片长圆形、椭圆状长圆形或倒披针状长圆形，长 8~20cm，宽 2.5~7cm，先端短渐尖，基部楔形，全缘，除下面脉腋内有簇毛外，两面均无毛，干时暗红色。聚伞花序常顶生；总花梗极短，近基部 3 分歧；花小，白色，有短梗；萼筒短，裂片短三角形；花冠漏斗状，花冠内喉部有白毛，顶端 5 裂，裂片三角状披针形；雄蕊 5，花药伸出；子房 2 室。核果近球形，熟时红色，光滑；种子背面有纵沟。

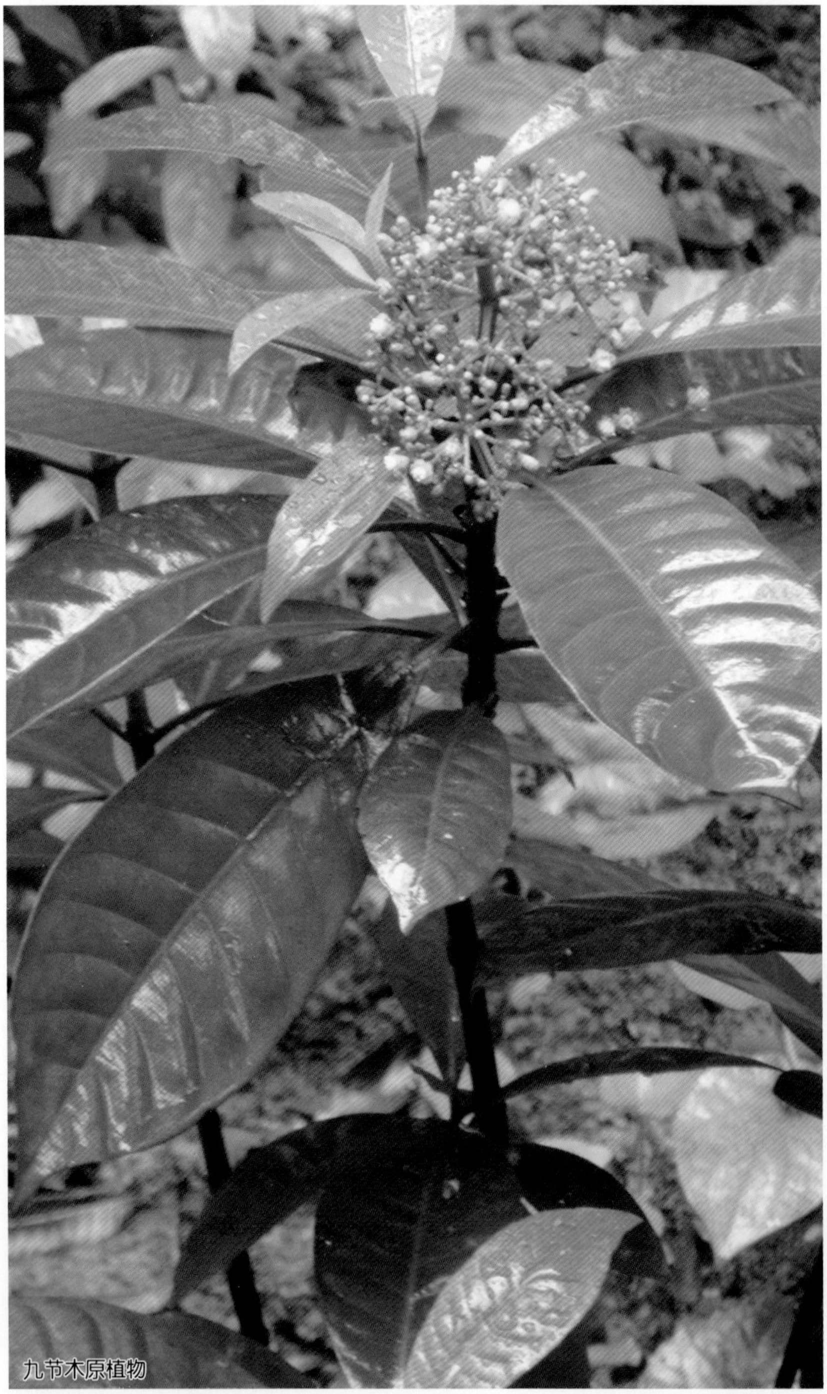

九节木原植物

【分布】广西主要分布于钦州、南宁、河池、柳州、玉林、梧州等地。

【采集加工】春、夏季采收，切段晒干。

【药材性状】叶皱缩或破碎。完整叶呈椭圆状矩圆形，长 8~20cm，先端尖或钝，基部渐狭，上面暗红色，下面淡红色，侧脉腋内可见簇生短柔毛；叶柄长可达 2cm。质脆易碎。气微，味淡。

【品质评价】以枝嫩、叶完整、色带红者为佳。

【化学成分】本品含堆心菊灵（helenalin）和九节素（psychorubrin）及微量元素铁（Fe）、锰（Mn）、铜（Cu）、锌（Zn）等。还含有甾醇、内酯、酚性成分、有机酸等[1]。

【性味归经】味苦，性寒。归肺、大肠、肝经。

【功效主治】清热解毒，祛风除湿，活血止痛。主治感冒发热，咽喉肿痛，痢疾，肠伤寒，疮疡肿毒，风湿痹痛，跌打损伤。

【用法用量】内服：10~30g；或研末。外用适量，煎水熏洗；或研末调敷；或捣敷。

【使用注意】脾胃虚寒及孕妇慎用。

【经验方】

1. 疮疖　大罗伞叶、土牛膝叶各适量。共捣烂，用酒调，冷敷患处。（《广西中草药》）
2. 下肢溃疡　山大颜嫩叶，沸水烫过使叶较软，如疡面腐肉多，用叶背向溃疡面贴；如溃疡面干净，用叶面向溃疡面贴。每日早晚各换药1次。（《全国中草药汇编》）
3. 刀伤出血　山大刀叶捣烂或研末敷。(《陆川本草》)
4. 骨折　山大刀根、叶研粉，酒醋调敷患处。（广州部队《常用中草药手册》）
5. 肠伤寒　山大颜根、叶晒干研粉。成人每次服2~3g（儿童每次服0.5g），每日3次。（《全国中草药汇编》）

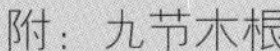
附：九节木根

味苦、涩，性凉。归肝、肺、胃经。功效：祛风除湿，清热解毒，消肿。主治：风湿痛，感冒发热，咽喉肿痛，胃痛，疟疾，痔疮，跌打损伤，疮疡肿毒。内服：煎汤，6~9g；或浸酒。外用适量，捣敷；或煎水洗。

【参考文献】

[1] 国家中医药管理局《中华本草》编委会．中华本草．上海：上海科学技术出版社，1999：5825.

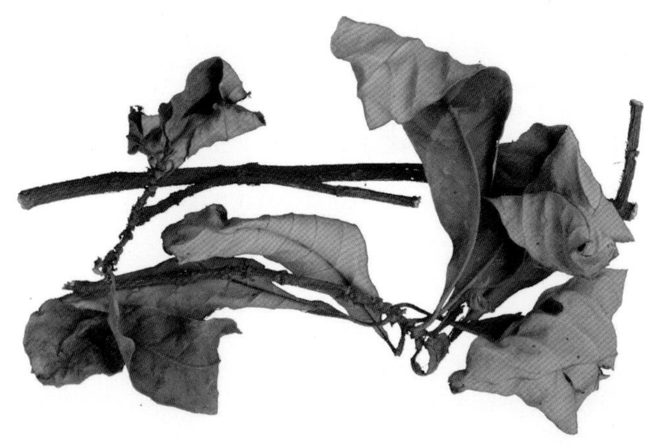
九节木药材

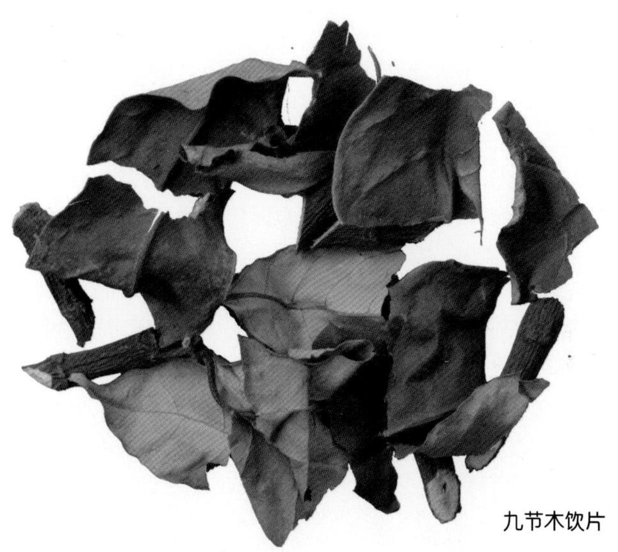
九节木饮片

Jiu jie long 九节龙

Ardisiae Pusillae Herba

[英]Pretty Ardisia Herb

【别名】红刺毛藤、灯托草、五兄弟、五托莲、毛青杠、斩龙剑、毛不出林、矮茶子。

【来源】为紫金牛科植物九节龙 *Ardisia pusilla* A. DC. 的全株。

【植物形态】多年生矮小亚灌木。蔓生，具匍匐茎，幼时密被长柔毛。叶对生或近轮生；叶柄被毛；叶片坚纸质，椭圆形或倒卵形，长 2.5~6cm，宽 1.5~3.5cm，先端急尖或钝，基部广楔形或近圆形，边缘具明显或不甚明显的锯齿和细齿，具疏腺点，叶面被糙伏毛，毛基部常隆起，背面被柔毛及长柔毛，尤以中脉为多，边缘脉不明显。伞形花序，单一，侧生，被长硬毛、柔毛或长柔毛；花长 3~4mm；萼片披针状钻形，与花瓣近等长，具腺点；花瓣白色或带微红色，广卵形，具腺点；雄蕊与花瓣近等长，花药卵形，背部具腺点。果球形，红色，具腺点。

【分布】广西主要分布于马山、罗城、平乐、贺州、苍梧、平南、桂平等地。

【采集加工】全年均可采收，洗净，鲜用或晒干。

【药材性状】根茎近圆柱形，长 10~20cm，直径 2~3mm，表面浅褐色或浅棕褐色，有棕色卷曲毛茸。质脆，易折断，断面类白色或浅棕色，叶片近菱形，上表面被棕色倒伏粗毛，下表面被柔毛，中脉处尤多，边缘具粗锯齿。有时可见附生的伞形花序。气弱，味苦、涩。

【品质评价】以叶多、色绿、无杂质者为佳。

【化学成分】本品含没食子酸（gallic acid），琥珀酸（succinic acid），柚皮素 -6- 碳葡萄糖苷（naringenin-6-C-glucoside），山柰酚 -3-*O*-*β*-D- 半乳糖苷（kaempferol-3-*O*-*β*-D-galactoside）[1]，九节龙皂苷 Ⅰ（ardipusilloside Ⅰ），九节龙皂苷 Ⅱ（ardipusilloside Ⅱ）[2]。

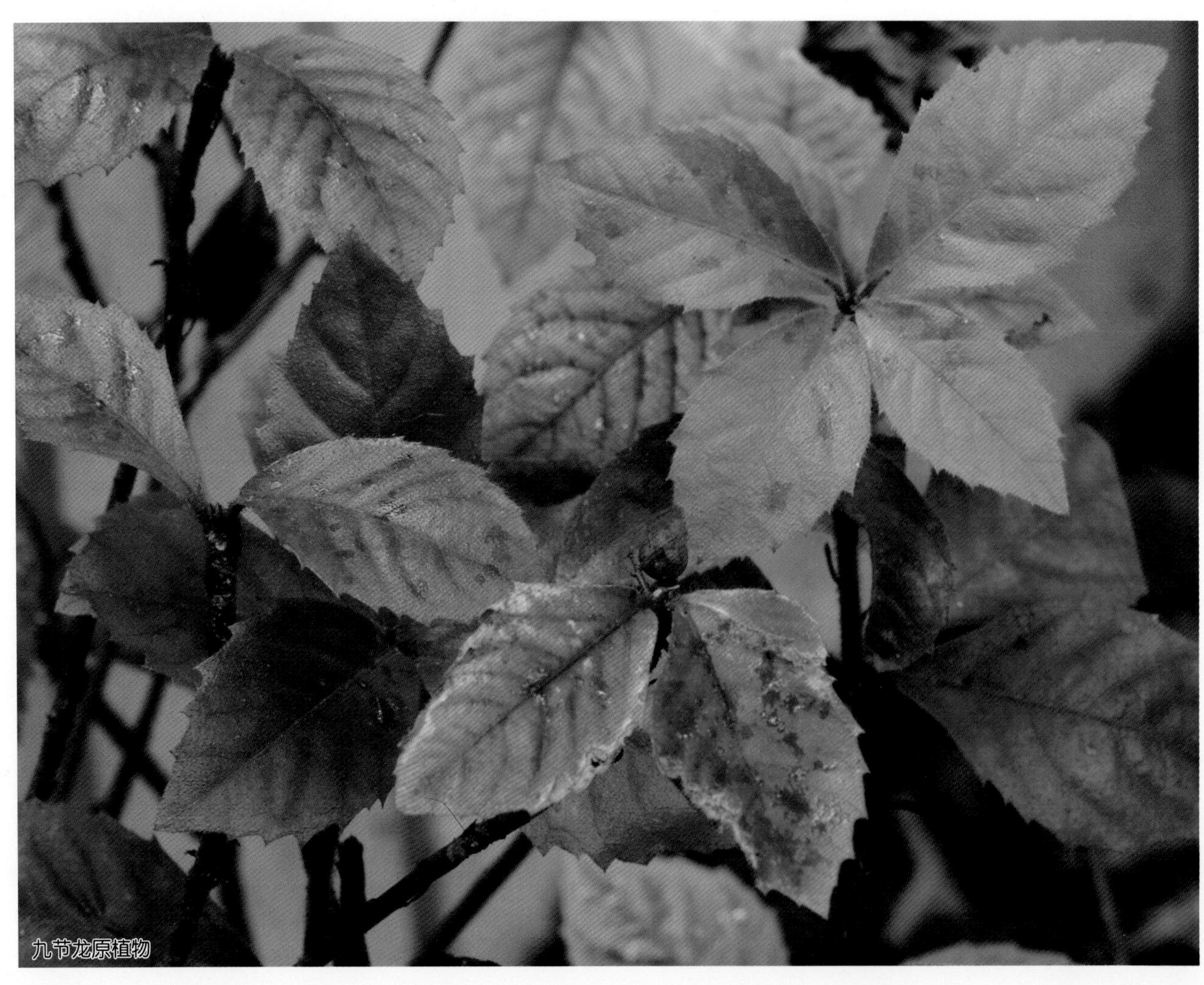

九节龙原植物

【药理作用】

1. 抗肿瘤　九节龙皂苷 AR Ⅰ和 AR Ⅱ每天腹腔注射给药 1 次，连续 10 天，能抑制 S180、EAC、B16 和 HEPA 小鼠移植性肿瘤的生长，具有抗肿瘤作用[3]。

2. 增强免疫　九节龙皂苷 AR Ⅰ和 AR Ⅱ每天腹腔注射给药 1 次，连续 7 天，能提高小鼠特异性和非特异性免疫功能[4]。

3. 抗菌　九节龙中没食子酸和琥珀酸均有抗菌作用[5]。

【性味归经】味苦、辛，性平。归肝、肾经。

【功效主治】清热利湿，活血消肿。主治黄疸，血痢腹痛，痛经，风湿痹痛，跌打损伤，痈疮肿毒。

【用法用量】内服：煎汤，3~9g，或浸酒。

【使用注意】孕妇慎用。

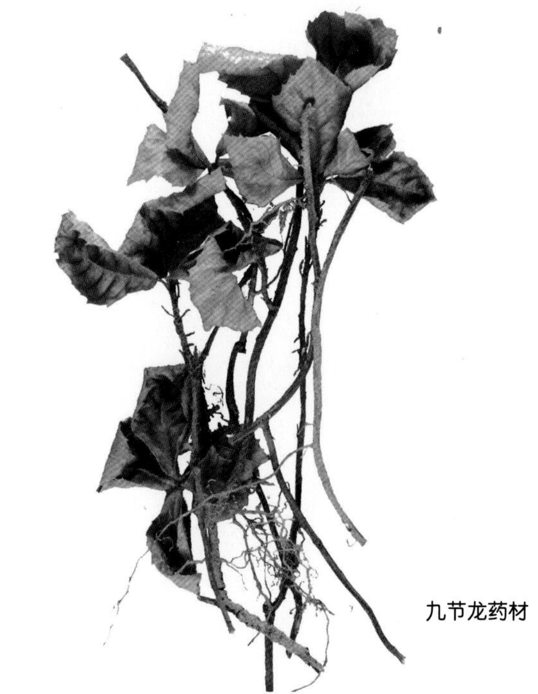

九节龙药材

【经验方】

1. 跌打腰痛，筋骨疼痛　毛青杠（茎），研末，用酒吞服，每次 0.6~0.9g。（《贵阳民间药草》）

2. 肾虚腰痛　毛青杠 3~9g，炖鸡服。（《贵阳民间药草》）

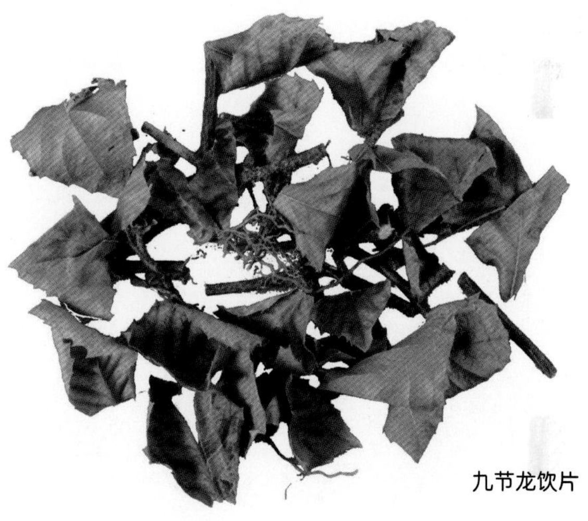

九节龙饮片

【参考文献】

[1] 王晓娟，张清华 . 毛茎紫金牛（九节龙）化学成分的研究 . 中国中药杂志，1990，15（3）：38.

[2] 张清华，王晓娟 . 川产九节龙皂苷的化学研究 . 药学学报，1993，28（9）：673.

[3] 李茂，李伟芳，覃良，等 . 九节龙皂苷体内的抗肿瘤作用 . 广西中医学院学报，2004，7（2）：11.

[4] 李茂，李伟芳，覃良，等 . 川产九节龙皂苷对小鼠免疫功能的影响 . 广西医学，2004，26（8）：1096.

[5] 张清华 . 紫金牛属植物化学成分研究概况 . 华西药学杂志，1994，9（2）：99.

Liao ge wang 了哥王

Wikstroemiae Indicae Caulis et Folium

[英]Indian Stringbush Twig and Leaf

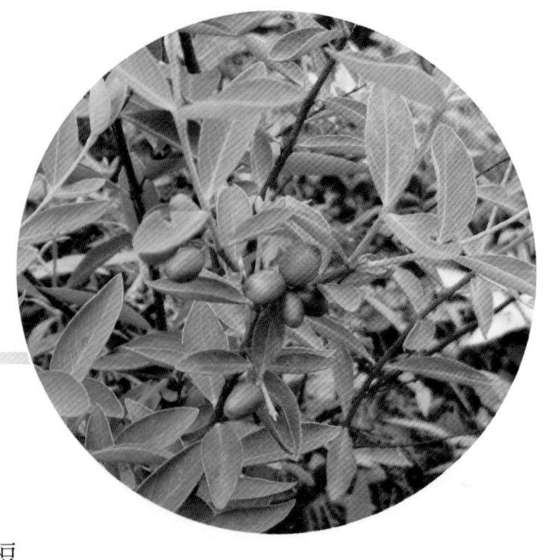

【别名】雀儿麻、山棉皮、红灯笼、九信草、石棉皮。

【来源】为多年生瑞香科植物南岭荛花 *Wikstroemia indica*（L.）C. A. Mey. 的茎叶。

【植物形态】多年生半常绿小灌木。全株平滑无毛。茎直立，多分枝，幼枝红褐色。根皮和茎皮富含绵状纤维，不易折断。叶对生，几无柄；叶片倒卵形至长椭圆形，长 2~5cm，宽 0.8~1.5cm，先端钝或短尖，全缘，基部楔形，侧脉多数，极纤细。花黄绿色，数花簇生于枝顶，聚伞状伞形花序或呈近无柄的头状花序；花两性，无苞片，花被管状，先端 4 裂，无毛；雄蕊 8，成上下两轮着生花被管内，子房倒卵形或长椭圆形。核果卵形或椭圆形，熟时鲜红色。

【分布】广西全区均有分布。

【采集加工】春、夏季采收，晒干。

【药材性状】茎圆柱形，有分枝，长短不等；粗茎表面淡棕色至棕黑色，有不规则粗纵皱纹，皮孔突起，往往两个横向相连，有的数个连接成环；细茎表面暗棕红色，有细纵皱纹，并有对生的叶痕，有时可见突起的小枝残基。质硬，折断面皮部有众多绵毛状纤维。叶不规则卷曲，展平后长椭圆形，全缘，淡黄绿色至淡绿色，叶脉下面稍突出；叶柄短。质脆，易碎。气微，味微苦。

【品质评价】茎以质硬、皮厚者为佳；叶以干燥、色绿者为佳。

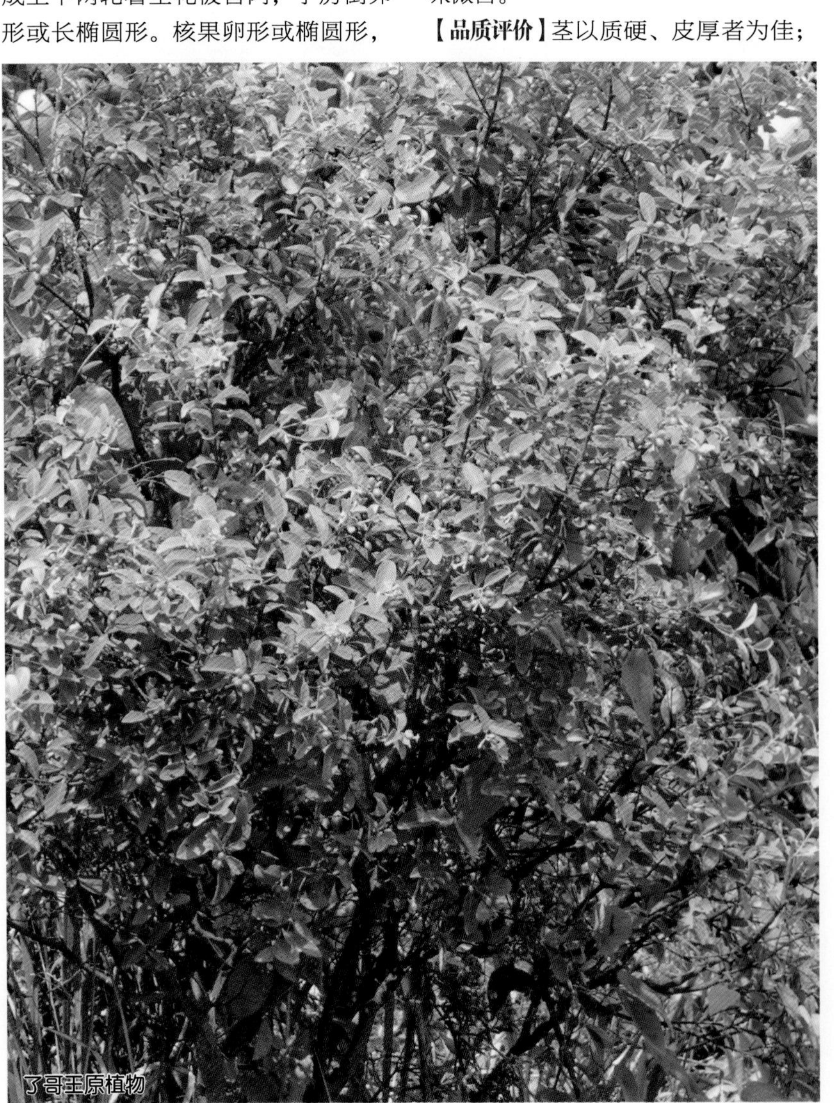

了哥王原植物

【化学成分】本品茎及茎皮含小麦黄素（tricin），西瑞香素（daphnoretin），山柰酚-3-*O*-*β*-D-吡喃葡萄糖苷（kaempferol-3-*O*-*β*-D-glucopyranoside），南荛酚（wikstromol）即是右旋的去甲络石苷元（nortra-chelogenin），右旋的牛蒡苷元（arctigenin），穗罗汉松脂酚（matairesinol），松脂酚（pinoresinol）[1]，西瑞香素-7-*O*-*β*-D-葡萄糖苷，槲皮苷（quercitrin），大黄素甲醚，山柰酚-3-芸香糖苷，芫花苷，伞形香青酰胺等[2]。根及根皮的二氯甲烷、丙酮提取部位分离得到西瑞香素 daphnoretin，（+）-medioresinol，黄花夹竹桃黄酮（thevetia-flavone），胡萝卜苷（daucos-terol），豆甾醇（stigmasterol），edgeworin，daphnogitin，伞形花内酯（umbelliferone）[3]。乙醇提取物的乙酸乙酯萃取部位中分离得芫花素（genkwanin）[4]。

【药理作用】

1. 对中枢神经系统作用　了哥王茎的甲醇浸剂 100mg/kg 可使给硫喷妥钠小鼠睡眠时间延长 120%，对家兔因甲基苯丙胺所致的高度兴奋有对抗作用。从甲醇浸剂中分离出（+）-去甲-络石苷 10mg/kg、60mg/kg 分别使小鼠睡眠时间延长 257%、823%。对小鼠因电刺激所致的惊厥有微弱的对抗作用[5]。

2. 抗炎　西瑞香素 24mg/kg 腹腔注射，能减轻二甲苯所致小鼠耳部炎症及 5-羟色胺引起的大鼠足跖肿胀，也能减轻大鼠血清性、角叉菜胶与甲醛性足跖肿胀以及对大鼠的巴豆油气囊肿肉芽组织增生[6,7]。了哥王片 3.6g/kg 和 7.2g/kg 对大鼠有抗炎作用，15.0g/kg 对小鼠有抗炎作用[8]。

3. 抗菌　了哥王茎皮的水煎液在试管

内对金黄色葡萄球菌、溶血性链球菌、肺炎球菌有抑制作用，叶的水煎液对肺炎双球菌、金黄色葡萄球菌高度敏感，对铜绿假单胞菌、伤寒杆菌中度敏感[6,7]。

4. 对心肌作用　西瑞香素 2.6mg/10g 对小鼠心肌营养性血流量有改善作用[9]。

5. 抗肿瘤　西瑞香素对人肺腺癌细胞 AGZY-83-a、人喉癌细胞 Hep2、人肝癌细胞 HepG2 均有抑制作用，且呈浓度依赖性。其对上述三种肿瘤细胞的半数抑制浓度值分别为 8.73μg/ml、9.71μg/ml 和 31.34μg/ml[10]。

6. 毒理　西瑞香素液小鼠腹腔注射的 LD_{50} 为（74.30±2.39）mg/kg。

【临床研究】

1. 坐骨神经痛　了哥王（根、茎）125g，海桐皮 65g，黑雌鸡肉（去毛及内脏）500g。先将了哥王、海桐皮二药用清水约 4000ml 文火煎至约 900ml 后去渣，再把该药液文火浓缩至 240ml 左右。取浓缩的药液和黑雌鸡肉放炖盅内，文火隔水炖 4h 后，一次顿服药液。每隔 3 天服 1 剂，每服 2 剂为 1 个疗程。结果：共治疗 100 例，治愈 91 例，显效 9 例。其中第 1 个疗程治愈者 15 例；第 2 个疗程治愈者 29 例；第 3 个疗程治愈者 30 例；第 4 疗程治愈者 9 例，显效 5 例；第 5 疗程治愈者 8 例，显效 4 例。总有效率 100%[11]。

2. 带状疱疹后遗神经痛　治疗组口服了哥王片（每片含了哥王干浸膏 0.22g），每次 3 片，每日 3 次。对照组肌内注射维生素 B_{12} 针，每次 0.5g，每日 1 次；口服消炎痛片，每次 25mg；维生素 E 丸，每次 100mg，均每日 3 次。两组均用药 1 周为 1 个疗程，治疗 3 个疗程后观察疗效。结果：治疗组共 30 例，痊愈 18 例，显效 7 例，有效 2 例，无效 3 例，痊愈率 60%，总有效率 90%。对照组共 26 例，痊愈 8 例，显效 7 例，有效 5 例，无效 6 例，痊愈率 30.77%，总有效率 76.92%。治疗组的痊愈率和总有效率均显著高于对照组（$P<0.05$），两组病例均未见明显不良反应[12]。

3. 化脓性皮肤病　口服了哥王片（由了哥王提取浸膏而制成），每日 3 次，每次 3 片，根据病情治疗时间为 3~4 天，并辅以外用制剂如红霉素软膏、肤炎宁搽剂、消炎止痛膏。结果：共治疗 200 例，脓疱疮总治愈率为 72%，总有效率为 90.70%；丹毒总治愈率为 38.50%，总有效率为 81.50%[13]。

4. 急性呼吸道感染　治疗组口服了哥王片，每次 3 片，每日 3 次。对照组口服感冒清胶囊，每次 2 粒，每日 3 次，伴有支气管炎或肺炎加用头孢氨苄胶囊每粒 0.375g，每日 3 次，并进行对症治疗。对症治疗二组相同，疗程为 7 天。结果：治疗组共 258 例，对照组共 147 例。治疗组对急性呼吸道感染疗效显著，痊愈率达 39.53%，总有效率达 87.98%，明显优于对照组的 24.9% 和 74.1%（$P<0.05$）。治疗组对上呼吸道感染疗效与对照组无明显差异（$P>0.05$）；而对急性支气管炎、慢支急性发作及肺炎，治疗组疗效优于对照组（$P<0.05$）。特别是治疗急性支气管炎，治疗组有效率达 95.12%，明显优于对照组的 75.61%（$P<0.01$）[14]。

5. 乳腺炎　采用了哥王片口服，每次 3 片，每日 3 次；并取了哥王片适量温沸水溶化，调成糊状外敷患处，每日数次。3 天为 1 个疗程。结果：共治疗 50 例，25 例痊愈（经 1 个疗程治疗，临床症状消失，乳房肿胀触痛、结节或肿块消除，未见新的肿块）；21 例有效（经 2 个疗程治疗，乳房无肿胀触痛，肿块明显减小变软）；4 例无效（临床症状体征未改善）[15]。

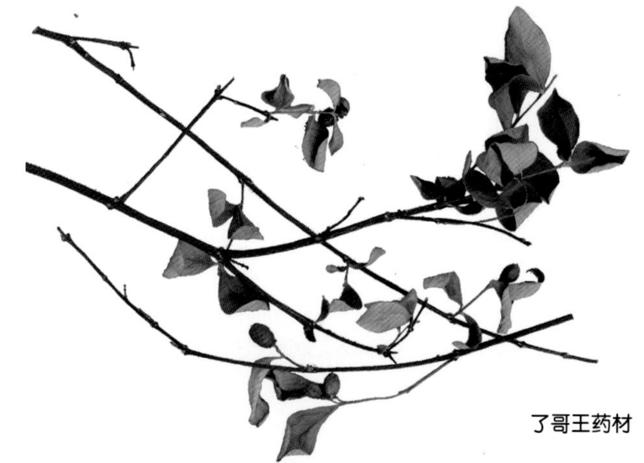

了哥王药材

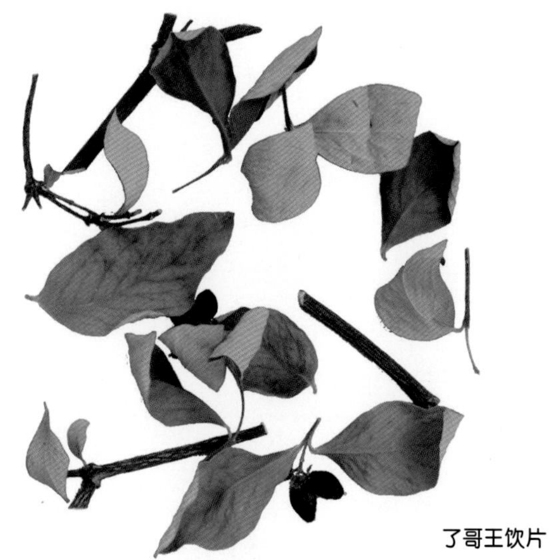

了哥王饮片

6. 阴道炎　采用了哥王片内服配合外用治疗。内服：口服了哥王片，每次 3 片，每日 3 次。外用：将甲硝唑、制霉菌素各 2 片研碎溶水，每晚冲洗阴道后，再将了哥王片 2 片放入阴道深处。如兼疣状病毒感染者，同时配合局部微波治疗仪治疗，每次肌内注射干扰素 10 万 U，每日 1 次。治疗 10 天为 1 个疗程，一般治疗 3 个疗程。结果：300 例阴道炎病人中，235 例临床治愈（瘙痒、带下、小腹坠痛等自觉症状消失，妇科检查示宫颈、阴道壁炎症明显改善）；54 例好转（自觉症状减轻，妇科检查示阴道炎症面积缩小）；11 例无效（自觉症状及妇科检查未见改善）。总有效率为 96.3%[16]。

7. 儿童单纯性颈淋巴结肿大　治疗组口服了哥王片，每次每 10kg 体重服用 1 片，最多不超过 3 片，每日 3 次。对照组肌内注射青霉素注射液，每次每 10kg 体重用 25 万 U，最多不超过 80 万 U，每日 2 次，共肌内注射 5 天。继而服用羟氨苄青霉素胶囊每次每 10kg 体重 125mg，最多不超过 500mg，每日 3 次。若青霉素皮试阳性者，则改为口服琥乙红霉素每次每 10kg 体重 100mg，最多不超过 375mg，每日 4 次。两组治疗 12 天为 1 个疗程。若肿大淋巴结缩小至正常则停药。结果：治疗组 156 例，治愈 72 例，有效 77 例，总有效率 95.51%；对照组 142 例，治愈 46 例，有效 70 例，总有效率 81.69%；二组比较有差异（P<0.05）[19]。

【性味归经】味苦、辛，性寒；有毒。归肺、肾经。

【功效主治】清热解毒，化痰散结，消肿止痛。主治痈肿疮毒，瘰疬，风湿痛，跌打损伤，蛇虫咬伤。

【用法用量】内服：煎汤（宜久煎 4h 以上），6~9g；外用适量，捣敷，研末调敷或煎水洗。

【使用注意】体质虚弱者慎服，孕妇禁服。

【经验方】

1. 疮疡乳痈　了哥王叶适量，捣烂敷患处。（《广西中草药》）
2. 无名肿毒　了哥王叶，捣烂，加米酒少量。敷患处。（江西《草药手册》）
3. 痰火疬（腋下、鼠蹊生核疮疼痛）　了哥王叶 15g。加入食盐少许，共捣烂敷患处，敷 3~5 次可愈。（《岭南草药志》）

附：了哥王根

味苦、辛，性寒；有毒。归肺、肝、肾经。功效：清热解毒，散结逐瘀，杀虫。主治：肺炎，支气管炎，腮腺炎，乳腺炎，风湿性关节炎，水肿臌胀，跌打损伤，痈疽肿毒，麻风。内服：煎汤（宜煎 4h 以上），10~15g。外用适量，捣敷；或研末调敷。孕妇及体质虚寒者忌服。

经验方　肝硬化腹水：鲜了哥王根第二层皮 30g（蒸熟），红枣 12 粒，红糖 30g。共捣为丸，如绿豆大。用开水送服 5~7 粒，日服 1 次。本品药性剧烈，服后有呕吐和腹痛、泄泻的不良反应，体弱和肝硬化晚期病人忌用。（《福建民间草药》）

【参考文献】

[1] 国家中医药管理局《中华本草》编委会 . 中华本草 . 上海：上海科学技术出版社，1999：4441.
[2] 耿立冬，张村，肖永庆 . 了哥王化学成分研究 . 中国中药杂志，2006，31（10）：817.
[3] 么焕开，仲英，尹俊亭 . 了哥王的化学成分研究（Ⅰ）. 中草药，2007，38（5）：669.
[4] 黄伟欢，薛珺一，李药兰 . 了哥王芳香类化学成分研究 . 中药材，2008，31（8）：1174.
[5] 陈泉生 . 国外医学・植物药分册，1981，2（1）：35.
[6] 王筠默，张海根，朱根麟，等 . 了哥王素抗炎症作用的研究 . 现代应用药学，1987，4（2）：1.
[7] 谢宗万 . 全国中草药汇编（上册）. 第 2 版 . 北京：人民卫生出版社，1996：10.
[8] 方铝，朱令元，刘维兰，等 . 了哥王片抗炎抑菌作用的研究 . 中国中医药信息，2000,7（1）:28
[9] 广州市药品检验所中草药科 . 中草药通讯，1978，（3）：97.
[10] 杨振宇，郭薇，吴东媛，等 . 了哥王中西瑞香素的提取分离及抗肿瘤作用研究 . 天然产物研究与开发，2008，20：522.
[11] 聂祯祥 . 复方了哥王汤治疗坐骨神经痛 100 例临床观察 . 安徽中医临床杂志，1998，10（4）：227.
[12] 顾仲明 . 了哥王片治疗带状疱疹后遗神经痛 30 例 . 浙江中医杂志，2002，（12）：538.
[13] 彭国缘 . 了哥王片治疗化脓性皮肤病 200 例的体会 . 中国医院药学杂志，2006，26（8）：1022.
[14] 王根荣 . 了哥王片治疗急性呼吸道感染 258 例疗效观察 . 中国乡村医师杂志，2000，（10）：23.
[15] 戚玉华 . 三越了哥王片治疗乳腺炎 50 例 . 浙江中医杂志，2001，（9）：388.
[16] 丰宗兰，王世娥，孔宪章 . 三越了哥王片治疗阴道炎 300 例 . 浙江中医杂志，2003，（2）：59.
[17] 阮学东，曹国建 . 三越了哥王片治疗儿童单纯性颈淋巴结肿大 156 例 . 浙江中医杂志，2000，（10）：457.

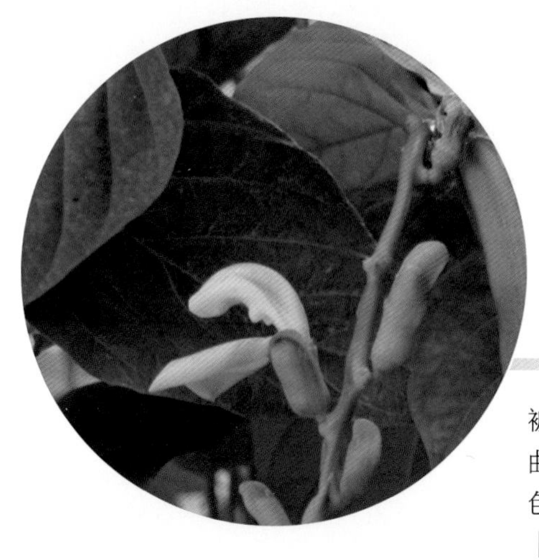

Dao dou 刀豆

Canavaliae Gladiatae Semen
[英]Sword Jackbean Seed

【别名】挟剑豆、刀豆子、大戈豆、大刀豆、刀鞘豆。

【来源】为豆科植物刀豆 *Canavalia gladiata*（Jasq.）DC. 的成熟种子。

【植物形态】一年生缠绕草质藤本。茎无毛。三出复叶；顶生小叶宽卵形，长 8~20cm，宽 5~16cm，先端渐尖或急尖，基部阔楔形，侧生小叶偏斜，基部圆形；托叶细小。总状花序腋生；苞片卵形，早落；花萼钟状，萼管二唇形，上萼 2 裂片大而长，下萼 3 裂片小而不明显；花冠蝶形，淡红色或淡紫色，旗瓣圆形，翼瓣较短，约与龙骨瓣等长，龙骨瓣弯曲；雄蕊 10，连合为单体，对旗瓣的 1 枚基部稍离生；子房具短柄，被毛。荚果大而扁，被伏生短细毛，边缘有隆脊，先端弯曲成钩状；种子 10~14 颗，种皮粉红色或红色，扁平而光滑。

【分布】广西全区均有栽培。

【采集加工】9~11 月间摘取成熟荚果，晒干，剥取种子。

【药材性状】种子扁卵形或扁肾形。表面淡红色、红紫色或黄褐色，少数类白色或紫黑色，略有光泽，微皱缩，边缘具灰褐色种脐，其上有类白色膜片状珠柄残余，近种脐的一端有凹点状珠孔，另端有深色的合点。质硬，难破碎。种皮革质，内表面棕绿色，平滑，子叶黄白色，胚根位于珠孔一端，歪向一侧。气微，味淡，嚼之具豆腥气。

【品质评价】以粒大、饱满、色淡红者为佳。

【化学成分】本品含刀豆氨酸（canavanine），刀豆四胺（canavalmine），γ-胍氧基丙胺（γ-guanidinooxypropr-lamine），氨丙基刀豆四胺（aminopropylcanavalmine），氨丁基刀豆四胺（aminobutylcanaval mine），刀豆球蛋白 A（concanavaline A）和凝集素（agglutinin）[1]。没食子酸（gallic acid），没食子酸甲酯（methyl gallate），1,6- 二没食子酰基 -β-D- 吡喃葡萄糖苷（1,6-di-*O*-galloyl-β-D-glucopyranoside），β- 谷甾醇（β-sitosterol），羽扇豆醇（lupeol），δ- 生育酚（δ-tocopherol）[2]。

洋刀豆种子脱脂后经分析含油酸（oleic acid），亚油酸（linoleicacid），亚麻酸（linolenic acid）等脂肪酸，而不皂化部含羽扇豆醇（lupeol），豆甾醇（stigmasterol）

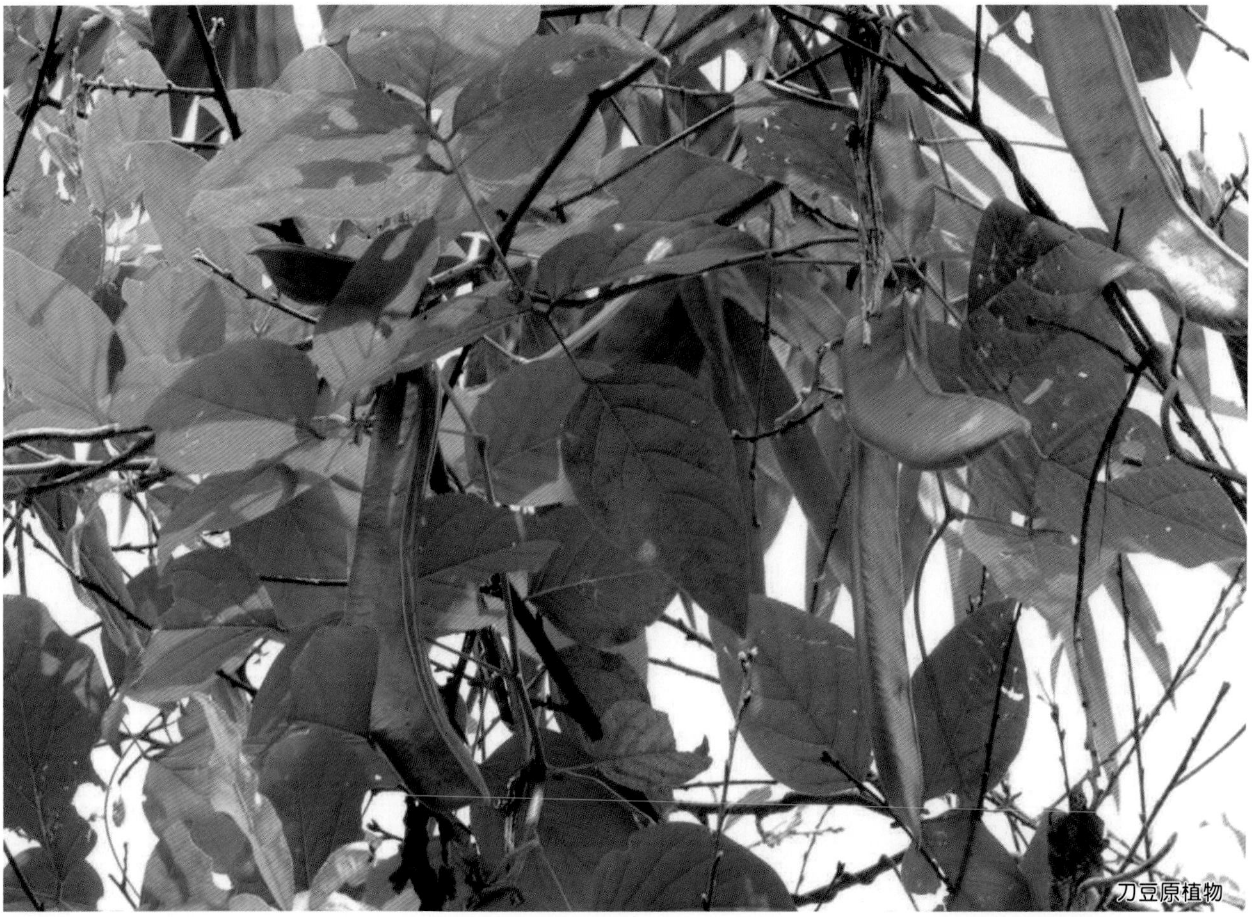

刀豆原植物

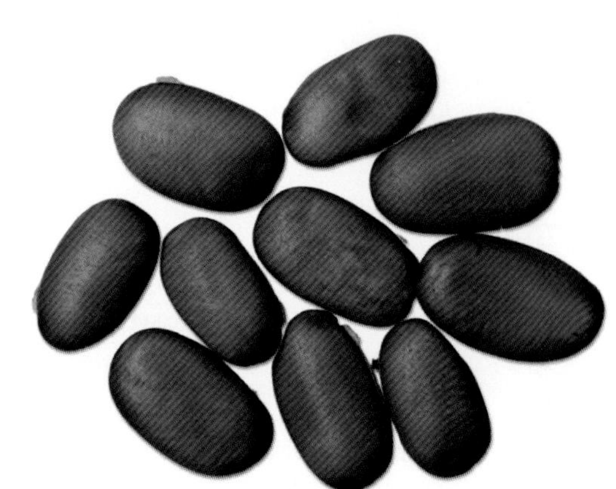

刀豆药材、饮片

和 *β*- 谷甾醇（*β*-sitosterol）。还含有皂苷即羽扇豆醇 -3-*O*-*β*-D 吡喃木精基（1→4）-*O*-*β*-D- 吡喃葡萄糖苷 [lupeol-3-*O*-*β*- D-xylopyranosyl（1 → 4）-*O*-*β*-D-glucopyranoside]，刀豆球蛋白（concanavaline）B，L- 刀豆氨酸及刀豆毒素（canatoxin）。其叶中含芸香苷（rutin）和槲皮苷（quercitrin）[1]。

【药理作用】

1. 调节免疫　刀豆球蛋白 A（Con A）是一种植物血凝素，具有强力的促有丝分裂作用，对淋巴细胞转化反应有较好的促进作用，其促淋巴细胞转化最适浓度为 40~100μg/ml，能沉淀肝糖原，凝集羊、马、狗、兔、猪、大鼠、小鼠、豚鼠等动物及人红细胞。还能选择性激活抑制性 T 淋巴细胞，对调节机体免疫反应具有重要作用 [3]。

2. 影响激素水平　每天腹腔注射刀豆毒素，可引起雌性大鼠血浆内黄体生成素和卵泡刺激素水平突然升高，黄体酮水平无变化，催乳素则降低，动情前期频率和体重增重增加，但子宫和卵巢的重量并无变化 [4]。

【临床研究】

胆石症　用大柴胡汤加刀豆 30g，海浮石 40g，瞿麦 30g，栀子 30g，芒硝 10g，金钱草 25g，随证加减，水煎服，每日 2 次。同时辅以针灸、耳压疗法。结果：共治疗 57 例，其中在 10mm 以上较大结石者 24 例，多发性胆石症 30 例，肝内胆管结石 2 例，伴有严重阻塞性黄疸 1 例。于 30 天以内排石率达 92%，有效率可达 96.2%[5]。

【性味归经】味甘，性温。归脾、胃、肾经。

【功效主治】温中下气，益肾补元。主治鼻渊，虚寒呃逆，肾虚腰痛，久痢，小儿疝气。

【用法用量】内服：煎汤，9~15g；或烧存性研末。

【使用注意】胃热病人禁服。

【经验方】

1. 鼻渊　老刀豆，文火焙干为末，酒服三钱。（《年希尧集验良方》）
2. 冷呃　刀豆子，炙存性，酒服，钱许。（《兰台轨范》）
3. 气滞呃逆，膈闷不舒　刀豆（取老而绽者，切，炒，研用），每服二三钱，开水下。（《医级》刀豆散）
4. 肾虚腰痛　大刀豆子 1 对，小茴香 6g，吴萸 3g，破故纸 3g，青盐 6g。打成粉，蒸猪腰子吃。（《重庆草药》）
5. 久痢　刀豆子蒸熟，砂糖酿食。（《本草用法研究》）
6. 扭伤腰痛　刀豆子 15g，泽兰、苦楝子各 12g，煎服。（《安徽中草药》）
7. 经闭腹胁胀痛，血瘀　刀豆子焙燥为末，好酒送服，加麝香尤佳。（《本草用法研究》）
8. 小儿疝气　刀豆种子研粉，每次 4.5g，开水冲服。（《湖南药物志》）

【参考文献】

[1] 国家中医药管理局《中华本草》编委会 . 中华本草 . 上海：上海科学技术出版社，1999：3028.

[2] 李宁，李铣，冯志国，等 . 刀豆的化学成分 . 沈阳药科大学学报，2007，24（11）：676.

[3] 苏州市第三人民医院实验室 . 中华微生物学和免疫学杂志，1982，2（1）：21.

[4] Ribeiro G. Braz J Med Biol Res,1989, 22（3）:387.

[5] 孟宪文 . 中医治疗胆石症 96 例小结 . 铁道医学，1987，（10）：294.

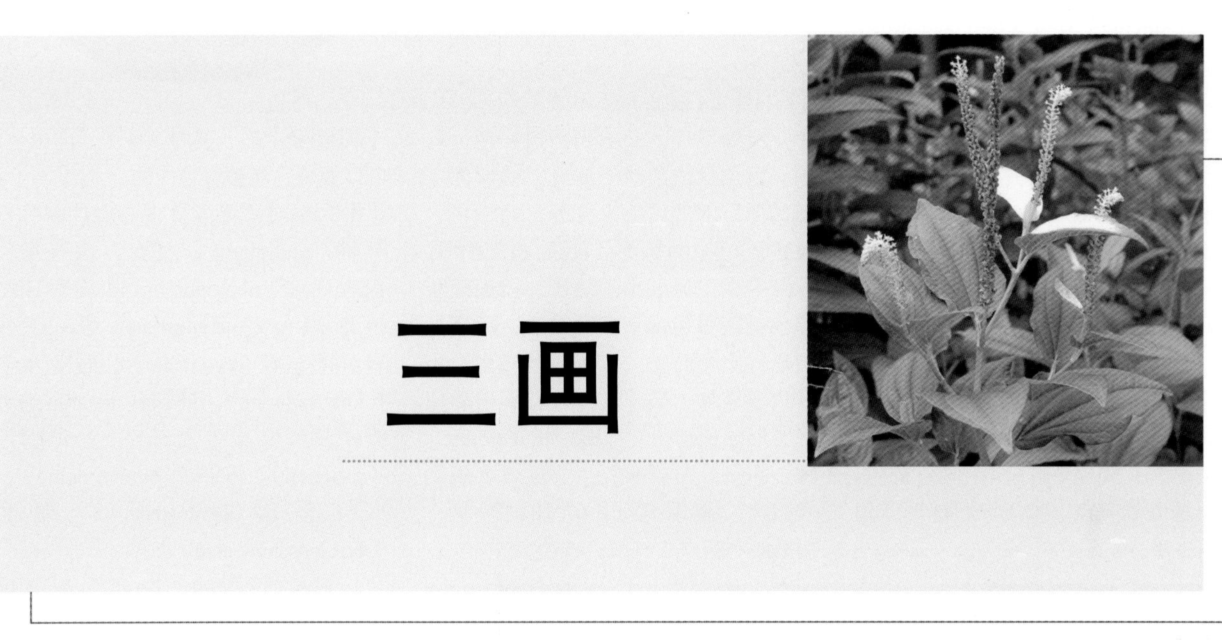

三画

San cha ku

三叉苦

Evodiae Radix et Ramulus et Folium

[英]Thin Evodia Root and Twig and Leaf

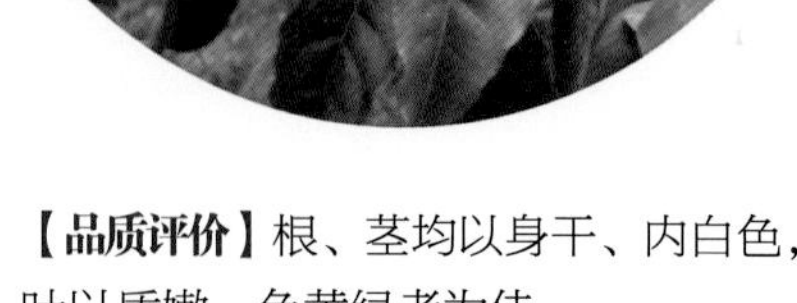

【别名】三叉虎、三丫苦、跌打王、三桠苦、三桠虎、三岔叶。

【来源】为芸香科植物三叉苦 *Evodia lepta*（Spreng.）Merr. 的根、茎、叶。

【植物形态】多年生落叶灌木或小乔木。树皮灰白色，全株味苦。三出复叶对生；叶长圆形或长椭圆形，长5~15cm，宽2~6cm，先端长尖，基部楔形，全缘或不规则浅波状，纸质，有腺点。聚伞花序排成伞房花序式，腋生，花轴及花柄初时被短柔毛，花后毛渐脱落；小苞片三角形；花单性，黄白色；花萼4深裂，广卵形至长圆形，有腺点；雄花的雄蕊4；雌花的退化雄蕊4，较花瓣短，子房上位，密被毛。蓇葖果2~3。外果皮暗黄褐色至红褐色，具半透明的腺点。种子卵状球形蓝黑色有光泽。

【分布】广西各地均有分布。

【采集加工】夏、秋季采收，鲜用或切段晒干。

【药材性状】根多为圆形或不规则斜切片，粗细不等。根皮表面黄白色，有的可见点状或条状的皮孔，横切面皮部稍薄，木部占绝大部分，黄白色，质坚硬。茎切片表面色较深，皮部稍薄，木部中央可见细小的髓部。枝表面灰棕色或灰绿色，有细纵皱纹；嫩枝近方形，质硬而脆。三出复叶对生，小叶片多皱缩、破碎，完整者展平后呈椭圆形或长圆状披针形，长6~15cm，宽2~5cm，先端渐尖，全缘或不规则浅波状，基部狭尖延长成短的小叶柄，有透明小腺点。气微，味苦。

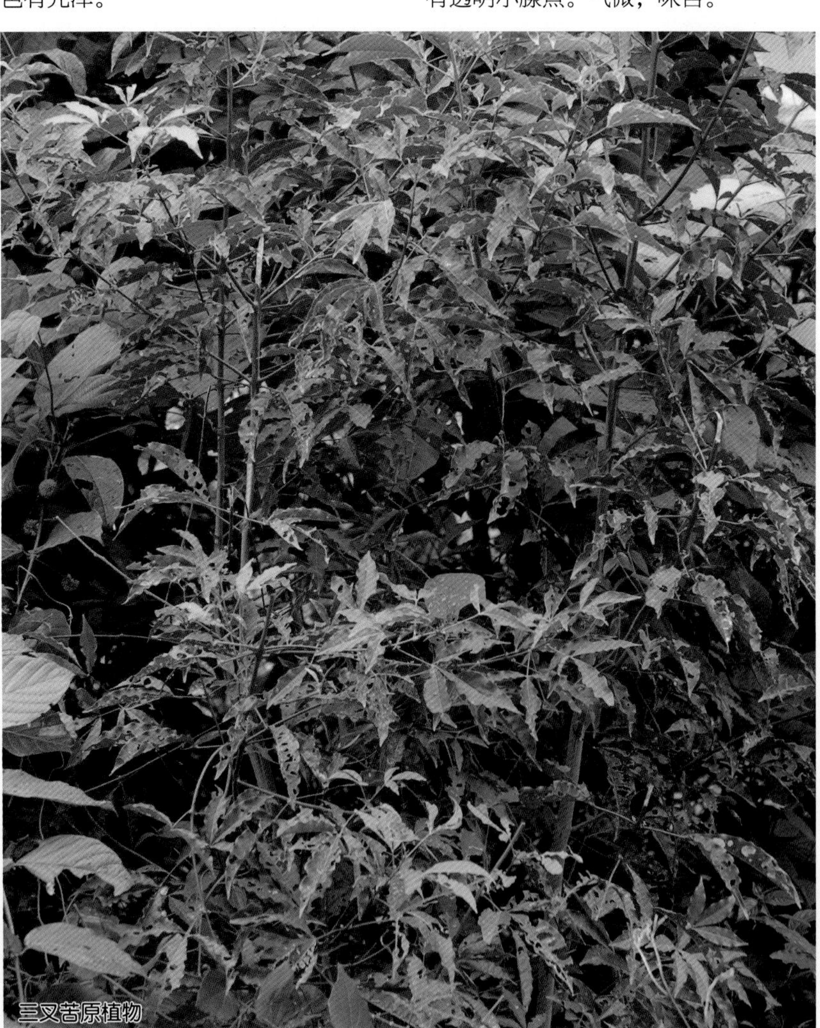

三叉苦原植物

【品质评价】根、茎均以身干、内白色，叶以质嫩、色黄绿者为佳。

【化学成分】本品全株含左旋加锡弥罗果碱（edulinine），左旋7-去羟基日巴里尼定（ribalinine），右旋异普拉得斯碱（*iso*-platydesmine）[1]。还含有吴茱萸春（evolitrine），香草木宁（kokusaginine），白鲜碱（dictamnine）等呋喃喹啉类生物碱[2]；补骨脂素（psoralen），茵芋碱（skimmianine），β-谷甾醇（β-sitosterol），蜡酸（hexacosanoic acid）[3]。

叶含挥发油，主要为α-蒎烯（α-pinene）和糠醛（furfural）[4]；以及十六酸（hexadecanoic acid），邻苯二甲酸二丁酯（dibutyl phthalate），叶绿醇（phytol），邻苯二甲酸二丁辛酯（butyl 2-ethylhexyl phthalate），6,10-二甲基-2-十一烷酮（6,10-dimethyl-2-undecanone），双十一基邻苯二甲酸酯（diundecyl phthalate）等[5]；还含有1-（5,7,8-三甲氧基-2.2-二甲基-2H-1-苯并吡喃基-6）-己酮[1-（5,7,8-trimethoxy-2.2-dimethyl-2H-1-benzopyran-6）-hexanone]，1,2,4,5-四异丙基-苯（1,2,4,5-tetra-*iso*-propylbenzene），氧化丁香烯（caryophyllene oxide），α-丁香烯（α-caryophyllene），胡椒烯（copaene），4,11,11-三甲基-8-亚甲基-二环-[7,2,0]-十一-4-烯（4,11,11-trimethyl-8-methylene-dicyclo-[7,2,0]-4-undecene），1,2,3,5,6,8*a*-八氢-4,7-二甲基-1-（1-甲乙基）-萘[1,2,3,5,6,8*a*-octahydro-4,7-dimethyl-1-（1-methylethyl）-naphthalene]等成分[6]。

【药理作用】

1. 抗氧化　三叉苦水提取物具有清除

超氧阴离子自由基、羟自由基和过氧化氢的作用，清除率与浓度之间存在着明显的量效关系[7]。

2. 保肝　三叉苦醇提物 4g/kg、8g/kg 灌胃，连续 7 天，三叉苦提取物对化学性肝损伤具有保护作用[8]。

【临床研究】

1. 关节扭伤　三叉苦叶、山栀子叶等药制成粉末，使用时取药粉加水拌成糊状，文火炒热，温敷患处，纱布覆盖，绷带固定。每次敷 2h，每日敷 2 次。敷药 7 天为 1 个疗程。结果：第 1 个疗程治愈 52 例，好转 24 例。经 2 个疗程全部治愈[9]。

2. 感冒　口服复方感冒颗粒剂（由三叉苦、紫玉盘、地胆草等药物制备而成），每次 9~18 g，每天 3 次，连用 3 天。结果：共治疗 60 例，痊愈 27 例，显效 10 例，好转 12 例，无效 11 例，总有效率 81.67%[10]。

【性味归经】味苦，性寒。归心、肺经。

【功效主治】清热解毒，祛风除湿，消肿止痛。主治感冒发热，咽喉肿痛，肺热咳嗽，胃痛，风湿痹痛，跌打损伤，湿疹，疮疖肿毒，虫蛇咬伤。

【用法用量】内服：煎汤，9~15g。外用适量，捣敷；或煎水洗。

【使用注意】虚寒者慎用。

【经验方】

1. 耳内疮　三椏苦叶 30 片，好酒 1 碗。共置于罐内，用纸盖好。中央钻一孔，以火烧热后取其蒸气熏鼻孔，左耳痛以左鼻孔吸其蒸气，右耳痛以右鼻孔吸其蒸气而愈。（《岭南草药志》）
2. 鼠咬伤发作引起淋巴结肿　三椏虎叶 6g，黄糖酌量，共捣烂冲滚水服，连服数剂。外用黑叶荔枝肉敷患处，连敷数次即愈。（《岭南草药志》）
3. 毒蛇咬伤　①用三椏虎根皮酌量，捣烂敷患处，能消肿止痛。②青蛇咬伤用三椏苦、老鸦仙各适量，好酒 120g，拌药捣烂，取汁服下。另将药渣敷患部周围。（《岭南草药志》）
4. 创伤，止血埋口　三丫苦生叶适量。捣烂外敷。（《广西中药志》）
5. 湿疹，皮炎　用三椏苦叶煎水外洗。（广州部队（《常用中草药手册》）
6. 风湿性关节炎，坐骨神经痛，腰腿痛　三椏苦干根 9~30g。水煎服。（广州部队（《常用中草药手册》）
7. 防治流行性感冒　三叉苦根 9~15g。水煎服，或加野菊花、金银花各 9g。水煎服，连服 3~5 天。（《浙江药用植物志》）
8. 腮腺炎　三叉苦、一点红、金樱子、大青叶各 15g。水煎服。（《福建药物志》）
9. 肺热咳嗽　三椏苦干根 30~45g。水煎，调冰糖服。（《福建药物志》）
10. 慢性支气管炎急性发作　三椏苦鲜叶 30g。水煎服。（《福建药物志》）
11. 肺脓疡　三叉苦根、一扫光（菊科）各 30g，鱼腥草、蛇根草各 15g。水煎服。（《福建药物志》）
12. 小儿夏季热　三叉苦、梅叶冬青、葫芦茶各 15g。水煎服。（《福建药物志》）

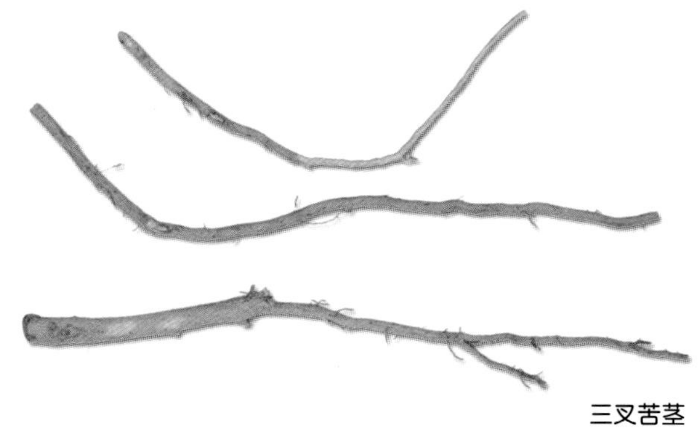
三叉苦茎

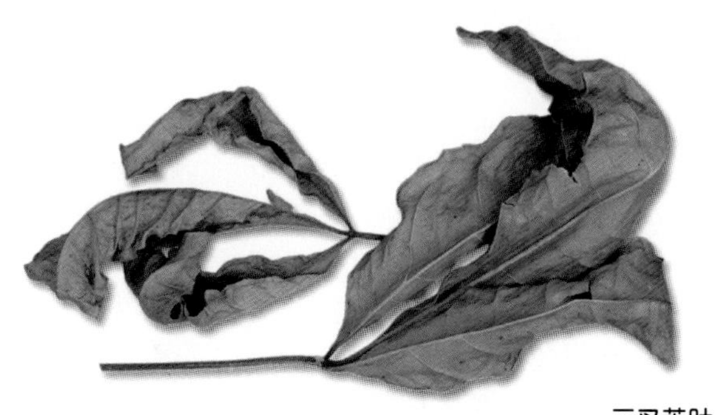
三叉苦叶

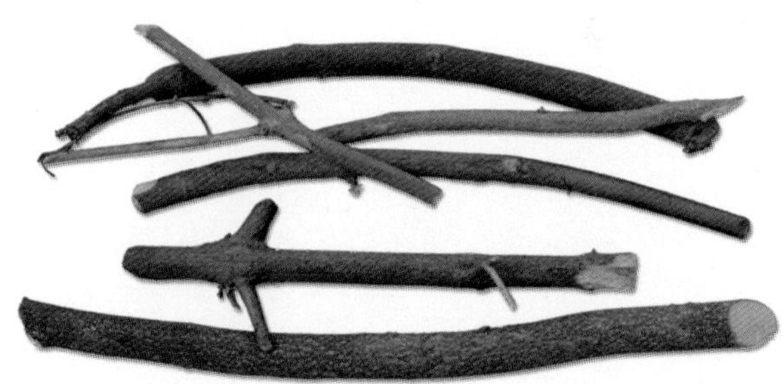
三叉苦根

【参考文献】

[1] Gunawardana Y,et al. C A, 1988, 109:190621t.
[2] 刁远明，高幼衡，彭新生．三叉苦化学成分研究（Ⅰ）．中草药，2004，35（10）：1098.
[3] 刁远明，高幼衡，彭新生．三叉苦化学成分研究（Ⅱ）．中草药，2006，37（9）：1309.
[4]《全国中草药汇编》编写组．全国中草药汇编（上册）．北京：人民卫生出版社，1976：27.
[5] 刁远明，高幼衡．广东产三叉苦叶挥发性成分的气相色谱 - 质谱联用分析．时珍国医国药，2008，19（3）：708.
[6] 毕和平，韩长日，韩建萍．三叉苦叶挥发油的化学成分分析．中草药，2005，36（5）：663.
[7] 毕和平，张立伟，韩长日．三叉苦提取物抗氧化作用的研究．食品科学，2007，28（7）：57.
[8] 庞辉，玉艳红，汤桂芳．三叉苦提取物对小鼠实验性肝损伤的保护作用．广西医科大学学报，2006，23（6）：961.
[9] 潘万远．自拟消肿止痛散外敷治疗踝关节外侧副韧带扭伤 76 例．广西中医药，1999，（6）：17.
[10] 潘英，黄小芬，李邕善．复方感冒颗粒治疗感冒 60 例疗效观察．云南中医中药杂志，2007，28（10）：31.

San bai cao

三白草

Saururi Herba
[英]Chinese Lizardtail Herb

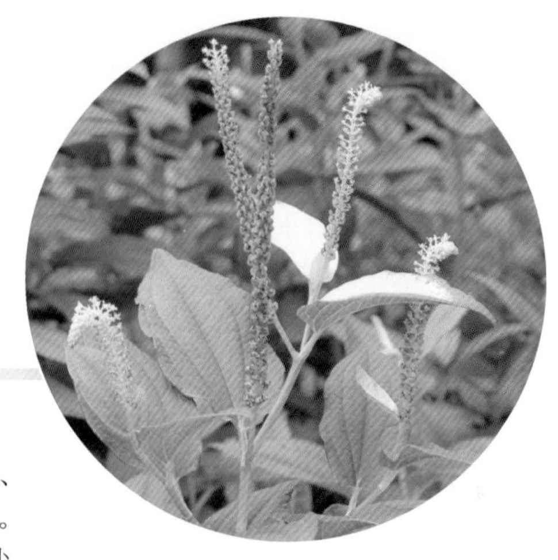

【别名】过塘藕、百节藕、水木通、白水鸡、田三白。

【来源】为三白草科植物三白草 *Saururus chinensis*（Lour.）Baill. 的地上部分。

【植物形态】多年生湿生草本。地下茎有须状小根；茎直立，粗壮。单叶互生，纸质，密生腺点；叶柄基部与托叶合生成鞘状，略抱茎；叶片阔卵形至卵状披针形，长 5~14cm，宽 3~7cm，先端短尖或渐尖，基部心形，略呈耳状或稍偏斜，全缘，两面无毛；花序下的 2~3 片叶常于夏初变为白色，呈花瓣状。总状花序生于茎上端与叶对生，白色；苞片近匙形或倒披针形；花两性，无花被；雄蕊 6；雌蕊 1，子房圆形，柱头 4，向外反曲。蒴果近球形，表面多疣状凸起。种子多数，圆形。

【分布】广西主要分布于宁明、邕宁、武鸣、马山、那坡、隆林、乐业等地。

【采集加工】夏、秋季采收，除去泥沙、须根，鲜用或切段晒干。

【药材性状】茎圆柱形，有 4 条纵沟，1 条较宽；断面黄色，纤维性，中空。叶多皱缩互生，展平后叶片卵形或卵状披针形，长 4~15cm，宽 2~10cm；先端尖，基部心形，全缘，基出脉 5 条；叶柄较长，有纵皱纹。有时可见总状花序或果序，棕褐色。蒴果近球形。气微，味淡。

【品质评价】以叶多、灰绿色或棕绿色者为佳。

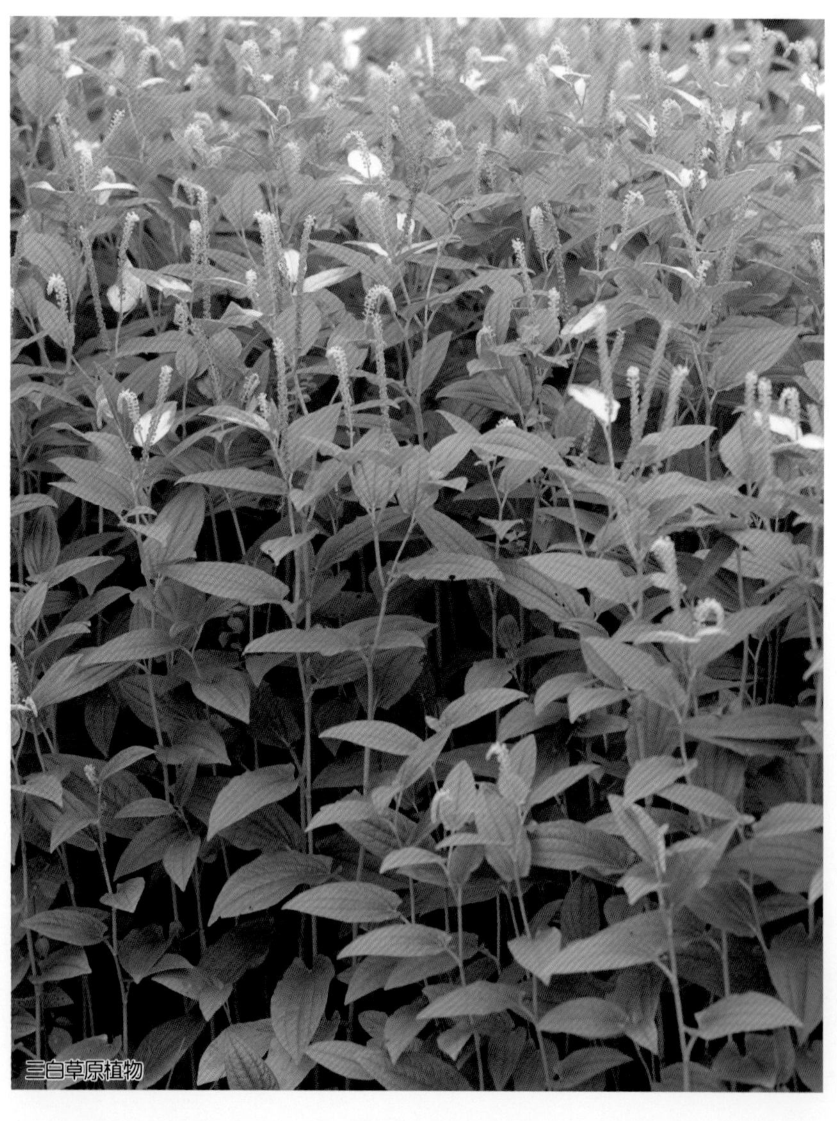

三白草原植物

【化学成分】本品含黄酮类成分主要有槲皮素（quercetin），异槲皮苷（*iso*-quercitrin），槲皮苷（quercitrin），金丝桃苷(hyperin)，瑞诺苷(reynoutrin)，阿芙苷（afzerin），芦丁（rutin），萹蓄苷（avicularin），槲皮素 -3-*O*-*β*-D- 吡喃葡萄糖 -（1 → 4）-*α*-L- 吡喃鼠李糖苷 [1~3]。木脂素类成分主要有三白脂素（saucernetin），奥斯楚拜素 -5（austrobailignan-5），三白脂素 -8（saucernetin-8）和三白脂素 -7（saucernetin-7），三白草素（sauchinin），三白草酮（sauchinone），三白草酮 A（sauchinone A），1′- 表三白草酮（1′-*epi*-sauchinone），2-*O*- 甲基四氢愈创木素（di-*O*-methltetrahydrofuriguaiacin）B，红楠素（machilin）D，4- 甲氧基红楠素 D 及四氢呋喃型倍半木脂素三白草醇 A（saucerneol A），三白草醇 B（saucerneol B），三白草醇 C（saucerneol C），还分离得到三白草醇 D（saucerneol D），三白草醇 E（saucerneol E）及四氢呋喃型二木脂素（manassantin A 和 manassantin B），saururin A，8-*O*-4′-type neolignan，virolin，saurufuran A 和 saurufuran B[4~11]。

生物碱类成分主要有马兜铃内酰胺 A Ⅱ（aristolactam A Ⅱ）[2]，10- 氨甲基 -3- 羟基 -4- 甲氧基 - 菲羧酸内酰胺 [9]。

三白草全草含有可水解鞣质 [12]。鞣质的主要化合物有鞣花酸（gallogen），柯里拉京（coriagin）等 [3]。

挥发油的主要成分为甲基正壬酮（methyl-onylketone），肉豆蔻醚（myristicin）[11]。另外还含有硬脂酸，软脂酸，油酸，亚油酸，*α*- 蒎烯，莰烯，里那醇，草烯（oxalene），β-丁香烯（β-caryophyellene），黄樟脑（safrol），1-烯丙基-3,4-亚甲二氧基-5-甲氧基苯等[12]。

【药理作用】

1. 抗氧化　三白草地下部分的甲醇提取物中 Saururin A、8-typeneolignan 和 Virolin 可降低低密度脂蛋白而具有抗氧化活性。Saurufuran A 对过氧化物酶激活受体的活化作用较强（椭圆曲线 EC_{50} 为 16.7mmol/L），而 Saurufuran B 的作用较弱（EC_{50} 大于 100mmol/L）[10]。

2. 抗菌　三白草洗液在 1：2.5 浓度时对大肠杆菌、铜绿假单胞菌、金黄色葡萄球菌、乙型链球菌、白色念珠菌、淋球菌均有抑制作用，在 1：5 浓度时对白色念珠菌、金黄色葡萄球菌、乙型链球菌有抑制作用，在 1：20 浓度时对金黄色葡萄球菌、淋球菌有抑制作用[13]。

3. 降血糖　1kg/L 的三白草 95% 醇提液可拮抗肾上腺素的升血糖作用，对四氧嘧啶型糖尿病动物一次性给药或连续给药均可降低其血糖水平，给药 3h 后出现持续的降血糖作用，并维持 7h 以上[12]。

4. 保肝　三白草中的 2 个黄酮醇葡萄糖醛酸苷及 3 个非对应木脂素三白草酮、三白草酮 A 和 1′-表三白草酮能抑制四氯化碳致肝损伤大鼠肝细胞中谷丙转氨酶的升高，具有保肝作用[6]。

5. 抗炎　三白草所含的金丝桃苷有抗炎作用。三白脂素-8 对角叉菜胶所致的大鼠急性炎症和棉球肉芽肿均具有抗炎活性[14]。

6. 镇痛　三白草洗液能延长小鼠对热的耐受时间[13]。

7. 抗滴虫　三白草洗液在 1：5 浓度时对阴道滴虫有抑制作用[13]。

8. 止痒　三白草洗液对磷酸组胺所致豚鼠皮肤瘙痒有一定抑制作用[13]。

【临床研究】

1. 湿热带下病　治疗组外用三白草洗剂（三白草 4000g，黄柏、苦参、败酱草、龙胆草、百部、地肤子、蛇床子各 3000g，荆芥、防风各 2000g，花椒、冰片各 1000g），对照组外用肤阴洁洗剂。冲洗阴道，每天 1 次，连续 7 天，外阴炎则直接用药液喷洒洗净的患处，每天 2 次，连续 7 天。结果：治疗组共 100 例，对照组共 78 例。治疗组痊愈 73 例，显效 16 例，有效 7 例，无效 4 例，有效率达 96%，与对照组无显著性差异（P>0.05）[15]。

2. 慢性盆腔炎　取三白草（干品）50g，洗净加水 400ml 浸润后，加瘦肉 40g，文火煎 2 次，去渣取汁，分 2 次服，10 天为 1 个疗程。两疗程间停药 3~4 天，共治疗 1~3 个疗程。结果：共治疗 35 例，显效 27 例（77.1%），好转 5 例（14.3%），有效 3 例（8.6%），总有效率 100%[16]。

3. 急性乳腺炎　取三白草新鲜根适量，捣烂加入适量的甜酒糟拌调，根据患乳病变部位的大小做成相应形状的药饼敷贴患处，每日 1~2 次，至病症完全消失痊愈为止。结果：共治疗 55 例，一般局部外敷药 2~3 次治愈，最多 4 次，疗程均在 2~3 天以内[17]。

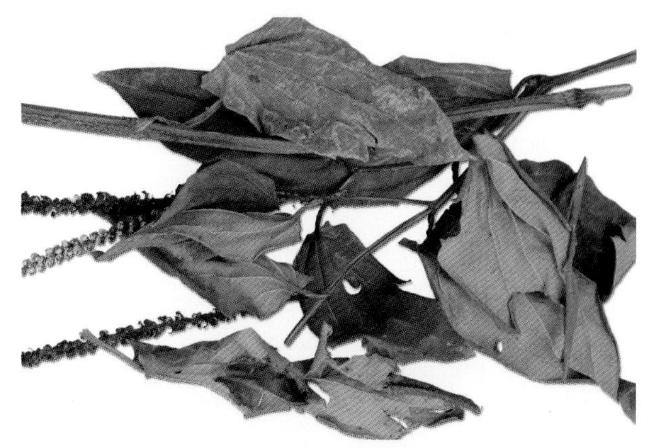

三白草药材

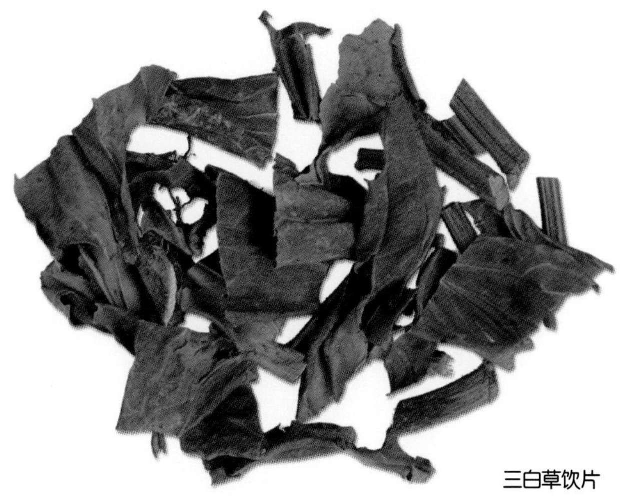

三白草饮片

【性味归经】味甘、辛，性寒。归脾、肾、胆、膀胱经。

【功效主治】清热利湿，解毒消肿。主治黄疸，热淋，血淋，水肿，脚气，痢疾，带下，痈肿疮毒，湿疹。

【用法用量】内服：煎汤，10~30g；鲜品倍量。外用适量，鲜品捣烂外敷；或捣汁涂。

【使用注意】脾胃虚寒者慎服。

【经验方】

1. 下肢溃疡　三白草鲜叶与腌酸梅捣烂外敷。（《广西本草选编》）

2. 丹毒　三白草 15g，丹皮、生地、黄柏各 9g。水煎服。（《安徽中草药》）

3. 痈疖初起　三白草 15g，鱼腥草 30g。水煎服。另取三白草叶加桐油适量，捣烂外敷。（《安徽中草药》）

4. 热淋、血淋　三白草 15g，车前草、鸭跖草、白茅根各 30g。水煎服。（《安徽中草药》）

5. 细菌性痢疾　三白草、马齿苋各 30g。水煎服。（《安徽中草药》）

6. 妇女湿热白带　鲜三白草 150~180g（干品减半）。水煎，冲甜酒酿汁，每日 2 次，空腹分服。忌食酸辣、芥菜。（《天目山药用植物志》）

【参考文献】

[1] 国家中医药管理局《中华本草》编委会．中华本草．上海：上海科学技术出版社，1999：2016.

[2] Tomoko K,Youichi H.Pharma cogno sticalstudies of houttuyniae herba（Ⅰ）flavonoid glucoside content of houttuynia cordata thumb. Nat Med, 1994, 48（3）:208.

[3] Sung SH,Kim YC.Hepatoprotective diastereomeric lignans from Saururus chinensis herbs.J Nat Prod,2000,63（7）:1019.

[4] 马敏，阮金兰，Koppaka V Rao. 三白草化学成分研究（Ⅰ）. 中草药，2001，32（1）：9.

[5] 方伟，阮金兰，李辉敏．三白草化学成分研究（Ⅱ）．中药材，2005，28（2）：96.

[6] 文东旭．三白草中具有保肝作用的非对应木脂素．国外医药·植物药分册，2001，16（4）：167.

[7] 龚苏晓摘．三白草中新的四氢呋喃型倍半木脂素．国外医学·中医中药分册，2002，24（3）：187.

[8] Hwang BY,Lee JH,Nam JB,et al.Lignans from Saururus chinensis inhibiting the transcription factor NFkappaB.Phytochemistry,2003,64（3）:765.

[9] Ahn BT,Lee S,Lee SB,et al.Low-density lipoprotein-antioxidant constituents of Saururus chinensis.J Nat Prod,2001,64（12）:1 562.

[10] Hwang BY, Lee JH, Nam JB,et al.Two new furanoditerpenes from Saururus chinenesis and their effects on the activation of peroxisome proliferator-activated receptor gamma.J Nat Prod,2002,65（4）:616.

[11] 江年琼，邓毓芳．三白草试种与开发利用．中药材，2000，23（4）：191.

[12] 李人久，任丽娟．三白草科植物的化学及药理研究．国外医药·植物药分册，1997，12（5）：207.

[13] 王叶茗，周丽嫦．三白草外洗液药理研究．实用中医内科杂志，2000，14（4）：11.

[14] 马敏，阮金兰．三白脂素－8 的抗炎作用．中药材，2001，24（1）：42.

[15] 王叶茗，覃秋萍，周丽嫦．三白草洗剂治疗湿热带下病 100 例疗效观察．新中医，2001，33（3）：31.

[16] 张凤英．三白草加瘦猪肉治疗慢性盆腔炎．中国乡村医药，2003，10（7）：40.

[17] 胡立新．三白草治疗急性乳腺炎．江西医学院学报，1989，29（2）：74.

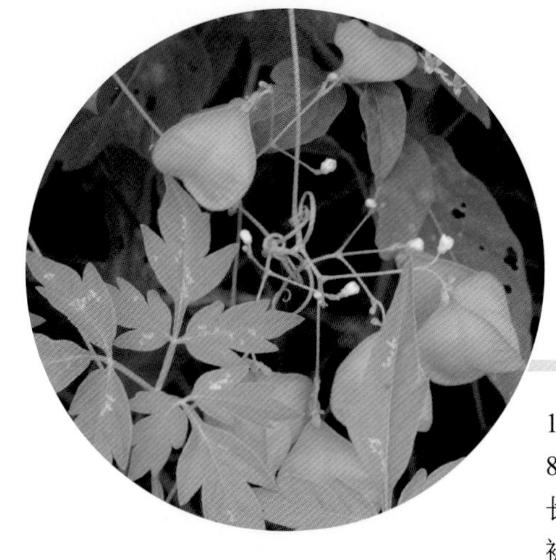

San jiao pao

三角泡

Cardiospermi Halicacabi Herba
[英]Balloonvine Heartseed Herb

【别名】倒地铃、包袱草、风船葛、鬼灯笼、三角灯笼、金丝苦楝、三角藤。

【来源】为无患子科植物倒地铃 *Cardiospermum halicacabum* L.的全草。

【植物形态】多年生草质攀缘藤本。茎、枝绿色，有5或6棱和同数的直槽，棱上被皱曲柔毛。二回三出复叶；小叶近无柄，顶生的斜披针形或近菱形，长3~8cm，宽1.5~2.5cm，先端渐尖，侧生的稍小，卵形或长椭圆形，边缘有疏锯齿或羽状分裂。花雌雄同株或异株；圆锥花序少花，卷须螺旋状；萼片4，被缘毛，外面2片圆卵形，内面2枚长椭圆形，比外面2片约长1倍；花瓣4，乳白色，倒卵形；雄蕊8，与花瓣近等长或稍长，花丝被疏而长的柔毛；子房倒卵形或有时近球形，被短柔毛。蒴果梨形、陀螺状倒三角形或有时近长球形，褐色，被短柔毛；种子黑色，有光泽，种脐心形，鲜时绿色，干时白色。

【分布】广西主要分布于钟山、梧州、平南、贵港、玉林、宁明、龙州、南宁、马山、靖西、凌云、东兰、天峨、邕宁等地。

【采集加工】夏、秋季采收全草，清除杂质，晒干。秋、冬季采果实，晒干。

【药材性状】干燥全草，茎粗2~4mm，黄绿色，有深纵沟槽，分枝纤细，多少被毛，质脆，易折断，断面粗糙。叶多脱落，破碎而仅存叶柄，二回三出复叶，小叶卵形或卵状披针形，暗绿色。花淡黄色，干枯，与未成熟的三角形蒴果附于花序柄顶端，下方有卷须。蒴果具3翅，膜质，气微，味稍苦。

【品质评价】以全草叶多、身干者为佳。

【化学成分】本品种子含脂肪酸，如亚油酸（linoleic acid），花生酸（arachidic acid），硬脂酸（stearic acid），还含β-谷甾醇（β-sitosterol），木犀草素-7-*O*-葡萄糖醛酸苷（luteolin-7-*O*-glucuronide）[1]。

【药理作用】

抗炎　三角泡的乙醇和水提取物能稳定炎症期间的溶酶体膜，抑制溶酶体内酶的漏出，从而避免细胞内、外的损伤[2]。

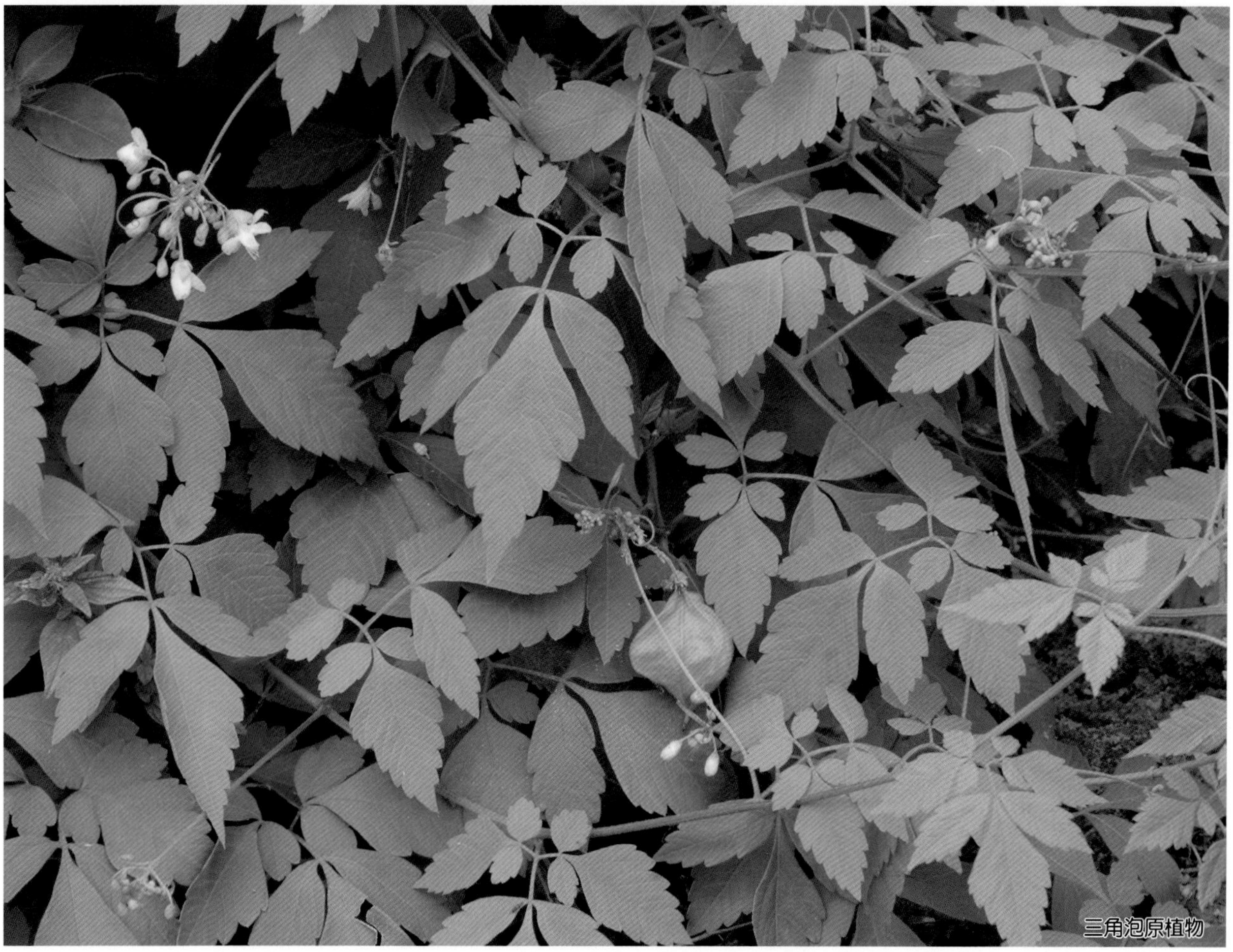

三角泡原植物

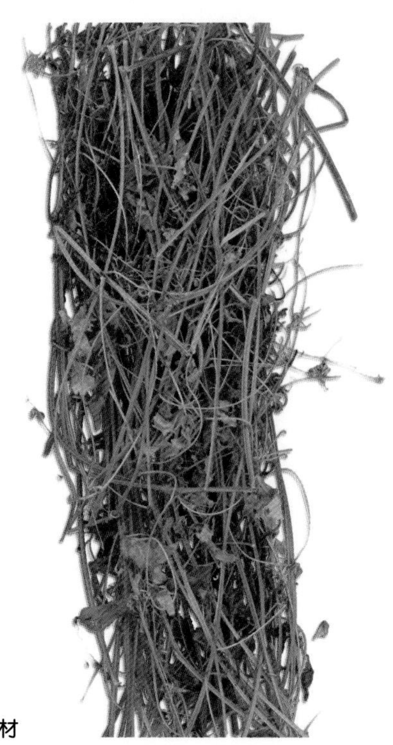
三角泡药材

【临床研究】

1. 外阴瘙痒　用消痒洗剂（野胡萝卜子 15g，三角泡、苍耳草各 25g，马缨丹、杠板归各 30g），加水煎煮，去渣取汁热熏，待药汁温和时坐浴并洗阴部，每次 20~30min，每日 1 剂，早晚各熏洗 1 次，7 日为 1 个疗程。结果：共治疗 106 例，1 个疗程后痊愈 83 例，好转 22 例，无效 1 例，治愈率达 78.3%，总有效率 99.06%。起效时间 2~8min，1 次用药止痒时间达 6~18h[3]。

2. 湿疹　鲜倒地铃加水煎煮，放温后外洗患处，每日 1 次。结果：共治疗 43 例湿疹和阴囊炎，疗效显著，一般用药 2~5 天痊愈[4]。

【性味归经】味苦、辛，性寒。归膀胱经。

【功效主治】清热利湿，凉血解毒。主治各种淋证，湿疹，疔疮肿毒，毒蛇咬伤，跌打损伤。

【用法用量】内服：煎汤，9~15g，鲜品 30~60g。外用适量，捣敷；或煎汤洗。

【使用注意】孕妇忌服。

【经验方】

1. 脓疱疮，湿疹，烂疮　风船葛、杠板归各适量。水煎，洗患处。（江西《草药手册》）
2. 阴囊湿疹　风船葛 90g，蛇床子 30g。水煎，洗患处。（江西《草药手册》）
3. 疔毒　倒地铃鲜草合冷饭粒及食盐少许敷患处。（《泉州本草》）
4. 跌打损伤　倒地铃 9~15g。研末，泡酒服。（《泉州本草》）
5. 诸淋　干倒地铃 9g，金钱薄荷 6g。煎汤服。（《泉州本草》）
6. 大小便不通　干倒地铃 15g，煎汤冲黄酒服。（《泉州本草》）

【参考文献】

[1] 南京中医药大学 . 中药大辞典（上册）. 第 2 版 . 上海：上海科学技术出版社，2006：86.
[2] Chandra T. C A,1984, 101:17009m.
[3] 黄崇巧，宁在兰 . 壮药消痒洗剂治疗女阴瘙痒症 106 例 . 中国民族医药杂志，1996，2（1）：22.
[4] 解放军五四二 O 八部队卫生所 . 倒地铃治疗湿疹 . 广西医学，1976，（6）：33.

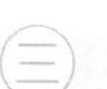
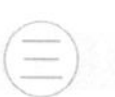
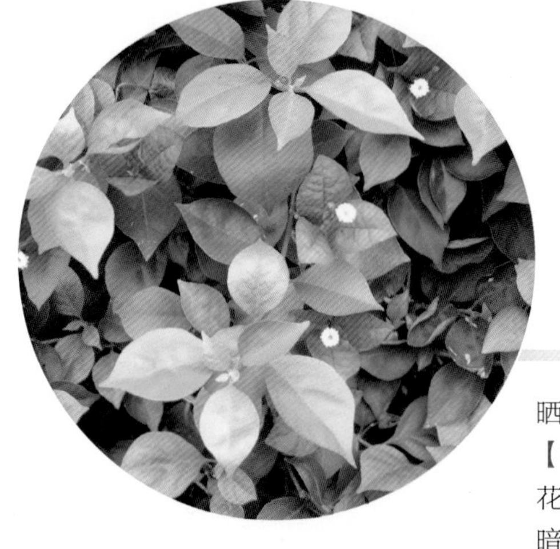

三角梅 San jiao mei

Bougainvilleae glabrae Flos
[英]Lesser Bougainvillea Flower

【别名】紫三角、紫亚兰、宝巾、叶子花。

【来源】为紫茉莉科光叶子花 *Bougainvillea glabra* Choisy. 的苞片及花。

【植物形态】多年生攀缘灌木。茎粗壮，枝常下垂，有腋生直刺。叶互生；叶片纸质，卵形至卵状披针形，或阔卵形，长 5~10cm，宽 3~6cm，先端渐尖，基部圆形或阔楔形，全缘，表面无毛，背面初时有短柔毛。花顶生，通常 3 朵簇生在苞片内，花梗与苞片的中脉合生；苞片 3 枚，叶状，暗红色或紫色，长圆形或椭圆形；花被筒淡绿色，有短柔毛，顶端 5 浅裂；雄蕊 6~8，内藏；子房上位，心皮 1，室 1，花柱侧生，线状，柱头尖。瘦果有 5 棱。种子有胚乳。

【分布】广西全区均有栽培。

【采集加工】冬、春季节开花时采收，晒干备用。

【药材性状】花常 3 朵簇生在苞片内，花柄与苞片的中脉合生。苞片叶状，暗红色或紫色，椭圆形，长 3~3.5cm，纸质。花被管长 1.5~2cm，淡绿色，疏生柔毛，有棱；雄蕊 6~8，子房具 5 棱。

【品质评价】以苞片及花紫红色为佳。

【化学成分】本品主要含甜菜花青素（betacyanin），$C_{20\text{-}26}$ 长链饱和脂肪酸（$C_{20\text{-}26}$ saturated fatty acid），2- 葡萄糖基芸香糖（2-glycosyl-rutinose）[1]。叶中含有抗毒素的蛋白质 BAP-1，BAP-2[1]。

【药理作用】

1. 抗病毒　三角梅叶中蛋白 BAP-1，在 10μg/ml 浓度时对 TMV 病毒的抑制率为 76.7%，具有抗病毒作用[2]。

2. 抗血小板聚集　三角梅根所含的阿魏酸在 0.4~0.6mg/ml 时能抑制二磷酸腺苷和胶原诱导的大鼠血小板聚集；阿魏酸钠在 1~2mg/ml 时，对凝血酶诱导的血小板聚集有抑制作用，并能抑制氚标记的5- 羟色胺从血小板释放[3]。

3. 抗微生物等作用　同属植物 B.spectabilis 提取物有抗微生物作用[4]。其叶中含有抗糖尿病作用的肌醇单甲基酯，大鼠灌胃 200mg/kg，12h 后血糖水平降低 38.20%[5]。

【性味归经】味苦、涩，性温。归肝、脾经。

【功效主治】活血调经，化湿止带。主治血瘀经闭，月经不调，赤白带下。

【用法用量】内服：煎汤，9~15g。

【使用注意】孕妇慎用。

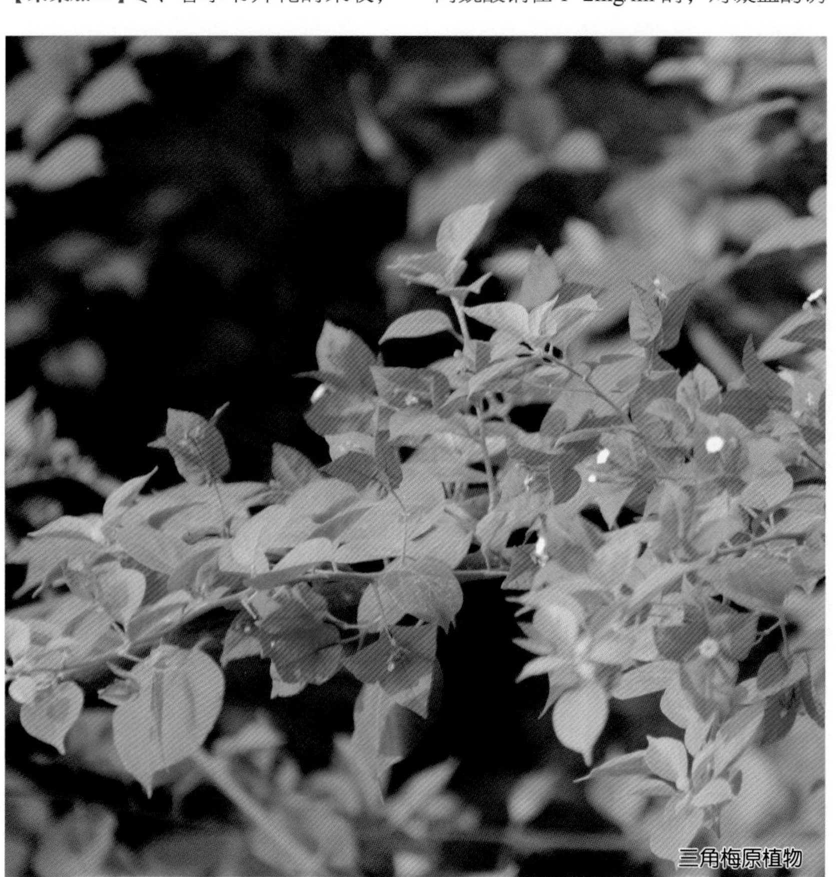
三角梅原植物

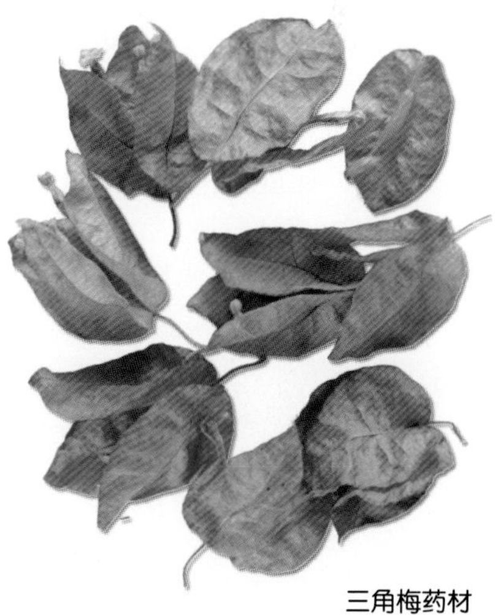
三角梅药材

【参考文献】

[1] 国家中医药管理局《中华本草》编委会．中华本草．上海：上海科学技术出版社，1999：1383.

[2] Furuno M. Jpn Kokai Tokkyo Koho JP, 01, 272, 548（C A, 1440,112:193770p）.

[3] 国家医药管理局中草药情报中心站．植物药有效成分手册．北京：人民卫生出版社，1986：457.

[4] I'atel R B. Indian Drugs, 1986, 23（11）:595（CA, 1986, 105:222770b）.

[5] Nair S P.Indian IN, 167498（CA, 1992, 116: 181119c）.

San Zhi Biao

三枝标

Abacopteris triphyllae Herba

[英]Three-leaved Pronephrium Herb

【别名】蛇退步、蛇鳞草、三叉蕨、入地蜈蚣、小一包针、三叶毛蕨、三羽新月蕨。

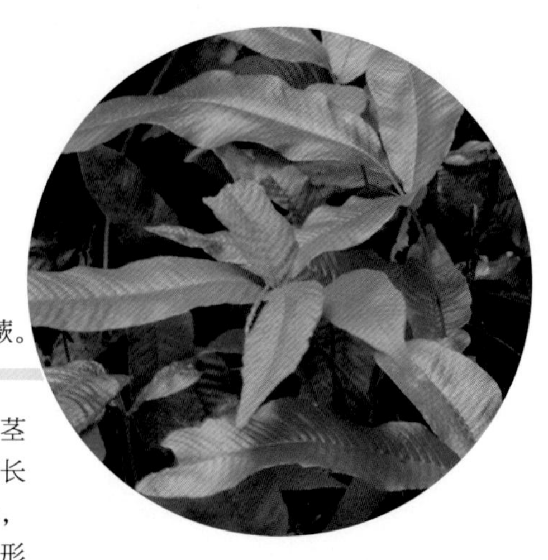

【来源】为金星蕨科植物三羽新月蕨 *Abacopteris triphylla*（Sw.）Ching. 的全草。

【植物形态】多年生草本。根茎长而横生，密被灰白色短毛及疏被棕色披针形鳞片。叶一型；叶柄长 10~35cm，禾秆色，有短毛，基部疏被鳞片；叶片纸质，卵形或卵状披针形，三出复叶，偶有 5 小叶，一回羽状；顶生羽片特大，椭圆状长圆形，长 10~20cm，宽 2~4.5cm，先端突然缩狭成长渐尖，基部楔形，全缘或呈波状，侧生羽片较小，长 2~6.5cm，宽 1~2.5cm，常 1 对，偶有 2 对，近对生，略具短柄，仅下面叶脉有短柔毛；叶脉网状，在侧脉间形成两行整齐的网眼。孢子囊群幼时圆形，成熟时满布于叶背，着生于小脉上；无囊群盖。

【分布】广西主要分布龙州、邕宁、桂平、平南、昭平等地。

【采集加工】四季均可采收，鲜用或洗净晒干。

【药材性状】全株长 20~50cm，根茎黑色横走，具多须根及短毛。叶柄长 10~30cm，有短毛，淡绿色或淡黄色，皱缩。叶片纸质稍皱缩，绿色，卵形或卵状披针形。三出复叶，顶生羽片特大，长 10~20cm，宽 2~4.5cm，侧生羽片较小，长 2~6cm，宽 1~2.5cm，叶脉网状，在侧脉间形成两行整齐的网眼。气微，味微苦。

【品质评价】以干燥、叶完整、色绿、洁净、叶多者为佳。

【化学成分】本品含三羽新月蕨苷（triphyllin）A、B、C[1]。

【性味归经】味微苦、辛，性平。归肺、肝经。

【功效主治】清热解毒，散瘀消肿，化痰止咳。主治毒蛇咬伤，痈疮疖肿，跌打损伤，皮肤瘙痒，湿疹，咳嗽痰多。

【用法用量】内服：煎汤，9~15g，鲜品 30~60g。外用适量，捣敷。

【使用注意】孕妇慎服。

【经验方】

1. 毒蛇咬伤　半枝莲 9g，三羽新月蕨 15g，垂盆草 30g。煎服，并用适量捣敷患处。（《中国药用孢子植物》）
2. 急慢性气管炎　白毛夏枯草 15g，三羽新月蕨、千日红各 9g。煎服。（《中国药用孢子植物》）

【参考文献】

[1] 国家中医药管理局《中华本草》编委会 . 中华本草 . 上海：上海科学技术出版社，1999：565.

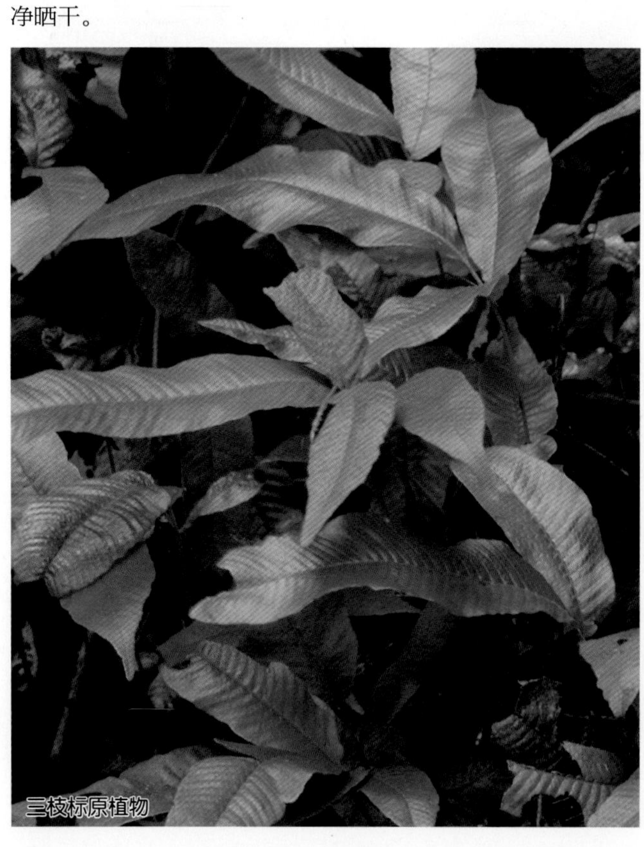

三枝标原植物

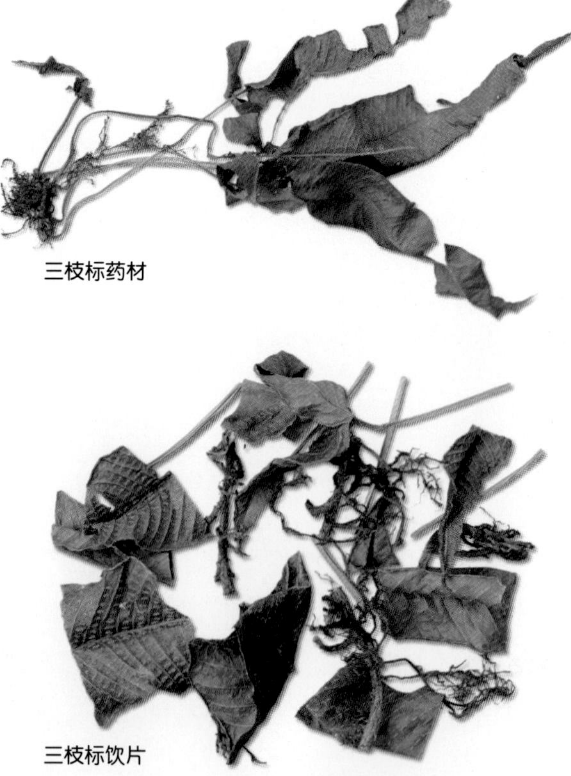

三枝标药材

三枝标饮片

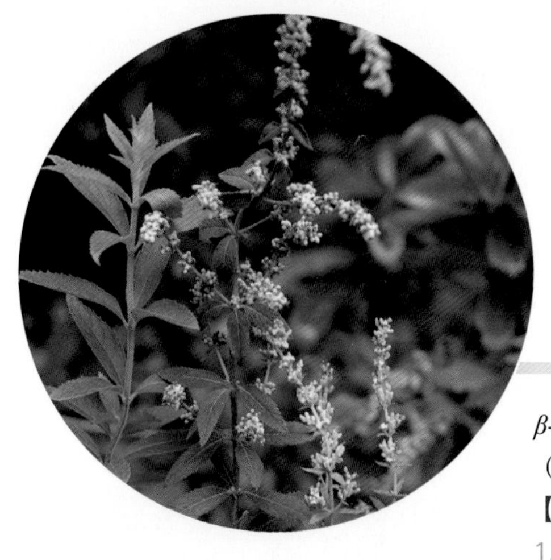

San jie mei

三姐妹

Plectranthi Ternifolii Herba
[英]Ternateleaf Rabdosia Herb

【别名】三叉金、大夫根、大箭根、细叶香茶菜、伤寒头、虫牙药。

【来源】为唇形科植物牛尾草 *Plectranthus ternifolius* Hara 的全草或叶。

【植物形态】多年生草本或半灌木。茎密被绒毛状长柔毛。叶对生及 3~4 枚轮生；具极短柄；叶片披针形至狭椭圆形，稀卵状长圆形，长 2~12cm，上面具皱纹，被疏柔毛至短柔毛，下面网脉隆起，密被灰白色或污黄色绒毛。穗状圆锥花序顶生及腋生，极密集，排裂成顶生复圆锥花序；苞片叶状至极小；花萼钟状，密被长柔毛，结果时增大呈筒状，齿 5，相等；花冠小，白色至浅紫色，筒下弯，基部浅囊状，上唇 4 圆裂，上反，下唇圆卵形，内凹；雄蕊内藏。小坚果卵圆形，腹面具棱。

【分布】广西主要分布于河池、百色、南宁、玉林、梧州等地。

【采集加工】全年均可采收，洗净，切段，晒干。

【药材性状】茎被柔毛，3 枚小叶轮生，狭披针形至狭椭圆形，先端锐尖或渐尖，基部阔楔形或楔形，叶缘具锯齿，坚纸质至近革质，上面榄绿色，具皱纹，被柔毛，下面较淡，网脉隆起，密被灰白色或浅黄色绒毛，叶柄极短。由聚伞花序组成穗状圆锥花序，苞片叶状，花萼钟状，直立，萼齿 5，三角形，等大。种子卵圆形。气微，味微苦涩。

【品质评价】以叶多、灰棕色或黄棕色者为佳。

【化学成分】本品全草含香茶菜属酸（isodonic acid），香茶菜属醛（isodonal），长管香茶菜素甲、戊（longikurin A、E），牛尾草素甲、乙、丙（rabdoternin A、B、C），冬凌草甲素（oridonin），冬凌草乙素（ponicidin），细叶香茶菜甲素（sodoponin），细叶香茶菜乙素（ternifolin），齐墩果酸（oleanolic acid），熊果酸（ursolic acid），β- 谷甾醇（β-sitosterol），豆甾醇（stigmasterol）[1]。

【药理作用】

1. 保肝　三姐妹醇提取物和醇提取物的 5% 盐酸可溶性组分均能降低四氯化碳所致急性肝损伤小鼠的血清谷丙转氨酶活性，且作用相当 [2]。

2. 抗肿瘤　三姐妹水煎剂 80g/kg、60g/kg 灌胃给药，对 S180 肉瘤有一定的抑瘤作用 [3]。三姐妹稀释浓度 1 ∶ 100 时对肝癌细胞有抑瘤作用 [4]。

【临床研究】

慢性乙型肝炎　①治疗组口服复方三姐妹片（广西中医学院制药厂提供），对照组口服益肝灵（含水飞蓟素 38.5mg/ 片）。两组均每次 4 片（8 岁以下 3 片，5 岁以下 2 片），每日 3 次，3 个月为 1 个疗程。结果：治疗组共

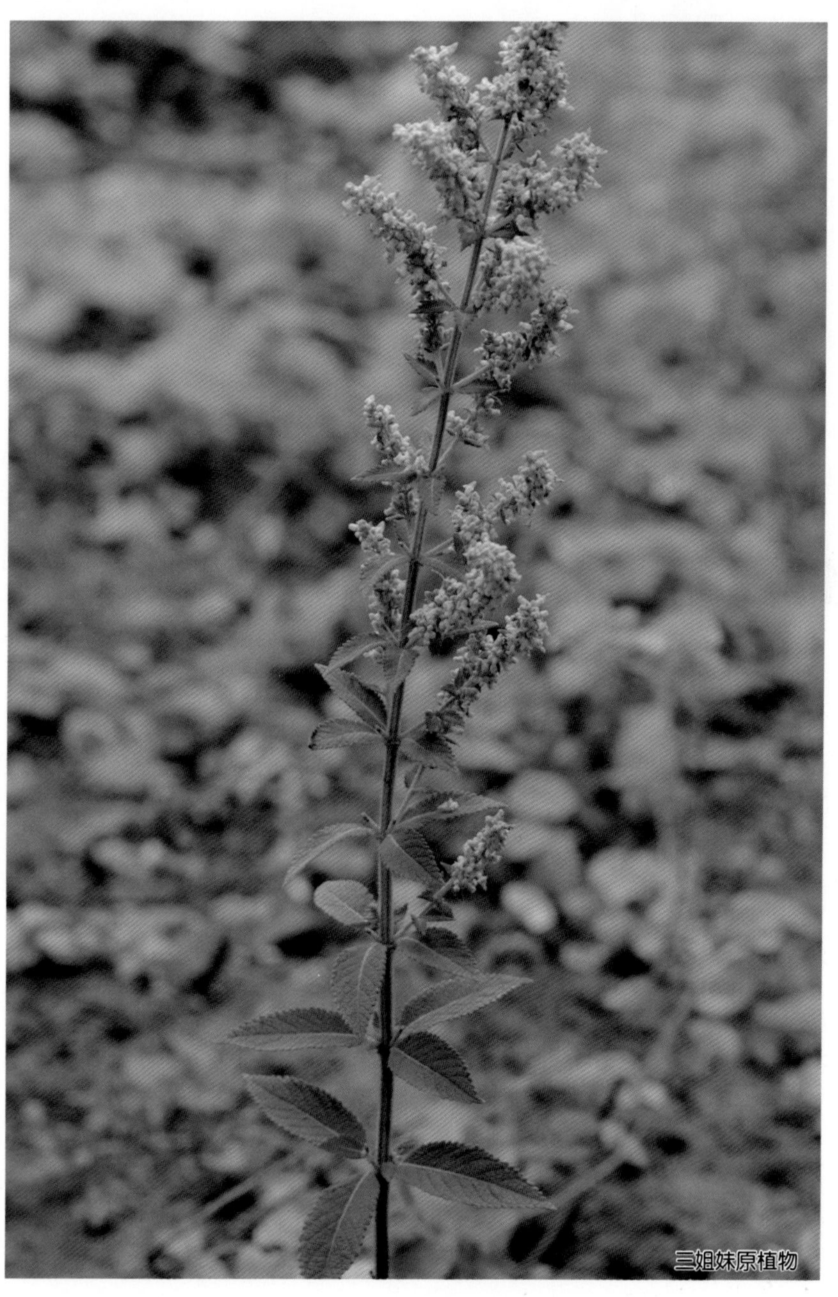

三姐妹原植物

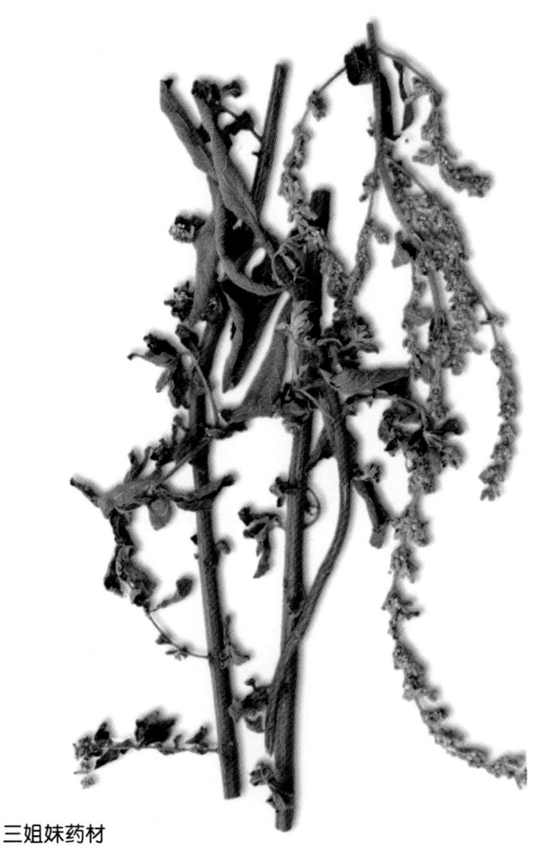
三姐妹药材

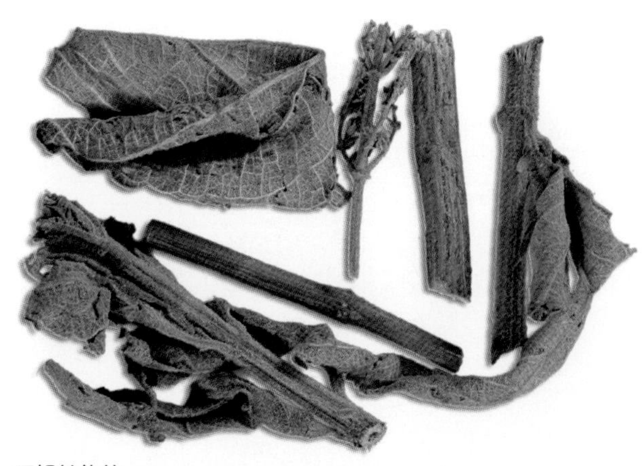
三姐妹饮片

24例，对照组22例。治疗组显效8例，好转12例，无效4例，总有效率83.1%；对照组显效1例，好转5例，无效16例，总有效率27.3%。两组总有效率比较，治疗组显著优于对照组（$P<0.01$）。治疗组治疗结束时ALT和A/G回复率分别为91.7%和72.7%，1年后为100%和95.8%，均优于对照组（$P<0.05$）[5]。②治疗组口服复方三姐妹片（三姐妹、黄根等量），对照组口服益肝灵或肝必复。两组均每次3片，每日3次，连服3周，停药1周，3个月为1个疗程，部分病人连续治疗2个疗程。结果：治疗组共308例，其中慢性乙肝43例，乙肝病毒携带者265例；对照组共141例，其中慢性乙肝22例，乙肝病毒携带者119例。治疗组显效96例（31.2%），好转127例（11.2%），无效85例（27.6%），总有效率72.1%；对照组显效9例（6.4%），好转38例（27.0%），无效91例（66.7%），总有效率33.3%。两组比较，治疗组疗效明显优于对照组（$P<0.01$）[6]。

【性味归经】味苦、微辛，性凉。归肺、胃、肝经。

【功效主治】清热，利湿，解毒，止血。主治感冒，流感，咳嗽痰多，咽喉肿痛，牙痛，黄疸，热淋，水肿，痢疾，肠炎，毒蛇咬伤，刀伤出血。

【用法用量】内服：煎汤，15~30g。外用适量，鲜品捣敷或煎水洗；或研末敷。

【使用注意】脾胃虚寒者慎服。

【经验方】

1. 刀伤　虫牙药叶适量，捣烂敷伤口。(《贵州民间药物》)
2. 牙痛　虫牙药少许，加食盐共捣，放于患处；或用虫牙药根捣烂，放于患处。（《贵州民间药物》）
3. 毒蛇咬伤，肿胀疼痛　细叶香茶菜30~60g，水煎冲酒服；外用鲜草适量，水煎洗患处。（《广西中草药》）
4. 流行性感冒　细叶香茶菜15~30g。水煎服。（《广西中草药》）

【参考文献】

[1] 国家中医药管理局《中华本草》编委会．中华本草．上海：上海科学技术出版社，1999：6175.

[2] 王勤，李爱媛，陈居旭，等．三姐妹保肝活性成分的研究．广西中医学院学报，2001，4（4）：93.

[3] 谢沛珊，李爱媛，周芳，等．中草药抗肿瘤筛选的实验研究．时珍国药研究，1996，7（1）：19.

[4] 韦金育，李延，韦涛，等.50种广西常用中草药、壮药抗肿瘤作用的筛选研究．广西中医学院学报，2003，6（4）：3.

[5] 周培郁，梁文旺．复方三姐妹片治疗慢性乙型肝炎远期疗效观察．广西中医药，1998，21（5）：6.

[6] 李淑平，周培郁，王勤，等．复方三姐妹片治疗慢性乙型肝炎及其携带者的临床疗效及实验研究．中国中西医结合杂志，1994，（增）：34.

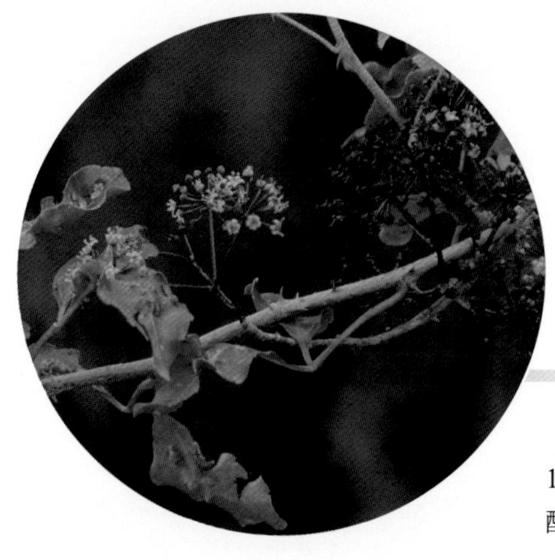

San ye wu jia

三叶五加

Acanthopanacis Trifoliati Radix

[英]Trifoliate Acanthopanax Root

【别名】刺三加、三加皮、白茨叶、白勒远、白簕、白簕花。

【来源】为五加科植物白簕 *Acanthopanax trifoliatus*（L.）Merr. 的根。

【植物形态】多年生攀缘状灌木。枝细弱铺散，老枝灰白色，新枝棕黄色，疏生向下的针刺，刺先端钩曲，基部扁平。叶互生，有3小叶，稀4~5；叶柄有刺或无刺；叶片椭圆状卵形至椭圆状长圆形，稀倒卵形，中央一片最大，长4~10cm，宽3~6.5cm，先端尖或短渐尖，基部楔形，上面脉上疏生刚毛，下面无毛，边缘有细锯齿或疏钝齿，侧脉5~6对。顶生的伞形花序或圆锥花序，无毛；萼筒边缘有5小齿；花黄绿色，花瓣5，三角状卵形，开花时反曲；雄蕊；子房2室，花柱2，基部或中部以下合生。核果浆果状，扁球形，成熟时黑色。

【分布】广西主要分布于北海、灵山、上思、龙州、宁明、天等、平果、凌云、南丹、金秀、贺州、平南、玉林等地。

【采集加工】9~10月间挖取，除去泥沙、杂质，鲜用或晒干。

【药材性状】根呈圆柱形，稍扭曲，长5~20cm，直径0.3~3cm。表面灰褐色有细纵皱纹及支根痕，皮孔横长。根头略膨大。质硬而脆，易折断，断面皮部暗褐色，木部浅黄色，木射线明显，气微。

【品质评价】以根粗、条长、质坚硬、干燥无杂质者为佳。

【化学成分】全草含挥发油成分：主要含 α- 蒎烯（α-pinene），β- 水芹烯（β-phellandrene），D- 柠檬烯（D-limonene）和 β- 蒎烯（β-pinene）等[1]。

叶含有3α,11α二羟基羽扇-20（29）-烯-28-酸[3α,11α-dihydroxylup-20（29）-en-28-oic acid]，3α,11α,23-三羟基羽扇-20（29）-烯-28-酸[3α,11α，23-trihydroxylup-20（29）-en-28-oic acid]，24-去甲-3α，11α-二羟基-羽扇-20（29）-烯-28-酸[24-nor-3α,11α-dihydroxylup-20（29）-en-28-oic acid]，24-去甲-11α-羟基-3-氧代-羽扇-20（29）-烯-28-酸[24-nor-11α-hydroxy-3-oxo-lup-20（29）-en-28-oic acid],3α,11α-二羟基-23-氧代-羽扇-20（29）-烯-28-酸[3α,11α-dihydroxy-23-oxo-lup-20（29）-en-28-oic acid]，贝壳杉烯酸（kaur-16-en-l9-oic acid），石吊兰素（nevadensin），蒲公英赛醇（taraxerol）及其乙酸酯（taraxerol acetate），β-谷甾醇（β-sitosterol），三十烷醇（triacontanol），三十一烷（hentriacontane）和三十二烷醇（dotriacontanol）等[2]。

茎含有脂肪酸（fatty acid）：正十五烷酸（*n*-pentadecanoic acid），十七烷酸（margaric acid），花生酸（arachidic acid），棕榈酸（palmitic acid），硬脂酸（stearic acid），谷甾醇（sitosterol），豆甾醇（stigmasterol）及其葡萄糖苷（glucoside）[2]。

【临床研究】

黄疸型肝炎 30例中医辨证为湿热蕴毒型（阳黄）肝炎病人在保肝药治疗的基础上，加用印真茶（原料为三叶五加）泡剂泡服或颗粒冲剂冲服，小儿用颗粒冲剂，每次0. 5~1包，成人

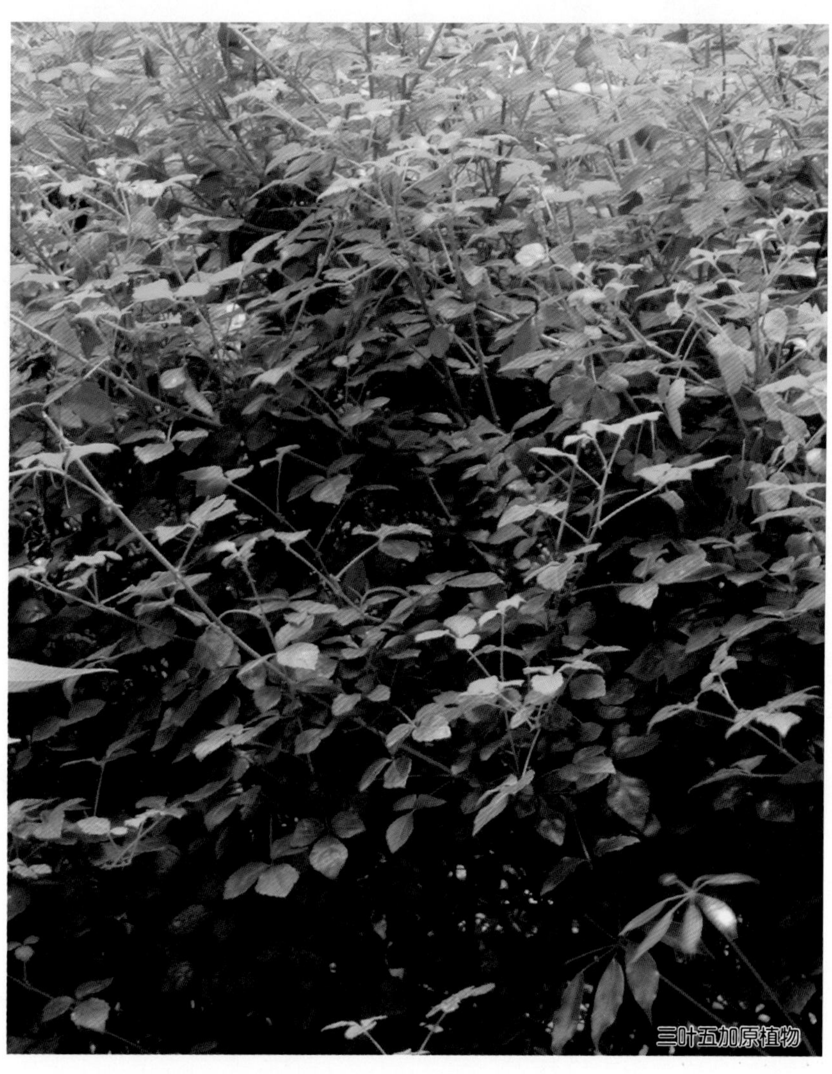
三叶五加原植物

用袋泡茶每次 2 包，每日 3 次，用沸水 250ml 冲泡 30 min 饮服。2 周为 1 个疗程，连续 2 个疗程。结果：总有效率 88. 67 %，未见不良反应。提示印真茶具有明显清热退黄，解毒利肝功效 [3]。

【性味归经】味苦、辛，性凉。归肺、胃、肝经。

【功效主治】清热解毒，祛风利湿，活血舒筋。主治感冒发热，头痛，咽痛，痄腮，咳嗽，胁痛，胃痛，黄疸，泻痢，石淋，带下，风湿痹痛，跌打骨折，乳痈，疮疡肿毒。

【用法用量】内服：煎汤，15~30g，大剂量可用至 60g；或浸酒。外用适量，研末调敷，捣敷或煎水洗。

【使用注意】孕妇慎用。

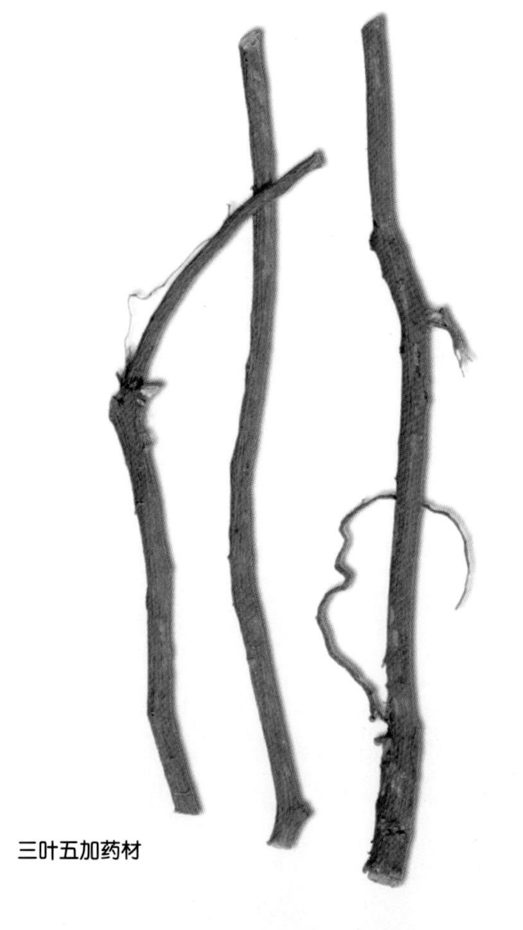

三叶五加药材

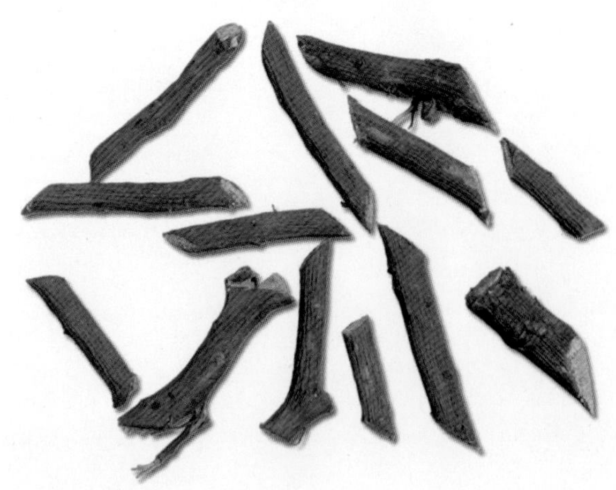

三叶五加饮片

【经验方】

1. 疔疮　白簕花根 30~60g，水煎服；另取白簕花叶 1 撮，调冬蜜，捣烂外敷。（《福建民间草药》）
2. 乳痈　白簕花根 30~60g，酌加红薯烧酒炖服。（《福建民间草药》）
3. 湿疹　白簕根 30g，炖猪肥肉服；另取白簕根适量，水煎外洗。（《福建药物志》）
4. 骨折　白簕根皮适量捣碎，加酒调匀，微微炒热，包伤处。（《贵州民间药物》）
5. 跌打损伤　干三加皮根 15g，小萝伞根 9g，簕档树根 6g，白背稔根 15g，三寸钉 15g，浸酒 250g，内服少量，外擦患处。（《广东省惠阳地区中草药》）
6. 毒蛇或蜈蚣咬伤　鲜白簕花根，洗净，加适量烧酒，捣烂绞汁（或泡酒备用），搽肿处，渣敷伤口周围。重者可服 30~40ml。（《常用中草药选编》）
7. 喉炎　干白簕根 30~60g，水煎服。（《粤北草药》）
8. 感冒发热　三加皮根 15~60g，水煎服。（《广西本草选编》）
9. 咳嗽及哮喘　刺三加根 15g，倒生根 15g，葵花杵心 15g，水煎服。（《贵州民间草药》）
10. 咳嗽痰中带血　刺三加根 12g，九重根（土百部）、果上叶、割鸡尾、白及各 9g，水煎服。（《贵州民间草药》）
11. 劳伤吐血及心气痛　刺三加根、牛膝、朱砂莲、小血藤各 9g，泡酒 250g，每日服 2 次，每次 15~30g。（《贵州民间草药》）
12. 麻疹合并肺炎　白簕根、青桐木、麦冬、桑白皮各 6g，葛根 9g，水煎服。（《梧州地区中草药》）
13. 腰痛　白簕花根 500g。切片晒干，炒黄，加红酒 1000ml，浸 1 周，每日 3 次，每次 1 匙。（《福建药物志》）
14. 坐骨神经痛　白簕花根 120g，虾蟆 4 个（去肠内杂物），酌情加清水炖服。（《福建民间草药》）
15. 风湿关节痛　白簕花根 30~60g。酌加酒、水各半炖服。（《福建民间草药》）
16. 关节湿热肿痛　干白簕花根 30~90g，或加墨鱼干 2 只，酒水炖服。手关节痛，加长叶紫珠鲜根 60g；足关节痛，加土牛膝鲜根 30g，腰痛，加南蛇簕鲜根 30g。（《福建中草药》）
17. 黄疸　鲜白簕花根 120g，鲜白萝卜 60g，冰糖 15g，水煎服。（福州军区《中草药手册》）
18. 白带异常　白簕根、水沉香各 30g，煲瘦肉服。（《五洲地区中草药》）或白簕花根、土丁桂各 30g，水煎服。（《福建药物志》）
19. 月经量少，白带异常　白簕 9g，红牛膝 6g。水煎服。（《湖南药物志》）

【参考文献】

[1] 纳智 . 白簕叶挥发油的化学成分 . 广西植物，2005，25（3）：261.

[2] 国家中医药管理局《中华本草》编委会 . 中华本草 . 上海：上海科学技术出版社，1999：4983.

[3] 蔡悦 . 印真茶治疗黄疸型肝炎的临床研究 . 河北中医，2001，23（9）：655.

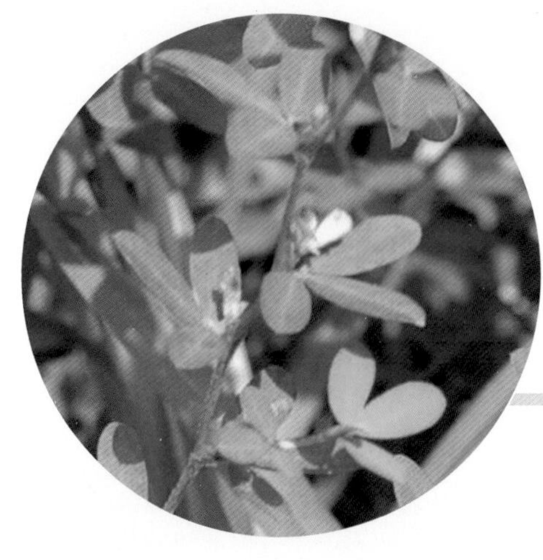

San ye ren zi cao

三叶人字草

Kummerowiae Striatae Herba
[英]Striate Kummerowia Herb

【别名】掐不齐、人字草、小蓄片、妹子草、红花草、地兰花、土文花、满路金鸡、鸡眼草。

【来源】为豆科植物鸡眼草 *Kummerowia striata*（Thunb.）Schindl. 的全草。

【植物形态】一年生草本。茎直立，斜升或平卧，基部多分枝，茎及枝上疏被向下倒生的毛。叶互生；托叶膜质；三出复叶，小叶被缘毛；叶片倒卵形或长圆形，长 5~20mm，宽 3~7mm，先端圆形，有时凹入，基部近圆形或宽楔形，两面中脉及边缘有白色长硬毛。花通常 1~2 朵腋生，稀 3~5 朵；花梗基部有 2 苞片，不等大；萼基部具 4 枚卵状披针形小苞片；花萼钟形，萼齿 5，宽卵形，带紫色；花冠淡红紫色，旗瓣椭圆形，先端微凹；雄蕊 10，二体。子房椭圆形，花柱细长，柱头小。荚果宽卵形或椭圆形，稍扁，顶端锐尖，成熟时与萼筒近等长或长达 1 倍，表面具网纹及毛。种子 1 颗。

【分布】广西全区均有分布。

【采集加工】夏、秋季采收，鲜用或切段晒干。

【药材性状】茎枝圆柱形，多分枝，长 5~30cm，被白色向下的细毛。三出复叶互生，叶多皱缩，完整小叶长椭圆形或倒卵状长椭圆形，长 5~15mm；叶端钝圆，有小突刺，叶基楔形；沿中脉及叶缘疏生白色长毛；托叶 2 片。花腋生，花萼钟状，深紫褐色，蝶形花冠浅玫瑰色，较萼长 2~3 倍。荚果卵状矩圆形，顶端稍急尖，有小喙，长达 4mm。种子 1 粒，黑色，具不规则褐色斑点，气微，味淡。

【品质评价】以全草叶多、身干者为佳。

【化学成分】本品含有芹菜素（apigenin），芹菜素 -7-*O*-β-D- 葡萄糖苷（apigenin-7-*O*-β-D-glucopyranoside），山柰酚 -3-*O*-β-D- 葡萄糖苷（kaempferol-3-*O*-β-D-glucopyranoside）和芹菜素 7-*O*- 新橙皮糖苷（apigenin-7-*O*-neohesperidoside）[1]；还有染料木素（genistein），异荭草素（*iso*-orientin），异槲皮苷（*iso*-quercitrin），异牡荆素（*iso*-vitexin），山柰酚（kaempferol），木犀草素 -7-*O*- 葡萄糖苷（luteolin-7-*O*-glucoside），槲皮素（quercetin），芸香苷（rutin），β- 谷甾醇（β-sitosterol），β- 谷甾醇葡萄苷（β-sitosterolglucoside）；种子中含有黎豆胺（stizolamine）[2]。

【药理作用】

1. 抗菌　5% 鸡眼草煎剂用平板稀释法，对金黄色葡萄球菌有抑制作用 [3]。竖毛鸡眼草水浸液用平板法证实，对弗氏柠檬酸杆菌、舒氏气单胞菌、志贺菌均有一定的抗菌作用 [4]。

2. 抗炎　三叶人字草水煎剂在 4g/kg、8g/kg、16g/kg 剂量下能减轻二甲苯致小鼠耳郭肿胀和小鼠棉球肉芽肿及抑制醋酸致小鼠腹腔毛细血管通透性增加 [5]。

3. 镇痛　三叶人字草水煎在 4g/kg、8g/kg、16g/kg 剂量有镇痛作用 [6]。

4. 止血　三叶人字草 4g/kg、8g/kg、16g（生药）/kg 小鼠连续灌胃 14 天，各剂量组能缩短凝血和出血时间及增加血小板数 [7]。

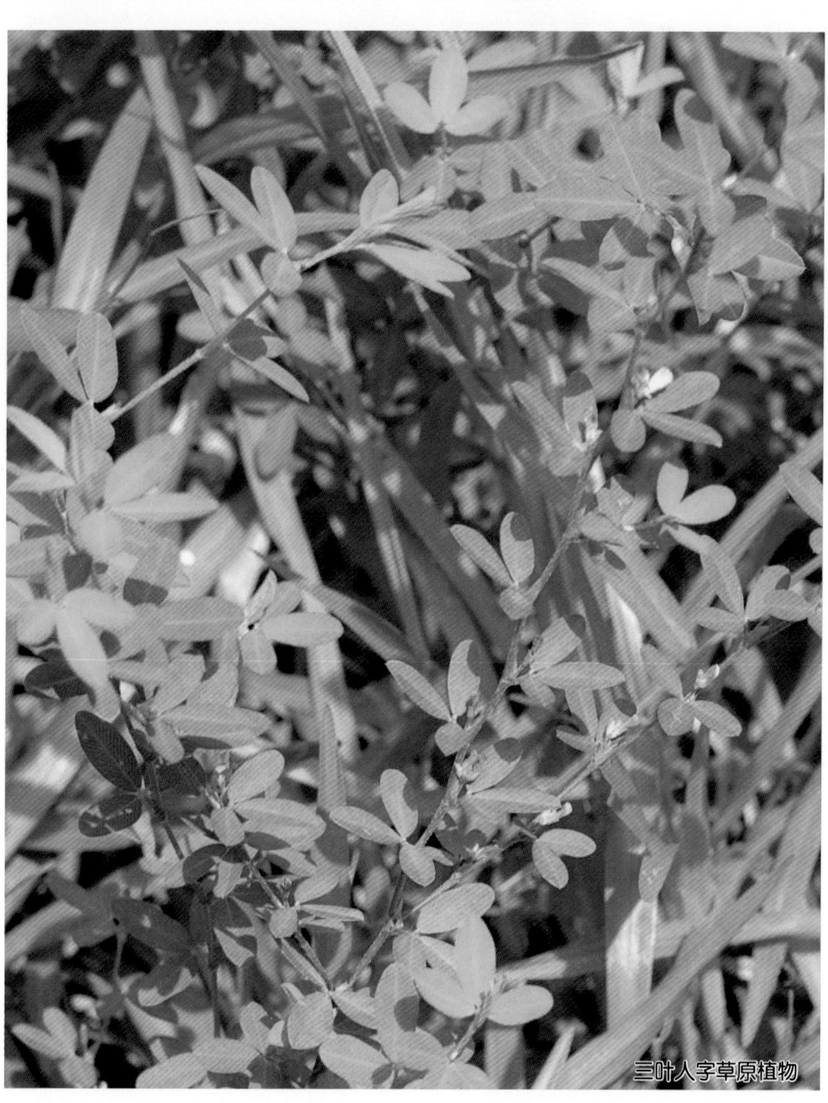

三叶人字草原植物

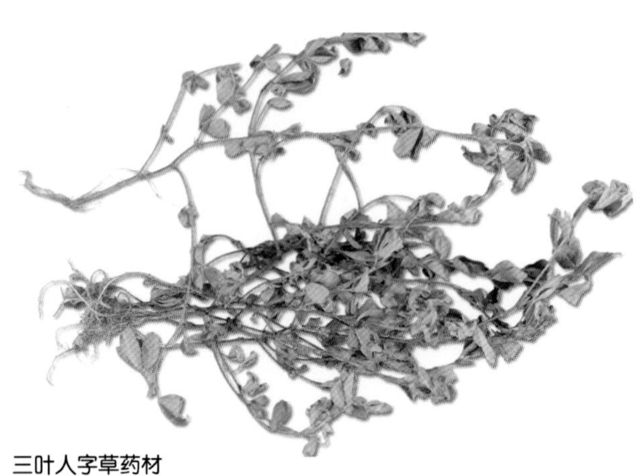

三叶人字草药材

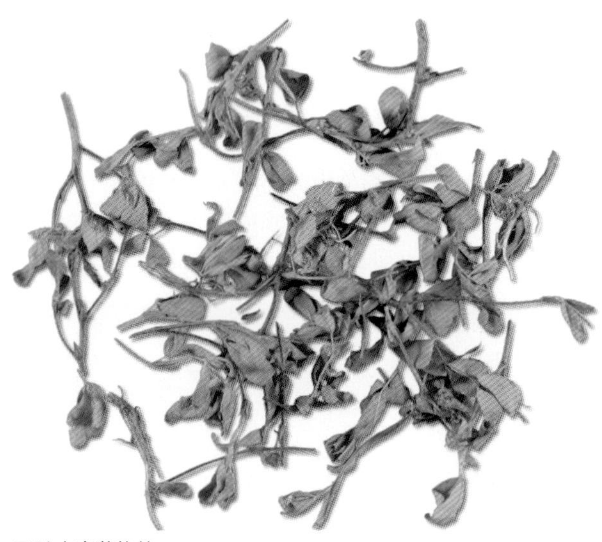

三叶人字草饮片

【临床研究】

1. 婴幼儿腹泻　治疗组用三叶人字草全草煎剂（0.2g 药材 / ml），根据观察组患儿病情轻重每次 10~20 ml，每日 3 次，连服 3 天。对照组予以思密达、鞣酸蛋白、矽碳银等口服。两组全身治疗方法相同（利巴韦林、抗病毒及静脉或口服补液治疗）。结果：治疗组共 257 例，对照组共 239 例。治疗组显效率 45.1%，有效率 44.0%，总有效率 89.1%；对照组显效率 28.9%，有效率 51.5%，总有效率 80.4%，治疗组疗效明显优于对照组（$P<0.01$）。与对照组比较，治疗组住院日缩短 2.0 天[7]。

2. 过敏性紫癜　取鲜三叶人字草 60g 或 15~30g（10 岁以下儿童），水煎分 2 次服，早晚各 1 次，每日 1 剂，7 日为 1 个疗程。若服用 1 个疗程未痊愈者，可继服第 2 个疗程。结果：共治疗 33 例，服药 1~2 个疗程后，痊愈者 19 例，占 57.58%；显效者 9 例，占 27.27%；有效者 3 例，占 9.1%；无效者 2 例，占 6.10%。总有效率为 93.90%[8]。

【性味归经】味甘、辛、微苦，性平。归肺、肝经。

【功效主治】清热解毒，利湿，活血止血。主治感冒发热，暑湿吐泻，黄疸，痢疾，衄血，咯血，血淋，跌打损伤，痈疖疔疮。

【用法用量】内服：煎汤，9~30g，鲜品 30~60g；或捣汁；或研末。外用适量，捣敷。

【使用注意】孕妇慎用。

【经验方】

1. 中暑发痧　鲜鸡眼草 90~120g。捣烂，冲开水服。（《福建中草药》）

2. 跌打损伤　鲜鸡眼草 60g。酒、水各半煎，白糖调服。或鲜叶捣烂外敷。（《内蒙古中草药》）

3. 上呼吸道感染　鸡眼草 15g。水煎服。（《内蒙古中草药》）

4. 水肿，尿路感染，小便涩痛　鲜鸡眼草 120~180g。水煎服。（《内蒙古中草药》）

5. 龋齿疼痛　鲜鸡眼草全草搓成球形，置杯内，滴茶油 3~4 滴。每天放鼻前嗅数次，每次 2 分钟。（《浙江药用植物志》）

6. 夜盲　三叶人字草全草 9g，研粉，与猪肝 30~60g 蒸食。（《广西本草选编》）

7. 迎风流泪　鸡眼草、狗尾草各 90g，猪肝 120g。水炖至肝熟，食肝喝汤。（《安徽中草药》）

8. 黄疸型肝炎　鲜鸡眼草、鲜车前草各 60g。水煎服。或鸡眼草、六月雪、阴行草各 15g。水煎服。（《安徽中草药》）

9. 腹泻、痢疾　鸡眼草、马齿苋、地锦草各 30g（均鲜品）。水煎服。（《安徽中草药》）

10. 子宫脱垂，脱肛　鸡眼草 6~9g，作汤剂内服。（《陕西中草药》）

11. 小儿疳积　鸡眼草全草 15g。水煎服，连服 3 天。（《浙江民间常用草药》）

【参考文献】

[1] 唐人九. 人字草黄酮类化学成分研究. 华西药学杂志，1996，11(1): 5.
[2] 国家中医药管理局《中华本草》编委会. 中华本草. 上海：上海科学技术出版社，1999：3239.
[3] 南药《中草药学》编写组. 中草药学(中册). 南京：江苏人民出版社，1976：480.
[4] Wang H K,et al.Adv Exp Med Biol,1998,439:191.
[5] 周玖瑶，黄桂英，韩坚. 三叶人字草抗炎镇痛作用研究. 中国医药导报，2007，4（02）：155.
[6] 周玖瑶，陈蔚文，黄桂英，等. 三叶人字草止血作用研究. 中国实验方剂学杂志，2007，13（3）：65.
[7] 尚娥，罗荣. 鸡眼草治疗婴幼儿腹泻的疗效观察. 护理学杂志，2003，18（3）：203.
[8] 麦小苔，郭君毅，郭隆华. 鸡眼草治疗过敏性紫癜. 中国中医药杂志，1996，21（2）：121.

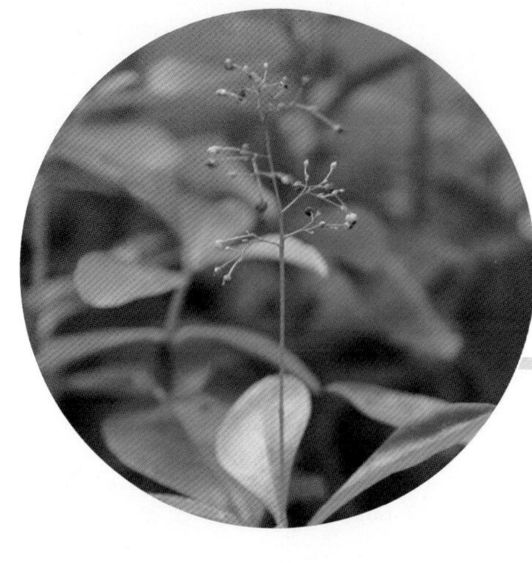

Tu ren shen

土人参

Talini Paniculati Radix

[英]Panicled Fameflower Root

【别名】假人参、飞来参、参草、土洋参、土高丽参。

【来源】为马齿苋科植物锥花土人参 *Talinum paniculatum*（Jacq.）Gaertn. 的根。

【植物形态】一年生草本，肉质。主根粗壮有分枝，外表棕褐色。茎直立，有分枝，圆柱形，基部稍木质化。叶互生；倒卵形或倒卵状长圆形，长5~7cm，宽2.5~3.5cm，先端渐尖或钝圆，全缘，基部渐狭而成短柄。圆锥花序顶生或侧生；二歧状分枝，小枝或花梗基部均具苞片；花小，两性，淡紫红色；萼片2，早落；花瓣5，倒卵形或椭圆形；雄蕊10枚以上；子房球形，花柱线形，柱头3深裂，先端外展而微弯。蒴果近球形，熟时灰褐色。种子多数，细小，扁圆形，黑色有光泽，表面具细腺点。

【分布】广西主要分布于武鸣、马山、南丹、灌阳、贺州、博白等地。

【采集加工】全年均可采收，洗净，鲜用或晒干。

【药材性状】根圆锥形或长纺锤形，分枝或不分枝。顶端具木质茎残基。表面灰褐色，有纵皱纹及点状突起的须根痕。除去栓皮并经蒸煮后表面为灰黄色半透明状，有点状须根痕及纵皱纹，隐约可见内部纵走的维管束。质坚硬，难折断。折断面，未加工的平坦，已加工的呈角质状，中央常有大空腔。气微，味淡，微有黏滑感。

【品质评价】以条粗、干燥、质坚实、断面色乳白者为佳。

【化学成分】本品根中含有胡萝卜苷（daucosterol），十八酸单甘酯（glyceryl monostearate），齐墩果酸（oleanolic acid），3,6-dimethoxy-6″-6″-dimethylchromeno-（7,8,2″,3″）-flavone，*β*-谷甾醇（*β*-sitosterol），蔗糖（sucrose）[1]；另外还含有多糖（polysaccharide），维生素C（vitamin C）[2]。

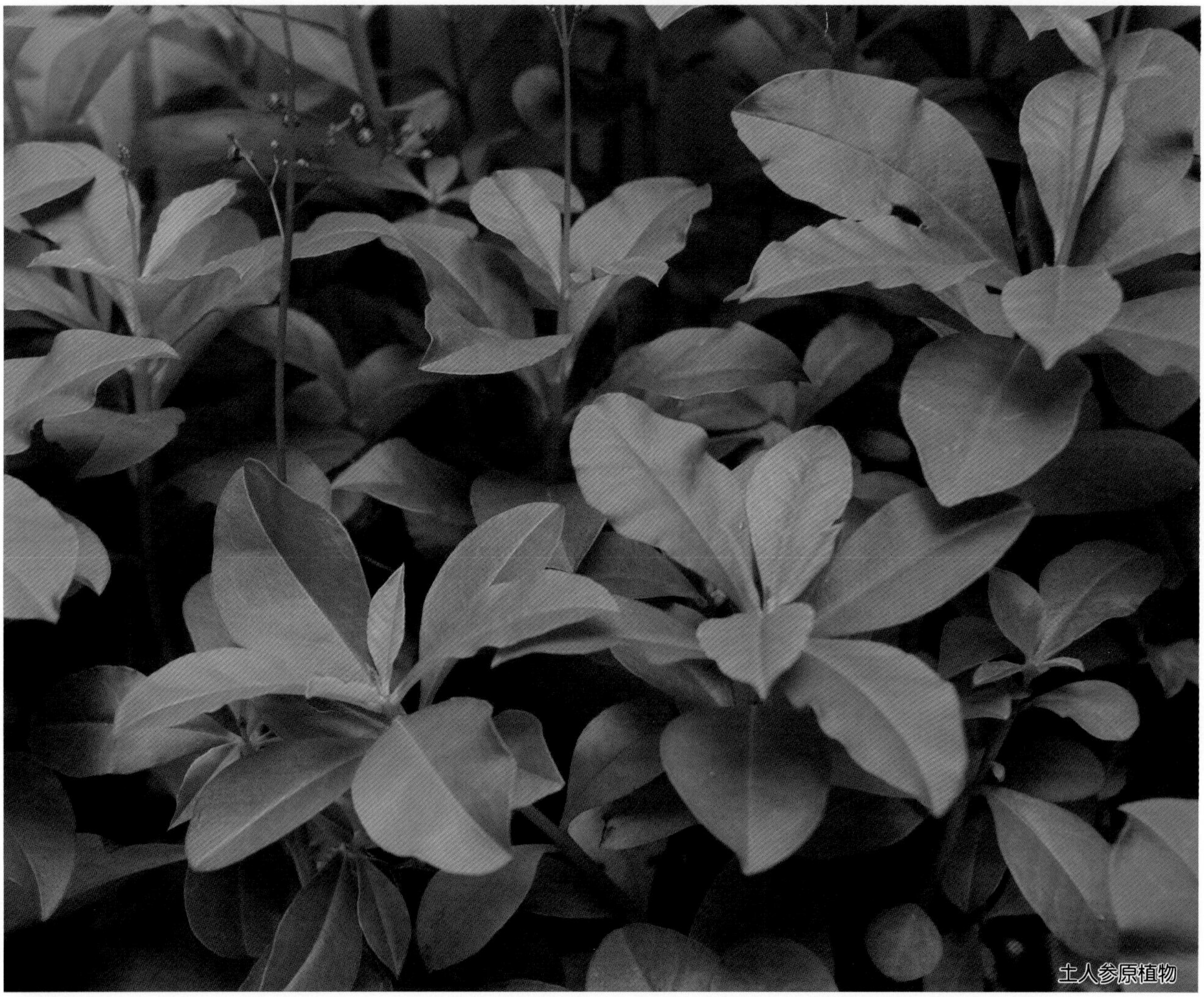

土人参原植物

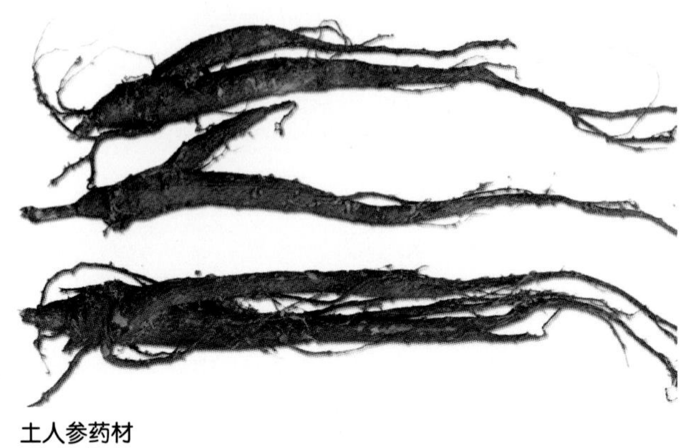
土人参药材

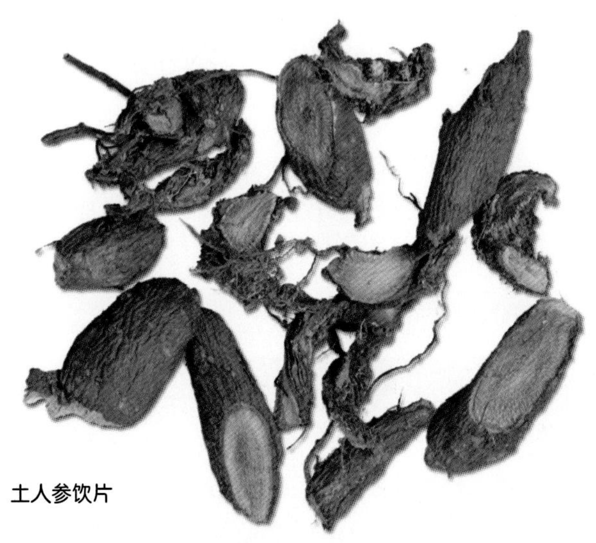
土人参饮片

【药理作用】

1. 抗氧化　土人参中具有较高活性的超氧化物歧化酶（SOD）及较强的总抗氧化能力，其中土人参叶中SOD和过氧化氢酶的活性比根高，分别是根的4.86倍和4.91倍；而过氧化物酶活性、还原型谷胱甘肽过氧化物酶活性和总抗氧化能力比根低，分别为根的76.19%、52.64%和76.64%[2]。

2. 抗炎　土人参叶水提物1g/ml能减轻二甲苯所致小鼠耳郭肿胀，减少腹腔毛细血管通透性及抑制炎症渗出、肉芽组织形成[3]。

3. 抗菌　土人参叶水提物1g/ml对金黄色葡萄球菌、腐生葡萄球菌有抑制作用[3]。

4. 其他作用　土人参多糖提取物对大鼠嗜铬细胞瘤PC12细胞株的生长有一定的促分化作用，具有一定的神经营养活性[4]。

【性味归经】味甘、淡，性平。归脾、肺、肾经。

【功效主治】补气润肺，止咳，调经。主治气虚劳倦，肺痨咯血，潮热，虚汗，食少，泄泻，月经不调，带下，产妇乳汁不足。

【用法用量】内服：煎汤，30~60g。外用适量，捣敷。

【使用注意】中阳衰微、寒湿困脾者慎服。

【经验方】

1. 痈疮疖肿　鲜品土高丽参适量，捣烂敷患处。(《文山中草药》)

2. 外伤出血　干土高丽参，研末撒敷患处。(《文山中草药》)

3. 自汗、盗汗　土高丽参60g，猪肚1个。炖服。(《闽东本草》)

4. 虚劳咳嗽　土洋参、隔山撬、通花根、冰糖。炖鸡服。(《四川中药志》)

5. 劳倦乏力　土人参15~30g。或加墨鱼干1只，酒、水炖服。(《福建中草药》)

6. 脾虚泄泻　土人参15~30g，大枣15g。水煎服。(《福建中草药》)

7. 多尿症　土高丽参60~90g，金樱根60g。水煎服，每天2~3次。(《福建民间草药》)

8. 月经不调　土人参60g，紫茉莉根30g，益母草60g。水煎服。(《青岛中草药手册》)

【参考文献】

[1] 沈笑媛，杨小生，杨波，等．苗药土人参的化学成分研究．中国中药杂志，2007，32（10）：980.

[2] 张健，刘美艳．土人参的抗氧化成分分析．江苏农业科学，2005，（1）：109.

[3] 聂建华，阮时空，吴符火，等．土人参叶“解毒消痈”疗效及作用机制的实验研究．中华中医药学刊，2008，26（6）：1260.

[4] 冉靓，杨小生，朱海燕，等．土人参多糖的分离及诱导PC12细胞分化活性．中草药，2007，38（4）：512.

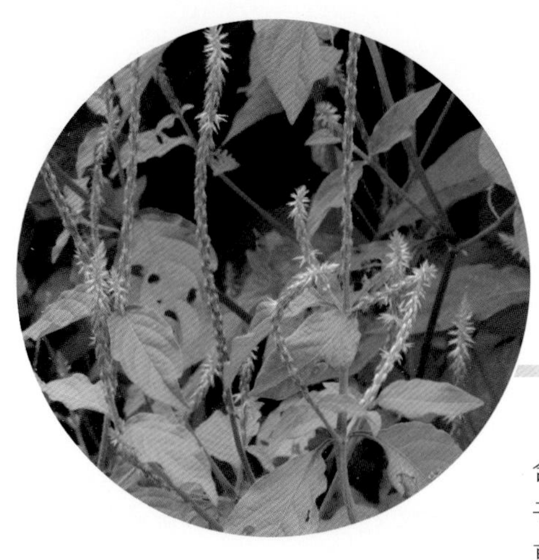

土牛膝

Tu niu xi

Achyranthis Asperae Herba

[英]Common Achyranthes Herb

【别名】倒钩草、倒扣草、牛七风、白牛七、倒挂草、倒刺草、粘身草、倒勒草。

【来源】为苋科植物粗毛牛膝 *Achyranthes aspera* L. 的全草。

【植物形态】多年生草本。根细长，土黄色。茎四棱形，有柔毛，节部稍膨大，分枝对生。叶对生；叶片纸质，宽卵状倒卵形或椭圆状长圆形。长1.5~7cm，宽0.4~4cm，先端圆钝，具突尖，基部楔形或圆形，全缘或波状，两面密生粗毛。穗状花序顶生，直立，花期后反折；总花梗具棱角，粗壮，坚硬，密生白色伏贴或开展柔毛；花疏生；苞片披针形，先端长渐尖；小苞片刺状，坚硬，光亮，常带紫色，基部两侧各有1个薄膜质翅，全缘，全部贴生在刺部，但易于分离；花被片披针形，长渐尖，花后变硬且锐尖，具1脉；雄蕊长2.5~3.5mm；退化雄蕊先端截状或细圆齿状，有具分枝流苏状长缘毛。胞果卵形。种子卵形不扁压，棕色。

【分布】广西主要分布于防城、宁明、马山、乐业、凤山、东兰、藤县等地。

【采集加工】夏、秋季采收全株，洗净，鲜用或晒干。

【药材性状】根圆柱形，微弯曲，长20~30cm，直径3~5mm，表面灰黄色，具细纵纹及侧根痕；质柔韧，不易折断，断面纤维性，小点状维管束排成数个轮环。茎类圆柱形，嫩枝略长方柱形，有分枝，长40~90cm，直径3~8mm，表面褐绿色，嫩枝被柔毛，节膨大如膝状；质脆，易折断，断面黄绿色。叶对生有柄，叶片多皱缩，完整者长圆状倒卵形、倒卵形或椭圆形，长1.5~7cm，宽0.4~4cm，两面均被粗毛。穗状花序细长，花反折如倒钩，胞果卵形，黑色。气微，味甘。

【品质评价】以根粗、带花者为佳。

【化学成分】本品种子、根、茎和叶中含蜕皮甾酮（ecdysterone），其中以种子中含量最高。从种子中还分离得倒扣草皂苷（achyranthes saponin）A和倒扣草皂苷B。在未成熟的果中分离得倒扣草皂苷C和倒扣草皂苷D。种子中含蛋白质、碳氢化合物、纤维、磷（P），铁（Fe）和氨基酸；氨基酸是由精氨酸（arginine），组氨酸（histidine），赖氨酸（lysine），蛋氨酸（methionine），胱氨酸（cystine），苏氨酸（threonine），苯丙氨酸（phenylala-nine），色氨酸（tryptophan），亮氨酸（leucine），异亮氨酸（*iso*-leucine），缬氨酸（valine）组成。枝条含倒扣草碱（achyranthine）等生物碱，在果实期含量最高；此外，还含有36,47-二羟基五十一烷-4-酮（36,47-dihydroxyhenpentacontan-4-one）及三十三烷醇（tritriacontanol）等[1]。

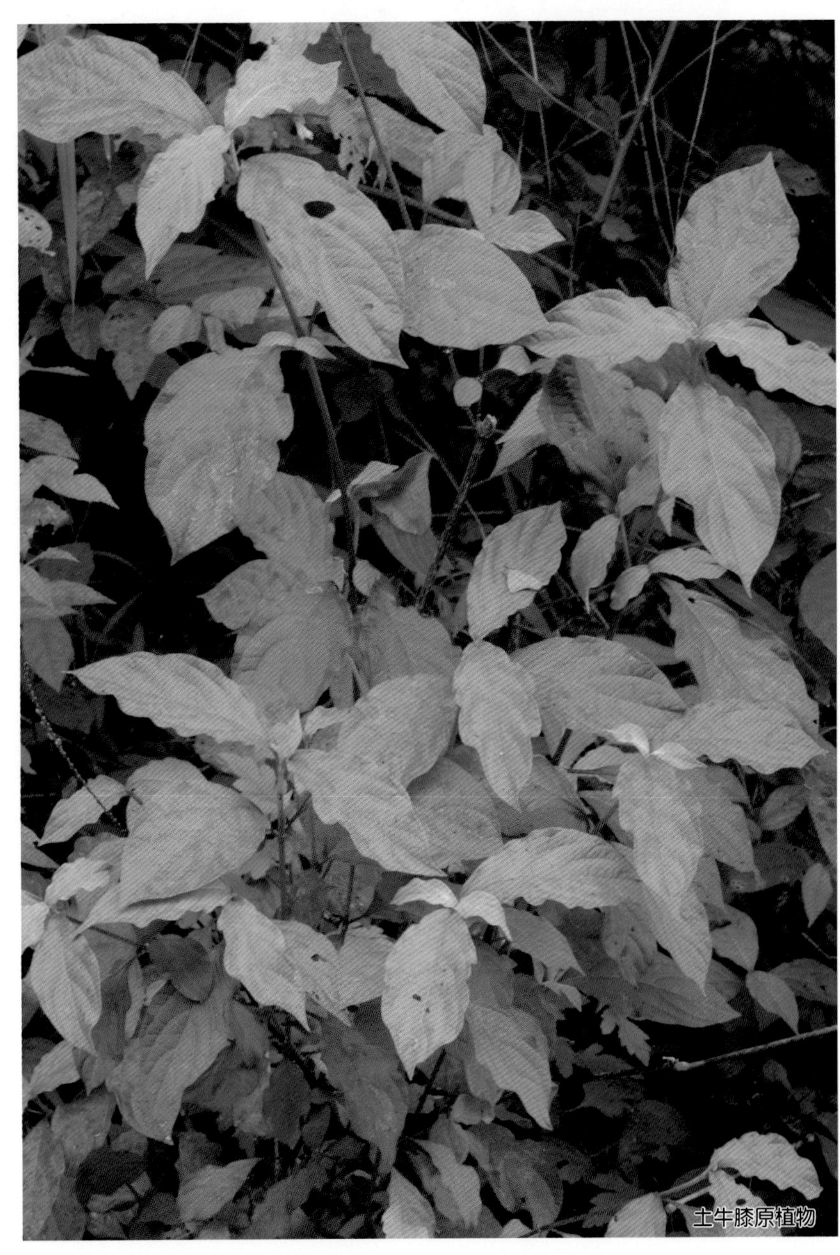

土牛膝原植物

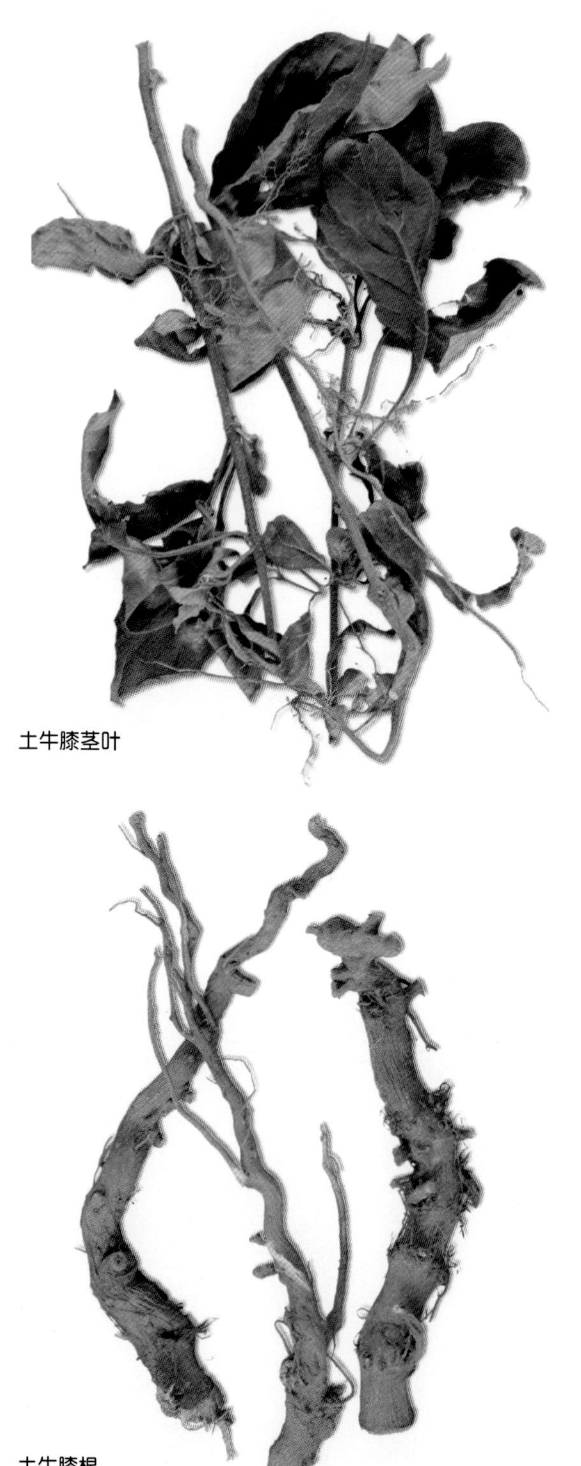

土牛膝茎叶

土牛膝根

【药理作用】

1. 对心血管系统影响　从倒刺草全草提取的两种生物碱混合物能使麻醉犬心脏收缩能力加强，血压上升，呼吸短暂地兴奋[2]。倒扣草种子的皂苷混合物能加强离体蛙心、豚鼠心和在位兔心的收缩力。此皂苷混合物也能增强衰弱心脏的张力和衰弱乳头肌的收缩力，但作用时间较短[3]。以倒扣草皂苷灌流大鼠离体心脏，可增强磷酸化酶 α 的活性[4]。倒扣碱使犬和蛙血管扩张，血压下降，心率减慢，并有增加呼吸频率幅度的作用[5]。

2. 抗生育　倒刺草的苯或氯仿提取物，对小鼠有80%~100% 的避孕作用[6]。一次性给予家兔 50mg/kg 的苯提取物，具有 100% 的堕胎作用[7]。甲醇提取物对大鼠妊娠的抑制率为 60%，丙酮提取物对大鼠妊娠的抑制率为60%，丙酮提取物对大鼠胚胎植入的抑制率为 50%[8]。在交配后的第 1~5 天，给成熟雌性大鼠倒扣草地上部分的正丁醇提取物 75mg/kg 连续灌胃 5 天，有避孕作用[9]。

3. 抗菌　倒刺草全草煎剂，在试管内对金黄色葡萄球菌、乙型链球菌、白喉杆菌、炭疽杆菌、伤寒杆菌、铜绿假单胞菌和痢疾杆菌等有不同程度的抗菌作用[10]。倒刺草粉与锌制成散剂的 0.5% 的混悬剂对黄曲霉菌、絮状表皮癣菌和石膏样小孢子菌等有杀菌作用[11]。从倒刺草嫩杆干粉提取的精油，在3000mg/kg浓度时，也能抑制曲霉菌丝体生长[12]。

4. 其他作用　倒刺草全草的两种生物碱混合物拮抗各种物质所致的肠管和子宫平滑肌痉挛，对大鼠尚有轻度抗利尿作用[2]。倒刺草碱大鼠灌胃 5mg/kg 具有利尿和导泻作用；倒刺草碱对大鼠有轻微解热作用[5]。

【临床研究】

1. 上呼吸道疾病　①治疗组口服复方土牛膝合剂（土牛膝根、岗梅根各 500g，板蓝根 300g），每次 15ml，每天 3 次（儿童酌减），5 天为 1 个疗程。对照组用清咽解毒汤剂（玄参、麦冬、牛蒡子、黄芩、板蓝根、桔梗、连翘、杏仁、射干、甘草）。结果：治疗组和对照组各 100 例，治疗组对感冒引起的咽喉不适、咽喉炎、急性扁桃体炎和慢性扁桃体炎的有效率分别为 97.7%、95.6%、100%、91.6%，总有效率为 97%；对照组的有效率分别为 88.6%、86.9%、85.7%、75%，总有效率为 86%。两组比较，治疗组疗效明显优于对照组（$P<0.01$）[13]。②治疗组口服土牛膝岗梅汤加减（土牛膝 30g，岗梅根 50g，蚤休 20g，犁头草 30g，杠板归 30g，白茅根 20g，芦根 20g，咸竹蜂 2~4 只），每日 1 剂（儿童酌情减量）。对照组口服百炎净、利君沙（琥乙红霉素）或阿莫西林（吞咽困难者，肌注或静滴青霉素针剂）。结果：治疗组和对照组治疗急性扁桃体炎各 118 例。治疗组痊愈 76 例（63.55%），有效 34 例（28.79%），无效 8 例（6.77%），总有效率为 93.22%；对照组痊愈 74 例（62.71%），有效 32 例（26.18%），无效 12 例（10.16%），总有效率为 88.89%。两组比较，无明显差异（$P>0.05$）[14]。③治疗组口服复方土牛膝颗粒（土牛膝 20kg，板蓝根 10kg，岗梅根 4kg），对照组口服板蓝根颗粒。每次 10g，每天 3 次（小儿酌减），3 天为 1 个疗程。病人用药期间除个别病情严重加用抗生素外，其余在用药期间不用其他药物。结果：治疗组共 62 例，对照组共 40 例。一般服用 1 个疗程，最长 3 个疗程。治疗组痊愈 30 例（48.4%），显效 16 例（25.8%），好转 10 例（16.1%），无效 6 例（9.7%），总有效率为90.3%；对照组痊愈 13 例（32.5%），显效 8 例（20.0%），好转 11 例（27.5%），无效 8 例（20.0%），总有效率为80.0%。两组比较，治疗组疗效优于对照组（$P<0.05$）[15]。

2. 预防白喉　用土牛膝根汤（土牛膝根 36 g），煎水服，每日 1 次，连服 4 日，每个月依照此方法服用 4 剂。每 4 剂作为 1 个预防疗程。结果：预防组 150 名儿童中，有 2

名儿童患上白喉而住院，发生率为 1.33%；而未服药的 92 名儿童中，有 4 人发生了白喉而住院，发生率达 4.44%。表明土牛膝对预防白喉有一定疗效[16]。

【性味归经】味苦、酸，性微寒。归肝、肺、膀胱经。

【功效主治】清热解毒，活血化瘀，利尿通淋。主治咽痛，月经不调、痛经、经闭，热淋，水肿，风湿关节痛，跌打损伤，疔疮痈肿。

【用法用量】内服：煎汤，10~15g。外用适量，捣敷；或研末，吹喉。

【使用注意】孕妇禁服。

【经验方】

1. 冻疮　鲜倒扣草 60g、生姜 30g，水煎外洗，未溃、已溃均可。（福建《常用中草药选编》）
2. 男女诸淋，小便不通　土牛膝连叶以酒煎服数次，血淋尤验。（《岭南采药录》）
3. 血滞经闭　倒扣草 30~60g、马鞭草全草 30g，水煎，调酒服。（《福建中草药》）

【参考文献】

[1] 国家中医药管理局《中华本草》编委会 . 中华本草 . 上海：上海科学技术出版社，1999：1409.

[2] Kapoor VK.Ind J Pharm, 1976, 29（10）:285.

[3] Gupta SS.Ind J Med Res, 1972, 60（3）:462.

[4] Ram AK.Indian J Physiol Pharmacol, 1971,15（3）:107.

[5] Neogi NC. Indian J Pharm, 1970,32（2）:43.

[6] 裴森岳 . 国外医学・中医中药分册，1985，7（5）：286.

[7] Pakrashi.Indian J Exp Bol, 1977, 15（10）:856.

[8] Prakosh AO.Int J Crude Drug Res,1986,24（1）:19.

[9] Wadbwa V.Planta Med, 1986,（3）:231.

[10] 零陵地区卫生防疫站 . 湖南医药杂志，1974，50（5）：49.

[11] Khosa RL.C A,1974,80:19501

[12] Misra T. Phytochemistry, 1995, 31（5）:1811.

[13] 黄洁媚 . 复方土牛膝合剂的制备及临床疗效观察 . 中药材，2004，27（8）：622.

[14] 刘福成 . 土牛膝岗梅汤治疗急性扁桃体炎 118 例报告 . 甘肃中医，2004，17（8）：14.

[15] 吴钊华 . 复方土牛膝颗粒的研制与临床观察 . 中药材，2005，28（12）：1140.

[16] 佛山专区第二人民医院 . 三个月来对白喉流行区的 242 名儿童进行土牛膝根汤预防白喉的观察 . 广东中医，1958，（11）：13.

Tu jing jie

土荆芥

Chenopodii Ambrosioidis Herba
[英]Mexican Tea Herb

【别名】鹅脚草、红泽兰、天仙草、臭草、钩虫草、鸭脚草、香藜草、臭蒿。

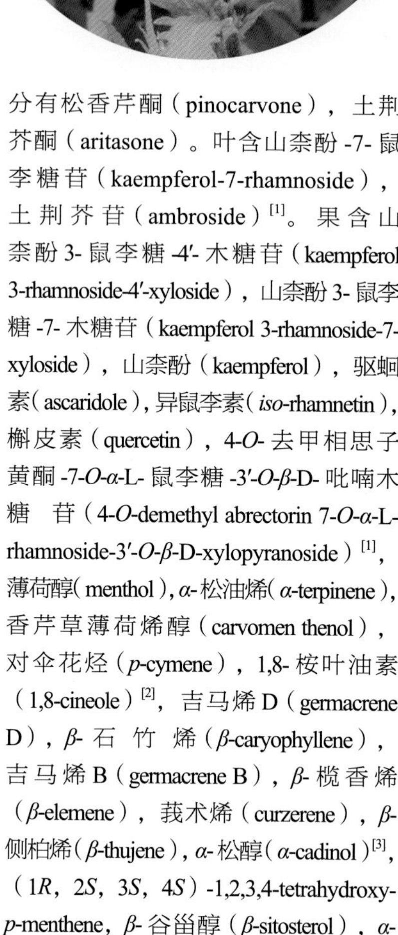

【来源】为藜科植物土荆芥 *Chenopodium ambrosioides* L. 的全草。

【植物形态】一年生或多年生直立草本，有强烈气味。茎直立，有棱，多分枝，被腺毛或无毛。单叶互生，具短柄；叶片披针形至长圆状披针形，长 3~16cm，宽达 5cm，先端短尖或钝，下部的叶边缘有不规则钝齿或呈波浪形，上部的叶较小，为线形，或线状披针形，全缘，上面绿色，下面有腺点，揉之有一种特殊的香气。穗状花序腋生，分枝或不分枝。花小，绿色，两性或雌性，3~5 朵簇生于上部叶腋；花被 5 裂，果实常闭合；雄蕊 5；花柱不明显，柱头通常 3，伸出花被外。胞果扁球形，完全包于花被内。种子横生或斜生，黑色或暗红色，平滑，有光泽。

【分布】广西全区均有分布。

【采集加工】8 月下旬至 9 月下旬收割全草，摊放在通风处，或捆束悬挂阴干，避免日晒及雨淋。

【药材性状】全草黄绿色，茎上有柔毛。叶皱缩破碎，叶缘常具稀疏不整齐的钝锯齿；上表面光滑，下表面可见散生油点；叶脉有毛。花着生于叶腋。胞果扁球形，外被一薄层囊状而具腺毛的宿萼。种子黑色或暗红色，平滑，直径约 0.7mm。具强烈而特殊的香气。味辣而微苦。

【品质评价】以叶多、色黄绿、带果穗、香气强烈者为佳。

【化学成分】本品含挥发油，其主要成分有松香芹酮（pinocarvone），土荆芥酮（aritasone）。叶含山柰酚-7-鼠李糖苷（kaempferol-7-rhamnoside），土荆芥苷（ambroside）[1]。果含山柰酚 3-鼠李糖-4′-木糖苷（kaempferol 3-rhamnoside-4′-xyloside），山柰酚 3-鼠李糖-7-木糖苷（kaempferol 3-rhamnoside-7-xyloside），山柰酚（kaempferol），驱蛔素（ascaridole），异鼠李素（*iso*-rhamnetin），槲皮素（quercetin），4-*O*-去甲相思子黄酮-7-*O*-*α*-L-鼠李糖-3′-*O*-*β*-D-吡喃木糖苷（4-*O*-demethyl abrectorin 7-*O*-*α*-L-rhamnoside-3′-*O*-*β*-D-xylopyranoside）[1]，薄荷醇（menthol），*α*-松油烯（*α*-terpinene），香芹草薄荷烯醇（carvomen thenol），对伞花烃（*p*-cymene），1,8-桉叶油素（1,8-cineole）[2]，吉马烯 D（germacrene D），*β*-石竹烯（*β*-caryophyllene），吉马烯 B（germacrene B），*β*-榄香烯（*β*-elemene），莪术烯（curzerene），*β*-侧柏烯（*β*-thujene），*α*-松醇（*α*-cadinol）[3]，（1*R*，2*S*，3*S*，4*S*）-1,2,3,4-tetrahydroxy-*p*-menthene，*β*-谷甾醇（*β*-sitosterol），*α*-菠菜甾醇（*α*-spinasterol），4-异丙基-1-甲基-4-环己烯-1,2,3-三醇（4-*iso*-propyl-1-methyl-4-cyclohexene-1,2,3-triol），反式桂皮酸（*trans*-cinnamic acid），L-鼠李糖（L-rhamnose）[4]。

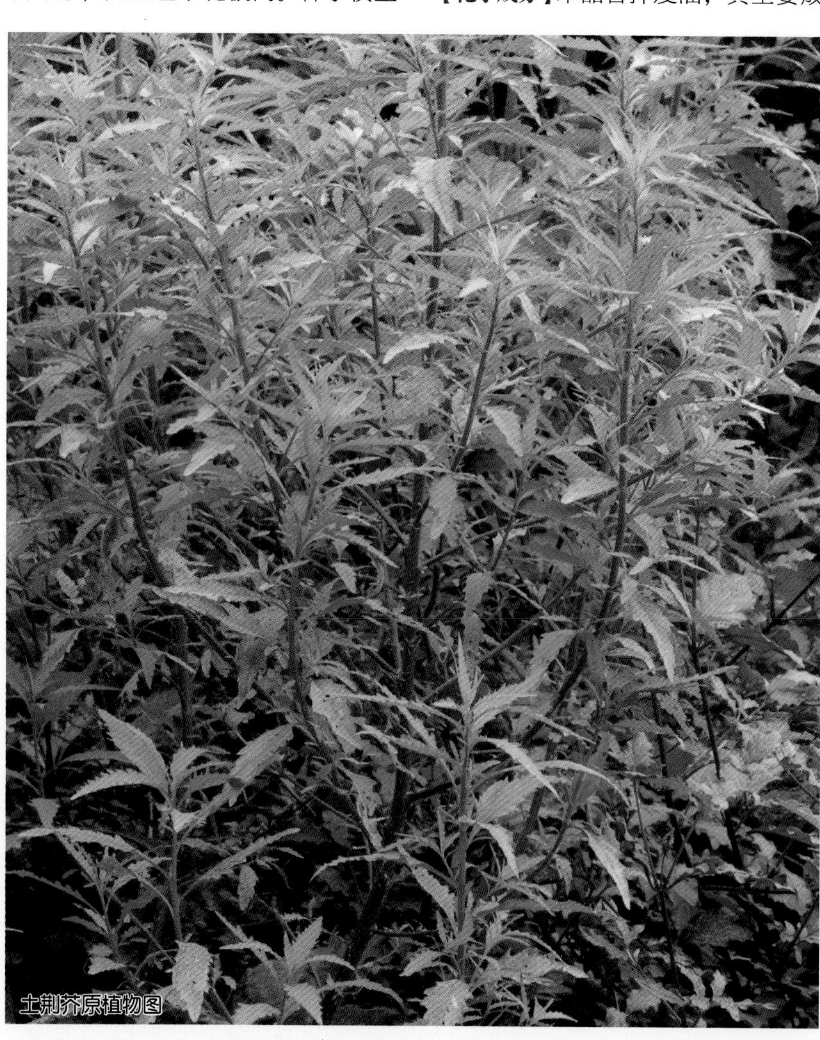
土荆芥原植物图

【药理作用】

1. 抗溃疡　采用醋酸注射至大鼠浆膜下形成胃溃疡模型，土荆芥-水团花内容物能降低溃疡指数、一氧化氮（NO）及胃黏膜组织表皮生长因子（EGF）及增加溃疡边缘组织阳性表达的细胞，表明土荆芥-水团花内容物通过促进 NO、EGF 等胃黏膜的保护因子分泌，通过上调胃黏膜上皮细胞的生长因子受体水平，促进溃疡愈合[5]。

2. 抗寄生虫　土荆芥油主含驱蛔素，对蛔虫先兴奋，后麻痹，可产生不可逆性强制排出，对阿米巴痢疾、钩虫、绦虫也有弱效果[6]。驱蛔素 1μmol/L 浓度对恶性疟原虫有很强的抑制作用，0.01μmol/L 浓度对滋养体的生长发育也有抑制作用[7]。

3. 抗菌　土荆芥对鸟型结核杆菌在体内有轻度的抑制作用，对真菌如发癣菌有良好的抑制作用，其强度弱于麝香草酚而强于水杨酸[8,9]。

4. 毒理　土荆芥有剧烈的刺激性，大剂量可致恶心、呕吐，能麻痹肠肌而致便秘，引起耳鸣、耳聋和视觉障碍，对肝肾也有毒性。本品有蓄积性，2~3 周内不宜重复应用。中毒量则产生昏迷，呼吸困难，偶发惊厥。中毒急救可用泻剂、兴奋剂[6]。

【临床研究】

1. 股癣　治疗组予干品土荆芥 60g（或鲜品 100g），煎水坐浴 10~15min，每天 2 次，每天 1 剂；对照组予外涂复方酮康唑乳膏，每日 2 次。两组均 1 周为 1 个疗程，3 个疗程后判定疗效，治疗期间停用其他抗真菌药物。结果：治疗组共 114 例，对照组共 102 例。治疗组总有效率为 95.61%，明显高于对照组的 72.55%（$P<0.01$）。两组治疗过程中，均未见显著不良反应[10]。

2. 慢性胃炎　治疗组口服荆花胃康胶丸（由土荆芥、水团花组成），每次 2 粒，每日 3 次；对照组口服枸橼酸铋钾，每次 110mg，每日 3 次。两组均为饭前服用，疗程为 14 天。结果：治疗组共 76 例，对照组 20 例。治疗组对缓解慢性胃炎腹痛（98.6%）和改善消化道临床症状（95.8%）与对照组（100% 和 100%）无显著性差异（$P>0.05$）。治疗组副作用较对照组少，即使出现轻度不良反应，一般无需特殊治疗，可自行缓解[11]。

【性味归经】味辛、苦，性微温；有大毒。归大肠、肺经。

【功效主治】杀虫止痒，祛风除湿，活血消肿。主治钩虫病，蛔虫病，蛲虫病，头虱，皮肤湿疹，疥癣，风湿痛，跌打损伤，蛇虫咬伤。

【用法用量】内服：煎汤，3~9g，鲜品 15~24g，或入丸、散；或提取土荆芥油，成人常用量 0.8~1.2ml，极量 1.5ml，儿童每岁 0.05ml。外用适量，煎水洗或捣敷。

【使用注意】不宜多服、久服、空腹服。服前不宜用泻药。孕妇及有肾、心、肝功能不良或消化道溃疡者禁服。

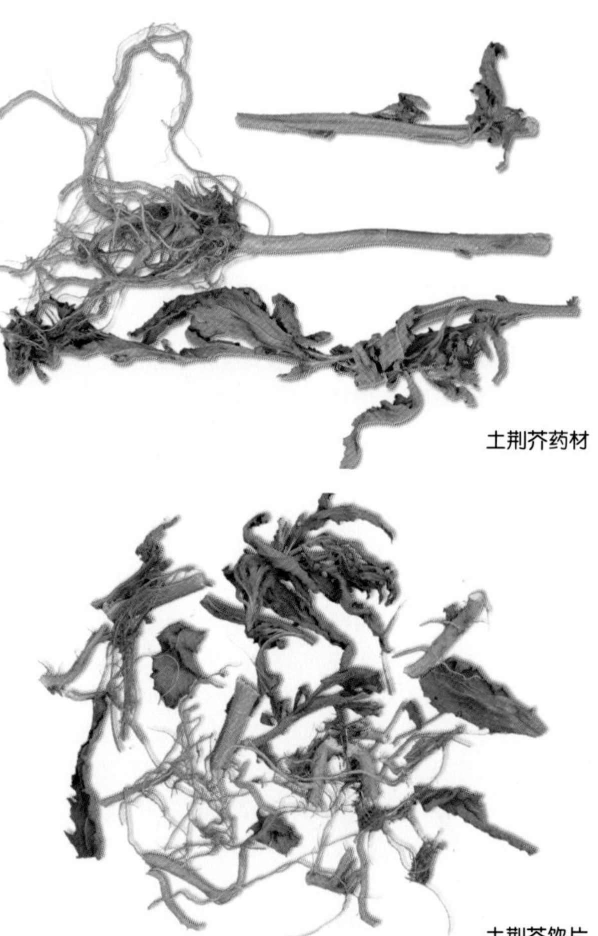

土荆芥药材

土荆芥饮片

【经验方】

1. 下肢溃烂　土荆芥，水煎，洗患处。（《苗族药物集》）
2. 湿疹　土荆芥鲜全草适量，水煎，洗患处。（《福建药物志》）
3. 阴囊湿疹　土荆芥、乌蔹莓、山梗菜叶，各适量。捣烂，取汁涂或煎汤洗患处。（《福建药物志》）
4. 关节风湿痛　土荆芥鲜根 15g，水炖服。（《福建药物志》）
5. 胆道蛔虫病　土荆芥鲜叶 6g，牡荆根、香薷各 15g、鬼针草 30g，水煎服。（《福建药物志》）
6. 钩虫病　鲜土荆芥 5kg，切碎，加水 1.5kg。水蒸气蒸馏，收集馏出液的上层金黄色液体，即为土荆芥油。成人每次服 0.8~1.2ml，儿童每岁 0.05ml。次晨服硫酸镁 20g。（《全国中草药汇编》）
7. 钩虫病、蛔虫病　①土荆芥嫩枝叶、果实阴干，研末为丸，成人每日服 6g，分早晚 2 次，连服 3~6 天。或用鲜土荆芥取自然汁服，疗效更佳。②土荆芥嫩枝叶 15~30g，双钩藤 15g，研末，用米汤水调制为丸，每日 2 次，每次 9g。（江西《草药手册》）
8. 头虱　土荆芥，捣烂，加茶油敷。（《湖南药物志》）

【参考文献】

[1] 国家中医药管理局《中华本草》编委会 . 中华本草 . 上海：上海科学技术出版社，1999：1465.

[2] 熊秀芳，张银华，龚复俊，等 . 湖北土荆芥挥发油化学成分研究 . 武汉植物学研究，1999，17（3）：244.

[3] 贺祝英，周欣，王道平，等 . 贵州土荆芥挥发油化学成分研究 . 贵州科学，2002，20（2）：76.

[4] 黄雪峰，李凡，陈才良，等 . 土荆芥化学成分的研究 . 中国天然药物，2003，1（1）：24.

[5] 曹名波，董蕾，苌新明，等 . 土荆芥 - 水团花对胃溃疡大鼠黏膜保护作用的研究 . 中国中药杂志，2007，32（1）：49.

[6] Sollmarm T. A Manual of Pharmacology,1957:226.

[7] Pollack Y.Parasitol Res, 1990, 76（7）:570.

[8] 罔崎宽藏 . 药学杂志（日），1952，72（4）：561.

[9] Maruzzella J C. Ind J Pharm, 1958,20（8）:235.

[10] 杨福龙，谢昆，章浩军 . 土荆芥洗浴治疗股癣的疗效观察 . 中国社区医师（综合版），2004，6（6）：48.

[11] 姜慧卿，张瑞星，吕晓萍，等 . 荆花胃康胶丸治疗慢性胃炎的临床观察 . 天津药学，2004，16（6）：31.

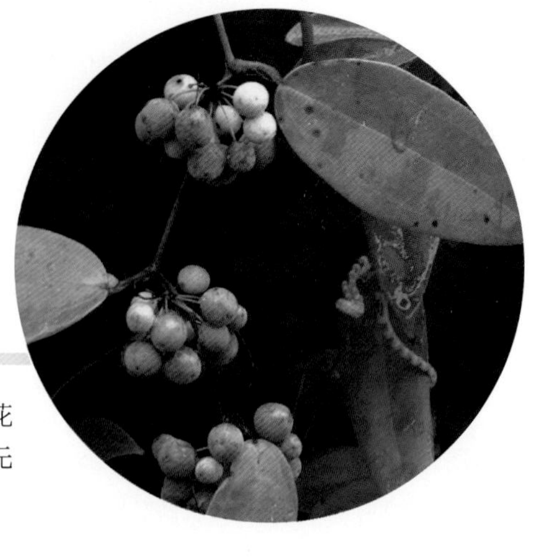

Tu fu ling

土茯苓

Smilacis Glabrae Rhizoma

[英]Glabrous Greenbrier Rhizome

【别名】禹余粮、刺猪苓、冷饭头、冷饭团、土荟、尖光头、山奇良。

【来源】为百合科植物土茯苓 *Smilax glabra* Roxb. 的根茎。

【植物形态】多年生攀缘藤本。茎光滑，无刺。根状茎粗厚、块状，常由匍匐茎间相连接。叶互生；叶柄占全长的1/4~3/5，具狭鞘，常有纤细的卷须2条，脱落点位于近顶端；叶片薄，革质，狭椭圆状披针形至狭卵状披针形，长6~12cm，宽1~4cm，先端渐尖，基部圆形或钝，下面通常淡绿色伞形花序单生于叶腋，通常具10余朵花；雄花序总花梗通常明显短于叶柄，根少与叶柄近等长，在总花梗于叶柄之间有1芽；花序托膨大，连同多数宿存的小苞片多少呈莲座状，花绿白色，六棱状球形；雄花外花被片近扁圆形，兜状，背面中央具纵槽，内花被片近圆形，边缘有不规则的齿；雄花靠合，与内花被片近等长，花丝极短；雌花外形与雄花相似，但内花被片边缘无齿，具3枚退化雄蕊。浆果熟时黑色，具粉霜。

【分布】广西主要分布于田林、都安、南宁、防城、博白、陆川、北流等地。

【采集加工】全年均可采挖，洗净，除去须根，切片晒干。

【药材性状】根茎近圆柱形，或不规则条块状，有结节状隆起，具短分枝；长5~22cm，直径2~5cm，表面黄棕色、凹凸不平，突起尖端有坚硬的须根残基，分枝顶端有圆形芽痕，有时外表现不规则裂纹，并有残留鳞叶。质坚硬，难折断，切面类白色至淡红棕色，粉性，中间微见维管束点，并可见沙砾样小亮点（水煮后依然存在）。质略韧，折断时有粉尘散出，以水湿润有黏滑感。气微，味淡、涩。

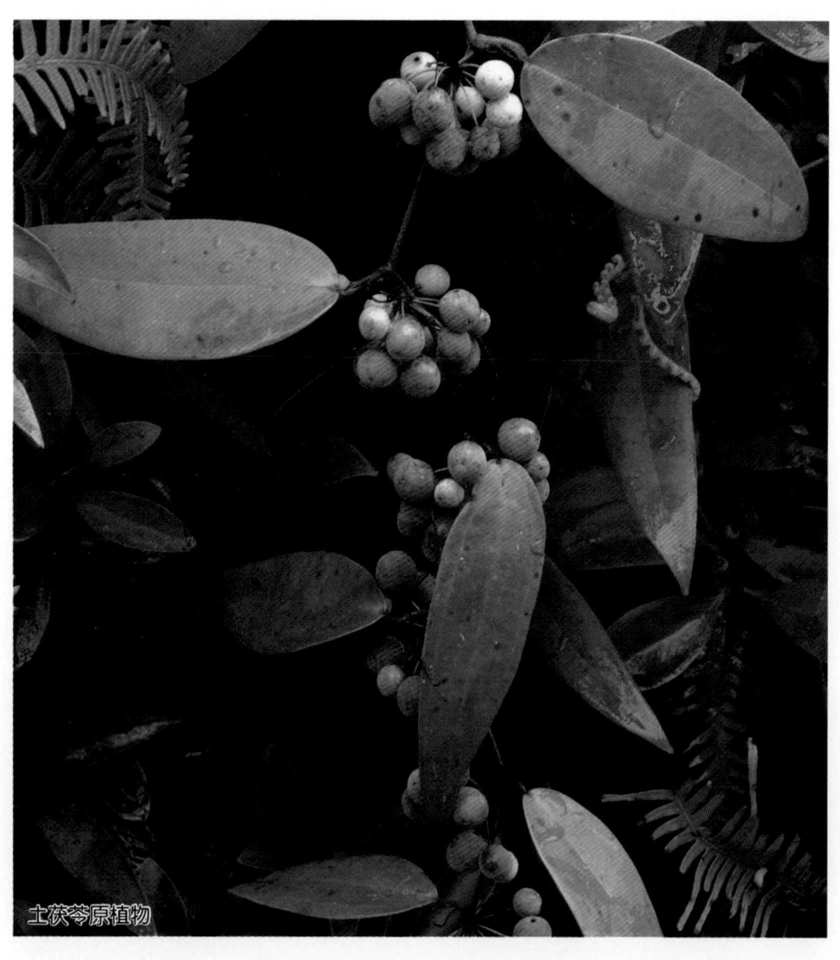

土茯苓原植物

【品质评价】以断面淡棕色、粉性足者为佳。

【化学成分】本品含黄酮类（flavonoids），酚苷类（phenolic glycosides），挥发油（volatile oil）及微量元素等成分。

黄酮类成分主要有落新妇苷（astilbin），黄杞苷（engeletin）[1]，新落新妇苷（neoastilbin），异落新妇苷（*iso*-astilbin），新异落新妇苷（neo-*iso*-astilbin），（2*R*,3*R*）- 花旗松素 -3′-*O*-*β*-D- 吡喃葡萄糖苷[2]，柚皮素（naringenin）[3]，7,6′- 二羟基 -3′- 甲氧基异黄酮（7,6′-dihydrox-3′-methoxy-*iso*-flavone），花旗松素（taxifolin）[4]和（−）-表儿茶精 [（−）-*epi*-catechin][5]。

酚苷类成分主要有2,4,6- 三羟基苯乙酮 -2,4- 二 -*O*-*β*-D- 吡喃葡萄糖苷（2,4,6-trihydroxyacetophenone-2,4-di-*O*-*β*-D-glucopyranoside），3,4,5- 三甲氧基苯基 -1-*O*-*β*-D- 吡喃葡萄糖苷（3,4,5-trimethoxyphenyl-1-*O*-*β*-D-glucopyranoside），3,4,5- 三甲氧基苯基 -1-*O*- [*β*-D- 呋喃芹糖基（1→6）]-*β*-D-吡喃葡萄糖苷 {3,4,5-trimethoxyphenol-1-*O*-[*β*-D-apiofuranosyl（1 → 6）]-*β*-D- glucopyranoside}，3,4- 二羟基苯乙醇 -3-*O*-*β*-D- 吡喃葡萄糖苷（3,4-dihydroxyphenothyl- 3-*O*-*β*-D-glucopyranoside），8,8′- 双二氢丁香苷元葡萄糖苷（8,8′-bisdihydrosyringenin glucoside），白藜芦醇 -3-*O*-*β*-D- 吡喃葡萄糖苷（resveratrol-3-*O*-*β*-D-glucopyranoside）[6]。正丁基 -*β*-D- 吡喃果糖苷（*n*-butyl-*β*-D-fructopyranoside），正丁基 -*α*-D- 呋喃果糖苷（*n*-butyl-*α*-D-fructofuranoside），正丁基 -*β*-D- 呋喃果糖苷（*n*-butyl-*β*-D-fructofuranoside）[7]。根茎的挥发油中含有棕榈酸（palmitic acid)，萜品烯-4-醇（terpinene-4-ol），亚油酸（Linoleic acid），正壬烷（nonane），8,11-十八碳二烯酸甲酯（8,11-octadecadieonic acid methyl ester），*α*-雪松醇（*α*-cedrol），甲基棕榈酯（methyl palmitate）等[8]。

其他类成分有3-*O*-咖啡酰莽草酸（3-*O*-caffeoylshikimic acid），莽草酸（shikimic acid），阿魏酸（ferulic acid），*β*-谷甾醇（*β*-sitosterol），葡萄糖（glucose）[1]，白藜芦醇（resveratrol）[3]，5-羟甲基糠醛（5-hydroxymethylfurfural）和尼克酰胺（nicotin amide）[7]。

微量元素有钙（Ca）、镁（Mg）、铁（Fe）、锰（Mn）、镉（Cd）、钾（K）、铜（Cu）、锌（Zn）等无机元素[9]。

【药理作用】

1. 抗肿瘤　土茯苓可使肝癌病变灶数目减少，面积缩小[10]。

2. β-受体阻滞样作用　土茯苓醋酸乙酯提取物能防止静注肾上腺素引起的心率加快、T波倒置、室性早搏及快速性室性心律失常，使异丙肾上腺素的量效曲线平行右移[11]。

3. 对棉酚解毒　土茯苓水煎剂有拮抗急性和亚急性棉酚中毒作用[12]。

【临床研究】

1. 脑囊虫病合并高颅压　用土茯苓100g，水煎分3~4次连续服用，每日1剂。结果：治疗脑囊虫病合并高颅压病人100例，显效51例，好转45例，无效4例[13]。

2. 血管神经性头痛、偏头痛　①用土茯苓汤（土茯苓60~120g，天麻10g等）加减治疗血管神经性头痛病人65例。结果：痊愈40例，显效12例，有效8例，无效5例[14]。②另重用土茯苓90~120g加减复方（土茯苓90~120g，川芎40g，白芷6g等），治疗偏头痛病人72例。结果：总有效率为87.5%[15]。

3. 慢性前列腺炎　用土茯苓汤（土茯苓、连翘、地肤子等）加减治疗慢性前列腺炎60例，每日1剂，水煎3次，前2次分早晚服，第3次兑温水后坐浴半小时，14天为1个疗程，一般治疗2~3个疗程。服药期间忌食辛辣及刺激性食物。结果：用药3个疗程后，痊愈28例，好转31例，有效率98.33%[16]。

4. 慢性荨麻疹　用祛风解毒颗粒（土茯苓、金银花、蒲公英等），每次26g，每日早晚各1次，温开水冲服，治疗慢性荨麻疹42例，有效率83.33%[17]。

5. 银屑病　①用土茯苓合剂（土茯苓、猪苓、泽泻），每次10~20ml，每日3次，1个月为1个疗程。结果：共治疗40例银屑病病人，治愈20例，显效12例，总有效率为95%[18]。②另用土茯苓60g，研粗末包煎，每日1剂，早晚各服1次，连服15剂为1个疗程。结果：共治疗50例，痊愈25例，显效14例，总有效率为92%，治疗中未发现任何毒副作用[19]。

6. 寻常疣　用土茯苓合剂（土茯苓50g，生地黄30g，苦参15g，红紫草15g，黄芩12g，甘草10g），每天1剂，水煎，分4次服。结果：共治疗33例，轻者1周治愈，重者2周亦可治愈[20]。

7. 带状疱疹　用土茯苓大黄汤（土茯苓120g，大黄、银花、连翘各30g，黄连、生地、黄柏各10g），治疗带状疱疹，经反复验证，疗效迅速可靠[21]。

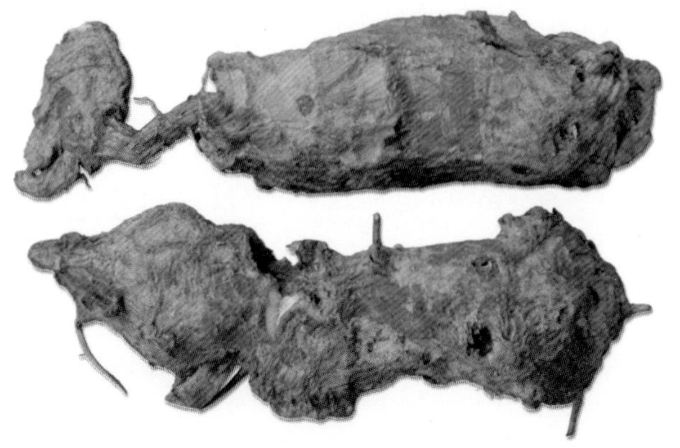

土茯苓药材

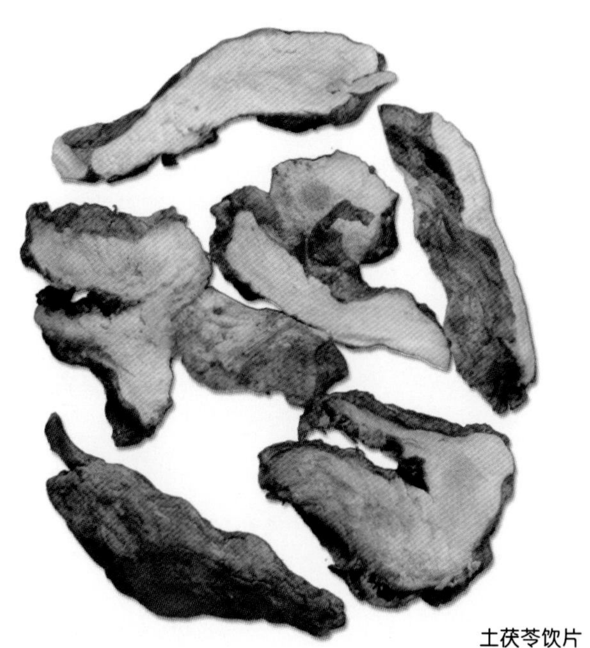

土茯苓饮片

8. 天疱疮　用解毒利湿汤（银花、蒲公英、地丁、土茯苓、苦参、地肤子、甘草）随证加减，治疗天疱疮32例。结果：全部治愈，服药最少3剂，最多12剂，平均5~6剂[22]。

9. 前阴溃疡　用解毒祛腐汤（蚤休、土茯苓、苦参各90g，黄柏、大黄各45g等），水煎后去渣，熏洗外阴，每日1剂，早、中、晚各洗1次，每次30min。结果：治疗56例，3~14剂后治愈，平均用药7剂[23]。

10. 泌尿系统感染　①用土茯苓蛇草赤豆汤（土茯苓、白花蛇舌草、益母草、赤小豆等），每日1剂，分2次温服。结果：治疗51例久淋病人，治愈9例，基本治愈31例，好转6例，无效5例，有效率90%。服药最多70剂，最少15剂[24]。②用土茯苓汤（土茯苓15g，白茅根15g，连翘壳12g，淡竹叶10g，潼木通6g，太子参15g，生地15g，旱莲草15g，女贞子10g，西滑石15g，生甘草5g），每日1剂，分2次服。结果：治疗50例尿路感染，连服3~5剂，即愈[25]。

11. 溃疡性结肠炎　用土茯苓合剂（土茯苓 20g，瓜子菜 30g，锡类散 0.2g），溃疡型直肠炎每次灌肠 50~80ml；乙状结肠及高位结肠病变每次经导尿管灌入 100~125ml 至病灶。早晚各 1 次，5~7 天为 1 个疗程，疗程间停药 3 天。结果：共治疗 50 例，痊愈 28 例（56%），基本缓解 15 例（30%），部分缓解 6 例（12%），无效 1 例（2%），总有效率 98%[26]。

12. 泄泻　自拟土茯苓梅术汤（土茯苓 18g、乌梅 8g、白术 12g）加减治疗泄泻 193 例，每日 1 剂，水煎分两次服，小儿用量酌减。结果：痊愈 182 例，好转 9 例，服药最多者 13 剂，最少者 1 剂[27]。

13. 膝关节积液　以身痛逐瘀汤为基础方，加大土茯苓用量，轻则 30g，重则可达 120~240g。结果：共治疗 10 例，一般 20 剂可见效，重者 100 剂左右收功[28]。

【性味归经】味甘、淡，性平。归肝、肾、脾、胃经。

【功效主治】清热解毒，除湿，通利关节。主治梅毒，淋浊，泄泻，筋骨挛痛，瘰疬，瘿瘤，痈肿，疮癣，汞中毒。

【用法用量】内服：煎汤，10~60g。外用适量，研末调敷。

【使用注意】肝肾阴虚者慎服。忌犯铁器，服时忌茶。

【经验方】

1. 皮炎　土茯苓 60~90g。水煎，当茶饮。（《江西草药》）
2. 臁疮　土茯苓、樱皮、忍冬、甘草、槲木皮各等份。水煎服。（《续名家方选》土茯苓汤）
3. 漆过敏　土茯苓、苍耳子各 15g。水煎，泡六一散 30g 服。（《福建药物志》）
4. 瘰疬溃烂　冷饭团，切片或为末，水煎服。或入粥内食之，须多食为妙。忌铁器、发物。（《积德堂经验方》）
5. 杨梅疮毒　①冷饭团四两，皂角子七个。水煎代茶饮。浅者二七，深者四七，见效。②冷饭团一两，五加皮、皂角子、苦参各三钱，金钱花一钱。用好酒煎，日一服。（《本草纲目》引《邓笔峰杂兴方》）
6. 银屑病进行期　土茯苓 310g，白鲜皮 125g，山豆根 250g，草河车 250g，黄药子 125g，夏枯草 250g。上为细末，炼蜜为丸，每丸重 6g。每次 3 丸，开水送服，每日 2 次。（《朱仁康临床经验集》）
7. 风湿骨痛，疮疡肿毒　土茯苓 500g（去皮），和猪肉炖烂，分数次连滓服。（《浙江民间常用草药》）
8. 预防钩端螺旋体病　土茯苓 30g。水煎服，每周服 3 天，共服 5 周。（《浙江药用植物志》）
9. 钩端螺旋体病　土茯苓 60g，甘草 9g。水煎服，每日 1 剂。病情较重而体质较好者，土茯苓可加至 150g。（《全国中草药汇编》）

【参考文献】

[1] 国家中医药管理局《中华本草》编委会．中华本草．上海：上海科学技术出版社，1999：7215.
[2] 袁久志，窦德强，陈英杰，等．土茯苓二氢黄酮醇类成分研究．中国中药杂志，2004，29（9）：867.
[3] 陈广耀，沈连生，江佩芬．土茯苓化学成分的研究．北京中医药大学学报，1996，19（1）：44.
[4] 易以军，曹正中，杨大龙，等．土茯苓化学成分研究（Ⅳ）．药学学报，1998，33（11）：873.
[5] 张敏，李海棠，李苑，等．土茯苓的化学成分研究（一）．中药材，1995，18（4）：194.
[6] 袁久志，窦德强，陈英杰，等．土茯苓酚苷类成分研究．中草药，2004，35（9）：967.
[7] 袁久志，窦德强，陈英杰，等．土茯苓化学成分的分离与鉴定．中国药物化学杂志，2004，14（5）：291.
[8] 霍昕，高玉琼，刘建华，等．土茯苓挥发性成分研究．生物技术，2006，16（3）：60.
[9] 张颖，张立木，齐永秀，等．土茯苓中部分无机元素含量的测定．泰山医学院学报，2003，24（4）：376.
[10] 严瑞琪，陈志英，覃国忠，等．当归等三种中药及联苯双酯对黄曲霉素 B_1 致大鼠肝癌作用的影响．癌症，1986，5（2）：141.
[11] 张克锦，周承明，艾尼瓦尔・吾买尔，等．赤土茯苓醋酸乙酯提取物对儿茶酚胺作用的研究．中草药，1991，22（10）：460.
[12] 王文华，俞家华，周志仁，等．土茯苓对棉酚的解毒作用．中药通报，1982，7（1）：32.
[13] 王瑛．土茯苓治疗脑囊虫病合并高颅压症 100 例．河南中医药学刊，1996，11（3）：39.
[14] 杨卫明．土茯苓汤治疗血管神经性头痛 65 例．现代中西医结合杂志，2008，17（18）：2837.
[15] 王培业．重用土茯苓治疗偏头痛 72 例疗效观察．山西中医学院学报，2006，7（2）：23.
[16] 韩庭威．土茯苓汤治疗慢性前列腺炎 60 例报道．甘肃中医，2002，15（4）：74.
[17] 姚春海．祛风解毒颗粒治疗慢性荨麻疹疗效观察．中国误诊学杂志，2006，6（32）：4560.
[18] 姚志道．复方土茯苓合剂的制备与临床应用．中成药，1992，14（5）：5.
[19] 王凤岭．土茯苓治疗牛皮癣 50 例临床观察．黑龙江中医药，1988，（3）：24.
[20] 黄梅生．土茯苓合剂治疗寻常疣 33 例．广西中医药，1990，13（3）：20.
[21] 宗锡祥．土茯苓大黄汤治疗带状疱疹．四川中医，1990，8（2）：41.
[22] 黄鸣．解毒利湿汤治疗天疱疮 32 例．福建中医药，1983，（4）：30.
[23] 查羽，杜澜．解毒祛腐汤外用治疗前阴溃疡 56 例．浙江中医杂志，1983，（10）：452.
[24] 胡永固．土茯苓蛇草赤豆汤治疗久淋．四川中医，1991，（6）：28.
[25] 张鸣钟．土茯苓汤治疗尿路感染．陕西中医，1984，5（4）：43.
[26] 马英生，姜存良，卢卜．土茯苓合剂灌肠治疗慢性溃疡型结肠炎 50 例．天津中医，1993，（1）：36.
[27] 林树宗．自拟土茯苓梅术汤治疗泄泻 193 例．广西中医药，1984，（6）：26.
[28] 阎崇文．重用土茯苓治疗膝关节积液．江苏中医杂志，1986，7（9）：21.

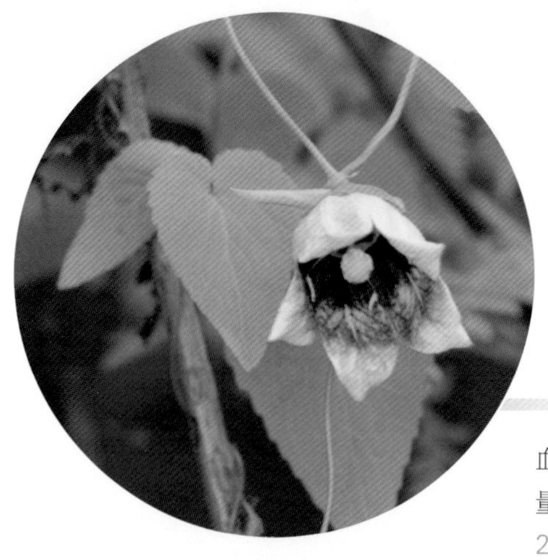

Tu dang shen

土党参

Campanumoeae Javanicae Radix
[英]Java Campanumoea Root

【别名】桂党参、四棱子参、牛尾参、土羊乳、野党参、土沙参、南人参、小人参、金钱豹。

【来源】为桔梗科植物大花金钱豹 *Campanumoea javanica* Bl. 的根。

【植物形态】多年生草质缠绕藤本。根茎极短、根肥大，肉质，有分枝，外皮淡黄色。全株光滑无毛，具白色粉霜。有白色乳。叶通常对生；叶柄与叶片近等长；叶片卵状心形，长 3~7cm。宽 1.5~6cm，先端钝尖，基部心形，边缘有浅钝齿。花 1~2 朵腋生；萼管短，与子房贴生，5 深裂，裂片三角状披针形；花冠钟状，下部与子房连生，5 裂近中部，裂片卵状三角形，向外反卷，外面淡黄绿色，内面下部紫色；雄蕊 5，线形，花丝窄线形，基部变宽；子房半下位，花柱无毛，柱头通常 5 裂。浆果近球形。熟时黑紫色。

【分布】广西主要分布于全州、灌阳、阳朔、钟山、贺州、藤县、平南、桂平、隆安、平果、隆林、岑溪、凤山等地。

【采集加工】秋季采挖，洗净。晒干。

【药材性状】根呈圆柱形，少分枝。扭曲不直，长 10~25cm，直径 0.5~1.5cm。顶部有密集的点状茎痕。表面灰黄色，全体具纵皱纹，质硬而脆，易折断。断面较平坦，可见明显的形成层。木质部黄色。木化程度较强，气微，味淡而微甜。

【品质评价】以粗大、色黄者为佳。

【化学成分】本品根茎中主要含有党参苷（tangshenoside），丁香苷（syringin），5- 羟基 -4′, 6,7- 三甲氧基黄酮（5-hydroxy-4′,6,7-trimethoxyflavone），5- 羟基 -4′,7- 二甲氧基黄酮（5-hydroxy-4′,7-dimethoxyflavone），蒲公英赛醇乙酸酯（taraxerol acetate），无羁萜（friedelin）等成分 [1]。

【药理作用】

1. 抗疲劳 土党参多糖能延长小鼠爬杆时间，增加小鼠游泳耐力，降低血乳酸、血清尿素氮的含量、增加肝糖原的含量，提示其具有很好的抗疲劳作用 [2]。

2. 抗肿瘤 土党参多糖对小鼠 S180 实体瘤有抑制作用，同时还能增强小鼠免疫能力和改善脏器的能力 [3]。

3. 增强免疫 土党参多糖对环磷酰胺所致小鼠白细胞减少症有升高白细胞和促进其骨髓造血功能的作用，提示土党参多糖对肿瘤化疗有辅助治疗作用 [4]。

4. 脑缺血再灌注损伤的保护作用 土党参多糖可明显减轻缺血再灌注模型小鼠的海马区神经元损伤，降低脑组织中丙二醛、一氧化氮含量，而对超氧化物歧化酶、谷胱甘肽无明显影响。其作用机制可能与其神经营养、抗氧化、代谢调控、降低乙酰胆碱酯酶活性有关 [5]。

【临床研究】

火热证 用清水养元胶囊（黄栀子、苦丁茶、苦竹叶、山枝茶、土党参、土大黄等）治疗火热证病人（具有失眠、便秘、痤疮、口腔溃疡等典型症状，并持续 1 个月以上），每次 2 粒，每日 3 次，2 周为 1 个疗程。用药前 1 周停用任何口服药物，用药期间忌食咖啡、烟酒、浓茶等易兴奋食物。结果：共治疗 120 例，对火热证的失眠、便秘、口腔溃疡的总有效率分别为 90.3%，80% 和 90%，而对痤疮的疗效相对较

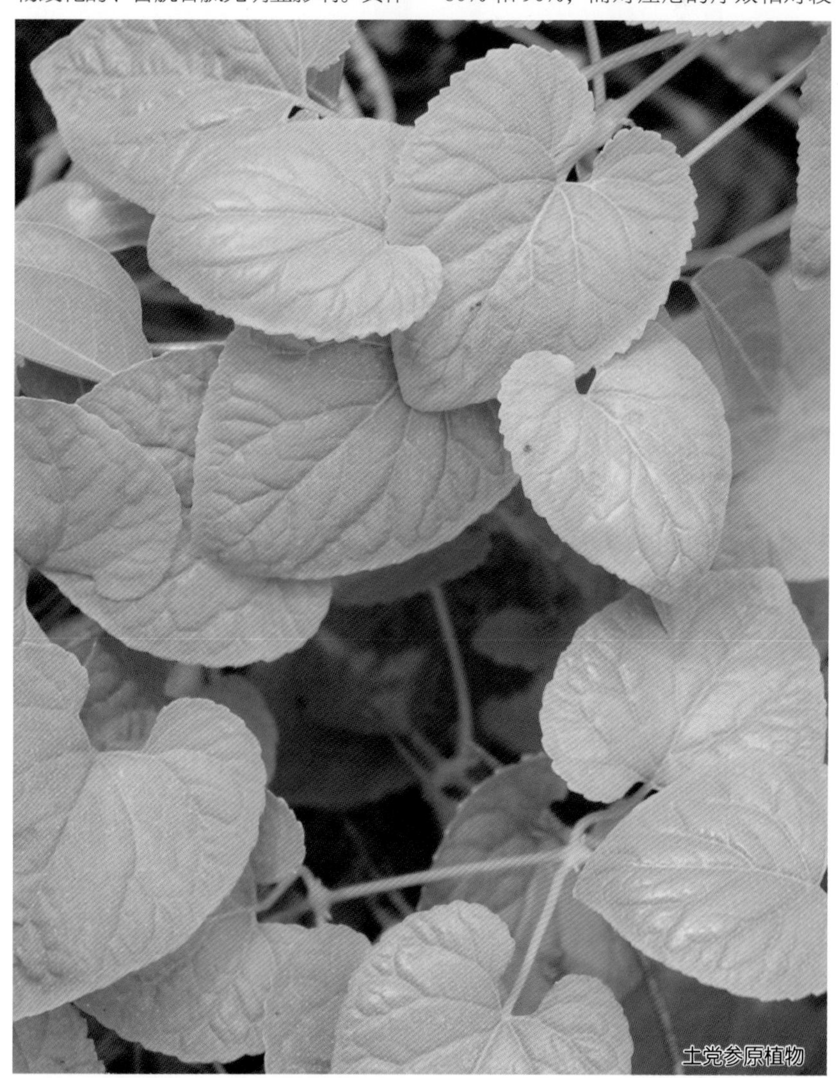
土党参原植物

低（5%）。一般病人服药1个疗程，症状缓解，2~3个疗程症状基本消失。10%病人在服药2~3个疗程无明显改善的，多为10年以上的病程病人[6]。

【性味归经】味甘，微苦，性平。归脾、肺经。

【功效主治】健脾益气，补肺止咳，下乳。主治虚劳内伤，气虚乏力，心悸，多汗，脾虚泄泻，带下，肺虚咳嗽，小儿疳积，乳汁稀少。

【用法用量】内服：煎汤，15~30g。外用鲜品适量，捣烂敷。

【使用注意】服药时不宜食萝卜。

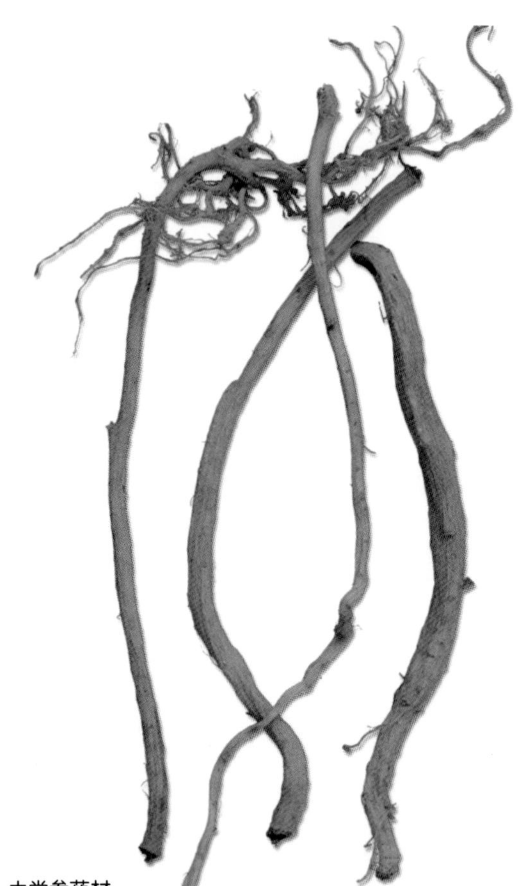

土党参药材

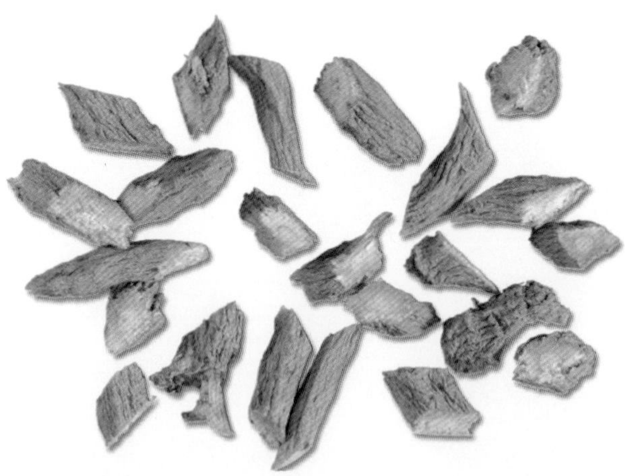

土党参饮片

【经验方】

1. 虚劳　土党参60g，糯米300g。水煎服。（《湖北中草药志》）
2. 多汗、心悸　土党参15g。水煎服。（《湖北中草药志》）
3. 神经衰弱　金钱豹60g。煎水加冰糖少许，冲服。（《西昌中草药》）
4. 寒咳　土党参根60g，白胡椒、艾叶各15g。水煎服。（《江西草药》）
5. 肺痿声哑　土党参鲜根90g，猪肺1具。顿服。（《闽南草药》）
6. 虚证咳嗽　金钱豹根15~24g。水煎服。（《湖南药物志》）
7. 脾胃虚弱、倦怠　金钱豹根15~60g。水煎服。（《湖南药物志》）
8. 脾虚泄泻　土党参15~30g，大枣9~15g。水煎服。（《福建中草药》）
9. 乳汁少　土党参30g。煮猪脚食。（《湖南药物志》）
10. 白带过多（气虚证）　①白背叶根15g，海螵蛸24g，刺苋菜根30g，土党参15g。每日1剂，水煎服。（江西《草药手册》）②金钱豹根30g，胭脂花根、扁豆各15g。炖肉服。（《西昌中草药》）
11. 小儿疳积　①鲜土党参30g，白糖适量，水煎服，或取汤冲鲜鸡蛋1枚服。②土党参15g，仙茅4~6g，猪瘦肉60g。顿服。（《福建药物志》）
12. 小儿遗尿　土党参根60~120g，猪瘦肉120g。水炖，服汤食肉。（《江西草药》）

【参考文献】

[1] 张占军，杨小生，朱文适，等.土党参化学成分研究.中草药，2005，36（8）：1144.

[2] 彭梅，张振东，杨娟.土党参多糖对小鼠的抗疲劳作用.食品科学，2011，32（19）：224.

[3] 彭梅，张振东，杨娟.14种多糖对小鼠S180肉瘤抑制活性筛选.山地农业生物学报，2011，30（1）：56.

[4] 姚佳，杨晓玲，彭梅，等.土党参多糖对环磷酰胺所致小鼠白细胞减少症的影响.山地农业生物学报，2011，30（4）：340.

[5] 张振东，杨娟，吴兰芳，等.土党参多糖对小鼠脑缺血再灌注损伤的保护作用.中国药理学通报，2011，27（4）：508.

[6] 梁山.清水养元胶囊治疗火热证临床观察.第五次全国中西医结合中青年学术研讨会论文汇编，2004：76.

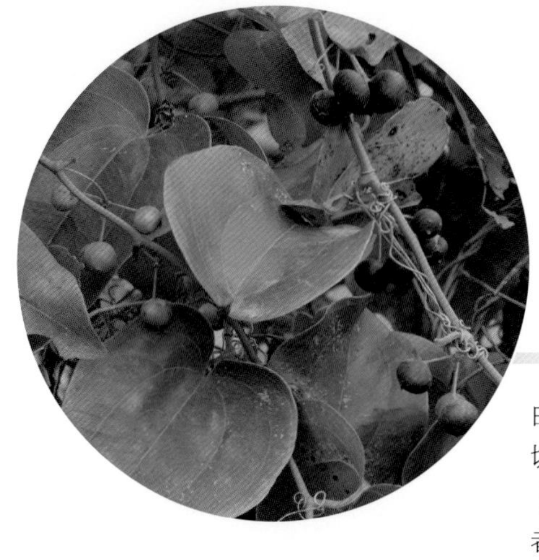

Tu bi xie 土萆薢

Heterosmilacis Japonicae Rhizoma
[英]Japanese Heterosmilax Rhizome

【别名】白萆薢、白土苓、铁架子、白土茯苓、九牛力、千斤力、川太。

【来源】为百合科植物肖菝葜 *Heterosmilax japonica* Kunth 的块茎。

【植物形态】多年生攀缘灌木。无毛，小枝有钝棱。叶互生；叶柄在下部 1/4~1/3 处有卷须和狭鞘；叶纸质，卵状披针形或心形，长 6~20cm。宽 2.5~12cm，先端渐尖或短渐尖，有短尖头，基部多少心形；侧脉 5~7 条，小脉网状。伞形花序生于叶腋，或生于褐色的苞片内；总花梗扁；花序托球形；花梗纤细，雄花花被筒长圆形或倒卵形，顶端有 3 枚钝齿，雄蕊 3 枚，花药长为花丝的 1/2；雌花花被筒卵形，具 3 枚退化雄蕊，子房卵形，柱头 3 裂。浆果卵圆形。

【分布】广西主要分布于邕宁、隆安、宁明、上思、防城、北流、富川等地。

【采集加工】春、秋二季采挖，除去芦茎，洗净。切片，晒干。

【药材性状】根茎呈不规则块状。长 10~30cm，直径 5~8cm，表面黄褐色，粗糙，有坚硬的须根残基，断面周围白色，中心黄色粉性饮片厚 1~3cm；切面稍粗糙，亦有小亮点。质软。味淡。

【品质评价】以身干、色黄褐、无泥杂者为佳。

【化学成分】本品含 α,α′-(双-5-甲酰基-2-呋喃)二甲醚[α,α′-(bis-5-formyl-2-furanyl)dimethylether]，对羟基苯甲酸(*p*-hydroxybenzoic acid)，大黄酸(rhein)，*β*-谷甾醇吡喃葡萄糖苷(*β*-sitosterol-3-*O*-*β*-D-glucoside)，单棕榈酸甘油酯(glycerol monopalmitate)，山嵛酸(behenic acid)，二十八烷(octacosane)[1]；还含 *β*-谷甾醇(*β*-sitosterol)，棕榈酸(palmitic acid)和硬脂酸(stearic acid)等[2]。

【性味归经】味甘、淡，性平。归肺、肾经。

【功效主治】清热利湿，解毒消肿。主治痈肿疮毒，小便淋涩、白浊，带下，痈肿疮毒。

【用法用量】内服：煎汤，15~30g。

【使用注意】肾阳亏虚者慎用。

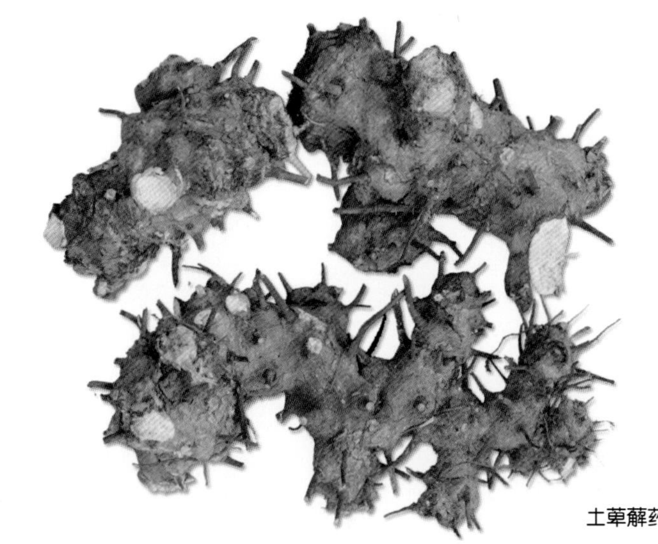

土萆薢药材

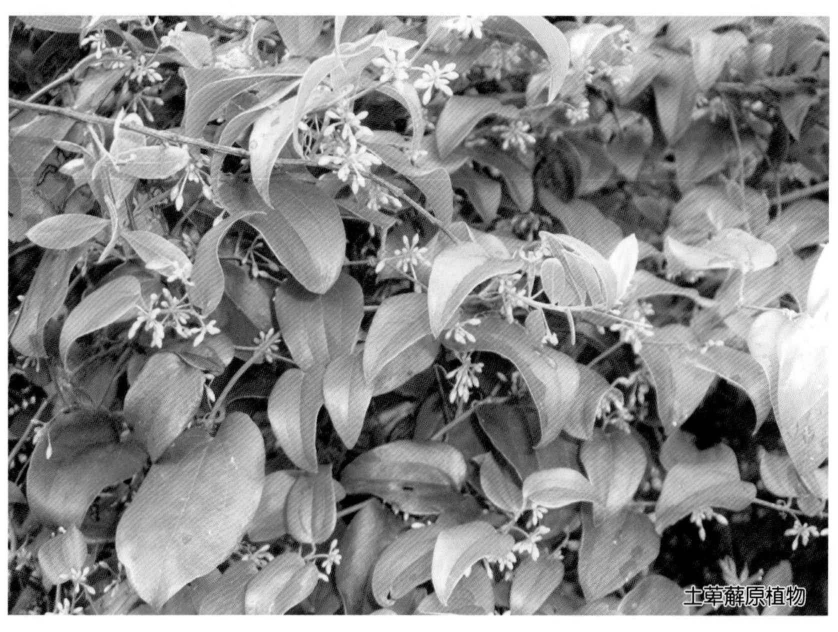

土萆薢原植物

【经验方】

1. 疮疖肿毒　白土茯苓、金银花、芙蓉枝等量。水煎服。(《湖南药物志》)
2. 阳痿　白土茯苓(老茎)、金樱子各 30g，女贞子 15g。水煎服。(《湖南药物志》)

【参考文献】

[1] 于江泳，张思巨，刘丽，等. 肖菝葜化学成分的研究. 中国药学杂志，2005，40(1)：19.

[2] 国家中医药管理局《中华本草》编委会. 中华本草. 上海：上海科学技术出版社，1999：7177.

Tu chang shan 土常山

Symplocotis Chinensis Folium
[英]Chinese Sweetleaf Leaf

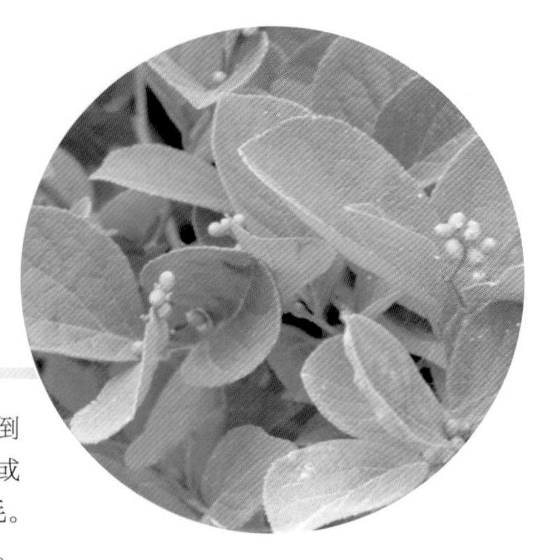

【别名】华山矾、羊子屎、毛柴子、百政果、木地牛、白柴头、小药木。

【来源】为山矾科植物华山矾 *Symplocos chinensis*（Lour.）Druce的叶。

【植物形态】多年生灌木。枝、叶柄、叶背均被灰黄色皱曲柔毛。叶互生；叶片纸质，椭圆形或倒卵形，长4~10cm，宽2~5cm，先端急尖或短尖，有时圆，基部楔形或圆形，边缘有细尖锯齿，叶面有短柔毛；中脉在叶面凹下，侧脉每边4~7条。圆锥花序顶生或腋生，花序轴、苞片、萼外面均密被灰黄色皱曲柔毛；苞片早落；花萼裂片长圆形，长于萼筒；花冠白色，芳香，5深裂几达基部；雄蕊50~60，花丝基部合生成5体雄蕊；花盘具5凸起的腺点，无毛；子房2室。核果卵状圆球形，歪斜，被紧贴的柔毛，熟时蓝色，先端宿萼裂片向内伏。

【分布】广西全区均有分布。

【采集加工】春、夏季采叶，晒干。

【药材性状】叶片多皱缩破碎，绿色或黄绿色，完整者展平后呈椭圆形或倒卵形，先端急尖或短尖，基部楔形或圆形，边缘有细小锯齿，上面有短柔毛。中脉在上面凹下，侧脉每边4~7条。嫩枝、叶柄、叶背均被有黄色皱曲柔毛。叶片纸质。气微，味苦，有小毒。

【品质评价】以身干、色绿、无杂质者为佳。

【化学成分】本品含三萜皂苷[1]，含华山矾皂苷（symplocososide）L-U，均以多羟基-12-烯-齐墩果烷为苷元母核，在C-21和C-22位或仅在C-22位羟基上连有不同取代基[2]。

【药理作用】

1. 抗肿瘤　华山矾根的乙醇提取液的乙酸乙酯、正丁醇部位对多种人肿瘤细胞株具有不同程度抑制作用，该活性成分大多为三萜皂苷类化合物[2]。

2. 抗微生物　华山矾的乙醇提取液的石油醚、二氯乙烷、乙酸乙酯部位均有强大的抗微生物活性[3]。

【临床研究】

疖肿　治疗组用华山矾鲜叶咀嚼或捣烂外敷疖肿部位，也可用华山矾干叶研末，用盐沸水或茶叶沸水调成糊状外敷，每日1次。对照组口服阿莫西林，外敷消炎止痛膏，每日1次。结果：治疗组60例，痊愈40例，显效14例，有效5例，无效1例，总有效率98.33%；对照组46例，总有效率67.29%，治疗组疗效明显优于对照组[4]。

【性味归经】味苦，性凉；有小毒。归胃、大肠经。

【功效主治】清热利湿，解毒，止血生肌。主治泻痢，疮疡肿毒，创伤出血，烫火伤，溃疡。

【用法用量】内服：鲜品15~30g，捣汁。外用适量，捣敷；或研末调敷。

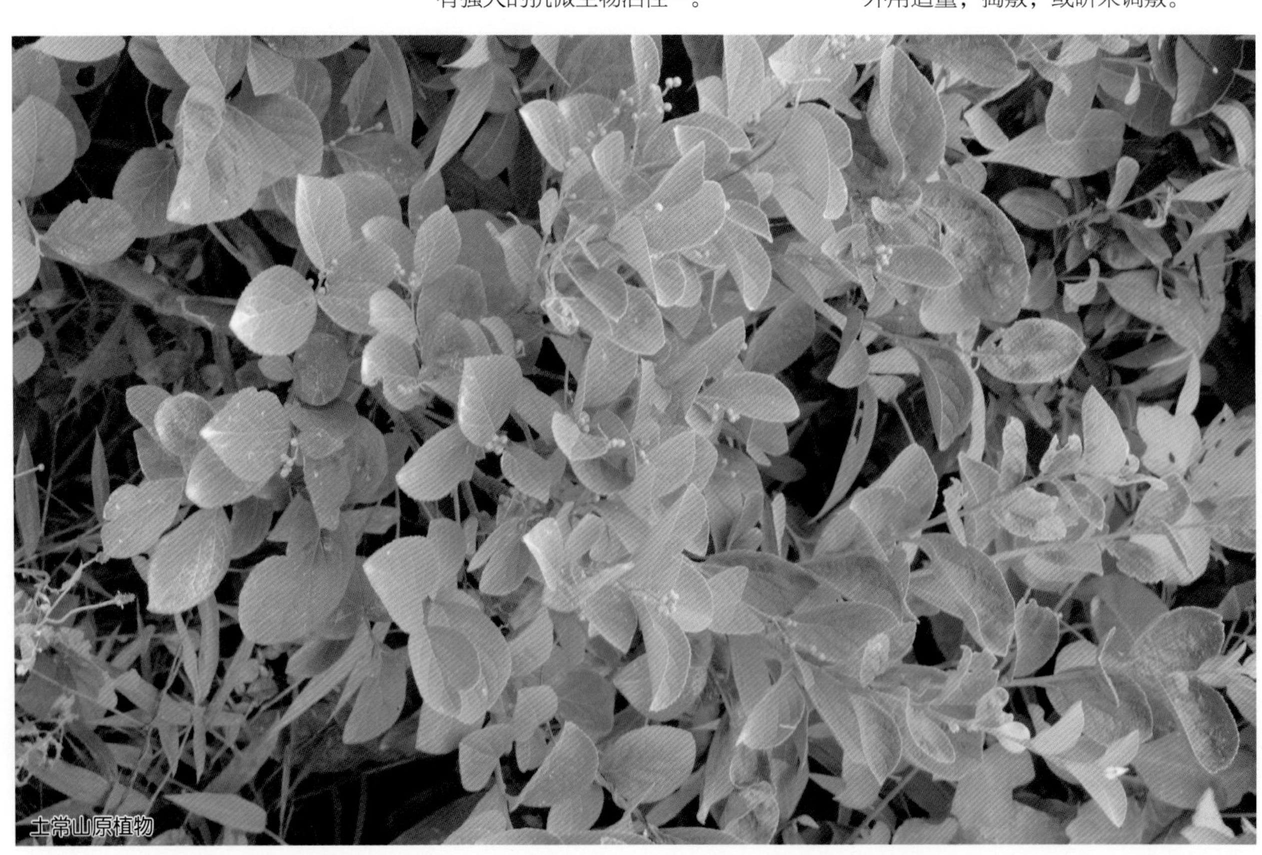

土常山原植物

【经验方】

1.烂眼缘　华山矾叶适量加水浸3h，煮沸，待温洗患处。（江西《草药手册》）

2.落枕　土常山鲜叶捣烂，加酒炒热外敷。（《广西本草选编》）

3.跌打损伤　华山矾叶6g，加酒蒸1h，去渣服酒。（江西《草药手册》）

4.外伤出血　①华山矾叶（鲜）适量，捣烂外敷。（《江西草药》）②土常山叶研粉撒伤处。（《广西本草选编》）

5.烫火伤　鲜华山矾叶捣烂，或干叶研末。敷患处。（《常用中草药彩色图谱》）

6.乳腺炎，无名肿毒（未溃），刀伤发炎　华山矾鲜叶适量，捣烂外敷。（《浙江药用植物志》）

7.痢疾　华山矾叶15g，算盘子叶15g，枫树叶9g（以上均为鲜品）捣汁服。治疗红痢以上药加白糖调服，治疗白痢以上药加红糖调服。（江西《草药手册》）

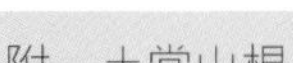

附：土常山根

味苦，性凉；有小毒。归肺、胃、大肠经。功效：清热解毒，化痰截疟，通络止痛。主治：感冒发热，泻痢，疮疡疖肿，毒蛇咬伤，疟疾，筋骨疼痛，跌打损伤。内服：煎汤，9~15g，大剂量15~30g。外用适量，煎水洗或鲜根皮捣烂敷。服本品过量，可引起恶心、呕吐、头晕、胸闷等症状出现。解救可用甘草15~30g水煎服，或用生姜30~60g水煎服。

经验方　①落枕：土常山鲜根皮捣烂加酒炒热外敷。（《广西本草选编》）②疮疡久不收口：土常山水煎洗患处。（《广西民族药简编》）③疥疮：土常山根120g。煎水，洗患处。（《广西中草药》）④跌打损伤：华山矾根15g，水煎，黄酒冲服。或加虎杖根30g。水煎服；或加活血丹、佛甲草（以圆叶为佳）各9g。水煎服。（《浙江民间常用草药》）

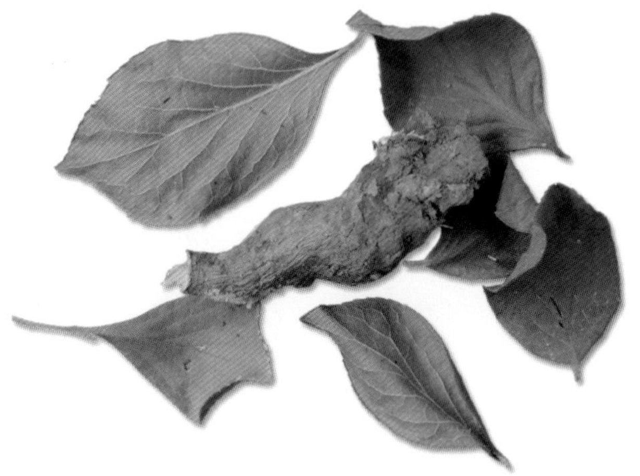

土常山药材

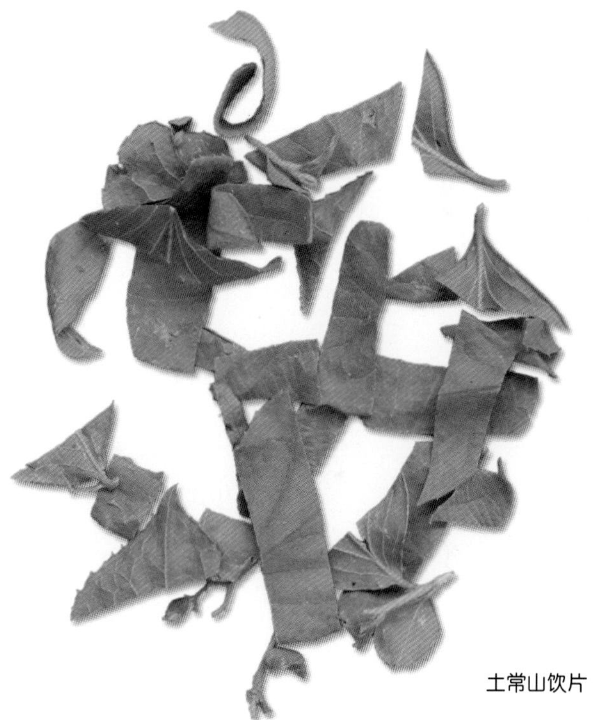

土常山饮片

【参考文献】

[1] 李斌，再帕尔·阿不力孜，唐美军，等．华山矾植物中三萜皂苷类化合物的电喷雾串联质谱研究．质谱学报.2004，25（10）：35.

[2] 屈晶，刘云宝，浮光苗，等．华山矾中具有抗肿瘤活性的新三萜皂苷成分的研究．中国化学会第二十五届学术年会论文摘要集（下册），2006：7.

[3] Khan MR,Kihara M,Omoloso AD.Antimicrobial activity of Symplocoscochinensis. Fitoterapia, 2001, 72（7）:825.

[4] 钟自秀，熊涓．华山矾外敷治疗疖肿60例．江西中医药，2008，39（6）：39.

Xia tian ju

下田菊

Adenostemmatis Laveniae Herba
[英]Common Adenostema Herb

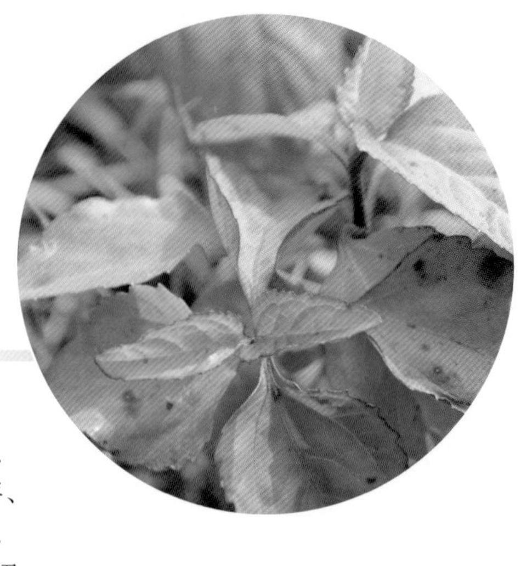

【别名】风气草、仁皂刺、乳痈药、白龙须、胎盘草、汗苏麻。

【来源】为菊科植物下田菊 *Adenostemma lavenia*（L.）O. Ktze. 的全草。

【植物形态】多年生草本。茎直立，单生，通常上部叉状分枝，具白色短柔毛，下部或中部以下光滑无毛。叶对生；叶柄有狭翼；叶基生者小，花期凋落，中部叶卵圆形或卵状椭圆形，长 4~15cm，宽 3~12cm，先端锐尖或圆钝，基部圆楔形或楔形，边缘有圆锯齿或大锯齿，两面疏被短毛。头状花序小；总苞半球形；总苞片 2 层，近等长，狭长椭圆形，先端圆钝，基部稍有连合；外层苞片大部合生，外面疏被白色长柔毛；管状花上部钟形，5 齿裂；花柱分枝伸出。瘦果倒椭圆形，上部圆钝，下部狭，有腺点或细瘤；冠毛 4 枚，基部连合成环。

【分布】广西主要分布于全州、上林、灵川、钟山、贺州、藤县、北流、昭平、贵港、桂平、凌云、岑溪、苍梧等地。

【采集加工】夏、秋季采收，鲜用或切段晒干。

【药材性状】本品长 30~100cm，茎粗壮，具纵棱及沟槽，棕褐色。质松脆，断面不整齐，黄白色。叶皱曲或破碎，完整者平展后为阔卵形或椭状披针形，长 4~15cm，边缘具粗锯齿，两面均疏被短柔毛；绿色；头状花序顶生，排成疏松的伞房状圆锥花序，花小，白色或黄色。瘦果黑色。气微，味苦。

【品质评价】以叶多、完整、带花序者为佳。

【化学成分】下田菊地上部分的挥发油含 α- 荜澄茄油烯（α-cubebene），石竹烯（caryophyllene），γ- 榄香烯（γ-elemene），α- 石竹烯（α-caryophyllene），α- 恰米烯（α-chamigrene），双环 [4,3,0]-γ- 亚甲基 -2,4,4- 三甲基 -2- 乙烯基 - 壬烷（bicyclo [4,3,0]-γ-methylene-2,4,4-trimethyl-2-vinyl nonane），γ- 萜品烯（γ-terpinene），D- 柠檬烯（D-limonene），α- 蒎烯（α-pinene）及 2- 蒈烯（2-carene）等成分 [1]。

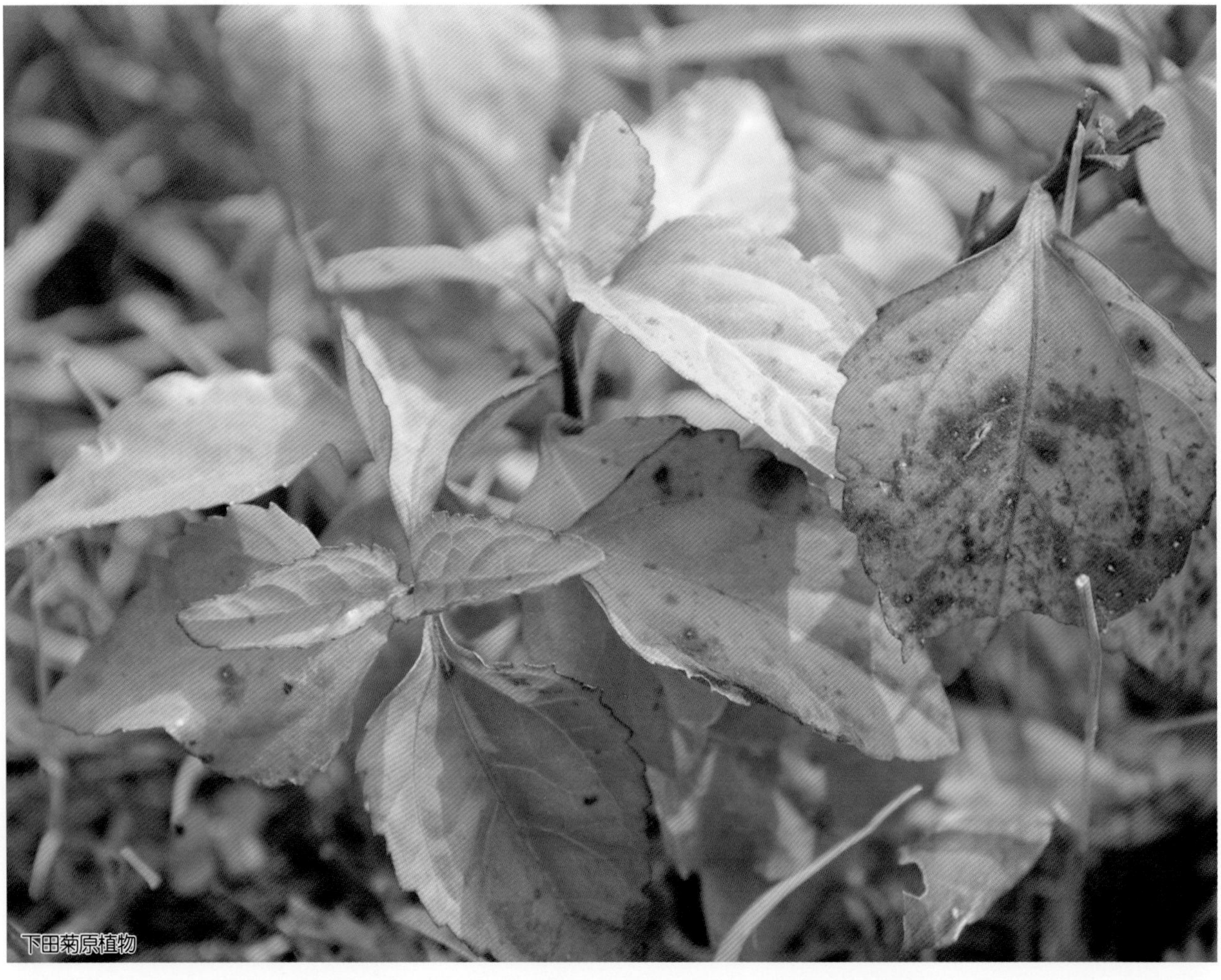

下田菊原植物

【性味归经】味辛、微苦，性凉。归肺、肝经。
【功效主治】清热解毒，祛风除湿。主治感冒发热，黄疸型肝炎，肺热咳嗽，咽喉肿痛，风湿热痹，乳痈，痈肿疮疖，毒蛇咬伤。
【用法用量】内服：煎汤，10~15g，鲜品加倍；或浸酒。外用适量，捣敷。
【使用注意】脾胃虚寒者慎服。

【经验方】

1. 外感　风气草、姨妈菜、生姜各9g。水煎服。（《贵州民间药物》）
2. 风湿骨节痛　风气草120g，泡酒500g，早晚各服30g。（《贵州民间药物》）
3. 急性传染性肝炎　鲜下田菊90~120g，或干品30~60g。水煎服，每日1剂。如黄疸已退，小便清利时，加瘦猪肉30g。忌酒。（《全国中草药新医疗法展览会资料选编》）

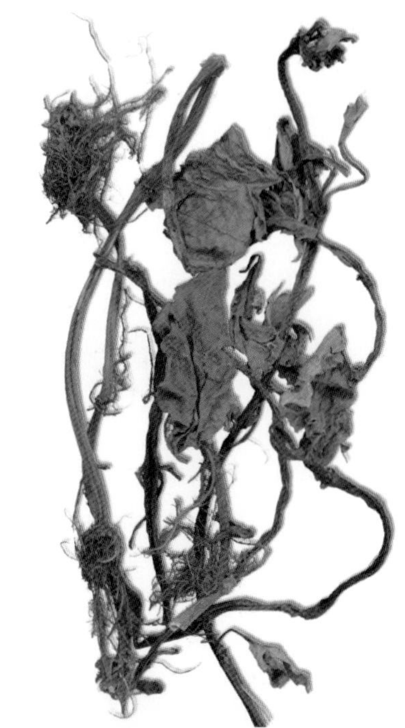
下田菊药材

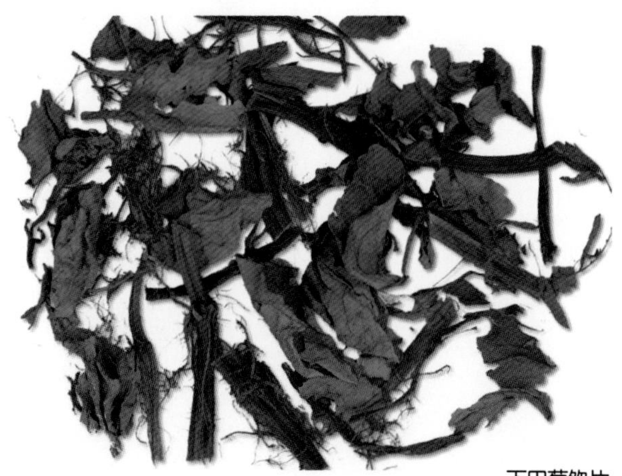
下田菊饮片

【参考文献】

[1] 杨永利，郭守军，马瑞君 . 下田菊挥发油化学成分的研究 . 热带亚热带植物学报，2007，15（4）：355.

Da suan 大蒜

Allii Bulbus
[英]Garlic Bulb

【别名】胡蒜、蒜、独头蒜、独蒜、青蒜、蒜瓣。

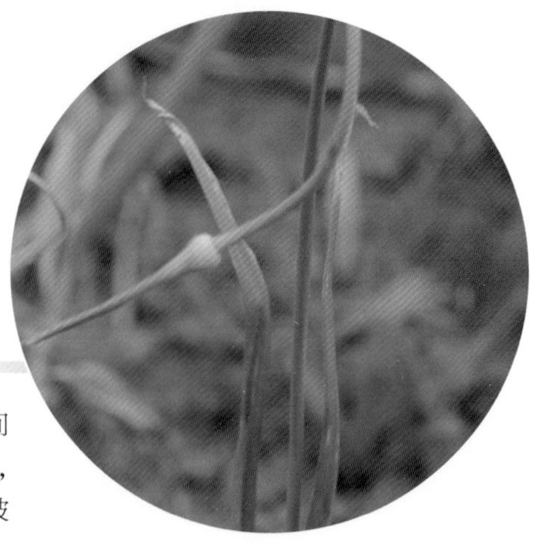

【来源】为百合科植物大蒜 *Allium sativum* Linn. 的鳞茎。

【植物形态】越年生草本，具强烈蒜臭气。鳞茎大形，球状至扁球状，通常由多数肉质、瓣状的小鳞茎紧密地排列而成，外面被数层白色至带紫色的膜质外皮。叶基生；叶片实心，宽条形至条状披针形，扁平，先端长渐尖，比花葶短，宽可达 2.5cm，基部鞘状。花葶实心，圆柱状，中部以下被叶鞘；总苞具长喙；伞形花序密具珠芽，间有数花；小花梗纤细；小苞片大，卵形，膜质，具短尖；花常为淡红色；花被片披针形至卵状披针形，内轮的较短，花丝比花被短，基部合生并与花被片贴生，内轮的基部扩大，扩大部分每侧各具 1 齿，齿端成长丝状，长超过花被片，外轮的锥形；子房球状；花柱不伸出花被外。

【分布】广西全区均有栽培。

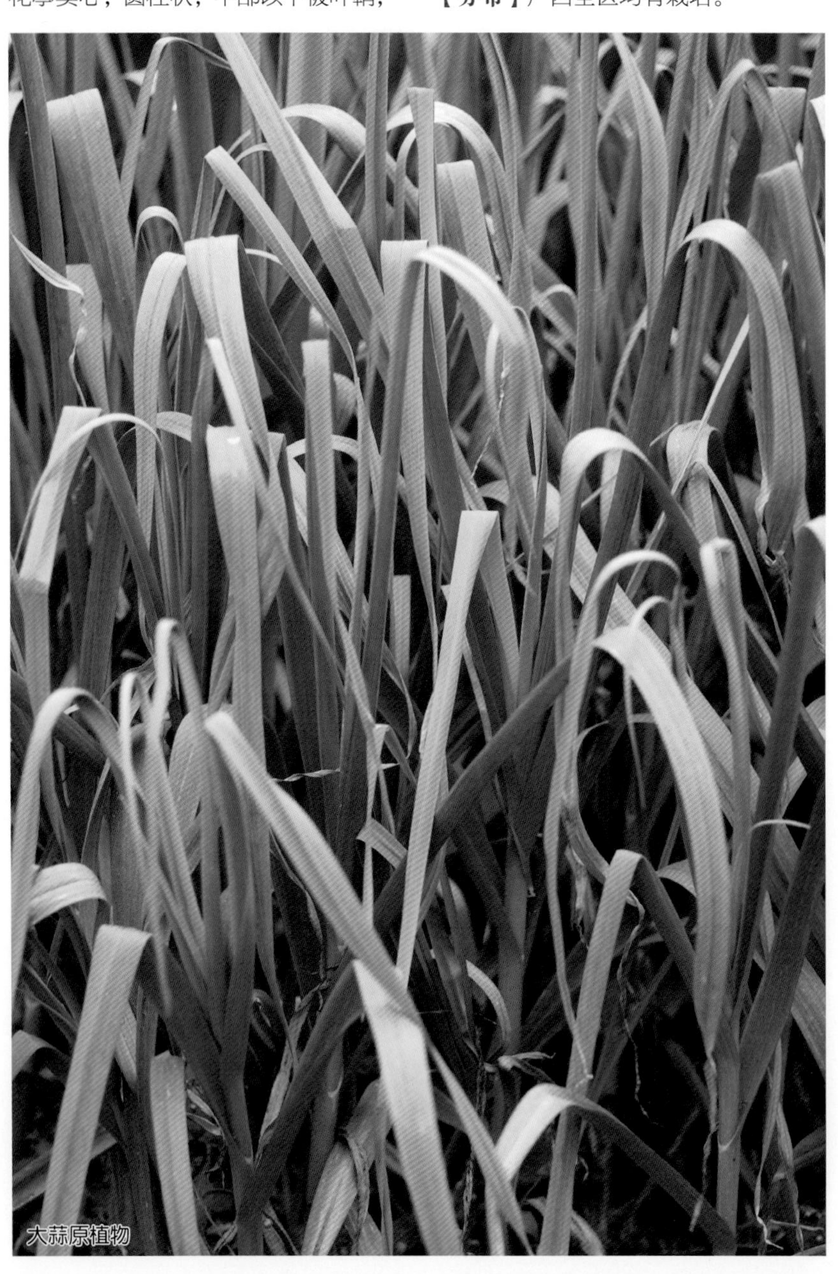
大蒜原植物

【采集加工】在蒜薹采收后 20~30 天即可采挖蒜头。采收的蒜头，除去残茎及泥上，置通风处晾至外皮干燥。

【药材性状】鳞茎类球形，直径 3~6cm，由 6~10 个小鳞茎着生在扁平木质鳞茎盘上抱合而成，外包 1~3 层白色或淡紫红色膜质鳞叶，中央有干缩的花序残基。小鳞茎瓣长卵圆形，顶端略尖，背面略隆起，外被膜质鳞叶，内为白色肥厚的肉质鳞叶。气特异，味辛辣。

【品质评价】以个大、肥厚、味辛辣者为佳。

【化学成分】大蒜含挥发性成分、硫代亚磺酸酯类（thiosulfinate）、苷类（glycoside）、多糖（polysaccharide）、脂类（lipoid）及多种氨基酸衍生物。

挥发性成分：大蒜油中有多种含硫挥发性化合物，包括二甲基二硫醚（dimethyldisulfide），二烯丙基硫醚（diallylsulfide），甲基烯丙基硫醚（methylallylsulfide），甲基烯丙基二硫醚（methylallyldisulfide），丙基烯丙基二硫醚（propylallyldisulfide），二烯丙基二硫醚（diallyldisulfide），二丙烯基二硫醚（dipropenyldisulfide），二烯丙基三硫醚（diallyltrisulfide）俗称大蒜素（allitridin），甲基烯丙基三硫醚（methylallyltrisulfide），二甲基三硫醚（dimethyl trisulfide），烯丙基丙基三硫醚（allylpropyltrisulfide），二烯丙基四硫醚（diallyltetrasulfide），甲基烯丙基五硫醚（methylallylpentasulfide），反式-和顺式-大蒜烯（ajoene），4-甲基-1,2-二硫杂-3-环戊烯（4-methyl-1,2-dithia-3-cyclopentene），3-甲基-1,2-硫杂-3-环戊烯（3-methyl-1,2-dithia-3-cyclopentene），3-乙烯基-1,2-二硫杂-4-环己烯（3-vinyl-

1,2-dithia-4-cyclohexene），2- 乙烯基 -1,3- 二硫杂 -4- 环己烯（2-vinyl-1,3-dithiin-4- cycolhexene），3- 乙烯基 -1,2- 二硫杂 -5- 环己烯（3-vinyl-1,2-dithiin-5- cycolhexene），6- 甲基 -1- 硫杂 -2,4- 环己二烯（6-methyl-1-thia-2,4-cyclohexadiene），4- 乙烯基 -1,2,3- 三硫杂 -5- 环己烯（4-vinyl-1,2,3-trithia-5-cycolhexene），双硫代 -（丙烯基）丙酸酯 [dithio-（propenyl）-propionate]，2- 乙基四氢噻吩（2-ethyltetrahydrothiophene）等 [1]。

硫代亚磺酸酯类主要有大蒜辣素（allicin, diallylthiosulfinate），1- 丙烯基硫代亚磺酸烯丙酯（allyl-1-propenylthiosulfinate），烯丙基硫代亚磺酸甲酯（methylallylthiosulfinate），烯丙基硫代亚磺酸 -1- 丙烯酯（1-propenylallylthiosulfinate），甲基硫代亚磺酸烯丙酯（allylmethylthiosulfinae），1- 丙烯基硫代亚磺酸甲酯（methyl-1-propenylthiosulfinate）及二甲基硫代亚磺酸酯（dimethylthiosulfinate）等 [1]。

S- 烷（烯）-L- 半胱氨酸衍生物有蒜氨酸（alliin, *S*-ally-L-cysteinsulfoxide），*S*- 甲基半胱氨酸亚砜（*S*-methylcysteinsulfoxide），环蒜氨酸（cycloalliin），*S*- 烯丙基 -L- 半胱氨酸（*S*-allyl-L-cysteine），左旋 -*S*- 丙烯基 -L- 半胱氨酸（*S*-propenyl-L-cystein），*S*- 丙基 -L- 半胱氨酸（*S*-propyl-L-cystein），*S*- 丁基 -L- 半胱氨酸（*S*-buty-L-cystein），*S*- 烯丙基硫基 -L- 半胱氨酸（*S*-allymercapto-L-cysteine）及 *S*- 甲硫基 -L- 半胱氨酸（*S*-methylthio-L-cysteine）等 [1]。

γ-L- 谷氨酸多肽类成分有 *γ*-L- 谷酰 -L- 苯丙氨酸（*γ*-L-glutamyl-L-phenylalanine），*γ*-L- 谷氨酰 -*S*- 甲基 -L- 半胱氨酸（*γ*-L-glutamyl-*S*-methyl-L-cysteine），*γ*-L- 谷氨酰 -*S*- 甲基 -L- 半胱氨酸亚砜（*γ*-L-glutamyl-*S*-methyl-L-cysteisulfoxide），*γ*-L- 谷氨酰 -*S*-（*β*- 羧基 - 丙基）-L- 半胱氨酰甘氨酸 [*γ*-L-glutamyl-*S*-（*β*-carboxy-*β*-propyl）-L-cysteinylglycine]，*γ*-L- 谷氨酰 -*S*- 烯丙基巯基 -L- 半胱氨酸（*γ*-L-glutamyl-*S*-allylmercapto-L-cysteine），*γ*-L- 谷氨酰 -*S*- 烯丙基 -L- 半胱氨酸（*γ*-L-glutamyl-*S*-allyl-L-cysteine）及 *γ*-L- 谷氨酸 -*S*-（反 -1- 丙烯基）-L- 半胱氨酸 [*γ*-L-glutamyl-*S*-（*trans*-1-propenyl）-L-cysteine] 等 [1]。

含硫苷、黄酮苷、甾体苷及少量氨基酸苷。硫苷有葫蒜素（scordinin）A_1、A_2、A_3、B_1、B_2 及 B_3。葫蒜素 A_1 是烯丙基硫化果糖醛酸与葫蒜肽（scormin）的缩合物。黄酮苷有槲皮素（quercetin）及山柰酚（kaempferol）糖苷 [1]。

甾体皂苷主要包括原紫蒜甾醇苷 B（protieruboside B），大蒜甾醇苷 B_1（astivoside B_1）及其类似物大蒜甾醇苷 R_1 、R_2 和原异紫蒜甾醇苷 B 等 [2]。糖类有 D- 半乳聚糖（D-galactan），D- 聚半乳糖醛酸（D-galacturonan），L- 阿拉伯聚糖（L-arabinan），D- 葡聚糖（D-glucan）及 D- 果聚糖（D-fructan）等。果聚糖为菊糖型多糖，含果糖，葡萄糖 [1]。

脂类成分包括中性脂（neutrallipids）、糖脂（glycolipids）、磷脂（phospholipids），其脂肪酸组成主要是亚油酸（linoleic acid）和棕榈酸（palmitic acid）。糖脂主要有甾醇苷：原紫蒜甾醇苷（protoeruboside）B，大蒜甾醇苷（satioaide）B_1 及原去半乳糖替告皂苷（protodesgalactotigonin）等 [1]。

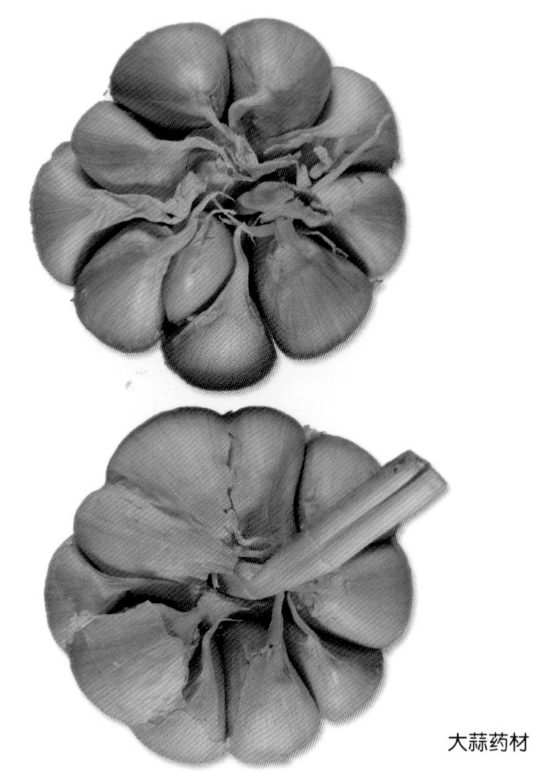

大蒜药材

酶类含蒜氨酸酶（allinase），多酚氧化酶（poly-phenoloxidase），已糖激酶（hexokinase）及 L- 丝氨酸 -*O*- 硫酸酯裂解酶（L-serine-*O*-sulfatelyase）等 [1]。

大蒜还含其他多种成分，如大蒜吡喃酮（allixin），腺苷（adenosine），顺 -、反 -2,3- 二甲基 -5,6- 二硫二环 [2.1.1] 己烷 5- 氧化物（2,3-dimethyl-5,6-dithiobicyclo[2.1.1] hexane-5-oxide）及（*Z,Z*）-*d,l*-2,3- 二甲基 -1,4- 丁烷二硫 -*S,S'*- 二氧化物 [（*Z,Z*）-*d,l*-2,3-dimethyl-1,4-butanedithio-*S,S'*-dioxide][1]。

【药理作用】

1. 抗菌、抗病毒　大蒜体外对志贺痢疾杆菌有抗菌作用 [3]。大蒜辣素抗菌机制可能通过干扰二巯基还原酶系中的电子转移，或通过氧化巯基而拮抗还原酶功能 [4]。大蒜素对骨髓移植病人并发巨细胞病毒感染有预防和治疗作用 [5]。

2. 对心血管作用　麻醉兔和犬静注大蒜浸出液能引起血压短暂下降 [6]。降血压的主要成分是大蒜糖配体 [7]。大蒜中分离出的大蒜素能抑制去甲肾上腺素和氯化钾引起的大鼠胸主动脉条收缩，能使去甲肾上腺素和氯化钙引起的主动脉条收缩减弱 [8]。

3. 降血脂与抗动脉粥样硬化　大蒜油对喂饲胆固醇所致兔高胆固醇血症、高血液凝固性和主动脉粥样硬化病变有保护作用 [9]。大蒜素对实验性高脂兔有降低血胆固醇和甘油三酯作用，并延长凝血时间和有抗动脉粥样硬化作用 [10]。

4. 抑制血小板聚集及溶栓　大蒜油能抑制二磷酸腺苷（ADP）、肾上腺素和胶原诱导的人血小板聚集作用，抑制效果与剂量正相关 [11]。大蒜素对血小板聚集抑制率具有血浆浓度依赖性，其抑制效应可能是通过血浆因素而间接

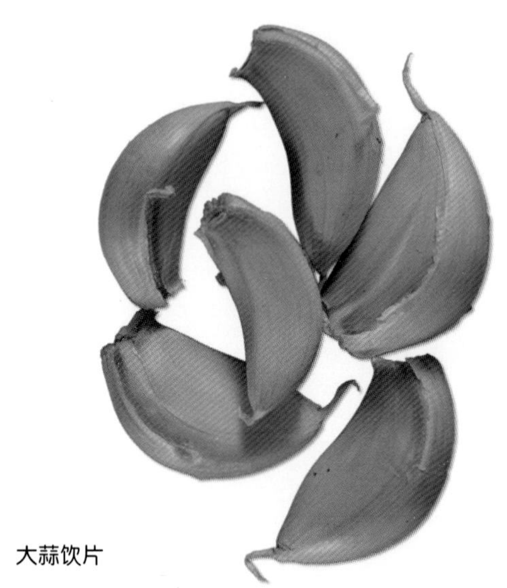
大蒜饮片

发挥[12]。大蒜油能抑制血栓素 B_2 的生成，其机制是通过抑制血小板的内过氧化酶，与大蒜油抑制血小板聚集作用有关[13,14]。

5. 抗肿瘤抗突变和阻断亚硝胺合成　雌性 C$_3$H/He 小鼠喂饲新鲜大蒜可完全抑制乳腺癌的发生，大蒜辣素可能是其活性成分[15]。大蒜素能促进丝裂霉素 C、环磷酸胺和顺铂诱导大鼠肝细胞 DNA 程序外合成（UDS），且存在剂量效应关系，而大蒜素本身无诱导 UDS 作用。大蒜素对不需代谢活化的顺铂诱导 UDS 存在促进作用，其是通过增强肝细胞修复 DNA 损伤的能力来发挥促 UDS 诱导作用[16]。

6. 保肝　大蒜油对四氯化碳（CCl_4）诱发初代培养大鼠肝细胞毒性具抑制作用，能减少 CCl_4 在大鼠肝微粒体作用下形成的 CCl_3 游离基[17]。

7. 对免疫功能影响　大蒜水提取物对免疫功能低下小鼠具有提高细胞免疫、体液免疫和非特异性免疫的作用[17]。大蒜素能够对抗小鼠 S180 肉瘤细胞和艾氏腹水癌细胞产生的肿瘤免疫抑制因子对 T 细胞激活的抑制作用[18]。

【临床研究】

1. 急性阑尾炎　生大黄 10g 碾成粉，加入大蒜瓣适量捣为糊状，装入直径 3.5cm 左右、高约 0.5cm 的浅槽容器中（罐头瓶盖亦可）备用。在麦氏点皮肤上薄薄涂抹一层红霉素软膏，范围略大于敷材，将上述盛药容器扣敷其上，胶布固定，每日 1 换。结果：共治疗 36 例，治愈 32 例，占 88.89%；有效 33 例，占 91.67%；无效者 3 例，占 8.33%[19]。

2. 慢性阑尾炎　治疗组采用大黄硝蒜方（生大黄 100g，红皮大蒜 10 头，芒硝 100g）外敷麦氏点治疗，大蒜去皮后与芒硝共同捣为碎末，形成蒜泥后外敷麦氏点 1~2h 至皮肤表面微红未起疱为止，然后去掉蒜泥，外敷以醋调和成的生大黄细末 1~2h，本方只敷 1 次即可。如外敷 3 天后未减轻者应改用其他方法。结果：共治疗 35 例，28 例经 1 个疗程治疗再配合适当的功能锻炼均治愈（80.0%），5 例经 2~3 个疗程治疗有效（14.3%），其余 2 例无效（5.7%），总有效率为 94.3%[20]。

3. 过敏性鼻炎　取大蒜 300g，压碎，置于装有 500ml 食用米醋的棕色玻璃瓶中，密封浸泡 1 个月后即可使用。用时将蒜醋液装入小瓶，将瓶口对准鼻孔熏吸 30min，每 3 天换 1 次蒜醋液。与此同时，病人还应注意平日少食辛辣及腥物，多食蔬菜水果，冷天应注意保暖，平时多锻炼，尽量用冷水洗脸。结果：共治疗 31 例，一般在治疗 3~7 天后鼻炎症状即见改善或消失，长期使用可巩固疗效[21]。

4. 压疮　病人取自然卧位，充分暴露创面，0.1% 的高锰酸钾溶液冲洗创面，75% 的酒精清洗创面周围后，用配制好的蒜乳汁（鱼肝油 100ml，蒜汁 10ml，0.5% 普鲁卡因 1ml，均匀混合）外敷整个创面，无菌纱布包扎，包扎不应太紧，以免影响局部血液循环，1~2 天换药 1 次；当创面生长出新鲜肉芽接近愈合时，改用生理盐水蒜液（生理盐水 100ml，蒜汁 1~5ml，0.5% 普鲁卡因 0.5ml，均匀混合）外敷，并可适当减少蒜液中蒜汁成分，以减少对创面的不良刺激，换药至创面愈合。结果：共治疗 27 例，创面均愈合，其中 1~10 天愈合 17 例，占 62.96%；10~20 天愈合 8 例，占 29.63%；20 天以上愈合 2 例，占 7.41%[22]。

5. 急性细菌性痢疾　口服银蒜合剂（大蒜 1000g，茶叶 1200g，金银花 320g，甘草 120g。大蒜去皮搅碎加少许冷水滤挤其汁，茶叶沸水泡 0.5h 滤取其汁，金银花、甘草水煎取汁。将以上 3 液混合，加入适量白糖或红糖及熟水，盛装待用），成人每次 20ml，每日 3 次，连服 3~7 天。结果：共观察 54 例，痊愈 38 例，有效 14 例，无效 2 例，总有效率 96.3%[23]。

6. 腹腔术后残余积脓和积液　大蒜 100g，捣碎成泥状，芒硝 50g，捣成粉状，两者混匀，外裹 8 层纱布，包好敷于患处。每天 3~4 次，每次 30min。儿童剂量减半。药物浸润最外层纱布时要及时更换或添加纱布，否则易灼伤皮肤。每日更换药物 1 次。结果：共治疗 30 例，1 周治愈率为 98%，好转率为 100%[24]。

【性味归经】味辛、甘，性温。归脾、胃、肺经。

【功效主治】温中行滞，解毒，杀虫。主治脘腹冷痛，痢疾，泄泻，水肿胀满，肺痨，百日咳，疟疾，肠痈，痈疖，白秃癣疮，钩虫，蛲虫，带下阴痒。

【用法用量】内服：煎汤，5~10g；生食、煨食或捣烂。外用捣敷，作栓或切片灸。

【使用注意】阴虚火旺，肝热目疾，口齿、喉舌诸患及时行病后均禁服大蒜生品。敷脐、作栓或灌肠均不宜于孕妇。外用不宜久敷。

【经验方】

1. 牛皮癣　独蒜头1个，红椒泥1块。共捣如泥，外敷1天，隔日1次，3次可效。（河南中医，1982）
2. 毒蛇咬伤　捣大蒜和胡椒粉涂之愈。（《良方集腋》）
3. 心腹冷痛　蒜，醋浸至二三年，食至数颗。（《濒湖集简方》）
4. 寒疟手足鼓颤，心寒面青　大蒜一枚，黄丹半两，上药，同捣，丸如黑豆大，未发时，以茶下二丸。（《普济方》蒜丸）
5. 肠风脏毒，下血不止，日久羸瘦　大蒜、淡豆豉、地榆各十分。后二味为末，大蒜同研令匀，入炼蜜少许，捣令得所，丸如梧桐子大，每服三十丸。煎椿树叶汤下，空心服。（《卫生家宝》如圣丸）
6. 水气肿满　大蒜、田螺、车前子等份，熬膏贴脐。（《稗史》）
7. 滴虫性阴道炎　陈大蒜 9g，山苦参、蛇床子各 6g，白糖 5g。焙干研末，装胶囊，每次两颗，用 2~3 天。用前先煎葱白 8~10 根煎汤坐浴。（《全国中草药资料选编》1972 年）
8. 十二指肠钩虫　榧子（去壳）、使君子、蒜瓣各 30g，水煎，每日 1 剂，分 3 次服，连服 2~3 天。（中医杂志，1972）
9. 小儿百日咳　大蒜 15g，红糖 6g，生姜少许。水煎服，每日数次。（《贵州中医验方》）

【参考文献】

[1] 国家中医药管理局《中华本草》编委会 . 中华本草 . 上海：上海科学技术出版社，1999：7128.
[2] 王宁，史岩眉，朱军，等 . 大蒜的化学成分及检测方法研究 . 国外医药・植物药分册，2003，18（5）：192.
[3] 徐中吕 . 中华医学杂志，1947，33（3-4）：71.
[4] Barone F E.Mycolegia,1977,　69（4）:793.
[5] 孟月生 . 中华血液学杂志，1992，13（12）：627.
[6] 邹天孚 . 青岛医学院学报，1957，（1）：14.
[7] 吴葆杰 . 中草药药理学 . 北京：人民卫生出版社，1983：274.
[8] 陈淑华 . 中国药理学报，1988，9（6）：533.
[9] Bordia A.Atherosclerosis,1977，（26）:379.
[10] 赵法极 . 营养学报，1982，（4）：109.
[11] Bordia A.Atherosclerosis,1987, 30:355.
[12] 金小君，彭清芝，许友芝，等 . 大蒜素对血小板聚集功能的影响 . 湖北医学院学报，1993，14（1）：60.
[13] Makheja A N.Lancet,1979,　Ⅰ（8119）:781.
[14] 韩金祥 . 国外医学・中医中药分册，1990，28：155.
[15] 邓大君 . 中国药理学通报，1991，7（5）：332.
[16] Hikino H.Planta Med,1986,　52（3）:163.
[17] 魏云，唐映红，吉兰 . 大蒜对小鼠免疫功能的影响 . 中药材，1992，15（12）：42.
[18] 张桂梅，冯作化，郝天玲，等 . 大蒜素对 T 细胞激活的影响 . 中药药理与临床，1995，11（1）：26.
[19] 纪钰 . 大黄蒜泥糊外敷治疗急性阑尾炎 36 例体会 . 中国社区医师，2005，7（20）：73.
[20] 田玉宏 . 大黄硝蒜方外敷治疗慢性阑尾炎 . 中国乡村医药杂志，2005，12（10）：46.
[21] 黄澜涛 . 蒜醋液治疗过敏性鼻炎 31 例 . 中国民间疗法，2005，7（13）：26.
[22] 桂诗跃 . 蒜汁外敷治疗褥疮 27 例 . 中国民间疗法，2000，9（4）：46.
[23] 李亚彬 . 银蒜合剂治疗急性细菌性痢疾 54 例 . 吉林中医药，2001，（4）：42.
[24] 王浩 . 芒硝加大蒜治疗腹腔术后残余积脓和积液 . 中国社区医师，2004，20（3）：36.

Da ji
大蓟

Crisii Japonici Herba
[英]Japanese Thistle Herb

【别名】老牛锉、千针草、刺药蓟。

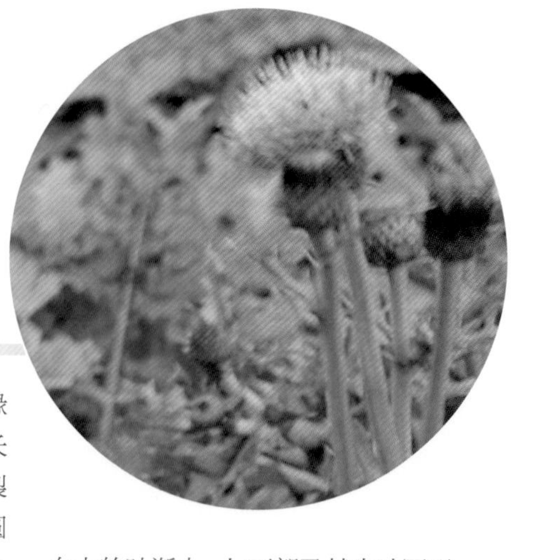

【来源】为菊科植物野蓟 *Cirsium japonicum* Fisch.ex DC. 的地上部分。

【植物形态】多年生草本。不定根可发育成萝卜状的块根。茎直立，分枝或不分枝，被多细胞长或短节毛，上部灰白色，有稠密的绒毛。基生叶和下部茎生叶全形为长椭圆形、披针形或披针状椭圆形，向下渐狭成翼柄，柄基有时扩大半抱茎，柄翼边缘有三角形刺齿或针刺，包括翼柄长20~25cm，宽7~9cm，羽状半裂、深裂或几全裂，侧裂片4~8对，半长椭圆形，中部侧裂片较大，宽1~2cm，全部侧裂片边缘具大形或小形三角形刺齿及缘毛状针刺，有时边缘刺齿裂度较深而使叶呈现近乎二回羽裂状态；

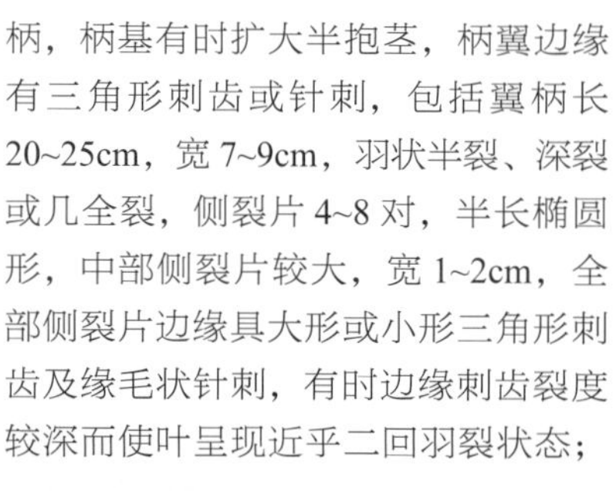

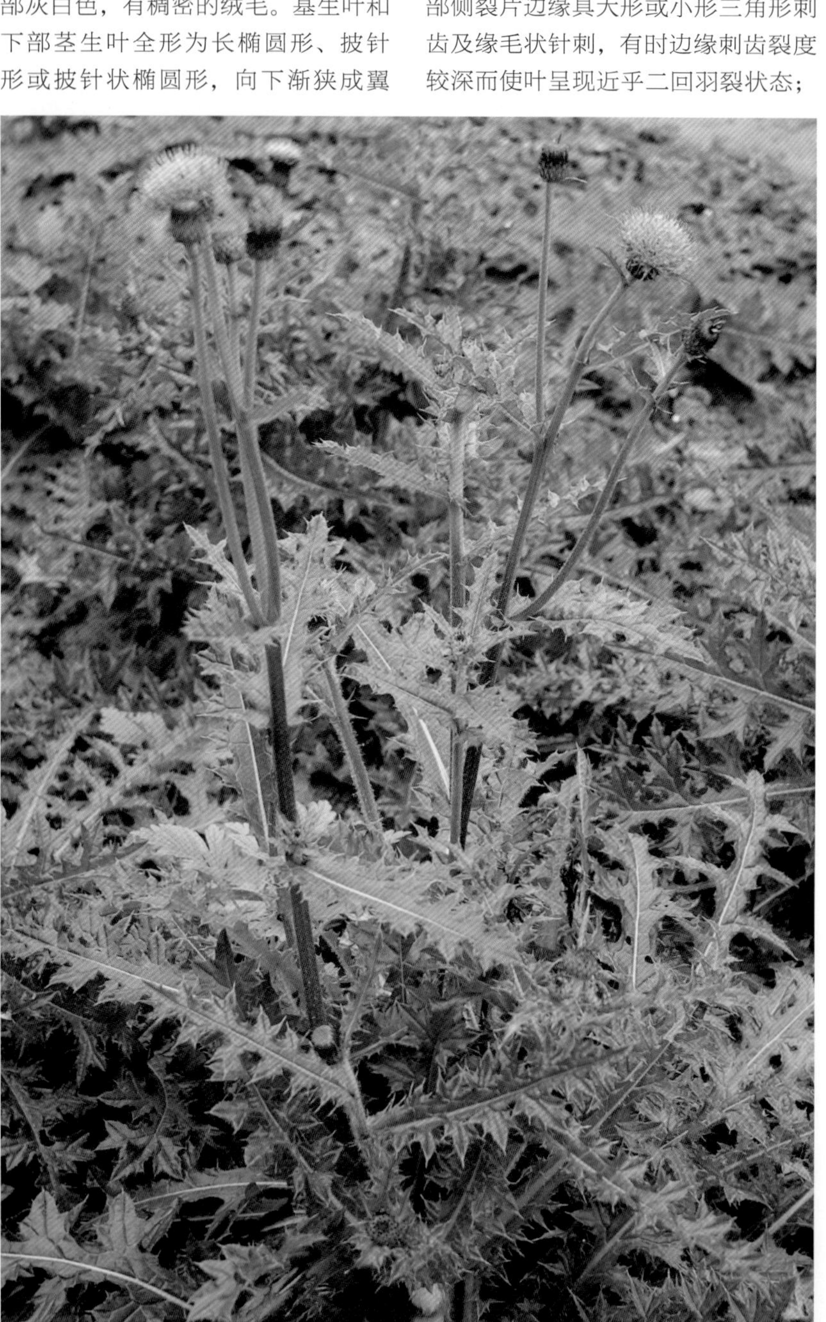

大蓟原植物

向上的叶渐小，与下部及基生叶同形，边缘有刺齿，基部扩大耳状抱茎；全部或至少上部叶两面异色，上面绿色，沿脉被稀疏的多细胞长或短节毛，下面灰色或浅灰色，被稀疏绒毛。头状花序单生茎端，或在茎枝顶端排成伞房花序；总苞钟状；总苞片约5层，外层及中层长三角状披针形至披针形，先端急尖成短针刺，边缘有缘毛；内层及最内层披针形至线状披针形，全部苞片背面有黑色黏腺；花紫红色，檐部与细管部等长，5裂不达檐部中部。瘦果淡黄色，偏斜倒披针形，压扁，先端截形；冠毛多层，白色，刚毛长羽毛状，内层先端纺锤状扩大。

【分布】广西全区均有分布。

【采集加工】割取地上部分晒干，或将根洗净泥土，晒干。

【药材性状】全草，茎直立，呈圆柱形，长约1m，直径0.5~1.5cm。表面褐色、绿褐色或棕褐色。有数条纵棱，密被灰白色丝状毛。质松而脆，折断面髓部白色，中空或疏松。完整叶展平后呈倒披针形或倒卵状椭圆形，羽状深裂，边缘具不等长的黄白色针刺。气微臭，味甘淡。

【品质评价】以色灰绿、叶多者为佳。

【化学成分】本品新鲜叶含柳穿鱼苷（pectolinarin）。地上部分含有 *φ*-蒲公英甾醇乙酸酯（*φ*-taraxasterol acetate），*β*-香树脂醇乙酸酯（*β*-amyrin acetate），三十二烷醇（dotriacontanol），豆甾醇（stigmasterol），*β*-谷甾醇（*β*-sitosterol），柳穿鱼素（pectolinarigenin）[1]。

本品根中含三萜和甾体类、挥发油类、长链炔醇类、黄酮和黄酮苷类化合物、生物碱等[2]。顺式的8,9-环氧-1-十七碳烯-11,13-二炔-10-醇（8,9-epoxy-heptadeca-1-en-11,13-diyn-10-ol)，丁香苷（syringin），绿原酸（chlorogenic acid），1,5- 二氧咖啡单宁酸（1,5-di-*O*-caffeoylquinic acid），尿苷（uridine），tachioside，蒲公英甾醇乙酸酯（taraxasteryl acetate），菊糖（inulin）[1]，*α*-,*β*- 香树脂醇（*α*-,*β*-amyrin）[3]，单紫杉烯（aplotaxene），二氢单紫杉烯（dihydroaplotaxene），四氢单紫杉烯（tetrahydroaplotaxene），六氢单紫杉烯（hexahydroaplotaxene），十五烯（1-pentadecene），香附子（cyperene），石竹烯（caryophyllene），罗汉柏烯（thujopsene），*α*- 雪松烯（*α*-himachalene）[4]，tridec-1-ene-3,5,7,9,11-pentayne[5]，（8*S*,9*R*,10*S*）-heptadeca-1-ene-11,13-diyne-8,9,10-triol，ciryneol A，ciryneol B，（10*S*）-*cis*-8,9-epoxy-heptadeca-1-en-11,13-diyn-11-ol，ciryneol C[6]，ciryneol D，ciryneol E[7]，蒙花苷（linarin）[8]，hispidulin-7-neohesperidoside，柳穿鱼叶苷（pectolinarin）[9]，ferulylaldehyde 4-*O*-*β*-D-glucopyranoside[10]。

【药理作用】

1. 抗菌　大蓟根煎剂或全草蒸馏液（1：4000）对人型结核杆菌、脑膜炎球菌、白喉杆菌、金黄色葡萄球菌、肠炎杆菌、伤寒杆菌、副伤寒杆菌和炭疽杆菌等均有抑制作用。酒精浸剂（1：3000）对人型结核杆菌有抑制作用，水煎剂的抑菌浓度比酒精浸剂的浓度大[10]。

2. 对心血管系统影响　①抑制心脏：大蓟水煎液 200mg/L 对离体蛙心具有抑制作用，使心缩幅度减少，心率减慢，继而出现不同程度的房室传导阻滞。0.5g/kg 剂量对离体兔心灌流的心率及心收缩振幅有抑制作用。大蓟水煎液 1.5g/kg 可使犬心及心收缩振幅下降[11]。②降压：大蓟水和醇浸出液对麻醉狗、猫及兔等有降压作用。大蓟水煎液可使犬血压降到原来的 2/3，并持续 20min，反复给药可产生快速耐受性。另外，大蓟对闭塞颈总动脉加压反射具有抑制作用[12]。大蓟鲜根或干根的水煎液、碱性液、25% 酸性醇浸出液和 50% 酸性醇浸出液以及叶的水煎液均有降压作用，其中根的水煎液和碱性液降压作用更显著，给药后立即降压，可降低 55%~60%，2~3h 后逐渐恢复[13]。③止血：大蓟全草汁能使凝血时间、凝血酶原时间缩短、血沉加速，炒炭后能缩短出血和凝血时间。从大蓟中分得的柳穿鱼叶苷具止血作用，小鼠口服给药 1mg/kg，柳穿鱼叶苷止血活性为 47.7%[14]。④降低脂质过氧化物形成：从朝鲜产大蓟中分离得的一个黄酮苷具降低脂质过氧化物形成作用，大鼠给药 0.01mg/ml，其肝脏脂质过氧化物形成较正常降低 12%[15]。

3. 抗肿瘤　大蓟可使人白血病细胞 K562、肝癌细胞 HepG2、宫颈癌细胞 Hela、胃癌细胞 BGC823、结肠癌细胞 HT-29 五种癌细胞形态上发生皱缩、变圆、脱壁、裂碎等变化，生长受到抑制，抑制率最高可达 81.73%[16]。大蓟总黄酮能促进肿瘤小鼠白细胞介素 -1 和白细胞介素 -2mRNA 的表达[17]。

4. 其他作用　大蓟提取物具有促进脂肪代谢、利尿、杀线虫和升压作用[18]。

【临床研究】

1. 急性扁桃体炎　鲜大蓟根、鲜土牛膝、鲜酢浆草各 60g。随证加减。水煎服，每日 1 剂，严重者每日 2 剂，小儿酌减。结果：共治疗 70 例，治愈 59 例，好转 6 例，无效 5 例[19]。

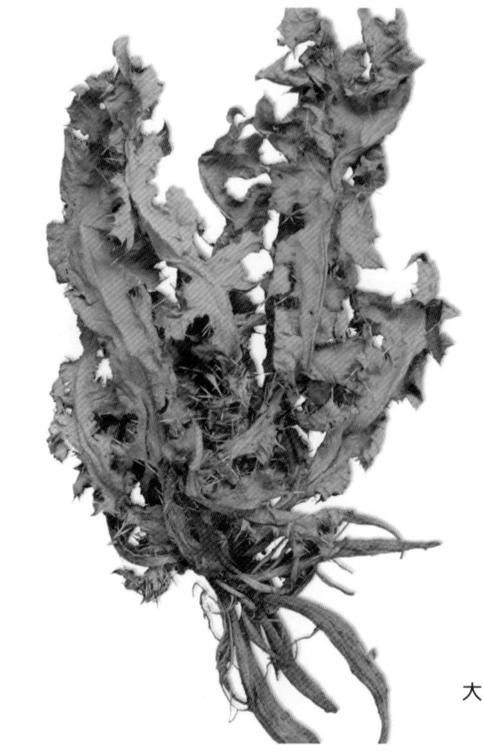

大蓟药材

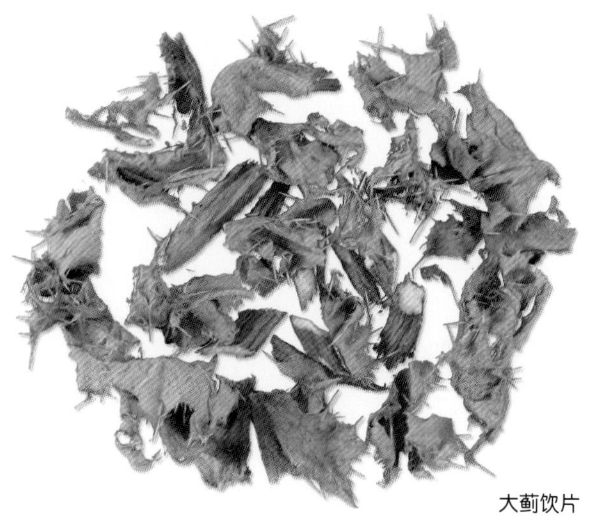

大蓟饮片

2. 血证　①大蓟根膏 2.6g，檵木叶膏 1.3g，白及粉 2.1g 制成的米黄色细粉，塑料管装，每支 3g，口服。结果：共治疗 369 例上消化道出血（包括食管静脉曲张破裂、胃和十二指肠溃疡、胃窦慢性胃炎等出血症）及肺结核咯血等其他内出血，有较显著效果，治愈率达 84.3%，平均止血天数 5 天[20]。②大蓟：白及：大黄 =3：2：1 比例，碾细，过 80 目筛成粉剂，备用。治疗时服用此粉每次 4g，每日 3 次。同时补充血容量，纠正水电解质紊乱。治疗期间不加其他任何止血药物。结果：共治疗 40 例，对中等量以下的血证有明显的止血效果，疗效确切，总有效率 95%[21]。

3. 痔疮　取大蓟 40g，花椒 40g，黄柏 50g，连翘 35g。上四味水煎，取汁，趁热熏洗患处，待稍凉，皮肤可以耐受时，则坐于盆内泡浴，每次 15~30min。每日中午、晚各熏洗 1 次，1 剂煎剂可连用 3 天。结果：共治疗 102 例，其中混合痔 49 例，外痔 50 例，肛裂 3 例，病程最短 10 天，最长 2 个月。治愈 100 例，好转 99 例，无效 1 例，总有效率 99%，一般 1~2 剂即能治愈 [22]。

4. 肌注硬结　大蓟与淀粉按 1：1 比例拌均匀，加沸水适量调成糊状，再取糊剂适量置于 3 至 4 层纱布块上，约 0.5cm 厚，待温度降至 40~42℃时敷于患处，6~8h 后更换新品，每日 1~2 次。结果：临床观察 500 余例，均有效。少则 2~3 次，多则 6~8 次，一般 3~5 次，硬结明显软化、吸收、疼痛消失，不影响其他治疗 [23]。

【性味归经】味甘、微苦，性凉。归心、肝经。

【功效主治】凉血止血，化瘀消肿。主治吐血，咯血，衄血，便血，尿血，妇女崩漏，外伤出血，疮疡肿痛，瘰疬，湿疹，肝炎，肾炎。

【用法用量】内服：煎汤，15~30g；鲜品可用 30~60g。外用适量，捣敷。用于止血宜炒炭用。

【使用注意】虚寒出血、脾胃虚寒者禁服。

【经验方】

1. 外伤出血　大蓟根，研成极细末，敷患处。（《浙江民间常用草药》）

2. 乳腺炎　大蓟根、夏枯草根、白茅根（均为鲜品）各等份。取适量捣烂为泥，做成 2~3cm 厚之饼状敷患处（直径以超过硬块 4~5cm 为宜）。盖上塑料纸，固定，每日换药 1 次，重症每日换药 2 次。[中国农村医学，1987，（5）：18]

3. 鼻衄　大蓟根一两，相思子半两。上二味，粗捣筛，每服三钱，水一盏，煎至七分，去滓，放冷服。（《圣济总录》）

4. 呕、吐、咯血　大蓟、小蓟、荷叶、扁柏叶、茅根、茜草、山栀、大黄、牡丹皮、棕榈皮各等份。烧灰存性，研极细末，用纸包，碗盖于地上一夕。出火毒，用时先将白藕汁或萝卜汁磨墨半碗，调服五钱，食后下。（《十药神书》十灰散）

5. 热结血淋　大蓟鲜根 34~90g。洗净，捣碎，酌冲开水，炖 1h，饭前服，日服 3 次。（《福建民间草药》）

6. 妇人红崩下血不止，白带异常　大蓟五钱，土艾叶三钱，白鸡冠花子二钱，木耳二钱，炒黄柏五钱（如治白带，不用黄柏）。引水酒煨服。（《滇南本草》）

【参考文献】

[1] 国家中医药管理局《中华本草》编委会 . 中华本草 . 上海：上海科学技术出版社，1999：6810.

[2] 刘训红，王玉玺，房克慧，等 . 中药材薄层色谱鉴别 . 天津：天津科学技术出版社，1990.

[3] 郑虎占，董泽宏，佘靖 . 中药现代研究与应用（第一卷）. 北京：学苑出版社，1997.

[4] Yano K.Hydrocarbons from Cirsium japonicum.Phytochemistry, 1997,16（2）:263.

[5] Yano K.A new acetylenic alcohol fromCirsium japonicum.Phytochemistry, 1980,198:1864.

[6] Takaishi Y, et al.Acetylenes from Cirsium japonicum.Phytochemistry, 1990,29（12）:3849.

[7] Takaishi Y, et al. Absolute configuration of A triolacetylene from Cirsium japonicum.Pytochemistry, 1991,30（7）:2321.

[8] 周文序，田珍 . 中药大小蓟的黄酮类成分的分离和鉴定 . 北京医科大学学报，1994，26（4）：309.

[9] Park JC,et al.A flavone diglycoside from Cirsium japonicumvar. Ussuriense.Phytochemistry,1995,39（1）:261.

[10] Miyaichi Y,et al.Phenolic compound from the roots of Cirsium japonicum DC.Nat Med,1995, 49（1）:92.

[11] Kawazu K,Nishii Y,Nakalirna S. Two rematicida substance from roots of Carsium japomcum.Agric Biol Chem, 1980,44（4）:903.

[12] 马清钧，王淑玲 . 常用中药现代研究与临床 . 天津：天津科技翻译出版公司，1995.

[13] 马峰峻，赵玉珍，张建华，等 . 大蓟对动物血压的影响 . 佳木斯医学院学报，1991，14（1）：10.

[14] 屠锡德，杨琦，翁丽正，等 . 大蓟降压作用的研究 . 中成药研究，1982，4（8）：86.

[15] Ishida H,Umino T,Tsuji K,et al.Studies on antihemorrhagic substanoes in herbs classified as hemostatics in chinese medicine. Ⅶ .On the antihemorrhagic principle in Cirsium japonicum DC.Chem Pharm Bull,1987,35（2）:861.

[16] Park Jong Cheol,Lee Jong Ho,Lee Jong Won.Isolation and biological activity of flavone glyeosides from the aerial part of Cirsium japonicum var. ussuriens in Korea.Hanguk Yongyang Siklyong Hakhoecht,1995,24(6):906.

[17] 王振飞，李煜，戴宝贞，等 . 大蓟对 5 种癌细胞抑制作用的研究 . 中华中医药学刊，2008，26（4）：761.

[18] 刘素君，周泽斌，胡霞，等 . 大蓟总黄酮对荷瘤小鼠白细胞介素 -1 和白细胞介素 -2 的影响 . 时珍国医国药，2008，19（2）：335.

[19] Lini Sang-sun,Lee Jong-ho,Park Jong Cheol.Isoation of lavone glycoside from Cirsium japonicum var ussuriens and brological activicy on the cardrovascular system.Hunguk Stkp,utnYongyang Kwahek Hoecht.1997,26（2）:242.

[20] 吴盛荣 . 大蓟解毒汤治疗急性扁桃体炎 . 时珍国药研究，1994，5（1）：47.

[21] 上海中药二厂，上海医药工业研究院 . 血见宁简介 . 中草药通讯，1973，（2）：45.

[22] 张明，吴德芸，缪静龙，等 .321 止血粉治疗血证 40 例临床观察 . 实用中西医结合杂志，1993，6（4）：197.

[23] 高培新，张晓辉 . 椒柏散熏洗痔疮的临床应用 . 黑龙江中医药，1990，（3）：34.

[24] 潘淑敏，陈荣 . 大蓟糊剂外敷治疗肌注硬结 . 实用医学杂志，1985，1（2）：40.

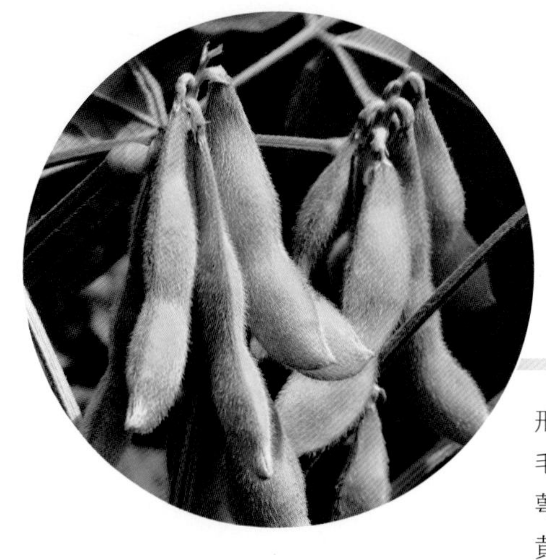

Da dou 大豆

Glycines Macis Semen
[英]Soybean

【别名】乌豆、黑豆、黑大豆、黄豆、冬豆子。

【来源】为豆科植物大豆 *Glycine max*（L.）Merr. 的成熟种子。

【植物形态】一年生直立草本。茎粗壮，密生褐色长硬毛。叶柄长，密生黄色长硬毛；托叶小，披针形；三出复叶，顶生小叶菱状卵形，长 7~13cm，宽 3~6cm，先端渐尖，基部宽楔形或圆形，两面均有白色长柔毛。侧生小叶较小，斜卵形；叶轴及小叶柄密生黄色长硬毛。总状花序腋生；苞片及小苞片披针形，有毛；花萼钟状，萼齿 5，披针形，下面 1 齿最长，均密被白色长柔毛；花冠小，白色或淡紫色，稍较花萼长；荚果带状长圆形，略弯，下垂，黄绿色，密生黄色长硬毛。种子 2~5 颗，黄绿色或黑色，卵形至近球形。

【分布】广西全区广泛栽培。

【采集加工】收割全株，晒干，打下成熟种子，晒干即可。

【药材性状】为椭圆形而略扁，长 6~10mm，直径 5~7mm，厚 1~6mm。表面黄色，略有光泽，有时具横向皱纹，一侧边缘具长圆形种脐。种皮薄，内表面呈灰黄色，除去种皮，可见到 2 片子叶，黄绿色，肥厚。质较坚硬。气微，具豆腥味。

【品质评价】以籽粒大、饱满、色黄者为佳。

【化学成分】黑大豆含较丰富的蛋白质、脂肪和碳水化合物、胡萝卜素（carotene），维生素（vitamin）B_1、B_2、B_{12}，烟酸（nicotinic acid）等。并含异黄酮类：大豆苷（daidzin），染料木苷（genistin）。皂苷类：大豆皂醇（soyasapogenol）A、B、C、D、E，与苷元结合的糖有葡萄糖，木糖，半乳糖，阿拉伯糖，鼠李糖和葡萄糖醛酸。还含有胆碱（choline），叶酸（folic acid），亚叶酸（folinic acid），泛酸（pantothenic acid），生物素（biotin），唾液酸（sialic acid），水解产物中含

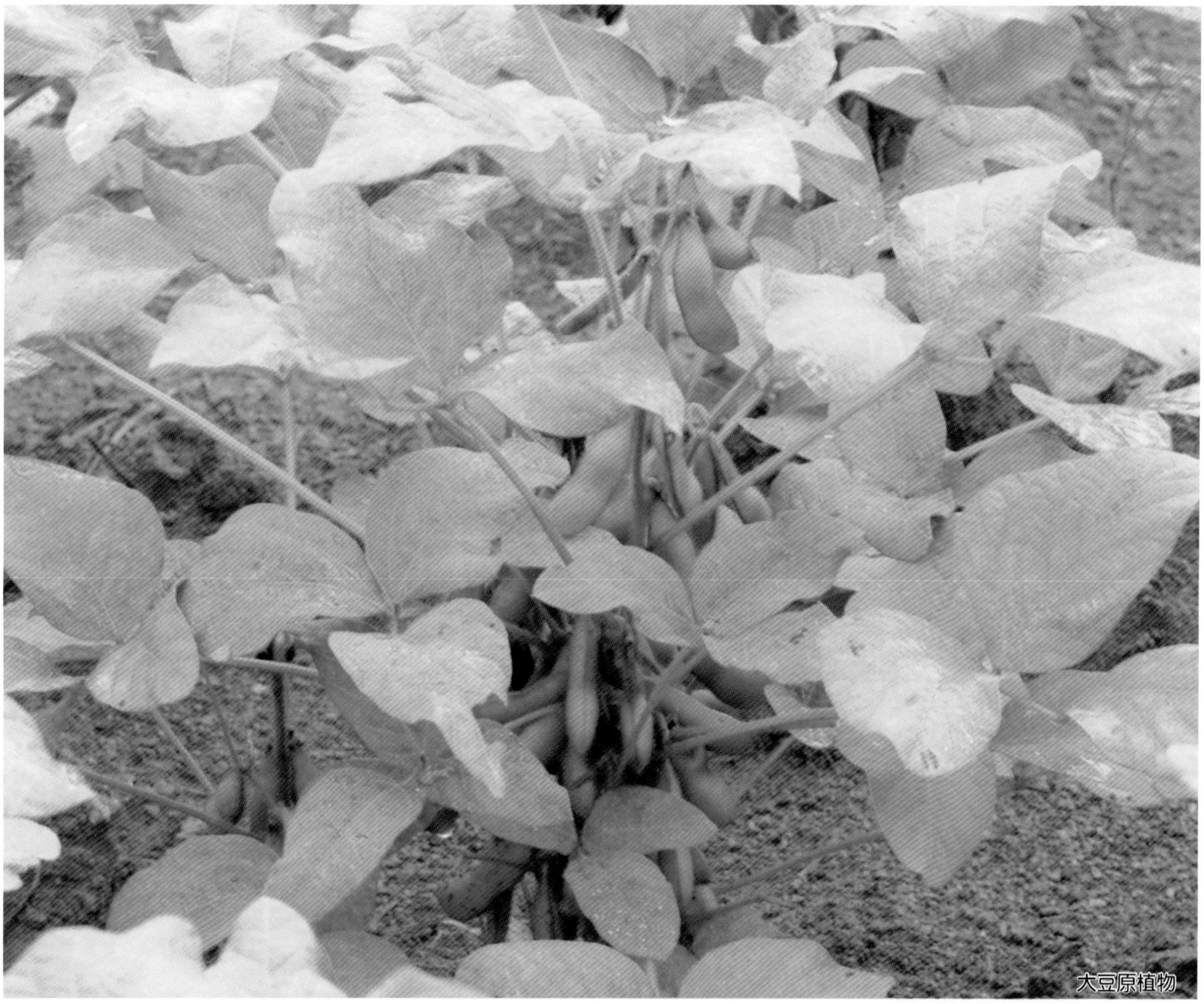

大豆原植物

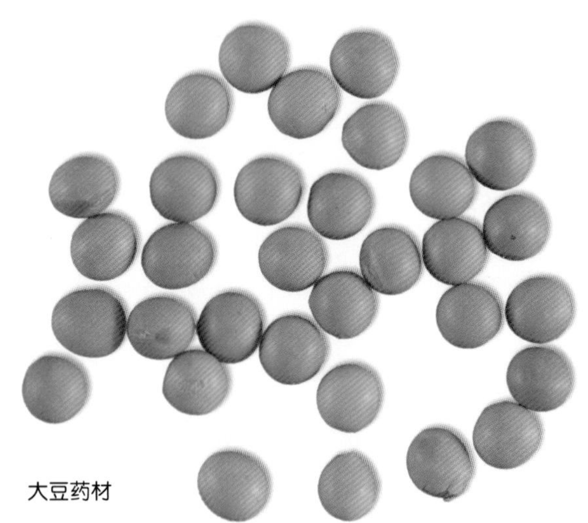
大豆药材

乙酰丙酸（levulinic acid）[1]。黑大豆中的氨基酸有天门冬氨酸、苏氨酸、丝氨酸、谷氨酸、脯氨酸、甘氨酸、丙氨酸、缬氨酸、蛋氨酸、异亮氨酸、亮氨酸、酪氨酸、苯丙氨酸、赖氨酸、组氨酸、精氨酸等[2]。

大豆种子所榨取的脂肪油中含脂肪酸及不饱和脂肪酸。前者主要是硬脂酸（stearic acid）和棕榈酸（palmitic acid），后者主要是亚油酸（linoleic acid）、油酸（oleic acid）和亚麻酸（linolenic acid）。此外的成分主要为磷脂。豆油的甾醇有β-谷甾醇（β-sitosterol）、豆甾醇（stigmasterol）和菜油甾醇（campesterol），另含β-胡萝卜素（β-carotene）、维生素E（tocopherol）、环木菠萝烯醇（cycloartenol）和角鲨烯（squalene）[3]。

【药理作用】

大豆的药理作用

1. 抗氧化及抗衰老　大豆皂苷有促进细胞超氧化物歧化酶（SOD）合成作用，使细胞增加抗自由基能力，延缓衰老过程。能调整细胞内环化腺核苷-磷酸含量，从而提高DNA修复功能，增强细胞抵抗不良环境的能力，还有抑制小鼠血浆、肝、脑中过氧化脂质含量及老龄鼠心肌脂褐素、全脑中单胺氧化酶，提高老龄鼠红细胞、肝中SOD活性、皮肤羟脯氨酸及小龄鼠全血过氧化氢酶、谷胱甘肽氧化酶的作用。能减少阿霉素所致小鼠死亡数。灌服可抑制阿霉素所致小鼠心肌过氧化脂质的升高，抑制率为70%。能抑制阿霉素所致血清谷丙转氨酶、谷草转氨酶的升高及胆固醇的降低，也可减轻黄嘌呤-黄嘌呤氧化酶所致体外培养大鼠心肌细胞氧化性损伤，并降低其自由基含量。大豆皂苷及其单体皂苷对丙二醛形成作用抑制较弱。大豆中所含磷脂可增加动物心肌线粒体内膜呼吸酶细胞色素氧化酶活力，降低心肌细胞膜胆固醇/磷脂比值及神经磷脂/磷脂酰胆碱比值，改善心电图异常[4~7]。

2. 抗病毒　大豆总皂苷有抗病毒作用，能抑制单纯疱疹病毒Ⅰ型、柯萨奇病毒等的复制，改善HSV-1、HSV-Ii、脊髓灰质炎病毒Ⅰ型、腺病毒m型所致细胞感染。大豆皂苷复合物在62.5μg/ml浓度时具有抗猴免疫缺陷病毒的作用[8]。大豆皂苷B_1在大于0.5g/L的浓度下，感染6天后能完全抑制人类免疫缺陷病毒诱导的细胞病变及病毒特异的抗原表达[9]。

3. 对心血管系统影响　大豆总黄酮有扩张冠脉，增加心肌营养性血流量作用，同时可见冠脉阻力降低、心率减慢、心肌收缩力减小、血压下降，还能增加麻醉犬脑血流量，同时伴有血管阻力降低，还能提高小鼠耐常压缺氧能力，对抗垂体后叶素所致急性心肌缺血[10, 11]。大豆总皂苷腹腔注射可延长小鼠闭塞室息死亡时间、对培养的乳鼠心室肌细胞有钙通道阻滞作用[12]，还能防止内毒素所致大鼠血管内散布凝血时血小板、纤维蛋白原的降低和纤维蛋白降解产物的增高，抑制凝血酶所致SIC肾小球中纤维凝块的形成。大豆叶中提得的皂苷侧脑室注射，可使大鼠血压升高，心率加快，中枢心血管效应较大豆皂苷弱[5, 6]。

4. 降脂，抗动脉粥样硬化及减肥　大豆皂苷有降血脂作用，可使高脂料所致高脂血症家兔血中胆固醇及甘油三酯降低[11]。大豆皂苷对高糖料所致肥胖小鼠，可抑制其体重增加，减少血清、肝中脂质含量和体内脂肪含量，可能与其抑制胰岛素的作用有关[13, 14]。大豆所含磷脂也有降脂、抗动脉粥样硬化作用，大豆磷脂口服可使血胆固醇降低，动脉粥样硬化及心肌损伤减轻，可能与磷脂可增加细胞膜的流动性和完整性、促进脂酶活性及抗脂质过氧化等作用有关[15~17]。

5. 抗肿瘤　大豆皂苷元能诱导人早幼粒白血病细胞分化，但与乳香有效成分合用时能抑制细胞的生长。大豆皂苷元可抑制黑色素瘤细胞增殖，并降低其克隆形成能力及于体内的成瘤能力，在抑瘤的同时增加黑色素生成，改变细胞形态，能诱导B16细胞的分化。大豆皂苷可引起S180肉瘤细胞周期进程延缓，G_0/G_1期S180肉瘤细胞百分数增多，S期S180肉瘤细胞百分数减少，可直接作用肿瘤细胞，使其G_1期细胞进入S期受阻，导致S180肉瘤细胞生长受抑制。并对K562和YAC-1细胞也有细胞毒作用[18, 19]。

6. 抗诱变　大豆皂苷提取物有抗诱变作用，其抑制诱导基因损伤、基因断裂和点突变。250μg/ml的大豆皂苷可减轻800nmol/L_2 AAAF对细胞DNA造成的损伤及由食物来源的致癌剂IQ引起的人淋巴细胞的DNA损伤。其中的大豆皂苷元B具有抗基因突变活力[20]。

7. 保肝及抗脂肪肝　大豆总皂苷可抑制过氧化脂质的生成，降低体内转氨酶及抑制游离脂肪酸的过氧化[21]。大豆所含磷脂可使细胞膜磷脂酸胆碱及亚油酸含量增高，细胞膜流动性加大，肝内脂肪蓄积减少[22]。

8. 增强免疫　大豆皂苷溶液灌胃后，鼠胸腺指数和脾指数分别增加25.7%和16.0%，巨噬细胞吞噬率和吞噬指数分别提高55.3%和62.8%，能提高溶血素含量及使迟发型过敏反应提高到104.7%[23]。

9. 抑制血小板凝聚 大豆皂苷可抑制血小板和血纤维蛋白原的减少、抑制内毒素引起的纤维蛋白聚集、抑制凝血酶引起的血栓纤维蛋白形成及降低大鼠血小板凝聚率[24]。

10. 体内过程 大豆皂苷元于大鼠、小鼠和人肠道吸收较快，但大鼠吸收率于24h时仅约一半，人吸收较多，在血中大豆皂苷元可与血浆蛋白疏松结合，在体内大部分被代谢，主要在肝形成结合物，并以此形式从体内排出[25]。

大豆异黄酮的药理作用

1. 酶抑制 异黄酮能抑制人体内多种控制甾体激素的合成与代谢的酶而达到多种生理功能。Daidzein、Genistein、Formononetin和Biochain A抑制人体线粒体中的乙醇脱氢酶I，异黄酮的7-氧-糖苷是乙醛脱氢酶的强力抑制剂。异黄酮及其代谢物Equol能抑制生殖器皮肤中成纤维细胞和乳腺癌细胞中的17B-羟基甾醇脱氢酶及前列腺组织匀浆液中的5α-还原酶。浓度各为10μg/ml的几种异黄酮的混合物对生殖器表皮细胞中17B-羟基甾醇脱氢酶的抑制率为94%，对5α-还原酶的抑制率为77%[26]。Genistein为专一而强力的酪氨酸蛋白激酶（PTK）的抑制剂。Genistein体外抑制拓扑异构酶Ⅱ的活性，Genistein在浓度为3μg/ml时对该酶有微弱抑制，其IC_{50}在30μg/ml左右[27]。

2. 雌激素和抗雌激素样作用 己烯雌酚、Glycitein、Genistein和Daidzein的相对雌激素作用强度为105、3、1和0.26。17β-雌二醇、己烯雌酚、Genistein、Daidzein和Glycitein对子宫雌激素受体的相对结合强度为100%、95%、0.49%、0.027%和0.028%[26]。异黄酮在内源性雌激素水平较低时表现为雌激素激动剂的作用，而当体内雌激素水平偏高时则表现出抗雌激素激动剂的作用。人体如果每天摄入45g大豆食品，血液中的Genistein的浓度可达120~148ng/ml，Daidzein的浓度可达64~75ng/ml，比女性血清雌二醇的正常浓度（0.024~0.534ng/ml）高200倍以上。常食用大豆人群的血浆中Genistein的浓度是雌二醇的100~1000倍[28]。大豆异黄酮对人体有微弱的雌激素作用，但不会影响到性发育和生殖功能。在人体成骨细胞中存在雌激素受体，雌性激素能降低破骨细胞的活力，抑制骨质疏松，防止钙从骨骼中游离出来。绝经妇女每天2次食用10g含Genistein 10mg的大豆蛋白，可改善雌激素缺乏，略改善更年期综合征和睡眠质量，血浆中的碱性磷酸酯酶的活力下降[29]。卵巢切除的泌乳期大鼠14d骨质流失50%以上，0.5mg/天的Genistein对胫骨网状骨质的保留效果与结合雌激素16μg/天相当，而1.6mg/天和5.0mg/天的Genistein效果稍差，0.5mg/天的Genistein组可提高泌乳大鼠的股骨灰分[27]。

3. 抗癌 Genistein可使多种乳腺癌细胞的生长终止或发生逆转，IC_{50}在2.6~20μg/ml之间。Genistein对由血清刺激生长的人乳腺癌细胞株MCF-7、MDA-468和T47Dr的IC_{50}值为22~37μg/ml[30]。Genistein能抑制培养的雄激素依赖性及非依赖性的前列腺细胞的增殖，抑制人体前列腺癌细胞株LNCap和Du-14的IC_{50}值为82~137μg/ml。Genistein可干扰细胞周期，是白血病和黑色素瘤细胞的分化诱导剂，可有效抑制它们的增殖。浓度为30~50μg/ml的异黄酮还可抑制膀胱癌细胞的生长，加速癌细胞的凋亡[26]。

4. 对心血管系统作用 含异黄酮1.7mg/g的大豆蛋白使手术绝经的猕猴的总胆固醇、LDL和VLDL胆固醇下降的程度与0.625mg/天的结合雌激素相当[31]。

【临床研究】

1. 预防高血压 干预组以服用大豆蛋白饼干的形式每天补充大豆蛋白40g，对照组则服用普通饼干，为期12周。结果：干预组68例，对照组58例。干预组与对照组的收缩压和舒张压净变化分别为−4.23mmHg和−3.0mmHg，均达到统计学显著意义（$P<0.01$）。同时，干预组比对照组的24h尿总氮值净增加1.43g（$P<0.05$）。说明补充大豆蛋白能够降低血压在正常高限或第Ⅰ期高血压的成年人的血压[32]。

2. 妇女更年期综合征 每次口服大豆异黄酮软胶囊2粒，每日2次（即每人每天共摄入大豆异黄酮90 mg）。共治疗45例，结果病人Kupperman评分中12项指标的评分均显著下降，血清碱性磷酸酶显著下降，胫骨骨密度显著增加，均有统计学意义。说明大豆异黄酮可有效改善妇女更年期综合征症状，增加骨密度，预防和治疗由于更年期综合征引起的骨质疏松[33]。

3. 黄褐斑 每次口服大豆异黄酮软胶囊1粒（0.5g/粒），每日1次，连续服30天。共治疗60例35~50岁的女性黄褐斑病人，结果大豆异黄酮软胶囊能显著降低黄褐斑的色度（$P<0.01$）和面积（$P<0.01$）[34]。

4. 带状疱疹 将提取大豆及茎叶中的皂苷成分调制成糊剂。治疗前用生理盐水棉球将皮肤创面及周围清拭干净，然后用一次性压舌板挑取糊剂均匀涂布于皮肤疱疹表面，之后用透明玻璃纸覆盖在药物表面上粘固，以增加药物作用时间并避免沾染衣物。每日2次，连用7日为1个疗程，最多用2个疗程。结果：共治疗106例，治愈78例，占73. 6%，有效25例，占23. 6%，无效3例[35]。

【性味归经】味甘，性平。归脾、肾经。

【功效主治】活血利水，祛风解毒，健脾益肾。主治黄疸，水肿胀满，风毒脚气，肾虚腰痛，遗尿，风痹筋挛，产后风痉，口噤，痈肿疮毒，药物、食物中毒。

【用法用量】内服：煎汤，9~30g；或入丸、散。外用适量，研末掺；或煮汁涂。

【使用注意】脾虚腹胀、肠滑泄泻者慎服。

【经验方】

1.黑头疔　黑大豆（或豆腐渣）泡水中使之胀软，捣烂放温暖处。发霉后敷患处，能使疖毒疔肿消退或出头而愈。（《天目山药用植物志》）

2.痘疮湿烂　黑大豆研末敷之。（《本草纲目》）

3.对口疮　大豆适量，活鲫鱼1条。捣烂敷患处（已溃者敷疮口周围）。（《福建药物志》）

4.小儿头疮　黑大豆适量，炒存性，研末。水调敷患处。（《四川中药志》）

5.小儿汤火疮　水煮大豆汁涂上，易瘥，无斑。（《子母秘录》）

6.小儿丹毒　浓煮大豆汁涂之，瘥，亦无瘢痕。（《千金要方》）

7.青光眼（绿风内障）　黑豆100粒，菊花5朵，皮硝18g，煎水，趁热熏洗，每日数次。（《安徽中草药》）

8.急性淋巴管炎　大豆、井里青苔各适量。捣烂敷患处。（《福建药物志》）

9.消渴　乌豆置牛胆中阴干百日，吞之。（《肘后方》）

10.肾虚消渴难治　天花粉、大黑豆（炒）。上等份为末。面糊丸，如梧桐子大。黑豆百粒（煎）汤下。（《普济方》救活丸）

11.急慢性肾炎　黑大豆60~95g，鲫鱼125~155g。水炖服。（《福建药物志》）

12.肾虚体弱　黑豆、何首乌、枸杞子、菟丝子各等份。共研细末。每服6g，每日3次。（《山东中草药手册》）

13.肾虚腰痛、夜尿频数　黑大豆适量。置猪小肚内炖服。（《四川中药志》））

14.脚气入腹，心闷者　浓煮大豆汁饮一大升，水止更饮。（《外台秘要》引张文仲方）

15.妊娠水肿　黑大豆95g，大蒜1粒。水煎，调红糖适量服。（《福建药物志》）

16.小儿胎热　黑豆二钱，甘草一钱，灯心七寸，淡竹叶一片。水煎服。（《全幼心鉴》）

【参考文献】

[1] 国家中医药管理局《中华本草》编委会.中华本草.上海：上海科学技术出版社，1999：3182.

[2] 巨艳红，李娟，胡梦林，等.黑大豆化学成分研究.特产研究，2005，（4）：45.

[3] 国家中医药管理局《中华本草》编委会.中华本草.上海：上海科学技术出版社，1999：3196.

[4] 江岩，钟国赣，齐晖，等.大豆皂苷单体Ⅰ、A1、A2对培养心肌细胞的抗氧化损伤作用与对搏动和动作电位的抑制作用.中国药理学报，1993，14（3）：269.

[5] Kubo M. Chem Pharm Bull, 1984, 32（4）:1467.

[6] 李建华，王绍.大豆叶皂苷的中枢心血管效应及其可能机制.中国药理学通报，1993，9（5）：397.

[7] 谷泽久之.比较大豆皂苷Ⅰ、Ⅱ、Ⅲ、A1和A2抗阿霉素诱发心脏脂质过氧化的效力.国外医学·中医中药分册，1983，（6）：341.

[8] 贺竹梅，张奉学，邓文娣，等.大豆皂苷复合物抑制猴免疫缺陷病毒活性的观察.应用与环境生物学报，1998，4（4）：383.

[9] Nakashima H,Okubo K,Honda Y,et al.Inhibitory effect of glycosides like saponin from soybean on the infectivity of HIV in vivo.AIDS,1989（3）:655.

[10] 朱莉芬，杨尔和，李爱华，等.大豆提取物的药理研究.广东医学，1981，2（2）：31.

[11] 高贵清，李忠云，陈亚光，等.大豆皂苷对豚脂所致家兔高脂血症以及对小鼠常压耐缺氧的影响.中药通报，1984，9（4）：40.

[12] 张文杰，周爱华，钟国赣，等.大豆总皂苷对培养心肌细胞自发性搏动与动作电位的影响.白求恩医科大学学报，1992，18（6）：518.

[13] 大南宏治.大豆皂苷对硫葡萄糖肥胖小鼠的作用.国外医学·中医中药分册，1982，（6）：371.

[14] Kowano Y. Int J Ghes,1986,（10）:293.

[15] Adams C W. J Pathol Bacterial, 1967, 94:73.

[16] Clandinin M T. Nutx, 1986, 110:1197.

[17] 李立，孙茜，李芳生.豆磷脂膏的抗老化作用研究.中国中药杂志，1990，15（12）：45.

[18] 景永奎，韩锐.大豆苷元对小鼠B16黑色素瘤细胞的分化诱导作用.中国药理学与毒理学杂志，1992，6（4）：278.

[19] 郁利平，于亚琴，吕喆，等.大豆皂苷对小鼠移植肿瘤生长的影响.中国癌症杂志，1996，6（3）：186.

[20] Mark A,Berhow, Elizabeth D,et al.Characterization and antimutagenic activity of soybean saponins.Mutation Research, 2000,（448）:11.

[21] H.X.Wang,T.B.Ng.Naturalproductswithhypoglycemic,hypotensive,hypocholesterolemic,antiatherosclerotic and antithrombotic activities.Life sciences,1999,（65）:2663.

[22]Salviofi G. Gut,1978,19:844.

[23] 董文彦，张东平，高学敏，等.大豆皂苷的免疫增强作用.中国粮油学报，2001，16（6）：9.

[24] 王银萍，吴家祥，王心蕊，等.大豆皂苷和人参茎叶皂苷的抗糖尿病动脉粥样硬化作用.白求恩医科大学学报，1994，20（6）：551.

[25] 岳天立，朱秀媛.葛根有效成分的代谢研究——黄豆苷元在生物样品中的测定方法及其体内代谢.中国科学，1977，（2）：182.

[26] Anderson J J B.New progress of cancer treatment.Proc.Soc.Exp.Biol.Med.,1998,125:345.

[27] 张乐.大豆异黄酮药理作用研究进展.草业科学，2007，24（4）：54.

[28] Hitoshi Ishida.New progress of research of soyaflavone.Biol.Pharm.Bull.,1998,21（1）:62.

[29] Setchell K D R,Cassidy.The soybean’s physiology unction.J.Nutri.,1999,129:758

[30] Torbjorn Lundh.The soybean’s medicine function.Proc.Soc.Exp.Biol.Med.,1998,125:33.

[31] Landstrom M,Zhang J X, Adlercreutz H. Soya isoflavone medical science to take care of to strenuous efforts function.The Prostate,1998,36:151.

[32] 陈纪春，顾东风，吴锡桂，等.补充大豆蛋白预防高血压.高血压病杂志，2004，12（2）：172.

[33] 迟晓星，崔洪斌.大豆异黄酮对妇女更年期综合征及骨密度的作用研究.中国骨质疏松杂志，2008，11（3）：311.

[34] 金道山，梅士昌，王锦传，等.大豆异黄酮软胶囊治疗黄褐斑临床观察.中国美容医学，2005，14（6）：755.

[35] 胡吉生，陈保鸿，殷洪欣，等.大豆皂苷治疗带状疱疹疗效观察.中华皮肤科杂志，1995，28（4）：251.

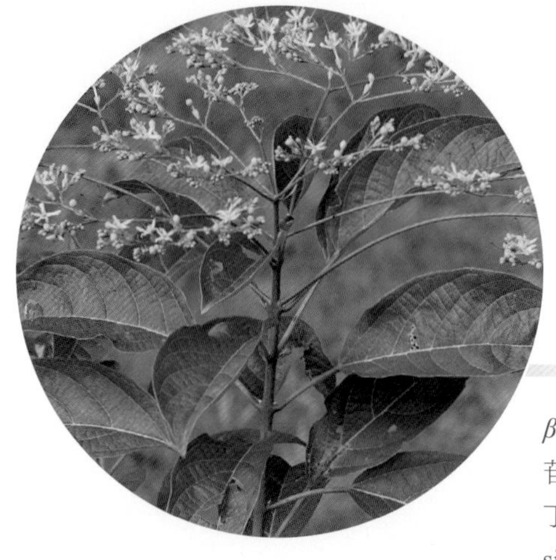

Da qing 大青

Clerodendri Cyrtophylli Folium
[英]Indigowoad Leaf

【别名】牛屎青、路边青、臭大青叶。

【来源】为马鞭草科植物大青 *Clerodendrum cyrtophyllum* Turcz. 的茎叶。

【植物形态】多年生灌木或小乔木。幼枝黄褐色，被短柔毛，髓坚实，白色。单叶对生，叶片纸质，长圆状披针形、长圆形、卵状椭圆形，长 6~20cm，宽 3~9cm，先端渐尖或急尖，基部近圆形或宽楔形全缘，两面无毛或沿叶脉疏生短柔毛，背面常有腺点，伞房状聚伞花序顶生或腋生，具线形苞片；花萼杯状，先端 5 裂，裂片三角形卵形，粉红色，外面被黄褐色短绒毛和不明显的腺点；花冠白色，花冠管细长，先端 5 裂，裂片卵形；雄蕊 4，与花柱同伸出花冠外。果实球形或倒卵形，绿色，成熟时蓝紫色，宿萼红色。

【分布】广西主要分布于贵港、藤县、南宁、武鸣。

【采集加工】一般每年收割 2~3 次，6 月中旬割取称头刀，7~8 月割取二刀，10~11 月与根同时起土时割取为三刀，选晴日收割，拣去黄叶、烂叶及杂质晒干。

【药材性状】叶微皱折，有的将叶及幼枝切成小段。完整叶片展平后呈长椭圆形至细长卵圆形，长 5~20cm，宽 3~9cm，全缘，先端渐尖，基部钝圆，上面棕黄色，棕黄绿色至暗红棕色，下面色较浅；叶纸质而脆。气微臭，味稍苦而涩。

【品质评价】以叶大、无柄者为佳。

【化学成分】本品的根含对羟基苯乙醇 -8-*O*-*β*-D- 葡萄糖苷（*p*-hydroxy-8-*O*-*β*-D-glucoside），苯乙醇 -8-*O*-*β*-D- 吡喃葡萄糖苷（phenylethanol-8-*O*-*β*-D-glucopyranoside），香草酸（vanillic acid），没食子酸（gallic acid），甘露醇（mannitol），琥珀酸（succinic acid），*β*- 谷甾醇（*β*-sitosterol）[1]；类叶升麻苷（verbascoside），darendoside B，丁香树脂酚葡萄糖苷（syringaresinolglucoside），连翘苷（forsythin），4- 羟基 -2,6- 二甲氧基苯基 -*β*-D- 葡萄糖苷（4-hydroxy-2,6-dimethoxyphenyl-*β*-D-glucoside），腺苷（adenosine）[2]。

叶含大青苷（cyrtophyllin），蜂花醇（melissyl alcohol），*γ*- 谷甾醇（*γ*-sitosterol），异戊二烯聚合体（*iso*-prene polymer），正二十五烷（*n*-pentacosane），半乳糖醇（galactitol），豆甾醇（stigmasterol），鞣质（tannin）及黄酮（flavonoid）[3]。

茎含大青酮（cyrtophyllone）A、B，石蚕文森酮（teuvincenone）F，赪桐二醇烯酮（clerodolone），柳杉酚（sugiol），无羁萜（friedelin），赪酮甾醇（clerosterol），5,22,25- 豆甾三烯 -3*β*- 醇（stigma-5,22,25-trien-3*β*-ol）[3]。

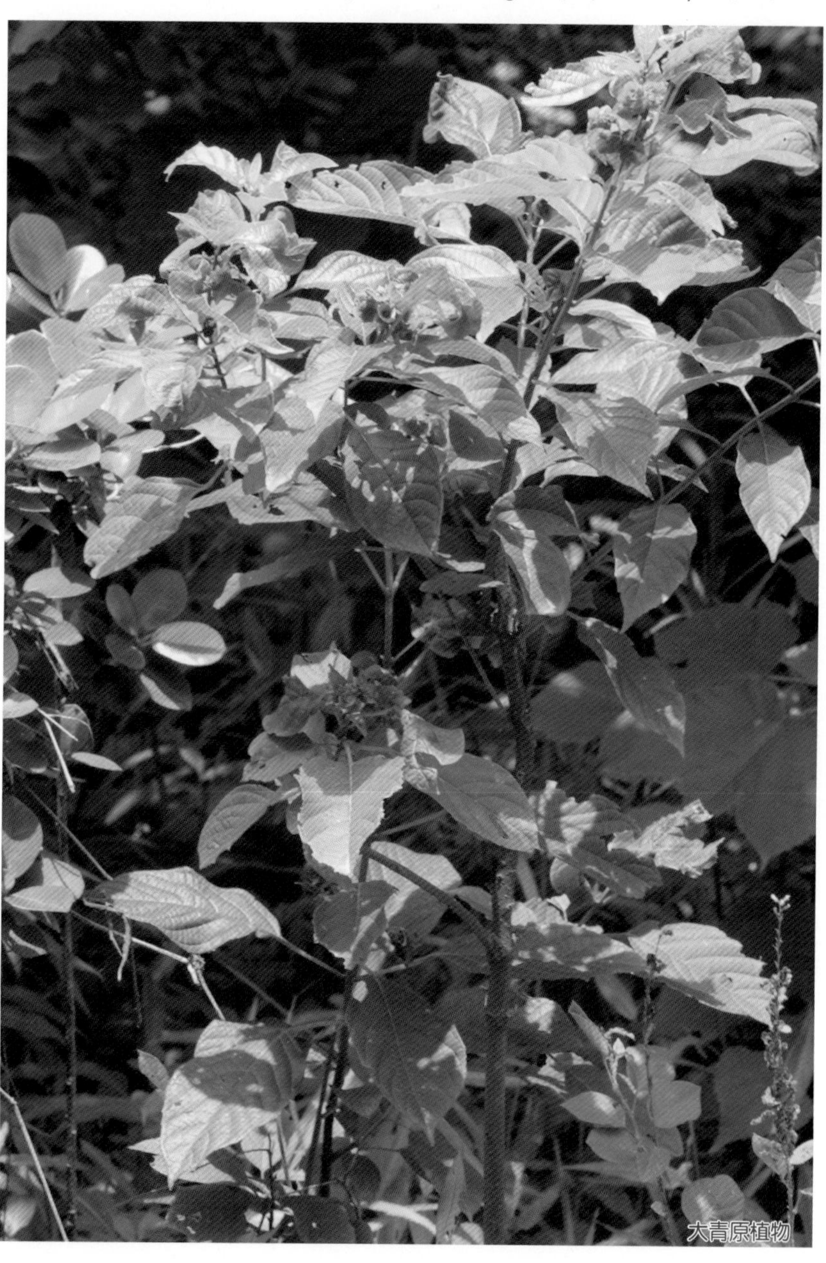
大青原植物

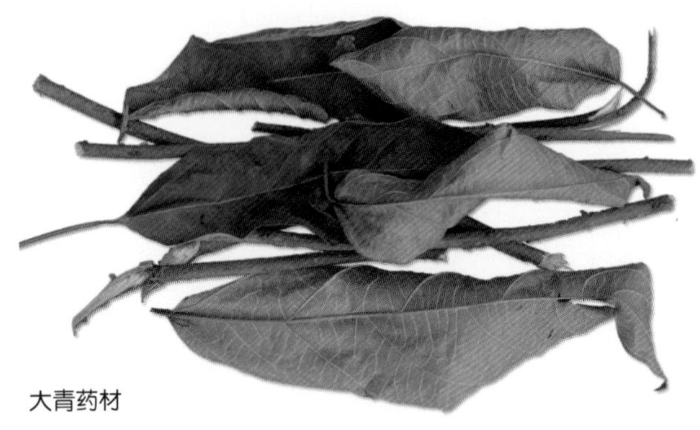
大青药材

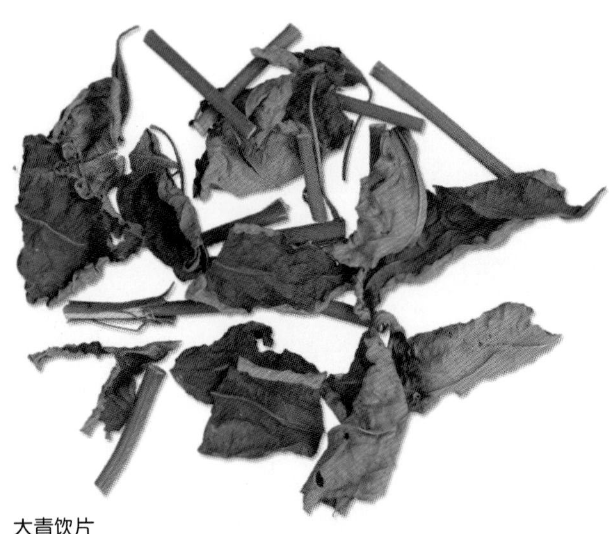
大青饮片

【药理作用】

1. 抗菌 大青叶具有广谱抑菌作用，其各级提取物（水提液、乙醇提取液、正丁醇萃取液）对金黄色葡萄球菌、肠炎杆菌和大肠杆菌均具有抗菌作用，且对金黄色葡萄球菌的抑菌作用最为明显；抑菌强度分别为：正丁醇萃取液对上述3种实验菌最小抑菌浓度（MIC）≤ 62 mg/ml；乙醇提取液对金黄色葡萄球菌 MIC ≤ 62 mg/ml，肠炎杆菌 MIC ≤ 125mg/ml，大肠杆菌 MIC ≤ 500 mg/ml；水提液仅对金黄色葡萄球菌有抑制作用，MIC= 62 mg/ml [4]。大青叶在体外对金黄色葡萄球菌、白色葡萄球菌、甲型链球菌、乙型链球菌均有抑菌作用 [5]。

2. 抗内毒素 大青叶氯仿提取物的1%溶液稀释24倍后有破坏内毒素作用，药物作用后家兔按每1kg注入40EU的内毒素，不产生典型的致热反应。说明大青叶氯仿提取液确有抗大肠杆菌O111B4内毒素作用。大青叶提取物能够抑制内毒素对家兔发热模型的致热性，降低放线菌素D敏化小鼠内毒素致死攻击的死亡率，大青叶的抗内毒素的活性强度与之所含的有机酸类、氨基酸类等化学成分密切相关 [6]。

3. 抗病毒 大青叶对甲型流感病毒、单纯性疱疹病毒、柯萨奇病毒、巨细胞病毒、乙型脑炎病毒、腮腺炎病毒等有抑制感染并有抑制增殖作用。大青叶可能通过抑制病毒合成、增强白细胞吞噬作用、降低毛细血管通透性等作用改善和保护心肌细胞，这有助于柯萨奇病毒心肌炎的治疗 [7]。

4. 增强免疫 大青叶可通过促进Th细胞和分泌IL-2，辅助Tc细胞和B细胞的分化和增殖，在细胞免疫和体液免疫两个方面上调免疫功能；大青叶水煎剂对小鼠脾淋巴细胞的增殖反应具有上调作用，同时大青叶与刀豆蛋白A、细菌脂多糖协同也对小鼠脾淋巴细胞增殖活性有促进作用，并且也能促进小鼠腹腔巨噬细胞的吞噬功能 [8、9]。

5. 抗肿瘤 大青叶具有抗肿瘤作用，对动物移植性肿瘤有较强的抑制作用，对慢性粒细胞白血病有较好的疗效。大青叶很可能通过诱导MCF-7肺癌细胞中细胞色素P450 1A1和1B1 mRNA酶的活性，参与调节肺癌细胞的新陈代谢 [10]。

6. 其他作用 大青叶煎剂灌胃给药对小鼠甲醛性关节炎有抑制作用，可抑制二甲苯引起的兔局部皮肤炎症反应，降低毛细血管通透性 [11]。大青叶醇沉物与颗粒剂对二甲苯所致的小鼠耳郭肿胀及蛋清所致的大鼠足肿胀有抑制作用 [12]。大青叶煎剂对由霍乱、伤寒混合疫苗引起的发热兔有降低体温的作用，降温快、毒性小 [11]。大青叶醇沉物与颗粒剂对干酵母所致的大鼠发热及内毒素所致的家兔发热均有降温作用 [12]。大青叶注射液对白介素-1β诱导的新西兰兔发热有解热作用，且其解热作用机制可能与其抑制下丘脑前列腺素 E_3 受体mRNA的表达有关 [13]。大青叶还有一定的利胆作用，能促进胆汁排出并缓解疼痛 [11]。

【临床研究】

毒蛇咬伤 取鲜大青叶500g，冷水洗净、放石臼内用木棍捣烂，纱布过滤，绞汁内服（不得煎煮）。上为一次量，治疗火毒型毒蛇咬伤。如上法，每日3次，早、中、晚各1次。结果：治疗青竹蛇咬伤54例，对消肿止痛有显著疗效，通常用药2~3天即能消肿止痛，一般约7天治愈 [14]。

【性味归经】味苦，性寒。归胃、心经。

【功效主治】清热解毒，凉血止血。主治咽喉肿痛，口疮，衄血，外感热病热盛烦渴，黄疸，热毒痢，痈疽肿毒，血淋，外伤出血。

【用法用量】内服：煎汤，15~30g，鲜品加倍。外用适量，捣敷；或煎水洗。

【使用注意】脾胃虚寒者慎服。

【经验方】

1.疖，痱子　①大青叶（鲜）90g。水煎服，每日1剂。②大青叶适量。水煎浓汁，加薄荷油适量，洗患处，每日2~3次。（《江西草药》）
2.乙脑，流脑，感冒发热，腮腺炎　大青叶15~30g，海金沙根30g，水煎服，每日2剂。（《江西草药》）
3.咽喉肿痛　大青叶30g，海金沙、龙葵各15g。水煎服，每日1剂。（《江西草药》）
4.急性黄疸型肝炎　臭大青叶、茵陈各15~30g，栀子9g。煎服。（《安徽中草药》）
5.淋巴管炎　臭大青叶、木芙蓉叶各18g，黄柏9g，土茯苓15g，煎服。（《安徽中草药》）
6.血淋，小便尿血　大青鲜叶30~60g，生地15g。水煎，调冰糖服，日2次。（《泉州本草》）
7.大头瘟　酌取大青鲜叶洗净捣烂外敷患处，同时取大青鲜叶30g煎汤内服。（《泉州本草》）
8.小儿口疮不得吮乳　大青十八铢，黄连十二铢。上二味细切。以水三升，煮取一升二合。一服一合，日再夜一。（《千金要方》）

附：大青根

味苦，性寒。归肺、肝经。功效：清热凉血，解毒。主治：感冒高热，咽喉肿痛，头痛，麻疹肺炎，乙脑，流脑，腮腺炎，血热发斑，黄疸型肝炎，睾丸炎。煎服：10~15g，鲜品30~60g。脾胃虚寒者慎服。

经验方　①乙脑，流脑，感冒发热，腮腺炎：大青根60g。水煎服，每日2剂。（《江西草药》）②胃火齿痛：大青根30~60g。水煎去渣取汤，以汤同鸡蛋2个煎服。（《江西民间草药配方》）③急性黄疸型传染性肝炎：大青根、美丽胡枝子各15g，酒水煎服。（《福建药物志》）

【参考文献】

[1] 李艳，赵庆春，郭涛，等.大青根化学成分的研究.中国药物化学杂志，2008，18（5）：371.
[2] 赵庆春，李艳，蔡海敏，等.大青根化学成分的研究（Ⅱ）.中国药物化学杂志，2009，19（4）：28.
[3] 国家中医药管理局《中华本草》编委会.中华本草.上海：上海科学技术出版社，1999：5944.
[4] Zheng J L,Wang M L,Yang X-Z,et al.Study of bacteriostasis of Isatis indigotic Fort.Chin J Microecol（中国微生态学杂志），2003,15（1）:18.
[5] Zhang L T,Qiu S C,Ln J H,et al.The in vitro growth inhibition effect of lsatis indigotica Fort on bacteria.Li Shizhen Med Mater Med Res（时珍国医国药），2002,23（5）:283.
[6] Liu Y H,Shi Y M,Li Q X.The antlendotoxin effect of Folium lsatidis.J Chin Med Mater（中药材），l994,17（6）:36.
[7] 李小青，张国成，许东亮，等.黄芪和大青叶治疗小鼠病毒性心肌炎的对比研究.中国当代儿科杂志，2003，5（5）：439.
[8] 赵红，张淑杰，马立人，等.大青叶水煎剂调节小鼠免疫细胞分泌IL-2、TNF-α 的体外研究.陕西中医，2003，23（8）：757.
[9] 张淑杰，赵红，顾定伟，等.大青叶水煎剂对小鼠细胞免疫功能的体外研究.中国公共卫生，2003，19（9）：109.
[10] Barbara C S,Mirza M H,Barbara H K,et al.Transientinduction of eytoehromes P450 1A1 and 1B1 in MCF -7 humanbreast cancer cells by indirubin.Bioehem Pharm,2003,66:2313.
[11] 田代华.实用中药大辞典.北京：人民卫生出版社，2002.
[12] 史国举，张杰.大青叶醇沉物药理作用的实验研究.河南中医学院学报，2006，21（4）：15.
[13] 董军，裘晟，谢新华，等.大青叶对IL-1β 作用下兔下丘脑EP3 mRNA表达的影响.细胞与分子免疫学杂志，2007，23（1）：42.
[14] 罗汉中.鲜大青叶汁治疗毒蛇咬伤.蛇志，1994，6（3）：49.

Da fei yang 大飞扬

Euphorbiae Hirtae Herba
[英]Garden Euphorbia Herb

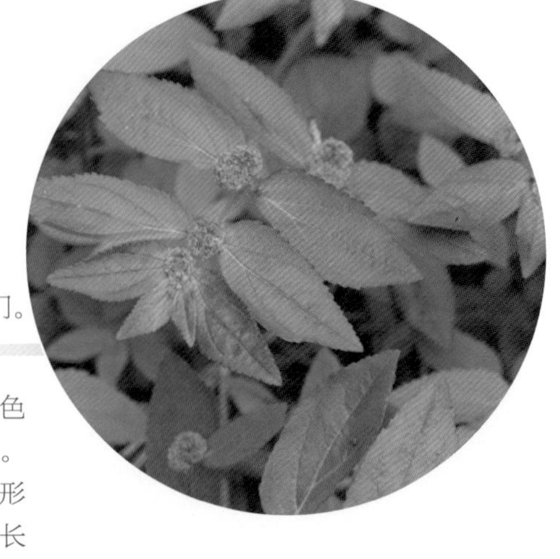

【别名】大飞羊、飞扬、神仙对座草、柴米子、夜合叶、大乳草、马鞍叶、夜关门。

【来源】为大戟科植物飞扬草 *Euphorbia hirta* Linn. 的全草。

【植物形态】一年生草本。被硬毛，含白色乳汁。茎通常自基部分枝；枝常淡红色或淡紫色；匍匐状或扩展。叶对生；托叶小，线形；叶片披针状长圆形至卵形或卵状披针形，长1~4cm，宽0.5~1.3cm，先端急尖而钝，基部圆而偏斜，边缘有细锯齿，稀全缘，中央常有一紫色斑，两面被短柔毛，下面沿脉的毛较密。杯状花序多数密集成腋生头状花序；花单性；总苞宽钟状，外面密被短柔毛，顶端4裂；腺体4，漏斗状，有短柄及花瓣状附属物；雄花具雄蕊1；雌花子房3室，花柱3。蒴果卵状三棱形，被短柔毛；种子卵状四棱形。

【分布】广西全区均有分布。

【采集加工】夏、秋季间采收，晒干。

【药材性状】本品长15~50cm，地上部分被粗毛。根细长而弯曲，表面土黄色。老茎近圆柱形，嫩茎稍扁或具棱，直径1~3mm；表面土黄色至浅棕红色或褐色；质脆，易折断，断面中空。叶对生，皱缩，展平后呈椭圆状卵形至近棱形，或破碎不完整；完整叶长1~4cm，宽0.5~1.3cm，灰绿色至褐绿色，先端急尖，基部偏斜，边缘有细锯齿，有3条较明显的叶脉。杯状聚伞花序密集呈头状，腋生。蒴果卵状三棱形。无臭，味淡微涩。

【品质评价】以茎粗壮、叶多、色绿者为佳。

【化学成分】本品叶含没食子酸（gallic acid），槲皮苷（quercitrin），杨梅苷（myricitrin），3,4-二-*O*-没食子酰奎宁酸（3,4-di-*O*-galloylquinic acid），2,4,6-三-*O*-没食子酰-D-葡萄糖（2,4,6-tri-*O*-galloyl-D-glucose）及1,2,3,4,6-五-*O*-没食子酰-*β*-D-葡萄糖（1,2,3,4,6-penta-*O*-galloyl-*β*-D-glucose）。新鲜花含并没食子酸（ellagic acid）[1]。

茎含无羁萜，三十烷醇（myricyl alcohol），三十一烷醇（hentriacontanol），蒲公英赛醇，三十一烷，*β*-香树脂醇等[1]。

全草含无羁萜（friedelin），*β*-香树脂醇（*β*-amyrin），三十一烷（hentriacontane），*β*-谷甾醇（*β*-sitosterol），又含蒲公英赛醇（taraxerol），蒲公英赛酮（taraxenone），菠菜甾醇（spinasterol），豆甾醇（stigmasterol），蒲桃醇（jambulol），槲皮素（quercetin），鼠李素-3-鼠李糖苷（xanthorhamnide）[1]。

【药理作用】

1. 中枢神经作用 ①中枢性镇痛作用：小鼠腹腔注射20~400mg/kg大飞扬草水浸膏，可减少扭体反应的扭体数。25mg/kg腹腔注射可延长小鼠热板法痛觉时间。②降温作用：大飞扬草水浸膏100~400mg/kg腹腔注射，可降低酵母致热的大鼠体温[2]。

2. 抗菌 大飞扬草煎剂对金黄色葡萄

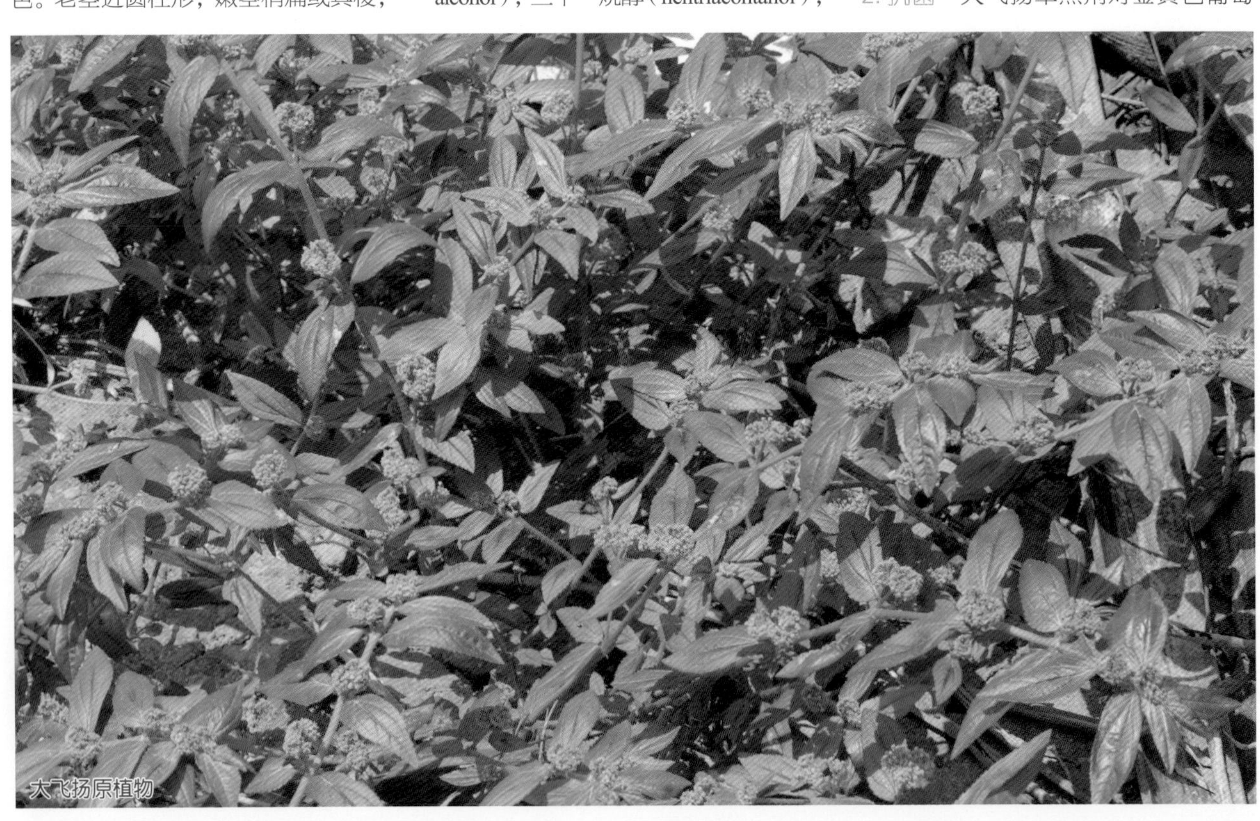
大飞扬原植物

球菌、大肠杆菌和铜绿假单胞菌均有抑制作用[3]。

3. 抗炎　大鼠腹腔注射 100mg/kg 大飞扬草提取物，可减少角叉菜胶引起的炎症反应，角菜胶注射后 2h，100mg/kg 剂量达 26% 最大抑制值；注射后 3h，200mg/kg 剂量达 60% 最大抑制值[2]。

【临床研究】

1. 皮肤湿疹　大飞扬洗剂（大飞扬 1000g、黑面神 2000g、山芝麻 1000g、毛麝香 250g）加热坐浴、湿敷、外涂患处。有感染者加用穿心莲内服，每次 2 片，每日 3 次。结果：共治疗 63 例，58 例治愈，总有效率达 92%，其中急性湿疹、慢性湿疹和阴囊湿疹的有效率分别为 100%、90.5% 和 92.3%[4]。

2. 细菌性痢疾、急性肠炎　鲜大飞扬 100g，水煎，一次性内服。共治疗 100 例细菌性痢疾、急性肠炎病人，其中痊愈 88 例，好转 12 例，总有效率为 100%[5]。

3. 手足口皮疹　治疗组采用外洗方（黄柏 10g、苦参 15g、地肤子 15g、大飞扬 15g），水煎，待药温 39~42℃时，将双手足分别浸泡在药液中，每日 1 剂，每次 15~20min，每日 2 次，或药液拭浴手、足、臀部皮疹部位。对照组予常规治疗，利巴韦林雾化吸入抗病毒，板蓝根冲剂清热解毒，双料喉风散喷口腔疱疹处，静滴维生素 C，外用炉甘石洗剂等。两组均以 5 天为 1 个疗程。结果：治疗组和对照组各治疗 700 例，治疗组有效率 97.85%，明显优于对照组 88.28%（$P<0.01$）；治疗组皮疹、疱疹消退时间（4.61±0.071）天，较对照组（5.29±0.040）天，明显缩短（$P<0.01$）。治疗方式患儿易接受，可缩短病程，减少并发症[6]。

【性味归经】味苦、涩，性平。归肝、肾、大肠经。

【功效主治】祛湿通络，收敛解毒。主治风湿痹痛，睾丸肿痛，久咳盗汗，腹泻，遗精，尿频，瘰疬，湿疹，疥癣，烫伤，痈肿疮毒。

【用法用量】内服：煎汤，15~30g，或浸酒；或研末。外用适量，捣敷或煎水洗。

【使用注意】脾胃气滞者慎服。

【经验方】

1. 阴囊湿疹　柴米子根适量。水煎外洗。（《四川中药志》）
2. 跌打损伤　马鞍叶根 60g，血通、凌霄花藤、牛王刺根、徐长卿各 30g，童便为引，水煎服。（《秦岭巴山天然药物志》）
3. 筋骨疼痛　①夜合叶根 15~30g，泡酒服。（《贵州草药》）②柴米子根 60g，大血藤 12g，威灵仙 12g，八爪金龙 6g，四块瓦 10g，八角枫根 10g。泡酒服。（《四川中药志》）
4. 睾丸肿痛　柴米子根 60g，鸡肾草 12g，茴香根 12g，阴桃子各 3 个。炖猪肉服。（《四川中药志》）
5. 盗汗、遗精、夜尿多　夜合叶根 30g，菌子串、仙茅根、金樱子各 15g。炖肉吃。（《贵州草药》）
6. 痢疾　夜关门 9g。水煎服。（《云南中草药》）
7. 百日咳　夜合叶、百部、猪苦胆（焙干）各等量，研末。每日服 3 次，每次 6g（小儿每次 1~3g）。空腹时用温水吞服。（《云南中草药》）

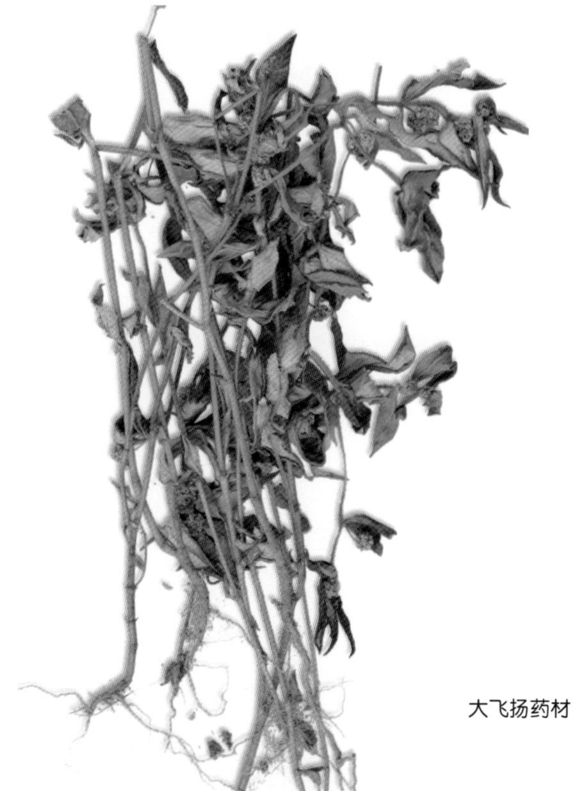

大飞扬药材

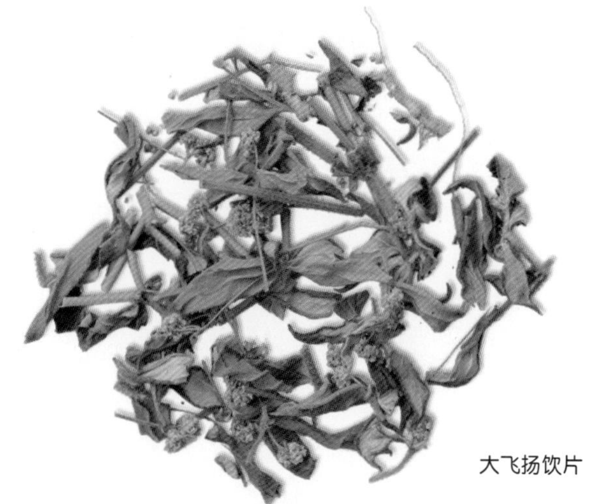

大飞扬饮片

【参考文献】

[1] 国家中医药管理局《中华本草》编委会 . 中华本草 . 上海：上海科学技术出版社，1999：3575.

[2] Lanhers MC.Planta Med,1991.

[3] 广西药学院微生物新医学小组（广西医学院）. 新医药通讯，1971，（1）：45.

[4] 广州市第六人民医院革命委员会 . 大飞扬洗剂治疗皮肤湿疹 63 例小结 . 新医药通讯，1970，（9）：27.

[5] 广东省花县花山公社卫生院 . 大飞扬治疗细菌性痢疾及急性肠炎疗效小结 . 新医药通讯，1972，（10）：10.

[6] 王晓波，徐月桂 . 中药外洗方对手足口病患儿皮疹消退情况的疗效观察 . 当代护士（专科版），2011，（8）：80.

Da feng ai

大风艾

Blumeae Balsamiferae Herba
[英]Balsamiferou Blumea Herb

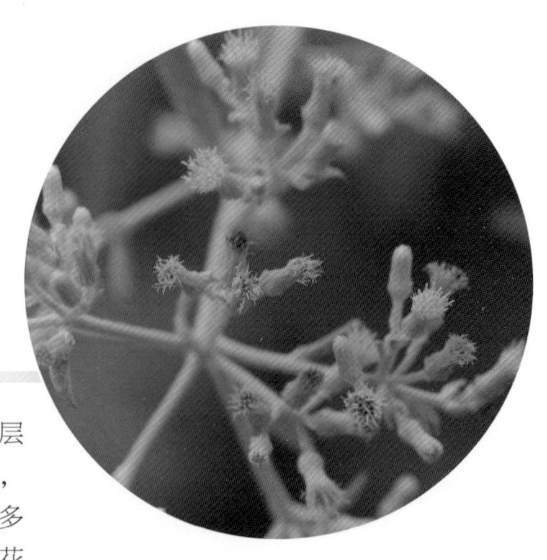

【别名】艾纳香、大骨风、牛耳艾、冰片艾、山大艾。

【来源】为菊科植物大风艾 *Blumea balsamifera*（L.）DC. 的地上部分。

【植物形态】多年生草本或亚灌木。茎粗壮，茎皮灰褐色，有纵条棱，被黄褐色密柔毛。下部叶宽椭圆形或长圆形披针形，长 22~25cm，宽 8~10cm，先端短尖或锐，基部渐狭，具柄，柄两侧有 3~5 对狭线形的附属物，边缘有细锯齿，上面被柔毛，下面被淡褐色或黄白色密绢状绵毛；上部叶长圆状披针形或卵状披针形，全缘或具细锯齿及羽状齿裂。头状花序排成开展具叶的大圆锥花序；花序梗被黄色密柔毛；总苞钟形，总苞片 6 层，外层长圆形，背面披密柔毛，中层线形，内层长于外层 4 倍。花黄色；雄花多数，花冠檐部 2~4 齿裂；两性花，花冠檐部 5 齿裂，被短柔毛。瘦果圆柱形，具棱 5 条，密被柔毛；冠毛红褐色，糙毛状。

【分布】广西主要分布于龙州、那坡、百色、田林、凌云、天峨等地。

【采集加工】于 12 月采收，先把落叶集中，再把带叶的地上茎割下，鲜用或晒干；或运到加工厂用蒸馏法蒸得艾粉。

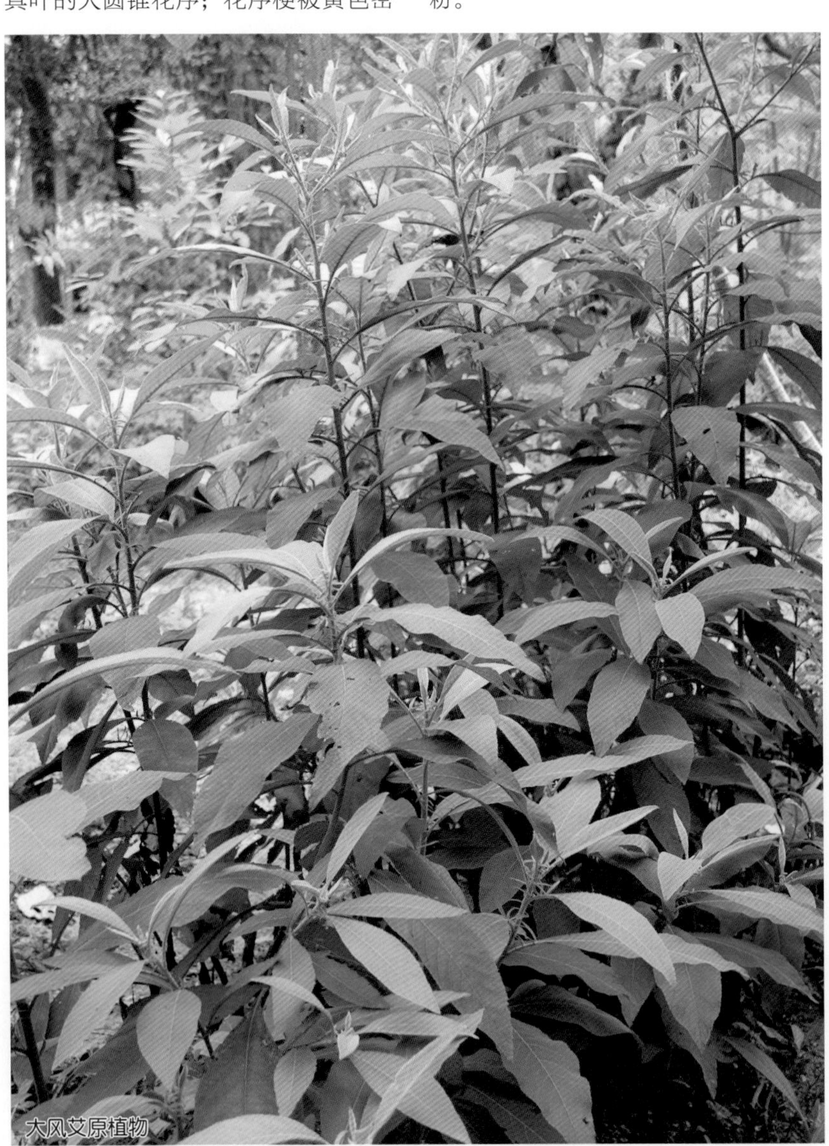
大风艾原植物

【药材性状】茎圆柱形，大小不等。表面灰褐色或棕褐色，有纵条棱，节间明显，分枝，密生黄褐色柔毛、木部松软，黄白色，中央有白色的髓。干燥叶略皱缩或破碎，边缘具细锯齿，上表面灰绿色或黄绿色、略粗糙，被短毛，下表面密被白色长绒毛，嫩叶两面均密被银白色绒毛，下表面突出较明显。叶柄两侧有 3~5 对狭线形的小裂片，密被短毛。叶质脆，易碎。气清凉，香，味辛。

【品质评价】以干燥、质脆者为佳。

【化学成分】本品叶中主要含挥发油（aetherolea），黄酮类（flavoniods）等成分。

挥发油成分以 L- 龙脑（L-borneol）为主，另含桉叶素（cineole），柠檬烯（limonene），倍半萜烯醇（sesquiterpenol）等[1]。

黄酮类成分有 3,3′,5,7- 四羟基 -4′- 甲氧基 - 二氢黄酮（3,3′,5，7-tetrahydroxy-4′-methoxyflavanone），3,3′,5- 三羟基 -4′,7- 二甲氧基 - 二氢黄酮（3,3′,5-trihydroxy-4′,7-dimethoxyflavanone），3,3′,4′,5- 四羟基 -7- 甲氧基 - 二氢黄酮（3,3′,4′,5- tetrahydroxy-7-methoxyflavanone），（2*R*,3*R*）- 二氢槲皮素 - 4′- 甲基醚 [（2*R*,3*R*）-dihydroquercetin- 4′-methylether]，（2*R*,3*R*）- 二氢槲皮素 4′, 7- 二甲基醚 [（2*R*, 3*R*）-dihydroquercetin 4′,7-dimethylether]，艾纳香素（blumeatin）即 5,3′,5′- 三羟基 -7- 甲氢基二氢黄酮（5,3′, 5′-trihdroxy-7-methoxy dihydroflavone），（2*R*,3*R*）-7, 5′- 二甲氧基 -3,5,2′- 三羟基黄烷酮 [（2*R*,3*R*）-7,5′-dimethoxy-3,5,2′-trihydroxyflavanone]，（2*R*,3*R*）-5′- 甲基 -3,5,7,2′- 四羟基黄烷酮 [（2*R*,3*R*）-5′-methoxy-3,5,7,2′-tetrahydroxyflavanone]，（2*S*）-5,7,2′,5′- 四羟基二氢黄酮

[(2*S*)-5,7,2′,5′-tetrahydroxyflavanone]，木犀草素（luteolin）[1~3]。

此外，还含有北美圣草素（eriodictyol），北美圣草素-7-甲醚（7-methylether-eriodictyol），柽柳素（tamarixetin），商陆素（phytolaccanine），豆甾醇（stigmasterol），*β*-谷甾醇（*β*-sitosterol），花椒油素（xanthoxylin），艾纳香内酯（blumealactone）A、B、C以及柳杉二醇（cryptomeridiol）等[1~3]。

【药理作用】

1. 保肝　艾纳香素腹腔注射可降低四氯化碳（CCl_4）致肝损伤大鼠血清谷丙转氨酶（ALT）和肝组织甘油三酯（TG）含量，能改善肝组织病理损伤；还可降低硫代乙酰胺（TAA）致肝损伤小鼠血清ALT和肝组织TG含量[4]；艾纳香二氢黄酮对CCl_4、TAA、对乙酰氨基酚所致的急性肝损伤具有保肝作用[5]。

2. 其他作用　艾纳香提取物可引起血压下降，血管扩张，抑制交感神经系统。艾纳香叶水或热甲醇提取物对化合物48/80诱导的大鼠肥大细胞释放组胺的抑制率达43%，200μg/ml时抑制率达97%[6]。艾纳香内酯A、B、C在5~10μg/ml时可抑制Yoshida肉瘤细胞生长[7~9]。

【临床研究】

1. 中风后遗症　大风艾干根100g，水煎，早晚各服1次，20天为1个疗程。服1个疗程无明显好转可再服第2个疗程，服完第2个疗程病情无进展者为无效。结果：共治疗48例，基本痊愈18例，显效19例，好转9例，无效2例，总有效率95.8%[10]。

2. 痹痛　用加味风湿酒（三叶青藤、九层风、红鱼眼、大风艾、土杜仲、两面针等）内服，每次15~26ml，每日3次；外用擦患处，随痛随擦，6~12天为1个疗程。结果：治疗寒湿阻络型痹痛风湿性关节炎病人38例，痊愈4例，显效10例，好转17例，无效7例，总有效率81.6%[11]。

【性味归经】味辛、微苦，性温。归肺、脾经。

【功效主治】祛风除湿，温中止泻，活血解毒。主治风寒感冒，头风头痛，风湿痹痛，寒湿泻痢，寸白虫病，毒蛇咬伤，跌打伤痛，癣疮。

【用法用量】内服：煎汤，10~15g，鲜品加倍。外用适量，煎水洗；或捣敷。

【使用注意】患胃热诸证者及孕妇慎用。

【经验方】

1. 肿胀，风湿性关节炎　大风艾、蓖麻叶、石菖蒲煮水洗。（《广东中药》）
2. 跌打损伤，疮疖痈肿，皮肤瘙痒　大风艾鲜叶捣烂外敷，或煎水洗患处。（广州部队《常用中草药手册》）
3. 蛇伤口不合　大风艾同六耳棱敷。（《本草求原》）
4. 头风痛　大风艾鲜叶30g，鸡蛋2个。加酒盐同煎服。（《广西本草选编》）

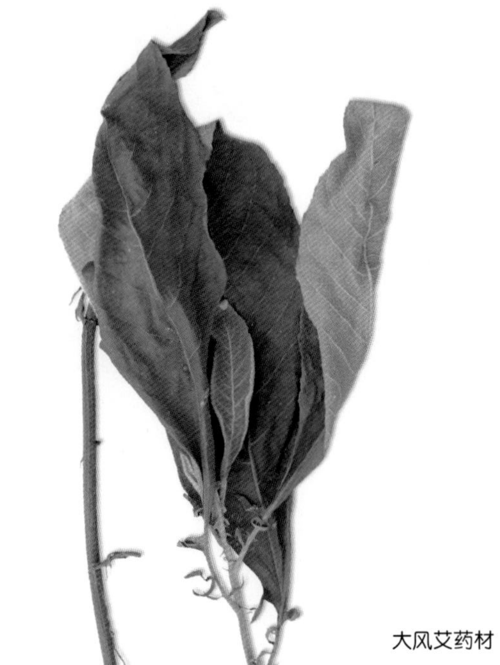

大风艾药材

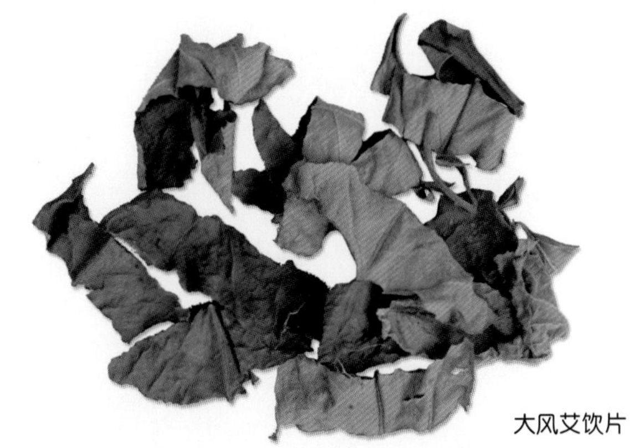

大风艾饮片

【参考文献】

[1] 赵金华，康晖，姚光辉．艾纳香化学成分研究．中草药，2007，38（3）：350.

[2] 朱廷春，文永新，王恒山．艾纳香的化学成分研究．广西植物，2008，28（1）：139.

[3] 国家中医药管理局《中华本草》编委会．中华本草．上海：上海科学技术出版社，1999：6765.

[4] 许实波．中国药理学报，1993，14（4）：376.

[5] 许实波，赵金华．艾纳香二氢黄酮对大鼠实验性肝损伤的保护作用．中国药理学通报，1998，14（2）：191.

[6] Rimando A M. 生药学杂志（日），1987，41（3）：242.

[7] Fuijimoto Y. C A, 1987, 107: P233371q.

[8] Fuijimoto Y. Chem Pharm Bull, 1986, 34:4540.

[9] Fuijimoto Y.Phytochemistry, 1988,27（4）:1109.

[10] 洪敦书．大风艾治疗中风后遗症48例．实用中医药杂志，1999，15（5）：25.

[11] 蒋林，陈业光．加味风湿酒治疗痹病38例临床观察．时珍国医国药，1997，8（3）：208.

Da ye an

大叶桉

Eucalypti Robustae Folium
[英]Swamp Mahogany Leaf

【别名】桉树、蚊仔树。

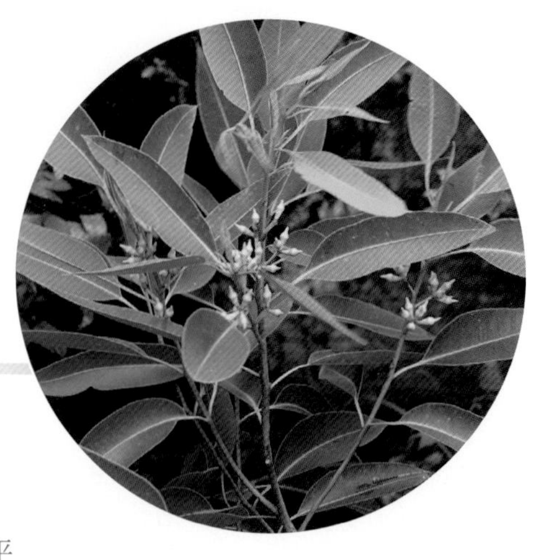

【来源】为桃金娘科植物大叶桉 *Eucalyptus robusta* Smith. 的叶。

【植物形态】多年生大乔木。树皮不剥落，深褐色，有不规则斜裂沟；嫩枝有棱。叶对生，叶片厚革质，卵状披针形，两侧不等，长 8~17cm，宽 3~7cm，两面均有腺点。伞形花序粗长；花梗短，粗而扁平；萼管半球形或倒圆锥形；花瓣与萼片合生成一帽状体，帽状体约与萼管同长，先端收缩成喙；雄蕊多数，子房与萼管合生。蒴果卵状壶形，上半部略收缩，蒴口稍扩大，果瓣 3~4，深藏于萼管内。

【分布】广西全区均有分布。

【采集加工】秋季采收，阴干或鲜用。

【药材性状】干燥叶片呈枯绿色，稍平坦，卵状披针形，厚革质，不等侧，长 8~17cm，宽 3~7 cm，侧脉多而明显，以 80° 开角缓斜走向边缘，两面均有腺点。叶柄长 1.5~2.5 cm。揉碎后有强烈香气，味微苦而辛。

【品质评价】以叶大、完整、梗少、无杂质者为佳。

【化学成分】本品叶中含大叶桉酚甲（robustaol A），大叶桉酚乙（robustaol B），大叶桉二醛 A（robustadial A），大叶桉二醛 B（robustadial B），蓝桉醛（euglobal）Ⅰa_1、Ⅰa_2，5-羟基-4′,7-二甲氧基-6,8-二甲黄酮（5-hydroxy-4′,7-dimethoxy-6,8-dimethylflavone）即桉树素（eucalyptin），4′,5-二羟基-7-甲氧基-6,8-二甲基黄酮（4′,5-dihydroxy-7-methoxy-6,8-dimethylflavone）即 sideroxylin，3*β*-羟基乌苏烯-28-酸内酯 [3*β*-hydroxyurs-11-ene-28-oic-13（28）lactone]，3*β*-乙酰氧基-11-乌苏烯-28-酸-13（28）-内酯 [3*β*-acetoxyurs-11-ene-28-oic-13（28）-lactone]，熊果醇（uvaol），*β*-谷甾醇（*β*-sitosterol），2-甲基 5,7-二羟基色酮-7*β*-葡萄糖苷（2-methyl-5,7-dihydroxy-chromone-7*β*-*O*-glucoside），正三十烷醇（1-triacontanol），正三十烷酸（1-triacontanoic acid）。还含间苯三酚衍生物：1-（2,6-羟基-3,5-二甲基-4-甲氧苯基）-2-甲基-1-丁酮 [1-（2,6-dihydroxy-3,5-dimethyl-4-methoxyphenyl）-2-methyl-1-butanone][1]，1-（2,6-二羟基-3,5-二甲基-4-甲氧苯基）-2-甲基-1-丙酮 [1-（2,6-dihydroxy-3,5-dimethyl-4-methoxyphenyl）-2-methyl-1-propanone][1]。

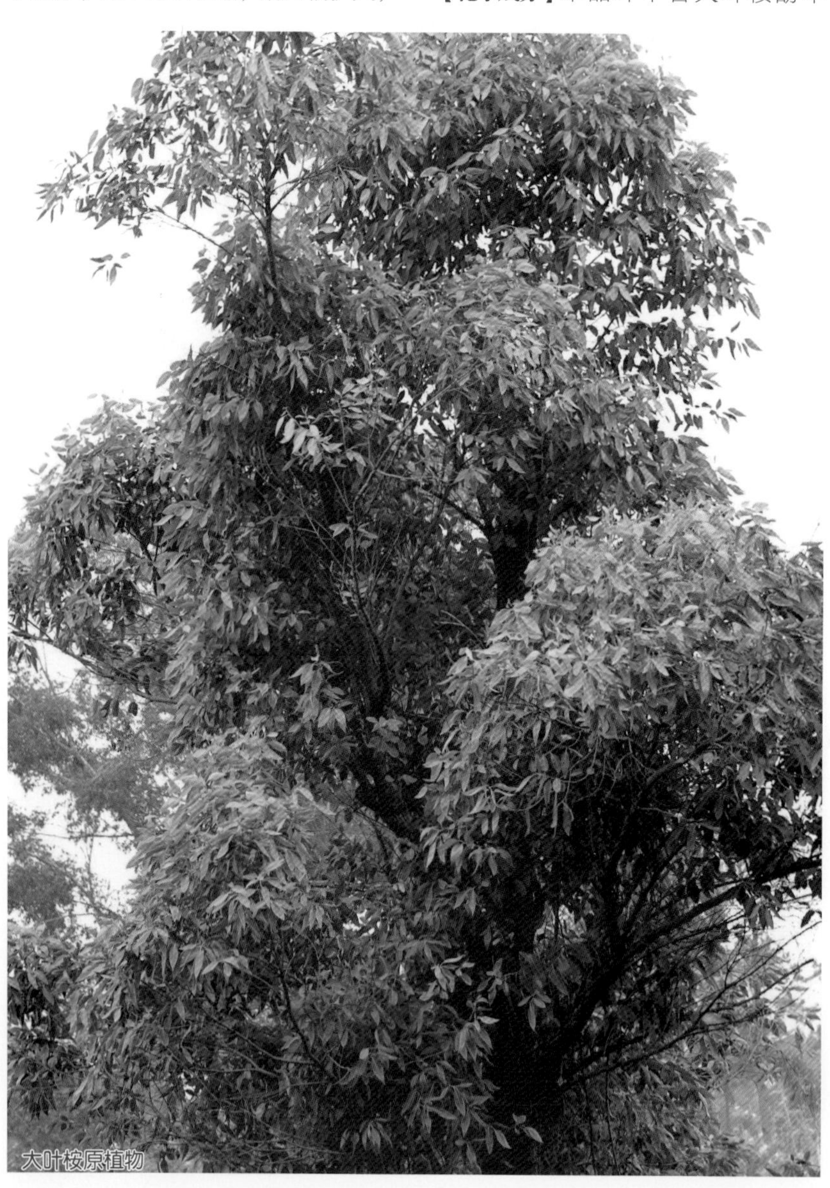
大叶桉原植物

【药理作用】

1. 抗菌　大叶桉干燥叶抑菌活性强，尤其对大肠杆菌、金黄色葡萄球菌、蜡样芽孢杆菌的抑菌作用较强[2]。10% 浓度的大叶桉精油对大肠杆菌有抑菌活性[3]。大叶桉枝煎剂 1：1 体外抗菌具有中等以上抗菌活性者为 70 株，其中对肠道主要致病菌如伤寒杆菌、副伤寒杆菌、痢疾杆菌、霍乱弧菌 40 株中具有中等以上抗菌活性者 33 株，抑菌率达 82%。在痢疾杆菌中，以福氏痢疾杆菌、志贺痢疾杆菌、鲍氏痢疾杆菌抑菌效果好，而对宋内痢疾杆菌则抑菌效果差[4]。水煎剂对金黄色葡萄球菌、肺炎链球菌、八叠球菌、甲型链球菌、奈瑟球菌、大肠杆菌、铜绿假单胞菌也有较强的抗菌力，对流感病毒也有抑制作用。挥发油体外有强大杀灭阴道滴虫的作用，煎剂对钩端螺旋体的杀灭效果也较好[5]，其成分大叶桉酚在管碟法中对金黄色葡萄球菌和枯草杆菌有较好的抑制作用，其最低抑菌浓度为63 μg/ml[6]。

2. 祛痰等作用　大叶桉叶挥发油有祛痰作用，可刺激呼吸道黏膜，稀释痰液。20% 大叶桉挥发油能可逆地阻断蟾蜍坐骨神经冲动的传导，高浓度时阻断快、恢复慢，低浓度时阻断慢、恢复快[5]。从大叶桉叶中分离的一种酚性油状物 200mg/kg 灌胃，对鼠疟疾有抑制作用，抑制率达 99% 以上[7]。大叶桉叶提取物 12mg/kg 可使大鼠血压降至给药前的一半，维持数小时，对豚鼠、免、猫及狗亦有降压作用，降压作用为释放组胺所致[8]。

3. 毒理　大叶桉煎剂的 LD_{50} 为 79.363g/kg，95% 的可信区间为 61.10~103.062g/kg。在亚急性毒性试验中，大叶桉煎剂对小鼠的主要器官（如心、肝、肺、肾、脑等）无肉眼可见的改变，各器官重量亦无显著性差异，组织学检查除发现肝细胞轻度气球样变以外，未发现异常。在特殊毒性研究中，大叶桉煎剂对鼠生长期的染色体无致突变作用[9]。

【临床研究】

1. 感冒　用大叶桉制成浸膏片，每片含生药3g。每日服4次，每次 3~4 片，小儿 2~3 片。结果：共治疗 133 例，痊愈 62 例，显效 22 例，好转 31 例，无效 18 例，总有效率为 86.5%。对轻型、中度感冒疗效较好[10]。

2. 亚急性、慢性阿米巴痢疾　用 2% 大叶桉合剂（以新鲜制剂为佳）作低压保留灌肠，每次 200ml，灌注后病人静卧 2h 以上，每日上、下午各 1 次，连续 7~10 天为 1 个疗程；如未愈，间隔 3 天后进行第 2 个疗程。结果：共治疗亚急性阿米巴痢疾 30 例，临床症状全部消失，粪检连续 3 次阴性；慢性阿米巴痢疾 11 例，6 例临床症状全部消失，2 例部分消失，未消失 3 例，粪检 6 例转阴[10]。

3. 急慢性肾盂肾炎　口服 100% 大叶桉煎剂，每次 30~50ml，每日 3~4 次，15 天为 1 个疗程，可连用 2~3 个疗程。结果：治疗急性肾盂肾炎 51 例，痊愈 33 例，10 例症状明显减轻，6 例无效；2 例中途停药。痊愈病例中 23 例随访半年，2 例复发；治疗慢性肾盂肾炎 64 例，发病时间均在半年以上，曾接受过多种抗生素治疗，其中 53 例尿培养有大肠杆菌生长。经 3~4 个疗程治疗后，37 例痊愈，6 例好转，2 例中途停药，19 例无效。痊愈病例中 18 例随访半年，1 例复发[10]。

4. 化脓性角膜溃疡　先以 0.5% 丁卡因溶液点眼麻醉，并用 2% 盐酸普鲁卡因结膜下注射 0.3ml，然后注射 20% 或 30% 大叶桉注射液 0.5ml，每日 1 次。结果：治疗化脓性匐行性角膜溃疡 3 例，显效 2 例（前房积脓迅速消失，溃疡面迅速清洁修复），有效 1 例（前房积脓明显减少）；卡他性角膜溃疡 2 例，显效 1 例，有效 1 例。治疗酸腐蚀伤角膜溃疡 1 例，施治 2 次后溃疡迅速修复治愈，视力由治疗前 0.3 提高到 0.8。治疗原因不明的角膜溃疡 1 例，无效[10]。

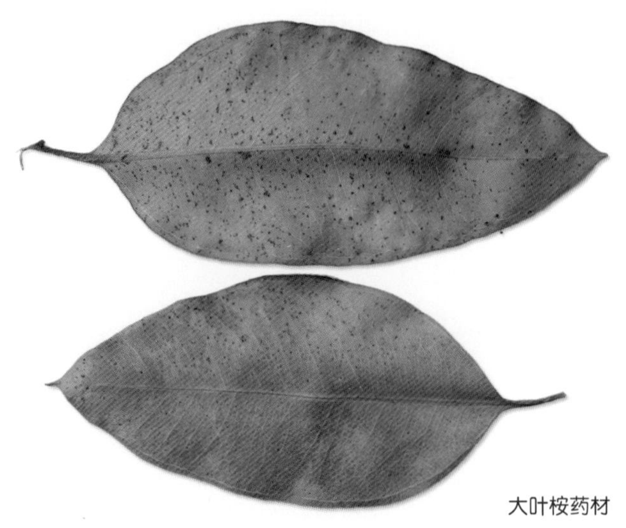

大叶桉药材

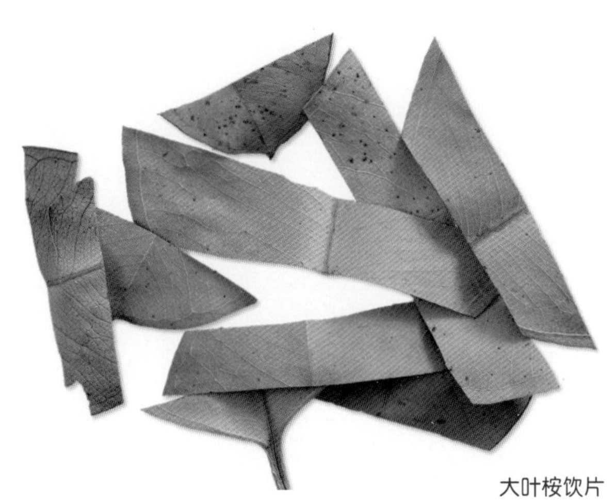

大叶桉饮片

5. 萎缩性鼻炎　每晚睡前及午睡前，用桉芙软膏（大叶桉和芙蓉叶细粉各 10g）将软膏涂入鼻腔内；或取干桉叶、芙蓉叶，水煎，浓缩成 1ml 约含生药 8g，加羊毛脂、凡士林，调匀，制成 2cm × 6cm 的油纱布条备用。用时取纱布条塞入鼻腔内，经 1~2h 后取出，每天 1~2 次。结果：共治疗萎缩性鼻炎 24 例，治愈 21 例[10]。

【性味归经】味辛、苦，性凉。归肺、大肠经。

【功效主治】疏风发表，祛痰止咳，清热解毒，杀虫止痒。主治感冒，肺热喘咳，泻痢腹痛，疟疾，目赤，咽喉肿痛，耳痈，乳痈，丹毒，痈疽，麻疹，风疹，湿疹，疥癣，烫伤，丝虫病，钩端螺旋体病。

【用法用量】内服：煎汤，6~9g，鲜品 15~30g。外用适量，煎汤洗；或提取蒸馏液外涂；或研末制成软膏外敷；或制成气雾剂吸入。

【使用注意】内服用量不宜过大，免致呕吐。脾胃虚寒者慎用。

【经验方】

1. 丹毒 干大叶桉叶 6~9g 或鲜品 15~30g，煎水内服。同时用 15%~20% 大叶桉叶溶液局部湿敷。(广州部队《常用中草药手册》)
2. 痈、疮、疖 大叶桉树叶适量，捣烂，调黄糖敷患处。(《广西民间常用中草药手册》)
3. 皮炎、湿疹 鲜大叶桉叶适量，水煎洗患处；另取干叶适量研末，加樟脑少许，茶油调涂。(《福建药物志》)
4. 烫伤 用大叶桉叶制成 15%~30% 煎液，外搽患处。(《浙江民间常用草药》)
5. 足癣 干大叶桉叶 30g，枯矾 3g。研末，外撒患部；或鲜大叶桉叶、鲜苍耳、鲜烟叶各 60g，共捣烂用布包扎，擦患处，每日 3~5 次。(《常用青草药选编》)
6. 急性乳腺炎 鲜大叶桉叶 30g，白英 30g。煎水内服。(江西《草药手册》)
7. 沙眼、角膜炎、结膜炎 大叶桉鲜叶 100g，煎沸 30min 去渣，过滤数次，加苯钾酸钠适量，高压消毒，用时加蒸馏水稀释成万分之一作为洗眼剂。(《福建药物志》)
8. 急慢性化脓性中耳炎 大叶桉鲜叶，水煎成 5% 溶液，每日滴耳 3~4 次。(《福建药物志》)
9. 感冒 大叶桉叶 30g。水煎，2 次分服。(《广西民间常用中草药手册》)
10. 哮喘 大叶桉叶 12g，白英 3g，黄荆 3g。水煎服。(江西《草药手册》)
11. 细菌性痢疾、急性肠胃炎 鲜大叶桉叶 15~30g，水煎服；或大叶桉叶、凤尾草各 30g，石榴皮、水辣蓼各 15g，斑地锦 90g，水煎服。(《浙江民间常用草药》)
12. 丝虫病 大叶桉鲜叶 90g 切丝，放水 3 倍，煎 3h，去渣浓缩至 60ml 左右，1 次服。小儿 1~4 岁服 1/4，5~10 岁服 1/3，11~15 岁服 2/3。服药后个别有头晕，但无服“海群生”(枸橼酸乙胺嗪)所致的严重的发热恶寒反应。(《福建中医药》)
13. 预防麻疹 大叶桉叶煎成 10% 汤剂，3 个月 ~1 周岁小儿每次服 1 汤匙，每日 3 次，连服 9 天。余按年龄酌增药量。(《福建药物志》)

【参考文献】

[1] 国家中医药管理局《中华本草》编委会 . 中华本草 . 上海：上海科学技术出版社，1999：4727.
[2] 王岳峰，余延春，杨国军 . 大叶桉黄酮类化合物的分析及抑菌活性的研究 . 中医药学刊，2004，22(11)：2135.
[3] 魏金强 . 乌桕、大叶桉抗菌活性研究 . 福建农林大学硕士论文，2005.
[4] 肖芙蓉，贾杰 . 大叶桉煎剂抗菌活性的研究 . 中药药理与临床，1990，6(6)：33.
[5] 陈庆全 . 实用临床草药 . 广州：暨南大学出版社，1991.60
[6] 秦国伟 . 大叶桉化学成分的研究——大叶桉酚乙和其他成分的分离和鉴定 . 化学学报，1986，4(2)：151.
[7] 秦国伟 . 药学通报，1984，19(9)：554.
[8] Rrxd. George W. C A, 1971, 75:1213342d.
[9] 肖芙蓉，符永健，贾杰 . 大叶桉煎剂的毒性研究 . 海南医学，2001，12(5)：64.
[10] 南京中医药大学 . 中药大辞典(上册). 第 2 版 . 上海：上海科学技术出版社，2006.184.

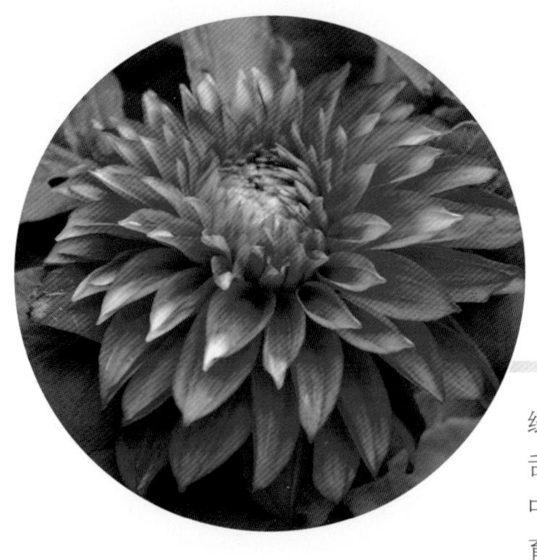

Da li ju

大丽菊

Dahliae Pinnatae Radix

[英]Common Dahlia Root Tuber

【别名】天竺牡丹、大理花、西番莲、洋芍药。

【来源】为菊科植物大丽花 *Dahlia pinnata* Cav. 的块根。

【植物形态】一年生至多年生草本。地下具块状根。茎直立，光滑，多分枝。叶对生；叶柄基部扩展几近相连，小叶柄稍有窄翼；叶片二回羽状分裂，或上部叶作一回羽状分裂，裂片卵圆形，边缘具圆钝锯齿，上面绿色，下面灰绿色。头状花序水平开展或稍稍下垂，有长梗；总苞片 2 层，外层较短小，绿色，内层质薄，鳞片状，基部连合；舌状花 8 枚，红色、紫红色或粉红色，中性或雌性；管状花黄色，两性，孕育。瘦果长椭圆形或倒卵形，先端圆；冠毛缺乏或具不明显的齿 2 枚。

【分布】广西全区普遍栽培。

【采集加工】秋季采挖，洗净，鲜用或晒干。

【药材性状】块根呈长纺锤形，微弯，有的已压扁，有的切成两半，长 6~10cm，直径 3~4.5cm。表面灰白色或类白色，未去皮的黄棕色，有明显而不规则的纵沟纹，先端有茎基痕，先端及尾部均呈纤维状。质硬，不易折断，断面类白色，角质化。气微，味淡。

【品质评价】以粗壮、实心、断面色白者为佳。

【化学成分】本品含黄酮类成分：芹菜素（apigenin），芹菜素 -7-*O*- 葡萄糖苷（apigenin-7-*O*-glucoside），芹菜素 -7-*O*- 鼠李葡萄糖苷（apigenin-7-*O*-rhamnoglucoside），木犀草素（luteolin），木犀草素 -7-*O*- 葡萄糖苷（luteolin-7-*O*-glucoside），刺槐素 -7-*O*- 葡萄糖苷（acacetin-7-*O*-glucoside），刺槐素 -7-*O*- 鼠李葡萄糖苷（acacetin-7-*O*-rhamnoglucoside），槲皮苷（quercitrin），槲皮素 -3-*O*- 半乳糖苷（quercetin-3-*O*-galactoside），异鼠李素 -3-*O*- 半乳糖苷（*iso*-rhamnetin-3-*O*-galactoside）[1]。

【性味归经】味辛、甘，性平。归肝经。

【功效主治】清热解毒，散瘀止痛。主治腮腺炎，龋齿疼痛，无名肿毒，跌打损伤。

【用法用量】内服：煎汤，6~12g。外用适量，捣敷。

【使用注意】孕妇慎用。

【参考文献】

[1] 国家中医药管理局《中华本草》编委会 . 中华本草 . 上海：上海科学技术出版社，1999：6840.

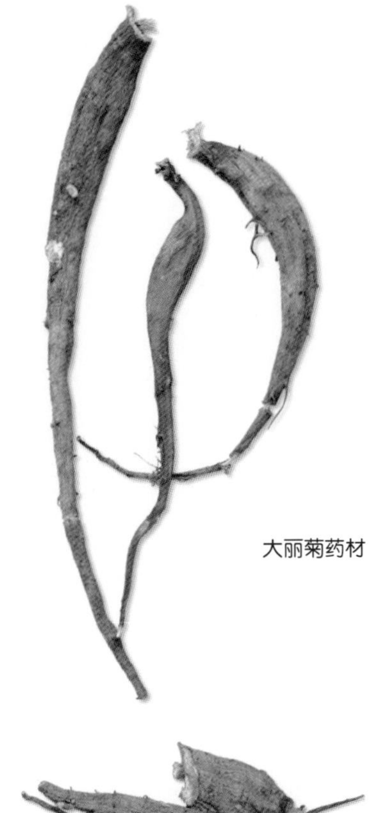

大丽菊药材

大丽菊饮片

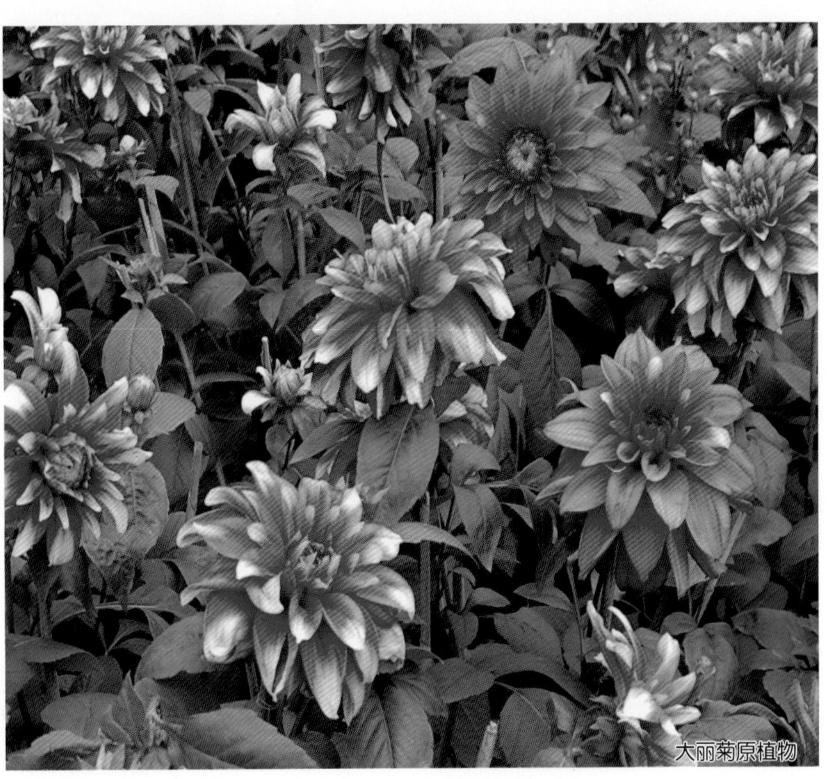

大丽菊原植物

Da bo gu 大驳骨

Adhatodae Vasicae Herba
[英]Malabarnut Herb

【别名】大驳骨消、大驳骨丹、大接骨、大骨节草、大骨风、接骨木。

【来源】为爵床科植物鸭嘴花 *Adhatoda vasica* Nees. 的茎叶。

【植物形态】多年生大灌木。枝圆柱形，幼枝密生灰白色柔毛，各部揉后有特殊臭气。叶对生；叶片纸质；卵形或椭圆状卵形至披针形，长 15~20cm，宽 4.5~7.5cm，先端渐尖，有时稍呈尾状，基部阔楔形，全缘，上面近无毛，下面被柔毛；侧脉每边约 12 条。穗状花序；苞片卵形或宽卵形，小苞片披针形，较苞片稍短；花萼裂片 5，长圆状披针形；花冠白色而有紫色条纹，被柔毛，具卵形短管，管中部膨胀，两端收狭，喉部的下侧扩大，冠檐二唇形，上唇直立，拱形，先端浅 2 裂，下唇伸展，先端 3 裂；雄蕊 2，花丝粗壮，基部被白色绵毛状毛，花药 2 室，不等高；子房每室有胚珠 2，柱头单一。蒴果近木质，上部具 4 个种子，下部实心似短柄状。

【分布】广西全区均有栽培。

【采集加工】全年均可采收，切段，晒干或鲜用。

【药材性状】枝圆柱形，老枝光滑，幼枝密被灰白色微毛。叶对生，皱缩。完整的叶片长圆状椭圆形至披针形，长 8~15cm，宽 3~6cm，先端渐尖，基部楔形；全缘，两面被微毛；叶柄明显。气微，搓揉后有特殊臭气。

【品质评价】以茎枝细、叶多、色青绿、臭味浓者为佳。

【化学成分】本品叶含生物碱成分有鸭嘴花酮碱（vasicinone），鸭嘴花酚碱（vasicinol），鸭嘴花碱（vasicine），去氧鸭嘴花碱（deoxyvasicine），脱氢鸭嘴花碱（vasakin），羟基骆驼蓬碱（hydroxy peganine）和 1,2,3,9- 四氢 -5- 甲氧基吡咯并 [2,1-b]- 喹唑啉 -3- 醇 {1,2,3,9-tetrahydro-5-methoxypyrrolo[2,1-b]-quinazolin-3-ol}[1]。

花和花序含 β- 谷甾醇，β- 谷甾醇 -D- 葡萄糖苷（β-sitosterol-D-glucoside），α- 香树脂醇（α-amyrenol），三十三烷（tritriacontane）；黄酮类成分山柰酚（kaempferol），槲皮素（quercetin），山柰酚 -3-β-D- 葡萄糖苷（kaempferol-3-β-D-glucoside），山柰酚 -3- 槐糖苷（kaempferol-3-sophoroside），2′- 羟基 -4- 葡萄糖氧基查尔酮（2′-hydroxy-4-glucosyloxychalcone）；生物碱类成分鸭嘴花碱，鸭嘴花酮碱，甜菜碱（betaine），鸭嘴花灵（vasicoline）[1]。

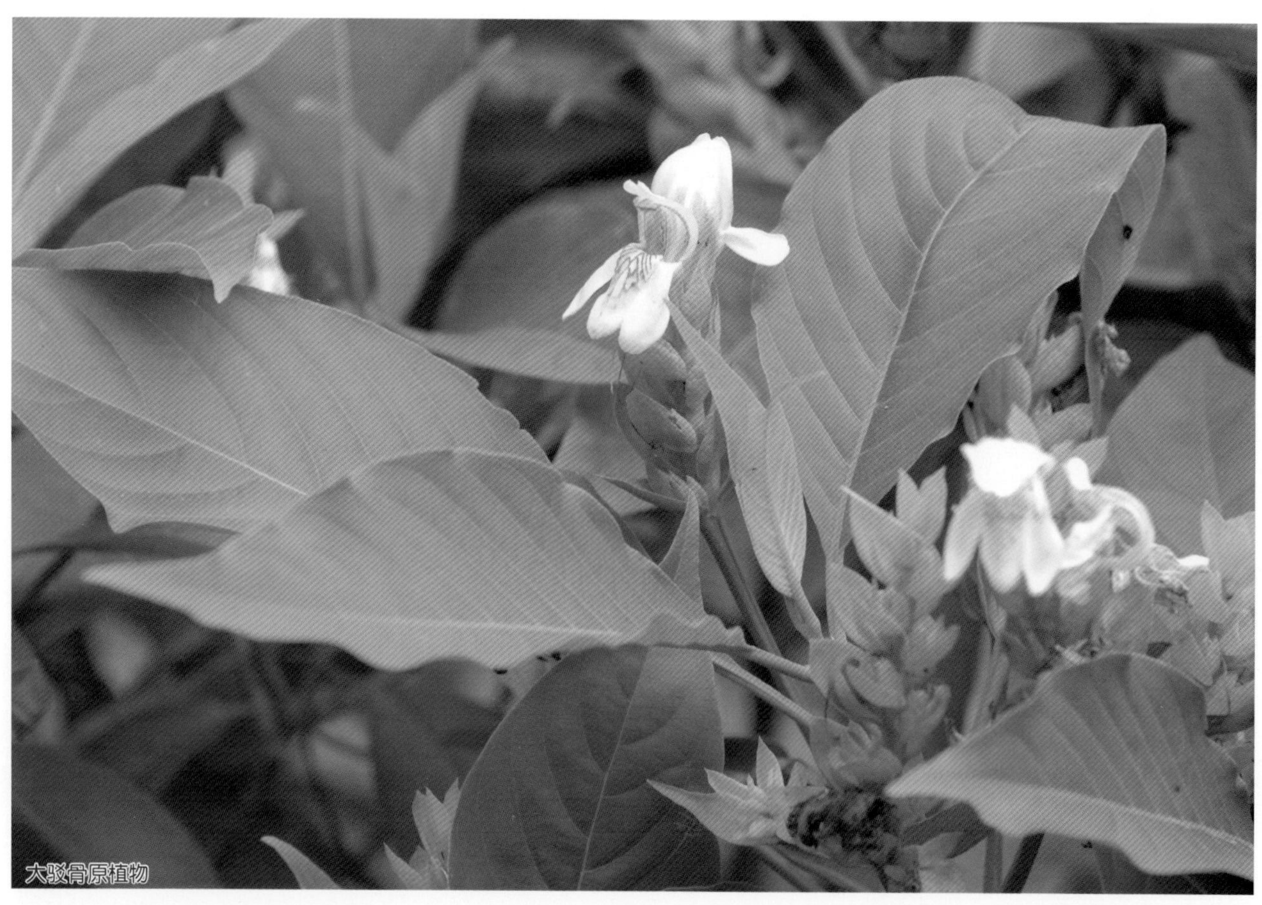
大驳骨原植物

根含生物碱成分有鸭嘴花酚碱（vasicinol），鸭嘴花醇碱（vasicol），去氧鸭嘴花酮碱（deoxyvasicinone），9-乙酰胺基-3 4-二氢吡啶并[3,4-b]吲哚{9-acetamido-3,4-dihydropyrido[3, 4-b]indole}，另含谷甾醇-β-D-葡萄糖苷（sitosterol-β-D-glucoside），D-半乳糖（D-galactose），*O*-乙基-α-D-半乳糖苷（*O*-ethyl-α-D-galactoside）[1]。

' 地上部分含29-甲基-三十烷-1-醇（29-methyl-triacontan-1-ol），37-羟基-四十六碳-1-烯-15-酮（37-hydroxy-hexatetracont-1-en-15-one），37-羟基-四十一碳-19-酮（37-hydroxy- hentetracontan-19-one）和二十九烷（nonacosane），并含生物碱类成分鸭嘴花考林碱（vasicoline），鸭嘴花考林酮（vasicolinone），安尼索碱（anisotine），鸭嘴花定碱（adhatodine）和大驳骨酮碱（adhavasinone）[1]。此外，本品还含多种多糖类（polysaccharide）[2]和挥发油成分（aetherolea）[3]。

【药理作用】

1. 兴奋子宫　鸭嘴花的叶和花中的鸭嘴花碱Ⅰ有子宫兴奋作用，10mg/kg和20mg/kg给已妊娠小鼠皮下注射，有抗早孕作用，其流产率分别为80%和93%。10~30mg/kg可使中期妊娠的豚鼠100%流产，给中期妊娠家兔皮下注射40mg/kg，肉眼可见胚珠液化。将药液洒在子宫肌上，可见子宫呈节律性收缩。鸭嘴花碱Ⅰ的盐酸盐，能使人未孕、早期妊娠及足月妊娠的子宫肌肉兴奋，使张力增加，收缩幅度加大。此外，还可选择性的兴奋子宫底。注射给药时子宫中分布量多，能诱发动物流产[4]。其作用机制与前列腺素（PG）相关[5、6]。

2. 对神经系统作用　叶中所含脱氢鸭嘴花碱Ⅱ有局部麻醉作用，对毛果芸香碱所致唾液分泌有抑制作用，对内源性和外源性乙酰胆碱和肾上腺素均有阻断作用。在阻断胆碱能神经方面，鸭嘴花碱Ⅱ较阿托品（atropine）弱。此外，鸭嘴花碱Ⅰ有兴奋呼吸的作用[7]。

3. 对心血管系统作用　鸭嘴花碱Ⅰ能减弱心肌收缩力，减少冠脉流量，叶和花中所含鸭嘴花酮碱Ⅲ能增强离体豚鼠和兔心灌流的心肌收缩力及增加冠脉流量[8]。此外，鸭嘴花碱Ⅰ有轻度降低血压作用[6，9]。

4. 对支气管作用　鸭嘴花酮碱Ⅲ对支气管有强大扩张作用，特别对组胺所致支气管收缩有解痉作用[10、11]。鸭嘴花碱Ⅰ在体内和体外均有支气管扩张作用，能抑制氯化钾、乙酰胆碱、磷酸组胺所致气管平滑肌收缩，其作用呈剂量依赖关系[12]。鸭嘴花碱Ⅰ和Ⅲ合用，在体内和体外均有更强的支气管扩张作用[9]。

5. 对消化系统作用　鸭嘴花碱Ⅰ能兴奋牛小肠平滑肌，使胃收缩更强，频率更快，并使胃液分泌增加[13]。在猫急性试验和犬的慢性试验中，静注5mg/kg有利胆作用，在犬皮下注射后，胆汁排泄增加40%~100%，并使胆汁变稀，胆红素排除增加[14]。

6. 抗病原体　鸭嘴花碱Ⅰ对金黄色葡萄球菌、宋氏菌、志贺菌、变形杆菌和伤寒杆菌等有中度抗菌作用[15]。从叶、花及根部提取的油脂部分有抗结核杆菌作用，对人型结核菌（B19-4）的抑制浓度为2μg/ml，牛型（B19-3）或鸟型（B19）结核菌在5μg/ml时才能完全抑制。从叶中提取的有效成分对结核杆菌的作用较链霉素弱2倍。鸭嘴花油有驱蛔虫作用，能抑制蛔虫的自发运动[16]。

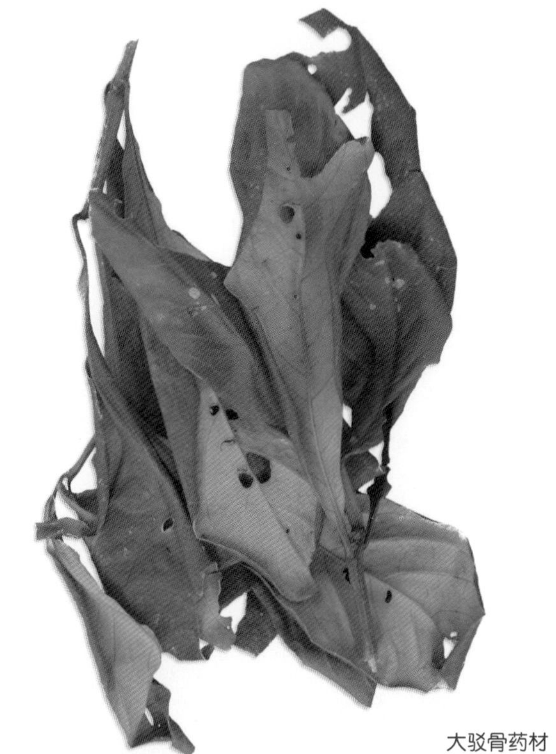

大驳骨药材

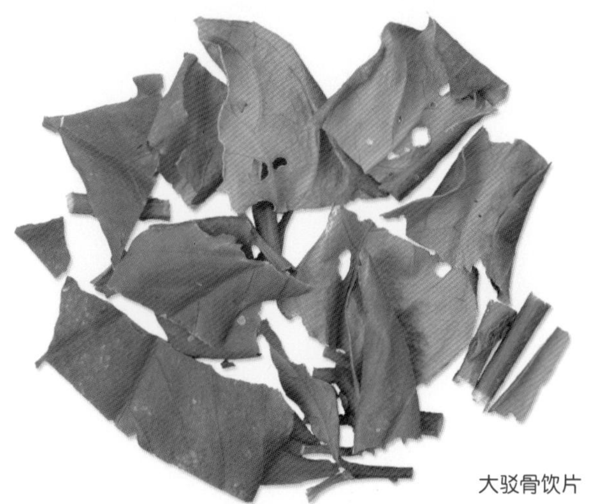

大驳骨饮片

7. 降血糖等作用　鸭嘴花叶中不含氮的中性成分，25mg/kg给家兔灌胃，有降血糖作用，持续时间约2h。鸭嘴花碱Ⅲ尚有较强的抗过敏作用。鸭嘴花提取物还具有抗诱变功效，连续7天灌胃，其提取物对氯化镉引起的诱变具有抑制作用[17]。

8. 毒理　从叶、花和根提取的油脂部分，2.3g/kg给小鼠皮下注射，未见任何中毒症状[4]。鸭嘴花碱Ⅱ对实验动物无明显毒性，在1g/kg时对动物行为和运动无影响[12]。鸭嘴花碱Ⅰ毒性很低，对血液、生化值及各组织器官未发现有毒性反应[4]。

【临床研究】

消肿止痛　用扭伤灵酊（三七、红花、两面针各100g，大驳骨30g，小驳骨20g，木香20g，白芷30g，细辛20g，独活30g，当归15g，川芎10g，冰片、薄荷脑、樟脑各5g，没药10g）外搽患处，每日3~4次，必要时可用药棉浸泡药液湿敷。结果：治疗扭伤59例，腰痛25例，关节疼痛28例，总有效率分别为91.5%、89.2%和84.0%。用药期间未发现任何不良反应[18]。

【性味归经】味辛、微苦，性平。归肝、脾经。

【功效主治】活血止痛，接骨续伤，止血。主治风湿痹痛，腰痛，瘀血肿痛，筋伤骨折，扭伤，月经过多，崩漏。

【用法用量】内服：煎汤，10~30g；或浸酒。外用适量，鲜品捣敷；或研末调敷；或煎水洗。

【使用注意】孕妇慎服。

【经验方】

1. 风湿关节痛　大驳骨120g，大风艾120g，过山香90g，水菖蒲90g，鹰不扑120g，水煎洗患处。（《广西民间常用草药》）

2. 跌打创伤红肿　大驳骨适量，捣烂用酒炒热，敷患处。（《广西民间常用草药》）

3. 消肿止痛，接骨，并治风湿痹痛　大驳骨60g，泽兰30g，透骨消30g，双飞蝴蝶15g，小驳骨60g，肉郎伞90g，鸡骨香15g。共捣烂，酒炒热，外敷。（《广西中药志》）

【参考文献】

[1] 国家中医药管理局《中华本草》编委会．中华本草．上海：上海科学技术出版社，1999：6447.

[2] Sarraf S, et al.Phytochemical study of some medicinal plants.Chem Asian J,1995,7（1）:229.

[3] Ahmed ES,et al.Flavonoids and antimicrobial volatiles from Adhatoda vasica NEES.Pharm Pharmacol Lett,1999,9（2）:52.

[4] 王世渝，等．中草药，1985，16（6）：253.

[5] GuptaO P.CA,1978,88:69136h.

[6] GuptaO P.IndianJ Pharm,1977, 39（6）:162.

[7] Inamdar MC,et al.CA,1965, 63:6213a.

[8] Bhide M B.CA,1976, 85:153929q.

[9] GuptaO P.CA,1978,88:32037a.

[10] BhallaH L.CA, 1982, 96:110045h.

[11]《全国中草药汇编》编写组．全国中草药汇编（上册）．北京：人民卫生出版社，1975：695.

[12] 高春艳，聂珍贵，梁翠茵，等．鸭嘴花碱对豚鼠离体气管平滑肌收缩功能的影响．天津药学，2003，15（6）：4.

[13] Rabinovich M I.CA,1967, 66:54165p.

[14] Rabinovich M I.CA,1967, 67:10191k.

[15] Isamukhamedov I.CA,1974, 80:116598g.

[16] D，CruzJ L.CA,1980,92:140486n.

[17] Jahangir T,Khan TH,Prasad L,et al.Reversal of cadmium chloride-induced oxidative stress and geno-toxicity by Adhatoda vasica extract in Swiss albino mice.Biol Trace Elem Res,2006,111（1-3）:217.

[18] 马平勃．扭伤灵酊的制备及疗效．中国药师，2002，5（8）：503.

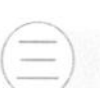
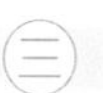

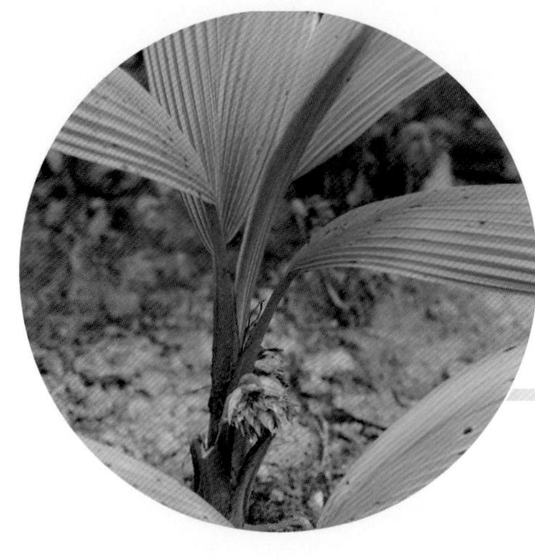

Da ye xian mao 大叶仙茅

Curculiginis Capitulatae Rhizoma
[英]Largeleaf Curculigo Rhizome

【别名】大地棕、猴子背巾、猴子包头、竹灵芝、撑船草、独脚莲、大白及松兰、野棕。

【来源】为石蒜科植物大叶仙茅 *Curculigo capitulate*（Lour.）O. Kuntze. 的根茎。

【植物形态】多年生草本。根茎粗厚，块状，具细长的走茎。叶基生，通常4~7片；叶柄上面有槽，侧背面均被短柔毛；叶片长圆状披针形或近长圆形，长40~90cm，宽5~14cm，纸质，全缘，先端长渐尖，具折扇状脉，背面脉上具短柔毛或无毛。花葶从叶腋发出，通常短于叶，密被褐色长柔毛；总状花序强烈缩短成头状，球形或近卵形，俯垂，具多数排列密集的花；苞片卵状披针形至披针形，被毛；花黄色，具花梗；花被裂片6，卵状长圆形，先端钝，外轮的背面被毛，内轮仅背面中脉或中脉基部被毛；雄蕊6；花柱比雄蕊长，纤细，柱头近头状，有极浅的3裂，子房长圆形或近球形，被毛。浆果近球形，白色，无喙；种子黑色，表面具不规则的纵凸纹。

【分布】广西主要分布于那坡、隆安、上林、武鸣、龙州、防城、桂平、金秀、三江等地。

【采集加工】夏、秋季采挖，除去叶，洗净，切片晒干。

【药材性状】根茎粗厚，块状，表面黑褐色，粗糙，留有叶基及多数须根痕。具细长的走茎，走茎节间较长，表面黑色，皱缩，节处多有须根。走茎质脆，易折断，断面黑色。气微，味微苦。

【品质评价】以身干、条粗、质坚、表面色黑者为佳。

【化学成分】本品含2,4-二氯-5-甲氧基-3-甲基苯酚（2,4-dichloro-5-methoxyl-3-methylphenol），仙茅木酚素（curlignan），4-乙氧基-3-羟基甲基苯酚（4-ethoxy-3-hydroxy methylphenol），大叶仙茅环苷（curcapicycloside）和大叶仙茅醛（curcapital）[1]。

【药理作用】

抗心律失常　根茎中的（+）-（1*R*, 2*S*）-1-*O*-丁基尼亚考苷和尼亚考苷对圭巴因所致的豚鼠心律失常有很强的抑制活性作用，3μmol/L浓度时对由6μmol/L圭巴因所致的豚鼠心律失常能恢复正常达10min以上[2]。

【临床研究】

慢性气管炎　取竹灵芝根茎制成蜜丸或片剂口服。蜜丸每丸重9g（其中含蜜4.5g），每日3次，每次1~2丸；片剂每片0.5g，每日3次，每次8片。均10天为1个疗程。经351例观察，1个疗程后临床控制120例（34.2%）；显效165例（47%），好转58例（16.5%）；无效9例（2.6%）。对镇咳、祛痰平喘均有较好疗效。大部分病人服药4~8天症状和体征明显改善或消失，睡眠好，食欲增加。少数在服药后1~2天有轻微头昏或轻度下肢酸软；有胃溃疡者，服药后有轻度疼痛，均不影响治疗[1]。

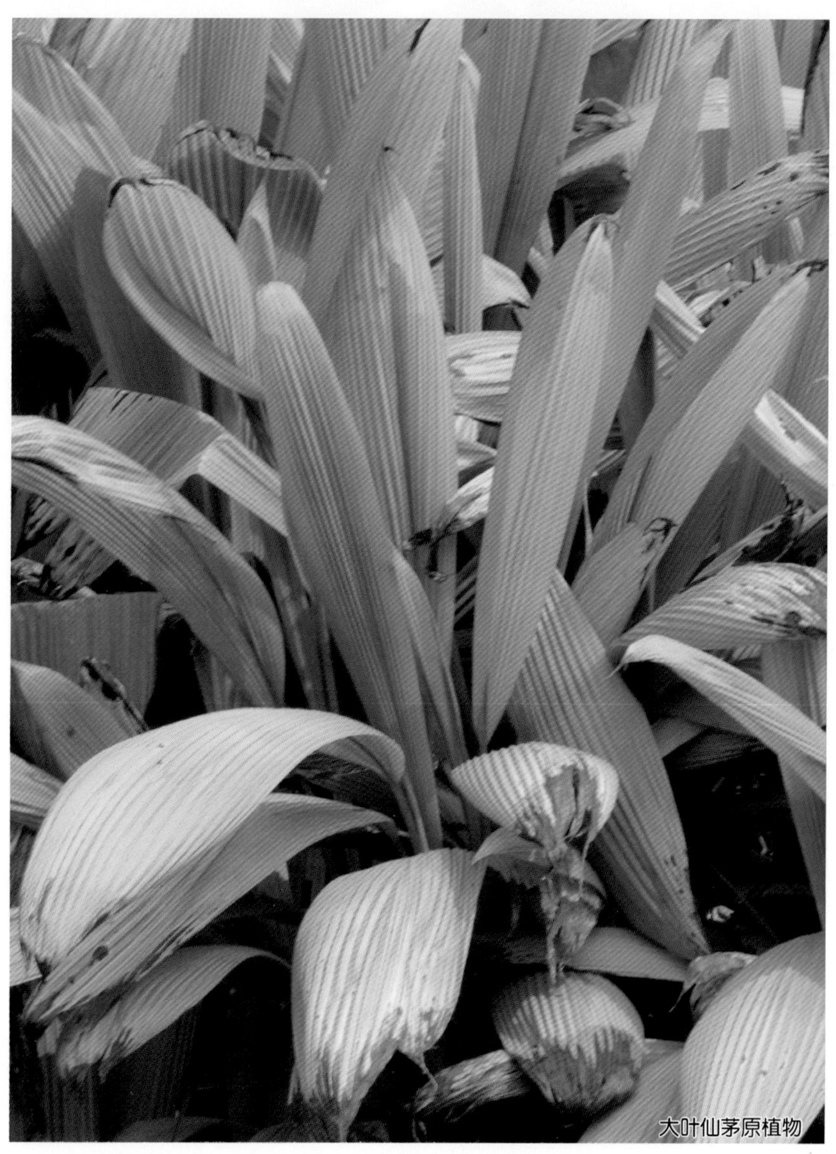
大叶仙茅原植物

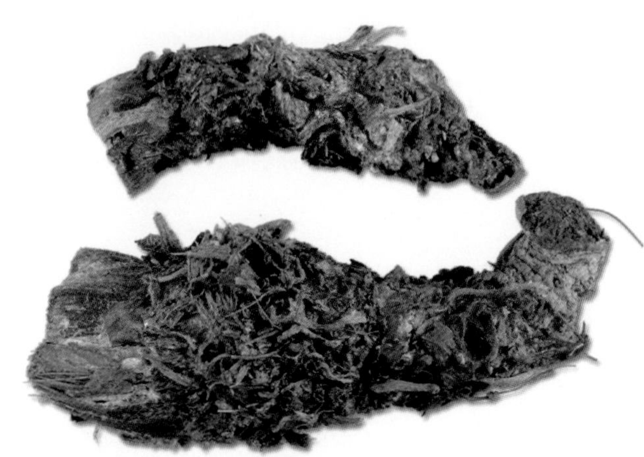
大叶仙茅药材

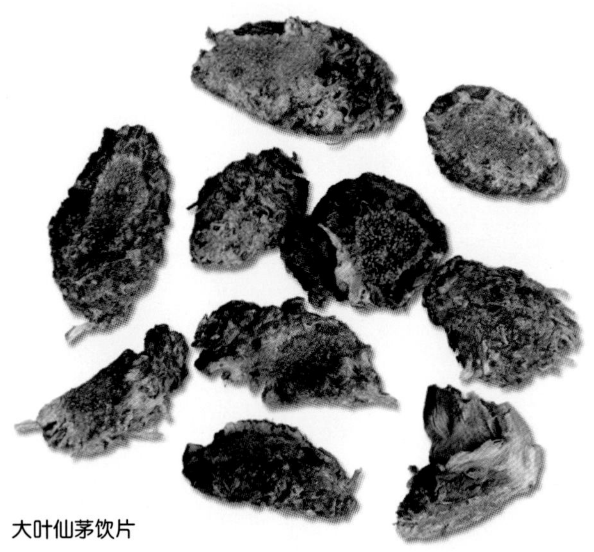
大叶仙茅饮片

【性味归经】味辛、微苦，性温。归肾、肺、肝经。

【功效主治】补肾壮阳，祛风除湿，活血调经。主治肾虚咳喘，腰膝酸软，阳痿遗精，风湿痹痛，白浊带下，宫冷不孕，月经不调，崩漏，子宫脱垂，跌打损伤。

【用法用量】内服：煎汤，6~9g；或入丸、散。外用适量，研末调敷。

【使用注意】阴虚内热者及孕妇慎用。

【经验方】

1. 虚劳咳嗽　大地棕根、鹿衔草各15g，肺经草、桑白皮各9g。水煎服。(《万县中草药》)
2. 肾虚阳痿、遗精　大地棕根、覆盆子、莲米各15g，金樱子、芡实各12g。水煎服。(《四川中药志》)
3. 月经不调　大地棕根15g，黄花菜根、女贞子、女儿茶、茺蔚子各10g，元宝草、金樱子、大枣各12g。炖鸡服。(《四川中药志》)
4. 妇女红崩，男子白浊　大地棕根、何首乌、梦花树根各15g，煅龙骨9g。水煎服。(《万县中草药》)
5. 体虚白带异常　大地棕根15g，百合15g，三白草根15g，白果12g，金樱根12g。炖鸡服。(《四川中药志》)

【参考文献】

[1] 南京中医药大学. 中药大辞典（上册）. 第2版. 上海：上海科学技术出版社，2006：187.

[2] 陈笔岫. 从大叶仙茅分得具有生物活性的降木脂素葡萄糖苷. 中草药，1997，（10）：638.

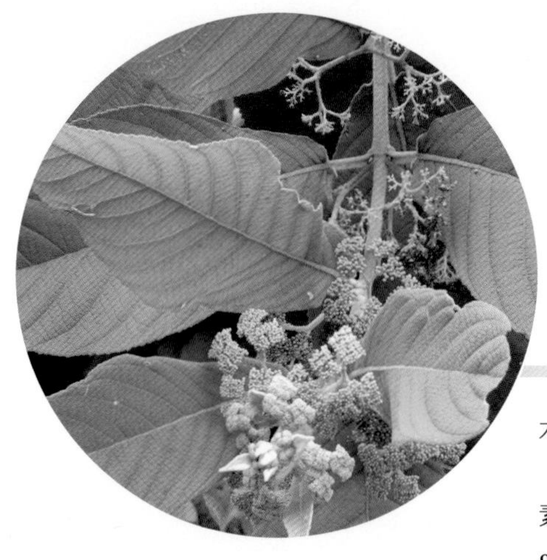

Da ye zi zhu

大叶紫珠

Callicarpae Macrophyllae Folium

[英]Bigleaf Beautyberry Leaf

【别名】紫珠、白背木、细朴木、白狗肠、假大艾、白骨风、大风叶。

【来源】为马鞭草科植物大叶紫珠 *Callicarpa macrophylla* Vahl. 的叶。

【植物形态】多年生灌木，稀为小乔木。小枝近方形，密生灰白色粗糠状分枝茸毛。单叶对生；叶柄粗壮，密生灰白色分枝的茸毛；叶片长椭圆形、椭圆状披针形或卵状椭圆形，长 10~24cm，宽 5~10cm，先端短渐尖，基部钝圆或宽楔形，边缘有细锯齿，表面有短毛，脉上较密，背面密生灰白色分枝茸毛，两面均有不明显的金黄色腺点；侧脉 8~14 对。聚伞花序腋生，5~7 次分歧，密生灰白色分枝茸毛；苞片线形；花萼杯状，被灰白色星状和黄色腺点，萼齿不明显或呈钝三角形；花冠紫红色，疏被星状毛；雄蕊 4；子房微被毛。果实球形，紫红色，有腺点及微毛。

【分布】广西全区均有分布。

【采集加工】叶夏、秋季采收，晒干或鲜用。

【药材性状】叶多卷曲皱缩，完整者展平后呈长椭圆形至椭圆状披针形，长 10~24cm，宽 5~10cm，先端渐尖，基部楔形或钝圆，边缘有锯齿，上面灰绿色或棕绿色，有短柔毛，下面有灰白色茸毛，两面可见不甚明显的金黄色腺点；叶柄长 1~2cm，密生灰白色柔毛。气微，味微苦、涩。

【品质评价】以叶片完整、不破碎、质嫩者为佳。

【化学成分】本品叶中主要含 *α*- 香树脂醇（*α*-amyrenol），乌苏酸（ursolic acid），2*α*,3*α*,19*α*- 三羟基 -12- 烯 -28- 乌苏酸（2*α*,3*α*,19*α*-trihydroxy -12-en-28- ursolic acid），桦木酸（betulinic acid），*β*- 谷甾醇（*β*-sitosterol），胡萝卜苷（daucosterol）[1]，木犀草素（luteolin），芹菜素（apigenin），木犀草素 -7-*O*- 葡萄糖醛酸苷（luteolin-7-*O*-glucuronide），芹菜素 -7-*O*- 葡萄糖醛酸苷（apigenin-7-*O*-glucuronide），*β*- 谷甾醇 -*β*-D- 葡萄糖苷（*β*-sitosterol-*β*-D-glucoside），2*α*- 羟基熊果酸（2*α*-hydroxy ursolic acid），山楂酸（crategolic acid），二十二烷酸（docosanoic acid），二十三烷酸（tricosanic acid），二十四烷酸（tetracosanoic acid），二十三烷酸乙酯（ethyl tricosanoate）及 3,7,3′- 三甲氧基 -4′,5- 二羟基黄酮（3,7,3′-trimethoxy-4′,5-dihydroxy flavone）等成分 [2]。

根、地上部位及叶中均含有两种四环双萜：大叶紫珠萜酮（calliterpenone）和大叶紫珠萜酮单乙酸酯（calliterpenone monoacetate）[2]。

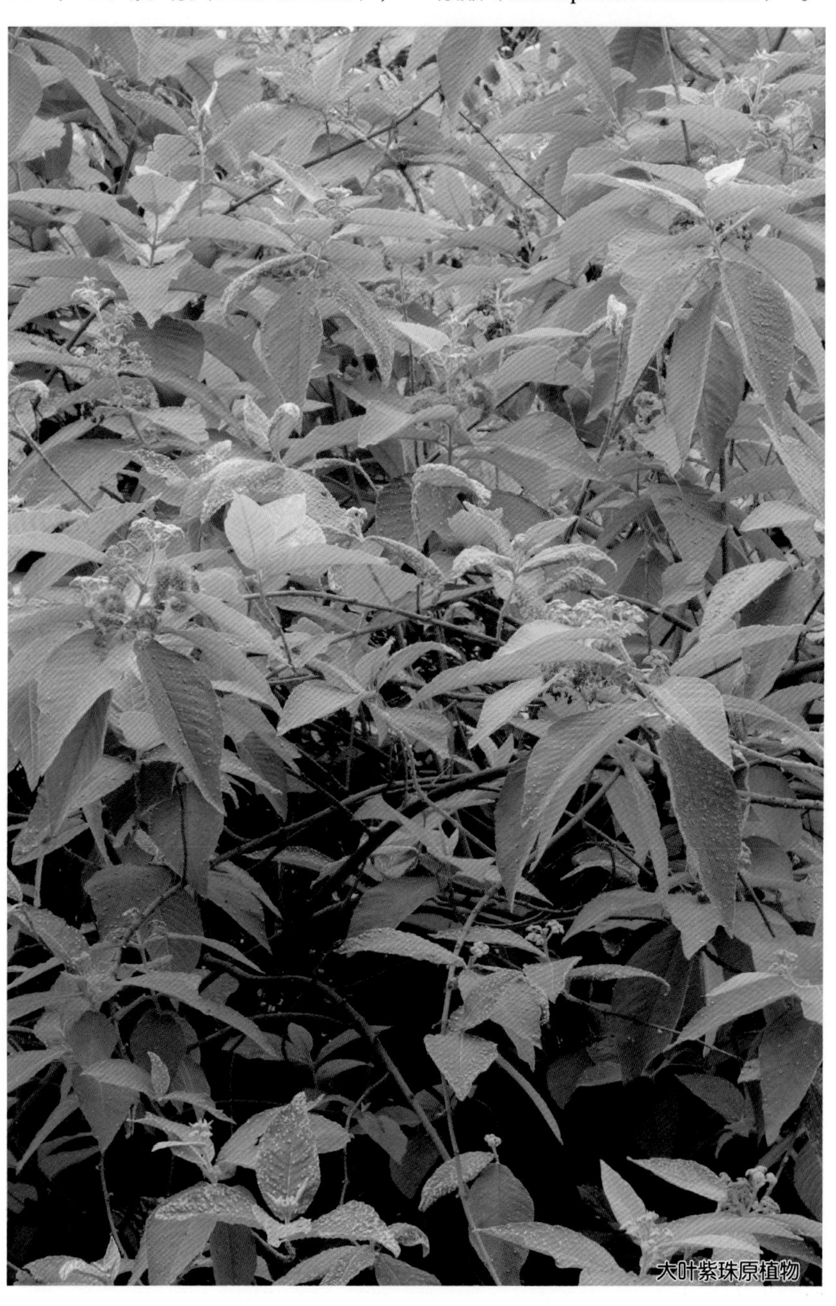

大叶紫珠原植物

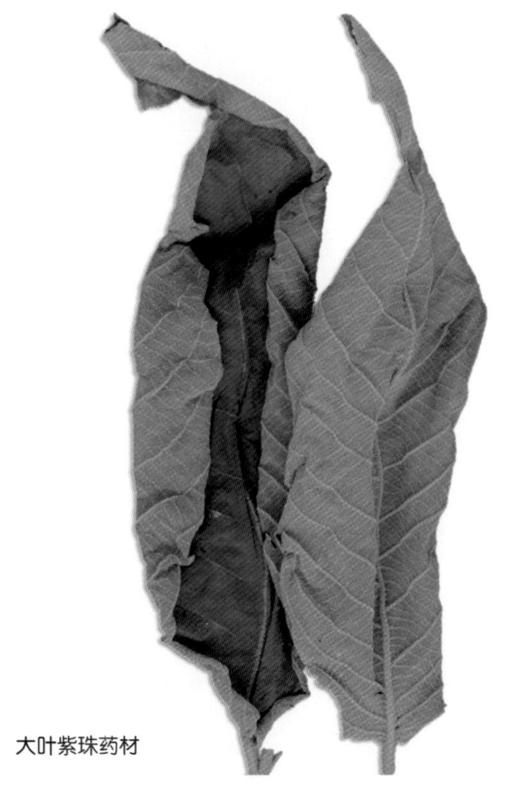
大叶紫珠药材

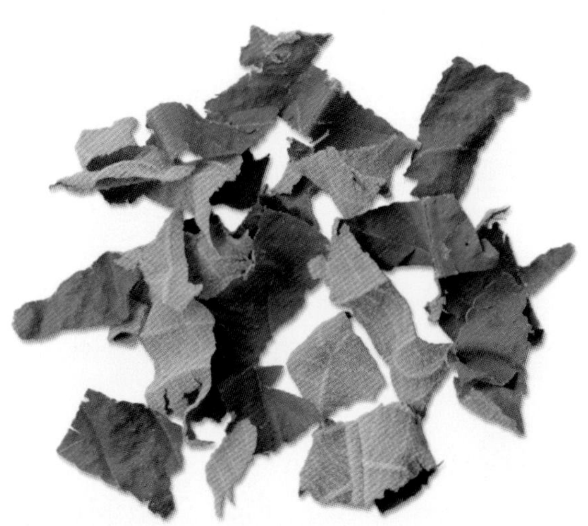
大叶紫珠饮片

【药理作用】

镇痛　紫珠叶醇提物能抑制冰醋酸诱发的小鼠扭体次数，剂量为 1000mg/kg 的镇痛作用与剂量为 300mg/kg 的阿司匹林相当[3]。

【临床研究】

1. 多种炎症　将大叶紫珠草、白花蛇舌草等按工艺制成糖衣片，每片含大叶紫珠生药3g。经1500余例病人使用表明，该品对急慢性咽炎、扁桃体炎、牙龈炎、牙周炎、急性支气管炎、宫颈糜烂、宫颈炎、附件炎和急性尿路感染等多种炎症疗效甚佳，一般用药 2~3 天即可显效[4]。

2. 高血压　用复元降压饮（虎刺 12g，大叶紫珠 12g，黄芩 10g，生杜仲 15g，酢酱草 10g，红花 10g，金桔饼 10g，生山楂 10g，决明子 10g）随证加减，水煎，每日 1 剂，30 天为 1 个疗程，两疗程间隔 3 天。在服用期间，其他降压药一律停用。结果：共治疗 178 例，临床治愈 152 例（85.4%），显效 22 例（12.4%），无效 4 例（2.2%）。全部病例均随访1年，其中152例血压基本稳定，有20例血压曾出现波动，经再服方药后恢复。本方尤对发病 5 年以下、年龄在 50 岁以内、证属肝热上冲的 1 期高血压病疗效持久、稳定[5]。

【性味归经】味苦、微辛，性平。归肝经。

【功效主治】散瘀止血，消肿止痛。主治咯血，吐血，衄血，便血，创伤出血，跌打瘀肿，风湿痹痛。

【用法用量】内服：煎汤，15~30g。外用适量，捣敷；或研末撒。

【使用注意】孕妇慎用。

【经验方】

1. 扭伤肿痛　大叶紫珠鲜叶捣烂外敷。(《广西本草选编》)
2. 外伤出血　大叶紫珠叶适量，研粉撒患处。（《广西本草选编》）

【参考文献】

[1] 潘萍，孙启时 . 大叶紫珠的化学成分 . 沈阳药科大学学报，2006，23（9）：565.
[2] 国家中医药管理局《中华本草》编委会 . 中华本草 . 上海：上海科学技术出版社，1999：5930.
[3] 任凤芝，牛桂云，栾新慧，等 . 紫珠叶化学成分的镇痛活性研究 . 天然产物研究与开发，2003，15（2）：155.
[4] 杨绍菊，王德祖 . 紫草消炎片临床运用与体会 . 江西中医药，1998，29（5）：62.
[5] 金学仁，王学德，陈开地 . 复元降压饮治疗高血压病及其甲皱微循环观察 . 蚌埠医学院学报，1993，18（1）：66.

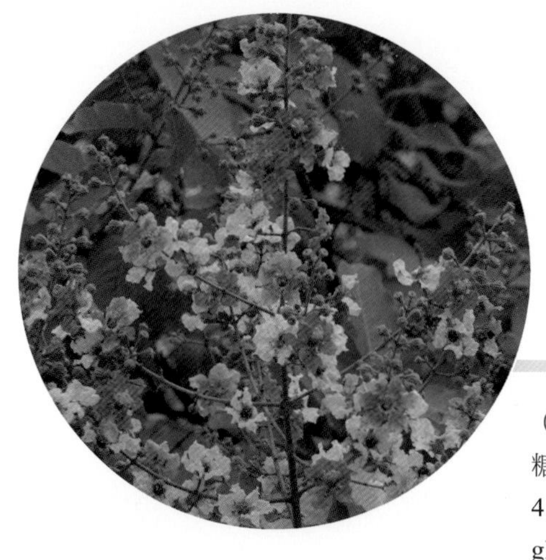

Da hua zi wei

大花紫薇

Lagerstroemiae Speciosae Radix
[英]Largeflower Lgerstroemia Root

【别名】大叶紫薇、紫薇、洋紫薇、痒痒树。

【来源】为千屈菜科植物大花紫薇 *Lagerstroemia speciosa*（L.）Pers. 的根。

【植物形态】多年生乔木。树皮灰色，平滑。枝圆柱形，无毛。叶互生或近对生；叶柄粗壮；叶片革质，椭圆形或卵状椭圆形，稀披针形，长10~25cm，宽6~12cm，先端钝形或短尖，基部阔楔形至圆形，两面均无毛；侧脉7~17对，在叶缘弯拱连接。花淡红色或紫色；顶生圆锥花序排成尖塔形；花梗密生黄褐色毡绒毛；花萼有12条纵棱或纵槽，生秕糠状毛，裂片三角形，反曲，内面无毛，附属体鳞片状；花瓣6，近圆形或倒卵形，有短爪；雄蕊多数，多达100~200，着生于萼管中下部；子房球形，4~6室，无毛，花柱比雄蕊长。蒴果倒卵形或球形，褐灰色，6裂。种子多数。

【分布】广西全区广泛栽培。

【采集加工】全年可采收，洗净，切片，晒干备用。

【药材性状】根呈圆柱形，有分枝，长短大小不一。表面灰棕色，有细纵皱纹，栓皮薄，易剥落，质硬，不易折断，断面不整齐，淡黄白色，无臭，味淡、涩。

【品质评价】以条匀、断面淡黄白色、无须根者为佳。

【化学成分】本品叶中含有紫薇缩醛（lageracetal）即二丁氧基丁烷（1,1-dibutoxybutane），戊醇（amyl alcohol），并没食子酸（ellagic acid）。还含并没食子鞣质类成分，如紫薇鞣质（lagertannin）A、B、C 和石榴皮葡萄糖酸鞣质（punigluconin），它们的结构依次是 2,3,4,6- 双 -*O*-（*S*）- 六羟基联苯二酰基 -D- 葡萄糖酸［2,3,4,6-bis-*O*-（*S*）-hexahydroxy diphenoyl-D-gluconic acid］，2,3,5-*O*-（*S,R*）- 黄没食子三酰基 -4,6-*O*-（*S*）- 六羟基联苯二酰基 -D- 葡萄糖酸［2,3,5-*O*-（*S,R*）-flavogalloyl-4,6-*O*-（*S*）-hexahydroxydiphenoyl-D-gluconic acid］，5-*O*- 没食子酰基六羟基 -4,6-*O*-（*S*）- 六羟基联苯二酰基 -D- 葡萄糖酸［5-*O*-galloyl-4,6-*O*-（*S*）-hexahydroxydiphenoyl-glucanic acid］，2,5- 二 -*O*- 没食子酰基 -4,6-*O*-（*S*）- 六羟基联苯二酰基 -D- 葡萄糖酸［2,5-di-*O*-galloya-4,6-*O*-（*S*）-hexahydroxy diphenoyl-D-gluconic acid］[1]。含三萜类成分有马斯里酸（maslinic acid）即 2*α*- 羟基齐墩果酸（2*α*-hydroxydeanolic acid），可乐苏酸（colosolic acid）即 2*α*- 羟基熊果酸（2*α*-hydroxyursonic acid）[1]。23- 羟基熊果酸（23- hydroxyursolic acid），麦珠子酸（alphitolic acid），熊果酸（ursolic acid）和 *β*- 谷甾醇（*β*-sitosterol）[2]。还含类脂（lipoid）和 16 种氨基酸（amino acids）[1]。

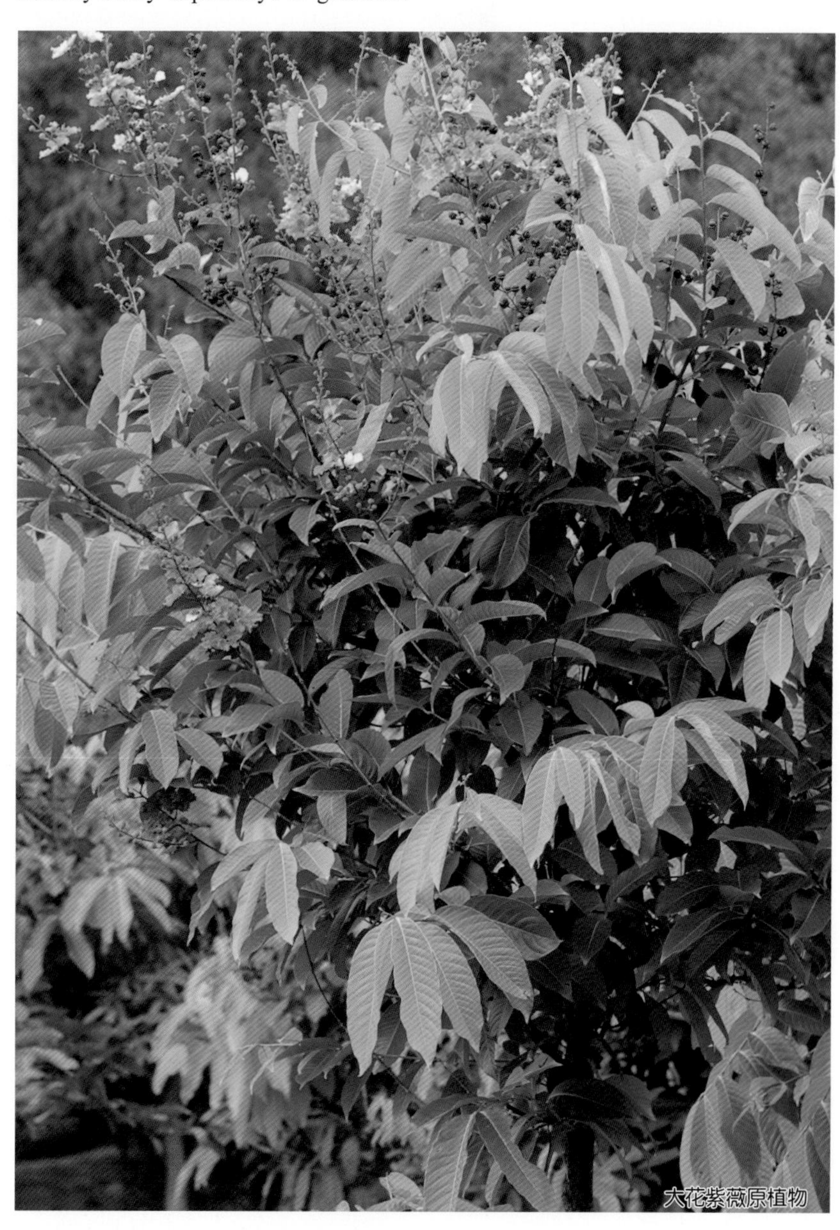

大花紫薇原植物

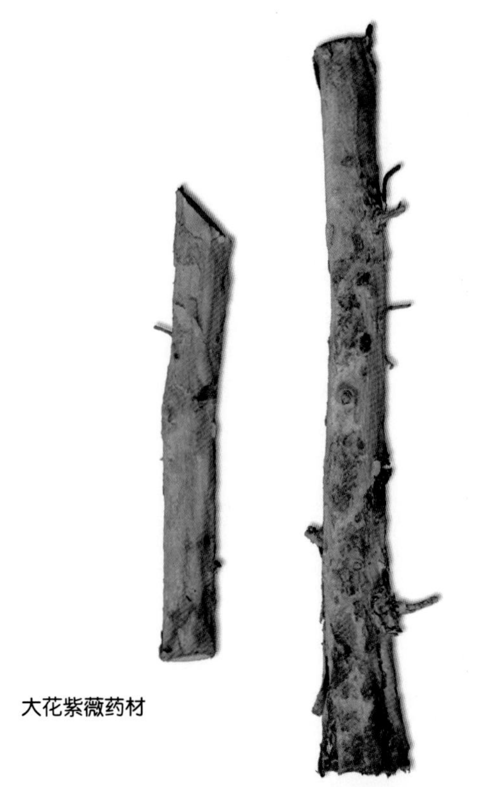
大花紫薇药材

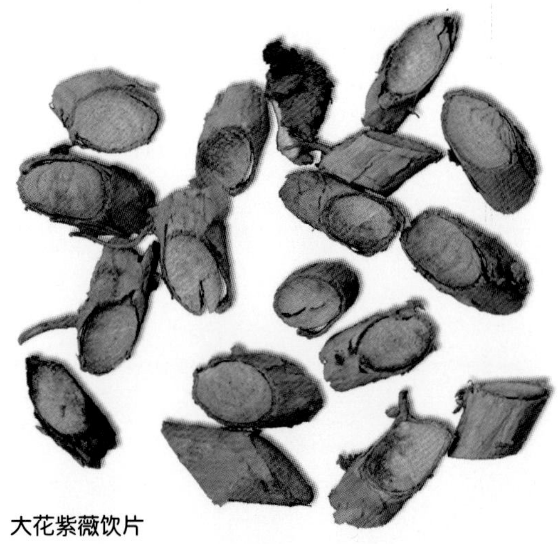
大花紫薇饮片

【药理作用】

降血糖　大叶紫薇有促进摄取 D- 葡萄糖的作用，从中分离到的可乐苏酸为葡萄糖转运的促进物，具有降血糖活性[3]。大叶紫薇总三萜能改善糖尿病大鼠的葡萄糖耐量，能降低糖尿病大鼠的血糖、尿糖、血清甘油三酯、总胆固醇、低密度脂蛋白胆固醇和糖化血红蛋白，升高高密度脂蛋白胆固醇[4]。

【性味归经】味微苦、涩，性平。归心经。

【功效主治】清热解毒，凉血止血，敛疮。主治痈疮肿毒，痢疾。

【用法用量】煎服：10~20 g。外用适量，捣敷；或研末敷；或煎水洗。

【使用注意】脾虚气弱者慎服。

【经验方】

1. 痈疽肿毒，头面疮疖，手脚生疮　紫薇根或花研末，醋调服。（《湖南药物志》）
2. 烧烫伤，湿疹　紫薇根适量，水煎外洗。（《广西本草选编》）
3. 痢疾　紫薇根、白头翁各 15g，煎服。（《安徽中草药》）
4. 偏头痛　紫薇根 30g，猪瘦肉 60g（或鸡蛋、鸭蛋各 1 个）。同煮服。（江西《草药手册》）
5. 牙痛　紫薇鲜根 30g。煮猪精肉食。或煎水取汁，煮鸡蛋 2 个服。（江西《草药手册》）
6. 藤黄中毒，黄疸　鲜紫薇根 30g。水煎，糖调服。（江西《草药手册》）

【参考文献】

[1] 国家中医药管理局《中华本草》编委会 . 中华本草 . 上海：上海科学技术出版社，1999：4676.
[2] 娄旭，张荣平，赵昱，等 . 大叶紫薇叶的化学成分研究 . 天然产物研究与开发，2006，18：962.
[3] Murakami C. Chem Pharm Bull, 1993, 41（12）:2129.
[4] 纵伟，张勇，夏文水 . 大叶紫薇总三萜对糖尿病大鼠的降糖效果研究 . 郑州轻工业学院学报，2006，21（2）：50.

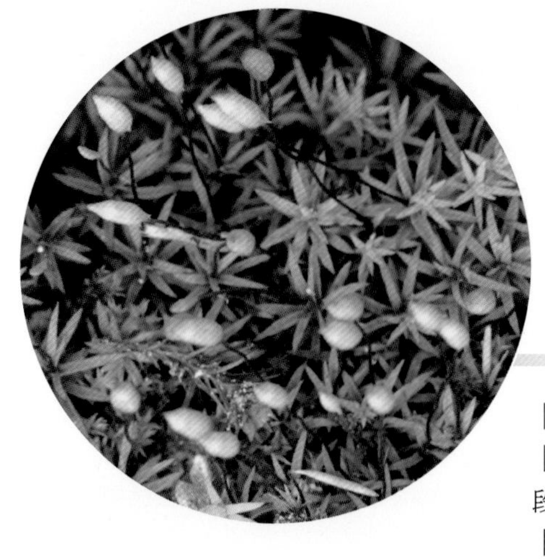

Da jin fa xian

大金发藓

Polytrichi Herba
[英]Common Haircap Herb

【别名】土马鬃、独根草、矮松树、一口血、小松柏。

【来源】为金发藓科植物大金发藓 *Polytrichum commune* L. ex Hedw. 的植物体。

【植物形态】植物体粗壮，深绿色、绿褐色，茎单一或稀分枝。叶倾立，干时卷曲，湿时展开。叶片上部较尖，基部鞘状，鞘部以上的中肋及叶背均具刺突，栉片 21~55，几布满上部叶片，栉片高 4~6 个细胞，先端细胞呈驼峰状。叶茎细胞黄褐色，长线形，中部细胞呈方形，上部细胞近椭圆形。雌雄异株。雄株稍短，顶端雄器状似花苞；雌株较高大，顶生孢蒴，蒴柄长 10cm，红棕色，雌苞叶长而窄，中肋及顶。蒴具四棱角，长方形；蒴帽覆盖全蒴；蒴盖扁平，具短喙；蒴齿单层；孢子小圆形，黄色，平滑。

【分布】广西全区均有分布。

【采集加工】全年均可采收，洗净，切段晒干。

【药材性状】本品为数株丛集在一起的团块，株长 8~25cm，黄绿色或黄褐色，湿润分离后，每株茎单一，有的扭曲，叶丛生在茎上部，展平后上部叶披针形，渐尖，中肋突出叶尖呈刺状，腹面可见栉片，叶缘有密锐齿，基部鞘状较宽；下部叶鳞片状。茎下部可见须状假根，有的雌株具棕红色四棱柱形的孢蒴，脱盖后的孢蒴口具 64 个蒴齿。气微，味淡。

【品质评价】以身干、色黄绿、无杂质、叶多者为佳。

【化学成分】本品含苯酚类化合物（phenol），甾醇酯类（steryl ester），蜡酯类（wax ester），二氧杂环已烷木质素（dioxane lignin），植醇酯（phytol ester），牻牛儿基牻牛儿醇酯（geranyl-geraniol ester），叶绿素（chlorophyll），单糖基二甘油酯类（monoglycosyl diglycerides），双糖基二甘油酯类（diglycosyldiglycerides），藜芦酸甲酯（methylveratrate），异半蒎酸二甲酯（dimethyl-*iso*-hemipate），间半蒎酸二甲酯（dimethyl metahemipate），4,7,9- 三甲氧基 -2- 二苯并呋喃羧酸甲酯（methyl 4,7,9-trimethoxy-2-dibenzofurancarboxylate），3-（4,7,9-三甲氧基 -2- 二苯呋喃基）- 丙酸甲酯 [methyl 3-（4,7,9-trimethoxy-2-dibenzofuranyl）-propanoate]，胡萝卜素（carotene），堇黄质（violaxanthin），新黄质（neoxanthin），叶黄素（lutein），花药黄质（antheraxanthin），花生四烯酸（arachidonic acid）[1]，*β*- 谷甾醇（*β*-sitosterol），豆甾醇（stigmasterol），里白烯（diploptene），二十八烷酸二十八烷醇酯（octacosanoic acid octadecanyl ester），正三十四烷醇（tetratriacontanol）[2]。

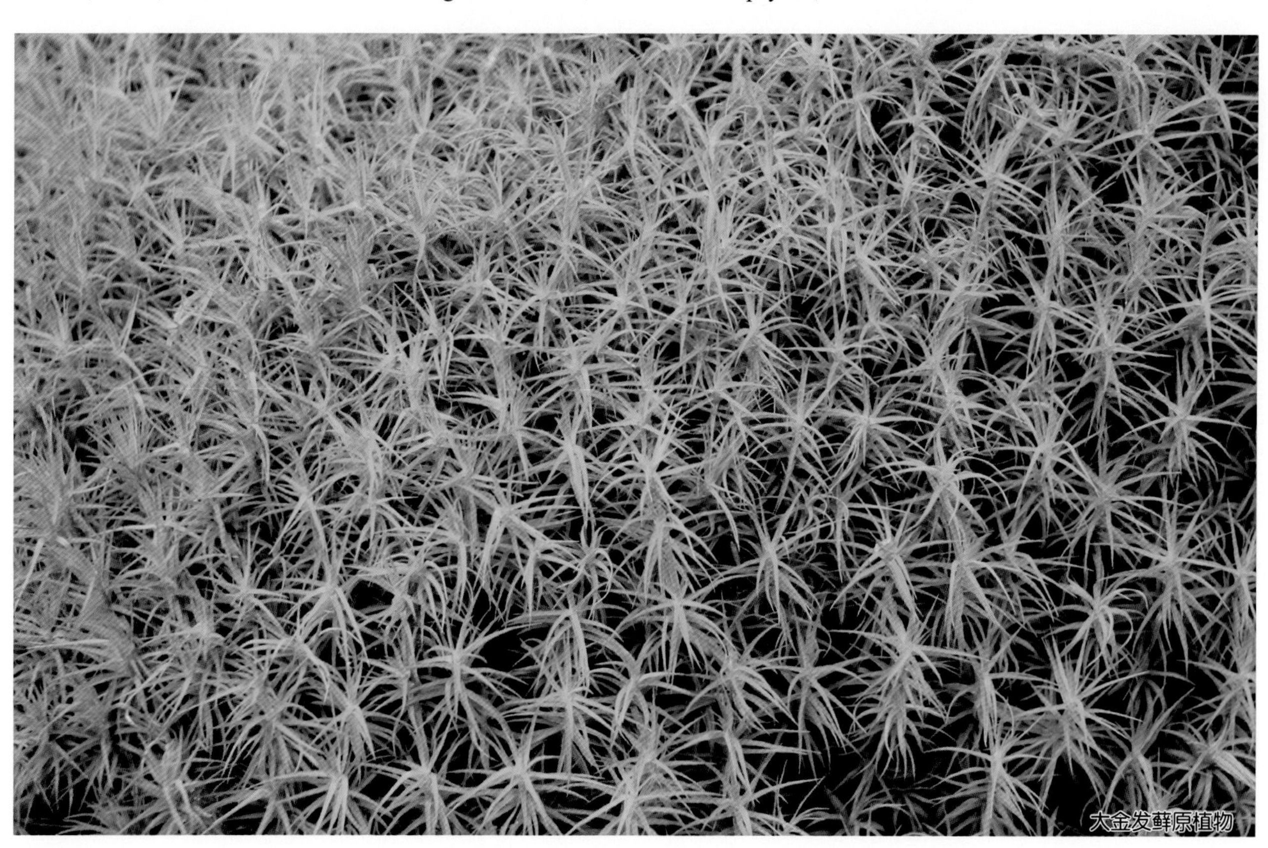
大金发藓原植物

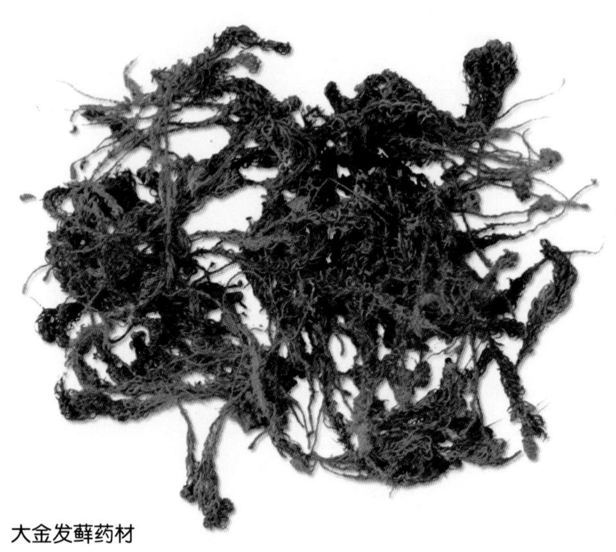
大金发藓药材

【性味归经】味甘，性寒。归肺、肝、大肠经。
【功效主治】滋阴清热，凉血止血。主治阴虚骨蒸，潮热盗汗，肺痨咳嗽，血热吐血，衄血，咯血，便血，崩漏，二便不通。
【用法用量】内服：煎汤，10~30g，或入丸、散。外用适量，捣敷，或研末调涂。
【使用注意】寒湿困脾者不宜用。

【经验方】

1. 耳上湿疮　土马鬃、井中苔等份，为末，灯盏内油和涂之。（《圣济总录》）
2. 跌打损伤，关节炎　土马鬃、血藤、木通、钩藤、内风藤各9g，酒浸服。（《湖南药物志》）
3. 鼻衄不止　石州黄药子半两，土马鬃（墙上有者是）、甘草（生）各一分。上为细末，每服二钱，新汲水调下。未止再服，立止。（《普济方》引《卫生家宝》）
4. 哮喘　土马鬃30g，白芥子9g，瓜子壳30g。水煎服。（《湖南药物志》）
5. 肺痨吐血　土马鬃30g，捣烂熬水，加白糖服。（《长白山植物药志》）
6. 盗汗咳嗽　小松柏、沙参各9g，黄柏、梧桐树皮、大血藤、九皮风各6g。水煎服。（《贵州草药》）
7. 溃疡病出血　鲜土马鬃全草、檵木叶各30g。水煎服。（《浙江药用植物志》）
8. 二便不通　土马鬃水淘净，瓦㸆过，切。每服二钱，水一盏，煎服。（《普济方》）

【参考文献】

[1] 国家中医药管理局《中华本草》编委会 . 中华本草 . 上海：上海科学技术出版社，1999：350.
[2] 陈胜，李明，季祥彪，等 . 大金发藓化学成分的分离鉴定 . 山地农业生物学报，2008，27（3）：279.

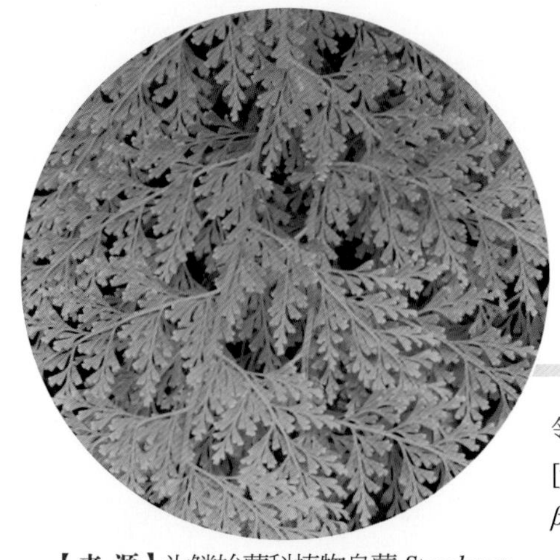

Da jin hua cao

大金花草

Stenolomatis Chusani Herba

[英]Common Wedgelet Fern Leaf

【别名】野黄连、擎天藏、青蕨、金花草、牙齿芒、乌韭蕨。

【来 源】为鳞始蕨科植物乌蕨 *Stenoloma chusanum*（L.）Ching 的全草。

【植物形态】陆生型蕨类。根茎短，横走，密生深褐色钻形鳞片。叶近生；叶柄禾秆色，有光泽；叶片厚草质，近圆状披针形或狭卵形，长 20~45cm，宽 5~12cm，二回羽状深裂；羽片 10~15 对，基部的对生，其余互生，有柄，阔披针形，先端长渐尖至近尾状；长 5~12cm，宽 2.5~5cm；二回羽片 6~10 对，互生，有柄；羽片近卵形，先端渐尖，二回羽状深裂，长 2~3cm，宽 1~1.5cm；末回羽片 2~3 对，互生，倒卵形、阔楔形或近菱形，长 5~10mm，宽 4~5mm，两侧有 1~2 对楔形裂片；叶脉二叉分枝。孢子囊群小，生子裂片先端的小脉先端，每裂片 1~2 枚；囊群盖厚纸质，杯形或浅杯形，口部全缘或多少啮断状。

【分布】广西主要分布于马山、上林、武鸣、邕宁、宾阳、博白、陆川、平南、藤县、苍梧、梧州、恭城、资源、凤山、乐业、隆林等地。

【采集加工】全年均可采收，洗净，切段，晒干。

【药材性状】根茎粗壮，长 2~7cm。表面密被赤褐色钻状鳞片，上方近生多数叶，下方有众多紫褐色须根。叶柄长 10~25cm，直径约 2mm，呈不规则的细圆柱形，表面光滑，禾秆色或基部红棕色，有数条角棱及一凹沟；叶片披针形，三至四回羽状分裂。略皱褶。棕褐色至深褐色，小裂片楔形，先端截平或 1~2 浅裂；孢子囊群 1~2 个着生于每个小裂片先端边缘。气微，味苦。

【品质评价】以根茎叶全、色黄绿、无杂质者为佳。

【化学成分】本品含有机酸类成分有二十六烷酸（hexacosanoic acid），3-羟基-二十七烷醇（3-hydroxy-heptacosanol），邻苯二甲酸-二（2-乙基-己基）酯 [phthalic acid bis-（2-ethylhexyl）ester]，*β*-谷甾醇（*β*-sitosterol），胡萝卜苷（daucosterol）[1]，2,5-二羟基苯甲酸甲酯（methyl 2,5-dihydroxybenzoate），棕榈酸（palmitic acid），原儿茶醛（protocatechuic aldehyde），三十烷酸（tria-contanoic acid），3-羟基-4-甲氧基苯甲酸（3-hydroxy-4-methoxybenzoic acid），原儿茶酸（protocatechuic acid），对羟基苯甲酸（*p*-hydroxy-benzoic acid），对甲氧基苯甲酸（*p*-methoxy-benzoic acid），丁香酸（syringic acid）[2]。黄酮类成分有芹菜素 7-*O*-*β*-D-吡喃葡萄糖苷（apigenin 7-*O*-*β*-D-glucopyranoside），牡荆素（vitexin），山柰酚（kaempferol），山柰酚-3-*O*-*β*-D-葡萄糖苷（kaempferol-3-*O*-*β*-glucoside）[3]。

挥发性成分和脂肪酸有十六烷酸（*n*-hexadecanoic acid），9,12-十八碳二烯酸（9,12-octadecadienoic acid），7,10,13-十六碳三烯酸（7,10,13-hexadecatrienoic acid），十六碳九烯酸（9-hexadecenoic acid），十八烷酸（硬脂酸）（octadecanoic acid），9,12,15-十八碳三烯酸（9,12,15-octadecatrienoic acid），十八碳八烯酸（8-octadecenoic acid），2-羟基十八烷酸（2-hydroxy-octadecanoic acid），5,8,11,14-二十碳四烯酸（5,8,11,14-eicosatetraenoic acid）等[4]。微量元素含量为 Ca ＞ Mg ＞ Fe ＞ Mn ＞ Cu ＞ Zn ＞ Cr ＞ Ni[5]。

叶含牡荆素（vitexin），丁香酸（syringic acid），山柰酚（kaempferol），原儿茶醛（protocatechualdehyde），原儿茶酸（protocatechuic Acid）[6]。

【药理作用】

1. 对农药解毒作用 100g/kg 乌蕨水浸膏的 70% 乙醇溶解物可降低砷中毒的小鼠死亡率，并能提高小鼠对砷的耐受性，半数致死量（LD_{50}）从（31.1±4.3）mg/kg 提高到（38.2±5.9）mg/kg[7]。100g/kg 乌蕨热水浸提液能降低小鼠乐果急性中毒的死亡率，提高小鼠对乐果的耐受量，LD_{50} 从（167.34±19.7）mg/kg 提高到（209.14±24.3）mg/kg[8]。

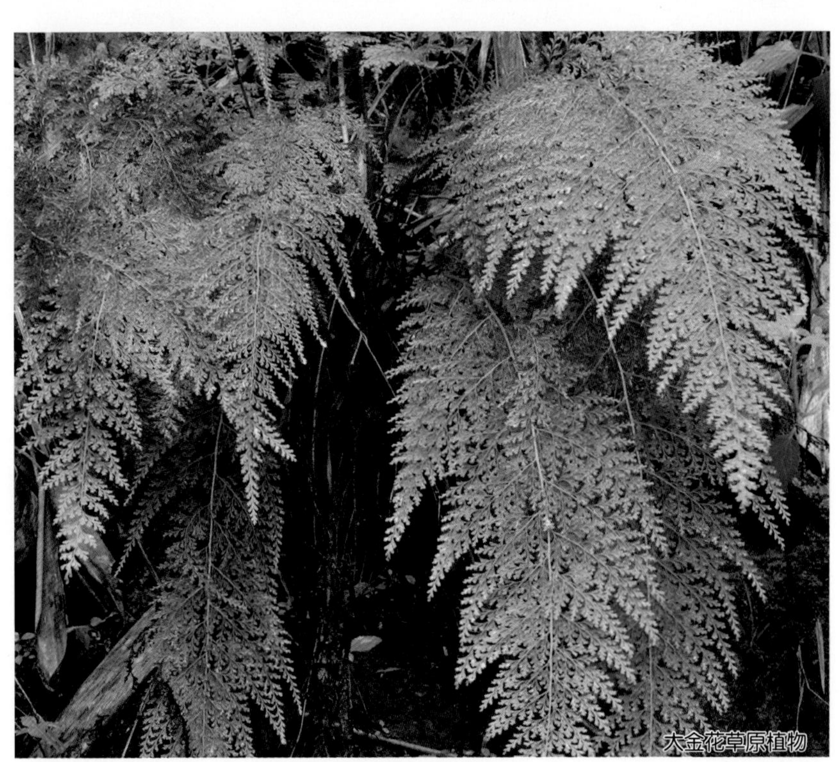

大金花草原植物

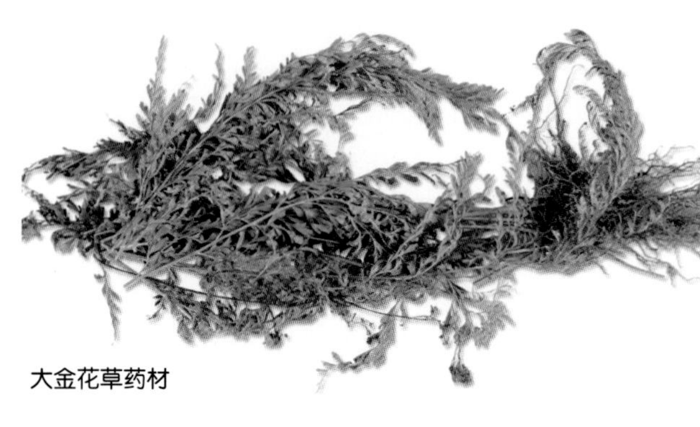
大金花草药材

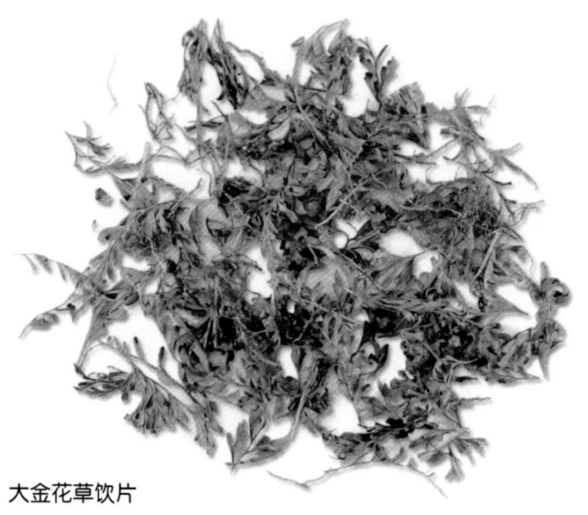
大金花草饮片

2. 抗菌 乌蕨总挥发油含量 0.011% 对枯草芽孢杆菌、伤寒沙门菌有抑制作用[9]。
3. 保肝 3g/ml 乌蕨提取液，灌胃给予四氯化碳致中毒小鼠 15 天，小鼠血清、肝组织丙二醛含量降低，一氧化氮、超氧化物歧化酶和总抗氧化能力含量升高[10]。
4. 抑制酪氨酸酶活性 乌蕨的 50% 醇提物对酪氨酸酶的活性有抑制作用，抑制率达 20% 以上[11]。

【临床研究】

慢性肾衰竭 用乌蕨汤[乌蕨、大黄（后下）、大活血、枳壳、槐花、淡附子、太子参]煎液 150ml，睡前灌肠，保留 2~6h，10 天为 1 个疗程，休息 3 天，继续第 2 个疗程，配合内服健肾散。结果：共治疗 46 例，其中 10 例 3~6 个月内血肌酐（Scr）、血尿素氮（BUN）明显下降至接近正常，血红蛋白也逐渐升高；8 例在治疗 1 年后，Scr 虽未有明显变化，但肾功能稳定；14 例病人仅用乌蕨汤，疗效非常肯定[12]。

【性味归经】味微苦，性寒。归肝、肺、大肠经。

【功效主治】清热解毒，利湿，止血。主治感冒发热，咳嗽，咽喉肿痛，肠炎，痢疾，肝炎，湿热带下，痈疮肿毒，痄腮，皮肤湿疹，吐血，尿血，便血，外伤出血。

【用法用量】内服：煎汤，15~30g，鲜品 30~60g；或绞汁。外用适量，捣敷；或研末外敷；或煎汤洗。

【使用注意】脾胃虚寒者慎用。

【经验方】

1. 对口疮 乌韭蕨鲜叶调蜜或盐，捣烂外敷。（《福建中草药》）
2. 香港脚糜烂 乌韭蕨干全草。水煎熏洗。（《福建中草药》）
3. 皮肤湿疹 乌韭蕨、黄柏、炉甘石各 2 份，煅石膏 4 份，花椒、枯矾各 1 份。共研极细末，凡士林调膏外敷。（《安徽中草药》）
4. 烧伤 乌韭蕨鲜叶捣烂，或干叶研粉，用洗米水调涂敷患处。（《广西本草选编》）
5. 跌打刀伤出血或肿痛，或伤口溃烂 大金花草叶、石仙桃叶共捣烂敷患处。用大金花草干粉撒布伤口，能止血、生肌、收口。（《广西中草药》）
6. 骨折 全草（乌韭蕨）捣敷包扎，并煎汁内服。（《天目山药用植物志》）
7. 结膜炎 干乌韭蕨全草 30g。水煎服。（《福建中草药》）
8. 耳内肿痛 乌韭蕨鲜叶捣取汁滴耳。（江西《草药手册》）
9. 流感，咳嗽，肠炎，痢疾 用鲜品（乌韭蕨）90~150g 或干品 60~90g。水煎服，或水煎浓缩成棕色固体，研末内服。（《中草药土方土法》）
10. 中暑发痧 鲜乌韭蕨叶 120g。捣烂绞汁服。（《福建中草药》）
11. 肝炎 乌韭蕨 60g，虎刺根、凤尾草、过坛龙各 30g。水煎去渣，猪肝 120g，炖汤，服汤食肝，每日 1 剂。（《江西草药》）
12. 痢疾 乌韭蕨 60g。米酒煎服，每日 1 剂。（《江西草药》）
13. 肠炎 全草（乌韭蕨）15~30g。水煎服。（《湖南药物志》）
14. 下肢流火（丹毒） 乌韭蕨根 30g。水煎取汁，煮鸭蛋 2 个服。（江西《草药手册》）
15. 白浊，湿热带下 鲜乌韭蕨全草 30~60g。捣烂绞汁调米泔水服。（《福建中草药》）

【参考文献】

[1] 罗娅君，肖新峰，王照丽．大叶金花草化学成分的研究．化学研究与应用，2009，21（1）：97.
[2] 罗娅君，肖新峰，王照丽．大叶金花草化学成分的研究（Ⅱ）．中草药，2009，40（2）：190.
[3] 李明芳，罗娅君，李辉容．大叶金花草黄酮类化学成分的研究．四川师范大学学报（自然科学版），2009，32（3）：358.
[4] 罗娅君，肖新峰，王照丽．GC-MS 分析大叶金花草中挥发性成分和脂肪酸．分析试验室，2007，26（10）：58.
[5] 罗娅君，张新申，肖新峰，等．大叶金花草微量元素的化学形态研究．四川大学学报（工程科学版），2005，37（6）：56.
[6] 国家中医药管理局《中华本草》编委会．中华本草．上海：上海科学技术出版社，1999：470.
[7] 杨敬格，周俐，刘铭勋．乌蕨对砷和铵的解毒作用．中国中药杂志，1989，14（3）：46.
[8] 胡晓，杨敬格，周青，等．乌蕨对乐果的解毒作用．赣南医学院学报，1998，18（4）：277.
[9] 陶晨，杨小生，戎聚全，等．乌蕨挥发油成分分析及其抗菌活性．云南大学学报（自然科学版），2006，28（3）：245.
[10] 周青，熊小琴，周俐，等．乌蕨对四氯化碳诱导肝损伤小鼠脂质过氧化反应的影响．四川中医，2006，24（1）：17.
[11] 任冰如，吴菊兰，郭荣麟，等．6 种植物提取物对酪氨酸酶活性的影响．植物资源与环境学报，2003，12（1）：58.
[12] 刘德章．乌蕨汤治疗慢性肾衰的临床观察．江西中医药，1999，30（3）：21.

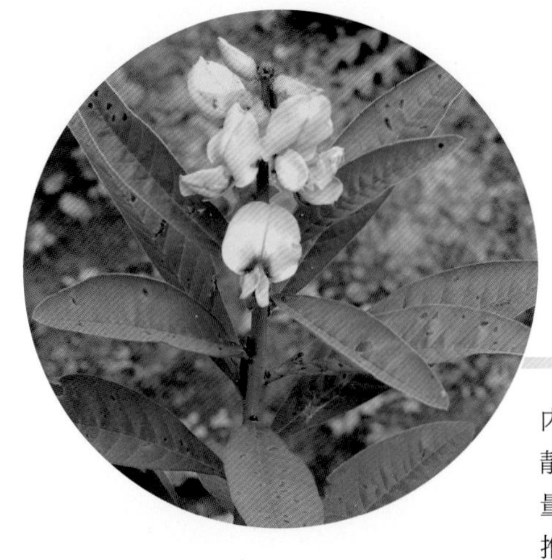

大猪屎豆

Da zhu shi dou

Crotalariae Assamicae Herba
[英]Assam Rattle-box Herb

【别名】十字珍珠草、自消融、通心草、大金不换、通心容、猪铃豆、野靛叶。

【来源】为豆科植物大猪屎豆 *Crotalaria assamica* Benth. 的茎叶。

【植物形态】直立灌木状草本。茎和枝均有丝光质短柔毛。单叶互生，膜质；托叶小，钻状，宿存；叶片长圆形或倒披针状长圆形，长 5~12cm，宽 2~2.5cm，先端钝，有小尖头，基部楔形，上面无毛，下面有绢质短柔毛。总状花序顶生及腋生，花疏生，有花 20~30 朵；小苞片 2，线状披针形；花萼 5 深裂，裂片披针形；蝶形花冠，金黄色，伸出萼外；雄蕊 10，单体，花药异型；雌蕊 1，花柱长，弯曲。荚果长圆形，上部宽大，下部较狭。种子多数。

【分布】广西全区均有栽培。

【采集加工】夏、秋季采收，去净杂质，洗净鲜用或晒干。

【药材性状】茎枝直径 4~8mm，有稍凸起之纵棱。叶多破碎，上面灰褐色或灰绿色，背面灰色。枝上尚可见到宿存的小托叶，色黄，贴伏于叶柄下两旁。气微，味淡。

【品质评价】以叶多、完整、干燥者为佳。

【化学成分】本品茎叶含野百合碱（monocrotaline）[1]。

【药理作用】

急性毒性　自消融小鼠灌胃的 LD_{50} 为 258.8g/kg，腹腔注射为 39.90g/kg。灌胃给药后约 5min 可出现中毒症状，死亡多发生在给药后 6~12h；腹腔注射给药后约 0.5min 即可出现中毒症状，死亡多发生在给药后 3~6min。死亡原因可能与中枢神经过度兴奋有关[2]。

【临床研究】

癌症　用野百合碱治疗①外敷粉剂 15~80mg/ 天，总量最小 765mg，最大 1520mg；②局部瘤内注射 30~100mg/ 天，总量最小 165mg，最大 2000mg；③肌内注射 15~50mg/ 天，总量 600mg；④静脉注射或滴注 100~200mg/ 天，总量一般在 3000mg 左右；⑤动脉插管推注，多数为 200mg/ 天，总量一般在 3000mg 左右。根据病变的不同，分别采用上述一种或一种以上的方法，疗程为 2~3 周。结果：共治疗 21 例，其中皮肤癌 4 例，基底细胞癌 3 例，宫颈癌 4 例，恶性淋巴瘤 3 例，头颈部肿瘤 1 例，食管癌 1 例，肺癌 1 例，纵隔肿瘤 1 例，显效 2 例，有效 1 例；又治疗宫颈癌 60 例，有效率为 50%；静脉注射治疗白血病 25 例，有效率为 56%[3]。

【性味归经】味淡，性凉；有毒。归肺、肾、膀胱经。

【功效主治】清热解毒，凉血止血，利水消肿。主治牙痛，肺热咳嗽咯血，水肿，肾结石，膀胱炎，小儿头疮、口疮，风湿骨痛，外伤出血，跌打损伤。

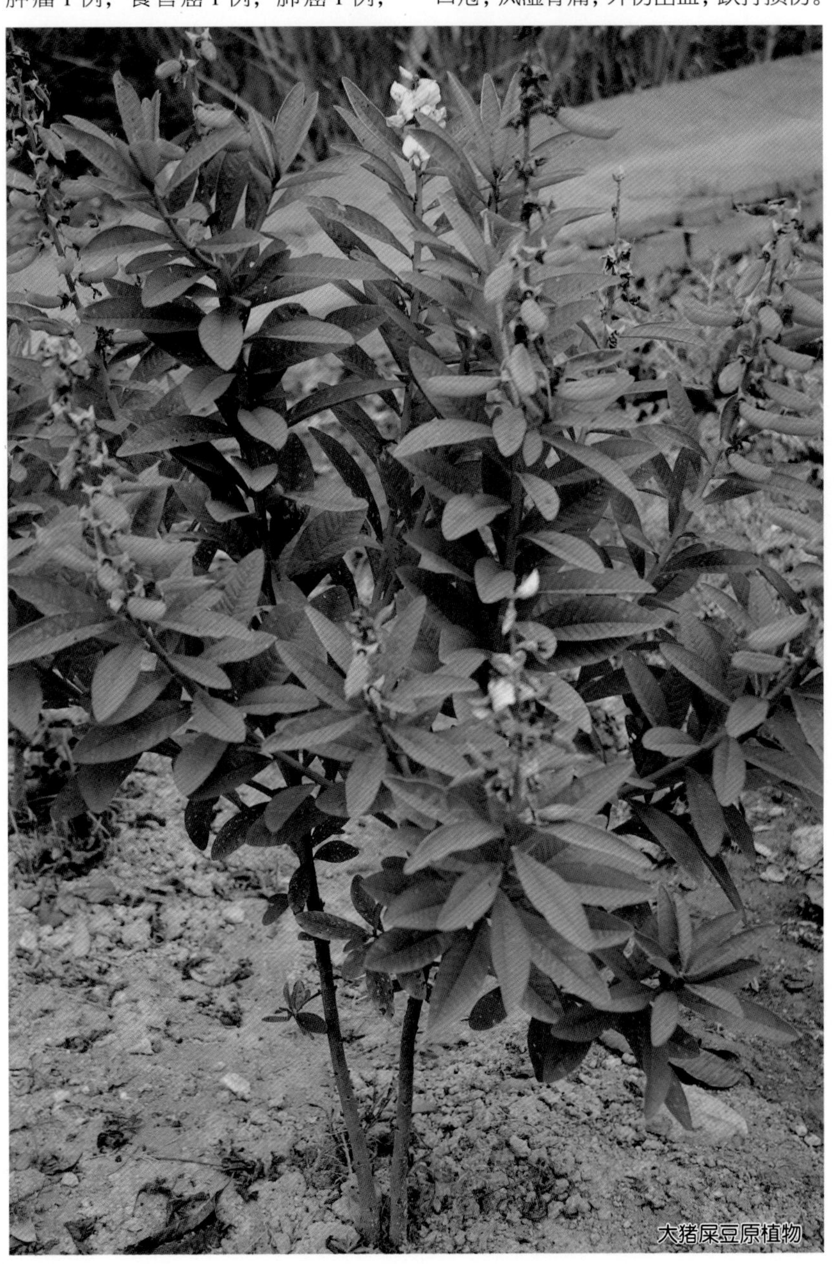

大猪屎豆原植物

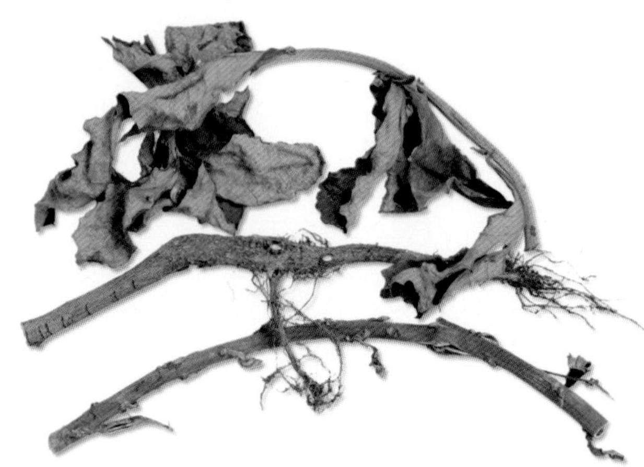
大猪屎豆药材

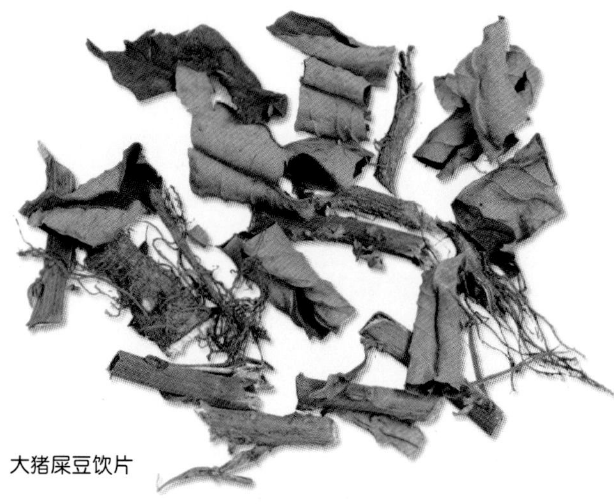
大猪屎豆饮片

【用法用量】内服：煎汤，6~9g。外用适量，煎水洗；或研末调敷；或捣烂敷。

【使用注意】孕妇禁服，肝病或肾病者禁服。

【经验方】

1. 马口疮　自消融叶捣烂，调蜂蜜外敷。（《全国中草药汇编》）
2. 小儿头疮　自消融煎水洗；或为末，用油搽。（《本草求原》）
3. 热咳，吐血　自消融叶干用 15~30g。水煎服，或与猪瘦肉炖服。（《全国中草药汇编》）
4. 牙痛　自消融叶约 10 片、咸鸡蛋 1 枚。同煎浓，加盐少许饮之。服后 10min 其患若失。（《岭南采药录》）

附：大猪屎豆根

味淡，性微凉。归肝经。功效：凉血降压。主治高血压病，跌打损伤。煎服 15~30g。鲜品 30~60g。孕妇忌服。

【参考文献】

[1] 国家中医药管理局《中华本草》编委会．中华本草．上海：上海科学技术出版社，1999：3079.

[2] 何报作，覃俊佳，朱柏伊，等．自消融的急性毒性实验．2004 年中国西部药学论坛论文汇编（上册），2004：127.

[3] 王本祥．现代中药药理学．天津：天津科学技术出版社，1997：1445.

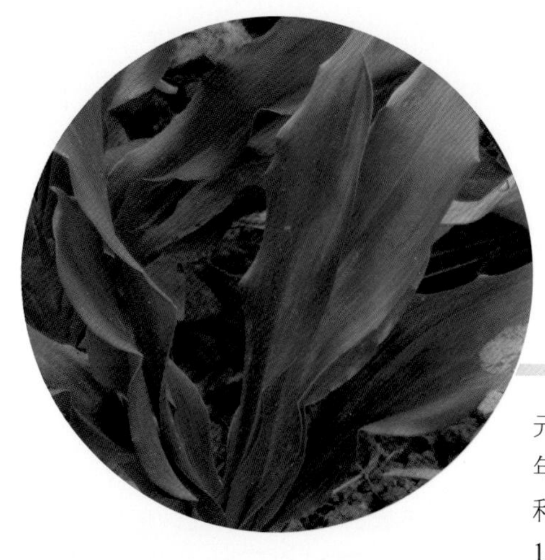

Wan nian qing

万年青

Rohdeae Japonicae Herba
[英]Omoto Nipponlily Herb

【别名】开口剑、斩蛇剑、牛尾七、冲天七。

【来源】为百合科植物万年青 *Rohder japonica*（Thunb.）Roth 的全草。

【植物形态】多年生草本。根状茎粗，有多数粗的纤维根。叶基生，3~6 枚，矩圆形、披针形或倒披针形，长 10~50 cm，宽 2.5~7cm，顶尖急尖，基部稍狭，纸质。穗状花序侧生；苞片卵形，膜质，短于花；花被合生，球状钟形，裂片 6，内向，肉质，厚，淡黄色或褐色；雄蕊 6，花药卵形；子房球形；花柱不明显，柱头 3 裂。浆果红色。

【分布】广西主要分布于钟山、南宁等地。

【采集加工】全年均可采收，洗净，切段，晒干。

【药材性状】根茎圆柱形，长 5~22cm，直径 1.5~2.5cm，表面灰黄色，皱缩，具密集的波状环节，散有圆点状根痕，有时可见须根，顶端有时可见地上茎痕和叶痕。质韧，折断面不平坦，略带海绵性，有黄色维管束小点散布。叶基生，暗绿色，展平后呈条形或长椭圆形，先端渐尖，叶基部互抱，全缘，直出平行脉，无叶柄。气微，味清香。

【品质评价】以身干、无杂质、叶多、色绿者为佳。

【化学成分】本品根茎、叶、种子均含强心苷类成分，如万年青苷（rhodexin）A、B、C、D。根茎中含强心成分有比平多苷元 -3-*O*-*β*-D- 吡喃木糖基（1 → 4）-*β*-D- 吡喃阿洛糖苷 [bipindogenin-3-*O*-*β*-D-xylopyranosyl（1 → 4）-*β*-D-allopyranoside]，比平多苷元 -3-*O*-*β*-D- 吡喃阿洛糖苷（bipindogenin 3-*O*-*β*-D-allopyranoside）和少量的洋地黄毒苷元（digitoxigenin），萝摩苷元（periplogenin）；还含螺甾烷类成分：万年青皂苷元（rhodeasapogenin），异万年青皂苷元（*iso*-rhodeasapogenin），22- 表万年青皂苷元（22-*epi*-rhodeasapogenin）和铃兰苦苷元（convallamarogeni）的 1-*O*-*α*-L- 吡喃鼠李糖基（1 → 2）*β*-D- 吡喃木糖苷（1-*O*-*α*-L-rhamnopyranosyl（1 → 2）-*β*-D-xylopyranoside] 及 3-*O*-*β*-D- 吡喃葡萄糖苷（3-*O*-*β*-D-glucopyranoside） 等 8 个皂苷及 1,2,3,4,5,7- 六羟基螺甾 -25（27）- 烯 -6- 酮 [1,2,3,4,5,7-hexahydroxy-spirost-25（27）-ene-6-one]，螺甾 -25（27）- 烯 -1,2,3,4,5,6,7- 七醇 [spirost-25（27）ene-1,2,3,4,5,6,7-heptol]。叶中含强心成分: 万年青新苷（rhodexoside）。根茎、叶、果中均含类脂，内有谷甾醇（sitosterol）及脂肪酸，其中的主要脂肪酸是十八碳烯酸（octadecenoic acid），叶中还有十八碳二烯酸（octadecadienoic acid）[1]。本品还含有肥皂草苷（saponarin）[2]，槲皮素 -3-*O*- 鼠李糖葡萄糖苷（quercetin-3-*O*-rhamnoglucoside）[3]。

【药理作用】

1. 对心脏作用　万年青浸膏（每 1g 含 30g 新鲜生药）0.1mg/ml 对蟾蜍离体心脏的心动振幅能逐渐增大，15min 内达到顶点；洋地黄毒素在 0.00001~0.002mg/ml 浓度范围内，作用均不如万年青浸膏；0.0002g/ml 万年青浸膏和 0.0002g/ml 毛地黄叶在蟾蜍离体心脏灌注中，万年青对心动振幅较毛地黄叶大，而频率较毛地黄叶慢[4]。

2. 抗白喉菌　万年青 50% 煎剂和 100% 酊剂均对在体或离体的白喉菌有抑制作用，酊剂抗菌作用强于煎剂[5]。

【临床研究】

1. 白喉　①将万年青根 40g，洗净，切细，加醋 100ml，浸 2 天后过滤去滓，再加冷沸水 100ml，使成每 1ml 含生药 0.2g 的溶液，服用时可加少许糖浆。每日服 6 次，每 4h 服 1 次，首次倍量。多数病例每日用药总量为：1 岁以下 0.2g，1~2 岁 0.4g，3~4 岁 0.6g，

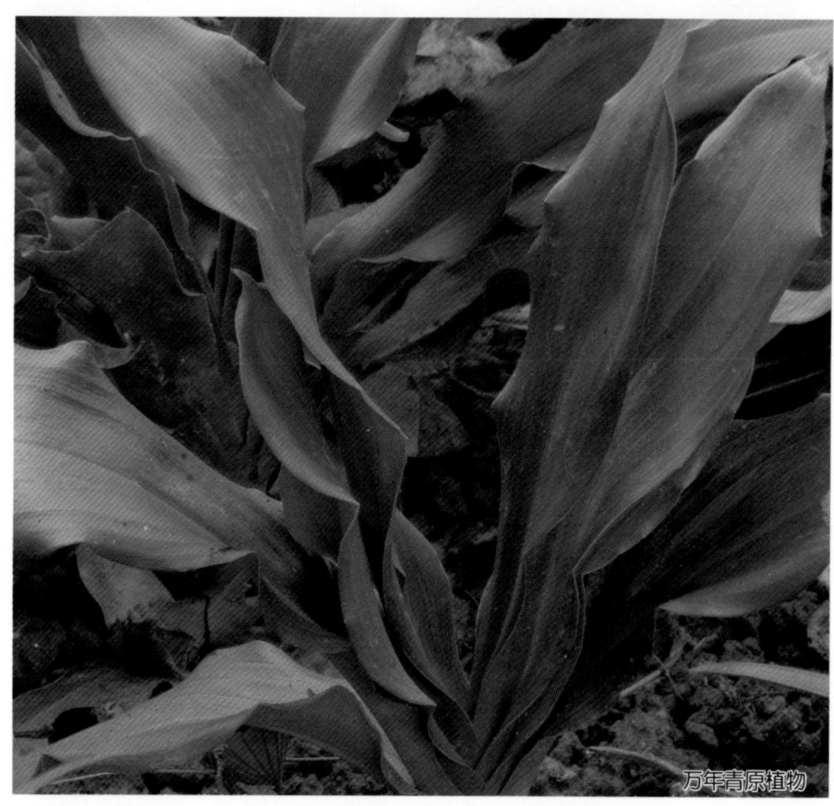
万年青原植物

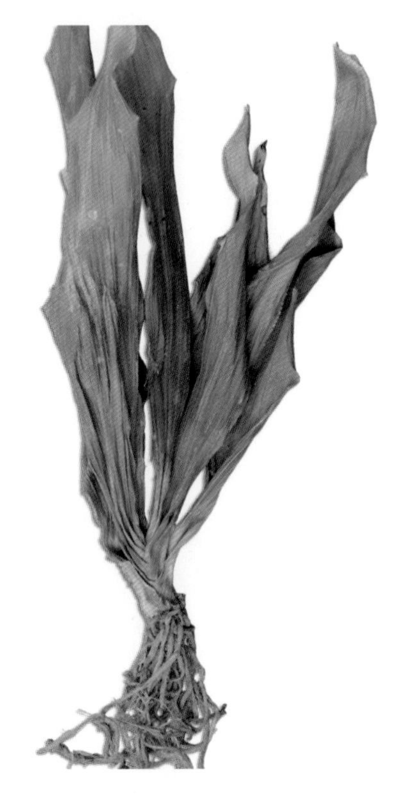

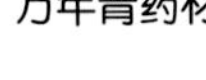

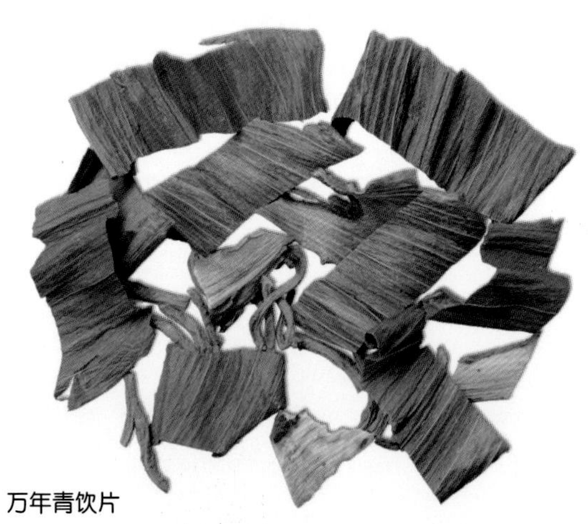

万年青饮片

5~6 岁 0.8g，7~9 岁 1.0g，10~12 岁 1.2g，13~15 岁 1.5g，16 岁以上 2~3g。年龄较大者可用含咽法，并用棉签蘸药液涂局部白膜。结果：共治疗 128 例，治愈 123 例，死亡 5 例，其中有 2 例出现脉缓和心跳间歇现象，停药 5~7 天后恢复。②用 200mg/ml 万年青醋浸液，一日量：1~2 岁 1ml，3~5 岁 2ml，6~10 岁 3ml。分 2 次口服。每次同时口服维生素 C 50mg。5 天为 1 个疗程。结果：用以预防白喉 9940 例，结果发病者仅 2 人，有效率达 99.98%。不良反应有呕吐、腹泻、发热、哮喘、咳嗽。③治疗组用万年青醋浸液为主药，方法同②，部分病例加用抗生素；对照组用血清加抗生素治疗。结果：治疗组和对照组各 40 例。治疗组治愈 36 例，死亡 4 例；对照组治愈 38 例，死亡 2 例[6]。

2. 心力衰竭　①将新鲜万年青植物制成软膏，每 1g 含生药 30g，每次服 1g，每日 2~3 次。结果：治疗因阵发性心动过速、风湿性心脏病及梅毒性心脏病引起的心力衰竭 15 例，效果良好。未见毒性反应。②用万年青干品 9~15g，水煎分 3 次服，7~10 天为 1 个疗程。结果：治疗充血性心力衰竭 12 例，其中肺心病 9 例，风心病 3 例，均获显著效果。但 10 例出现消化道症状和出汗，3 例出现心律失常[7]。

3. 急性关节扭伤　取万年青鲜叶 1~2 片，洗净晾干或擦干。用粗银针将叶面刺若干小孔（每平方厘米 8~10 个），在酒精灯上加热烤软（民间也有用稻草火烤），再浸入黄酒或 75% 酒精内 1min（民间直接浸入童尿里）。取出叶片搓软，见有叶汁搓出时为止。趁热敷贴于患处，外盖纱布数层，绷带固定，每日更换 1 次，5 次为 1 个疗程。结果：共治疗各种关节扭伤 61 例（其中踝关节扭伤 37 例），均在短期内治愈。疗程最短者 2 次，最长者 8 次，平均 4 次左右。消肿最快的于敷药后第 2 天，最慢者在用药后第 5 天，少数也有延及 1 周，平均 3 天左右[8]。

【性味归经】味苦，性寒；有小毒。归肺、心经。

【功效主治】清热解毒，利尿，凉血止血。主治咽喉肿痛，疮疡肿毒，水肿臌胀，咯血，吐血，崩漏。

【用法用量】内服：煎汤，3~10g。外用适量，捣敷。

【使用注意】孕妇禁服。本品服用过量会出现毒副作用，中毒症状为恶心，呕吐，头晕，头痛，腹痛，腹泻，四肢麻木，肢端发冷，严重时出现心律失常，甚至死亡。

【经验方】

1. 乳腺炎　鲜万年青根状茎，鲜佛甲草、鲜半边莲等量。捣烂外敷局部。（《青岛中草药手册》）
2. 跌打损伤　万年青根 6g。水煎，酒兑服。（《江西草药》）
3. 缠喉风　万年青根头切碎打烂，绞汁，灌下，吐出痰涎即好。若口闭，用牙刷挖开灌下。不吐，再用发梢进喉间探之。（《本草纲目拾遗》）
4. 流行性腮腺炎　鲜万年青根状茎捣烂，外敷于患侧耳垂下，每日早晚各 1 次。（《浙江药用植物志》）
5. 痔疮　鲜万年青根 15g，猪瘦肉 250g。水炖至肉烂，食肉喝汤，每日 1 剂，5 天为 1 个疗程。（《安徽中草药》）

【参考文献】

[1] 国家中医药管理局《中华本草》编委会 . 中华本草 . 上海：上海科学技术出版社，1999：7205.
[2] Bandvnkoca V A,et al.Khim Prir Soedim,1979,（5）:724.
[3] Sobotica H S,et al.Matica Srpprir Nauke ,1989,76:21.
[4] 郭协埙，卞北辰，沈澄寰，等 . 万年青的初步药理试验及其临床应用 . 上海中医药杂志，1958，（11）：44.
[5] 陈国清，邱小梅，郑鸣金，等 .14 种草药对白喉菌的抗生力及其对白喉毒素作用的观察 . 福建中医药，1964，（4）：1.
[6] 福建省中医治疗白喉小组 . 万年青治疗白喉 125 例报告 . 福建中医药，1959，（1）：3.
[7] 邓荣芝 . 万年青治疗充血性心力衰竭 12 例报告 . 新医学，1975，（1）：33.
[8] 郭克，张忠松 . 万年青外敷治疗急性关节扭伤 . 人民军医，1977,（6）：79.

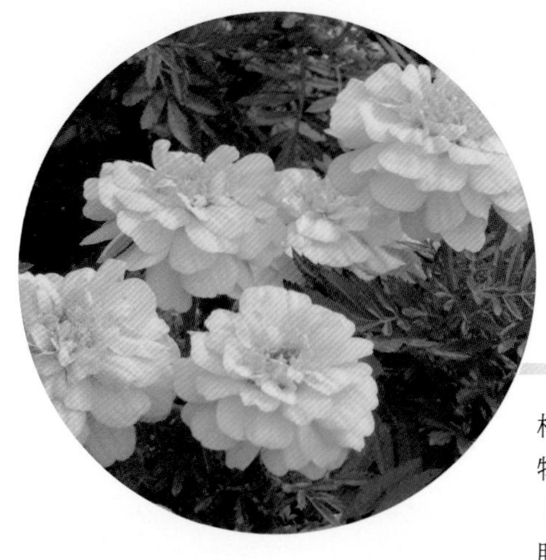

Wan shou ju

万寿菊

Tagetis Erectae Flos
[英]Aztec Marigold Flower

【别名】臭芙蓉、黄芙蓉花、里苦艾、蜂窝菊、金花菊、金鸡菊。

【来源】为菊科植物万寿菊 *Tagetes erecta* L. 的头状花序。

【植物形态】一年生草本。茎直立，粗壮，具纵条棱。分枝上平展。叶对生；叶片羽状深裂，裂片长椭圆形或披针形，长 5~10cm，宽 4~8cm，边缘具锐锯齿，上部叶裂片的齿端有长细芒；沿叶缘有少数腺体。头状花序单生，花序梗顶端棍棒状膨大；总苞杯状，先端具齿尖；舌状花黄色或暗橙色，舌片倒卵形，基部收缩成长爪，先端微弯缺；管状花，花冠黄色，先端具 5 齿裂。瘦果，线形，基部缩小，黑色或褐色，被短微毛；冠毛有 1~2 个长芒和 2~3 个短而钝的鳞片。

【分布】广西主要分布于隆林、西林、那坡、东兰、上林、苍梧等地。

【采集加工】秋季采摘，洗净，晾干备用。

【药材性状】花圆筒形，直径 0.8~1.5cm，花序梗顶端棍棒状膨大；总苞 1 层，长 1.8~2cm，杯状，先端具齿尖；舌状花黄色或暗橙色，舌片长 2.9cm，多皱缩，展平后倒卵形，管状花较多，外露。

【品质评价】以花朵完整、色金黄、气清香者为佳。

【化学成分】本品含丁香酸（syringic acid），万寿菊属苷（tagetiin），槲皮素（quercetin），尿嘧啶（uracil），甘露醇（mannitol）[1]。

【药理作用】

1. 抗氧化　万寿菊花采用超临界二氧化碳萃取所得油树脂样产品能降低老龄大鼠体内丙二醛含量，增加超氧化物歧化酶和谷胱甘肽过氧化物酶活性，能清除体内自由基，降低机体内脂质过氧化水平，起作用的主要是富含叶黄素的脂肪酸酯[2]。

2. 抑菌　万寿菊根乙酸乙酯提取物对枯萎菌、灰霉菌和叶霉病菌等重要植物病原菌均有抑制作用[3]。

【性味归经】味苦、微辛，性凉。归肺、肝经。

【功效主治】清热解毒，化痰止咳。主治感冒发热，咳嗽，结膜炎，口腔炎，咽炎，牙痛，眩晕，痈疮肿毒。

【用法用量】内服：煎汤，3~9g。外用适量，煎水熏洗；或研粉调敷；或鲜品捣敷。

【使用注意】脾胃虚寒者慎服。

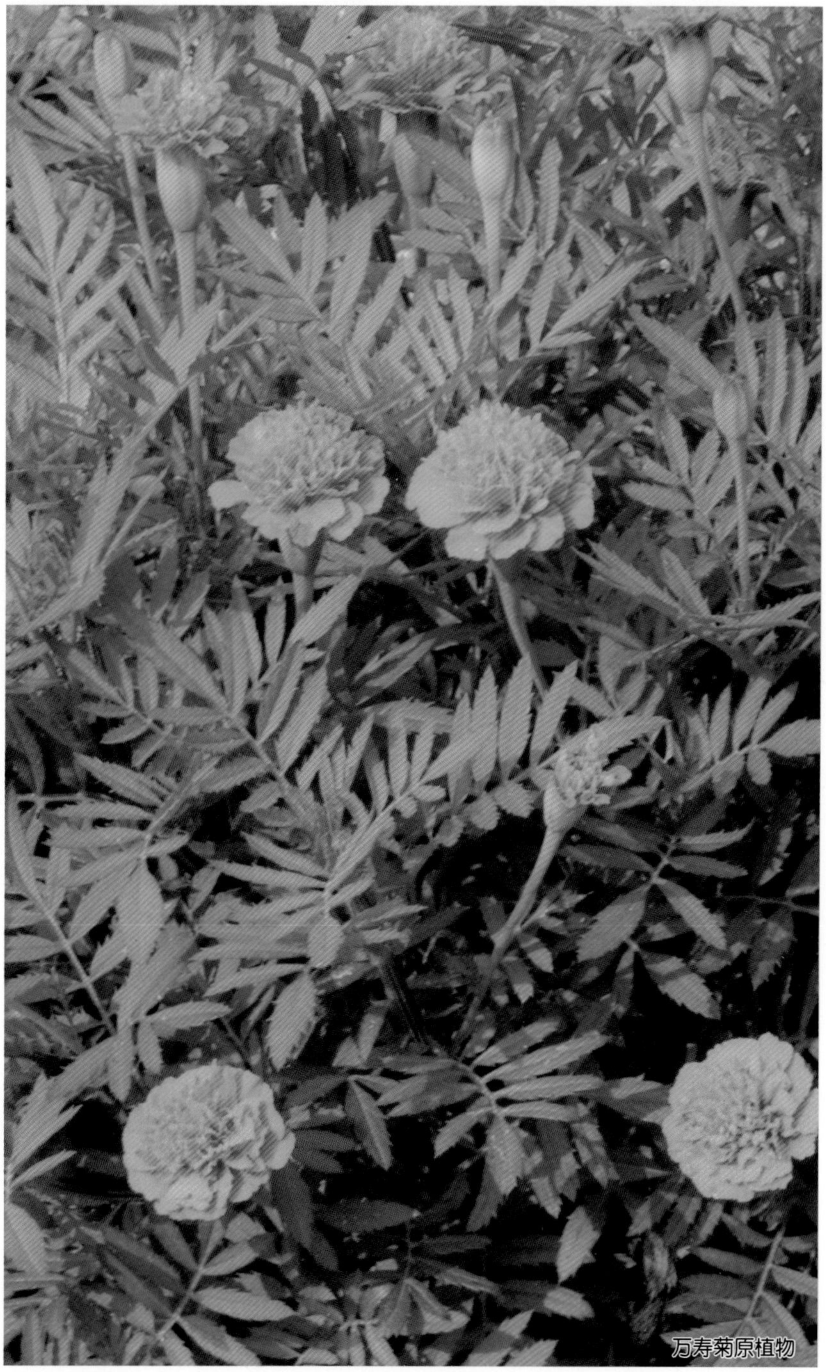

万寿菊原植物

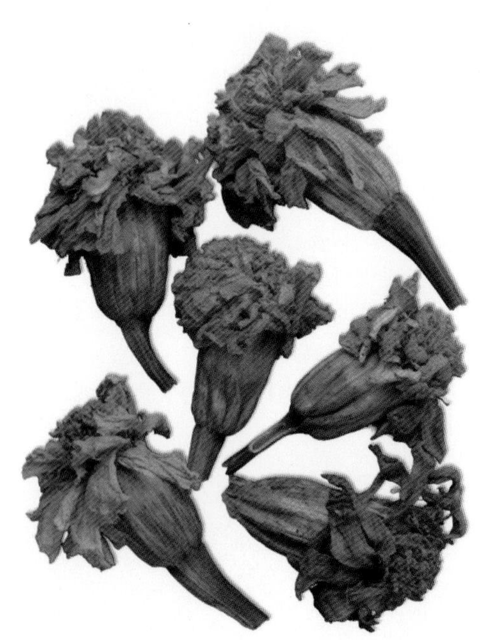

万寿菊药材、饮片

【经验方】

1. 腮腺炎，乳腺炎　蜂窝菊、重楼、银花，共研末，醋调外敷患部。(《昆明民间常用草药》)

2. 气管炎　鲜蜂窝菊 30g，水朝阳 9g，紫菀 6g。水煎服。(《昆明民间常用草药》)

3. 百日咳　蜂窝菊 15 朵。煎水兑红糖服。(《昆明民间常用草药》)

4. 牙痛，目痛　蜂窝菊 15g。水煎服。(《昆明民间常用草药》)

5. 感冒发热　万寿菊叶 0.5~1 两，水煎服。(《广西本草选编》)

【参考文献】

[1] 杨念云，段金廒，钱士辉，等. 万寿菊花的化学成分研究. 沈阳药科大学学报，2003，20（4）：258.

[2] Li Da-jing,Liu Zhi-ling. Liu Chun-quan.Effects of Supercritical Extract of Marigold Flower on Antioxidation in Aged Rats. Acta Nutrimenta Sinica, 2007, 29（5）:512.

[3] 李文英，刘贤谦，戴建青，等. 万寿菊粗提物的抑菌作用初探. 农药，2002，41（10）：41.

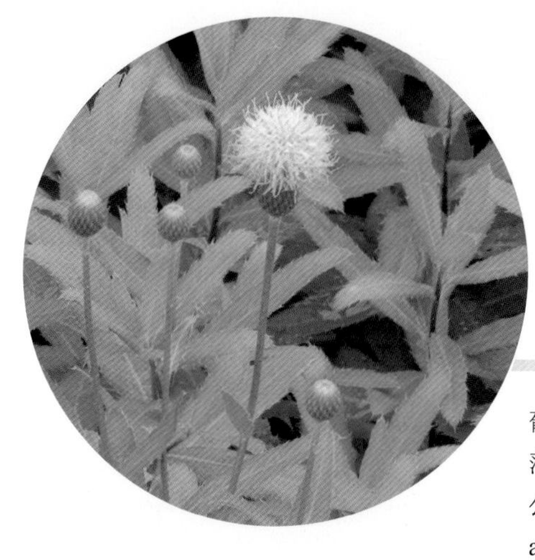

Xiao ji 小蓟

Cirsii Herba

[英]Common Thistle

【别名】刺儿菜、刺杆菜、刺刺芽、刺杀草、刺萝卜、小蓟姆、刺儿草、小刺盖。

【来源】为菊科植物刻叶刺儿菜 *Cirsium setosum*（Willd.）MB. 的地上部分。

【植物形态】多年生草本。根状茎长。茎直立，无毛或被蛛丝状毛。基生叶花期枯萎；下部叶和中部叶椭圆形或椭圆状披针形，长 7~15cm，宽 1.5~14 cm，先端钝或圆形，基部楔形，通常无叶柄，上部茎叶渐小，叶缘有细密的针刺或刺齿，全部茎叶两面同色，无毛。头状花序单生于茎端，雌雄异株；总苞片 6 层，外层甚短，长椭圆状披针形。内层披针形，先端长尖，具刺；雄花花药紫红色；雌花花冠紫红色。瘦果椭圆形或长卵形，略扁平；冠毛羽状。

【分布】广西全区均有分布。

【采集加工】5~6 月盛花期，割取全草晒干或鲜用。可连续收获 3~4 年。

【药材性状】茎圆柱形，长 30~45cm，直径 2~4mm，表面绿色或微带紫棕色，有纵棱和柔毛；质脆，易折断，断面纤维性，中空。叶多皱缩或破碎，完整者展平后呈长椭圆形或椭圆状披针形，长 3~12cm，宽 0.5~3cm；全缘或微波状。有细密的针刺，上表面绿褐色，下表面灰绿色，两面均有白色蛛丝状毛。头状花序顶生，总苞钟状，苞片黄绿色，5~6 层，线形或披针形，花冠多脱落，冠毛羽状常外露。气弱，味微苦。

【品质评价】以色绿、叶多者为佳。

【化学成分】本品带花全草含芸香苷（rutin），原儿茶酸（protocatechuic acid），绿原酸（chlorogenic acid），咖啡酸（caffeic acid），氯化钾（potassium chloride），刺槐素（acacetin），酪胺（tyramine），蒙花苷（linarin）即刺槐苷（acaciin），也即刺槐素 -7- 鼠李糖葡萄糖苷（acacetin-7-rhamnoglucoside），蒲公英甾醇（taraxasterol），*φ*- 蒲公英甾醇乙酸酯（*φ*-taraxasteryl acetate），蒲公英甾醇（taraxasterol），三十烷醇（triacontanol），*β*- 谷甾醇（*β*-sitosterol），豆甾醇（stigmasterol），金合欢素（acacetin），芹菜素（apigenin），蓟黄素（cirsimaritin），蓟黄素 -4′-*O*- 芸香糖苷，柳穿鱼苷（pectolinarin），丁香苷（syringin），粗毛豚草素 -7- 新橙皮糖苷（hispidulin-7-neohesperidoside）[1~3]；5,7- 二羟基黄酮（5,7-dihydroxyflavone），7- 葡萄糖酸 -5,6- 二羟基黄酮（baicalin），乌苏甲酯（methylursolate），齐墩果酸（oleanolic acid）和胆甾醇（cholesterol）[4]。

【药理作用】

1. 止血 10% 的小蓟浸剂可缩短出血时间，水煎液、醚提取液具有缩短小鼠凝血、止血作用时间，小蓟去钙的水煎剂同样具有缩短小鼠的凝血、止血时间的作用，排除了小蓟止血作用是由于含钙量高的原因，止血有效成分是绿原酸及咖啡酸，止血主要通过使局部血管收缩，抑制纤溶而发挥作用。小蓟在 170℃炮制炒炭样品有延长凝血时间作用，生小蓟及 210℃炮制的小蓟炭样品均具有缩短小鼠凝血时间的作用，但小蓟炭的止血作用似更强[5]。小蓟的乙酸乙酯部位、正丁醇部位和总黄酮部位具有不同程度的止血、凝血和抗炎作用[6]。

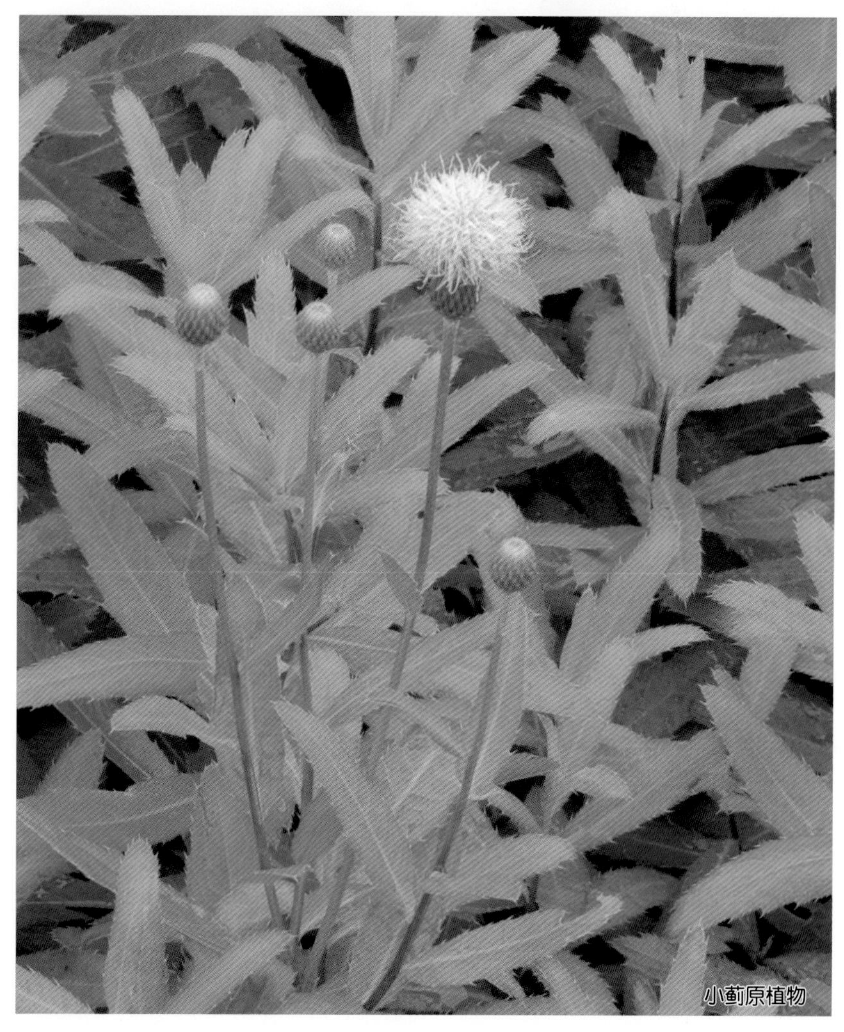

小蓟原植物

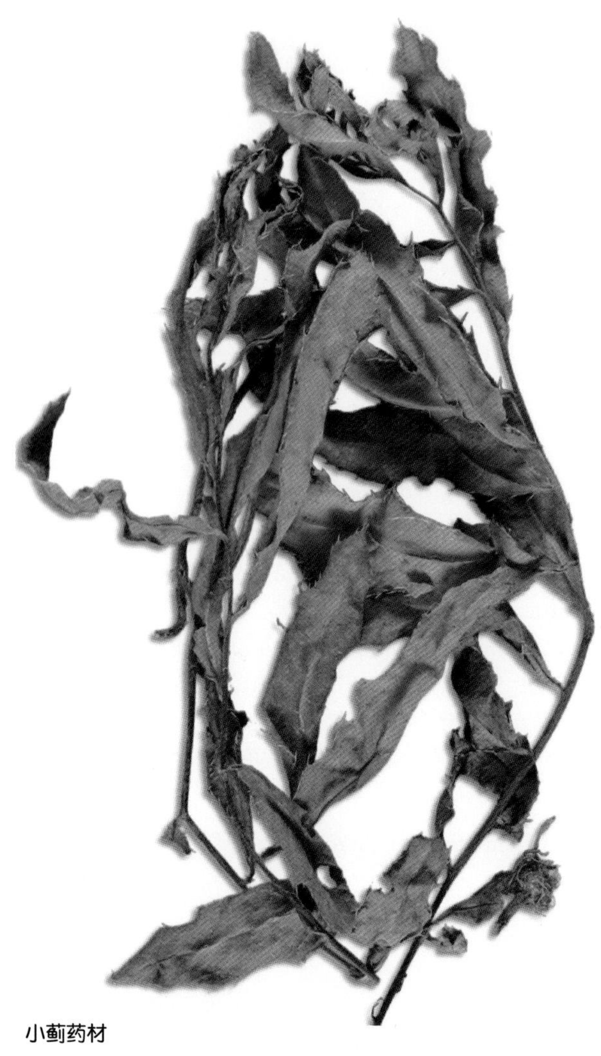
小蓟药材

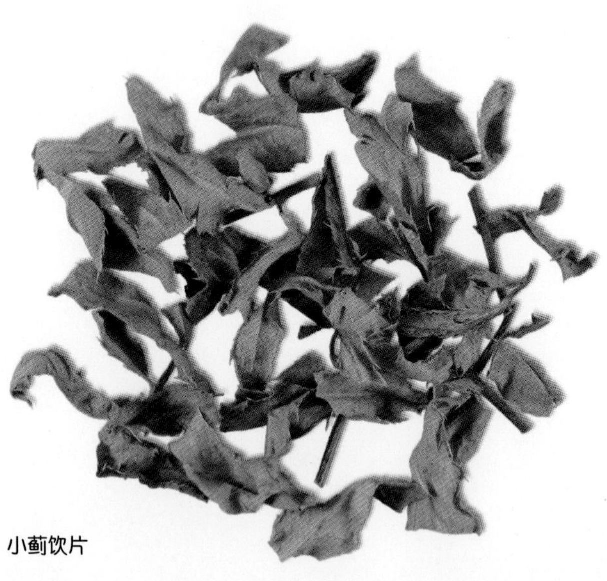
小蓟饮片

2. 抗肿瘤　小蓟水提液对人白血病细胞 K562、肝癌细胞 HepG2、宫颈癌细胞 HeLa、胃癌细胞 BGC823 生长有抑制作用，可使 4 种癌细胞形态上均发生皱缩、变圆、脱壁、裂碎等变化，抑制率最高达 86.03%。刺儿菜提取物 10mg/L、20mg/L、40mg/L、80mg/L 对 BEL-7402 肝癌细胞有抑制作用，且呈现浓度和时间依赖性 [4]。

3. 抗氧化　小蓟 60% 乙醇、50% 甲醇、丙酮、蒸馏水提取物对超氧阴离子自由基、羟基自由基均有清除作用，且对羟基自由基的清除效果更为明显，水提物对羟基自由基的清除效果最好，50% 甲醇提取物对超氧阴离子自由基的清除效果最好 [8]。

4. 对心血管系统作用　小蓟水煎剂和醇提物对离体兔心、豚鼠心房肌有增强收缩力和频率的作用，普萘洛尔可阻滞此作用。水煎剂能增强兔主动脉条的收缩作用，此作用可被酚妥拉明所拮抗，说明小蓟对肾上腺素能受体有激动作用，提取分离的有效成分酪胺对大鼠有升压作用。每克小蓟所含升压物质相当于去甲肾上腺素 14μg，其升压作用可为可卡因、麻黄碱增强，为麦角毒等所对抗。煎剂或酊剂按 70mg/kg 静脉注射，对麻醉犬、兔均有类似肾上腺素的升压作用，同时肾容积和脾容积缩小。对离体蛙心及兔心亦呈类似肾上腺素的兴奋作用。对兔耳血管及大鼠下肢灌流均使血管收缩，这些作用的产生可能是儿茶酚胺类物质所致 [9]。

5. 其他作用　醇浸剂 1：30000 时对人型结核菌有抑制作用，而水煎剂对结核菌的抑制浓度要比此大 300 倍，其煎剂或酊剂对离体兔肠呈抑制作用 [5]，对肾炎具有治疗作用 [7]。

【临床研究】

1. 慢性支气管炎　用平韦小蓟汤（小蓟、石韦各 25g，平地木 30g），每天 1 剂，水煎分 2 次服，疗程 2 周。结果：共治疗 50 例，38 例痊愈，10 例有效，有效率达 96%[10]。

2. 肾炎血尿　治疗组采用小蓟饮子（小蓟、通草、蒲黄、当归尾等）联合复方丹参注射液与西药常规治疗，对照组单纯西药常规治疗。结果：治疗组和对照组各 30 例，治疗组血尿持续时间为（6.90±5.15）周，总有效率为 80.0%；对照组尿持续时间为（11.04±1.75）周，总有效率为 56.7%。治疗组疗效优于对照组（P<0.01）[11]。

3. 鼻衄　鲜小蓟全草 150~300g，洗净，捣烂如泥，加水 10ml，再将药泥用纱布包好，绞出药汁，加红砂糖 15g。分早晚 2 次服下。共治疗 44 例，收效甚佳 [12]。

4. 疮疡　采新鲜小蓟先后经 0.1% 过锰酸钾溶液及 0.5% 食盐水冲洗数次后，压榨取汁，静置 1h，倾去上层清液，取深层绿色沉淀液体 20ml 和白凡士林 80g 调成药膏。治疗疮疡、外伤化脓及职业性盐卤外伤化脓共 200 例，一般换药 4~7 次即可痊愈，未发现不良反应 [13]。

【功效主治】凉血止血，散瘀解毒消肿。主治咯血，吐血，衄血，便血，血痢，尿血，血淋，崩漏，外伤出血，热毒疮痈。

【用法用量】内服：煎汤，5~10g；鲜品可用 30~60g；或捣汁。外用适量，捣敷。

【使用注意】虚寒出血及脾胃虚寒者慎服。

【经验方】

1. 高血压　小蓟、夏枯草各15g。煎水代茶饮。(《安徽中草药》)

2. 九窍出血　用小蓟一握，捣汁，水半盏和，顿服。如无青者，以干蓟末，冷水调三钱匕服。(《卫生易简方》)

3. 卒吐血及泻鲜血　小蓟叶，捣汁，温服。(《梅师集验方》)

4. 吐血　小蓟、大蓟、侧柏叶各9g，仙鹤草、焦栀子各12g。水煎服。(《常用中草药图谱》)

5. 下焦结热，尿血成淋　生地黄、小蓟根、通草、滑石、山栀仁、蒲黄(炒)、淡竹叶、当归、藕节、甘草各等份。上嚼咀，每服半两，水煎，空心服。(《济生方》小蓟饮子)

6. 崩中下血　小蓟茎叶(洗、切)研汁一盏，入地黄汁一盏，白术半两，煎减半，温服。(《本草纲目》引《千金要方》)

7. 妊娠胎坠后，出血不止　小蓟根叶(锉碎)、益母草(去根茎，切碎)各五两。以水三大碗，煮二味烂熟，去滓，至一大碗，将药于铜器中煎至一盏，分作二服，日内服尽。(《圣济总录》)

8. 妇人阴痒不止　小蓟，不拘多少，水煮作汤，热洗，日三用之。(《妇人良方》)

【参考文献】

[1] 国家中医药管理局《中华本草》编委会．中华本草．上海：上海科学技术出版社，1999：6814.

[2] Ingrid E.Biochem Syst Ecol, 2003,31 (12) :1353.

[3] Park J C.Phytochemistry, 1995, 39 (1) :261.

[4] 周清，陈玲，刘志鹏，等．小蓟的化学成分研究．中药材，2007，30(1)：45.

[5] 丁安伟，成加红．小蓟炭炮制工艺及质量标准研究．中草药，1995，26(7)：351.

[6] 杨星昊，崔敬浩，丁安伟．小蓟提取物对凝血、出血及实验性炎症的影响．四川中医，2006，24(1)：17.

[7] 李桂凤，马吉祥，李传胜，等．刺儿菜提取物抗 BEL-7402 肿瘤细胞活性的研究．营养学报，2008，30(2).

[8] 梁倩倩，丁玲强，焦扬，等．小蓟抗氧化作用的研究．河西学院学报，2008，24(5)：45.

[9] 魏彦，邱乃英，欧阳青．大蓟、小蓟的鉴别与临床应用．北京中医杂志，2002，21(5)：296.

[10] 黄廷欣．祛瘀生新法治疗慢性支气管炎 50 例．新中医，2001，33(1)：66.

[11] 陈能章，李方．小蓟饮子联合复方丹参注射液治疗肾炎血尿 30 例．陕西中医，2008，29(4)：504.

[12] 任仓孝．生小蓟汁加红糖治疗鼻衄验案．成都中医学院学报，1989，12(1)：22.

[13] 蔺永山．刺菜(小蓟)药膏及刺菜合剂配制经验介绍．药学通报，1960，8(2)：80.

Xiao li
小 藜

Chenopodii Serotini Herba
[英]Small Goosefoot Herb

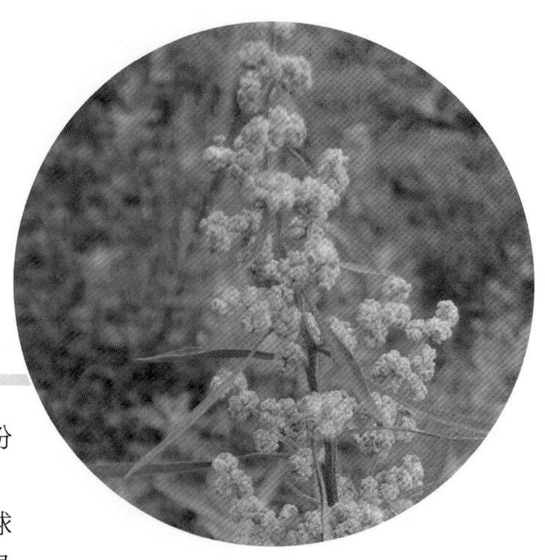

【别名】金锁天、灰藜、水落藜、灰条、灰涤菜、灰蒴、灰苋、野灰藋菜。

【来 源】为藜科植物小藜 *Chenopodium serotinum* L. 的全草。

【植物形态】一年生草本。茎直立，单一或多分枝，具角棱及绿色条纹。叶互生；叶柄细长而弱；叶片椭圆形或狭卵形，长 2.5~5cm，宽 1~3.5cm，通常 3 浅裂，中裂片两边近平行，先端钝或急尖，并具短尖头，边缘具波状锯齿；侧裂片位于中部以下，通常各具 2 浅裂齿；上部的叶片渐小，狭长，有浅齿或近于全缘；叶片两面略被粉粒。花序腋生或顶生，花簇细而疏，形成圆锥状花序；花两性，花被近球形，5 片，浅绿色，边缘白色，背面具微纵隆脊并密被粉粒，向内弯曲；雄蕊 5，伸出于花被外；花柱 2，线状。胞果全体包于花被内，果皮与种子贴生。种子扁圆，黑色，有光泽，表面具六角形细洼。

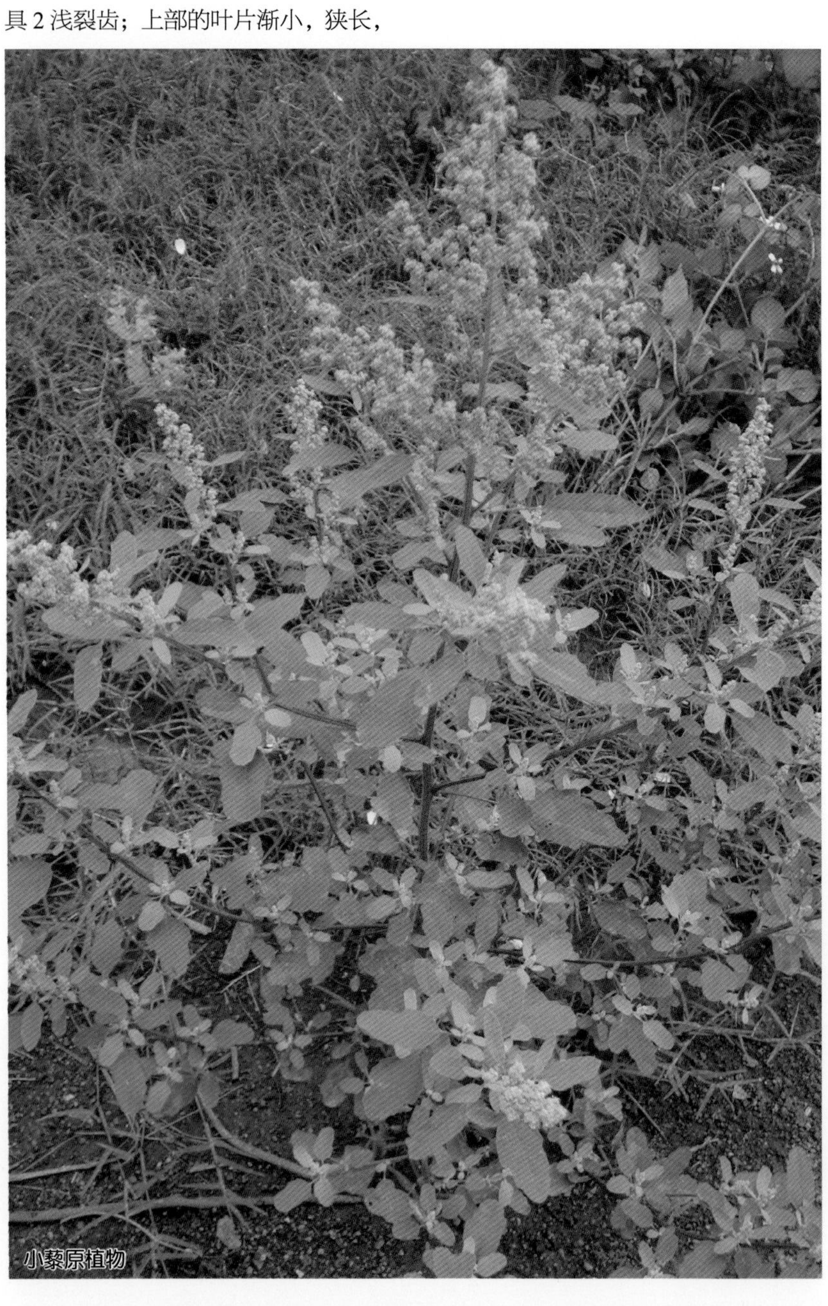

小藜原植物

【分布】广西主要分布于百色、北流、岑溪等地。

【采集加工】3~4 月采收，洗净，去杂质鲜用或晒干。

【药材性状】全草灰黄色。叶片皱缩破碎，展开后完整，叶通常具 3 浅裂，裂片具波状锯齿。花序穗状腋生或顶生。胞果包在花被内，果皮膜质，有明显的蜂窝状网纹，果皮与种皮贴生。

【品质评价】以叶多、色黄绿、带果穗者为佳。

【化学成分】本品全草含挥发油，L- 亮氨酸(leucine), β- 谷甾醇(β-sitosterol),齐墩果酸(oleanolic acid)。叶含草酸盐，叶的脂质中含脂肪，主要为棕榈酸(palmitic acid), 二十四烷酸(carnaubic acid), 油酸(oleic acid), 亚油酸(linoleic acid), 谷甾醇, 二十九烷(nonacosane),油醇(oleyl alcohol)，蜡等。种子含油，花序含阿魏酸（ ferulic acid ）及香草酸（ vanillicacid ）。根含甜菜碱（ betaine ），氨基酸、甾醇、油脂等 [1]。

此外种子中含有 28- 氧 -β-D- 吡喃葡萄糖基 - 齐墩果酸 -3- 氧 -β-D- 吡喃葡萄糖醛酸苷（ momordin Ⅱ ），20-羟基蜕皮酮（ 20-hydroxyecdysone ）和芦丁（ rutin ）[2]。

【性味归经】味苦、甘，性平。归肺、胃经。

【功效主治】疏风清热，解毒去湿，杀虫。主治风热感冒，腹泻，痢疾，荨麻疹，疮疡肿毒，疥癣，湿疮，口疮，白癜风，虫咬伤。

【用法用量】内服：煎汤，9~15g。外用适量，煎水洗；或捣敷；或烧灰调敷。

【使用注意】有胃病者慎服。

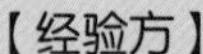

【经验方】

1. 疔疮恶肿　野灰藋菜叶烧灰，拨破疮皮，唾调少许点之，血出为度。（《普济方》）

2. 荨麻疹　小藜全草，适量。煎水外洗。（《浙江药用植物志》）

3. 紫癜风　灰藋（不拘多少，烧灰，用纸衬淋取汁，炼令如膏约两匙许）。雄黄、丹砂、腻粉、麝香、虾蟆灰、石硫黄、矾石灰各一钱。上八味，将七味同研如粉，与炼灰藋浓汁捣煎如膏涂之，干即易，膏硬以醋润之。（《圣济总录》灰藋涂方）

4. 风热感冒　小藜 12g，薄荷、霜桑叶各 9g，牛蒡子 6g，甘草 3g。水煎服。（《河北中草药》）

5. 风湿痒疹　小藜 15g，野菊花、地肤子、浮萍各 9g。水煎服。（《河北中草药》）

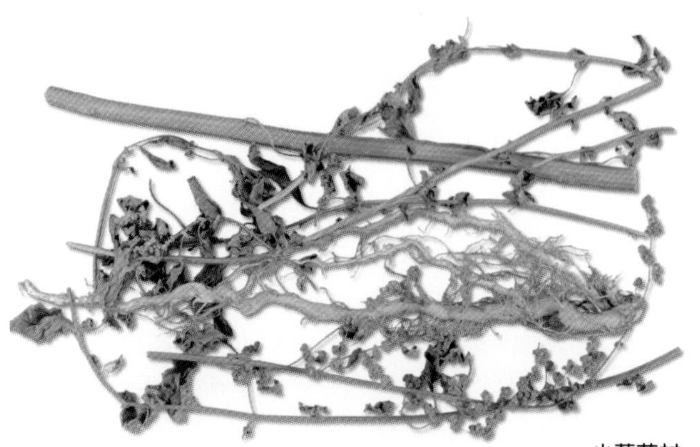

小藜药材

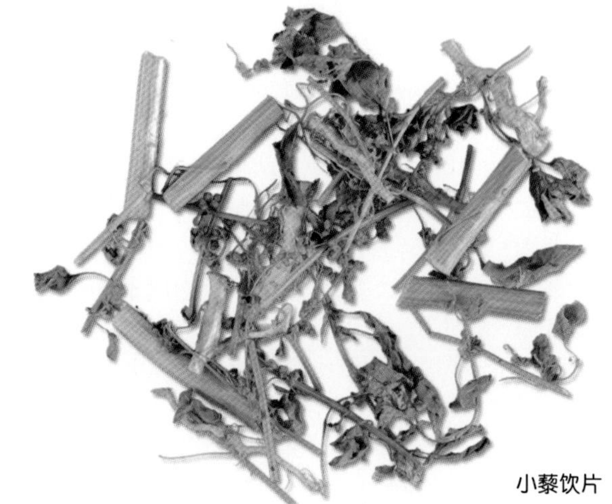

小藜饮片

【参考文献】

[1] 国家中医药管理局《中华本草》编委会. 中华本草. 上海：上海科学技术出版社，1999：1463.

[2] 刘欣，戴岳，叶文才，等. 小藜的化学成分研究. 江苏药学与临床研究，2002，10（3）：19.

Xiao fei yang

小飞扬

Euphorbiae Thymifoliae Herba
[英]Thymifolious Euphorbia Herb

【别名】飞扬草、痢子草、乳汁草、痢疾草、细叶地锦草、细叶飞扬草、苍蝇翅、铺地草。

【来源】为大戟科植物千根草 *Euphorbia thymifolia* Linn. 的全草。

【植物形态】一年生草本。茎纤细，匍匐，多分枝，通常红色，稍被毛，单叶对生；有短柄；托叶膜质，披针形或线形；叶片长圆形、椭圆形或倒卵形，长 4~8mm，宽 3~4mm，先端圆钝，基部偏斜，叶缘具细锯齿，稀全缘，两面被稀疏的短柔毛，稀无毛。杯状花序单生或少数聚伞状呈腋生；总苞陀螺状，先端 5 裂，裂片内面被贴伏的短柔毛；腺体 4，漏斗状，有短柄及极小的白色花瓣状附属物；花单性，无花被；雌雄花同生于总苞内；雄花多数，具雄蕊 1；雌花 1，生于花序中央，子房 3 室，花柱 2，离生，先端 2 裂。蒴果三角状卵形，被短柔毛；种子长圆形，具四棱，各方面有 4~5 个横沟纹。

【分布】广西主要分布于凌云、陆川、桂平、南宁、武鸣、邕宁、平南、岑溪、钟山等地。

【采集加工】夏、秋间采收，鲜用或晒干。

【药材性状】全草长约 13cm，根细小。茎细长，粗约 1mm，红棕色，稍被毛，质稍韧，中空。叶对生，多皱缩，灰绿色或稍带紫色，花序生于叶腋，花小，干缩。有的带有三角形的蒴果。气微，味微酸、涩。

【品质评价】以茎粗壮、叶多、色绿者为佳。

【化学成分】本品地上部分含表蒲公英赛醇（*epi*-taraxerol），二十六烷醇（hexacosanol），大戟醇（euphol），24-亚甲基环木菠萝烯醇（24-methylene cycloartenol），12-去氧-4β-羟基巴豆醇-（13-十二烷酸-20-乙酸）二酯 [12-deoxy-4β-hydroxy crotyol-（13-lauric acid-20-ethanoic acid）dioate]，12-去氧-4β-羟基巴豆醇-（13-苯乙酸-20-乙酸）二酯 [12-deoxo-4β-hydroxy phorbol-（13-phenylacetic acid-20-ethanoic acid）diester]，12-去氧巴豆醇-13,20-二乙酸酯及槲皮素-3β-半乳糖苷（12-deoxy phorbol-13,20- diacetate and quercetin-3β-galactoside）。还含牡荆素（vitexin），不饱和及二级胺类（unsaturated and secondary amines）等 [1]。

【药理作用】

抗幽门螺杆菌　小飞扬水煎液对幽门

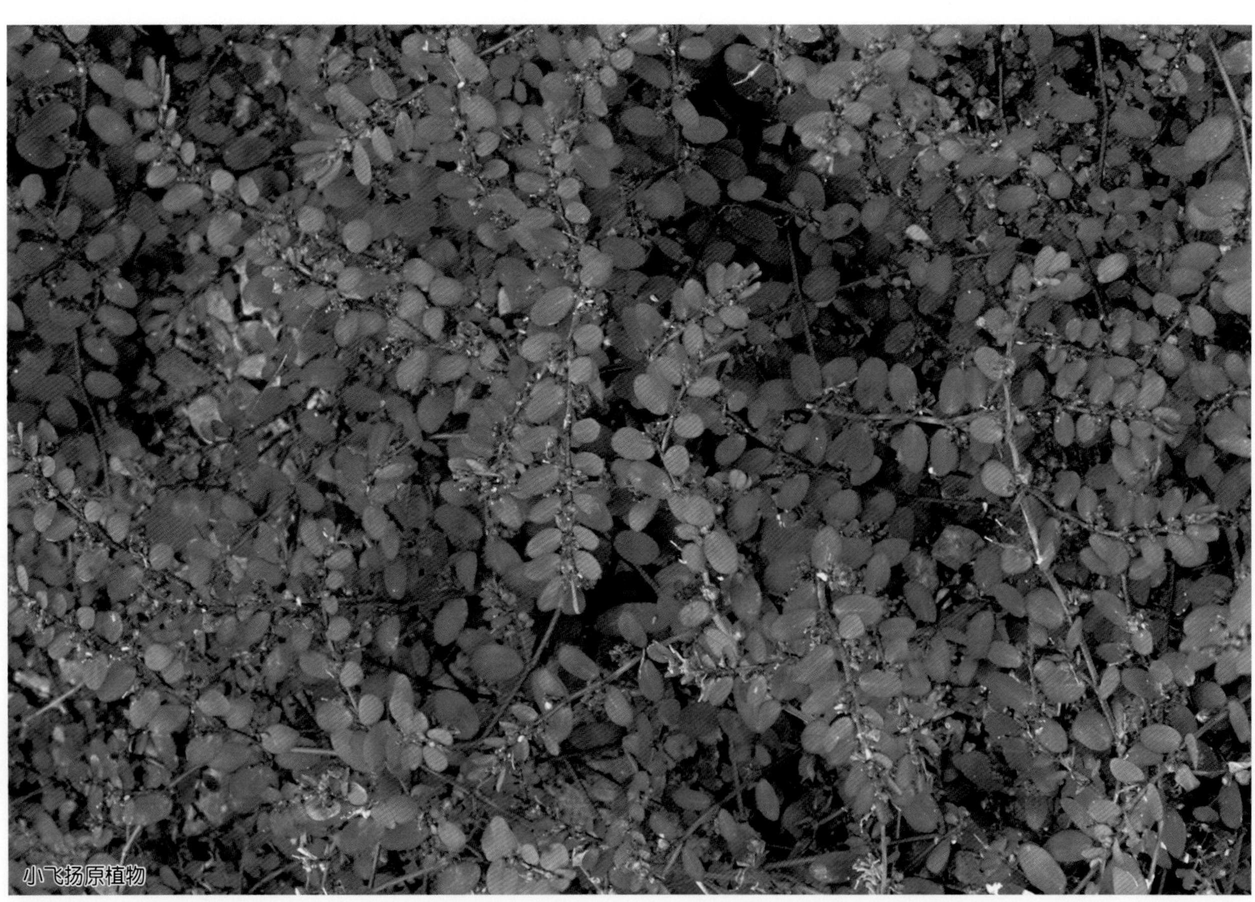

小飞扬原植物

螺杆菌有抑制作用[2]。其最低抑菌浓度 MIC 为 1：160[3]。

【临床研究】

1. 婴儿湿疹 将新鲜大、小飞扬全草洗净，每种 30~50g，加适量水，煎后洗患处。每日 1~2 次，连用 3 天。结果：治疗 8 例均痊愈[4]。

2. 婴幼儿红臀 治疗组用大、小飞扬各 50g，水煎，先洗净患处，再用药液浸洗，每日早晚 2 次。对照组先洗净患处，每日早晚更换尿布后扑痱子粉 2 次。结果：治疗组共 96 例，显效 62 例，有效 32 例，无效 2 例，总有效率 97.9%；对照组 82 例，显效 10 例，有效 28 例，无效 44 例，总有效率 46.3%。经统计学分析，两组疗效有显著性差异（$P<0.01$）[5]。

3. 急性痢疾 取细叶地锦草生药 75~100g，水煎，加蜜或白糖少许矫味，每日 1 剂，分 3 次服。或频煎代茶饮。中度脱水不需输液，重症者剂量加倍，连服 7 天为 1 个疗程。治疗期忌用一切中西药。结果：共治疗 39 例，其中福氏痢疾杆菌 36 例，宋氏痢疾杆菌 3 例。治愈 38 例，无效 1 例，总治愈率达 97.44%。急性菌痢轻型平均症状体征消失日数为 3.1 天，重型 4.06 天[6]。

【性味归经】味辛、微苦，性平。归肺、胃、大肠经。

【功效主治】通乳，利尿，清热解毒。主治妇人乳汁不通，水肿，泄泻，痢疾，皮炎，湿疹，烧烫伤。

【用法用量】内服：煎汤，15~30g；或捣汁。外用适量，鲜品捣敷。

【使用注意】脾虚泄泻不宜用。

【经验方】

1. 痈疖 鲜铺地草、酒糟、红糖、冷饭各适量，捣烂敷患处。（《福建药物志》）
2. 牙龈出血 ①鲜铺地草 60g。水煎漱口。②鲜铺地草 30g，捣烂调米醋擦抹牙龈。（《福建药物志》）
3. 白喉 鲜铺地草用米泔水洗净，捣烂取汁 30ml（5~7 岁量），分 3 次服，每 2h 服 1 次。（《福建药物志》）
4. 痢疾、肠炎 ①鲜铺地草 95g。捣烂取汁，红糖或冰糖适量，水炖服。②鲜铺地草、酢浆草、金银花各 30~60g。捣烂取汁和蜜调服。③鲜铺地草、人苋各 60g，马齿苋 30g，水煎，分 3 次服。（《福建药物志》）
5. 急性尿道感染 铺地草、海金沙、爵床各 60g，车前草 45g，水煎服。（《福建药物志》）

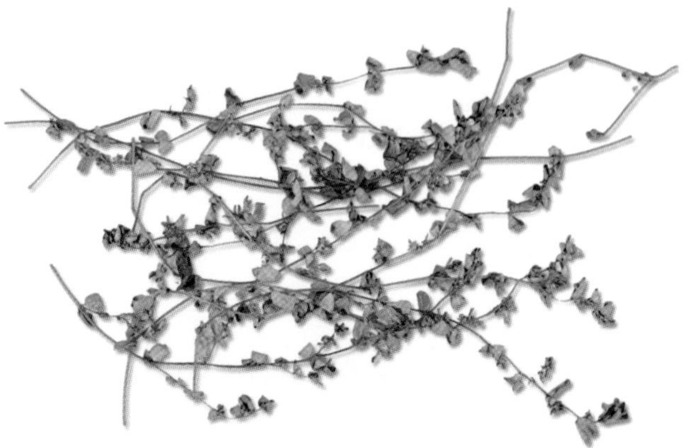

小飞扬药材

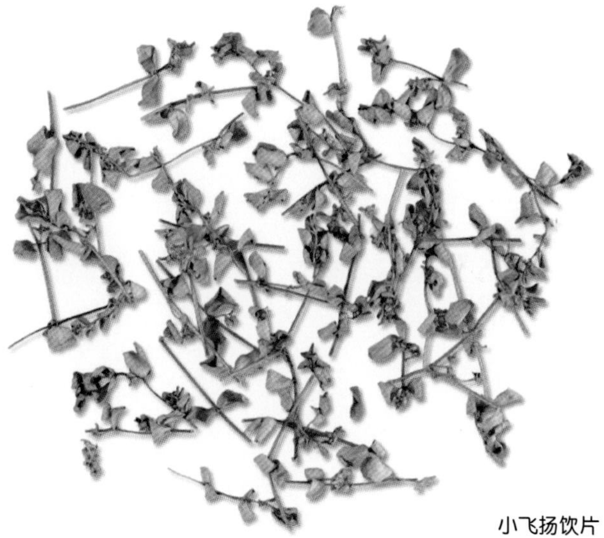

小飞扬饮片

【参考文献】

[1] 覃讯云，罗金裕，高志刚 . 中国瑶药学 . 北京：民族出版社，2002：192.
[2] 张熤，王彦峰，王江涛 . 五十种广西常用壮药抗幽门螺杆菌感染的筛选研究 . 江西中医学院学报，2009，21（5）：66.
[3] 张熤，王彦峰 . 广西常用中草药、壮药抗幽门螺杆菌作用的筛选研究 . 中国民族民间医药，2008，（10）：19.
[4] 许浩 . 大、小飞扬治婴儿湿疹有效 . 新中医，1985，（9）：21.
[5] 李淑婉 . 大、小飞扬草治疗红臀 . 海峡药学，1997，9（4）：45.
[6] 陈良盛 . 地锦草治急性细菌性痢疾效好 . 新中医，1988，（11）：31.

Xiao fei peng

小飞蓬

Conyzae Canadensis Herba
[英]Horseweed Herb

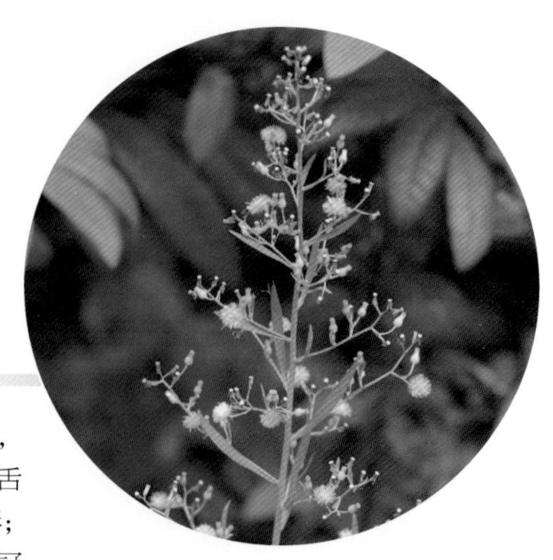

【别名】祁州一枝蒿、蛇舌草、小白酒草、苦蒿、破布艾、臭艾、小山艾。

【来源】为菊科植物小蓬草 *Conyza Canadensis*（Linn.）Cronq. 的全草。

【植物形态】一年生草本。具锥形直根。茎直立，有细条纹及粗糙毛，上部多分枝，呈圆锥状，小枝柔弱。单叶互生；基部叶近匙形，长 7~10cm，宽 1~1.5cm，先端尖，基部狭，全缘或具微锯齿，边缘有长睫毛，无明显的叶柄；上部叶条形或条状披针形。头状花序多数，有短梗，密集成圆锥状或伞房圆锥状；总苞半球形；总苞片 2~3 层，条状披针形，边缘膜质，几无毛；舌状花直立，白色微紫，条形至披针形；两性花筒状，5 齿裂。瘦果矩圆形；冠毛浅白色，刚毛状。

【分布】广西主要分布于灌阳、钟山、贺州、金秀、北海、邕宁等地。

【采集加工】春、夏季采收，鲜用或切段晒干。

【药材性状】茎直立，表面黄绿或绿色，具细棱及粗糙毛。单叶互生，叶片展平后线状披针形，基部狭，先端渐尖，疏锯齿缘或全缘，有长缘毛。多数小头状花序集成圆锥花序状，花黄棕色。气香特异，味微苦。

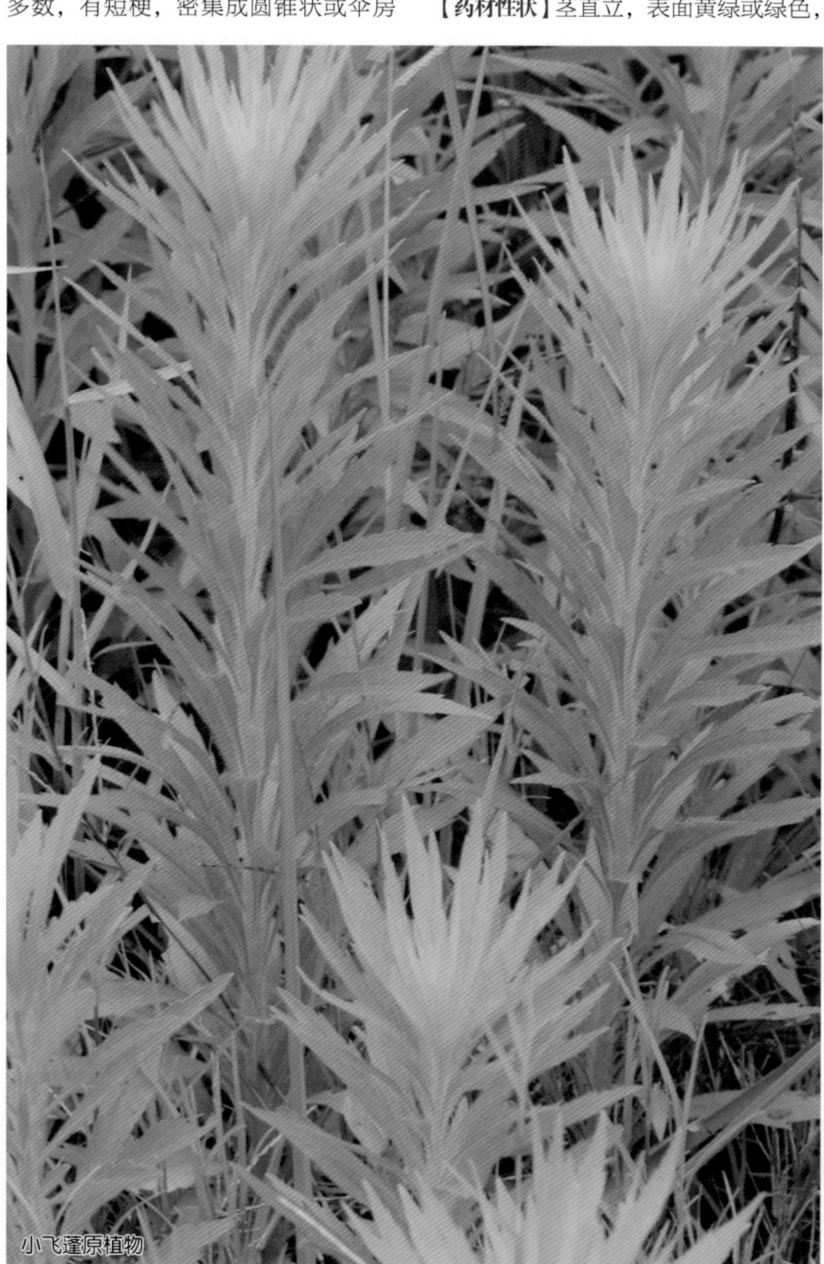

小飞蓬原植物

【品质评价】以干燥、色绿、叶多者为佳。

【化学成分】本品全草含表木醛醇（*epi*-friedelanol），槲皮素（quercetin），菠甾醇 -3-*O*- 葡萄糖苷（*α*-spinasterol），槲皮素 -3-*O*- 鼠李糖苷（quercetin-3-*O*-*α*-L-rhamnose）[1]。此外还含挥发油，其中含芳樟醇（linalool），柠檬烯（limonene），乙酸亚油醇酯（linoleyl acetate）及醛类，母菊酯（matricaria ester），去氢母菊酯（dehydromatricaria ester）和矢车菊属烃（centaur）X。地上部分含 *β*- 檀香萜烯（*β*-santalene），花侧柏烯（cuparene），*β*- 雪松烯（*β*-himachalene），*α*- 姜黄烯（*α*-curcumene），*γ*- 荜澄茄烯（*γ*-cadinene），柠檬烯，醛类，松油醇（terpineol），二戊烯（dipentene），枯牧烯（cumulene），邻苄基苯甲酸（*O*-benzylbenzoicacid），皂苷，高山黄芩苷（scutellarin），*γ*- 内酯类，苦味质（amaroid），树脂（resin），胆碱（choline），维生素 C（vitamin C）等[2]。

【药理作用】

1. 对心血管系统作用　小飞蓬全草总黄酮水溶性部位可舒张 15- 甲基前列腺素 F2α 所致的离体猪冠状动脉收缩[3]。小飞蓬水提物有轻微而短暂的降压作用，可抑制心脏，增加呼吸幅度[4]。

2. 抗炎　小飞蓬地上部分石油醚和醇提取物能减轻大鼠角叉菜胶和甲醛性足肿胀。石油醚提取物中的 *β*- 雪松烯是抗炎活性成分[5]。

3. 抗菌　小飞蓬全草醚提取液具有抗菌作用，其主要抗菌有效成分为香草酸、丁香酸[6]。

【临床研究】

化脓性感染　小飞蓬5份、白及1份。若为鲜药，与白及共捣烂外敷，若为干药，研细过100目筛，用温沸水调成膏状，视其红肿面积大小贴敷，外用油纸包扎，保持适当温度，每日换药1次。结果：共治疗化脓性感染300例，其中痈11例，一般脓肿98例，毛囊炎20例，蜂窝织炎9例，化脓性淋巴结炎8例，外伤感染142例，甲沟炎8例，化脓性骨髓炎3例，坏疽1例。治愈295例，好转5例，治愈率98.3%[7]。

【性味归经】味微苦、辛，性凉。归肝、胆、大肠经。

【功效主治】清热利湿，散瘀消肿。主治肝炎，胆囊炎，肠炎，痢疾，跌打损伤，风湿骨痛，疮疖肿痛，外伤出血，牛皮癣。

【用法用量】内服：煎汤，15~30g。外用适量，鲜品捣敷。

【使用注意】脾虚泄泻及孕妇慎用。

【经验方】

1. 牛皮癣　小飞蓬鲜叶揉擦患处，每日1~2次；如是脓疱型，先用全草水煎外洗，待好转后，改用鲜叶外搽；厚痂型，当痂皮软化剥去后，用鲜叶涂搽。（《广西本草选编》）

2. 细菌性痢疾，肠炎　小飞蓬全草30g。水煎服。（《广西本草选编》）

3. 慢性胆囊炎　小白酒草18g，鬼针草15g，南五味子根、两面针各5g。水煎服。（《福建药物志》）

4. 肾囊风　小飞蓬100g。煎水洗患处。（《湖南药物志》）

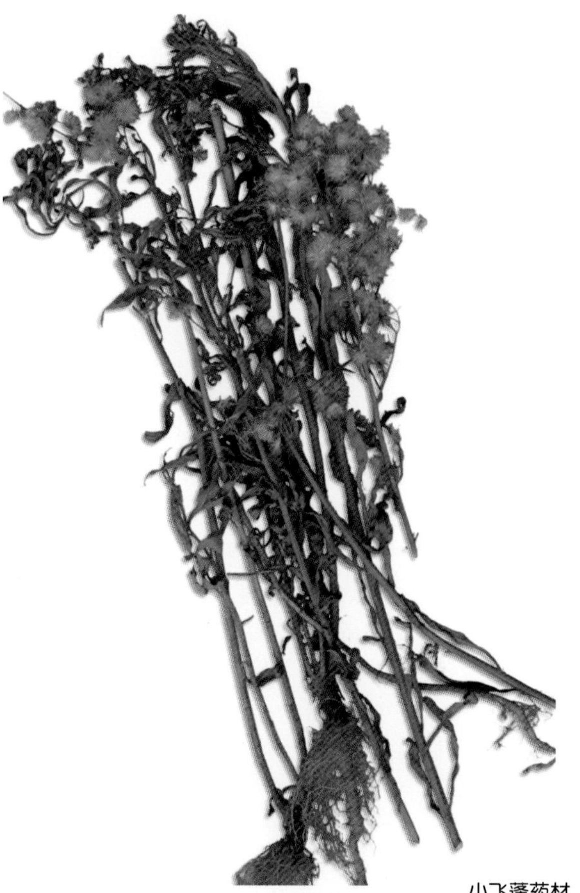

小飞蓬药材

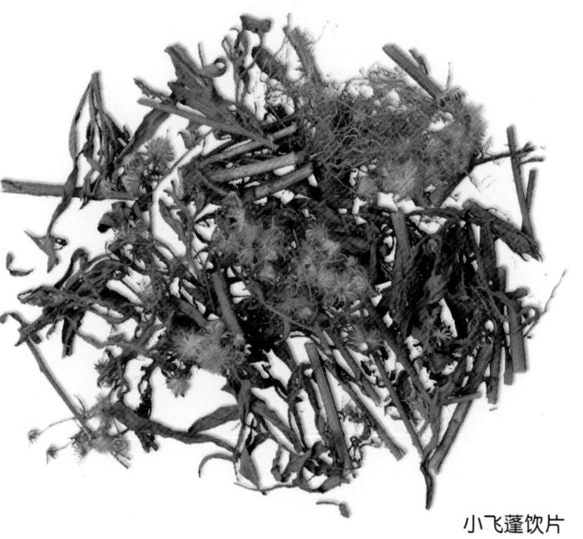

小飞蓬饮片

【参考文献】

[1] 罗洋．白酒草属药用植物小飞蓬和金龙胆草化学成分研究．天津大学，2005年全国优秀硕士学位论文．

[2] 国家中医药管理局《中华本草》编委会．中华本草．上海：上海科学技术出版社，1999：6819.

[3] 郭济贤，竺叶青，李颖，等．中药灯盏花的生药鉴定及其与两种近缘植物对离体猪冠状动脉的作用．上海医科大学学报，1988，15（3）：195.

[4] Maurya D P S.Indian J Pharm,1973,35（2）:62.

[5] Lenfeld J.C A,1986,105:394276.

[6] 王景祥．药学通报，1983，18（2）：91.

[7] 党学德，张如一．小飞蓬治疗化脓性感染300例临床观察．陕西中医，1988，（4）：154.

Xiao ye rong

小叶榕

Fici Microcarpae Folium seu Radix
[英]Leaflet Ficus Aerial Leaf or Root

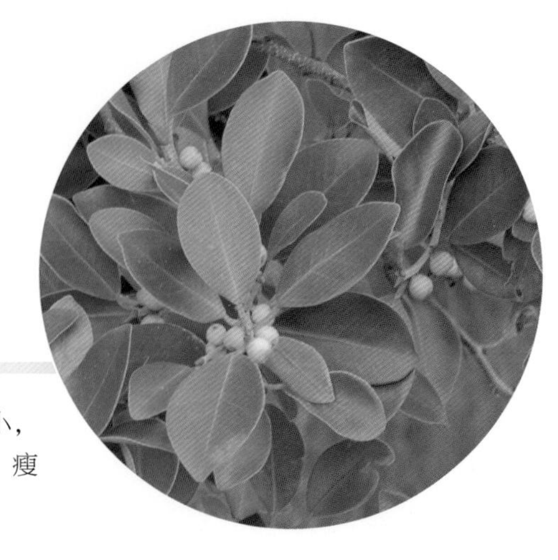

【别名】细叶榕、成树、榕树、落地金钱、榕树气生根。

【来源】为桑科植物榕树 *Ficus microcarpa* Linn. 的叶或气生根。

【植物形态】多年生常绿大乔木。全株有乳汁。老枝上有气生根，下垂，深褐色。单叶互生；托叶披针形；叶片革质而稍带肉质，椭圆形、卵状椭圆形或倒卵形，长 3.5~8cm，宽 3~4cm，先端钝尖，基部楔形，上面深绿色，光亮，下面浅绿色，全缘或浅波状；基出脉 3 条，侧脉纤细，3~10 对。隐头花序（榕果）单生或成对腋生或着生于已落枝叶腋，扁球形，成熟时黄色或微红色，基部苞片阔卵形，宿存；雄花、瘿花和雌花生于同一花序托内，花间有少数刚毛，雄花散生内壁，花被片 3，近匙形，雄蕊 1，花药与花丝等长；瘿花无梗或具短梗，花被片 3，广匙形，花柱侧生，短；雌花无梗或具短梗，花被片与瘿花相似，但较小，花柱侧生，短于子房，柱头棒形。瘦果小，卵形。

【分布】广西全区均有分布。

【采集加工】全年可采，拣净杂质，晒干。

【药材性状】干燥的叶茶褐色，多呈不规则卷曲状，展开后呈倒卵状长圆形，长 3~8cm，宽 2~4cm，先端短尖，基部稍狭，边全缘，革质。气微，味淡。气微，味淡。干燥气生根呈木质细条状，长 1m 左右，基部较粗，直径 4~8mm，末端渐细，多分枝，有时簇生 6~7 条支根。表面红褐色，外皮多纵裂，有时剥落，皮孔灰白色，呈圆点状或椭圆状。质韧，皮部不易折断，断面木部棕色。气微，味苦、涩。

【品质评价】以条细、红褐色者为佳。

【化学成分】本品根含 3*β*- 乙酰氧基 -12*β*,13*β*- 环氧 -11*α*- 氢过氧化乌萨烷（3*β*-acetoxy-12*β*,13*β*-epoxy-11*α*-hydroperoxyursane），3*β*- 乙酰氧基 -11*α*- 过氧化氢 -13（*α*）H- 乌萨烷 -12- 酮 [3*β*-acetoxy-11*α*-hydroperoxy-13（*α*）H-ursan-12-one]，3*β*- 乙酰氧基 -1*β*,11*α*- 环二氧 -12- 乌萨烯（3*β*-acetoxy-1*β*,11*α*-*epi*-dioxy-12-ursene），（20*S*）-3*β*- 乙酰氧羽扇豆烷 -29- 酸 [（20*S*）-3*β*-acetoxylupan-29-oic acid]，（20*S*）-3*β*- 乙酰氧基 -20- 过氧化 -30- 正羽扇豆烷 [（20*S*）-3*β*-acetoxy-20-hydroperoxy-30-norlupane]，3*β*- 乙酰氧基 -18*α*- 过

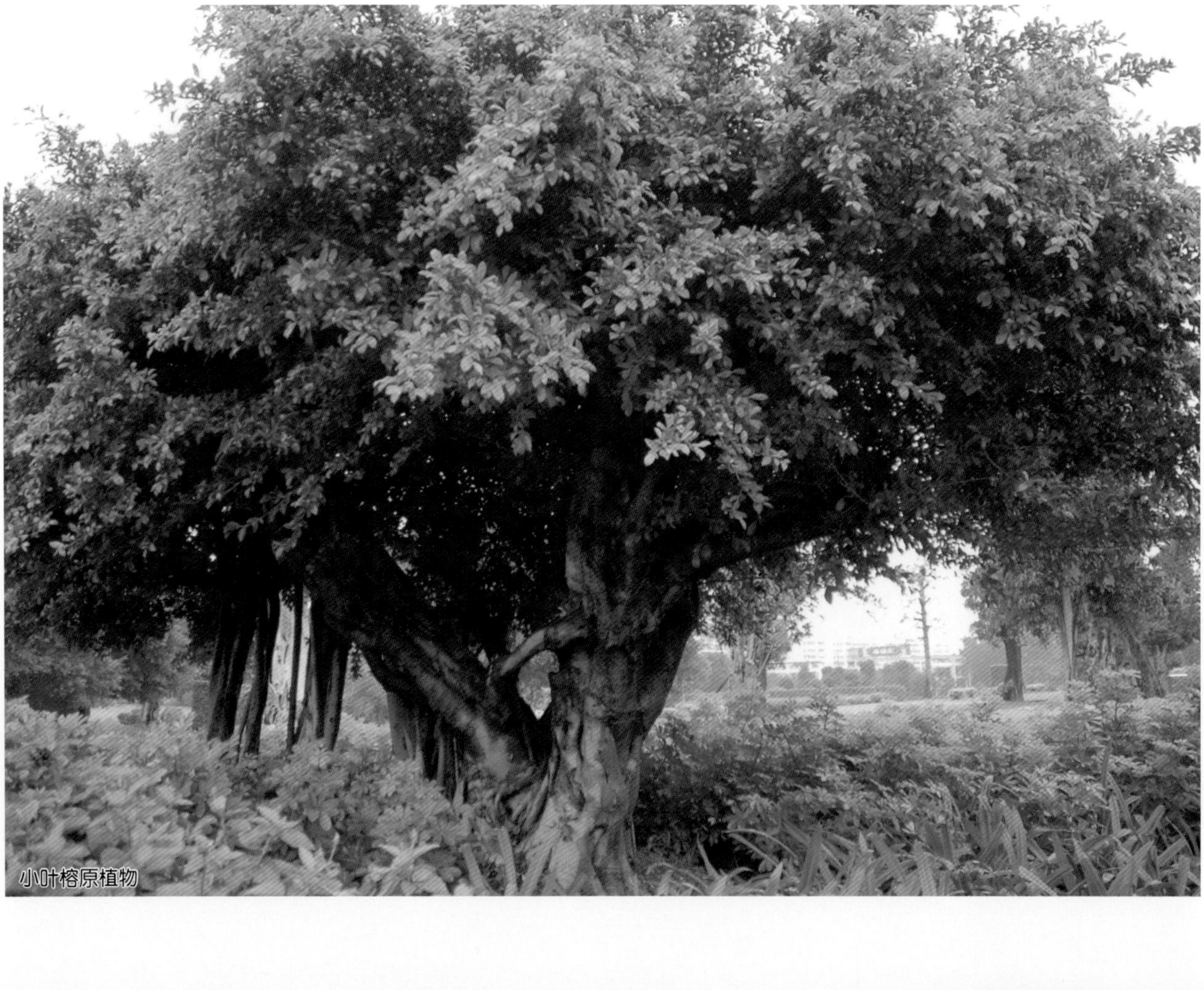

小叶榕原植物

氧化-12-齐墩果烯-11-酮（3β-acetoxy-18α-hydroperoxy-12-oleanen-11-one）和3β-乙酰氧基-12-齐墩果烯-11-酮（3β-acetoxy-12-oleanen-11-one）[1]；20-蒲公英甾烯-3β,22α-二醇（20-taraxastene-3β,22α-diol），3β-乙酰氧基-蒲公英甾烯-22α-醇（3β-acetoxy-20-taraxasten-22α-ol），3β-乙酰氧基-22α-甲氧基-20-蒲公英甾烯（3β-acetoxy-22α-methoxy-20-taraxastene），3β-乙酰氧基-20α,21α-环氧蒲公英甾烷-22α-醇（3β-acetoxy-20α,21α-epoxytaraxastan-22α-ol），3β-乙酰氧基-19α-甲氧基-20-蒲公英甾烯（3β-acetoxy-19α-methoxy-20-taraxastene），3β-乙酰氧基-19α-过氧化氢-20-蒲公英甾烯（3β-acetoxy-19α-hydroperoxy-20-taraxastene），3β-乙酰氧基-20α,21α-环氧蒲公英甾烷（3β-acetoxy-20α,21α-epoxytaraxastane）[2]；3β-乙酰氧基-11α-甲氧基-12-乌苏烯（3β-acetoxy-11α-methoxy-12-ursene），3β-乙酰氧基-11α-乙氧基-12-乌苏烯（3β-acetoxy-11α-ethoxy-12-ursene），3β-乙酰氧基-11α-过氧化氢-12-乌苏烯（3β-acetoxy-11α-hydroperoxy-12-ursene），3β-羟基-11α-过氧化氢-12-乌苏烯(3β-hydroxy-11α-hydroperoxy-12-ursene)，3β-乙酰氧基-11α-乙氧基-12-齐墩果烯（3β-acetoxy-11α-ethoxy-12-oleanene），3β-乙酰氧基-11α-过氧氢-12-齐墩果烯（3β-acetoxy-11α-hydroperoxy-12-oleanene），3β-乙酰氧基-11α-羟基-12-乌苏烯（3β-acetoxy-11α-hydroxy-12-ursene），3β,11α-羟基-12-乌苏烯（3β,11α-diacetoxy-12-ursene），3β-乙酰氧基-11α-羟基-12-齐墩果烯（3β-acetoxy-11α-hydroxy-12-oleanene）[3]；（*Z*）-1，6，6-三甲基-7-环二氧[2,2,1]六-2（9）-烯-10-酸[（*Z*）-1,6,6-trimethyl-7-*epi*-dioxy[2,2,1]hexa-2（9）-en-10-oic acid]，甲基(*S*)-2-(4-羟基-3甲氧基苯酚)-3-羟基丙酸[methyl（*S*）-2-（4-hydroxy-3-methoxyphenyl）-3-hydroxypropionic acid]和1β-（3-羟基-4,5二甲基苯酚）-*O*-吡喃葡糖[1β-（3-hydroxy-4,5-dimethoxyphenyl）-*O*-glucopyranoside][4]；3β-乙酰氧基-12，19-二氧代-13（18）-齐墩果烯[3β-acetoxy-12,19-dioxo-13（18）-oleanene]，3β-乙酰氧基-19（29）-蒲公英甾烯-20α-醇[3β-acetoxy-19（29）-taraxasten-20α-ol]，3β-乙酰氧基-21α，22α-环氧蒲公英甾烷-20α-醇（3β-acetoxy-21α,22α-epoxytaraxastan-20α-ol），3,22-二氧代-20-蒲公英甾烯（3,22-dioxo-20-taraxastene），3β-乙酰氧基-11α，12α-环氧-16-羰基-14-蒲公英甾烯（3β-acetoxy-11α,12α-epoxy-16-carbonyl-14-taraxerene），3β-乙酰氧基-25-甲氧羊毛甾烷-8，23-二烯（3β-acetoxy-25-methoxylanosta-8,23-diene），3β-乙酰氧基-11α,12α-环氧-14-蒲公英甾烯（3β-acetoxy-11α,12α-epoxy-14-taraxerene），3β-乙酰氧基-25-羟基羊毛甾烷-8,23-二烯（3β-acetoxy-25-hydroxylanosta-8,23-diene），齐墩果酸（oleanonic acid），乙酰基桦木醇酸（acetylbetulinic acid），桦木醇酸（betulonic acid），乙酰基熊果酸（acetylursolic acid），熊果酸（ursolic acid），氧代木醛酸（3-oxofriedelan-28-oic acid）[5]；榕树丙苷B（ficuscarpanoside B），（7*E*,9*Z*）-二氢菜豆酸3-*O*-β-D-葡萄糖苷[（7*E*,9*Z*）-dihydrophaseic acid 3-*O*-β-D-glucopyranoside]和榕树丙苷酸（ficuscarpanic acid）]和自然产物2,2′-二羟基醚（2,2′-dihydroxyl ether），（7*S*,8*R*）-氧化叙林甘油

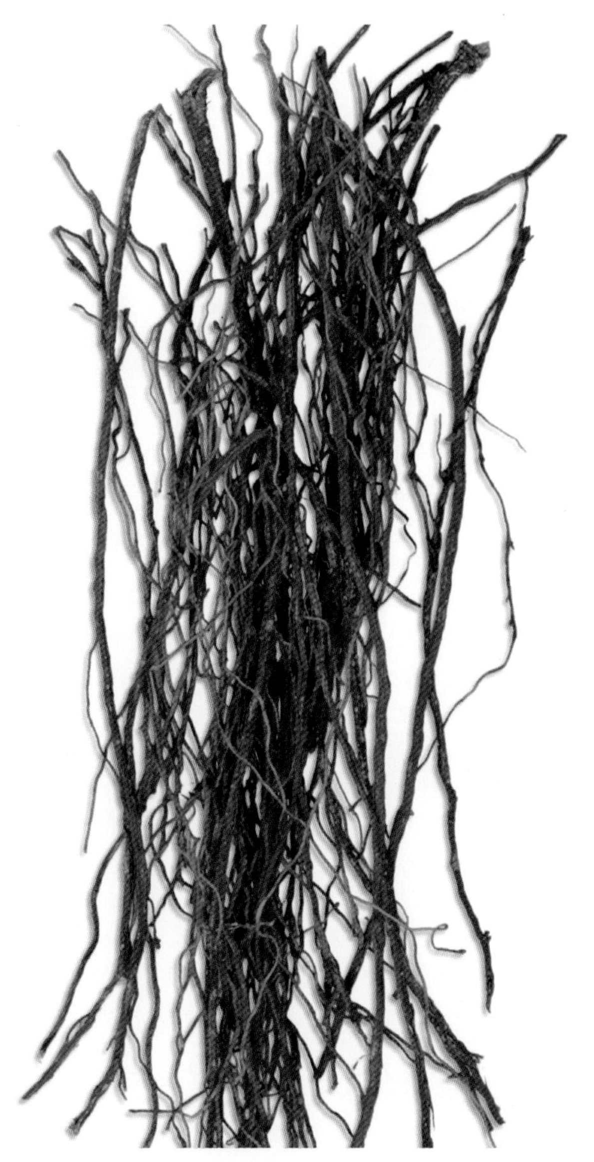
小叶榕气生根

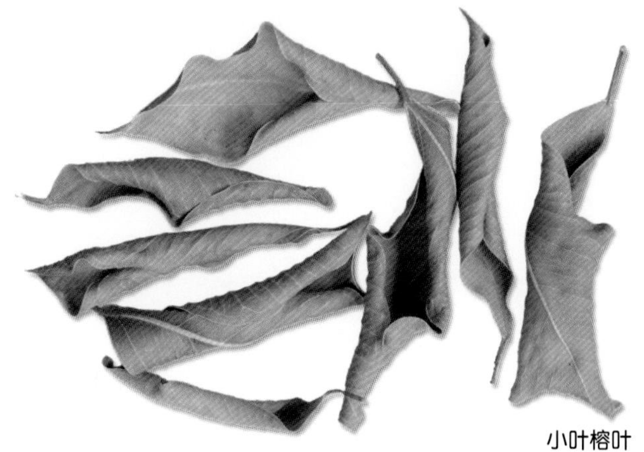
小叶榕叶

[（7*S*,8*R*）-syringoylglycerol]，（7*S*,8*R*）- 氧化紫丁香甘油 -7-*O*-*β*-D- 吡喃葡萄糖苷 [（7*S*,8*R*）-syringoylglycerol-7-*O*-*β*-D-glucopyranoside] 和淫羊藿苷 D_2（icariside D_2）[6]。

叶含苯甲酸（benzoic acid），1-（4- 羟基 -3,5- 二甲氧基苯基）- 乙酮 [1-(4-hydroxy-3,5-dimethoxyphenyl)-ethanone]，2- 羟基苯甲酸（2-hydroxy benzoic acid），3- 羟基 -4- 甲氧基苯甲酸（3-hydroxy-4-methoxybenzoic acid），4- 羟基 -3,5- 二甲氧基苯甲酸（4-hydroxy-3,5-dimethoxybenzoic acid），4- 羟基苯甲酸（4-hydroxybenzoic acid），红花菜豆酸（phaseic acid），4- 甲氧基 -3,5- 二羟基苯甲酸（4-methoxy-3,5-dihydroxybenzoic acid）；还有脂肪族化合物（aliph compounds），甾体化合物（steroids），羽扇烯乙酯（lupenyl acetate），无羁萜（friedelin），黏霉醇（glutinol），表木栓醇（*epi*-friedelinol），蒲公英赛醇（taraxerol）等 [7]。

【药理作用】

1. 止咳平喘　小叶榕醇提物 0.09g/kg、0.18g/kg、0.36g/kg 组均能延长咳嗽潜伏期、减少咳嗽次数。小叶榕水提物 0.18g/kg、0.36g/kg 组也能延长咳嗽潜伏期、减少咳嗽次数。小叶榕醇提物 0.09g/kg、0.18g/kg、0.36g/kg 组延长豚鼠哮喘的潜伏期，小叶榕水提物 0.09g/kg、0.18g/kg、0.36g/kg 组也能延长豚鼠哮喘的潜伏期，提示小叶榕水提物、醇提物均有止咳、平喘作用，且醇提物的作用稍强于水提物 [8]。

2. 抗氧化　小叶榕树叶总黄酮提取液有清除由盐酸 - 锌粉反应（Fenton）体系中产生的羟自由基，且呈剂量依赖性 [9]。

【性味归经】味苦，性平。归肺、肝经。

【功效主治】散风热，祛风湿，活血止痛。主治风热感冒，咽喉疼痛，咳嗽，麻疹不透，风湿痹痛，跌打损伤。

【用法用量】内服：煎汤，9~15g；或浸酒。外用适量，捣碎酒炒敷或煎水洗。

【使用注意】孕妇慎用。

【经验方】

1. 湿疹，阴痒　榕树气生根适量。煎水洗。(广州部队《常用中草药手册》)
2. 跌打损伤　榕树气生根 60g，或加樟树二重皮 9~15g。水煎冲酒服。(《福建中草药》)
3. 关节风湿痛　榕树气生根 60~120g。酒水煎服，或用气生根煎汤洗患处。(《福建药物志》)
4. 疝气，子宫脱垂　干榕树气生根 30g，瘦猪肉适量。水炖服。(福建晋江《中草药手册》)

【参考文献】

[1] Chiang Y M,et al.New peroxy triterpens from the aerial roots of Ficus microcarpa.J Nat Prod,2001,64（4）: 436.

[2] Chiang Y M,et al.Taraxastane-type triterpenes from the aerial roots of Ficus microcarpa.J Nat Prod,2000,63（7）: 898.

[3] Chiang Y M,et al.Six new ursane and oleanane-type triterpenes from the aerial roots of Ficus microcarpa.Chem Pharm Bull,2000,48（5）: 593.

[4] Chiang Y M,et al.A monoterpenoid and two simple phenols from heartwood of Ficus microcarpa.Phytochemistry,1998,49（8）: 2417.

[5] Chiang Y M,et al.Cytotoxic triterpenes from the aerial roots of Ficus microcarpa.Phytochemistry, 2005, 66（4）: 495.

[6] Ouyang M,et al.Water-soluble constituents from aerial roots of Ficus microcarpa.J Asian Nat Prod Res, 2006, 8（7）: 625.

[7] 赖毅勤，周宏兵 . 小叶榕水提物化学成分的分离和鉴定 . 食品与药品，2008，10（2）：11.

[8] 韦锦斌，黄仁彬，林军 . 小叶榕水提物和醇提物止咳平喘作用的比较研究 . 广西中医药，2006，29（4）：58.

[9] 刘力恒，王立升，王天文 . 小叶榕叶总黄酮含量测定、鉴别及其对羟自由基清除作用的研究 . 时珍国医国药，2008，19（5）：1078.

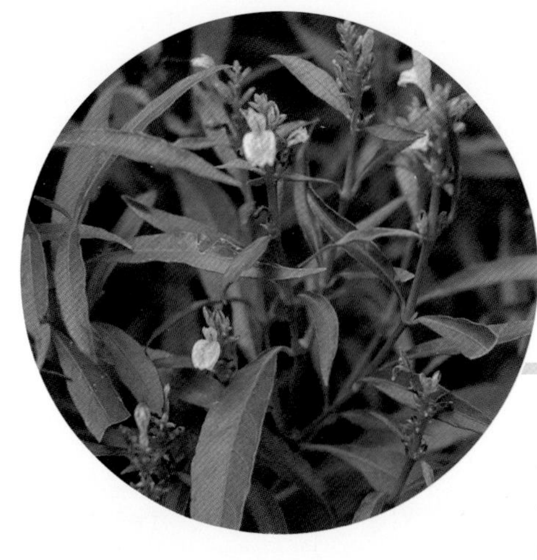

Xiao bo gu

小驳骨

Gendarussae Vulgaris Herba
[英]Common Gendarussa Herb

【别名】接骨草、小还魂、小接骨草、驳骨消、驳骨草、骨碎草、大力王、细骨风。

【来源】为爵床科植物驳骨丹 *Gendarussa vulgaris* Nee. 的茎叶。

【植物形态】多年生亚灌木，直立无毛。茎圆柱形，节膨大，分枝多，嫩枝常深紫色。叶对生；纸质；叶片狭披针形至披针状线形，长 5~10cm，宽 5~15mm，先端渐尖，基部渐狭，全缘；侧脉每边 6~8 条，呈深紫色。穗状花序顶生，上部密生，下部间断；苞片对生，每苞片中有花 2 至数朵，萼近相等的 5 裂，裂片二角状披针形；花冠白色或粉红色，花冠管圆筒状，喉部稍扩大，冠檐二唇形，上唇长圆状卵形，下唇浅 3 裂；雄蕊 2，花丝稍扁，花药药室 2，一个基部有尾状附属物；子房每室有 2 个胚珠。花柱线形。蒴果棒状，无毛。

【分布】广西主要分布于藤县、贵港、来宾、西林、那坡、宁明等地。

【采集加工】夏、秋季采收，洗净，切段，晒干或鲜用。

【药材性状】茎圆柱形，多分枝。小枝有四棱线，节处膨大，嫩枝绿色。叶多皱缩，完整叶片狭披针形或披针状线形，长 4~14cm，宽 1~2cm，先端渐尖，基部楔形，全缘，上面青绿色。下面黄绿色，光亮；中脉粗大，与侧脉均呈深紫色，或有时侧脉半透明。气微，味淡。

【品质评价】以身干、完整无破碎者为佳。

【化学成分】本品叶含 β- 谷甾醇（β-sitosterol）。根含生物碱爵床脂素（justicin）和挥发油（volatile oil）[1]。

【药理作用】

毒理　小驳骨根煎剂或醇提物 1~2g/kg，可导致小鼠体温升高，10~20g/kg 则会使体温降低，剧烈泻下，并可导致死亡[2]。

【临床研究】

促进骨折愈合　①简单制作法：将新鲜接骨草叶 500g 捣烂，加少许酒精炒略黄色，然后煮 6~8h，挤出药汁过滤，配制成 45% 酒精浓度药酒 500ml 便可应用，也可将接骨草量加倍按上法制成 2∶1 浓度。②药房制作法：按 1∶1（或 2∶1）浓度将接骨草浓缩液配制成 15% 酒精浓度药液便可应用。治疗方法：闭合性上肢骨折手法复位后小夹板固定，下肢骨折行骨牵引加小夹板固定，个别采用石膏固定；开放性骨折清创缝合后石膏托固定。每天将接骨草酒滴入夹板或石膏下之纱布浸湿为宜，每天 2~3 次。用药量成年人每次 50ml，儿童 30ml 左右，用药至用 X 线照片显示中等骨痂为止。结果：以同时期 509 例用药组与 207 例进行对照，可见用药组比对照组骨痂出现快，临床愈合及骨性愈合时间短，固定及住院时间均比对照组短，经统计学处理均有显著性差异（$P<0.05$）[3]。

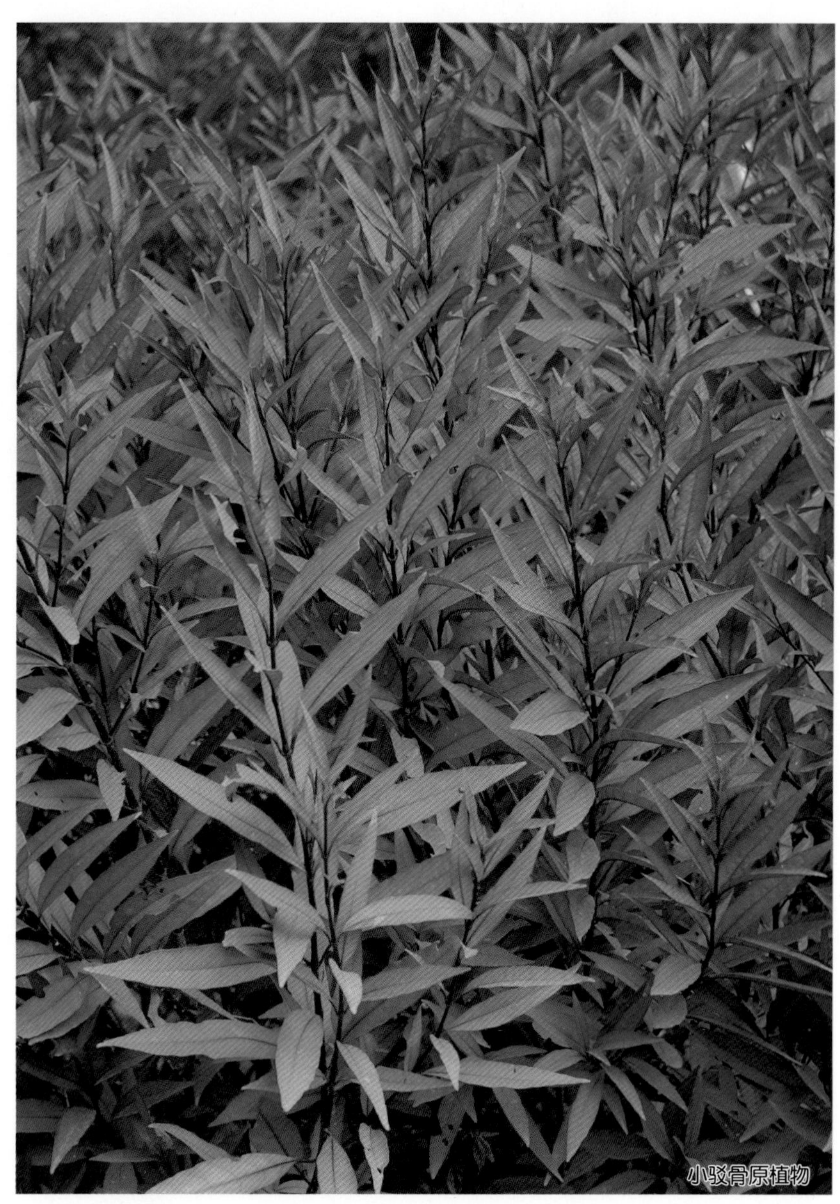

小驳骨原植物

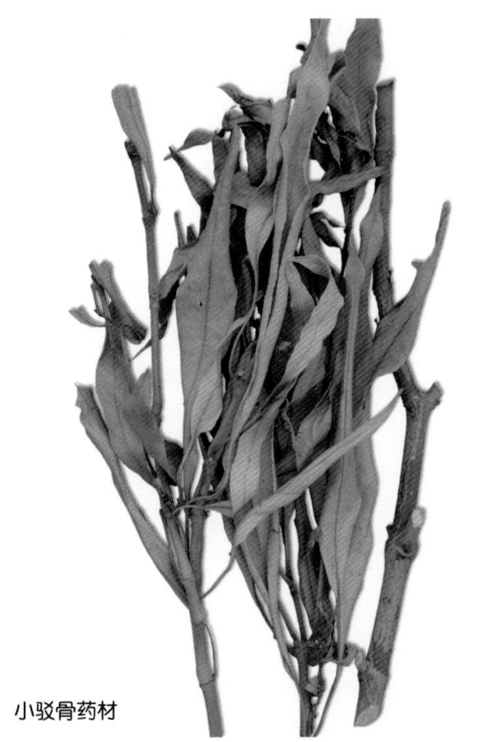
小驳骨药材

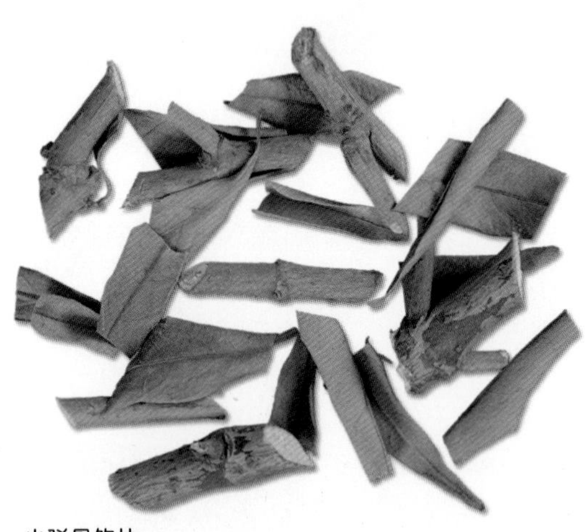
小驳骨饮片

【性味归经】味辛、苦，性平。归肝、肾经。

【功效主治】祛风湿，散瘀血，续筋骨。主治风湿痹痛，月经不调，产后腹痛，跌打肿痛、骨折。

【用法用量】内服：煎汤，15~30g；或研末；或泡酒。外用适量，鲜品捣敷；或煎汤熏洗。

【使用注意】孕妇慎服。

【经验方】

1. 无名肿毒　鲜小驳骨全草，捣烂敷患处。（广州部队《常用中草药手册》）
2. 骨折　小驳骨全株250g，枇杷叶500g，九节茶叶60g，小雄鸡1只。共捣烂，复位后，敷患处，1.5h后去掉。（《广东省惠阳地区中草药》）（《台湾植物药材志》）
3. 跌打伤　接骨草茎及根40~75g，水煎服；或全草捣烂，酒炒后，趁热敷跌打骨折处。（《台湾植物药材志》）
4. 四肢神经痛　接骨草、枫寄生、埔银、土烟头、钮子茄、一条根各20g。水煎服。
5. 经痛　接骨草40g。水煎服。（《台湾植物药材志》）
6. 风湿痛　小驳骨、大风艾、过山香、水菖蒲、红鹰不扑各适量。用水煲，熏洗患处。（《广西民间常用草药》）

【参考文献】

[1] 国家中医药管理局《中华本草》编委会．中华本草．上海：上海科学技术出版社，1999：6467.

[2]《全国中草药汇编》编写组．全国中草药汇编（上册）．北京：人民卫生出版社，1975.

[3] 陈昭勇．接骨草酒的实验研究及临床应用．广东医学，1984，5（4）：28.

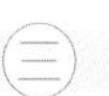

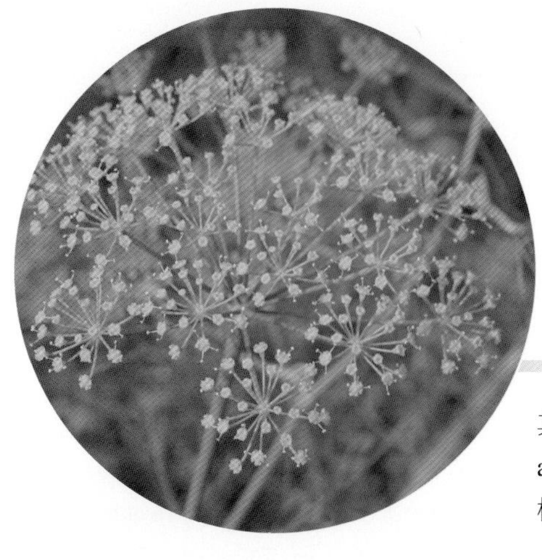

Xiao hui xiang

小茴香

Foeniculi Fructus

[英]Fennel

【别名】野茴香、谷茴香、土茴香。

【来源】为伞形科植物茴香 *Foeniculum vulgare* Mill. 的成熟果实。

【植物形态】多年生草本。具强烈香气。茎直立，光滑无毛，灰绿色或苍白色，上部分枝开展，表面有细纵沟纹。茎生叶互生；较下部的茎生叶叶柄长 5~15cm，中部或上部叶的叶柄部或全部成鞘状，叶鞘边缘膜质；叶片轮廓为阔三角形，长约 30cm，宽约 40cm，四至五回羽状全裂；末回裂片丝状。复伞形花序顶生或侧生；无总苞和小总苞；伞幅 6~30，小伞形花序有花 14~30 朵，花柄纤细，不等长；花小，无萼齿；花瓣黄色，倒卵形或近倒卵形，淡黄色。中部以上向内卷曲，先端微凹；雄蕊 5，花丝略长于花瓣，花药卵圆形，淡黄色，纵裂；子房下位，2 室，花柱基圆锥形，花柱极短，向外叉开或贴伏在花柱基上。双悬果长圆形，主棱 5 条，尖锐；每棱槽内有油管 1，合生面有油管 2，胚乳腹面近平直或微凹。

【分布】广西全区均有栽培。

【采集加工】8~10 月果实呈黄绿色，并有淡黑色纵线时，选晴天割取地上部分，脱粒，扬净；亦可采摘成熟果实，晒干。

【药材性状】双悬果细圆柱形两端略尖，有时略弯曲。长 4~8mm，直径 1.5~2.5mm；表面黄绿色至棕色，光滑无毛，顶端有圆锥形黄棕色的花柱基，有时基部有小果柄，分果长椭圆形，背面隆起。有 5 条纵直棱线，接合面平坦，中央色较深，有纵沟纹。横切面近五角形，背面的四边约等长。气特异而芳香，味微甜而辛。

【品质评价】以身干、饱满、色黄绿、香气浓者为佳。

【化学成分】本品果实中含挥发油，其主要成分为反式 - 茴香脑（*trans*-anethole），其次为小茴香酮（fenchone），柠檬烯（limonene），其他有爱草脑（estragole），月桂烯（myrcene），γ- 松油烯（γ-terpinene），α- 蒎烯（α-pinene），β- 蒎烯（β-pinene），樟脑（camphor），樟烯（camphene），甲氧苯基丙酮（methoxyphenyl acetone）及痕量的香桧烯（sabinene），α- 水芹烯（α-phellandrene），对 - 聚伞花素（*p*-cymene），1,8- 桉叶油素（1,8-cineole），4- 松油醇（4-terpineol），反式 - 小茴香醇乙酸酯（*trans*-fencho acetas），茴香醛（anisaldehyde）等；果实脂肪油中有：10- 十八碳烯酸（10-octadecenoic acid），花生酸（arachic acid），肉豆蔻酸（myristic acid），月桂酸（lauric acid），山嵛酸（behenic

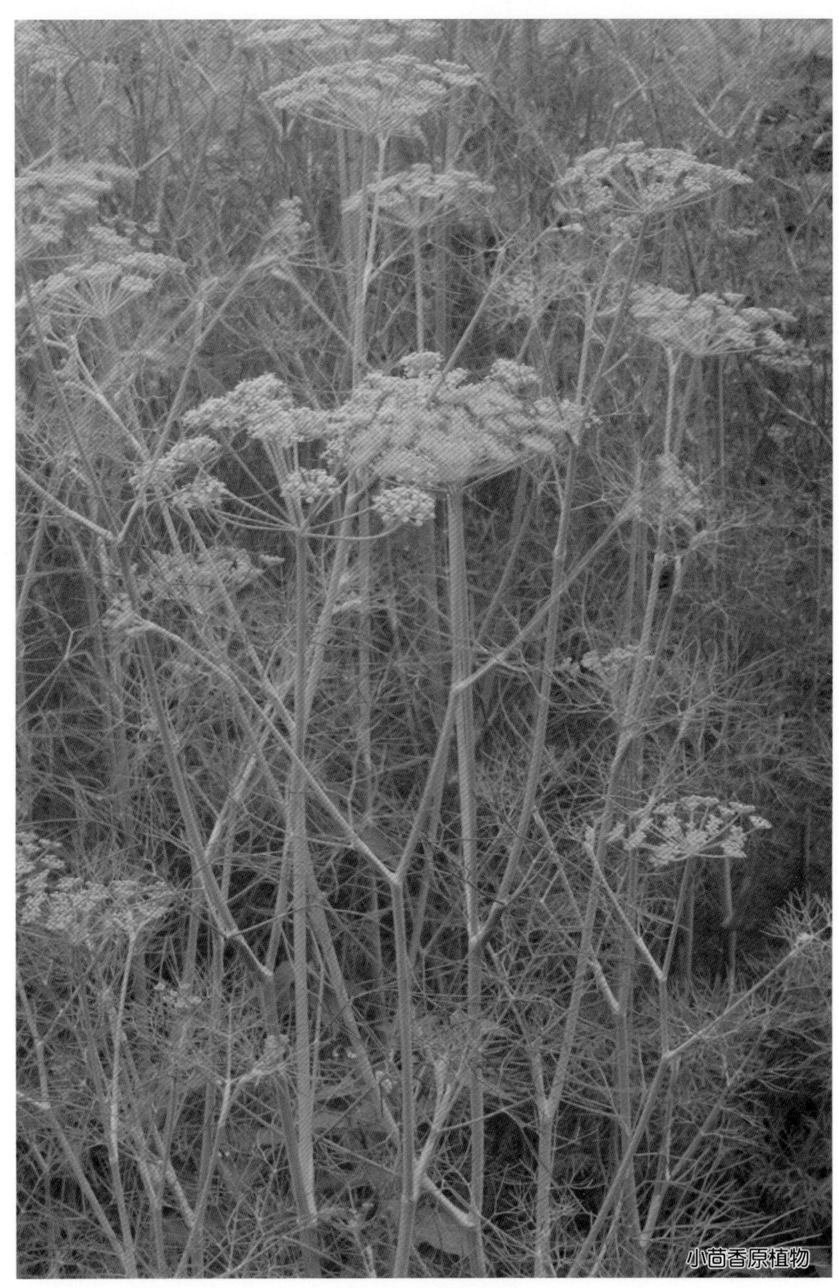

小茴香原植物

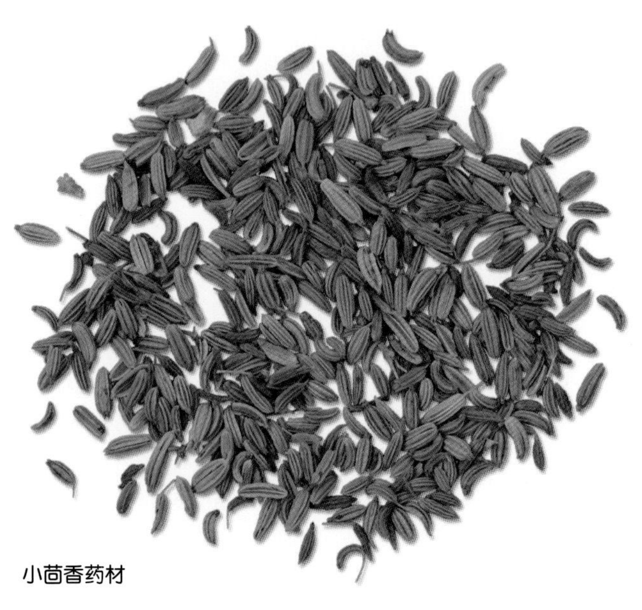

小茴香药材

acid），棕榈酸（palmitic acid），硬脂酸（stearic acid），十五碳酸（pentadecanoic acid），二十一碳酸（heneicosanoic acid）等[1]。

又含有十八碳烯-5-酸（octadeca-5-enoic acid），十八碳二烯-6,9-酸（octodeca-6,9-dienoic acid），二十四烷酸（tetracosanoic acid），棕榈油酸（palmitoleic acid），二十碳烯酸（eicosenoic acid），蜡酸（cerotic acid），亚麻酸（linolenic acid），十七烷酸（heptadecanoic acid）等[2]。

果实中还含豆甾醇（stigmasterol），伞形花内酯（umbelliferone），由棕榈酸、花生酸、山嵛酸与大于十八碳的高级醇所成的蜡混合物，β-谷甾醇（β-sitosierol），花椒毒素（xanthotoxin），α-香树脂醇（α-amyrenol）欧前胡内酯（imperatorin），香柑内酯（bergapten）及印度榅桲素（marmesine）[2]。

【药理作用】

1. 促渗　小茴香油、茴香脑、茴香醛等对5-氟尿嘧啶具有一定的促渗作用[3]。

2. 抗菌　小茴香籽精油有优良的广谱性抗菌活性，其中黑曲霉和副溶血性嗜盐菌对该精油最为敏感，最小抑菌量分别小于0.004%和0.015%[4]。茴香挥发油（1∶40、1∶80、1∶160），对革兰阳性菌及革兰阴性菌均有一定的抑菌作用[5]。茴香挥发油（1∶200、1∶400、1∶800）对痢疾杆菌、伤寒杆菌、金黄色葡萄球菌均有一定抑制作用[6]。

3. 抗肝纤维化　小茴香具有抑制大鼠肝脏炎症、保护肝细胞、促进纤维化肝脏中胶原降解及逆转肝纤维化的作用，其作用机制可能与小茴香抑制脂质过氧化及星状细胞活化增殖有关[7]。小茴香对肝硬化腹水大鼠有利尿消腹水、改善肝纤维化的程度及肝功能的作用。小茴香具有降低肝硬化腹水大鼠血清醛固酮、一氧化氮合成酶水平的作用[8]。

4. 对消化道系统作用　①对胃肠运动影响：小茴香对家兔在体肠蠕动有促进作用[9,10]。茴香脑2.5×10^{-5}g/ml能兴奋小鼠离体肠管，浓度增高则出现松弛作用，松弛的肠管对乙酰胆碱亦无反应[11]。小茴香挥发油对小鼠离体肠管初期为兴奋作用，随后则使之弛缓，松弛作用大约是罂粟碱的25%，茴香酮约为3%、茴香醛约为4%、茴香脑约为28%、柠檬烯约为2%、桉叶油素约为1%[12]。挥发油作用于豚鼠回肠纵行肌肌束，增强其收缩，EC_{50}为6~7μg/ml[13]。小茴香丙酮浸出物对鹌鹑离体直肠有兴奋作用，有效成分是茴香脑，收缩反应是组胺样作用[14]。口服小茴香24mg/kg有恢复静注戊巴妥钠抑制胃运动的作用[9,10]。②抗溃疡：小茴香十二指肠或灌胃给药，对大鼠胃液分泌的抑制率约38.99%，对Shay溃疡胃液的抑制率为34.9%，对应激性溃疡胃液分泌的抑制率为33.8%[9,10]。③利胆：小茴香有利胆作用，能促进胆汁分泌，并使胆汁固体成分增加[9,10]。

5. 对气管作用　小茴香挥发油对豚鼠气管平滑肌有松弛作用，将挥发油溶于12%乙醇给麻醉豚鼠灌胃，可使气管内液体分泌增加，切断胃神经不产生影响[9,10]。

6. 对肝作用　部分肝摘除大鼠给予小茴香挥发油10天，肝组织再生增加，肝重量增加[9,10]。

7. 性激素样作用　雄性大鼠灌胃小茴香丙酮浸出物15天，睾丸、输精管的总蛋白含量减少，精囊和前列腺的总蛋白增加，这些器官的酸性、碱性磷酸酶活性降低。雌性大鼠灌胃丙酮浸出物10天，出现阴道内角化及性周期促进，乳腺、输卵管、子宫内膜、子宫肌层重量增加，其有效成分可能为茴香脑及其聚合物如二聚茴香脑[9,10]。

8. 其他作用　小茴香挥发油、茴香脑能麻痹青蛙中枢系统，对蛙心肌开始稍有兴奋，接着引起麻痹。对神经肌肉呈箭毒样麻痹，肌肉自身的兴奋性减弱。小茴香提取的聚多糖有抗肿瘤作用[9,10]。

【临床研究】

1. 早期急性乳腺炎　将小茴香100g加至500ml牛奶中煮沸后，浸泡2h，用纱布滤净。将煮好的牛奶小茴香汁均分成3份，每餐饭前30min服用1份。3天为1个疗程。同时行乳房局部手法按揉。结果：共治疗46例，治疗1天治愈2例，2~3天治愈14例，4~6天治愈23例，7~9天治愈5例，治愈率95.6 %；治疗10天时，显效1例（2.2%）；无效1例（2.2%）。46例病人均未发生明显的不良反应[15]。

2. 肠梗阻　治疗组除用传统方法（胃肠减压、营养支持、维持水电解质平衡）治疗外，另用食盐500g加小茴香100g，炒热至烫手，装入毛巾袋中，腹部持续热敷，温度降低后再次加热，小茴香炒焦后更换之。对照组仅用传统方法。结果：治疗组总保守成功治愈48例，成功率77.4%，对照组总保守成功治愈39例，成功率50.6%，2组疗效差异有统计学意义（$P<0.01$）[16]。

3. 小儿口疮　吴茱萸10g、小茴香10g，共研细末，用米醋调成糊状，睡前外敷足心，男左女右，用纱布及绷带包扎，次晨取下。结果：共治疗120例，经治疗1次治愈者51例，2次治愈者67例，3次治愈者2例[17]。

4. 痛经　月经前3日及经期服用小茴香方（小茴香10g、生姜10g），每日1剂，水煎分2次服，连服3~5剂，连续服用3个月经周期。经期忌食生冷食物，避免受凉。结果：共治疗 86 例，45% 病人经上方治疗 1~2 个月经周期治愈；30% 病人经治疗 2~3 个月经周期治愈；14.9% 病人经治疗 3 个以上月经周期而愈。总有效率 89.9%[18]。

5. 胃痛　用瓦片把小茴香焙干至微黄，焙干后研成粉末，用盐面和小茴香面混匀，比例不限，胃脘胀闷明显痛轻，大便不爽、苔厚腻者加大盐面用量；痛重，吐酸水，喜暖喜按，大便溏薄，舌淡白者加大小茴香面用量。温水调服或用食物蘸取粉末同吃，每日 3 次。结果：316 例首次服痛减，2~3 天后上述症状缓解明显，1 周后告治愈 126 例[19]。

【性味归经】味辛，性温。归肝、肾、膀胱、胃经。

【功效主治】温肾暖肝，行气止痛，和胃。主治肾虚腰痛，寒疝腹痛，睾丸偏坠，胁痛，痛经，脘腹冷痛，食少吐泻。

【用法用量】内服：煎汤，3~6g；或入丸、散。外用适量，研末调敷；或炒热温熨。

【使用注意】阴虚火旺者禁服。

【经验方】

1. 虚气冲上，耳鸣而聋　茴香（炒）、木香、荜澄茄（去蒂）。共为末。外以青盐为末，入糯米粉内，煮糊为丸。每服三四十粒，盐汤下。（《澹寮集验方》青盐下气丸）

2. 胁下疼痛　小茴香一两（炒），枳壳五钱（麸炒）。上为末，每服三钱，盐汤调下。（《袖珍方》）

3. 胃痛　小茴香子、良姜、乌药根各 6g，炒香附 9g，水煎服。（《江西草药》）

4. 腰痛　川芎一两五钱（盐炒），茴香三两（炒），苍术二两（葱白炒）。酒煮糊丸。盐、酒任下。（《慎斋遗书》三仙丹）

5. 腹痛泄泻　茴香一两（微炒），甘草二两（炙、锉），高良姜二两（去芦，河水浸三日，逐日换水，切作片子，以麻油四两炒微黑色，晾干），盐三两（炒）。诸药合后再炒令热，急用碗盛，以碗盖，勿令透气，候冷碾为末。每服二钱，白汤点服。（《卫生家宝》鸡舌香汤）

6. 寒疝疼痛　川楝子四钱，木香三钱，茴香二钱，吴茱萸一钱，（汤泡）长流水煎服。（《医方集解》导气汤）

7. 小肠疝气疼闷　小茴香（盐炒）、枳壳（麸炒）各一两，没药半两。诸药为末。每服一钱，热酒调下。（《太平圣惠方》）

8. 一切水气，四肢肿满　茴香子（炒）、乌药（生用）、高良姜（汤浸，焙干）、青橘皮（去瓤）各一两。上药捣筛。每服二钱匕，酒半盏，煎数沸，去滓，稍热服。（《圣济总录》馥香子汤）

9 遗尿　小茴香 6g，桑螵蛸 15g。装入猪尿胞内，焙干研末。每次 3g，日服 2 次。（《吉林中草药》）

10. 下消小便如膏油　茴香（炒）、苦楝（炒）各等份。上为细末，每服三钱，温酒一盏，食前调服。（《济生拔萃》）

【参考文献】

[1] 国家中医药管理局《中华本草》编委会 . 中华本草 . 上海：上海科学技术出版社，1999：5132.

[2] 杨天林，张抒峰，杨敏丽，等 . 小茴香萃取物中脂肪酸成分的 GC-MS 分析 . 宁夏大学学报（自然科学版），2000，21（3）：249.

[3] 沈琦，徐莲英 . 小茴香对 5- 氟尿嘧啶的促渗作用研究 . 中成药，2001，23（7）：469.

[4] 钟瑞敏，肖仔君，张振明，等 . 小茴香籽精油成分及其抗菌活性研究 . 林产化学与工业，2007，27（6）：36.

[5] 郭朝晖，张西玲，谢楠，等 . 中药作为防腐剂的实验研究（Ⅰ）——4 种中药挥发油的体外抑菌作用 . 甘肃中医学院学报，2002，19（2）：16.

[6] 张西玲，刘永琦，杨韬 . 中药作为防腐剂的实验研究（Ⅱ）——4 种中药挥发油的体外抑菌作用 . 甘肃中医学院学报，2003，20（3）：25.

[7] 甘子明，方志远 . 中药小茴香对大鼠肝纤维化的预防作用 . 新疆医科大学学报，2004，27（6）：566.

[8] 周世雄，甘子明，张力 . 中药小茴香对肝硬化腹水大鼠利尿作用机制实验研究 . 新疆医科大学学报，2007，30（1）：33.

[9] 伊东宏 . 现代东洋医学（日），1988，9（3）：57.

[10] 陈利国 . 中草药，1989，20（7）：329.

[11] 今冈和泉 . 药学杂志（日），1962，82（9）：1326.

[12] 萩庭丈寿 . 药学杂志（日），1963，83：624.

[13] Rrlter M.Arzneimittei Forschung-Drug Res,1985,35（1）:408.

[14] 小塚睦夫 . 国外医学・中医中药分册，1984，6（5）：310.

[15] 盛芳 . 口服牛奶小茴香汁联合手法按揉治疗早期急性乳腺炎 . 护理学杂志，2006，21（24）：49.

[16] 方新社 . 食盐加小茴香治疗肠梗阻 62 例 . 中国中西医结合消化杂志，2006，14（5）：339.

[17] 曹燕薇 . 吴茱萸小茴香外敷足心治疗小儿口疮 120 例 . 中国民间疗法，2001，9（12）：36.

[18] 谭闽英 . 小茴香方治疗痛经 86 例 . 中国民间疗法，2001，9（6）：50.

[19] 张保峰 . 小茴香盐治胃痛 368 例 . 临床军医杂志，2003，31（2）：111.

Xiao huai hua

小槐花

Desmodii Caudati Herba
[英]Caudate Tickclover Herb

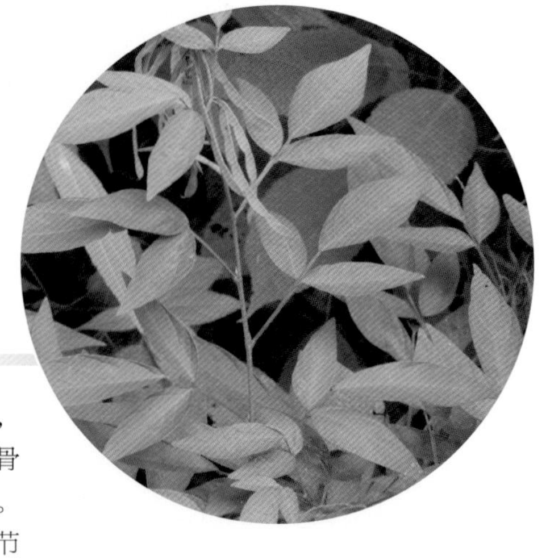

【别名】山蚂蟥、饿蚂蟥、拿身草、羊带归、粘衣草、巴人草、枯衣刺。

【来源】为豆科植物小槐花 *Desmodium caudatum*（Thunb.）DC. 的全株。

【植物形态】多年生灌木，无毛。叶柄扁；托叶狭披针形，三出复叶，顶生小叶披针形或阔披针形，长 4~9cm，宽 1.5~4cm，上面无毛，下面有短柔毛，侧生小叶较小；总状花序腋生；花萼钟状，萼齿二唇形。上面 2 齿几连合，下面 3 齿披针形；花冠绿白色，龙骨瓣有爪；雄蕊二体；子房密生绢毛。荚果条形，稍弯，具钩状短毛。荚节 4~6，长圆形，不开裂。种子长圆形。深褐色。

【分布】广西主要分布于南丹、天峨、平果、马山、南宁、宁明、北流、容县、平南、藤县、苍梧、贺州、富川、钟山、蒙山等地。

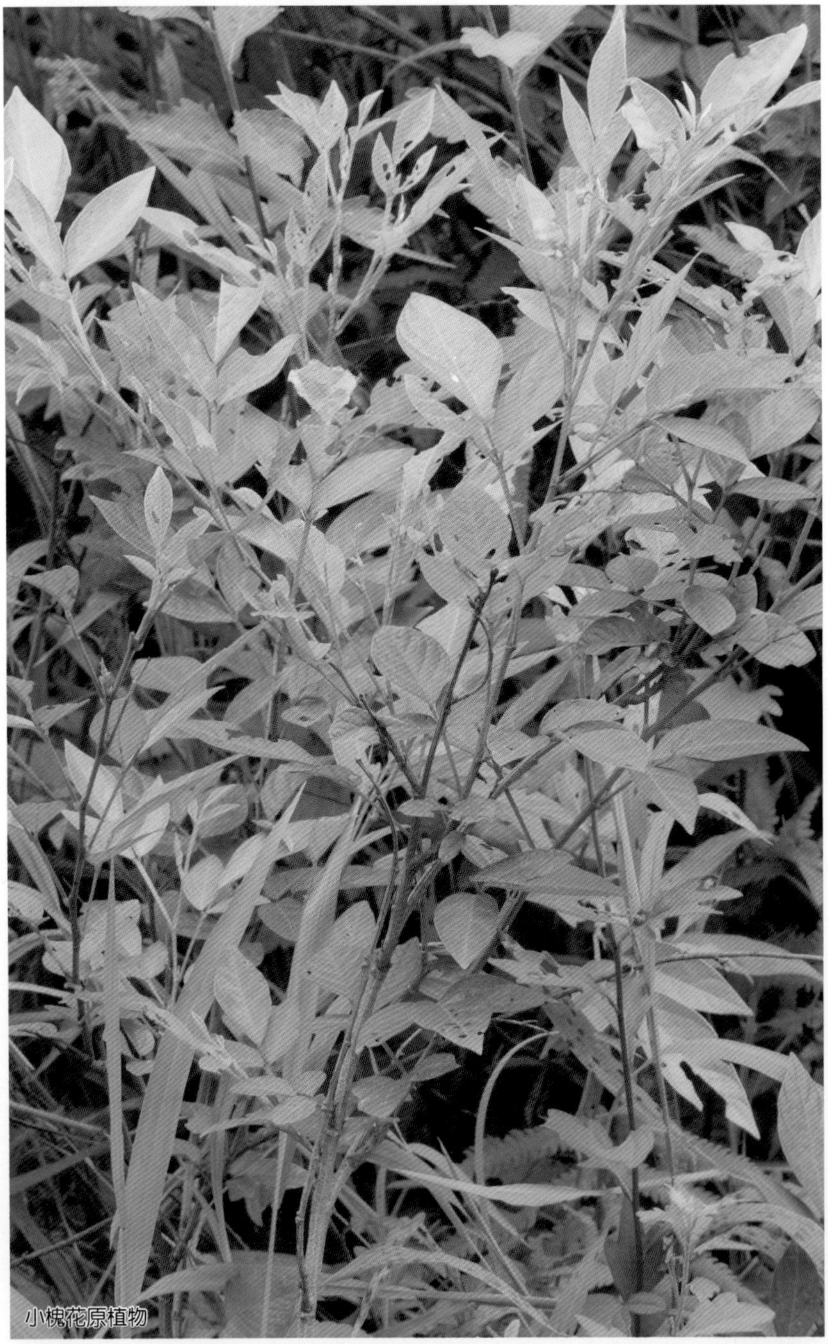

小槐花原植物

【采集加工】9~10 月采收，切段。晒干。

【药材性状】根呈圆柱形，大小不一，有支根，表面灰褐色或棕褐色，具细纵皱纹，可见疣状突起及长圆形皮孔。质坚韧，不易折断，断面黄白色，纤维性。茎圆柱形，常有分枝，表面灰褐色，具类圆形的皮孔突起。质硬而脆，折断面黄白色。纤维性。三出复叶互生。叶柄长 1.6~2.8cm。小叶片多皱缩脱落、展平后呈阔披针形，长 4~9cm，宽 1~3cm。先端渐尖或锐尖，基部楔形，全缘，上表面深褐色，下表面色稍淡。小叶柄长约 11mm。气微，味淡。

【品质评价】以身干、叶多、完整、色绿、无杂质者为佳。

【化学成分】本品叶含当药素(swertisin)[1]。

【临床研究】

小儿厌食　先清洗脐部，再取神效儿宝（含小槐花、麦芽、白术、茯苓等，广西柳州地区制药厂生产）3~5g 外涂，每晚 1 次，7 日为 1 个疗程。结果：共治疗 210 例，治疗 1 个疗程后，痊愈 63 例，显效 68 例，好转 69 例，无效 10 例，总有效率为 95.2%，显效率为 62.4%。发生接触性皮炎 4 例，停药后自行消退 [1]。

【性味归经】味苦，性凉。归肺、脾、肝经。

【功效主治】清热利湿，消积散瘀，消肿止痛。主治劳伤咳嗽，吐血，水肿，小儿疳积，跌打损伤，痈疮溃疡。

【用法用量】内服：煎汤，9~15g；鲜品 15~30g。外用适量，煎水洗；或捣敷，或研末敷。

【使用注意】孕妇慎用。

【经验方】

1. 毒蛇咬伤　小槐花鲜叶30g。捣烂冲酒30ml服，药渣敷伤口周围。(《广西本草选编》)
2. 漆疮　山蚂蟥叶，煎水，待凉后洗患处。(《江西民间草药》)
3. 溃疡疮口溃烂　山蚂蟥叶研末，麻油调敷。(《江西民间草药》)
4. 汤火伤溃烂　山蚂蟥叶捣汁洗或捣烂敷。(《江西民间草药》)
5. 乳痈溃烂　小槐花全草15~30g。水煎服，并作外洗。(《湖南药物志》)
6. 急性肾炎　小槐花叶9~15g。水煎服。或配白茅根、大蓟各15g。水煎服。(《福建药物志》)
7. 月经不调　小槐花9~15g。水煎服。(《广西本草选编》)
8. 小儿疳积　小槐花全草10g。水煎服。(《湖南药物志》)

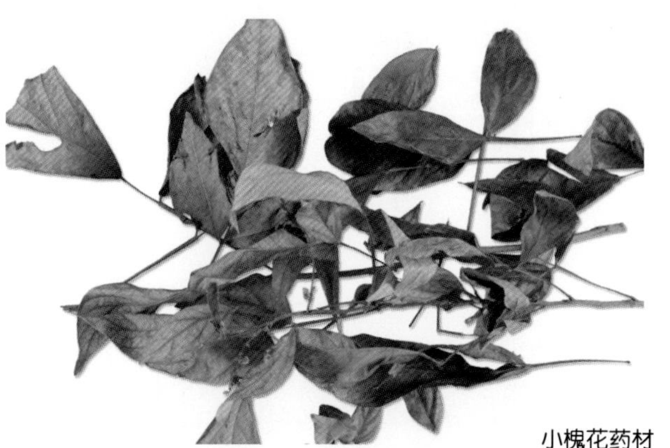
小槐花药材

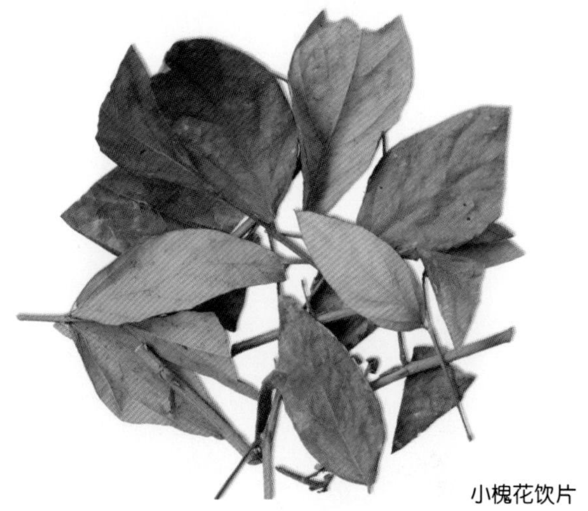
小槐花饮片

【参考文献】

[1] 南京中医药大学．中药大辞典（下册）．第2版．上海：上海科学技术出版社，2006：2826.
[2] 周文光，蒙子卿．神效儿宝治疗小儿厌食症的临床与实验研究．中成药，1995，17（9）：30.

Xiao la shu

小蜡树

Ligustri Sinenses Folium
[英]Sinense Ligustrum Leaf

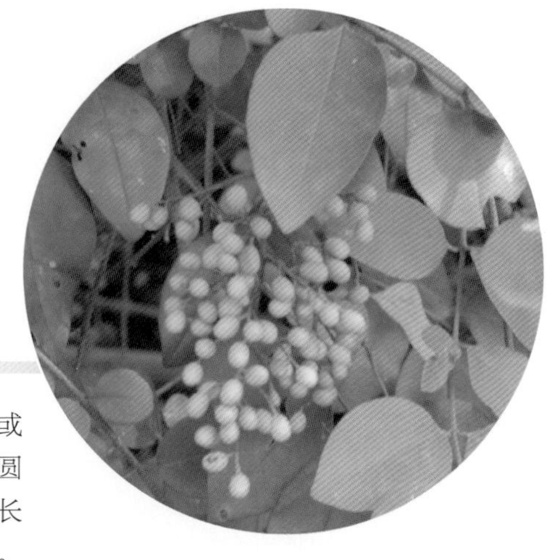

【别名】水冬青、鱼蜡、鱼蜡树、水白蜡、冬青、山指甲、水黄杨。

【来源】为木犀科植物小蜡树 *Ligustrum sinense* Lour. 的叶。

【植物形态】多年生落叶灌木或小乔木。小枝圆柱形，幼时被淡黄色短柔毛或柔毛。单叶，对生；叶柄被短柔毛；叶片纸质或薄革质，卵形或近圆形，长 2~7cm，宽 1~3cm，先端锐尖、短尖至渐尖，或钝而微凹，基部宽楔形或近圆形，上表面深绿色，沿叶中脉被短柔毛。圆锥花序顶生或腋生，塔形，花序轴被淡黄色短柔毛或柔毛；花梗被短柔毛或无毛；花萼先端呈截形或呈浅波状齿；花冠管裂片长圆状椭圆形或卵状椭圆形；花丝与裂片近等长或长于裂片，花药长圆形。果近球形。

【分布】广西全区均有分布。

【采集加工】春、夏季采收，洗净，切段，晒干。

【药材性状】叶互生，被短柔毛，叶片纸质或薄革质，皱缩，展开呈卵形至披针形，或近圆形，长 2~7cm，宽 1~3cm，先端锐尖，短尖至渐尖，或钝而微凹，基部宽楔形至近圆形，上表面深绿色，沿中脉被短柔毛。气微，味涩。

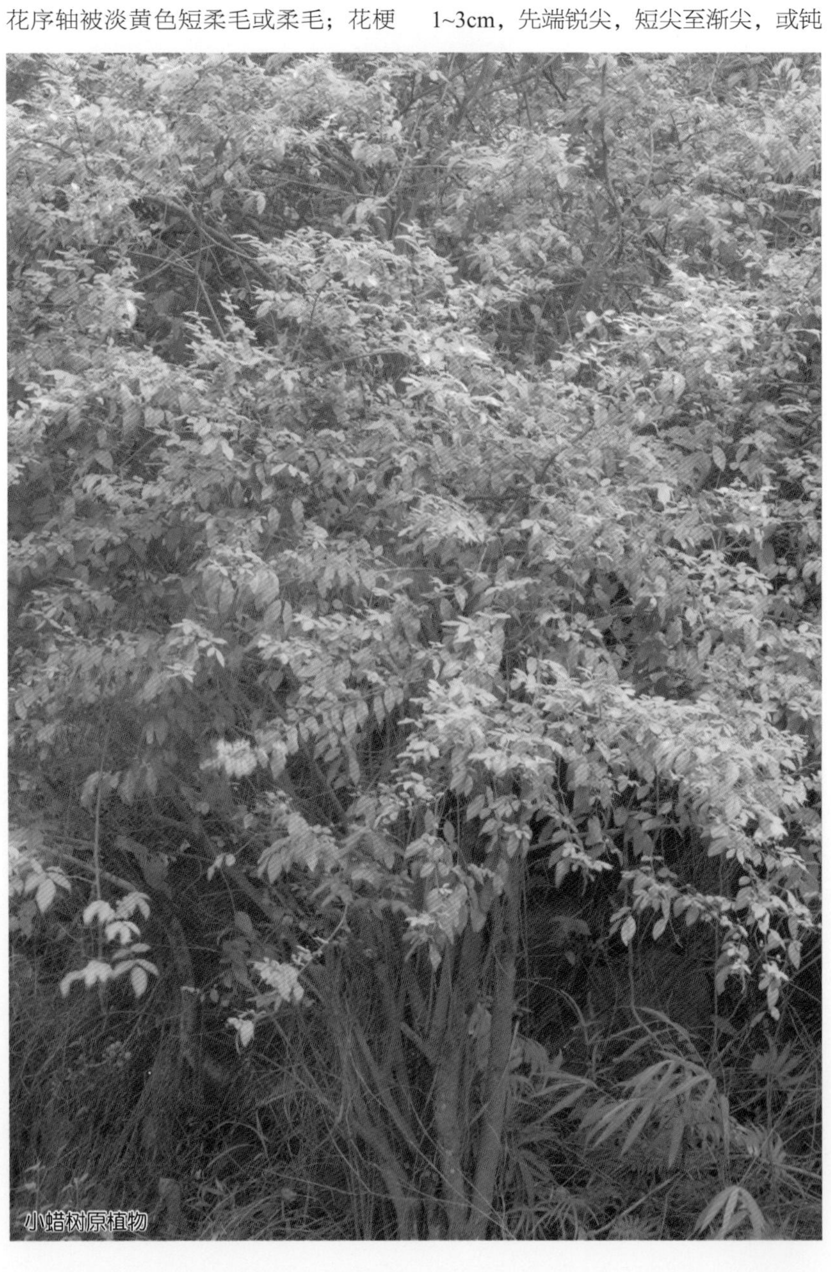

小蜡树原植物

【品质评价】以干燥、叶多、色绿者为佳。

【化学成分】本品全草含生物碱（alkaloid）、黄酮苷（flavonoid glycoside）、甾醇（sterol）、香豆素（coumarin）和树脂（resin）等[1]。其嫩茎叶中含 D- 甘露醇（D-mannitol），正卅二烷（*n*-dotriacontane），*β*- 谷甾醇（*β*-sitosterol），山柰苷（kaempferitrin）[2]，小蜡苷 I（sinenoside I），山柰酚 -3-*O*-*β*-D- 吡喃葡萄糖苷（kaempferol -3-*O*-*β*-D-glucopyranoside），7-*O*-*α*-L- 吡喃鼠李糖基 - 山柰酚 -3-*O*-*β*-D- 吡喃葡萄糖苷（7-*O*-*α*-L-rhamnopyranosyl-kaempferol-3-*O*-*β*-D-glucopyranoside）[3]，山柰素 -3,7- 二鼠李糖苷（kaempferitrin），*β*- 谷甾醇（*β*-sitosterol），熊果酸（ursolic acid），乙酰熊果酸（acetylursolic acid），正二十二烷（docosane），正四十一醇（hentetracontanoic alcohol），以及苯乙醇（phenethyl alcohol），4- 甲氧基苯甲醛（4-methoxybenzaldehyde）等多种挥发油成分[4]。

【药理作用】

抗菌　小蜡树叶对金黄色葡萄球菌、伤寒杆菌、甲型副伤寒杆菌、铜绿假单胞菌、大肠杆菌、弗氏痢疾杆菌、肺炎杆菌有极强的抗菌作用[5]。

【临床研究】

1. 烧烫伤　用山指甲干叶制成 50%~100% 水溶液喷雾，每 1~2h 喷 1 次；或用山指甲溶液纱布包扎，通过塑料管注入适量山指甲溶液，保持创面纱布的湿度。每隔 2~3h 注射 1 次。中等度以下的烧烫伤，一般不使用抗生素。结果：共治 137 例，均为Ⅰ、Ⅱ度烧伤，面积 10% 以下者 85 例，11%~30% 39

例，31%~50%10 例，60% 以上 3 例。治愈 135 例，2 例合并铜绿假单胞菌败血症死亡，治愈率 98.5%，平均治愈日数为 20.5 天[6]。

2. 外科感染性疾病　表浅炎症早期，局部无渗液或渗液较少时，用 50% 山指甲溶液局部涂擦，每日 4~6 次；如渗液较多，则用湿敷，每日换敷料 3~4 次。化脓性感染引流口较小者，则用山指甲溶液浸泡或冲洗，每次 20~30 min，每日 1 次。结果：共治蛇咬伤的早期植皮、毛囊炎、疮疖、脓肿、指头炎、湿疹合并感染、上下肢慢性溃疡、切口感染、广泛性炸伤等 10 多种感染性疾病 98 例，均收到满意效果[6]。

3. 溃疡病　口服 100%（后改为 75%）山指甲煎剂与氢氧化铝凝胶（1∶1）混合胶，每次 30~40 滴，每日 3 次，30 天为 1 个疗程。结果：共治胃和十二指肠溃疡 79 例，慢性胃炎 18 例，有效率为 100%[6]。

4. 产后会阴水肿　用 50% 水冬青液湿敷，治疗 73 例，均在 3 天内治愈，而用硫酸镁湿敷需 7 天，硫酸镁湿敷加红外线照射需 5 天[6]。

【性味归经】味苦，性凉。归肺、肝经。

【功效主治】清热利湿，解毒消肿。主治感冒发热，肺热咳嗽，咽喉肿痛，口舌生疮，湿热黄疸，痢疾，痈肿疮毒，跌打损伤，湿疹，烫伤。

【用法用量】内服：煎汤，10~15g，鲜者加倍。外用适量煎水含漱；或熬膏涂；捣烂或绞汁涂敷。

【使用注意】脾胃虚寒者慎服。

【经验方】

1. 烫伤　水白蜡鲜叶适量，用凉开水洗净捣烂，加少量凉开水，纱布包裹挤压取汁。用棉球蘸汁搽患处，每日 3~4 次。[四川中医，1986，4（7）：47]

2. 皮肤感染　鲜小蜡树叶 500g，青黛 4.5g，冰片 3g，凡士林 30g。将小蜡树叶加水煎煮，浓缩成浸膏（不要太过黏稠），加 1% 防腐剂和凡士林、青黛后，继续加热成膏，然后再加冰片，搅拌即得。外敷患处，每日 1 次。（《全国中草药汇编》）

3. 痢疾，肝炎　小蜡树鲜叶 30~60g（干叶 9~15g）。水煎服。对急性细菌性痢疾，用干叶 90g（或鲜叶 150g），水煎，分 2 次内服，每日 1 剂。（《全国中草药汇编》）

4. 黄水疮　水白蜡适量，研末，撒布患处，或用清油调敷。（《万县中草药》）

5. 口腔炎，咽喉痛　水白蜡 12g，水煎服；并用水白蜡适量煎水含漱。（《万县中草药》）

6. 跌打肿痛，疮疡　小蜡树鲜嫩叶捣烂外敷，每日换药 1~2 次。（《广西本草选编》）

7. 黄疸型肝炎　小蜡树鲜枝叶 15~30g。水煎服。（《广西本草选编》）

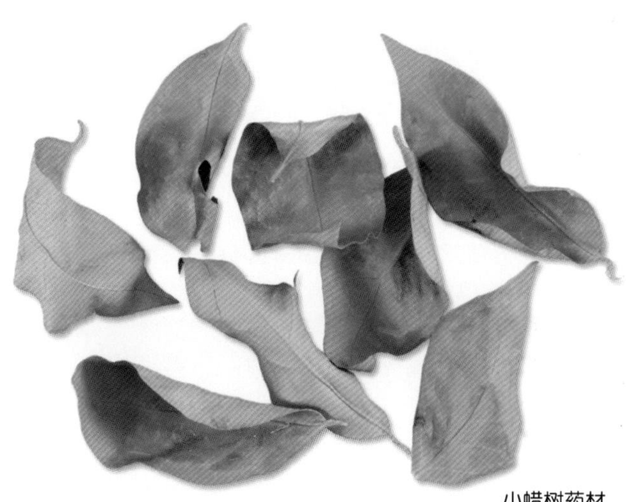

小蜡树药材

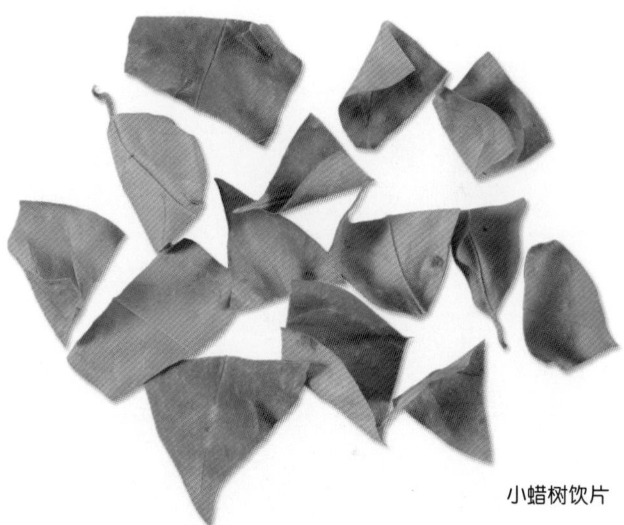

小蜡树饮片

【参考文献】

[1] 广西卫生局．广西本草选编（上册）．南宁：广西人民出版社，1974：832.

[2] 蓝树彬，思秀玲，韦松，等．小蜡树化学成分的研究．中草药，1996，27（6）：331.

[3] 欧阳明安．女贞小蜡树的木脂素及黄酮类配糖体成分研究．中草药，2003，34（3）：196.

[4] 杨静，边军昌，魏彩霞，等．光叶小蜡树挥发油化学成分的研究．陕西中医，2006，27（5）：609.

[5]《浙江药用植物志》编写组．浙江药用植物志（下册）．杭州：浙江科学技术出版社，1980：1004.

[6] 南京中医药大学．中药大辞典（上册）．第 2 版．上海：上海科学技术出版社，2006：356.

Xiao guo qiang wei

小果蔷薇

Rosae Cymosae Radix
[英]Smallfruit Rose Root

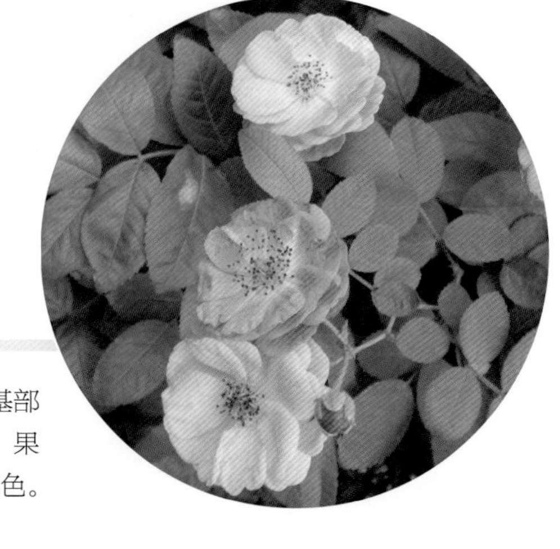

【别名】山木香根、红刺根、小和尚头、小金樱根、细叶红根、小红根。

【来源】为蔷薇科植物小果蔷薇 *Rosa cymosa* Tratt. 的根。

【植物形态】多年生攀缘灌木。小枝有钩状皮刺。叶互生，小叶 3~5，稀 7；托叶线形早落；小叶片卵状披针形或椭圆形，长 2.5~6cm，宽 0.8~2.5cm，先端渐尖，基部近圆形，边缘有细锯齿，两面均无毛；小叶柄和叶轴有稀疏皮刺和腺毛。花两性；复伞房花序；萼片 5，卵形。先端渐尖，常有羽状裂片，内面被稀疏白色绒毛，沿边缘较密，花瓣 5，白色，倒卵形，先端凹，基部楔形；花柱离生，密被白色绒毛。果实球形，直径 4~7mm，红色至黑褐色。萼片脱落。

【分布】广西全区均有分布。

【采集加工】全年均可采挖，洗净，切片，晒干。

【药材性状】多呈圆柱形，长 15~22cm，直径 0.6~1.2cm，外皮棕褐色，有纵纹，除尽外皮可见明显的土黄与浅黄相间的纵纹，断面皮部较薄，黄褐色，木部浅黄，皮部与木部易分离。质坚硬。气微，味微苦。

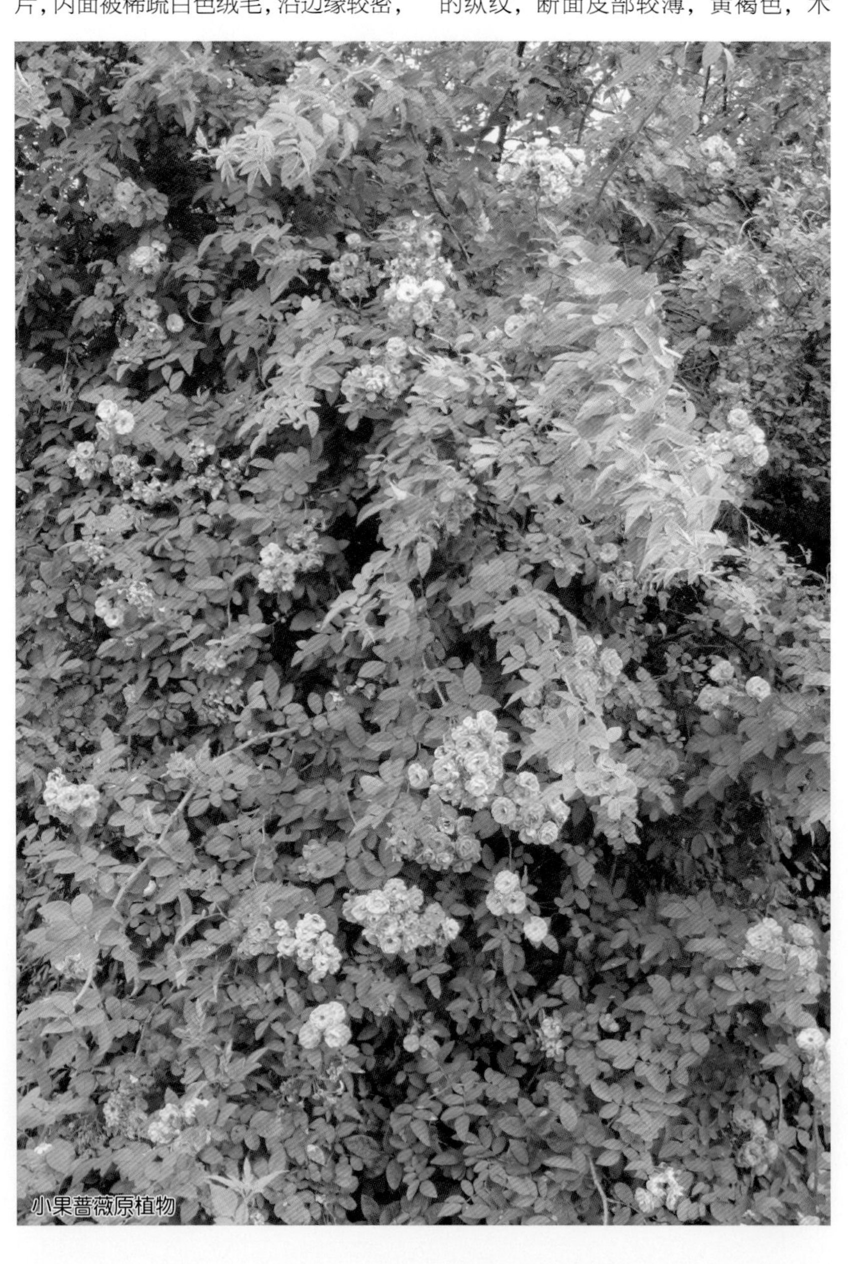
小果蔷薇原植物

【品质评价】以干燥、无泥沙、色棕褐者为佳。

【化学成分】本品主要含小果蔷薇苷（rocymosin）A、B 以及多种鞣质：右旋儿茶精（catechin），儿茶精 -（4α→6）- 儿茶精 -（4α→6）- 表儿茶精 [catechin-（4α→6）- catechin-（4α→6）-*epi*-catechin]，木麻黄鞣宁（casuarinin），玫瑰鞣质（rugosin）D，狭叶栎鞣质（stenophyllanin）A、B，原矢车菊素 B_3（procyanidin B_3），原矢车菊素 B_3 3-*O* 没食子酸酯（procyanidin B_3 3-*O*-gallate）[1]。

【药理作用】

1. 促凝和止血　小果蔷薇根皮粉或其提取物局部应用，可缩短出血时间。该提取物对兔血有促凝作用，终浓度在 0.82% 以下时，能使兔血的凝血时间缩短，但对鸭血则无此作用，反使凝血时间延长。其可能是通过激活接触因子而发挥促凝作用。其促凝成分存在于鞣质部分内，如用铬皮粉除去鞣质后，其促凝作用即消失[2]。

2. 抗菌　5% 小果蔷薇水提物对金黄色葡萄球菌、溶血性链球菌和变形杆菌均有杀菌作用，对大肠杆菌在 20% 浓度时也有杀灭作用[3]。

3. 毒理　小果蔷薇水提物 10g/kg 灌胃给药，一天 2 次，对小鼠未见毒性反应。但腹腔注射有刺激性，剂量超过 1g/kg 可引起小鼠死亡。以 0.71~1.42mg/kg 静脉注射于犬，未见毒性反应[2]。

【临床研究】

外伤性出血　取小果蔷薇根皮洗净切碎，晒干，磨粉过筛，以 20 倍量水浸泡 24h（其中加热 2h），滤过，滤渣晒干碾细备用。结果：共治疗外伤性出血（四肢浅表裂伤、鼻衄、拔甲后甲床出血）56例，一般用0.5~1g置于伤口上，再以消毒纱布轻压。止血时间最短5s，最长3min，平均约30s。随访55例，均无不良反应[3]。

【性味归经】味苦、酸，性微温。归肺、肝、大肠经。

【功效主治】散瘀消肿，止血，解毒。主治风湿疼痛，跌打损伤，外伤出血，月经不调，泄泻，痢疾，子宫脱垂，痔疮。

【用法用量】内服：煎汤，10~30g；或兑入红白糖或甜酒。外用适量，捣敷。

【使用注意】孕妇慎用。

【经验方】

1. 疖毒初起　小果蔷薇根，加米泔水磨成浓汁，涂敷患处。（《天目山药用植物志》）
2. 跌打损伤　小果蔷薇根15~30g。水煎，甜酒兑服。（《江西草药》）
3. 筋骨酸痛　小果蔷薇根60g，八角枫须根1.5g。水煎服。（《安徽中草药》）
4. 尿血　小果蔷薇根60g，小蓟根、瞿麦各15g，车前草30g。水煎服。（《安徽中草药》）
5. 咳嗽　红刺根、白刺各9g。水煎，兑白糖服。（《贵州草药》）
6. 白带异常　小果蔷薇根18g，金樱子15g，椿根皮12g，腰痛加肖梵天花30g，头晕加细叶石仙桃30g，鸡蛋1只。水炖服。（《福建药物志》）
7. 痛经　小果蔷薇根30g，野木瓜15g，红酒适量。水煎服。（《福建药物志》）
8. 小儿遗尿，老年尿频　小果蔷薇根60g，猪瘦肉120g，或墨鱼1只。同炖。服汤食肉。（《江西草药》）

【参考文献】

[1] 国家中医药管理局《中华本草》编委会. 中华本草. 上海：上海科学技术出版社，1999：2771.

[2] 王浴生，邓文龙，薛春生. 中药药理与应用. 北京：人民卫生出版社，1983：470.

[3] 南京中医药大学. 中药大辞典（上册）. 第2版. 上海：上海科学技术出版社，2006：376.

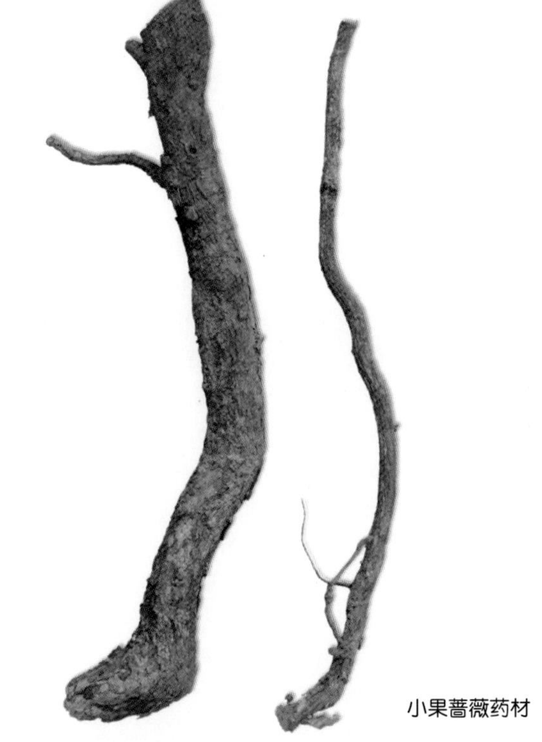

小果蔷薇药材

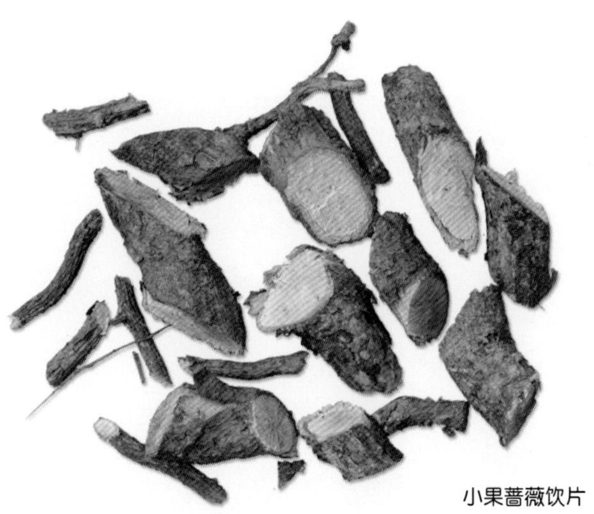

小果蔷薇饮片

Xiao ye san dian jin

小叶三点金

Desmodii Microphylli Herba

[英]Small-leaf Tickclover Herb

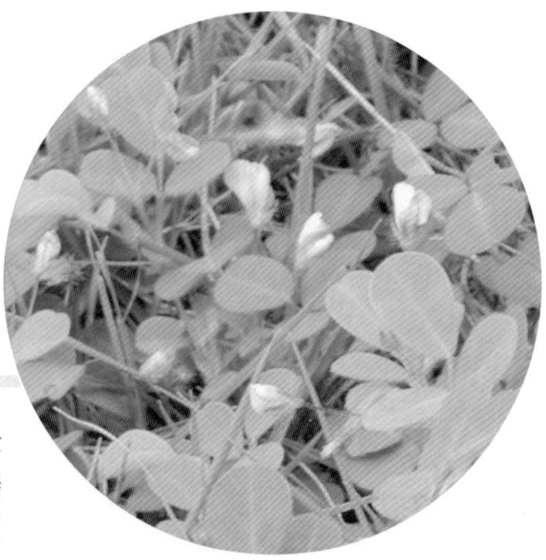

【别名】马尾草、细鞭打、消黄散、细叶伙、逍遥草、斑鸿窝、碎米柴、地盘茶。

【来源】为豆科植物小叶三点金草 *Desmodium microphyllum*（Thunb.）DC. 的全草。

【植物形态】多年生草本，平卧或直立。根粗，木质、茎分枝，纤细，无毛。托叶披针形；三出复叶，顶生小叶长圆形，长 2~9mm，宽约 4mm。先端圆钝。微凹，有短尖，基部圆形，上面无毛，下面具白色长柔毛，侧生小叶稍小。总状花序顶生或腋生，总花梗有开展短毛；花萼浅钟状，萼齿披针形，较萼筒长，有白色柔毛；花冠淡紫色。旗瓣近回形，基部羽类。无爪，龙骨瓣与翼瓣等长；雄蕊 10。荚果有荚节 2~4。有毛。

【分布】广西全区均有分布。

【采集加工】夏、秋季采收，鲜用或晒干。

【药材性状】小草多缠绕成团。根粗壮有分枝木化。茎较细，小叶 3，顶端小叶较大，2~9mm，宽约 4mm，椭圆形，先端圆形具短尖，基部圆形，全缘，绿色，下表面具柔毛，两侧小叶很小。有时可见总状花序或荚果，荚果长 8~16mm，直径约 3mm，有荚节 2~4，节处有缢缩，表面被短毛。气特异。

【品质评价】以身干、色绿、无杂质者为佳。

【化学成分】本品叶中含 2- 甲基庚烷（2-methyl-n-heptane），3- 甲基庚烷（3-methyl-n-heptane），2- 异丙基 -8- 二甲基 - 八氢萘（2-*iso*-propyl-8-dimethyl-octahydronaphthalene）。茎中含有甲苯氧基丁酯（tolyloxy butyl ester），辛烷（octane），3,4,5- 三甲基庚烷（3,4,5-trimethyl-heptane）和 2-

甲基庚烷（2 - methyl-*n*-heptane）。

根含 28- 降 -17-*α*- 羽扇豆烷（28-nor-17-*α*-lupane），4,4,8,10- 四甲基 -9- 乙基十氢萘（4,4,8,10-tetramethyl-9-ethyl decalin），谷甾醇（sitosterol），豆甾烷（stigmastane）和 1，2- 二羟基 -6,6′- 二甲基 -5,5′,8,8′- 四羰基 -1，2′- 联萘（1,2-dihydroxy-6，6′-dimethyl-5,5′,8,8′-tetracarbonyl-1,2′-binaphthalene）[1]；咖啡酸（caffeic acid），对香豆酰 -*α*-L- 鼠李吡喃糖苷 [1-（*p*-coumaroy1）-*α*-L-rhamnopyranoside]，syringoylglycerol-8-*O*-6-D-glucopyranoside[2]。

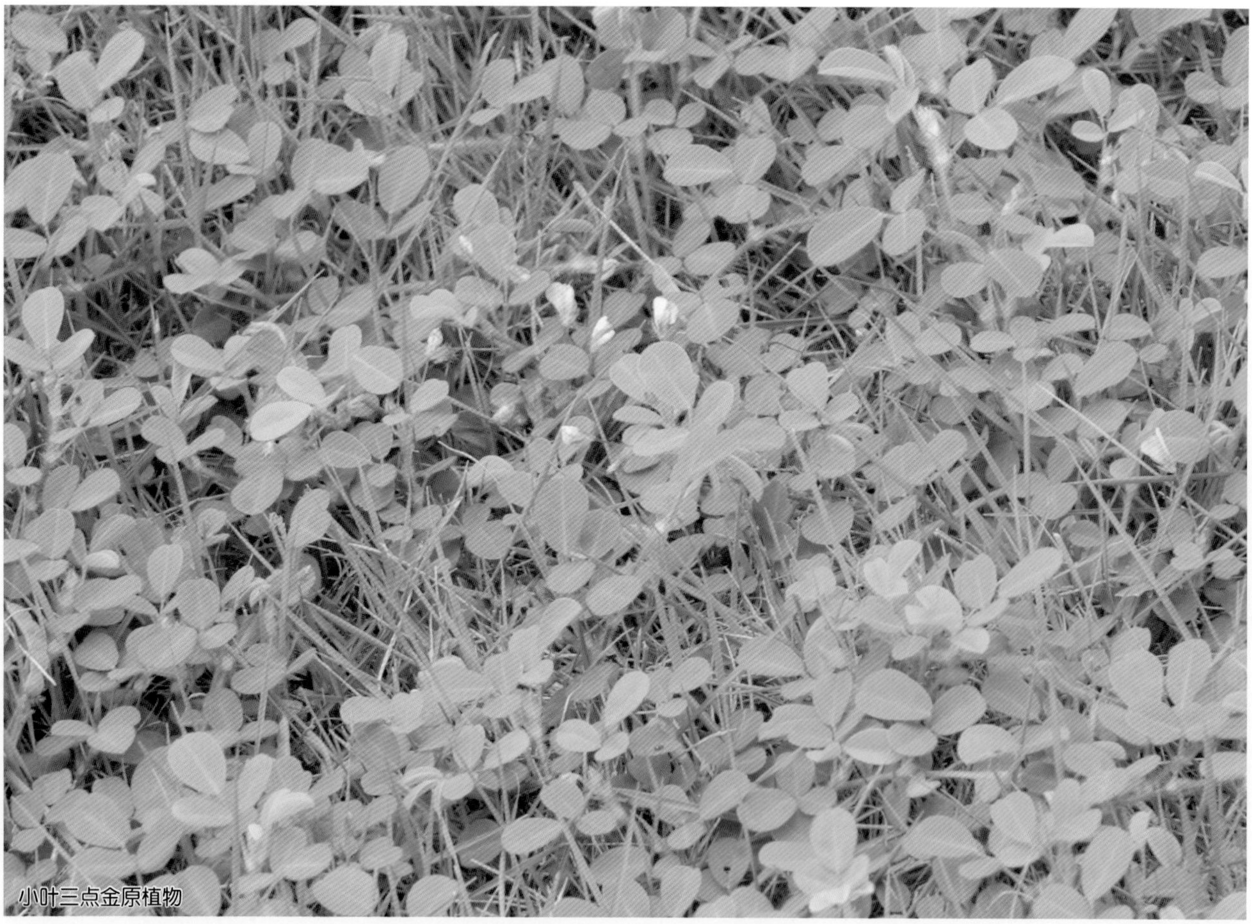

小叶三点金原植物

【药理作用】

拮抗内皮素　小叶三点金水提物能拮抗静脉注射内皮素ET-1的作用[3]。

【临床研究】

1. 蛇咬中毒　用蛇药片或蛇药汤（小叶三点金草50~200g，红背丝绸15~30g，半边莲15~30g等），水煎，胃管注入，同时配合血清治疗、局部抗蛇毒治疗等。结果：共抢救银环蛇咬伤致多系统脏器衰竭病人57例，成功48例，死亡9例[4]。

2. 哮喘　口服哮灵草煎剂治疗老年慢性气管炎270例，近期疗效总有效率为90.8%，其中近期控制15.3%，显效32.9%，好转42.6%；同时再进行100例临床验证，用复方甘草合剂作对照。结果：治疗组总有效率为80.4%，其中近期控制为7.8%，显效41.2%，好转31.4%，无效19.6%；对照组总有效率88.2%，其中近期控制为5.9%，显效23.5%，好转58.8%，无效11.8%[5]。

【性味归经】味甘、苦，性凉。归肺、肝、胃、大肠经。

【功效主治】清热利湿，止咳平喘，消肿解毒。主治咳嗽，哮喘，黄疸，胃痛，痢疾，小儿疳积，石淋，瘰疮瘰疬，漆疮，痔疮，毒蛇咬伤。

【用法用量】内服：煎汤，9~15g，鲜品30~60g。外用适量，鲜品捣敷；或煎水熏洗。

【使用注意】胃寒者慎用。

【经验方】

1. 烧烫伤　小叶三点金全草研末，油调搽。（《湖南药物志》）

2. 疮疖肿毒，急性乳腺炎　小叶三点金鲜草或配蒲公英捣烂敷。（《湖南药物志》）

3. 痔疮　碎米柴60g。煎水熏洗。（《江西民间草药》）

4. 漆疮　碎米柴60g。煎水，待温洗患处。（《江西民间草药》）

5. 肺痨咳嗽、咯血、颈淋巴结结核　小叶三点金根21g，用猪瘦肉90g。煮汤煎药服。（江西《草药手册》）

6. 慢性气管炎、哮喘　小叶三点金全草30~60g。水煎，每日分4次服。（《湖南药物志》）

7. 急性黄疸型肝炎，体虚自汗　小叶三点金全草15~30g，黄毛耳草30g。水煎服。（《湖南药物志》）

8. 黄疸　小叶三点金根30g。水煎，去渣，酌加红糖调服。（江西《草药手册》）

9. 冻伤　小叶三点金根60~90g，珍珠菜根、八角枫根各6g。水煎，冲红糖、黄酒，早晚饭前各服1次。（江西《草药手册》）

10. 小儿疳积　小叶三点金根9~12g，水煎，去渣，酌加红糖调服。（江西《草药手册》）

11. 结膜炎　小叶三点金30g，菊花6g，黄连4.5g。水煎服。（《安徽中草药》）

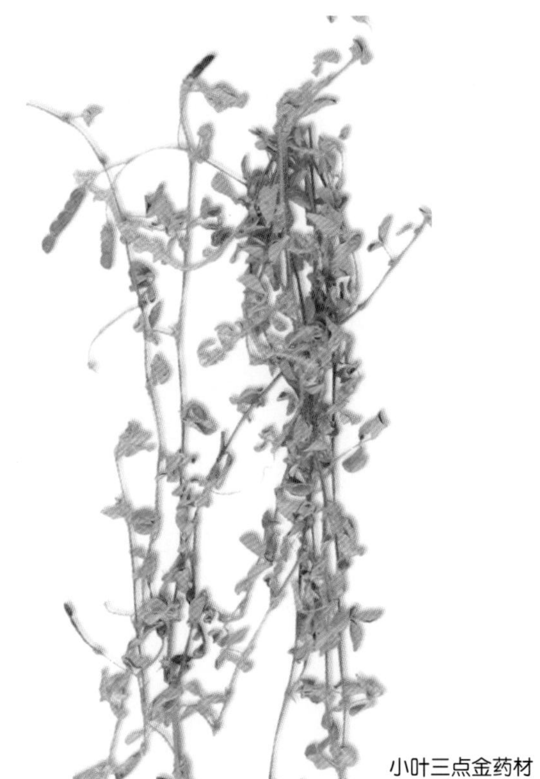

小叶三点金药材

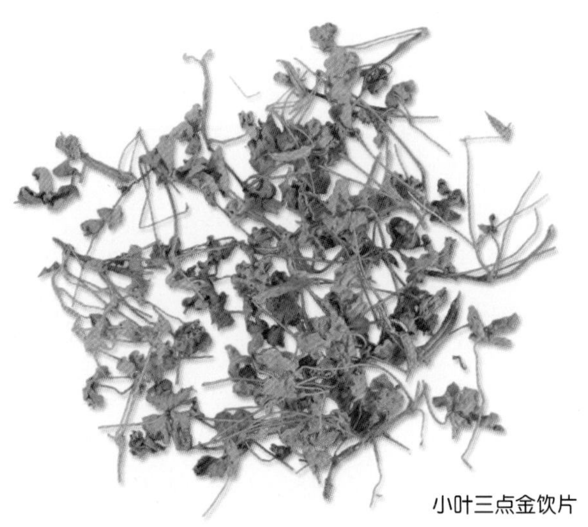

小叶三点金饮片

【参考文献】

[1] 田茂军，郭孟璧，张举成，等．小叶三点金挥发油化学成分的研究．云南化工，2005，32（10）：5.

[2] 刘小辉，华燕．小叶三点金的苯丙素类成分分析．西南林学院学报，2009，29（2）：92.

[3] 王峰，杨连春，刘敏，等．抗蛇毒中草药拮抗ET-1和S6b作用的初步研究．空军总医院学报，1996，12（3）：128.

[4] 余培南．中医药为主抢救银环蛇咬伤致多系统脏器衰竭研究．国际传统医药大会论文摘要汇编，2000：281.

[5] 肖倬殷，刘寿荣，王丽华，等．哮灵草成分的实验研究．四川大学学报（医学版），1978，（2）：33.

Xiao ye mai ma teng

小叶买麻藤

Gneti Parvifolii Caulis et Folium
[英]Common Jointfir Stem and Leaf

【别名】木花生、大目藤、目仔藤、接骨藤。

【来源】为买麻藤科植物小叶买麻藤 *Gnetum parvifolium*（Warb.）C.Y. Cheng 的茎叶。

【植物形态】多年生常绿木质缠绕藤本。常较细弱。茎枝圆形，土棕色或灰褐色，皮孔较明显，具膨大的关节状节。叶对生，革质；叶片狭椭圆形，有光泽，长 4~10cm，宽 2.5~4cm，先端急尖或渐尖而钝，稀钝圆，基部宽楔形至微圆。雌雄同株；球花排成穗状花序，常腋生；雄球花序不分枝或一次分枝，分枝三出或成两对，其上有 5~12 轮环状总苞，每轮总苞内有雄花 40~70；雌球花序多生于老枝上，每轮总苞内有雌花 5~8。种子核果状，长椭圆形或微呈倒卵形，熟时假种皮红色。

【分布】广西主要分布于上思、南宁、武鸣、邕宁、那坡、罗城、阳朔等地。

【采集加工】全年均可采，鲜用或晒干。

【药材性状】藤圆柱形，节部膨大，外皮灰褐色，断面皮部棕褐色，木部淡黄色。叶椭圆形或长倒卵形，长 4~10cm，宽 2.5~4cm，雄花序不分枝或 1 次分枝。气弱，味微苦。

【品质评价】以身干、粗大、带叶者为佳。

【化学成分】小叶买麻藤全株含芹菜素（apigenin），金圣草黄素（chrysoeriol），胡萝卜苷（daucosterol）[1]，还含有消旋去甲基衡州乌药碱盐酸盐（*dl*-demethyl coclaurine hydrochloride）等[2]。另含有丁香脂素（syringaresinol），lehmbachol D，高北美圣草素（homoeriodictyol），香草酸（vanillic acid），gnetuhainin E，射干乙素（shegansu B），异丹叶大黄素（*iso*-rhapontigenin），买麻藤醇（gnetol），异丹叶大黄素 -3-*O*-β-D-葡萄糖苷（*iso*-rhapontigenin-3-*O*-β-D-glucopyranoside）[3]。

茎含买麻藤素（gnetifolin）A、B、C、D、E、F，异丹叶大黄素（*iso*-rhap-ontigenin），白藜芦醇（resveratrol），β- 谷甾醇（β-sitosterol）[2]。

【药理作用】

1. 对心血管系统作用　小叶买麻藤中买麻藤总碱、去甲乌药碱均具有心脏兴奋作用，还有血管扩张作用，均能不同程度地增加离体兔的肾、后肢和耳灌流的灌流量，尤其以后肢血管更

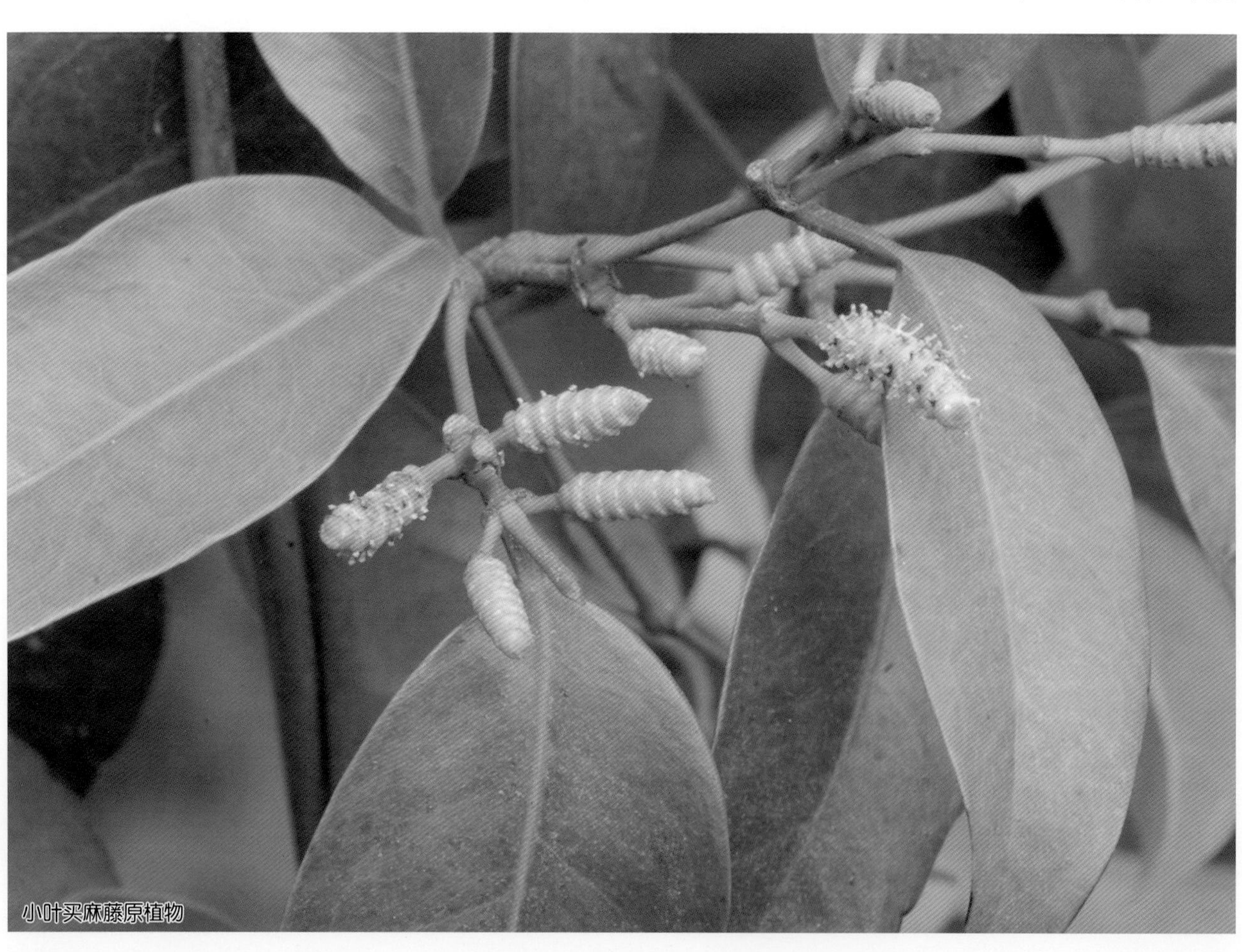

小叶买麻藤原植物

为明显。犬静注去甲乌药碱后，立即发生全身皮肤发红。买麻藤提取物对慢性肾性高血压犬有一定的降压作用，买麻藤总碱给麻醉犬和豚鼠静脉注射均有降压作用。等效剂量的消旋去甲药碱对心肌的损害较异丙肾上腺素轻[4]。

2. 平喘　小叶买麻藤醇提物中分离的消旋去甲乌药碱能拮抗组胺、乙酰胆碱和 5- 羟色胺所致的豚鼠离体肺溢流的支气管痉挛，若预先注射普萘洛尔，其舒张支气管的作用便消失。消旋去甲乌药碱还有舒张豚鼠离体气管平滑肌的作用，并拮抗组胺所致的平滑肌收缩。普萘洛尔可完全阻断消旋去甲乌药碱的作用，其属于肾上腺素能兴奋剂[5]。

3. 抗蛇毒　小叶买麻藤醇提物灌胃，对眼镜蛇毒中毒小鼠有保护作用，保护率为 53.3%[6]。

【临床研究】

慢性气管炎　①取买麻藤 120g，水煎，分 3 次服，10 天为 1 个疗程。结果：治疗 90 例，近期控制 19 例，显效 27 例，好转 31 例，无效 13 例。②取买麻藤 45g，盐肤木干根或茎 30g，制成糖浆或片剂，每日 3 次。结果：治疗 196 例，近期控制 27 例，显效 50 例，好转 76 例，无效 43 例。将近半数病例在 3 天内见效，绝大多数在 10 天内见效。其止咳、化痰作用优于平喘，对中医辨证属于虚寒型者疗效较好。适当延长疗程可提高疗效。主要副作用为口干、头晕，还有视力模糊、鼻咽干燥、胃痛等[7]。

【性味归经】味苦，性微温。归肾、肝、肺经。

【功效主治】祛风活血，消肿止痛，化痰止咳。主治风湿痹痛，鹤膝风、跌打损伤，咳嗽。

【用法用量】内服：煎汤，6~9g，鲜品 15~60g；或捣汁。外用适量，研末调敷；或鲜品捣敷。

【使用注意】孕妇慎用。

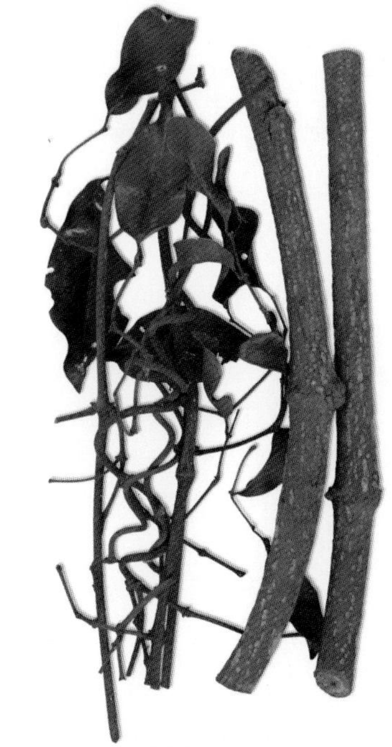

小叶买麻藤药材

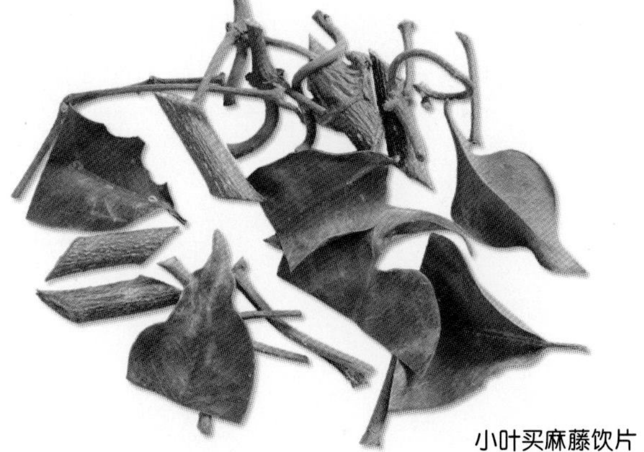

小叶买麻藤饮片

【经验方】

1. 骨折　鲜接骨藤适量捣烂，酒炒，复位后热敷包扎，固定，每日换药 1 次。（《全国中草药新医疗法展览会资料选编》）
2. 风湿性关节痛　小叶买麻藤、三桠苦各 15g，两面针 9g。水煎服。（《福建药物志》）
3. 腰痛　小叶买麻藤、葫芦茶各 60g。水煎服。（《福建药物志》）
4. 筋骨酸软　小叶买麻藤、五加皮各 9g，千斤拔 30g。水煎服。（《全国中草药汇编》）
5. 溃疡病出血　小叶买麻藤 100g，水煎浓缩至 40ml。每次 20ml，每日 2 次。（《全国中草药汇编》）

【参考文献】

[1] 周祝，徐婷婷，胡昌奇 . 小叶买麻藤藤茎化学成分的研究 . 中草药，2002，33（3）：212.

[2] 国家中医药管理局《中华本草》编委会 . 中华本草 . 上海：上海科学技术出版社，1999：832.

[3] 王健伟，梁敬钰，李丽 . 小叶买麻藤的化学成分 . 中国天然药物，2006，4（6）：432.

[4] 叶聚荣，林大杰，郑幼兰，等 . 买麻藤及其有效成分去甲乌药碱对心血管药理作用的研究 . 福建医药杂志，1980，2（3）：30.

[5] 郑兴中，吴符火 . 买麻藤有效成分的平喘作用及机制 . 中草药，1981，12（1）：30.

[6] 洪庚辛，滕忠，韦宝伟，等 .27 种中草药抗蛇毒作用观察 . 中草药，1983，14（4）：170.

[7] 南京中医药大学 . 中药大辞典（上册）. 第 2 版 . 上海：上海科学技术出版社，2006：1373.

Xiao hua liu li cao

小花琉璃草

Cynoglossi Lanceolati Herba
[英]Lanceolatum Cynoglossum Herb

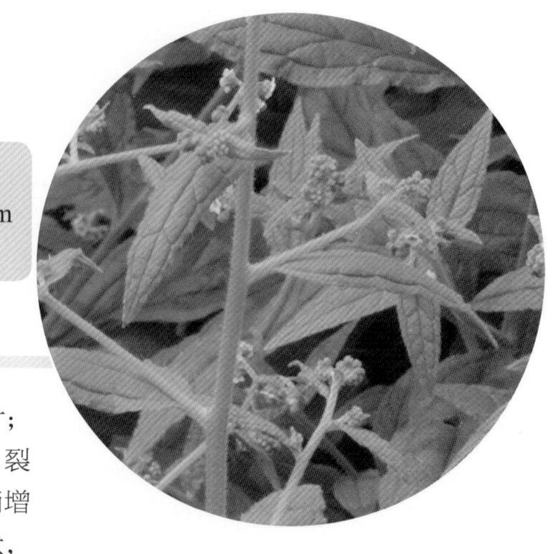

【别名】破布草、破布粘、大号疟草、半边龙、山芬芦、粘娘娘、牙痛草。

【来源】为紫草科植物小花琉璃草 *Cynoglossum lanceolatum* Forsk.的全草。

【植物形态】多年生草本，中下部有分枝，分枝开展，全株密被具基盘的硬粗毛。基生叶及茎下部的叶具柄；叶片长圆状披针形，长8~14cm，宽约3cm，先端尖，基部渐狭而下延、全缘，两面均被粗毛或伏毛；茎生叶无柄或具短柄，披针形，长4~7cm，宽约1cm，茎上部叶极小。聚伞花序叉状分枝呈总状，顶生及腋生；无苞片；花梗果期几不增长；花萼5深裂，裂片卵形，外面密生短伏毛，果期稍增大；花冠钟状，淡蓝色或白色，钟状，先端裂片椭圆形，喉部有5枚半月形的附属物；雄蕊5，内藏于附属物之下；子房4深裂，花柱短，肥厚，四棱形。小坚果4，卵圆形，背面突起，密生长短不等的锚状刺，边缘锚状刺基部不连合。

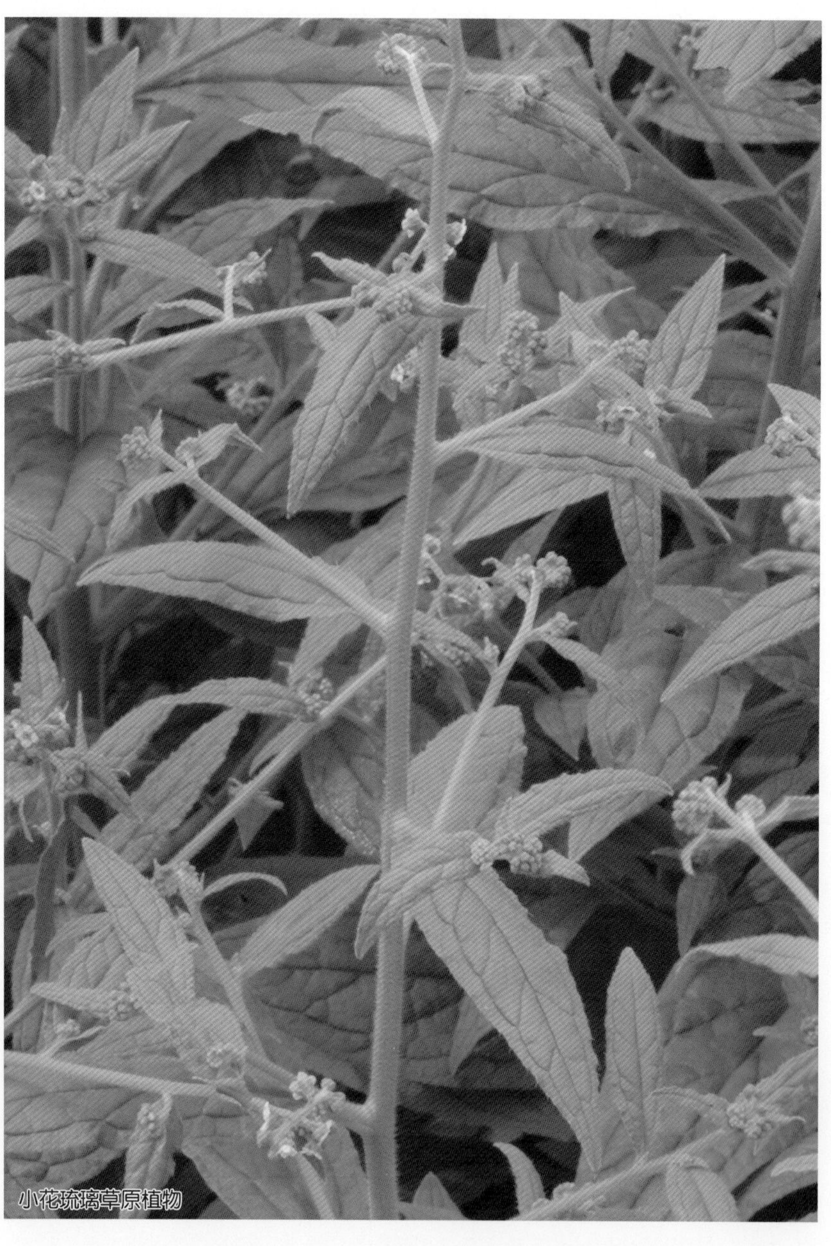

小花琉璃草原植物

【分布】广西主要分布于灵川、桂平、天峨等地。

【采集加工】5~8月采收，晒干或鲜用。

【药材性状】茎圆柱形，表面有毛茸。叶互生，皱缩，展平后呈阔披针形，先端短尖，基部渐窄而下延，下面具有粗而明显的叶脉，两面均被粗毛。全缘。花皱缩成团，淡黄色果实卵圆形，直径1.2~2.0mm。气微，味微苦。

【品质评价】以身干、色灰绿、叶和花多、无杂质者为佳。

【化学成分】本品含十六碳酸甲酯（methyl palmitate），β-谷甾醇（β-sitosterol），5α-豆甾烷-3,6-二酮（5α-stigmastane-3,6-dione），6β-羟基-豆甾-4-烯-3酮（6β-hydroxy-stigmasta-4-en-3-one），胡萝卜苷（daucosterol）[1]，澳洲倒提壶碱（cynaustraline）和澳洲倒提壶亭碱（cynaustine）[2]。

其精油中主要含有茴香脑（anethol）、爱草醚（estragole）、小茴香酮（fenchone）和对-甲氧基-苯甲醛（4-methoxy-benzaldehyde），还有异茴香醚（*iso*-anethole），十四烷（tetradecane），2,6,10,14-四甲基十六烷（2,6,10,14-tetramethyl hexadecane），香叶基丙酮（geranyl acetone），香芹酚（carvacrol），龙脑（borneol），壬醇（nonanol）等[3]。

【性味归经】味苦，性凉。归肾、胃、肺经。

【功效主治】清热解毒，利尿消肿，活血。主治急性肾炎，牙周炎，下颌急性淋巴结炎，痈肿疮毒，毒蛇咬伤。

【用法用量】内服：煎汤，9~15g；研末，0.9~1.9g。外用适量，捣敷。

【使用注意】孕妇慎用。

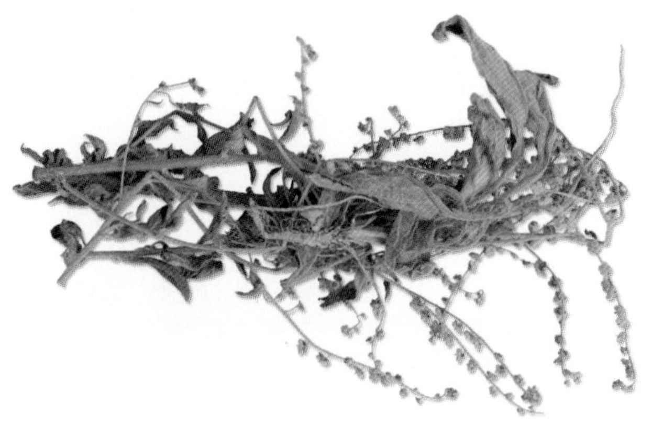

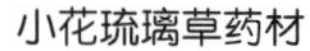
小花琉璃草药材

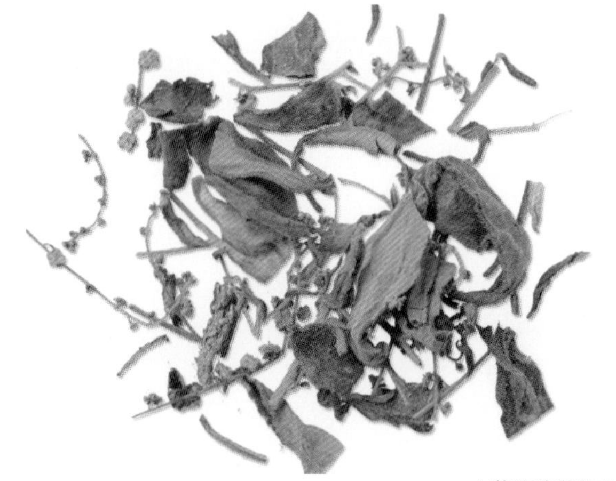
小花琉璃草饮片

【经验方】

急性肾炎　①小花琉璃草、猫须草、海金沙、金丝草各15g。水煎服。（《福建药物志》）②牙痛草全草晒干研末，装入胶囊，每粒300mg，每日3次，每次3~6粒，亦可用全草15g，水煎服。（《全国中草药汇编》）。

【参考文献】

[1] 张援虎，向桂琼，卢馥荪．小花琉璃草化学成分的研究．天然产物研究与开发，1996，8（2）：46.

[2] 国家中医药管理局《中华本草》编委会．中华本草．上海：上海科学技术出版社，1999：5901.

[3] 张援虎，卢馥荪．小花琉璃草精油成分的研究．植物学通报，1996，13（3）：44.

Shan xiao ju

山小橘

Glycosmidis Parviflorae Radix et Folium
[英]Litleflower Glycosmidis Root and Leaf

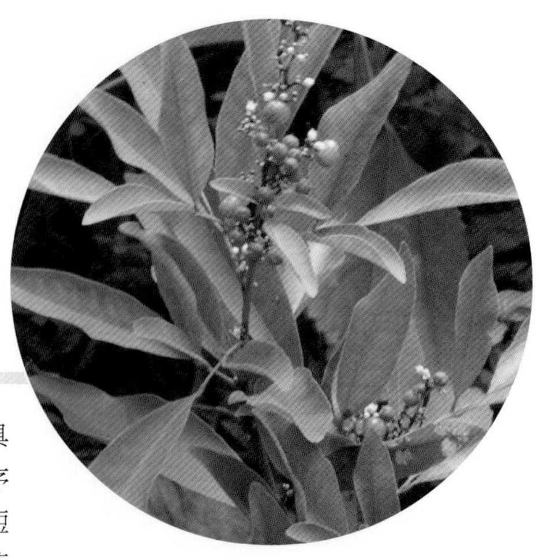

【别名】野沙柑、饭汤木、酒饼木、山油柑、山橘、山小桔。

【来源】为芸香科植物山小橘 *Glycosmis parviflora*（Sims）Little 的根和叶。

【植物形态】多年生灌木或小乔木。嫩枝常被褐锈色绒毛且呈压扁状。叶互生，有单叶和羽状复叶两种；单叶生于短柄上；奇数羽状复叶具小叶 3~5；小叶片纸质，长圆形，长 6~18cm，宽 2.5~5cm，先端渐尖或急尖而钝头，基部狭楔形，缘或为不规则的微波状，两面无毛，上面绿色，下面较淡，具透明腺点，干后两面变暗。圆锥花序腋生，稀顶生，花序轴初时被褐色短柔毛；萼 5 裂，广卵形，外被毛；花瓣 5，白色或淡黄色，椭圆形，光滑；雄蕊 10，等长，药隔无腺体，但在先端为延长的凸尖；子房上位，扁圆形，花柱短，有细小腺点。浆果近球形，淡红色或朱红色，熟时半透明。

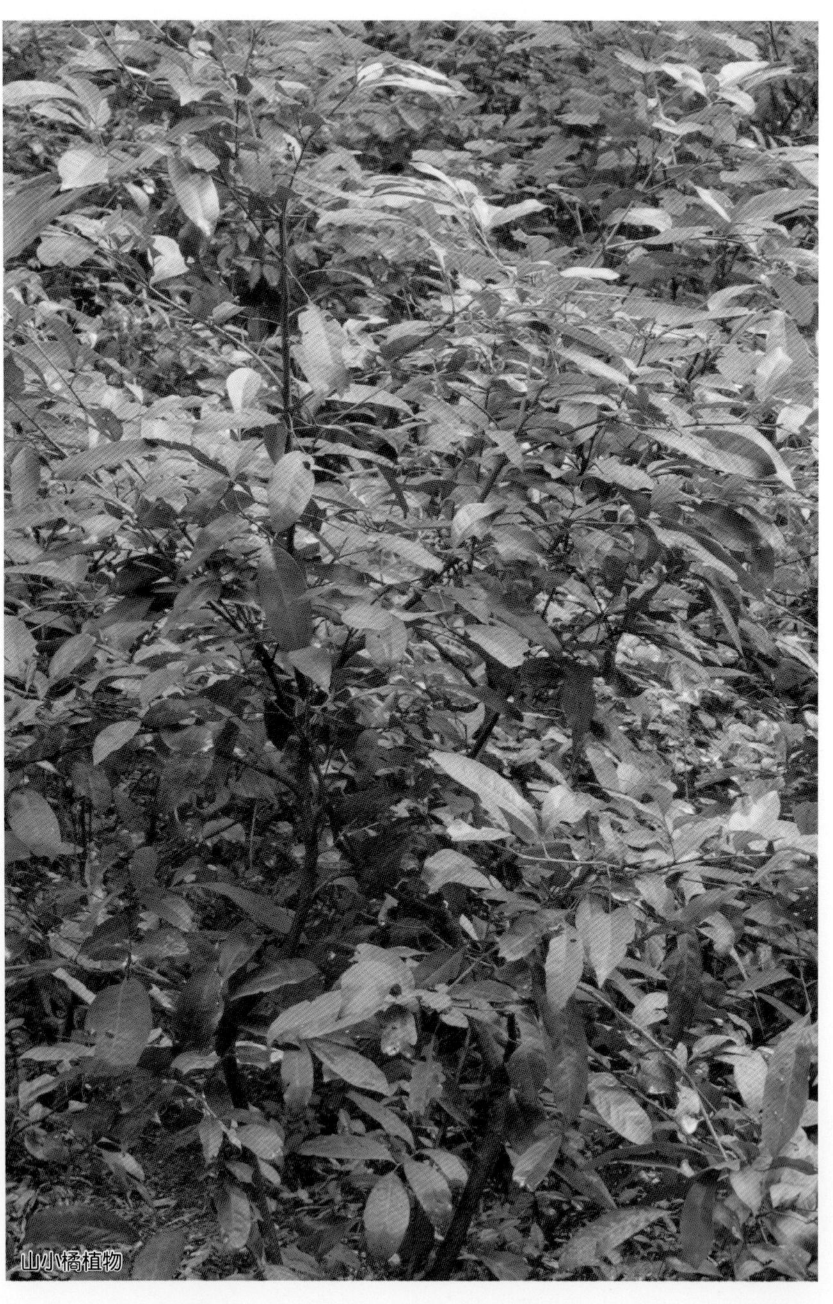
山小橘植物

【分布】广西主要分布于乐业、靖西、马山、南宁、龙州、宁明、防城、北海、贵港、平南、北流、昭平、邕宁、岑溪等地。

【采集加工】根全年均可采挖，洗净，切片晒干；叶鲜用。

【药材性状】根长圆锥状，少数具支根，表面具不规则纵纹，黄褐色至褐色。质坚硬，不易折断，断面不平整，皮薄，木质部黄白色，可见同心环及辐射状射线。气微香，味辛。叶片多皱缩，完整者展平后呈长椭圆形或椭圆状披针形，长 6~18cm，宽 2~5cm，先端钝或急尖，基部楔形，全缘，上面灰绿色，微有光泽，下面浅黄绿色。叶脉稍隆起，两面有透明腺点；叶柄短。气微香，味苦、辛。

【品质评价】根以质坚硬、色黄白者为佳；叶以完整、色黄绿、气香者为佳。

【化学成分】本品叶与果实含挥发油，包括氧化石竹烯（caryophyllene oxide），雪松醇（cedrol），大根香叶烯（germacrene），*α*-石竹烯（*α*-caryophyllene），石竹烯（caryophyllene），异喇叭烯（*iso*-ledene）等成分[1]。

根和茎皮含山小橘碱（glycofoline）[2]。

【临床研究】

关节扭伤　取新鲜山小橘叶，每次用 6~8 片重叠起来，外敷于关节肿胀部位，然后用绷带包扎。每日换药 1 次。第二次换药打开敷料，应通风 30min 左右，待皮肤苍白、潮湿、发皱消失后再敷药。结果：共治疗 374 例，其中腕关节扭伤 41 例，膝关节扭伤 68 例，踝关节扭伤 265 例。一般经 5~7 天治疗后，肿痛消失而愈。多数病人于敷药 2~3 次后，症状即明显减轻[3]。

【性味归经】味苦、性平。归肺、胃、肝经。

【**功效主治**】祛风解表，化痰止咳，理气消积，散瘀消肿。主治感冒咳嗽，食滞纳呆，食积腹痛，疝气痛，跌打肿痛。

【**用法用量**】内服：煎汤，9~15g。外用适量，煎水洗；或鲜叶捣敷。

【**使用注意**】孕妇忌服。

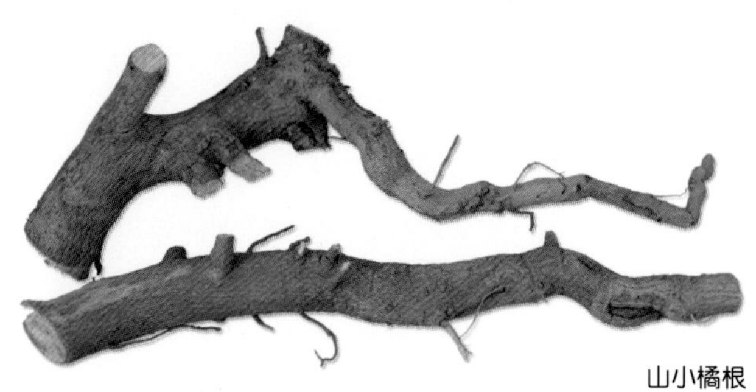
山小橘根

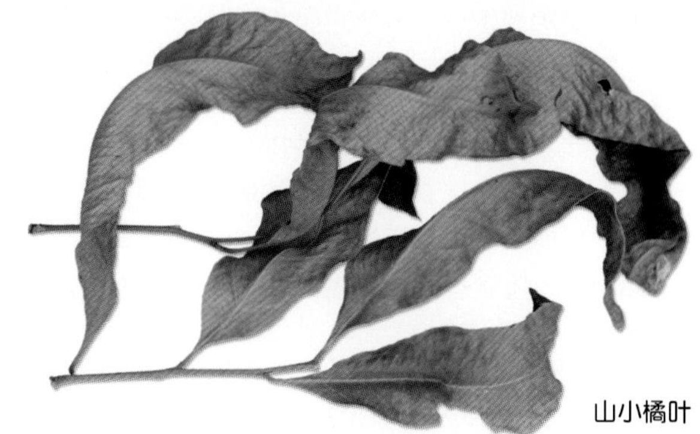
山小橘叶

【经验方】

1. 跌打肿痛　山小橘鲜叶捣烂，酒调外敷。（《广西本草选编》）

2. 黄疸型肝炎　山小橘根 12g。水煎服。（《广西民族药简编》）

【参考文献】

[1] 周波，谭穗懿，周静，等 . 山小橘叶与果实挥发油成分的 GC-MS 分析 . 中药材，2004，27（9）：640.

[2] 国家中医药管理局《中华本草》编委会 . 中华本草 . 上海：上海科学技术出版社，1999：3764.

[3] 卓新明 . 山小橘叶治疗关节扭伤 374 例 . 中西医结合杂志，1987，（7）：445.

Shan wu gui

山乌龟

Stephania Kwangsiensis Radix
[英]Kwangsi Stephania Root Tuber

【别名】地乌龟、金线吊乌龟、金不换、地不容。

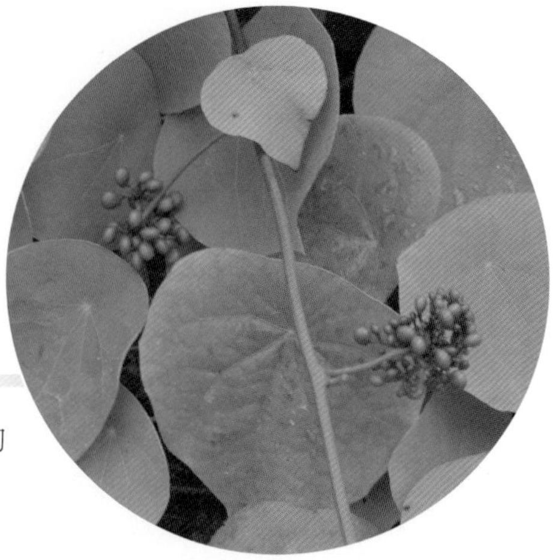

【来源】为防己科植物广西地不容 *Stephania kwangsiensis* H.S.Lo的块根。

【植物形态】多年生草质藤本。块根扁球形或不规则球形，通常露于地面，外皮灰褐色，粗糙，散生皮孔状小突点。茎枝圆，有直条纹。叶互生；叶盾状着生；叶片纸质，三角状圆形或近圆形，长、宽均为5~12cm，两面无毛，上面淡绿色，下面苍白色，密生小乳突。花小，单性，雌雄异株，均为复伞形聚伞花序，腋生；雄花萼片6，排成2轮，外面均密生透明小乳突；花瓣3，肉质，外面密生透明小乳突，内面有2个垫状大腺体；雌花萼片1，近卵形；花瓣2，阔卵形；核果红色，内果皮阔倒卵形，背部有4行钩刺状雕纹。

【分布】广西主要分布于龙州、德保、靖西、那坡、田东、凌云等地。

【采集加工】秋、冬季采收，洗净，切片晒干。

【药材性状】块根类球形或扁球形，或为不规则块状，直径10~40cm，表面褐色、灰褐色至黑褐色，有不规则的龟裂纹，散生众多小凸点。商品多为横切或纵切片，直径2~7cm，厚0.5~1cm；新鲜切面淡黄色至黄色，或放置后呈深黄棕色者，断面常可见筋脉纹（三生维管束）环状排列呈同心环状，干后略呈点状突起。气微，味苦。

【品质评价】以体重、质坚实者为佳。

【化学成分】本品含左旋四氢掌叶防己碱（tetrahydropalrnatine），左旋咖坡任碱（capaurine），右旋异紫堇定[（+）-*iso*-corydine]，左旋斑点亚洲罂粟碱（roemerine），去氢斑点亚洲罂粟碱（dehydroroemerine），去氢千金藤碱（dehydrostephanine），千金藤碱（cepharanthine），掌叶防己碱（palmatine），二氢掌叶防己碱（dihydropalmatine），头花千金藤碱（cepharanthine），轮环藤宁碱（cycleanine），小檗胺（berbamine）[1]，1-罗默碱（1-roemerine），去氢罗默碱（dehydroroemerine），*d*-异紫堇定（*d*-*iso*-corydine），紫堇定（corydine），1-四氢巴马汀（1-tetrahadropalmatine），巴马汀（palmatine），氯仿巴马汀（palmatine chloroform），青风藤碱（sinoacutine）和dehassiline等生物碱[2]。

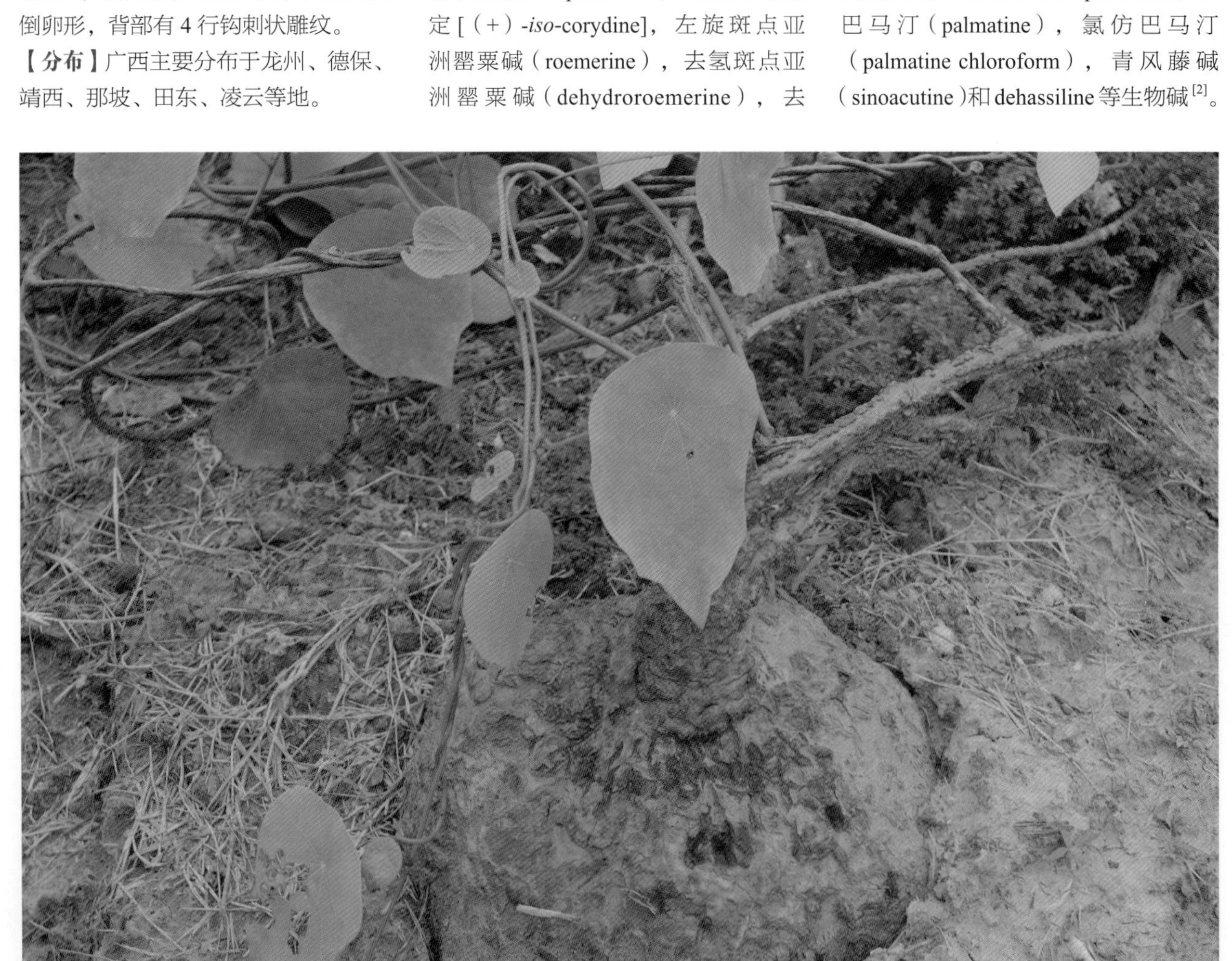

山乌龟原植物

【药理作用】

1. 杀虫　地不容块根中有效成分 1- 罗默碱对褐飞虱具有很高的触杀毒力，半数致死量为 0.0443 μg/ 头，1- 罗默碱对褐飞虱也有胃毒杀虫作用[3]。

2. 抑菌　地不容块根提取物对梨褐斑病菌的抑菌活性较高，10g/L 的浓度作用 72h 抑菌率为 100%，有效浓度为 1.2525g/L[4]。

【临床研究】

1. 神经性头痛　治疗组穴位注射左旋四氢巴马汀（从山乌龟中提取，每 1ml 含 30mg），每次 1~2ml；对照组用延胡索注射液（每 1ml 含生药 2g），每次 2ml。2 组均每周 1~2 次为 1 个疗程。根据头痛部位取穴，前头痛选印堂、眶上切迹；后头痛选风池穴；腭部疼痛选太阳穴；头顶痛选眶上切迹、风池等穴。注射量按穴位深浅而定，一般 0.5~1ml（眶上切迹注射 0.3~0.5ml）。结果：治疗组共 24 例，治愈 21 例，好转 3 例，治愈率 87.5%，疗效最佳者 1 次即愈，最长者 10 次治愈；对照组共 60 例，治愈 54 例，好转 6 例，治愈率 90%，疗效最佳者 1 次即愈，最长 7 次治愈。χ^2 检验两组疗效无明显差异[5]。

2. 瘙痒性皮肤病　用克痒敏（由山乌龟、山苍子、三椏苦、七叶一枝花、毛麝香、两面针、苦参、黄柏、蛇床子等制成）搽患处，每日 3 次，睡前再搽 1 次；或即痒即搽，3 天为 1 个疗程。结果：共治疗 301 例（以虫咬皮炎、皮肤瘙痒症、荨麻疹、湿疹、接触性皮炎为主），经 1~3 个疗程显效 163 例，占 54.2%；有效 117 例，占 38.8%；无效 21 例，占 7%，总有效率为 93%[6]。

【性味归经】味苦，性寒。归胃、肝经。

【功效主治】清热解毒，散瘀止痛。主治咽痛，胃痛，跌打损伤，疮疖痈肿，毒蛇咬伤。

【用法用量】内服：煎汤，6~15g。外用适量，鲜品捣敷患处。

【使用注意】孕妇慎用。

【经验方】

1. 牙齿疼痛　山乌龟切片，每用 1 片，贴于痛齿龈上，2~4h 换 1 片。（《农村常用草药手册》）

2. 慢性胃炎、牙痛、外伤疼痛　山乌龟块根、两面针根皮各适量。各研粉，按 3：1 混合压成片，每片 0.3g，每日 2 次，每次 1~2 片。（《百色地区常用中草药验方选》）

3. 胃和十二指肠溃疡　山乌龟块根 6g，香附块茎 9g，海螵蛸 6g，制半夏 1.5g，甘草 6g。研粉，日分 3 次调红糖或冲开水服。（《常用中草药验方选》）

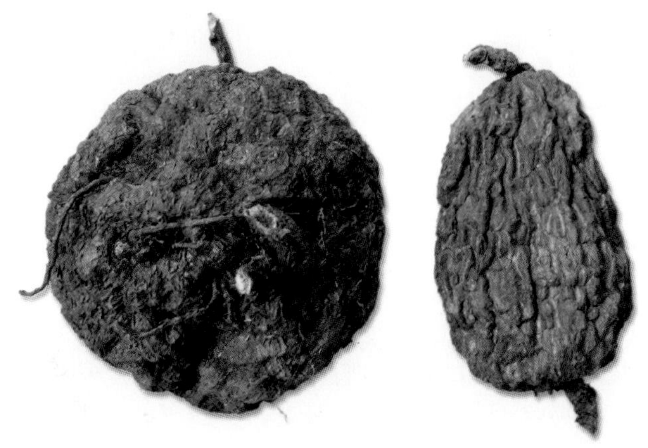

山乌龟药材

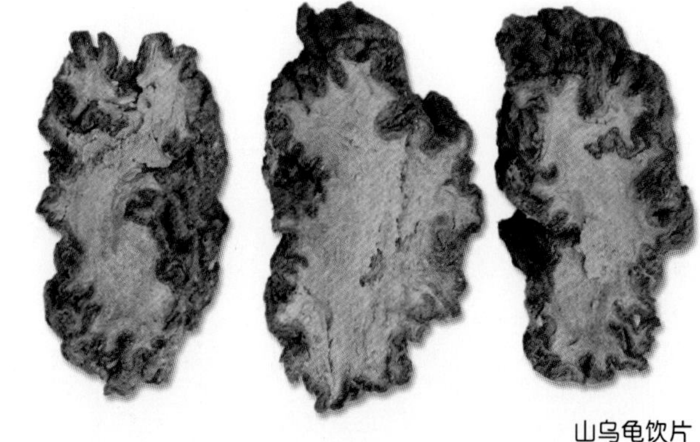

山乌龟饮片

【参考文献】

[1] 国家中医药管理局《中华本草》编委会 . 中华本草 . 上海：上海科学技术出版社，1999：1980.

[2] 邓业成，徐汉虹 . 广西地不容块根生物碱成分研究 . 广西师范大学学报（自然科学版），2004，22（4）：73.

[3] 邓业成，徐汉虹 . 广西地不容的杀虫活性及有效成分研究 . 中国农业科学，2005，38（3）：523.

[4] 邓业成，杨林林，刘香玲，等 .50 种植物提取物对梨褐斑病菌抑菌活性 . 农药，2006，45（3）：206.

[5] 李焕堂，顾建华 . 左旋四氢巴马汀及延胡索穴位注射治疗神经性头痛 84 例小结 . 广西医学，1981，（2）：23.

[6] 廖月星，王安然 . 克痒敏治疗皮肤疾病 301 例临床观察 . 中成药研究，1987，（3）：19.

Shan shi liu

山石榴

Catunaregam Folium seu Radix
[英]Spine Catunaregam Leaf or Root

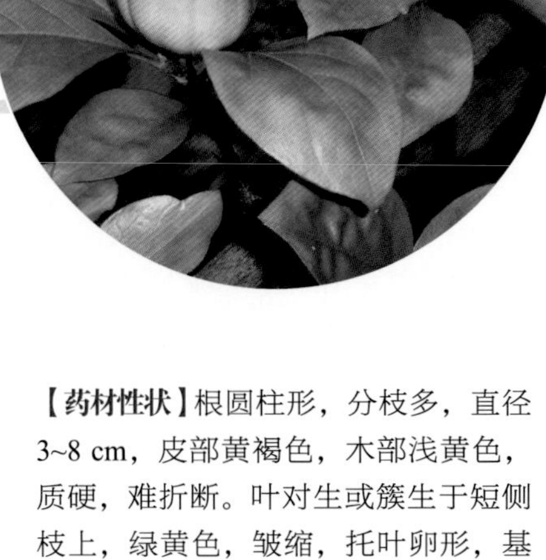

【别名】猪肚木、跌掌随、老虎刺。

【来源】为茜草科植物刺鱼骨木 *Canthium horridum* Bl. 的叶及根。

【植物形态】多年生具刺灌木。小枝圆柱形，被土黄色柔毛；刺对生，长 3~30mm，茎直而锐尖。叶对生；叶片纸质，卵形、卵状长圆形或椭圆形，长 2~5cm，两面无毛或在下面沿中脉被疏长毛。花具短梗，腋生，单朵或数朵簇生于叶腋，有杯状小苞片承托；萼筒倒圆锥形，先端具不明显的波状小齿；花冠白色或带黄毛，裂片 5，锐尖；雄蕊 5，生于冠筒喉部；花柱伸出。核果单个或双生，扁球形。

【分布】广西主要分布于东兰、平果、隆安、邕宁、上林、武鸣、龙州、防城、灵山、桂平、昭平、岑溪等地。

【采集加工】夏季采摘叶；四季均可挖根切片，鲜用或晒干。

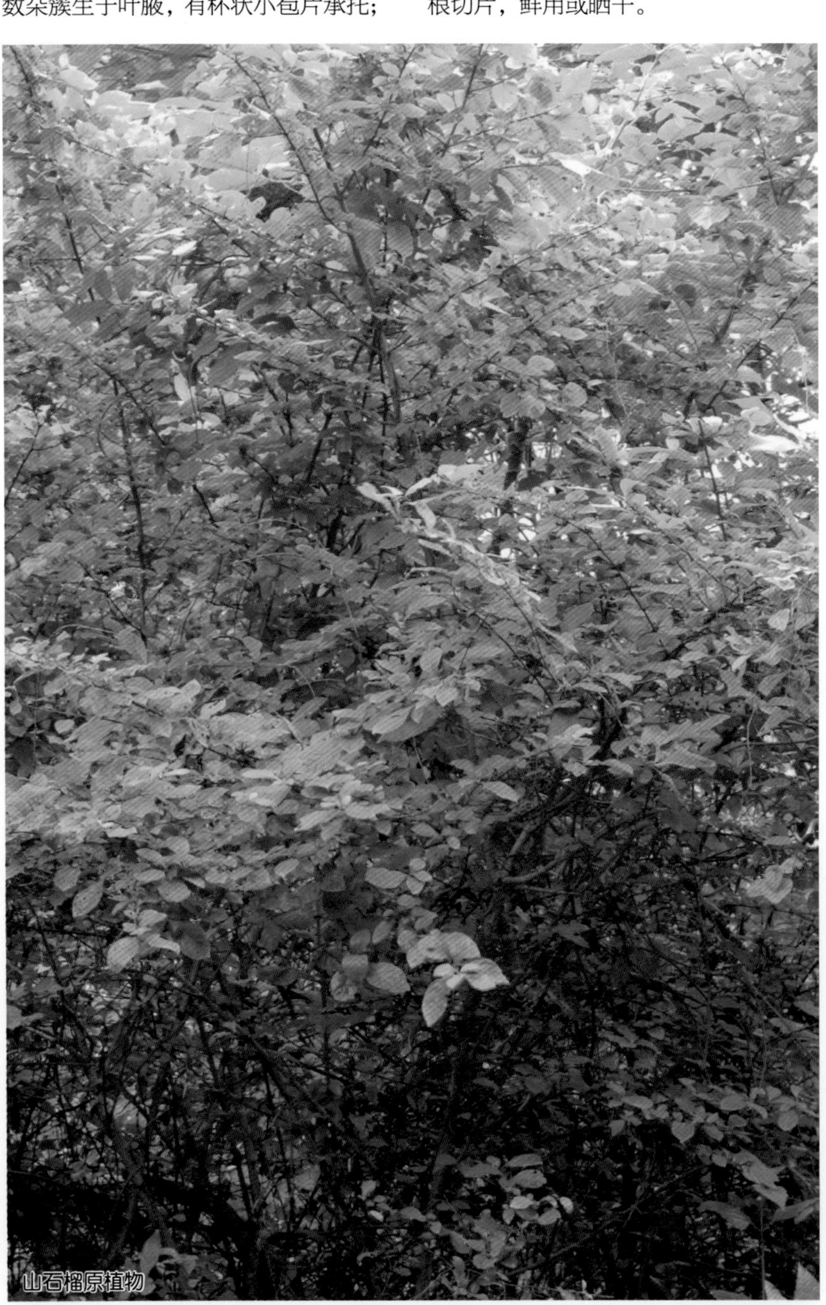

山石榴原植物

【药材性状】根圆柱形，分枝多，直径 3~8 cm，皮部黄褐色，木部浅黄色，质硬，难折断。叶对生或簇生于短侧枝上，绿黄色，皱缩，托叶卵形，基部合生，先端芒尖，叶片展开呈宽倒卵形至匙形，长 2~5cm，宽 1.5~3.5cm，钝头，仅在下面中脉和叶缘有毛。气微，味淡。

【品质评价】叶以干燥、色绿者为佳；根以身干、洁净者为佳。

【化学成分】本品根中含有香草酸（vanillic acid），木栓醇（friedelinol），木栓酮（friedelin），*β*-胡萝卜苷（*β*-daucosterol），*β*-谷甾醇（*β*-sitosterol）等成分[1]。

叶含挥发油，其挥发油主要有 α,α,4-三甲基-3-环己烯-1-甲醇（α,α,4-trimethyl-3-cyclohexene-1-methanol），苯乙基乙醇（phenethyl ethanol），（*E*）-2-己烯酸（*E*-2-hexene acid），6,10,14-三甲基-2-十五碳酮（6,10,14-trimethyl-2-pentadecanone），2-甲氧基-3-（2-丙烯基）-苯酚 [2-methoxy-3-（2-propenyl）-phenol]，2-甲氧基-乙烯基苯酚（2-methoxy-vinylphenol），异叶绿素（*iso*-chlorophyll），2,3-二氢-苯并呋喃（2,3-dihydro-benzofuran），邻苯二甲酸二异丁酯（di-*iso*-butyl phthalate），（*Z,Z,Z*）-9,12,15-十八碳三烯酸甲酯 [（*Z,Z,Z*）-9,12,15- octadecetrienoic acid methyl ester]，香兰素（vanillin），叶绿素（chlorophyll），四十三烷（tritetracontane），邻苯二甲酸二丁酯（dibutyl- phthalate），十四碳酸（myristic acid），蒽（anthracene），1-甲基环庚醇（1-methyl cycloheptanol），1,5-二甲基-7-氧基二环 [4.1.0] 庚烷

（1,5- dimethyl-7- oxylbicyclo[4.1.0]heptane），正十六碳酸（*n*-hexadecanoic acid），4- 羟基苯甲醛（4-hydroxybenzaldehyde），十八碳酸（stearic acid）[2]。

【性味归经】味苦、涩，性凉；有毒。归肝经。

【功效主治】祛瘀散肿，解毒，止血。主治跌打瘀肿，外伤出血，疥疮。

【用法用量】外用：鲜根、叶适量，捣敷；果研粉撒；或煎水外洗。

【使用注意】本品只作外用，不可内服。

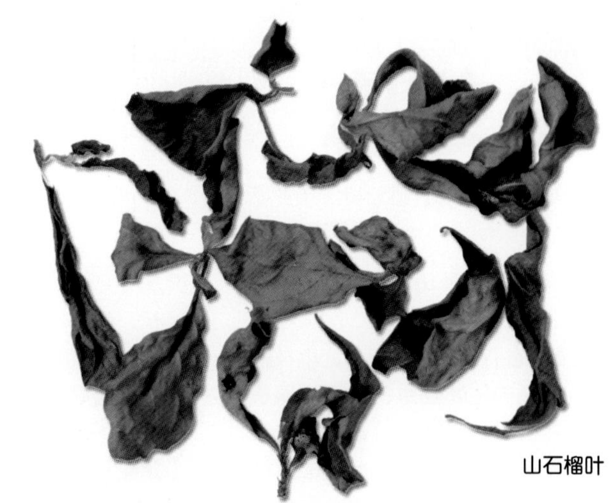

山石榴叶

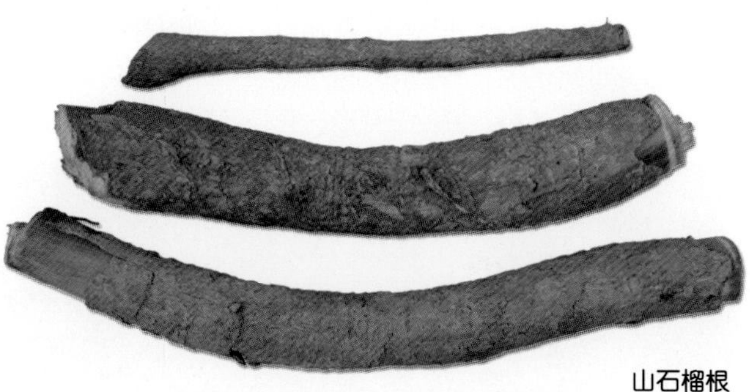

山石榴根

【经验方】

1. 跌打瘀肿　山石榴鲜根捣烂，酒炒外敷。（《广西本草选编》）
2. 外伤出血　山石榴鲜叶捣烂外敷；或用果研粉撒患处。（《广西本草选编》）
3. 疥疮　山石榴鲜果捣烂，放热水中搅拌，泛出白色泡沫，外洗。（《广西本草选编》）

【参考文献】

[1] 王安伟．大叶鱼骨木和猪肚木化学成分及药理活性研究．广西师范大学硕士学位论文，2008.

[2] 陈光英，罗肖雪，韩长日．猪肚木叶挥发油的气相色谱-质谱分析．河北大学学报（自然科学版），2007，27（5）：487.

Shan zhi ma

山芝麻

Helicteris Angustifoliae Rhizoma
[英]Narrowleaf Screwtree Root

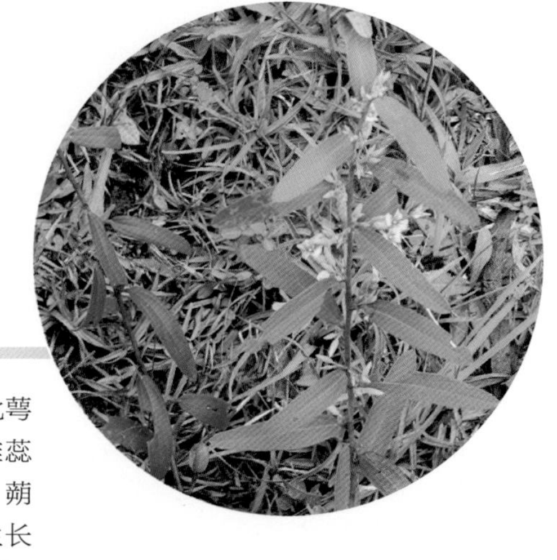

【别名】野芝麻、假芝麻、山油麻、白头公、苦麻。

【来源】为梧桐科植物山芝麻 *Helicteres angustifolia* L. 的根。

【植物形态】多年生小灌木。小枝被灰绿色短柔毛。叶互生；叶柄被星状短柔毛；叶片狭长圆形或条状披针形，长 3.5~5cm，宽 1.5~2.5cm，先端钝或急尖，基部圆形，下面被灰白色或淡黄色星状茸毛，间或混生刚毛，全缘。聚伞花序腋生，有花 2 至数朵；花梗通常有锥尖状的小苞片 4 枚；花萼管状，被星状短柔毛，5 裂，裂片三角形；花瓣 5，不等大，淡红色或紫红色，比萼略长，基部有 2 个耳状附属体；雄蕊 10，退化雄蕊 5；子房 5 室，被毛。蒴果卵状长圆形，密被星状毛及混生长绒毛。种子小，褐色，有椭圆形小斑点。

【分布】广西全区均有分布。

【采集加工】全年均可采收，洗净，切段，晒干。

【药材性状】根呈圆柱形，略扭曲，头部常带有结节状的茎枝残基；表面灰黄色至灰褐色，间有坚韧的侧根或侧根痕，栓皮粗糙，有纵斜裂纹，老根栓皮易片状剥落。质坚硬，断面皮部较厚，暗棕色或灰黄色，强纤维性，易与木部剥离并撕裂；木部黄白色，具微密放射状纹理。气微香，味苦、微涩。

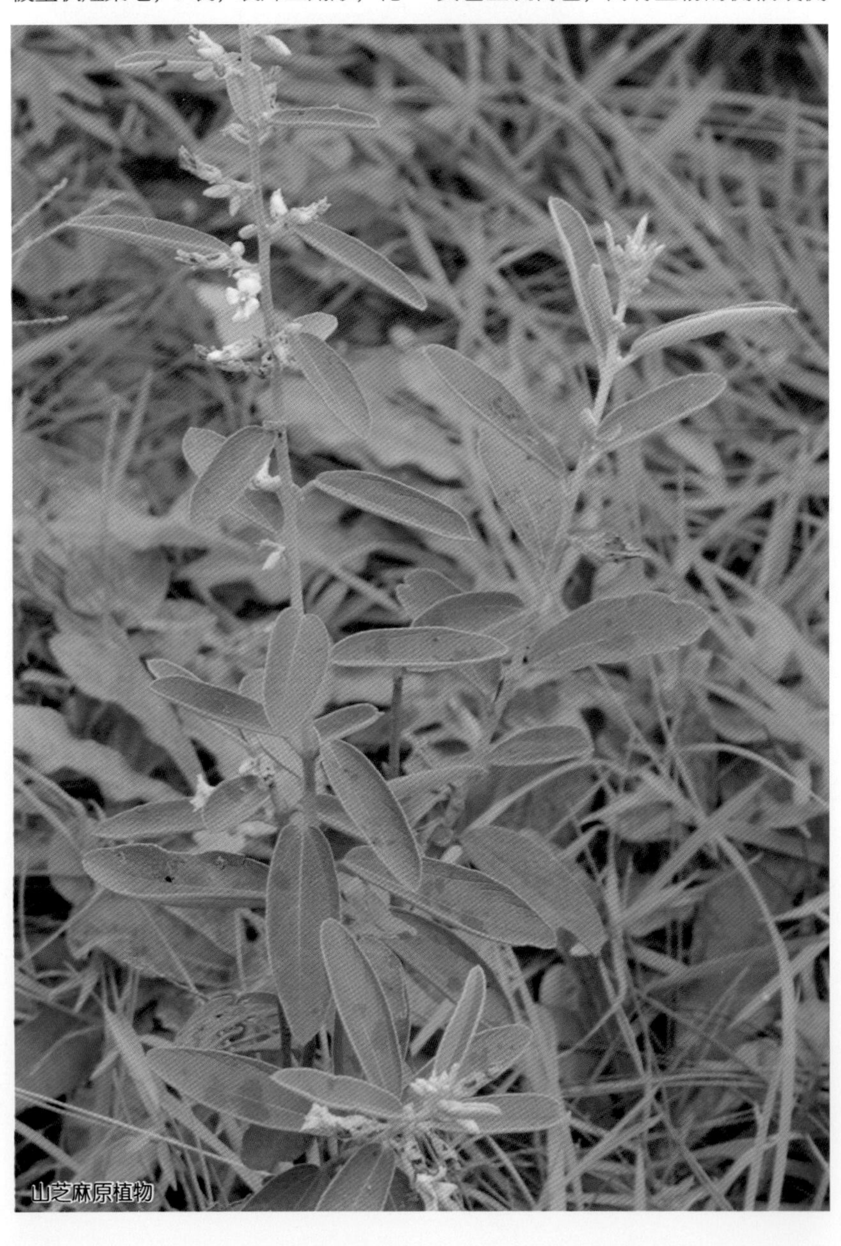
山芝麻原植物

【品质评价】以质坚硬、皮部厚、木部黄白色者为佳。

【化学成分】本品根含 β- 谷甾醇（β-sitosterol），白桦脂酸（betulic acid），齐墩果酸（oleanolic acid），山芝麻酸甲酯（methyl helicterate），山芝麻宁酸甲酯（methyl helicterilate），山芝麻宁酸（helicterilic acid）及山芝麻酸内酯（heliclactone），根皮含倍半萜醌类化合物曼宋酮（mansonone）E、F、H、M[1]。

还含 3β- 羟基 -27- 苯甲酰氧基齐墩果酸甲酯（methyl-3β-hydroxy-27-benzoyloxy-oleanolate），3β-*O*- 对羟基 - 反 - 肉桂酰 - 齐墩果酸（3β-*O*-*p*-hydroxy-*trans*-cinnamoyl-oleanolic acid）等三萜类化合物[2] 以及葫芦素 E（cucurbitacin E），5,7,4′- 三羟基 -3′,5′- 二甲氧基黄酮（5,7,4′-trihydroxy-3′,5′-dimethoxy flavone），2,6- 二甲氧基对醌（2,6- dimethoxy-*p*-quinone），乌苏酸（ursolic acid），3-*O*-[β-D- 吡喃葡萄糖] 谷甾 -5- 烯 -3β- 醇苷，麦角甾醇（ergosterin）[3]。

【药理作用】

1. 抗菌　山芝麻对金黄色葡萄球菌有杀灭作用，对铜绿假单胞菌有抑制作用[4]。

2. 抗炎解热　山芝麻新工艺 1 样品具有一定的抗炎作用，新工艺 2、3 样品可能有一定的解热作用。山芝麻乙酸乙酯提取物为抗炎有效部位[5]。

3. 抗肝纤维化　山芝麻水提物 30g/kg、15g/kg、7.5g/kg 灌胃肝纤维化模型大鼠6周，能降低肝组织中α-平滑肌肌动蛋白、金属蛋白酶组织抑制因子蛋白表达，从而抑制大鼠肝脏纤维组织的形成[6]。

4. 抗肿瘤　山芝麻所含化学成分葫芦素D和葫芦素对肝癌细胞BEL-7402和恶性黑色素细胞瘤SK-MEL-28有抑制作用，而白桦脂酸和pyracrenic acid对人类结肠癌细胞COLO205和人类胃癌细胞AGS有细胞毒作用[7,8]。

【临床研究】

毒蛇咬伤　毒蛇咬伤后尽速内服山芝麻根二层皮，每次1.5~3g，先用口嚼烂（至药渣无味为止），米酒送服；同时可用消毒刀将创口进行扩创，利于毒液的排出。结果：共治疗56例（其中竹叶青蛇、眼镜蛇咬伤48例，银环蛇、金环蛇咬伤8例），全部治愈，没有后遗症。疗程最短的2天，最长的15天，一般都在3~5天之间基本治愈。内服山芝麻10~15min后，创口可流出大量黄色黏稠液体，继而疼痛减轻，肿胀逐渐消退。若能及时处理，几乎不会出现伤口疼痛和肿胀现象。2~3天症状全部消失[9]。

【性味归经】味苦，性凉。归肺、大肠经。

【功效主治】清热解毒，消肿止痒。主治感冒发热，咽喉肿痛，痄腮，肺热咳嗽，肠炎，痢疾，瘰疬，痈肿，痔疮。

【用法用量】内服：煎汤，9~15g，鲜品30~60g。外用适量，鲜品捣敷。

【使用注意】孕妇及虚寒证者慎服。

【经验方】

1. 蛇头疔　山芝麻鲜叶和红糖捣烂敷患处。（《福建中草药》）
2. 乳痈　山芝麻鲜根30g。酒水煎服。另用鲜叶捣烂外敷。（《福建中草药》）
3. 痈疽肿毒　鲜山芝麻叶，捣敷。（《福建民间草药》）
4. 淋巴结核　山芝麻根60g。酌加酒、水各半，炖服。(《福建民间草药》)
5. 骨结核病　山芝麻根30g，小雄鸡1只（去肠内杂物）。酌加清水炖熟。分2~3次服。（《福建民间草药》）
6. 痄腮　山芝麻叶60~90g。捣敷患处。(《岭南草药志》)
7. 感冒发热　山芝麻9g，青蒿、红花、地桃花各6g，两面针根1.5 g。水煎，分2次服。(《全国中草药汇编》)
8. 感冒咳嗽　山芝麻15g，两面针、古羊藤、枇杷叶各9g，水煎，分2次服，每日1剂。(《全国中草药汇编》)
9. 感冒和流行性感冒　山芝麻9~12g，野菊花（全株）9~12g，青蒿6g，一点红9g。用水300ml，煎取80~100ml，分3~4次服，每日1剂，可酌加红糖或白糖调味。[广西医学，1988，10（1）：55]
10. 肺结核　山芝麻鲜根30g，冰糖15g。水煎服。或加百部、积雪草各30g。水煎，分3次服。(《福建药物志》)
11. 肠炎腹泻　山芝麻干根15~30g。水煎服。（广州部队《常用中草药手册》）
12. 痢疾　鲜山芝麻30g，酌加水煎。每日服2次。(《福建民间草药》)

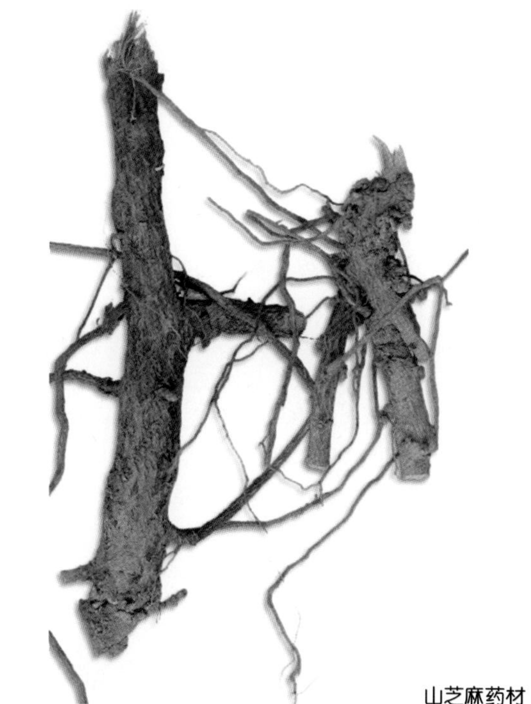

山芝麻药材

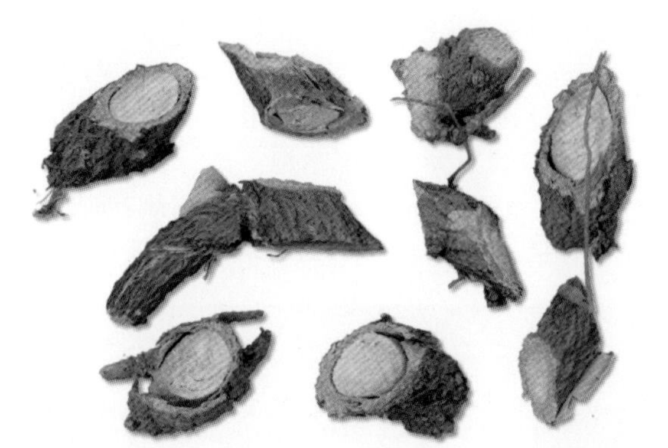

山芝麻饮片

【参考文献】

[1] 国家中医药管理局《中华本草》编委会. 中华本草. 上海：上海科学技术出版社，1999：4399.

[2] 郭新东，安林坤，徐迪，等. 山芝麻中的新三萜化合物. 高等学校化学学报，2003，24（11）：2022.

[3] 郭新东，安林坤，徐迪，等. 中药山芝麻的化学成分研究. 中山大学学报（自然科学版），2003，42（2）：52.

[4] 郭晓庄. 有毒中草药大辞典. 天津：天津科技翻译出版公司，1992：46.

[5] 何燕，李翼鹏，杨威，等. 中药山芝麻有效部位的筛选研究. 海峡药学，2009，21（11）：28.

[6] 林兴，冯志强，卢锷英，等. 山芝麻水提物对大鼠肝纤维化组织中α-SMA、TIMP-1蛋白表达的影响. 山东医药，2010，50（7）：46.

[7] Chen W,Tang W,Lou L,et al.Pregnane coumarin and lupane derivatives and cytotoxic constituents from Helicteres angustifolia. Phytochemistry,2006,67（10）: 1041.

[8] Pan MH,Chen CM,Lee SW,et al.Cytotoxic triterpenoids from the root bark of Helicteres angustifolia.Chem Biodivers,2008,5（4）:565.

[9] 福建南靖县医院整理. 山芝麻治疗毒蛇咬伤的经验. 广东医学，1975，（8）：55.

Shan mai dong

山麦冬

Liriopes Spicatae Radix

[英]Creeping Liriope Root Tuber

【别名】土麦冬、麦门冬、大叶麦门冬。

【来源】为百合科植物山麦冬 *Liriope spicata*（Thunb.）Lour. 的块根。

【植物形态】多年生草本。根状茎粗短，生有许多长而细的须根，其中部膨大成连珠状或纺锤形的肉质小块根。叶丛生；叶柄有膜质鞘；叶片革质，条形，长 15~30cm，宽 4~7cm。花茎直立，总状花序顶生，有花多数，常 1~4 朵聚生于苞腋，花被淡紫色或浅蓝色。长圆形或披针形；子房上位。浆果球形，熟时蓝黑色。

【分布】广西主要分布于南丹、东兰、三江、融安、忻城、金秀等地。

【采集加工】夏季采挖，洗净，反复暴晒，堆置至七八成干，去须根干燥。

【药材性状】山麦冬块根呈纺锤形，略弯曲，两端狭尖，中部略粗，长 1.5~3.5cm，直径 3~5mm。表面淡黄色，有的黄棕色，不饱满，具粗糙的纵皱纹。纤维性强，断面黄白色，蜡质样。味较淡。

【品质评价】以块根淡黄色、纤维性强、断面黄白色者为佳。

【化学成分】本品块根含甾体皂苷类成分，如土麦冬皂苷（spicatoside）A、B，土麦冬皂苷 A 的原皂苷元Ⅱ（prosapogenin Ⅱ of spicatoside A）及原皂苷元Ⅲ（prosapogenin Ⅲ of spicatoside A），麦冬皂苷 B（ophiopogonin B），*β*- 谷甾醇葡萄糖苷（*β*-sitosterolglucoside）[1]，山麦冬皂苷 C（Lss3）等 [2]，25（*R*）鲁斯可皂苷元 -1-*O*-*β*-D- 吡喃葡萄糖 -（1→2）-*β*-D- 吡喃岩藻糖苷，25（*R*）鲁斯可皂苷元 -1-*O*-*β*-D- 吡喃木糖 -（1→3）-*β*-D- 吡喃岩藻糖苷，25（*S*）鲁斯可皂苷元 -1-*O*-[*α*-L- 吡喃鼠李糖基（1→2）] [*β*-D- 吡喃木糖基 -（1→3）]-*β*-D- 吡喃夫糖苷等 [3]。另含黄酮类成分、糖类成分 [4]、氨基酸类成分 [5] 以及多种微量元素 [6]。

【药理作用】

1. 强心、扩冠　25% 土麦冬注射液灌注 1.5ml 能增加豚鼠离体心脏冠脉流量（+54.59%），灌注 200% 土麦冬注射液 1.5ml，冠脉流量反而减少（-38.20%）。冠脉流量增加时心脏收缩增强，但心率无影响。当冠脉流量减少时心脏收缩减弱，心率减慢，甚至出现房室传导阻滞与心室纤颤等。静注土麦冬注射液 2.5g/kg 和 5.0g/kg 能增强在位兔心心收缩力，收缩幅度增加 58.23%~97.35%。2.5g/kg 时的正性肌力作用不被普萘洛尔阻断，且对

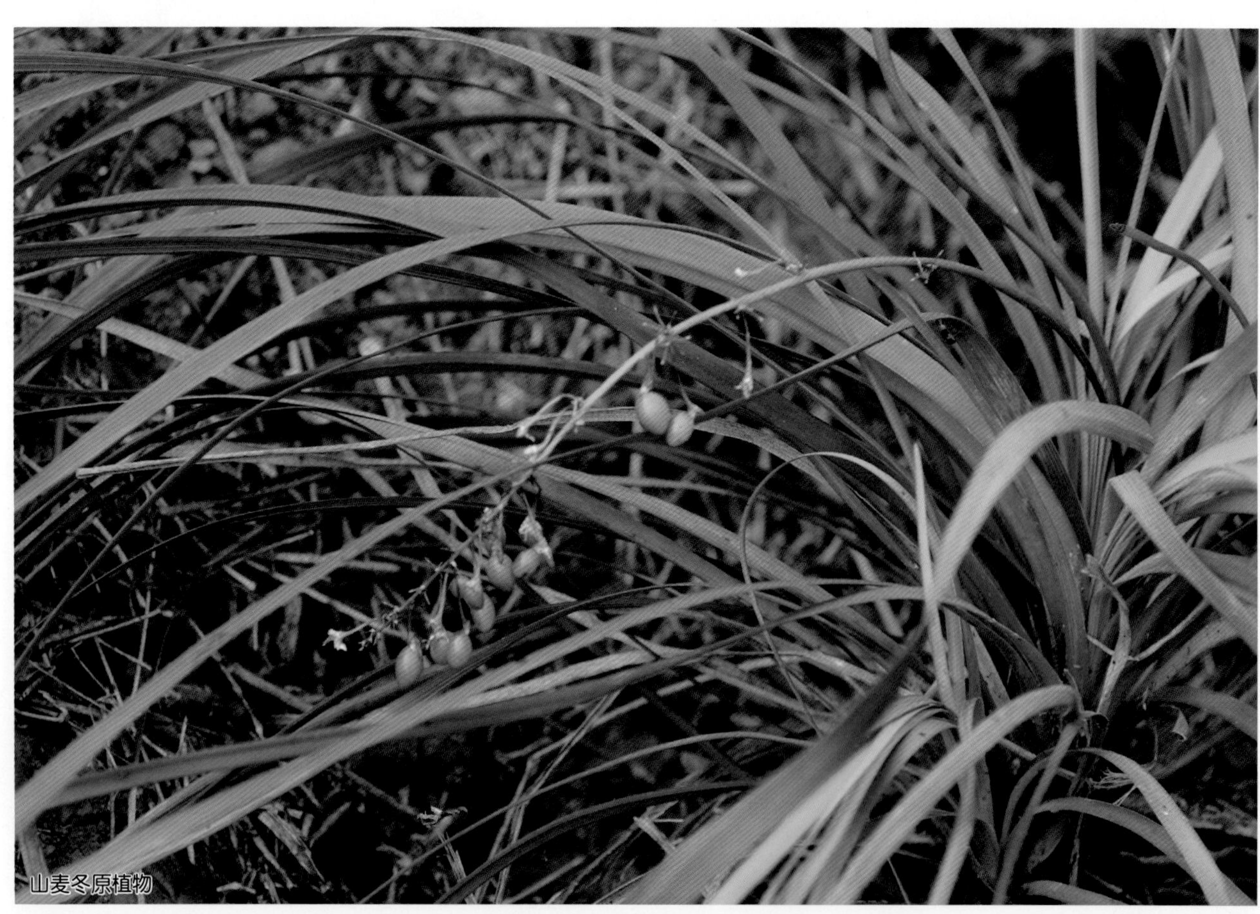
山麦冬原植物

心率也无明显影响，说明其正性肌力作用似与β-受体无关。本品还能提高小鼠心脏对86Rb的摄取率[7]。土麦冬水溶性提取物给麻醉猫静脉注射1.75g/kg，其心室内压变化速率最大值（LV dp/dt max）增加86%，左心室收缩至射血时间（t-dp/dt max）缩短28%，心输出量（CO）、心脏指数（CI），每搏指数（SI）和左室作功指数（LVWI）分别增加146%、151%、150%和194%，心率轻度减慢，全身血管阻力（SVR）降低48%。本品0.7g/kg静脉注射，LV dp/dt max增加38%，CO增加44%，t-dp/dt max缩短20%，SVR降低20%[8]。

2. 抗心肌缺血　土麦冬水提取物以1g/kg和0.75g/kg给麻醉大鼠腹腔注射，对垂体后叶素所致大鼠急性心肌缺血有良好的保护作用。土麦冬水提取物对高位双重结扎冠脉左前降支法造成急性心肌梗死模型家兔能降低结扎2h后ST段抬高毫伏数（$\Sigma\Delta$ST），48h后能缩小心肌梗死范围[9]。

3. 抗心律失常　土麦冬注射液（1∶2）0.3~0.5ml/100g体重给麻醉大鼠静脉注射对氯化钡和乌头碱所致的实验性心律失常有迅速的转律作用，但维持时间短暂[10]。土麦冬任氏液在浓度为1∶300或1∶100时有改善蟾蜍离体心脏心肌收缩力的作用，浓度为1∶10时作用相反。土麦冬任氏液对洋地黄中毒的心肌有恢复心肌收缩力的作用[10,11]。土麦冬水醇剂2.5g/kg静脉注射对氯仿、肾上腺素诱发家兔心律失常有对抗作用。同等剂量的土麦冬水醇剂静注可提高乌头碱诱发大鼠室颤和心脏停搏的阈剂量。本品30g/kg静脉注射可引起家兔正常ECG改变，表现为P-R间期延长，Q-T间期缩短，心率减慢及T波低平[11]。

4. 增强免疫　土麦冬注射液腹腔注射12.5~25.0g/kg能提高小鼠耐缺氧的能力[7]。土麦冬多糖对^{60}Co-γ射线和环磷酰胺造成小鼠免疫器官损伤有一定的恢复作用，能增强免疫低下小鼠的胸腺和脾脏重量，还能升高注射环磷酰胺小鼠外周血的白细胞数。土麦冬多糖还对小鼠原发性肝癌实体瘤有一定的抑制作用[12]。

5. 毒理　小鼠腹腔注射土麦冬注射液，其半数致死量（LD_{50}）为（134.34±12.59）g/kg[7]。山麦冬注射液（1∶1）给小鼠腹腔注射，其LD_{50}为（20.61±7.08）g/kg[10]。

【性味归经】味甘、微苦，性微寒。归肺、胃、大肠经。

【功效主治】养阴生津。主治阴虚肺燥，咳嗽痰黏，胃阴不足，口燥咽干，肠燥便秘。

【用法用量】内服：煎汤。10~15g。

【使用注意】脾虚便溏者慎用。

【经验方】

1. 百日咳　山麦冬三钱，百部一钱，白及二钱。水煎服。（《红河中草药》）
2. 尿道炎　山麦冬一两，车前草五钱。水煎服。（《红河中草药》）

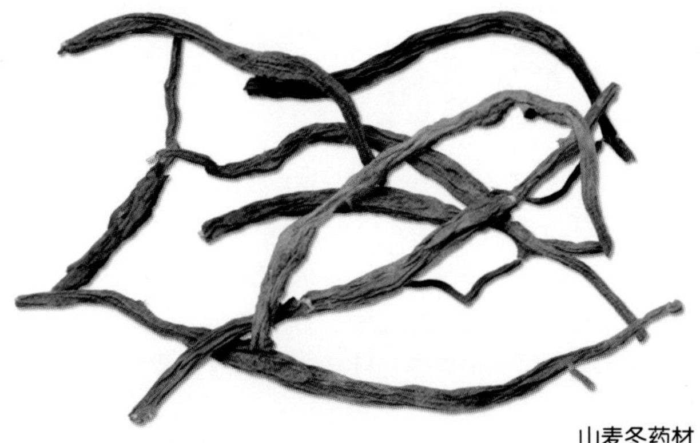

山麦冬药材

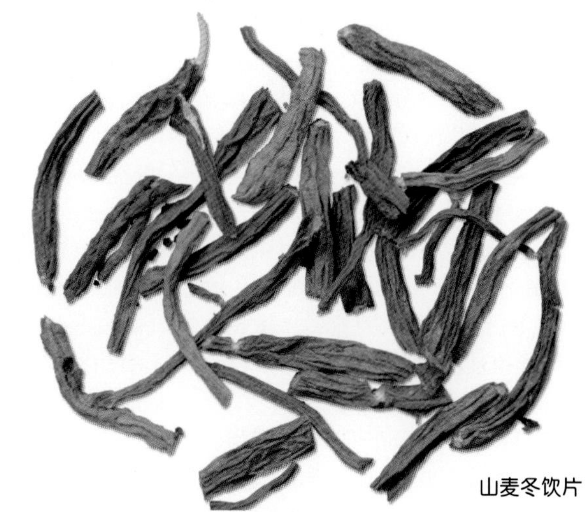

山麦冬饮片

【参考文献】

[1] 国家中医药管理局《中华本草》编委会.中华本草.上海：上海科学技术出版社，1999：7190.

[2] 余伯阳，徐国均.中药麦冬的资源利用研究.中草药，1995，26（4）：205.

[3] 刘伟，王著禄，梁华清.湖北山麦冬化学成分的研究.药学学报.1989，24（10）：749.

[4] 曾宪武，孙红祥，金亚玲.麦冬类药材成分的比较分析.现代应用药学，1992，9（4）：156.

[5] 张敏红，李美琴，曾宪武.麦冬类药材氨基酸分析.基层中药杂志，2000，14（2）：7.

[6] 石磊，杨红兵.不同产地麦冬微量元素分析比较.实用中医药杂志，2004，20（4）：217.

[7] 桂苡，高广猷，韩国柱，等.麦冬对心血管系统药理作用的研究.大连医学院学报，1983，（1）：9.

[8] 高广猷，李传勋，段鹏，等.山麦冬水溶性提取物对麻醉猫血液动力学的影响.中国中药杂志，1989，14（9）：40.

[9] 高广猷，李淑媛，王勖.山麦冬水溶性提取物抗心肌缺血的实验观察.大连医学院学报，1985，7（3）：25.

[10] 韦德慧，杨淑琴，刘菊芳，等.麦冬注射液的抗实验性心律失常和对离体心脏的作用.中草药，1982，13（9）：411.

[11] 高广猷，韩国柱，刘玉华，等.山麦冬的某些心血管药理作用.大连医学院学报，1984，6（3）：12.

[12] 韩凤梅，刘春霞，陈勇.山麦冬多糖对免疫低下小鼠的保护作用.中国医药学报，2004，19（6）：347.

Shan dou gen

山豆根

Sophorae Tonkinensis Radix et Rhizoma

[英]Tonkin Sophora Root

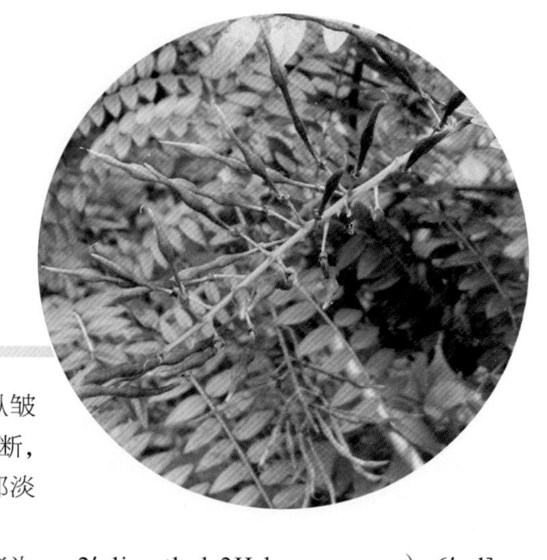

【别名】柔枝槐、广豆根、苦豆根。

【来源】为豆科植物越南槐 *Sophora tonkinensis* Gagnep. 的根和根茎。

【植物形态】多年生小灌木，直立或平卧。根圆柱状，少分枝，根皮黄褐色。茎分枝少，密被短柔毛。奇数羽状复叶，互生；小叶片 11~19，椭圆形或长圆状卵形，长 1~2.5cm，宽 0.5~1.5cm，顶端小叶较大，先端急尖或短尖，基部圆形，上面疏被短柔毛，背面密被灰棕色短柔毛。总状花序顶生，密被短毛；花萼阔钟状，先端 5 裂；花冠黄白色，旗瓣卵圆形，先端凹，基部具短爪，翼瓣长于旗瓣，基部具三角形耳；雄蕊 10，离生；子房圆柱形，密被长柔毛。荚果密被长柔毛，种子间成念珠状。种子椭圆形，黑色，有光泽。

【分布】广西主要分布于武鸣、龙州、德保、靖西、那坡、田阳、田林、乐业、凤山、南丹、河池、都安、罗城等地。

【采集加工】秋、冬季采收，洗净，切片晒干。

【药材性状】根长圆柱形，有时分枝，略弯曲，长短不一，直径 0.7~1.5cm。表面棕色至黑棕色，有不规则的纵皱纹及突起的横长皮孔。质坚硬，难折断，断面略平坦，皮部淡黄棕色，木部淡黄色。微有豆腥气，味极苦。

【品质评价】以条粗、质坚、味苦者为佳。

【化学成分】本品含生物碱（alkaloid）、黄酮类化合物（flavone）、萜（terpene）等多种成分。生物碱有苦参碱（matrine），氧化苦参碱（oxymatrine），甲基金雀花碱（methylcytisne），臭豆碱（anagyrine），槐根碱（sophocarpine），槐根碱 *N*- 氧化物（sophocarpine *N*-oxide），槐胺碱（sophoramine），槐花醇（sophoranol）[1]；黄酮类化合物有越南槐醇（tonkinensisol），lupiwighteone，wighteone，8- 异戊烯基山柰酚（8-prenylkaempferol），染料木素（genistein），高丽槐素 [（L）-maackiain][2]，左旋三槐素（maackiain），染料木素（genistein），左旋三叶豆紫檀苷（trifolirhizin），左旋紫檀素（pterocarpin），山豆根酮（sophoranone），山豆根苯并吡喃 {2-[（7′-hydroxy-2′-dimethyl-2H-benzopyran）-6′-yl]-7-hydroxy-8-（3-methyl-2-butenyl）chroman-4-one}，山豆根苯并二氢呋喃（2-[{2′-（1-hydroxy-1-methylethyl）-7′-（3-methyl-2-butenyl）-2′,3′-dihy-dro benzofuran}-5′-yl]-7-hydroxy-8-（3-methyl -2-butenyl）chroman-4-one），山豆根色烯（sophoranochromene），山豆根查耳酮（sophoradin），山豆根酮色烯（sophoranochromene），山豆根色满素（2-[{3′- hydroxy-2′,2′-dimethyl-8′-（3-methy-2-butenyl）}chroman-6′-yl]-7-hydroxy-8-（3-methyl-2-butenyl）chroman-4-one），山豆根新色烯 {2-（2′,4′-dihydroxyphenyl）-8,8-dimethyl -10-（3- methyl-2-butenyl）-8H-pyreano [2,3-d]chroman-4-one}，大豆素（daidzein），4′,7- 二羟基 -6,8- 双（3- 甲基 -2- 丁烯）二氢黄酮 [4′,7-trihydroxy-6,8-bis-（3-methyl-2-butenyl）flavanone]，2′,4′,7- 三羟基 -6,8- 双（3- 甲基 -2- 丁烯）二氢黄酮 [2′,4′, 7-trihydroxy-6,8-bis-（3-methyl-2-butenyl）flavanone]，山豆根色烯查耳酮 {6-[3-（2′,4′-dihydroxyphenyl）acryloyl]-7-hydroxy-2,2-dimethyl-8-（3-methyl-2-butenyl）2H-benzopyrane}；还含三萜类化合物槐花二醇（sophoradiol），广东相思子三醇（cantoniensistriol），大豆皂醇（soyasapogenol）A 及 B，相思子皂醇（abrisapogenol）C、D、E、H、I，葛根皂醇（kudzusapogenol），紫藤皂醇 A（wistariasapogenol A）等；尚含羽扇豆醇（lupeol），*β*- 谷甾醇（*β*-sitosterol），维生素 C 和维生素 B_1[1]。

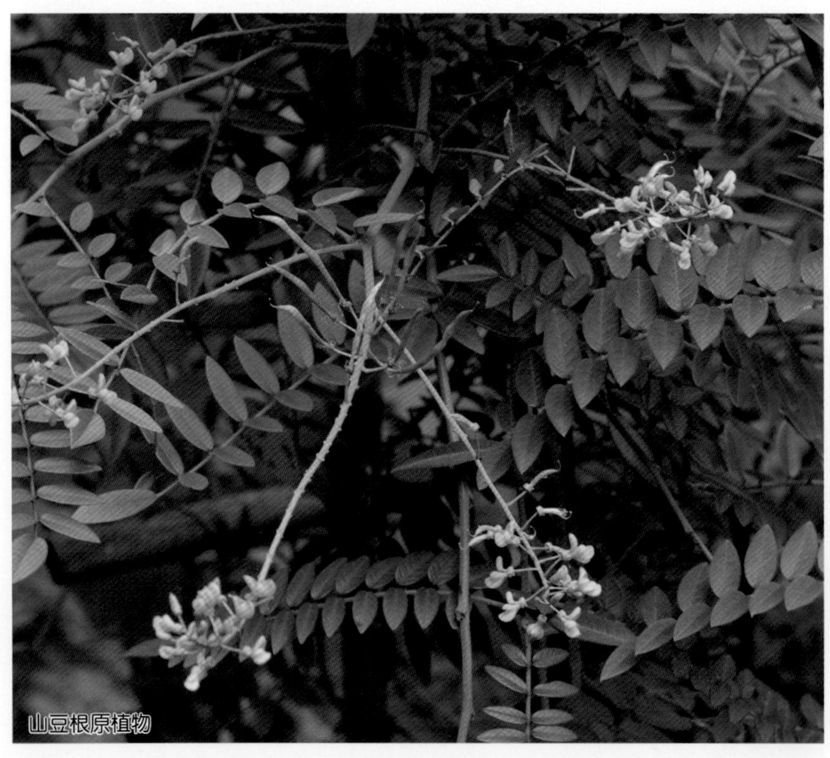

山豆根原植物

【药理作用】

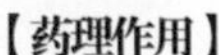

I. 抗炎　广豆根中提取的氧化苦参碱可减轻哮喘小鼠气管及肺组织中嗜酸性细胞的浸润，抑制哮喘小鼠肺组织中

白介素-4mRNA的表达水平及有抗气管变应性炎症的作用[3]。氧化苦参碱还可抑制NF-KB活化，降低肿瘤坏死因子、白介素-6和细胞间黏附分子1的生成，从而减轻结肠炎性损伤和腹泻、便血症状[4]。

2. 抗病毒　苦参素能抑制柯萨奇病毒壳核蛋白的表达，表现出直接的抗病毒活性[5]。氧化苦参碱具有直接抗乙型肝炎病毒（HBV）活性[6]。苦参素能降低HBV转基因小鼠肝脏内HBsAg和HBeAg的含量[7, 8]。

3. 抗肝纤维化　苦参素有减轻肝脏炎性活动度、抑制肝内胶原合成及抗肝纤维化的作用，其机制可能与机体免疫调节功能有关[9, 10]。

4. 降低转氨酶　氧化苦参碱与苦参碱对四氯化碳致损伤肝细胞具有较好的保护作用，均有降低转氨酶作用[11, 12]。

5. 抑制肿瘤　苦参素对小鼠S180肉瘤有一定的抑制作用，对S180肉瘤血管形成有抑制作用，降低VEGF、bFGF的表达可能是其抑制肿瘤血管形成的主要机制之一。氧化苦参碱对子宫癌有抑制作用[13, 14]。

6. 抗氧化　苦参素有较好的清除羟基自由基的作用，且呈量效关系。通过清除羟基自由基，苦参素对辐射导致胸腺嘧啶核苷酸的间接损伤有保护作用[15]。

7. 毒理　苦参素基本属低毒类药物，在一定程度上有遗传毒性作用。

【临床研究】

慢性活动性乙型肝炎　应用广豆根注射液，每日4ml加入10%葡萄糖500ml静滴，3h内滴完，8周为1个疗程，治疗期间除肝太乐、维生素C、复合维生素B、ATP及辅酶A外，不用其他药物。结果：共治疗50例，显效41例，有效6例，无效3例，有效率94%[16]。

【性味归经】味苦，性寒。归肺、胃经。

【功效主治】泻火解毒，利咽消肿，止痛杀虫。主治咽喉肿痛，齿龈肿痛，肺热咳嗽，烦渴，黄疸，热结便秘，肿瘤，热肿秃疮，痔疮癣疥，虫毒咬伤。

【用法用量】内服：煎汤，6~12g；或磨汁；或研末；或入丸、散。外用适量，含漱或捣敷。

【使用注意】脾胃虚寒泄泻者禁服。

【经验方】

1. 疮癣　山豆根末，腊月猪脂调涂之。（《肘后备急方》）
2. 蜘蛛咬　山豆根末，唾和涂之。（《肘后备急方》）
3. 单双喉蛾　①山豆根三钱，桔梗三钱，甘草一钱，半夏一钱。水煎服。（《喉科集腋》）②真山豆根，为细末，用熊胆和为丸，用鸡皮阴干为末为衣，如绿豆大。每用一丸，放舌根下，徐徐咽下，立已。（《鲁府禁方》）
4. 喉癌　山豆根、玄参、大青叶各15g，开金锁30g。水煎服。每日1剂。（《实用抗癌手册》）
5. 积热咽喉闭塞肿痛　山豆根一两，北大黄、川升麻、朴硝（生）各半两。为末，炼蜜为丸，如皂子大。每一丸以薄绵包，少痛便含，咽液。（《直指方》山豆根丸）
6. 赤白痢　山豆根，捣末蜜丸，空心煎水下二十丸，三服自止。（《肘后备急方》）

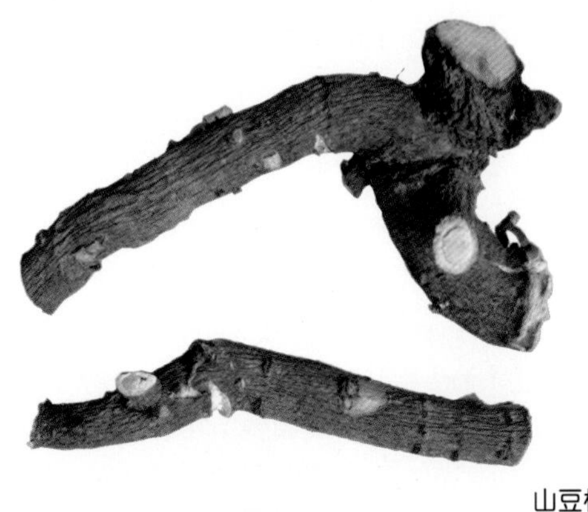

山豆根药材

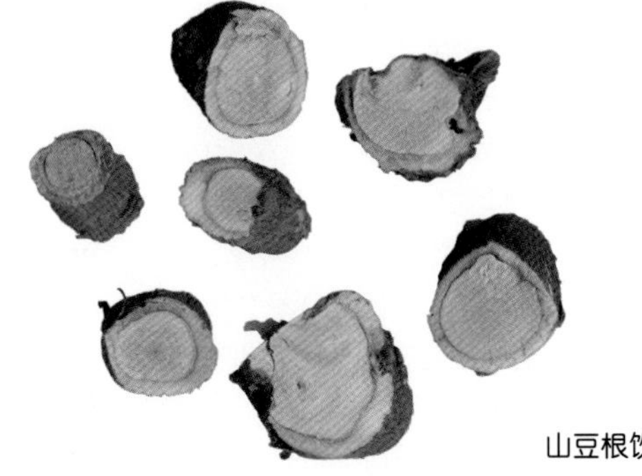

山豆根饮片

【参考文献】

[1] 国家中医药管理局《中华本草》编委会 . 中华本草 . 上海：上海科学技术出版社，1999：3394.

[2] 杨瑞云，兰艳素，何瑞杰，等 . 广豆根中黄酮类成分研究 . 时珍国医国药，2010，21（6）：1350.

[3] 焦霞 . 氧化苦参碱对哮喘小鼠抗炎作用的研究 . 上海第二医科大学学报，2002，22（4）：303.

[4] 郑萍 . 氧化苦参碱对葡聚糖硫酸钠诱导大鼠结肠炎的抗炎作用机制研究 . 中华消化杂志，2003，23（4）：207.

[5] 陈福祥 . 苦参总碱体外抗柯萨奇病毒 B_3 型作用测定及其机理的初步研究 . 中华实验和临床病毒学杂志，1995，9（2）：115.

[6] 杨志伟 . 苦豆子生物碱体外抗柯萨奇 B_3 病毒的作用 . 四川中医，2003，21（3）：14.

[7] 李继强 . 氧化苦参碱抗乙型肝炎病毒的体外实验研究 . 中华消化杂志，2001，21（9）：550.

[8] 陈小松 . 氧化苦参碱对乙型肝炎病毒转基因小鼠乙肝抗原表达的影响 . 第二军医大学学报，1999，20（10）：746.

[9] 余小虎 . 氧化苦参碱抗大鼠肝纤维化及其免疫调控作用 . 中国临床医学，2004，11（2）：163.

[10] 杨文卓 . 氧化苦参碱防治半乳糖胺诱导大鼠肝纤维化的实验研究 . 中华肝脏病杂志，2002，10（3）：193.

[11] 甘乐文 . 苦参素对大鼠慢性肝损伤的防护作用 . 中草药，2002，33（4）：339.

[12] 向晓星 . 氧化苦参碱对小鼠暴发型肝衰竭的保护作用 . 临床肝胆病杂志，2000，16（2）：92.

[13] 王兵 . 氧化苦参碱抑制肝癌细胞诱导血管内皮细胞增殖作用的研究 . 肿瘤防治杂志，2003，10（7）：707.

[14] 王兵 . 氧化苦参碱对肿瘤诱导血管内皮细胞增殖的抑制作用 . 实用肿瘤杂志，2000，15（5）：297.

[15] 田晓华 . 氧化苦参碱清除·OH自由基作用及对胸腺嘧啶核苷酸辐射防护作用的ESR研究 . 解放军预防医学杂志，1996，14（6）：412.

[16] 宋政，丁秀英，张连春，等 . 静点广豆根注射液治疗慢活肝50例 . 山东中医杂志，1991，10（1）：20.

Shan jian lan

山菅兰

Dianellae Ensifoliae Rhizoma
[英]Swordleaf Dianella Rhizome

【别名】山猫儿、桔梗兰、假射干、蛇王修。

【来源】为百合科植物山菅兰 *Dianella ensifolia*（L.）DC. 的根及根茎。

【植物形态】多年生草本，具根茎。叶2列状排列，条状披针形，长30cm以上，宽1.2~3cm以上，基部鞘状套折，先端长渐尖，边缘和沿叶青中脉具细锐齿。总状花序组成顶生圆锥花序，分枝疏散；花淡黄色、绿白色至淡紫色；具长短不一的花梗；花被片6，长圆状披针形，开展；雄蕊6，花丝极厚，花药线形，暗棕色；子房近圆形，花柱线状，柱头部明显的3裂。浆果卵圆形，蓝紫色，光滑；种子5~6颗，黑色。

【分布】广西主要分布于南宁、武鸣、邕宁、上思、龙州、宾阳、隆安、靖西、隆林、凌云、乐业、东兰、来宾、平南、博白等地。

【采集加工】全年均可采收，洗净，晒干或鲜用。

【药材性状】根状茎极短，直径约1cm，节间亦短，长约5mm（顶部带有地上茎茎基），节上有鳞叶残留和多数长短不一须根，均为浅灰黑色。须根直径约1.5mm，具细纵棱及环状裂痕，或皮层脱落露出浅棕色木质部，较易折断，断面肉眼可见髓部中空。气微，味辛。

【品质评价】以粗大、干燥、易折断者为佳。

【化学成分】本品根含酸模素（musizin），2,4- 二羟基 -3,5,6- 三甲基苯甲酸甲酯（methyl 2,4-dihydroxy-3,5,6-trimethylbenzoate），2,4- 二羟基 -6- 甲基苯甲酸甲酯即苔色酸甲酯（methyl 2,4-dihydroxy-6-methylbenzoate,methylorsellinate），5,7- 二羟基 -2,6,8- 三甲基色酮（5,7-dihydroxy-2,6,8-trimethylchromone），2,4- 二羟基 -3,6- 二甲基苯甲酸甲酯（methyl 2,4-dihydroxy-3,6-dimethylbenzoate），2,4- 二羟基 -6- 甲氧基 -3- 甲基苯乙酮（2,4-dihydroxy-6-methoxy-3-methylacetophenone），5,7- 二羟基 -2,8- 二甲基色酮（5,7-dihydroxy-2,8-dimethylchromone）[1]。

【性味归经】味辛，性温；有毒。归肝、胆经。

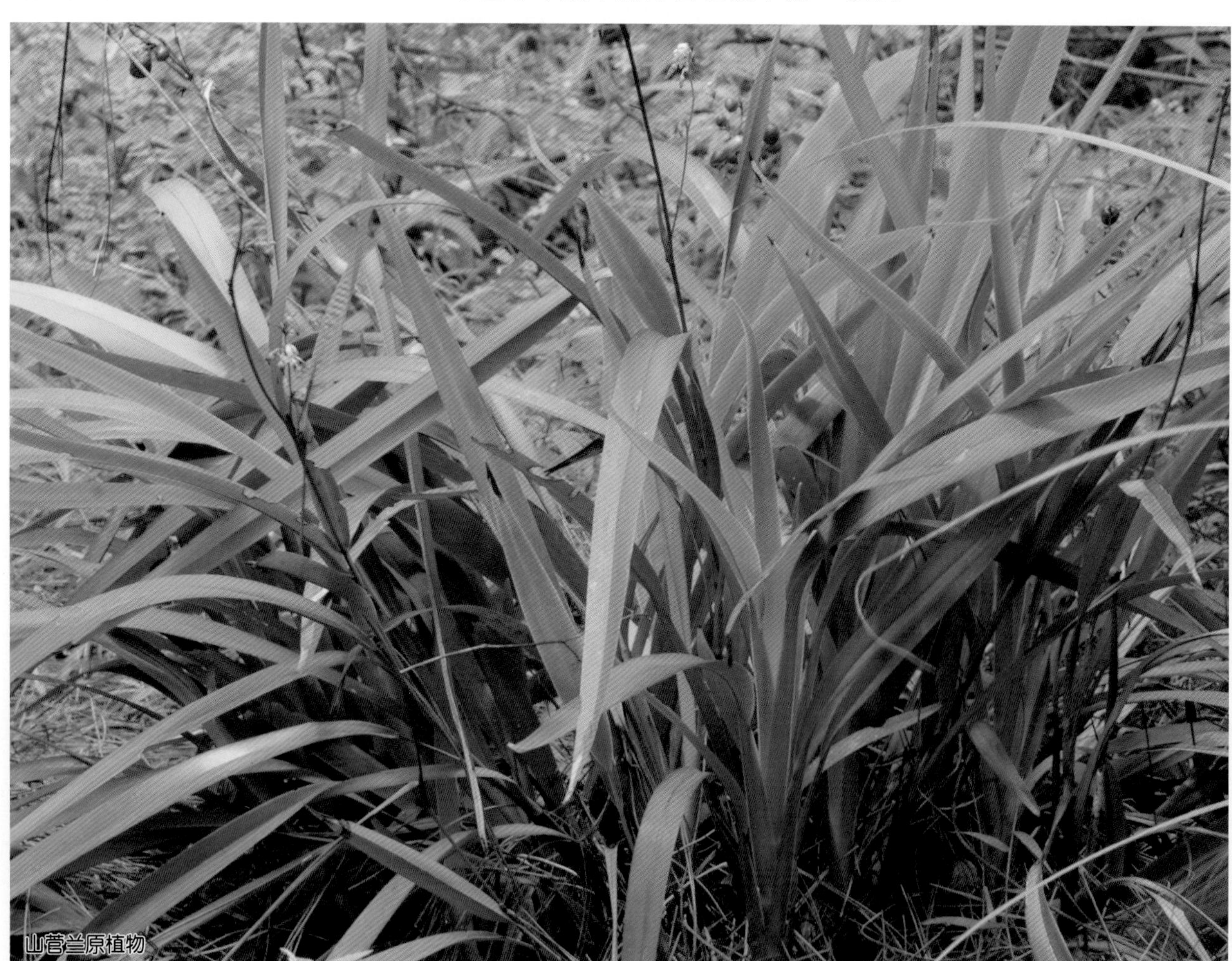
山菅兰原植物

【功效主治】拔毒消肿，散瘀止痛，杀虫。主治跌打损伤，瘰疬，痈疽疮癣。

【用法用量】外用适量，捣敷或研粉醋调敷。

【使用注意】本品有毒，禁内服。

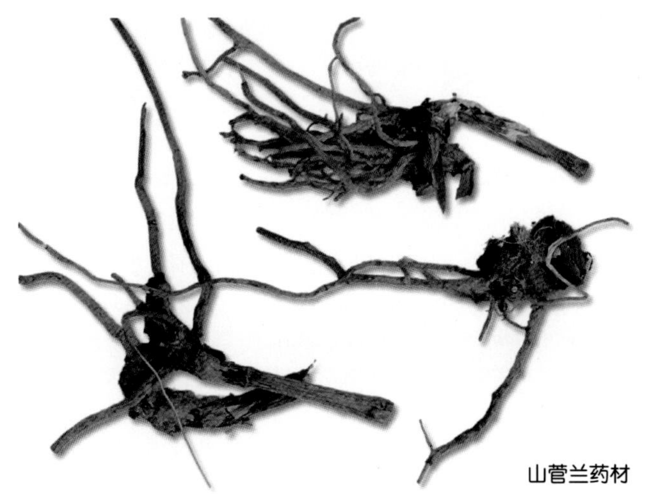
山菅兰药材

【经验方】

1. 风湿痹痛　鲜山菅兰全草适量。水煎熏洗。（《广西本草选编》）
2. 癣　山菅兰鲜根捣烂，调醋外搽。（《广西本草选编》）

【参考文献】

[1] 国家中医药管理局《中华本草》编委会 . 中华本草 . 上海：上海科学技术出版社，1999：7158.

Shan yin hua

山银花

Lonicerae Flos

[英]Japanese Honeysuckle Flower Bud

【别名】金银花、双花、山花、南银花、山金银花、土忍冬、土银花、银花。

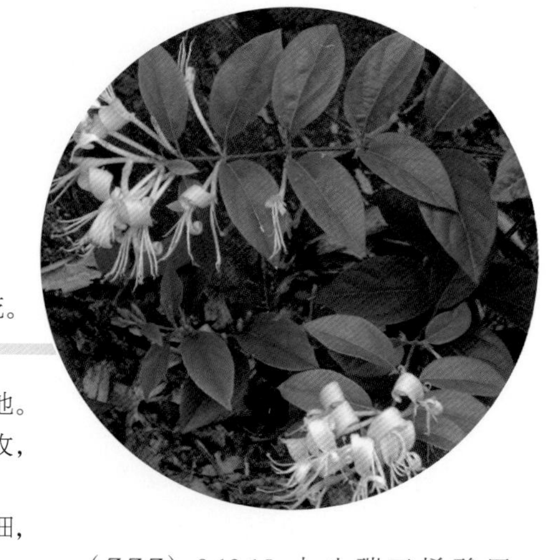

【来源】为忍冬科植物灰毡毛忍冬 *Lonicera macranthoides* Hand.-Mazz.、红腺忍冬 *Lonicera hypoglauca* Miq.、华南忍冬 *Lonicera confusa* DC. 或黄褐毛忍冬 *Lonicera fulvotomentosa* Hsu et S.C. Cheng 的花蕾或带初开的花。

【植物形态】红腺忍冬：多年生攀缘灌木；幼枝被微毛。叶卵形至卵状矩圆形，长 3~10cm，顶端短渐尖，基部近圆形，下面密生微毛并杂有橘红色腺毛。总花梗单生或多个集生，短于叶柄；萼筒无毛，萼齿长三角形，具睫毛；花冠 3.5~4.5cm，外疏生微毛和腺毛，先白色后变黄色，唇形，上唇具 4 裂片，下唇反转，约与花冠筒等长；雄蕊 5，与花柱均稍伸出花冠。浆果近球形，黑色，直径约 7mm。

【分布】广西主要分布于桂林、梧州、玉林、柳州、河池、南宁、百色等地。

【采集加工】春末夏初花开放前采收，干燥；或用硫黄熏后干燥。

【药材性状】花蕾呈棒状，上粗下细，略弯曲，长 2~3cm，上部直径约 3mm，下部直径约 1.5mm，表面黄白色或绿白色（储久色渐深），密被短柔毛。偶见叶状苞片。花萼绿色，先端 5 裂，裂片有毛，长约 2mm。开放者花冠筒状，先端二唇形；雄蕊 5，附于筒壁，黄色；雌蕊 1，子房无毛。

【品质评价】以花蕾不开放、色黄白或绿白、无杂质者为佳。

【化学成分】本品干燥花蕾中挥发油中主要化学成分为酸、酯、烃类。其中含量最高的化合物为棕榈酸（hexadecanoic acid），占 49.27%，其次亚油酸（linoleic acid）占 16.97%，（*Z,Z,Z*）-9,12,15- 十八碳三烯酸甲酯 [（*Z,Z,Z*）-9,12,15- octadecatrienoic acid,methylester] 占 11.63%[1]。此外本品花中含绿原酸（chlorogenic acid）[2]。本品藤茎中含环烯醚萜苷类化合物如马钱子苷（loganin）、獐牙菜苷（sweroside）、secoxyloganin、vogeloside、secologanin[3]，地榆皂苷Ⅱ（ziyuglycoside Ⅱ），灰毡毛忍冬皂苷甲（macranthoidin A），灰毡毛忍冬皂苷乙（macranthoidin B），东莨菪素（scopoletin），绿原酸（chlorogenic acid），胡萝卜苷（daucosterol），*β*-谷甾醇（*β*-sitosterol）[4]。

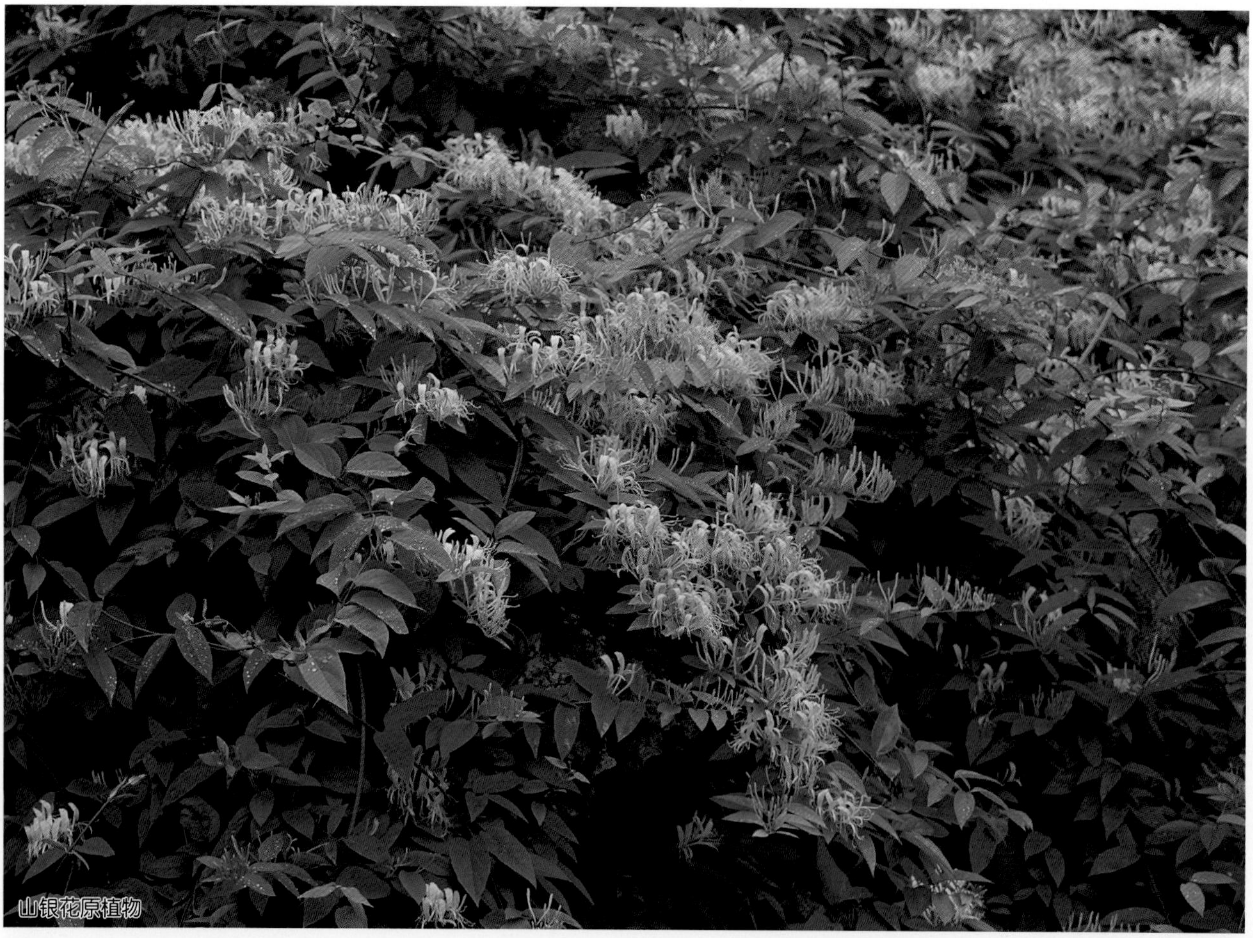

山银花原植物

【药理作用】

1. 抗病原微生物　金银花煎剂及醇浸液对金黄色葡萄球菌、白色葡萄球菌、溶血性链球菌、肺炎杆菌、脑膜炎双球菌、伤寒杆菌、副伤寒杆菌、大肠杆菌、痢疾杆菌、变形杆菌、百日咳杆菌、铜绿假单胞菌、结核杆菌、霍乱弧菌等多种革兰阳性和阴性菌均有一定的抑制作用[5~11]。水浸剂比煎剂作用强，叶煎剂比花煎剂作用强[8,11]。若与连翘合用，抗菌范围还可互补[12]，与青霉素合用能增强青霉素对耐药性金黄色葡萄球菌的抗菌作用[13]。

2. 抗中毒　静注金银花蒸馏液 6g/kg 对铜绿假单胞菌内毒素中毒的家兔有治疗作用，能改善其所引起的白细胞减少和体温升高[14]。从黄褐毛忍冬中分离出的总皂苷能降低四氯化碳、D- 半乳糖胺及对乙酰氨基酚致中毒小鼠的谷丙转氨酶活性及肝脏甘油三酯含量，并减轻肝脏的病理损害[15,16]。

3. 抗炎、解热　金银花提取液能减轻角叉菜胶所致的大鼠足肿胀及抑制巴豆油肉芽囊肿的炎性渗出和肉芽组织形成[17]，对蛋清所致的足肿胀也有抑制作用[18]。

4. 对免疫系统作用　金银花煎剂浓度为 1：1280 体外能促进白细胞的吞噬功能。金银花注射液小鼠腹腔注射也有促进炎性细胞吞噬功能的作用[18]。金银花水煎剂 250mg/kg 能降低豚鼠 T 细胞 *α*- 醋酸萘酯酶阳性百分率，提示对细胞免疫可能有抑制作用[19]。

5. 降血脂　大鼠灌服金银花煎剂 2.5g/kg 能减少肠内胆固醇吸收，降低血浆中胆固醇的含量[20]。体外实验金银花可与胆固醇相结合[21]。

6. 兴奋中枢神经系统　绿原酸灌胃可引起大鼠、小鼠等动物中枢神经系统兴奋，其作用强度为咖啡因的 1/6，两者合用无相加及增强作用[22,23]。

7. 抗生育　金银花水煎浸膏有较好的抗早孕作用，且呈现剂量依赖性。有终止小鼠早、中、晚期妊娠的作用并有抗黄体激素的作用。金银花抗孕作用可被外源性的孕酮、人绒毛膜促性腺激素完全取消。金银花还能抑制假孕小鼠蜕膜瘤的形成，此作用可被黄体酮所对抗。吲哚美辛能干扰金银花的抗孕作用[24]。

【临床研究】

1. 链球菌感染　治疗组用芩黄注射液（由腺背忍冬花蕾提取物与黄芩提取物制成，每支 25ml，由山东中医药大学制药厂生产），每次 50ml 加入 5% 葡萄糖注射液，配合使用青霉素，静脉滴注，每日 1 次，一般持续使用 3~5 天。对照组采用大环内酯类加喹诺酮类二联用药，持续使用 5 天。结果：治疗组共 206 例，主要为由链球菌引起的急性上呼吸道感染、肺炎、急性扁桃体炎等，治愈 156 例，改善 50 例，有效率 78%；对照组 65 例，治愈 28 例，改善 31 例，无效 6 例，有效率 43%。两组疗效有明显差异（$P<0.05$），且治疗组可缩短疗程，降低抗生素的使用率和治疗剂量[25]。

2. 流行性感冒　治疗组用忍冬胶囊（忍冬花蕾、藤提取物制成，相当原材料 2g，由陕西中医研究所提供），每次 5 粒，每日 3 次。对照组用银翘解毒片（西安国药厂生产），每次 5 粒，每日 3 次。2 组均 7 天为 1 个疗程。观察病例均发热超过 38.5℃，可定义为重感冒。结果：治疗组共 31 例，明显改善 23 例，好转 6 例，无效 2 例，明显有效率为 74.1%；对照组 30 例，明显改善 17 例，好转 9 例，无效 4 例，明显有效率为 56.7%[26]。

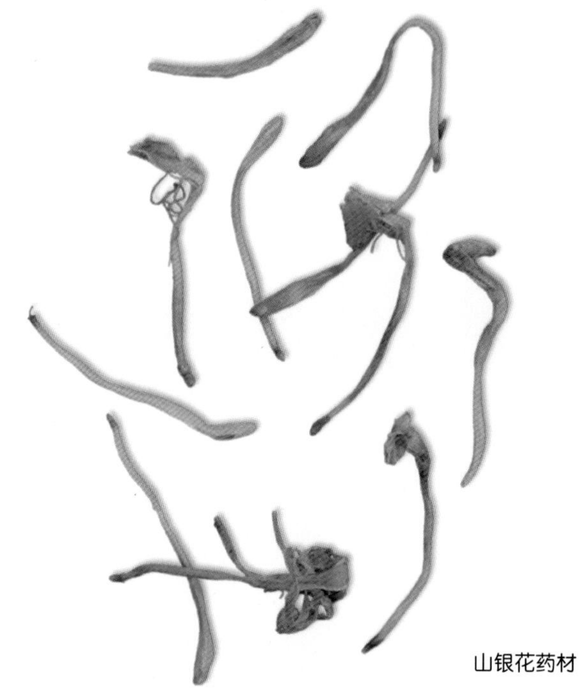

山银花药材

【性味归经】味微甘、苦，性微寒。归肺、心、胃、大肠经。

【功效主治】清热解毒，疏散风热。主治温病发热，热毒血痢，痈肿疔疮，喉痹及多种感染性疾病。

【用法用量】内服：煎汤，10~20g；或入丸、散。外用适量，捣敷。疏散风热以生品为佳；露剂多用于暑热烦渴。

【使用注意】脾胃虚寒及疮疡属阴证者慎服。

【经验方】

1. 一切肿毒，不问已溃未溃，或初起发热，喉痹乳蛾　金银花（连茎叶）自然汁半碗，煎八分服之，以滓敷上，败毒托里，散气和血，其功独胜。（《积善堂经验方》）

2. 痈疽发背初起　金银花半斤，水十碗煎至二碗，入当归二两，同煎至一碗，一气服之。（《洞天奥旨》归花汤）

3. 疮疡痛甚，色变紫黑者　金银花连枝叶（锉）二两，黄芪四两，甘草一两。上细切，用酒一升，同入壶瓶内，闭口，重汤内煮二三时辰，取出，去滓，顿服之。（《活法机要》回疮金银花散）

4. 深部脓肿　金银花、野菊花、海金沙、马兰、甘草各三钱，大青叶一两。水煎服。亦可治疗痈肿疔疮。（《江西草药》）

5. 气性坏疽，骨髓炎　金银花一两，积雪草二两，一点红一两，野菊花一两，白茅根一两，白花蛇舌草二两，地胆草一两。水煎服。另用女贞子、佛甲草（均鲜者）各适量，捣烂外敷。（《江西草药》）

6. 一切内外痈肿　金银花四两，甘草三两。水煎顿服，能饮者用酒煎服。（《医学心悟》忍冬汤）

7. 大肠生痈，手不可按，右足屈而不伸　金银花三两，当归二两，地榆一两，麦冬一两，玄参一两，生甘草三钱，薏仁五钱，黄芩二钱。水煎服。（《洞天奥旨》清肠饮）

8. 初期急性乳腺炎　银花八钱，蒲公英五钱，连翘、陈皮各三钱，青皮、生甘草各二钱。上为一剂量，水煎二次，并分二次服，每日一剂，严重者可一日服两剂。[中级医刊，1964，（3）：167]

9. 乳岩积久渐大，色赤出水，内溃深洞　金银花、黄芪（生）各五钱，当归八钱，甘草一钱八分，枸橘叶（即臭橘叶）五十片。水酒各半煎服。（《竹林女科》银花汤）

10. 杨梅结毒　金银花一两，甘草二钱，黑料豆二两，土茯苓四两。水煎，每日一剂，须尽饮。（《外科十法》忍冬汤）

11. 预防乙脑、流脑　金银花、连翘、大青根、芦根、甘草各三钱。水煎代茶饮，每日一剂，连服三至五天。（《江西草药》）

12. 热淋　金银花、海金沙藤、天胡荽、金樱子根、白茅根各一两。水煎服，每日一剂，五至七天为一疗程。（《江西草药》）

13. 胆道感染，创口感染　金银花一两，连翘、大青根、黄芩、野菊花各五钱。水煎服，每日一剂。（《江西草药》）

14. 痢疾　金银花（入铜锅内，焙枯存性）五钱。红痢以白蜜水调服，白痢以砂糖水调服。（《惠直堂经验方》忍冬散）

15. 解农药（1059、1605、4049 等有机磷制剂）中毒　银花二至三两，明矾二钱，大黄五钱，甘草二至三两。水煎冷服，每剂作一次服，一日二剂。（徐州《单方验方新医疗法选编》）

【参考文献】

[1] 苟占平，万德光．红腺忍冬干燥花蕾挥发油成分研究．中国现代应用药学杂志，2005，22（6）：475.

[2] 国家中医药管理局《中华本草》编委会．中华本草．上海：上海科学技术出版社，1999：6568.

[3] 贺清辉，田艳艳，李会军，等．红腺忍冬藤茎中环烯醚萜苷类化合物的研究．中国药学杂志，2006，41（9）：656.

[4] 贺清辉，李会军，毕志明，等．红腺忍冬藤茎的化学成分．中国天然药物，2006，4（5）：385.

[5] 刘国声．中华新医学报，1950，19（2）：95.

[6] 李希贤．中华医学杂志，1955，41（10）：952.

[7] 重庆医学院附属医院内科中医中药研究组．微生物学报，1960，8（1）：52.

[8] 江西省中医药研究所．江西中医药，1960，（1）：34.

[9] 王增慧．中华儿科杂志，1966，15（2）：91.

[10] 广东省中医学院．新医学，1971，（3）：30.

[11] 张家铨．新医学，1975，（3）：155.

[12] 浙江温州地区卫生局．浙南本草新编，1975：340.

[13] 俞用川．微生物学报，1929，7（3）：231.

[14] 冯玉书．沈阳药学院学报，1979，（11）：73.

[15] 时京珍．中药药理与临床，1990，6（1）：33.

[16] 时京珍．药学学报，1995，30（4）：311.

[17] 徐锦奋．中医药资料汇编（吉林医大），1973，（1）：95.

[18] 竺稽能．中西医结合资料汇编．急腹症第二集（湖北中医院），1979：64.

[19] 肖彭华．徐州医学院学报，1988，8（3）：192.

[20] 李希贤．中国药学会 1963 年学术议论文摘要集，1963：342.

[21] 浙江省中医研究所冠心病研究组．中草药通讯，1974：70.

[22]Czok G.CA,1961,55:20218i.

[23]Valette G.CA,1971,74:97900g.

[24] 曹采频．中药药理与临床，1989，5（3）：48.

[25] 张红锋，白艳军．中药金银花药用成分的提取及抑菌实验的研究．华东师范大学学报（自然科学版），2000，（1）：107.

[26] 陈东辉．忍冬胶囊治疗流行性感冒．陕西中医杂志，2005，9（7）：121.

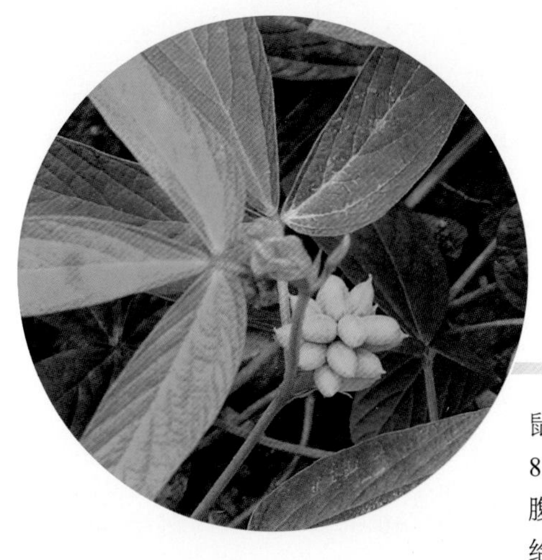

Qian jin ba

千斤拔

Flemingiae Radix

[英]Philippine Flemingia Root

【别名】老鼠尾、牛大力、千里马、一条根、吊马桩、金牛尾。

【来源】为豆科植物千斤拔 *Moghania philippinensis*（Merr. et Rolfe）Li 的根。

【植物形态】多年生半灌木。分枝有柔毛。小叶3，顶生小叶卵状披针形，长4~8cm，宽2~3cm，先端钝，基部圆形，上面被短疏毛，下面密生柔毛，侧生小叶较小，基出脉3条，偏斜；叶柄有毛。总状花序腋生，花密，萼齿5，披针形，最下面1齿较长，密生白色长硬毛；花冠紫红色，稍长于萼，旗瓣椭圆形，基部变狭，无明显爪；雄蕊10，2体；子房有丝状毛。荚果矩圆形，有黄色短柔毛。

【分布】广西全区均有分布。

【采集加工】全年均可采收，切段晒干。

【药材性状】根长圆柱形，上粗下渐细，极少分枝，长30~70cm，上部直径1~2cm。表面棕黄色、灰黄色至棕褐色，有稍突起的横长皮孔及细皱纹，近顶部常成圆肩膀状，下半部间见须根痕；栓皮薄，鲜时易刮离，刮去栓皮可见棕红色或棕褐色皮部。质坚韧，不易折断。横切面皮部棕红色，木部宽广，淡黄白色，有细微的放射状纹理。气微，味微甘、涩。

【品质评价】以根条粗长、除净芦茎及须根、断面发白色者为佳。

【化学成分】本品根中含多种黄酮类化合物，有蔓生千斤拔素（flemiphilippinin）C、D。此外还含千斤拔素（flemichin）D，羽扇豆醇（lupeol），5,7,3′,4′-四羟基-6,8-双异戊烯基异黄酮（5,7,3′,4′-tetrahydroxy-6,8-di-*iso*-pentenyl-*iso*-flavone），β-谷甾醇（β-sitosterol）以及碳原子数为22-30的正烷酸[1]。

【药理作用】

1. 镇痛　千斤拔醇提物2g（生药）/kg、4g（生药）/kg均能抑制醋酸所致的小鼠扭体反应，抑制率分别为63.5%和80.5%。千斤拔醇提物4g（生药）/kg腹腔给药能提高小鼠痛阈[2]。千斤拔给大鼠灌胃，能促进大鼠坐骨神经损伤后有髓神经再生及促进感觉、运动神经纤维的恢复，以神经损伤后第2周作用最明显[3]。

2. 抗炎　千斤拔醇提物1g（生药）/kg、2g（生药）/kg均能减轻正常和去肾上腺大鼠角叉菜胶性足肿胀[2]，1g（生药）/kg可减轻正常大鼠蛋清性足肿胀。千斤拔醇提物2g（生药）/kg、4g（生药）/kg能减轻巴豆油性耳郭肿胀。千斤拔1g（生药）/kg、2g（生药）/kg能抑制白细胞游走[3]。

3. 促进恢复脑电波　千斤拔水煎液对经视神经孔注入无肝素化自身动脉血造成蛛网膜下腔出血模型家兔的急性期脑组织及血脑屏障兔脑波频率和振幅的恢复有促进作用[4]。

4. 毒理　千斤拔醇提物腹腔注射给药1次，观察7天，按改良寇氏法求得半数致死量为（12.99±1.56）g（生药）/kg[2]。

【临床研究】

1. 腰椎间盘突出症　外敷千斤拔、生川乌、生草乌、透骨草、红花、两面针、

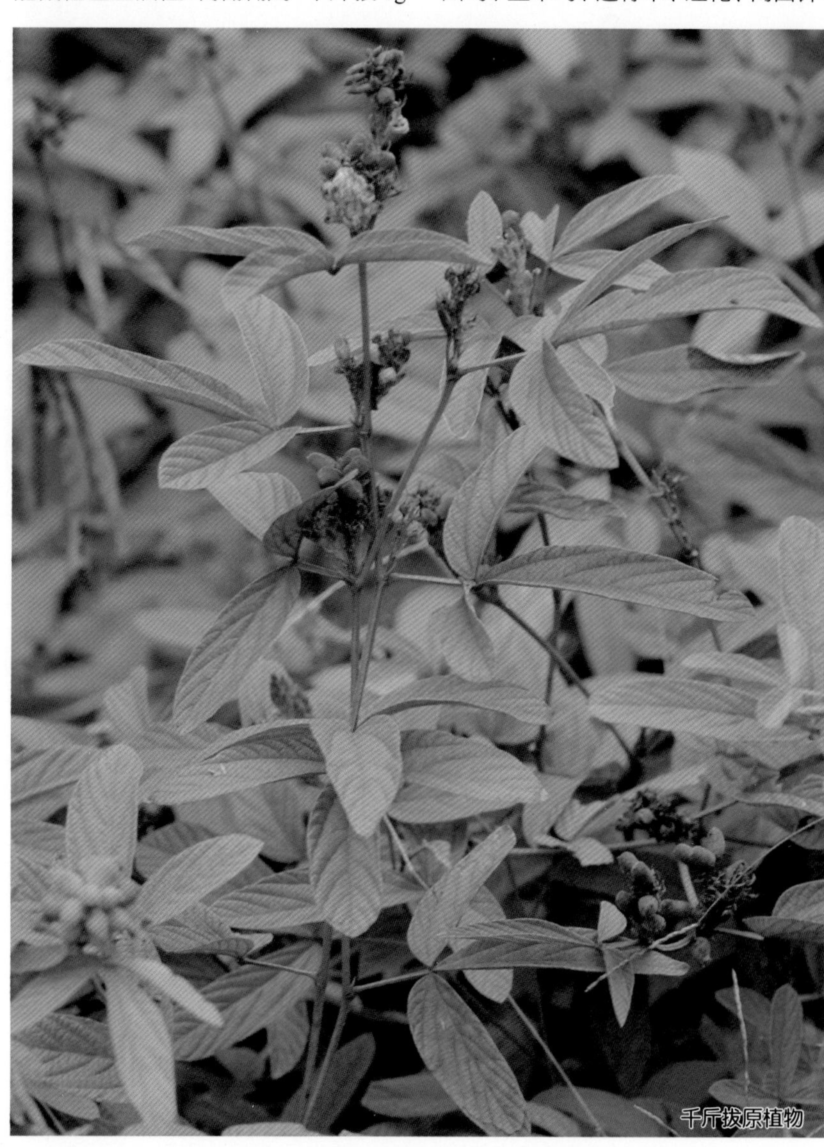

千斤拔原植物

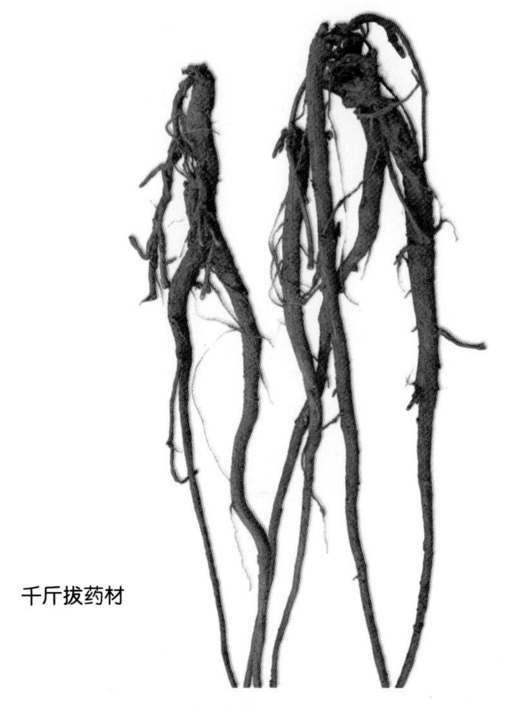
千斤拔药材

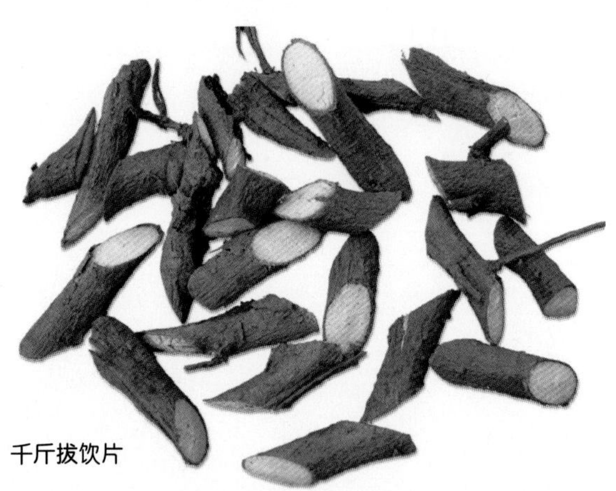
千斤拔饮片

鸡血藤、延胡索、川断等，每日1剂，4周为1个疗程。结果：共治疗118例，其中治愈68例（57.63%），显著改善36例，好转10例，总有效率达96.61%[5]。

2. 更年期综合征　治疗组口服千斤拔饮（由千斤拔、蛤蚧、玫瑰花、糯稻根等组成）；对照组口服雌激素加安宫黄体酮。2组同时治疗3个月。结果：治疗组共60例，愈显率为81.66%，有效率为10%；对照组愈显率为80%，有效率为13.33%。千斤拔饮能有效降低血中卵泡雌激素（FSH）浓度，提高雌二醇（E_2）水平，改善更年期症状[6]。

3. 急性乳腺炎及其他软组织脓肿　取千斤拔鲜叶适量，洗净捣烂，加少许酒糟或生理盐水，捣匀敷患处，每天换1次。结果：共治疗41例，其中急性乳腺炎13例，其他软组织脓肿28例。治愈35例，好转4例，无效2例，总有效率为95.12%。肿块消失时间最短者1天，最长者10天（就诊时已成脓），平均治愈天数为3.5天[7]。

【性味归经】味甘、淡，性平。归肾、脾经。

【功效主治】补益脾肾，祛风湿，强筋骨。主治腰肌劳损，风湿骨痛，四肢痿软，偏瘫，阳痿，月经不调，带下，气虚足肿。

【用法用量】内服：煎汤，10~30g；或浸酒。外用适量，研末撒；或捣烂外敷。

【使用注意】素体阳热者慎服。

【经验方】

1. 骨折　千斤拔鲜根，捣烂敷于患处。（《云南中草药》）
2. 外伤出血　千斤拔根，研末撒患处。（《云南中草药》）
3. 跌打损伤　千斤拔、大罗伞、九节茶各30g。水煎服。（《香港中草药》）
4. 风湿性关节炎　千斤拔30g，两面针9g。水煎服。（《香港中草药》）
5. 慢性腰腿痛　千斤拔、龙须藤、杜仲各15g。水煎服。（《香港中草药》）
6. 阳痿　千斤拔15g。泡酒服。（《贵州民间药物》）
7. 气虚脚肿　千斤拔、黄芪各30g，川木瓜、牛膝各15g。水煎冲酒服。（《中国民间生草药原色图谱》）

【参考文献】

[1] 国家中医药管理局《中华本草》编委会．中华本草．上海：上海科学技术出版社，1999：3168.
[2] 陈一，李开双，黄凤娇．千斤拔的镇痛和抗炎作用．广西医学，1993，15（2）：77.
[3] 袁建新，倪立新，冯凯，等．千斤拔、人参茎叶皂苷对Wistar大鼠坐骨神经损伤保护作用的实验研究．中国煤炭工业医学杂志，2002，5（4）：405.
[4] 赵节绪，尹长江，林世和，等．千斤拔对实验性蛛网膜下腔出血急性期脑组织及血脑屏障的保护作用．白求恩医科大学学报，1997，（5）：489.
[5] 马小秋．中药外敷治疗腰椎间盘突出症118例．右江医学，2003，31（5）：490.
[6] 韦丽君．壮药千斤拔饮治疗更年期综合征的临床研究．北京中医，2007，9（26）：561.
[7] 邓辛贵．千斤拔治疗急性乳腺炎及其他软组织脓肿41例疗效观察．广西中医药，1979，（2）：22.

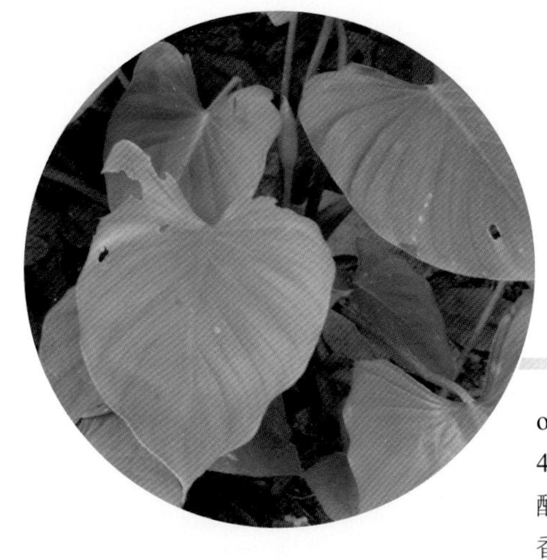

Qian nian jian

千年健

Homalomenae Rhizoma

[英]Obscured Homalomena Rhizome

【别名】一包针、千颗针、丝棱线。

【来源】为天南星科植物千年健 *Homalomena occulta* （Lour.） Schott 的根茎。

【植物形态】多年生草本。根茎匍匐，细长。根肉质，密被淡褐色短绒毛，须根纤维状。常具直立的地上茎。鳞叶线状披针形，向上渐狭，锐尖；叶柄下部具鞘；叶片膜质至纸质，箭状心形至心形，先端骤狭渐尖；侧脉平行向上斜升。花序生于鳞叶叶腋，花序柄短于叶柄；佛焰苞绿白色，长圆形至椭圆形，盛花时上部略展开成短舟状；雌花序长 1~1.5cm，粗 4~5mm; 雄花序长 2~3cm; 子房长圆形，基部一侧具假雄蕊 1，子房 3 室。浆果，种子褐色，长圆形。

【分布】广西主要分布于百色、龙州等地。

【采集加工】挖出带根全草，除去地上部分，洗净泥土，折成 10~20cm 的小段，晒干或刮去外皮后晒干。

【药材性状】根茎圆柱形或略扁稍弯曲。长 15~40cm，直径 0.8~2cm。表面红棕色或黄棕色，粗糙，有多数扭曲的纵沟纹及黄白色的纤维束。质脆，易折断，折断面红棕色，树脂样，有很多纤维束外露及圆形具光泽的油点。气芳香，味辛、微苦。

【品质评价】以根茎条粗、红棕色、体坚实、香气浓烈者为佳。

【化学成分】本品含挥发油，其主要成分有 α- 蒎烯（α-pinene），β- 蒎烯（β-pinene），柠檬烯（limonene），芳樟醇（linalool），α- 松油醇（α-terpineol），橙花醇（nerol），香叶醇（geraniol），丁香油酚（eugenol），香叶醛（geranial），β- 松油醇（β- terpineol），异龙脑（*iso*-borneol），松油烯 -4- 醇（terpinen-4-ol），广藿香醇（patchouli alcohol）[1]，4- 松油醇（4-terpineol），匙叶桉油烯醇（spathulenol），α- 杜松醇（α-cadinol），香柠檬醇（bergamol），库本醇（cubenol）等 [2]。

本品还含有 β- 谷甾醇（β- sitosterol），β- 胡萝卜苷（β-daucosterol），以及倍半萜类化合物，分别为 oplodiol，oplopanone，homalomenol C，bullatantriol 和 1β,4β,7α-trihydroxyeudesmane[3]。另含 α- 羟基二十五碳酸（α-hydroxy pentacosanoic acid），棕榈酸（palmitic acid），十五碳酸（pentadecanoic），葡萄糖（glucose），D- 半乳糖醇（D-galactitol）及赤鲜醇（erythritol）[4]。

【药理作用】

1. 抗组胺　0.4mg 千年健醇提液能拮抗组胺致豚鼠离体气管平滑肌收缩，作用 5min、10min、15min 的抑制百分率分别为 8.6%、18.8%、23.0%[5]。

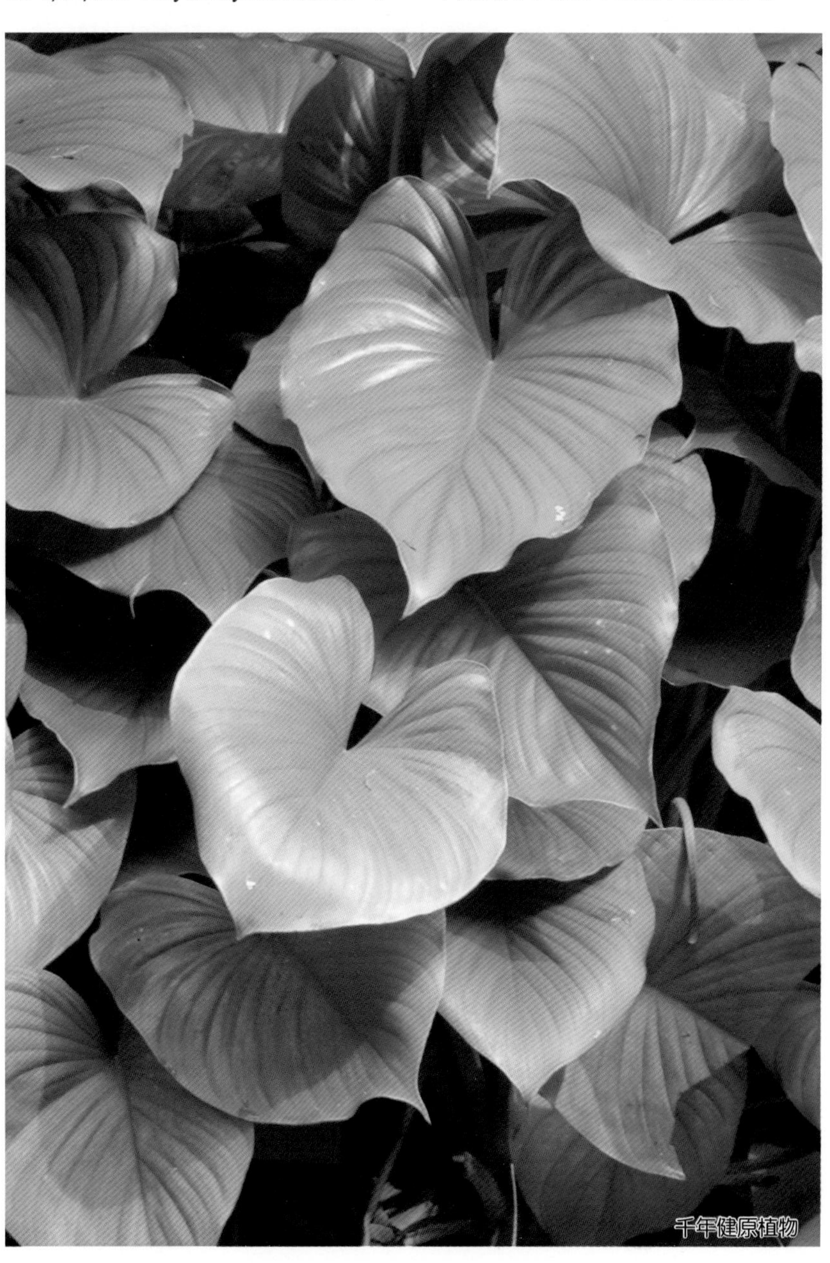

千年健原植物

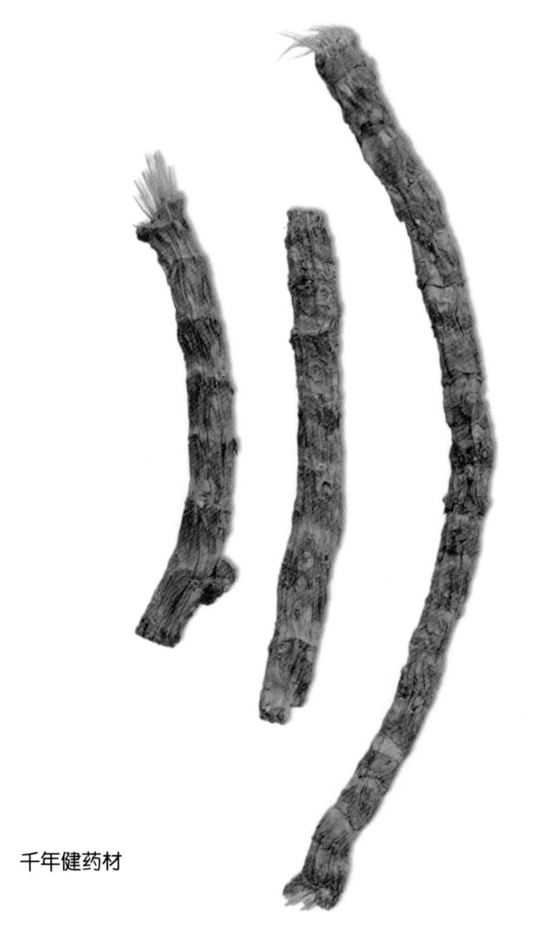
千年健药材

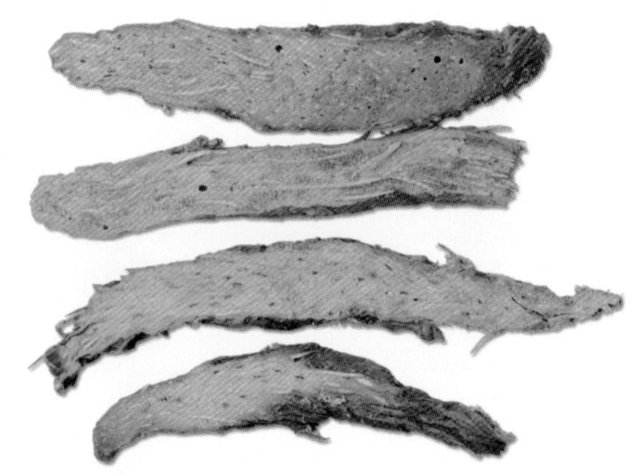
千年健饮片

2. 抗凝血　千年健水提原液 0.2g/ml 稀释 5 倍或 20 倍后均具有较强的抗凝血作用[6]。

3. 抗菌、抗病毒　千年健挥发油能完全抑制布氏杆菌在平板上生长[7]。100mg（生药）/ml 千年健水提物对单纯疱疹病毒具有一定抑制作用，其病毒抑制对数为 2.00~2.99[8]。

4. 抗炎、镇痛　千年健甲醇提取物能抑制角叉菜胶引起的大鼠炎症水肿，其抑制率达 60% 以上，也能抑制醋酸扭体法引起的小鼠扭体反应，其镇痛率达 30%~60%。千年健酒对佐剂性关节炎大鼠的原发性炎症和注射佐剂侧继发性炎症有抑制作用，对二甲苯致小鼠耳郭肿胀、佐剂性关节炎大鼠另侧迟发型超敏反应足肿胀也有一定抑制作用，大鼠继发性多关节病变症状也得到改善。千年健酒灌胃给药能延长小鼠温浴致痛反应潜伏期[9，10]。

5. 降血压　千年健能抑制钙通道阻滞剂受体达 50%~75%，也能抑制血管紧张素受体[11]。

【临床研究】

足跟痛　用温经洗剂（千年健 15g，附子 15g，牛膝 10g。附子武火煎至沸后 20min，再加牛膝、千年健文火煮 10min 后，加入白酒 50ml），浸泡 15min，每日 2 次。每剂药连用 3 日，再次用时加热至沸，加白酒 10ml，即可使用。连用 9 日为 1 个疗程，治疗 1~3 个疗程。结果：共治疗 46 例，痊愈 16 例，显效 22 例，有效 6 例，无效 2 例，总有效率为 96%[12]。

【性味归经】味苦、辛，性温；有小毒。归肝、肾、胃经。

【功效主治】祛风湿，舒筋络，止痛，消肿。主治风湿痹痛，肢节酸痛，筋骨痿软，胃痛，跌打损伤，痈疖疮肿。

【用法用量】内服：煎汤。9~15g；或浸酒。外用适量，研末，调敷。

【使用注意】阴虚内热者慎服。

【经验方】

风寒筋骨疼痛、拘挛麻木　千年健、地风各 30g，老鹳草 90g。共研细粉，每服 3g。（《全国中草药汇编》）

【参考文献】

[1] 国家中医药管理局《中华本草》编委会 . 中华本草 . 上海：上海科学技术出版社 .1999：7649.
[2] 丁玉萍，邱琴，崔兆杰，等 . 超临界二氧化碳流体萃取法与超声波溶剂萃取法提取千年健挥发油的研究 . 时珍国医国药，2006，17（4）：533.
[3] 胡永美，杨中林，叶文才，等 . 千年健化学成分的研究（Ⅰ）. 中国中药杂志，2003，28（4）：342.
[4] 胡永美，杨中林，叶文才，等 . 千年健化学成分研究（Ⅱ）. 中成药，2006，28（12）：1794.
[5] 向仁德，姚志成，傅晓红，等 .100 种中草药对豚鼠离体气管抗组胺的研究 . 中草药，1985，16（2）：22.
[6] 欧兴长，张建兴 .126 种中药抗凝血酶作用的实验观察 . 中草药，1987，16（4）：21.
[7] 中国医学科学院药物研究所 . 中药志（第一册）. 第 2 版 . 北京：人民卫生出版社，1982：253.
[8] 郑民实，李桦，韩绮萍 .472 种中草药抗单纯疱疹病毒的实验研究 . 中西医结合杂志，1990，10（1）：39.
[9] 易建文 . 试述千年健的产销及其发展前景 . 中药材，1993，16（10）：37.
[10] 陈光亮，柳立新 . 千年健的抗炎镇痛作用 . 中国基层医药，2000，7（4）：283.
[11] 王序，韩桂秋，李荣芷，等 . 现代生物分析法对常用中药的筛选研究 . 北京医科大学学报，1986，18（1）：31.
[12] 党晓玲 . 温经洗剂治疗足跟痛 46 例 . 新疆中医药，2001，19（3）：37.

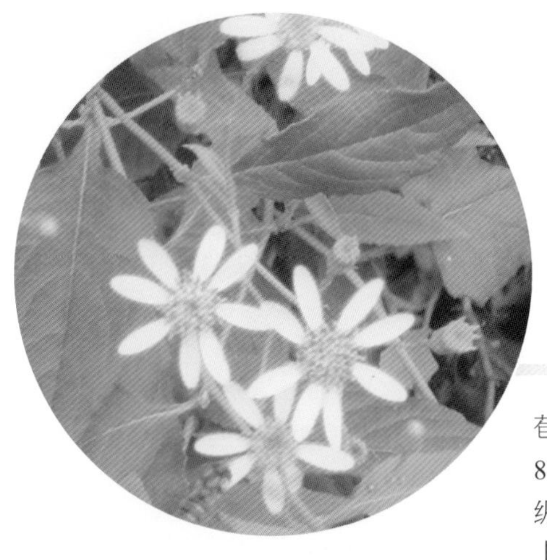

Qian li guang

千里光

Senecionis Scandentis Herba

[英]Climbing Groundsel Herb

【别名】千里及、千里急、百花草、九龙光、九里明、返魂草。

【来源】为菊科植物千里光 *Senecio scandens* Buch.-Ham. 的全草。

【植物形态】多年生攀缘草本。根状茎木质。茎曲折，多分枝，初常被密柔毛，后脱毛，变木质，皮淡褐色。叶互生，具短柄；叶片卵状披针形至长三角形，长 6~12cm，宽 2~4.5cm，先端渐尖，基部宽楔形、截形、戟形或稀心形，边缘有浅或深齿，或叶的下部有 2~4 对深裂片，稀近全缘，两面无毛或下面被短柔毛。头状花序，多数，排列成复总状伞房花序，总花梗常反折或开展，被密微毛，有细条形苞叶；总苞筒状，基部有数个条形小苞片；总苞片 1 层，条状披针形；舌状花黄色，8~9 个；筒状花多数。瘦果圆柱形，有纵沟；冠毛白色约与筒状花等长。

【分布】广西全区均有分布。

【采集加工】夏、秋季采收，鲜用或切段晒干。

【药材性状】茎细长，直径 2~7mm，表面深棕色或黄棕色，具细纵棱；质脆，易折断，断面髓部白色。叶多卷缩破碎，完整者展平后呈椭圆状三角形或卵状披针形，边缘具不规则锯齿，暗绿色或灰棕色；质脆。有时枝梢带有枯黄色头状花序。瘦果有纵沟，冠毛白色。气微，味苦。

【品质评价】以叶多、色绿者为佳。

【化学成分】本品含羽扇烯酮（lupenone），齐墩果烷（oleanane），β- 谷甾醇（β-sitosterol），胡萝卜苷（daucosterol），生物碱 adonifoline，对羟基苯乙酸（*p*-hydroxyphenylacetic acid），2-（1,4- 二羟基环乙烷基）- 乙酸 [2-（1,4-dihydroxy-cyclohexanyl）-acetic acid]，金丝桃苷（hyperoside），蒙花苷（linarin）[1]，齐墩果醇（egonol），槲皮素（quercetin），4-（吡咯烷 -2- 酮基）-5- 甲氧基 - 苯基乙酸，消旋丁香脂素（despin syringaresinol），大黄素（emodin）[2]，绿原酸，咖啡酸 [3]。

【药理作用】

1. 抗病毒　麻叶千里光提取物及其有效成分（咖啡酸和绿原酸）对接种鸡胚 MDCK 细胞中的流感病毒的复制具有抑制作用，可降低呼吸道合胞病毒、腺病毒感染的 Hela 细胞的死亡率，可降低流感病毒感染小鼠的死亡率及肺指数，表明麻叶千里光提取物、绿原

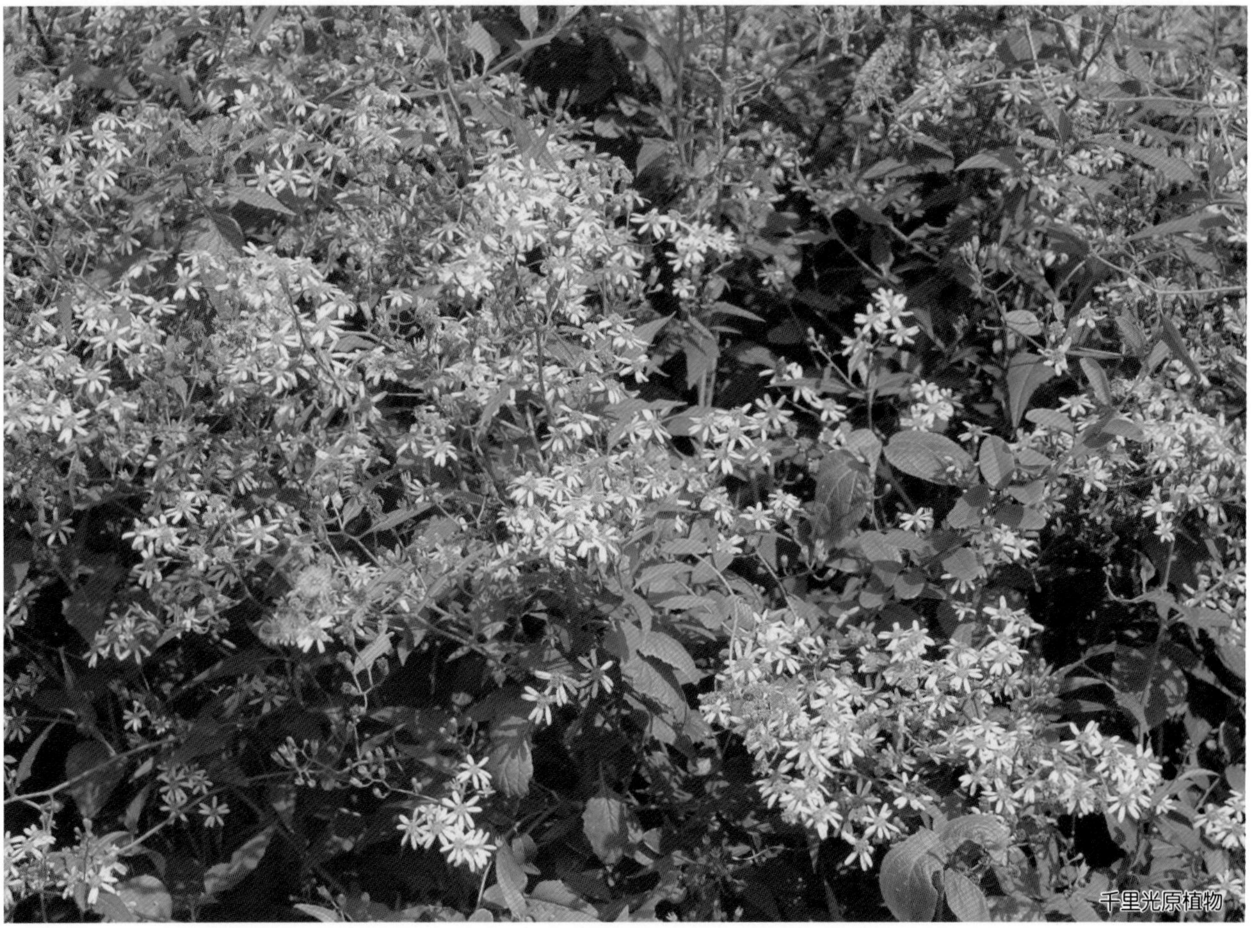

千里光原植物

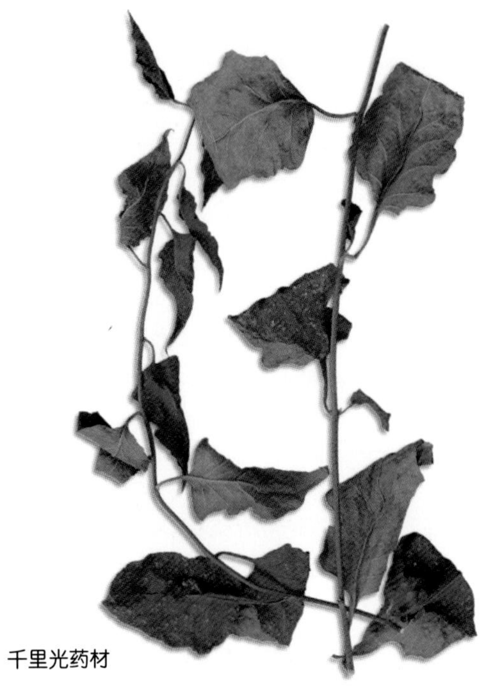
千里光药材

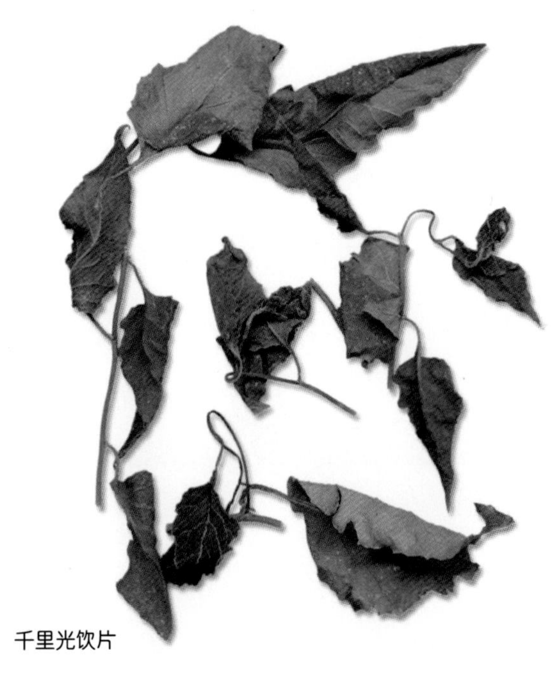
千里光饮片

酸和咖啡酸对流感病毒、呼吸道合胞病毒及腺病毒均有抑制作用[3]。

2. 抗炎　千里光总黄酮对二甲苯致小鼠耳郭肿胀、醋酸致小鼠毛细血管通透性的增加以及小鼠棉球肉芽肿的形成均有抑制作用，能降低炎症渗出液中白细胞数和前列腺素 E_2（PGE_2）含量。总黄酮为千里光抗炎作用的主要有效部位之一，其作用机制是与炎症因子 PGE_2 的产生和释放受抑制有关[4]。

3. 抑菌　千里光提取液对大肠杆菌、枯草杆菌具有抑制作用。麻叶千里光提取物对金黄色葡萄球菌、铜绿假单胞菌、变形杆菌、乙型溶血性链球菌、肺炎双球菌、白色念珠菌均有不同程度的抑菌作用[5]。

4. 对免疫功能影响　小鼠灌胃麻叶千里光煎液 0.15ml/ 次，每天 1 次，连续 7 天，对小鼠免疫功能有抑制作用，对细胞免疫应答抑制不明显，对非特异性巨噬细胞吞噬功能也有抑制作用[6]。

5. 毒理　千里光可造成肝脏毒性[7]。

【临床研究】

1. 小儿外感咳嗽　用千里光干草 25~50g，水煎服，每日 3 次，连服 3 天为 1 个疗程。结果：共治疗 130 例，1~3 天内咳止 118 例（90.8%），4~6 天 10 例（7.7%），7 天以上 2 例（1.5%）[8]。

2. 新生儿脓疱疮　治疗组用新鲜千里光约 250g 与等量的白饭树全株，水煎取汁，待水温冷却至 39~42℃时，操作者先一手托住患儿头颈、身体，一手用消毒小方巾蘸药液轻轻擦洗头面部数次。然后将患儿全身仰卧浸于药液中，手托着头颈部露出水面，继续用小方巾蘸药液淋于患儿未浸着部位 10~15min。药浴后应换干爽清洁的衣服和包裹。每日 1~2 次，连用 3 天。对照组将脓疱疮表面及周围皮肤用 75% 的酒精消毒（破溃处只消毒周围皮肤，否则刺激性太强），用无菌棉签吸去脓液，然后涂上龙胆紫，并遵医嘱给抗生素抗感染。结果：治疗组和对照组各 38 例。治疗组总有效率为 89.47%，对照组为 68.42%，治疗组疗效优于对照组（$P<0.01$）[9]。

3. 眼结膜炎、沙眼、角膜炎　用千里光滴眼剂（每 1ml 含药材 1g）治疗眼结膜炎、沙眼、角膜炎病人，每次 2~3 滴，每 2~4h 滴 1 次，连续用药 1 周。结果：共治疗 780 例，608 例症状消失或明显好转，总有效率为 78%[10]。

4. 急性湿疹　治疗组用千里马合剂（千里光和马齿苋各 100g）蘸纱布湿敷于患处，纱布干后取下浸湿药液续用，每次 30min，每日 3 次（药量可随皮损面积大小而加减，渗出多者可适当增加用药次数），7 天为 1 个疗程。对照组用 3% 硼酸溶液湿敷，用法同治疗组。结果：治疗组和对照组各 225 例，治疗组总有效率为 96.4%，对照组为 66.2%，两组疗效存在显著差异（$P<0.05$）[11]。

【性味归经】味苦、辛，性寒。归肝经。

【功效主治】清热解毒，凉血明目，去腐生新。主治感冒，咽痛，目赤肿痛，腮腺炎，急性痢疾，肠炎，阑尾炎，胆囊炎，湿疹，烫伤，疮痈疖肿。

【用法用量】内服：煎汤，15~30g；鲜品加倍。外用适量，煎水洗；或熬膏搽；或鲜草捣敷；或捣取汁点眼。

【使用注意】脾胃虚寒者慎服。

【经验方】

1. 痈疖、蜂窝织炎、丹毒等急性感染　千里光、三叉苦、六耳棱各5份，土荆芥2份。共研细粉，加适量米酒拌成湿糊状，再加适量凡士林调匀，涂患处。（《全国中草药汇编》）

2. 疮痈溃烂　九里明、半边莲、犁头草各适量。共捣烂，敷患处。（《广西民间常用中草药手册》）

3. 目赤肿痛　九里明60g，路边菊30g。水煎，先熏后洗患处。（《广西民间常用中草药手册》）

4. 下肢慢性溃疡　千里光90g（研末），豆腐3片，桐油120g。将九里光、豆腐入桐油内煎熬，候油沸后，离火，下冰片3g搅匀摊布上。贴患处，每日换药1次。（《湖南农村常用中草药手册》）

5. 烫火伤　千里光8份，白及2份。水煎浓汁，外搽。（《江西中草药》）

6. 慢性湿疹　千里光、杉树叶、黄菊花、金银花各适量。煎水内服并外洗。（江西《草药手册》）

7. 鹅掌风、头癣、干湿癣疮　千里光、苍耳草全草各等份。煎汁浓缩成膏，搽或擦患处。（《江西民间草药》）

8. 毒蛇咬伤　千里光鲜全草60g，雄黄3g。共捣烂，敷患处，另取鲜全草适量，水煎洗伤处；鲜根60g，水煎代茶饮。（《常用中草药选编》）

9. 冻疮　千里光、艾叶各适量，煎水浸泡患部。如已溃破，用千里光叶1份，煅蛤粉2份，共研极细末，撒敷或麻油调搽。（《安徽中草药》）

10. 急性泌尿系感染　千里光、穿心莲各30g。煎服。（《安徽中草药》）

11. 咽喉肿痛　千里光15g，元参9g，蚤休9g，桔梗6g，甘草3g。水煎服。（《福州中草药临床手册》）

12. 急性阑尾炎、急性肠炎　千里光全草500g，加水适量，煎沸15min后过滤，滤液浓缩至500ml。成人每次服20~30ml，小儿每次服10~20ml，每日3次，连服5~7天。（《四川中药志》）

13. 痔疮　九里明、青鱼胆草各250g。加水煎成浓汁，搽患处。（《湖南农村常用中草药手册》）

14. 月经过多，崩漏　千里光60g，小苦麻30g，蒲公英30g。共捣汁，兑红糖服。（《恩施中草药手册》）

15. 梅毒　九里明30g，土茯苓60g。水煎浓缩成膏，外搽。（《恩施中草药手册》）

【参考文献】

[1] 陈录新，马鸿雁，张勉，等．千里光化学成分研究．中国中药杂志，2006，31（22）：1872.

[2] 史辑，张芳，马鸿雁，等．千里光化学成分研究．中国中药杂志，2007，32（15）：1600.

[3] 李丽静，王继彦，王本祥，等．返魂草提取物及其有效成分抗病毒机制的研究．陕西中医学院学报，2004，27（6）：65.

[4] 张文平，陈惠群，张文书，等．千里光总黄酮的抗炎作用研究．时珍国医国药，2008，3（19）：605.

[5] 贾迎新，李顺松，葛正华，等．返魂草和红瑞木抗菌效果与开发价值研究．北方经贸，1999，（3）：79.

[6] 陈芬，钟越，李妍，等．宽叶返魂草对免疫功能影响的实验研究．浙江中西医结合杂志，2002，12（6）：354.

[7] 王秀坤，赵雍，梁爱华，等．不同产地千里光急性毒性实验研究．药物不良反应杂志，2008，2（10）：81.

[8] 董亮，杨锡远．草药千里光临床疗效观察．现代医药卫生，2002，18（6）：498.

[9] 罗金花．千里光、白饭树治疗新生儿脓疱疮的临床观察．医学文选，1999，18（5）：802.

[10] 李明芬．千里光滴眼液的研制及临床应用．医院制剂，2001，10（12）：34.

[11] 黄仁功．千里马合剂外用治疗急性湿疹450例疗效观察．中医药通报，2004，3（6）：34.

Guang shan zha

广山楂

Mali Doumeri Fructus
[英]Chinese Pearleaf Crabapple Fruit

【别名】山楂、山楂果、大果山楂、台湾林檎、山仙查。

【来源】为蔷薇科植物台湾林檎 *Malus doumeri*（Bois）Chev. 的成熟果实。

【植物形态】多年生乔木。嫩枝被长柔毛，老枝暗灰褐色或紫褐色，无毛。单叶互生；托叶膜质，线状披针形，早落；叶片长椭圆形至卵状披针形，长 9~15cm，宽 4~6.5 cm，边缘有不整齐尖锐锯齿，嫩时两面有白色绒毛，成熟时脱落。花序近似伞形；花两性；萼筒倒钟形，外面有绒毛；萼片卵状披针形，全缘，内面密被白色绒毛；花瓣 5，黄白色，卵形，基部具短爪；雄蕊约 30；花柱 4~5，较雄蕊长。梨果球形，黄红色，宿萼有短筒，萼片反折，先端隆起，果心分离，外面有红点。

【分布】广西主要分布于靖西、玉林等地。

【采集加工】秋季果实成熟时采收，切片，晒干。

【药材性状】为类圆形切片，直径 1.5~4.2cm，厚 0.3~1cm。外皮棕红色至紫棕色，有细皱纹，边缘略内卷。果肉厚 0.4~1.2cm，淡棕红色，中部横切可见 5 个子房室，每室具种子 2 粒。种子皮薄而易碎，但种子多脱落而中空。顶部切片可见管状突起的宿存萼筒，有微柔毛或无毛。气微，味酸、微涩。

【品质评价】以个大、皮深黄、果肉厚者为佳。

【药理作用】

1. 降血压　大果山楂提取物 1g（生药）/kg 从家猫股静脉缓慢推入，100min 后血压下降 18.8%，有轻度降压作用 [1]。

2. 强心　终末浓度为 0.1% 的大果山楂对戊巴比妥钠减弱离体蛙心心脏收缩力有拮抗作用，使心收缩力增大 5 倍，而对心率无影响。能促进肠系膜微血管循环的恢复 [1]。台湾林檎总黄酮提取物有加强心肌收缩力，改善微循环作用 [2]。

3. 降脂　大果山楂有拮抗高脂饲料引起血清胆固醇及甘油三酯含量升高的作用 [1]。

4. 催眠　大果山楂能延长小鼠戊巴比妥钠睡眠持续时间 [1]。

5. 抗菌　大果山楂对金黄色葡萄球菌、白色葡萄球菌、奈氏球菌、大肠杆菌、伤寒杆菌、福氏痢疾杆菌、溶血性链球菌均有抑菌作用，最低抑菌浓度分

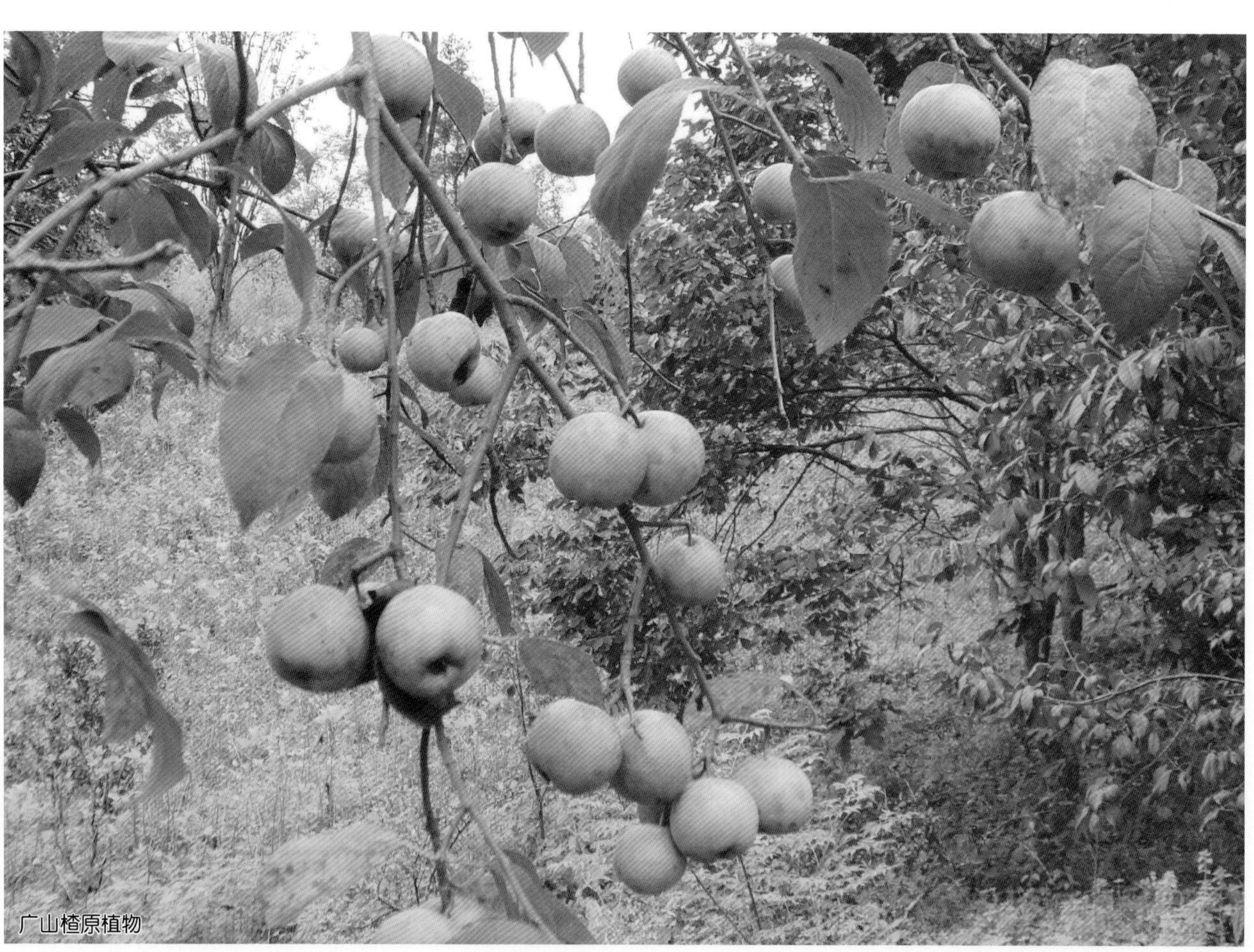
广山楂原植物

别为 62.5mg/ml、15.25mg/ml、31.25mg/ml、15.25mg/ml、31.25mg/ml、15.25mg/ml、15.25mg/ml[1]。

6. 保肝　台湾林檎总黄酮可降低四氯化碳、D- 半乳糖胺所致的急性肝损伤小鼠血清谷丙转氨酶、谷草转氨酶及碱性磷酸酶的活性，并能增加肝糖原含量，改善肝脏组织病理损伤[3]。

7. 毒理　小鼠半数致死量为 44.6g（生药）/kg，中毒后动物表现安静，活动减少，呈睡眠状态，死于呼吸抑制[1]。台湾林檎总黄酮的最大耐受量为 16.8g/kg[2]。

【性味归经】味甘、酸、涩，性微温。归脾、胃经。

【功效主治】消食导滞，理气健脾。主治食积停滞，脘腹胀痛，泄泻。

【用法用量】内服：煎汤，果 9~15g，果炭 6~15g。

【使用注意】胃、十二指肠溃疡者不宜服用。

【经验方】

1. 食积停滞，脘腹胀满疼痛　山楂果 9~15g。水煎服。(《广西本草选编》)
2. 大便溏泄　山楂炭 6~12g。水煎服。(《广西本草选编》)

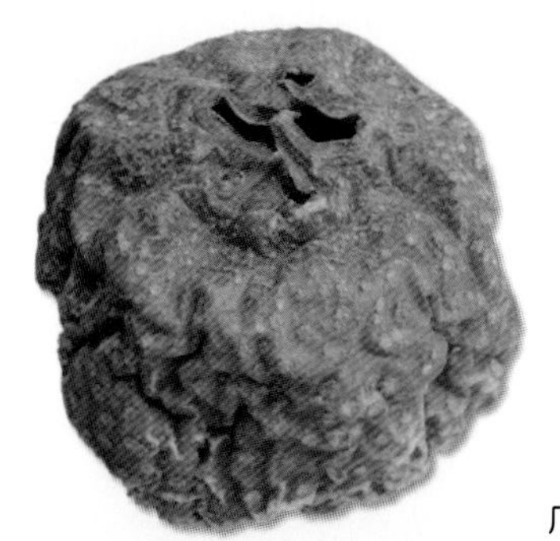

广山楂药材

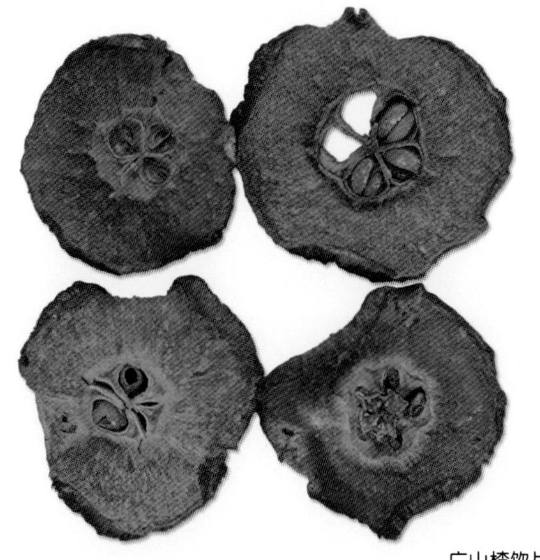

广山楂饮片

【参考文献】

[1] 林启云，潘晓春，方敏 . 广西大果山楂药理作用的研究 . 广西中医药，1990，13（3）：45.

[2] 潘莹，陈海南，林启云，等 . 台湾林檎总黄酮提取物的主要药效学研究 . 中国民族民间医药，2008，17（5）：19.

[3] 潘莹，林启云，欧贤红，等 . 台湾林檎总黄酮护肝作用的实验研究 . 广西医学，2004，26（8）：1139.

Guang huo xiang

广藿香

Pogostemonis Herba
[英]Cablin Potchouli Herb

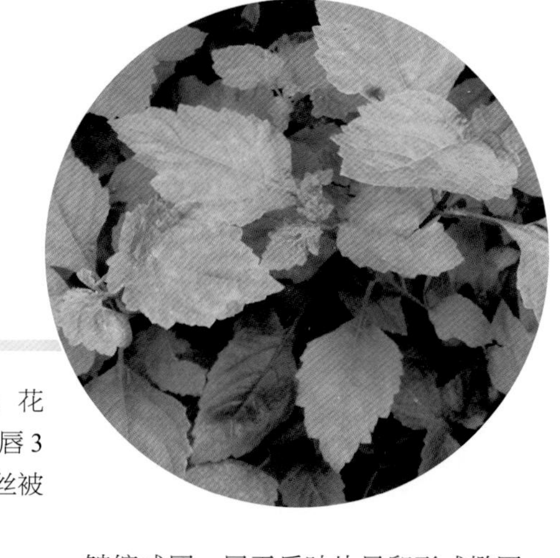

【别名】藿香、海藿香、枝香。

【来源】为唇形科植物广藿香 *Pogostemon cablin*（Blanco）Benth. 的地上部分。

【植物形态】一年生草本。直立，分枝，被毛，老茎外表木栓化。叶对生；揉之有清淡的特异香气；叶片卵圆形或长椭圆形，长 5~10cm，宽 4~7.5cm，先端短尖或钝圆，基部阔而钝或楔形而稍不对称，叶缘具不整齐的粗钝齿，两面皆被茸毛，下面较密，叶脉于下面凸起，下面稍凹下，有的呈紫红色；没有叶脉通走的叶肉部分则于上面稍隆起，故叶面不平坦。轮伞花序密集，基部有时间断，组成顶生和腋生的穗状花序式，具总花梗；花萼筒状；花冠筒伸出萼外，冠檐近二唇形，上唇 3 裂，下唇全缘；雄蕊 4，外伸，花丝被染色。

【分布】广西全区均有栽培。

【采集加工】夏、秋、冬季采收，洗净，切段晒干。

【药材性状】全株长 30~60cm，多分枝，枝条稍曲折。茎钝方柱形，直径 2~7mm，节间长 3~13cm；外表皮灰褐色、灰黄色或带红棕色；质脆，易折断，断面中心有髓；基部老茎类圆柱形。直径 1~1.2cm，具褐色栓皮。叶对生，皱缩成团，展平后叶片呈卵形或椭圆形，长 4~9cm，宽 3~7cm；两面均被灰白色茸毛；先端短尖或钝圆，基部楔形或钝圆，边缘具大小不规则的钝齿；叶柄长 2~4cm，被柔毛。气香特异，叶微苦。

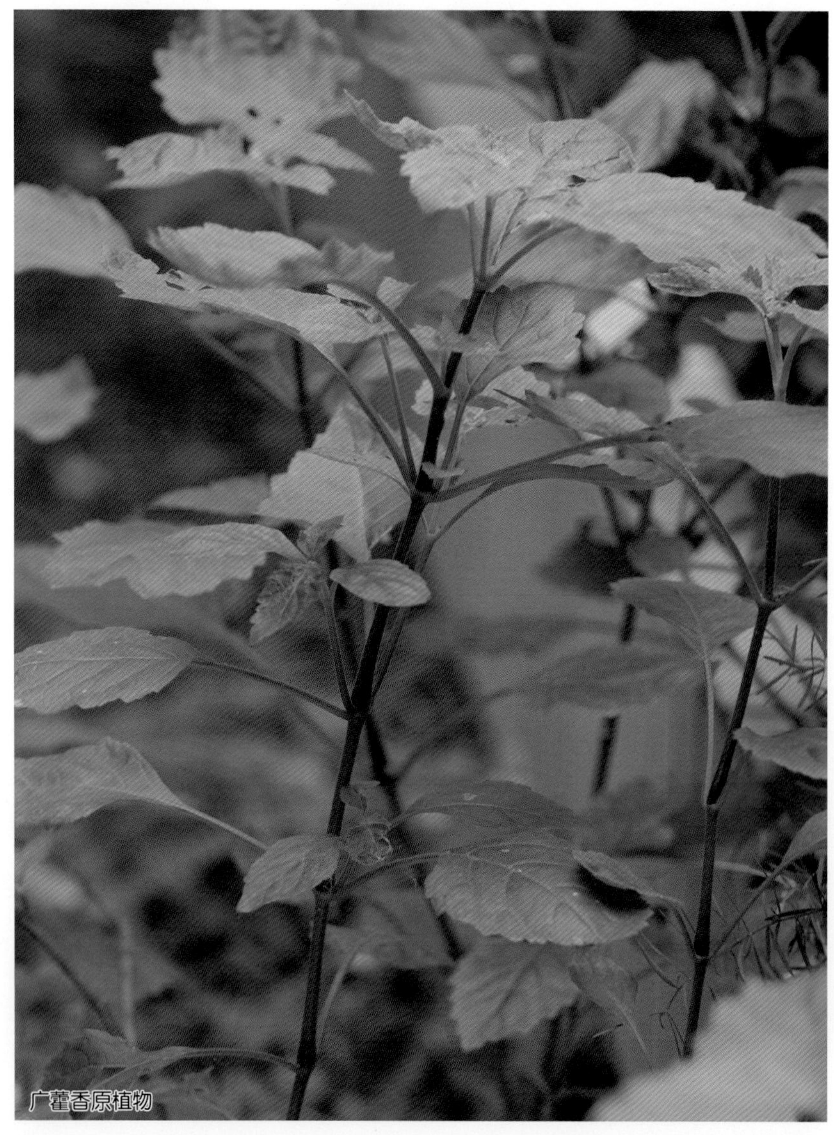

广藿香原植物

【品质评价】以叶多、香气浓者为佳。

【化学成分】本品含广藿香醇（patchouli alcohol），*α*- 广藿香烯（*α*-patchoulene），*β*- 广藿香烯（*β*-patchoulene），广藿香酮（pogostone），西车烯（seychellene），*α*- 愈创木烯（*α*-guaiene），*δ*- 愈创木烯即 *α*- 布藜烯（*δ*-guaiene, *α*-bulnesene），*β*- 愈创木烯（*β*- guaiene），*β*- 榄香烯（*β*-elemene），*β*- 丁香烯（*β*-caryophellene），*δ*- 荜澄茄烯（*δ*-cadinene）及广藿香二醇（patchoulan 1,12-diol）[1]。

地上部分含挥发性小分子成分：乙酸甲酯（methylacetate），3- 甲基丁酮（3-methyl butanone），3- 甲基丁烯酮（3-methyl-3-butenone）。还含黄酮类成分：藿香黄酮醇（pachypodol），商陆黄素（ombuin），芹菜素（apigenin），鼠李素（rhamnetin），芹菜素 -7-*O*-*β*-葡萄糖苷（apigetrin）及芹菜素 -7-*O*-*β*-D-（6- 对 - 香豆酰）- 葡萄糖苷 [apigenin-7-*O*-*β*-D-(6-*p*-coumaroyl)-glucoside][1]。

本品含挥发油成分：广藿香醇（patchouli alcohol），广藿香酮（pogostone）[2,3]，*δ*- 榄香烯（*δ*-elemene），*α*-，*β*- 广藿香烯（*α*-，*β*-patchoulene），反式 - 丁香烯（caryophyllene），*α*-，*δ*-愈创木烯（*α*，*δ*-guaiene），刺蕊草烯（seychellene），*α*- 葎草烯（*α*-humulene），异长叶烯（*iso*-longifolene），右旋大根香叶烯（germacrene），大根香叶烯 D（germacrene D），别香橙烯（alloaromadendrene），aciphyllene，杜松二烯，7- 表 -*α*- 芹子烯，2- 萘酮，

丁子香酚（eugenol），1- 乙酰基 -4- 氟代甲基萘，邻苯二甲酸二丁酯，长叶醛，喇叭茶醇（ledol），喇叭烯（ledene），法呢醇（farnesol），*α*- 古芸烯（gurjunene），*α*- 蒎烯（*α*-pinene），2-*β*- 蒎烯（2-*β*-pinene），*α*- 异松油烯（terpinolene），*α*-，*β*-，*δ*- 杜松烯（*α*-，*β*-，*δ*- cadinene），8- 氢 -1- 甲基 -1-（2- 丙烯基）-2（H）- 萘硫酮，1-F-3- 异硫氰基苯，4,4- 二甲基 -3- 亚甲基双环 [3,2,1] 辛 -6- 烯 -2- 螺 -1- 环戊烷，白菖油萜，4- 甲氧基苯甲醇，异匙叶桉油烯醇（*iso*-spathulenol），匙叶桉油烯醇（spathulenol），2,3- 二氰基 -5,6- 苯并二环 [2,2,2] 辛 -2,5- 二烯，马兜铃酮，3- 乙酰基 -6- 甲基 -2H 吡喃 -2,4（3H）- 二酮，5,7- 二甲氧基 -2， 2- 二甲基 -2H- 色烯，异 -*α*- 雪松烯 -15- 醇， 2- 异丙基 -5- 甲基 -9- 亚甲基，双环 [4,4,0]9-1- 烯，7,8- 二羟基 -4,5- 二甲基 -3,4- 二氢萘 -1（2H）- 酮，1- 甲氧基 2- 叔丁基 -6- 甲苯，4,5- 二甲氧基 -2- 甲酚 [2]。

此外，本品还含有木栓酮（friedelin），表木栓醇（*epi*-friedelinol），3,3′,4′,7- 四甲氧 -5- 羟黄酮（retusine），齐墩果酸（oleanolic acid），*β*- 谷甾醇（*β*-sitosterol），胡萝卜苷（daucosterol）[3]。

【药理作用】

1. 对胃肠作用　广藿香对胃肠道平滑肌呈双向调节作用。广藿香的水提物、去油水提物和挥发油均可抑制离体兔肠的自发收缩性和乙酰胆碱、氯化钡引起的痉挛性收缩，对乙酰胆碱和氯化钡引起的收缩作用强度依次为：挥发油 > 去油水提物 > 水提物。广藿香水提物能减慢胃排空、抑制正常小鼠肠推进运动和新斯的明引起的小鼠胃肠推进运动亢进，可对抗番泻叶引起的小鼠腹泻。水提物和挥发油均抑制冰醋酸引起的内脏绞痛 [4~6]。藿香对胃肠道具有双向调节作用，可能与机体功能状态、剂量大小以及所含不同化学成分有关 [7]。广藿香水提物、挥发油以及去油其他部分均能不同程度增加胃酸分泌，提高胃蛋白酶活性，增强胰腺分泌淀粉酶及提高血清淀粉酶活力，以水提物作用较强 [4~7]。藿香可降低肢体缺血 - 再灌注模型大鼠血清一氧化氮浓度，减少大鼠肠壁各层内肥大细胞数量，抑制 TNF-α 等细胞因子的释放，减轻相关的病理程度，对肠黏膜起保护作用 [8]。

2. 抑菌　广藿香叶鲜汁对金黄色葡萄球菌、白色葡萄球菌及枯草杆菌的生长也有一定的抑制作用 [9]，其鲜汁滴耳能治疗金黄色葡萄球菌所致实验性豚鼠急性外耳道炎 [10]。广藿香酮体外对白色念珠菌、新型隐球菌、黑根霉等真菌有抑制作用，对甲型溶血性链球菌等细菌也有一定的抑制作用 [11]，能抑制青霉菌等霉菌的生长，可用于口服液的防腐 [12]。广藿香水提物和挥发油 10μg/ml 对沙门菌、大肠杆菌、志贺菌、金黄色葡萄球菌等均有一定抑制作用，对金黄色葡萄球菌作用强于肠道杆菌 [13]。

广藿香水提物对枯草杆菌、铜绿假单胞菌、肠炎球菌、产气杆菌均有抑菌作用，但对大肠杆菌无作用 [14]。

3. 钙拮抗　广藿香水提物对高钙引起的离体豚鼠结肠带收缩有抑制作用，30mg/ml 的抑制率为 17%，300mg/ml 的抑制率达 91%，有效成分为广藿香醇，其钙拮抗作用的拮抗参数（PA2）值为 5.95，IC_{50} 为 4.7×10^{-5}mol/L，广藿香

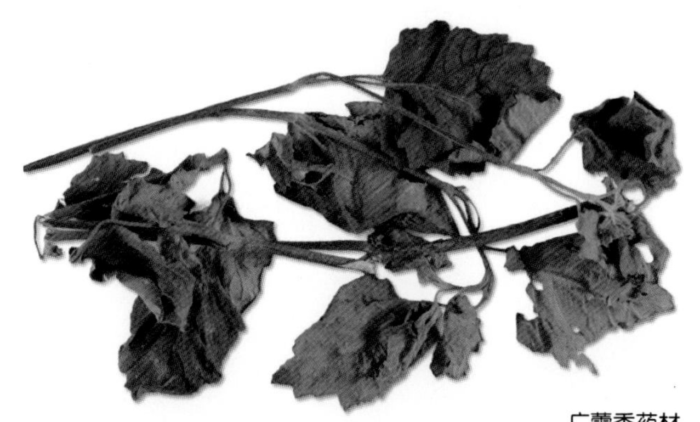

广藿香药材

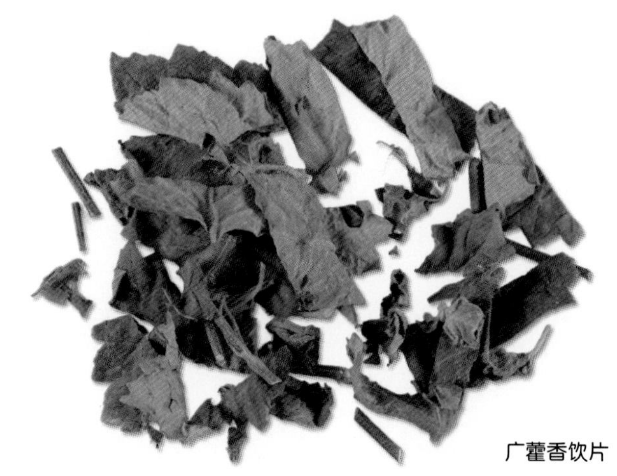

广藿香饮片

醇对 Ca^{2+} 引起的大鼠主动脉条的收缩具有剂量依赖性拮抗作用 [15]。

4. 抗疟原虫　广藿香挥发油具有较强抗疟作用，对伯氏疟原虫抗青蒿酯钠株有选择性抑制作用和较强的逆转抗性作用，能逆转伯氏疟原虫抗青蒿酯钠株对青蒿酯的抗药性及延缓伯氏疟原虫正常株对青蒿酯钠抗药性的产生，和青蒿酯钠联合用药，对疟原虫正常株和耐药株均有增效作用 [16]。

5. 抗炎、镇痛及解热　藿香挥发油对角叉菜胶、蛋清致大鼠足肿胀、二甲苯致小鼠耳郭肿胀等急性炎症均有抑制作用，对由物理、化学刺激引起的疼痛有较强镇痛作用，对由 2,4- 二硝基苯酚引起的大鼠发热有一定的解热作用 [17]。

6. 止咳、化痰、平喘　藿香挥发油 0.12ml/kg 和水提物 400mg/kg 灌胃给药，连续 3 天，能延长引起半数小鼠咳嗽的氨水喷雾时间，促进小鼠气管酚红的排泌 [18]。

【临床研究】

慢性鼻窦炎　用藿香叶 5kg、新鲜猪胆 1.5kg，加蜜，再加糖衣制成丸，每次服 10~15g，每日 2~3 次，配合 1% 麻黄素或 20% 鱼腥草液滴鼻，10 天为 1 个疗程。结果：共治疗 50 例，经 2~5 个疗程治疗，痊愈 15 例（30%），好转 30 例（60%），无效 5 例（10%），总有效率为 90%[19]。

【性味归经】味辛，性微温。归脾、胃、肺经。

【功效主治】芳香化湿，和胃止呕，祛暑解表。主治湿阻中焦之脘腹痞闷，食欲不振，呕吐，泄泻，外感暑湿之寒热头痛，湿温初起的发热身困，胸闷恶心，鼻渊，手足癣。

【用法用量】内服：煎汤，5~10g，鲜者加倍，不宜久煎；或入丸、散。外用适量，煎水含漱，或浸泡患部；或研末调散。藿香叶偏于解表，藿香梗偏于和中止呕。

【使用注意】不宜久煎。阴虚者禁服。

【经验方】

1.冷露疮烂　藿香叶、细茶等份。烧灰，油调涂叶上贴之。(《包会应验方》)

2.湿疹，皮肤瘙痒　用藿香茎叶适量，水煎外洗。(《广西本草选编》)

3.手足癣　藿香30g，黄精、生军、皂矾各12g。将上药浸入米醋1000ml内7~8天，去渣，将患部浸入药液内，每日1~3次，每次20~30min。次数愈多，时间愈长，效果愈佳。[江苏中医，1964，(5)：8]

4.伤寒头疼，寒热，喘咳，心腹冷痛，反胃呕恶，气泻霍乱，脏腑虚鸣，山岚瘴疟，遍身虚肿，产前、产后血气刺痛，小儿疳伤　大腹皮、白芷、紫苏、茯苓(去皮)各一两，半夏曲、白术、陈皮(去白)、厚朴(去粗皮，姜汁炙)、桔梗各二两，藿香(去土)三两，甘草(炙)二两半。上为细末，每服二钱，水一盏。姜三片，枣一枚，同煎至七分，热服。如欲出汗，衣被盖，再煎并服。(《太平惠民和剂局方》藿香正气散)

5.上呼吸道感染发热　藿香10g，香薷6g，野菊花15g，青蒿10g。制成冲剂，每6h服1次，每次15g，开水冲服。[江苏中医，1987，(7)：11]

6.风客阳经，头重疼痛，及偏凑一边，绕额角痛　藿香半两，草乌头半两(炮，去皮、脐)，乌头一两(炮裂，去皮、脐)，乳香三皂子许(研)。上四味，捣研极细，每服一匕，至半钱，好茶调下，发时服。(《圣济总录》藿香散)

7.胆热移脑，复感风寒，致患鼻渊，鼻流黄色浊涕者　藿香连枝叶八两，研细末，以雄猪胆汁和丸，如梧桐子大。每服五钱，食后用苍耳子汤送下，或以黄酒送下。(《医宗金鉴》奇授藿香丸)

8.香口去臭　藿香洗净，煎汤，时时噙漱。(《摘玄方》)

9.气壅烦热或渴　藿叶一斤(切)，葱白一握(切)。上药豆豉汁煮，调合作羹食之。(《太平圣惠方》藿叶羹)

10.暑月吐泻　滑石(炒)二两，藿香二钱半，丁香五分。为末，每服一二钱，淅米泔调服。(《禹讲师经验方》)

11.膈热口舌生疮，咽喉肿痛　藿香叶、石膏(水飞)、山栀仁各五分，甘草(炙)一钱。上为极细末，新汲水调服。(《疡科选粹》)

12.胸膈有痰，脾胃积冷，噫醋吞酸，不思饮食　藿香叶一分，半夏五两(生姜汁浸一宿、焙干)，丁香半两。上药捣罗为末，面糊和丸，如梧桐子大。每服十五丸，不拘时候，温生姜汤下。(《圣济总录》藿香半夏丸)

13.脾胃虚弱，不进饮食，呕吐不得腐熟　藿香、丁香、人参各二钱五分，橘红五钱。上药为细末，每服二钱，水一大盏，生姜一片，同煎至七分，食前和滓冷服。(《脾胃论》藿香安胃散)

14.霍乱吐泻　陈皮(去白)、藿香叶(去土)。上等份，每服五钱，水一盏半，煎至七分，温服，不拘时候。(《百一选方》)

15.疟　高良姜、藿香各半两。上为末，均分为四服，每服以水一碗，煎至一盏，温服，未定再服。(《鸡峰普济方》藿香散)

16.胎气不安，气不升降，呕吐酸水　香附、藿香、甘草各二钱，为末，每服二钱，入盐少许，沸汤调服之。(《太平圣惠方》)

17.小儿热吐不止　正雅连七分(姜汁炒)，紫厚朴(姜汁炒)、藿香叶各一钱，生姜三片，大枣三枚。水煎、热服。(《幼幼集成》藿连汤)

【参考文献】

[1] 国家中医药管理局《中华本草》编委会 . 中华本草 . 上海：上海科学技术出版社，1999：6149.

[2] 陈秀华，刘强，陈兴兴，等 . 广藿香不同部位挥发油成分的比较研究 . 辽宁中医药大学学报，2008，10(4)：127.

[3] 关玲，徐丽珍，丛浦珠，等 . 广藿香化学成分的研究 . 中国中药杂志，1994，19(6)：355.

[4] 陈小夏，何冰 . 灯盏花素对红细胞膜脂质过氧化损伤的保护作用 . 中药药理与临床，2001，17(2)：5.

[5] 陈小夏，何冰，李显奇，等 . 广藿香胃肠道药理作用 . 中药材，1998，21(9)：465.

[6] 刘中煜，袁美娟，聂正慧，等 . 藿香正气水解痉 、镇痛和抗菌作用实验观察 . 中草药，1984，15(12)：15.

[7] 朱金照，张捷，张志坚 . 藿香提取液对大鼠小肠氧化氮合酶分布的影响 . 福建医药杂志，2002，24(3)：99.

[8] 谢肄聪，唐方 . 藿香对肢体缺血 - 再灌注模型大鼠肠屏障功能保护作用的机理研究 . 中国中药杂志，2004，29(5)：61.

[9] 何坤瑶 . J Chin Med，1992，2(2):59.

[10] 何坤瑶 . J Chin Med，1992，2(2):73.

[11] 杨赞熹，谢培山 . 中药广藿香抗真菌成分——广藿香酮(Pogostone)的分离及结构测定 . 科学通报，1977，22(7)：318.

[12] 孔庭星 . 中草药，1984, 15(3)：16.

[13] 刘琥琥，罗集鹏，赖沛炼 . 广东高要与吴川产广藿香提取物对肠道致病菌抗菌作用的比较研究 . 中药材，1999，22(8)：408.

[14] 罗超坤 . 广藿香水提物的抗菌实验研究 . 中药材，2005，28(8)：700.

[15] Kazuo I. Chem Pharm Bull, 1989,37(2):345.

[16] 刘爱如，于宗渊，吕丽莉，等 . 广藿香挥发油对青蒿酯钠抗伯氏疟原虫的增效作用和对抗青蒿酯钠伯氏疟原虫的逆转抗性作用 . 中国寄生虫学与寄生虫病杂志，2000，18(2)：76.

[17] 解宇环，沈映君，纪广亮，等 . 香附、藿香挥发油抗炎、镇痛、解热作用的实验研究 . 四川生理科学杂志，2005，(3)：137 .

[18] 赵书策，贾强，廖富林，等 . 广藿香提取物的止咳、化痰、平喘药理研究 . 中成药，2008，30(3)：449.

[19] 南京中医药大学 . 中药大辞典(上册). 第2版 . 上海：上海科学技术出版社，2006：314.

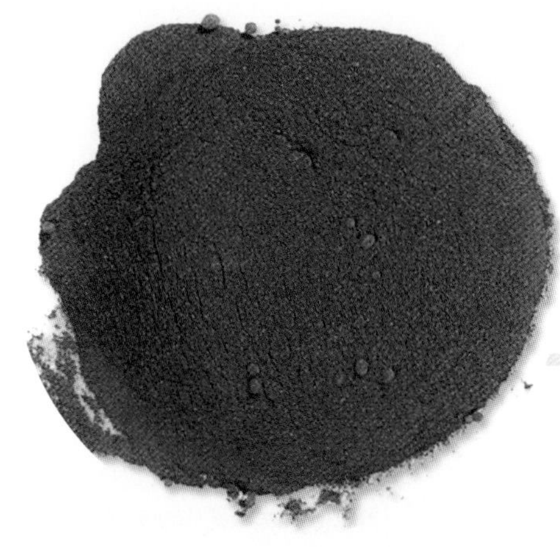

Guang xi xue jie

广西血竭

Dracaena Cochinensis Resina
[英]Chinese Dragon's Blood

【别名】龙血竭、山竹蔗。

【来源】为百合科植物剑叶龙血树 *Dracaena cochinensis*（Lour.）S. C. Chen 的含脂木材经提取得到的树脂。

【植物形态】多年生乔木状灌木；树皮灰白色，光滑，老时灰褐色，片状剥落；幼枝有环状叶痕。叶聚生茎或枝顶端，互相套叠，剑形，薄革质，长 50~100cm，宽 2~3cm，向基部略变窄而后扩大，包茎，无柄，基部和茎、枝顶端带红色。圆锥花序长，花序轴密生乳突状短柔毛；花两性，乳白色；花被片基部合生；花丝扁平，近线形，上部有红棕色瘤点；子房 3 室，花柱细、长丝状，柱头头状，3 裂。浆果近球形，桔黄色，具有 1~3 种子。

【分布】广西主要分布于靖西、龙州、凭祥、大新、宁明等地。

【采集加工】取老树含脂木材打碎，经乙醇提取而得的树脂。

【药材性状】表面暗红色或黑红色，断面平滑有玻璃样光泽，质坚脆易碎，断面光亮有细孔。粉末朱红色，溶于乙醇中呈棕红或血红色，不溶于水、石油醚和松节油。气无，味淡。

【品质评价】以外色黑似铁、研粉红如血、火烧呛鼻者为佳。

【化学成分】本品含 2,3,5,6- 四氯 -1,4- 二甲氧基苯（2,3,5,6-tetrachloro-1,4-dimethoxybenzene），7- 羟基 -4- 甲氧基黄烷（7-hydroxy-4-methoxyflavane），4- 羟基 -3,5- 二甲氧基二苯代乙烯（4-hydroxy-3,5-dimethoxystilbene），4′- 羟基 -2,6- 二甲氧基双氢查耳酮（4′-hydroxy-2, 6-dimethoxydihydro-chalcone），4′- 羟基 -2,4,6- 三甲氧基双氢查耳酮（4′-hydroxy-2,4, 6-trimethoxydihydrochalcone），6- 羟基 -7- 甲氧基 -3-（4- 羟苄基）色原烷 [6-hydroxy-7-methoxy-3-（4-hydroxy-benzyl）chromane][1]。

本品还含 1-[5-（2,4,4′- 三羟基二氢查耳酮基）]-1- 对羟基苯基 -3-（2- 甲氧基 -4- 羟基苯基）- 丙烷 {1-[5-（2,4,4′-trihydroxydihydroc halconyl）]-1-（*p*-hydroxypheny）-3-（2-methoxy-4-hydroxy-phenyl）-propane}，2′-methoxy socotrin-5′-ol，socotrin-4′-ol，2- 甲氧基 -4,4′- 二羟基二氢查耳酮（2-methoxy-4, 4′-dihydroxydihydrochalcone），2,4,4′- 三羟基二氢查耳酮（2,4,4′-trihydroxy-dihydrochalcone），2,4,4′- 三羟基 -6- 甲氧基二氢查耳酮（2,4,4′-trihydroxy-6-methoxydihydrochalcone），2,4,4′- 三羟基查耳酮（2,4,4′-trihydroxychalcone），2- 甲氧基 -4,4′- 二羟基查耳酮（2- methoxy-4,4′-dihydroxychalcone）[2]，（20*S*）3*β*,14α,16*β*- 三羟基孕甾 -5- 烯 -22- 羧酸 -（22,16）- 内酯 -3-*O*-*α*-L- 吡喃鼠李糖 -（1→2）-[*α*-L- 吡喃鼠李糖 -（1→4）]-*β*-D- 吡喃葡萄糖苷 {（20*S*）3*β*,14α, 16*β*-trihydroxypregn-5-ene-22-carboxylic acid（22,16）-lactone-3-*O*-*α*-L-rhamnopyranosyl-（1→2）-[*α*-L-rhamnopyranosyl-（1→4）]-*β*-D-glucopyranoside} 和（20*S*）3*β*,14α,16*β*- 三羟基孕甾 -5- 烯 -22- 羧酸 -（22,16）- 内酯 -3-*O*-*α*-L- 吡喃鼠李糖 -（1→2）-[*α*-L- 吡喃葡萄糖 -（1→3）]-*β*-D- 吡喃葡萄糖苷 {（20*S*）3*β*,14α,16*β*-trihydroxypregn-5-ene-22-carboxylic acid-（22,16）-lactone-3-*O*-*α*-L-rhamnopyranosyl-（1→2）-[*β*-D-glucopyranosyl-（1→3）]-*β*-D-glucopyranoside}[3]。

【药理作用】

1. 抗炎、镇痛　广西血竭 2g/kg 剂量给小鼠灌胃，能减轻二甲苯引起的小鼠耳郭肿胀。20% 广西血竭混悬剂涂布于家兔烫伤部位，对烫伤所致炎症能加速结痂，促进伤口愈合。广西血竭外擦能减轻巴豆油引起的小鼠耳郭肿胀、大鼠角叉菜胶性足肿胀，降低小鼠腹腔毛细血管通透性，减少小鼠扭体反应次数[4]。

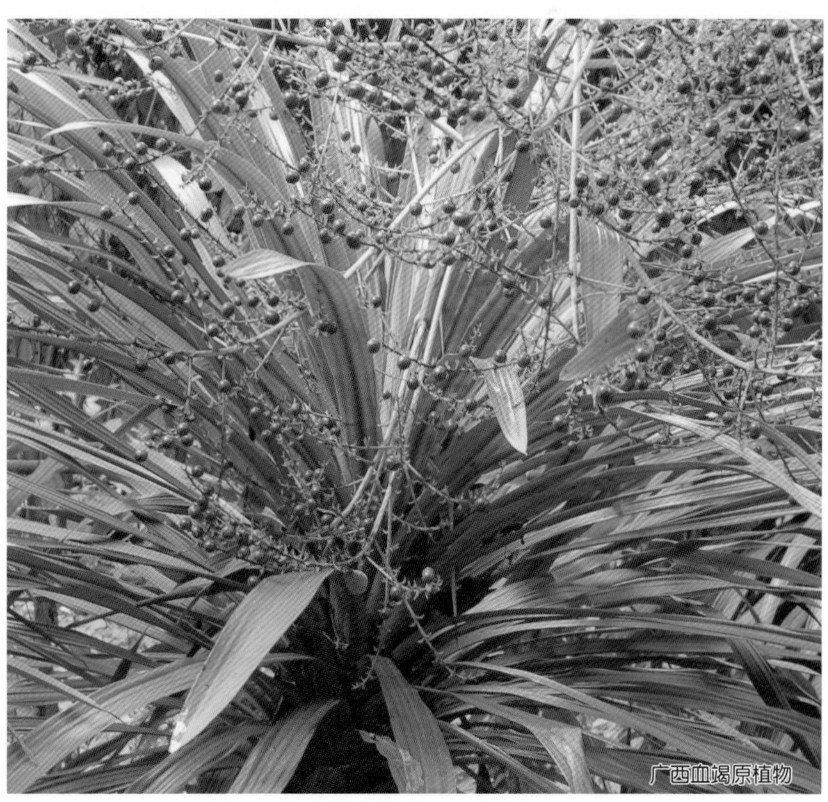

广西血竭原植物

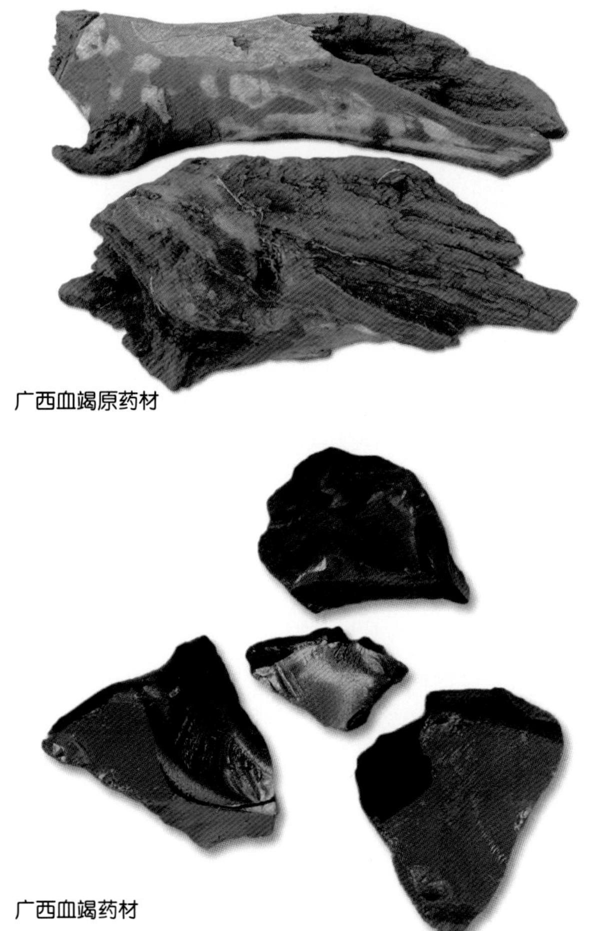

广西血竭原药材

广西血竭药材

2. 抑菌　广西血竭对各类菌的最低抑菌浓度分别为（mg/ml）：金黄色葡萄球菌（0.1）、白色葡萄球菌（0.1）、柠檬色葡萄球菌（20）、奈氏球菌（20）、大肠杆菌（50）、伤寒杆菌（20）、铜绿假单胞菌（50）、乙型链球菌（50）、白喉杆菌（0.25）、福氏痢疾杆菌（40）[4]。对絮状表皮癣菌、许兰毛癣菌、断发毛癣菌、锈色小孢子菌、石膏样毛癣菌等也有较强的抗真菌作用[4, 5]。血竭素和血竭红素对金黄色葡萄球菌、包皮垢分支杆菌和白色念珠菌的抑菌浓度分别为 50μg/ml、50μg/ml、25μg/ml 和 25μg/ml、25μg/ml、12.5μg/ml[6]。

3. 抗血栓　静脉注射血竭 0.09g/kg 和 0.36g/kg 均能使家兔动静脉血管内血栓的湿重减轻，有抗血栓作用[7]。血竭能降低红细胞比容，加快红细胞在直流电场中的电泳速度及增加血小板电泳速度，对全血黏度和血浆黏度也有降低趋势，说明血竭可增加红细胞和血小板的稳定性[8, 9]。血竭对二磷酸腺苷诱导的血小板凝集抑制率为 87.16%[9]。血竭还能兴奋 β 受体，增加家兔的冠脉流量[10]。血竭的增快血流及防止血栓作用，与其活血化瘀功效有关。

4. 对环核苷酸影响　大鼠每天灌胃血竭 1g/kg，连续 4 天，能增加环化腺核苷 - 磷酸的含量和降低环磷酸鸟苷的水平[8]。

5. 对纤维蛋白溶解活性影响　家兔每天肌注血竭 2 次，每次 2g/kg，连续 4 天，能缩短优球蛋白溶解时间，增加溶解酶的活性单位，从而促进纤溶活性[8]。

6. 毒理　血竭小鼠灌胃的半数致死量为 153.75~366g/kg[8]。广西血竭给家兔每天灌服 3g/kg、1.5g/kg，连续 90 天，未见明显毒性损害。红细胞、白细胞及肝、肾功能未见异常，病理学检查对脾、肝、肺、肾、肠、肾上腺未见损害作用[4]。家兔每天肌注血竭 2 次，每次 0.5 g/kg，连续 6 周，肝、肾功能等也未见明显异常[8]。

【临床研究】

止血化瘀　选择骨折、软组织损伤、咯血、呕血或黑便、月经过多或痛经等症共 278 例为观察对象，随机抽样分为广西血竭验证组 178 例与进口血竭对照组 100 例，按统一治疗方案进行对比观察。结果：两组总有效率分别为 95.5% 与 93%。两组疗效经统计学处理无显著性差异（$P>0.05$），说明广西血竭与进口血竭止血化瘀功能相仿[11]。

【性味归经】味咸、甘，性平。归心、肝经。

【功效主治】散瘀定痛，止血，生肌敛疮。主治跌打损伤，内伤瘀痛，痛经，产后瘀阻腹痛，外伤出血，瘰疬，臁疮溃久不合及痔疮。

【用法用量】内服：研末，1~1.5g，或入丸剂。外用适量，研末调敷或入膏药内敷贴。

【使用注意】凡无瘀血者慎服。

【经验方】

1. 瘰疬已破，脓水不止　血竭（炒）二钱半，青州枣二十个（烧为灰），干地黄半两（别杵为末）。上二味，细研如粉，以津唾调贴疮上。（《博济方》血竭散）
2. 下疳　血竭、儿茶、乳香（去油）、龙骨（研细末）、没药（去油）各三分。研细掺之。（《疡医大全》）
3. 鼻衄　血竭、蒲黄等份。为末，吹之。（《医林集要》）
4. 腹中血块　血竭、没药、滑石、牡丹皮（同煮过）各一两。为末，醋糊丸，梧桐子大，服之。（《摘玄方》）
5. 痔漏疼痛不可忍　血竭，为细末，用自津唾调涂，频为妙。（《杨氏家藏方》血竭散）

【参考文献】

[1] 卢文杰，王雪芬，陈家源 . 剑叶龙血树氯仿部位化学成分的研究 . 药学学报，1998，33（10）：755.
[2] 周志宏，王锦亮，杨崇仁 . 剑叶血竭素——国产血竭中一个新的二聚查耳酮 . 药学学报，2001，36（3）：200.
[3] Qing AZ,et al.Dracaenoside A and B,New C-22 Steroidal Lactone Glycosides from the Stem of Dracaena cochinc inensis.Chin Chem Lett,2003,14(12):1261.
[4] 林启云 . 广西血竭的药理作用及毒性试验 . 广西中医药，1986，9（6）：33.
[5] 曹仁烈 . 中华皮肤科杂志，1957，5（4）：286.
[6] Rao G S R. J Nat Prod,1982, 45（5）: 648.
[7] Umetsu T. Thrombos Haemastas （stuttg）, 1978,39:74.
[8] 高应斗，赵忠保，杨桂芬，等 . 血竭抗血栓及其作用机理的研究 . 山西医药杂志，1984，13（2）：75.
[9] 高应斗，赵忠保，杨桂芬，等 . 血竭对血液流变性及血小板聚集功能的影响 . 山西医药杂志，1983，12（4）：193.
[10] 高应斗 . 中国中西医结合研究会活血化瘀成立大会暨全国第一次学术会议论文汇编集，1982：54.
[11] 齐幼龄，邹玲 . 广西血竭和进口血竭止血化瘀作用的疗效对比观察（附 278 例分析）. 广西中医药，1989，12（2）：5.

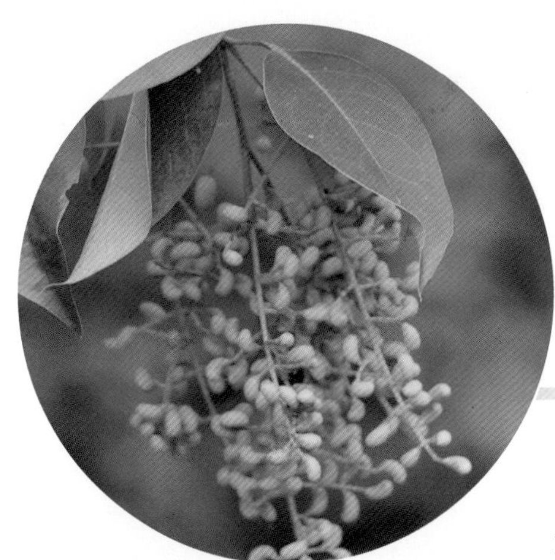

Nü zhen zi
女贞子

Ligustri Lucidi Fructus
[英]Glossy Privet Fruit

【别名】女贞实、冬青子、爆格蚤、白蜡树子、鼠梓子。

【来源】为木犀科植物女贞 *Ligustrum lucidum* Ait. 的成熟果实。

【植物形态】多年生常绿灌木或乔木。树皮灰褐色。枝黄褐色、灰色或紫红色，圆柱形，疏生圆形或长圆形皮孔。单叶对生；叶柄上面具沟；叶片革质，卵形、长卵形或椭圆形至宽椭圆形，长 6~17cm，宽 3~8cm，先端锐尖至渐尖或钝，基部圆形，有时宽楔形或渐狭。圆锥花序顶生；花序基部苞片常与叶同型，小苞片披针形或线形，凋落；花无梗或近无梗；花萼无毛，齿不明显或近截形；花冠裂片反折；花药长圆形；花柱柱头棒状。果肾形或近肾形，深蓝黑色，成熟时呈棕黑色，被白粉。

【分布】广西主要分布于百色、河池、桂林等地。

【采集加工】11~12 月采收成熟果实，晒干。

【药材性状】果实呈卵形、椭圆形或肾形，长 6~8.5mm，直径 3.5~5.5mm。表面黑紫色或棕黑色，皱缩不平，基部有果梗痕或具宿萼及短梗。外果皮薄，中果皮稍厚而松软，内果皮木质，黄棕色，有数条纵棱，破开后种子通常 1 粒，椭圆形，一侧扁平或微弯曲，紫黑色，油性。气微，味微酸、涩。

【品质评价】以粒大、饱满、色黑紫者为佳。

【化学成分】本品果实含齐墩果酸（oleanolic acid），乙酰齐墩果酸（acetyloleanolic acid），熊果酸（ursolic acid），乙酸熊果酸（acetylursolic acid）对 - 羟基苯乙醇（*p*-hydroxyphenethyl alcohol），3,4- 二羟基苯乙醇（3,4-dihydroxyphenethyl alcohol），*β*- 谷甾醇（*β*-sitosterol），甘露醇（mannitol），外消旋 - 圣草素（eriodictyol），右旋 - 花旗松素（taxifolin），槲皮素（quercetin），女贞苷（ligustroside），10- 羟基女贞苷（10-hydroxy ligustroside），女贞子苷（nuezhenide），橄榄苦苷（oleuropein），10- 羟基橄榄苦苷（10-hydroxy oleuropein），对 - 羟基苯乙基 -*β*-D- 葡萄糖苷（*p*-hydroxyphenethyl-*β*-D-glucoside），3,4- 二羟基苯乙基 -*β*- 葡萄糖苷（3,4-dihydroxyphenethyl-*β*-D-glucoside），甲基 -*α*-D- 吡喃半乳糖苷（methyl-*α*-D-galactopyranoside），阿克替苷（acteoside），新女贞子苷（neonuezhenide），女贞苷酸（ligustrosidic acid），橄榄苦苷酸（oleuropeinic acid）及代号为 GI-3 的裂环烯醚萜苷 [1]。还含有芹菜素 -7-*O*- 乙酰 -*β*-D- 葡萄糖苷（apigenin-7-*O*-acetyl-

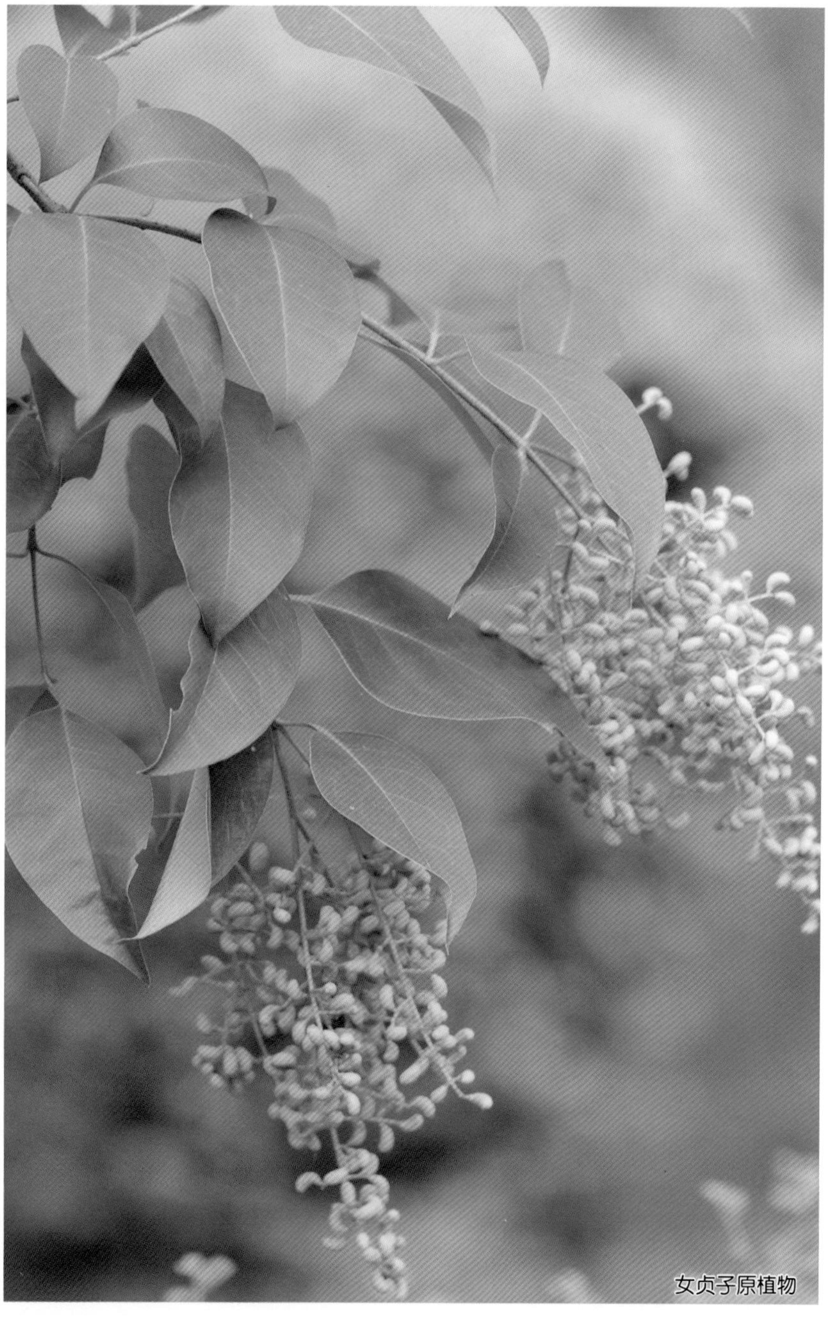

女贞子原植物

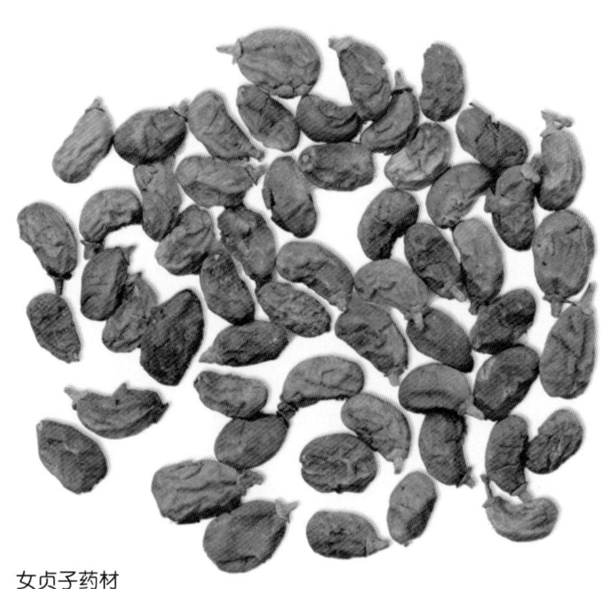

女贞子药材

β-D-glucoside），芹菜素-7-*O*-*β*-D-芦丁糖苷（apigenin-7-*O*-*β*-D-lutinoside），木犀草素（luteolin）[2]，对羟基苯乙醇-*α*-D-葡萄糖苷（*p*-hydroxyphenethyl-*α*-D-glucoside）[3]，槲皮苷（quercitrin）[4]，*α*-乌索酸甲酯（*α*-ursolic acid methyl ester），委陵菜酸（tormentic acid）[5]。

本品还含有由鼠李糖、阿拉伯糖、葡萄糖、岩藻糖组成的多糖，及7种磷脂类化合物，其中以磷脂酰胆碱（phosphatidyl choline）含量最高。并含有钾（K）、钙（Ca）、镁（Mg）、钠（Na）、锌（Za）、铁（Fe）、锰（Mn）、铜（Cu）、镍（Ni）、铬（Cr）、银（Ag）等11种元素。女贞种子含女贞子酸。女贞含8-表金银花苷（8-*epi*-kingiside）[1]。

女贞叶含齐墩果酸（oleanolic acid），对-羟基苯乙醇（*p*-hydroxyphenylethyl alcohol），大波斯菊苷（cosmosiin），木樨草素-7-葡萄糖苷（luteolin-7-glucoside），及丁香苷（syringin），熊果酸（ursolic acid）[1]。

女贞子还含脂肪酸，其组成为棕榈酸（palmitic acid）、棕榈油酸（palmitoleic acid）、硬脂酸（stearic acid）、油酸（oleic acid）、亚油酸（linoleic acid）、亚油酸（异构）（linolelaidic acid）、*α*-亚麻酸（linolenic acid）。以油酸和亚油酸为主[6]。并含多种氨基酸：天冬氨酸（aspaitic acid）、丝氨酸（serine）、谷氨酸（glutamic acid）、缬氨酸（valine）、甲硫胺酸（methionine）、异亮氨酸（*iso*-leucine）等[7]。

挥发油成分以烃类为主，其他成分为非萜醇醛酮类、酯类、卤代烃类。药用成分主要是桉油精（eucalyptol）、苯甲醇（benzenemethanol）、乙酸异龙脑酯（*iso*-borneol-acetate）、三苯甲烷（triphenylmethane）等[8~9]。

【药理作用】

1. 抗炎　每天灌胃女贞子水煎剂12.5g/kg、25g/kg，连续5天，对二甲苯引起的小鼠耳郭肿胀、乙酸引起的小鼠腹腔毛细血管通透性增加及对角叉菜胶、蛋清、甲醛性大鼠足跖肿胀均有抑制作用。女贞子20g/kg灌胃3天，可降低大鼠炎症组织前列腺素E（PGE）的释放量。女贞子20g/kg连续灌胃7天，可抑制大鼠棉球肉芽组织增生，同时伴有肾上腺重量的增加[10]。女贞子的抗炎有效成分齐墩果酸50mg/kg、100mg/kg皮下注射，连续3天，对角叉菜胶和甲醛引起的大鼠足跖肿胀、二甲苯所致的小鼠耳郭肿胀及乙酸引起的小鼠腹腔毛细血管通透性增加均有抑制作用。齐墩果酸100mg/kg皮下注射，连续7天，使大鼠炎性组织释放PGE量减少，抑制棉球肉芽组织增生，同时伴有肾上腺增重及胸腺缩小[11]。

2. 对免疫功能影响　女贞子有促进免疫功能的作用。水煎剂12.5g/kg、25g/kg连续灌胃7天，均可增加小鼠胸腺、脾脏重量及降低小鼠血液炭末廓清速度，能提高血清溶血素抗体活性，升高正常小鼠IgG含量，且能对抗环磷酰胺的免疫抑制作用[12、13]。女贞子煎剂灌服240mg/kg，连续5天，能增强炭末的廓清指数[14]。女贞子对淋巴细胞转化均有促进作用[15~17]。女贞子水提物增强植物血凝素（PHA）、刀豆球蛋白A（ConA）和PWM引起的淋巴细胞增殖，还可增强异种淋巴细胞引起的大鼠局部移植物抗宿主反应，消除恶性肿瘤病人抑制性T细胞的活性[17]。女贞子可提高Ea花环形成细胞百分率（EaRFC%），可促进T淋巴细胞对PHA的应答，且促进的程度与EaRFC%的增高率呈正相关，表明女贞子可通过增强细胞表面受体的活性而促进T淋巴细胞的活性[18]。女贞子可升高环磷酰胺降低的白介素-2（IL-2），可抑制硫唑嘌呤引起的IL-2超常升高，显示了其双相调节作用[19]。齐墩果酸和女贞子多糖是女贞子调节机体免疫功能的两种活性成分。齐墩果酸具有肯定的促进淋巴细胞增殖和巨噬细胞吞噬功能，并与IL-2具有协同作用[20]。女贞子多糖能增加小鼠脾重，增强脾细胞对ConA的增殖反应[21]。

3. 抑制变态反应　女贞子煎剂12.5g/kg、25g/kg灌胃，可抑制小鼠或大鼠被动皮肤过敏反应，降低大鼠颅骨膜肥大细胞脱颗粒百分率，对抗组胺引起的大鼠皮肤毛细血管通透性增加。抗原攻击前后给药，均可抑制2,4-二硝基氯苯（DNCB）所致小鼠接触性皮炎。女贞子煎剂20g/kg，可降低豚鼠血清补体总量，说明女贞子对Ⅰ、Ⅲ、Ⅳ型变态反应具有抑制作用[22]。齐墩果酸5mg/kg、100mg/kg皮下注射可抑制反向皮肤过敏反应和反向被动Arthus反应，100mg/kg可减轻豚鼠Forssman皮肤血管炎及大鼠主动Arthus反应，也抑制绵羊红细胞或DNCB所致小鼠迟发性超敏反应[23]。

4. 对脂质代谢影响　女贞子煎剂灌胃可降低灌饲胆固醇和猪油的家兔的血清胆固醇和甘油三酯，有预防和消减动脉粥样硬化斑块以及减轻斑块厚度的作用，能减少冠状动脉粥样硬化病变数和减轻其阻塞程度，有降低血脂预防动脉粥样硬化的作用[24~26]。齐墩果酸对高脂血症大鼠和兔有降血脂作用，能降低血清总胆固醇、过氧化脂质水平，降低动脉壁总胆固醇含量及粥样硬化斑块发生率，减少脂质在家兔主要脏器的沉积，升高高脂血症前列腺素/血栓烷A_2（PGI_2/TXA_2）比值，表明齐墩果酸对动脉粥样硬化形成有抑制作用[27、28]。女贞子有改善老龄小鼠脑和肝脏脂质代谢的作用。女贞子醇提取液高龄小鼠连续口服40天，有降低脑内及肝内丙二醛量，增高肝内超氧化物歧化酶活性作用[29]。

5. 降血糖　女贞子中的一种无色棱形晶状体化合物对阿脲和四氧嘧啶造成小鼠高血糖模型具有良好的稳定的降血糖作用[30,31]。女贞子水煎剂15g/kg、30g/kg给小鼠连续灌胃10天，可降低正常小鼠的血糖及对四氧嘧啶引起的小鼠糖尿病有预防和治疗作用，并可对抗肾上腺素或葡萄糖引起的血糖增高[32]。齐墩果酸50mg/kg、100mg/kg皮下注射连续7天，能降低正常血糖及由四氧嘧啶、肾上腺素或葡萄糖引起的血糖增高[33]。

6. 保肝　齐墩果酸对四氯化碳引起的大鼠急性肝损伤有保护作用，可降低血清谷丙转氨酶及肝内甘油三酯含量，促进肝细胞再生，防止肝硬化[34~37]。

7. 对造血系统影响　女贞子药液1g（生药）/ml给小鼠皮下注射0.2ml，连续3天，能促进红系造血祖细胞生长，但粒系祖细胞却减少，说明女贞子对红系造血有促进作用[38]。醇提女贞子干制剂40g/kg给小鼠每天灌胃，能对抗环磷酰胺所致白细胞下降[39]。齐墩果酸是女贞子中升白细胞的有效成分，但对^{60}Co-γ射线照射引起的白细胞减少无效[40]。

8. 抗诱变和抗血卟啉衍生物（HPD）光氧化　女贞子甲醇、水提物均具有抗变异原性。其有效成分为齐墩果酸、熊果酸[41]。女贞子煎剂对诱变物环磷酰胺和乌拉坦诱发突变效应有抑制突变作用[42]。女贞子与齐墩果酸有降低环磷酰胺和乌拉坦所致微核率升高的作用，有染色体损伤的保护作用[43]。女贞子能减轻HPD对小鼠的皮肤光敏反应。女贞子60mg（生药）/ml，能减少HPD 5μg/ml合并照光10min引起的红细胞丙二醛含量的增加，可对抗红细胞膜乙酰胆碱酯酶活力的抑制。女贞子20g（生药）/kg腹腔注射1次，能减轻小鼠腹腔注射HPD20mg/kg，照光4h，耳的光敏反应[44]。

9. 抗肿瘤　女贞子提取物对H22、A548、LLC、LNCap等肿瘤细胞有抑制作用[45]。250mg/kg、500mg/kg、1000mg/kg对小鼠移植性肿瘤H22平均抑瘤率分别为41.19%、48.32%、45.45%，对S180肉瘤实体型抑瘤率分别为37.50%、44.23%、46.15%。女贞子水浸液灌胃对小鼠子宫颈癌有抑制作用，可诱导宫颈癌细胞系Hela细胞凋亡[46, 47]。

10. 抗氧化、抗衰老　女贞子能改善D-半乳糖致衰老小鼠的学习与记忆能力，其作用机制可能与其提高抗氧化酶活性、清除自由基、减少过氧化脂质的生成有关[48]。女贞子多糖能使衰老模型小鼠肝、肾组织中丙二醛下降，超氧化物歧化酶及谷胱甘肽过氧化物酶活力提高，脑组织中脂褐质下降，具有抗衰老作用[49, 50]。女贞子中的环烯醚萜类化合物oleside dimethylester、oleuropein、nuezhenide、lucidumoside B、lucidumoside C有较强的抗氧化作用，能抑制自由基诱导的红细胞溶血[51]。

11. 降眼压等作用　女贞子煎剂2.5g/kg灌胃，连续3~6天，可使家兔眼内压有轻度下降，但不能阻止水负荷所致的兔眼压升高[52]。齐墩果酸能加快血小板的流动性，减弱血小板之间的碰撞，使其不易粘连、聚集，不易在血管内膜沉积，从而减缓和防止血栓形成，降低脂质内膜的沉积[53]。50%女贞子煎剂对金黄色葡萄球菌、福氏痢疾杆菌、伤寒杆菌、铜绿假单胞菌和大肠杆菌等均有抑制作用[54]。女贞子还对更年期模型大鼠有较好的治疗作用[55]，女贞子可以提高去卵巢大鼠维生素D受体mRNA的表达，提高肠钙吸收，维持体内钙稳态，改善绝经后骨质疏松症[56]。女贞子及齐墩果酸可促进体外培养的毛囊肝细胞生长因子（HGF）和血管内皮细胞生长因子mRNA的表达[57]。对酪氨酸激酶受体蛋白的合成有促进作用[58]。

12. 毒理　女贞子毒性很小，兔1次服新鲜成熟果实75g未见中毒现象[59]。

附：女贞叶药理作用

1. 对心血管作用　女贞叶醋酸乙酯总提物能增加犬心肺每分钟输出量，增加离体兔心冠脉流量，改善金黄地鼠夹囊循环，延长小鼠急性缺氧条件下存活时间，对垂体后叶素引起的家兔急性心肌缺血心电图有改善作用[60]。

2. 镇咳　女贞叶水浸浓缩液对氨水喷雾法所致小鼠咳嗽有镇咳作用[1]。熊果苷是女贞叶提取物能祛痰、镇咳的主要成分[61]。

3. 对中枢影响　女贞叶中所含熊果酸具有安定与降温作用，能降低大鼠的正常体温，减少小鼠活动，协同戊巴比妥睡眠作用和抗戊四唑惊厥作用[62]。

4. 抗菌　熊果酸对革兰阳性菌、阴性菌和酵母菌有抗菌作用，最低抑菌浓度分别为革兰阳性菌（50~400）μg/ml、革兰阴性菌（200~800）μg/ml、酵母菌（100~700）μg/ml[63]。

5. 抗炎　熊果酸有糖皮质激素样作用，大鼠每天腹腔注射12.5mg/kg，连续7天，能延缓植入羊毛球的炎症过程，可增加肝糖原及降低心和横纹肌糖原[64]。

6. 其他　熊果酸具有降低血清谷丙转氨酶的作用，还能延长艾氏腹水癌小鼠的生命[62]。

7. 毒理　熊果酸给小鼠腹腔注射，半数致死量为680mg/kg[62]。女贞叶醋酸乙酯总提物给犬静注50mg/kg，小鼠静注250mg/kg，观察24h，均未见不良影响[60]。

【临床研究】

1. 口腔溃疡　取新鲜女贞子叶2~3片，洗净放在嘴里咀嚼成泥状，然后将其用舌尖抵于溃疡面。结果：共治疗50例，10~20s即可止痛，自觉症状消失，3日内溃疡面即愈合。10~20s止痛者11例（优），占22%；20~25s止痛者23例（良），占46%；25~30s止痛者15例（中），占30%；30s以上仍未止痛者1例，占2%；优良率达68%[65]。

2. 预防尖锐湿疣复发　治疗组首先用电离子治疗机高温炭化疣体，术后肌注胸腺肽注射液，同时口服扶正女贞素片（每片含主要成分齐墩果酸20mg），每次2片，每日3次，4周为1个疗程。对照组单用二氧化碳激光治疗。结果：治疗组共44例，有8例（18.187%）复发；对照组共38例，有20例（52.63%）复发。两组复发率有明显差异（P<0.01）[66]。

【性味归经】味甘、苦，性凉。归肝、肾经。

【功效主治】补益肝肾，明目，清虚热。主治头昏目眩，目暗不明，耳鸣，须发早白，腰膝酸软，遗精，骨蒸潮热。

【用法用量】内服：煎汤，6~15g；或入丸剂。外用适量，敷膏点眼。清虚热宜生用，补肝肾宜熟用。

【使用注意】脾胃虚寒泄泻及阳虚者慎服。

【经验方】

1. 脂溢性脱发　女贞子 10g，何首乌 10g，菟丝子 10g，当归 10g。水煎服，每日 1 剂，连服 2 个月。（《四川中药志》1979 年）

2. 须发早白　女贞实一斗（如法去皮），每斗用马料黑豆一斗，拣净，淘洗晒干，同蒸透，九蒸九晒。先将女贞实为末，加生姜自然汁三两，好川椒（去闭口者及蒂，为末）三两，同黑豆末和匀，蜜丸如梧子大。先食服四五钱，白汤或酒吞。（《医学广笔记》乌须神方）

3. 神经衰弱　女贞子、鲍肠、桑椹子各 15~30g。水煎服。或女贞子 1000g，浸米酒 1000g，每日酌量服。（《浙江民间常用草药》）

4. 补腰膝，壮筋骨，强肾阴，乌头发　冬青子（即女贞子，冬至日采，不拘多少，阴干，蜜酒拌蒸，过一夜，粗袋擦去皮，晒干为末。瓦瓶收藏。或先熬干，旱莲膏配用），旱莲草（夏至日采，不拘多少），捣汁熬制，和前药为丸。临卧酒服。一方加桑椹干为丸，或桑椹熬膏和入。（《医方集解》二至丸）

5. 白细胞减少症　炙女贞子、龙葵各 45g。水煎服。（《安徽中草药》）

6. 阴虚骨蒸潮热　女贞子、地骨皮各 9g，青蒿、夏枯草各 6g。水煎服。（《安徽中草药》）

7. 月经不调，腰酸带下　女贞子、当归、白芍各 6g，续断 9g。水煎服。（《安徽中草药》）

8. 口腔炎　女贞子 9g，金银花 12g。水煎服。（《安徽中草药》）

9. 风热赤眼　冬青子不拘多少，捣汁重汤熬膏，净瓶收固，每用点眼。（《济急仙方》）

10. 视神经炎　女贞子、草决明、青葙子各一两。水煎服。（《浙江民间常用草药》）

【参考文献】

[1] 国家中医药管理局《中华本草》编委会．中华本草．上海：上海科学技术出版社，1999：5496.

[2] 徐小花，杨念云，钱士辉，等．女贞子黄酮类化合物的研究．中药材，2007，30（5）：538.

[3] 石力夫，王鹏，陈海生，等．中药女贞子水溶性化学成分的研究．药学学报，1995，30（12）：935.

[4] 张兴辉，石力夫．中药女贞子化学成分的研究（Ⅰ）．第二军医大学学报，2004，25（3）：333.

[5] 程晓芳，何明芳，张颖，等．女贞子化学成分的研究．中国药科大学学报，2000，31（3）：169.

[6] 武汉医学院．营养与食品卫生学．北京：人民卫生出版社，1981：38.

[7] 李曼玲，刘美兰．女贞子及其炮制品中游离及水解氨基酸的分离测定．中药材，1995，18（1）：28.

[8] 吕金顺．甘肃产女贞子挥发油化学成分研究．中国药学杂志，2005，40（3）：178.

[9] 杨静，魏彩霞，边军昌．女贞花挥发油化学成分的研究．中草药，2006，37（5）：679.

[10] 戴岳，杭秉茜，孟庆玉，等．女贞子的抗炎作用．中国中药杂志，1989，14（7）：47.

[11] 戴岳，杭秉茜，谭立武．齐墩果酸的抗炎作用．中国药理学与毒理学杂志，1989，3（2）：96.

[12] 戴岳，杭秉茜，李佩珍．女贞子煎剂对小鼠免疫系统的作用．中国药科大学学报，1987，18（4）：301.

[13] 张蕴芬，李顺成，李燕燕，等．当归补血汤及其加味对正常小鼠免疫功能的影响．中医杂志，1982，23（10）：793.

[14] 丁安伟，王苏玲，孔令东，等．二至丸及其处方炮制品的药理作用．中国中药杂志，1992，17（9）：531.

[15] 孙学惠．影响免疫反应的中草药．贵阳中医学院学报，1979，（2）74.

[16] 钱瑞生．中草药免疫促进剂．中医杂志，1980，21（3）：235.

[17] 孙燕，Hersh EM，李秀如，等．扶正中药的临床和实验研究Ⅲ黄芪、女贞子水提剂促进免疫功能的实验研究．中华微生物学和免疫学杂志，1983，3（4）：211.

[18] 冯作化，范秀容．女贞子、刺五加对 T 细胞促进作用的实验研究．中国免疫学杂志，1986，2（2）：88.

[19] 熊晓玲，李文．部分扶正固本中药对小鼠脾细胞 IL-2 产生的双向调节作用．中国实验临床免疫学杂志，1991，3（4）：37.

[20] 孙燕，袁瑞荣，吴迺居，等．齐墩果酸的促免疫作用．中国临床药理学杂志，1988，4（1）：26.

[21] 于鲁钢．郝丽敏，杨明，等．女贞子对多糖的提取及对小鼠免疫功能的影响．中国药学杂志，1992，27（1）：26.

[22] 戴岳，杭秉茜，孟庆玉．女贞子对变态反应的抑制作用．中国药科大学学报，1989，20（4）：212.

[23] 戴岳，杭秉茜．齐墩果酸对免疫系统及Ⅰ型变态反应的影响．中国药理学报，1988，9（6）：562.

[24] 边学义，赵士林，高清溢，等．女贞子对家兔实验性高脂血症及动脉粥样硬化的防治作用．锦州医学院学报，1983，（1）：40.

[25] 彭悦，边学义，赵士林，等．女贞子防治家兔实验性动脉粥样硬化的实验研究．中药通报，1983，（3）：32.

[26] 彭悦，陈鸿庆，杨立刚．女贞子降血脂作用的临床观察．辽宁中医杂志，1981，（6）：36.

[27] 马伯良，王振宇，杨家海，等．齐墩果酸的降血脂研究．中药药理与临床，1986，2（1）：38.

[28] 武继彪，黄文兴，董榕．齐墩果酸对实验性动脉粥样硬化的预防作用．中药药理与临床，1991，7（2）：24.

[29] 赵瑛，闻杰，孙忠人．女贞子对小鼠脑、肝过氧化脂质含量及对肝 SOD 活性的影响（摘要）．中医药学报，1990，（6）：47.

[30] 王云发．女贞素具有良好的降糖作用．内蒙古中医药，1986，5（1）：10.

[31] 王云发，何史，郝光霞，等．女贞素降血糖作用的实验研究．内蒙古中医药，1986，5（3）：32.

[32] 郝志奇，杭秉茜，王瑛．女贞子降血糖作用的研究．中国中药杂志，1992，17（7）：429.

[33] 郝志奇，杭秉茜，王瑛．齐墩果酸对小鼠的降血糖作用．中国药科大学学报 .1991，22（4）：210.

[34] 湖南医药工业研究所．青叶胆有效成分的提取分离及药理研究的初报．中草药通讯，1975，（3）：175.

[35] 湖南医药工业研究所．齐墩果酸治疗急性黄疸型肝炎疗效及实验动物组织学初步观察．中草药通讯，1977，（4）：176.

[36] 马学惠，赵元昌，尹雷，等．齐墩果酸防止实验性肝损伤的研究．药学学报，1982，17（2）：93.

[37] 冀春萱，纪红，韩德伍，等．齐墩果酸对急性实验性肝损伤的防治作用（电子显微镜观察初步报告）．山西医药杂志，1980，9（6）：5.

[38] 谢仁敷，麻柔，廖军鲜．补脾肾中药对小鼠红细胞造血作用探讨．中药通报，1983，8（6）：35.
[39] 中医研究院中药研究所肿瘤组．中医药研究参考，1975，（4）：8.
[40] 戴培兴，陈玲，蓝树彬．女贞子中的升白细胞有效成分的实验研究．中成药研究，1982，（1）：42.
[41] 林宏行，贺玉琢，译．女贞子对 B（α）P 的变异原性的抗变异原性研究．国外医学·中医中药分册，1991，13（2）：119.
[42] 王郑选，高碧珍，许碧玉，等．果蝇试验检测女贞子抗诱变效应的研究．福建中医药，1991，（3）：50.
[43] 杭秉茜，戴岳，巫冠中，等．女贞子及其成分齐墩果酸对环磷酰胺及乌拉坦引起染色体损伤的保护作用．中国药科大学学报，1987，18：222.
[44] 傅乃武，范贤俊，王永泉，等．丹参对实验肿瘤生长和转移的影响及原理的初步探讨．中华肿瘤杂志，1987，9（5）：341.
[45] Shoemaker M.Phytotherapy Research，2005，19（7）:649.
[46] 向敏，顾振纶，梁中琴，等．女贞子提取物对小鼠抗肿瘤作用．传染病药学，2001，11（3）：3.
[47] 张鹏霞，赵蕾，王昭，等．女贞子血清药理对 HeLa 细胞凋亡的影响．肿瘤，2006，26（12）：1136.
[48] 丁玉琴，徐持华．女贞子对 D- 半乳糖致衰老小鼠学习和记忆的影响．解放军预防医学杂志，2006，24（4）：247.
[49] 张振明，葛斌，许爱霞，等．女贞子多糖的抗衰老作用．中国药理学与毒理学杂志，2006，20（2）：108.
[50] 张振明，蔡曦光，葛斌，等．女贞子多糖的抗氧化活性研究．中国药师，2005，8（6）：489.
[51] He Z. Chem.Pharm.Bull.2001, 49（6）:780.
[52] 李文明，蒋家雄，淤泽溥．四子汤对家兔瞳孔和眼压影响的拆方研究．云南中医杂志，1990，11（4）：27.
[53] 张子臻．女贞子能降血脂、改善心肌供血．中医杂志，1998，39（9）：518.
[54] 苏州医学院中草药抑菌试验小组．湖北科技资料医药分册（湖北省科技局情报所），1971，（2）：2.
[55] 赵胜，孔德明．女贞子、淫羊藿、女贞子合淫羊藿对更年期模型大鼠作用的实验研究．贵阳中医学院学报，2007，29（2）：15.
[56] 张岩，黄文秀，陈斌，等．女贞子对去卵巢大鼠钙代谢及维生素 D 依赖型基因表达的影响．2006，37（4）：558.
[57] 范卫新，朱文元．女贞子等中药对小鼠毛囊生长周期中生长因子 mRNA 表达的影响．中华皮肤科杂志，2000，33（4）：229.
[58] 刘之力，涂彩霞，任凤，等 .56 味中药乙醇提取物对酪氨酸活性影响及动物致色素作用的研究．中华皮肤科杂志，2001，34（6）：284.
[59] Watt G M.2thEd.Pudoc Wageningen，1962:807.
[60] 李广勋．中药药理毒理与临床．天津：天津科技翻译出版公司，1992：382.
[61] 张恩户，于妮娜，刘敏．女贞叶提取物及其成分熊果苷祛痰、镇咳作用的实验研究．江苏中医药，2005，26（11）：69.
[62] 国家医药管理局中草药情报中心站．植物药有效成分手册．北京：人民卫生出版社，1986：1102.
[63] Zdzislaw K.C A，1976，84:160059p.
[64] Shatilo.C A，1974，81:33274t.
[65] 孙玉珍．女贞子鲜叶治疗口腔溃疡 50 例．中国民间疗法，2007，15（2）：19.
[66] 林克．扶正女贞素片联合胸腺肽预防尖锐湿疣复发的临床分析．中国麻风皮肤病杂志，2006，22（10）：875

Fei ji cao

飞机草

Eupatorii Odorati Herba
[英]Fragrant Eupatorium Herb

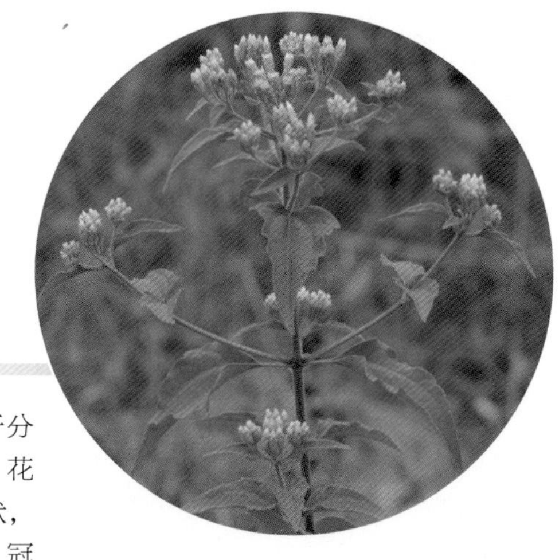

【别名】香泽兰、民国草。

【来源】为菊科植物飞机草 *Eupatorium odoratum* L. 的全草。

【植物形态】多年生粗壮草本。茎直立，有细纵纹，被灰白色柔毛，中上部的毛较密，分枝与主茎成直角射出。单叶对生；叶片三角形或三角状卵形，长 4~10cm，宽 1.5~5.5cm，先端渐尖，基部楔形，边缘有粗大钝锯齿，两面粗糙，均被绒毛，下面的毛较密而呈灰白色，基出 3 脉。头状花序生于分枝顶端和茎顶端，排成伞房花序，花粉红色，全为管状花；总苞圆柱状，紧抱小花；总苞片有褐色纵条纹；冠毛较花冠稍长。瘦果无毛，无腺点。

【分布】广西主要分布于防城、那坡、大新、百色、南宁、邕宁、武鸣、上思等地。

【采集加工】夏、秋季采收，洗净，鲜用或晒干备用。

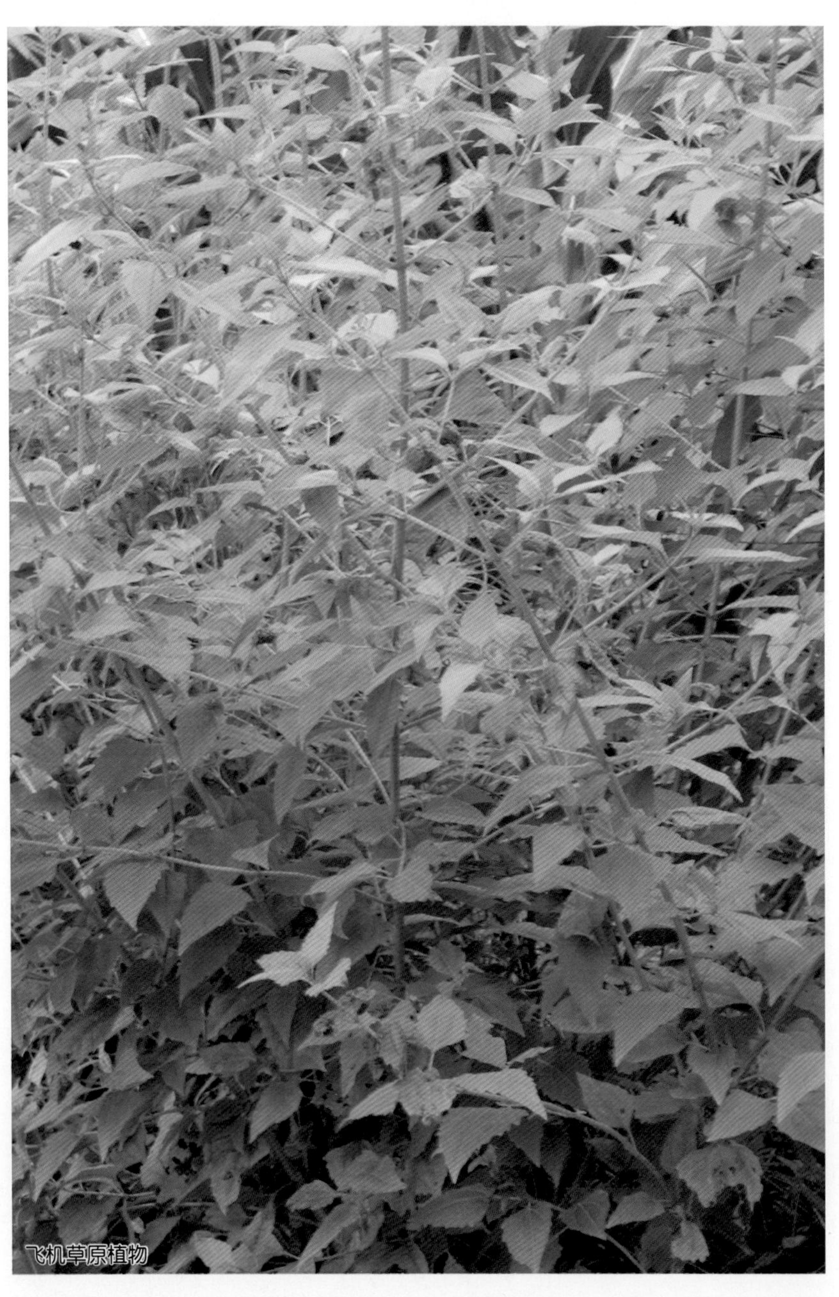

飞机草原植物

【药材性状】全草被灰白色柔毛。主根明显，圆柱形，须根多。茎表面绿黄白色，木部黄白色，中央具较大髓部。叶单叶对生，绿黄色，皱缩，展开叶片三角形或三角状卵形，长 3~9cm，宽 1.2~5cm，先端渐尖，基部楔形，边缘有粗大钝锯齿。头状花序生于分枝顶端和茎顶端。气微，味淡。

【品质评价】以干燥、色绿、叶多者为佳。

【化学成分】本品地上部分主含黄酮类：异樱花素（*iso*-sakuranetin），飞机草素（odoratin），樱花素（sakuranetin），山柰素（kaempferide），柽柳黄素（tamarixetin），鼠尾草素（salvigenin），异樱花素-7-甲醚（*iso*-sakuranetin-7-methyl ether），4′,5-二羟基-3′,7-二甲氧基黄酮（4′,5-dihydroxy-3′,7-dimethoxy flavone），4′,5,6,7-四甲氧基黄烷酮（4′,5,6,7-tetramethoxy flavanone），4′-羟基-5,6,7-三甲氧基黄烷酮（4′-hydroxy-5,6,7-trimethoxy-flavanone），2′,4-二羟基-4′,5′,6′-三甲氧基查耳酮（2′,4-dihydroxy-4′,5′,6′-trimethoxy-chalcone），刺槐素（acacetin），山柰酚-4′-甲基醚（kaempferol-4′-methyl ether），槲皮黄素-7,4′-二甲基醚（quercetin-7,4′-dimethyl ether），柑桔素-4′-甲基醚（naringenin-4′- methyl ether）[1] 等。还含羽扇豆醇（lupeol），*β*-香树脂醇（*β*-amyrin），环氧羽扇豆醇（epoxy-lupeol），茴香酸（anisic acid），蜡醇（ceryl alcohol）以及 *α*-、*β*-和 *γ*-谷甾醇（sitosterol）[1, 2]、豆甾醇（stigmasterol），*β*-胡萝卜苷（*β*-daucosterol）等[1]。

飞机草挥发油的主要化学成分是萜类化合物，如反式-石竹烯（*trans*-caryophyllene）、*δ*-杜松烯（*δ*-cadinene）、*α*-胡椒烯（*α*-copaene）、氧化石竹烯

（caryophyllene oxide），大根香叶烯（germacrene），α- 葎草烯（α-humulene）[3]；鲜枝叶挥发油主要含香豆精（coumarin），乙酸龙脑酯（bornyl acetate），芳樟醇（linalool），泽兰醇（eupatol），左旋泽兰烯（eupatene）[2]。

其他还含有氨基酸（amino acid），酚类（phenol）成分，鞣质（tannins）[4]，五桠果素（dillenetin），柳穿鱼黄素（pectolinarigenin）[5]，金合欢素（acacetin）[1,5]。

【药理作用】

1. 抗菌　飞机草中的异樱花素对结核分枝杆菌引起的肺结核具有中等抗菌活性，最小抑菌浓度为 174.8μmol/L[6]。

2. 抗炎　200mg/kg 剂量飞机草的水提液对角叉菜胶诱导小鼠的水肿、棉球诱导的肉芽肿和福尔马林诱导水肿能达到最高的消肿功效[7]。

3. 兴奋回肠等作用　飞机草叶和茎的煎剂对离体豚鼠回肠有兴奋作用，水提物作用较弱，煎剂对离体兔十二指肠也有抑制作用[8]。

4. 毒理　飞机草水提物对昆明种雌性小白鼠实际无毒，但飞机草具有亚急性毒性作用，供试小白鼠出现中毒体征和病理学变化，且亚急性毒性作用随着飞机草水提物浓度的增大和试验时间的延长而增强[9]。

【临床研究】

急性胃肠炎　鲜飞机草根 50~100g 或干品 25~50g，水煎，分 1~2 次服，小儿用量酌减。结果：共治疗 54 例，服 1 次痊愈者 46 例，2 次痊愈者 8 例[10]。

【性味归经】味微辛，性温；有小毒。归肝、心经。

【功效主治】散瘀消肿，解毒，止血。主治跌打肿痛，疮疡肿毒，稻田皮炎，外伤出血，旱蚂蟥咬后流血不止。

【用法用量】外用适量，鲜品捣敷或揉碎涂擦。

【使用注意】不宜内服。叶有毒，误食嫩叶会引起头晕、恶心、呕吐；用叶擦皮肤可导致红肿、起疱。

【经验方】

1. 疖疮红肿　飞机草鲜叶适量。捣烂敷患处。（《云南中草药》）
2. 稻田皮炎　飞机草鲜叶揉烂外擦。（《广西本草选编》）
3. 跌打损伤，外伤出血　用鲜飞机草全草捣烂外敷。（《广西本草选编》）
4. 旱蚂蟥咬后流血不止　用飞机草鲜叶揉烂涂伤口。（广州部队《常用中草药手册》）

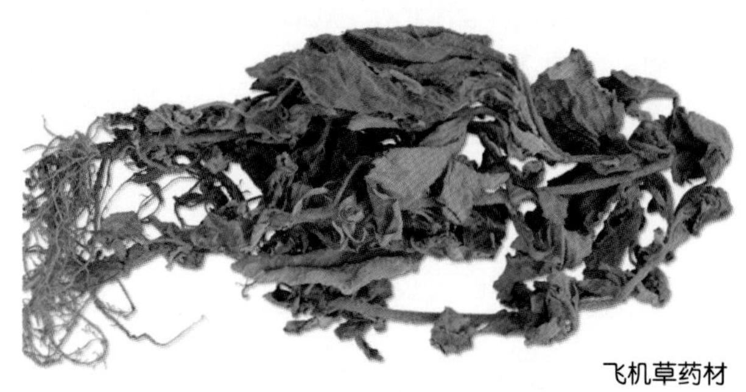

飞机草药材

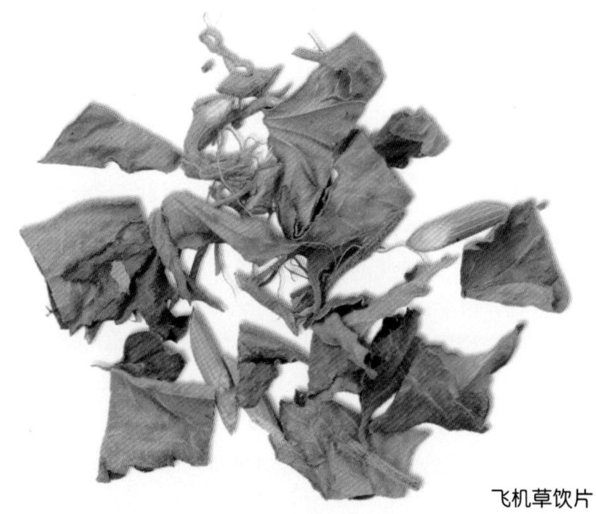

飞机草饮片

【参考文献】

[1] 丁智慧，张学锢，刘吉开，等 . 飞机草中的化学成分 . 天然产物研究与开发，2001，13（5）：22.

[2] 国家中医药管理局《中华本草》编委会 . 中华本草 . 上海：上海科学技术出版社，1999：6877.

[3] 凌冰，张茂新，庞雄飞 . 飞机草挥发油对真菌和昆虫的生物活性及其化学成分研究 . 天然产物研究与开发，2003，15（3）：183.

[4] 陈进军，黎秋旋，肖俊梅 . 飞机草在广东的分布、危害及化学成分预试 . 生态环境，2005，14（5）：686.

[5] 袁经权，杨峻山，缪剑华 . 飞机草化学成分研究 . 中草药，2005，36（12）：1771.

[6] Suksamran A，Chotipong A，Suavansri T，et al.Antimycobacterial activity and cytotoxicity of flavonoids from the flowers of Chromolaena odorata. Arch Pharm Res，2004，27（5）:507.

[7] Owoyele V B，Adedиji J O，Soladoye A O.Anti-inflammatory activity of aqueous leaf extract of Chromolaena odorata.Inflammopharmacology，2005，13（5/6）:479.

[8]J Pharm.Pharmacol，1962，14（9）:556.

[9] 陈进军，李淑红，许璧煜 . 飞机草的急性 LD_{50} 和亚急性毒性研究初报 . 中国农学通报，2005，11（6）：23.

[10] 钟起华 . 飞机草根治疗急性胃肠炎 . 海南卫生，1975，（10）：80.

Fei long zhang xue

飞龙掌血

Toddaliae Asiaticae Radix
[英]Asiatic Toddalia Root

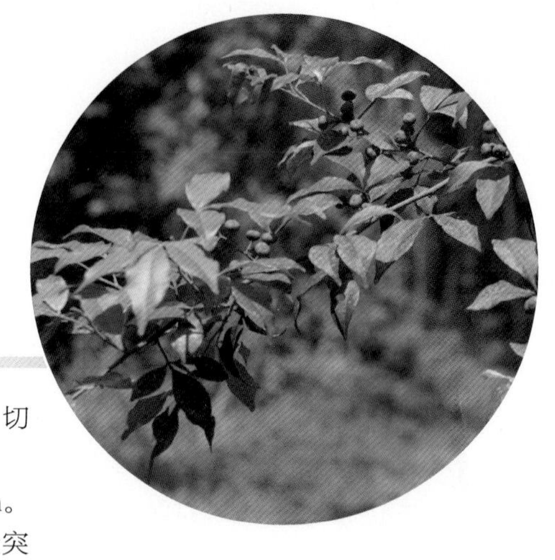

【别名】血莲肠、见血飞、血见愁、飞龙斩血、小金藤、散血丹。

【来源】为芸香科植物飞龙掌血 *Toddalia asiatica*（L.）Lam. 的根。

【植物形态】多年生木质蔓生藤本。枝干均密被倒钩刺，老枝褐色，幼枝淡绿色或黄绿色，具白色皮孔。叶互生，具柄，三出复叶；小叶片椭圆形，倒卵形，长圆形至倒披针形，长 3~6cm，宽 1.5~2.5cm，先端急尖或微尖，基部楔形，边缘具细圆锯齿或皱纹，革质，有隐约的腺点。花单性，白色，青色或黄色；苞片极细小；萼片 4~5，边缘被短茸毛；花瓣 4~5；雄花雄蕊 4~5，较花瓣长；雌花不育雄蕊 4~5，子房被毛。果橙黄色至朱红色，有深色腺点，果皮肉质，表面有 3~5 条微突起的肋纹。种子肾形，黑色。

【分布】广西全区均有分布。

【采集加工】秋、冬季采收，洗净，切段晒干。

【药材性状】根呈棒状，直径 2~3cm。表面灰棕色，有细纵纹及多数疣状突起；突起处栓皮多脱落，露出鲜黄色或红黄色皮层，质粗糙；剥去皮层，可见木质中柱，纹理平直细密。质硬，不易折断，断面平坦。气微，味淡。

【品质评价】以干燥、质硬、不易折断者为佳。

【化学成分】本品根含白屈菜红碱（chelerythrine），二红白屈菜红碱（dihydrochelerythrine），茵芋碱（skimmianine），小檗碱（berberine）以及飞龙掌血默碱（toddalidimerine），8- 羟基二氢白屈菜红碱（8-hydroxydihydrochelerythrine），阿尔洛花椒酰胺（arnottianamide），8- 丙酮基 - 二氧白屈菜红碱（8-acetonyldihy-drochelerythrine）等生物碱。挥发油中含丁香油酚（eugenol），香茅醇（citronellol），飞龙掌血双香豆精（toddasin）。另含香豆精类去二羟基飞龙掌血内酯（toddaculin），此外，本品还含 β- 谷甾醇（β-sitosterol）和树脂等。根皮含苯并菲啶类生物碱去 -*N*- 甲基白屈菜红碱（des-*N*-methylchelerythrine），氧化白屈菜红碱（oxychelerythrine），阿尔洛花椒酰胺（arnottianmide），勒樘碱（avicine），氧化勒樘碱（oxyavicine），白屈菜红碱，白屈菜红碱 -φ- 氰化物（chelerythrine-φ-cyanide），喹啉类生物碱茵芋碱（skimmianine），全缘喹诺酮（integriquinolone），*N*- 甲基芸香碱（*N*-methylflindersine），4- 甲氧基 -1- 甲基 -2- 喹诺酮（4-methoxy-1-methyl-2-quinolone），香豆精类化合物与生物碱二聚物飞龙掌血香豆喹啉酮（toddacoumalone），还含香豆精与萘醌的二聚物飞龙掌血香豆醌(toddacoumaquinone)；飞龙掌血根皮含香豆精化合物飞龙掌血内酯烯酮（toddalenone），去二羟基飞龙掌血内酯（toddaculine），飞龙掌血内酯酮（toddanone），九里香内酯（coumurrayin），异茴芹香豆精（*iso*-pimpinellin），8-（3,3- 二甲基烯丙基）-6,7- 二甲氧基香豆精 [8-（3,3-dimethylallyl）-6,7-dimethoxycoumarin]，6-（3- 氯 -2- 羟基 -3- 甲丁基）-5,7- 二甲氧基香豆精 [6-（3-chloro-2-hy-droxy-3-methylbutyl）5,7-dimethoxy coumarin]，6- 甲酰基柠檬油素（6-formyllimettin），5,7,8- 甲氧基香豆精（5,7,8-trimethoxycoumarin），飞龙掌血双香豆精（toddasin），飞龙掌血内酯烯醇（toddalenol），飞龙掌血新双香豆精（toddalosin），右旋飞龙掌血内酯醇（tiddabik），6-（2- 羟基 -3- 甲氧基 -3-

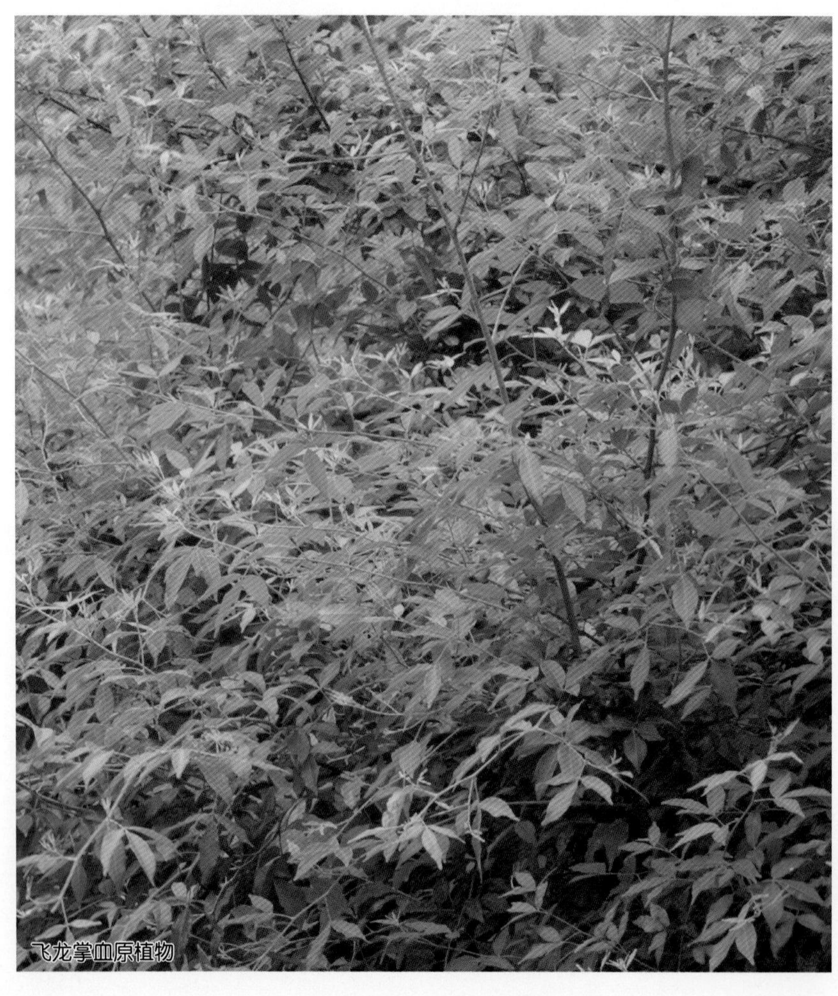
飞龙掌血原植物

甲丁基）-5,7-二甲氧基香豆精 [6-（2-hydroxy-3-methoxy-3-methylbutyl）5,7-dimethoxy coumarin]，5-甲氧基苏北任酮（5-methoxysuberenon）。另外根皮中还含香叶木苷（diosmin），橙皮苷（hesperidin）及三萜化合物 β-香树脂醇（β-amyrin）[1]。

【药理作用】

1. 镇痛　飞龙掌血根 75% 醇提物 2.25g/kg 灌胃给药，可提高小鼠痛阈。1.5g/kg、2.25g/kg 对醋酸所致小鼠扭体反应有抑制作用[2]。

2. 抗炎　飞龙掌血 70% 醇提物 6.25g/kg 灌胃给药，可减轻二甲苯所致小鼠的耳郭肿胀[3]。75% 醇提物 2.25g/kg 灌胃给药，可减轻琼脂所致的小鼠足肿胀[2]。

3. 抗病毒　飞龙掌血醇提物 100mg/L 对流感 H1N1 病毒接种于犬肾细胞造成 MDCK 细胞模型可抑制病毒复制[4]。

4. 解痉　飞龙掌血中的 5 种香豆素类化合物和几种提取物对豚鼠回肠有解痉作用，醇提物在 10~50mg/ml 剂量范围内对各种痉挛有剂量依赖抑制作用。己烷、氯仿和乙酸乙酯提取物部分也有类似作用[5]。

5. 抑菌　飞龙掌血中的白屈菜红碱硫酸盐对金黄色葡萄球菌有抑制作用[6]。

6. 毒理　飞龙掌血根皮注射液给小鼠腹腔注射的半数致死量（LD_{50}）为（7.83±1.03）g/kg，根心注射液 LD_{50} 为（19.41±4.05）g/kg[7]。根、叶中的白屈菜红碱为神经肌肉毒，对心脏也有抑制作用，对豚鼠小量可引起流产，大量引起麻痹、死亡[8]。

【临床研究】

慢性腰腿疼痛　用三百棒注射液（每支 2ml，每支相当于飞龙掌血药材 2g），每次 1~2 支，每日 1 次，肌内注射或穴位注射（穴位为肾俞、大肠俞、次髎、承山）。结果：共治疗 40 例，其中肌内注射 29 人，穴位注射 11 人。除 1 例脊椎结核无效外，其余 39 例均有显著止痛作用。治疗后经 6 个月观察，疼痛未再复发者 17 例；虽有复发，但疼痛程度减轻，发作次数减少者 22 例。使用中未发现副作用和毒性反应[9]。

【性味归经】味辛、微苦，性温；有小毒。归肺、胃、肝、心经。

【功效主治】祛风止痛，散瘀止血，解毒消肿。主治风湿痹痛，腰痛，胃痛，痛经，经闭，跌打损伤，劳伤吐血，衄血，瘀滞崩漏，疮痈肿毒。

【用法用量】内服：煎汤，9~15g；或浸酒；或入散剂。外用适量，鲜品捣敷；干品研末撒或调敷。

【使用注意】孕妇禁服。

【经验方】

1. 跌打损伤　①见血飞 9g，月月红根 6g，牛膝 9g。共研末，用酒为引。②见血飞根 30g，铁筷子 30g。泡酒服。（《贵州民间药物》）

2. 刀伤出血，伤口疼痛　见血飞 6g，冰片 1.5g。研成细末，混合外敷。（《贵阳民间药草》）

3. 毒疮　见血飞根皮 3g，雄黄 3g，冰片 1.5g。研成细末，混合，调麻油，外搽。或将见血飞根皮刮成细末。撒于膏药上，用以贴疮。（《贵阳民间药草》）

4. 风湿性关节炎　飞龙掌血、薜荔、鸡血藤、菝葜各 18g，威灵仙 9g。浸白酒 500ml。每服 30~60ml，每日 3 次。（《全国中草药汇编》）

5. 风湿肿痛，外伤疼痛，肋间神经痛　飞龙掌血干根皮 12~18g。水煎服，亦可浸酒服。（广州部队《常用中草药手册》）

6. 血滞经闭　见血飞 60g，大血藤 60g，川牛膝 60g，红花 15g，泡酒。每服 5~15g。（《四川中药志》1979 年）

7. 劳伤吐血，瘀滞崩漏　见血飞 30g。水煎，加童便服。（《四川中药志》1979 年）

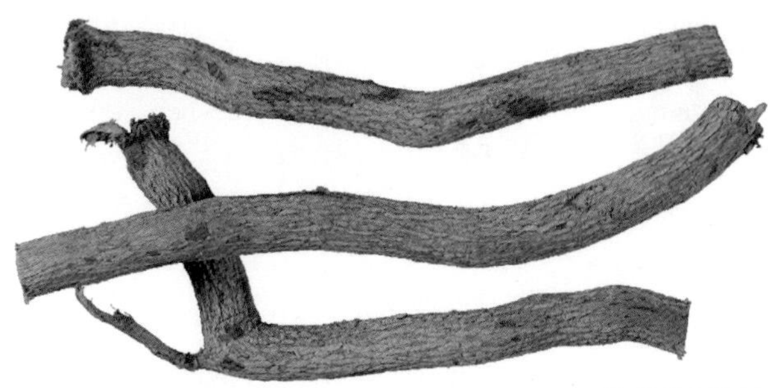

飞龙掌血药材

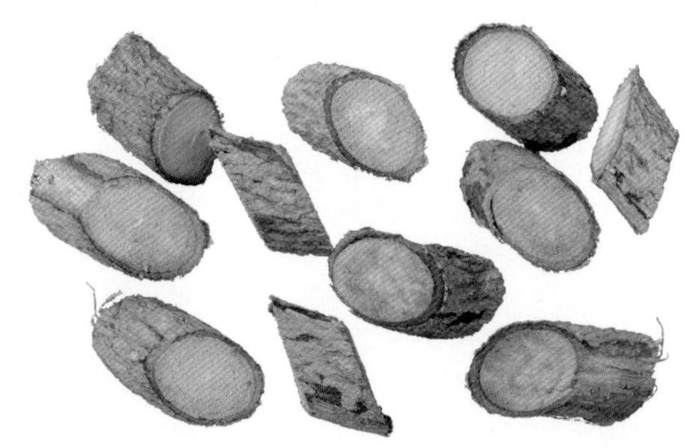

飞龙掌血饮片

【参考文献】

[1] 国家中医药管理局《中华本草》编委会 . 中华本草 . 上海：上海科学技术出版社，1999：3785.

[2] 胡兴尧 . 飞龙掌血乙醇提取物的镇痛抗炎作用及其毒性的研究 . 中国中医药科技，2000，7（4）：231.

[3] 刘明 . 头花蓼、飞龙掌血的镇痛抗炎及利尿作用研究 . 贵州医药，2007，31（4）：370.

[4] 栗世铀 . 飞龙掌血抗 A 型流感病毒活性的鉴定 . 中国中药杂志，2005，30（13）：998.

[5] Lakshmi V. C A，1990，112:69793i.

[6] Ishii H. C A，1992，117:23238g.

[7] Sharma P N. C A，1982，96:159285a.

[8] Ishii H. Chem Pharm Bull，1992，40（5）:1358.

[9] 南京中医药大学 . 中药大辞典（上册）. 第 2 版 . 上海：上海科学技术出版社，2006：381.

Ma bo
马 勃

Lasiosphaera Calvatia
[英]Puff-ball

【别名】脱被毛球马勃、马屁勃、马屁包。

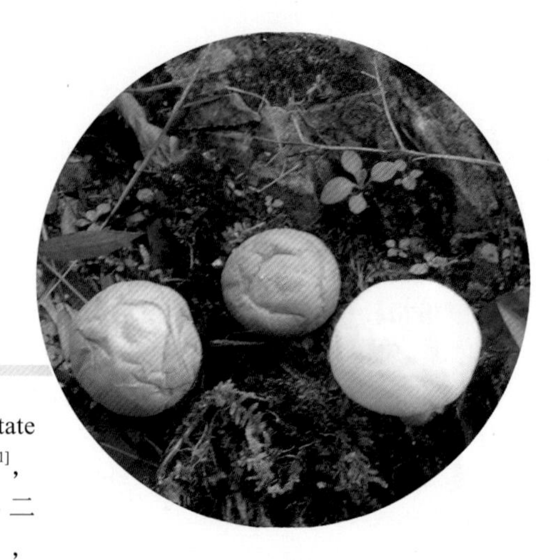

【来源】为灰包科真菌脱皮马勃 *Lasiosphaera fenzlii* Reich. 的子实体。

【植物形态】子实体近球形，无不孕基部；包被两层，薄而易于消失，外包被成熟后易与内包被分离。外包被初乳白色，后转灰褐色、污灰色；内包被纸质，浅烟色，成熟后与外包被逐渐剥落，仅余一团孢体，孢体灰褐色至烟褐色。孢子呈球形，壁具小刺突，褐色。孢丝长，分枝，相互交织，菌丝浅褐色。

【分布】广西全区均有分布。

【采集加工】春、夏季采收，晒干。

【药材性状】子实体呈扁球形或类球形，直径 15~18cm 或更大，无不孕基部。包被灰棕色或褐黄色，纸质，薄，大部分已脱落，留下少部分包皮；孢体黄棕或棕褐色。体轻泡，柔软，有弹性，呈棉絮状，轻轻捻动即有孢子飞扬，手捻有细腻感。气味微弱。

【品质评价】以个大、完整、饱满、松泡有弹性者为佳。

【化学成分】本品子实体含麦角甾 -5,7,22- 三烯 -3*β*- 醇（ergosta-5,7,22-triene-3*β*-ol），23- 二烯 -3*β*,25- 二醇 -22- 乙酸酯（23-diene-3*β*,25-diol-22-acetate ester），*β*- 谷甾醇（*β*-sitosterol）等 [1]，以及（22*E*，24*R*）- 麦角甾 -7,22- 二烯 -3*β*- 醇（ergosta-7,22-diene-3β-ol），麦角甾 -7,22- 二烯 -3,6- 二酮（ergosta-7,22-diene-3,6-dione），麦角甾 -5α,8*α*- 环二氧 -6,22- 二烯 -3β- 醇（ergosta-5α,8*α*-*epi*-dioxy-6,22-diene-3β-ol），麦角甾 -5,7,22- 三烯 -3- 醇（ergosta- 5,7,22-trine-3-ol），麦角甾 -7,22- 二烯 -3- 酮（ergosta-7,22-diene-3β-one），硬脂酸（stearic acid）等 [2]。

此外还含赖氨酸（lysine）、蛋氨酸（methionine）等人体必需的氨基酸，还含有马勃素（gemmatein）、尿素（urea）、类脂（lipoid）、磷酸钠（sodium phosphate）、维生素 C、脱氢抗坏血酸以及多种微量元素 [3]。

【药理作用】

1. 抗菌　紫色秃马勃的发酵液中的马勃菌酸有抗菌活性 [4]。其培养液中的代谢产物有抗菌和抗真菌活性 [5]。水浸剂 1：20 时对铁锈色小孢子菌等有抑制作用 [6]。马勃对金黄色葡萄球菌、肺炎球菌、铜绿假单胞菌及真菌均有抑制作用 [7]。马勃化学成分中的麦角甾醇过氧化物具有抗分枝杆菌的作用 [8]。

2. 抗炎　脱皮马勃能减轻二甲苯所致小鼠耳郭肿胀 [9]。

3. 抗肿瘤　马勃多糖 100μg/ml 对 S180 肉瘤细胞具有抑制作用 [10]。麦角甾 -5，环二氧 -22- 二烯 -3B- 醇对 MCF-7 和 Walker256 肿瘤细胞有抑制作用，还具有将其杀死的作用 [11]。麦角甾 -4,6,8,22- 四烯 -3- 酮对 HT-29，Hela229，Hep3B 和 AGS 肿瘤细胞均有抑制作用 [12]。马勃的新鲜子实体中分离的新蛋白质 Calcaelin，对小鼠脾细胞有抗促细胞分裂剂活性，能降低乳腺癌细胞的生存能力 [13]。马勃中分离得到的类似泛激素的肽对乳腺癌细胞有较强的抗增殖活性 [14]。

4. 止血　马勃孢子对流血局部有机械的止血作用 [15,16]。马勃粉加 45% 乙醇配成 4% 混悬剂或用马勃制成絮垫，灭菌后用于小伤口出血 [6]。

5. 止咳　脱皮马勃可不同程度延长机械刺激致豚鼠咳嗽潜伏期 [9]。

6. 杀虫　黄硬皮马勃子实体的甲醇－氯仿总浸膏的石油醚萃取部分对 3 龄黏虫具有较强的杀虫活性 [17]。

7. 变态反应　马勃孢子对空气散播的真菌变态反应原所引起呼吸器官的变态反应有重要作用 [18]。

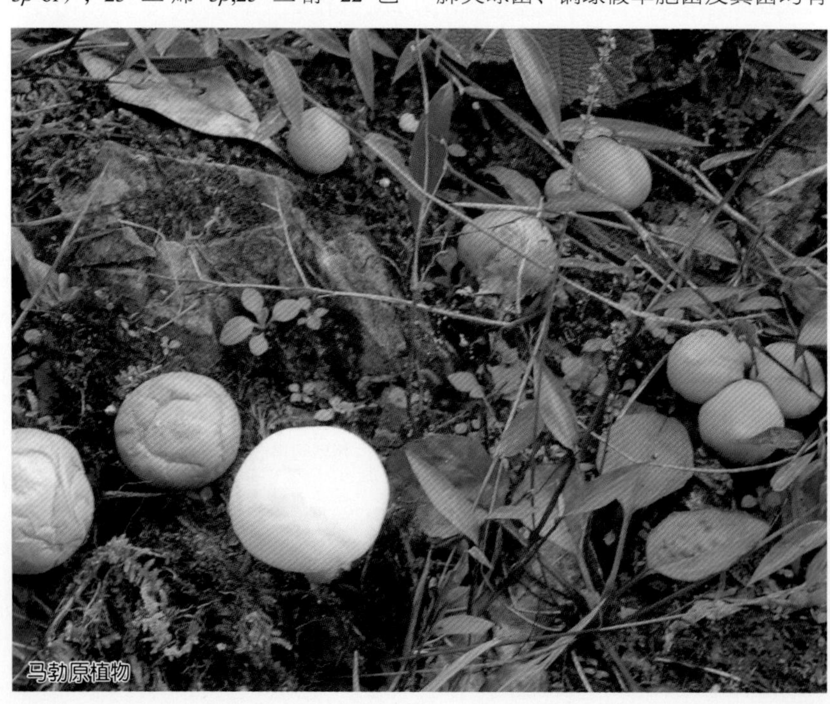
马勃原植物

【临床研究】

1. 喉源性咳嗽　治疗组用银翘马勃散（银花、连翘各 15g，马勃、牛蒡子、射干、瓜蒌皮、前胡、桔梗各 12g，杏仁 10g），随证加减。每日 1 剂，水煎分 3 次服。服药期间忌辛辣、油腻，防感冒。对照组口服阿莫西林胶囊，每次 1.0g，每日 3 次（青霉素过敏者，改用克拉霉素，每次 0.25g，每日 2 次）；溴己新，每次 16mg，每日 3 次；复方甘草合剂，每次 10ml，每日 3 次。两组均 7 天为 1 个疗程。结果：治疗组共 50 例，痊愈 36 例，有效 10 例，无效 4 例，总有效率为 92.0%；对照组 52 例，痊愈 14 例，有效 20 例，无效 18 例，总有效率 65.4%。治疗组痊愈率和总有效率均明显高于对照组（$P<0.01$）[19]。

2. 胃溃疡　马勃、浙贝母各 20g，凤凰衣、玉蝴蝶各 30g，血余炭、琥珀粉各 15g。上药共研细末，每日 3 次，饭前服。结果：共治疗 30 例，治愈 25 例（83%），好转 3 例（10%），未愈 2 例（7%）。本组病例治疗最长 65 天，最短 26 天，平均治疗 38 天，大便隐血（+++）的 15 例用药 1 周后隐血相继转阴[20]。

3. 足癣　病人用药前均用 1：5000 高锰酸钾液浸泡，出现全身症状者对症治疗。治疗组用马勃 20g，制成细粉撒患处，每日 4 次。对照组撒脚癣粉，干燥后用抗真菌霜剂或溶液，每 4h 用 1 次。两组均以 1 周为 1 个疗程。结果：治疗组共 36 例，治愈 29 例，有效 5 例，无效 2 例，总有效率 94.4%；复发 2 例。对照组 22 例，治愈 12 例，有效 2 例，无效 8 例，总有效率 63.6%；复发 2 例。治疗组治愈率明显高于对照组（$P<0.05$）[21]。

4. 鼻衄　用薄棉片蘸止血 1 号（用马勃、大黄制成）贴敷于鼻腔黏膜出血病灶或黏膜糜烂处，48h 或 72h 后取出棉片，必要时可重新贴敷。结果：共治疗 67 例，1 次贴敷止血 59 例，2 次贴敷止血 5 例，3 次贴敷止血 3 例。27 例鼻腔局部黏膜糜烂，1 次贴敷创面愈合 25 例，2 次贴敷 2 例，黏膜局部充血、血管扩张均明显消退。17 例鼻腔有局部活动性出血，将止血 1 号棉片贴敷于病灶表面，观察 1~3 周，出血停止[22]。

【性味归经】味辛，性平。归肺经。

【功效主治】清肺利咽，解毒止血。主治咽喉肿痛，咳嗽失音，吐血衄血，疮疡不敛。

【用法用量】内服：1.5~6g，包煎；或入丸、散。外用研末撒；或调敷；或作吹药。

【使用注意】风寒伏肺咳嗽失音者禁服。

【经验方】

1. 痈疽　马勃擦粉，米醋调敷即消；并入连翘少许，煎服亦可。（《本草汇言》引《外科良方》）

2. 臁疮不敛　①葱盐汤洗净，拭干，以马屁勃末敷之。（《本草纲目》引仇远《稗史》）②马屁勃一两，轻粉一钱，三七根末三钱。各为细末。先用葱盐汤洗净拭干，次敷药末。（《洞天奥旨》敛疮丹）

3. 咽喉肿痛，咽物不得　蛇蜕皮一条（烧令烟尽），马勃一分。上药细研为散，以绵裹一钱，含咽津。（《太平圣惠方》）

4. 骨鲠于喉　马勃、白矾灰、牛蒡子（炒）、陈皮（去白，焙）各半两。为细末，用浆水丸如樱桃大。口中含化下。（《圣济总录》）

5. 久嗽　马屁勃，不以多少，为细末，炼蜜为丸，如梧桐子大。每服二十丸，汤送下。（《普济方》马屁勃丸）

6. 失声不出　马屁勃、马牙硝等份。研末，砂糖和丸，芡子大，噙之。（《本草纲目》引《摘玄方》）

7. 积热吐血　马屁包，为末，砂糖丸如弹子大，每服半丸，冷水下。（《袖珍方》）

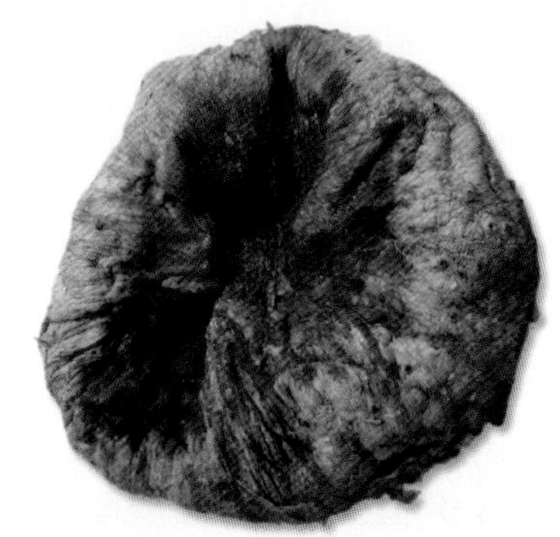
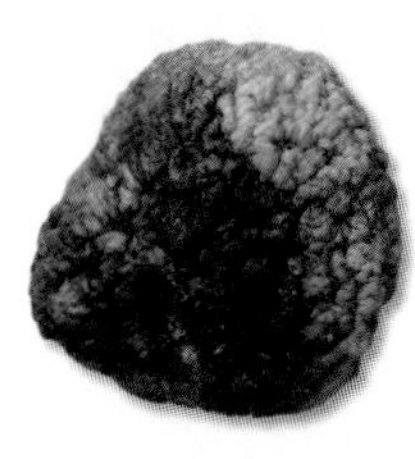

马勃药材

【参考文献】

[1] 崔磊，宋淑亮，孙隆儒 . 脱皮马勃化学成分研究及抗肿瘤活性的初筛 . 中药材，2006，29（7）：703.
[2] 王雪芹，孙隆儒 . 中药脱皮马勃的化学成分研究 . 天然产物研究与开发，2007，5（19）：809.
[3] 崔荣，徐汉卿，冯捷 . 马勃中微量元素的测定 . 微量元素与健康研究，2003，20（1）：26.
[4] Harnaou. J Antibiot，1975，28（1）:87.
[5] Gasco A. Tetra Lett，1974，（38）:3431.
[6] 南京药学院 . 中草药学（中册）. 南京：江苏人民出版社，1976：21.
[7] 孙菊英，郭朝晖 . 十种马勃体外抑菌作用的实验研究 . 中药材，1994，17（4）：37.
[8] Charles L.Planta Medica，1999，65:732.
[9] 左文英，尚孟坤，揣辛桂 . 脱皮马勃的抗炎、止咳作用观察 . 河南大学学报（医学科学版），2004，（3）：65.
[10] 孟延发，杨国玲，周秀芳，等 . 马勃多糖的研究 . 兰州大学学报（自然医学版），1990，26（2）：99.
[11] Kirsti Kahlos.Planta Medica，1989，55:389.
[12] Wi Yong Lee.Bull Korean Chem Soc，2005，26（9）:1464.
[13] Ng T B.P1anta Med，2003，69（3）:212.
[14] Lam Y W. Biochemical and Biophysical Research.Communieations，2001，289（3）:744.
[15] 丘晨波 . 中药新编 . 上海：千顷堂书局，1955：200.
[16] 蒋中海 . 黑龙江产的药用马勃 . 植物杂志，1990，10（1）：19.
[17] 魏艳，高锦明，郝双红，等 . 担子菌黄硬皮马勃杀虫活性研究 . 西北植物学报，2005，25（2）：382.
[18] Geier M.J Allergy Clin Immunol，2000，106:92.
[19] 敖素华，彭素岚，王俊峰 . 银翘马勃散加味治疗喉源性咳嗽 50 例 . 陕西中医报，2005，26：12.
[20] 丁晓明 . 马勃的临床应用 . 苏州医学院学报，2000，2（8）：769.
[21] 迟会敏，刘玉 . 马勃治疗足癣的疗效观察 . 中国社区医师，2003，18（10）：42.
[22] 张弘 . 中药马勃局部应用治疗鼻出血 . 中华耳鼻咽喉科杂志，1965，（1）：7.

Ma jia zi

马甲子

Paliuri Ramosissimi Radix
[英]Branchy Paliurus Root

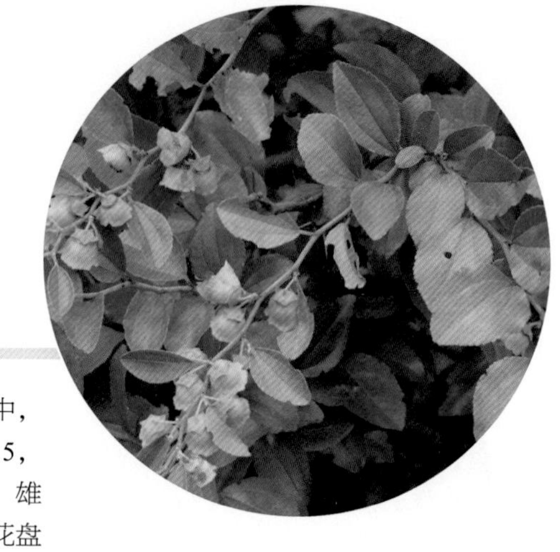

【别名】铁篱笆、雄虎刺、石刺木、鸟刺仔、马甲枣、铁理风、铁菱角。

【来源】为鼠李科植物马甲子 *Paliurus ramosissimus*（Lour.）Poir. 的根。

【植物形态】多年生灌木。小枝褐色，被短柔毛。叶互生；叶柄被毛，基部有 2 个紫红色针刺；叶片纸质，宽卵形、卵状椭圆形或圆形，长 3~7cm，宽 2~5cm，先端钝或圆，基部宽楔形或近圆形，稍偏斜，边缘具细锯齿，上面深绿色，下面淡绿色，无光泽，两面沿脉被棕褐色短柔毛或无毛，基出脉 3 条。花两性，聚伞花序腋中，被黄色绒毛，花小，黄绿色；萼片 5，三角形；花瓣 5，匙形，短于萼片；雄蕊 5，与花瓣等长或略长于花瓣；花盘圆形，边缘 5 或 10 齿裂；子房 3 室，花柱 3 深裂，柱头球形。核果杯状，被黄褐色或棕褐色绒毛，周围具木栓质 3 浅裂的窄翅。种子紫红色或红褐色，扁圆形。

【分布】广西主要分布于临桂、金秀、梧州、北海、龙州、上林、东兰、邕宁、南宁、武鸣等地。

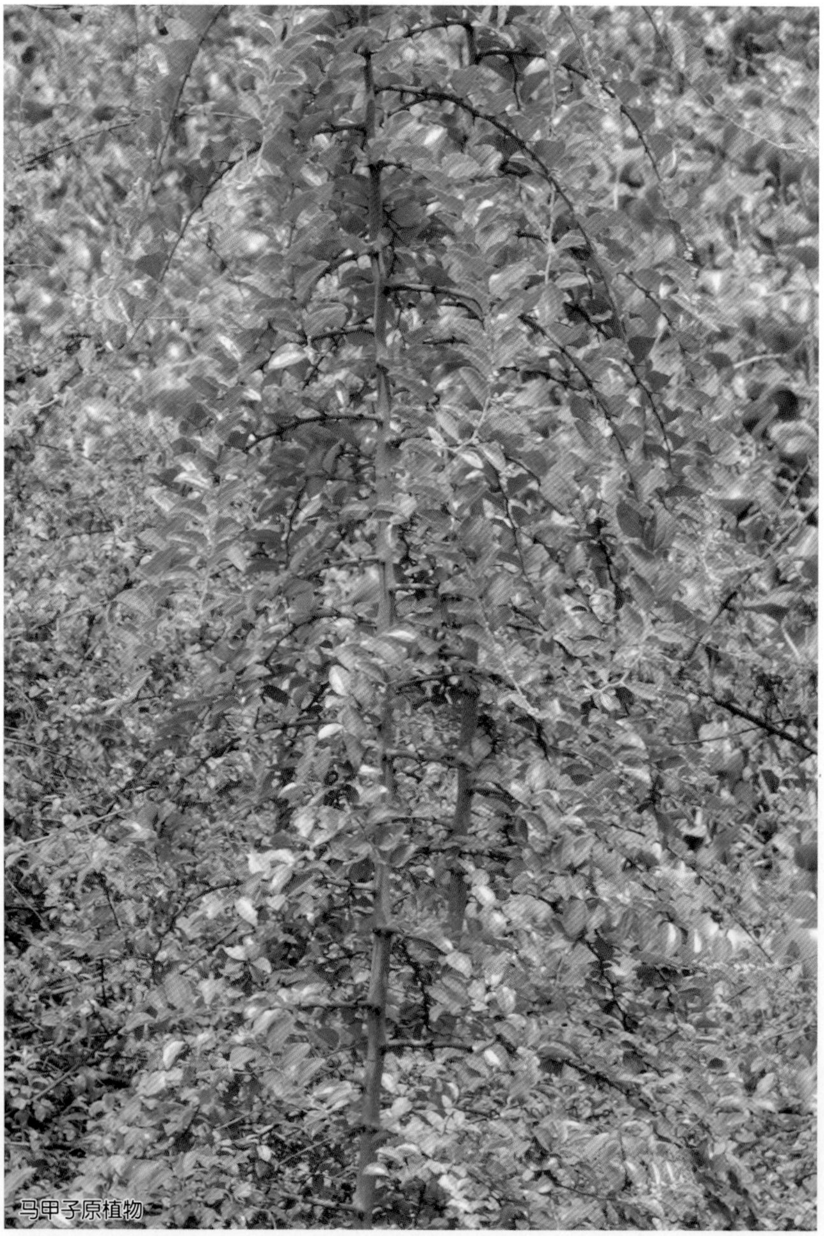

马甲子原植物

【采集加工】全年均可采挖，洗净，切片，晒干。

【药材性状】根上部较粗壮，下部有分枝，外表有细纵皱，并残留少数须根，质坚硬。

【品质评价】以根粗、须根少、质坚硬、无杂质、色浅黄白者为佳。

【化学成分】本品根含三萜类化合物：美洲茶酸（ceanothic acid），24- 羟基美洲茶酸二甲酯（24-hydroxyceanothic acid dimethylester），27- 羟基美洲茶酸二甲酯（27-hydroxyceanothic acid dimethylester），美洲茶酸 -28β- 葡萄糖酯（ceanothic acid 28-β-glucosylester）和异美洲茶酸 -28β- 葡萄糖酯（*iso*-ceanothic acid 28-β-glucosylester）[1]。

根及茎还含一种环肽生物碱马甲子碱（paliurine）B[1]。

【药理作用】

1. 镇咳祛痰　马甲子水提物和醇提物均能延长氨水刺激诱导的小鼠的咳嗽潜伏期和咳嗽次数；同时能增加小鼠气管酚红排泄量。提示马甲子具有镇咳和祛痰的作用，且醇提物比水提物作用强[2]。

2. 毒理　小鼠灌胃马甲子醇提物的 LD_{50} 为 38.14g/kg；水提物 LD_{50} 为 42.25g/kg[2]。

【临床研究】

肝硬化腹水　自拟鳖甲软肝汤（鳖甲、马甲子、柴胡、三棱、莪术、丹参、白术、毛冬青、土常山、野菠萝、排钱草、虎杖、金钱草），随证加减，水煎，每日 1 剂。结果：共治疗 30 例，治愈 18 例（主要症状消失，肝功能恢复正常，随访 5 年不复发），显效 9 例（主要症状消失，肝功能基本恢复正常）；3 例无效（症状及检查结果无效）[3]。

【性味归经】味苦，性平。归肝、肺经。
【功效主治】祛风散瘀，解毒消肿。主治风湿痹痛，跌打损伤，咽喉肿痛，痈疽。
【用法用量】内服：煎汤，15~30g。外用适量，捣敷。
【使用注意】孕妇慎用。

【经验方】

1. 痈疽溃脓　鲜马甲子根，酌加番薯烧酒，水煎服。外用鲜马甲子叶捣烂敷患处。(《福建药物志》)
2. 风湿痛　马甲子根浸酒。内服外擦。(《广西中药志》)
3. 外感风寒，头痛、周身疼痛　牛毛毡 30g，威灵仙 30g，马甲子根 30g。水煎服。(《四川中药志》)
4. 劳伤　铁篱笆、黄葛树须根、黑骨藤各 15g。泡酒 500ml。每次服 30ml。(《贵州民间药物》)
5. 劳伤出血　马甲子根、紫薇、乌蔹莓各 30g。浸酒 1000ml。每日 3 次，每次服 10ml。(《湖南药物志》)
6. 类风湿关节炎　马甲子、地梢花、络石藤各 30g。水煎服。(《安徽中草药》)
7. 肠风下血　马甲子根 30~60g。同猪肉煲服。(《广西中药志》)
8. 牙痛　鲜马甲子根 30g，墨鱼干 1 个。水炖服。(《福建药物志》)

附：马甲子叶

味苦，性凉。归心、肺经。功效：清热解毒。主治：痈疽肿痛，久不溃散，湿疮瘙痒无度，流汁绵绵。外用：适量，捣敷患处。

经验方　①痈疮初起：鲜马甲子叶、芙蓉叶、犁头草各适量。捣敷。(《浙江药用植物志》)②疔毒疮疖：马甲子叶加黄糖少许，捣烂敷。(《广西中药志》)③臁疮：马甲子叶适量，捣敷或麻油调涂。(《草木便方》整理本)

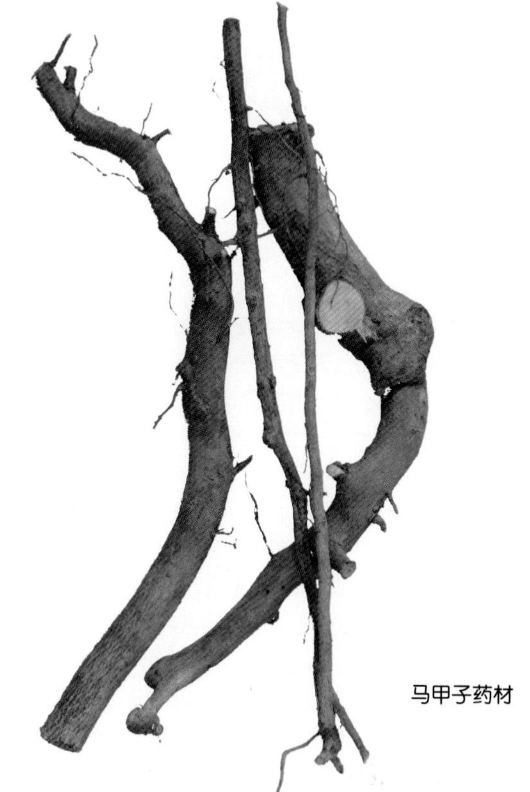
马甲子药材

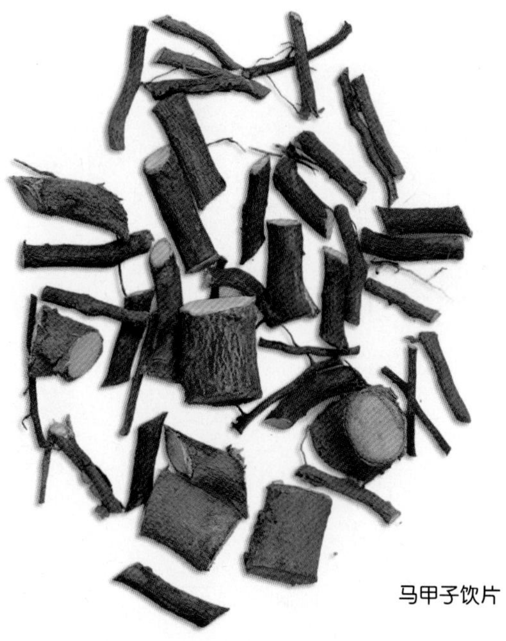
马甲子饮片

【参考文献】

[1] 国家中医药管理局《中华本草》编委会 . 中华本草 . 上海：上海科学技术出版社，1999：4180.
[2] 韦国峰，覃道光，黄志文 . 马甲子镇咳祛痰作用的研究 . 数理医药学杂志，1999，12（2）：165.
[3] 吴之旺，吴书择 . 自拟鳖甲软肝汤治疗肝硬化腹水 30 例 . 第一次全国中西医结合传染病学术会议论文汇编，2006：446.

Ma chi xian

马齿苋

Portulacae Herba

[英]Purslane

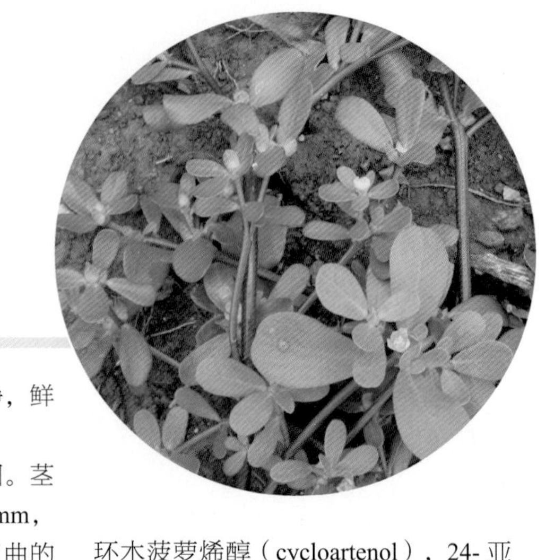

【别名】马齿草、马苋、马踏菜、豆板菜、酸味菜、长寿菜。

【来源】为马齿苋科植物马齿苋 *Portulaca oleracea* L. 的地上部分。

【植物形态】一年生草本，肥厚多汁，无毛。茎圆柱形，下部平卧，上部斜生或直立，多分枝，向阳面常带淡褐红色。叶互生或近对生；倒卵形，长圆形或匙形，长 1~3cm，宽 5~15mm，先端圆钝，有时微缺，基部狭窄成短柄，上面绿色，下面暗红色。花常 3~5 朵簇生于枝端；总苞片 4~5 枚，三角状卵形；萼片 2，对生，卵形；花瓣 5，淡黄色。倒卵形，基部与萼片同生于子房上；雄蕊 8~12，花药黄色；雌蕊 1，子房半下位，花柱 4~5 裂，线形，伸出雄蕊外。蒴果短圆锥形，棕色，盖裂。种子黑色，表面具细点。

【分布】广西主要分布于靖西、南宁、邕宁、博白、北流、平南等地。

【采集加工】春、夏季采收，洗净，鲜用或晒干。

【药材性状】全草多皱缩卷曲成团。茎圆柱形，长 10~25cm，直径 1~3mm，表面黄棕色至棕褐色，有明显扭曲的纵沟纹。叶易破碎或脱落，完整叶片倒卵形，绿褐色，长 1~2.5cm，宽 0.5~1.5cm，先端钝平或微缺，全缘。花少见，黄色，生于枝端。蒴果圆锥形，长约 5mm。帽状盖裂，内含多数黑色细小种子。气微，味微酸而带黏性。

【品质评价】以色青绿、无杂质者为佳。

【化学成分】本品中含有槲皮素（quercetin），山柰素（kaempferol），杨梅素（myricetin），芹菜素（apigenin）和木犀草素（luteo-lin）[1,2]。β- 香树脂醇（β-amyrin），丁基迷帕醇（butyrospermol），帕克醇（parkeol），环木菠萝烯醇（cycloartenol），24- 亚甲基 -24- 二氢帕克醇（24-methylene-24-dihydroparkeol），24- 亚甲基环木菠萝烷醇（24-methylenecycloartamol），羽扇豆醇（lupeol），豆甾 -4- 烯 -3- 酮（stigmast-4-en-3-one），C_{22}-C_{30} 的游离醇二羟基单脂的二醇及 C_{20}-C_{26} 的游离二醇[3]。α-2 亚麻酸（α-2 linolenic acid），苹果酸（malic acid），枸橼酸（citric acid），尼克酸（nicotinic acid）及微量游离草酸（oxalic acid）和草酸盐[4]。去甲肾上腺素（noradrenaline NA），左旋去甲肾上腺素（L-noradrenaline），多巴胺（dopamine DA）[5]，

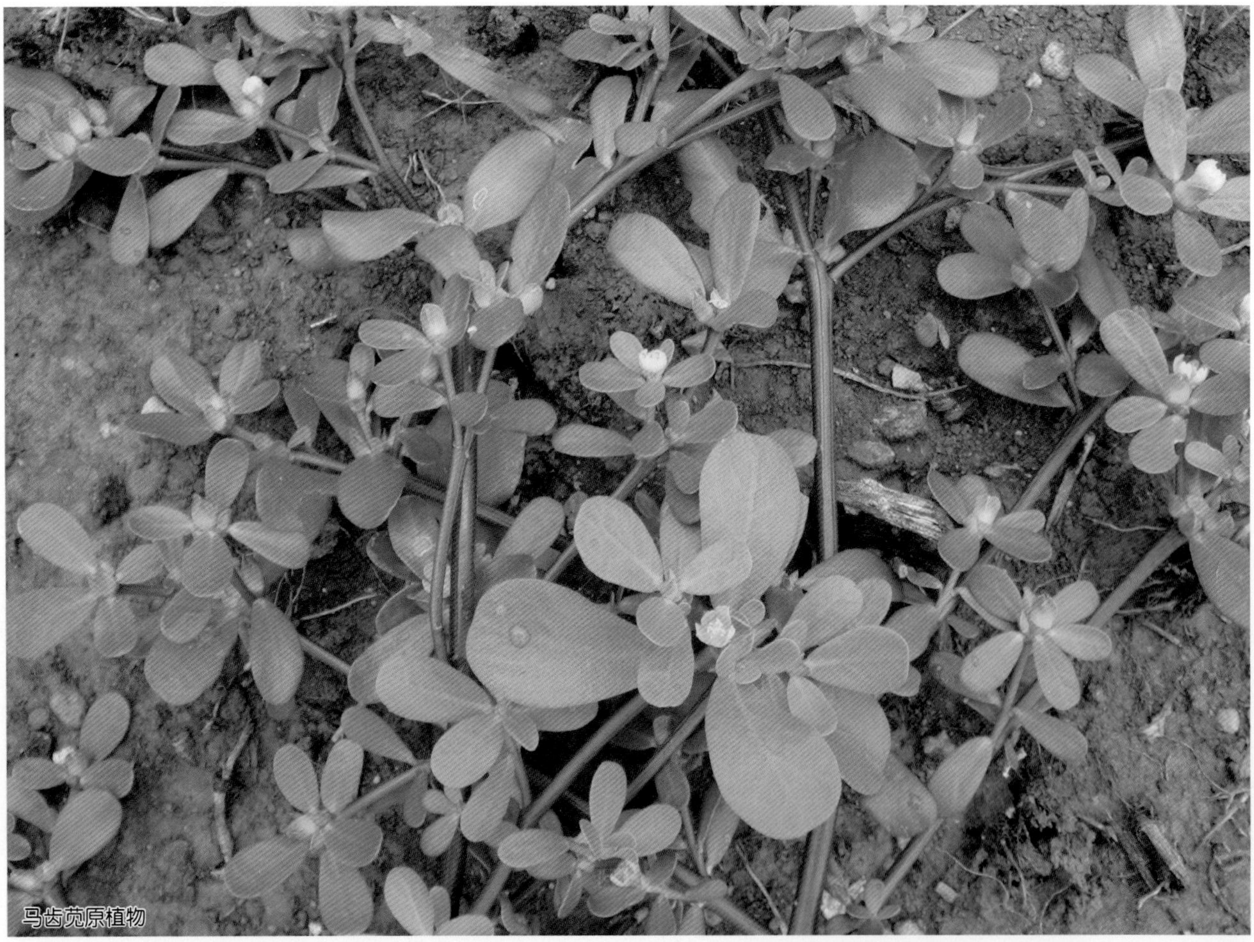

马齿苋原植物

天门冬氨酸（aspartic acid），丙氨酸（alanine），谷氨酸（glutamate），酪氨酸（tyrosine），苏氨酸（threonine），苯丙氨酸（phenylalanine），丝氨酸（serine），缬氨酸（valine）等[6]，马齿苋素甲、乙（oleracin Ⅰ、Ⅱ），酰化甜菜色苷（acyated beta-cyanins），甜菜苷配基-5-*O*-*β*-纤维二糖苷（5-*O*-*β*-cellobioside of betanidin），异甜菜苷配基-5-*O*-*β*-纤维二糖苷（5-*O*-*β*-cellobioside of *iso*-betanidin），四乙酰基芳樟醇葡萄糖苷（linalool tetraacetylglucoside）[5,7,8]。

【药理作用】

1. 对平滑肌作用　马齿苋提取液及其分离的结晶氯化钾对豚鼠、大鼠及家兔离体、犬的在位子宫皆有兴奋作用[9,10]。马齿苋新鲜植物榨的水汁和沸水提取物均增强离体回肠收缩的紧张度、振幅、频率，呈剂量依赖性，但收缩的紧张度和蠕动的增加可轻微地被阿托品阻断[11]。马齿苋30g/kg、15g/kg、7.5g/kg能不同程度抑制小肠推进。能不同程度对抗番泻叶性腹泻[12]。

2. 对糖脂代谢影响　马齿苋的水溶性和脂溶性提取物能延长四氧嘧啶所致严重糖尿病大鼠和兔的生命，但不影响血糖水平，可改善脂质代谢的紊乱[13]。马齿苋能降低高脂血症家兔的全血及血浆黏度，可降低血清中总胆固醇、甘油三酯及低密度脂蛋白含量，使动脉硬化指数下降[14]，能有效地减轻主动脉壁脂质沉积，减轻主动脉内膜横生，使泡沫细胞减少，细胞内外脂质减少[15]，能改善实验型2型糖尿病大鼠耐糖量异常，改善高脂血症，降低游离脂肪酸，提高高密度脂蛋白胆固醇含量[16]。马齿苋不同部位含药血清能提高高脂血清损伤脂肪细胞的存活率，并能降低脂肪细胞肿瘤坏死因子及白介素-6的分泌[17]。

3. 抗衰老　马齿苋粗多糖具有清除羟自由基能力，马齿苋粗多糖质量浓度为3.5mg/ml时清除率达50%，质量浓度为17.6mg/ml时清除率高达90%[18]。0.5g/ml、1.0g/ml、2.0g/ml马齿苋水提液分别延长密闭低氧小鼠的生存时间24%、36.5%和27.4%。1g/ml马齿苋水提液可增强低氧小鼠心、脑细胞丙酮酸激酶、磷酸果糖激酶活性，缓解细胞内ATP含量下降幅度，提高Na^+-K^+-ATP、Ca^{2+}-Mg^{2+}-ATP和乳酸脱氢酶等酶的活性[19]。马齿苋水提液可升高D-半乳糖致衰老小鼠脑组织端粒酶活性，下调脑组织P53基因的表达，抗衰老作用可能是通过抑制衰老小鼠脑组织P53基因表达，激活端粒酶的活性，从而延缓衰老小鼠DNA端粒长度的缩短[20]。

4. 抗菌　马齿苋醇提物对志贺菌有抑制作用。水煎剂对痢疾志贺菌、宋内菌、斯氏痢疾杆菌及费氏痢疾杆菌均有抑制作用，但痢疾杆菌在马齿苋肉汤中多次传代后能产生抗药性。醇提物对大肠埃希菌、变形杆菌、痢疾志贺菌、伤寒和副伤寒沙门菌有高度的抑制作用，对金黄色葡萄球菌、真菌如奥杜盎小孢子霉菌、结核分枝杆菌也有不同程度的抑制作用，对铜绿假单胞菌有轻度抑制作用[21]。水提液对奥杜盎小芽孢癣菌、腹股沟表皮癣菌等真菌均有不同程度的抑制作用，对总状毛霉菌、赤霉菌及链孢霉菌、黄曲霉菌等抑制作用较强[22]。

5. 抗肿瘤　马齿苋水提液对荷S180肿瘤生长具有抑制作用，同时能增强小鼠的淋巴细胞功能[23]。马齿苋多糖50mg/kg、

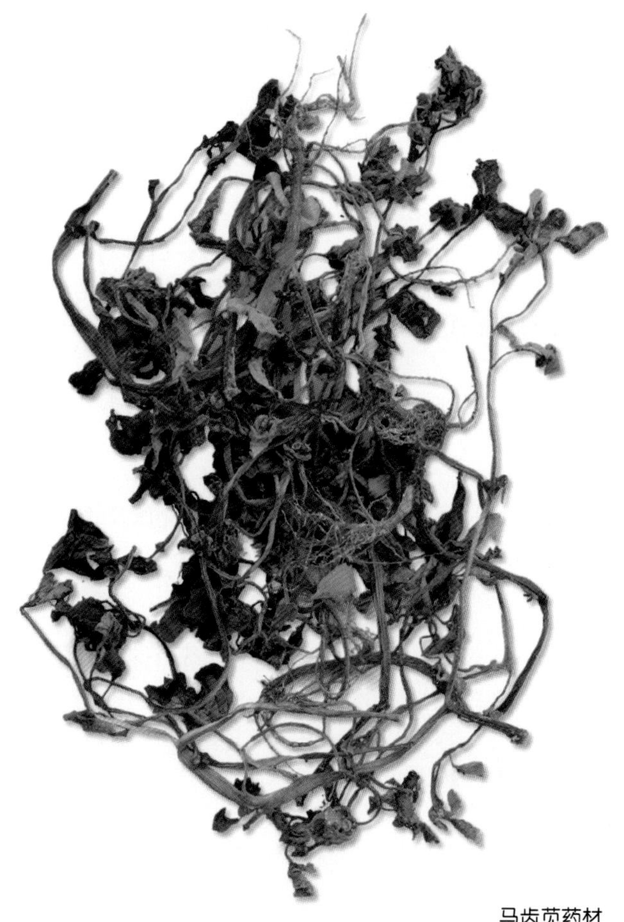

马齿苋药材

100mg/kg、200mg/kg通过腹腔给药10天，对S180荷瘤小鼠有抑瘤作用，抑瘤率分别为16.92%、51.45%和64.96%[24]。不同剂量马齿苋多糖还可促进淋巴细胞的转化、小鼠腹腔巨噬细胞吞噬能力，有效地增加荷瘤小鼠脾淋巴细胞的转化和腹腔巨噬细胞的吞噬能力以及白介素-1和白介素-2的分泌[25]。

6. 对骨骼肌作用　马齿苋水提物可舒张离体和在体骨骼肌。马齿苋的水提物、甲醇、乙醚及可透析的提取物降低K^+和咖啡因所致挛缩的颤搐/强直比例，衰减激动剂烟碱所致腹直肌挛缩[26]。

7. 对心血管系统作用　马齿苋注射液静脉注射可使兔血压一时性下降[9]。马齿苋鲜汁或沸水提取物对心脏和气管有异丙肾上腺素样作用，使心肌收缩力加强，心率加速，离体气管条弛缓[26]。马齿苋有中枢及末梢性血管收缩作用[27]。水煎剂对离体蛙心有抑制作用[28]。

8. 促溃疡愈合　马齿苋含有丰富的维生素A样物质，能促进上皮细胞的生理功能趋于正常[29]。

【临床研究】

1. 细菌性痢疾　①治疗组用马齿苋糖块（将新鲜马齿苋捣汁、煎沸加蔗糖制成糖块），2.5~4.5岁，每次2~3块，4.5~6.5岁，每次3~4块，每日2~3次，连服7天。对照组用痢特灵治疗。结果：治疗组共42例，显效1例（2.4%）、有效40例（95.2%）、无效1例（2.4%）；对照组共27例，显

效 2 例（8%）、有效 21 例（84%）、无效 4 例（16%）。治疗组疗效明显优于对照组（$P<0.05$），腹泻症状消失时间明显短于对照组（$P<0.05$）[30]。②治疗组用鲜马齿苋绞汁液 150~250ml 灌肠，最少保留 30min。对照组采用静脉注射丁胺卡那和（或）奥复星治疗。结果：治疗组和对照组各 31 例，2 组病人均治愈（临床症状消失，粪便培养 2 次阴性）。治疗组平均治愈时间为 2 天，对照组为 3.5 天[31]。③鲜马齿苋 50~100g，水煎，每日 1 剂，分 2~3 次服。再用鲜马齿苋 200~300g 水煎取汁，待药液温度与体温接近时取 150~200ml 灌肠，并保留 30min，每日 2 次，5 日为 1 个疗程。病人在治疗期间禁荤腥、油腻、生冷饮食，若腹泻次数及量较多者，应予以适当补液。结果：共治疗 32 例，显效 26 例，有效 4 例，无效 2 例，总有效率 93.75%[32]。

2. 小儿腹泻　①用马齿苋全草 15g（鲜者倍量），水煎服，每次 5~10ml，每日 3 次。同时调节饮食，口服补液或静脉补液，预防和纠正脱水。有合并症者应采用对症治疗。结果：共治疗 102 例，显效 71 例，有效 26 例，无效 5 例，有效率 95.1%[33]。②治疗组用马齿苋合剂（马齿苋、藿香、葛根等组成），6~11 个月者，每次 3ml；12~24 个月者，每次 6ml，每日 3 次。对照组用必奇（海南海富制药厂生产），6~11 个月者，每日 1 袋，分 3 次服；12~24 个月者，每日 1~2 袋，分 3 次服用。两组均 3 天为 1 个疗程，治疗期间忌用食糖及抗生素、肠道菌群调整药等。结果：治疗组和对照组各 30 例，治疗组治愈 24 例，显效 4 例，有效和无效各 1 例，总有效率为 96.67%；对照组治愈 18 例，显效 6 例，有效 4 例，无效 2 例，总有效率为 93.33%。治疗组的治愈率优于对照组（$P<0.05$）[34]。③用洗净鲜马齿苋 30g，木槽捣烂，加水 30~50ml，煎煮 5~10min，趁热加蜂蜜 10g 左右

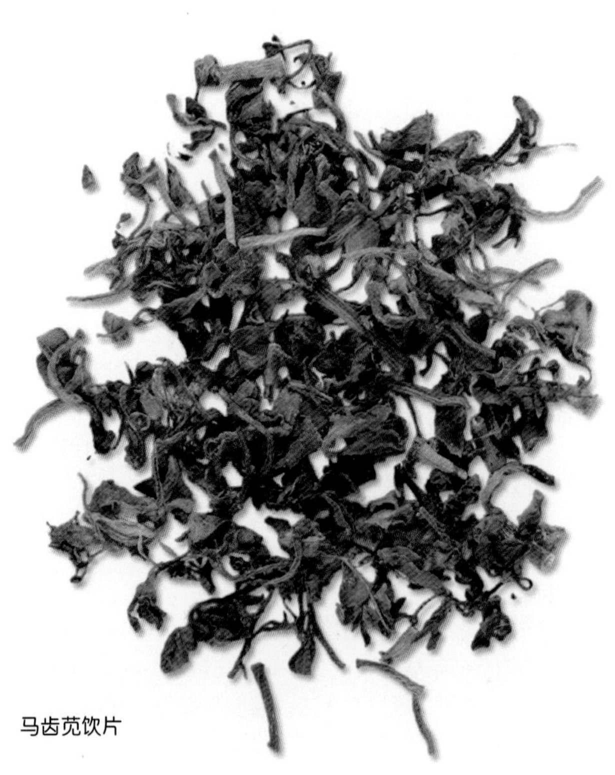
马齿苋饮片

（无蜂蜜者加白砂糖也可）。取汁温服，每次用量 6 个月儿童 5ml，1~2 岁 10ml，3 岁 15ml，每日 3~4 次。结果：共治疗 80 例，痊愈 65 例，好转 11 例，无效 4 例，总有效率 95%。服药时间最短 1 天，最长 7 天[35]。

3. 小儿湿疹　①单味马齿苋 50g（鲜品用 100g）煎水，用纱布或纯棉毛巾蘸药液湿敷患处，每次 30min，每日 1~2 次，5 天为 1 个疗程，渗出型需延长 1~2 个疗程。结果：共治疗 86 例，治愈 54 例（62.79%）、显效 21 例（24.42%）、好转 8 例（9.30%）、无效 3 例（3.50%），平均治愈时间 14 天[36]。②用马齿苋 30g、黄柏 30g，水煎取汁，用冰箱放凉后待用。使用时用 6 层纱布浸泡中药汤，拧干，湿敷，每次 10min，每日 6 次。结果：共治疗 30 例，治愈 24 例，显效 5 例，有效 1 例。2 例治疗后皮肤发干，外用香油涂于患处 2 天好转[37]。③内服方：马齿苋 6g，地肤子 3g，苍术 3g，白术 3g，萆薢 3g，连翘 6g，黄柏 3g，白鲜皮 3g，赤小豆 3g，水煎服，每日 1 剂（6 个月以内小儿用量减半）。外洗方：渗出型用马齿苋 15g，诃子 10g；干燥型用马齿苋 15g，苦参 10g。以上药物水煎，取汁外洗患处，每日 3 次。结果：共治疗 121 例，其中治愈 76 例，有效 42 例，无效 3 例，总有效率达 97.52%[38]。

4. 带状疱疹　治疗组取新鲜马齿苋 500g 洗净，捣碎为糊状，加入冰片 10g 拌匀，患处先用生理盐水冲洗后，用竹签调马齿苋糊外敷患处，厚度如钱币厚度，外用纱布覆盖，每日外敷 2 次。若局部皮损消失，但遗留神经痛，可在原马齿苋糊中加入雄黄、川乌、生南星各 10g，外敷患处，每日 2 次。对照组外涂喷呵昔洛韦软膏，每日 2 次。两组均以 7 天为 1 个疗程，且均未采用内服药物。结果：治疗组共 44 例，对照组 12 例。治疗组在止疱、止痛、结痂及痊愈时间均比对照组短，两组疗效比较有显著性差异（$P<0.01$）[39]。

5. 生殖器疱疹　治疗组口服复方马齿苋片（由马齿苋、生薏苡仁、败酱草、蜂房、黄芪、黄精、生甘草等组成，院内制剂），每次 4 片，每日 3 次；对照组口服阿昔洛韦片，每次 2 片，每日 5 次，连服 5 天后改为每日 3 次。两组均另口服胸腺肽肠溶片（北京四环制药厂），每次 4 片，每日 3 次，3 个月为 1 个疗程。治疗期间注意休息，防止疲劳，禁烟酒及辛辣食物，禁止性生活。结果：治疗组共 44 例，对照组 37 例。治疗组在止疱和结痂时间方面优于对照组（$P<0.05$）；在停药后 6 个月复发控制率亦优于对照组（$P<0.05$）[40]。

6. 尖锐湿疣　①马齿苋 60g，蜂房 9g，大青叶 15g，生苡仁 30g，水煎服，每日 1 剂，15 剂为 1 个疗程。结果：共治疗 26 例，服用 1 个疗程后 19 例疣状物消失，其余 7 例经第 2 个疗程后，仅有 2 例皮损没有明显改善[41]。②鲜马齿苋 100g，绞汁，外擦疣体或水煎，待药液凉至皮肤能耐受后坐浴或浸泡，每次 20min，每日 2 次，7 天为 1 个疗程。待患处干后，充分暴露疣面，清洁疣面，用棉签取 5-Fu 液轻轻来回摩擦疣面数遍至疣体呈灰白色，每日 3 次，7 天为 1 个疗程。对经外院治疗多次复发的加用疣体基底部注射干扰素。结果：共治疗 18 例，经治疗 3 次脱疣 16 例，仅 2 例治疗 5 次脱疣。全部病人经治疗 2 个疗程后检查患

处均无疣体，局部无明显疤痕，表面颜色如常 15 例，轻度色素沉着 3 例；5 例诉原疣体根部稍有痒感，经治病人醋酸白试验全部转阴性。随访 1 年无 1 例复发[42]。

7. 扁平疣　马齿苋 30g，薏苡仁 60g，大青叶 20g，紫草 20g，败酱草 20g，水煎，取汁浓缩至 300ml，其中 200ml 分 2 次服，另 100ml 用棉棒蘸取反复涂擦疣体，每日 4 次。结果：共治疗 125 例，治愈 102 例，显效 12 例，有效 5 例，无效 6 例，总有效率为 95.2%[43]。

8. 痤疮　首次用超声波导入自制马齿苋水凝胶（马齿苋切碎绞汁，加羧甲基纤维素钠、甘油等制成）15min，3 天后逐个清除面部痤疮皮疹，再用超声波导入该凝胶 15min。以后每 6~7 天做一次治疗，并每日自涂凝胶 2 次，4 周为 1 个疗程。结果：共治疗 130 例，治愈 117 例，显效 13 例，治愈率 90%，显效率 100%。治疗期间未出现不良反应[44]。

9. 热痱　鲜马齿苋 100~200g，水煎取汁，待晾温后外洗，每次 10min，每日 2~3 次，7 天为 1 个疗程。结果：共治疗 25 例，治疗 1~2 个疗程，有效率达 99%[45]。

10. 隐翅虫皮炎　先用碱性肥皂水反复清洗患处，持续清洗 3~5min，再取鲜马齿苋茎叶洗净捣烂与适量米泔水拌成糊状外涂于患处，每日 1~2 次。结果：共治疗 23 例，平均病程 4~5 天，患处干燥结痂脱落后痊愈，1~2 个月后患处皮肤色素沉着逐渐消退[46]。

11. 鼻疔　用马齿苋干品 100~120 g 或鲜品加倍，水煎，每日 1 剂，分 3 次服，5 天为 1 个疗程。同时，取鲜品马齿苋 50g，捣烂调蜜外敷。结果：共治疗 50 例，治愈 35 例（70%），好转 11 例（22%），无效 4 例（8%），总有效率 92%[47]。

12. 急性手部化脓性感染　取鲜马齿苋洗净晾干去根，放入干净容器中捣成泥状，再取少量食盐调匀敷患处，用纱布覆盖，宽胶布固定，使其保持湿润状态，每日换药 2~3 次，至热退肿消。结果：共治疗 196 例，外敷治疗 1 天热退、肿消者 86 例；2 天热退、肿消者 49 例；3 天热退、肿消者 45 例，无效者 16 例，总有效率 91.8%[48]。

13. 乳痈　将马齿苋、延胡索、沙蒿子分别净制，晒干，粉碎成细粉，过 100 目筛，混匀备用。取适量药粉，与灯笼草药液调成糊状，敷于患处，外覆盖薄塑料纸，每 8h 换药 1 次。结果：共治疗 70 例，痊愈 58 例，显效 5 例，有效 2 例，无效 5 例，总有效率为 93%，痊愈率为 83%[49]。

14. 阴囊瘙痒　马齿苋 100g（鲜品可加倍），水煎，取汁倾入盆内先熏后温洗，每次洗 30 min，每日 2 次。结果：共治疗 13 例，多数病人 3~4 天基本治愈，6~7 天全部治愈，总有效率 100%。如一年内复发者，再次使用仍有效[50]。

15. 烧伤　取鲜马齿苋，放入药锅内，加蒸馏水并用巴氏消毒 30min，冷却后过滤药汁，分装无菌瓶，再以巴氏消毒法每日消毒 1 次，连续 3 次后备用。新鲜烧伤创面伤后 4h 内，清创后以 3~4 层无菌纱布浸透药液后敷于创面，上覆 1 层凡士林油纱，再覆盖 6~8 层纱布包扎。伤后 36h 第 1 次换药，以后每隔 3~5 日换药 1 次。若内层药纱粘贴牢固，不强行揭去，保留内层药纱，再复以新鲜药纱 3~4 层，如前法包扎。伤愈后药纱自行脱落。在不易包扎部位用暴露疗法，伤后 48h 内用消毒刷子蘸取药液，每 2h 刷药 1 次，48h 后每 4h 刷药 1 次。结果：共治疗 20 例，全部病例创面细菌、真菌培养阴性，抗渗出作用显著，创面消肿快，创缘周围无红肿表现，创面瘀滞带由白转红、坏死带干燥，创面提前愈合。浅Ⅱ度平均 8.5 天（5~12 天）；深Ⅱ度平均 14 天（12~16 天）愈合[51]。

【性味归经】味酸，性寒。归大肠、肝经。

【功效主治】清热解毒，凉血止痢，除湿通淋。主治热毒泻痢，赤白带下，崩漏，痔血，热淋，尿闭，疮痈，丹毒。

【用法用量】内服：煎汤 15~30g，鲜品用量加倍。或绞汁。外用适量，捣敷；或烧灰研末调敷；或煎水洗。

【使用注意】脾虚便溏者及孕妇慎服。

【经验方】

1. 耳有恶疮　马齿苋一两（干者），黄柏半两（锉）。上药捣罗为末。每取少许，绵裹纳耳中。(《太平圣惠方》)
2. 甲疽　墙上马齿苋一两（阴干）、木香、丹砂（研末）、盐（研末）各一分。上四味，除丹砂、盐外，锉碎拌令匀，于熨斗内，炭火烧过，取出细研，即入丹砂、盐末，再研匀。取敷疮上，日三两度。(《圣济总录》马齿散敷方)
3. 小儿白秃　马齿苋煎膏涂之，或烧灰猪脂和涂。(《太平圣惠方》)
4. 急性扁桃体炎　马齿苋干根烧灰存性，每 3g 加冰片 3g，共研末。吹喉，每日 3 次。(《福建药物志》)
5. 肺结核　鲜马齿苋 45g，鬼针草、葫芦茶各 15g。水煎服。(《福建药物志》)
6. 百日咳　马齿苋 30g，百部 10g。水煎，加白糖服。(《四川中药志》1979 年)
7. 黄疸　鲜马齿苋绞汁。每次约 30g，开水冲服，每日 2 次。(《食物中药与便方》)
8. 久痢不止，或赤或白　马齿苋（细切）一握，生姜（细切）二两。上二味和匀，用湿纸裹煨熟。不拘多少，细嚼，米饮调下。(《圣济总录》)
9. 血痢　马齿苋二大握（切），粳米三合。上以水和马齿苋煮粥，不着盐醋，空腹淡食。(《太平圣惠方》马齿粥)
10. 尿血，便血　鲜马齿苋绞汁、藕汁等量。每次半杯（约 60g），以米汤和服。(《食物中药与便方》)
11. 痔漏　马齿苋入花椒同煎。洗三五次即效。(《种杏仙方》)
12. 肛门肿痛　马齿苋叶、三叶酸草等份。煎汤熏洗，日二次有效。(《濒湖集简方》)
13. 产后血痢，小便不通，脐腹痛　生马齿苋，捣，取汁三大合，煎一沸，下蜜一合调，顿服。(《经效产宝》)
14. 产后血气暴虚，汗出　马齿苋，研，取汁三大合（如无，用干者亦得），煮沸，投蜜一匙，令匀。顿服。(《经效产宝》)

【参考文献】

[1] 王仲英．马齿苋中黄酮类化合物含量的测定．太原理工大学学报，2004，35（1）：95.

[2] 王莉，顾承志，刘志勇．新疆马齿苋中总黄酮的微波提取及含量测定．山西中医，2002，18（1）：50.

[3] 阴健，郭力弓．中药现代研究与临床应用（Ⅱ）．北京：中医古籍出版社，1995.

[4] Liu LX, et al.Fatty acids and b-carotene in Australian purslane（Portulacaoleracea ）varieties.Chromatography A，2000，89（3）:207.

[5] Rific VA，et al. Determination of noradrenaline and dopamine in Chinese herbalextracts from Portu-laca oleraceaL by high -performanceliquid chromatography.Nutr，1993，12:631.

[6] 王化运，曹共民，杨培全，等．中药马齿苋的微量元素测定．华西药学杂志，1989，4（2）：88.

[7] SAKALN.PortulosideA，AMonterpeneGlucoside，from Portulacaleracea. Phytochemistry，1996，42（6）:1625.

[8] 谭丽霞，周求良，尹建国，等．马齿苋的营养成分分析及其开发利用．中国野生植物资源，2000，（2）：49.

[9] 吉林医科大学第二临床学院妇产科．马齿苋注射液对子宫收缩作用的临床观察及动物实验．中草药通讯，1972，3（1）：32.

[10] 樊瑞霞．马齿苋注射剂工艺研究实验简报．中药通报，1983，8（3）：25.

[11] Sunbhanich M. 国外医学・中医中药分册，1989，11（1）：57.

[12] 刘霞．马齿苋对肠运动影响试验研究．中国医药导报，2007，4（9）：106.

[13] Stefanev Z.C A，1965，65:17557f.

[14] 贺圣文，刘同美，尤敏，等．马齿苋对家兔实验性高脂血症的防治作用．中草药，1997，28（4）：221.

[15] 贺圣文，赵仁宏，吴洪娟．野生马齿苋对家兔动脉粥样硬化形成的影响．中华预防医学杂志，1997，31（2）：91.

[16] 沈岚，陆付耳．马齿苋对2型糖尿病大鼠胰岛素抵抗的影响．中国医院药学杂志，2005，25（4）：293.

[17] 肖凤英，陆付耳，徐丽君．马齿苋及其不同部位对高脂血清损伤脂肪细胞分泌TNF-α及IL-6的影响．中国中药杂志，2005，30（22）：1763.

[18] 朱晓宦，吴向阳，仰榴青，等．马齿苋粗多糖的提取及清除羟自由基活性作用．江苏大学学报：医学版，2007，17（1）：57.

[19] 岳义田，董立巍，李敏．马齿苋的抗低氧作用及其机制研究．中国公共卫生，2005，21（12）：1434.

[20] 黄浩，余南才，刘倩，等．马齿苋水提液保护衰老小鼠DNA端粒长度缩短的实验研究．中国临床药理学与治疗学，2007，12（7）：804.

[21] 曹仁烈．中华皮肤科杂志，1957，（4）：286.

[22] 马清钧，王淑玲．常用中药现代研究与临床．天津：天津科技翻译出版公司，1995.7.

[23] 贺圣文，尤敏，苗乃法，等．野生马齿苋对家兔淋巴细胞增殖的影响．上海免疫学杂志，1996，16（5）：269.

[24] 王晓波，刘殿武，郭丽莉．马齿苋的抑瘤作用及对免疫功能的影响．中国公共卫生，2004，20（12）：1460.

[25] 王晓波，刘殿武，王立芹，等．马齿苋多糖对S180荷瘤小鼠免疫功能的影响．天然产物研究与开发，2005，17（4）：453.

[26] Okwuasaba. 国外医学・中医中药分册，1988，10（5）：297.

[27]《全国中草药汇编》编写组．全国中草药汇编（上册）．北京：人民卫生出版社，1976：77.

[28] 曲淑岩．马齿苋的药理及其临床应用．吉林中医药，1985，32（1）：28.

[29] Koch H P.C A，1989，110:63559z.

[30] 刘淑清，宋其桂，王彩凤，等．新鲜单味马齿苋糖块治疗小儿细菌性痢疾42例临床观察．临床中国中西医结合杂志，1995，15（4）：246.

[31] 王淑敏．自拟灌肠液治疗急性细菌性痢疾31例．中国临床新医学，2007，7（4）：309.

[32] 刘凤英．鲜马齿苋浓缩液内服并灌肠治疗急性普通型菌痢32例．实用中医内科杂志，2008，22（6）：35.

[33] 谷世平．马齿苋治疗婴幼儿腹泻102例．湖北中医杂志，2006，28（7）：31.

[34] 谭昌龙．马齿苋合剂治疗小儿秋季腹泻30例．湖北中医杂志，2005，27（2）：37.

[35] 古丽丝丹・阿不都克热木．马齿苋汤西药并用治疗婴儿腹泻80例．实用中医内科杂志，2005，19（2）：152.

[36] 张小可．马齿苋外敷治疗婴儿湿疹86例．中医外治杂志，2003，12（6）：14.

[37] 乔石钰．马齿苋合剂治疗急性婴儿湿疹30例临床观察．黑龙江中医药，2008，27（2）：37.

[38] 王世元．自拟马齿苋祛湿汤治疗婴幼儿湿疹121例．中国农村医学杂志，2007，5（2）：9.

[39] 张小静．马齿苋糊外敷治疗带状疱疹44例．中华实用中西医杂志，2005，18（15）：497.

[40] 莫怀民，刘炽．复方马齿苋片联合胸腺肽肠溶片治疗生殖器疱疹44例．中国中医药信息杂志，2003，10（1）：51.

[41] 唐智生．马齿苋合剂治疗尖锐湿疣26例报道．中国现代医学杂志，2005，15（13）：1951.

[42] 莫虹华．中西药外用治疗尖锐湿疣18例．中医外治杂志，2001，10（6）：17.

[43] 王河荣，王淑波，闫进军．马齿苋合剂治疗扁平疣125例．中医外治杂志，2003，12（3）：49.

[44] 庄永灿．马齿苋凝胶治疗痤疮130例疗效观察．福建医药杂志，2004，23（5）：124.

[45] 张宗霞．马齿苋外洗治热痱25例．中国民间疗法，2005，13（2）：25.

[46] 段丛勇．马齿苋外用治疗隐翅虫皮炎23例疗效观察．东南国防医药，2008，10（2）：115.

[47] 林瑞莲．马齿苋治疗鼻疔50例．中国实用乡村医生杂志，2005，12（9）：7.

[48] 马宏．鲜马齿苋食盐捣泥外敷治疗急性手部化脓性感染196例．中国民康医学，2006，18（12）：975.

[49] 李必运．复方马齿苋糊剂治疗乳痈70例．成都中医药大学学报，1995，18（4）：29.

[50] 庞桂海．马齿苋治疗阴囊瘙痒13例．山东中医杂志，2004，23（11）：69.

[51] 张振邦．马齿苋提取液治疗Ⅱ度烧伤20例．包头医学院学报，1999，15（1）：62.

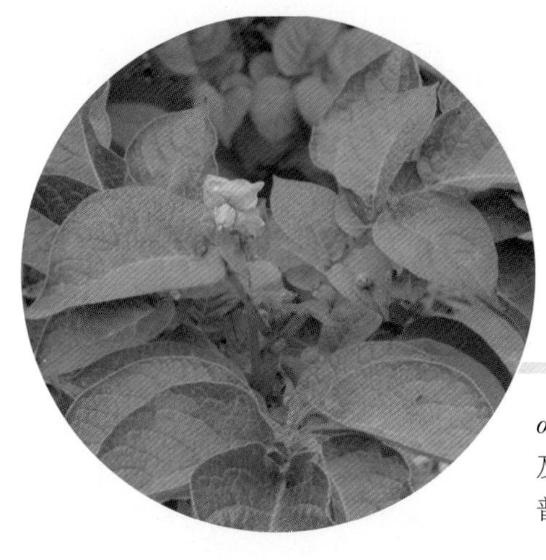

Ma ling shu 马铃薯

Solani Tuberosi Rhizoma
[英]Potato

【别名】山药蛋、洋番薯、土豆、地蛋、洋山芋、荷兰薯、薯仔。

【来源】为茄科植物马铃薯 *Solanum tuberosum* L. 的块茎。

【植物形态】一年生草本。地下块茎椭圆形、扁圆形或长圆形，直径为3~10cm，外皮黄白色，内白色，具芽眼，着生于匍匐茎上，成密集状。奇数不相等的羽状复叶；小叶6~8对，常大小相间，卵形或矩圆形，最大者长约6cm，最小者长宽均不及1cm，先端钝尖，基部稍不等，全缘，两面均被白色疏柔毛，叶脉在下面突起，侧脉每边6~7条，先端略弯。伞房花序顶生，后侧生；花萼钟形，外被疏柔毛，5裂，裂片披针形，先端长渐尖；花冠辐射状，白色或蓝紫色，花冠筒隐于萼内，先端5裂，裂片略呈三角形；雄蕊5，花丝短，花药长圆形，约为花丝的5倍长；雌蕊1，子房上位，2室，花柱较雄蕊稍长，柱头头状，结实少。浆果圆球形，光滑，熟时红色。种子扁圆形。

【分布】广西全区均有栽培。

【采集加工】秋、冬二季均可采挖，切片晒干。

【药材性状】块茎扁球形或长圆形，直径3~10cm，表面白色或黄色，节间短而不明显，侧芽着生于凹陷的“芽眼”内，一端有短茎基或茎痕。质硬，富含淀粉。气微，味淡。

【品质评价】以个大、身干、表面褐色、质坚硬、断面黄褐色者为佳。

【化学成分】本品含多种有机酸：苹果酸（malic acid），奎宁酸（quinic acid），枸橼酸（citric acid），月桂酸（lauric acid），琥珀酸（succinic acid），延胡索酸（fumaric acid），草酸（oxalic acid），肉豆蔻酸（myristic acid），止杈酸（abscisic acid），赤霉酸（gibberellic acid），癸酸（capric acid）。含茄啶（solanidine），*α*-查茄碱（*α*-chaconine），*α*-茄碱（*α*-solanine）等生物碱类成分及生物碱糖苷类，其苷元为：乙酰基莱普亭定（acetylleptinidine），莱普亭定（leptinidine），茄啶（solanidine），番茄胺（tomatidine）。含黄酮：槲皮素（quercetin）。含胡萝卜素类：新黄质（neoxanthin）A，堇黄质（violaxanthin），叶黄素（lutein）。还含必需氨基酸：苯丙氨酸（phenylalanine），赖氨酸（lysine），苏氨酸（threonine），亮氨酸（leucine），缬氨酸（valine），异亮氨酸（*iso*-leucine），蛋氨酸（methionine）及其他多种氨基酸。另含丙烯酰胺（acrylamide）等[1]。

【药理作用】

1. 对某些酶抑制　马铃薯块根线粒体中分离出的内源性ATP酶抑制蛋白，对分离出的酵母菌F1有强大的ATP酶抑制作用，该作用需要Mg^{2+}、ATP存在，其IC_{50}为140μg（抑制剂）/mg（F1）[2]。马铃薯分离出的胰蛋白抑制剂100mg/100g、200mg/100g给大鼠灌胃，作用28天可减少酪蛋白利用，作用95周可产生剂量依赖性的胰腺病理改变，胰腺有小结增生和胰泡瘤[3]。马铃薯中得到的蛋白酶抑制物（POT Ⅱ）可增加缩胆囊素释放[4]。马铃薯中得到的组织蛋白酶D抑制剂外用可使链脲霉素诱导的糖尿病大鼠蛋白水解活性恢复正常，胶原生物合成也加快。

2. 抗肿瘤　龙葵碱对荷瘤小鼠具有抗肿瘤作用，其机制可能是通过提高S180和H22两种荷瘤小鼠的红细胞膜的流动性，从而恢复荷瘤小鼠红细胞免疫功能进而达到抗肿瘤作用[5]。

3. 抑制突变等作用　马铃薯的水透析液可抑制某些致癌物质对鼠伤寒沙门菌的致突变作用[6]。马铃薯中的茄碱注射，可升高大鼠血糖，α-或β-肾上腺素受体阻断剂均能抑制此作用[7]。马铃薯可作为大鼠甲状腺肿瘤的特异性标记物[8]。

4. 毒理　发芽的马铃薯，带青色的块根肉中含有微量茄碱，对人体不致有害，但在某些情况下茄碱含量可较正常含量增高4~5倍，甚至超过0.4g/kg，而0.2g游离茄碱即可产生典型的皂碱反应，症状虽严重，但不致死亡[9]。

【临床研究】

1. 注射后局部硬结、静脉炎　①取新鲜马铃薯切成0.5~1cm的薄片，贴敷

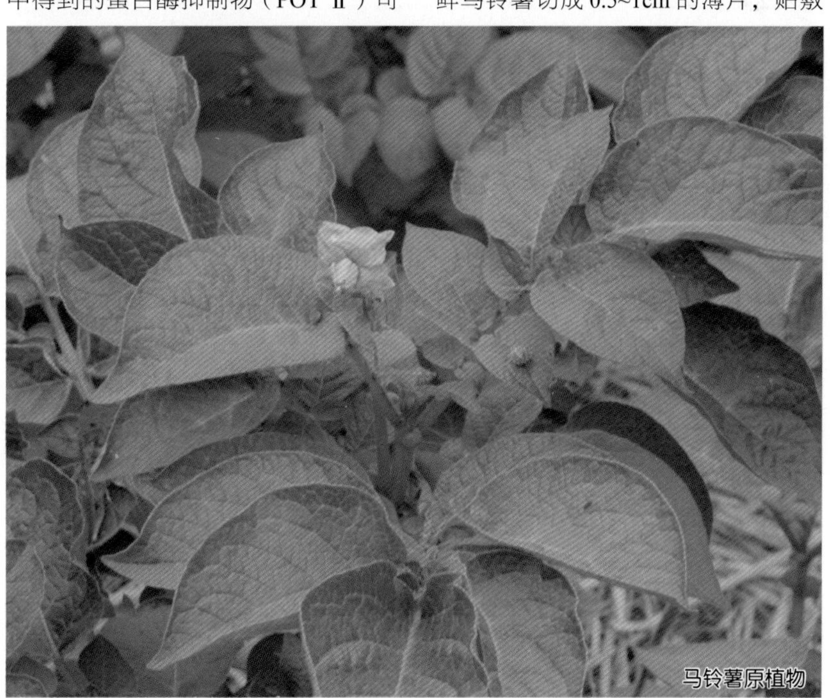

马铃薯原植物

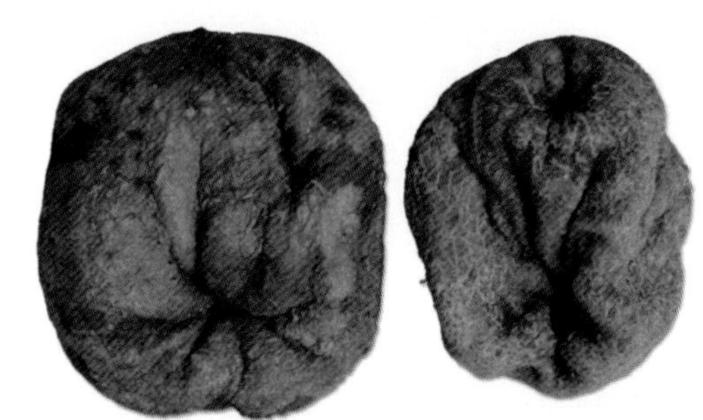
马铃薯药材

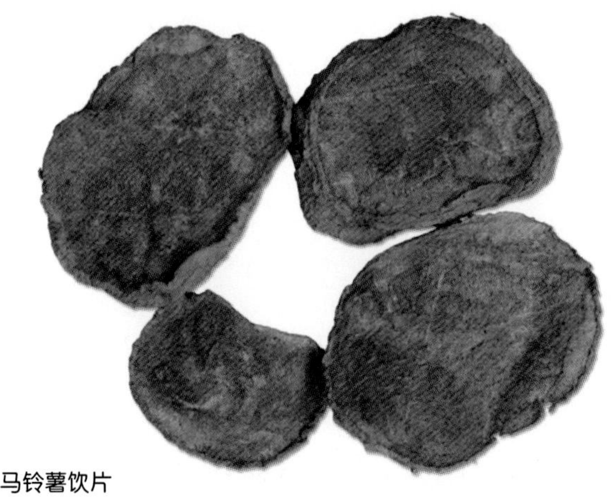
马铃薯饮片

于硬结处，每隔 8h 换药 1 次，至疼痛消失、硬结软化为止。结果：共治疗 100 例，一般贴 1~7 次即可。痊愈 62 例，显效 29 例，有效 7 例，2 例经 7 天治疗未见改善，总有效率为 98%[10]。②治疗组采用马铃薯片（新鲜马铃薯切成 0.3~0.5cm 薄片）贴敷于炎症处，用绷带稍加固定，马铃薯片表面干燥即予更换；对照组用 33% 硫酸镁溶液将纱布浸湿，覆盖于炎症处，每次 1h，每天 2 次。结果：治疗组和对照组各治疗输液引起液体外渗导致静脉炎 50 例。治疗组总有效率（98%）明显优于对照组（80%，$P<0.05$），且治疗组对皮肤组织无刺激性，经济方便[11]。③治疗组用姜薯膏（生姜、马铃薯，洗净后打碎，挤出汁液，与凡士林、羊毛脂混匀，即得），均匀涂抹炎症处，厚度约 1mm、范围超过红肿硬结约 1cm，用塑料薄膜缠绕覆盖，每日换药 2 次；对照组用 50% 硫酸镁湿敷，每次 30min，每天 2 次。结果：治疗组和对照组各 50 例。治疗组痊愈 38 例（76.0%）、好转 9 例（18.0%）、无效 3 例（6.0%）；对照组痊愈 6 例（12.0%）、好转 16 例（32.0%）、无效 28 例（56.0%）。治疗组疗效显著优于对照组（$P<0.01$）[12]。

2. 口腔炎　在治疗原发病的基础上，口服马铃薯汁（马铃薯洗净后切细，加凉开水捣碎去渣即可），每次 3~4ml，每日 8~10 次，共服 7 天。结果：治疗 22 例因上呼吸道感染、急性扁桃体炎、肠炎等引发的口腔炎，病人均在用药后 2~3 天内疼痛减轻，能进食；3 天内治愈 5 例，4 天内 10 例，5 天内 7 例。本法止痛消肿疗效快，简单易行[13]。

3. 胃病　用 500g 马铃薯榨汁，每日清晨空腹饮下（服用有时引起恶心呕吐，但服用几次后即可习惯），1 个月为 1 个疗程。共治疗 10 例胃溃疡及胃酸过多的病人，收到良好效果。一般的胃痛、吐酸水、呕吐等症状显著减轻，甚至消失；病人精神转佳，体重增加[14]。

4. 功能性便秘　治疗组用马铃薯 500g 蒸熟与饴糖 60g 配伍搅拌成泥，早晚各服 1 次，也可代替早晚正餐；对照组分别采用汤剂、中成药、化学药剂等方法治疗。结果：治疗组共 120 例，痊愈率约 81.7%，显效约 14.1%，有效约 2.5%，无效约 1.7%；对照组 122 例，痊愈率约 83.6%，显效约 13.9%，无效约 2.5%。两组治愈率与显效率无明显差异（$P>0.05$）[15]。

【性味归经】味甘，性平。归胃、肺经。

【功效主治】和胃健中，解毒消肿。主治胃痛，痄腮，痈肿，湿疹，烫伤。

【用法用量】内服：适量，煮食或煎汤。外用适量，磨汁涂。

【经验方】

1. 腮腺炎　马铃薯 1 个。以醋磨汁，搽患处，干了再搽，不间断。（《湖南药物志》）
2. 烫伤　马铃薯，磨汁涂伤处。（《湖南药物志》）
3. 皮肤湿疹　马铃薯洗净，切细，捣烂如泥，敷患处，纱布包扎，每昼夜换药 4~6 次，1~2 次后患部即呈明显好转，2~3 天后大都消退。（《食物中药与便方》）
4. 胃和十二指肠溃疡疼痛　新鲜（未发芽）马铃薯，洗净（不去皮）切碎，捣烂，用纱布包挤汁，每日早晨空腹服 1~2 匙，酌加蜂蜜适量，连服 2~3 周。服药期间，禁忌刺激性食物。（《食物中药与便方》）

【参考文献】

[1] 国家中医药管理局《中华本草》编委会 . 中华本草 . 上海：上海科学技术出版社，1999：6312.

[2] Norling B.C A，1990，112:174669W.

[3] Gumbmann M R.C A，1990，112: 75469Z.

[4] Hiu A J.C A，1990，113:210635p.

[5] 季宇彬，万梅绪，高世勇，等 . 龙葵碱对荷瘤小鼠红细胞免疫功能的影响 . 中草药，2007，3（38）：412.

[6] Palka J.C A，1992，116:143651n.

[7] Shinohara K.C A，1988，109:72312v.

[8] Imamura Y.C A，1990，112:51530m.

[9] Patel B，et al.Inflamm Bowel Dis，2002，8（5）:340.

[10] 彭艳红，刘桂红 . 生马铃薯贴敷治疗肌注后硬结 100 例 . 中国民间疗法，2001，9（3）：25.

[11] 廖炽兰，吴海东，彭水清 . 新鲜马铃薯片治疗输液性静脉炎的疗效观察 . 岭南急诊医学杂志，2006，11（3）：234.

[12] 黎红梅，辜红娟，杜波，等 . 自制姜薯膏防止化疗性静脉炎的临床研究 . 护理学杂志（综合版），2010，25（13）：4.

[13] 徐英男，李凤兰 . 马铃薯汁治疗口腔炎 22 例 . 中国民间疗法，1997，（3）：40.

[14] 于新民 . 马铃薯汁治疗胃病之临床观察 . 人民军医，1953，（6）：478.

[15] 张更林 . 马铃薯与饴糖合用治疗功能性便秘 120 例临床观察 . 中国医药导报，2007，26（4）：162.

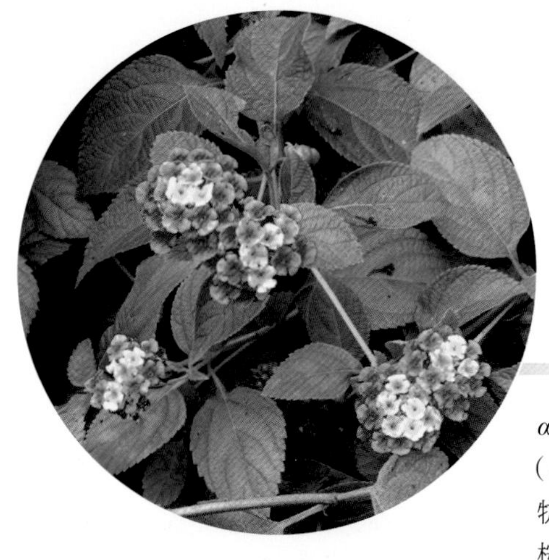

Ma yìng dān

马缨丹

Lantanae Camarae Folium
[英]Common Lantana Leaf

【别名】五色梅、龙船花、臭冷风、五色花、五雷箭、穿墙风。

【来源】为马鞭草科植物马缨丹 *Lantana camara* L. 的枝叶和根。

【植物形态】多年生直立或蔓性灌木。植株有臭味，有时呈藤状。茎、枝均呈四方形，有糙毛，常有下弯的钩刺或无刺。单叶对生；叶片卵形至卵状长圆形，长 3~9cm，宽 1.5~2.5cm，基部楔形或心形，边缘有钝齿，先端渐尖或急尖，表面有粗糙的皱纹或短柔毛，背面具小刚毛。头状花序腋生，苞片披针形，有短柔毛；花萼筒状，先端有极短的齿；花冠黄色、橙黄色、粉红色至深红色，两面均有细短毛；雄蕊 4，内藏。果实圆球形，成熟时紫黑色。

【分布】广西主要分布于环江、百色、田阳、田东、平果、武鸣、南宁、宁明、龙州、贵港、平南、苍梧、昭平等地。

【采集加工】春、夏季采收，鲜用或晒干。

【药材性状】茎四方形，被糙毛，疏生下弯的钩刺。单叶对生；叶多皱缩，易碎，完整叶片平展后卵状长圆形，长 2~7cm，宽 1.5~2.5cm；基部楔形，边缘有钝齿，先端渐尖，上、下表面有粗糙的短毛，背面具小刚毛，侧脉约 5 对，上面青绿色，下面黄绿色。气特异，味淡。

【品质评价】以质嫩、叶多完整者为佳。

【化学成分】本品带花全草含脂类，其脂肪酸组成有肉豆蔻酸（myristic acid），棕榈酸（palmitic acid），花生酸（arachidic acid），油酸（oleicacid），亚油酸（linoleic acid）等，其非皂化部分有 α- 香树脂醇（α-amyrin），β- 谷甾醇（β-sitosterol）及 1- 三十烷醇（1-triacontanol），还含葡萄糖（glucose），麦芽糖（maltose），鼠李糖（rhamnose）。花叶挥发油含 α- 水芹烯（α-phellandrene），二戊烯（dipentene），α- 松油醇（α-terpineol），牻牛儿醇（geraniol），芳樟醇（linalool），桉叶素（cineole），丁香油酚（eugenol），柠檬醛（citral），糠醛（furfural），水芹酮（phellandrone），香芹酮（carvone），β- 丁香烯（β-caryophyllene），对 - 聚伞花素（p-cymene），α-、β- 蒎烯（α-、β-pinene），1,4- 樟烯（1,4-camphene），月桂烯（myrcene），香桧烯（sabinene）及 α- 胡椒烯（α-copaene）等 [1]。

茎叶含马缨丹烯（lantadene）A、B，马缨丹酸（lantanolic acid），马缨丹异酸（lantic acid），齐墩果酸（oleanolic acid），齐墩果酮酸（oleanonic acid），22β- 羟基 -3- 氧代 -12- 齐墩果烯 -28- 酸（22β-hydroxy-3-keto-12-oleanene-28-oic acid），24- 羟基 -3- 氧代 -12- 齐墩果烯 -28- 酸（24-hydroxy-3-keto-12-oleanene-28-oic acid），3- 氧代 -12- 乌苏烯 -28- 酸（3-keto-12-en-28-oic acid），白桦脂酸（betulic acid），白桦脂酮酸（betulonic acid），马缨丹白桦脂酸（lantabetulic

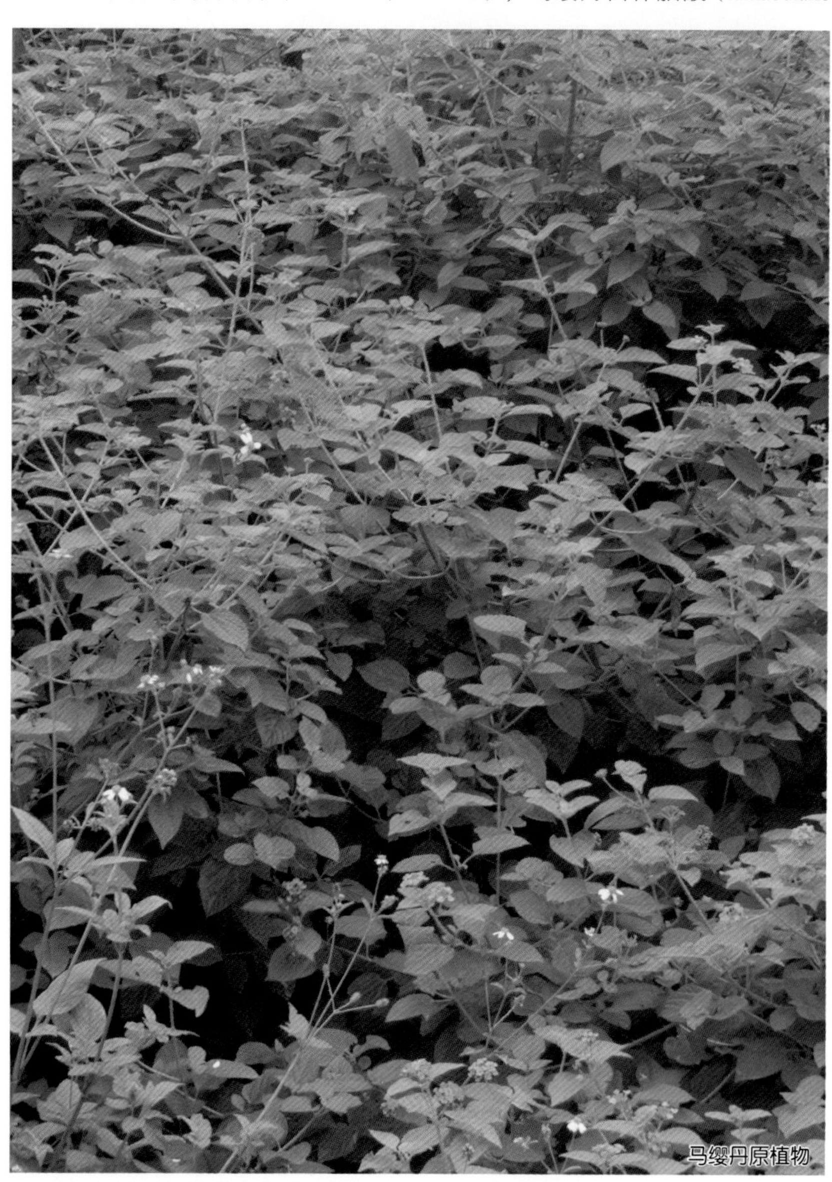
马缨丹原植物

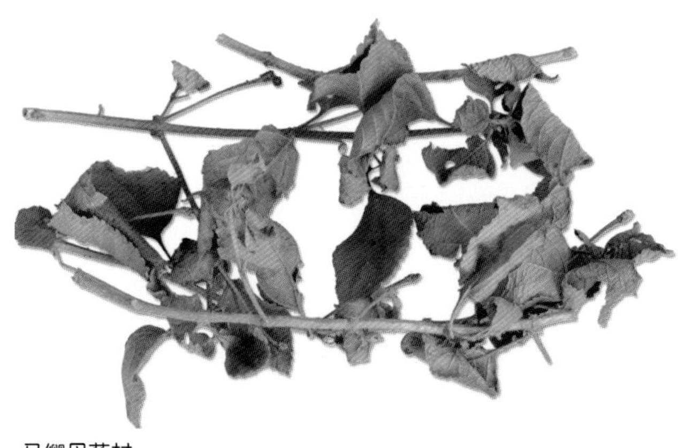
马缨丹药材

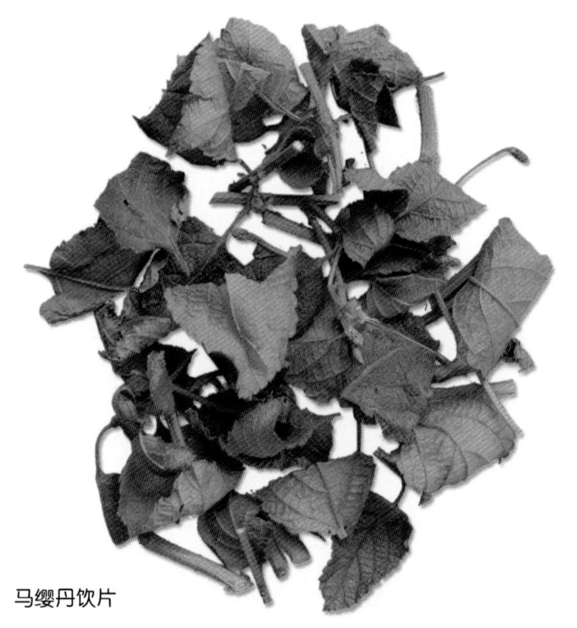
马缨丹饮片

acid)。叶还含马缨丹甾醇(lancamarone),马缨丹黄酮苷(camaroside),22-羟基马缨丹异酸(22-hydroxylantic acid),毛蕊花苷(verbascoside),对-羟基苯甲酸(*p*-hydroxybenzoic acid),对-香豆酸(*p*-coumaric acid)及水杨酸(salicylic acid)等[1]。

根含水苏糖,毛蕊花糖(verbascose),筋骨草糖(ajugose),毛蕊花四糖(verbascotetraose),马缨丹糖(lantanose)A、B,黄花夹竹桃臭蚁苷甲(theveside),黄花夹竹桃臭蚁苷乙(theveiridoside),都桷子苷(geniposide),8-表马钱子苷(8-*epi*-loganin),山栀苷甲酯(shanzhiside methyl ester),马缨丹酸(lantanolic acid),22*β*-*O*-当归酰齐墩果酸(22*β*-*O*-angeloyl-oleanolic acid),22*β*-羟基齐墩果酸(22*β*-hydroxyoleanolic acid),19*α*-羟基熊果酸(19*α*-hydroxyoleanolic acid),马缨丹熊果酸(lantaiursolic acid)即3*β*-异戊酰基-19*α*-羟其熊果酸(3*β*-*iso*-valeroyl-19*α*-hydroxyursolic acid),牛膝叶马缨丹二酮(diodantunezone),异牛膝叶马缨丹二酮(*iso*-diodantunezone),6-甲氧基牛膝叶马缨丹二酮(6-methoxydiodantunezone),7-甲氧基牛膝叶马缨丹二酮(7-methoxydiodantunezone),6-甲氧基异牛膝叶马缨丹二酮(6-methoxy-*iso*-diodantunezone),7-甲氧基异牛膝叶马缨丹二酮(7-methoxy-*iso*-diodantunezone)等[1]。

马缨丹挥发油中含有43种化学成分,如桉树脑(cineole),反式-石竹烯(*trans*-caryophyllene),*β*-蛇床烯(selinene)等[2],叶片中挥发油成分有*α*-子丁香烯和*β*-子丁香烯等[3]。

【药理作用】

1. 解热、降压等　叶中所含马缨丹烯A有解热作用[4]。所含生物碱能降低狗的血压,加快、加深呼吸并引起战栗,兴奋大鼠肠管而抑制子宫活动[5]。

2. 调节免疫　五色梅叶粉200mg/kg灌胃给药,连续110天,能抑制中毒羊的细胞免疫和体液免疫功能,也能降低脾网状内皮细胞非特异性吞噬功能[6]。毛蕊花苷在体外有免疫抑制的作用[7]。

3. 抗病毒和抗菌　马缨丹的熊果酸乙酯对金黄色葡萄球菌和伤寒杆菌具有抑制活性,呋喃萘醌具有抗革兰阳性菌和真菌活性,毛蕊花苷有抗菌作用,并对假狂犬病毒有抑制活性。其抗呼吸道合孢体病毒的EC_{50}为0.8μg/ml,异毛蕊花苷的EC_{50}为0.6μg/ml[8]。毛蕊花苷体外有抗微生物作用[7]。

4. 抗炎　马缨丹含有的三萜类化如齐墩果酸和熊果酸对人白细胞弹性蛋白酶(HLE)有抑制作用,IC_{50}为2~4.6μg/ml。HLE参与弹性蛋白的破坏,在某些慢性病(如肝炎、肺气肿、风湿性关节炎)治疗中起作用[8]。

5. 抗肿瘤　马缨丹烯A-C和还原马缨丹烯A抑制由TPA诱导的Raji细胞中爱-巴病毒的活化,马缨丹烯B可延迟小鼠皮肤乳头瘤的形成,降低荷瘤率及肿瘤数,体外对L1210细胞有抗增殖作用[8]。叶中毛蕊花苷也具有体外抗肿瘤作用[7]。

6. 抗凝血　马缨丹叶提取物的马缨丹烯部位能增加绵羊凝血时间和前凝血酶时间,降低血沉率及减少总血浆蛋白和纤维蛋白[9]。

7. 抗诱变　马缨丹中分得的化合物11和12对小鼠具有很高的抗诱导活性,剂量为6.75mg/kg时,使裂霉素C诱导的微核多色红细胞数分别减少为76.70%和60%[8]。

8. 利胆　大鼠十二指肠给予京尼平苷,显示强而迟发的利胆作用。大鼠肠系膜血管注射京尼平苷可增加胆汁流动[8]。

9. 毒性　小牛、羊、水牛等乳畜喂食五色梅叶后可致慢性中毒而死[10, 11]。叶中成分马缨丹烯A和B,分别给羊口服产生的中毒剂量为(65~75)mg/kg和(200~300)mg/kg[12]。给兔灌服叶6g/kg或毒素125mg/kg,可引起黄疸、厌食和便秘,血浆非结合型胆红素(尤其结核型胆红素增加)、天冬氨酸转氨酶和酸性磷酸酶活性增加。光镜病理检查,肝细胞浊肿,肝门纤维化,胆管扩张并增生,肾小球间质细胞增生,肾小管变性,肾小管内皮细胞浊肿,核固缩[13]。豚鼠灌服毒素125mg/kg或口服叶粉,在48h内产生黄疸、光致敏、肝脏损伤、高胆红素血症、高叶赤素血症、血浆尿素氮含量增高,酸性磷酸酶、天冬氨酸转氨酶、乳酸脱氢酶和谷氨酸脱氢酶活性增加[11, 14, 15]。肝和肾脏黄嘌呤氧化酶活性提高[16]。豚鼠中毒的肝脏蛋白和DNA的含量降低,脂质含量增加[17]。提高肝线粒体氧化酶的活性并降低与药物代谢有关的微粒体酶的活性[17~19]。胞液谷胱甘

肽 *S*- 转移酶活性也降低，溶酶体酶漏出[17,20]。家畜五色梅中毒可用皂黏土或活性炭口服作为解毒剂[21]。豚鼠颈部皮下注射马缨丹叶注射液（2g/ml），每只以 1.0ml/ 天，连续注射 20 天后处死，有肝脏的中毒性变化和胆囊的增生性变化[9]。马缨丹的某些种对反刍动物有毒，马缨丹 A 和 B，两者分别以 80mg/kg、20mg/kg 给绵羊喂食即呈现毒性。当动物一次性进食大量的该植物时，动物出现光敏性皮炎、皮肤坏死、黄疸、严重者死亡[8]。

【临床研究】

1. 松毛虫病　凡接触松毛虫后不久，皮肤出现不同程度的红肿热痛甚至出现灼痛感，立即采马缨丹花叶搓烂或捣成汁，涂于患处（切不可擦破皮肤患处），1h 后症状可减轻或消失，不留后遗症。如果接触 2~3h 后才治疗者，每隔 1h 涂药汁 1 次，1~2 天内可愈，无后遗症[22]。

2. 疥疮　用马缨丹 250g 和苦楝皮 150g 煎液反复洗涤涂抹 10min，每日上、下午各 1 次，晚上睡前再 1 次，连用 4 天。停药 4 天后，再用上法治疗 3 天（1 个疗程）。结果：共治疗 13 例，1 个疗程后治愈 12 例；仅有 1 例阴囊结节仍存在，夜间瘙痒，改用 2% 普鲁卡因加地塞米松在结节基底部封闭，每周 1 次，3 次后结节消失。病人治疗期间均未见副作用[23]。

3. 难治性肾病综合征　治疗组用五色梅根和泼尼松治疗，五色梅根每天 3g/kg；对照组用环磷酰胺和泼尼松治疗，环磷酰胺每天 2mg/kg。两组泼尼松治疗量均为每天 1mg/kg（儿童为 1.5mg/kg），尿蛋白定性为阴性者，治疗组在 4~6 周内减量并停药；对照组减至每日 10~15mg，并巩固治疗半年以上。结果：治疗组共 35 例，对照组 38 例，全部病例均呈激素依赖、反复发作或治疗无效。治疗组有 30 例缓解，尿蛋白转阴（14.2±6.4）天；对照组有 24 例缓解，尿蛋白转阴（23.4±9.1）天。治疗组治疗效果优于对照组（$P<0.05$）[24]。

【性味归经】甘、辛，凉，有小毒。归肺、肝经。

【功效主治】清热解毒，消肿止痛。主治感冒发热，腮腺炎，风湿痹痛，跌打损伤。

【用法用量】煎服，叶、根 15~30g。外用适量，捣敷或煎水外洗。

【使用注意】本品有毒，内服有头晕，恶心，呕吐等反应，必须控制用量，防止不良反应。孕妇及体弱者忌用。

【经验方】

1. 皮肤瘙痒症　马缨丹、大飞扬、地肤子、苍耳子各 30g。煎水，外洗患处。[中国处方药，2005，41（8）：81]

2. 皮炎、湿疹　马缨丹新鲜枝叶适量，煎水外洗。（《常用中草药手册》）

3. 跌打扭伤　马缨丹鲜叶适量，捣烂外敷。（《常用中草药手册》）

4. 筋伤　马缨丹鲜叶适量，捣碎，擦患处，后以渣敷之。（《闽南民间草药》）

5. 风热感冒　马缨丹叶 30g，山芝麻 15g，水煎服，每日 2 次。（《广西中草药》）

附　马缨丹花

味苦、微甘，性凉；有毒。归肺、胃经。功效：清热解毒，消肿止痛，止血。主治：感冒发热，痄腮，腹痛吐泻，湿疹，阴痒。内服：煎汤，5~10g；研末，3~5g。外用适量，捣敷。本品有毒，内服有头晕、恶心、呕吐等反应，必须掌握用量，防止不良反应。孕妇及体弱者忌用。

经验方　①湿疹：马缨丹干花研末 3g，开水送服；外用鲜茎叶煎汤浴洗。②跌打损伤：马缨丹鲜花或鲜叶捣烂，搓擦患处，或外敷。③腹痛吐泻：鲜马缨丹花 10~15 朵，水炖，调食盐少许服；或花研末 6~15g，开水送服。（①～③方出自《福建中草药》）

【参考文献】

[1] 国家中医药管理局《中华本草》编委会 . 中华本草 . 上海：上海科学技术出版社，1999：5970.

[2] 任立云，曾玲，陆永跃，等 . 马缨丹挥发油成分及其对美洲斑潜蝇成虫产卵、取食行为的影响 . 广西农业生物科学，2006，25（1）：43.

[3] 刘少群，贾正晖 . 马缨丹叶片水提物与挥发油的生物活性及化学成分研究 . 广西植物，2002，22（2）：185.

[4] U S Dispensatory.24Ed.1947:1500.

[5] Sharaf A，et al.C A，1960，54:21644h.

[6] Ganai G N，et al. Indian J Exp Biol，1991，29（8）:762.

[7] Herbert J M，et al. J Nat Prod，1991，54（6）:1595.

[8] 朱小薇，李红珠 . 马缨丹化学成分与生物活性 . 国外医药・植物药分册，2002，17（3）：93.

[9] 徐彬，孙虹 . 马缨丹叶提取物的毒性病理学研究 . 中兽医医药杂志，1999，（5）：7.

[10] Watt J M.Medicinal and Poisonous Plants of Southern and Eastern Africa.2Ed.1962:1049.

[11] Sharma O P,et al.Toxicon，1988，26（11）:957.

[12] Seawright A A,et al.Aust Vet J，1977，53（5）:230.

[13] Sharma O P,et al.Vet Hum Toxicol，1988，30（3）:214.

[14] Sharma O P,et al. Vet Hum Toxicol，1989，31（1）:10.

[15] Sharma O P,et al.Toxicol Lett，1982，11（1-2）:73.

[16] Sharma O P,et al.Clin Toxicol，1981，18（9）:1077.

[17] Sharma O P,et al. Vet Hum Toxicol，1984，26（6）:488.

[18] Sharma O P,et al. Toxicol，1982，20（4）:783.

[19] Sharma O P,et al. Xenobiotica，1982，12（4）:256.

[20] Sharma O P,et al. Toxicol Lett，1983，16（1-2）:41.

[21] Mckenzie R A.Aust Vet J，1991，68（4）:146.

[22] 杨家堂，杨北基 . 马缨丹治松毛虫病 . 新中医，1980，(1)：32.

[23] 欧澎 . 中草药煎液外洗治疗疥疮 13 例 . 中国皮肤性病学杂志，1993，（5）：84.

[24] 刘学员，贺小年，杨卫 . 五色梅根治疗难治性肾病综合征 . 临床荟萃，1998，13（24）：1139.

Ma bian cao 马鞭草

Verbenae Herba
[英]European Verbena Herb

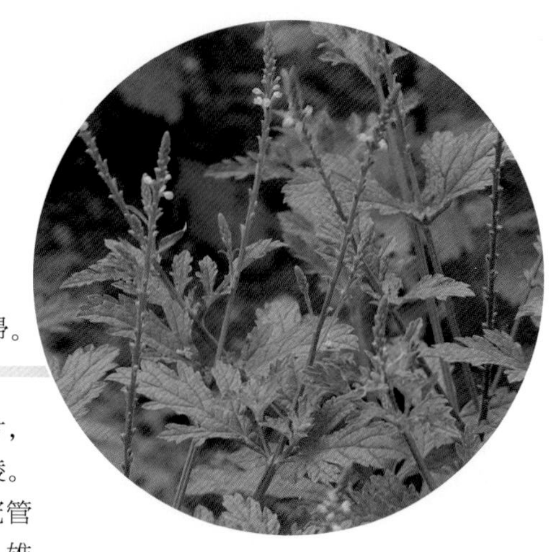

【别名】马鞭、龙芽草、风颈草、紫顶龙芽、铁马鞭、白马鞭、蜻蜓饭、铁扫帚。

【来源】为马鞭草科植物马鞭草 *Verbena officinalis* L. 的地上部分。

【植物形态】多年生草本。茎四方形，节及枝上有硬毛。叶对生；叶片卵圆形，倒卵形至长圆状披针形，长 2~8cm，宽 1~5cm，基生叶的边缘通常有粗锯齿及缺刻；茎生叶多为 3 深裂，裂片边缘有不整齐锯齿，两面均被硬毛。穗状花序顶生及腋生，细弱；花小，初密集，结果时疏离；每花具 1 苞片，有粗毛；花萼管状，膜质，有 5 棱。具 5 齿；花冠淡紫色至蓝色，花冠管直或弯，先端 5 裂，裂片长圆形；雄蕊 4，着生于花冠管的中部，花丝短。果长圆形，包于宿萼内，成熟后 4 瓣裂。

【分布】广西全区均有分布。

【采集加工】春、夏季采收，洗净，鲜用或晒干。

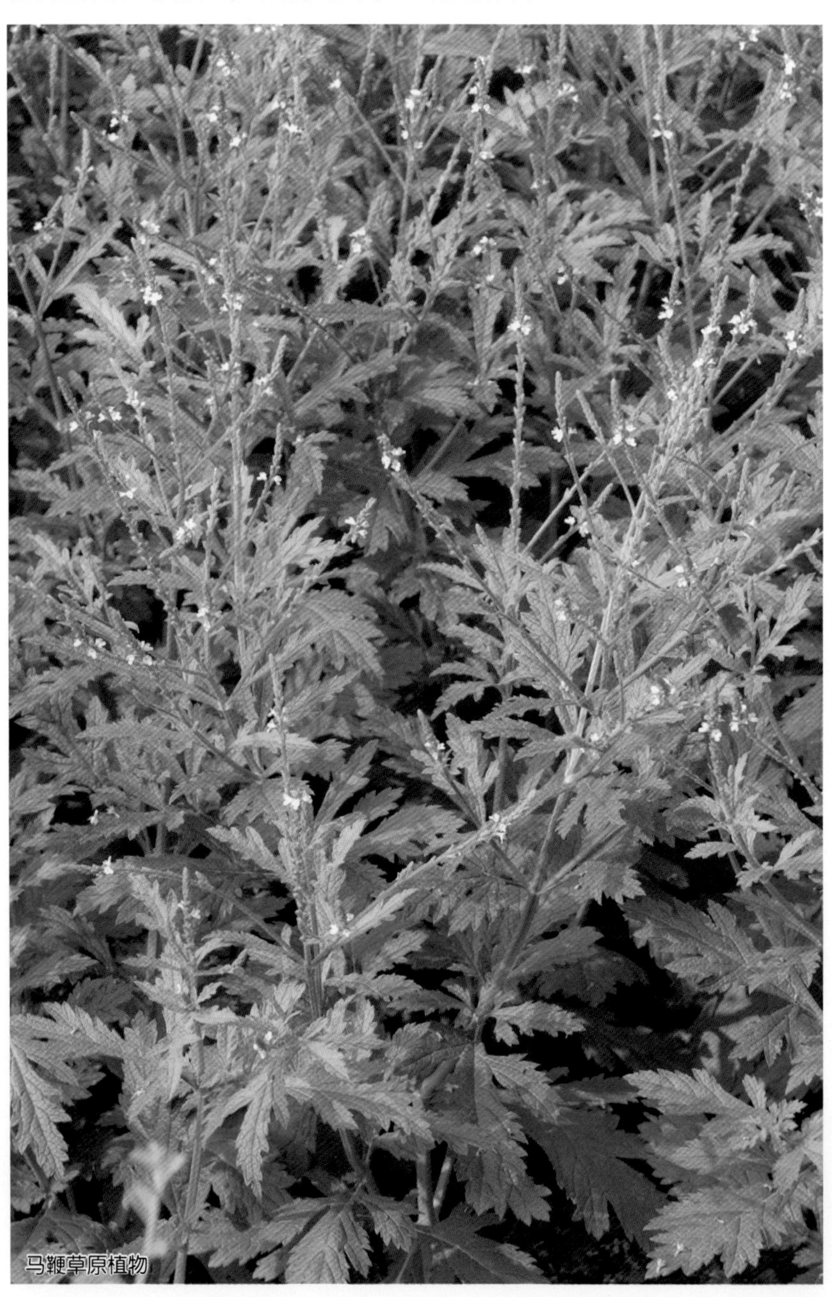

马鞭草原植物

【药材性状】带根的全草。根茎圆柱形。茎方柱形，直径 0.2~0.4cm；表面灰绿色至黄绿色，粗糙，有纵沟；质硬，易折断，断面纤维状，中央有白色的髓或已成空洞。叶对生，灰绿色或棕黄色。多皱缩破碎，具毛；完整叶片卵形至长圆形，羽状分裂或 3 深裂。穗状花序细长，小花排列紧密，有的可见黄棕色花瓣，有的已成果穗。果实包于灰绿色宿萼内，小坚果灰黄色，长约 0.2cm，于扩大镜下可见背面有纵脊纹。气微，味微苦。

【品质评价】以色青绿、带花穗、无杂质者为佳。

【化学成分】本品含马鞭草苷（verbenalin），戟叶马鞭草苷（hastatoside），羽扇豆醇（lupeol），β- 谷甾醇（β-sitosterol），熊果酸（ursolic acid），桃叶珊瑚苷（aucubin），蒿黄素（artemetin）。叶中含马鞭草新苷（verbascoside），腺苷（adenosine），β- 胡萝卜素（β-carotene），3α,24- 二羟基齐墩果酸（3α,24-dihydroxyolean-12-en-28-oic acid），十六酸（hexodecanoic acid），β- 谷甾醇（β-sitosterol）[1,2]。根和茎中含水苏糖（stachyose）[1]。

【药理作用】

1. 抗早孕　25g/L 马鞭草醇提液能抑制细胞生长、激素分泌及滋养层细胞增殖分化，损伤细胞的超微结构，使绒毛膜促性腺激素分泌减少，合体滋养层细胞微绒毛减少、缩短，甚至消失，膜功能受到影响，胞质和核空泡化，内质网扩张，线粒体髓样改变[3]。马鞭草能抑制琥珀酸脱氢酶的活性、抑制绒毛生长、蜕膜细胞生长及滋养层细胞分泌绒毛膜促性腺激素的功能[4]，促进凋亡[5]。16g/L 马鞭草水煎剂对离体大鼠子宫肌条及非妊娠和妊娠人体子宫肌条均有一定兴奋作用，并与前列腺素 Eα（PGEα）和 $PGE_2\alpha$ 有协同作用。马鞭草苷、3,4- 二氢马鞭草苷和 5- 羟基马鞭草苷能同时增加子宫肌条的收缩频率和振幅。马鞭草苷较高浓度时对子宫肌条呈现先短暂兴奋后持续抑制的作用[6]。

2. 抑制绒毛膜癌 JAR 细胞　马鞭草醇提液对 JAR 细胞增殖有抑制作用，呈剂量及时间依赖性[7]。马鞭草提取液的 C 部位能抑制 JAR 细胞增殖，促进 JAR 细胞凋亡[8]，且 JAR 细胞 G2/M 期比例随药物浓度的提高而增加[9]。

3. 促进神经生长因子介导的轴突生长　从马鞭草中分得的化合物 Iittorachalcone 可增加神经生长因子（NGF）介导的轴突细胞的比率，3~30μm 化合物 Iittorachalcone 加 2μg/ml NGF，轴突细胞的比例大约与 30μg/ml NGF 单独作用时相同或稍大[10]，而钩吻醇 6′- 反式 - 咖啡酰基 -1- 葡糖苷具有微弱的增强神经生长因子介导的轴突生长的作用[11]。

【临床研究】

1. 白喉　治疗组用鲜马鞭草 200g，水煎，早晚各分服用 1 次，连服 10~15 天；同时加用维生素 B_1 10mg、维生素 C 200mg，每日 3 次。对照组用白喉抗毒素 DAT 和抗生素综合治疗，局限性咽白喉 DAT 4~6 万 U，播散型 8~10 万 U，中毒型 10~16 万 U，一次性静滴；根据病情选用青霉素、红霉素、氯霉素及氨苄青霉素，中毒症状严重者加用氢化可的松 100~300mg 静滴，心肌损害者加用能量合剂及肌苷等静滴。结果：治疗组共 30 例，痊愈 29 例，无效 1 例，治愈率为 96.7%。对照组 42 例，除 1 例因其他原因退出外，其余 41 例治愈，治愈率为 97.6%。经统计学处理，治疗组与对照组疗效无显著性差异（$P>0.05$）[12]。

2. 乳痈　鲜马鞭草 100g 或干品 50g，放入带壳鸡蛋 2~3 个，加水适量煮至蛋熟。吃蛋喝汤，每日 1 剂。结果：共治疗 15 例（12 例为哺乳期妇女，年龄 21~35 岁），11 例 1 剂而愈，4 例 2 剂获愈[13]。

3. 小儿疱疹性口腔炎　马鞭草（最好为鲜品）200~300g，水煎，每日 1 剂，分次内服及含漱，婴儿用小勺喂入或咽或吐均可，用至症状、体征消失。前 2~3 天肌内注射板蓝根针剂 2ml，每日 2 次。结果：共治疗 31 例，均在 6 天内治愈，未发生合并症。27 例用药 2 天内哭吵、烦躁减轻，进食改善，说明疼痛减轻。退热时间为 1 天 5 例，2 天 20 例，3 天 6 例。口腔溃疡愈合比自然病程缩短，临床疗效较显著[14]。

4. 面神经瘫痪　用马鞭草汤（马鞭草 60g，节节草 60g，扶芳藤 60g，仙鹤草 60g），煎汤取汁，合猪嘴巴上下片 1 副，放少量红糖或盐食用。结果：共治疗 58 例，临床治愈、面瘫完全纠正 35 例（55.7%）；面瘫基本纠正、仅留少量眼目闭合不适 19 例（21%）；无效 4 例（6.8%），总有效率为 93.2%（治疗期间未配合针灸及其他治疗）。其中 3 例有慢性胃炎史，1 例慢性肝炎史，经治疗后食欲增加，腹胀消失。1 例多年口疮同时治愈[15]。

5. 支原体肺炎　治疗组用马鞭草汤（马鞭草 30g，黄芩 15g，鱼腥草 15g，柴胡 10g，板蓝根 15g，浙贝 15g，桔梗 10g）随证加减，每日 1 剂，小儿剂量酌减；对照组口服四环素片，每次 0.5g，每日 4 次，体温 39. 5℃以上者使

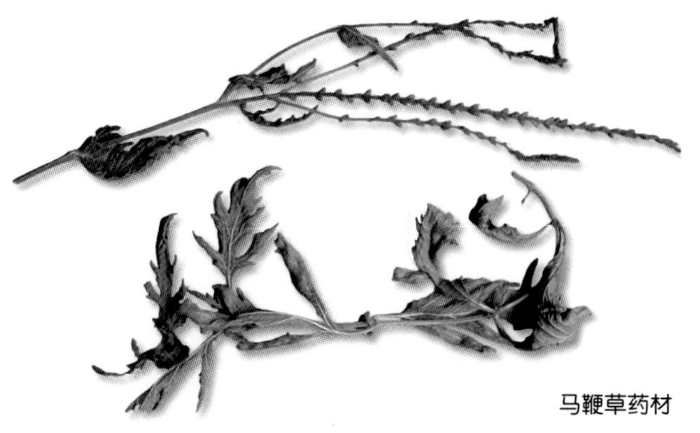
马鞭草药材

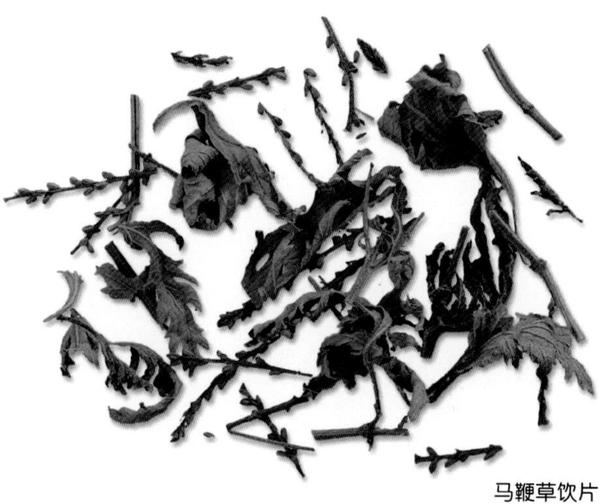
马鞭草饮片

用常规退热剂。2 组疗程均为 12 天。结果：治疗组和对照组各 30 例。治疗组和对照组病例全部痊愈，治疗组体温恢复正常、咳嗽消失、肺部阴影吸收时间均明显短于对照组（$P<0.05$）[16]。

6. 寻常疣　马鞭草鲜品（最好为鲜品）若干，洗净捣汁备用，或晒干切碎用 75% 酒精适量浸泡 7 天后过滤取汁备用。将药汁直接涂搽疣体，每日 1~2 次，直至疣体萎缩脱落消失为止（每次治疗前先将疣体表面用温水泡软刮除后再涂药，效果更佳）。结果：共治疗 23 例，均痊愈，总有效率为 100%。疗程最短 7 天，最长 50 天。随访 1 年，未见复发[17]。

7. 乳糜尿　以马鞭草为主药，配以滋肾填精、健脾渗湿之剂加减，每日 1 剂，14 天为 1 个疗程。结果：共治疗 38 例乳糜尿病人，其中伴有蛋白尿者 21 例，红细胞者 9 例，白细胞者 8 例。治愈 21 例，好转 15 例，无效 2 例，总有效率为 94.7%[18]。

8. 念珠菌性阴道炎　以马鞭草 30g（外阴痒甚加蛇床子 15g），水煎取汁，先熏后坐浴，浸泡阴道 10min。同时以消毒纱布裹中指清洗阴道皱褶，每晚 1 次，5 天为 1 个疗程。结果：共治疗 28 例，25 例 1 个疗程治愈，2 例 2 个疗程治愈[19]。

9. 流行性结膜炎　以马鞭草 30g 水煎代茶频频饮服，连服 3~5 天。结果：共治疗 10 例，均治愈[20]。

10. 顽固性偏头痛　取马鞭草碎末 1 勺，花生油 1 勺，蛋清 1 个，放于同一容器内调匀后在锅中煎成薄饼一张，贴于前额（可偏于头痛一侧），每日 1 次，每次 2h，1 个月 1 个疗程，

病重者可进行2~3个疗程的治疗。结果：共治疗25例，治愈20例，有效3例，无效2例[20]。

11. 泌尿系结石　用方（马鞭草50g、金钱草30g、海金沙30g、鸡内金10g、川楝子15g、白茅根20g、冬葵子15g、车前子15g、生甘草5g），随证加减，水煎，每日1剂，1个月为1个疗程。每2周做B超检查1次，B超有疑问者进行静脉肾盂造影。结果：共治疗30例，痊愈19例（63.3%）、好转7例（23.3%）、无效4例（13.3%），总有效率86.4%。排石最短时间5天，最长43天，平均24.5天[21]。

【性味归经】苦、辛，微寒。归肝、脾经。

【功效主治】清热解毒，活血通经，利水消肿。主治感冒发热，咽喉肿痛，牙龈肿痛，黄疸，痢疾，血瘀经闭，痛经，癥瘕，水肿，小便不利，痈疮肿毒，跌打损伤。

【用法用量】内服：煎汤，15~30g，鲜品30~60g；或入丸、散。外用适量，捣敷；或煎水洗。

【使用注意】孕妇慎服。

【经验方】

1. 乳痈肿痛　马鞭草一握，酒一碗，生姜一块。擂汁服，渣敷之。（《卫生易简方》）
2. 急慢性湿疹　鲜马鞭草全草90g。洗净置瓦器中（忌用金属类器），加水500ml，煮沸。待冷后，外洗患处，每日数次。[江西中医药,1981,(3):56]
3. 伤风感冒，流感　鲜马鞭草45g，羌活15g，青蒿30g。上药煎汤2小碗，每日2次分服。连服2~3天。咽痛加鲜桔梗15g。（《江苏验方草药选编》）
4. 喉痹深肿连颊，吐气数者，名马喉痹　马鞭草根一握，截去两头，捣取汁服。（《千金要方》）
5. 传染性肝炎，肝硬化腹水　马鞭草、车前草、鸡内金各15g。水煎服。（《陕甘宁青中草药选》）
6. 肠炎，痢疾，泌尿系感染，尿血　鲜马鞭草30~60g。水煎服。（《陕甘宁青中草药选》）
7. 经闭　①马鞭草30g，益母草15g，艾叶6g。水煎服。（《青岛中草药手册》）②马鞭草、地胆草、土牛膝根各60g(均鲜用)。炒焦，水煎冲红糖服。(《福建药物志》)
8. 急性胆囊炎　马鞭草、地锦草各15g，玄明粉9g。水煎服。痛甚者加三叶鬼针草30g。（《福建药物志》）
9. 痛经　马鞭草、香附、益母草各15g。水煎服。（《福建药物志》）
10. 疟疾　①马鞭草、鲜醉鱼草、辣蓼鲜嫩叶各适量。捣烂，煨热，于发作前2h敷两手内关穴。②鲜马鞭草、酢浆草各30g。水煎冲红糖服。（《福建药物志》）

【参考文献】

[1] 国家中医药管理局《中华本草》编委会．中华本草．上海：上海科学技术出版社，1999：5987.
[2] 邓家刚，周小雷．马鞭草化学成分和药理作用研究进展．广西中医药，2005，28（2）：1.
[3] 徐昌芬，卢小东，焦中秀，等．马鞭草抗早孕作用机理的初步研究．南京医科大学学报，1998，9（5）：402.
[4] 徐昌芬，卢小东，焦中秀，等．马鞭草对体外培养绒毛形态及HCG分泌影响的研究．江苏中医，1998，19（5）：46.
[5] 张曙萱，王海琦，欧宁．马鞭草提取液对体外培养人早孕蜕膜细胞的影响．中国天然药物，2004，2（4）：242.
[6] 张涛，李万，阮金兰．马鞭草化学成分对大鼠离体子宫平滑肌条作用的研究．中国中医药科技，2001，8（5）：313.
[7] 徐珊，焦中秀，徐小晶，等．马鞭草醇提液对绒毛膜癌JAR细胞增殖及表皮生长因子受体表达的影响．中国药科大学学报，2000，31（4）：281.
[8] 徐昌芬，曾群，徐珊，等．马鞭草C部位抗人绒毛膜癌JAR细胞作用机制的研究．交通医学，2003，17（5）：604.
[9] 王家俊，罗莉，张立平，等．马鞭草C部位对人绒癌JAR细胞HCG分泌的影响和作用机制．中国药科大学学报，2004，35（6）：569.
[10] 汤树良．马鞭草中促进神经生长因子介导的轴突生长的新成分．国外医学·中医中药分册，2004，26（3）：177.
[11] 肖苏萍．沿海马鞭草中1个新的具有促进神经生长因子活性的环烯醚萜糖苷．国外医学·中医中药分册，2004，26（6）：353.
[12] 何明汉．单味马鞭草煎剂治疗白喉30例疗效观察．中国农村医学，1990，（7）：48.
[13] 高鹏飞．单味马鞭草治疗乳痈15例．中国民间疗法，2002，10(7)：62.
[14] 彭文英．马鞭草、板蓝根治疗疱疹性口腔炎31例．中华实用中西医杂志，2004，4（17）：961.
[15] 彭振声．马鞭草汤治疗面神经瘫痪58例临床观察．中国社区医师，2002，（3）：36.
[16] 周中山．马鞭草汤治疗支原体肺炎临床观察．湖南中医学院学报，2001，21（1）：51.
[17] 高宗丽，张亚雄，张育兰．马鞭草外用治疗寻常疣23例．云南中医中药杂志，2008，29（7）：74.
[18] 潘述平．马鞭草为主治疗乳糜尿．中医杂志，2001，42（7）：393.
[19] 朱玲．马鞭草治疗念珠菌性阴道炎及流行性结膜炎．中医杂志，2001，42（6）：331.
[20] 苗志勃．验方马鞭草治疗顽固性偏头痛25例．辽宁中医杂志，2006，33（4）：479.
[21] 张春华，宁晓宁．重用马鞭草治疗泌尿系结石30例．中国中医药科技，2003，10（5）：317.

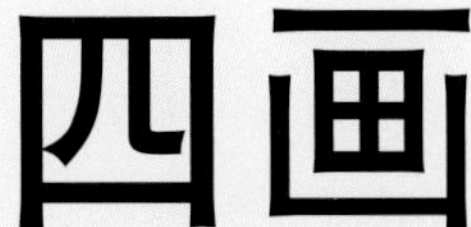
四画

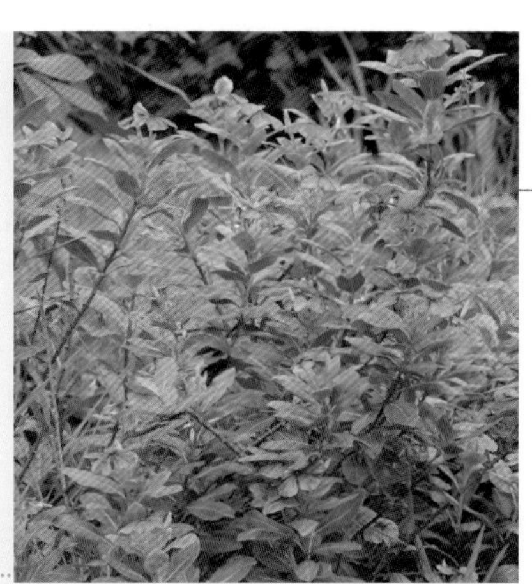

Tian men dong

天门冬

Asparagi Radix

[英]Cochinchinese Asparagus Root Tuber

【别名】费冬、大当门根、天冬。

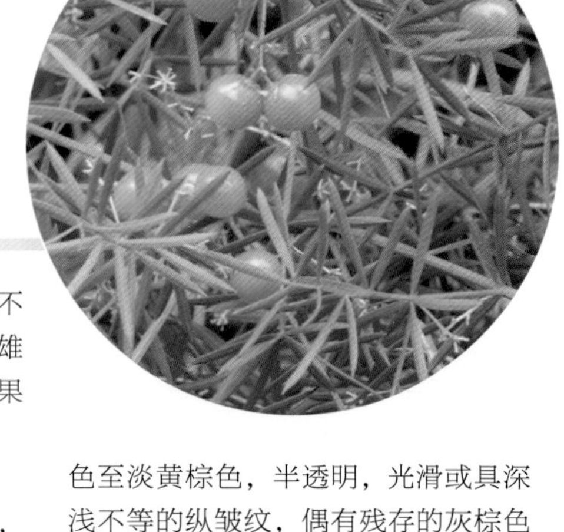

【来源】为百合科植物天冬 *Asparagus cochinchinensis*（Lour.）Merr. 的块根。

【植物形态】多年生攀缘草本，全株无毛。块根肉质，簇生，长椭圆形或纺锤形，灰黄色。茎细，分枝具棱或狭翅；叶状枝通常每 3 枚成簇，扁平，长 1~3cm，宽 1~2mm，先端锐尖。叶退化成鳞片，先端长尖，基部有木质倒生刺，刺在茎上长 2.5~3mm，在分枝上较短或不明显。花 1~3 朵簇生于叶腋，单性，雌雄异株，淡绿色；雄花花被片 6，雄蕊稍短于花被，花丝不贴于花被片上，花药卵形；雌花与雄花大小相似，具 6 个退化雄蕊。浆果球形，成熟时红色；具种子 1 枚。

【分布】广西全区均有分布和栽培。

【采集加工】定植后 2~3 年即可采收，割去蔓茎，挖出块根，去掉泥土，用水煮或蒸至皮裂，捞出入清水中，趁热剥去外皮，烘干或用硫黄熏蒸。

【药材性状】块根呈长纺锤状，略弯曲，长 5~18cm，直径 0.5~2cm。表面黄白色至淡黄棕色，半透明，光滑或具深浅不等的纵皱纹，偶有残存的灰棕色外皮。质硬或柔润，有黏性，断面角质样，中柱黄白色。气微，味甜、微苦。

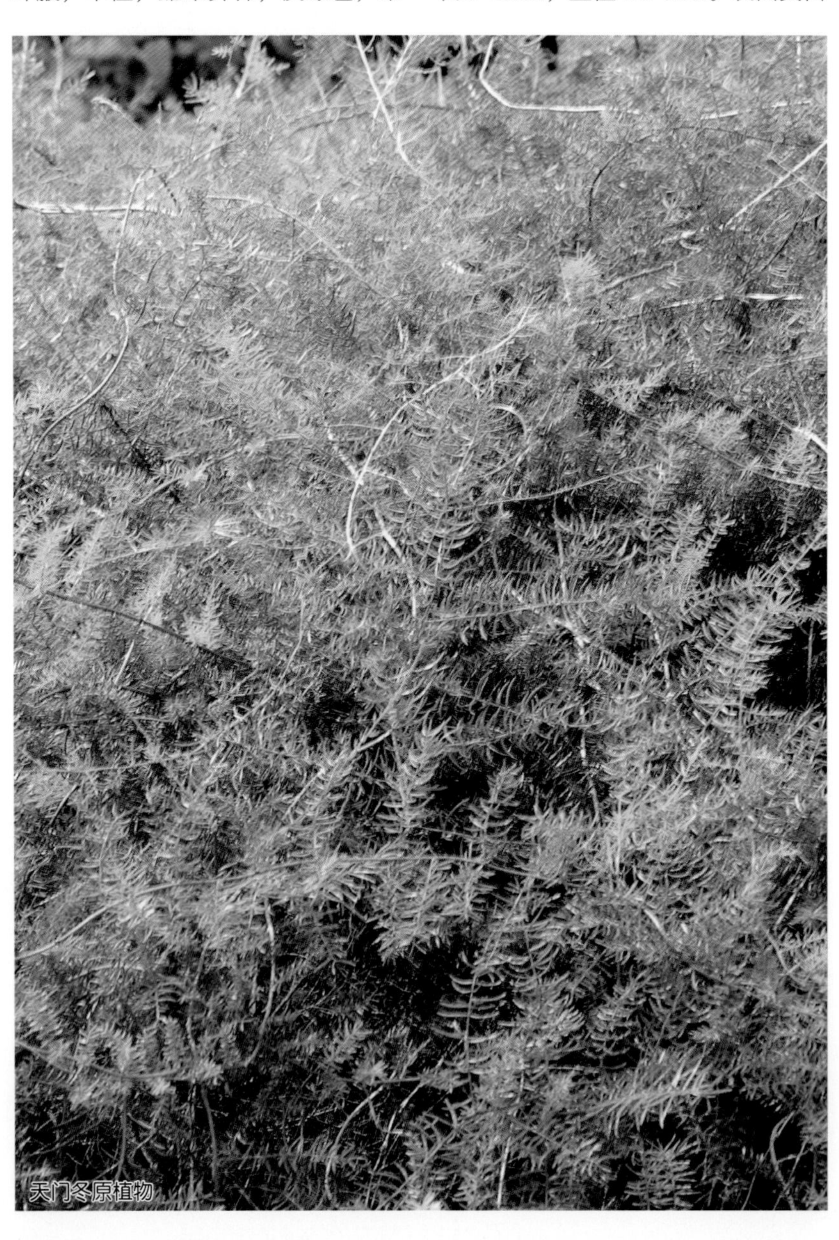

天门冬原植物

【品质评价】以肥满、致密、色黄白、半透明者为佳。

【化学成分】本品含 *β*- 谷甾醇（*β*-sitosterol），胡萝卜苷（daucosterol），正 - 三十二碳酸（*n*-dotriacontanoic acid），棕榈酸（palmitic acid），9- 二十七碳烯（9-heptacosylene），菝葜皂苷元 -3-*O*-[*α*-L- 鼠李吡喃糖基（1→4）]-*β*-D- 葡萄吡喃糖苷 {3-*O*-[*α*-L-rhamnopyranosyl（1→4）]-*β*-D-glucopyranoside-sarsasapogenin）}[1]，薯蓣皂苷元 -3-*O*-*β*-D 吡喃葡萄糖苷（diosgenin-3-*O*-*β*-D-glucopyranoside），26-*O*-*β*-D- 吡喃葡萄糖基 - 呋甾 -3*β*,22,26- 三醇 -3-*O*-*β*-D- 吡喃葡萄糖基（1→2）-*O*-*β*-D- 吡喃葡萄糖苷 [26-*O*-*β*-D-glucopyranosyl-furost-3*β*,22,26-triol-3-*O*-*β*-D-glucopyranosyl（1→2）-*O*-*β*-D-glucopyranoside]，26-*O*-*β*-D- 吡喃葡萄糖基 - 呋甾 -5- 烯 -3*β*,2*α*,26- 三醇 -3-*O*-[*α*-*α*- 吡喃鼠李糖基（1→2）]-[*α*-*α*- 吡喃鼠李糖基 -（1→4）]-*β*-D- 吡喃葡萄糖苷 {26-*O*-*β*-D-glucopyranosyl-furost-5-en-3*β*,2*α*,26-triol-3-*O*-[*α*-*α*-rhamnopyranosyl（1→2）]-[*α*-*α*-rhamnopyranosyl-（1→4）]- *β*-D-glucopyranoside}，26-*O*-*β*-D 吡喃葡萄糖基 - 呋甾 -3*β*,26- 二醇 -22- 甲氧基 -3-*O*-*α*-L- 吡喃鼠李糖基（1→4）-*O*-*β*-D- 吡喃葡萄糖苷 [26-*O*-*β*-D-glucopyranosyl-furost-3*β*，26-diol-22-methoxy-3-*O*-*α*-L-rhamnopyranosy（1→4）-*O*-*β*-D-glucopyranosid][2]。

还含甾体皂苷、糖类、氨基酸等多种成分。甾体皂苷类成分包括：天冬呋甾醇寡糖苷 Asp-Ⅳ、Asp-Ⅴ、Asp-Ⅵ、Asp-Ⅶ，甲基原薯蓣皂苷（methylprotodioscin），伪原薯蓣皂苷（pseudoprotodioscin），3-*O*-α-L-吡喃鼠李糖基-（1→4）-β-D-吡喃葡萄糖基-26-*O*-（β-D-吡喃葡萄糖基）-（25*R*）-5,20-呋甾二烯-3β,26-二醇[3-*O*-α-L-rhamnopyranosyl-（1→4）-β-D-glucopyranosyl-26-*O*-（β-D-glucopyranosyl）-（25*R*）-furosta-5,20-dien-3β,26-diol]。从新鲜根茎分得的甾体皂苷，其苷元为雅姆皂苷元（yamogenin），薯蓣皂苷元（diosgenin），菝葜皂苷元（sarsasapogenin），异菝葜皂苷元（smilagenin）[3]。

糖类有：葡萄糖（glucose），果糖（fructose），蔗糖（sucrose），5-甲氧基甲基糖醛（5-methoxymethyl furfural）；寡糖（oligosaccharide）Ⅰ-Ⅶ，分别为含有葡萄糖和果糖（fructose）的三聚糖、四聚糖、五聚糖、六聚糖、八聚糖、九聚糖和十聚糖；抑瘤有效多糖：天冬多糖（asparagus -polysaccharide）A、B、C、D[3]。

氨基酸类有瓜氨酸（citrulline），天冬酰胺（asparagine），丝氨酸（serine），苏氨酸（threonine），脯氨酸（proline），甘氨酸（glycine），丙氨酸（alanine），缬氨酸（valine），蛋氨酸（methionine），亮氨酸（leucine），异亮氨酸（*iso*-leucine），苯丙氨酸（phenylalanine），酪氨酸（tyrosine），天冬氨酸（aspartic acid），谷氨酸（glutamic acid），精氨酸（arginine），组氨酸（histidine），赖氨酸（lysine）等19种氨基酸[3]。

【药理作用】

1. 抗菌　天门冬煎剂体外对炭疽杆菌、甲型及乙型溶血性链球菌、白喉杆菌、类白喉杆菌、肺炎双球菌、金黄色葡萄球菌、柠檬色葡萄球菌、白色葡萄球菌及枯草杆菌均有不同程度的抑制作用[4]。

2. 抗炎　天门冬提取液灌胃，对蛋清所致大鼠足跖肿和棉球所致大鼠肉芽肿都有良好抑制作用[5]。

3. 抗肿瘤　天门冬80%乙醇沉淀物口服对小鼠肉瘤S180的抑制效果最为明显，抑制率可达35%~45%[6]。每天给予Hep荷瘤小鼠天门冬提取物10.0g/kg、20.0g/kg，连续10天，对Hep细胞生长抑制率分别为31.2%、67.1%[7]。

【临床研究】

1. 子宫出血　选用带皮的生天门冬干品15~30g（或鲜品30~90g）水煎，加红糖服用，每日早晚各服1次。结果：共治疗7例，6例治愈，1例好转，说明带皮生天门冬在止血方面有较好的疗效[8]。

2. 百日咳　用天门冬合剂（天门冬、麦冬、百部根、瓜蒌仁、法半夏、化橘红、净竹茹），按患儿年龄服用，1~3岁，分6次服；4~6岁，分4次服；7~10岁，分2次服。结果：共治疗113例，痊愈108例，治愈率达95.6%；4例无效，1例并发脑炎而死亡[9]。

3. 维持性血液透析伴高血压　晚餐后，将天门冬10~20g用开水浸泡，啜饮，并慢慢咀嚼一半天门冬咽下至睡前，次日晨将剩余的天门冬再加开水浸泡，啜饮，咀嚼剩余的天门冬，每日1剂，10天为1个疗程。结果：共治疗22例，显效15例（68%）、有效5例（22%）、无效2例（10%）。同时，天门冬对维持性血液透析伴高血压服用硝苯地平、阿替洛尔、卡托普利等降压效果不明显者大多也有良好的降压作用[10]。

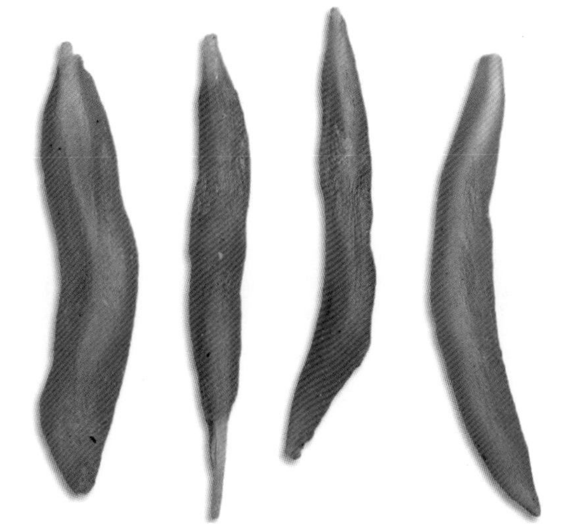

天门冬药材

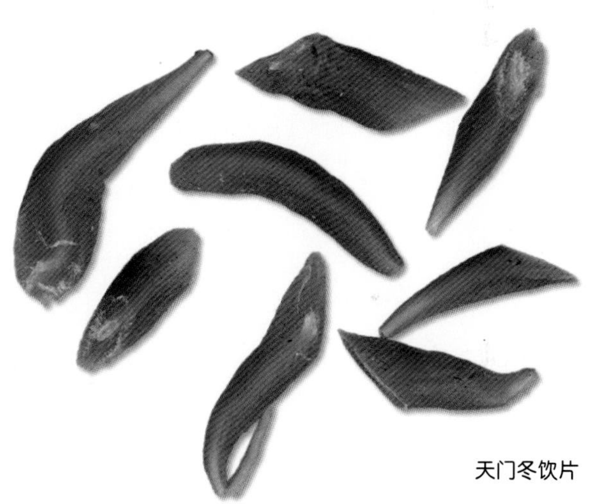

天门冬饮片

【性味归经】味甘、苦，性寒。归肺、肾经。

【功效主治】滋阴润燥，清肺降火。主治燥热咳嗽，阴虚劳咳，热病伤阴，内热消渴，肠燥便秘。

【用法用量】内服：煎汤，6~15g；熬膏，或入丸、散。

【使用注意】虚寒泄泻及风寒咳嗽者禁服。

【经验方】

1. 肺痿咳嗽，吐涎沫，心中温温，咽燥而不渴者　生天冬捣汁一升，酒一斗，饴一升，紫菀四合，入铜器于汤上煎至可丸。服如杏子大一丸，日可三服。(《肘后方》)

2. 血虚肺燥，皮肤折裂，及肺痿咳脓血证　天门冬新掘者不拘多少，洗净，去心、皮，细捣，绞汁用砂锅慢火熬膏。每用一二汤匙，空心温酒调服。(《医学正传》天门冬膏)

3. 百日咳　天冬、麦冬各15g，百部根9g，瓜蒌仁、橘红各6g。煎两次，1~3岁每次分三顿服；4~6岁每次分两顿服；7~10岁1次服。[《中医杂志》1955,(1):50]

4. 肺胃燥热，痰涩咳嗽　天冬、麦冬(去心)等份，上两味熬膏，炼白蜜收，不时含热咽之。(《张氏医通》二冬膏)

5. 治心烦　天冬、麦冬各15g，水杨柳9g。水煎服。(《湖南药物志》)

6. 健忘　天冬、远志、茯苓、干地黄各等份，为末，蜜丸，酒服二十丸如梧子，日三服。加至三十丸，常服之勿绝。(《千金要方》)

7. 吐血、咯血　天冬(水泡，去心)一两，甘草(炙)、杏仁(去皮，尖，炒熟)、贝母(去心，炒)、白茯苓(去皮)、阿胶(碎之，蛤粉炒成珠)各半两。上为细末，炼蜜丸如弹子大。含化一丸咽津，日夜可十丸。(《本事方》天门冬丸)

8. 上消(消渴)　天冬(去心)二钱，麦冬(去心)三钱，荷叶、花粉、黄芩、知母各一钱，甘草、人参各五分，水煎服。(《医学心悟》二冬汤)

9. 老人大肠燥结不通　天冬八两，麦冬、当归、麻子仁、生地黄各四两。熬膏，炼蜜收之。每早晚白汤调服十茶匙。(《方氏家珍》)

10. 扁桃体炎，咽喉肿痛　天冬、麦冬、板蓝根、桔梗、山豆根各9g，甘草6g。水煎服。(《山东中草药手册》)

【参考文献】

[1] 徐从立，陈海生，谭兴起，等. 中药天冬的化学成分研究. 天然产物研究与开发，2005，17(2)：128.

[2] 沈阳，陈海生，王琼. 天冬化学成分的研究(Ⅱ). 第二军医大学学报，2007，28(11)：1241.

[3] 国家中医药管理局《中华本草》编委会. 中华本草. 上海：上海科学技术出版社，1999：7143.

[4] 温晶媛，李颖，丁声颂，等. 中国百合科天门冬属九种药用植物的药理作用筛选. 上海医科大学学报，1993，20(2)：107.

[5] 李婷欣，李云. 天门冬提取液对大鼠的急性和慢性炎症的影响. 现代预防医学，2005，32(9)：1051.

[6] 杜旭华，郭允珍. 抗癌植物药的开发研究Ⅳ——中药天冬的多糖类抗癌活性成分的提取与分离. 沈阳药学院学报，1990，7(3)：197.

[7] 俞发荣，连秀珍，石军年. 天门冬提取物对Hep细胞毒性作用研究. 甘肃科技，2006，22(10)：195.

[8] 杨明，郎丽艳. 带皮天门冬治疗子宫出血7例报告. 中医杂志，1993，34(9)：534.

[9] 裴慎. 天门冬合剂治疗百日咳113例疗效的报告. 上海中医杂志，1957，(3)：20.

[10] 吕波. 天门冬治疗维持性血液透析伴高血压病人22例. 光明中医，2004，19(3)：43.

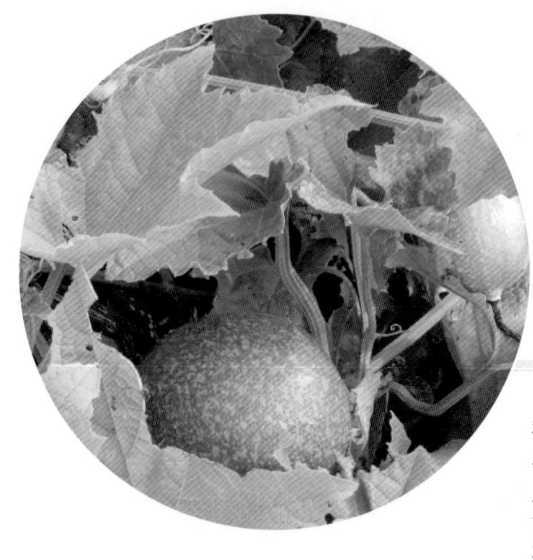

Tian hua fen 天花粉

Trichosanthis Radix
[英]Snakegourd Root

【别名】栝楼根、白药、瑞雪、天瓜粉、花粉、屎瓜根、栝蒌粉、蒌粉。

【来源】为葫芦科植物栝楼 *Trichosanthes kirilowii* Maxim. 或双边栝楼 *Trichosanthes rosthornii* Harms 的根。

【植物形态】攀缘藤本。块根圆柱状，肥厚，灰黄色。茎多分枝，无毛，长达 10 余米，有棱槽；卷须 2~5 分枝。叶近圆形，长、宽 8~15cm，常掌状 3~7 中裂或浅裂，稀为深裂或不裂，裂片长圆形或长圆状披针形，先端锐尖，基部心形，边缘有较大的疏齿或缺刻状，表面散生微硬毛；叶柄长 3~7cm。花单性，雌雄异株；雄花 3~8 朵，顶生总梗端，有时具单花，总梗长 10~20cm；雌花单生；苞片倒卵形或宽卵形，长 1.5~2cm，边缘有齿；花萼 5 裂，裂片披针形，全缘，长约 1.5cm；花冠白色，5 深裂，裂片倒卵形，顶端和边缘分裂成流苏状；雄蕊 5，花丝短，有毛，花药靠合，药室 S 形折曲；雌花子房下位，卵形，花柱 3 裂。果实卵圆形至近球形，长 8~10cm，直径 5~7cm，黄褐色，光滑；种子多数，扁平，长椭圆形，长约 1.5cm。

【分布】广西主要分布于钦州、防城、上思、德保、那坡、环江、罗城等地。

【采集加工】秋、冬二季采挖，洗净，除去外皮，切段或纵剖成瓣，干燥。

【药材性状】根呈不规则圆柱形、纺锤形或瓣块状，长 8~16cm，直径 1.5~5.5cm。表面黄白色或淡棕黄色，有纵皱纹、细根痕及略凹陷的横长皮孔，有的有黄棕色外皮残留。质坚实，断面白色或淡黄色，富粉性，横切面可见黄色木质部，略呈放射状排列，纵切面可见黄色条纹状木质部。无臭，味微苦。

【品质评价】以色白、质坚实、粉性足者为佳。

【化学成分】本品鲜根汁中含天花粉蛋白（trichosanthin），还有多种氨基酸：α- 羟甲基丝氨酸（α-hydroxymethylserine），天冬氨酸（aspartic acid），瓜氨酸（thrionine），丝氨酸（serine），谷氨酸（glutamic acid），苏氨酸（threonine），

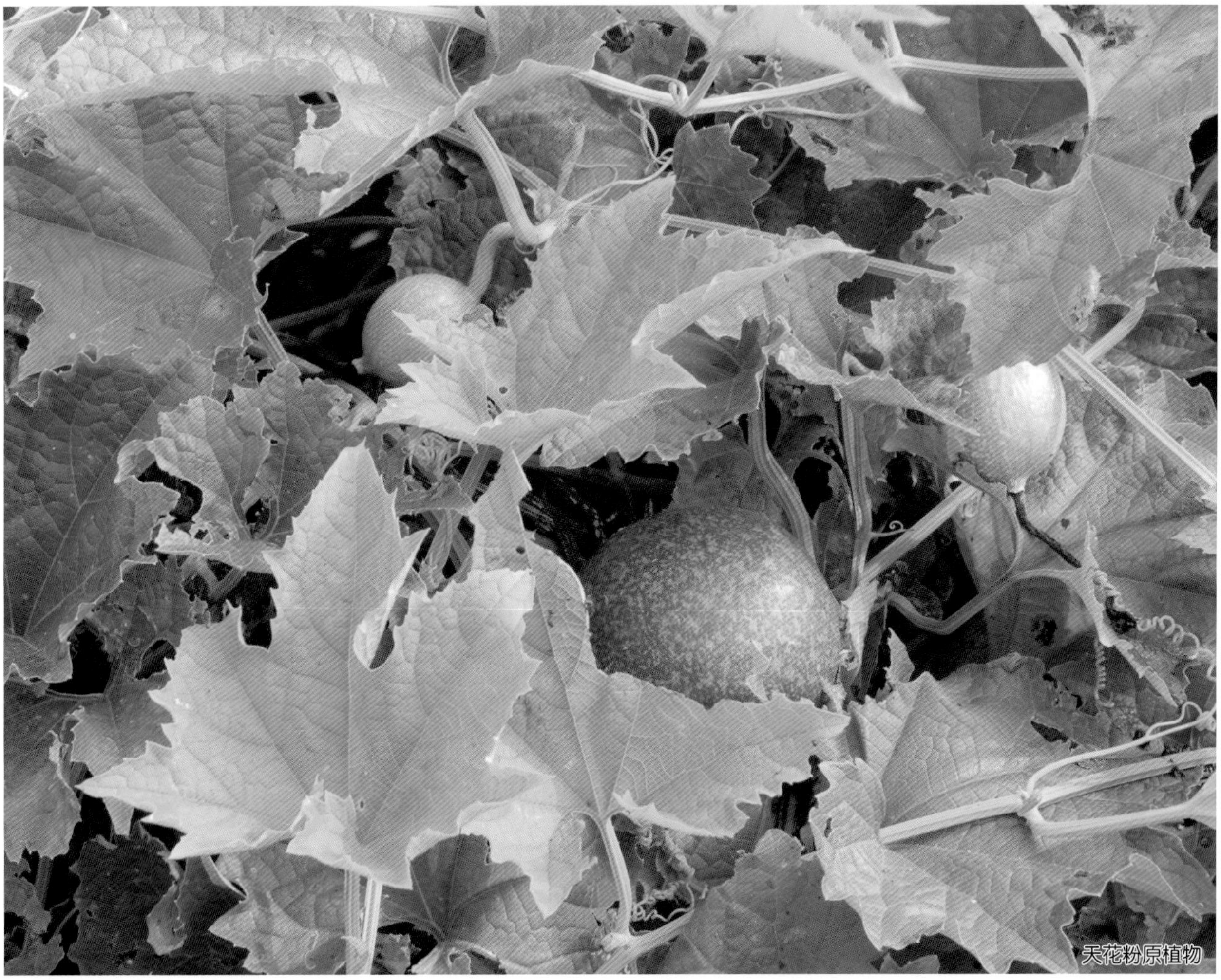

天花粉原植物

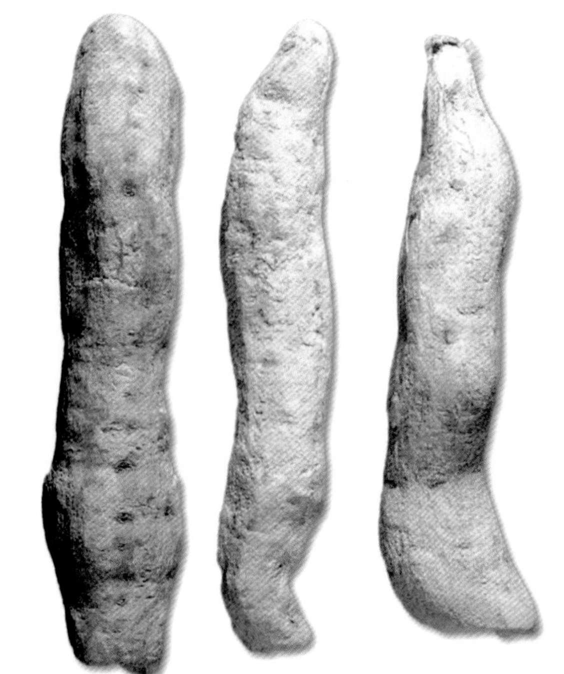
天花粉药材

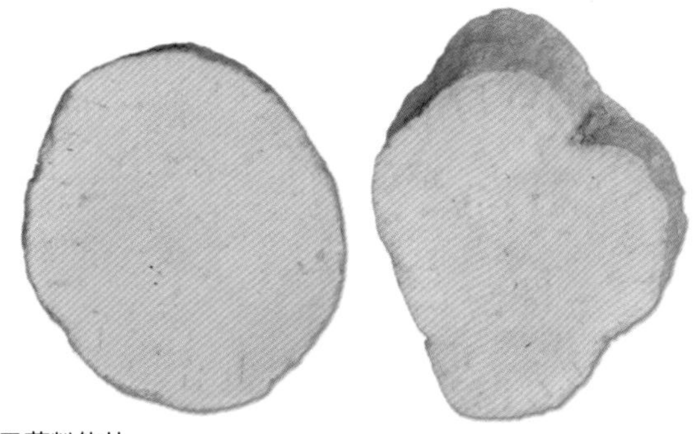
天花粉饮片

甘氨酸（glycine），缬氨酸（valine），酪氨酸（tyrosine），苯丙氨酸（pheny-lalanine），组氨酸（histidine），赖氨酸（lysine），精氨酸（arginine），鸟氨酸（ornithine）以及肽类（peptide），核糖（ribose），木糖（xylose），阿拉伯糖（arabinose），葡萄糖（glucose），半乳糖（galactose）等。根含具有降血糖作用的多糖：栝楼根多糖（trichosan）A，B，C，D，E；根茎含具有抗癌和免疫活性的多糖，系由葡萄糖，半乳糖，果糖（fructose），甘露糖（mannose），木糖和小量蛋白质组成。鲜根还含 7- 豆甾烯 -3β- 醇（stigmasta-7-en-3β-ol），7- 豆甾烯 -3β- 醇 -3-O-β-D- 吡喃葡萄糖苷（stigmasta-7-en-3β-ol-3-O-β-D-glucopyranoside），泻根醇酸（bryonolic acid），葫芦苦素（cucurbitacin）B 及 D，23，24- 二氢葫芦苦素（23，24-dihydrocucurbitacin）[1]。

【药理作用】

1. 致流产和抗早孕　天花粉蛋白可迅速引起胎盘的滋养层细胞变性坏死，坏死细胞的崩裂碎片充斥在绒毛间隙，导致血液循环障碍，然后加上绒毛组织退化坏死，造成胎儿死亡；同时，内源性前列腺素的合成和子宫积液增加，使子宫收缩增强，造成流产[2]。

2. 抗肿瘤　天花粉蛋白对胎盘滋养层细胞有选择性的细胞毒作用，故对绒毛癌、人宫颈癌细胞等均具有细胞毒性作用。此外，对小鼠 S180、艾氏腹水癌 EC、小鼠宫颈癌 U14 腹水型、小鼠网织细胞肉瘤 ARS 及大鼠癌肉瘤 Walker256 等移植瘤不仅能抑制其早期的生长，当肿瘤生长一段时间（接种后 3 或 5 天），应用天花粉仍有抑制作用[3]。天花粉的抗肿瘤机制可能与以下几方面有关：①抑制蛋白质合成[4]；②诱导癌细胞凋亡[5]；③增强 NK 细胞的杀伤活性，提高集体的抗肿瘤活性[6]；④调节人体免疫功能[7]。

3. 对免疫系统的作用　天花粉蛋白具有双向免疫调节作用，既可刺激又可抑制淋巴细胞转化反应；既可增强也可抑制体液免疫反应；既可增强红细胞免疫功能又可引起红细胞溶血反应；还可激活补体、激肽系统等从多种途径调节免疫系统[8~10]。

4. 抗病毒　天花粉蛋白除对多种植物病毒有效外，体外实验表明其还可抑制流感病毒、乙脑病毒、柯萨奇病毒、麻疹病毒、单纯疱疹病毒、脊髓灰质炎病毒、肝炎病毒及腺病毒以及 T 淋巴细胞内 HIV 病毒的复制，还对单核巨噬细胞内的 HIV 也有抑制作用[11]。天花粉蛋白能与人体细胞表面的趋化因子受体相互作用，并导致一系列的细胞反应，抑制受 HIV 感染的细胞合成 HIV 复制所需的酶及蛋白，从而干扰 HIV 的复制；并能选择性的杀死受 HIV 感染的细胞，从而降低机体的感染程度，并且不易产生抗药性[12]。

5. 对血糖的影响　腹腔注射从天花粉中分离得到 Trichosans A、B、C、D 和 E 后，能降低正常小鼠的血糖。此外，Trichosan A 对四氧嘧啶所引起的糖尿病小鼠也具有明显的降血糖作用[13]。天花粉凝集素具有抗脂肪分解、促进 ^{3}H- 葡萄糖渗入到脂肪细胞的胰岛素样作用[14]。腹腔注射天花粉蛋白可明显减轻非肥胖糖尿病（NOD）鼠糖尿病的发生，减轻其胰岛炎的严重程度，进一步研究其机制可能与天花粉蛋白能显著增加具有保护作用的 CD4+Th2 型细胞、细胞因子 IL-4 的分泌，有效逆转 Th1/Th2 亚群失衡有关[15]。

6. 过敏反应　天花粉蛋白有较强的抗原性，用其给豚鼠致敏后，再给决定注射量均呈过敏反应，甚至死亡[16]。过敏反应与天花粉引起肥大细胞的脱颗粒和组胺释放有关[17]。天花粉蛋白注射液注入人体后，当再次用药时也可能发生过敏反应，发生率高达 4.1%[18]。

【临床研究】

1. 引产　①常规消毒外阴、阴道和宫颈后，吸取天花粉注射液 2.5ml（2.5mg），分别在宫颈 2 点和 11 点处进针，深约 1cm，回抽无血（有血则改变位置）。观察 2h 后无速发型过敏反应后，常规口服泼尼松 5mg，维生素 C 200mg，每日 3 次，连用 3 天。共进行 150 例药物流产（10~16 周），其中完全流产率 96.00%、不全流产率 2.67%、流产成功率 98.66%。平均流产程 100h，最短 39h，最长 166h。阴道流血量最少 20ml，最多 200ml，平均（60.08 ± 20.77）ml[19]。②对照组第 1 日晚上睡前口服米非司酮 50mg，第 2 日上午及晚上睡前各服米非司酮 50mg，第 3 日上午 8 时服米索前列醇 600 μ g 后留院观察。服药前后空腹 2h。治疗组的西药服法同对照组，同时在服米非司酮当日起加服天花粉益母汤（天花粉 30g，益母草 20g，紫草 15g，生蒲黄 10g，莪术 15g，桃仁、丹参、当归、枳壳各 10g，川牛膝 15g），每日 1 剂，分早晚 2 次服，共服 6 剂。结果：治疗组共 74 例，其中完全流产 72 例（97.30%），不全流产 2 例（2.70%），无失败例数；对照组 58 例，其中完全流产 51 例(87.93%)，不全流产 6 例(10.34%)，失败 1 例(1.72%)。治疗组疗效优于对照组（$P<0.05$）[20]。

2. 异位妊娠　用结晶天花粉蛋白皮试阴性后，给天花粉试探剂量 0.045mg 肌内注射，2h 后无头晕、头痛、胸闷、气急、面色改变、皮疹及生命体征改变，给治疗量天花粉蛋白注射液 2.4mg 臀部注射，在天花粉治疗前 30min 肌内注射地塞米松 5mg，以后每日 2 次，连用 2 天。共治疗 100 例输卵管妊娠，其中 88 例血 β-HCG 进行性下降，阴道出血减少，成功率为 88%；12 例失败，均于腹腔镜下行患侧输卵管切除术[21]。

3. 糖尿病　治疗组用复方天花粉片（天花粉、葛根、生地黄、麦冬、生石膏、知母、乌梅、甘草等），每次 6 片，每日 4 次；对照组用二甲双胍，每次 0.5g，每日 3 次。两组均连续治疗 1 个月后判断疗效。结果：治疗组共 120 例，其中显效 64 例，有效 41 例，无效 15 例，总有效率为 87.5%；对照组 50 例，其中显效 12 例，有效 21 例，无效 27 例，总有效率为 66.0%。治疗组疗效优于对照组（$P<0.05$）[22]。

4. 哺乳期乳头皲裂　先将乳头用 1∶5000 高锰酸钾液洗涤，再涂上天花粉调和膏（用天花粉 30g，研成细末，用鸡蛋清调和备用）。每次哺乳前要洗净乳头，7 天为 1 个疗程。共治疗 106 例，其中 1 个疗程痊愈 83 例，2 个疗程 16 例；有 7 例皲裂严重者在 2 个疗程好转，视为有效，治愈率为 93%[23]。

5. 寻常性银屑病　治疗组用天花粉汤（黄柏、丹皮、瞿麦、玉竹、内金、萹蓄、乌药、竹叶、地肤子各 10g，茅根、知母、生地各 20g，天花粉、瓜蒌、生石膏各 30g，生甘草 6g）随证加减，水煎服，每日 1 剂，15 天为 1 个疗程，连服 2 个疗程。共治疗 66 例，其中显效 24 例（36.36%）、有效 40 例（60.61%）、无效 2 例（3.03%），总有效率为 96.97%。对 24 例显效病人随访半年以上，19 例无复发，5 例复发病人均因食用辛辣食物诱发，经上述方法治疗 2 个疗程后皮损消失[24]。

6. 流行性腮腺炎　用鲜天花粉、鲜金钱草各 50g，加入少量食盐，捣烂后敷于患处，每日 1~2 次，连续敷 2~5 天。不论一侧或两侧肿大，均敷两侧。共治疗 124 例，取得较满意的疗效[25]。

【性味归经】味甘、微苦，性微寒。归肺、胃经。

【功效主治】清热生津，润肺化痰，消肿排脓。主治热病口渴，消渴多饮，肺热燥咳，疮疡肿毒。

【用法用量】内服：煎汤 9~15g；或入丸、散。外用适量，研末撒布或调敷。

【使用注意】脾胃虚寒、大便溏泄者慎服。反乌头。少数病人可出现过敏反应。

【经验方】

1. 天疱疮　用天花粉、软滑石各等份为末，水调搽。(《普济方》)

2. 痈未溃　栝楼根、赤小豆等份为末，醋调涂。(《杨文蔚方》)

3. 疮属纯阳，肿痛发热　天花粉三两，姜黄、白芷、赤芍药各一两。上为末。茶汤调搽患处。(《外科枢要》抑阳散)

4. 疬核不拘久近，已破未破　天花粉、苦参各五钱，皂刺四十九个（炒黄），土茯苓三斤。共煎汤，当茶饮。忌牛肉。(《仙拈集》四妙散)

5. 热病烦渴，诸脏不安　以生栝楼根，捣绞取汁，每服一合，时时服之。(《太平圣惠方》)

6. 虚劳烦热，口干舌燥，烦渴　栝楼根、甘草（炙微赤，锉）、杏仁（汤浸，去皮尖、双仁，麸炒微黄）、乌梅肉（微炒），以上各一两。上件药，捣罗为末，煮枣肉，入少许蜜和丸如弹子大。每服以绵裹一丸含，咽津，日四五服。(《太平圣惠方》)

7. 太阳痉病，身体强，汲汲然，脉反沉迟　栝楼根二两，桂枝三两（去皮），芍药三两，甘草二两（炙），生姜三两（切），大枣十二枚（擘）。上六味，以水九升，煮取三升，分温三服，微取汗。(《金匮要略》栝楼桂枝汤)

8. 内热痰多咳嗽　用天花粉一两，杏仁、桑皮、贝母各三钱，桔梗、甘草各一钱。水煎服。(《本草汇言》)

9. 虚热咳嗽　天花粉一两，人参三钱，为末。每服一钱，米汤下。(《濒湖集简方》)

10. 脾经火盛，口齿牙龈肿痛　天花粉五钱，白芍药、薄荷各二钱，甘草一钱。水煎服。(《本草汇言》)

11. 大风疾内热积毒　天花粉三两。大黄三钱、朴硝二钱，甘草（炒）五钱。共为细末，面糊丸如绿豆大，每服二十丸至三十丸，白汤下。(《医统大全》解毒丸)

12. 乳无汁　栝楼根（切），一升，酒四升。煮三沸。去滓，分三服(《千金要方》)

【参考文献】

[1] 国家中医药管理局《中华本草》编委会．中华本草．上海：上海科学技术出版社，1999：4663.

[2] 徐莉莉，陈瑜．天花粉蛋白临床应用简介．中华医学写作杂志，2001，8（13）：1564.

[3] 徐学儒，耿宝琴，雍定国，等．天花粉的抗肿瘤作用．实用肿瘤杂志，1988，3（1）：31.

[4] 张曙，胡梅洁，吴裕江，等．天花粉蛋白诱导的胃癌细胞凋亡与 bcl-2 表达下降有关．中华消化杂志，2000，20：380.

[5] 黄益玲，黄利鸣，石新兰，等．天花粉蛋白对人宫颈癌 Hela 细胞增殖和细胞凋亡的影响．中国药理学通报，2005，21：253.

[6] 田维毅，马春玲，白惠卿．天花粉及其组分对小鼠 NK 细胞杀伤活性的影响．贵州医学杂志，2001，25：982.

[7] 毕黎琦，刘继文，宋怡．中药天花粉对免疫调节 T 细胞作用的研究．中国中西医结合杂志，1994，14（1）：189.

[8]Hong J，Fu SL，Shen ZY，et al. Trichosanthin inhibits T cell activation by interfering with the recruitment of ZAP-70 to CD3 zeta chain. Cell Research，1998，8: 33.
[9] 王保龙，周芸，江阳，等 . 天花粉蛋白抑制 T 细胞增殖的免疫学机制研究 . 中华微生物学和免疫学杂志，2005，25：64.
[10] 周芸，周洪，王保龙，等 . 天花粉蛋白通过激活 CD8Tc2 亚群诱导人体免疫抑制 . 现代免疫学，2005，25：11.
[11] Lee KM，Wong KB，Shaw PC. Recent advances in trichosanthin，a ribosome-inactivating protein with multiple pharmacological properties. Toxicon，2005，45: 683.
[12] Wang JH，Nie HL，Huang H，et al. Independency of anti-HIV-1 activity from ribosome-inactivating activity of trichosanthin. Biochem Biophys Res Commun，2003，302（1）: 89.
[13] Hikino H. Isolation and hypoglycemic activity of trichosans A，B，C，D and E: glycans of Trichosanthes kirilowii roots. Planta Medica，1989，55（4）: 349.
[14] Yeung HW，Ng TB，Wong DM，et al. Chemical and biological characterization of the galactose binding lectins from Trichosanthes kirilowii roots tubers. Int J Pept Protein Res，1986，27（2）: 208.
[15] 乔玉峰 . 天花粉蛋白对 NOD 鼠糖尿病的影响 . 山西医科大学硕士论文，2003.
[16] 王钦茂，李莉，王洁，等 . 天花粉蛋白致豚鼠全身过敏反应的实验研究 . 安徽中医学院学报，1999，18（3）：47.
[17] 叶敏，季永镛，沈端珍，等 . 小鼠对天花粉蛋白体内及体外免疫应答的基本特点 . 实验生物学报，1986，19（1）：81.
[18] 谭运江，刘英祥 . 天花粉蛋白注射液致过敏反应 12 例 . 中国医院药学杂志，1992，12（11）：516.
[19] 姜玉玫，张金凤 . 天花粉宫颈注射流产 150 例观察总结 . 现代妇产科进展，1999，8（2）：194.
[20] 任磊 . 中西医结合终止早孕 74 例临床观察 . 河北中医，2001，23（3）：212.
[21] 黄云霞 . 天花粉保守治疗输卵管妊娠的临床研究 . 中国现代医生，2008，46（36）：162.
[22] 冯泽英，廖莉，罗自宜，等 . 复方天花粉片治疗糖尿病 120 例临床观察 . 湖北中医杂志，2002，24（2）：30.
[23] 魏玉峰 . 天花粉外敷治疗哺乳期乳头皲裂 . 中国民间疗法，2010，18（1）：15.
[24] 陈忠春 . 天花粉汤治疗寻常性银屑病 66 例 . 四川中医，2004，22（2）：73.
[25] 陈亚军 . 天花粉及连钱草外敷治疗流行性腮腺炎 . 赤脚医生杂志，1975，（2）：19.

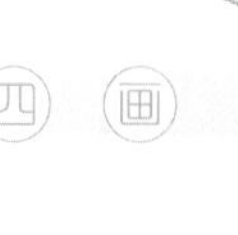
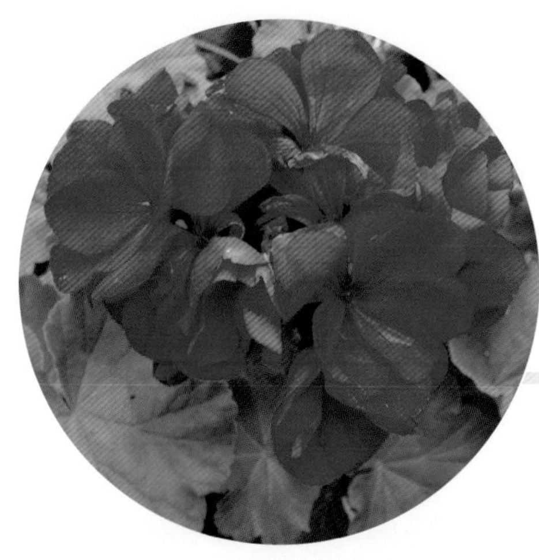

Tian zhu kui 天竺葵

Pelargonii Hortori Flos
[英]Fisch Pelargonium Flower

【别名】月月红、洋绣球、石蜡红。

【来源】为牻牛儿苗科植物天竺葵 *Pelargonium hortorum* Bailey 的花。

【植物形态】多年生直立草本。茎肉质，基部木质化，多分枝，被密生细毛和腺毛，具强烈腥味。叶互生；叶片圆肾形，直径 5~10cm，基部心形，有不规则圆齿，两面均被短毛，表面有暗红色马蹄形环纹；掌状脉 5~7。有总苞的伞形花序顶生；花多数，中等大，未开前花蕾柄下垂，花瓣红色、粉红色、白色，下面 3 片较大，长 1.2~2.5cm。蒴果成熟时 5 瓣开裂、果瓣向上卷曲。

【分布】广西全区均有栽培。

【采集加工】春季花开时采摘，晒干备用。

【药材性状】本品为伞形花序，花多数具总苞，总苞和花梗被短毛，花萼被长柔毛。总苞、花梗和花萼均为褐黄色。花瓣红色或红黑色，皱缩，宿存或脱落。气浓，味苦。

【品质评价】以干燥、无残叶、花色鲜者为佳。

【化学成分】全草含多种萜类及甾醇类物质：菜油甾醇（campesterol），胆甾醇（cholesterol），谷甾醇（sitosterol），豆甾醇（stigmasterol），α- 香树脂醇（α-amyrin），β- 香树脂醇（β-amyrin）和异多茐醇（*iso*-multifluorenol），以及微量的环桉烯醇（cycloeucalenol），香茅醛（citronellal），环木菠萝烯醇（cycloartenol）和 24- 亚甲基 - 环木菠萝烷醇（24-methylene-cycloartanol）及钝叶甾醇（obtusifoliol）[1]。

【药理作用】

抗氧化　天竺葵花具有很强的清除自由基活性，其粗提取液清除 •O^{2-} 的 IC_{50} 分别为 3.5 μg/ml（红花）、3.0 μg/ml（粉花）、1.6 μg/ml（浅粉花）；清除 •OH 的 IC_{50} 分别为 5.7 μg/ml（红花）、4.2 μg/ml（粉花）、3.8 μg/ml（浅粉花）；清除 DPPH• 的 IC_{50} 分别为 12 μg/ml（红花）、8.3 μg/ml（粉花）、5.7 μg/ml（浅粉花），均与市售茶多酚的清除能力接近（其 IC_{50} 分别为：1.1 μg/ml、4.1 μg/ml、5.4 μg/ml）[2]。

【性味归经】味苦、涩，性凉。归心经。

【功效主治】清热解毒。主治中耳炎。

【用法用量】外用适量，榨汁滴耳。

【参考文献】

[1] 国家中医药管理局《中华本草》编委会．中华本草．上海：上海科学技术出版社，1999：3503.

[2] 许申鸿．天竺葵花抗氧化作用的研究．中国药学杂志，2000，35（4）：234.

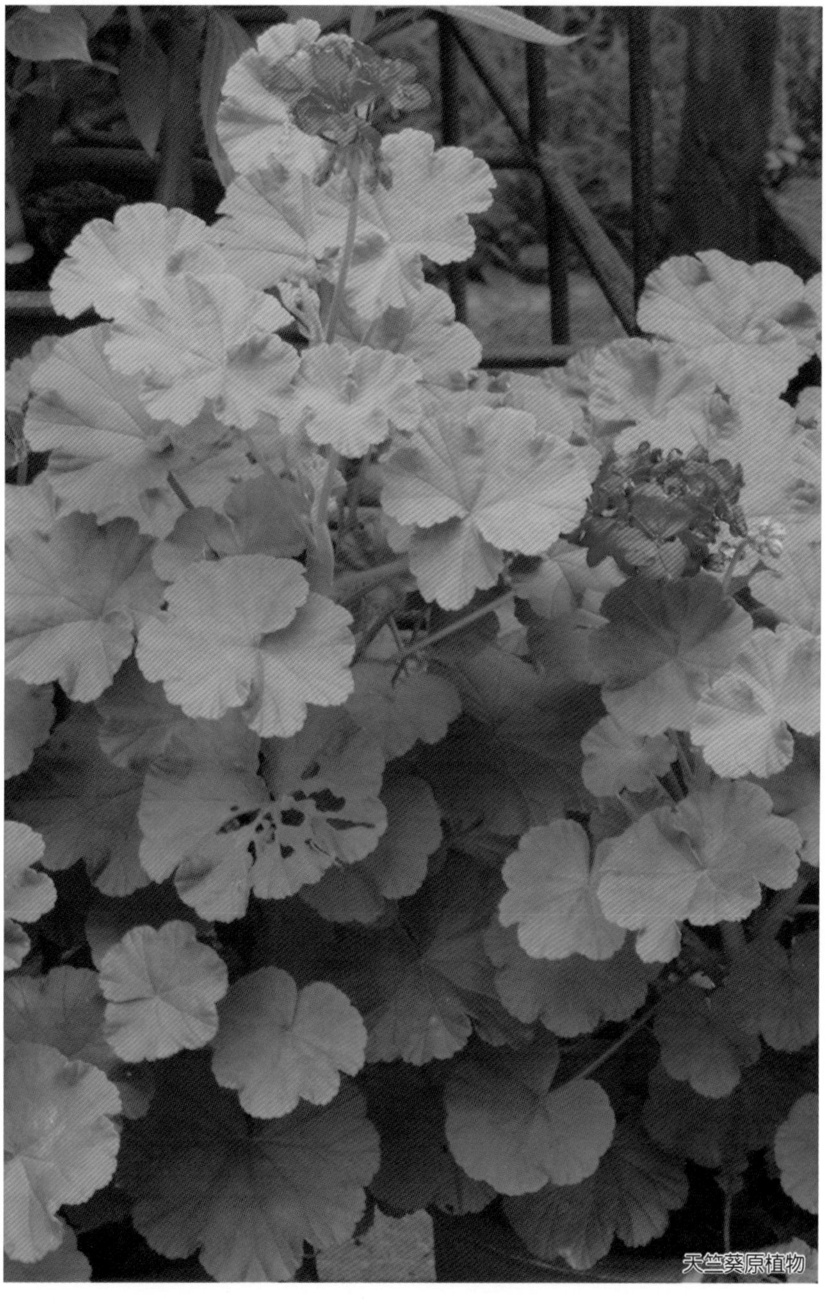

天竺葵原植物

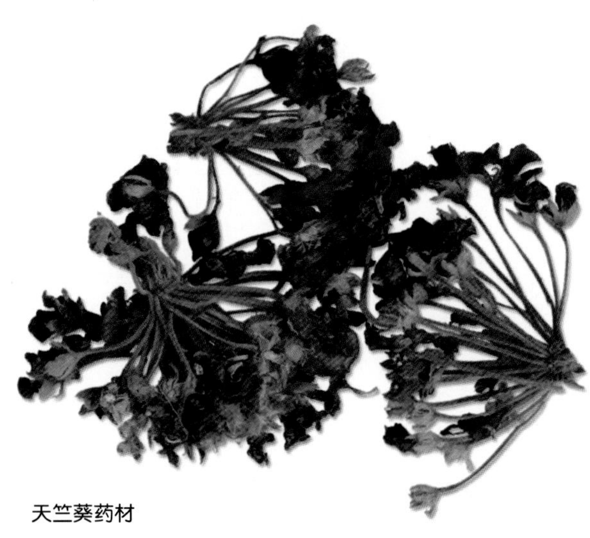

天竺葵药材

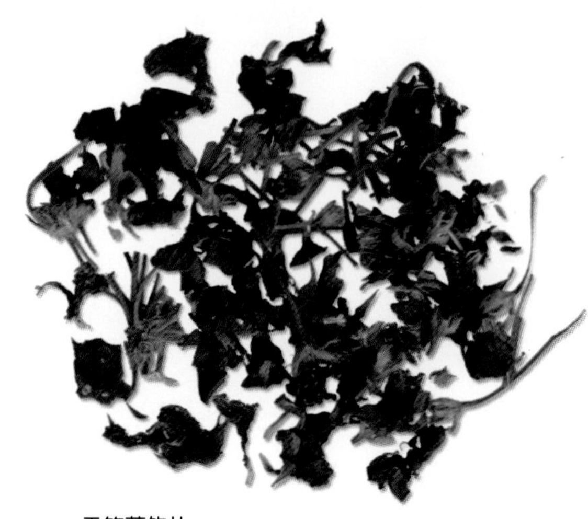

天竺葵饮片

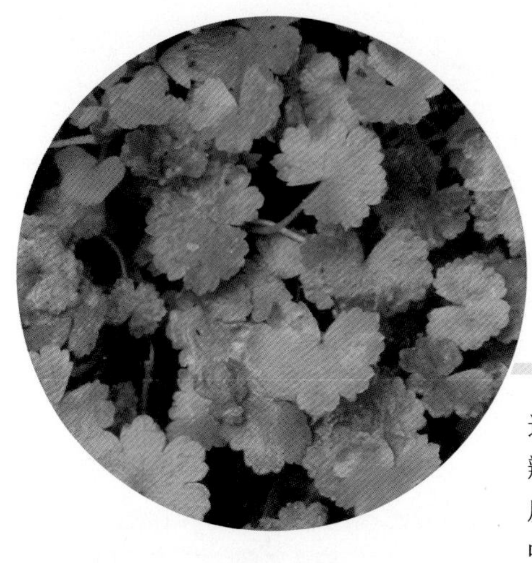

天胡荽

Tian hu sui

Hydrocotyles Herba

[英]Lawn Pennywort Herb

【别名】破钱草、破铜钱、落地金钱、花边灯盏、小叶金钱草、小叶破铜钱、满天星。

【来源】为伞形科植物天胡荽 *Hydrocotyle sibthorpoides* Lam. 的全草。

【植物形态】多年生草本。有特异气味。茎细长而匍匐，平铺地上成片。节上生根，叶互生；叶片质薄，圆肾形或近圆形，长 0.5~1.5cm，宽 0.8~2.5cm，基部心形，不分裂或 3~7 裂，裂片阔卵形，边缘有钝齿，表面无毛，背面及叶柄顶端疏被白柔毛；托叶略呈半圆形，全缘或稍有浅裂。伞形花序与叶对生，单生于节上；花序梗纤细；小总苞片卵形至卵状披针形，有黄色透明腺点，小伞形花序有花 5~18；花瓣卵形，绿白色，有腺点；雄蕊 5；子房下位。双悬果略呈心形，两侧扁压，中棱在果熟时极为隆起，成熟时有紫色斑点。

【分布】广西全区均有分布。

【采集加工】夏、秋季采收全草，洗净，鲜用或晒干。

【药材性状】全草多皱缩成团，根细，表面淡黄色或灰黄色。茎极纤细，弯曲，黄绿色，节处有根痕及残留细根。叶多皱缩破碎，完整叶圆形或近肾形，5~7 浅裂，少不分裂，边缘有钝齿；托叶膜质；叶柄长约 0.5m，扭曲状。伞形花序小。双悬果略呈心形，两侧压扁。气香。

【品质评价】以色绿、叶多、无泥杂者为佳。

【化学成分】天胡荽全草含黄酮类成分：槲皮素（quercetin），异鼠李素（*iso*-rhamnetin），槲皮素 -3- 半乳糖苷（quercetin-3-galactoside），槲皮素 -3-*O*-*β*-D-（6- 咖啡酰半乳糖苷）[quercetin-3-*O*-*β*-D（6-caffeoygalactoside）]；含木质体成分：左旋芝麻素（sesamin）和甾体成分：豆甾醇（stigmasterol）；含香豆精（coumarin）[1]。还含齐墩果烷型三萜皂苷Ⅰ-Ⅶ（hydrocotyloside Ⅰ-Ⅶ）和 udosaponin B[2]、胡萝卜苷（daucosterol），染料木素（genistein），大豆素（daidzein）[3]。

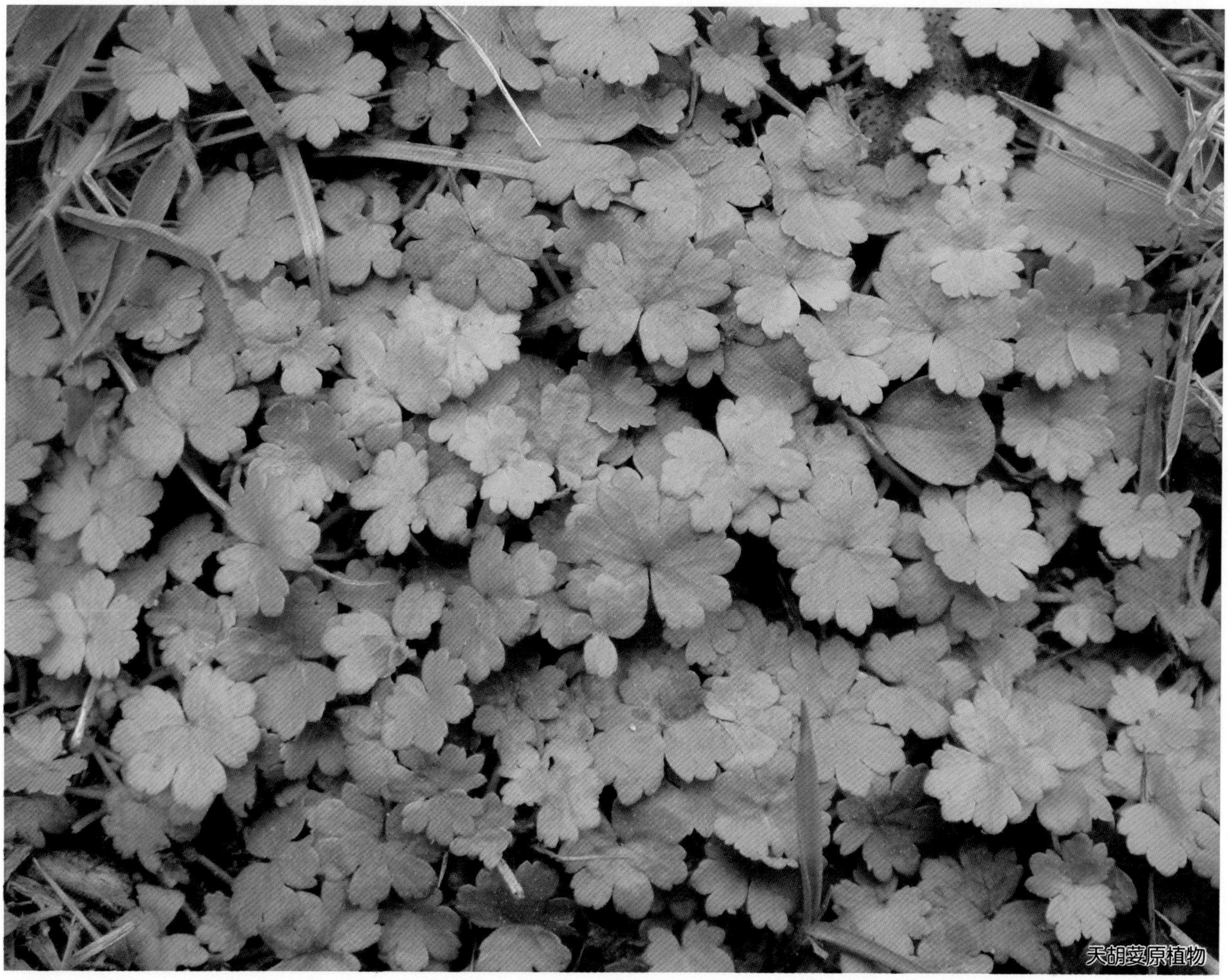

天胡荽原植物

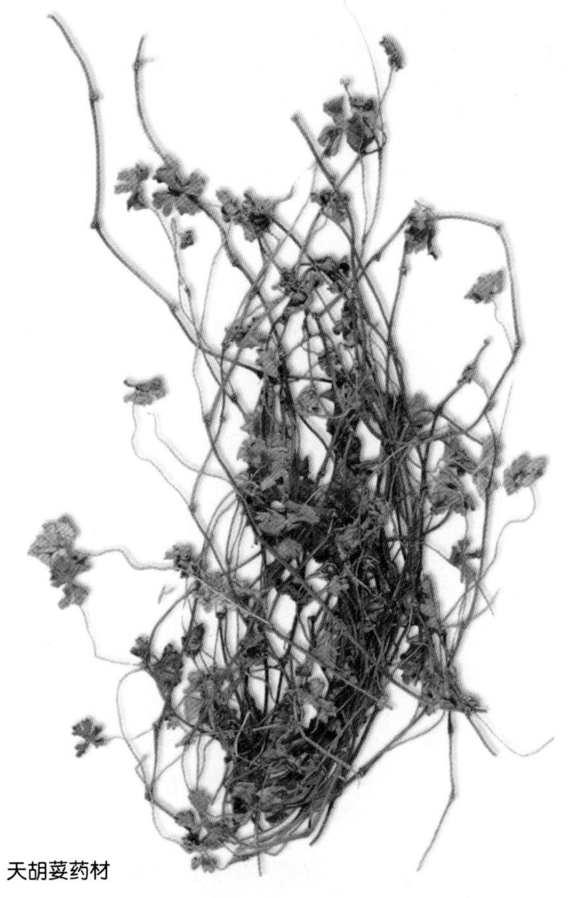
天胡荽药材

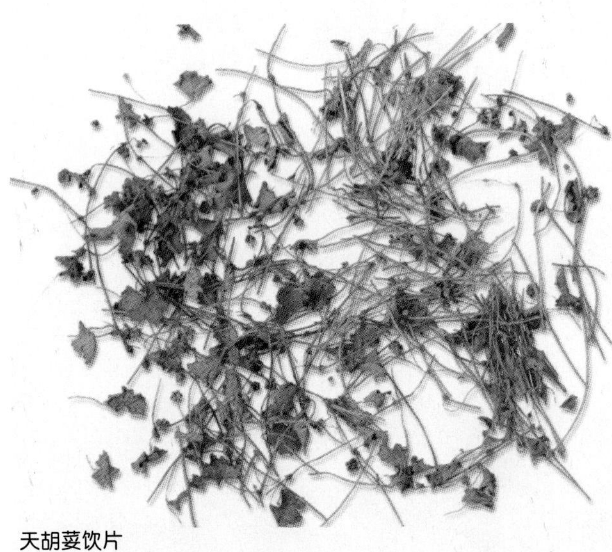
天胡荽饮片

本品挥发油主要包括萜及烯醇类化合物，其中 falcarinol（*Z*）-（-）-1，9-heptadecadiene-4，6-diyne-3-ol 的含量最高。其他还有 δ-3- 蒈烯（δ-3-carene），α- 蒎烯（α-pinene），β- 榄香烯（β-elemene），大根香叶烯 A、B 和 D（germacrene A，B，D），月桂烯（myrcene），柠檬烯（limonene），β- 石竹烯（β-caryophyllene），γ- 松油烯（γ-terpinene）等[4]。

【药理作用】

1. 抗微生物　满天星 1∶1 水煎剂，体外对金黄色葡萄球菌有较强抑制作用，对变形杆菌、福氏痢疾杆菌、伤寒杆菌也有不同程度的抑制作用[5]。

2. 抗鼠疫　满天星具抗鼠疫作用，其抑制率为 54%。100g/kg 对疟疾的抑制率为 54%[5,6]。

3. 降血糖　口服香豆精 250mg/kg，对正常和糖尿病大鼠均有降血糖作用[7]。

【临床研究】

1. 蛇串疮　取鲜满天星 30g，水煎服，早晚各 1 次。局部消毒患处皮肤，以梅花针叩打疱疹头尾部位至渗出血，再将洗净的新鲜满天星捣烂外敷，每日换药 1 次。结果：共治疗 51 例，均获痊愈，无 1 例化脓、坏疽样变。用药时间最长 7 天，最短 2 天[8]。

2. 单疱病毒性角膜炎　治疗组将鲜满天星 20~30g 洗净，捣烂后敷于患眼上（若双眼患病，为方便生活亦可交替敷眼），用 10cm×12cm 大小棉垫覆盖，胶布固定，每日换药 1 次。对照组患眼局部滴用 1 % 阿昔洛韦滴眼液，急性期 1~2h 滴 1 次，以后每天 4~6 次，并发细菌感染者，配合应用氧氟沙星眼药水滴眼，每日 4~6 次，伴虹膜炎者，用 1 % 阿托品滴眼液滴眼，散大瞳孔。结果：治疗组和对照组各 40 例。治疗组总有效率 92.5 %，较对照组（82.5 %）有明显差异（P<0.05）；治疗组治疗时间（9.8±4.2）天，明显短于对照组（16.5±5.1）天（P<0.05）[9]。

3. 急性流行性结膜炎　鲜满天星 200g，水煎后并浓缩至约 1∶1，过滤，冷却后取滴管将药液吸取滴入患眼，每次 2~3 滴，每天滴 5~6 次，夜间可用消毒纱布或脱脂棉花蘸药液贴于患眼上至第二天起床时取下，其疗效更好。结果：共治疗 313 例，经用药后 5 天眼红消失者 78 例，6 天消失者 96 例，7 天消失者 98 例，8 天消失者 21 例，9 天消失者为 19 例，10 天消失者 1 例；用药后 2 天怕光消失者 113 例，3 天消失者 88 例，4 天消失者 101 例，5 天消失者 11 例；用药 2 天流泪消失者 287 例，3 天消失者 26 例；少数病人伴有头痛、发热等症状，用药后 2~3 天内症状消失[10]。

4. 干咳　鲜满天星 20g（小儿酌减），冰糖少许，鸡蛋 1 只，放于盅内炖，连渣顿服，每日 2 次，连服 3 日。结果：共观察病人 11 例，全部治愈，治疗时间最短 1 天，最长 5 天，平均 2 天[11]。

5. 下肢溃疡　鲜满天星 50g，洗净后捣成糊状，放入锅内炒热后取出，待温热时，放鸡蛋白 1 个，土霉素粉 1g 搅匀。外敷时先用温盐水洗净局部脓液，剪除不新鲜的肉芽组织，然后把药摊于患部，并用纱布包扎好，每日 1 次。结果：共治疗 25 例，均单纯使用上药外敷治愈，敷药次数最少 3 次，最多 20 次，一般 7~8 次可治愈[12]。

【性味归经】性平，味辛。归肝、肾、肺经。

【功效主治】清热利尿，化痰止咳。主治急性黄疸型肝炎、急性肾炎、尿路结石、百日咳、带状疱疹、丹毒、脚癣。

【用法用量】内服：煎汤，9~15g，鲜品 30~60g；或捣汁。外用适量，捣烂敷；或捣取汁涂。

【使用注意】肾虚遗精、滑精者慎用。

【经验方】

1. 蛇头疔　鲜天胡荽加冷饭、红糖或雄黄少许，捣烂敷患处。（《福建药物志》）
2. 肝炎、胆囊炎　鲜天胡荽60g。水煎，调冰糖服。（《福建药物志》）
3. 荨麻疹　天胡荽30~60g。捣汁，以开水冲服。（《福建中草药》）
4. 带状疱疹　鲜天胡荽捣烂，加酒泡2~3h。用净棉花蘸酒搽患处。（《湖北中草药志》）
5. 毒蛇咬伤　天胡荽、连钱草（均用鲜品）各60g。捣烂绞汁内服，并用药渣敷伤处。（《湖北中草药志》）
6. 石淋　鲜天胡荽60g，海金沙茎叶30g。水煎服，每日1剂。（《湖北中草药志》）
7. 痈肿疮毒　天胡荽、千里光、蒲公英各适量。捣烂外敷。（《四川中药志》1979年）
8. 天行赤眼　鲜天胡荽30g，鲜野菊花30g，龙胆草10g。水煎服。（《四川中药志》1979年）
9. 目翳　翳草天胡荽揉塞鼻中，左翳塞右，右翳塞左。（《医林纂要·药性》）
10. 喉蛾　天胡荽9~15g，水煎服；或用鲜草洗净，加食盐少许，捣烂取汁，滴于喉痛处。（《江西民间草药验方》）
11. 小儿口疮　鲜天胡荽15~21g。加第2遍淘米水2茶匙，同捣烂，绞出汁液口服。（《江西民间草药验方》）
12. 小儿疳积夜盲　天胡荽15g，猪肝60~120g。同蒸熟，去渣，取肝及汤口服。（《江西民间草药验方》）
13. 小儿夏季热　鲜天胡荽适量。捣汁半小碗，每服3~5匙，每日5~6次。（《江西草药》）
14. 百日咳　①鲜天胡荽15~30g。捣烂绞汁，调蜂蜜或冰糖炖，温服。（《福建药物志》）②天胡荽、车前草各9g。煎水，加蜂蜜15g调和，早、中、晚分服。（《安徽中草药》）

【参考文献】

[1] 国家中医药管理局《中华本草》编委会．中华本草．上海：上海科学技术出版社，1999：5154.
[2] 汪朝阳，曾志．从天胡荽中分得新的齐墩果烷型三萜皂苷hydrocotylosideⅠ-Ⅶ．国外医药·植物药分册，2005，20（2）：74.
[3] 张兰，张德志．天胡荽化学成分研究（Ⅰ）．广东药学院学报，2007，23（5）：494.
[4] 穆淑珍，汪冶，郝小江．黔产天胡荽挥发油化学成分的研究．天然产物研究与开发，2004，16（3）：215.
[5] 四川中药志协作编写组．四川中药志（第一卷）．成都：四川人民出版社，1979：303.
[6] 福建省医药研究所．福建药物志（第一册）．福州：福建人民出版社，1979：367.
[7] LiParnmworh N R.J Nat Prod,1976,39（6）:420.
[8] 陈美英．满天星治疗蛇串疱51例临床观察．江西中医药，1994，25（增）：16.
[9] 向大斌．满天星外敷治疗单疱病毒性角膜炎40例．中国中医药科技，2004，11（5）：271.
[10] 朱濂溪，罗水英．天胡荽治疗急性流行性结膜炎313例．福建中医药，1995，26（2）：39.
[11] 李建松．鲜天胡荽治疗干咳效好．新中医，1996，（8）：5.
[12] 李治方．天胡荽膏外敷治疗下肢溃疡25例．江西中医药，1986，（1）：36.

Wu hua guo

无花果

Fici Caricae Receptaculum

[英]Fig

【别名】阿驵、阿驿、底珍、映日果、优昙钵、蜜果、文仙果、奶浆果。

【来源】为桑科植物无花果 *Ficus carica* L. 的花序托。

【植物形态】多年生落叶灌木或小乔木。全株具乳汁；多分枝，小枝粗壮，表面褐色，被稀短毛。叶互生；叶柄粗壮；托叶卵状披针形，红色；叶片厚膜质，宽卵形或卵圆形，长10~24cm，宽8~22cm，3~5裂，裂片卵形，边缘有不规则钝齿，上面深绿色，粗糙，下面密生细小钟乳体及黄褐色短柔毛，基部浅心形，基生脉3~5条，侧脉5~7对。雌雄异株，隐头花序，花序托单生于叶腋；雄花和瘿花生于同一花序托内；雄花生于内壁口部，雄蕊2，花被片3~4；瘿花花柱侧生、短；雌花生在另一花序托内，花被片3~4，花柱侧生，柱头2裂。榕果（花序托）梨形，成熟时呈紫红色或黄绿色，肉质，顶部下陷，基部有3苞片。

【分布】广西全区均有栽培。

【采集加工】7~10月果实呈绿色时，分批采摘；或拾取落地的未成熟果实，鲜果用开水烫后，晒干或烘干。

【药材性状】干燥的花序托呈倒圆锥形或类球形，长约2cm，直径1.5~2.5cm；表面淡黄棕色至暗棕色、青黑色，有波状弯曲的纵棱线；顶端稍平截，中央有圆形突起，基部渐狭，带有果柄及残存的苞片。质坚硬，横切面黄白色，内壁着生众多细小瘦果，有时壁的上部尚见枯萎的雄花。瘦果卵形或三棱状卵形，长1~2mm，淡黄色，外有宿萼包被。气微，味甜、略酸。

【品质评价】以干燥、青黄色或黄白色、无霉蛀者为佳。

【化学成分】无花果果实含有机酸类，其中有大量枸橼酸（citric acid）；并有少量延胡索酸（fumaric acid），琥珀酸（succinic acid），丙二酸（propane diacid），奎宁酸（quinic acid），莽草酸（shikimic acid）；含B族维生素及无花果蛋白酶（ficin），黄曲霉素（aflatoxin）B_1、B_2、G_1、G_2，γ-胡萝卜素（γ-carotene），叶黄素（lutein），堇黄质（violaxanthin）等类胡萝卜素类化合物；还含天冬氨酸（aspartic acid），甘氨酸（glycine），谷氨酸（glutamic acid），亮氨酸（leucine），蛋氨酸（methionine），丙氨酸（alanine）等氨基酸；并含寡肽如六肽（H-Ala-

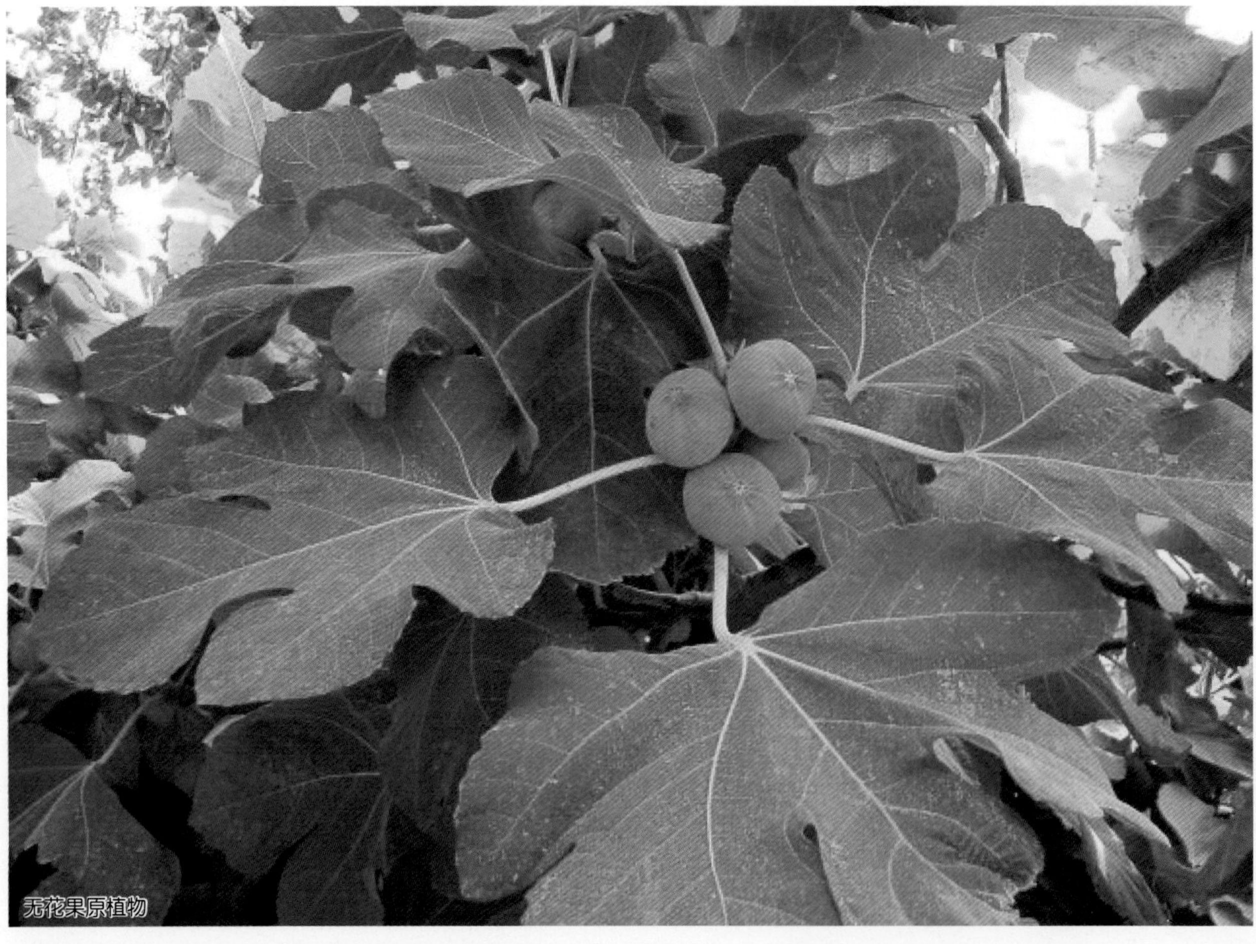
无花果原植物

Val-Asp-ProIle-Arg-OH），五肽（H-Leu-Tyr-ProVal-Lys-OH），三肽（H-Leu-Val-Arg-OH），以及蛋白质、脂肪、糖类及钙（Ca）、铁（Fe）等微量元素[1]。

挥发油中含有糠醛（furfural），2-乙酰基吡咯（2-acetyl-pyrrole），十六酸（hexadecanoic acid），2-乙酰基呋喃（2-acetyl-furan），月桂烯（myrcene），苯乙醛（phenylacetaldehyde），β-大马酮（β-damascenone），β-紫罗兰酮（β-ionone），十六酸甲酯（hexadecanoic methyl ester），邻苯二甲酸二丁酯（n-dibutyl phthalate），亚麻酸甲酯（methyl linolenoate），亚油酸（linoleic acid），植醇（phytol）等[2]。

【药理作用】

1. 抗肿瘤　无花果萃取物体外对人白血病U937细胞、人肺癌95D细胞和人胃癌AGS细胞均有一定的抑制作用，半数抑制率分别为70.125μg/ml、127.957μg/ml、116.000μg/ml。25 mg/kg时对小鼠移植性肝癌Heps的抑瘤率为49.3%。无花果多糖200mg/kg、400mg/kg连续灌胃10天可提高S180荷瘤小鼠血中抗氧化酶的活性，降低脂质过氧化物的含量[3]。无花果多糖的抗瘤作用可能与提高超氧化物歧化酶、谷胱甘肽过氧化物酶活性和降低自由基水平有关[4]。无花果提取物体外对人肺癌细胞的增殖有抑制作用，其作用机制可能与诱导肿瘤细胞凋亡有关[5]。无花果多糖对人肿瘤细胞的增殖有抑制作用，其作用机制可能与抑制肿瘤细胞DNA合成，诱导肿瘤细胞凋亡及细胞周期阻滞有关[6]。

2. 提高免疫功能　无花果多糖200mg/kg、400mg/kg连续灌胃10天，可提高荷瘤小鼠吞噬细胞的功能，增加抗体形成细胞数，促进淋巴细胞的转化，具有免疫增强功能[7]，还能增强环磷酰胺、应激所致免疫功能低下小鼠的迟发型超敏反应，增强细胞介导的免疫反应[8]。无花果多糖体内外给药均可增强单核吞噬细胞的吞噬功能，具有提高机体非特异性免疫功能的作用[9]。

3. 抗疲劳、耐缺氧　小鼠灌胃无花果水提物222mg/kg、667mg/kg、2000mg/kg连续30天，具有抗疲劳、耐缺氧的作用[10]。无花果水提液0.22g/kg、0.67g/kg、2.0g/kg连续灌胃5周，具有一定的抗疲劳作用，该作用可能是通过提高血中的一氧化氮合酶、原生型一氧化氮合酶的活性来实现的[11]。

4. 抗突变　无花果水提液50~200mg/ml能降低环磷酰胺诱发的外周淋巴的微核率[12]。

5. 镇痛　无花果提取液50mg/kg给荷瘤小鼠灌胃（热板法）及25mg/ kg给正常小鼠灌胃（扭体法）均有镇痛作用，其作用机制是通过抑制脑内卵磷酯酶水平所致[11]。

6. 对类脂过氧化反应影响　无花果乳汁腹腔注射能增强大鼠肝类脂过氧化反应。乳汁的孵化混合物在肝类脂自动氧化反应中有剂量依赖性[13]。

7. 轻泻　在便秘时，可用作食物性轻泻剂[13]。

8. 降压　无花果石油醚、乙醚提取物对猫、犬、兔均有降压作用，呼吸略呈兴奋。对猫瞬膜无神经节阻断作用，其降压作用可能属于末梢性的[15]。

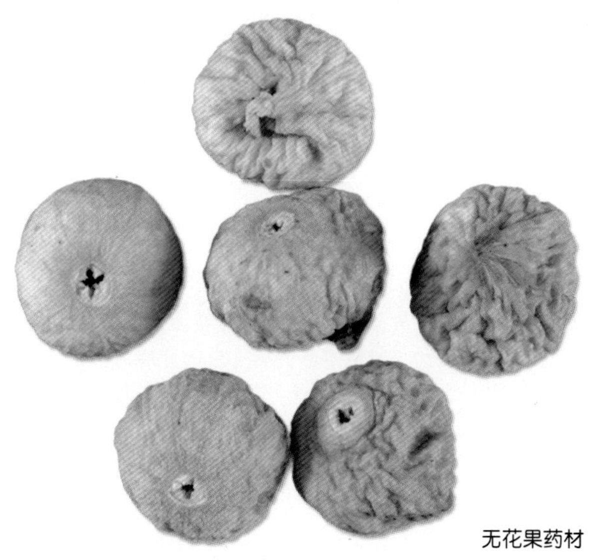

无花果药材

9. 毒理　大鼠静注未成熟果实的乳汁0.02ml或家兔静注0.05ml，可使动物立即死亡，解剖可见内脏毛细血管损害，腹腔注射也得相似结果。皮下注射可引起局部组织坏死。口服则无毒[16,17]。

【临床研究】

1. 尖锐湿疣　取鲜无花果其颈部乳白色汁液涂擦疣体及基底部（尽量避免与正常皮肤触及），煎苦参汤坐浴。结果：共治疗21例，涂擦后5min即见疣体充血水肿，伴轻微疼痛及瘙痒，应用中药熏洗后，症状减轻，不遗留瘢痕。均全部治愈，4天治愈5例，5天7例，6天8例，7天1例[18]。

2. 痔疮　用无花果7粒，加蜂蜜适量，用文火蒸，取出即可食用，7天为1个疗程。结果：共治疗30例，其中治愈20例，显效8例，无效2例，总有效率为93.3%[19]。

3. 小儿腹泻　取柞树皮50g、无花果7枚，开水浸泡1h后，以蒸气熏小儿脚掌，待水温降至30℃左右，将脚泡于药液中，并以药液淋洗膝关节以下部位，每日2次，7天为1个疗程。结果：共治疗136例，其中105例于治疗4天后痊愈，26例经6天治疗明显好转，5例无效[20]。

4. 慢性浅表性胃炎　治疗组采用胃肠舒汤剂（党参15g，干姜9g，法半夏15g，炒白芍20g，佛手9g，砂仁6g，黄连9g，无花果15g，玄胡索15g，炙甘草10g），水煎服，每日1剂，15天为1个疗程。对照组采用三九胃泰冲剂（南方制药厂），每次1包，每日2次。两组均连续服2~5个疗程。结果：治疗组共69例，对照组27例。治疗组总有效率97.1%，较对照组（77%）有显著性差异（$P<0.05$）[21]。

【性味归经】味甘，性凉。归肺、胃、大肠经。

【功效主治】清热生津，健脾开胃，解毒消肿。主治咽喉肿痛，燥咳声嘶，乳汁稀少，肠热便秘，泄泻，痢疾，痈肿，癣疾。

【用法用量】内服：煎汤，9~15g，大剂量可用至30~60g；或生食鲜果1~2枚。外用适量，煎水洗；研末调敷或吹喉。

【使用注意】脾胃虚寒者慎服。

【经验方】

1. 疮肿疼痛　鲜无花果捣烂加热，涂布上敷患处。(《安徽中草药》)
2. 脚气(癣)　成熟无花果汁局部涂擦。(《青岛中草药手册》)
3. 筋骨疼痛　无花果(或根)15g。煮鸡蛋吃。(《新疆中草药手册》)
4. 食管癌　鲜无花果500g，瘦肉100g。炖30min，服汤食肉。(《抗癌本草》引《中医肿瘤的防治》)
5. 胃癌、肠癌　每日餐后生食5枚鲜无花果；或干果20g，水煎服。(《抗癌本草》引《中医肿瘤的防治》)
6. 膀胱癌　无花果30g，木通15g。水煎服，每日1剂。(《抗癌本草》引《中医肿瘤的防治》)
7. 咽痛　无花果7个，金银花15g。水煎服。(《山东中草药手册》)
8. 肺热音嘶　无花果干果15g。水煎，调冰糖服。(《福建中草药》)
9. 干咳、久咳　无花果9g，葡萄干15g，甘草6g。水煎服。(《新疆中草药手册》)
10. 缺乳　①无花果60g，树地瓜根60g，金针花根120~180g，奶浆藤60g。炖猪前蹄服。②无花果120g，奶参120g，墨鱼角30g。炖五花肉服。(《重庆草药》)
11. 消化不良(腹泻)　炒无花果、炒山楂、炒鸡内金各9g，厚朴4.5g。水煎服。(《安徽中草药》)
12. 慢性痢疾　炒无花果15g，石榴皮9g。水煎服。(《安徽中草药》)
13. 便秘　鲜无花果适量，嚼食；或干果捣碎煎汤，加生蜂蜜适量，空腹时温服。(《安徽中草药》)
14. 久泻不止　无花果5~7枚。水煎服。(《湖南药物志》)
15. 痔疮出血　无花果11~21枚。水煎服。(《湖南药物志》)
16. 阳痿　无花果鲜果10个，猪瘦肉250g共煮，吃肉喝汤。(《山西中草药》)

【参考文献】

[1] 国家中医药管理局《中华本草》编委会．中华本草．上海：上海科学技术出版社，1999：1033.

[2] 张峻松，贾春晓，毛多斌，等．毛细管气相色谱法测定无花果挥发油的香味成分．日用化学工业，2003，33(5)：329.

[3] 王振斌，马海乐．无花果残渣中抗肿瘤成分的超临界 CO_2 萃取和抑瘤试验．中国中药杂志，2005，30(18)：1443.

[4] 戴伟娟，仲伟法，司端运，等．无花果多糖对荷S180小鼠血清MDA、SOD和GSH-PX的影响．济宁医学院学报，2002，25(1)：20.

[5] 刘军，张百江．无花果提取物对肺癌细胞增殖及凋亡影响的初步观察．中华肿瘤防治杂志，2008，15(9)：665.

[6] 王静，王修杰，林苹．无花果果浆对肿瘤细胞增殖抑制和诱导凋亡作用．天然产物研究与开发，2006，18：760.

[7] 戴伟娟，司端运，王绍红，等．无花果多糖对荷瘤小鼠免疫功能的影响．时珍国医国药，2001，12(12)：1059.

[8] 戴伟娟，司端运，辛勤，等．无花果多糖对小鼠细胞免疫功能的影响．中草药，2000，31(5)：355.

[9] 戴伟娟，司端运，仲伟法，等．无花果多糖对小鼠单核吞噬细胞吞噬功能影响的研究．中医药学刊，2002，20(1)：98.

[10] 孙冬菊，黄德苓，张兆强．无花果水提取物对小鼠抗疲劳、耐缺氧作用的实验研究．职业与健康，2007，23(13)：1105.

[11] 张兆强，张春之，林立．无花果水提取液抗疲劳作用及其对一氧化氮合酶活性的影响．中国行为医学科学，2006，15(9)：783.

[12] 张兆强，韩春姬，孙东菊．无花果水提取液对环磷酰胺诱发微核的拮抗作用．济宁医学院学报，2003，29(3)：15.

[13] US.Dispensatory.24Ed.1947:1455.

[14] 李宗友．国外医学・中医中药分册.1992，14(1)：55.

[15] 辰浓尚次郎．医学中央杂志(日)，1965，206：636.

[16] Watt J M.Medicinal and PCISonus of southern and Eastrn Aferen.2Ed. 1962:775.

[17] 王肖先．痛症，1993，12(3)：265.

[18] 朱丽君，郭述泰．无花果合苦参汤治疗尖锐湿疣21例．中医外治杂志，2001，10(4)：53.

[19] 张白云．蜜蒸无花果治疗痔疮30例．陕西中医，2003，23(12)：1113.

[20] 冷雪华，周旭．柞树皮及无花果治疗小儿腹泻136例．中国民间疗法，2004，12(6)：65.

[21] 王平．自拟胃肠舒汤剂治疗慢性浅表性胃炎的临床观察(附：96例病例报告)．成都中医药大学学报，2005，28(4)：26.

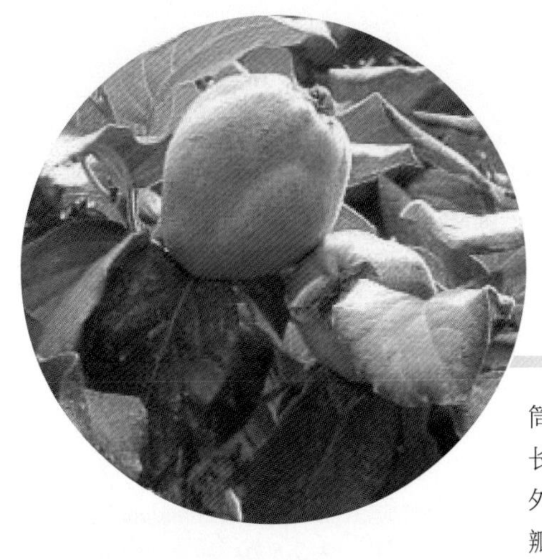

木瓜

Mu gua

Chaenomelis Fructus
[英]Chinese Floweringquice Fruit

【别名】木李、蛮楂、木梨、木叶、海棠、土木瓜。

【来源】为蔷薇科植物贴梗海棠 *Chaenomeles speciosa*（Sweet）Nakai 的近成熟果实。

【植物形态】多年生灌木或小乔木。树皮成片状脱落；小枝无刺，圆柱形，幼时被柔毛。单叶互生；叶柄微被柔毛，有腺齿；托叶膜质，卵状披针形；边缘具腺齿；叶片椭圆卵形或椭圆长圆形，稀倒卵形，长5~8cm，宽3.5~5.5cm，先端急尖，基部宽楔形或圆形，边缘有刺芒状尖锐锯齿，齿尖有腺，幼时下面密被黄白色绒毛。花单生于叶腋；花梗短粗，无毛；花直径2.5~3cm；萼筒钟状，外面无毛，萼片三角披针形，长6~10cm，先端渐尖，边缘有腺齿，外面无毛，内面密被浅褐色绒毛；花瓣倒卵形，淡粉红色；雄蕊多数，长不及花瓣之半；花柱3~5，基部合生，被柔毛，柱头头状，有不明显分裂，约与雄蕊等长或稍长。梨果长椭圆形，暗黄色，木质，味芳香，果梗短。

【分布】广西主要分布于桂林。

【采集加工】10~11月份将成熟的果实摘下，纵剖成2或4瓣，置沸水中烫后晒干或烘干。

【药材性状】果实长椭圆形或卵圆形，多纵剖为2~4瓣，长4~9cm，宽3.5~4.5cm。外表面红棕色或棕褐色，光滑无皱纹，或稍带粗糙；剖面果肉粗糙，显颗粒性，种子多数，密集，每子房室内40~50粒，通常多数脱落。种子扁平三角形，气微，味酸涩，嚼之有沙粒感。

【品质评价】以质坚实、味酸者为佳。

【化学成分】本品含挥发性成分及有机酸类化合物。挥发油中含烷烃、醚、醇、酮、酸、内酯、缩醛等成分[1]，主要包括4-甲基-5-（1,3-二戊烯基）-二氢呋喃-2-酮 [4-methyl-5-（1,3-dipentenyl）-dihydrofuran-2-one]，4-（3-羟基-3-甲基-1-丁炔）[4-（3-hydroxy-3-methyl-1-D-acetylene）]，2-苯甲酸甲酯（2-methyl benzoate），*γ*-癸内酯（*γ*-decalactone），正己醇（hexanol），*α*-杜松醇，顺-11-十六烯酸，辛酸己酯（octanoic acid hexyl ester）等内酯类、酯类、酸类、醇类、酚醚类等化

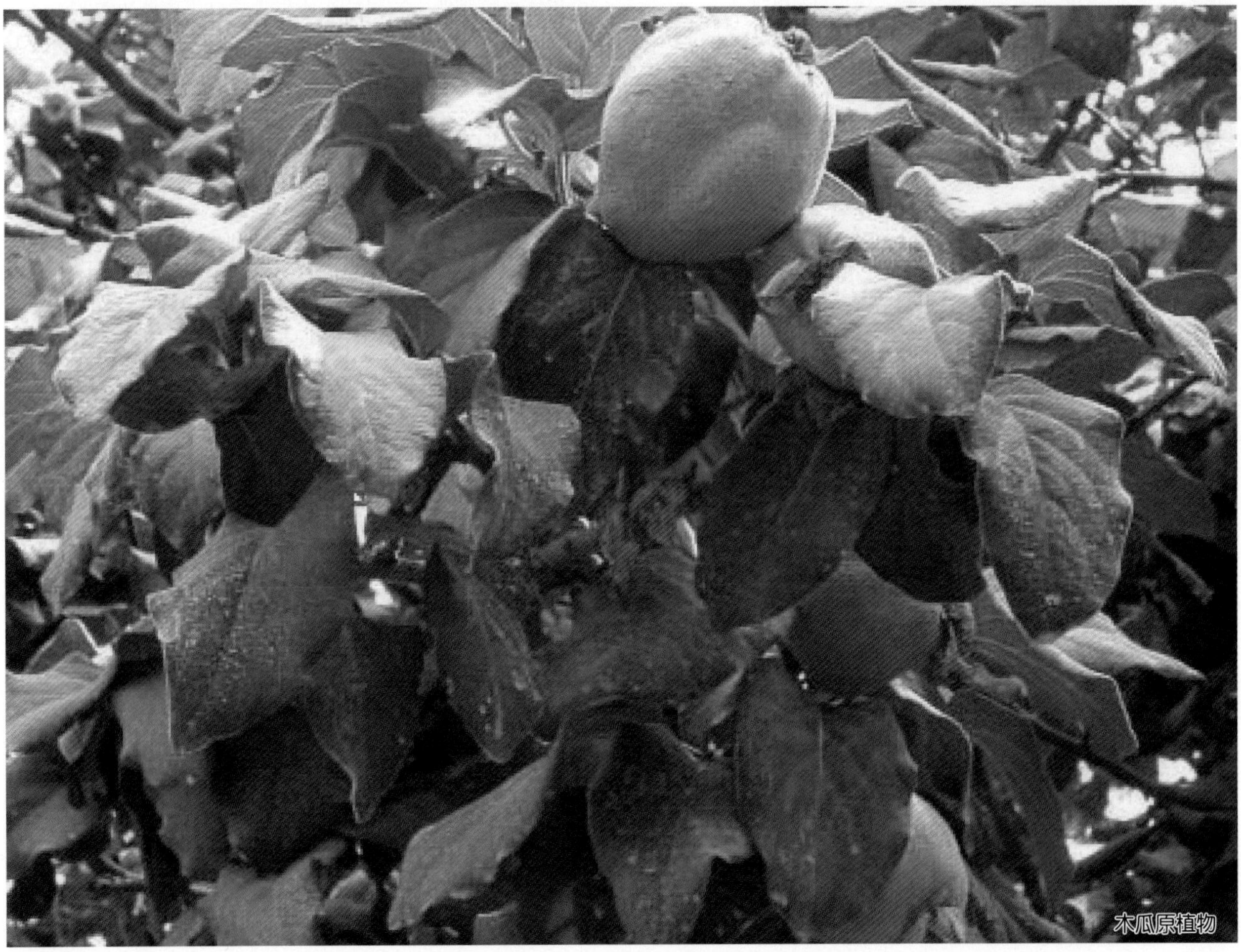

木瓜原植物

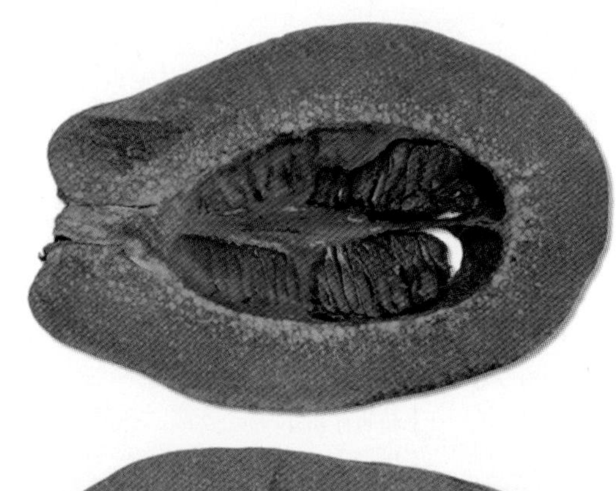

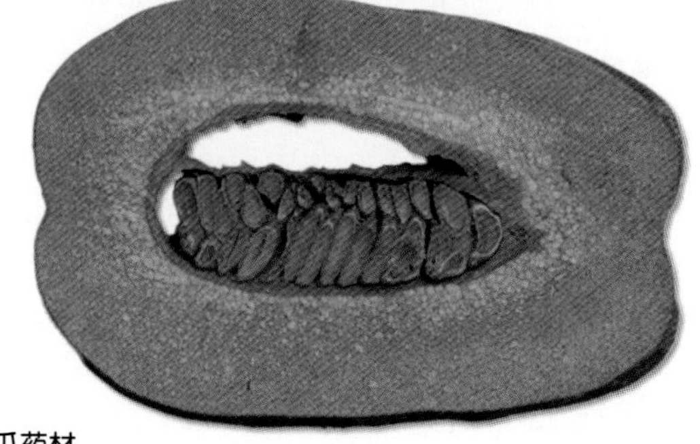

木瓜药材

合物，另外还有少量烃、醛、酮、杂环及含氮化合物[2]。还有乙酸（acetic acid），苯甲醛（benzaldehyde），正癸酸（capric acid），丙三醇（propanetriol），苯甲酸（benzoic acid），10- 二十九烷醇[3]，2- 己烯醛（2-hexenal），反式 -2- 甲基 - 环戊醇（*trans*-2-methyl-cyclopentyl alcohol），（*E*，*E*）-2，4- 己二烯醛 [（*E*,*E*）-2,4-hexadiene aldehyde]，2- 丁酮（2-butanone），（*Z*）-3- 己烯醛 [（*Z*）-3-hexenal]，醋酸乙酯（ethyl acetate），（*E*）-3- 己烯 -1- 醇 [（*E*）-3-hexene-1-alcohol]，茶香螺烷[4]，棕榈酸（palmitic acid），硬脂酸（stearic acid），苹果酸（malic acid），酒石酸（tartaric acid），枸橼酸（citric acid）[6] 和亚油酸（linoleic acid）[20] 等脂肪酸、二元酸、三元酸及少量芳香酸[6]。

本品含甾类化合物有 *β*- 谷甾醇（*β*-sitosterol）和胡萝卜苷（daucosterol）[7]。

含三萜及其苷类化合物：三萜类衍生物多以五环三萜为主，按结构特点又分为齐墩果烷型（oleanane），如齐墩果酸（oleanolic acid），erythodiol，山楂酸（maslinic acid）和 chaenoid A。乌索烷型（ursane）有熊果酸（ursolic acid），3- 乙酰基熊果酸（3-acetylursolic acid），ursolic acid-3-*O*-behnate，2*α*-hydroxyursolic，euscaphic acid，ormentic acid 和桦木醇（betulin）。羽扇豆烷型（lupeol）有 lup-20（29）-en-3*β*，24，28-triol[8~12]。

含木脂素类化合物：4- 苯基四氢萘类木脂素衍生物，如 lyoniresinol-9′-*O*-*β*-D-glucopyranoside，lyoniresinol-9′-*O*-*α*-L-rhamnoside，aviculin 和（-）-*iso*-lariciresinol-9′-*O*-*α*-L-rhamnoside[12]。

含黄酮类化合物[13]：忍冬苷（lonicerin），（-）儿茶素 [（-）-*epi*-catechin][14]，广寄生苷（avicularin），异黄酮衍生物染料木素 -5-*O*-*β*-D- 吡喃葡萄糖苷（genistein-5-*O*-*β*-D-glucopyranoside），染料木素 7-*O*-*β*-D- 吡喃葡萄糖苷（genistein-7-*O*-*β*-D-glucopyranoside）[9]。此外还有金丝桃苷（hyperin），木樨草素 -5-*O*-*β*-D- 吡喃葡萄糖苷甲酯（luteotin-7-*O*-*β*-D-glucuronidemethylester），木樨草素 -4-*O*-*β*-D- 吡喃葡萄糖苷（luteotin-4-*O*-*β*-D-glucuronide），tricetin-3-methoxy-4-*O*-*β*-D-glucoside，芹菜素 -7-*O*-*β*-D- 吡喃葡萄糖苷甲酯（apigenin-7-*O*-*β*-D-glucuronidemethylester）[14]，原花青素（procyanidine）[15]，2-（4,5,7- 三羟基黄烷酮）-7-*O*-*β*-D- 葡萄糖苷 [2-（4,5,7-hydroxynaringenin）-7-*O*-*β*-D-glucoside][16]，木瓜酮（methyl-D-galactopyranoside）[17]。

其他成分有 10- 二十九烷醇[13]，鞣质类化合物[13,19]，多元醇衍生物 5-*O*-*p*-coumaroylqunic acid butyl ester[20]。

【药理作用】

1. 保肝　大鼠灌胃 10% 木瓜混悬液 300mg/100g，连续 10 天，对四氯化碳（CCl_4）造成的肝损伤，可使肝细胞坏死和脂变程度减轻，防止肝细胞肿胀、气球样变，并促进肝细胞修复，降低血清谷丙转氨酶水平（ALT）[21]。此外，齐墩果酸还对溴苯、呋喃苯胺酸、毒伞素、秋水仙碱、D - 半乳糖和内毒素等的肝毒性有拮抗作用[22]。

2. 抗菌　木瓜有较强的抗菌作用，对多种肠道菌、葡萄球菌、肺炎双球菌和结核杆菌有抑制作用。木瓜酸对恙虫病立克次体有抑制作用，可使感染恙虫病立克次体小鼠的死亡率降低 40%~60%[23]。新鲜木瓜汁 1g（生药）/ml 滤液和木瓜煎剂 1g/ml 对肠道菌和葡萄球菌有抑菌作用，对肺炎链球菌抑菌作用较差，较敏感细菌有志贺菌、福氏痢疾杆菌、宋氏痢疾杆菌及其变种、致病性大肠杆菌、普通大肠杆菌、变形杆菌、肠炎杆菌、白色葡萄球菌、金黄色葡萄球菌、铜绿假单胞菌、甲型溶血性链球菌等。木瓜注射液（去鞣质）1g/ml，随着 pH 值提高，木瓜抗菌作用减弱[24]。从木瓜水溶性部分中分离提取酚类成分具抑菌作用[25]。

3. 降血脂　木瓜中的齐墩果酸能降低正常大鼠和高脂血症大鼠血清中 TG、胆固醇和 *β*- 脂蛋白的含量，降低实验性动脉粥样硬化鹌鹑的血清胆固醇、过氧化脂质、动脉壁总胆固醇含量及动脉粥样硬化斑块发生率，对动脉粥样硬化的形成有抑制作用[22]。

4. 抗癌　木瓜中独有的番木瓜碱具有抗肿瘤功效，能阻止人体致癌物质亚硝胺的合成，对淋巴性白血病细胞具有强烈抗癌活性。同时，木瓜水煎液、醇提取液、结晶溶液（2.5%）中的有机酸对小鼠艾氏腹水癌有较强的抑制作用[26,27]。

5. 毒理　小鼠静注 0.5g（生药）/ml，0.2ml/ 次，分别在 3h、8h、20h 观察毒性，均未见小鼠死亡[24]。

【临床研究】

1. 急性黄疸型肝炎　①服用木瓜冲剂（每包含生药 5g），每次 1~2 包，每日 3 次。共观察 70 例，对改善症状、体征及肝功均有明显疗效[28]。②服用木瓜舒肝冲剂，每次 15g，每日 3 次。共治疗 172 例，有效率 95.1%[29]。

2. 急性细菌性痢疾　木瓜制片（每片约 0.25g，相当生药

1.13g）服用，每次5片，每日3次，5~7天为1个疗程。共治疗107例，有效率96.28%，治愈率85.98%[30]。

3. 慢性咽炎　木瓜10~15g，煎水代茶饮，日服数次，1个月为1个疗程，连用3个疗程。共治疗37例，有效率81.78%[31]。

4. 脚癣　木瓜、甘草各300g，浸泡于陈醋中4h。将患足浸入药液中1h，早晚各1次，1份药液连用8次为1个疗程。共治疗58例，全部有效，痊愈48例[32]。

【性味归经】味酸，性温。归肝、脾、胃经。

【功效主治】舒筋活络，和胃化湿。主治风湿痹痛，肢体酸重，筋脉拘挛，吐泻转筋，脚气水肿。

【用法用量】内服：煎汤，5~10g；或入丸、散。外用适量煎水熏洗。

【使用注意】胃酸过多者慎用。

【经验方】

1. 麻疹　木瓜18g，水煎，分2次服，每日1剂。（《全国中草药新医疗法展览会资料选编》）
2. 霉疮结毒　木瓜一味研末，配以土茯苓三钱服。（《随息居饮食谱》）
3. 风湿麻木　木瓜泡酒服，每次一小盅，日服二次。（《天津中草药》）
4. 脐下绞痛　木瓜一二片，桑叶七片，大枣三枚（碎之）。以水二升。煮取半升，顿服之。（《孟诜方》）
5. 脚气湿热　木瓜、薏仁各15g，白术、茯苓各9g，黄柏水煎服。（《青岛中草药手册》）
6. 翻花痔　干木瓜为末，鲜鱼身上涎调敷，以纸搭之。（《古今医统大全》）

【参考文献】

[1] Mihara S, Tateba H, Nishimura O,et al.Volatile components of Chinese quince.J Agric Food Chem, 1987, 35（4）：532.

[2] 史亚歌，刘拉平．光皮木瓜挥发油成分的GC-MS.西北农业学报，2005，14（3）：163.

[3] 洪永福，孙连娜，郭学敏，等．三种木瓜的乙醚提取部位的气相色谱-质谱分析．第二军医大学学报，2000，21（8）：749.

[4] 周广芳，赵峰，孙岩，等．光皮木瓜果实中香气成分的GC-MS.分析分析试验室，2008，27（8）：25.

[5] 孙连娜，洪永福，郭学敏．光皮木瓜化学成分的研究Ⅱ．第二军医大学学报，1999，20（10）：752.

[6] 李琼，刘乐全，徐怀德，等．光皮木瓜中有机酸成分研究．西北农业学报，2008，17（1）：207.

[7] Roh S B,Chang E H,Im K S,et al.Isolation and characterization of acidic triterpenes from the fruits of Chaenomeles sinensis.Yakhak Hoeji,1995,39（20）：610.

[8] IM KS,ROH SB.Two major triterrpene acids from the fruits of Chaenomeles sinensis Koehne.Pusan Bull Pharm Sci,1991,25（1）：1.

[9] 高慧媛，吴立军，黑柳正典．光皮木瓜的化学成分．中国天然药物，2003，1（2）：82.

[10] 杨自威．葛芍木瓜汤治疗神经根型颈椎病．甘肃中医，2004，17（6）：18.

[11] Sun L N, Hong Y F.Chemical constituents of Chaenomeles sinensis（Thouin）Koehne.J ChinPharm Sci, 2000, 9（1）：6.

[12] 高慧媛，吴斌，李文．光皮木瓜的化学成分Ⅱ．中国天然药物，2004，2（6）：351.

[13] 国家中医药管理局《中华本草》编委会．中华本草．上海：上海科学技术出版社，1999：2597.

[14] 孙连娜，洪永福．简述中药木瓜的化学、药理与临床应用研究．药学实践杂志，1999，17（5）：281

[15] Lee MH,Son YK,Han YN.Tissue Factor inhibitory flavonoids from fruits of Chaenomeles sinensis.Archives of Pharmacal Research,2002,25（6）：842.

[16] Vincent MW, Lawrence JP,Richard W.Molecular weight profile of proathocynidine polymers.Phytochemistry,1983,22（1）：569.

[17] HO KK,Won KJ,Byoung SK.Flavanone glycoside from the fruits of Chaenomeles sinensis.Nat Prod Sci,2000,6（1）：79.

[18] Gao Hui-Yan,Wu Li-jun,Kuroyanagi M.A.New compound from Chaenomeles sinensis（Thouin）Koehne.Chinese Chemical letters,2003,14（3）：274.

[19] Matsuo T,Ito SA.Simple and rapid purification method of condensed tannis from several young fruits.Agric Biol Chem, 1981,45（4）：1884.

[20] Osawa KJ, Arakawa T,Shimura SB.New quonic acid derivatives from the fruits of Chaenomeles sinensis.Natural Medicines, 2001, 55（3）：255.

[21] 郑智敏，王寿源．中药木瓜对大白鼠肝损伤的实验观察．福建中医药，1985，16（6）：35.

[22] Liu J,Liu Y,Parkinson A,et al.Effect of Oleanolic Acid on Hepatic Toxicant-activating and Detoxifying Systems in Mice.J Pharmacol Exp Ther,1995,275:2768.

[23] 郑虎占，董泽宏，佘靖．中药现代研究与应用．北京：学苑出版社，1998.

[24] 田奇伟，唐召海，郭成立，等．木瓜的抗菌作用（初报）．微生物学通报，1982，（6）：271.

[25] 郭成立．中华医学杂志，1984，64（11）：689.

[26] 上海南昌制药厂．木瓜抑制艾氏腹水癌有效成分的研究（初报）．中草药通讯，1976，7（6）：15.

[27] 金仲仁．木瓜的抗癌有效成分木瓜结晶的提取．中草药通讯，1975，6（6）：18.

[28] 郑智敏．木瓜冲剂对急性病毒性黄疸型肝炎临床疗效分析．福建中医药，1987，（2）：24.

[29] 田奇伟．木瓜舒肝冲剂治疗急性黄疸型肝炎临床疗效观察．中草药，1989，（2）：4.

[30] 郭成立．木瓜治疗急性细菌性痢疾107例临床观察．中华医学杂志，1984，（11）：689.

[31] 李东增．单味木瓜治疗慢性咽炎37例体会．四川中医，1999，（6）：49.

[32] 邓焱．木瓜醋液治疗脚癣58例．中国民间疗法，1997，（2）：45.

Mu er 木耳

Auriculariae Auriculae Fructificatio
[英]Jew's Ear

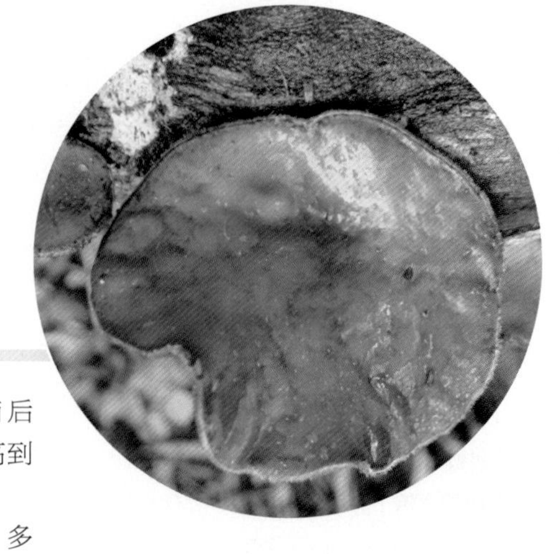

【别名】树鸡、黑木耳、木菌、木蛾、云耳、耳子、光木耳、木茸。

【来源】为木耳科真菌木耳 *Auricularia auricular*（L.ex Hook.）Underw. 的子实体。

【植物形态】子实体丛生，常覆瓦状叠生。耳状、叶状或近杯状，边缘波状，薄，宽 2~6cm，最大者可达 12cm，厚 2mm 左右，以侧生的短柄或狭细的基部固着于基质上。初期为柔软的胶质，黏而富弹性，以后稍带软骨质，干后强烈收缩，变为黑色硬而脆的角质至近革质。背面外面呈弧形，紫褐色至暗青灰色，疏生短绒毛。绒毛基部褐色，向上渐尖，尖端几无色。里面凹入，平滑或稍有脉状皱纹，黑褐色至褐色。菌肉由有锁状联合的菌丝组成。子实层生于里面。由担子、担孢子及侧丝组成。

【分布】广西全区均有栽培。

【采集加工】夏、秋季采收，采摘后放到烘房中，温度由 35℃逐渐升高到 60℃，烘干备用。

【药材性状】子实体呈不规则块片，多皱缩，大小不等，不孕面黑褐色或紫褐色，疏生极短绒毛，子实层面色较淡。用水浸泡后则膨胀，形似耳状，厚约 2mm，棕褐色，柔润。微透明，有滑润的黏液。气微香，味淡。

【品质评价】以个大、身干、子实体厚、香气浓者为佳。

【化学成分】本品含黑色素（nigrosin）[1]。木耳多糖中分离出 5 种酸性杂多糖和两种 β- 葡聚糖 [2~4]。

含有单糖：L- 岩藻糖（L-fucose），L- 阿拉伯糖（L-arabinose），D- 木糖（D-xylose），D- 甘露糖（D-mannose），D- 半乳糖（D-galactose），D- 葡萄糖（D-glucose），肌醇（inositol）[3]。

还含麦角甾醇（ergosterol），原维生素 D_2（provitamin D_2），黑刺菌素（ustilaginoidin）；多种氨基酸、蛋白质、脂质、糖、纤维素、胡萝卜素（carotene）、维生素（vitamin）A、维生素 B_1、维生素 B_2 等成分，以及钾（K）、钠（Na）、钙（Ca）、镁（Mg）、铁（Fe）、铜（Cu）、锌（Zn）、锰（Mn）、磷（P）等各种无机元素 [4]。

【药理作用】

1. 对血液系统影响 ①抗凝血：黑木耳多糖（AA）体内外均可延长血凝时间，并延长凝血酶原时间，但不影响

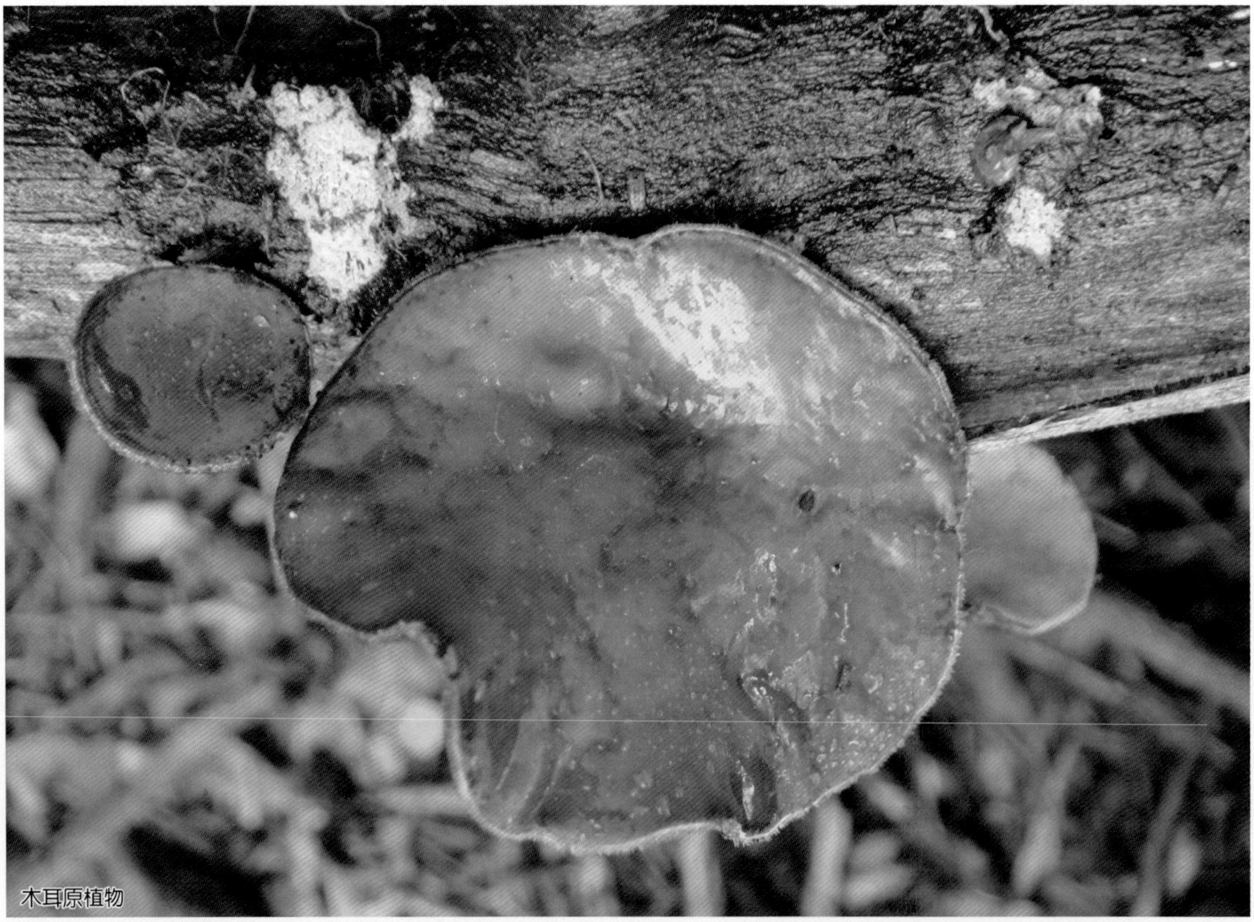

木耳原植物

部分凝血酶活动时间[5]。小鼠静注、腹腔注射、灌胃 AA，均有抗凝血作用。AA 体外亦有很强的抗凝血活性[6]。②抗血栓：AA 可延长家兔特异性血栓及纤维蛋白血栓的形成时间，缩短血栓长度，减轻血栓湿重和干重，减少血小板数，降低血小板黏附率和血液黏度，并可缩短豚鼠优球血蛋白的溶解时间，降低血浆蛋白含量，升高纤溶酶活性[7]。③抗血小板聚集：黑木耳的磷酸缓冲盐水提物在试管内抑制二磷酸腺苷（ADP）引起的血小板聚集，并阻断低于 16mol/L 的 ADP 激活血小板释放 5- 羟色胺。人口服黑木耳，3h 内即开始出现血小板功能降低，并持续 24h[8]。大鼠静注木耳菌丝体醇提物或灌胃给药连续 15 天，能抑制 ADP 诱导的血小板聚集。醇提物灌胃，共 15 天，能缩短红细胞电泳时间[9]。小鼠腹腔注射黑木耳酸性杂多糖，有促进白细胞增加、抗凝血和降低血小板的作用[10]。④升高白细胞：小鼠腹腔注射 AA 2mg/ 只，连续 7 天，有较好地对抗环磷酰胺引起的白细胞下降的作用[12]。

2. 降血脂　AA 可使进食高脂肪胆固醇饲料小鼠的总胆固醇、游离胆固醇、胆固醇脂、甘油三酯、β- 脂蛋白含量降低[11]。

3. 免疫调节作用　AA 对机体免疫功能有促进作用，包括增加脾指数、半数溶血值（HC_{50}）和 E- 玫瑰花结形成率，促进巨噬细胞吞噬功能和淋巴细胞转化等，而且对组织细胞损伤有保护作用[12]。小鼠腹腔注射木耳菌丝体 25mg/kg，连续 7 天，能提高外周血 T 淋巴细胞百分率。400mg/kg、800mg/kg 皮下注射，共 7 天，使环磷酰胺引起的 HC_{50} 减少恢复正常[9]。

4. 抗肿瘤　AA 腹腔注射或灌胃给药均可抑制实体瘤 S180 的生长，腹腔注射给药对 Lewis 肺癌、B16 黑素瘤和 H22 肝癌亦有效，最适有效剂量为 20μg/kg[13]。小鼠腹腔注射水溶性 AA，对 S180 的抑制率分别为 44%。200 mg/kg 碱溶性 AA 腹腔注射的抑制率为 31%。腹腔注射碱不溶性 AA，无抑制作用[14,15]。

5. 抗衰老　AA 能增强果蝇飞翔能力、小鼠游泳耐力，能使小鼠心肌组织脂褐质含量下降，脑和肝中超氧化物歧化酶活力增加[16]。AA 能延长果蝇寿命，提高老年小鼠对有害刺激的非特异性抵抗力，降低动物血浆中过氧化脂质含量，减少脂褐素形成。家兔每天喂饲黑木耳 2.5g/ 只，连续 90 天，可降低动脉粥样硬化家兔氧自由基，有抗衰老作用[17]。

6. 降血糖　正常小鼠注射 AA，可产生降血糖作用，能增强小鼠胰岛素分泌功能，降低四氧嘧啶糖尿病小鼠血糖[11]。

7. 抗生育　小鼠腹腔注射 AA，抗着床和抗早孕效果最明显，终止中期妊娠作用略差些，但对孕卵运输则无效[18]。

8. 抗菌　木耳中分离的黑刺菌素有抗真菌作用[19]。

9. 毒理　小鼠腹腔注射 AA 的半数致死量为（789.60±92.19）mg/kg[11]。

【临床研究】

高脂血症　用活血降脂颗粒（毛木耳为主要原料）每次 2 包，每日 3 次，连服 1 个月。结果：共治疗 143 例，其中既往有高血压病史 48 例，糖尿病史 38 例，冠心病史 53 例，胆

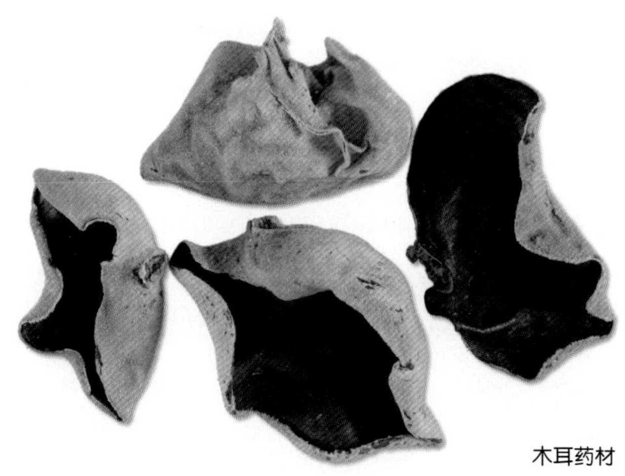

木耳药材

石症史 17 例，痛风 4 例，家族肥胖 5 例。全部病人临床症状均有明显减轻或消失；心电图正常 46 例，好转 9 例；血脂恢复正常 122 例，13 例明显降低，总有效率 94.5%，且无明显不良反应[21]。

【性味归经】味甘，性平。归肺、大肠、肝经。

【功效主治】补气养血，润肺止咳，止血，平肝止痛。主治气虚血亏，肺虚久咳，咯血，衄血，痔血，血痢，崩漏，高血压，跌打伤痛。

【用法用量】内服：煎汤，3~10g；或炖汤；或烧炭存性研末。

【经验方】

1. 老年生疮，久不封口　将木耳用瓦焙焦，研末，过筛。用时，两份木耳粉，一份白糖，加水调成膏，摊在纱布上，敷于患处，早晚各换 1 次。（《中国药用真菌》）
2. 产后虚弱，抽筋麻木　木耳、红糖各 15g，蜂蜜 30g，蒸熟分 3 次服用。（《中国药用真菌》）
3. 崩中漏下　木耳炒见烟，为末。每服二钱一分，头发灰三分，共二钱四分，好酒调服出汗。（《孙天仁集效方》）
4. 一切牙痛　木耳、荆芥各等份。煎汤漱之，痛止为度。（《海上方》）
5. 眼流冷泪　木耳一两（烧存性），木贼一两。为末，每服三钱，以清米泔煎服。（《太平圣惠方》）
6. 血痢日夜不止，腹中疼痛，心神麻闷　黑木耳一两，水二大盏，煮木耳令熟，先以盐、醋食木耳尽，后服其汁，日二服。（《太平圣惠方》）
7. 高血压　木耳 15g，皮蛋 1 只，水炖，代茶频服。（《福建药物志》）
8. 大便干燥，痔疮出血　木耳 5g，柿饼 30g，同煮烂，随意吃。（《长白山植物药志》）

【参考文献】

[1] 张莲姬，张敬爱 . 黑木耳中黑色素的提取及其稳定性研究 . 山东农业大学学报（自然科学版），2006，37（3）：69.

[2] 熊艳，车振明 . 黑木耳多糖的研究进展 . 食品研究与开发，2007，28（1）：181.

[3] 谷绒，万国福，车振明 . 木耳多糖的研究进展 . 食品研究与开发，2006，27（6）：167.

[4] 国家中医药管理局《中华本草》编委会 . 中华本草 . 上海：上海科学技术出版社，1999：189.

[5] 申建和，陈琼华 . 黑木耳多糖、银耳多糖、银耳孢子多糖的抗凝血作用 . 中国药科大学学报，1987，18（2）：137.

[6] 申建和 . 中国药科大学学报，1991，21（1）：39.

[7] 申建和，陈琼华 . 黑木耳多糖的抗血栓作用 . 中国药科大学学报，1990，21（1）：39.

[8] 林志彬 . 中国黑木耳抗血小板功能的作用 . 生理科学进展，1983，14（1）：18.

[9] 曾雪瑜，李友娣，何飞，等 . 木耳菌丝体及其醇提物的药理作用 . 中国中药杂志，1994，19（7）：430.

[10] 张俐娜，陈和生，李翔 . 黑木耳酸性杂多糖构效关系的研究 . 高等学校化学学报，1994，15（8）：1231.

[11] 吴宪瑞，孔令员，淦洪 . 黑木耳多糖的医疗保健价值 . 林业科技，1996，21（3）：32.

[12] 夏尔宁，陈琼华 . 黑木耳多糖的生物活性 . 中国药科大学学报，1989，20（4）：227.

[13] Misaki A,Kakuta M.Studies on interrelation of structure and antitumor effects of polysaccharides: antitumor action of periodatemodified，branched （1,3）-β-D-glucan of Auricularia，Auricula-judae,and polysaccharides confaining （1,3）glyco sidiclinkages.Carbohydr Res,1981,92:115.

[14] 徐淑玲，关崇芬 . 木耳冲剂的免疫功能研究 . 中国实验临床免疫学杂志，1993，5（6）：11.

[15] 齐德生，丁炎湖 . 黑木耳多糖抗肿瘤作用的实验研究 . 华中农业大学学报，1991，13（2）：160.

[16] 周慧萍，王寿如 . 黑木耳多糖的抗衰老作用 . 中国药科大学学报，1989，20（5）：303.

[17] 肖瑛，郝珊，熊秀敏，等 . 黑木耳对动脉粥样硬化家兔兔毛自由基及组织脂褐质含量的影响 . 同济医科大学学报，1993，22（3）：167.

[18] 何冰芳，陈琼华 . 黑木耳多糖对小鼠的抗生育作用 . 中国药科大学学报，1991，22（1）：48.

[19] 丁恒山 . 中国药用孢子植物 . 上海：上海科学技术出版社，1982：41.

[20] 赵因 . 毛木耳的药理作用及其临床应用 . 基层中药志，2001，15（1）：49.

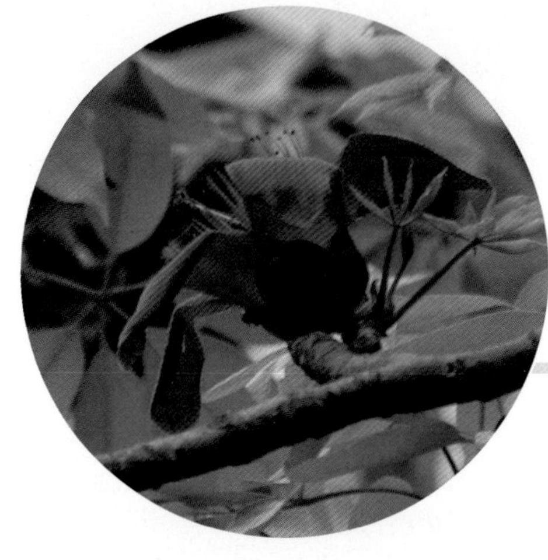

Mu mian 木 棉

Bombacis Flos
[英]Common Bombax Flower

【别名】木棉花、斑枝花、琼枝、攀枝花。

【来源】为木棉科植物木棉 *Bombax malabarica*（DC.）Merr. 的花。

【植物形态】多年生落叶大乔木。树皮深灰色，树干常有圆锥状的粗刺，分枝平展。掌状复叶；小叶 5~7 枚，长圆形至长圆状披针形，长 10~16cm，宽 3.5~5.5cm；小叶柄长 1.5~4cm。花生于近枝顶叶腋，先叶开放，红色或橙红色；萼杯状，厚，3~5 浅裂；花瓣肉质，倒卵状长圆形，两面被星状柔毛；雄蕊多数，下部合生成短管，排成 3 轮，内轮部分花丝上部分 2 叉，中间 10 枚雄蕊较短，不分叉，最外轮集生成 5 束，花药 1 室，肾形，盾状着生；花柱长于雄蕊；子房 5 室。蒴果长圆形，木质，被灰白色长柔毛和星状毛，室背 5 瓣开裂，内有丝状绵毛。种子多数，倒卵形，黑色，藏于绵毛内。

【分布】广西全区均有栽培。

【采集加工】春季开花时采收，阴干。

【药材性状】本品呈干缩的不规则团块状，长 5~8cm；子房及花柄多脱离。花萼杯状，长 2~4.5cm，3 或 5 浅裂，裂片钝圆、反卷，厚革质而脆，外表棕褐色或棕黑色，有不规则细皱纹；内表面灰黄色，密被有光泽的绢毛。花瓣 5 片，皱缩或破碎，完整者倒卵状椭圆形或披针状椭圆形，外表棕黄色或深棕色，密被星状毛，内表面紫棕色或红棕色，疏被星状毛。雄蕊多数，卷曲；残留花柱稍粗，略长于雄蕊。气微，味淡、微甘、涩。

【品质评价】以花朵大、完整、色棕黄者为佳。

【化学成分】花含有十六烷酸（hexadecanoic acid），α-雪松醇（α-cedrol），β-雪松醇（β-cedrol），3-甲基-3-氢苯并呋喃-2-酮 [3-methyl-2（3H）-benzofuranone]，十四烷酸（tetrade- canoic acid），苯甲酸（benzoic acid）等成分。另还含有十六烷酸乙酯（ethyl palmitic acid），β-谷甾醇（β-sitosterol），油酸乙酯（ethyl oleate），亚油酸乙酯（ethyl linoleate），硬脂酸乙酯（ethyl stearate），二十八烷（octacosane）等[1,2]。花萼含蛋白质（protein）[3] 等。

【药理作用】

1. 保肝　木棉花水提物对四氯化碳（CCl_4）所致的大鼠急性肝损伤，能降低血清谷丙转氨酶（ALT）及谷草转氨酶（AST）活性，对肝脂肪变性及肝细胞坏死均有保护作用[4]。木棉去皮木质部水提液、提取分离液 - 木棉 A 对 CCl_4 和 D- 半乳糖胺所致小鼠急性肝损伤均有保护作用。木棉木质部水提液 120mg/kg 对 CCl_4 和酒精所致小鼠急性肝损伤均有保护作用，60mg/kg 的水提液对 D- 半乳糖胺所致大鼠急性肝损伤，均可降低血清 ALT 和 AST 活性[5]。木棉根水煎液对 CCl_4 所致脂肪肝，气球样变，肝细胞坏死均有抑制作用[6]。

2. 抗菌　木棉花红色素对大肠杆菌、金黄色葡萄球菌、黑曲霉和酿酒酵母均有抑制作用。抑菌作用强弱的顺序为：金黄色葡萄球菌 > 酿酒酵母 > 大肠杆菌 > 黑曲霉[7]。木棉皮提取物浓度为 1 : 50 时，体外具抗金黄色葡萄球菌作用[6]。木棉花水煎液浓度在一定范围内对植物乳杆菌的生长有

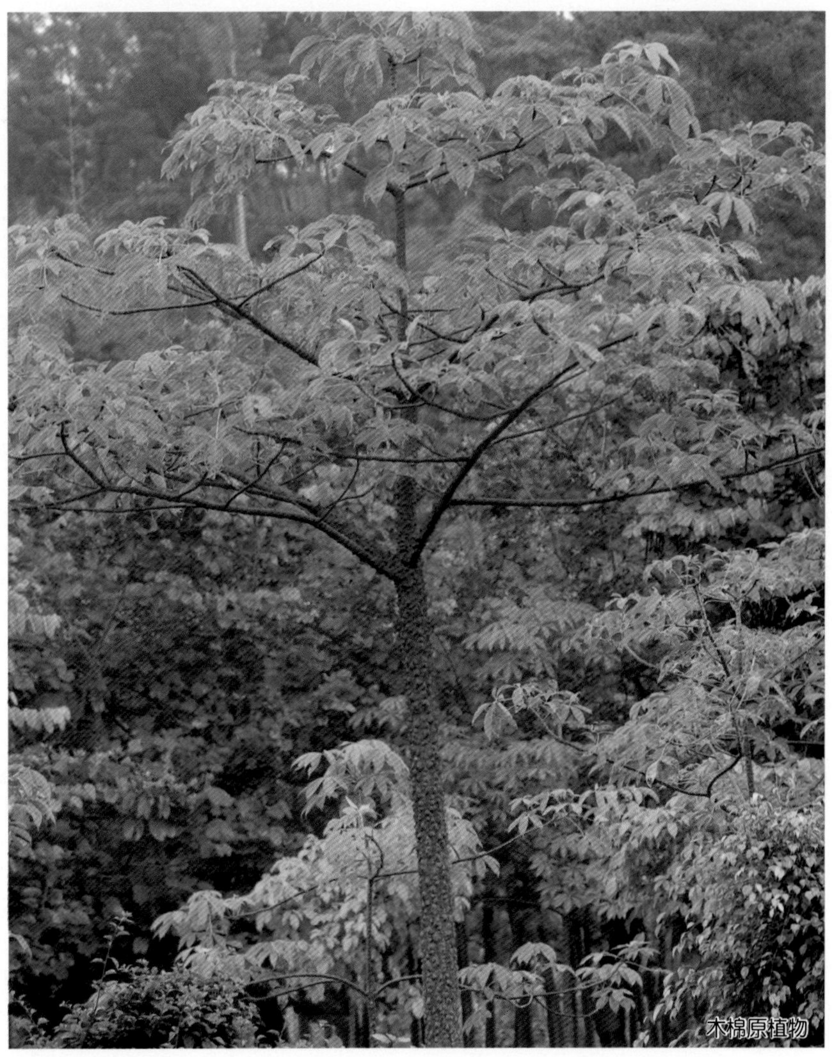
木棉原植物

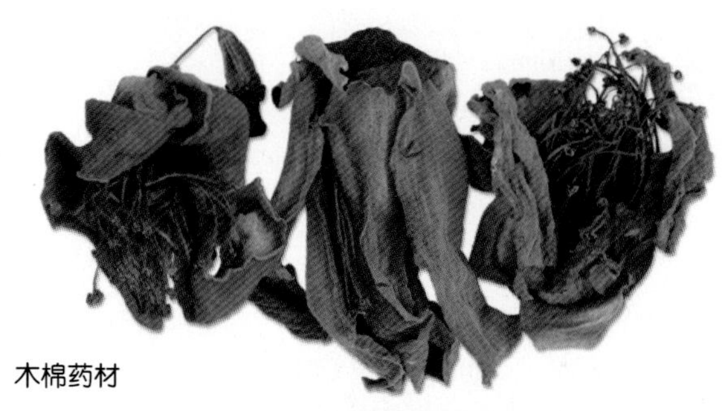
木棉药材

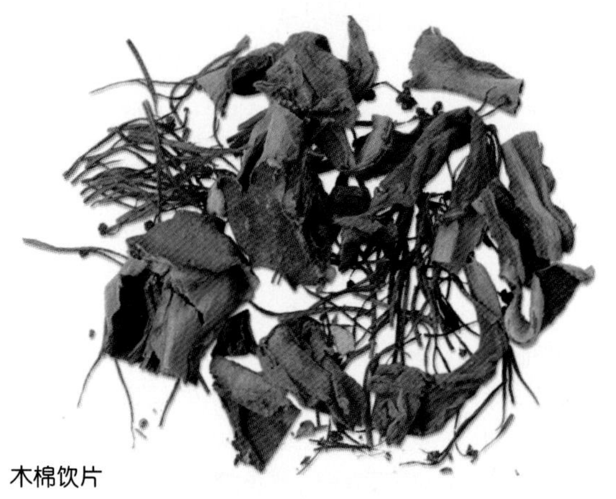
木棉饮片

较大促进作用，对双歧杆菌的生长也有一定的促进作用，而对嗜热链球菌生长的促进作用甚微。随着木棉花浓度的依次递增，植物乳杆菌增殖速度加快，而双歧杆菌的增殖速度较为平稳，木棉花浓度为4%时效力达到最大[8]。

3. 抗炎　木棉花醇提物中乙酸乙酯可溶性部分（GA）0.25g/kg、0.5g/kg腹腔注射，对小鼠角叉菜胶性足跖肿胀和小鼠二甲苯耳郭肿胀炎症均有较强抗炎作用，最大抑制率分别为49.1%和66.7%。GA 0.2g/kg对大鼠蛋清及角叉菜胶性足跖肿胀也有较强抑制作用，最大抑制率分别为78.3%和56.3%，其抑制作用与氢化可的松0.025g/kg相当[5,9]。木棉根水煎液对角叉菜胶性足肿有抑制作用[6]。

4. 抗肿瘤　木棉花籽水提物30g/kg灌胃对小鼠S180肉瘤有一定抑制作用，平均抑瘤率为30.0%。木棉花醇提取物1mg/ml作用24h，对人口腔上皮样癌KB、人胃癌SGC-7901、前列腺癌FGC三种人瘤细胞株的抑制率均达90%。2.5mg/ml作用4h对^{3}H-TdR渗入人白血病P388细胞的抑制率达94%。350mg/kg灌胃对L1210白血病小鼠的生命延长率达40%，对S180的抑制率达55%。木棉花水煎剂对小鼠肉瘤S180等瘤株也有抑瘤作用。木棉根水提物76mg/kg灌胃对S180的抑瘤率达54.5%。从木棉根中提取分离得到一种单体（双氢黄酮类化合物）0.112μg/ml、1.12μg/ml、11.2μg/ml和112μg/ml作用24h，对体外培养的人胃细胞低分化腺癌细胞系FGC85的抑制率分别为21.26%、82.68%、92.52%和97.44%。作用48h的抑制率分别为37.54%、100%、100%和100%[5]。

5. 解痉　木棉皮提取物对乙酰胆碱诱发的大鼠离体回肠痉挛收缩具有拮抗作用[6]。

6. 毒理　木棉皮提取物100g/kg给小鼠灌胃给药，观察7天，无异常反应。小鼠腹腔注射给药的半数致死量为1.93g/kg[7]。木棉花有中枢神经抑制作用，且具有剂量依赖性[10]。

【临床研究】

慢性单纯性鼻炎　木棉花（干品）沸水浸泡代茶饮，1周为1个疗程，连服2个疗程（治疗期间停用其他药物）。共治疗86例，治愈80例，好转6例，总有效率为100%[11]。

【性味归经】味甘、淡，性凉。归胃、大肠经。

【功效主治】止血，利湿，清热解毒。主治咯血，吐血，血崩，金疮出血，泄泻，痢疾，疮毒，湿疹。

【用法用量】内服：煎汤，9~15g，或研末服。

【使用注意】脾虚泄泻者慎用。

【经验方】

1. 咯血，呕血　木棉花14朵，呕血加猪瘦肉，咯血加冰糖同炖服。（《福建药物志》）
2. 细菌性痢疾，急慢性胃肠炎　鲜木棉花60g。水煎，冲冬蜜服。（《福建药物志》）
3. 湿热腹泻，痢疾　攀枝花15g，凤尾草30g。水煎服。（《四川中药志》1982年）
4. 暑天汗出烦热　攀枝花适量，开水泡服。（《四川中药志》1982年）

附　木棉根

味微苦，性凉。归肝、胃经。功效：祛风除湿，清热解毒，散结止痛。主治：风湿痹痛，胃痛，赤痢，瘰疬，跌打扭伤。内服：煎汤，15~30g。外用适量，浸酒搽或捣敷。

经验方　①胃痛：木棉根或树皮30g，两面针6g。水煎服。（《全国中草药汇编》）②风湿性关节炎：木棉根30~60g。水煎或浸酒服。（《福建药物志》）③跌打扭伤：木棉鲜根皮浸酒外搽或捣烂外敷。（《常用中草药彩色图谱》）

【参考文献】

[1] 王辉，曾志，曾和平．木棉花醇提物中乙酸乙酯溶解组分的化学成分研究．林产化工与工业，2004，24（2）：89.
[2] 王辉，曾志，曾和平．木棉花醇提物中石油醚溶解组分的化学成分研究．林产化工与工业，2003，23（1）：75.
[3] 国家中医药管理局《中华本草》编委会．中华本草．上海：上海科学技术出版社，1999：4387.
[4] Chiu H F,et al.Am J Chin Med, 1992, 20（3-4）:257.
[5] 齐一萍，郭舜民．木棉的化学成分与药理作用研究．福建医药杂志，2002，24（3）：119.
[6] Lin C C.Am J Chin Med, 1992, 20（2）:135.
[7] 余红英，尹艳，吴雅红，等．木棉花色素的微波提取及其抗菌作用．食品与发酵工业，2004，30（5）：92．
[8] 林燕文．木棉花对乳酸菌生长及保存活力的影响．微生物学杂志，2006，26（2）：53.
[9] 许建华，黄自强，李常春，等．木棉花乙醇提取物的抗炎作用．福建医学院学报，1993，27（2）：110.
[10] Zakir D.Pakistan J Sci Indust Res, 2006, 49（6）:410.
[11] 任永红．木棉花治疗慢性单纯性鼻炎86例．中国民间疗法，2004，12（12）：38.

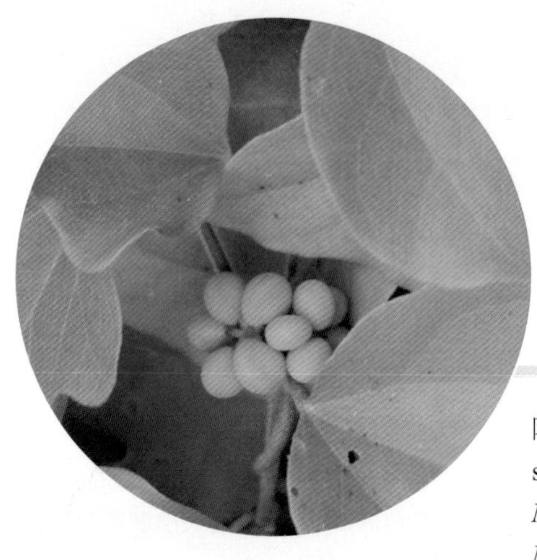

Mu fang ji
木防己

Cocculi Orbiculati Radix
[英]Orbicular Snailseed Root

【别名】土木香、牛木香、金锁匙、紫背金锁匙、百解薯、青藤根、青檀香。

【来源】为防己科植物木防己 *Cocculus orbiculatus*（L.）DC. 的根。

【植物形态】多年生木质藤本。嫩枝密被柔毛，老枝近于无毛，表面具直线纹。单叶互生；叶柄被白色柔毛；叶片纸质至近革质，形状变异极大，线状披针形至阔卵状近圆形、狭椭圆形至近圆形、倒披针形至倒心形，有时卵状心形，长 3~8cm，宽 1.5~5cm，先端渐尖、急尖或钝而有小凸尖，有时微缺或 2 裂，基部楔形、圆形或心形，边全缘或 3 裂，有时掌状 5 裂，两面被密柔毛至疏柔毛。聚伞花序单生或作圆锥花序式排列，腋生或顶生，被柔毛；花单性，雌雄异株；雄花淡黄色；萼片 6，外轮卵形或椭圆状卵形，内轮阔椭圆形；花瓣 6，倒披针状长圆形，先端 2 裂，基部两侧有耳，并内折；雄蕊 6，较花瓣短；雌花：萼片和花瓣与雄花相似；退化雄蕊 6，微小；心皮 6。核果近球形，成熟时紫红色或蓝黑色。

【分布】广西主要分布于横县、武鸣、宁明、龙州、乐业、隆林、天峨、贺州、邕宁等地。

【采集加工】挖出根后，洗净泥土及杂质或刮去栓皮，晒至半干，直径在 2cm 以上的对半劈开，或再对半劈开，晒干即可。

【药材性状】根圆柱形或扭曲，稍呈连珠状凸起，长 10~20cm，直径 1~2.5cm。表面黑褐色，有弯曲的纵沟和少数支根痕。质硬，断面黄白色，有放射状纹理和小孔。气微，味微苦。

【品质评价】以条匀、坚实者为佳。

【化学成分】本品含木防己碱(trilobine)，异木防己碱（*iso*-trilobine）[1,2]，木兰花碱(magnoflorine)，木防己胺(trilobamine)，去甲毛木防己碱（normenisarine），毛木防己碱（menisarine），表千金藤碱（*epi*-stephanine），木防己宾碱(coclobine)[1]，*N*- 氧化异木防己碱(*iso*-trilobine-*N*-2-oxide)，*N*- 去甲基木防己碱（*N*-nortrilobine）[2]。

【药理作用】

1. 抗心律失常 盐酸木防己碱 5mg/kg、10mg/kg 静注或腹腔注射，对氯仿、毒毛花苷 G、氯仿 - 肾上腺素、氯化钙、乙酰胆碱、氯化钡所诱发的心律失常均有对抗作用。盐酸木防己碱 0.5mg/kg 脑室注射或 5mg/kg 静注均能对抗脑室注射木防己毒素性心律失常，说明其抗心律失常作用除了直接对心肌作用外，还具有中枢作用 [3]。碘化二甲基木防己碱（DTI）0.25~1mg/kg 静注或腹腔注射对乌头碱、氯仿 - 肾上腺素、毒毛花苷 G 诱发的心律失常亦有一定的对抗作用。DTI 1.5mg/kg 腹腔注射使豚鼠心室肌动作电位平台期延长，3.0 μmol/L 使家兔离体心房肌功能不应期延长 [4]。

2. 肌肉松弛作用 DTI 对大鼠、家兔、猫均有肌松作用。家兔垂头试验的剂量为（0.16 ± 0.03）mg/kg，较筒箭毒

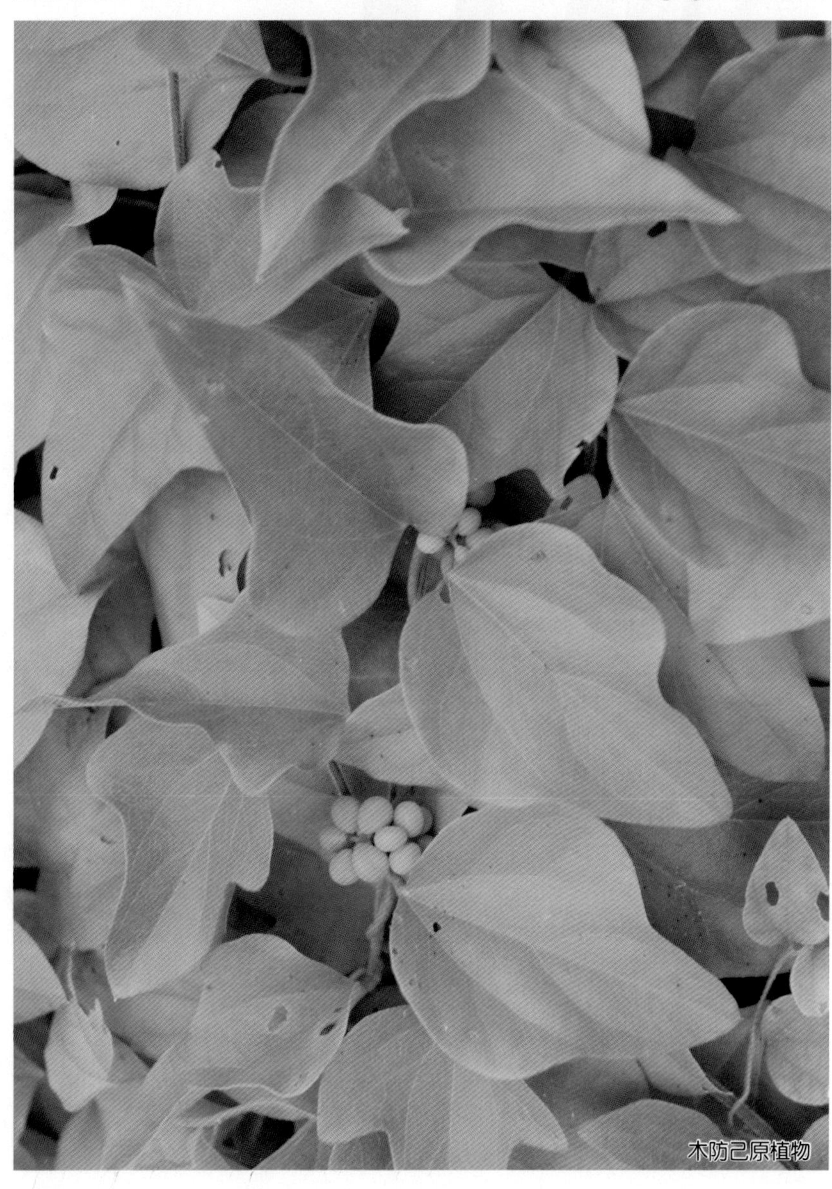
木防己原植物

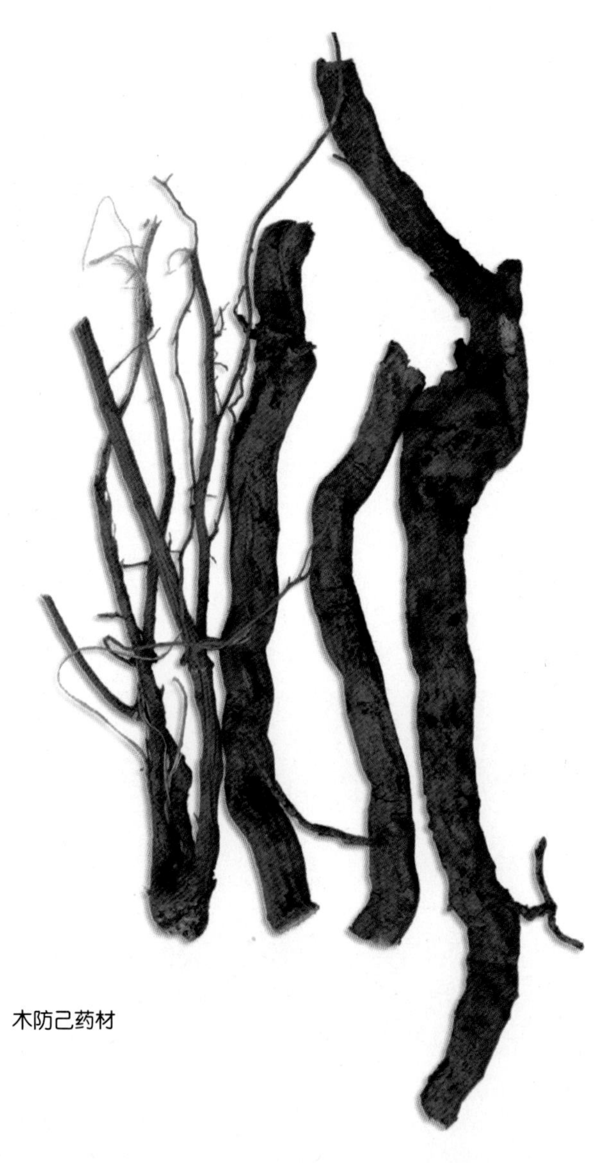
木防己药材

碱的剂量小，两药合用呈相加作用。麻醉兔、猫、大鼠静注 DTI 0.55~4.0mg/kg 均能使间接刺激坐骨神经产生的胫前肌最大颤搐完全阻断[5]。DTI 对肌肉本身无直接作用，其作用部位在突触后膜，与乙酰胆碱竞争 N_2 受体[6,7]，属非去极化型肌松剂。

3. 降压　猫静注木防己碱 1.25~20mg/kg 呈降压效应，并有剂量依赖关系，阿托品、普萘洛尔、溴化六甲双胺或切断迷走神经均不能阻断其降压效应[8]。给麻醉动物（猫、犬、兔、大鼠）静注 DTI 0.00625~1.0mg/kg 可使血压下降 24.3%~61.5%，并有剂量依赖性。犬间隔 24h 静注及大鼠连续静注给药，DTI 降压作用无快速耐受性[9]。DTI 3mg/kg、10mg/kg 口服，均使大鼠收缩压、麻醉大鼠平均压降低，0.5mg/kg 静注对急性肾型高血压大鼠有降压作用[10]，降压机制主要与其对神经节阻断作用有关[5,9,10]，可能与抑制肾素 - 血管紧张素系统也有一定的关系[7]。

4. 抑菌　木防己甲醇提取物对柿角斑病菌、梨锈病菌、水稻稻瘟病菌、水稻纹枯病菌、玉米炭疽病菌都有很好的抑制作用[11]。

5. 麻醉等作用　木防己碱小剂量兴奋兔小肠、子宫，大剂量使之麻醉。木防己碱可使蛙的瞳孔缩小，蛙、小鼠、兔的呼吸麻痹[12]。木防己多糖有一定的清除羟自由基和超氧阴离子自由基的作用[13]。

6. 体内过程　家兔静注木防己碱 40mg/kg 后药时数据符合二室开放模型，$t_{1/2}\beta$ 为 0.95~1.54h，揭示该药静脉注射后消除快[14]。

7. 毒理　盐酸木防己碱小鼠腹腔注射的半数致死量（LD_{50}）为 52mg/kg，大鼠的 LD_{50} 为 162mg/kg，给药后出现不同程度腹部刺激症状，随后安静闭眼垂头。碘化二甲基木防己碱小鼠口服的 LD_{50} 为 522.0mg/kg，静注为 2.23mg/kg[9]。亚急性毒性试验表明碘化二甲基木防己碱不引起心、肝、肾明显病理变化[5]。

【临床研究】

1. 类风湿关节炎　口服抗类风湿胶囊（防己、蚕沙、滑石、苦参、百部等），每次 3 粒，每日 3 次，儿童酌减。结果：共治疗急性期类风湿关节炎 135 例，痊愈 17 例，显效 35 例，好转 79 例，无效 4 例，总有效率为 97.1%[15]。

2. 小儿尿白症　用方（防己 5~8g，党参 8~10g，白术 15g，茯苓 6~8g，甘草 2~3g，陈皮 2~4g）随证加减。共治疗 100 例，均获痊愈[16]。

3. 煤工尘肺病　防己 4 份，青木香 1 份，粉碎成细粉；黄芪 1 份煎煮浓缩，与细粉泛成小丸。每日睡前服药 3g，连服 3 个月为 1 个疗程，疗程间歇停约 1 月，服药时间半年至 1 年。共治疗 69 例，好转 4 例，稳定 63 例，2 例显示延缓进展，无 1 例近期加重[17]。

4. 热痹　木防己酒治热痹 120 例，痊愈 51 例，占 42.5%；好转 39 例，占 35%；有效 22 例，占 18.3%，总有效率达 93. 3%。口服后大多数病人首先感到发热症状减轻，疼痛缓解。实验室检查血沉、抗“O”恢复较慢[18]。

【性味归经】味苦、辛，性寒。归脾、肾、膀胱经。

【功效主治】祛风除湿，通经活络，解毒消肿。主治咽喉肿痛，风湿痹痛，水肿，小便淋痛，跌打损伤，疮疡肿毒，湿疹，毒蛇咬伤。

【用法用量】内服：煎汤，5~10g。外用适量，煎水熏洗；捣敷；或磨浓汁涂敷。

【使用注意】阴虚、无湿热者及孕妇慎服。

【经验方】

1. 湿疹流黄水　木防己根 30g，土茯苓、仙鹤草各 15~18g，土大黄 12~15g，甘草 6~9g。水煎，每日早晚饭前各服 1 次，忌食酸辣鱼腥。（《天目山药用植物志》）

2. 毒蛇咬伤　①木防己、黄蜀葵根各适量。磨白酒，从上而下涂敷伤口。②木防己、红叶青木香、山苦瓜、青木香、麻口皮子药等份。研末，每次用药末 30g，加烧酒 120g，擂取汁，自上而下，从外向内涂于伤口周围肿处。有全身症状者，内服药末 3~6g，开水送服。（《湖南药物志》）

3. 胃痛，中暑腹痛　木防己根 8g，青木香 6g。水煎服或嚼服。(《湖南药物志》)
4. 鼻咽癌　鲜木防己、鲜野荞麦、鲜土牛膝各 30g。水煎服。(《青岛中草药手册》)
5. 中耳炎　木防己根用白酒磨浓汁滴耳内。(《青岛中草药手册》)
6. 肾病水肿及心脏性水肿　木防己 21g，车前草 30g，薏米 30g，瞿麦 15g。水煎服。(《青岛中草药手册》)
7. 风湿痛、肋间神经痛　木防己、牛膝各 15g. 水煎服。(《浙江药用植物志》)
8. 胸膈支饮，其人喘满，心下痞坚，面色黧黑，其脉沉紧，得之数十日，医吐下之不愈　木防己三两，石膏十二枚（鸡子大），桂枝三两，人参四两。上四味以水六升，煮取二升，分温再服。(《金匮要略》木防己汤)
9. 血淋　木防己 60g，蝼蛄 2 个。水煎服。(《福建药物志》)
10. 遗尿，小便涩　防己、葵子、防风各一两，上三味，以水五升煮取三升半，分三服，散服亦佳。(《千金要方》，后世称此方为三物木防己汤)

【参考文献】

[1] 陈海生，梁华清，廖时萱 . 木防己化学成分研究 . 药学学报，1991，26（10）：755.
[2] 国家中医药管理局《中华本草》编委会 . 中华本草 . 上海：上海科学技术出版社，1999：1945.
[3] 周俊杰，赵更生 . 盐酸木防己碱的抗心律失常作用 . 中国药理学与毒理学杂志，1988，2（2）：89.
[4] 明祯，赵更生 . 碘化二甲基木防己碱对实验性心律失常及心肌电活动的作用 . 药学学报，1984，19（1）：12.
[5] 梁颖彬，王莉芳，张丽英 . 碘化二甲基木防己碱肌松作用的研究 . 陕西新医药，1984，2（5）：55.
[6] 曹永孝，车锡平，袁秉祥 . 碘化二甲基木防己碱对神经肌肉接头传递的作用 . 药学学报，1986，21（10）：781.
[7] 曹永孝，车锡平 . 碘化二甲基木防己碱的药物 - 受体相互作用 . 研究药学学报，1987，22（6）：462.
[8] 谭建权，楚正绪，邱成之，等 . 盐酸木防己碱对猫血压的影响 . 第二军医大学学报，1983，4（3）：171.
[9] 刘军保，车锡平 . 碘化二甲基木防己碱的降压作用 . 药学学报，1984，19（5）：338.
[10] 刘军保，车锡平 . 碘化二甲基木防己碱对清醒及急性肾型高血压大鼠的降压作用 . 药学学报，1984，19（10）：790.
[11] 杨程 . 中药植物木防己抑菌活性的初步研究 . 南方园艺，2009，20（1）：5.
[12]《全国中草药汇编》编写组 . 全国中草药汇编（上册）. 北京：人民卫生出版社，1975：173.
[13] 杨海东，陈艳梅，刘淑芳，等 . 木防己多糖的组成及其清除活性氧自由基的作用 . 河北北方学院学报（医学版），2005，22（2）：5.
[14] 徐克意，谭建权，叶晓炜，等 . 盐酸木防己碱的高效液相测定及在兔体内的药代动力学研究 . 药学学报，1987，22（9）：704.
[15] 侯丽萍，郝惠兰，王秀玲，等 . 抗类风湿胶囊治疗类风湿关节炎（急性期）135 例临床观察 . 山西中医，1992，8（5）：24.
[16] 于庆平 . 异功散加木防己治疗小儿尿白症 100 例 . 湖北中医杂志，1986，（1）：55.
[17] 毕常康 . 复方防己丸治疗煤工尘肺 . 四川中医，1986，（1）：17.
[18] 孙殿浩 . 木防己酒治疗热痹 120 例临床总结 . 山东中医杂志，1987，6（6）：21.

Mu fu rong

木芙蓉

Hibisci Mutabilis Flos et Folium

[英]Cottonrose Hibiscus Flower or Leaf

【别名】七星花、旱芙蓉、三变花。

【来源】为锦葵科植物木芙蓉 *Hibiscus mutabilis* L. 的花和叶。

【植物形态】多年生落叶灌木或小乔木。小枝、叶柄、花梗和花萼均密被星状毛与细绵毛。叶互生；托叶披针形，常早落；叶宽卵形至卵圆形或心形，直径 10~15cm，常 5~7 裂，裂片三角形，先端渐尖，具钝圆锯齿，上面疏被星状细毛和点，下面密披星状细绒毛。花梗近端具节；小苞片 8，线形；萼钟形，裂片 5，卵形；花初开时白色或粉红色，后变深红色，花瓣近圆形，外面被毛，基部具髯毛；雄蕊柱无毛，花柱 5；疏被毛。蒴果扁球形，被淡黄色刚毛和绵毛。种子肾形，背面被长柔毛。

【分布】广西主要分布于南宁、河池、柳州、玉林、梧州等地。

【采集加工】选择晴天早晨，花开半时采摘，摊放在竹匾内，置烈日下暴晒，经常翻动，约晒 3 天即可。

【药材性状】叶多卷缩，破碎，完整者展平后呈卵状心形，3~7 浅裂，裂片三角形。上表面暗黄绿色，下表面灰绿色，叶脉 7~11 条，两面突起。气微，味微辛。

花呈不规则圆柱形，具副萼，10 裂，裂片条形；花冠直径约 9cm，花瓣 5 或为重瓣，为淡棕色至棕红色；花瓣呈倒卵圆形，边缘微弯曲，基部与雄蕊柱合生；花药多数，生于柱顶，雌蕊 1，柱头 5 裂。气微香，味微辛。

【品质评价】叶以完整、色黄绿者为佳；花以完整、色淡紫、气香者为佳。

【化学成分】木芙蓉叶挥发油中的主要成分为棕榈酸（palmitic acid），（*E*，*E*）-2,4- 癸二烯醛 [（*E*，*E*）-2,4-decadienal]，邻苯二甲酸二丁酯（dibutylphthalate），4- 羟基 -4- 甲基 -4H- 萘 -1- 酮（4-hydroxy-4- methyl-4H-naphthoxy-1-one），（*R*）-5,6,7,7*a*- 四氢化 -4,4,7*a*- 三甲基 -2（4H）- 苯并呋喃酮 [（*R*）-5,6,7,7*a*-tetrahydro-4,4,7*a*-trimethyl-2（4H）-benzofuran]，（*E*，*E*）-6,10,14- 三甲基 -5,9,13- 十五三烯 -2- 酮 [（*E*,*E*）-6，10，14-trimethyl-5,9,13-pentadecaenyl-2-one]，苯乙醛（phenyl acetaldehyde），植醇（phytol），6,10,14- 三甲基 -2- 十五烷酮（6,10,14-trimethyl-2-pentadecanone）等 [1]。

叶含黄酮苷（flavonoid glycoside）、

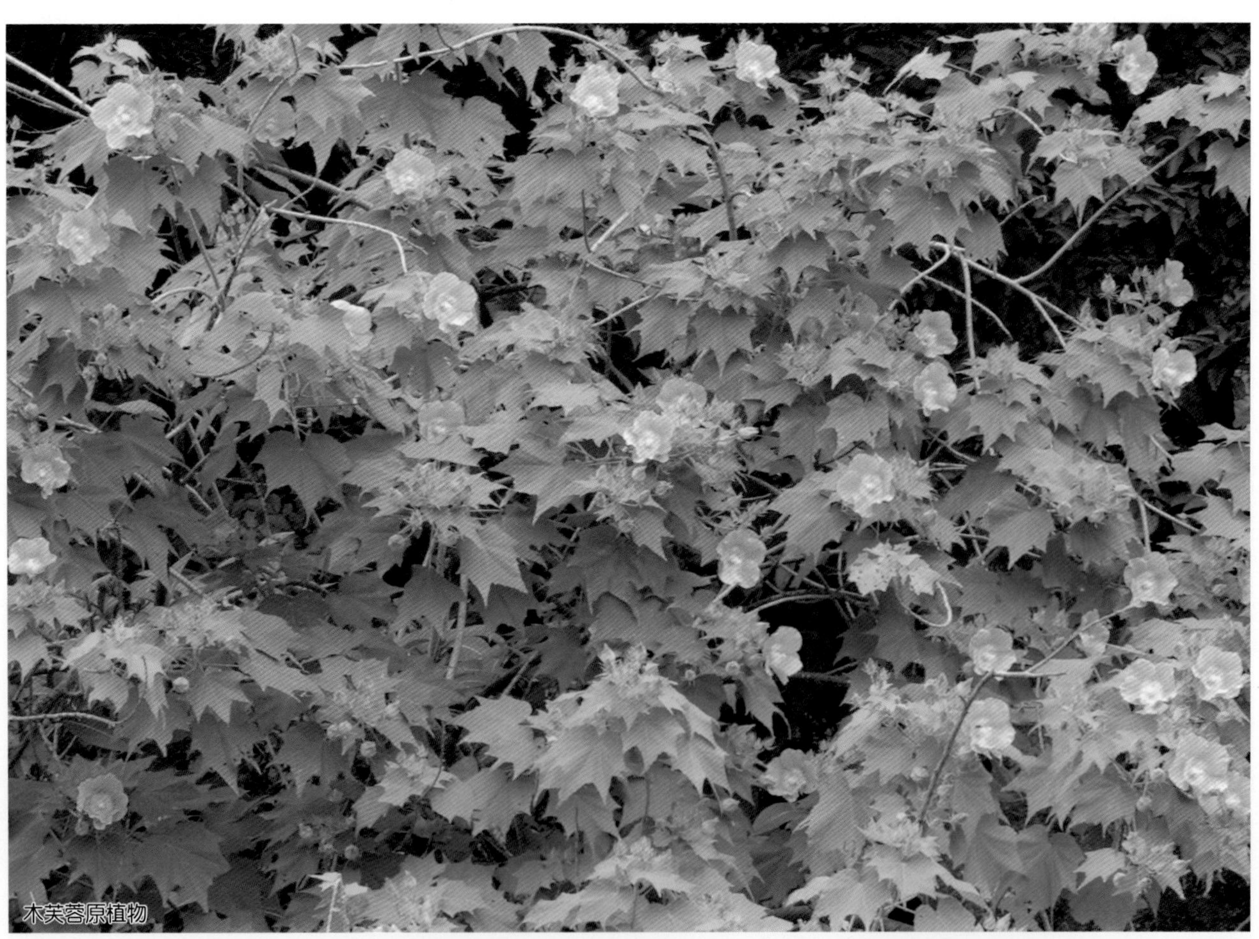

木芙蓉原植物

酚类（phenols）、氨基酸（amino acid）、鞣质（tannin）、还原糖等多种成分。有二十四烷酸（tetracosanoic acid），β-谷甾醇（β-sitosterol），胡萝卜苷（daucosterol），水杨酸（salicylic acid），大黄素（emodin），山柰酚-3-O-β-芸香糖苷（kaempferol-3-O-β-rutinoside），山柰酚-3-O-β-刺槐双糖苷（kaempferol-3-O-β-robino binoside）及山柰酚-3-O-β-D（6-E-对羟基桂皮酰基）-葡萄糖苷[kaempferol-3-O-β-D-（6-E-p-hydroxycin namoyl）-glucopyranoside][2]。还含延胡索酸（fumaric acid）及芦丁（rutin）[3]。花含黄酮苷和花色苷(anthocyanin),前者有异槲皮苷(iso-quercitrin)、金丝桃苷（hyperoside）、芸香苷（rutin）、槲皮素-4′-葡萄糖苷(quercetin-4′-glucoside)即绣线菊苷(spiraeoside)、槲皮黄苷（quercimeritrin）、花色苷有矢车菊素-3，5-二葡萄糖苷（cyanidin-3，5-diglucoside）、矢车菊素-3-芸香糖苷-5-葡萄糖苷（cyanidin-3-rutinoside-5-glucoside）、矢车菊素-3-接骨木二糖苷（cyanidin-3- sambubioside）。还含槲皮素（quercetin），山柰酚（kaempferol），二十九烷（nonacosane），β-谷甾醇（β-sitosterol），白桦脂酸（betulinic acid），硬脂酸己酯（hexyl stearate），豆甾-3,7-二酮（stigmasta-3,7-dione），豆甾-4-烯-3-酮（stigmasta-4-ene-3-one）及三十四烷醇（tetratriacontanol）[3]。

【药理作用】

1. 抗炎　木芙蓉叶水煎剂 3g/kg 腹腔注射对小鼠巴豆油耳郭肿胀、3g/kg 和 5g/kg 腹腔注射及 10g/kg 和 20g/kg 灌胃对大鼠角叉菜胶性足肿胀，10g/kg 和 20g/kg 皮下注射对小鼠腹腔毛细血管通透性、3g/kg 和 5g/kg 腹腔注射对大鼠棉球肉芽肿组织增生均有抑制作用，但无解热作用[4,5]。木芙蓉叶总黄酮对角叉菜及蛋清所致的大鼠足肿胀、乙酸引起的小鼠腹腔毛细血管通透性、二甲苯造成的小鼠非特异性耳肿胀均具有良好抑制作用。木芙蓉水煎剂对角叉菜所致大鼠足肿胀有抑制作用，切除大鼠双侧肾上腺后仍有抑制作用，表明其具有明确的抗非特异性炎症作用[6]。

2. 保肝　木芙蓉能降低四氯化碳（CCl_4）所致大鼠肝损伤血清中谷丙转氨酶（ALT）、谷草转氨酶（AST）的升高，减轻 CCl_4 对肝细胞的病理损伤[7]。木芙蓉叶提取物可降低 CCl_4 所致大鼠肝纤维化的血清 ALT、AST、透明质酸、层黏连蛋白、Ⅲ型前胶原、Ⅳ型胶原、丙二醛含量升高，升高超氧化物歧化酶、谷胱甘肽过氧化物酶及白蛋白水平，减轻肝纤维化程度[8]。

3. 体外抑虫、抑菌　木芙蓉叶水煎剂及粉剂 40g/L 可使管中滴虫受到不同程度抑制，80g/L 管中未见活动的虫体，经传代培养 48h 也未见活动虫体。木芙蓉体外对铜绿假单胞菌及大肠杆菌 1∶2 有抑制作用，对葡萄球菌 1∶4 有抑制作用。10% 芙蓉叶对金黄色葡萄球菌、溶血性链球菌、铜绿假单胞菌有较强抑制作用[6]。

4. 对肾缺血再灌注损伤保护作用　木芙蓉叶总黄酮可改善肾缺血再灌注损伤所致的肾功能下降及肾组织病理损伤[9]。

5. 毒理　木芙蓉叶有效成分无论 S9 存在与否，对鼠伤寒沙门菌 TA97、TA98、TA100、TA102 均无致突变作用。小鼠单次灌胃给予木芙蓉叶总黄酮，剂量相当于有效剂量的 150 倍时未见毒性反应[10]。木芙蓉水煎剂对狗及大鼠连续给药 2 个月后，动物一般状态正常，心电图、血液流变学、肝肾功能等均在正常范围内。心、肝、脾、肺、肾的组织结构和细胞均未发现明显的病理改变。芙蓉叶水煎剂腹腔注射的半数致死量为 22g/kg，灌胃给药最大耐受量为 100g/kg。芙蓉叶水煎剂对黏膜无刺激性，过敏试验也未见过敏反应[6,10]。

【临床研究】

1. 阑尾周围脓肿　治疗组根据不同季节取本地培植的木芙蓉叶、花或根皮，加适量米醋、食盐捣烂成药糜，视肿块大小，敷于相应处约 1cm 厚，范围超过肿块外缘 2~3cm，每天 1~2 次，以药糜干燥为原则更换，直至肿块消失或病人出院。对照组不做其他特殊处理。两组病人入院后均给予补液、抗感染治疗。结果：共治疗 288 例，治愈 268 例，占 93.1%；显效 16 例，占 5.6%；有效 3 例，占 1.0%；无效 1 例（后转手术治疗），占 0.3%，住院时间 9~22 天，平均 14 天。治疗组疗效明显优于对照组（$P<0.05$）[11]。

2. 滴虫性阴道炎　先用 0.1% 高锰酸钾溶液坐浴，继用木芙蓉花叶洗剂（木芙蓉花叶 500g，水煎去渣，冷却后装瓶备用）擦洗，每日 1 次，每 5~7 天为 1 个疗程。未婚者用导尿管冲洗。结果：共治疗 65 例，经治疗 1 个疗程后复查，镜检转阴者共 55 例，未见效 10 例；未见效病例经继续治疗 3~5 天，转阴者 3 例。有效 58 例，有效率为 89.7%，无效 7 例（其中未婚 1 例）。有效病例中有 2 例合并真菌性阴道炎亦同期治愈[12]。

3. 少儿乳房异常发育症　新鲜木芙蓉叶数片，加入适量米醋捣烂调成糊状，直接外敷在乳头肿大部位，纱布覆盖，胶布固定，每天更换 1 次，7 天为 1 个疗程，连续治疗 2 个疗程。结果：共治疗 60 例，临床治愈 50 例，占 83%；好转 7 例，占 12%；无效 3 例，占 5%，总有效率 95%[13]。

4. 急性乳腺炎　鲜木芙蓉叶 100~150g，捣烂，茶油调和外敷病侧乳房上，每日 2~3 次，长时间保留（需授乳时，温开水洗净乳房，并及时排空乳汁）。结果：共治疗 36 例，全部治愈，症状在 2~5 天内消失，总有效率达 100%，且对母体及新生儿、婴儿无毒副作用[14]。

5. 流行性腮腺炎　将干木芙蓉花研成细面，用鸡蛋清调成糊状（或鲜芙蓉花直接捣烂，无花用叶亦可），敷于肿胀的腮腺处，厚 0.2cm，面积可略超过肿胀部位，用干净敷料覆盖，每日换药 1 次，不再用其他药治疗，连用 4 天。结果：共治疗 70 例，治愈 54 例（体温恢复正常，腮腺肿痛消失，白细胞总数及粒细胞、淋巴细胞比例正常）；好转 16 例（体温恢复正常，腮腺痛消失，肿胀减轻，白细胞总数恢复正常），且未发现明显毒副作用[15]。

6. 肌注硬结　治疗组用木芙蓉叶软膏（新鲜木芙蓉叶 50g 或干叶 25g 洗净，捣碎，加凡士林制成 1:4 软膏），用无菌纱布平铺于硬结处，将软膏均匀涂于纱布上，反折纱布，包好，外盖塑料薄膜，胶布固定，每日或隔日换药 1 次，3~4 天为 1 个疗程，一般以 1~2 个疗程为限。对照组用热毛巾或热水袋局部热敷。结果：治疗组和对照组各 28 例。

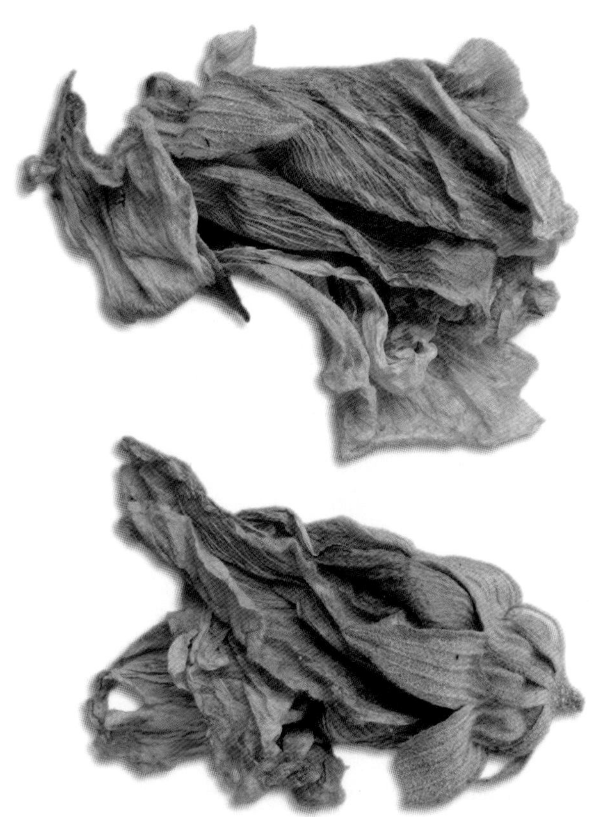
木芙蓉花药材

治疗组有效率92.86%，效果明显优于对照组（$P<0.01$）[16]。

7. 静脉炎　取适量鲜木芙蓉的花和叶捣碎，敷在患处一薄层（约0.3cm）用纱布包扎，每日早晚各换药1次。结果：共治疗32例，其中静脉硬化轻度15例，治疗后显效14例，有效1例；静脉硬化中度16例，治疗后显效4例，有效12例；静脉硬化重度1例，治疗无效，总有效率为96.9%。敷药后见效最快者1天，最慢者7天，平均3.5天[17]。

木芙蓉叶

【性味归经】味辛、微苦，性凉。归肺、肝经。

【功效主治】清肺凉血，解毒消肿。主治目赤肿痛，肺热咳嗽，缠身蛇丹，痈疽肿毒，脓疱疮，水火烫伤，跌打扭伤。

【用法用量】内服：煎汤，10~30g。外用适量；研末调敷或捣敷。

【使用注意】孕妇禁服。

【经验方】

1. 痈疽肿毒　重阳前取木芙蓉叶（研末），端午前取苍耳（烧存性，研末）等份。蜜水调涂四周，其毒自不走散。（《古今医统大全》铁井栏）
2. 阳疮红焮，收根束毒　木芙蓉叶（秋采）六钱，榆面二两，生大黄五钱，皮硝一两。研细，葱汁、童便调敷留顶，不特收束根脚，初起敷之可消。（《疡医大全》芙蓉膏）
3. 缠身火丹（带状疱疹）　木芙蓉鲜叶阴干研末，调米浆涂抹患处。（《福建中草药》）
4. 毒蛇咬伤　（木芙蓉）鲜叶、花适量。洗净，加食盐少许。捣敷伤口周围肿胀处，每天换2次。（《浙江药用植物志》）
5. 跌打扭伤　（木芙蓉）鲜叶、花适量，捣烂外敷；或晒干研粉，酒、醋或茶汁调搽。（《浙江药用植物志》）
6. 腮额肿痛，或破成疮　芙蓉叶不拘多少。捣烂敷之，以帛系定，日一换。（《奇效良方》芙蓉敷方）
7. 赤眼肿痛　芙蓉叶末，水和，贴太阳穴。（《飞鸿集》清京膏）
8. 肺痈　木芙蓉叶15g（或根60g）。煎水，加蜂蜜适量调服。（《安徽中草药》）
9. 小儿惊风肚痛及急惊风　取（木芙蓉）嫩叶，捣烂，入鸡蛋，煎熟作饼，贴儿脐上，冷则随换。（《岭南采药录》）

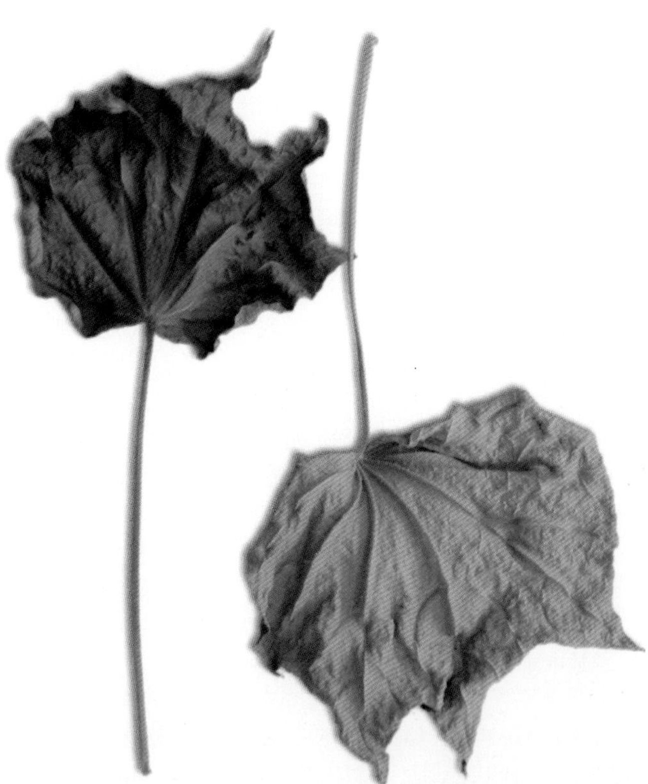
木芙蓉叶药材

木芙蓉花

【性味归经】味辛、微苦，性凉。归肺、心、肝经。

【功效主治】清热解毒，凉血止血，消肿排脓。主治目赤肿痛，肺热咳嗽，吐血，崩漏，带下，水火烫伤，跌打损伤，痈疮疖肿。

【用法用量】内服：煎汤，9~15g；鲜品30~60g。外用适量，研末调敷或捣敷。

【使用注意】虚寒病人及孕妇禁服。

【经验方】

1.痈疽肿毒　木芙蓉花叶、丹皮，煎水外洗。（《湖南药物志》）

2.水烫伤　木芙蓉花晒干，研末，麻油调搽患处。（《湖南药物志》）

3.蛇头疔，天蛇毒　鲜木芙蓉花 60g，冬蜜 15g。捣敷，每日换 2~3 次。（福建《民间实用草药》）

4.虚痨咳嗽　芙蓉花 60~120g，鹿衔草 30g，黄糖 60g，炖猪心、猪肺服，无糖时加盐亦可。（《重庆草药》）

5.吐血，子宫出血，火眼，疮肿，肺痈　芙蓉花 9~30g。水煎服。（《上海常用中草药》）

6.经血不止　芙蓉花、莲蓬壳等份。为末，每服二钱，空心，米饮调服。（《妇人良方》）

【参考文献】

[1] 郭华，侯冬岩，回瑞华．超临界二氧化碳萃取木芙蓉叶油的研究．中国中药杂志，2006，31（14）：1203.

[2] 姚莉韵，陆阳，陈泽乃．木芙蓉叶化学成分研究．中草药，2003，34（3）：201.

[3] 国家中医药管理局《中华本草》编委会．中华本草．上海：上海科学技术出版社，1999：4351，4352.

[4] 徐娅．木芙蓉叶的抗炎作用及其毒性研究．福建医药杂志，1989，11（3）：24.

[5]《全国草药汇编》编写组．全国中草药汇编（上册）．北京：人民卫生出版社，1975：174.

[6] 林浩然，郑幼兰，陈仁通，等．木芙蓉治疗滴虫性阴道炎及霉菌性阴道炎的实验和临床研究．医学通讯，1990，19（10）：22.

[7] 沈钦海，马臻，陈国民．木芙蓉对四氯化碳大鼠急性肝损伤的保护作用．现代医药卫生，2006，22（5）：636.

[8] 沈钦海，秦召敏，孙志军．木芙蓉叶提取物对大鼠慢性肝损伤的实验性研究．时珍国医国药，2010，21（5）：1273.

[9] 符诗聪，罗仕华，周玲珠，等．木芙蓉叶有效组分对大鼠肾缺血再灌注损伤中 TNF-α 的影响．中国中西医结合杂志，2005，6（25）：78.

[10] 符诗聪，张慧娟，马景，等．木芙蓉叶有效组分致突变与急性毒性实验研究．广西科学，2002，9（1）：53.

[11] 何春林．木芙蓉外敷辅助治疗阑尾周围脓肿 288 例．中国中西医结合杂志，2000，20（3）：229.

[12] 林浩然．木芙蓉花叶洗剂治疗滴虫性阴道炎 65 例．福建医药杂志，1984，（6）：23.

[13] 黄水，欧丽卿．木芙蓉叶外敷治疗少儿乳房异常发育症 60 例疗效观察．中国妇幼保健，2004，19（1）：60.

[14] 陈庆雨，杨红英．木芙蓉叶治疗急性乳腺炎 36 例．福建中医药，2005，36（6）：55.

[15] 任敬威，张增图．外敷木芙蓉花治流行性腮腺炎．新中医，1994，（2）：44.

[16] 王文玲，王秀香．木芙蓉叶外敷治疗肌注硬结．中医外治杂志，2002，11（5）：44.

[17] 孙立志，张建新．木芙蓉花、叶外敷治疗静脉炎．中华护理杂志，1991，（8）：340.

Mu jiang zi

木姜子

Litseae Mollis Fructus
[英]Hairyleaf Litse Fruit

【别名】山胡椒、大木姜、香佳子、猴香子、生姜材、山苍子。

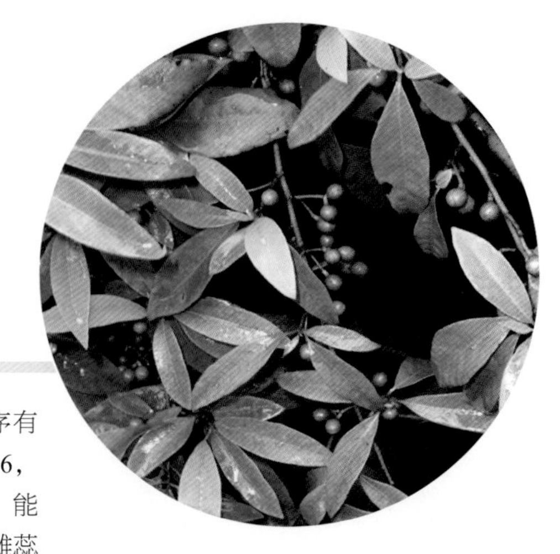

【来源】为樟科植物木姜子 *Litsea mollis* Hemsl. 的成熟果实。

【植物形态】多年生落叶小乔木。幼枝黄绿色，被灰色柔毛，老枝黑褐色，无毛；顶芽圆锥形，鳞片无毛。叶互生，常聚生于枝顶；叶柄有毛，后变无毛；叶片披针形或倒卵状披针形，长 5~15cm，宽 2.5~5.5cm，先端短尖，基部楔形，上面深绿色，无毛，下面淡绿色，幼时被绢状柔毛，后脱落渐变无毛或沿中脉有稀疏毛。伞形花序腋生；花单性，雌雄异株，每花序有花 8~12 朵，先叶开放；花被裂片 6，倒卵形，外面有稀疏柔毛，黄色；能育雄蕊 9，花丝仅基部有毛；退化雌蕊细小，无毛。果球形，成熟时蓝黑色；有疏毛，先端略增粗。

【分布】广西主要分布于平南、藤县、桂平、邕宁、武鸣、南宁、隆林、凌云等地。

【采集加工】秋季果实成熟时采收，除去杂质，晒干。

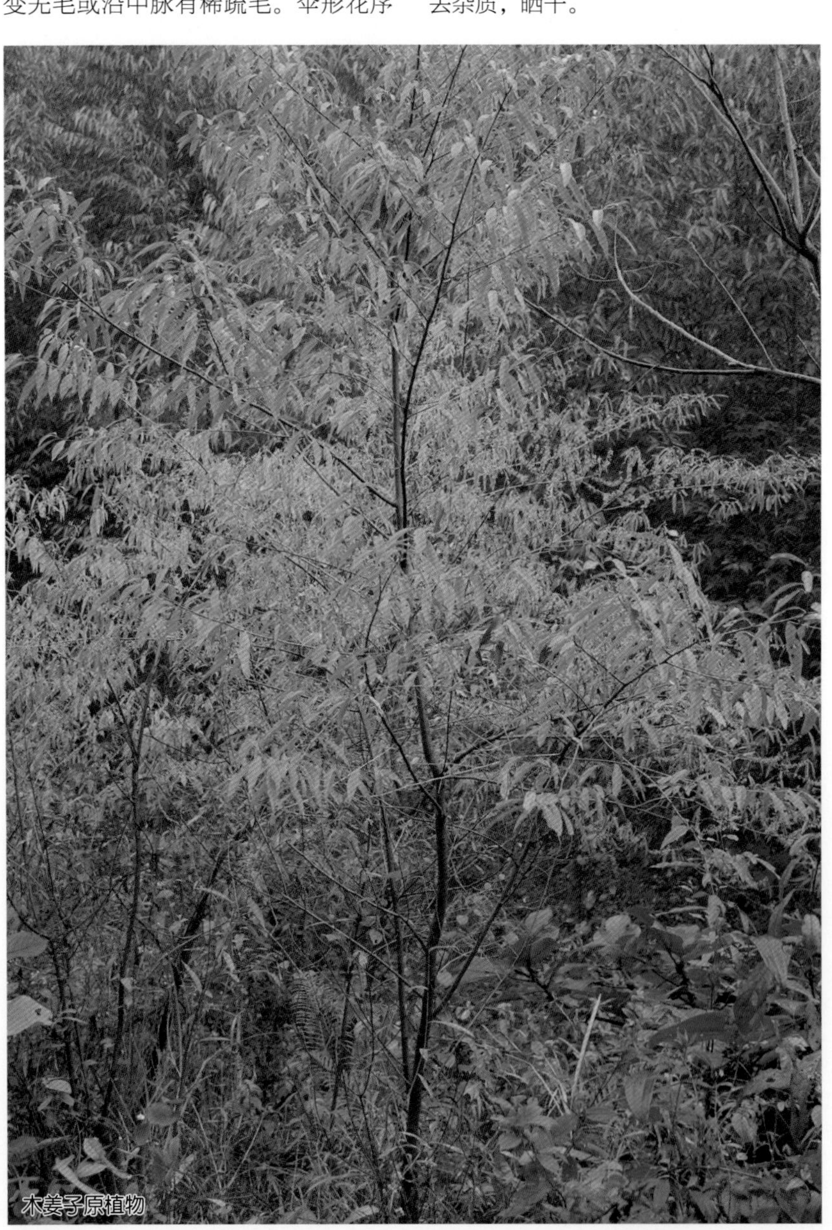

木姜子原植物

【药材性状】果实类团球形，直径 4~5mm。外表面黑褐色或棕褐色，有网状皱纹，先端钝圆，基部可见果柄脱落的圆形疤痕，少数残留宿萼及折断的果柄。除去果皮，可见硬脆的果核，表面暗棕褐色。质坚脆，有光泽。外有一隆起纵横纹破开后，内含种子 1 粒，胚具子叶 2 片，黄色，富油性。气芳香，味辛辣、微苦而麻。

【品质评价】以粒大、个圆、坚实、色黑褐、气味强烈者为佳。

【化学成分】木姜子干果含挥发油，主要成分为柠檬醛（citral），牻牛儿醇（geraniol），柠檬烯（limonene）等。种仁油的主要成分为癸酸（capric acid），月桂酸（lauric acid）。还含十二碳烯酸（dodecenoic acid），癸烯酸（decenoic acid），肉豆蔻酸（myristic acid），十四碳烯酸（tetradecenoic acid），油酸（oleic acid），亚油酸（linoleic acid），辛酸（caprylic acid）等 [1]。

【药理作用】

1. 平喘　从毛叶木姜子果实提取的山苍子油挥发油能松弛豚鼠正常气管平滑肌及乙酰胆碱或组胺致痉的气管平滑肌，预先加入挥发油可阻断乙酰胆碱及组胺引起的气管平滑肌收缩。大鼠被动皮肤过敏试验、豚鼠过敏性休克和豚鼠离体回肠过敏性收缩试验等，其挥发油均呈拮抗作用。表明其平喘作用除扩张支气管，还与抗过敏介质的形成和释放有关 [2]。

2. 抗心律失常　毛叶木姜子油能降低氯仿引起的心室颤动的发生率，亦能对抗氯化钡引起的心律失常，对氯化钡所致大鼠的双相性心动过速的心律失常可迅速恢复为正常窦性心律，对乌头碱引起心律失常的剂量及致死量均有提高，但差异无统计学意义 [3]。

3. 抗真菌 0.005%~0.01% 木姜子油能抑制试管内黄癣菌、断发毛癣菌、絮状皮毛癣菌、石膏样小孢子菌等 9 种皮肤癣菌。0.033%~0.1% 还能抑制白色念珠菌、新型隐球菌、孢子丝菌及几种皮肤着色真菌（裴氏着色菌、卡氏枝孢菌、茄病镰刀菌、粉绿木霉等），除抑菌作用外，木姜子油尚有一定程度的杀菌作用，其抑菌有效成分为柠檬醛等[4]。

【临床研究】

1. 乳房胀痛 用六月疏肝散（六月雪、连钱草、虎杖、陈皮、木姜子、香附），水煎，每月经行前 1 周服用，每日 1 剂。到月经来潮时停药，月经末期继服药 3 天后停药。次月继续按上法服用。结果：共治疗 52 例，临床治愈 35 例（67.3%），显效 12 例（23.1%），有效 4 例（7.7%），无效 1 例（1.9%）。病程短的病人 3 个月基本痊愈，病程稍长的病人 5 个月左右痊愈[5]。

2. 慢性胆囊炎，胆石症 用鱼鳅散（六月雪、虎杖、木姜子、连钱草）随证加减，每日 1 剂，水煎服，饭前服用效果较佳。结果：共治疗 60 例，显效 50 例，有效 8 例，无效 2 例（因不按时服药、不忌油腻食物导致胆石症疼痛反复发作而转为手术治疗）[6]。

3. 中暑 口服解暑合剂（辣蓼草、木姜子、青木香，水煎取汁，加入樟脑粉制成），成人一般 5ml，最多用至 20ml，儿童酌减，服后饮温开水 1 杯。共治疗 245 例，获得较满意的疗效[7]。

【性味归经】味辛、苦，性温。归脾、胃经。

【功效主治】温中行气止痛，燥湿健脾消食，解毒消肿。主治胃寒腹痛，暑湿吐泻，食滞饱胀，疥癣，疮疡肿痛。

【用法用量】内服：煎汤，3~10g；研粉每次 1~1.5g。外用适量，捣敷或研粉调敷。

【使用注意】热证忌服。

【经验方】

1. 疔疮 木姜子适量，捣绒敷患处。（《贵州民间药物》）
2. 消化不良，胸腹胀 木姜子焙干，研末，每次吞服 1~1.5g。（《贵州民间药物》）
3. 水泻腹痛 木姜子研末，开水吞服 3g。（《贵州民间药物》）

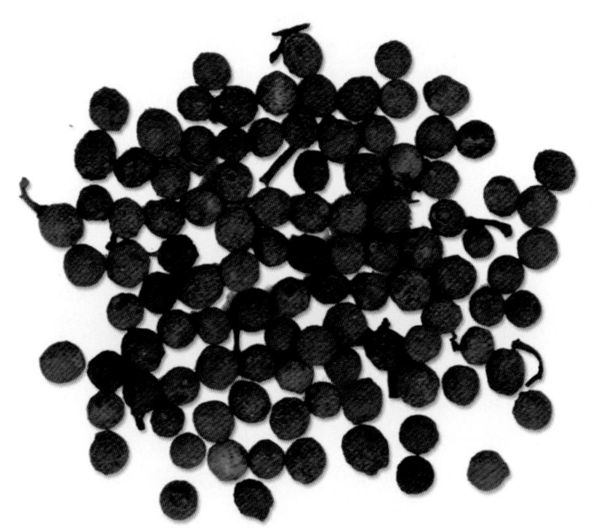

木姜子药材

4. 发痧气痛 木姜子、青藤香、蜘蛛香各 3g。研末，酒吞服。（《贵州民间药物》）
5. 无名肿毒 木姜子果、茎、叶，水煎外洗。（《湖南药物志》）
6. 痧证 木姜子果及叶 10g。水煎服。（《湖南药物志》）
7. 感寒腹痛 木姜子果 12~15g。水煎服。（《湖南药物志》）
8. 小儿腹胀 木姜子果、茎 30g。水煎服。（《湖南药物志》）

【参考文献】

[1] 国家中医药管理局《中华本草》编委会 . 中华本草 . 上海：上海科学技术出版社，1999：1668.

[2] 吴秀聪 . 中药通报，1986，19（1）：53.

[3] 张凤鸾 . 中草药，1985，16（6）：254.

[4] 白义杰 . 中华皮肤科杂志，1984，17（2）：122.

[5] 李昌禹，李凡益 . 苗药六月疏肝散治疗经行乳房胀痛 52 例 . 云南中医学院学报，2006，29（S）：107.

[6] 李凡益，李昌禹 . 苗药"鱼鳅散"治疗慢性胆囊炎胆石症 60 例 . 中国中医急症，2005，14（6）：28.

[7] 肖炳初 . 中草药"解暑合剂"治疗中暑 . 赤脚医生杂志，1978，（5）：24.

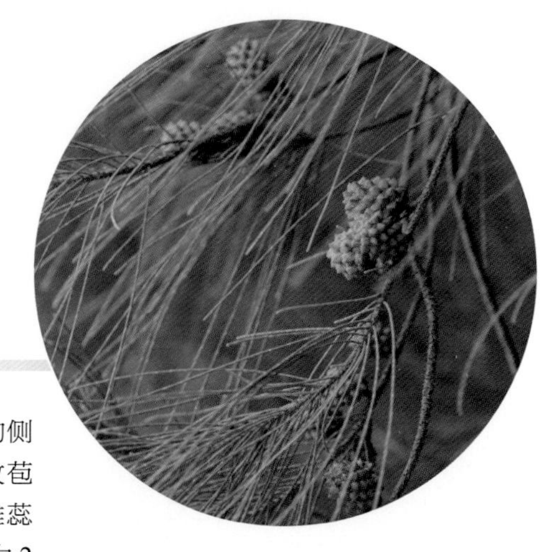

Mu ma huang 木麻黄

Ephedrae Equisetinae Herba
[英]Mongolian Ephedra Herb

【别名】木贼叶木麻黄、木贼麻黄。

【来源】为木麻黄科植物木麻黄 *Casuarina equisetifolia* Forst. 的幼嫩枝。

【植物形态】多年生常绿乔木。幼树的树皮为赭红色，较薄，皮孔密集；老树的树皮粗糙，深褐色，不规则纵裂，内皮深红色。枝红褐色，有密集的节，下垂。叶鳞片状，淡褐色，常 7 枚紧贴轮生。花单性，雌雄同株或异株；雄花序穗状，几无总花梗；雄花花被片 2，早落；有 1 枚雄蕊和 4 个小苞片；雌花序为球形或头状，顶生于短的侧枝上，较雄花序短而宽；雌花 1 枚苞片和 2 枚小苞片腋生，无花被；雌蕊由 2 枚心皮组成。子房上位，初为 2 室，因后位退化而成为单室，花柱短，有 2 条通常为红色的线形柱头。球果，有短梗，木质的宿存小苞片背面有微柔毛，内有一薄翅小坚果；种子单生，种皮膜质。

【分布】广西全区均有栽培。

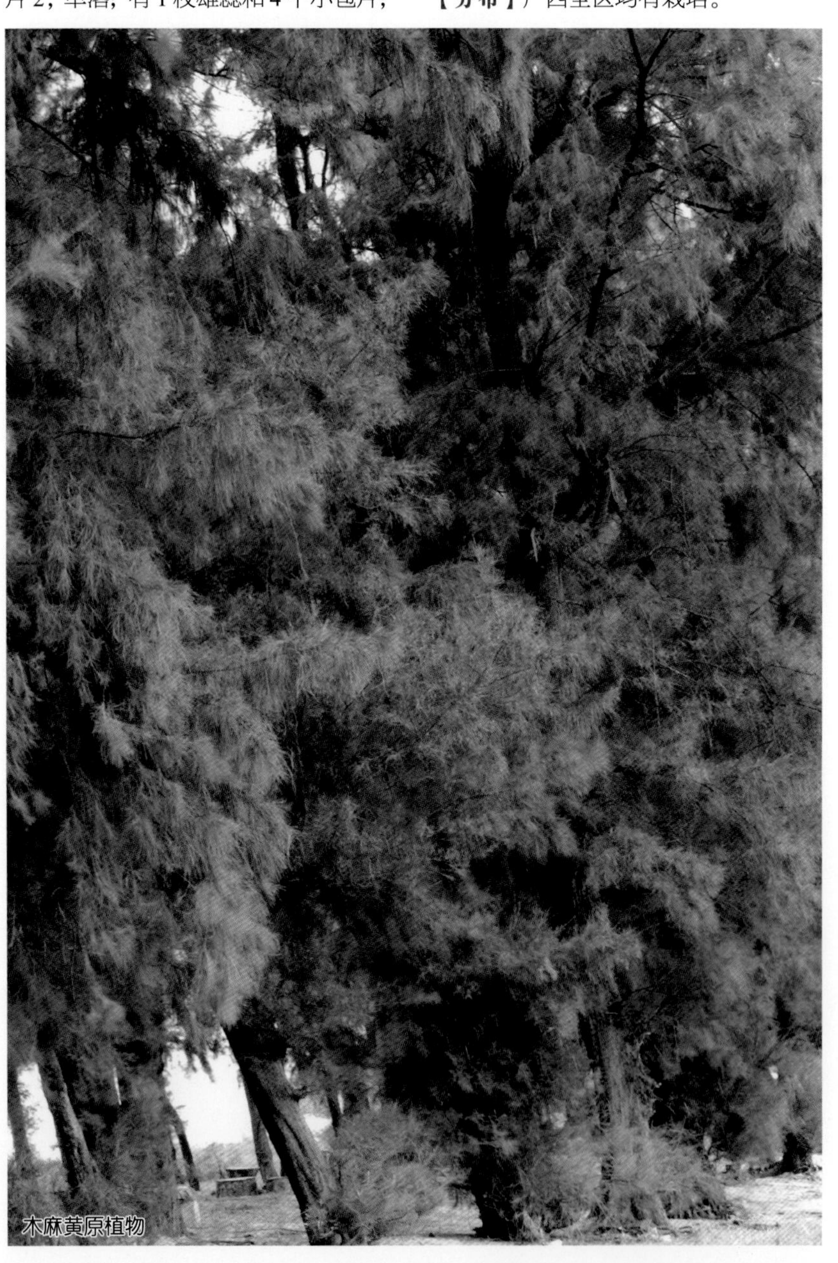
木麻黄原植物

【采集加工】全年可采摘嫩枝，或剥取树皮，均鲜用或晒干。

【药材性状】枝条较长，主枝圆柱形，灰绿色或褐红色，小枝轮生，灰绿色，约有纵棱 7 枝，纤细，直径 0.4~0.6mm。节密生，节间长 3~6mm，鳞叶 7 枚轮生，下部灰白色，先端红棕色。枝条顶端有时有穗状雄花序和头状雌花序。节易脱落，枝条易折断，断面黄绿色。气微，味淡。

【品质评价】枝条以断面黄绿色者为佳。

【化学成分】本品茎、果及心材含酚性及鞣质成分。如右旋儿茶精（catechin），左旋表儿茶精（*epi*-catechin），左旋表儿茶精 -3- 没食子酸酯（*epi*-catechin-3-gallate），左旋表没食子儿茶精 -3- 没食子酸酯（*epi*-gallocatechin-3-gallate），左旋表没食子儿茶精（*epi*-gallocatechin），没食子酸（gallic acid），右旋没食子儿茶精（gallocatechin），没食子酸甲酯（methyl gallate），原儿茶酸（protocatechuic acid），氢醌（hydroquinone），莽草酸（shikmic acid）和奎宁酸（quinic acid）[1]。

叶和果实含羽扇豆醇（lupeol），蒲公英赛醇（taraxerol），计曼尼醇（germanicol），黏霉烯醇（glutinol），羽扇烯酮（lupenone），β- 香树脂醇（β-amyrin），蒲公英赛醇乙酸酯（taraxerol acetate），β- 香树脂醇乙酸酯（β-amyrin acetate），β- 谷甾醇（β-sitosterol），豆甾醇（stigmasterol），菜油甾醇（campesterol），胆甾醇（cholesterol），24- 甲基 -5- 胆甾烯 -3β- 醇（24-methyl-cholest-5-en-3β-ol），24- 乙基 -5- 胆甾烯 -3β- 醇（24-ethyl-cholest-5-en-3β-ol），24- 乙基 -5,22- 胆甾二烯 -3β- 醇（24-ethyl-cholest-5,22-dien-3β-ol），胡桃苷（juglanin），阿

福豆苷（afzelin），三叶豆苷（trifolin），异槲皮素（*iso*-quercetin），色氨酸（tryptophan），亮氨酸（leucine），缬氨酸（ca-line）和甘氨酸（glycine）[1]。

【临床研究】

1. 喘息型慢性支气管炎　口服复方木麻黄片（木麻黄针叶、红花杜鹃全草、黑皮根，每片含生药 13.75g），每次 4 片，每日 3 次，10 天为 1 个疗程，停药 2~3 天再服下 1 个疗程，连服 5 个疗程。结果：治疗 300 例，近期控制 111 例（37.1%），显效 85 例（28.3%），好转 67 例（22.3%），无效 5 例（1.7%），复发 32 例（10.7%），总有效率 87.7%，显效率 65.3%[2]。

2. 急性细菌性痢疾　用复方麻黄片（木麻黄、紫珠），分 6 片组（含木麻黄 8.4g、紫珠 7.2g）和 8 片组（含木麻黄 11.2g、紫珠 9.6g）。两组均每日 3 次，小儿按年龄计算给药。结果：6 片组共治疗 180 例，治愈 171 例，好转 8 例，无效 1 例，治愈率为 94.44%；8 片组治疗 42 例，治愈 38 例，好转 4 例，治愈率为 90.47%。总有效率为 99.55%[3]。

【性味归经】味微苦、辛，性温。归肺、大肠、小肠经。

【功效主治】宣肺止咳，行气止痛，温中止泻，利湿。主治感冒发热，咳嗽，疝气，腹痛，泄泻，痢疾，小便不利。

【用法用量】内服：煎汤，3~9g。外用适量，煎汤熏洗；或捣烂敷。

【使用注意】虚喘而无肺气壅滞者慎用。

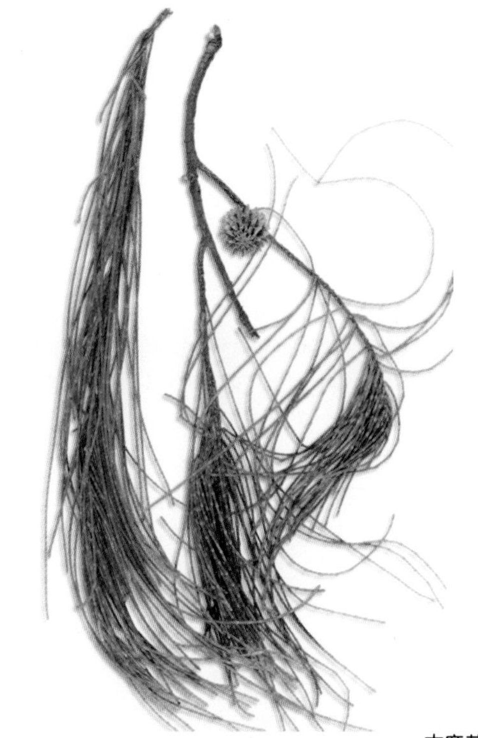

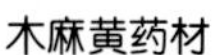

木麻黄药材

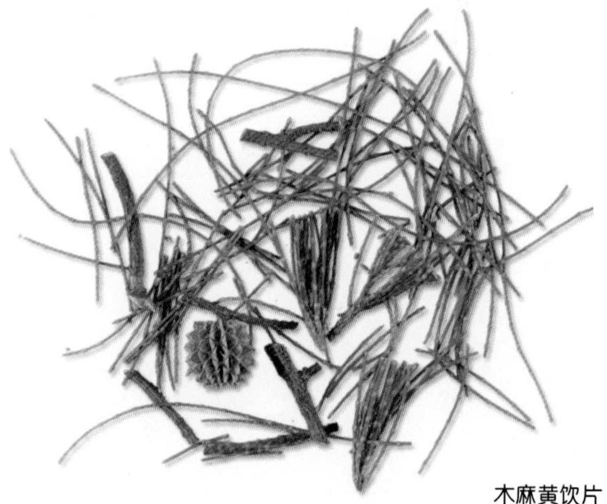

木麻黄饮片

【参考文献】

[1] 国家中医药管理局《中华本草》编委会．中华本草．上海：上海科学技术出版社，1999：833.

[2] 广东省军区慢性气管炎防治组．复方木麻黄片治疗喘息型慢性气管炎 300 例．新医学，1976，7（12）：568.

[3] 临高县调整公社卫生院，临高县防疫站，临高县医院，等．复方木麻黄片治疗急性细菌性痢疾 222 例疗效观察．海南医学，1976，（1）：45.

Mu jin hua 木槿花

Hibisci Flos
[英]Shrubalthea Flower

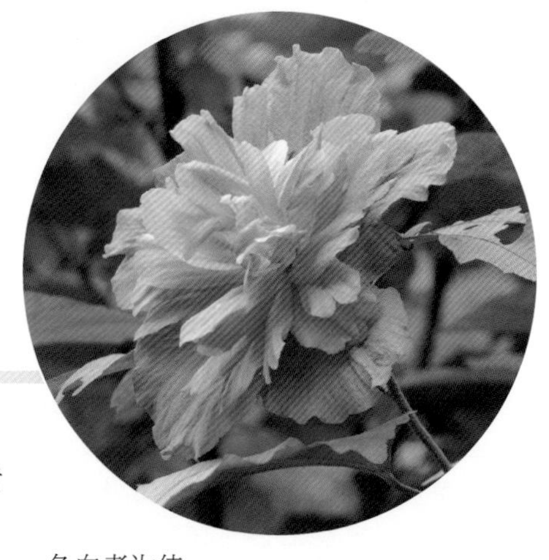

【别名】里梅花、朝开暮落花、篱障花、喇叭花、白槿花、白玉花、藩篱花。

【来源】为锦葵科植物木槿 *Hibiscus syriacus* L. 的花。

【植物形态】多年生落叶灌木。小枝密被黄色星状绒毛。叶互生；叶柄被星状柔毛；托叶线形，疏被柔毛；叶片菱形至三角状卵形，长 3~10cm，宽 2~4cm，具深浅不同的 3 裂或不裂，先端钝，基部楔形，边缘具不整齐齿缺，下面沿叶脉微被毛或近无毛。花单生于枝端叶腋间，花梗被星状短绒毛；小苞片 6~8，线形，密被星状疏绒毛；花萼钟形，密被星状短绒毛，裂片 5，三角形；花钟形，淡紫色，花瓣倒卵形，外面疏被纤毛和星状长柔毛；雄蕊柱长约 3cm；花柱枝无毛。蒴果卵圆形，密被黄色星状绒毛。种子肾形，背部被黄色长柔毛。

【分布】广西全区均有栽培。

【采集加工】选择晴天早晨，花开半时采摘，摊放在竹匾内，置烈日下暴晒，经常翻动，约晒 3 天即可。不宜用火烘干，否则色会变黄，影响质量。

【药材性状】本品多皱缩成团或不规则形，长 2~4cm，宽 1~2cm，全体被毛。花萼钟形，黄绿色或黄色，先端 5 裂，裂片三角形，萼筒外方有苞片 6~7，条形，萼筒下常带花梗，长 3~7mm，花萼、苞片、花梗表面均密被细毛及星状毛；花瓣 5 片或重瓣，黄白色至黄棕色，基部与雄蕊合生，并密生白色长柔毛；雄蕊多数，花丝下部连合成筒状，包围花柱，柱头 5 分歧，伸出花丝筒外。质轻脆，气微香，味淡。

【品质评价】以身干、朵大、个完整、色白者为佳。

【化学成分】本品含胡萝卜素类色素：花药黄质（antheraxanthin），隐黄质（cryp toxanthin），叶黄素 -5,6- 环氧化物（lutein-5,6-epoxide）[1]。

花瓣含花旗松素 -3-*O*-*β*-D- 吡喃葡萄糖苷（taxifolin-3-*O*-*β*-D-glucopyranoside），菊黄素（chrysanthemaxanthin），蜀葵苷元 -7-*β*-D- 吡喃葡萄糖苷（herbacetin-7-*β*-D-glucopyranoside），山柰酚 -3-*α*-L- 阿拉伯糖苷 -7-*α*-L- 鼠李糖苷（kaempferol-3-*α*-L-arabinoside-7-*α*-L-rhamnoside），飞燕草素 -3-*O*-（6′- 丙二酰基）-*β*-D- 吡喃葡萄糖苷 [delphinidin-3-*O*-（6′-malonyl）-

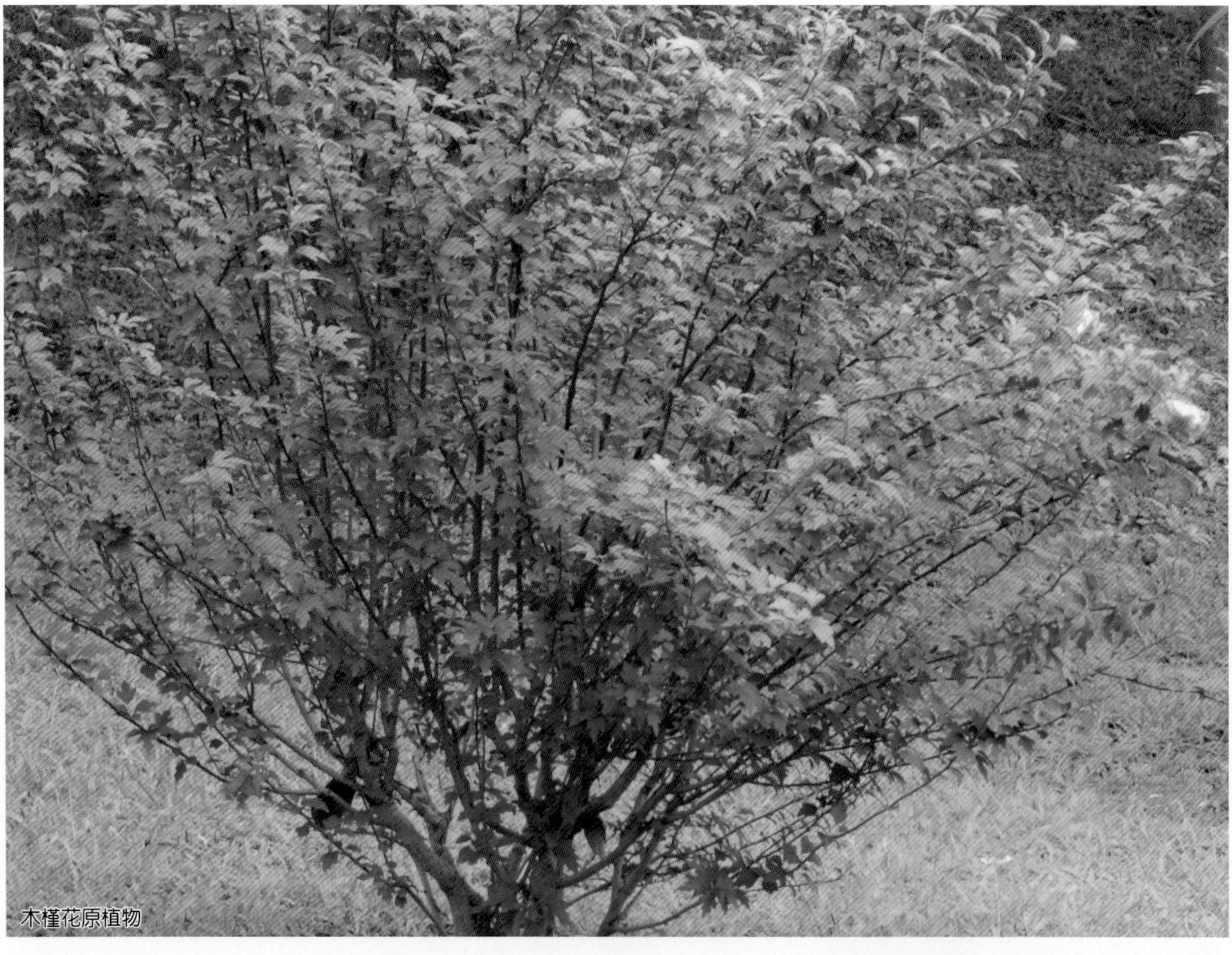

木槿花原植物

β-D-glucopyrahnoside]，矢车菊素 -3-*O*-（6′- 丙二酰基）-β-D- 吡喃葡萄糖苷 [cyanidin-3-*O*-（6′-malonyl）-β-D-glucopyranoside]，矮牵牛素 -3-*O*-（6′- 丙二酰基）-β-D- 吡喃葡萄糖苷 [petunidin-3-*O*-（6′-malonyl）-β-D- glucopyranoside]，飞燕草素 -3-*O*- 葡萄糖苷（delphinidin-3-*O*-glucoside），矢车菊素 -3-*O*- 葡萄糖苷（cyanidin-3-*O*-glucoside），矮牵牛素 -3-*O*- 葡萄糖苷（petunidin-3-*O*-glucoside），蹄纹天竺素 -3-*O*- 葡萄糖苷（pelargonidin-3-*O*-glucoside），芍药花素 -3-*O*- 葡萄糖苷（peonidin-3-*O*-glucoside），锦葵花素 -3-*O*- 葡萄糖苷（malvidin-3-*O*-glucoside），蹄纹天竺素 -3-*O*-（6′- 丙二酰基）-β-D- 吡喃葡萄糖苷 [pelargonidin-3-*O*-（6′-malonyl）-β-D-glucopyranoside]，芍药花素 -3-*O*-（6′- 丙二酰基）-β-D- 吡喃葡萄糖苷 [peonidin-3-*O*-（6′-malonyl）-β-D-glucopyranoside] 及锦葵花素 -3-*O*-（6′- 丙二酰基）-β-D- 吡喃葡萄糖苷 [malvidin-3-*O*-（6′-malonyl）-β-D-glucopyranoside][1]。

花蕾含 β- 胡萝卜素（β-carotene），叶黄素（lutein），花药黄质（antheraxanthin），隐黄质（cryptoxanthin），菊黄质（chrysanthemaxanthin），木槿黏液质（hibiscus-mucilage）SF[1]。

【药理作用】

1. 抑制黑色素产生和预防雀斑等　木槿提取物具有很好的抗氧化及抑制酪氨酸酶活性的作用，可使皮肤光洁。木槿提取物涂于被紫外线 B（180ml/cm^2）照射过的 6 周龄 DBA/2 型小鼠的外耳，每日 1 次，连续 7 天，可使每平方毫米多巴阳性细胞数减少 [2]。

2. 抗氧化　木槿花提取液具有抗氧化、清除自由基能力，其作用与药物浓度呈正相关。1g 木槿花清除 1,1- 二苯基 -2- 三硝基苯肼的能力相当于 5.19mg 维生素 C，其抗氧化能力相当于 9.12mg 维生素 C[3]。

3. 抑菌　木槿花提取液对金黄色葡萄球菌、大肠杆菌、枯草杆菌的生长有一定抑制作用，经 121℃高温处理，仍具有抑菌作用 [3]。

4. 抗肿瘤　从木槿皮中分别得到 7 个单体化合物，其中的古柯三醇具有抑制肿瘤细胞生长作用 [4]。木槿花和果 8g/kg 小鼠灌胃给药，连续 10 天，其中木槿花对体内小鼠肉瘤 S37、S180 有抑制作用，木槿果对 S37、S180、艾氏腹水癌 EAC 有抑制作用 [5]。

5. 毒理　诺福克岛木槿的绒毛可引起皮炎 [6]。

【临床研究】

痢疾　白木槿、冰糖各 50g，开水炖服，每日 1 剂。共治疗 13 例，其中服药 2 天痊愈者 5 例；3 天痊愈者 5 例；4 天痊愈者 3 例 [7]。

【性味归经】味甘、苦，性凉。归脾、肺、肝经。

【功效主治】清热凉血，利湿解毒。主治肺热咳嗽，咯血，肠风下血，赤白下痢，痔疮出血，白带，疮疖痈肿，烫伤。

【用法用量】内服：煎汤，3~9g，鲜者 30~60g。外用适量，研末或鲜品捣烂调敷。

【使用注意】脾虚泄泻者慎用。

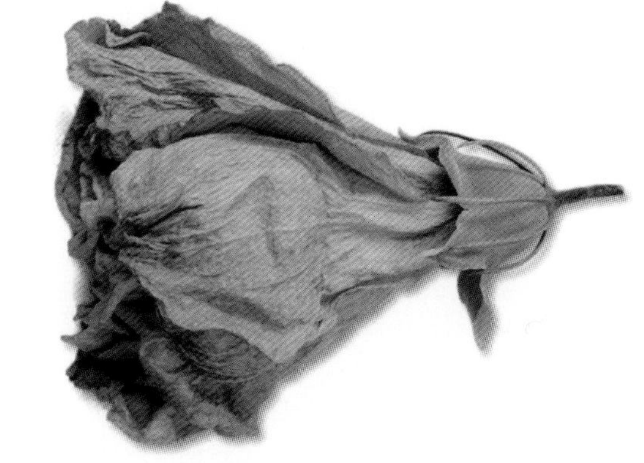

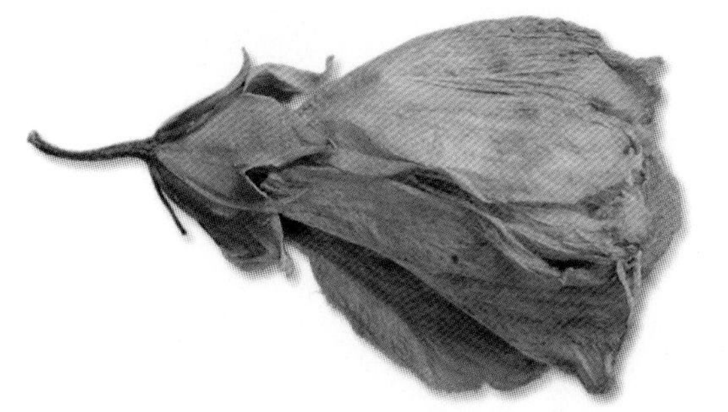

木槿花药材

【经验方】

1. 疮疖　鲜木槿花，捣烂外敷，干则更换。（《安徽中草药》）
2. 风痰壅逆　木槿花晒干焙研，每服一二匙，空心沸汤下，白花尤良。（《本草纲目》引《简便单方》）
3. 盗汗　取木槿花开而再合者，焙干为末，每用一钱，猪皮煎汤调下，食后临卧时。（《小儿卫生总微论方》）
4. 反胃　木槿花，阴干为末，陈米汤调送三五口，不转，再将米饮调服。（《袖珍方》槿花散）
5. 吐血，下血，赤白痢疾　木槿花 9~13 朵。酌加开水和冰糖炖半小时，饭前服，每日服 2 次。（《福建民间草药》）
6. 下痢噤口　红木槿花去蒂，阴干为末，先煎面饼二个，蘸末食之。（《济急仙方》）
7. 痔疮出血　木槿花、槐花炭各 15g，地榆炭 9g。煎服。（《安徽中草药》）
8. 湿热白带　木槿花 30g，猪瘦肉 120g。水炖，食肉喝汤。（《安徽中草药》）
9. 白带　白木槿花、败酱草、白鸡冠花各 15g。每日 1 剂，水煎，分 2 次服。（《福建药物志》）

附：木槿根

味甘，性凉。归肺、大肠经。功效：清热解毒，消痈肿。主治：肺痈，肺结核，痢疾，肠痈，痔疮肿痛，赤白带下，疥癣。内服：煎汤，15~25g，鲜品50~100g。外用适量，煎水熏洗。

经验方 ①皮肤顽癣：木槿根或茎皮30g，水煎洗患处；或木槿根和茎皮9g，浸酒100ml。浸1周后，加水杨酸5g、安息香10g、甘油10g。共拌匀，涂擦患处。②急淋：木槿根、茅根各60g。水煎服。（《福建民间草药》）③痢疾：木槿根50~100g。水煎服。（《浙南本草新编》）④妇女阴痒：木槿花根、八月瓜根各15g。研末，放在猪尿泡内炖吃。（《贵州草药》）

木槿茎皮

味甘、苦，性微寒。归大肠、肝、脾经。功效：清热利湿，杀虫止痒。主治：湿热泻痢，赤白带下，皮肤疥癣，阴囊湿疹。内服：煎汤，3~9g。外用适量，酒浸搽或煎水熏洗。无湿热者慎服。

经验方 ①一切顽癣：川槿皮三钱，大斑蝥七个（或小，用十个，去头足），巴豆五个（去油）。共为细末，一处用酸醋调搽，稍痛起疱，疱落即愈。（《鲁府禁方》川槿散）②脚癣：木槿皮60g，75%乙醇60ml。浸泡2天后，外擦患处。（《安徽中草药》）③赤白带下：木槿根皮二两（切），以白酒一碗半，配一碗，空心服之。（《纂要奇方》）

【参考文献】

[1] 国家中医药管理局《中华本草》编委会．中华本草．上海：上海科学技术出版社，1999：4360.

[2] 廖茂梁．木槿提取物用作黑色素抑制剂预防雀斑等的形成．国外医药·植物药分册，2004，19（6）：270.

[3] 金月亭，应铁进．木槿花生物活性的初步研究．中国食品学报，2008，（3）：37.

[4] 张恩娟，康钦树，张昭．川槿皮化学成分的研究．中国中药杂志，1993，18（1）：37.

[5] 李海生，申爱军，李静．木槿果花对小白鼠移植性肿瘤抑制作用的观察．河南肿瘤学杂志，1994，（3）：175

[6] Southcott Rv.Med J Aust, 1992, 156（9）:623.

[7] 廖忠贵．木槿花治疗痢疾13例．福建中医药，1960，（8）：42.

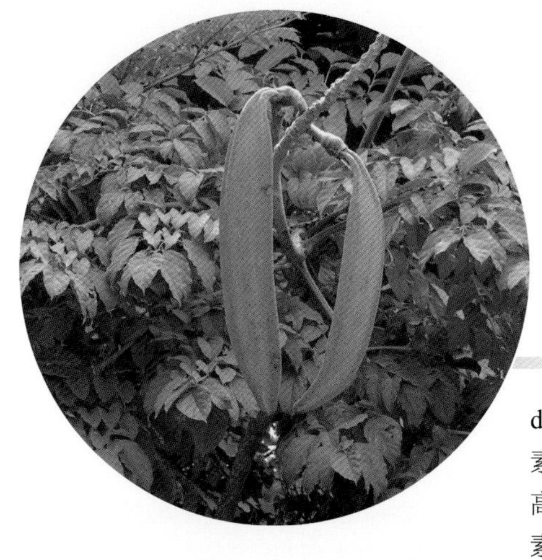

Mu hu die

木蝴蝶

Oroxyli Semen
[英]Indian Trum etflower Seed

【别名】玉蝴蝶、千层纸、千张纸、白故子、破布子。

【来源】为紫葳科植物木蝴蝶 *Oroxylum indicum*（L.）Vent. 的成熟种子。

【植物形态】多年生落叶乔木。叶对生，二至三回羽状复叶，小叶椭圆形至卵形，长 5.5~13cm，宽 3~6.5cm，先端短尖或渐尖，基部圆形或稍不对称，全缘，有小叶柄。总状花序顶生，花大；花萼肉质，钟状，萼齿平截；花冠肉质，钟形而一侧膨胀，紫色或白色并带紫色条斑，先端 5 裂，裂片近相等，边缘波状，皱缩，具锯齿；雄蕊 5，花丝基部被毛，有 1 枚雄蕊较短；花盘大，肉质；柱头 2 片裂。蒴果扁平，带状，稍内弯，果瓣木质。种子多数，薄盘状，除基部外三边有膜质阔翅。

【分布】广西主要分布于柳州、玉林、钦州、南宁、百色、宜州等地。

【采集加工】秋、冬季采收成熟果实，晒干或烘干至果实裂开，取出种子晒干。

【药材性状】种子类椭圆形，扁平而薄，长 6~8cm，宽 3.5~5cm，外缘种皮除基部外，三边延长成宽大且薄的翅，形如蝴蝶，翅类白色，半透明，具绢样光泽，有淡棕色放射状纹理，边缘易破裂；中部略厚，淡棕白色，椭圆形，质较韧；中央略呈蝶形隆起，基部有一棕色细脊纹。剥开种皮，可见一层薄膜状胚乳紧裹于两枚子叶之外；子叶扁平，黄绿色或棕色。气微，味微苦。

【品质评价】以张大、色白、有光泽、翼柔软如绸者为佳。

【化学成分】本品含脂肪油，主要成分为油酸。又含苯甲酸（benzoic acid），白杨素（chrysin），木蝴蝶苷（oroxin）A、B，黄芩苷元（baicalein），特土苷（tetuin），5- 羟基 -6,7- 二甲氧基黄酮（5-hydroxy-6,7-dimethoxyflavone），木蝴蝶素（oroxylin）A，5,6- 二羟基 -7- 甲氧基黄酮（5,6-dihydroxy-7-methoxyflavone），粗毛豚草素（hispidulin），芹菜素（apigenin），高山黄芩素（scutellarein），白杨素 -7-*O*-*β*-D- 葡萄糖苷（chrysin-7-*O*-*β*-D-glucopyranoside），白杨素 -7-*O*-*β*-D- 葡萄糖醛酸苷（chrysin-7-*O*-*β*-D-glucuronide），白杨素 -7-*O*-*β*- 龙胆二糖苷（chrysin-7-*O*-*β*-gentiobioside），黄芩苷（baicalin），高山黄芩苷（scutellarin），木蝴蝶定（oroxindin）即汉黄芩素 -7-*O*-*β*-D- 葡萄糖醛酸苷（wogonin-7-*O*-*β*-D-glucuronide）。此外，还含有槲皮素 -3-*O*-*β*-D- 阿拉伯吡喃糖苷（quercetin-3-*O*-*β*-D-glucoside Arab），反 -1-（2′- 羟乙基）环己烷 -1，4- 二醇 [anti-1-（2′-hydroxyethyl）cyclohexane-1，4-diol][1,2]。

【药理作用】

1. 抗白内障　对半乳糖性白内障大鼠灌服木蝴蝶水煎剂 4g（生药）/kg，连续 30 天，眼球晶状体完全混浊仅 14.4%，而保持透明状晶体达 28.6%，有预防效果。木蝴蝶水煎剂 4g（生药）/kg 灌胃，连续 15 天，能逆转半乳糖性白内障大鼠晶状体混浊程度，逆转率达 41.7%，木蝴蝶对大鼠半乳糖性白内障有防治效用，且可抑制或纠正半乳糖性白内障大鼠晶状体中异常变化的醛糖还原酶、多元醇脱氢酶、己糖

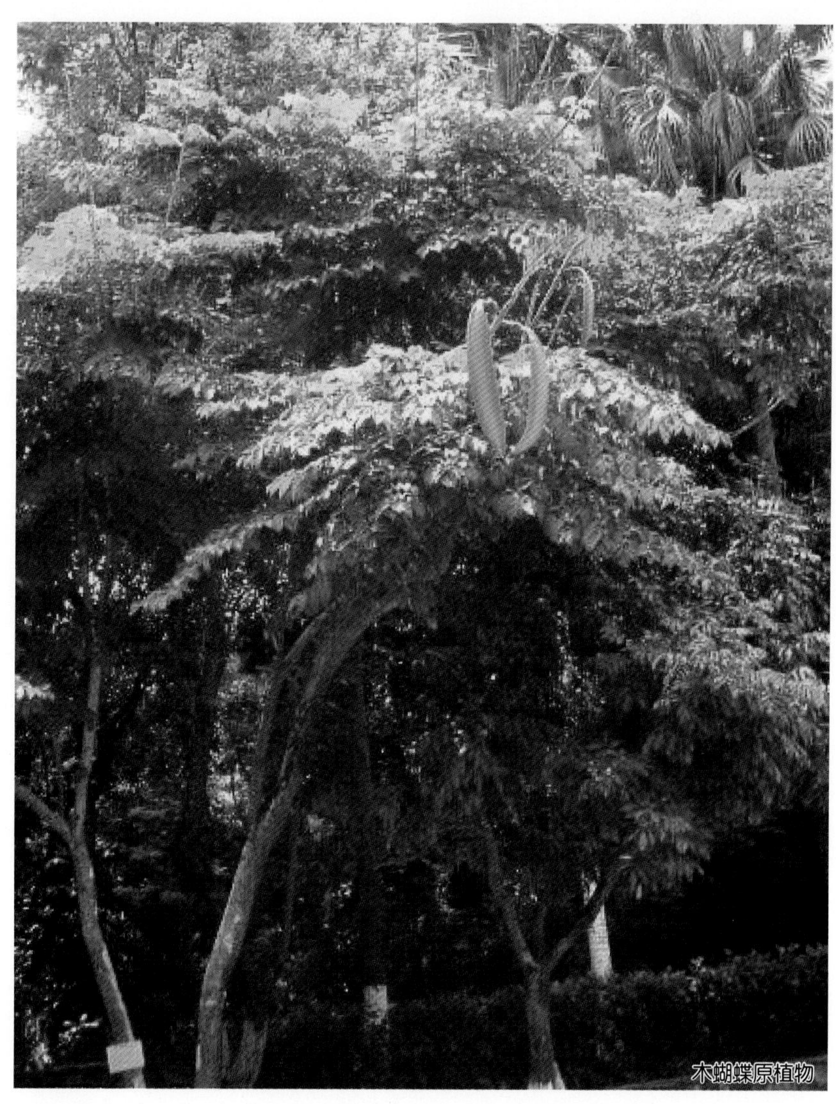
木蝴蝶原植物

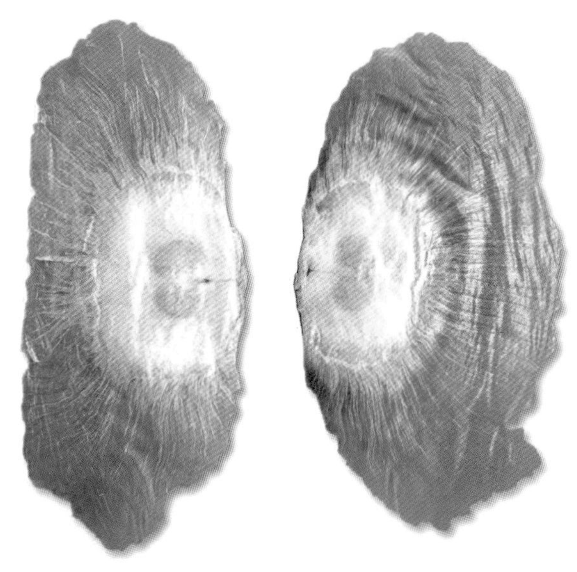

木蝴蝶药材

激酶、6-磷酸葡萄糖脱氢酶及过氧化氢酶的活性，阻止半乳糖性白内障大鼠晶状体中还原型辅酶Ⅱ、非蛋白质巯基、氧化型辅酶Ⅱ、半乳糖及半乳糖醇等含量异常的变化，抑制脂类过氧化水平[3~6]。

2. 抗炎、抗诱变　木蝴蝶中黄酮类化合物对小鼠葡聚糖引起的水肿有抗炎作用，其作用机制是由于其促进了酪蛋白上 α-糜蛋白酶的水解反应，当其与 α-糜蛋白酶结合后，其抗炎作用加强[7]。木蝴蝶提取物还具有抗诱变活性[8]。

3. 抗菌　木蝴蝶树皮及根的二氯甲烷提取物对金黄色葡萄球菌、枯草杆菌、大肠杆菌、铜绿假单胞菌、白色念珠菌都有抑制作用，抑菌作用的主要成分为拉帕醇。木蝴蝶中的拉帕醇、*β*-拉帕醌和木蝴蝶素 A 均具有抗真菌活性[9]。

4. 抗癌　木蝴蝶中的黄芩苷元具有抗癌活性，其对小鼠黑色素瘤细胞的半数抑制率为 25g/ml[10]。木蝴蝶的提取物均能抑制人体乳腺癌细胞 MCF-7 和 MDA-MB-231 增殖活性[11]。木蝴蝶的提取物对癌细胞的毒性作用最强[12]。

5. 止咳　木蝴蝶 16.70~33.40g（生药）/kg 灌胃给药，可减少氨水引起的小鼠咳嗽次数并延长潜伏期。8.35~33.40g（生药）/kg 能增加小鼠气管酚红的排泌作用，具有镇咳和祛痰作用[13]。

【临床研究】

1. 十二指肠溃疡　用黄芪木蝴蝶汤（黄芪 30g、桂枝 12g、石菖蒲 12g、丹参 12g、木蝴蝶 10g、甘草 3g）随证加减，水煎服，每日 1 剂，每日 3 次，餐前 30min 服，5 周为 1 个疗程，第 6 周复查。此外，宜清淡饮食、食易消化之品，按时进餐，避免过度劳倦，忌烟、酒、茶刺激之品。结果：共治疗 30 例，临床治愈 25 例，好转 5 例；胃镜复查治愈 21 例，好转 6 例，无效 3 例。平均服药时间为 2.5 天。随访半年，无复发[14]。

2. 咽源性咳嗽　用木蝴蝶汤（木蝴蝶 5g、杏仁 10g、百部 10g、黄芩 15g、玄参 15g、蝉蜕 5g、生甘草 5g）随证加减，水煎，每日 1 剂，不耐苦味者分早晚 2 次饭后服用。服药期间宜清淡饮食，忌海腥辛辣油腻之品。结果：共治疗 42 例，治愈 18 例，有效 22 例，无效 2 例，总有效率 95.2%。最多服药 45 剂，最少服药 5 剂，平均 23 剂[15]。

3. 急性喉炎　治疗组用木蝴蝶汤（木蝴蝶、生地各 15g，牛蒡子、银花、诃子各 12g，胖大海 9g，甘草 6g）随证加减，每日 1 剂，水煎服或沸水泡饮，儿童用量酌减。对照组肌注青霉素 80×10^4U，每日 2 次。发热者注射柴胡注射液、安痛定注射液，伴呼吸不畅者口服泼尼松或注射地塞米松注射液。结果：治疗组共 98 例，治愈 90 例（91.8%），好转 6 例（6.1%），无效 2 例（2.1%）；对照组共 100 例，治愈 81 例（81.0%），好转 14 例（14.0%），无效 5 例（5.0%）。治疗组疗效明显优于对照组（$P<0.05$）[16]。

4. 慢性咽炎　治疗组用清咽汤（党参 9g、白术 10g、茯苓 10g、桔梗 12g、薄荷 6g、玄参 12g、诃子 6g、金银花 6g、木蝴蝶 6g、僵蚕 5g、甘草 3g）随证加减，每日 1 剂，水煎分 2 次服，10 天为 1 个疗程。治疗未显效者，继续下一个疗程，最多治疗 4 个疗程。对照组用银黄含片（成都地奥制药集团有限公司），含服，每次 1 片，每日 5 次，10 天为 1 个疗程。结果：治疗组共 90 例，治愈 23 例，显效 30 例，有效 31 例，无效 6 例，总有效率 93.33%；对照组共 60 例，治愈 6 例，显效 16 例，有效 25 例，无效 13 例，总有效率 78.33%。两组比较有显著性差异（$P<0.01$）[17]。

5. 鼓膜穿孔　以 1% 新洁尔灭棉签清洁外耳道；取高压消毒后的木蝴蝶 1 片，依鼓膜窗孔大小，分别选用其边缘非薄部分或近中心部分，剪成比穿孔径大 2mm 的圆形基膜（穿孔越大，所取基膜越厚）；将木蝴蝶基膜一面蘸上一薄层祛腐生肌膏（院内制剂）后，送入中耳道，使涂药面覆盖与穿孔鼓膜上，隔日更换 1 次基膜。同时，口服抗生素，控制感染。结果：共治疗 40 例（52 耳），愈合 48 耳，无效 4 耳，治愈率为 92%。其中贴补 1~3 次而愈者 25 耳；3~7 次者 16 耳；8~12 次者 4 耳；13~20 次者 3 耳，平均 4.2 次。治疗时间最短 1 周，最长半年。治疗后有 31 例病人经电测听检查，听力均有不同程度的提高[18]。

【性味归经】味微苦、甘，性凉。归肺、肝、胃经。

【功效主治】利咽润肺止咳，疏肝和胃止痛，敛疮生肌。主治咽痛喉痹，声音嘶哑，肺痨燥咳，百日咳，肝胃气痛，疮疡久溃不敛。

【用法用量】内服：煎汤，6~9g；研末，1.5~3g。外用适量，敷贴；或研末撒患处。

【使用注意】脾胃虚寒者慎用。

【经验方】

1. 中心视网膜炎　千张纸6g，截叶铁扫帚30g，鸭肝1个。水炖服。（《福建药物志》）
2. 久咳声哑　千张纸5g，玄参9g。水煎调冰糖服。（《福建药物志》）
3. 慢性咽喉炎　木蝴蝶3g，银花、菊花、沙参、麦冬各9g。煎水代茶。（《香港中草药》）
4. 支气管炎，咽喉炎，扁桃体炎，肺结核咳嗽，百日咳，胃痛　木蝴蝶种子2~3钱，水煎服。（《广西本草选编》上册）
5. 干咳，声音嘶哑，咽痛喉痛　木蝴蝶2.4g，胖大海9g，蝉蜕3g，甘草5g，冰糖适量。水煎服。（中山医学院《中药临床应用》木蝴蝶汤）

附：木蝴蝶树皮

味微苦，性微凉。归肝、胃经。功效：清热凉血，利湿退黄，利咽消肿。主治：黄疸，咽喉肿痛。内服：煎汤，30~120g。

经验方　①痈疮溃烂，湿疹：鲜树皮捣烂外敷，或水煎外洗。②肝炎，膀胱炎，胃炎，胃、十二指肠溃疡：用鲜树皮5钱至1两，水煎服。（①~②方出自《广西本草选编》上册）③咽喉肿痛：千张纸树皮120g。水煎服。④传染性肝炎：千张纸树皮30~90g。水煎服。（③~④方出自《岭南草药志》）

【参考文献】

[1] 国家中医药管理局《中华本草》编委会．中华本草．上海：上海科学技术出版社，1999：6440.

[2] 陈亮亮，宋晓凯，侯文彬，等．木蝴蝶化学成分的研究．中草药，2007，（2）：186.

[3] 杨涛，梁康，张昌颖．四种中草药对大鼠半乳糖性白内障防治效用的研究．北京医科大学学报，1991，23（2）：97.

[4] 杨涛，梁康，侯纬敏，等．四种中草药对大鼠半乳糖性白内障相关酶活性的影响．生物化学杂志，1991，7（6）：731.

[5] 杨涛，梁康，侯纬敏，等．四种中草药抗白内障形成中晶状体脂类过氧化水平及脂类含量的变化．生物化学杂志，1992，8（1）：21.

[6] 杨涛，梁康，侯纬敏，等．四种中草药成分对醛糖还原醇和脂类过氧化的抑制作用．生物化学杂志，1992，8（2）：164.

[7] 胡庭俊，刘姗姗，赵灵颖，等．木蝴蝶提取物制备及其抗菌抗炎活性的研究．中国畜牧兽医，2010，37（3）：225.

[8] Nakahara K.J A Agric Food Chem,2002,50（17）:4796.

[9] Ali RM.Phytotherapy Res,1998, 12（5）: 21.

[10] Umezawa K.Kokai Tokkyo Koho,1995:5.

[11] Palasuwan A.Asia Pac J cancer prev,2005,6（4）:458.

[12] Costa-Lotufo LV.J Ethnopharmacol, 2005,99（1）:21.

[13] 潘勇，韦健全，郑子敏，等．木蝴蝶对小鼠的镇咳祛痰作用研究．右江民族医学院学报，2008，30（4）：550.

[14] 黄梅英，罗卉．黄芪木蝴蝶汤治疗十二指肠球部溃疡30例．中国乡村医生，1998，（10）：38.

[15] 陶颖．木蝴蝶汤加减治疗咽源性咳嗽42例．山东中医杂志，2005，24（3）：152.

[16] 吕康，王平分．木蝴蝶汤治疗急性喉炎98例．山西中医，1994，10（6）：18.

[17] 朱红，童红霞，牛生录．清咽汤治疗慢性咽炎90例．陕西中医学院学报，2006，29（2）：37.

[18] 程康明，吴庆玉．中药木蝴蝶鼓膜贴补法．中西医结合治疗耳鼻咽喉科杂志，1995，3（3）：138.

Mu bie zi

木鳖子

Momordicae Semen

[英]Cochinchina Momordica Seed

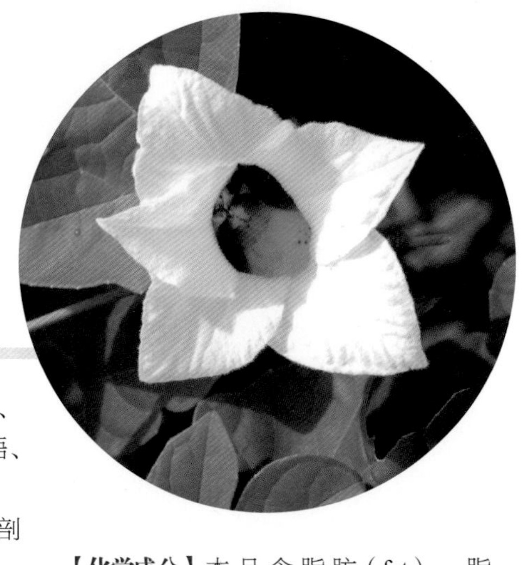

【别名】土木鳖、壳木鳖、漏苓子、地桐子、木鳖瓜。

【来源】为葫芦科植物木鳖 *Momordica cochinchinensis*（Lour.）Spreng. 的成熟种子。

【植物形态】多年生粗壮大藤木。卷须不分歧。叶柄基部和中部有 2~4 个腺体；叶片卵状心形或宽卵状圆形，长、宽均为 10~20cm，3~5 中裂至不分裂，叶脉掌状。雌雄异株；雄花单生时，花梗顶端有大苞片，兜状，圆肾形，两面被短柔毛，花萼筒漏斗状，基部有齿状黄色腺体，基部有黑斑，雄蕊 3；雌花单生于叶腋，近中部生 1 苞片，苞片兜状，花冠花萼同雄花，子房卵状长圆形，密生刺状毛。果实卵球形，先端有 1 短喙，成熟时红色，肉质，密生刺状突起。种子卵形或方形，干后黑褐色，边缘有齿，两面具雕纹。

【分布】广西主要分布于龙州、上林、柳州、金秀、荔浦、临桂、恭城、苍梧、岑溪、容县、博白、贵港等地。

【采集加工】冬季采收成熟的果实，剖开，晒至半干，除去果肉，取出种子，晒干。

【药材性状】种子呈扁平圆板状或略三角状，两侧多少不对称，中间稍隆起或微凹下，长 2~4cm，宽 1.5~3.5cm，厚约 5mm。表面灰棕色至棕黑色，粗糙，有凹陷的网状花纹或仅有细皱纹。周边有十数个排列不规则的粗齿，有时波形。外壳质硬而脆，内种皮甚薄，其内为 2 片肥大子叶，黄白色，富油质。有特殊的油腻气，味苦。

【品质评价】以饱满、外壳无破裂、种仁色黄白者为佳。

【化学成分】本品含脂肪（fat）、脂肪酸（fatty acid）、氨基酸（amino acid）、蛋白质（protein）等多种成分。饱和脂肪酸有癸酸（capric acid），十五酸（pentadecanoic acid），十六酸（palmitic acid），十七酸（heptadecanoic acid），十八酸（octadecanoic acid），十九酸（nonacosanoic acid）和二十酸（eicosanoic acid）。其中含量最高的为十八酸。不饱和脂肪酸分别为 10,13- 亚油酸（10,13-linoleic acid），9- 十八碳烯酸（9-octadecenoic acid），2- 乙基 - 环丙烷辛酸（2-ethyl-

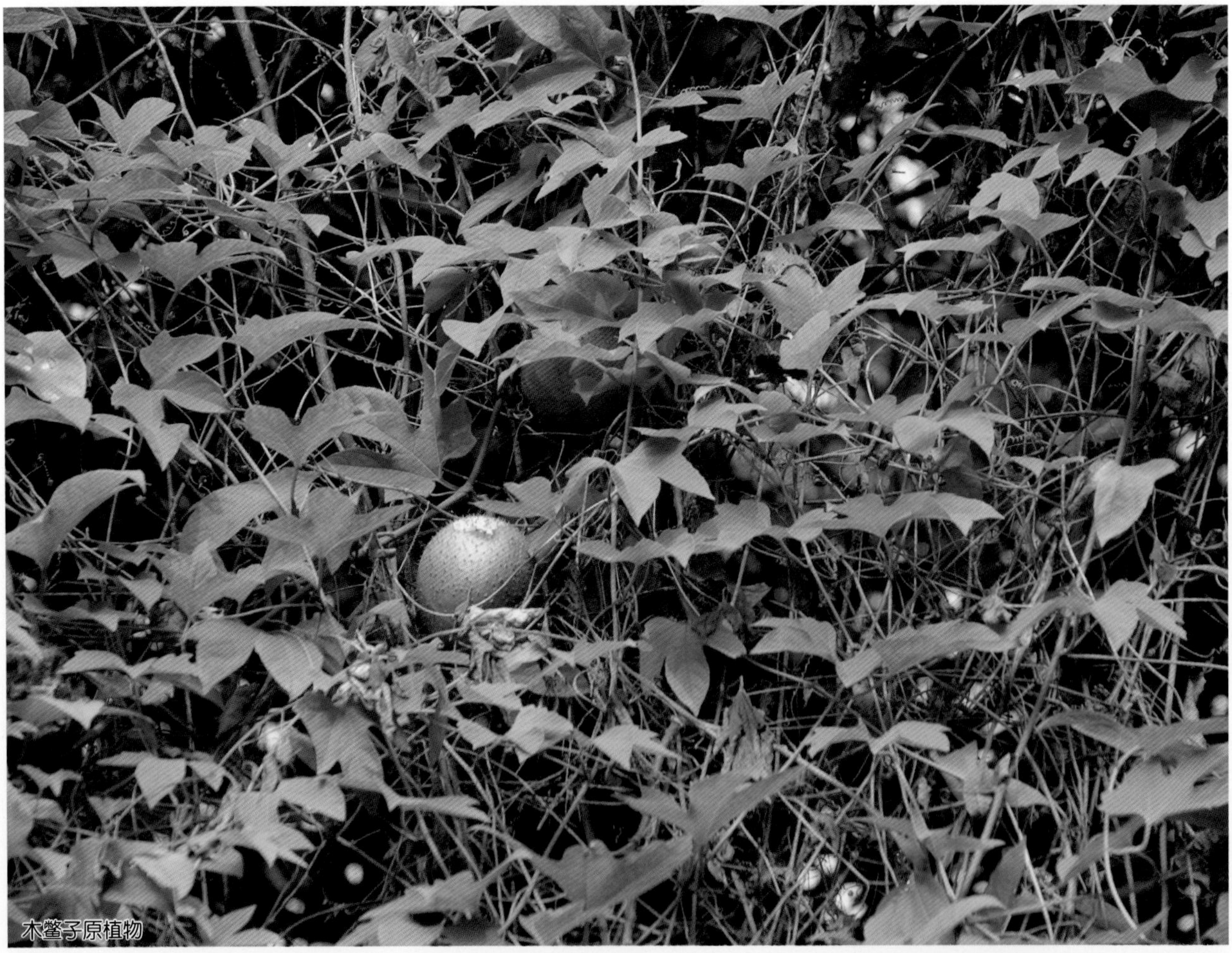

木鳖子原植物

cyclopropaneoctanoic acid）, 11- 十六碳烯酸（11-hexadecenoic acid），11- 二十碳烯酸（11-eicosenoic acid）和（*Z*）-13-十八碳烯酸 [（*Z*）-13-octadecenoic acid] 等 [1,2]；还含木鳖子素 [3]。含栝楼仁二醇（karounidiol）、异栝楼仁二醇（*iso*-karounidiol）、5- 脱氢栝楼仁二醇（5-dehydrokarounidiol）和 7- 氧化二氢栝楼仁二醇（7-oxodihydrokarounidiol）等五环三萜类化合物，以及 *β*- 谷甾醇（*β*-sitosterol）、豆甾 -7-烯 -3*β*- 醇（stigmast-7-ene-3*β*-ol）和豆甾 -7,22- 二烯 -3*β*-醇（stigmast-7,22-diene-3*β*-ol）等甾醇化合物 [4]。含木鳖子皂苷（momordica saponin）Ⅰ及Ⅱ，它们分别是棉根皂苷元（gypsogenin）和皂皮酸（quillaic acid）的 3-*O*-*β*-D-吡喃半乳糖基（1→2）-[2-L- 吡喃鼠李糖基（1→3）]-*β*-D- 吡喃葡萄糖酸基 -28-*O*-*β*-D- 吡喃木糖基（1→2）-*β*-D-吡喃葡萄糖酸基（1→3）-[*β*-D- 吡喃木糖基（1→4）]-*α*-L- 吡喃鼠李糖基（1→2）-*β*-D- 吡喃岩藻糖苷 {3-*O*-*β*-D-galactopyranosyl（1 → 2）-[*α*-L- rhamnopyranosyl-（1→3）]-*β*-D-glucuronopy-ranosido-28-*O*-*β*-D-xylopyranosyl（1→2）-*β*-D-glucopyranosyl（1→3）-[*β*-D-xylopyranosyl（1 → 4）]-*α*-L- rhamnopyranosyl（1 → 2）-*β*-D-fucopyranosotle}，在植物体内以羧酸盐形式存在。还含 *α*-菠菜甾醇（*α*-spinasterol），木鳖子酸（momordic acid），海藻糖（mycose），*α*- 桐酸（*α*-eleostearic acid），齐墩果酸（oleanolic acid），甾醇（sterol），脂肪油等。又含木鳖糖蛋白（momorcochin）S，木鳖子素（cochinchinin），属核糖体失活蛋白质 [5]。

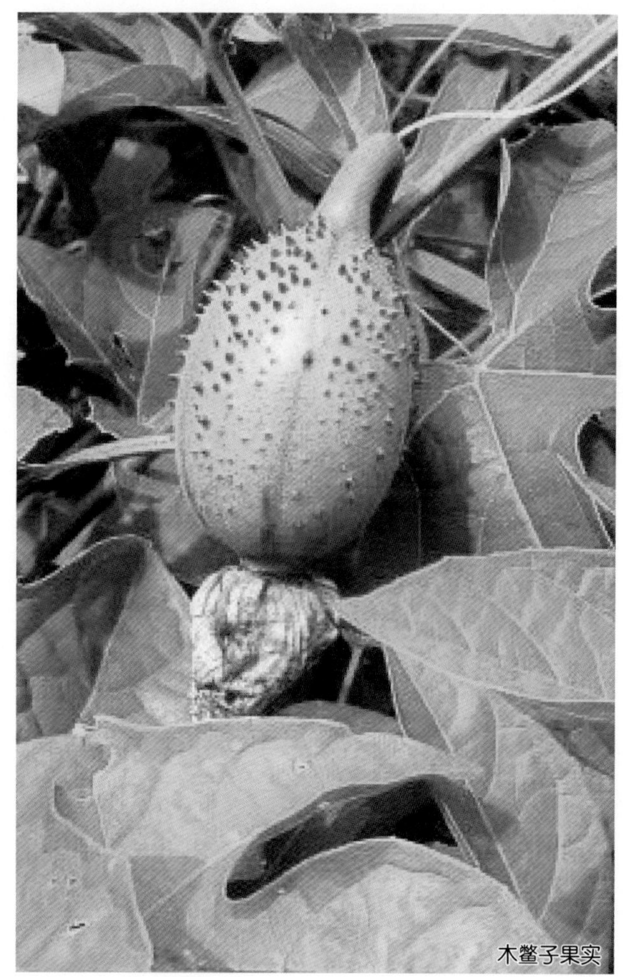
木鳖子果实

【药理作用】

细胞毒作用　木鳖糖蛋白 S 可抑制家兔网状细胞溶解产物的蛋白质合成，也能抑制离体的核糖体苯丙氨酸的聚合，木鳖糖蛋白 S 与人浆细胞的单克隆抗体连接形成的免疫毒素对靶细胞有选择性细胞毒作用 [6]。

【临床研究】

酒渣鼻　①用方（水银 9g、樟脑 18g、木鳖子 9g、蓖麻仁 18g、核桃仁 18g、大风子 9g、冰片 2g）随证加减，先将木鳖子、蓖麻、大风子研细，加入樟脑、冰片、核桃仁捣烂成泥，最后加入水银研磨，使水银完全溶解。以纱布包药成鸡蛋大小，外擦患处，若油已干时将包好的药物放在火上烤，待油出时再用，每日早晨 1 次，15 次为 1 个疗程。结果：共治疗 25 例，18 例二期病人全部 1 个疗程内治愈；7 例三期病人有 6 例 2 个疗程内痊愈，1 例配合清热除湿、活血通窍中药后治愈 [7]。②用方（大风子 30g、木鳖子 21g、蓖麻仁 30g、核桃仁 30g、水银 30g、樟脑 21g），将前 3 味药研成细粉，再加樟脑用力研磨，加入核桃仁捣泥后，再加水银用力研磨，使水银完全溶解于药中。搽药前应先洗脸，然后在患处皮肤上搽上薄薄一层。共治疗 15 例，最长随访 6 年未复发，最短 3 年随访未复发 [8]。

【性味归经】味苦、微甘，性温；有毒。归肝、脾、胃经。

【功效主治】祛风止痛，消肿散结，解毒。主治关节疼痛，牙龈肿痛，痈肿，瘰疬。

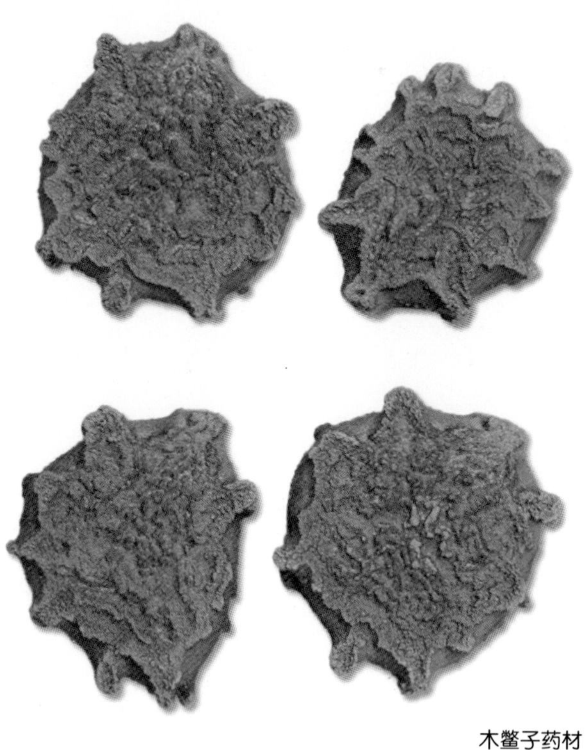
木鳖子药材

【用法用量】内服：煎汤，0.6~1.2g；多入丸、散。外用适量，研末调醋敷、磨汁涂或煎水熏洗患处。

【使用注意】孕妇及体虚者忌服。

【经验方】

1. 痈疮疔毒，无名肿毒，乳腺炎，淋巴结炎　用鲜根，加盐少许捣烂外敷，或用木鳖子磨醋外涂。（《广西本草选编》）
2. 赤鼻，面疮，粉刺　木鳖子（去壳）、大风子（去壳）、轻粉、硫黄为末，以唾津调擦搽。（《仁术便览》）
3. 风火牙痛　用木鳖子去壳，磨稀，调上患处。（《普济方》）
4. 瘰疬发歇无已，脓血淋漓　木鳖仁2个，厚纸拭去油，研碎，以乌鸡子调和，瓷盏盛之，甑内蒸热。每日食后服一次，服半月。（《仁斋直指方》木鳖膏）
5. 经络受风寒邪气，筋脉牵连皮肤，疼痛结聚成核，拘挛麻痹　木鳖子一两（去壳），锉如小豆大，用清油二两，相搅匀，等蜡化为度，绢滤去滓，乳香一钱（别研细，等木鳖子油与蜡相次欲凝，急投在油内，不住手搅匀）。上以瓷器收，每用少许擦肌肉皮肤疼痛聚硬处，不住手，以极热为度。（《百一选方》木鳖子膏）
6. 小儿久患疳疾，体虚不食，及诸病后天柱骨倒谓之五软　木鳖子六个（去壳），蓖麻子六十个（去壳）。上为细末，先抱起颅，摩颈上令热，先用生山药捣汁，和药二味调贴之。（《奇效良方》生筋散）
7. 痔疮　荆芥、木鳖子、朴硝各等份。上煎汤，入于瓶内，熏后，汤温洗之。（《普济方》）
8. 肠风下血　用木鳖子不拘多少，桑柴烧过，微存性，便用瓷器收之，候冷碾为末。每服一钱，用煨葱白酒调下，空心服。（《普济方》）
9. 阴疝偏坠痛甚　木鳖子一个磨醋，调黄柏、芙蓉末敷之。（《寿域神方》）

【参考文献】

[1] Shang HJ, YuanCF, Wang YG, et al. Studies on Fatty Acid Composition in the Oil of Momordica cochinchinensis. Chinese Herbal Medicines, 2000, 31（10）:727.
[2] 丁旭光，张捷莉，郑杰，等 . 中药木鳖子中脂肪酸的气相色谱 - 质谱联用分析 . 时珍国医国药，2005，16（3）：202.
[3] 郑硕，李格娥，颜松民 . 木鳖子素的纯化和性质研究 . 生物化学与生物物理学报，1992，24（4）：311.
[4] 阚连娣，胡全，巢志茂，等 . 木鳖子脂肪油不皂化物质的化学成分研究 . 中国中药杂志，2006，31（17）：1441.
[5] 国家中医药管理局《中华本草》编委会 . 中华本草 . 上海：上海科学技术出版社，1999：4642.
[6] Bolognesi A. Biochim Biophys Acta,1989,993（2-3）：287.
[7] 李治方 . 酒糟鼻膏治疗酒糟鼻 25 例 . 中国初级卫生保健，1987，（5）：31.
[8] 焦家慧 . 大枫子糊剂治疗酒糟鼻 . 四川中医，1985，（8）：34.

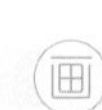

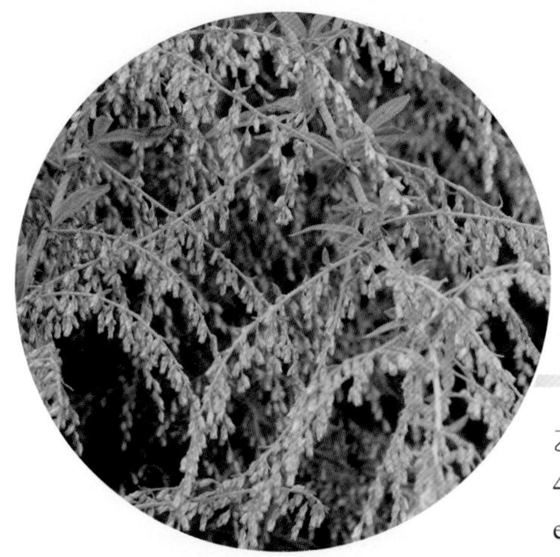

Wu yue ai

五月艾

Artemisiae Indicae Folium
[英]Indian Wormwood Leaf

【别名】艾叶、艾草。

【来源】为菊科植物五月艾 *Artemisia vulgaris* Linn. 的全草。

【植物形态】多年生草本，有香气。茎直立，略被灰色细毛。叶互生，长5~14cm，羽状分裂；裂片2~4对或更多，狭披针形，裂片有粗齿或再分为小裂片，基部裂片似托叶，叶面疏被灰白色细毛，干后变黑。夏季开花，头状花序多数，圆锥状排列，全为管状花，花小，黄色或黄绿色。瘦果椭圆形。

【分布】广西全区均有分布。

【采集加工】5~6 月采收，洗净鲜用或晒干备用。

【药材性状】茎常直立，稍弯曲，直径0.1~0.5cm，淡绿色或黄绿色，被蛛丝状薄毛，下部常脱落，有斜生且扭曲的棱，易折断，断面黄白色，髓部宽广。叶多卷缩，破碎，完整者展开羽状深裂，侧裂片 2 对，裂片矩圆形，顶端急尖，边缘有齿或无齿，上面绿色或黄褐色，无毛，下面被灰白色茸毛；上部叶较小，有3裂或不裂，基部常有抱茎的假托叶。气清香，味苦。

【品质评价】以茎叶绿、叶多、香气浓郁者为佳。

【化学成分】本品挥发油含龙脑(camphol)，桉油精(eucalyptol)，侧柏酮(thujone)，(1*R*)-1,7,7-三甲基-二环[2.2.1]-2-庚酮{(1*R*)-1,7,7-trimethyl-bicyclo[2.2.1]-2-heptanone}，α-蒎烯(α-pinene)，(+)-α-松油醇[(+)-α-terpineol]，6,6-二甲基-二环[3. 1. 1]-2-庚烯-2-甲醇(6,6-dimethyl-bicyclo[3. 1. 1]-2-hepten-2-methanol)，反式-2-甲基-5-(1-甲基乙烯基)-2-环己烯-1-醇[*trans*-2-methyl-5-(1-methyl vinyl)-2-cyclohexen-1-ol]，(3*R*-反式)-4-甲基-4-乙烯基-3-(1-甲基乙烯基)-1-(1-甲乙基)-环己烯[(3*R*-trans)-4-methyl-4-vinyl-3-(1-methyl vinyl)-1-(1-methyl ethyl)-cyclohexene]，α-荜澄茄油烯(α-cubebene)，1*S*-(1α,2β,4β)-1-甲基-1-乙烯基-2,4-双(1-甲基乙烯基)-环己烯[1*S*-(1α,2β,4β)-1-methyl-1-vinyl-2,4-bi(1-methyl vinyl) cyclohexene]，1*R*(1*R**,4*Z*,9*S**)-4,11,11-三甲基-8-亚甲基-二环[7.2.0]-4-十一碳烯{1*R*(1*R**,4*Z*,9*S**)-4,11,11-trimethyl-8-methylene-bicyclo[7.2.0]-4-undecene}，大根香叶烯D(germacrene-D)，[4a*R*-(4aα,7α,8aβ)]-十氢-4*a*-甲基-1-亚甲基-7-(1-甲基乙烯基)-萘{[4a*R*-(4aα,7α,8aβ)]-decahydro-4*a*-methyl-7-methylene-1-(1-methyl vinyl)-naphthalene}，2,6-二甲基-6-(4-甲基-3-戊烯基)-二环[3.1.1]-2-庚烯{2,6-dimethyl-6-(4-methyl-3-pentenyl)-bicyclo[3.1.1]-2-heptene}，(1*S*-顺式)-1,2,3,5,6,8*a*-六氢-4,7-二甲基-1-(1-甲乙基)-萘[(1*S*-cis)-1,2,3,5,6,8*a*-hexahydro-4,7-dimethyl-1-(1-methyl ethyl)-naphthalene]，[1a*R*-(1aα, 4aα,7β,7aβ,7bα)]-十氢-1,1,7-三甲基-4-亚甲基-1H-环丙基[e]奥-7-醇{[1a*R*-(1aα, 4aα,7β,7aβ,7bα)]-decahydro-1,1,7-trimethyl-4-methylene-1H-cyclopropyl[e]-7-ol}，

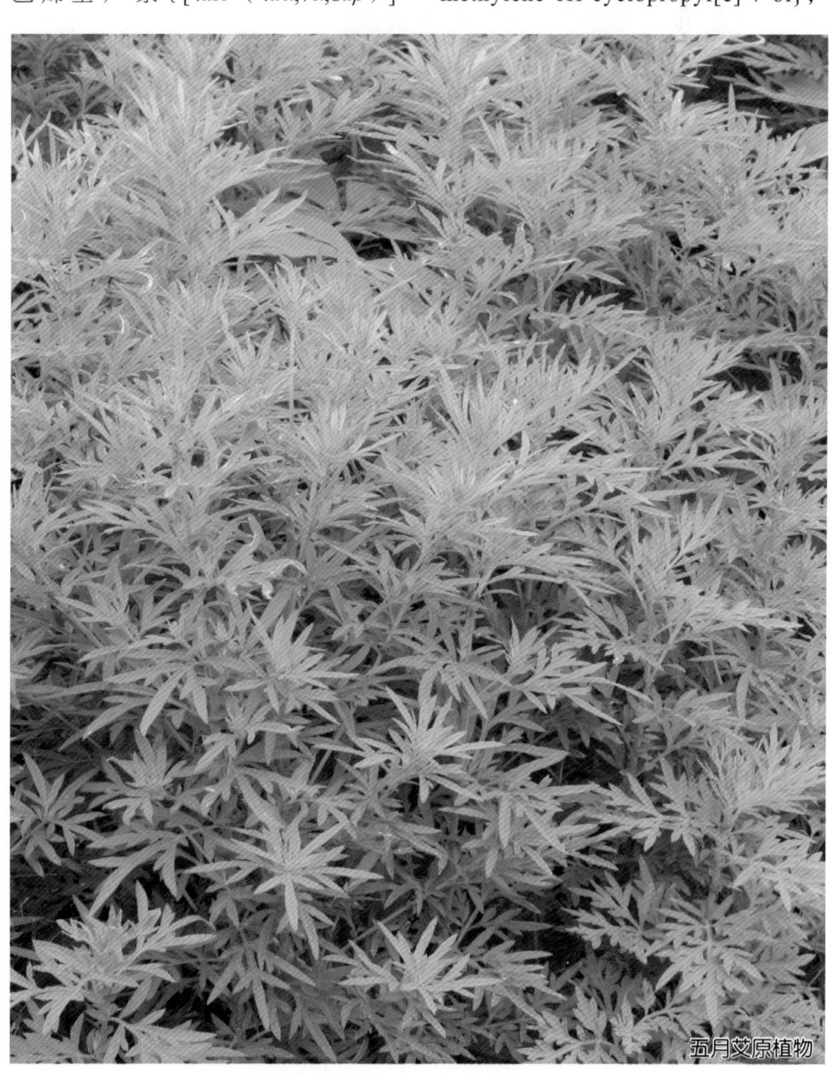

五月艾原植物

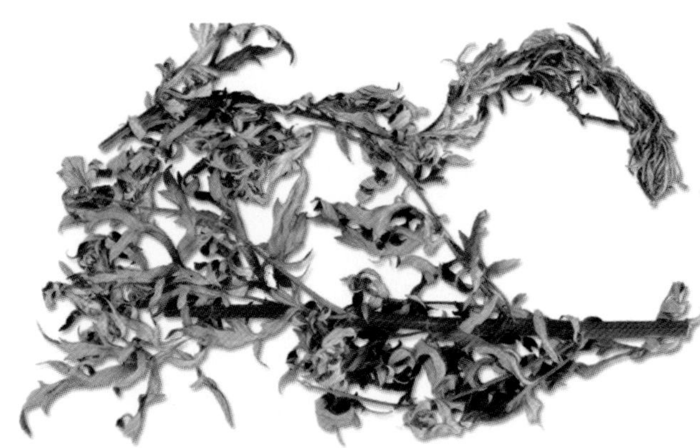

五月艾药材

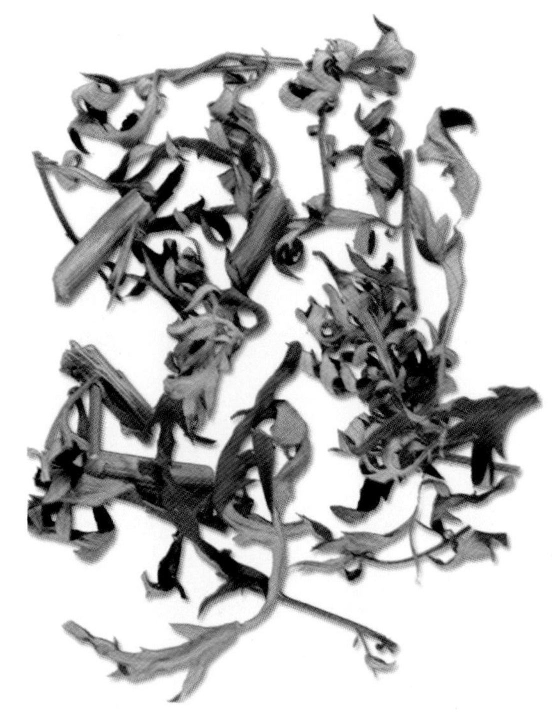

五月艾饮片

石竹烯氧化物（caryophyllene oxide），[1*R*-（1*R**,3*E*,7*E*,11*R**）]-1,5,5,8-四甲基-12-氧杂二环[9.1.0]-3,7-十二碳二烯{[1*R*-（1*R**,3*E*,7*E*,11*R**）]-1,5,5,8-tetramethyl-12-oxabicyclo[9.1.0]-3,7-dodecadiene}，（−）-斯巴醇[（−）-spathulenol]，绿花白千层醇（viridiforol），[4*aR*-（4*aα*,7*β*,8*aα*）]-八氢-4*a*,8*a*-二甲基-7-（1-甲乙基）-1（2H）-萘酮{[4*aR*-（4*aα*,7*β*,8*aα*）]-octahydro-4*a*,8*a*-dimethyl-7-（1-methyl ethyl）-1（2H）-naphthalone}，植醇（phytol）[1]。

【药理作用】

1. 抗菌、抗病毒　艾叶水浸剂在试管内对堇包毛癣菌、革兰黄癣菌、羊毛状小芽孢癣菌、红色表皮癣菌等皮肤真菌均有不同程度的抑制作用[2]。艾叶45%醇提液体外对短帚霉、黑曲霉、共头霉、交链孢霉、芽枝霉、葡柄霉、葡萄孢霉、杂色曲霉、土曲霉、焦曲霉、皱褶青霉、产紫青霉、草酸青霉、绳状青霉、圆弧青霉、镰刀菌有抗菌活性[3]。艾叶熏蒸对乙肝病毒有一定的灭活作用[4]。

2. 平喘　艾叶油能直接松弛豚鼠离体气管平滑肌，对抗乙酰胆碱、组胺、氯化钡引起的支气管收缩，增加豚鼠肺灌流量，有平喘作用[5]。艾叶油抑制致敏豚鼠气管Schultzz-Dale反应，抑制大鼠被动皮肤过敏和5-羟色胺引起的大鼠皮肤毛细血管通透性增强反应，抑制豚鼠肺组织释放慢反应物质A（SRS2A），拮抗SRS2A对豚鼠回肠的收缩。艾叶油具有抗过敏作用，对呼吸道过敏反应有保护作用[6]。

3. 止血与抗凝　艾叶炒炭或烘制后对小鼠具有止血作用[7]。艾叶浸剂对活化部分凝血活酶时间、凝血酶原时间均有抑制作用，但能剂量依赖性抑制纤维蛋白溶酶，示其有抗纤溶作用，高浓度时能抑制二磷酸腺苷、胶原和肾上腺素所致血小板聚集[8]。

4. 对心血管系统作用　艾叶油对蟾蜍、兔离体心脏均有抑制作用，且能对抗异丙肾上腺素的强心作用，对兔主动脉条无明显影响，但对组胺或肾上腺素作用下的主动脉条则有松弛作用[5]。

5. 祛痰　艾叶油灌胃可促使小鼠气道的酚红排泄[9]。1ml/kg 4-松油烯酮灌胃或腹腔注射丁香烯0.7ml/kg亦有祛痰作用[10]。

6. 镇咳　艾叶油灌胃给药对枸橼酸豚鼠致咳有镇咳作用[9]。

7. 兴奋子宫　艾叶煎剂能兴奋家兔离体子宫，产生强直性收缩[11]。艾叶粗制浸膏对豚鼠离体子宫亦有兴奋作用[12]。

8. 利胆　艾叶混悬液十二指肠注射给药可使正常小鼠和实验小鼠胆汁流量增加，对四氯化碳中毒大鼠，艾叶油的利胆作用减弱，维持时间缩短[13]。

9. 镇静　腹腔注射艾叶油1ml/kg，家兔活动减少，小鼠灌胃0.5ml/kg，能延长戊巴比妥钠睡眠时间[8]。

10. 毒理　小鼠腹腔注射艾叶煎剂的半数致死量（LD_{50}）为23g/kg。灌胃艾叶油的LD_{50}和ED_{50}为2.47ml/kg和1.82g/kg，腹腔注射为1.12ml/kg。灌胃4-松油烯醇LD_{50}为1.237g/kg和1.242g/kg。灌胃丁香烯LD_{50}为3.355g/kg[8]。

【临床研究】

1. 外感发热　用方（菖蒲500g、五月艾500g、假海芋500g），水煎取汁，加100g生食盐，趁热先熏头胸部，后洗全身。熏洗后保暖休息，汗出时用干毛巾擦净。共治疗20例，全部病人经熏洗后，即有周身汗出。其中15例在治疗2h后体温恢复正常，4例体温降至37.2~37.5℃，1例效果不明显[14]。

2. 面神经麻痹性泪溢症　以洗净的生铁镬，慢火把生盐100g炒热，再放入五月艾100g，与盐一起再炒热至冒白烟，再洒喷烧酒20ml，用布巾包裹药物，趁热（以耐受为宜，注意勿太热，以免烫伤皮肤）敷贴熨摩患部额、眼、颜面和口角等部位，每次约20min，直至药物不甚温热，每天3~4次。药品可当天重复使用。治疗至痊愈才停止。在病情好转稳定后，再辅以电针相关穴位或加红外线、超短波等理疗配合治疗。对照组予抗感染治疗，急性阶段短期应用泼尼松，并给予血管扩张剂、维生素B_1、维生素B_{12}，再配以电针等理疗。两组患眼均给予润舒眼药水滴眼，每天4次，睡前涂四环素眼膏以预防继发暴露性角膜炎。结果：全部病人均治愈。治疗组治疗时间最长27天，最短

19 天，平均 22.74 天。对照组时间最长 38 天，最短 28 天，平均 29.92 天。治疗组治疗时间明显缩短（$P<0.01$），且未见发生眼的其他并发症[2]。

【性味归经】味辛、苦，性温。归肝、脾、肾经。

【功效主治】温经止血，散寒止痛，调经安胎，祛湿止痒。主治崩漏，妊娠下血，吐血，衄血，咯血，便血，心腹冷痛，痛经，月经不调，胎动不安，带下，湿疹，疥癣。

【用法用量】内服：煎汤，3~10g；或入丸、散；或捣汁。外用适量，捣绒作炷或制成艾条熏灸；或捣敷；或煎水洗；或炒热温熨。

【使用注意】阴虚血热者慎服。

【经验方】

1. 黄水疮　蕲艾一两。烧灰存性，为末，痒加枯矾五分，掺上即愈。（《外科启玄》）
2. 吐血不止　柏叶、干姜各三两，艾三把。上三味，以水五升，取马通汁一升，合煮取一升，分温再服。（《金匮要略》柏叶汤）
3. 转筋吐泻　艾叶、木瓜各半两，盐二钱。水盅半，煎一盅，待冷饮。（《卫生易简方》）
4. 冷痢　干姜（末）、熟艾。上二味等份，作面馄饨，如酸枣大，煮熟，服四五十枚，日二服。腹胀者，炙厚朴煮汁服药。（《外台秘要》引《张文仲方》姜艾馄饨子）
5. 腰膝疼痛　久年陈艾一斤。浓煎，将以深桶满盛，将脚搁其上，却以衣服覆之，令其出汗透了，如汤可容下脚，则以膝脚放入浸之。（《普济方》）
6. 湿气两腿作痛　艾叶二两，葱头一根（捣烂），生姜一两五钱（捣烂）。上用布共为一包，蘸极热烧酒擦患处，以痛止为度。（《万病回春》立患丹）
7. 膝风　陈艾，菊花。二味作护膝内，久自除患。（《万病回春》）
8. 妇人行经后，余血未尽，腹痛　熟艾（揉极细作饼，焙）四两，香附（醋酒同煎，捣）六两。以上二味，同姜汁和神曲为丸，砂仁汤服。（《陈素庵妇科补解》艾附丸）
9. 冲任虚弱，月经不调，来多不断，淋沥不止　艾叶（醋炒）、鹿角霜、干姜（炮）、伏龙肝各等份。上为细末，熔鹿角胶和药，趁热丸如梧桐子大。每服五十丸，淡醋汤下，空心食前。（《杨氏家藏方》固经丸）
10. 妊娠卒下血不止，胎上逼心，手足逆冷欲死　生艾叶（捣，绞汁）一盏，阿胶（炙，令燥）半两，蜜一合。上三味，取艾叶汁一盏，入阿胶及蜜一合，煎取一盏，去滓。分为二服，温服之。（《圣济总录》艾叶汤）
11. 产后泻血不止　干艾叶半两（炙熟），老生姜半两。浓煎汤，一服便止。（《食疗本草》）
12. 妇人白带淋沥　艾叶（杵如棉，扬去尘末并梗，酒煮一周时）六两，白术、苍术各三两（俱米泔水浸，晒干炒），当归身（酒炒）二两，砂仁一两。共为末，每早服三钱，白汤调下。（《本草汇言》）

【参考文献】

[1] 韦志英，吴怀恩，梁海燕. 广西产五月艾挥发油的气相色谱 - 质谱联用分析. 中国民族民间医药杂志，2009，18（1）：27.

[2] 曹仁烈，孙在原，王仲德，等. 中药水浸剂在试管内抗皮肤真菌的研究. 中华皮肤科杂志，1957，（4）：286.

[3] 孙红祥. 一些中药及其挥发性成分抗真菌活性研究. 中国中药杂志，2001，26（2）：99.

[4] 赵红梅，李小敏，关丽蝉，等. 爱婴病房艾条熏蒸对 HbsAg 灭活效果的研究. 中华护理杂志，2000，35（1）：11.

[5] 骆和生，王建华. 中药方剂的药理与临床研究进展. 广州：华南理工大学出版社，1991：197.

[6] 谢强敏，唐法娣，王砚，等. 艾叶油的呼吸系统药理研究 Ⅱ——抗过敏作用. 中国现代应用药学杂志，1999，16（5）：326.

[7] 张子兰. 炮制对艾叶主要成分及止血作用的影响. 中成药，1992，15（2）：22.

[8] 樱川信易. 国外医学·中医中药分册，1984，6（3）：180.

[9] 谢强敏，卞如濂，杨秋火，等. 艾叶油的呼吸系统药理研究 Ⅰ——支气管扩张、镇咳和祛痰作用. 中国现代应用药学杂志，1999，16（4）：16.

[10] 防治慢性气管炎艾叶油研究协作组. 艾叶油及其有效成分的药理研究. 医药工业，1977，（11）：5.

[11] 孙智明. 艾叶煎剂对家兔离体子宫的作用，云南医学杂志，1961，3（2）：64.

[12] Ind.J.Med.Res.1961,49（6）:1094.

[13] 余传隆，黄泰康. 中药辞海. 北京：中国医药科技出版社，1993：1384.

[14] 范瑞林. 民间草药熏洗治疗外感发热. 中国民间疗法，2003，11（11）：23.

[15] 梁国荣. 自拟艾盐酒治疗面神经麻痹性泪溢症. 广东医学，2003，24（8）：895.

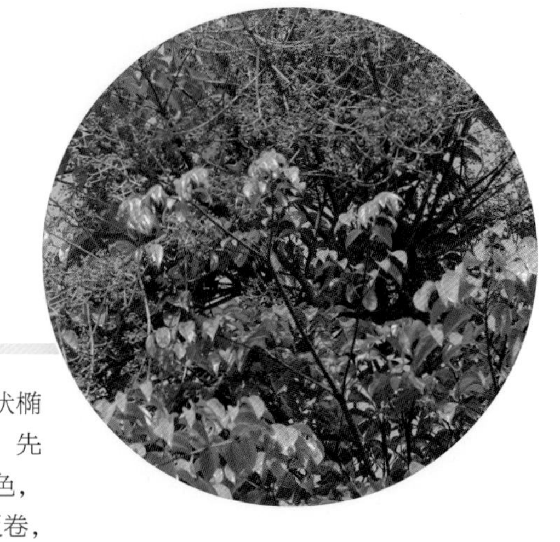

Wu jia tong 五加通

Heteropanacis Fragrandis Radix
[英]Fragranas Heteropanax Root

【别名】阿婆伞、大蛇药、凉伞木、广伞枫。

【来源】为五加科植物幌伞枫 *Heteropanax fragranas*（Roxb.）Seem. 的根。

【植物形态】多年生常绿灌木或小乔木。树皮灰色，有细密纵裂纹，新枝密生暗锈色绒毛。叶互生；叶柄粗壮，有暗锈色绒毛，后毛渐脱落；叶大，四至五回羽状复叶，长 90cm，宽 60cm，小叶片纸质，椭圆形或卵状椭圆形，长 2~8.5cm，宽 0.8~3.5cm，先端渐尖，基部阔楔形，上面深绿色，下面灰绿色，两面均无毛，边缘稍反卷，全缘，稀在中部以上疏生不规则细锯齿；侧脉 5~8 对。圆锥花序顶生，主轴和分枝密生暗锈色星状厚绒毛；伞形花序头状，有花多数；花萼外面均密生星状绒毛，边缘有 5 个三角形小齿；花瓣 5，三角状卵形，淡黄白色，外面疏土星状绒毛；雄蕊 5；子房下位，2 室，花柱 2，离生；花盘稍隆起。果扁球形，黑色。

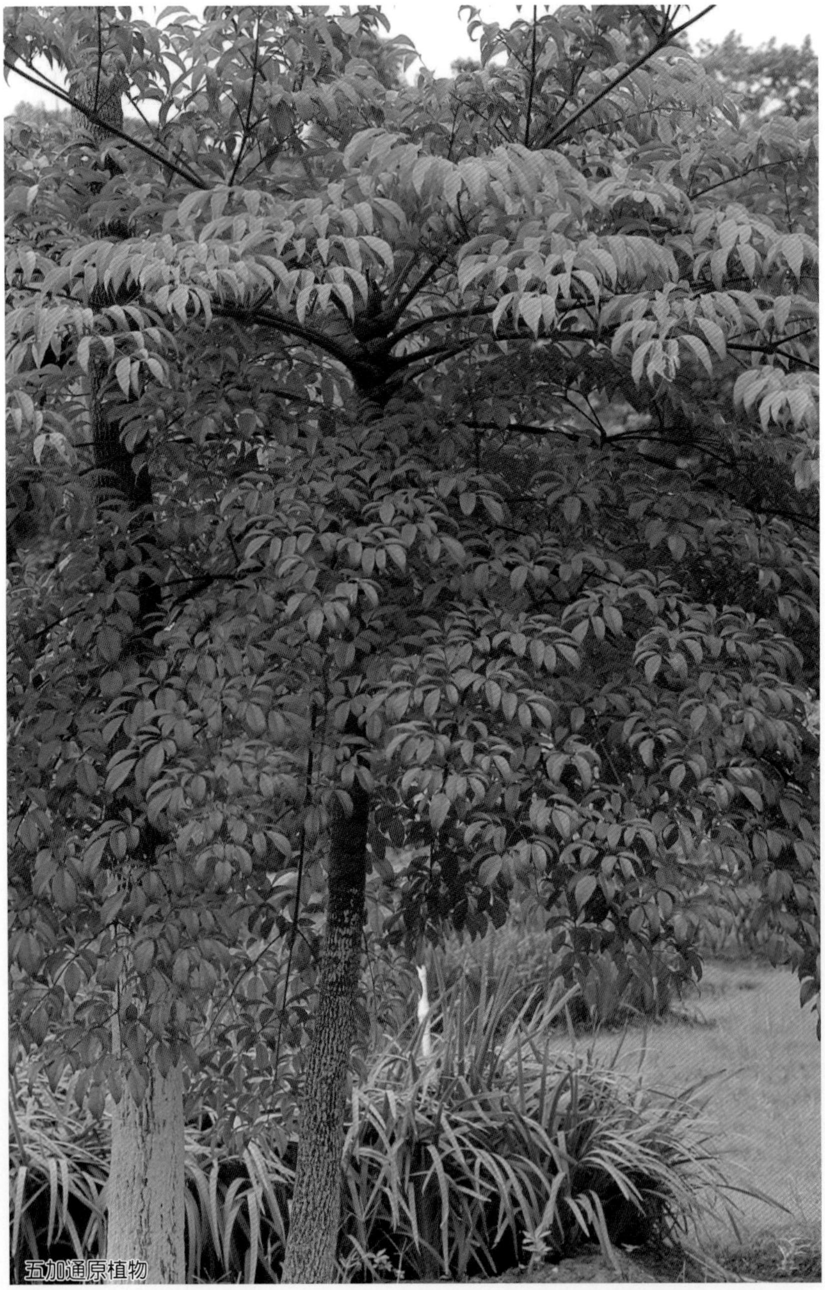

五加通原植物

【分布】广西主要分布于百色、桂林等地。

【采集加工】秋、冬季采挖根部，或剥取树皮，洗净，切片，鲜用或晒干。

【药材性状】根圆柱形或扁圆形，常有分支，表面土黄色或黄棕色，多有弯曲的细根，并可见纵皱纹及突起的支根痕及皮孔，皮孔较大，中央常有一条裂缝，外皮易剥落，质硬易折断，断面较整齐，木部淡黄色，呈放射状排列。

【品质评价】以干燥、粗壮、无泥杂者为佳。

【化学成分】本品含胡萝卜苷(daucosterol)，白千层酸（melaleucic acid），齐墩果酸（oleanolic acid），3*β*,23- 二羟基 -20（29）- 羽扇烯 -27,28- 二酸 [3*β*,23-dihydroxy-20（29）-lupene-27,28-dioic acid]，白千层酸 -28-*O*-[*α*-L- 吡喃鼠李糖基 -（1→4）-*β*-D- 吡喃葡萄糖基（1→6）] -*β*-D- 吡喃葡萄糖苷 {melaleucic acid-28-*O*-[*α*-L-rhamnopyranosyl（1 → 4）-*β*-D-glucopyranosyl-（1 → 6）] -*β*-D-glucopyranoside}[1]。

【性味归经】味苦，性凉。归肺、心、肝经。

【功效主治】清热解毒，消肿止痛。主治感冒发热，中暑头痛，痈疖肿毒。瘰疬，风湿痹痛，跌打损伤，毒蛇咬伤。

【用法用量】内服：煎汤，15~30g。外用适量，捣敷；或煎汤洗。

【使用注意】脾虚泄泻者慎用。

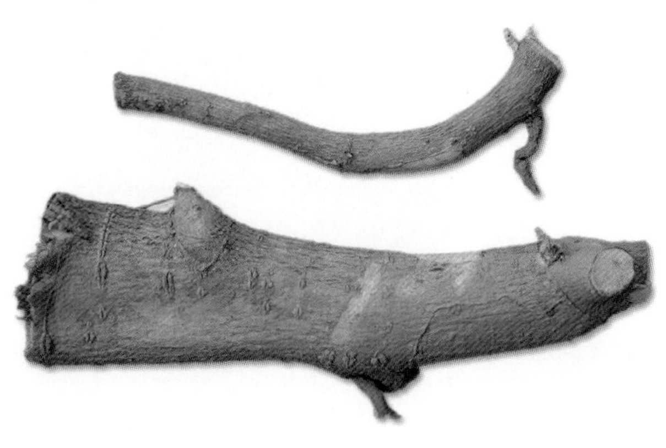

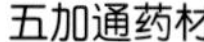
五加通药材

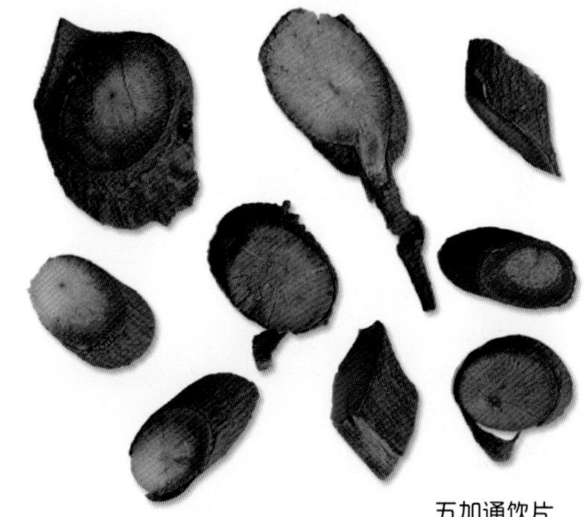

五加通饮片

【经验方】

烂皮蛇（坏死性蜂窝织炎合并淋巴结炎） 五加通配水蓝青、喉毒药，外敷、外洗及内服。（《广西实用中草药新选》）

【参考文献】

[1] 南京中医药大学 . 中药大辞典（上册）. 第 2 版 . 上海：上海科学技术出版社，2006：173.

Wu bei zi 五倍子

Galla Chinensis

[英]Chinese Nut-gall

【别名】百虫仓、文蛤、木附子、漆倍子、乌盐泡。

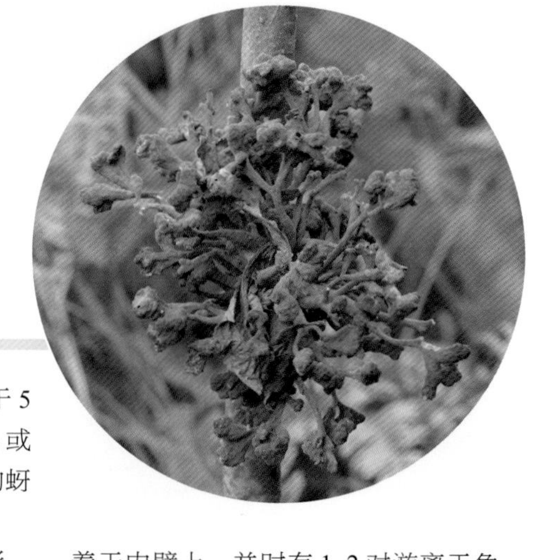

【来源】为棉蚜科昆虫五倍子蚜 *Melaphis chinensis* Mill. 寄生于盐肤木等上形成的虫瘿。

【动物形态】成虫有无翅型及有翅型两种。有翅型成虫均为雌虫，全体灰黑色，长约 2mm，头部触角 5 节，第 3 节最长，感觉芽分界明显，缺缘毛。翅 2 对，透明，前翅长约 3mm，痣纹长镰状。足 3 对。腹部略呈圆锥形。无翅型成虫，雄者色绿，雌者色褐，口器退化。

【分布】广西全区均有分布。

【采集加工】角倍于 8 月间、肚倍于 5 月间采收，摘下后用沸水煮 3~5min 或蒸至表面显紫灰色，以杀死内部的蚜虫，晒干或阴干。

【药材性状】菱形、卵圆形或纺锤形，长 3~8cm，直径 2~5cm，具有不规则的角状分枝。表面灰黄色或淡黄棕色，被灰白色软滑短柔毛。质硬脆，破碎后中空，断面角质状，有光泽，壁厚 1~2mm，内壁平滑，有多数黑褐色死蚜虫、黑色粉末状蚜虫卵及排泄物附着于内壁上，并时有 1~2 对游离于角倍中的白色丝团，丝团表面又附有多数蚜虫尸体，内壁上附有白色粉霜状或结晶状的蜡样物。气特异，味涩。

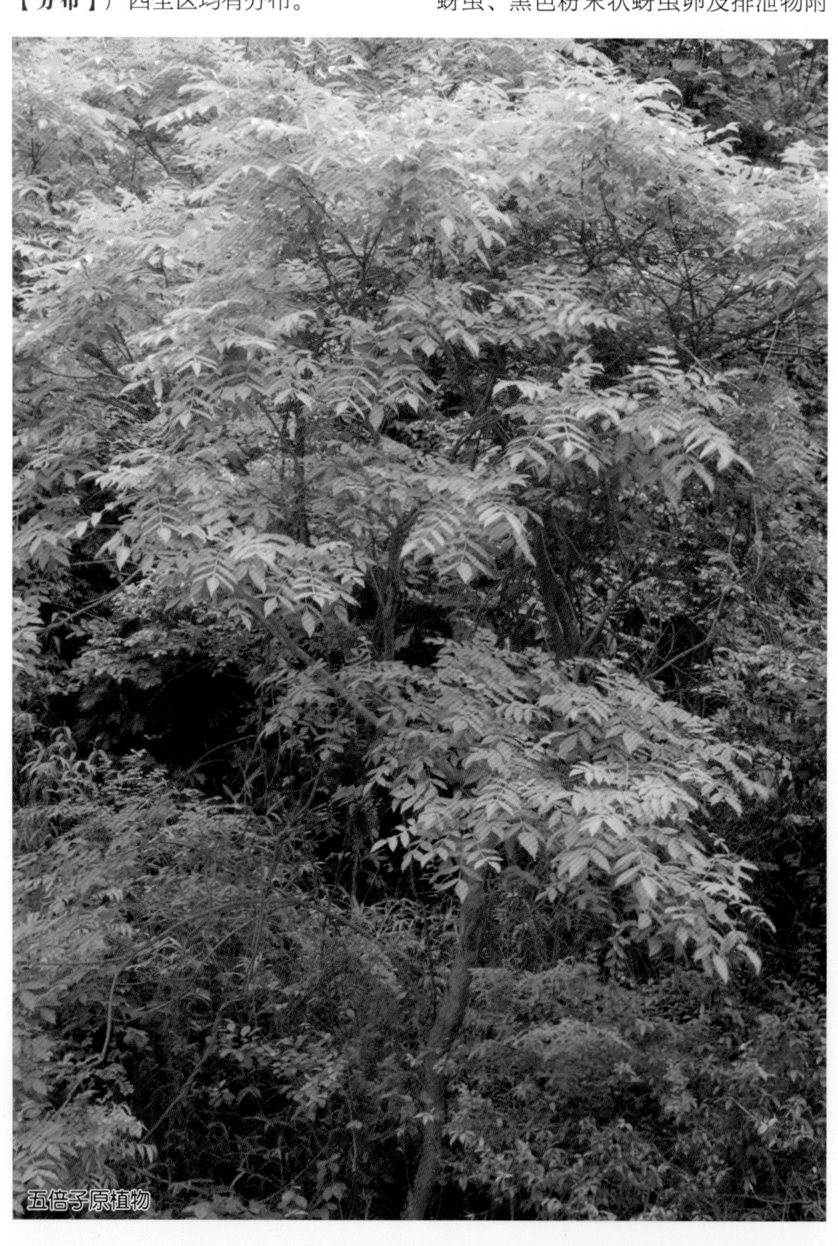

五倍子原植物

【品质评价】以个大、完整、壁厚、色灰褐色、纯净者为佳。

【化学成分】本品含五倍子鞣质。还含脂肪酸：癸酸（capric acid），肉豆蔻酸（myristir acid），月桂酸（lauric acid），亚油酸（linoleic acid），亚麻酸（linolenic acid），油酸（oleic acid），棕榈酸（palmitic acid），硬脂酸（stearic acid）。又含鞣酸（tannic acid），没食子酸[1]。

【药理作用】

1. 止血、止痛、止泻　五倍子含五倍子鞣质 50%~80%，其中鞣酸对皮肤、黏膜及溃疡的组织蛋白质产生凝固，造成一层被膜而呈现收敛、止血、渗出减少、抗炎、止痛等作用，也可由于收敛，减轻肠道炎症而止泻[2,3]。

2. 抗菌　100% 五倍子煎液和 20 % 五倍子煎液对金黄色葡萄球菌、乙型链球菌、肺炎链球菌及伤寒、副伤寒杆菌、痢疾杆菌、炭疽杆菌、白喉杆菌、铜绿假单胞菌等均有抗菌作用[4]。五倍子煎剂（1∶1000）对接种于鸡胚的流感甲型 PR8 株病毒有抑制作用[5]。其抗菌作用与其所含鞣酸有关外，尚与其他成分有关。

3. 杀精　10% 五倍子甘油溶液 1∶1 体外有杀精子作用。其制剂五倍子甘油海绵可作为屏障或避孕[6]。

4. 抗肿瘤　五倍子 0.5g（生药）/ml 水提液对人早幼粒白血病细胞株 HL-60 有抗癌活性[7]。

5. 降糖　100~200mg/kg 五倍子油对实验性肥胖及糖尿病大鼠胰岛素抵抗有改善作用[8]。

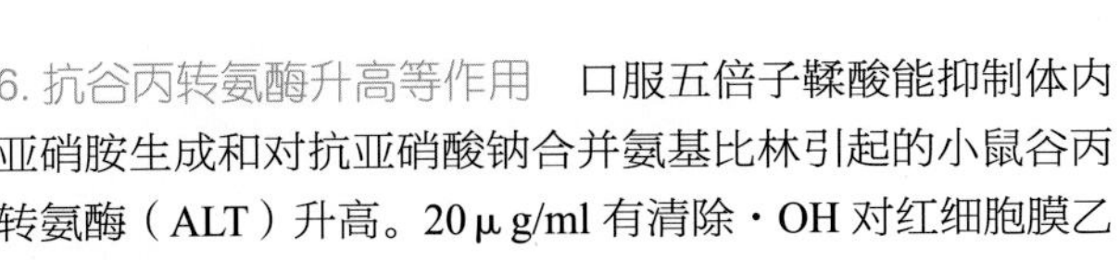

6. 抗谷丙转氨酶升高等作用　口服五倍子鞣酸能抑制体内亚硝胺生成和对抗亚硝酸钠合并氨基比林引起的小鼠谷丙转氨酶（ALT）升高。20μg/ml 有清除·OH 对红细胞膜乙酸胆碱酯酶损伤的作用[9]。

7. 毒理　小鼠皮下注射五倍子鞣质 1.875mg/kg，3 天内死亡率为 76.6%，药后 3 次有升高血清 ALT 含量作用。肝脏组织形态检查，可见大部分肝细胞坏死及变性[10]。

【临床研究】

婴幼儿腹泻　用五倍子散（五倍子 10g，生姜、吴茱萸各 8g，白胡椒 7 粒，葱白 1 段），将葱白、生姜捣烂如黏泥状，其余药碾碎成细粉，食醋 20~25ml，加热 50~60℃，与上药搅拌如黏糊状，以手试不甚热烫，脐部先用凡士林涂擦一遍，趁热敷肚脐部约 6cm×6cm，厚 0.3~0.5cm，外盖塑料纸，纱布，绷带包扎，每日换药 1 次。病程较长的患儿，配合营养调理，静脉输液调节电解质平衡，口服肠复康、维生素C、补液盐进行胃肠调理。结果：共治疗 45 例，治愈 34 例，好转 10 例，无效 1 例。治疗 7~10 天，治愈 10 例，1 例 10 次以上，一般 3~7 次基本痊愈[11]。

【性味归经】味酸、涩，性寒。归肺、大肠、肾经。

【功效主治】敛肺降火，涩肠止泻，敛汗止血，收湿敛疮。主治肺虚久咳，肺热痰嗽，久泻久痢，盗汗，便血痔血，外伤出血，痈肿疮毒，皮肤湿烂。

【用法用量】内服：煎汤，3~9g；入丸、散，每次 1~1.5g。外用适量，煎汤熏洗；或研末外敷。

【使用注意】外感风寒或肺有实热之咳嗽，以及积滞未尽之泻痢禁服。

【经验方】

1. 鼻出血　五倍子末吹之，仍以末同新棉灰等份，米饮服三钱。（《本草纲目》）

2. 自汗，盗汗　五倍子研末，津调填脐中，缚定一夜即止也。又方，治寐中盗汗：五倍子末、荞麦面等份，水和作饼，煨熟。夜卧待饥时，干吃二三个，勿饮茶水，甚妙。（《本草纲目》引《集灵方》）

3. 泻痢不止　五倍子一两，半生半烧，为末，糊丸梧子大。每服三十丸。红痢烧酒下，白痢水酒下，水泄米汤下。（《本草纲目》）

4. 脱肛不收　五倍子、百草霜等份，为末，醋熬成膏，鹅翎敷上，即入。（《普济方》）

5. 虚劳遗浊　五倍子一斤，白茯苓四两，龙骨二两。为末，水糊丸，梧子大。每服七十丸，食前用盐汤送下，日三服。（《太平惠民和剂局方》秘传玉锁丹）

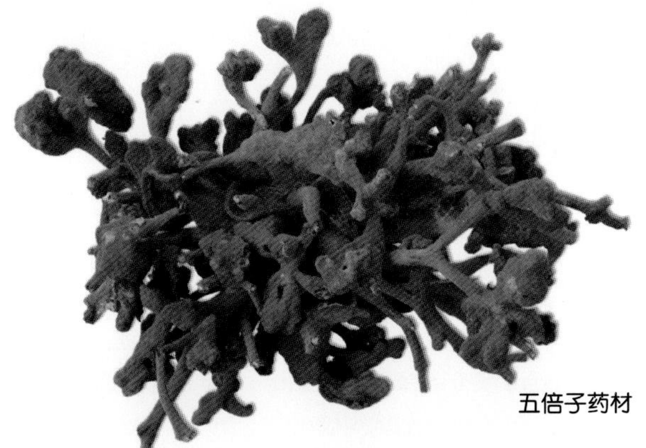

五倍子药材

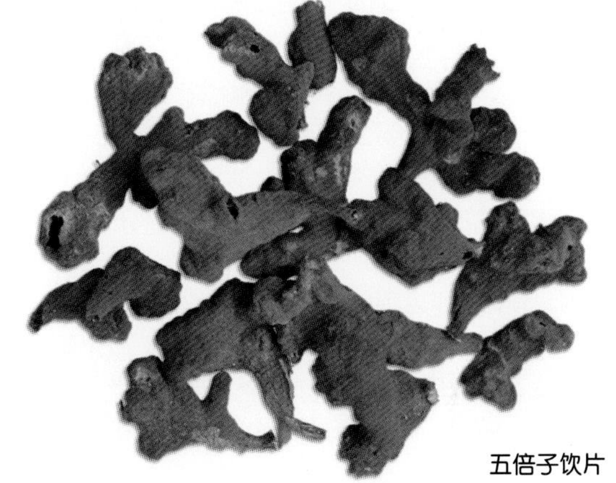

五倍子饮片

【参考文献】

[1] 南京中医药大学．中药大辞典（上册）．第 2 版．上海：上海科学技术出版社，2006：523.

[2] Sollmann T, A. Manual of Plarmacology 8Ed, 1957:158.

[3] 广州中山医学院．中药临床应用．广州：广东人民出版社，1975：426.

[4] 刘国廉，陈福强，杨熙文．五倍子中药对某些致病菌的抗菌作用．中华医学杂志，1965，51（4）：245.

[5] 上海市卫生防疫站，上海医药工业研究所药物制剂研究室．中药对“流感病毒”作用的研究报告．上海中医药杂志，1960，（2）：22.

[6] 严俊章，张秉莲．五倍子制剂屏障式避孕的初步研究．青海医学，1984，（3）：7.

[7] 徐建国，任连生，马俊英，等.302 种传统治癌中草药水提液对 HL-60 细胞的诱导分化及细胞毒作用．山西医药杂志，1991，20(2)：82.

[8] 杨奎，唐灿．五倍子油对实验性肥胖及糖尿病大鼠胰岛素抵抗的影响．第六次全国中西医结合实验医学学术研讨会，2002：161.

[9] 傅乃武，黄磊，全兰萍，等．鞣酸对抗 TPA 和香烟烟雾凝聚物对人白细胞 DNA 的损伤及其抗氧化作用．中国医学科学院学报，1991，13（5）：347.

[10] 中国人民解放军 59171 部队学习组．新医药学杂志，1977，（12）：569.

[11] 陈玉霞．复方五倍子散治疗婴幼儿腹泻 45 例．陕西中医，2008，29（3）：330.

Wu zhi niu nai

五指牛奶

Fici Hirtae Radix
[英]Hispid Fig Root

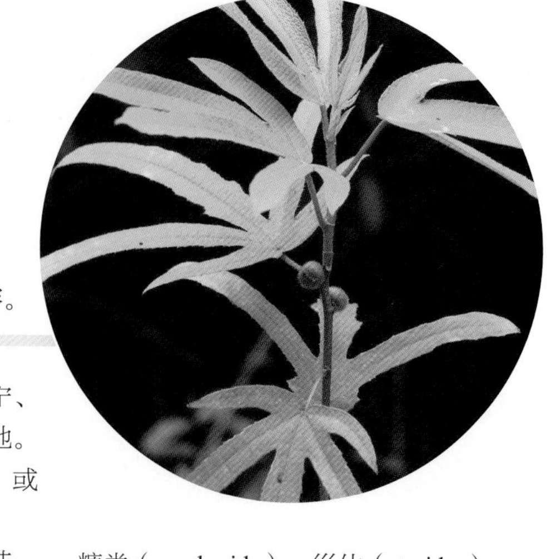

【别名】五指毛桃、土黄芪、土五加皮、五爪龙、母猪奶、佛掌榕、掌叶榕。

【来源】为桑科植物粗叶榕 *Ficus hirta* Vahl *simphcissima* Lour. 的根。

【植物形态】多年生灌木或落叶小乔木，全株被黄褐色贴伏短硬毛，有乳汁。叶互生；叶片纸质，多型，长椭圆状披针形或狭广卵形，长 8~25cm，宽 4~10cm，先端急尖或渐尖，基部圆形或心形，常具 3~5 深裂片，微波状锯齿或全缘，两面粗糙。隐头花序球形，顶部有苞片形成的脐状突起，基部苞片卵状披针形，被紧贴的柔毛；总花梗短或无；雄花、雌花生于同一花序托内；雄花生于近顶部，花被片 4，线状披针形，雄蕊 1~2；瘿花花被片与雄花相似，花柱侧生；雌花生于另一花序托内，花被片 4。瘦果椭圆形。

【分布】广西主要分布于南宁、邕宁、武鸣、平南、藤县、龙州、桂平等地。

【采集加工】全年均可采收。鲜用，或切段、切片，晒干。

【药材性状】根略呈圆柱形，有分枝，长短不一，表面灰棕色或褐色，有纵皱纹，可见明显的横向皮孔及须根痕。部分栓皮脱落后露出黄色皮部。质坚硬，难折断，断面呈纤维性。饮片通常厚 1~1.5cm，皮薄，木部呈黄白色，有众多同心环，可见放射状纹理，皮部与木部易分离。气微香，味甘。

【品质评价】以根表面灰棕色或褐色、质坚硬、断面呈纤维性、味甘、微香者为佳。

【化学成分】本品含氨基酸（aminoacids）、糖类（saccharide）、甾体（sterides）、香豆精（coumarin）等[1]。还含有补骨脂素（psoralen），佛手柑内酯（bergapten），β-谷甾醇（β-sitosterol），邻苯二甲酸二异丁酯（di-*iso*-butyl phthalate）[2]。又含有 3β- 羟基豆甾 -5- 烯 -7- 酮（3β-hydroxyl-stigmast-5-en-7-one），十六酸（hexadecanoic acid），十八酸（octadecanoic acid），芹菜素（4′,5,7-trihydroxy-flavone），α-香树素乙酸酯（α-amyrin acetate），β-胡萝卜苷（β-daucosterol），木犀草素（luteolin），牡荆苷（vitexin），大黄素甲醚（physcion），11- 氧基 -α- 香树脂醇乙酸酯（11-oxo-α-amyrin acetate）[3]。

挥发性成分有油酸（oleic acid），亚油酸（linoleic acid），十四酸（myristic acid），乙酸乙酯（ethyl acetate），2,3- 二丁醇（2,3-dibutanol），2- 丁醇（1-butanol），1,1- 二乙氧基乙烷等成分[4]。还含有十六酸（hexadecanoic acid），亚油酸酰胺（linoleic acid amide），软脂酸酰胺（palmitic acid amide），硬脂酸酰胺（stearie acid amide），邻苯二甲酸二丁酯（dibutyl phthalate），补骨脂素（psoralen）等成分[5]。

【药理作用】

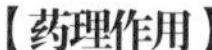

1. 提高免疫功能　灌胃五指毛桃酯 2g/kg、4g/kg、6g/kg，连续 8 天，可提高环磷酰胺所致免疫低下小鼠的炭粒廓清指数、胸腺、脾脏重量指数及血清溶血素水平，具有提高机体的免疫功能作用[6]。

2. 对平滑肌作用　五指毛桃根对过度抑制状态的胃肠平滑肌有兴奋作用，对过度兴奋状态的胃肠平滑肌则有抑制的作用，呈现双向作用。对气管平滑肌则有舒张的单向作用。五指毛桃对小肠平滑肌有双向调节作用、对痉挛的气管平滑肌有舒缓作用[7]。

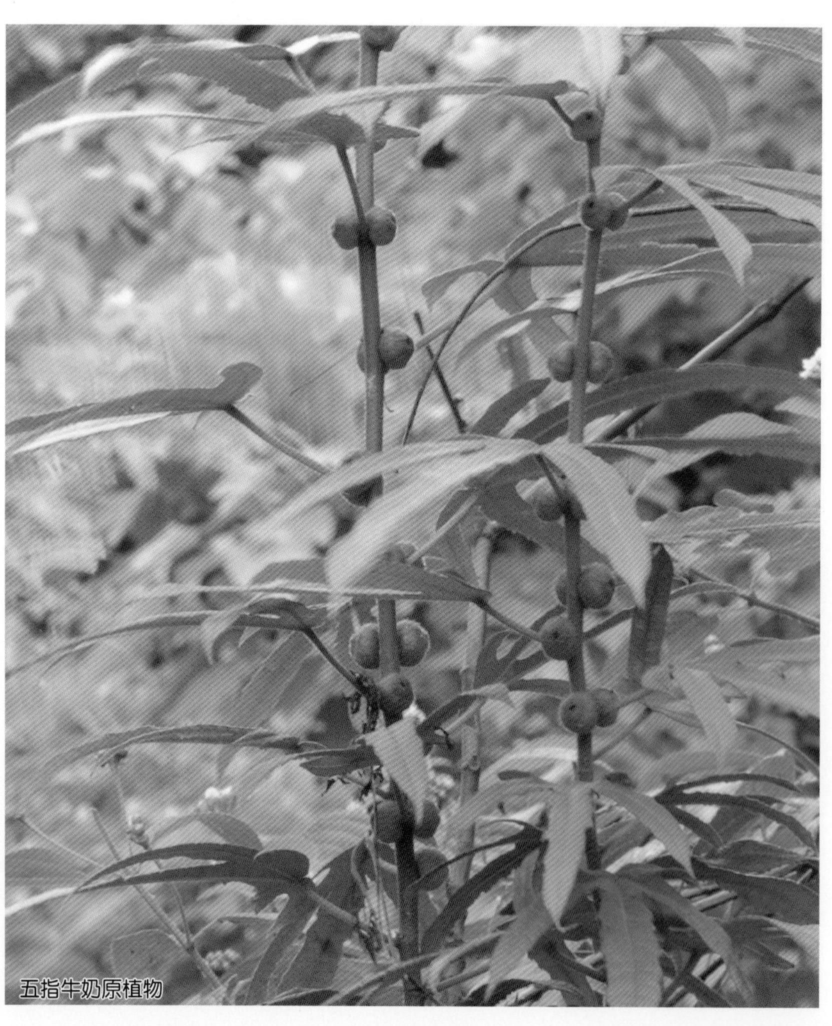

五指牛奶原植物

3. 保肝　五指毛桃水煎剂 100g（生药）/kg、200g（生药）/kg、300g（生药）/kg 给小鼠灌胃，可修复可卡因造成的肝损伤，补骨脂素是其主要活性成分[8]，其水提液 5g/kg、10g/kg、20g/kg，连续灌胃 7 天，具有良好保肝作用[9]。

4. 抗炎，镇痛　五指毛桃水提液 5g/kg、10g/kg、20g/kg 给小鼠灌胃，连续 6 天，均能够抑制二甲苯所致的耳肿胀及醋酸引起的腹腔毛细血管的增加，能够减少醋酸所致的小鼠扭体次数，提高小鼠痛阈[9]。

5. 祛痰，平喘　小鼠灌服根煎剂或 70% 乙醇浸膏有祛痰作用，而生物碱无效。豚鼠腹腔注射煎剂或 70% 乙醇浸膏及水不溶部分有平喘作用，氯仿提取物及生物碱均无效。小鼠腹腔注射各种制剂均未发现止咳作用[10]。

【临床研究】

1. 慢性盆腔炎　治疗组用五指毛桃液（五指毛桃、白背叶根、穿破石、入地金牛），每日 1 剂，水煎，于每晚睡前灌肠，保留 1h 以上，其药渣用布包裹好，趁热敷下腹（关元穴以下）30min，7 日为 1 个疗程。对照组用青霉素静脉滴注，每日 1 次，甲硝唑口服，每日 2 次。两组均治疗 3 个疗程（月经期暂停）。结果：经 1 个疗程治疗后，治疗组治愈率为 76.2%，对照组为 36.9%，治疗组疗效显著优于对照组（$P<0.01$）[11]。

2. 痤疮　治疗组用清肺健脾汤（五指毛桃根、白术、茯苓等），水煎，每日 1 剂，分 2 次服；对照组口服四环素。两组均 4 周为 1 个疗程。结果：治疗组和对照组均能改善皮损和脂溢程度，治疗组疗效优于对照组（$P<0.05$）[12]。

【性味归经】味甘、微苦，性平。归脾、肾经。

【功效主治】健脾化湿，祛风除湿，祛瘀消肿。主治病后虚弱，产后无乳汁，风湿痿痹，腰腿痛，水肿，痢疾，带下，闭经，跌打损伤。

【用法用量】内服：煎汤，30~60g；或浸酒。外用适量，煎水洗；或研末调敷。

【使用注意】孕妇慎用。

【经验方】

1. 劳力过度　佛掌榕根 30g，墨鱼 1 只，酌加黄酒 100g，煎服。（《福建民间草药》）
2. 风湿痛　佛掌榕根 60g，猪蹄（7 寸）250g，黄酒 100g。加水适量，煎取半碗，分 2 次服。每隔 4~6h 服 1 次。（《福建民间草药》）
3. 睾丸肿大　掌叶榕鲜根 60~125g。水煎服。（《浙江药用植物志》）
4. 产后无乳汁　五指牛奶 60g，炖猪脚服。（《广西中草药》）
5. 白带过多　五指牛奶 30g，一匹绸 60g。水煎服。（《广西中草药》）
6. 闭经，产后腹痛　掌叶榕 30~60g。酒水煎服。（《浙江药用植物志》）

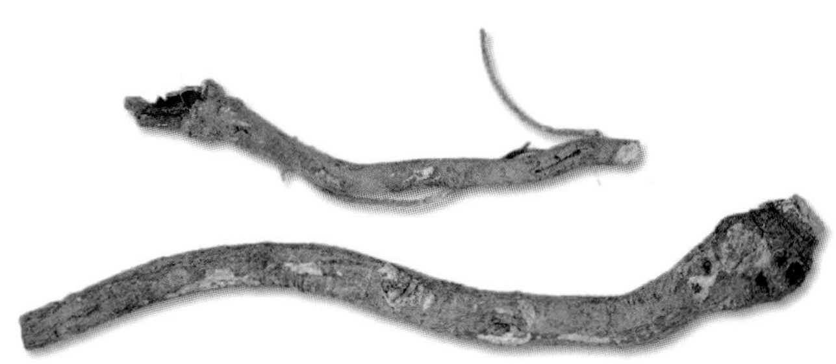

五指牛奶药材

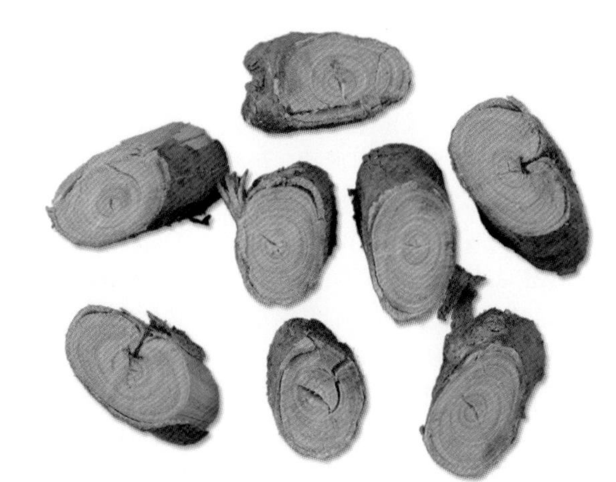

五指牛奶饮片

【参考文献】

[1] 国家中医药管理局《中华本草》编委会 . 中华本草 . 上海：上海科学技术出版社，1999：1068.
[2] 江滨，刘占强，曾元儿，等 . 五指毛桃化学成分研究 . 中草药，2005，36（8）：1141.
[3] 赵丽萍，狄斌，冯锋 . 五指毛桃的化学成分 . 药学与临床研究，2008，16（1）：5.
[4] 林励，钟小清，魏刚 . 五指毛桃挥发性成分的 GC-MS 分析 . 中药材，2000，23（4）：206.
[5] 刘春玲，魏刚，何建雄 . 五指毛桃不同采收部位挥发油及醇提物成分的分析 . 广州中医药大学学报，2004，21（3）：204.
[6] 刘春玲，徐鸿华，吴清和 . 五指毛桃对小鼠免疫功能影响的实验研究 . 中药材，2004，27（5）：367.
[7] 利红宇，王成蹊，黄雪薇 . 五指毛桃根对平滑肌的作用研究 . 医药论坛杂志，2007，28（23）：9.
[8] 蔡青圆，陈虎彪，赵中振 . 五指毛桃拮抗毒品可卡因的肝毒性作用及其活性成分研究 . 中国中药杂志，2007，32（12）：1190.
[9] 周添浓，王艳，唐立海 . 五指毛桃抗炎镇痛及对急性肝损伤的保护作用研究 . 今日药学，2008，18（2）：55.
[10] 广州新医药通讯，1971，（6）：64.
[11] 李红英 . 自拟五指毛桃液治疗慢性盆腔炎的疗效观察 . 现代医院，2005，5（5）：49.
[12] 李东海，肖红丽，林少健，等 . 从肺热脾虚论治寻常型痤疮 64 例 . 广州中医药大学学报，2006，23（1）：32.

Che qian zi

车前子

Plantaginis Semen
[英]Plantain Seed

【别名】车前实、虾蟆衣子、猪耳朵穗子、凤眼前仁。

【来源】为车前科植物车前 *Plantago asiatica* L. 或平车前 *Plantago depressa* Willd. 的成熟种子。

【植物形态】多年生草本。具须根；具长柄，几与叶片等长或长于叶片，基部扩大；叶片卵形或椭圆形，长4~12cm，宽2~7cm，先端尖或钝，基部狭窄成长柄，全缘或呈不规则的波状浅齿，通常有5~7条弧形脉。花茎数个，具棱角，有疏毛，穗状花序为花茎的2/5~1/2；花淡绿色每花有宿存苞片1枚，三角形；花萼4，基部稍全生，椭圆形或卵圆形，宿存；花冠小，膜质，花冠管卵形，先端4裂片三角形，向外反卷；雄蕊4，着生于花冠管近基部，与花冠裂片互生，花药长圆形，先端有三角形突出物，花丝线形；雌蕊1；子房上位，卵圆形，2室，花柱1，线形有毛。蒴果卵状圆锥形，成熟后约在下方2/5处周裂，下方2/5宿存。种子4~8颗，近椭圆形，黑褐色。

【分布】广西全区均有分布。

【采集加工】夏、秋季种子成熟叶采收果穗，晒干，搓出种子，除去杂质。

【药材性状】种子略呈椭圆形或不规则长圆形，稍扁，长约2mm，宽约1mm。表面淡棕色或棕色，略粗糙不平。于放大镜下可见微细纵纹，于稍平一面的中部有淡黄色凹点状种脐。质硬，切段面灰白色。种子放入水中，外皮有黏液释出。气微，嚼之带黏液性。

【品质评价】种子以粒大、均匀饱满、色棕红者为佳。

【化学成分】本品含有桃叶珊瑚苷（aucubin），车前黏多糖（plantago-mulilage）A，消旋-车前子苷（plantagoside），都桷子苷酸（geniposidic acid），车前子酸（plantenolic acid），琥珀酸（succinic acid），腺嘌呤（adenine），胆碱（choline），*β*-谷甾醇（*β*-sitosterol），*β*-谷甾醇-3-*O*-*β*-D-吡喃葡萄糖苷（*β*-sitosteryl-3-*O*-*β*-D-glucopyranoside）。还含脂肪油[1]。芹菜素（apigenin），木犀草素（luteolin），黄芹素（scutellarin），6-羟基木犀草素（6-hydroxy luteolin），大波斯菊苷（cosmos glycoside），木犀草素-7-*O*-葡萄糖苷（luteolin-7-*O*-glucoside），车前子苷（plantago glycoside），6-羟基木犀草素-7-*O*-葡萄糖苷（6-hydroxyluteolin-7-*O*-glucoside）[2]。

【药理作用】

1. 对心血管系统作用　健康大鼠饲以高脂饲料12周，同时添加2.5g/kg、5g/kg、15g/kg车前子，能升高心脏中的超氧化物歧化酶活性及肝组织中过

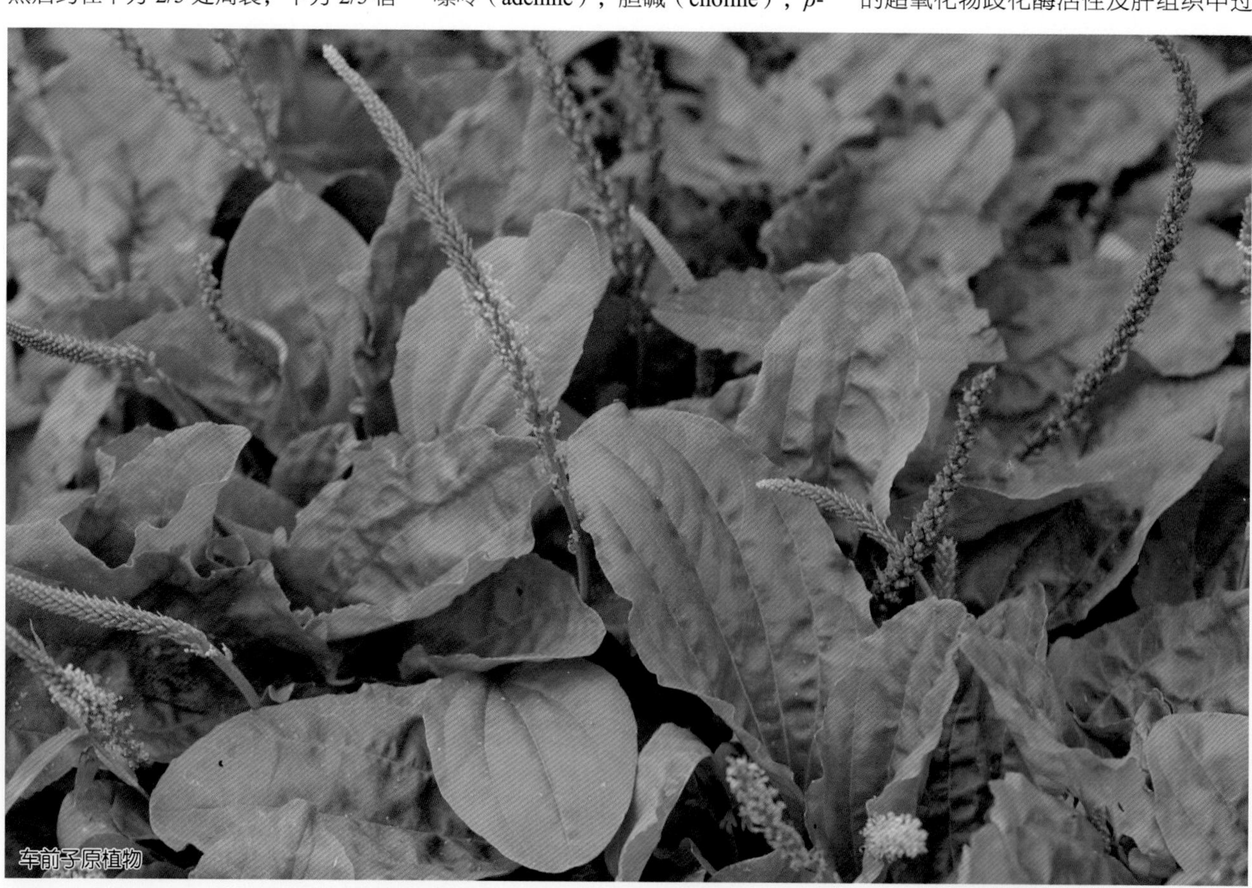
车前子原植物

氧化氢酶和谷胱甘肽过氧化物酶活性，降低心肌丙二醛及脂质过氧化物含量，车前子对机体自由基的防御功能可产生一定的影响，且对动脉粥样硬化和冠心病具有一定的防治作用[3,4]，车前子还可升高血清一氧化氮、高密度脂蛋白胆固醇的含量，降低血清胆固醇、甘油三酯含量，具有调节血脂和保护高脂血症大鼠血管内皮细胞损伤的功能[5]。

2. 对眼睛作用　15% 车前子提取液可上调 300μmol/L H_2O_2 致氧化损伤大鼠晶状体上皮细胞的 Bcl-2 表达，下调 Bax 表达，使 Bcl-2/Bax 比率上升，其调控凋亡相关基因 Bcl-2 和 Bax 的表达可能是其抑制晶状体上皮细胞凋亡的分子机制[6]。

3. 预防肾结石　车前子提取液 0.6g（生药）/ 只给大鼠灌胃，连续 13 天，具有一定降低尿草酸浓度及尿结石形成危险性的作用，肾钙含量下降，有较强的抑制肾脏草酸钙结晶沉积的作用[7]。

4. 对关节囊作用　5% 车前子煎剂 0.05~0.2ml 注射于家兔膝关节腔内，可促进关节囊滑膜结缔组织增生，恢复松弛的关节囊原有紧张度[8,9]。车前子 50mg/kg 连续灌胃 7 天，可降低角叉菜胶所致的小鼠滑膜炎症中的肿瘤坏死因子 -α 、白介素 -12 含量[10]。

5. 镇咳、平喘、祛痰　车前子能使气管及支气管分泌增加，呼吸运动加深变缓而有祛痰止咳作用[11]。采用毛细玻管法和浓氨水喷雾法，车前子苷 5mg/kg 连续给药 6 天，有祛痰、镇咳作用，车前子苷为车前子中镇咳、祛痰的有效成分[12]。

6. 其他作用　车前子多糖 80mg/kg 能够提高灌服阿托品后形成小肠运动障碍的小鼠小肠推进率，具有促进小肠蠕动的作用[13]。给小鼠阴道内注入车前子多糖液 50μl，每天 1 次，连续 7 天，对青霉素钠盐溶液 50μl 阴道冲洗造成的小鼠阴道菌群失调有调整作用[14]。

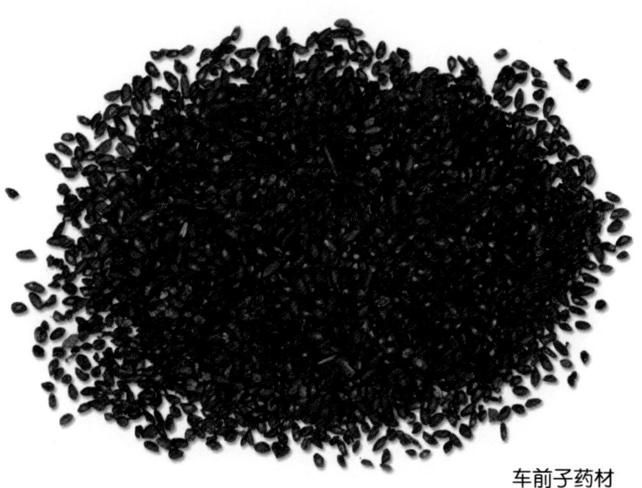

车前子药材

【临床研究】

1. 小儿腹泻　①治疗组用止泻散（车前子浸盐炒焦，山药炙后，共研成粉末制成，山药为车前子的半量），每天 1 剂，4 个月至 1 岁患儿每天 5~10g，1~2 岁患儿 10~15g，2~4 岁患儿 20g。止泻散与米汤煮成糊状，分 2~4 次服，可加少量糖或盐以提味。久泻者加鸡蛋黄 1 个。有脱水、呕吐者应对症治疗。对照组用次碳酸铋或思密达类，其他对症治疗同上。结果：治疗组和对照组各 60 例。治疗组好转治愈率达 95%，对照组为 75%。两组经统计学处理有显著性差异（$P<0.01$）[15]。②治疗组和对照组均口服利巴韦林冲剂每天 10mg/kg；腹泻严重者加服思密达冲剂，每次 1.5g，每天 2 次。轻中度脱水者口服补液盐，重度者静脉补液，注意维持水、电解质、酸碱平衡。在此基础上，治疗组用车前子汤 [炒车前子 4g（包煎）、生车前子 4g（包煎）、炒白术 3g、炒白芍 3g、陈皮 2g、防风 1g、炒山楂 4g] 随证加减，每日 1 剂，水煎分早晚 2 次服，以上为小儿 1 岁剂量，其他年龄可酌情增减。结果：治疗组 35 例，72h 显效 30 例，有效 3 例，总有效率 94%；对照组 25 例，72h 显效 17 例，有效 2 例，总有效率 76%。两组比较有显著性差异（$P<0.01$）[16]。③生车前子 10g，加水煮沸至粥状，加少许葡萄糖，小儿顿服，必要时重复 2 次。共观察 200 例，其中 12h 内止泻 98 例（49%）；12~24h 内止泻 102 例（51%），总有效率 100%[17]。④用方（生苍术 1g、升麻 0.5g、陈皮 0.5g、吴茱萸 0.5g、五倍子 0.5g、煨豆蔻 0.5g、炒白芍 1g、焦山楂 0.5g、川椒 0.5g、丁香 0.5g、此为 3 次量，共研细末备用）。患儿脐部用 75% 乙醇消毒，取上药末加适量藿香正气水，调成稠糊状外敷于脐部，上盖一层稍大于药糊之棉纸，外再用医用纱布覆盖，用绷带缠腰 1 周，24h 换药 1 次，3 次为 1 个疗程。另用车前子 100g 置锅内，中火炒至表面呈焦黄，并具有焦香气味后取出研成细末，每次 2 匙，每日 3 次，温开水冲服。共治疗 60 例，显效 51 例，有效 5 例，总有效率 93.3%[18]。

2. 急性结膜炎　车前子 50g，薄荷 10g，水煎取汁，待药液凉后用消毒纱布蘸药汁洗患眼，洗时分开上下眼睑，使药物进入眼球结膜，每日 1 剂，每日洗 3~5 次，至痊愈为止。共治疗 16 例，连洗 3~5 日痊愈 9 例， 6~7 日痊愈 5 例， 7 日以上痊愈 1 例[19]。

3. 功能性便秘　治疗组口服车前子粗多糖胶囊（0.4g/ 粒），每次 4 粒，每天 2 次；对照组口服炒麸皮治疗，每次 8g，每日 2 次。两组均为早饭前和晚饭后服用，2 周为 1 个疗程，治疗期间停用其他通便药。结果：治疗组 45 例，显效 18 例，有效 23 例，总有效率 91.1%；对照组 48 例，显效 0 例，有效 16 例，总有效率 33.3%。两组比较有显著性差异（$P<0.05$）[20]。

4. 湿热腹泻　用方 [车前子 25g（包煨），神曲 15g，连翘、煅牡蛎各 10g，葛根、藿香、苍术、苏梗、白术、苡仁、茯苓、桂枝、石菖蒲各 6g，公丁香 5g] 随证加减，水煎服，每日 3 次。共治疗 245 例，经 2~10 天治疗痊愈 221 例（90%），显效 17 例（7%），总有效率为 97%。服药最短者 2 天，最长者 15 天[21]。

【性味归经】味甘，性寒。归肝、肾、肺、小肠经。

【功效主治】清热利尿通淋，渗湿止泻，明目，祛痰。主治热淋涩痛，水肿胀满，暑湿泄泻，目赤肿痛，痰热咳嗽。

【用法用量】煎服，9~15g，包煎。

【使用注意】肾虚寒者禁用。

【经验方】

1. 诸淋闭涩不通　车前子、滑石各一两。为末服一钱，食前，米饮调，日三服。（《古今医统大全》车前滑石散）
2. 白浊　炒车前子四钱，白蒺藜三钱。水煎服。（《湖南药物志》）
3. 风热目暗涩痛　车前子、黄连各一两。为末，食后温酒服一钱，日二服。（《太平圣惠方》）
4. 久患内障　车前子、干地黄、麦门冬等份。为末，蜜丸如桐子大，服之。（《太平圣惠方》）

【参考文献】

[1] 国家中医药管理局《中华本草》编委会 . 中华本草 . 上海：上海科学技术出版社，1999：6558.
[2] 国外医学・中医中药分册，1997，19（1）：47.
[3] 王素敏，张杰，李兴琴，等 . 车前子对高脂血症大鼠机体自由基防御机能的影响 . 中国老年学杂志，2003，23（8）：529.
[4] 王素敏，张杰，李兴琴，等 . 车前子对高脂血症大鼠脂质过氧化的影响 . 营养学报，2003，25（2）：212.
[5] 李兴琴，张杰，王素敏 . 车前子对高脂血症大鼠血清一氧化氮的影响 . 四川中医，2004，22（10）：8.
[6] 黄秀榕，祁明信，汪朝阳，等 .4 种归肝经明目中药对晶状体上皮细胞凋亡相关基因 Bcl-2 和 Bax 的调控 . 中国临床药理学与治疗学，2004，9（3）：322.
[7] 陈志强，章咏裳，周四维，等 . 单味中药提取液预防肾结石形成的实验研究 . 中华泌尿外科杂志，1993，14（2）：155.
[8] 陈约翰，余鸿文，吴克能 . 车前子液对家兔关节囊作用的实验研究 . 中药通报，1986，11（11）：46.
[9] 林治瑾 . 中华医学杂志，1954，12（7）：114.
[10] 刘强，牟洪波，刘元禄 . 中药车前子对小鼠气囊滑膜炎细胞因子 TNF-α 及 IL-12 影响的实验研究 . 中华中医药学刊，2007，25（4）：816.
[11]《全国中草药汇编》编写组 . 全国中草药汇编（上册）. 北京：人民卫生出版社，1975：169.
[12] 舒晓宏，郭桂林，崔秀云 . 车前子苷镇咳、祛痰作用的实验研究 . 大连医科大学学报，2001，23（4）：254.
[13] 王东，袁昌鲁，林力，等 . 车前子多糖对小肠运动障碍小鼠的影响 . 中华中医药学刊，2008，26（6）：1188.
[14] 谢小梅，付志红 . 车前子多糖对小鼠阴道菌群失调的调整作用 . 辽宁中医杂志，2006，33（2）：241.
[15] 蔡小勤 . 车前子、山药配伍散剂治疗小儿腹泻疗效观察 . 中华现代儿科学杂志，2005，2（11）：1028.
[16] 张朝霞 . 中西医结合治疗小儿秋季腹泻 35 例 . 现代中西医结合杂志，2008，17（4）：500.
[17] 石维莲 . 一味车前子治疗小儿腹泻 200 例 . 中国新医药，2004，3（9）：94.
[18] 李晔 . 中药敷脐加车前子末口服治疗小儿腹泻 60 例 . 上海中医药杂志，2001，12：29.
[19] 高彩芝 . 车前子薄荷外洗治疗急性结膜炎 16 例 . 河北中医，2002，24（6）：424.
[20] 李红，张美玲，张兆芳，等 . 车前子粗多糖胶囊治疗功能性便秘 45 例疗效观察 . 中国中医药信息杂志，2007，14（9）：74.
[21] 胡文科 . 车前子方治疗湿热腹泻 245 例 . 四川中医，2000，18（1）：34.

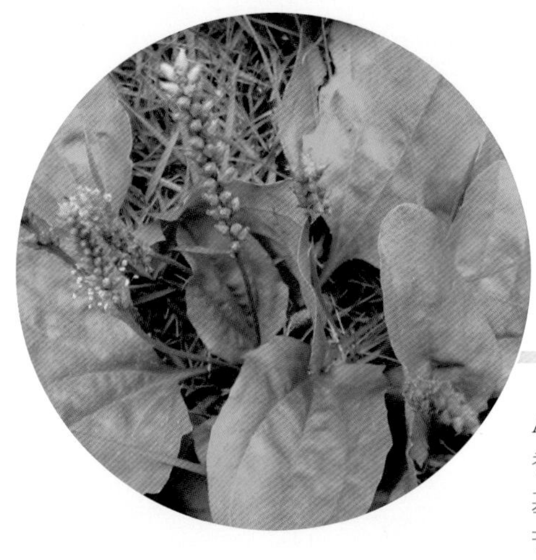

Che qian cao 车前草

Plantaginis Herba
[英]Plantago Herb

【别名】车轮菜、猪肚菜、灰盆草、车轱辘菜。

【来源】为车前科植物车前 *Plantago asiatica* L. 或平车前 *Plantago depressa* Willd. 的全草。

【植物形态】多年生草本。具须根；具长柄，几与叶片等长或长于叶片，基部扩大；叶片卵形或椭圆形，长 4~12cm，宽 2~7cm，先端尖或钝，基部狭窄成长柄，全缘或呈不规则的波状浅齿，通常有 5~7 条弧形脉。花茎数个，具棱角，有疏毛，穗状花序为花茎的 2/5~1/2; 花淡绿色每花有宿存苞片 1 枚，三角形；花萼 4，基部稍全生，椭圆形或卵圆形，宿存；花冠小，膜质，花冠管卵形，先端 4 裂片三角形，向外反卷；雄蕊 4，着生于花冠管近基部，与花冠裂片互生，花药长圆形，先端有三角形突出物，花丝线形；雌蕊 1；子房上位，卵圆形，2 室，花柱 1，线形有毛。蒴果卵状圆锥形，成熟后约在下方 2/5 处周裂，下方 2/5 宿存。种子 4~8 颗，近椭圆形，黑褐色。

【分布】广西全区均有分布。

【采集加工】全草全年均可采收，洗净，切段，晒干。

【药材性状】全草具短而肥的根状茎，并有须根。叶在基部密生，具长柄；叶片皱缩，展平后为卵形或宽卵形，长 6~10cm，宽 3~6cm，先端圆钝，基部圆形或宽楔形，基出脉 5~7 条。表面灰绿色或污绿色。穗状花序排列紧密。蒴果椭圆形，周裂，萼宿存。气微香，味微苦。

【品质评价】全草以茎叶完整、叶片多、色青绿者为佳。

【化学成分】车前草全草含熊果酸（ursolic acid），豆甾醇（stigmasterol），豆甾醇棕榈酸酯（stigmasteryl palmitate），*β*-谷甾醇（*β*-sitoserol），*β*-谷甾醇棕榈酸酯（*β*-sitosteryl palmitate），正三十一烷（*n*-hentriacontane），桃叶珊瑚苷（aucubin），车前草苷（plantainoside）A、B、C、D、E、F，去鼠李糖异洋丁香酚苷 B（calceorioside B）即 3,4- 二羟基苯乙醇 -6-*O*- 咖啡酰基 -*β*-D- 葡萄糖苷（3,4-dihydroxyphenethyl alcohol-6-*O*-caffeoyl-*β*-D-glucoside），去鼠李糖洋丁香酚苷（desrhamnosyl acteoside），异洋丁香酚苷（*iso*-acteoside），洋丁香酚苷（acteoside），天人草苷（leucosceptoside）A，异角胡麻苷（*iso*-martynoside），角胡麻苷（martynoside）[1]。

车前草地上部分含车前黄酮苷（plantaginin），去鼠李糖异洋丁香酚，洋丁香酚苷，大车前苷（plantamajoside），7″- 羟基大车前苷（hellicoside）[1]。

车前草叶含桃叶珊瑚苷，车前黄酮苷，高车前苷（homoplantaginin）[1]。

车前草根中含有水苏糖（stachyose），蔗糖（sucrose），棉子糖（raffinose）等糖类。车前种子含桃叶珊瑚苷(aucubin)，车前黏多糖（plantagomulilage）A，消旋 - 车前子苷（plantagoside），都桷子苷酸（geniposidic acid），车前子酸（plantenolic acid），琥珀酸（succinic acid），腺嘌呤（adenine），胆碱（choline），脂肪油，*β*- 谷甾醇（*β*-sitosterol），*β*- 谷甾醇 -3-*O*-*β*-D- 吡喃葡萄糖苷（*β*-sitosteryl-3-*O*-*β*-D-glucopyranoside）[1]。

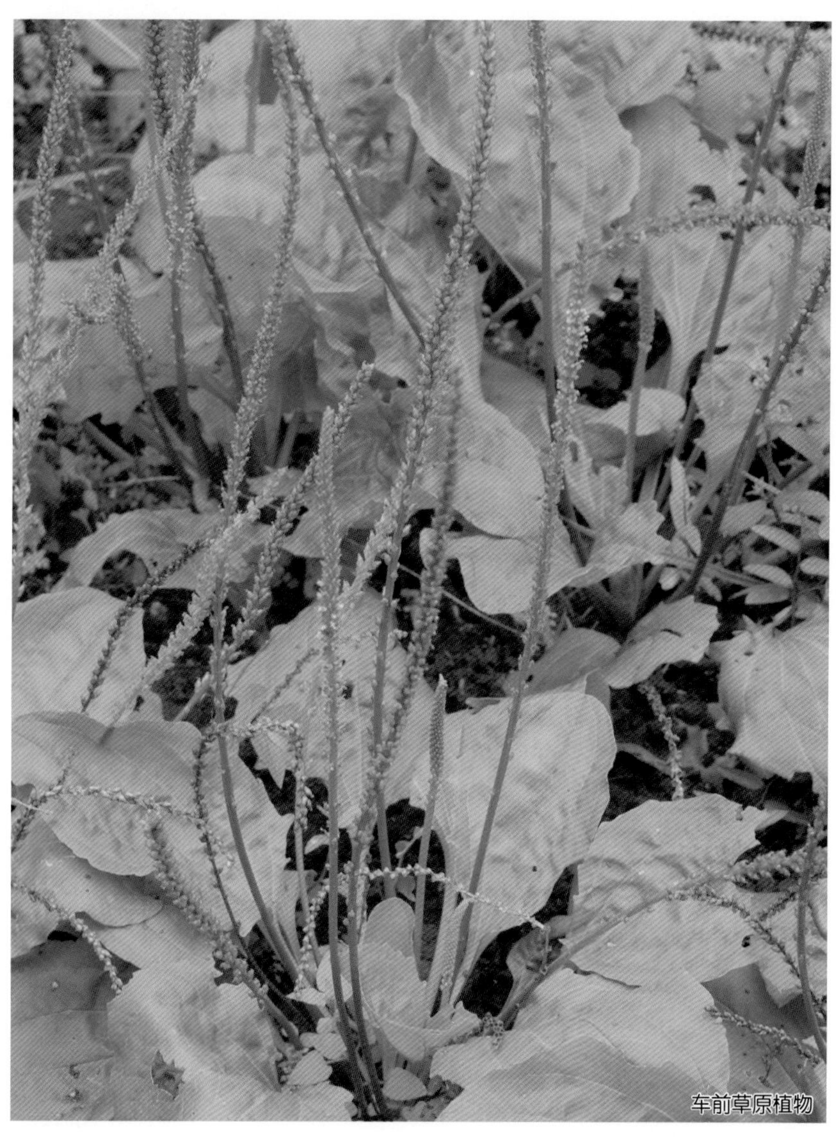

车前草原植物

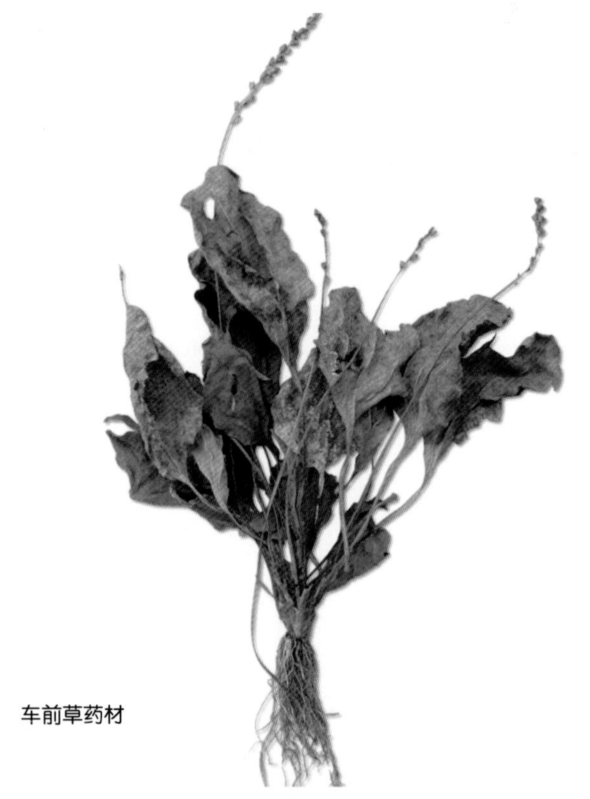
车前草药材

【药理作用】

1. 对泌尿系统影响　车前草有一定利尿作用，可使犬、家兔及人的水分排出增多，并增加尿素、尿酸及氯化钠的排出[2]，醇提物可抑制马肾脏 Na^+-K^+-ATP 酶的活性，并呈剂量依赖性，50% 浓度对 Na^+-K^+-ATP 酶的半数抑制量（IC_{50}）为 16.0μg/ml[3]。水提醇沉液以 0.5g/kg 给犬静注，引起尿量增多，并使输尿管蠕动频率增强，输尿管上段腔内压力升高，压力变化表现为蠕动性、短时（15~70s）紧张性和长时（70s 以上）紧张性压力升高，这几方面作用协同，利于输尿管结石的下移，可能为车前草利尿排石的机制之一[4]。

2. 镇咳、平喘、祛痰　车前草煎剂可使猫的致咳电刺激阈上升，且随剂量增加，作用加强。小鼠灌服 30g/kg 时可抑制氨水所致咳嗽。0.02g/L 可使家兔支气管肺标本的肺流出量增加，还可对抗组胺、乙酰胆碱所致豚鼠离体气管的收缩，使气管平滑肌松弛。给家兔灌服时，可使家兔气管分泌量增加，有一定祛痰作用[5,6]。给猫灌胃，亦可使麻醉猫气管内分泌物增加，但作用不及桔梗，在给药后 3~6h 作用达高峰，可维持 6~7h[7]。车前草黄酮苷除能促进气管及支气管黏液的分泌外，还能抑制呼吸中枢，使呼吸加深变慢，有一定镇咳作用[8]。

3. 抗病原微生物　车前草水浸剂在试管内对同心性毛癣菌、羊毛状小芽孢癣菌、星状奴卡菌等均有不同程度的抑制作用[9]。金黄色葡萄球菌对车前草高度敏感，宋氏痢疾杆菌中度敏感，大肠杆菌、铜绿假单胞菌、伤寒杆菌轻度敏感[10]。车前草醇提物 15mg/ml 有杀灭钩端螺旋体的作用[11]。

4. 对胃肠道作用　给巴甫洛夫小胃及胃疾的狗灌服车前草水提物或浸剂 0.5g/kg，对胃液分泌有双向调节作用。对毛果芸香碱所致胃液分泌过多和肾上腺素所致胃液分泌过少，均有对抗作用，车前草对工作状态的胃有抑制作用，对安静状态的胃却无作用，车前草还可暂时性增加肠液分泌[12]。大车前叶水提取得到的车前果胶对大鼠胃溃疡指数的降低率为 95%，可促进犬胃液分泌，降低家兔离体肠管收缩幅度，并对抗氯化钡和组胺的收缩作用[13]。车前草果胶对小鼠制动型胃溃疡、阿司匹林及保泰松所致胃溃疡均有良好防治作用[14]。大车前叶果胶粉还可延长大鼠胃排空时间[15]。全草含的桃叶珊瑚苷对小鼠有泻下作用，服药 6h 后开始腹泻，其半数有效量为 0.39g/kg[16]。

5. 抗炎　大鼠口服车前果胶 0.5g/kg 或 1g/kg，对由甲醛或右旋糖酐引起的炎性水肿，有抑制作用[13,15]。

6. 抗抑郁　车前草石油醚提取物可减少获得性无助小鼠逃跑失败的个数，具有抗抑郁效果[17]。

7. 抗氧化　从车前草中得到的苯乙醇葡萄糖苷类化合物具有抗氧化作用，车前草苷 D 对二磷酸腺苷和还原型辅酶Ⅱ诱导的大鼠肝脏微粒体脂质过氧化反应的 IC_{50} 为 0.36μmol/L[18]。车前草水煎液对氧自由基有清除作用[19]。车前草水溶性膳食纤维对·OH 自由基有较强的清除能力，其 IC_{50} 为 0.323 mg/ml。对 O^{2-} 和 1,1- 二苯基 -2- 三硝基苯肼的最高清除率分别为 19.2% 和 13.7%[20]。

8. 保肝　小鼠灌胃车前草水提物 25mg/kg、50mg/kg、100mg/kg，连续 7 天，能降低四氯化碳和 D- 氨基半乳糖胺所致的小鼠血清谷丙转氨酶和谷草转氨酶升高[21]。

9. 对心血管系统作用　车前草黄酮苷小剂量能使家兔心跳变慢，振幅加大，血压升高。大剂量可引起心脏麻痹，血压降低。它还使呼吸变深变大而慢，促进支气管及消化道的分泌，促进肠管、子宫的运动[22]。

10. 抗肿瘤　车前草提取物对艾氏腹水癌及小鼠肉瘤 S180 有较弱的抑制作用[23]。

11. 毒理　车前草煎剂对小鼠静脉给药的半数致死量（LD_{50}）为 7.9g/kg[6]。车前果胶水溶液小鼠腹腔注射的 LD_{50} 为 1.7g/kg。大鼠每日口服 2g/kg、3g/kg，连续 28 天，狗每日口服 3g/kg、5g/kg，连续 3 周，均未见明显异常[15]。

【临床研究】

1. 婴儿腹泻　车前草 20g（鲜品加倍），小米 30g，水煎煮，每日 1 剂，1 岁以上分 3 次服用，1 岁以下减半。共观察确诊病例 80 例，治愈 62 例，其中 54 例均在 3 天以内治愈，最多在 6 天治愈，有效率 90%[24]。

2. 慢性活动性肝炎　口服车前草汤（车前草、龙胆草、金钱草、谷芽、麦芽、虎杖、酸枣仁等），每日 1 剂；对照组按常规药物治疗，如保肝治疗（利肝素等）+ 抗病毒治疗（干扰素等）。两组均以 1 个月为 1 个疗程，6 个月后判定疗效，随访观察 2 年以上。结果：治疗组共 232 例，总有效率 94.2%；对照组 116 例，总有效率 71.7%。治疗组疗效优于对照组（$P<0.01$）。2 年后随访，治疗组基本治愈 21.4%，好转 68.3%，复发 4.7%；对照组分别为 10.6%，46.4%，14.7%[25]。

3. 急性湿疹　取土豆 100g，车前草 15g，薏米 30g。将土豆削洗干净，切成小块，加入薏米，熬煮成粥，然后再加入车前草，即可食用。每日 1 剂，连服 3~5 剂。结果：共治疗 20 例，治愈 18 例，治愈率 90%[26]。

4. 褥疮　治疗组采用 0.9% 生理盐水清洁创面，然后将复方车前草软膏适量涂在无菌纱布上，贴敷在创面处。创面相对较清洁、渗出少的Ⅱ度褥疮，可隔天换药 1 次或 2~3 日换药 1 次。创面感染严重的Ⅲ度褥疮，可每天换药 2~3 次外加棉垫，渗出多时要及时更换敷料防止创面再次感染和扩大创面。待创面清洁时，根据创面修复情况，可减少换药次数，避免换药带来的物理性刺激和治疗性损伤。对照组先用 0.9% 生理盐水清洁创面，再用红外线照射创面，时间为 30min，然后用 2% 碘酒涂创面或用诺氧沙星药粉敷在创面上，外加无菌纱布数块，还可根据创面培养结果选择抗生素。结果：治疗组 30 例，创面共 54 处，治愈率 94.4%；对照组 10 例，创面共 18 处，治愈创面 12 处，治愈率 66.7%[27]。

5. 急性膀胱炎　治疗组和对照组均口服诺氟沙星，每次 200mg，每日 3 次。治疗组同时用金银花 6g、竹叶 6g、车前草 10g，泡茶频服。两组服药 1 周后进行疗效判定。结果：治疗组和对照组各治疗 40 例，治疗组中显效 21 例，有效 18 例，总有效率 98％；对照组中显效 3 例，有效 17 例，总有效率 50％。两组总有效率比较有显著性差异（$P<0.01$）[28]。

【性味归经】味甘，性寒。归肝、肾、膀胱经。

【功效主治】清热利尿，凉血，解毒。主治热结膀胱，小便不利，淋浊带下，暑湿泻痢，衄血，尿血，肝热目赤，咽喉肿痛，痈肿疮毒。

【用法用量】内服：煎汤，15~30g，鲜品 30~60g；或捣汁服。外用适量，煎水洗、捣烂敷或绞汁涂。

【使用注意】肾阳亏虚者慎用。

【经验方】

1. 喉痹乳蛾　虾蟆衣、凤尾草。擂烂，入霜梅肉、煮酒各少许，再研绞汁，以鹅羽刷患处。（《养疴漫笔》）

2. 一切丹毒，身体赤肿疼痛不可忍　车前草、益母草、地胆草各等份。研片涂之，干即更涂。（《太平圣惠方》）

3. 肤热眦赤以及生赤脉息肉　车前草（切）半升，干蓝五合，淡竹叶三两。以水三升，煮取二升，绵滤去滓。用上好盐半刀圭内汤中，搅令匀。冷后洗眼。（《外台秘要》引《删繁方》车前草汤）

4. 明目　车前草自然汁，调朴硝末。卧时涂服胞上，明早水洗去。（《普济方》）

5. 金疮出血不止　捣车前汁敷，血即绝。连根收用亦效。（《千金要方》）

6. 头面肿（俗名鸬鹚瘟，一名虾蟆瘟）　车前草水煎服。大便秘者，加蜂蜜一匙。（《赤水玄珠》）

7. 瘰疬　车前草一大握。汤内捞过，姜醋拌吃。后以枸杞根煎服之。（《丹溪治法心要》）

8. 湿气腰痛　虾蟆草连根七棵，葱白连须七棵，枣七枚。煮酒一瓶，常服。（《简便单方》）

9. 热淋小便涩痛　车前草（切）一升，通草三两，葵根（切）一升，芒硝六分。前三药以水七升，煮取二升，内芒硝。分温三服。（《医心方》引《广济方》）

10. 尿血　①车前草（切）五升，水一斗，煮百沸，去滓，内米煮为粥食。（《千金翼方》）②车前草叶三四棵，金陵草叶三四棵。二味共捣自然汁一盏，空腹饮之。（《简便单方》）

11. 泄泻　车前草 12g，铁马鞭 6g。共捣烂，冲凉水服。（《湖南药物志》）

12. 热痢　车前草叶捣绞取汁一盅，入蜜一合，同煎一二沸。分温二服。（《太平圣惠方》）

13. 转胞，小便不利　车前草一握，去根洗锉，以水三盏，煎至二盏，去滓，分三服，连服并不拘时。（《圣济总录》车前草饮）

14. 小儿小便不通　车前草（切）一升，小麦一升。上二味，以水二升，煮取一升一合，去滓，煮粥服，日三四。（《千金要方》）

【参考文献】

[1] 国家中医药管理局《中华本草》编委会 . 中华本草 . 上海：上海科学技术出版社，1999：6557.

[2] 经利彬 . 国立北平研究院生理学研究所中文报告汇刊，1935，（1）：139.

[3] 尹藤子 . 国外医学・中医中药分册，1991，13（2）：120.

[4] 莫刘基，邓家泰，张金梅，等 . 几种中药对输尿管结石排石机理的研究（摘要）. 新中医，1985，17（6）：51.

[5] 贾丹兵 . 车前草的药理研究 . 中草药，1990，21（1）：24.

[6] 王丽萍，郑冰冰，王淑香，等 . 车前草的镇咳祛痰作用及毒性研究 . 哈尔滨医科大学学报，1992，26（5）：400.

[7] 高应斗 . 中华医学杂志，1954，（5）：331.

[8] 王浴生，邓文龙，薛春生 . 中药药理与应用 . 北京：人民卫生出版社，1983：186.

[9] 曹仁烈，孙在原，王仲德，等 . 中药水浸剂在试管内抗皮肤真菌的观察 . 中华皮肤科杂志，1957，（4）：286.

[10] 浙江温州地区卫生局 . 浙南本草新编（内部发行），1975：326.

[11] 徐州医学院 . 新医学资料，1971，（1）：27.

[12] KpHbVOas HapMnxon.TORCNxOlI,1959,22（3）:251.

[13] Obolentseva G V. C A. 1966, 65:15948d.

[14] Voirenko G N. C A, 1983, 9B : 1194S4q.

[15] Obauesueea TB,Apxeaxon.ToKchkon, 1966,29（4）:469.

[16] 中国药科大学 . 中药辞海（第一卷）. 北京：中国医药科技出版社，1993：869.

[17] Chen Xu. Journal of Ethno Pharmacology,2004,91:345.

[18] Miyase T. Phytochemistry, 1991, 30（6）:2015.

[19] 王晓春，龙苏，徐克前，等 . 车前草水煎液对氧自由基清除作用的研究 . 实用预防医学，2002，9（2）：139.

[20] 张建民，肖小年，易醒，等 . 车前草可溶性膳食纤维的提取及其对自由基清除能力的研究 . 天然产物研究与开发，2007，19：667.

[21] 俞亚静，方晶 . 车前草水提取物对肝脏保护作用的实验研究 . 中国实用医药，2008，3（16）：71.

[22] 高桥绕间 . 医学中央杂志，1923，（22）：1245.

[23] Juan L A.C A,1964,60:13752f.

[24] 刘春梅，何莲 . 车前草加小米煎剂治疗婴儿腹泻 80 例 . 适宜诊疗技术，2003，21（4）：11.

[25] 陈剑屏，袁启霞 . 车前草汤治疗活动性肝炎 232 例 . 上海中医药杂志，2002，11：18.

[26] 应武群 . 车前草薏米土豆粥治疗急性湿疹 20 例 . 中国社区医师，2005，21（10）：35.

[27] 刘智城，罗德云，许镇民 . 复方车前草治疗褥疮 . 镇江医学院学报，2000，10（1）：28.

[28] 王希霞 . 中西医结合治疗急性膀胱炎 40 例 . 现代中西医结合杂志，2005，14（17）：2251.

Shui qie
水 茄

Solani Torvi Radix
[英]Water Nightshade Root

【别名】天茄子、金钮扣、刺茄、茄木、小登茄、金衫扣。

【来源】为茄科植物水茄 *Solanum torvum* Swartz. 的根。

【植物形态】多年生灌木。小枝、叶下面、叶柄及花序柄均被尘土色星状柔毛。茎直立，分枝，粗壮，枝和叶柄散生短刺。叶单生或双生；叶片卵形至椭圆形，长 6~12cm，宽 4~9cm，先端尖，基部心脏形或楔形，两边不相等，全缘或浅裂。伞房花序腋外生；总花梗具 1 细直刺或无；萼杯状，外面被星状毛及腺毛，先端 5 裂，裂片卵状长圆形；花冠辐形，白色，裂 5，裂片卵状披针形；雄蕊 5，着生于花冠喉部；子房 2 室，柱头截形。浆果圆球形，黄色，光滑无毛；种子盘状。

【分布】广西主要分布于岑溪、玉林、南宁、龙州、田东、那坡等地。

【采集加工】全年均可采收，洗净，切段，晒干。

【药材性状】根呈不规则圆柱形，多扭曲，有分枝，长达 30cm，直径 0.7~5cm。表面灰黄色或棕黄色，粗糙，可见突起细根痕及斑点，皮薄，有的剥落，剥落处显淡黄色。质硬，断面淡黄色或黄白色，纤维性。

【品质评价】以块片大、色黄白者为佳。

【化学成分】本品含圆锥茄碱（jurubine），新绿莲皂苷元（neochlorogenin）。茎含澳洲茄胺（solasodine），澳洲茄 -3,5- 二烯（$\Delta^{3,5}$-solasode-ene）。果实含绿莲皂苷元（chlorogenin），脱氢剑麻皂苷元（sisalagenone），水茄皂苷元（torvogenin）。叶含绿莲皂苷元，新绿莲皂苷元，海南皂苷元（hainangenin），新海南皂苷元（neosolaspigenin），二十八醇三十烷酸酯（octacosanyltriacontanoate），水茄皂苷（torvonin）A、B，潘尼枯苷元（paniculogenin），5- 三十六酮（5-hexatriacontanone），3- 三十三酮（3-tritriaconetanone），2,3,4- 三甲基三十烷（2,3,4-trimethyl-triacontane），三十醇（triacontanol），三十四烷酸（gheddic acid），谷甾醇（sitosterol），豆甾醇（stigmasterol），菜油甾醇（campesterol）[1]。

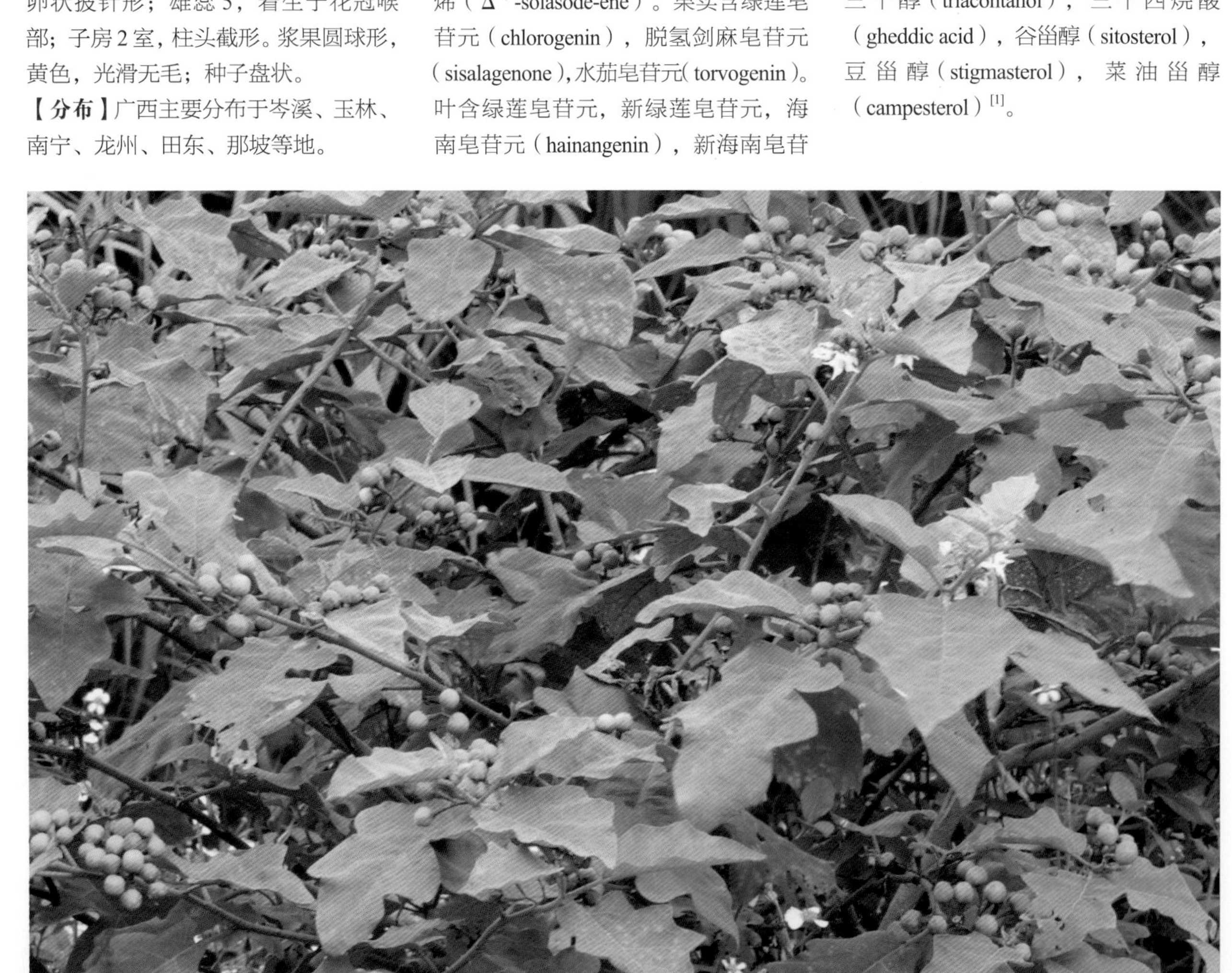
水茄原植物

【药理作用】

抗血小板聚集　水茄水、乙醇提取物均有抗血小板聚集作用，且乙醇提取物的作用较水提物的强[2]。

【性味归经】味辛，性平；有小毒。归胃、肝经。

【功效主治】活血消肿止痛。主治胃痛，痧证，闭经，腰肌劳损，跌打瘀痛，痈肿，疔疮。

【用法用量】内服：煎汤，9~15g。外用适量，捣敷。

【使用注意】青光眼病人忌内服，以免增加眼压而使病情恶化。

【经验方】

1. 无名肿毒　鲜叶捣烂外敷。（《广西本草选编》）

2. 跌打瘀痛，闭经，腰肌劳损，胃痛，牙痛　用水茄根150~250g，水煎服，或浸酒服。（《广西本草选编》）

【参考文献】

[1] 国家中医药管理局《中华本草》编委会．中华本草．上海：上海科学技术出版社，1999：6311.

[2] 季艳艳．豆瓣菜和水茄提取物的抗血小板聚集作用．国外医学・中医中药分册，2004，4（26）：237.

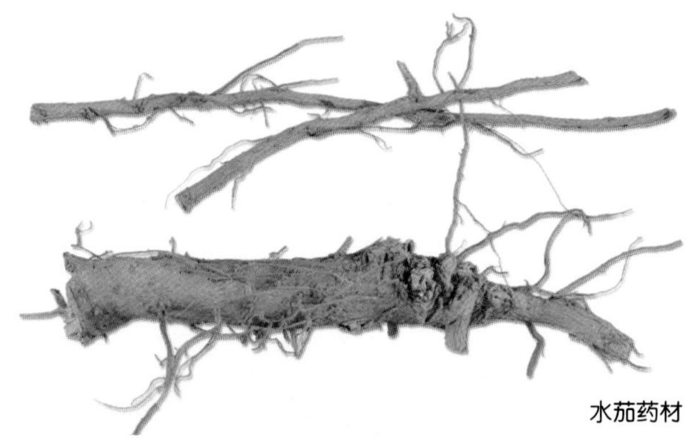

水茄药材

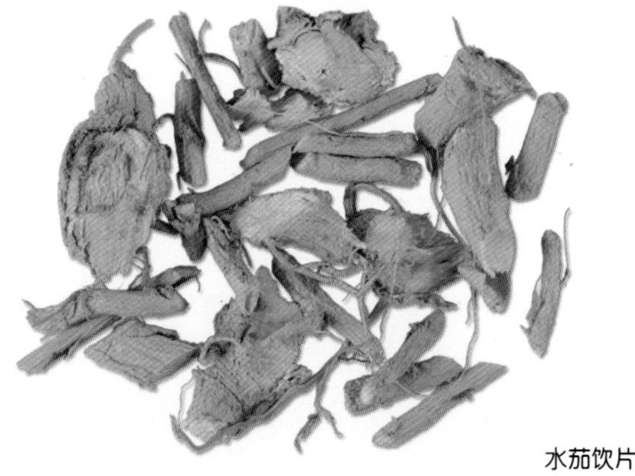

水茄饮片

Shui weng
水翁

Cleistocalycis Operculati Cortex
[英]Operculate Cleistocalyx Bark

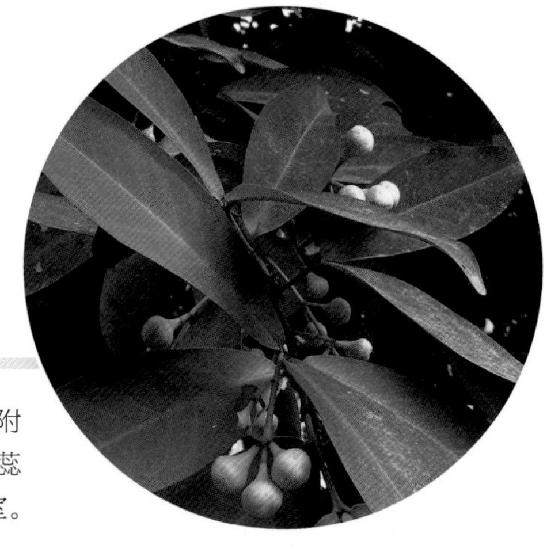

【别名】水榕、水香、酒翁。

【来源】为桃金娘科植物水翁 *Cleistocalyx operculatus*（Roxb.）Merr. et Perry. 的树皮。

【植物形态】多年生乔木。树皮灰褐色，皮厚，嫩枝压扁，有沟。叶对生；叶片薄革质，长圆形至椭圆形，长 11~17cm，宽 4.5~7cm，先端急尖或渐尖，基部阔楔形或略圆，两面多透明腺点；羽状脉，网脉明显。圆锥花序生于无叶的老枝上，花无梗，2~3 朵簇生；花蕾卵形；萼管半球形，萼片连成帽状体，先端有短喙；花瓣 4，常附于帽状萼上，花开时一半脱落；雄蕊多数，分离，花药卵形；子房下位，2 室。浆果阔卵圆形，成熟时紫黑色。

【分布】广西主要分布于桂南、桂西地区。

【采集加工】夏、秋季剥取树皮，晒干。

【药材性状】干燥树皮厚约 1cm，外被栓皮，除去栓皮，表面黄白色，皮部棕红色，纤维性，其间密布白色粉尘状物。易纵向撕裂成条，弹之即有粉尘飞出。气微，味苦。

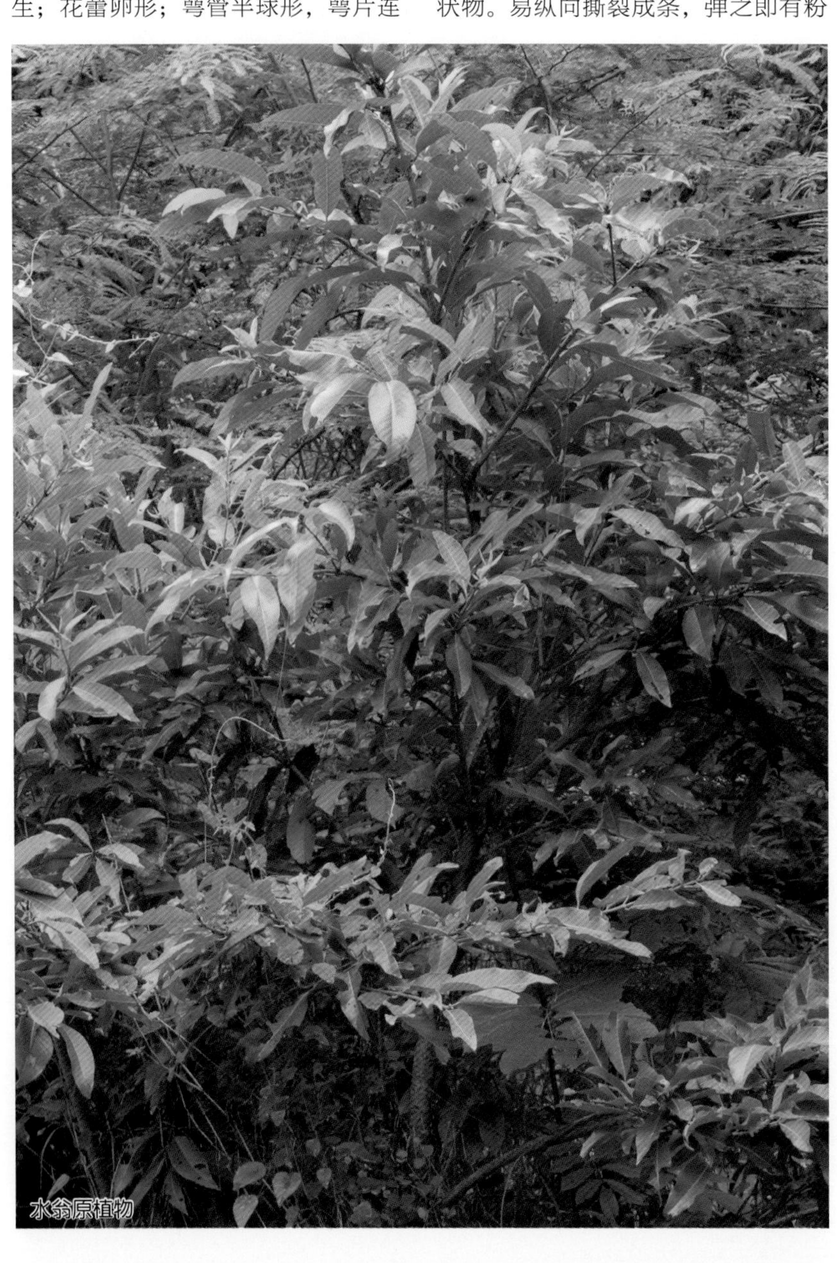
水翁原植物

【品质评价】以皮厚、无杂质者为佳。

【化学成分】水翁花蕾中含 2,4- 二羟基 -6′- 甲氧基 -3′,5′- 二甲基查耳酮（2,4-dihydroxy-6′-methoxy-3′,5′-dimethylchalcone），5,7- 二羟基 -6,8- 二甲基黄烷酮（5,7-dihydroxy-6,8-dimethylflavanone），7- 羟基 -5- 甲氧基 -6,8- 二甲基黄烷酮（7-hydroxy-5-methoxy-6,8-dimethylflavanone），没食子酸乙酯（ethyl gallate），没食子酸（gallic acid），乌苏酸（ursolic acid），*β*- 谷甾醇（*β*-sitosterol），桂皮酸（cinnamic acid）[1]。

水翁茎皮中含三萜化合物 2,3,23- 三羟基齐墩果烷 -12- 烯 -28 油酸 [2]。

【药理作用】

1. 保护膜脂氧化和神经细胞氧化损伤 水翁花水提物不仅对小鼠肝微粒体膜脂氧化有很强的抑制作用，对 H_2O_2 诱导的 PC12 神经细胞的氧化损伤亦有很强的保护作用，显示较强的抗氧化特性。其不仅能作用于细胞外，而且能够较好地进入细胞，在细胞内发挥抗氧化作用 [3]。

2. 强心 水翁花提取物能抑制小鼠心脏灌注系统中 Na^+-K^+-ATP 酶的活性，加强心脏的收缩功能，同时降低心脏的收缩频率 [4]。

3. 抑菌 水翁花对常见的化脓性球菌和肠道致病菌均有较强的抑制作用 [5]。

【临床研究】

急性黄疸型肝炎 取水翁根粉末（将水翁根切片，水煎取汁，浓缩成固体，研成粉末，每 1g 相当于生药 80g）1.5g，溶于开水为 1 日量，加糖适量，分 3 次服。共治疗 55 例，全部病人疲乏、消化道症状、肝区痛及黄疸均消失。治疗天数最短 11 天，最长 35 天，平均 19 天 [6]。

【性味归经】味苦、辛，性凉。归肺、心经。

【功效主治】清热解毒，燥湿，杀虫。主治脚气湿烂，湿疹，疥癣，痈疮，烧烫伤。

【用法用量】外用适量，捣敷；煎汤熏洗；或煎汁涂。

【使用注意】本品以外用为主，内服宜慎。

【经验方】

1.烧伤　水翁树皮适量，在水中搓20~30min，使皮汁充分挤出，过滤，取汁液澄清，去掉上层清液。取底层浓液，消毒后备用。用鸭毛或棉花蘸浓液涂患处，每日涂4~5次。（《全国中草药汇编》）

2.麻风，阴囊瘙痒，脚癣　用干水翁树皮适量，煎水外洗。（广州空军《常用中草药手册》）

3.湿疹，癣，皮肤瘙痒　用水翁树皮水煎外洗。（《广西本草选编》）

附　水翁叶

味苦，性寒；有小毒。归胃、肺经。功效：清热消滞，解毒杀虫，燥湿止痒。主治：食积腹胀，湿热泻痢，乳痈，湿疮，脚气，疥癞，皮肤瘙痒，刀、枪伤。内服：煎汤，6~15g。外用适量，捣敷或煎汤洗。

经验方　①乳痈：鲜水榕叶120g。捣烂用酒煮热敷患处。②年久烂疮：水榕叶、马樱丹叶各适量，水煎外洗患处，连洗至愈。（①~②方出自《北海民间常用中草药手册》）③枪伤、刀伤：鲜水翁嫩叶适量，捣烂敷伤处。（《广西本草选编》）

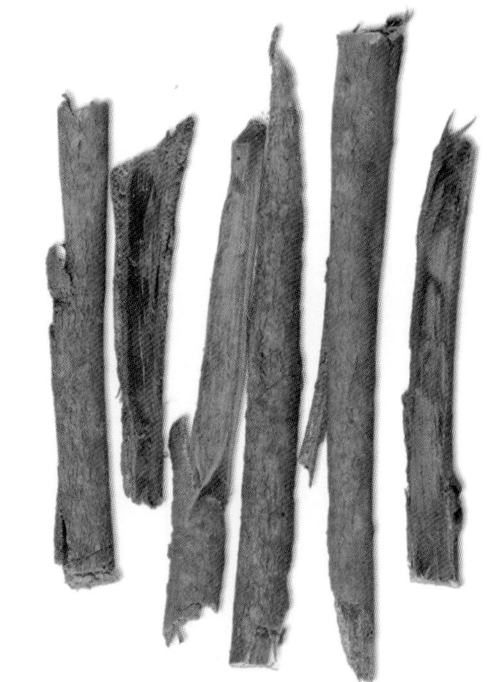

水翁药材

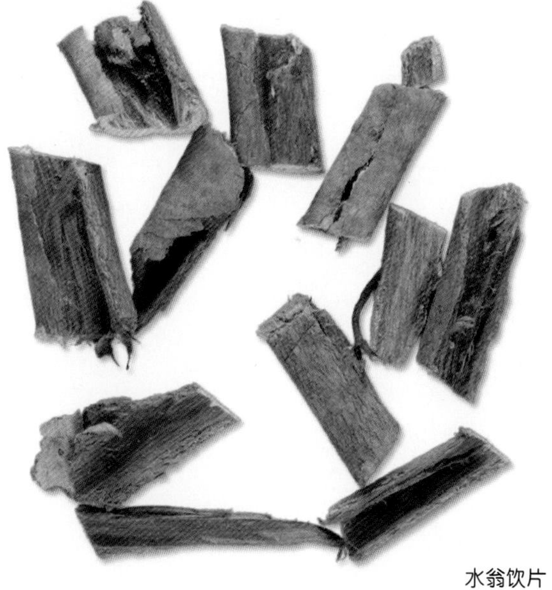

水翁饮片

【参考文献】

[1] 张凤仙，刘梅芳，陆仁荣．水翁花蕾化学成分的研究．植物学报，1990，32（6）：469.

[2] Nomura M. 水翁茎皮的抗皮肤真菌成分．国外医学·中医中药分册，1994，16（6）：34.

[3] 卢艳花，杜长斌，吴子斌，等．水翁花对微粒体和神经细胞氧化损伤的保护作用．中国中药杂志，2003，28（10）：964.

[4] Woo Anthony Y H,Waye M Y,Kwan H S,et al.Inhibition of ATPascs by Cleistocalyx Operculatus:A possible mechanism for the cardiotonic actions of the herb.Vascular Pharmacology, 2002,（38）:163.

[5] 广东中药志编委会．广东中药志．广州：广东科学技术出版社，1996：412.

[6] 广东省顺德县中医院．水翁根治疗急性黄疸型传染性肝炎55例疗效观察．新医学，1972，（3）：32.

Shui ba jiao

水八角

Limnophilae Rugosae Herba
[英]Winkled Marshweed Herb

【别名】田根草、水薄荷、水荆芥、水波香、皱叶石龙尾。

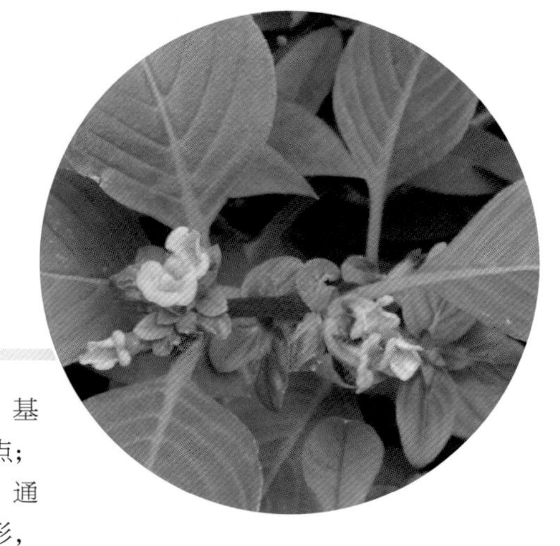

【来源】为玄参科植物大叶石龙尾 *Limnophila rugosa*（Roth）Merr. 的全草。

【植物形态】一年生草本。全株无毛或疏被毛，具芳香。根茎横走，多须根。茎直立，分枝，略呈四方形。叶对生；叶片卵形、菱状卵形或椭圆形，长3~9cm，宽1~5cm，先端钝至急尖，基部楔形，边缘有浅锯齿。背面有腺点；叶柄具狭翅。花无梗，无小苞片，通常聚集成头状；苞片近于匙状长圆形，近无柄，比叶小；萼齿5，狭披针形，后方一枚最大；花冠紫红色或蓝色，上唇先端凹缺，下唇3裂；药室略分离，花柱纤细，先端圆柱状而被柔毛。蒴果椭圆形，略扁，浅褐色。种子扁平，不规则卷迭，具网纹。

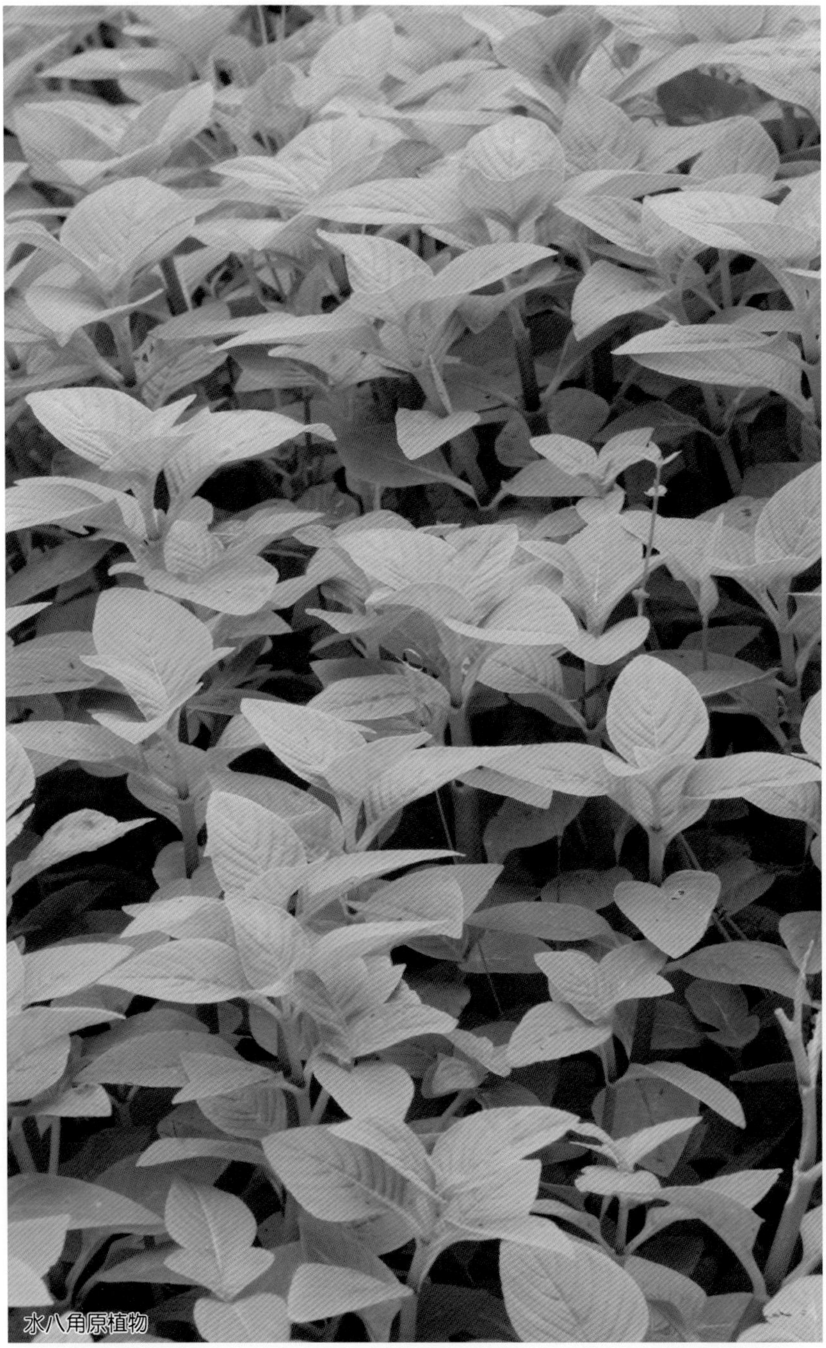

水八角原植物

【分布】广西主要分布于平果、南宁、防城、博白、北流等地。

【采集加工】全年均可采收，洗净，切段，晒干。

【药材性状】干燥全草长10~50cm。茎黄棕色，略呈四方形，节膨大，质脆，易折断，断面中央有髓。叶多脱落或皱缩卷曲，灰棕色，对光视之有多数透明腺点，揉之具八角茴香气。气香，味微甘。

【品质评价】以叶多、香气浓者为佳。

【化学成分】本品茎叶含精油，主要成分为顺式及反式茴香脑（anethole），茴香醛（anisaldehyde），茴香丙酮（anisylacetone），丁香烯（caryophyllene），爱草脑（estragole），芳樟醇（linalool），葎草烯（humulene），异愈创木烯（*iso*-guaiene）。花茎的精油中含胡椒酚甲醚（methylchavicol），茴香醛（anisaldehyde）及其他5种成分。地上部分及根含5-羟基-7,8,2′,4′-四甲氧基黄酮（5-hydroxy-7,8,2′,4′-tetramethoxyflavone），三十一烷醇（hentriacontanol），熊果酸（ursolic acid），白桦脂醇（betulin），白桦脂酸（betulinic acid），石吊兰素（nevadensin），去甲氧基苏打基亭（demethoxysudachitin）[1]。

【药理作用】

降压　静注水八角全草提取的石吊兰素（I）3.1mg/kg，对麻醉的正常大鼠和自发性高血压大鼠均有降压作用，用药后大鼠的平均动脉压在30min内大约下降6.65kPa[2]。

【临床研究】

癫痫 用方（竹沥500g，胆南星250g，全虫550g，柏花500g，洋虫550g，人工牛黄360g，水八角500g，僵蚕600g，郁金450g）共研为细粉，制成水丸。每次6~8g，每次2次。经百余例临床验证，一般连服2个月即愈，无1例复发[3]。

【性味归经】味辛、甘，性温。归肺、脾、胃经。

【功效主治】健脾利湿，理气化痰。主治胸腹胀满，胃痛，咳嗽气喘，水肿，小儿乳积，疮疖。

【用法用量】内服：煎汤，10~15g。外用适量，捣敷；或煎水洗。

【使用注意】胃热疼痛者慎用。

【经验方】

1. 脘腹气胀，胃痛 水茴香、南五味子根、徐长卿各9g（胃痛加青木香、乌药）。水煎服。（《全国中草药汇编》）

2. 湿阻脾胃 水茴香15g，陈皮、南五味子根、樟树根各9g。水煎服。（《全国中草药汇编》）

3. 水肿（包括肾炎水肿） 水茴香、臭茉莉根、海金沙藤、鸡矢藤、地骷髅、白茅根各30g。水煎服（有腹水者，加腹水草、葫芦壳、半边莲各15g）。（《全国中草药汇编》）

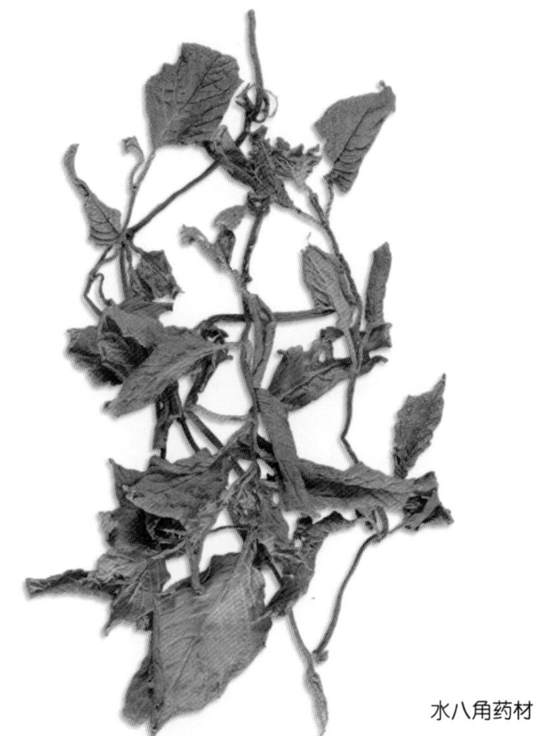

水八角药材

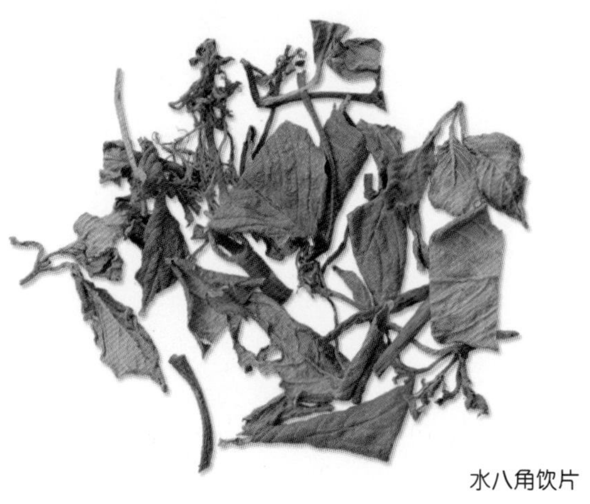

水八角饮片

【参考文献】

[1] 国家中医药管理局《中华本草》编委会. 中华本草. 上海：上海科学技术出版社，1999：6337.

[2] Liu M C. C A, 1991, 114:221057y.

[3] 吴振兴. 竹沥治疗癫痫验方. 农村新技术，2004，（11）：46.

Shui dong ge

水东哥

Saurauiae Tristylae Folium seu Radix
[英]Tristyla Saurauia Leaf or Root

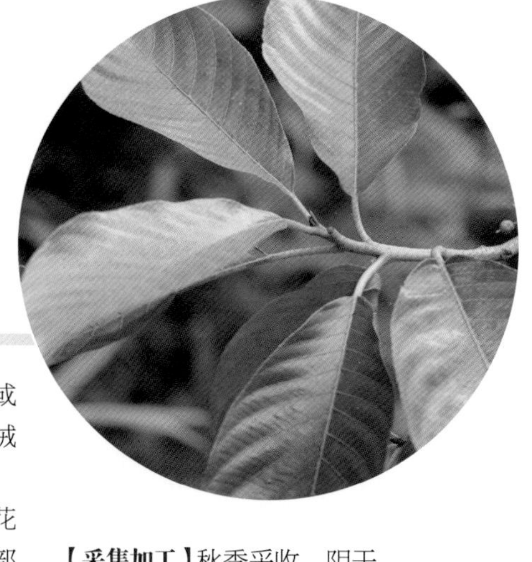

【别名】白饭木、野枇杷、水浓根、山枇杷、水枇杷、水冬瓜。

【来源】为猕猴桃科植物水东哥 *Saurauia tristyla* DC. 的叶或根。

【植物形态】多年生灌木或小乔木。小枝淡红色，粗壮，被爪甲状鳞片或钻状，单叶互生；叶柄具钻状刺毛，稀有绒毛或无；叶片倒卵状椭圆形，稀阔椭圆形，长 10~28cm，宽 4~11cm，先端嫩渐尖，偶有尖头，基部阔楔形，稀钝，边缘具刺状锯齿，侧脉 10~26 对，两面中，侧脉具钻状刺毛或爪甲状鳞片，腹面侧脉间具 1 行稀 2~3 行偃伏刺毛。聚伞花序通常具 3 花，单生或簇生于叶腋或老枝的叶痕腋部，被绒毛和钻状刺毛，分枝处有苞片 2~3 枚；苞片卵形，被绒毛；萼片 5，卵形；花瓣 5，粉红色或白色，基部合生，顶部向外反折；雄蕊多数，花药顶孔升裂；子房卵形，无毛。花柱 3~4，稀 5，中部以下合生。浆果球形，白色，绿色或淡黄色。

【分布】广西主要分布于岑溪、平南、桂平、灵山、上林、武鸣、邕宁等地。

【采集加工】秋季采收，阴干。

【药材性状】完整叶倒卵状椭圆形。稀阔椭圆形，长 10~28cm，宽 4~11cm；先端短渐尖，全部阔楔形，叶缘具刺状锯齿；侧脉 10~26 对，下面 1 侧脉间具 1~3 行偃伏刺毛；叶柄长 1.5~4cm。气微，味苦，凉。根圆柱形，略弯曲，

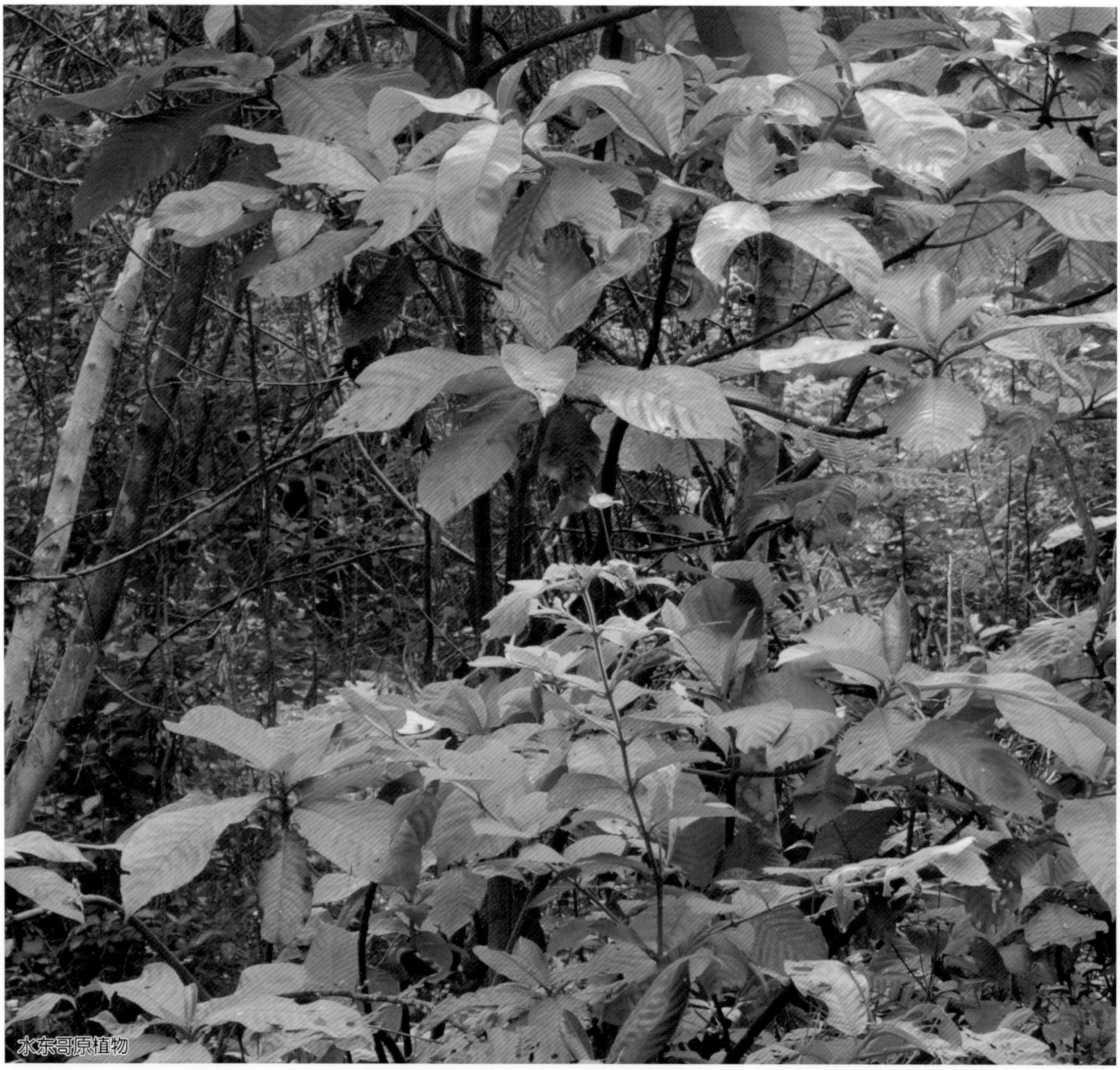

水东哥原植物

下部具少量须根。表面灰褐色，具粗纵皱纹、稀疏的横纹及横向皮孔。直径 1~3cm。体轻、质松。断面浅黄白色，髓心色深，黄褐色。气微，味苦。

【**品质评价**】以叶片完整者为佳。

【**化学成分**】本品含有补骨脂素（pso-ralen）[1]。

【**性味归经**】味微苦，性凉。归肺、肾经。

【**功效主治**】疏风清热，止咳，止痛。主治风热咳嗽，麻疹发热，尿路感染，疮疖痈肿，烫伤，白浊，白带。

【**用法用量**】内服：根煎汤，10~15g。外用：叶适量，研末，香油调或制成药膏搽。

【**使用注意**】素体虚寒者内服宜慎。

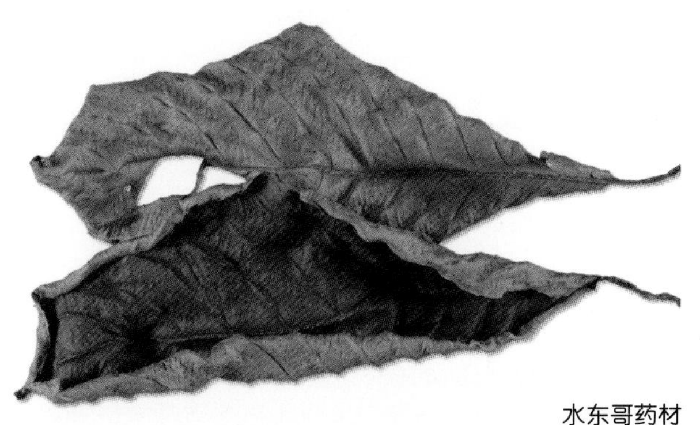
水东哥药材

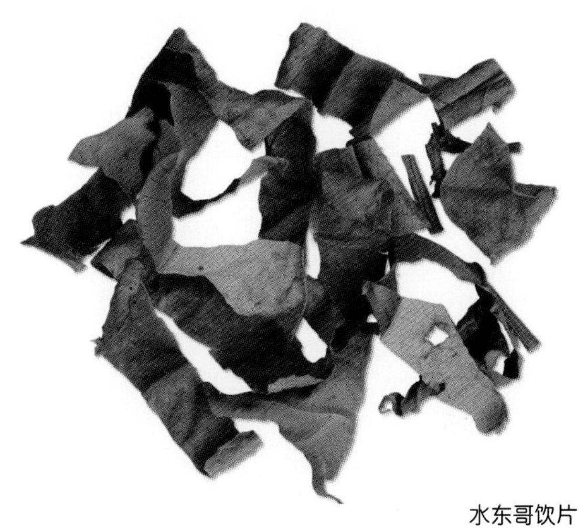
水东哥饮片

【经验方】

1. 风热咳嗽，风火牙痛　水东哥根 3~5 钱，水煎服。（《全国中草药汇编·下册》）
2. 烧烫伤　水东哥叶研粉调香油或用药膏外搽患处。（《全国中草药汇编·下册》）
3. 精神分裂症　水东哥根 100g，水煎，分 3 次服用。（《医学文选》1991 年）

【参考文献】

[1] 彭维，苏薇薇，杨立伟，等. 水东哥药材中补骨脂素的含量测定. 中药材，2003，26（7）：492.

Shui tian qi

水田七

Schizocapsae Plantagineae Rhizoma

[英]Common Schizocapsa Tuber

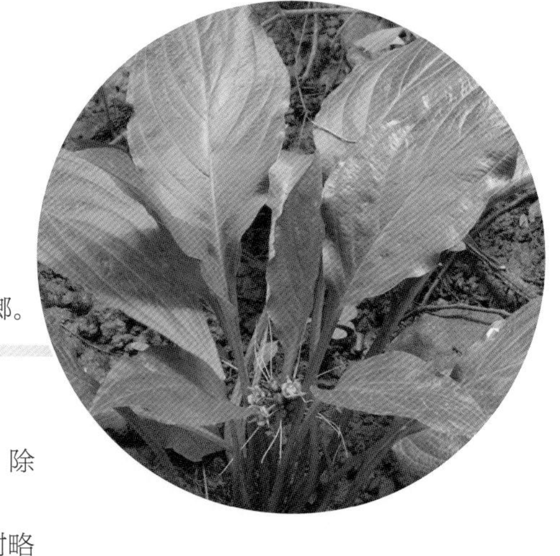

【别名】水三七、土三七、屈头鸡、水鸡头、水鸡仔、田螺七、水狗仔、水槟榔。

【来源】为蒟蒻薯科植物裂果薯 *Schizocapsa plantaginea* Hance的块茎。

【植物形态】多年生草本。茎肥大，常弯曲，具多数须根。叶基生；叶片椭圆状披针形，长10~22cm，宽3~7cm，先端渐尖，基部下延，全缘；叶脉在上面下凹，于背面突起。花茎自叶丛中抽出；伞形花序顶生，有花8~15朵；总苞4枚，卵形或三角状卵形，外面2枚较大，内面2枚较小，苞片线形；花被钟状，外面淡绿色，内面淡紫色，裂片6；2轮，外轮3，长三角形，内轮3，宽卵形；雄蕊6，与裂片对生，花丝扁宽，基部扩大，上部呈倒生的袋状，花药淡紫色；子房下位，1室，柱头3裂，每裂又2浅裂，花瓣状。蒴果3瓣裂；种子多数，椭圆形，稍弯曲，表面有10余条纵棱。

【分布】广西全区均有分布。

【采集加工】全年均可采收，洗净，除去须根，切片，晒干。

【药材性状】呈球形或长圆形，有时略带连珠状，长2~4cm，直径约1.5cm。先端下陷，叶着生处常倒曲，有残存的膜质叶基，表面浅灰棕色，有粗皱纹，须根痕多数。质稍硬，折断面较平，颗粒性，横切面暗褐黄色，微有蜡样光泽，散布有点状纤维管束，内皮层环明显。

【品质评价】以条粗、断面黄棕色、香气浓者为佳。

【化学成分】本品根茎含甾体苦味成分箭根薯酮内酯（taccalonolide）A、B、C、D、E、F，另含豆甾醇3-*O*-*β*-D-吡喃葡萄糖苷（stigmasterol-3-*O*-*β*-D-glucopyranoside）和裂果薯皂苷（lieguonin）A、B[1]。

【药理作用】

抗幽门螺杆菌　水田七水煎液（1:1）有明显的抗幽门螺杆菌作用，MIC为1:160[2]。

【临床研究】

1. 胃脘痛　治疗组用金马片（两面针640g，水田七1000g，白银树皮400g，香附270g，陈皮230g，鸡骨香500g，粉碎，共制成10000片），每次4片，每日3次，空腹温开水送下，痛剧时可加量服用。对照组服用胃舒平，按常规剂量。两组均治疗2个月后统计疗效。结果：治疗组共330例，

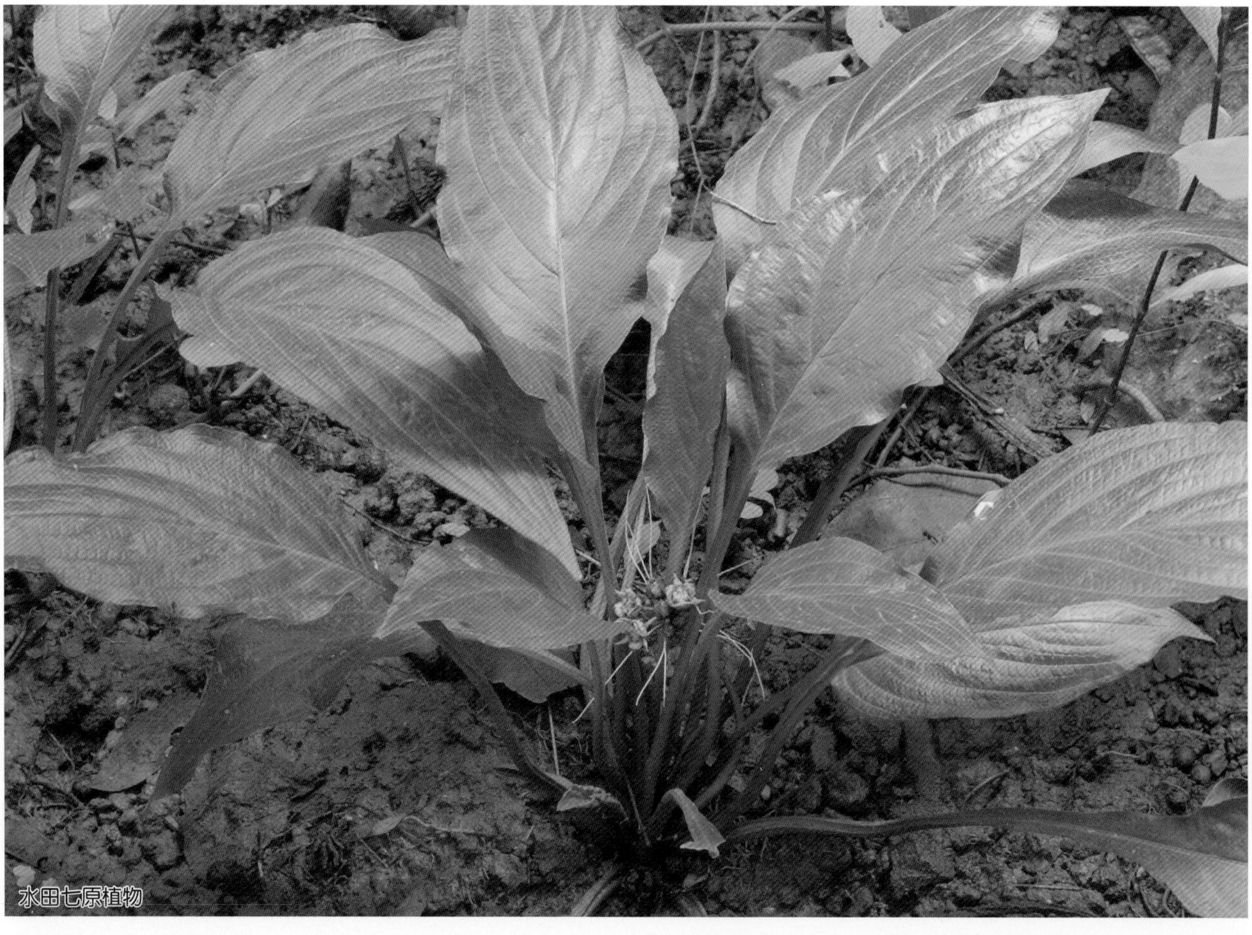

水田七原植物

基本痊愈 57 例（17.30%），显效 112 例（33.90%），有效 95 例（28.80%），无效 66 例（20.00%），总有效率为 80.00%；对照组 90 例，基本痊愈 5 例（5.55%），显效 21 例（23.30%），有效 26 例（28.80%），无效 38 例（42.20%），总有效率为 57.80%。两组总有效率有显著性差异（$P<0.01$）[3]。

2. 蜂窝织炎　取鲜白花草、老鼠拉冬瓜、水田七各等量混合捣碎，敷贴肿胀部位，外用油纸包，以薄敷盖过整个患处为度，已破溃处不得敷药，每日换药 1 次。结果：共治疗 57 例，均治愈，其中 48 例 1~3 天痊愈[4]。

【性味归经】味苦、微甘，性凉；有小毒。归肺、肝经。

【功效主治】清热解毒，止咳祛痰，理气止痛，散瘀止血。主治感冒发热，痰热咳嗽，百日咳，脘腹胀痛，泻痢腹痛，消化不良，小儿疳积，肝炎，咽喉肿痛，牙痛，痄腮，瘰疬，疮肿，烧烫伤，带状疱疹，跌打损伤，外伤出血。

【用法用量】内服：煎汤，9~15g；或研末，每次 1~2g。外用适量，捣敷；或研粉调敷。

【使用注意】孕妇禁服。本品有毒，不宜过量服用。

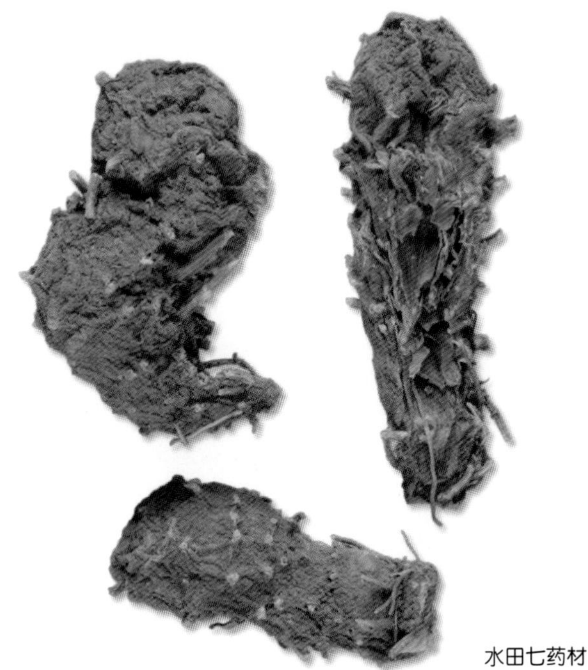

水田七药材

【经验方】

1. 跌打损伤　水田七块根磨酒内服，外用全草捣敷。（《湖南药物志》）
2. 流行性感冒，伤风　水三七根（保留其须根，洗净。切片）500g。加水 2000ml，煎至 1000ml 后过滤。每日口服 2~3 次，每次 5 岁以下 1~3ml，5~10 岁 4~6ml，10~15 岁 6~8ml，15 岁以上 10ml。亦可酌加白糖或蜂蜜。［贵州卫生，1959，（4）:19］
3. 百日咳　水三七 9~15g。煎水加蜂蜜或冰糖冲服，每日 3 次，连服数日。（《贵州草药》）
4. 膨胀　水三七、车前子各 9~15g。水煎服。（《贵州草药》）
5. 风湿性关节炎　鲜水鸡仔根适量，甜酒糟少许。捣烂敷。（《江西草药》）
6. 疟疾　水田七 3~6g，胡椒作引，水煎服。每日 1 剂。忌酸、冷、鱼、鸡蛋类、豆类及牛羊肉，孕妇忌服。（《全国中草药汇编》）
7. 胃和十二指肠溃疡　水田七 9 份，两面针（或花椒根）2 份，独脚莲 3 份，白及 1 份。共研细粉，每服 15g，日 3 次。（贵州《中草药资料》）
8. 宫颈癌　水田七和独脚莲共为末吞服，从 0.3g 渐增到 3g，日服 2 次，再用水田七水提取后乙醇沉淀物与独脚莲各半为末，以棉球蘸药 3g，纳入阴道宫颈处。（贵州《中草药资料》）
9. 产后风（头晕、腰痛、腹痛）　水鸡仔根、香附子根（炒）、石老鼠根、寮刁竹根各 6g。共研末，加鸡蛋（去壳）1 个炒。水酒送服。（《江西草药》）

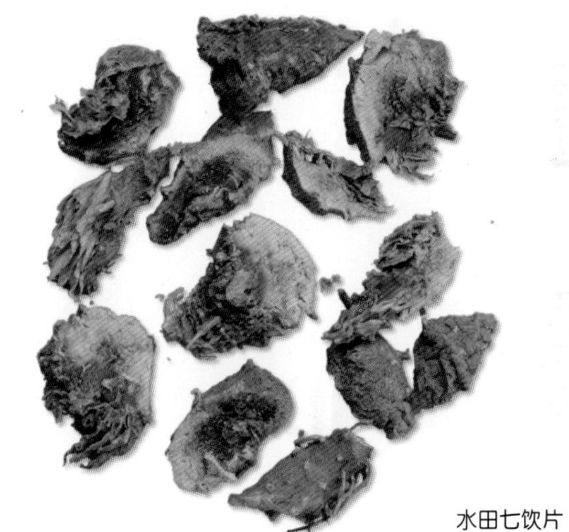

水田七饮片

【参考文献】

[1] 国家中医药管理局《中华本草》编委会．中华本草．上海：上海科学技术出版社，1999：7272.

[2] 张煜，王彦峰．广西常用中草药、壮药抗幽门螺杆菌作用的筛选研究．中国民族民间医药，2008，（10）：19.

[3] 张恒辉．金马片治疗胃脘痛 330 例临床总结．湖南中医杂志，1995，11（2）：11.

[4] 李属灵，周伟贤，梁玉据．白花草等治疗蜂窝织炎．新医学，1973，4（12）：627.

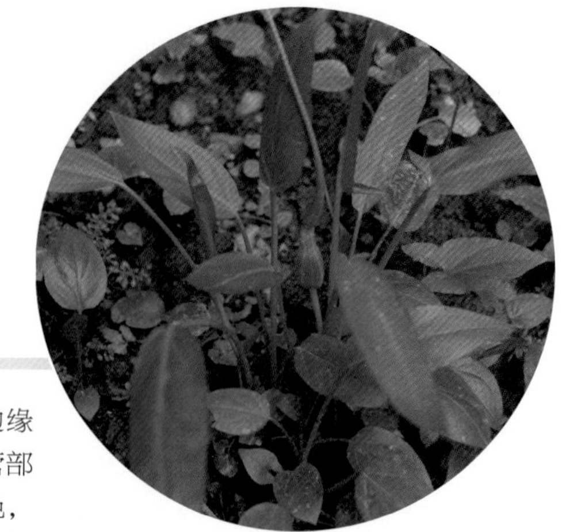

Shui ban xia

水半夏

Typhonii Flagelliformis Rhizoma
[英]Whipformed Typhonium Tuber

【别名】山慈菇、土田七、戟叶半夏。

【来源】为天南星科植物鞭檐犁头尖 *Typhonium flagelliforme*（Lood.）Bl. 的块茎。

【植物形态】多年生草本。块茎近圆形，上部周围密生肉质根。叶 3~4，叶柄中部以下具宽鞘；叶片戟状长圆形，基部心形或下延，前裂片长 5~14cm，宽 2~4cm，长圆形或长圆披针形，侧裂片向外水平伸展或下倾，长三角形，长 4~5cm，宽 3~5cm；侧脉 4~5 对，其中 1 对基出，均上举，背面不明显，集合

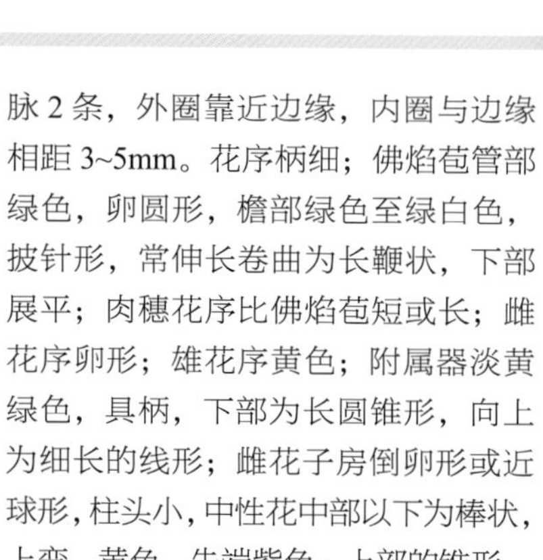

脉 2 条，外圈靠近边缘，内圈与边缘相距 3~5mm。花序柄细；佛焰苞管部绿色，卵圆形，檐部绿色至绿白色，披针形，常伸长卷曲为长鞭状，下部展平；肉穗花序比佛焰苞短或长；雌花序卵形；雄花序黄色；附属器淡黄绿色，具柄，下部为长圆锥形，向上为细长的线形；雌花子房倒卵形或近球形，柱头小，中性花中部以下为棒状，上弯，黄色。先端紫色；上部的锥形，淡黄色，下倾并有时内弯；雄花的雄蕊 2。浆果卵圆形。

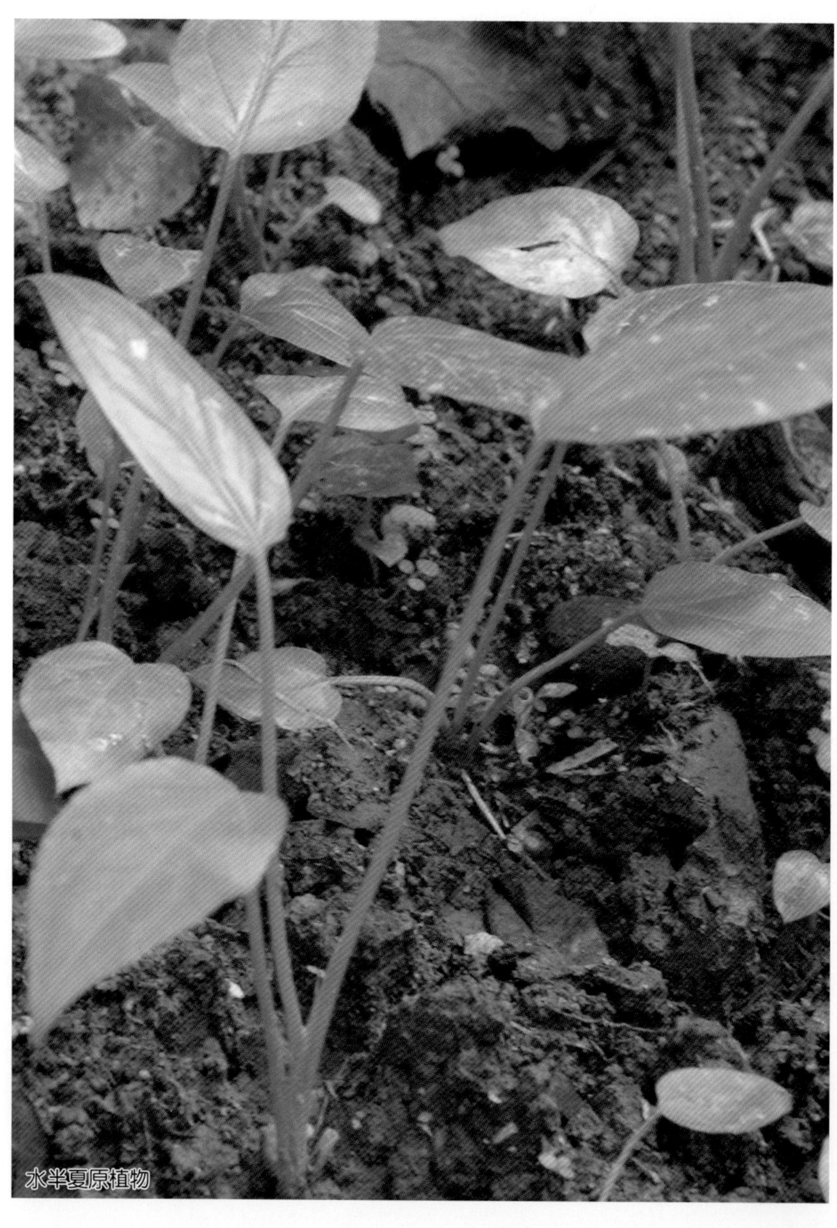
水半夏原植物

【分布】广西主要分布于天等、贵港、平南等地。

【采集加工】夏季采收，除去须根和叶，洗净，晒干备用。

【药材性状】块茎略呈椭圆形，圆锥形或半圆形，直径 0.5~1.5cm，高 0.8~3cm。表面类白色或淡黄色，不平滑，有多数隐约可见的点状根痕。上端类圆形，常有呈偏斜面凸起的叶痕或黄棕色芽痕。有的下端略尖。质坚实，断面白色，粉性。气微，味辛辣，麻舌而刺喉。

【品质评价】以质坚实、粉性足者为佳。

【化学成分】本品挥发油主要化学成分为脂肪烃类和脂肪酸类等，其中主要有 4- 羟基 -4- 甲基 -2- 戊酮（4-hydroxy-4-methyl-2-pentanone），十六碳酸（hexadecanoic acid），8,11- 十八碳二烯酸（8,11-octadecedienoic acid）等 [1]。本品含天门冬氨酸（aspartic acid），苏氨酸（threonine），谷氨酸（glumatic acid），丙氨酸（alanine），亮氨酸（leucine），酪氨酸（tyrosine）等多种氨基酸 [2]；还含 1-*O*-*β*-glucopyranosyl-2-[（2-hydroxyloctadecanoyl）amido]-4,8-octadecadiene-1，3-diol，松柏苷（con-iferin），*β*- 谷甾醇（*β*-sitosterol）和 *β*- 胡萝卜苷（*β*-daucosterol）[3]。

【药理作用】

1. 镇咳　水半夏水、醇、酯 3 种提取物均能延长浓氨水所致小鼠咳嗽潜伏期、减少咳嗽次数 [4]。

2. 祛痰　水半夏水、醇、酯 3 种提取物均能增加酚红排出量，其酯提物比水提物和醇提物作用稍强 [4]。

3. 平喘　水半夏水、醇提物 90g/kg 均能延长哮喘潜伏期 [4]。

4. 镇痛　水半夏水、醇、酯 3 种提取物均能减少醋酸所致小鼠的扭体次数 [4]。

5. 抗炎、抗过敏　水半夏水、醇、酯提取物均能抑制二甲苯所致小鼠耳肿胀[4]，对小鼠棉球肉芽肿及腹腔毛细血管通透性均有抑制作用。水半夏水、醇提物对组胺所致过敏反应和二硝基氯苯所致迟发性超敏反应，以及小鼠被动皮肤过敏反应均有抑制作用[5]。

6. 镇静　水半夏水、醇、酯提取物均能抑制小鼠自发活动的走动时间和双前肢向上抬举次数[4]。

7. 毒理　水半夏水、醇、酯提取物分别以最大浓度和最大体积（0.3ml/10g）给小鼠灌胃给药，24h 连续用药 3 次，连续观察 7 天后，所有动物健存，无任何毒副反应。水半夏各提取物的毒性均很小，其最大耐受量水半夏水提物为 720g（生药）/kg，醇提物为 900g（生药）/kg，酯提物为 3420g（生药）/kg[4]。

【临床研究】

1. 脓性指头炎　鲜山慈菇 25g，捣烂加米醋和匀稍蒸温，用塑料薄膜包敷患指，每日换药 1 次。结果：共治疗 7 例，全部病人 3~4 天肿痛消失。其中 3 天治愈 5 例，4 天 2 例，平均治愈天数 3.3 天[6]。

2. 小儿痄腮　山慈菇适量，捣成细末，加鸡蛋白适量，调成糊状。先用 75% 酒精将耳前下部及下颌下部消毒，再蘸药少许，涂于局部，每日 2 次。结果：共治疗 20 例，服药 1 次治愈 1 例，3 次治愈 18 例；有效 1 例，总有效率达 100%[7]。

【性味归经】味辛，性温；有毒。归肺经。

【功效主治】燥湿化痰，解毒消肿，止血。主治咳嗽痰多，痈疮疖肿，无名肿毒，毒虫蜇伤，外伤出血。

【用法用量】内服：煎汤，3~9g；或入丸、散。外用适量，捣敷；或研末调敷。

【使用注意】阴虚燥咳者及孕妇慎用。

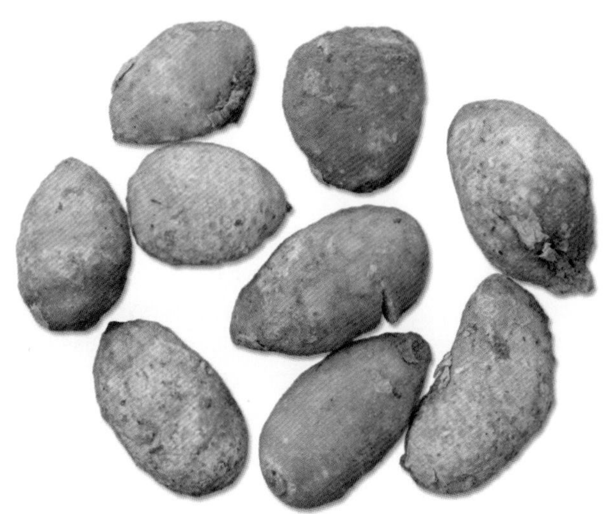

水半夏药材

【参考文献】

[1] 刘布鸣，梁凯妮，黄平 . 中药水半夏挥发油化学成分分析 . 广西科学，2004，11（1）：52.

[2] 刘布鸣，梁凯妮，黄平，等 . 鲜品水半夏和水半夏药材中氨基酸成分分析 . 广西中医药，2003，26（6）：51.

[3] 黄平 . 水半夏化学成分研究 . 中药材，2004，27（3）：173.

[4] 钟正贤，周桂芬，陈学芬，等 . 水半夏提取物的药理研究 . 中药材，2001，10（10）：735.

[5] 钟正贤，陈学芬，周桂芬，等 . 水半夏提取物的抗炎抗过敏作用研究 . 中药药理与临床，2003，19（2）：26.

[6] 陈卓全 . 山慈菇调醋治愈脓性指头炎 7 例，中医杂志，1990，(4)：30.

[7] 孔守华 . 中药外敷治疗小儿痄腮 20 例 . 陕西中医，1992，（3）：122.

Shui tuan hua 水团花

Adinae Piluliferae Radix
[英]Pilular Adina Root

【别名】水黄凿、青龙珠、穿鱼柳、假杨梅、溪棉条、满山香、球花水杨梅。

【来源】为茜草科植物水团花 *Adina pilulifera*（Lam.）Franch. ex Drake. 的根。

【植物形态】多年生常绿灌木或小乔木。树皮灰黄白色；枝柔弱，有不整齐的近椭圆形皮孔，红棕色。叶对生；托叶 2 裂，早落；叶纸质，叶片长椭圆形至长圆状披针形或倒披针形，长 3~12cm，宽 1~3cm，先端长尖而钝，基部楔形，全缘，上面深绿色，两面中脉均突起，侧脉 8~10 对。头状花序球形，单生于叶腋；总花梗中下部着生轮生的 5 枚苞片；花萼 5 裂，裂片线状长圆形；花冠白色，长漏斗状，5 裂，裂片卵状长圆形，被柔毛；雄蕊 5；花盘杯状；子房下位，花柱丝状，伸出花冠管外。蒴果楔形。种子多数，长圆形，两端有狭翅。

【分布】广西全区均有分布。

【采集加工】根或根皮全年均可采挖；鲜用或晒干。

【药材性状】根圆柱形，粗细不一，稍弯曲，灰黄色，质硬，断面灰白色。茎圆柱形，老茎灰褐色，嫩茎灰青色，其上有不整齐的近椭圆形皮孔，质硬不易折断。叶对生，浅绿色，托叶痕明显，叶易碎，长椭圆形至长圆状披针形，长 3~12cm，宽 1~3cm，先端长尖而钝，基部楔形，两面中脉均突起。气清香，味苦、涩。

【品质评价】以根、茎粗，叶绿者为佳。

【化学成分】本品叶含 *β*-谷甾醇（*β*-sitosterol），豆甾醇（stigmasterol）等苷元的皂苷[1~3]。

茎叶含 *β*-谷甾醇（*β*-sitosterol），豆甾醇（stigmasterol），喹诺酸（quinovic acid），模绕酮酸（morolic acid），白桦脂酸（betulinic acid），金鸡纳酸（cinchonic acid）等[1]，辛可利酸（cincholicacid）[3]。

根含 undulatoside B 和 5,7-二羟基-2-甲基色酮-7-*O*-*β*-D-芹糖（1→6）-*β*-D-葡萄糖[2]，乌檀苷（naucleoside），*β*-谷甾醇（*β*-sitosterol），去甲丁子香宁（nor-eugenin），棕榈酸（palmitic acid），此外还含生物碱、黄酮苷、色原酮苷、挥发油、鞣质、氨基酸、还原糖[3]。

此外，本品还含有瓶子草素（sarracenin），2-甲基-5,7-二羟基色原酮（2-methyl-5,7-dihydroxychromone），莫诺苷（morroniside）[4]，柚皮素（naringenin），圣草酚（eriodictyol），槲皮素（quercetin），柚皮素-7-*O*-

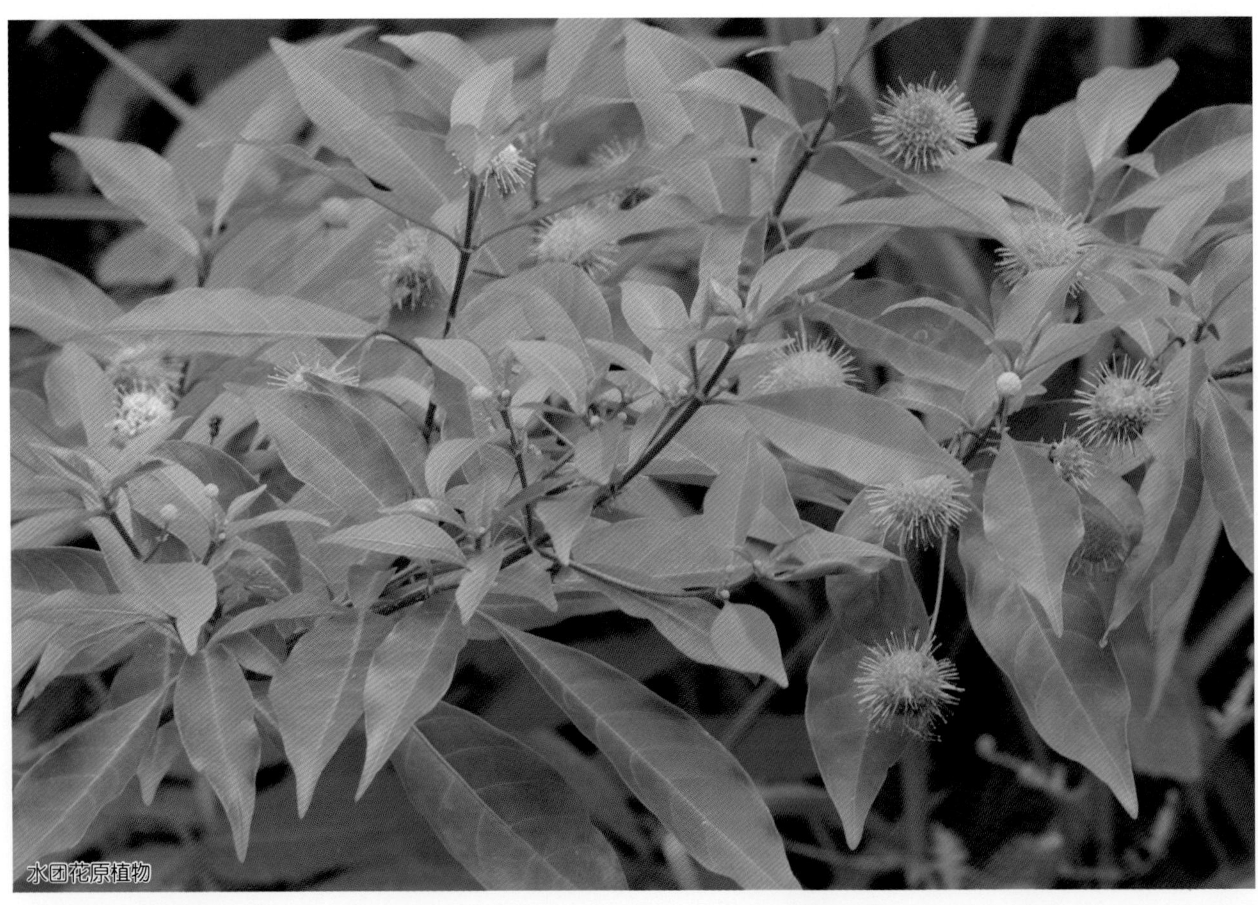

水团花原植物

β-D-葡萄糖苷（naringenin-7-O-β-D-glucopyranside），圣草酚-7-O-β-D-葡萄糖苷（eriodictyol-7-O-β-D-glucopyranside），槲皮素-3-O-β-D-葡萄糖苷（quercetin-3-O-β-D-glucopyranside）[5]。

【药理作用】

1. 对心血管系统作用　家兔静注水团花乙酸乙酯提取物10g（生药）/kg、20g（生药）/kg，均能抑制垂体后叶素后心电图表现的T波升高和S-T段上移，对急性心肌缺血有一定保护作用。静注乙酸乙酯提取物5g/kg，可使麻醉犬平均降低血压31.1%，维持约30min。麻醉开胸犬静注2.5g/kg，增加左旋支冠脉血流量60%以上，14min后恢复正常水平，对离体兔、豚鼠心脏也有扩张冠脉、增加冠脉流量作用[6]。乙酸乙酯、醇提取物还能延长小鼠常压耐缺氧的存活时间，提高缺氧的耐受能力[6,7]。

2. 平喘、止咳、祛痰　豚鼠腹腔注射水团花醇提取物23g/kg，其平喘率为40%。小鼠腹腔注射醇提取物30g/kg、50g/kg，或灌胃100g/kg，均有镇咳作用。小鼠灌胃醇提取物50g/kg，有祛痰作用[7]。

3. 抗菌　采用试管倍稀法，水团花醇提取物对大肠杆菌、铜绿假单胞菌、福氏痢疾杆菌、伤寒杆菌、枯草杆菌、蜡样杆菌及八叠球菌、金黄色葡萄球菌均有抑制作用[7]。

4. 毒理　水团花醇提物小鼠灌胃的半数致死量为（332.8±12.1）g（生药）/kg[7]。水团花乙酸乙酯提取物小鼠最大耐受量为400g/kg，观察72min未见明显毒性反应。水团花乙酸乙酯提取物20g/kg灌胃，连续3天，也未发现任何毒性反应[6]。

【临床研究】

十二指肠溃疡　治疗组用荆花胃康胶丸（土荆芥和水团花提取的挥发油制成）160mg，每天3次，三餐前30min口服。对照组按常规抗十二指肠溃疡治疗。两组均同时用兰索拉唑30mg，每天1次，早餐前30min口服。结果：治疗组总有效率为98.2%，优于对照组（88.5%），且在缓解疼痛症状方面也优于对照组[8]。

【性味归经】味苦、涩，性凉。归肺、肝经。

【功效主治】清热利湿，解毒消肿。主治感冒发热，肺热咳嗽，腮腺炎，肝炎，风湿关节痛。

【用法用量】内服：煎汤，15~30g，鲜品30~60g。外用适量捣敷。

【使用注意】感冒风寒者慎服。

【经验方】

1. 跌打损伤　水团花鲜根皮和胡椒少许，同捣烂外敷。（《福建中草药》）
2. 肝炎　水团花鲜根、薏米鲜根、虎杖鲜根各30g。水煎调糖服。（《福建中草药》）
3. 感冒发热，上呼吸道感染，腮腺炎　水团花干根15~30g，或鲜根30~60g。水煎服。（广州部队《常用中草药手册》）
4. 肺热咳嗽　水团花鲜根、鲜鱼腥草根30g。水煎服。（《湖南药物志》）

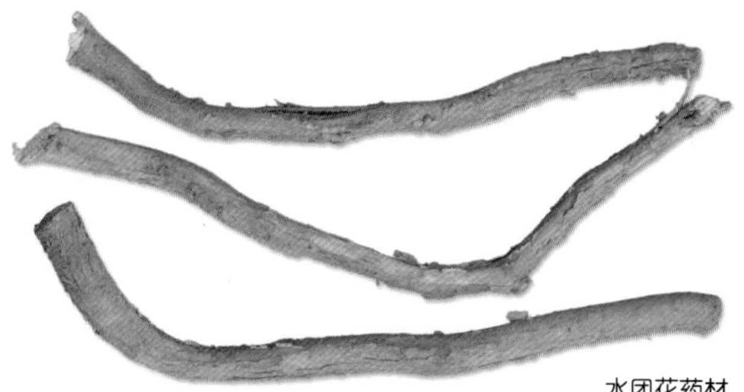

水团花药材

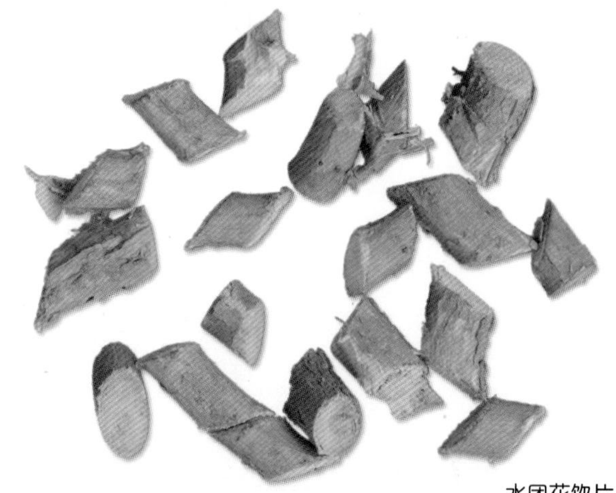

水团花饮片

附：水团花、果、枝叶

味苦、涩，性凉。归肺、肝、大肠经。功效：清热祛湿，散瘀止痛，止血敛疮。主治：浮肿，痢疾，肠炎，痈肿疮毒，溃疡不敛，创伤出血，湿疹。内服：煎汤，花、果10~15g，枝叶15~30g。外用适量，枝、叶煎水洗；或捣敷。

经验方　①痈、无名肿毒：水团花鲜叶加食盐，饭粒捣烂外敷。（《福建中草药》）②湿疹：水团花叶配杠板归，煎水洗。（《湖南药物志》）③跌打扭伤：水团花鲜叶量不拘，捣散患处。（广州部队《常用中草药手册》）④菌痢：水团花花球10g，水煎服（沸后10min即可），每日3次。（江西《草药手册》）

【参考文献】

[1] 国家中医药管理局《中华本草》编委会．中华本草．上海：上海科学技术出版社，1999：5737.

[2] 郭跃伟，黄伟晖，宋国强，等．中药水团花（Adina pilulifera）中2个色酮苷的NMR化学位移全归属．波谱学杂志，2003，20（3）：265.

[3] 朱华旭，闵知大．水团花含量测定方法的研究．中成药，2005，27（11）：1332.

[4] 薛珺一，李药兰，范兆永，等．水团花化学成分研究．中药材，2007，30（9）：1084.

[5] 李药兰，王辉，范兆永，等．水团花黄酮类成分及其体外抗病毒活性．天然产物研究与开发，2009，21：740.

[6] 张庆元．中草药，1987，18（1）：26.

[7] 洪庚辛．中草药，1980，11（3）：119.

[8] 徐刚．荆花胃康胶丸合用兰索拉唑治疗十二指肠溃疡．中国城乡企业卫生，2007，（3）：79.

Shui hu lu

水葫芦

Eichhorniae Crassipis Herba
[英]Common Waterhyacinth Herb

【别名】大水萍、水浮莲、洋水仙、凤眼蓝、浮水莲、水莲花、水鸭婆。

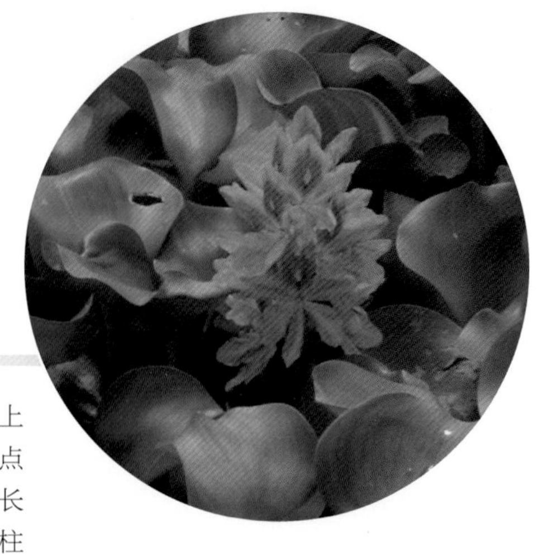

【来源】为雨久花科植物凤眼莲 *Eichhornia crassipes*（Mart.）Solms. 的全草。

【植物形态】多年生浮水或生于泥沼中的草本。须根发达。叶丛生于缩短茎的基部，叶柄中下部有膨大如葫芦状的气囊，基部有鞘状苞片；叶片卵形或圆形，大小不等，宽 2.5~12cm。花茎单生，中上部有鞘状苞片；穗状花序有花 6~12 朵；花被 6 裂，青紫色，管弯曲，外面靠近基部处有腺毛；上面一枚较大、蓝色、中央有黄色斑点的花瓣；另外 5 枚近相等；雄蕊 3 长 2 短；长的伸出花外；子房无柄，花柱线形。蒴果包藏于凋萎的花被管内。种子多数，卵形，有纵棱。

【分布】广西全区均有分布。

【采集加工】春、夏季采收，洗净，晒干或鲜用。

【药材性状】须根发达，细如发。叶丛生，叶柄长，基部有鞘状苞片，中下部膨大，表面皱缩，灰黄色或灰绿色。叶皱缩，灰绿色，展平后呈卵形或圆形，大小不等。气微腥，味淡。

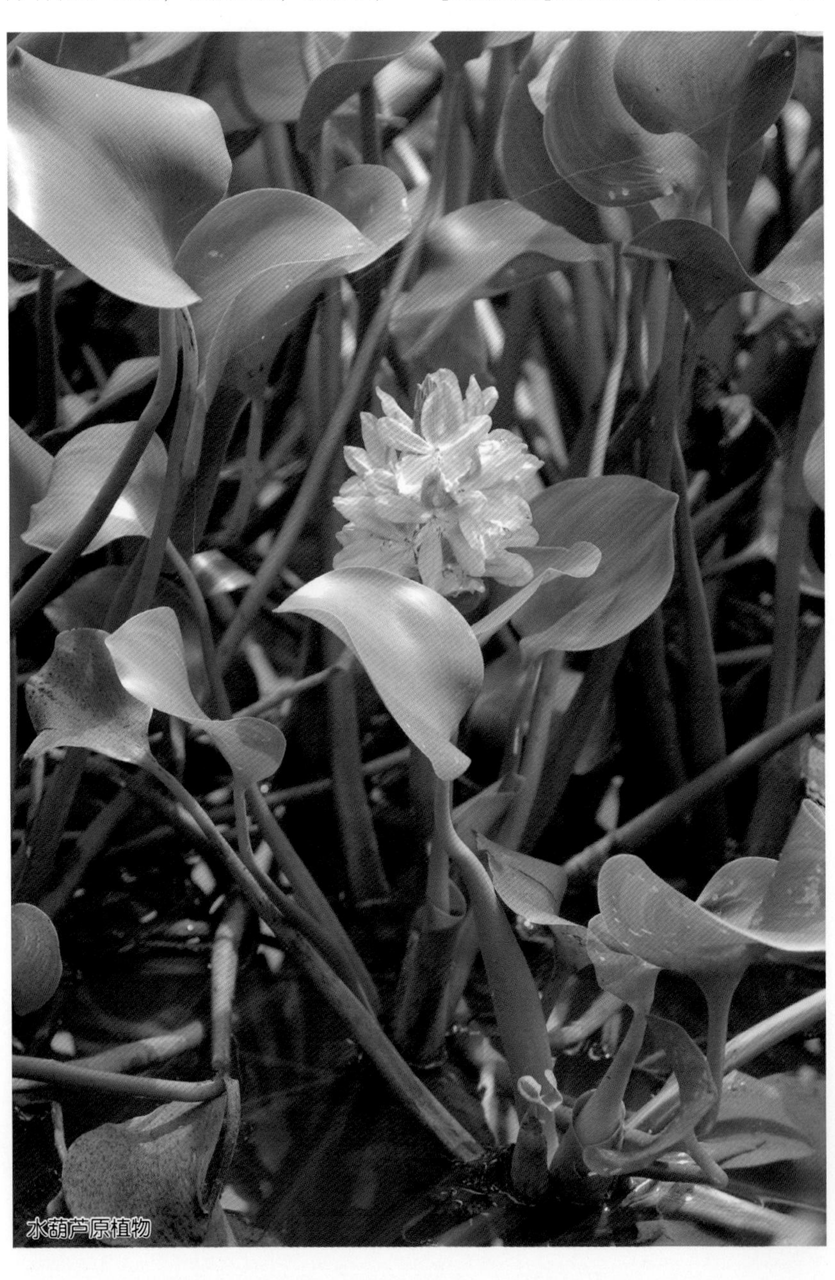
水葫芦原植物

【品质评价】以丛大、洁净、干燥者为佳。

【化学成分】全草含甾醇类化合物：4*α*-甲基-24-亚甲基胆甾-7-烯-3*β*,4*β*-二醇（4*α*-methyl-24-methylene cholest-7-en-3*β*,4*β*-diol），4*α*-甲基-24-亚甲基胆甾-8-烯-3*β*,4*β*-二醇（4*α*-methyl-24-methylene cholest-8-en-3*β*,4*β*-diol），4*α*-甲基-24-亚甲基胆甾-8,14-二烯-3*β*,4*β*-二醇（4*α*-methyl-24-methylene cholest-8,14-dien-3*β*,4*β*-diol），6*α*-羟基豆甾-4,22-二烯-3-酮（6*α*-hydroxystigmasta-4,22-dien-3-one）[1]。

花含花色苷：[6'-（飞燕草素-3-龙胆二糖基）][6'-芹菜素-7-葡萄糖基]丙二酸酯{[6'-（delphinidin-3-gentiobiosyl）][6'-apigenin-7-glucosyl] malonate}，飞燕草素 3-龙胆二糖苷（delphinidin3-gentiobioside）[1]。

根含赤霉素类（gibberellins）成分及 *N*-苯基-2-萘胺（*N*-phenyl-2-naphthylamine），亚油酸（linoleic acid），亚油酸甘油酯（linoleic acid glyceride）[1]。

【药理作用】

杀虫　水葫芦提取物能使小菜蛾幼虫取食量、体重增加量减少，幼虫死亡率增加，提取物浓度越高，效果越明显。在选择性和非选择性的条件下，水葫芦提取物对 3 龄幼虫的拒食中浓度分别为 66.09g/L 和 293.35g/L[2]。

【性味归经】味辛、淡，性寒。归肺、膀胱经。

【功效主治】疏散风热，利水通淋，清热解毒。主治风热感冒，水肿，热淋，尿路结石，风疹，湿疮，疖肿。
【用法用量】内服：煎汤，15~30g。外用适量，捣敷。
【使用注意】孕妇慎服。

【经验方】

1. 疮疖红肿　水葫芦鲜全草加食盐少许，捣烂外敷。（《广西本草选编》）
2. 疖痈肿毒　凤眼莲、鸭趾草、马兰、芙蓉叶各适量，水煎服或捣烂外敷。（《四川中药志》1982 年）
3. 小便短赤，湿疮痒疹　凤眼莲 30g，车前草 30g，地肤子 30g。水煎服。（《四川中药志》1982 年）
4. 风热感冒　凤眼莲 30g，薄荷 9g，桑叶 9g，空心苋 15g。水煎服。（《四川中药志》1982 年）
5. 肝硬化腹水　水葫芦 60g，虫笋 30g。水煎服。（《万县中草药》）
6. 肾炎水肿　水葫芦 30g，小茴香、水皂角、小薄荷、土木香各 6g，甘草 3g。水煎服。（《万县中草药》）

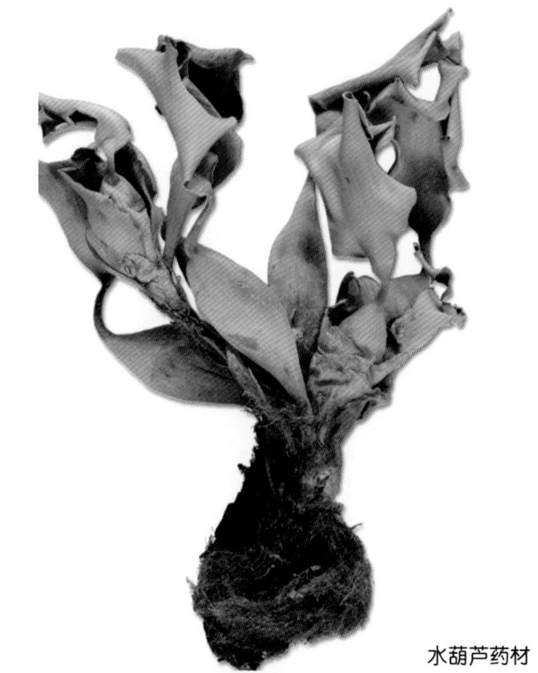
水葫芦药材

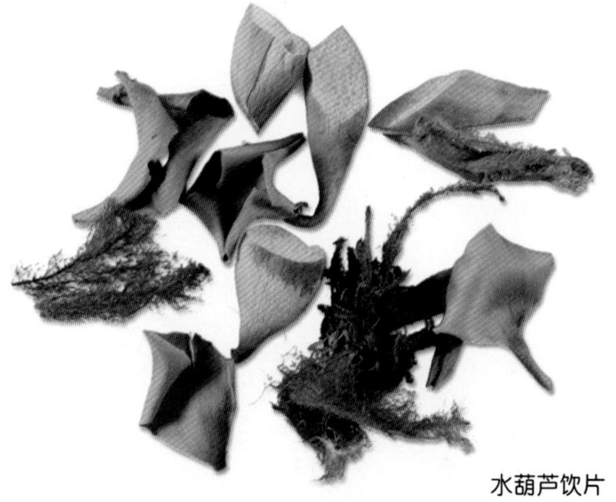
水葫芦饮片

【参考文献】

[1] 国家中医药管理局《中华本草》编委会 . 中华本草 . 上海：上海科学技术出版社，1999：7303.
[2] 蔡霞，施祖华，施英利 . 水葫芦乙醇提取物对小菜蛾幼虫的生物活性 . 浙江大学学报（农业与生命科学版），2005，31（5）：567.

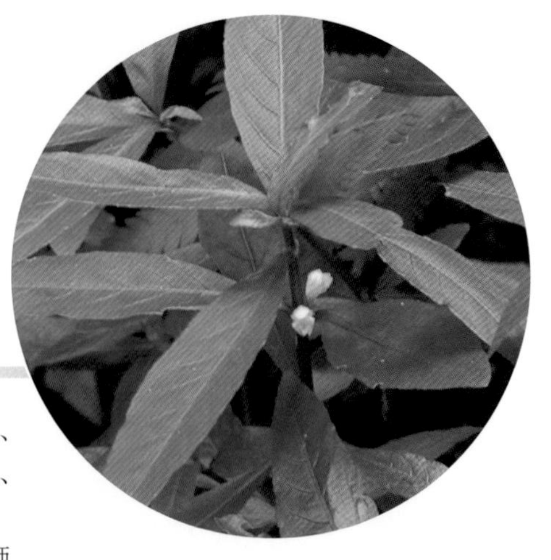

Shui suo yi

水蓑衣

Hygrophilae Salicifoliae Herba

[英]Willowleaf Hygrophila Herb

【别名】大青草、青泽兰、化痰清、方箭草、水骨节、九节花、锁药、窜心蛇。

【来源】为爵床科植物水蓑衣 *Hygrophila salicifolia*（Vahl.）Nees. 的全草。

【植物形态】一年生至两年生草本。根状茎圆柱形，暗棕色，无毛或被短柔毛。叶对生；具短柄或几无柄；叶片通常为披针形或长圆状披针形，长 3~14cm，宽 8~20mm，先端尖至渐尖，基部楔形，全缘或微波状，两面有线条状钟乳体。花 3~7 朵簇生叶腋；苞片卵形或椭圆形；小苞片披针形或条形，长约为花萼的一半；萼被短糙毛，5 裂达中部，裂片三角状披针形，有毛；花冠淡红紫色，外有微毛，冠檐二唇形，上唇 2 浅裂，下唇 3 裂，裂片圆形；雄蕊 4，二强；子房无毛，具长花柱，柱头钩曲。蒴果条形。种子细小，四方状圆形而扁，淡褐色，浸水即现白色密绒毛。

【分布】广西主要分布于柳州、阳朔、平乐、富川、钟山、昭平、平南、岑溪、贵港、北流、玉林、陆川、北海、防城、横县、宁明等地。

【采集加工】夏、秋季采收，鲜用或晒干。

【药材性状】全草长约 60cm，茎略呈方柱形，具棱，节处被疏柔毛。叶对生，多皱缩，完整叶片披针形、矩圆状披针形或线状披针形，下部叶为椭圆形，长 3~14cm，宽 2~15mm，先端渐尖，基部下延，全缘。气微，味淡。

【品质评价】以身干、叶完整、无杂质者为佳。

【药理作用】

1. 利尿　本品叶中含较多的钾盐，故有非特异性利尿作用[1]。

2. 保肝　水蓑衣能减轻腹腔注射四氯化碳引起的小鼠肝损害，呈剂量依赖性[2]。

3. 抗肝癌　采用背侧皮下接种 SMMC-7721 人肝癌细胞建立荷瘤裸鼠模型，水蓑衣提取物可抑制肝癌移植瘤的生长[3]。

【临床研究】

1. 化脓性感染　治疗组对局部创面行清创处理后用 3% 过氧化氢溶液、2% 攸锁溶液反复冲洗，然后再用碘伏原液消毒创面，较大较深、分泌物多的创面则滴上适量的庆大霉素注射液，根据创面大小取一定数量的水蓑衣子（按 0.36~0.72 g/cm^2 计算）加适量 0.1% 依沙吖啶溶液调成膏团状，均匀外敷于创面，敷药面积以超过创面边缘 1cm 为宜，厚 0.5~1 cm，依次覆盖无菌凡士林纱、无菌纱布或无菌棉垫，创面深的用无菌纱布填平，轻轻按压后用胶布固定，避免受压。每天换药 1

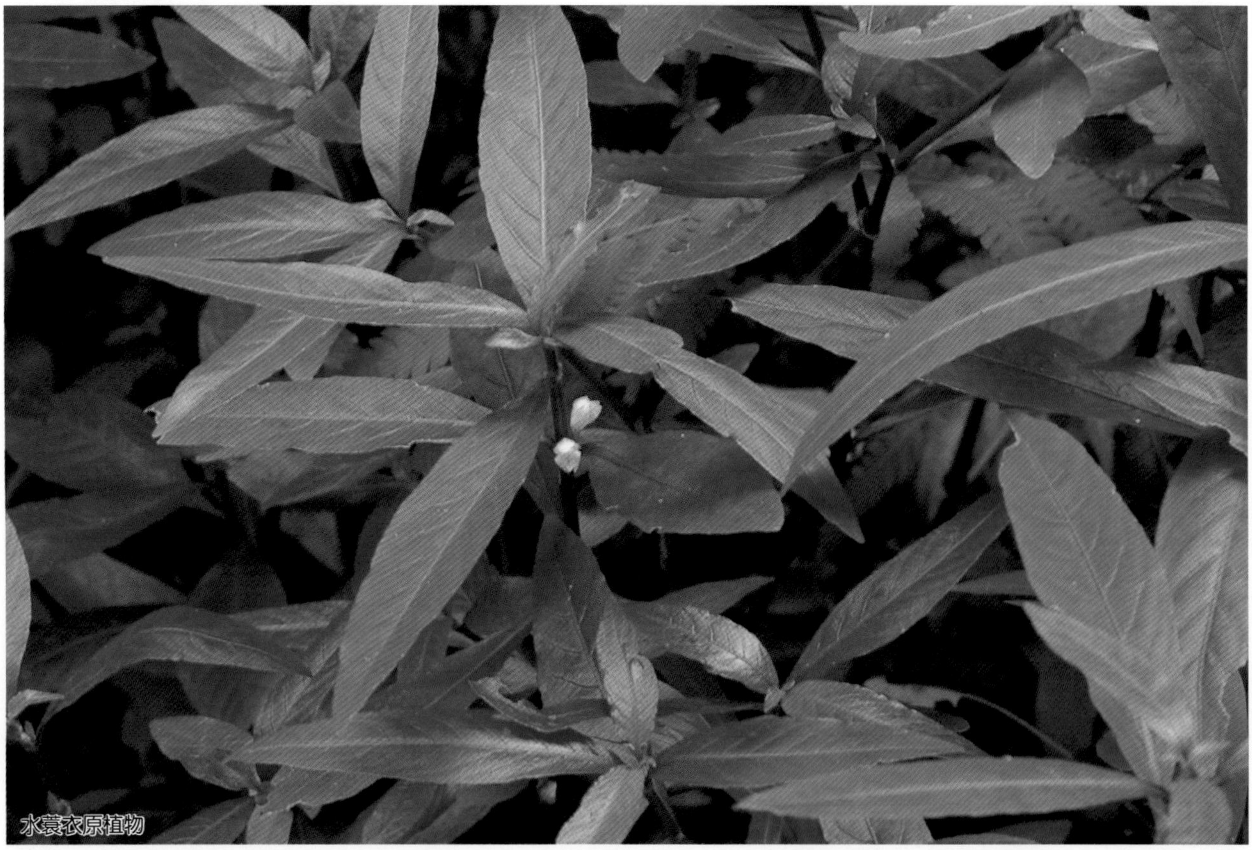

水蓑衣原植物

次，直至痊愈。对照组对创面清创后，用3%过氧化氢溶液、碘伏原液消毒皮肤，然后用0.1%依沙吖啶溶液湿敷。每天换药1次，直至痊愈。结果：治疗组和对照组各40例，治疗组治愈率显著高于对照组（$P<0.05$），愈合时间显著缩短（$P<0.01$）[4]。

2. 大面积深度褥疮　用3%双氧水、2%攸锁溶液反复冲洗创面，剪除已确认的坏死组织。滴上适量的庆大霉素注射液。根据创面大小，取一定数量水蓑衣子加适量0.1%依沙吖啶溶液调成面团状，均匀外敷于创面，敷药面积以超过创面边缘1cm为宜，厚3~5mm，覆盖无菌凡士林纱、无菌纱布，轻轻按压后胶布固定。避免受压。每天治疗1~2次，直至痊愈。结果：用药2~3天后，创面均有肉芽组织生长，短时间恢复，最少换药7次，最多换药68次，其中5例创面10 cm×6 cm以上者，平均换药25.8次；治疗时间最短为7天，最长65天，平均25.8天，总有效率100%[5]。

3. 下肢、阴囊溃疡　若溃疡面上有坏死组织，敷药前先用消毒的手术剪刀剪除，用依沙吖啶液将溃疡面上的分泌物擦洗干净，后用消毒干棉球吸干溃疡面上残余的液体，然后根据溃疡面面积大小，取一定数量水蓑衣子，用依沙吖啶、温开水各半调匀成而团状，均匀铺平于消毒纱布上，面积比溃疡面面积稍大，厚3.0~5.0mm，然后覆盖于溃疡面上，轻轻按压，使其紧贴溃疡面，后以胶布固定。溃疡面较小、浅，分泌物较少者，每天按上法换药1次。溃疡面较大、深，分泌物较多者，昼、夜各换药1次，待溃疡面逐渐长出肉芽组织，色泽较红润后，换药次数可减为每日1次。下肢溃疡者治疗期间嘱病人抬高患肢。疗程为2周。结果：共治疗下肢溃疡25例、阴囊溃疡18例，第1个疗程中治愈38例，余5例经第2个疗程治疗后，亦全部治愈，治愈率100%。换药次数最少3次，最多48次，平均换药次数12.6次。治疗时间最短3天，最长25天，平均10.2天[6]。

4. 甘露醇外渗致局部组织肿胀　治疗组将适量的水蓑衣子和水调成面团状，稍湿不滴水为度，直接覆盖于肿胀处，轻轻按压，使其紧贴肿胀部位，外敷面积稍大于组织肿胀面积，4h更换1次。对照组用50%硫酸镁浸过的纱布湿敷于局部肿胀处，纱布的覆盖面积稍大于组织肿胀面积，2h更换1次。为减少水分及药液蒸发，两组均在敷料上覆盖塑料薄膜。结果：治疗组肿胀消退时间为（14.55±4.16）h，对照组为（17.08±3.54）h，两组有显著性差异（$P<0.05$）[7]。

5. 急性乳腺炎　取水蓑衣子约15g，用温水调和成饼状，趁湿外敷于患处，以胶布固定之。每24~36h更换1次。高热者给予退热处理，均未用抗生素。结果：共治疗50例，2次治愈（敷药后乳房肿块完全消退，临床症状消失，体温恢复正常）10例，3次25例，4次15例[8]。

【性味归经】味甘、微苦，性凉。归肺、肝经。

【功效主治】清热解毒，散瘀消肿。主治咽喉肿痛，乳痈，丹毒，吐衄，跌打伤痛，毒蛇咬伤。

【用法用量】内服：煎汤，6~30g；或泡酒；或绞汁饮。外用适量，捣敷。

【使用注意】胃寒者慎服。

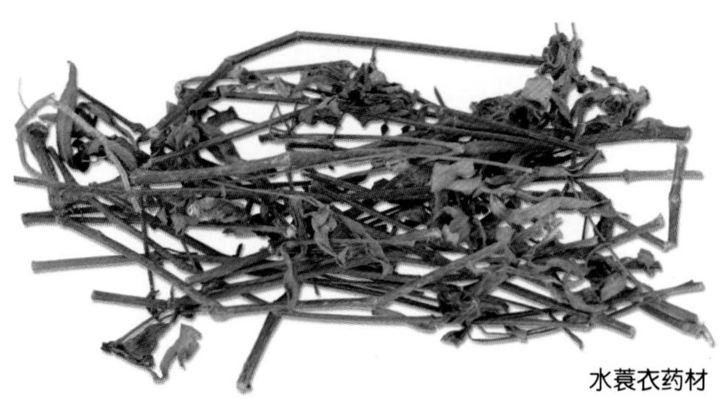

水蓑衣药材

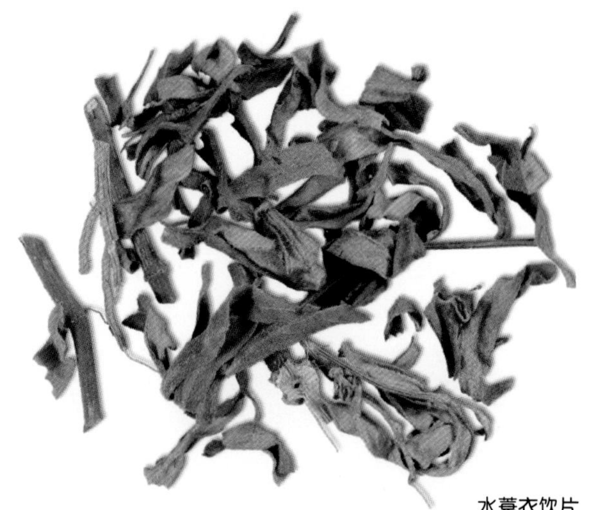

水蓑衣饮片

【经验方】

1. 外伤吐血　鲜水蓑衣叶60g，捣烂绞汁，冲黄酒服。（《浙江药用植物志》）
2. 劳伤，跌打疼痛　九节花60g，石菖蒲6g。泡酒服。（《贵州草药》）
3. 百日咳　窜心蛇、葫芦茶各30g，鹅不食草3g。水煎服。（《广东省惠阳地区中草药》）

【参考文献】

[1] 余传隆，黄泰康，丁志遵，等．中药辞海（第一卷）．北京：中国医药科技出版社，1993：296.
[2] 冯大明，王双，唐雅玲，等．水蓑衣提取物对 CCl_4 诱导的小鼠急性肝损伤的保护作用．世界华人消化杂志，2005，13（9）：1098.
[3] 冯大明，王双，冬毕华，等．水蓑衣提取物对裸鼠肝癌移植瘤生长的影响．世界华人消化杂志，2005，13（7）：864.
[4] 曾小芳．南天仙子外敷治疗化脓性感染创面的疗效观察．中国误诊学杂志，2007，7（16）：3714.
[5] 曾小芳，孙海玲，方少意，等．应用中西医结合方法治疗大面积深度褥疮．现代护理，2003，9（5）：373.
[6] 李佳玫．南天仙子外敷治疗下肢、阴囊溃疡43例疗效观察．中国医刊，1998，33（5）：58.
[7] 罗群英．南天仙子湿敷与硫酸镁湿敷治疗甘露醇外渗的疗效比较．现代医药卫生，2006，22（4）：569.
[8] 张有礼．南天仙子外敷治疗急性乳腺炎50例．中国中西医结合杂志，1992，（7）：423.

Niu xi

牛膝

Achyranthis Bidentatae Radix
[英]Common Achyranthes Root

【别名】百倍、牛茎、脚斯蹬、铁牛膝、杜牛膝、怀牛膝、怀夕、真夕。

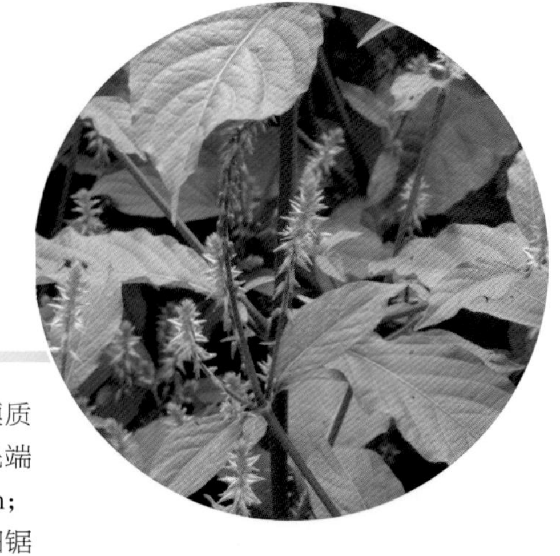

【来源】为苋科植物牛膝 *Achyranthes bidentata* Bl. 的根。

【植物形态】多年生草本。根圆柱形，土黄色。茎有棱角或四方形，绿色或带紫色，有白色贴生或开展柔毛，或近无毛，分枝对生，节膨大。单叶对生；叶片膜质，椭圆形或椭圆状披针形，长 5~12cm，宽 2~6cm，先端渐尖，基部宽楔形，全缘，两面被柔毛。穗状花序顶生及腋生，花期后反折；总花梗有白色柔毛；花多数，密生；苞片宽卵形，先端长渐尖；小苞片刺状，先端弯曲，基部两侧各有 1 卵形膜质小裂片；花被片披针形，光亮，先端急尖，有 1 中脉；雄蕊长 2~2.5mm；退化雄蕊先端平圆，稍有缺刻状细锯齿。胞果长圆形，黄褐色，光滑。种子长圆形，黄褐色。

【分布】广西主要分布于防城、宁明、恭城、全州等地。

【采集加工】在 11 月下旬至 12 月中旬，先割去地上茎叶，依次将根挖出，剪除芦头，去净泥土和杂质。按根的粗细不同，晒至六七成干后，集中室内加盖草席堆闷 2~3 天，分级，扎把，晒干。

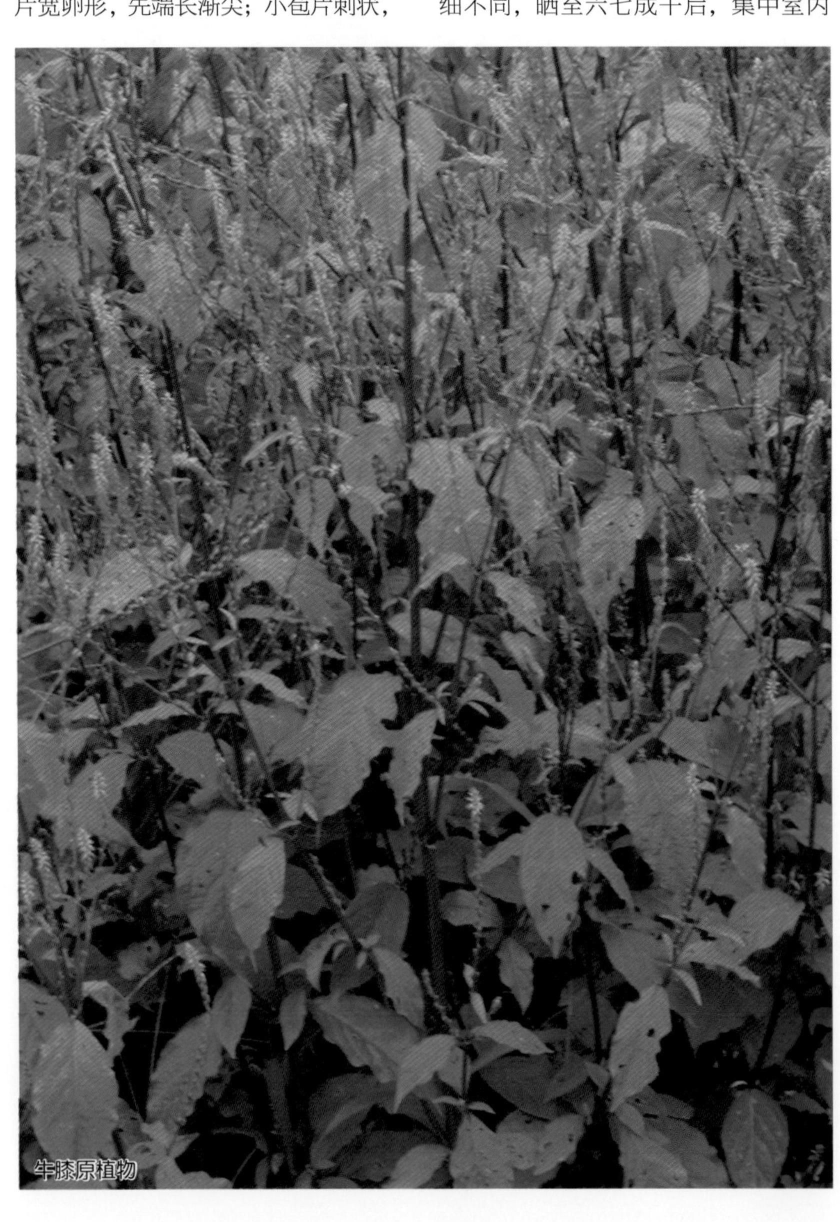

牛膝原植物

【药材性状】根呈细长圆柱形，有的稍弯曲，上端稍粗，下端较细，长 15~50cm，直径 0.4~1cm。表面灰黄色或淡棕色，具细微纵皱纹，有细小横长皮孔及稀疏的细根痕。质硬而脆，易折断，断面平坦，黄棕色，微呈角质样，中心维管束木部较大，黄白色，其外围散有多数点状维管束，排列成 2~4 轮。气微，味微甜、涩。

【品质评价】以条长、皮细肉肥、色黄白者为佳。

【化学成分】本品含环（酪氨酸 - 亮氨酸）[cyclo-（-tyr-leu）]，环（亮氨酸 - 异亮氨酸）[cyclo-（-leu-ile）]，杜鹃花酸（nonandioic acid），琥珀酸（succinic acid），正丁基 -β-D- 吡喃果糖苷（*n*-butyl-β-D- fructopyranoside）[1]；旌节花甾酮 A（stachysterone A），podecdysonec，25-*R*- 牛膝甾酮（25-*R*-inokosterone），25-*S*- 牛膝甾酮（25-*S*-inokosterone）[2]；2β,3β,5β,14α,20β,22α,25- 七羟基 -7- 烯 - 胆甾 -6- 酮（polypodine B），2β,3β,20β,22α,25- 五羟基 -8,14- 二烯 - 胆甾 -6- 酮（2β,3β,20β,22α,25-pentahydro-8,14-dien-cholesteric-6-one）[3]；漏芦甾酮 B（rhapontisterone B），旌节花甾酮 D（stachysterone D），红苋甾酮（rubrosterone），β- 谷甾醇（β-sitosterol）和胡萝卜苷（daucosterol）[4]；牛膝皂苷Ⅲ（achyranthoside Ⅲ）和牛膝皂苷Ⅳ（achyranthoside Ⅳ）[5]；牛膝皂苷Ⅰ（achyranthoside Ⅰ）和牛膝皂苷Ⅱ（achyranthoside Ⅱ）[6]；5- 羟甲基糠醛（5-hydroxymethyl furaldehyde），人参皂苷 Ro（ginsenoside Ro），竹节参皂苷 -1（PJS-1），埃克甾酮B（polypodine B）[7]，β- 蜕皮甾酮（ecdysterone）[3,7]。

根含三萜皂苷：齐墩果酸-α-L-吡喃鼠李糖基-β-D-吡喃半乳糖苷（oleanolic acid-α-L-rhamnopyranosyl-β-D-galactopyranoside）。又含多种多糖：一种是从根的水浸液中用丙酮沉出的具有抗肿瘤活性的多糖；一种是由6个葡萄糖残基和3个甘露糖残基构成的水溶性寡糖AbS，有显著的增强免疫功能的活性；另一种是具有免疫活性的肽多糖ABAB，系由葡萄糖醛酸（glucuronic acid）、半乳糖（galactose）、半乳糖醛酸（galacturonic acid）、阿拉伯糖（arabinose）和鼠李糖（rhamnose）按摩尔比12∶2∶1∶1∶1所组成。肽主要由甘氨酸（glycine），谷氨酸（glutamic acid），天冬氨酸（aspartic acid）和丝氨酸（serine）组成。还含蜕皮甾酮（ecdysterone），牛膝甾酮（inokosterone），红苋甾酮（rubrosterone），以及精氨酸（arginine）、甘氨酸、丝氨酸、天冬氨酸、谷氨酸、苏氨酸（threonine）、脯氨酸（proline）、酪氨酸（tyrosine）、色氨酸（typtophan）、缬氨酸（valine）、苯丙氨酸（phenylalanine）、亮氨酸（leucine）和生物碱类及香豆精类化合物[8]。

【药理作用】

1. 免疫调节作用　牛膝多糖（ABPS）能提高小鼠单核巨噬细胞的吞噬功能，增加小鼠血清溶血素水平和抗体形成细胞数量[9]。ABPS 50mg/kg腹腔注射7天能使荷瘤S180小鼠天然杀伤细胞（NK细胞）活性升高，也增加腹腔注射细菌脂多糖（LPS）0.1mg/kg诱生的血清肿瘤坏死因子（TNF-α）。ABPS 50~80μg/ml体外可增强巨噬细胞（MΦ）对S180的杀伤作用[10]。小鼠腹腔注射100mg/kg、200mg/kg的ABPS连续8天，可以增强H22腹水型肝癌小鼠的NK细胞和淋巴因子（IL-2）激活的杀伤细胞（LAK细胞）的杀瘤活性，并提高小鼠的TNF-α与IL-2的产生水平[11]。ABPS在体外可以提高老年小鼠T淋巴细胞的增殖能力和IL-2的分泌，体内能提高老年小鼠T淋巴细胞和血清中TNF-β或TNF-α及一氧化氮（NO）的产生和一氧化氮合成酶（iNOS）的活性，降低可溶性IL-2受体的产生。ABPS 50~800mg/L体外给药或100mg/kg腹腔注射可提高老年大鼠腹腔巨噬细胞（PMΦ）TNF-α及NO的产生和iNOS的活性。ABPS 100mg/kg腹腔注射能提高LPS诱导的PMΦ、TNF-α及NO的产生和iNOS的活性。ABPS对老年大鼠大脑皮质NO的产生及iNOS的活性无影响[12]。

2. 兴奋子宫及抗生育　怀牛膝皂苷A（ABSA）0.125mg/ml、0.25mg/ml、0.5mg/ml及1.0mg/ml可使大鼠子宫平滑肌收缩幅度增高、频率加快、张力增加，子宫收缩面积较给药前增加。0.125~1.0mg/ml ABSA可使大鼠子宫平滑肌产生浓度依赖性收缩，表现为潜伏期缩短、子宫收缩面积高峰前移[13]。采用局部给药方法给予家兔ABSA，1~4min内未孕及孕中家兔在体子宫均可出现强烈的收缩，持续25min左右[14]。ABSA的子宫兴奋作用可能与5-羟色胺及前列腺素的合成与释放有关[15]。怀牛膝苯提取物50~80mg/kg呈现抗生育、抗着床和抗早孕作用。氯仿提取物80~120mg/kg呈现抗生育、抗早孕作用[15]。给小鼠灌胃ABSA 75mg/kg、150mg/kg、300mg/kg具有抗着床、抗早孕作用，且呈剂量依赖关系，其半数有效量分别为（96±27）mg/kg、（145±51）mg/kg[16]。

3. 抗衰老　怀牛膝可延长家蚕的龄期，减轻家蚕体重，并减缓家蚕身长增长[17]。怀牛膝水煎液可提高小鸡自发活动，对早期胚发育有促进作用[18]。牛膝水煎液灌胃小鼠7天，可改善戊巴比妥钠所致的记忆障碍，使跳台法首次跳下的潜伏期延长，5min内错误次数减少，使Y型臂法第3天正确反应率提高，且可延长小鼠负荷游泳时间。灌胃30天，可提高衰老模型小鼠超氧化物歧化酶活力，降低过氧化脂（LPO）水平[19,20]。牛膝含药血清对人胚肺二倍体成纤维细胞有促细胞增殖作用[21]。

4. 抗肿瘤　ABPS 50~100mg/kg腹腔注射能提高荷瘤S180小鼠LAK细胞活性[9]。ABPS与S180细胞接触24h，可引起细胞膜唾液酸含量升高，膜磷脂含量降低[22]。随着药物浓度的升高，牛膝总皂苷（ABS）体外对艾氏腹水癌细胞的细胞毒作用逐渐增强，体内对小鼠S180腹水型及肝瘤实体瘤的抑制率分别为56.0%和46.2%[23]。

5. 抗炎、镇痛　不同产地牛膝对小鼠甲醛致痛模型有镇痛作用[24]。牛膝根200%提取液可提高机体免疫功能，激活小鼠MΦ对细菌的吞噬能力，以及扩张血管、改善循环、促进炎症病变吸收等作用[25]。牛膝不同炮制品都有一定程度的镇痛作用，其中以酒牛膝镇痛作用强而持久。酒牛膝对巴豆油所致的耳肿胀作用最显著[26]。ABS 30mg/kg、60mg/kg、120mg/kg均有镇痛作用[27]。

6. 对血液系统影响　怀牛膝具有降低大鼠全血黏度、红细胞压积及红细胞聚积指数的作用，并能延长大鼠凝血酶原时间和血浆复钙时间，而川牛膝仅表现出延长血浆复钙时间的作用[28]。怀牛膝具有降低血栓长度、湿重、干重的作用，有降低血小板聚积性、改善红细胞变形能力、降低纤维蛋白原水平的作用[29]。川、怀牛膝均能降低血浆黏度，怀牛膝可降低全血黏度，川牛膝能增强红细胞变形能力[30]。

7. 抗病毒　ABPS硫酸酯有抗Ⅰ型单纯疱疹病毒作用[31]，还有很强的抑制乙型肝炎病毒和乙型肝炎e抗原的活性，对单纯性疱疹病毒也有抑制[32]。

8. 对心血管系统作用　怀牛膝对血管有暂时性的扩张作用，其水煎液能增加大白鼠下肢血流量，具有扩张下肢血管的作用[33,34]。怀牛膝可使高脂饲料诱发造成动脉粥样硬化的鹌鹑血清甘油三酯、总胆固醇、LPO水平降低，发挥抗动脉粥样硬化的作用[35]。

9. 对神经系统作用　怀牛膝中有神经生长因子（NGF）的竞争性抑制剂，可抑制NGF与NGF受体的结合，半数致死量为（6.18±3.43）μg/ml[36]。

10. 降血糖　怀牛膝水煎剂可下调2型糖尿病大鼠脑组织P75基因mRNA的表达[37]。

【临床研究】

1. 高血压及高血压引起的左心室肥厚　治疗组用牛膝降压丸（川牛膝15g，生龙骨、生牡蛎各15g，山药20g，栀子12g，钩藤15 g，夜交藤20g，生龟甲20g，菊花12g，白芍30g，甘草6g，炼蜜为丸，每丸9g），每日早、中、晚各服1丸。对照组用卡托普利25~125mg，每日2次口

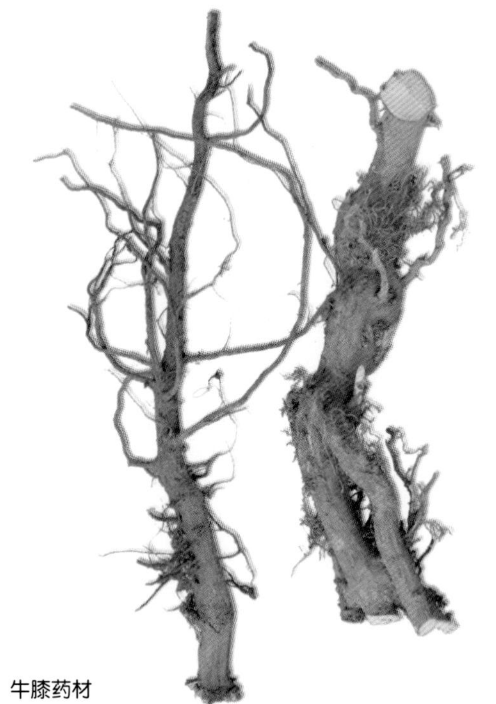
牛膝药材

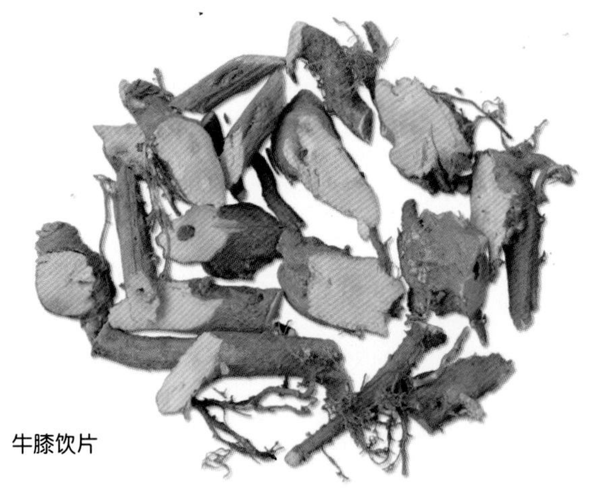
牛膝饮片

服。用药后5周、10周复诊检查。结果：治疗组共121例，对照组128例。用药10周后两组血压均明显降低（$P < 0.01$），治疗组较对照组对高血压左心室肥厚的逆转时间短，逆转效果好（$P < 0.05$）[38]。

2. 坐骨神经痛　用当归四逆汤加牛膝（当归15g，桂枝15g，芍药15g，细辛5g，炙甘草10g，通草10g，大枣6枚，牛膝20g），水煎，每剂分3次服，每月服2次，服6剂药（9天）为1个疗程。共治疗86例，治愈54例，好转28例，无效4例，有效率为95.35%。治疗时间最短1个疗程，最长5个疗程，平均3个疗程。经6个月至4年随访，复发29例，占33.72%，经服原方3~6剂后痊愈[39]。

3. 原发性痛经　治疗组用牛膝散（以酒洗牛膝为主药，辅以桂心、赤芍、桃仁、延胡索、当归、木香、牡丹皮，主药与各辅药量之比为3∶1，以上各药均研为细末备用），每次9g，温酒或温开水送服，局部热敷30min。对照组予针灸治疗，针刺双侧合谷、三阴交穴，并留针30min。两组均以连续治疗5天为1个疗程。结果：治疗组共36例，治愈17例（47.13%），好转15例（41.13%），未愈4例（11.14%），总有效率为88.16%；对照组共17例，治愈3例（占17.11%），好转8例（47.11%），未愈6例（34.18%），总有效率65.12%。治疗组疗效明显优于对照组（$P < 0.05$）[40]。

4. 关节炎　取怀牛膝40~50g，水煎服，早晚各1次；另取川牛膝30g，水煎取汁，稍冷片刻，将干净毛巾浸湿后敷于患处，根据室内温度5~10min以后取下毛巾，浸湿后再敷，每次热敷30min，每日1次。共治疗25例，临床治愈20例（80%），显效4例（16%），无效1例（4%），总有效率为96%[41]。

5. 泌尿系结石　治疗组用牛膝汤[牛膝20~50g，乳香、没药各5g，金钱草、内金各20g，海金沙15g（包煎）]，水煎，晚饭后1h顿服。第2天大量饮水，并做并腿跳跃运动，以利结石排出。对照组用复方石淋通片，每天3次，每次4片。两组均10天为1个疗程，连用1~3个疗程。结果：治疗组共56例，其中痊愈43例，好转10例，无效3例，总有效率94.6%。其中最快者2天排出结石，最慢者30天排出结石，平均治疗时间15天。对照组28例，其中痊愈13例，好转12例，无效3例，总有效率89.3%。最快者7天排出结石，最慢者30天排出结石，平均治疗时间18天[42]。

6. 急性脑梗死　治疗组与对照组均用正康脑明注射液静脉滴注，每日2次。在此基础上，治疗组加用牛膝消栓汤[牛膝、黄芪各24g，当归、赤芍、白芍、川芎、钩藤、栀子各15g，石菖蒲、全蝎、地龙各12g，血竭（冲）3g，红花10g、甘草6g]，水煎，分早晚2次温服。结果：治疗组疗效明显优于对照组（$P < 0.05$）[43]。

【性味归经】味苦、酸，性平。归肝、肾经。

【功效主治】补肝肾，强筋骨，活血通经，引血（火）下行，利尿通淋。主治腰膝酸痛，下肢痿软，产后瘀血腹痛，血滞经闭，痛经，癥瘕，胞衣不下，咽喉肿痛，热淋，血淋，跌打损伤。

【用法用量】内服：煎汤，5~15g；或浸酒；或入丸、散。外用适量，捣敷；捣汁滴鼻；或研末撒入牙缝。

【使用注意】中气下陷，脾虚泄泻，下元不固，梦遗遗精，月经过多者及孕妇均禁服。

【经验方】

1. 痈疖已溃　牛膝根略刮去皮，插入疮口内，留半寸在外，以嫩橘叶及地锦草各一撮，捣，敷其上，随干随换。（《陈日华经验方》）

2. 喉痹乳蛾　新鲜牛膝根一撮，艾叶七片，捣和人乳，取汁灌入鼻内。须臾痰涎从鼻出，即愈。无艾亦可。（《本草纲目》）

3. 龋齿　牛膝一两（烧为灰），研成细末，以少许着齿间，含之。（《太平圣惠方》）

4. 口及舌上生疮　牛膝一两（去苗），上细锉，以水一中盏，酒半盏，同煎至七分。去滓，放温时时呷服。（《太平圣惠方》）

5. 高血压　牛膝、生地各15g，白芍、茺蔚子、菊花各9g。水煎服。（《新疆中草药》）

6. 血瘕、脐腹坚胀、下痢、羸瘦　牛膝四两（酒浸一晚，焙干为末），干漆半两（捶碎，炒烟出）。以上为末，酒煮面糊为丸，如梧桐子大，每服五丸，空心米饮下，日二至三服。（《鸡峰普济方》牛膝丸）
7. 妇人年老体渐瘦弱，头面风肿，骨节烦疼冷，口干状如骨蒸者　牛膝一斤，生地黄（切）三升，牛蒡根（切，曝干）一斤，生姜（合皮切）一升。凡上味切，于绢袋盛之，以清酒二大升浸七日，温服一盏，日三服。（《玄感方》牛膝酒）
8. 筋骨疼痛，腰膝酸，手足麻　牛膝二钱，杜仲（盐水炒）二钱，夏枯草一钱，香附（童便炙）一钱，补骨脂（盐水炒）一钱，核桃（用肉，捣烂）二个。水煎，点黄酒服。（《滇南本草》）
9. 消渴不止，下元虚损　牛膝五两（细锉，为末），生地黄汁五升，浸，昼曝夜浸，汁尽为度，蜜丸桐子大，空心温酒服下十三丸。（《经验后方》）
10. 痢下先赤后白　牛膝三两捣碎，以酒一升，渍经一宿，每服饮两杯，日三服。（《肘后方》）
11. 小便不利，茎中痛欲死，兼治妇人血结腹坚痛　牛膝一大把并叶，不以多少，酒煮饮之。（《肘后方》）
12. 冷痹脚膝疼痛无力　牛膝（酒浸，切焙）一两，桂（去粗皮）半两，山茱萸一两，以上三味，捣筛为散。每服空心温酒下二钱七，日再服。（《圣济总录》牛膝散）
13. 经来小便痛　大牛膝三两，麝香一分，乳香一钱（去油），水一盏半，煎牛膝至一盏，临服磨麝、乳二香入内，空心服。（《竹林女科》牛膝汤）

【参考文献】

[1] 孟大利，张毅，李宁，等. 中药牛膝化学成分的分离与鉴定. 沈阳药科大学学报，2008，25（5）：360.
[2] 赵婉婷，孟大利，李铣. 牛膝的化学成分. 沈阳药科大学学报，2007，24（4）：207.
[3] 林大专，王广树，杨晓虹. 牛膝中新蜕皮甾酮类成分的研究. 中国药学杂志，2006，41（17）：1295.
[4] 孟大利，侯柏玲，汪毅. 中药牛膝中的植物甾酮类成分. 沈阳药科大学学报，2006，23（9）：562.
[5] 王广树，丛登立，杨锦竹. 牛膝中三萜皂苷的研究. 中国药物化学杂志，2005，15（4）：224.
[6] 王广树，周小平，杨晓虹. 牛膝中酸性三萜皂苷成分的分离与鉴定. 中国药物化学杂志，2004，14（1）：40.
[7] 孟大利，李铣，熊印华，等. 中药牛膝中化学成分的研究. 沈阳药科大学学报，2002，19（1）：27.
[8] 国家中医药管理局《中华本草》编委会. 中华本草. 上海：上海科学技术出版社，1999：1482.
[9] 唐黎明，吕志筠，章小萍，等. 牛膝多糖药效学研究. 中成药，1996，18（5）：31.
[10] 田庚元，孙孝先，李寿桐，等. 从中药牛膝中提取牛膝多糖的方法. 中国专利：1037714,198912-06.
[11] 宋义平，刘彩玉，周刚，等. 牛膝多糖对小鼠细胞免疫功能的影响. 中药新药与临床药理，1998，9（3）：158.
[12] 李宗锴，李电东. 牛膝多糖的免疫调节作用. 药学学报，1997，32（12）：881.
[13] 郭胜民，车锡平，范晓雯. 怀牛膝皂苷A对离体大鼠子宫兴奋作用机理的研究. 西安医科大学学报，1997，18（4）：473.
[14] 陈月容，车锡平，朱和，等. 中药怀牛膝对小白鼠的抗生育作用. 西安医科大学学报，1988，9（2）：119.
[15] 朱和，车锡平. 牛膝总皂苷对动物子宫平滑肌的作用. 中草药，1987，18（4）：17.
[16] 王世祥，井文寅，车锡平. 怀牛膝总皂苷抗生育作用及其机制. 西北药学杂志，1997，12（5）：209.
[17] 李献平，刘世昌. 四大怀药对家蚕寿命及生长发育的影响. 中国中药杂志，1990，15（9）：51.
[18] 全宏勋，邹丹，张国钦，等. 麦饭石、牛膝对早期鸡胚发育的影响. 河南中医，1993，13（5）：208.
[19] 马爱莲，郭焕. 怀牛膝对记忆力和耐力的影响. 中药材，1998，21（12）：624.
[20] 马爱莲，郭焕. 怀牛膝抗衰老作用研究. 中药材，1998，21（7）：360.
[21] 袁秀荣，颜正华，侯士良，等. 怀牛膝药物血清对人胚肺二倍体细胞增殖的影响. 中国中医药信息杂志，2000，7（6）：22.
[22] 向道斌，李晓玉. 牛膝多糖的抗肿瘤活性及其免疫增强作用. 中国药理学报，1993，14（6）：556.
[23] 王一飞，王庆端，刘晨江，等. 怀牛膝总皂苷对肿瘤细胞的抑制作用. 河南医科大学学报，1997，32（4）：4.
[24] 戴伟礼，李根池. 小鼠甲醛致痛模型筛选中药牛膝的镇痛作用. 中成药，1989，11（10）：29.
[25] 史玉芬，郑延彬. 牛膝抗炎、抗菌作用的研究. 中药通报，1988，13（7）：44.
[26] 陆兔林，毛春芹，张丽，等. 牛膝不同炮制品镇痛抗炎作用研究. 中药材，1997，20（10）：507.
[27] 李小川，郭胜民，孙海燕，等. 怀牛膝总皂苷镇痛作用研究. 陕西医学杂志，1999，28（12）：735.
[28] 李学林，李威，陈国华，等. 牛膝活血作用的实验研究. 中医研究，1990，3（2）：27.
[29] 陈可冀. 活血化瘀研究与临床. 北京：中国协和医大、北京医大联合出版社，1993：239.
[30] 陈红，石圣洪. 中药川、怀牛膝对小鼠微循环及大鼠血液流变学的影响. 中国微循环，1988，2（3）：182.
[31] 郑民实，江惟苏，李文，等. 牛膝多糖硫酸酯抗Ⅰ型单纯疱疹病毒的实验研究. 中国医院药学杂志，1996，16（11）：483.
[32] 田庚元，李寿桐，宋麦丽，等. 牛膝多糖硫酸酯的合成及其抗病毒活性. 药学学报，1995，30（2）：107.
[33] 孙水平，李新华，孙曙光. 怀牛膝药理研究续报. 河南中医，1985，5（1）：40.
[34] 郑金灿，陈忠科. 怀牛膝的多倍体、单体和二倍体的药理作用比较. 药学通报，1988，23（11）：666.
[35] 崔瑛，侯士良. 怀牛膝预防动脉粥样硬化的实验研究. 基层中药杂志，1998，12（1）：30.
[36] 江黎明，李志明，韩定铭. 神经生长因子受体活性中草药及其成分筛选. 中草药，1994，25（2）：79.
[37] 董琦，郭新民，聂影，等. 怀牛膝对2型糖尿病大鼠脑组织p75基因表达的影响. 中医药学报，2007，35（6）：39.
[38] 杨保勇. 牛膝降压丸治疗高血压病左心室肥厚临床研究. 山东中医杂志，1999，18（1）：13.
[39] 谢凯. 当归四逆汤加牛膝治疗坐骨神经痛86例报告. 中医正骨，1997，9（3）：38.
[40] 缪锋. 牛膝散治疗原发性痛经36例临床观察. 浙江中医学院学报，2001，25（1）：29.
[41] 吴敏田. 牛膝内服外敷治疗膝关节炎25例. 国医论坛，2008，23（3）：28.
[42] 郑勇文. 牛膝汤治疗石淋56例. 陕西中医，200，28（8）：983.
[43] 李汉生. 牛膝消栓汤配合正康脑明注射液治疗急性脑梗死49例. 实用中医药杂志，2000，16（7）：11.

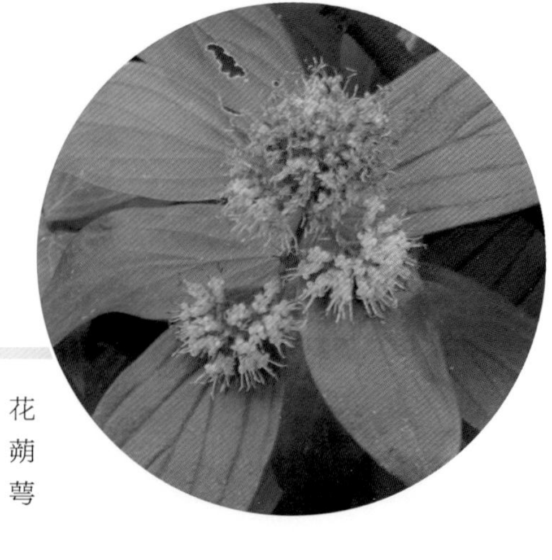

Niu bai teng 牛白藤

Hedyotidis Hedyotideae Herba
[英]Hedyotidous Hedyotis Herb

【别名】毛鸡屎藤、脓见消、癍痧藤、凉茶藤、白藤草。

【来源】为茜草科植物牛白藤 *Hedyotis hedyotidea* DC. 的茎和叶。

【植物形态】粗壮藤状灌木，触之粗糙。幼枝四棱形，密被粉末状柔毛。叶对生；托叶有 4~6 条刺毛；叶片卵形或卵状披针形，长 4~10cm，宽 2.5~4cm，先端渐尖，基部阔楔形，上面粗糙，下面被柔毛，全缘，膜质。花序球形，腋生或顶生；花细小，白色，具短梗；萼筒陀螺状，裂片 4，线状披针形；花冠裂片披针形，外反；雄蕊二型。蒴果近球形，先端极隆起，有宿存，萼裂片，开裂。

【分布】广西全区均有分布。

【采集加工】全年均可采收，鲜用或切段，晒干。

【药材性状】藤茎多切成斜片或段片，外皮淡黄色或灰褐色，粗糙，有稍扭曲的浅沟槽及细纵纹；皮孔点状突起，常纵向排列呈棱线；质坚硬，不易折断，断面皮部暗灰色，较窄，木部宽广，黄白色，有不规则菊花纹，中心有髓。叶多皱缩，完整叶片展平后呈卵形或卵状矩圆形，全缘，上面粗糙，下面叶脉有粉末状柔毛；托叶截头状，先端有刺毛 4~6 条。气微，味微甘。

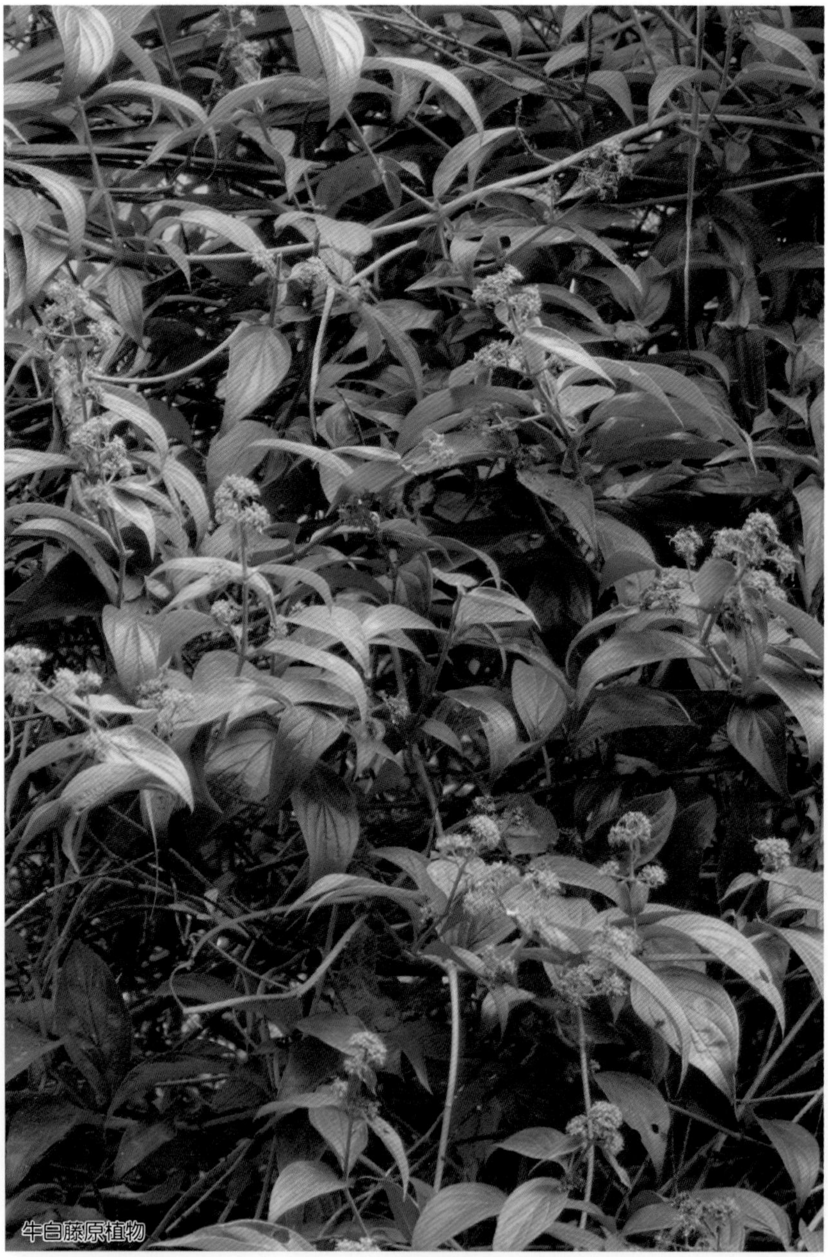

牛白藤原植物

【品质评价】茎以切面黄白色为佳，叶片以完整者为佳。

【化学成分】全草含白桦脂酸（betulinic acid），表白桦脂酸（*epi*-betulic acid），三十一烷（hentriacontane），β- 谷甾醇（β-sitosterol），乌苏酸（ursolic acid），东莨菪苷（scopolin），大叶芸香苷 A，胡萝卜苷（daucosterol），鹅掌楸苷（liriodendrin），东莨菪内酯（scopoletin）[1]。

【药理作用】

镇痛、抗炎　牛白藤醇提物能提高小鼠热刺激和醋酸引起疼痛的阈值，同时还能减轻小鼠二甲苯引起的耳肿及毛细血管通透性 [2]。

【临床研究】

急性传染性肝炎　牛白藤 45g，鸡骨草 15g，田基黄 30g，板蓝根 19g，葫芦茶 15g。水煎服，每日 1 剂，小儿用量酌减。服药期间停服其他中西药。结果：共治疗 20 例，其中黄疸型 15 例，无黄疸型 5 例，均获治愈 [3]。

【性味归经】味甘、淡，性凉。归肺、心经。

【功效主治】清热解毒。主治风热感冒，肺热咳嗽，中暑高热，肠炎，皮肤湿疹，带状疱疹，痈疮肿毒。

【用法用量】内服：煎汤，10~30g。外用适量，捣烂外敷。

【使用注意】脾胃虚寒者慎服。

【经验方】

1. 痈疖肿毒，乳腺炎　用牛白藤鲜叶捣烂外敷。（《广西本草选编》）
2. 皮肤湿疹，瘙痒，带状疱疹　用牛白藤鲜叶煎水外洗。（广州部队《常用中草药手册》）
3. 中暑，感冒咳嗽　用牛白藤叶制凉茶饮。（广州部队《常用中草药手册》）

附：牛白藤根

味甘、淡，性凉。归肝、肺经。功效：凉血解毒，祛瘀消肿。主治：风湿性腰腿痛，痔疮出血，痈疮肿毒，跌打损伤。内服：15~30g。外用适量，捣敷；或煎水洗。**经验方**　①腰腿痛：牛白藤根15~30g。水煎服。《常用中草药手册》②痔疮出血，疖疮痈肿：牛白藤根15~30g。水煎服。（《常用中草药手册》）

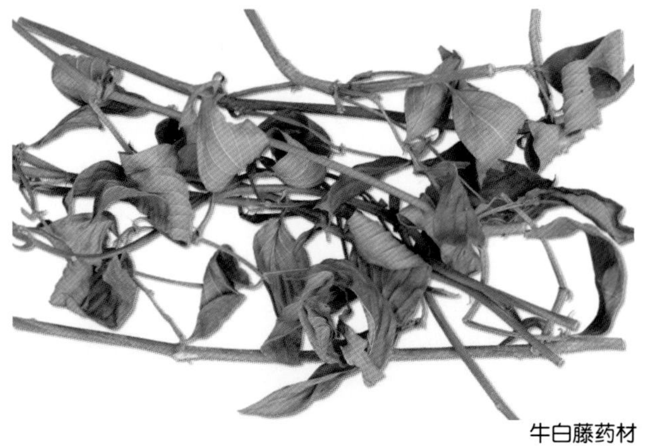

牛白藤药材

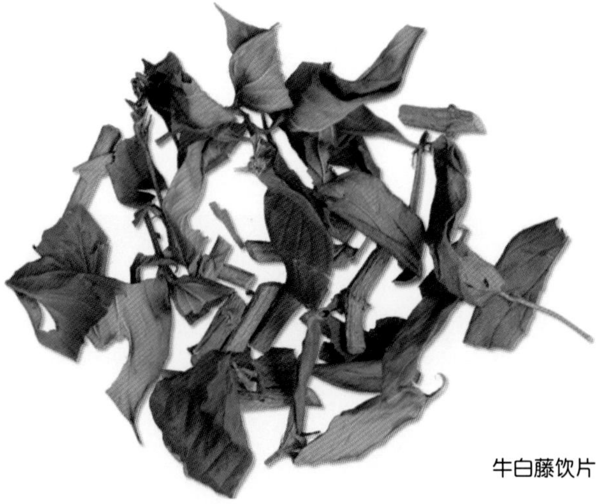

牛白藤饮片

【参考文献】

[1] 彭江南，冯孝章．耳草属植物化学成分的研究Ⅵ：牛白藤化学成分的研究．中草药，1997，28（10）：45.
[2] 陶曙红，陈艳芳，李钟，等．牛白藤抗炎活性化学成分的研究．广东药学院学报，2011，27（4）：364.
[3] 韦人鉴．复方牛白藤汤治疗急性传染性肝炎20例初步观察．广西中医药，1978，（5）：16.

Niu er feng

牛耳枫

Fissistigmae Polyanthi Radix seu Caulis
[英]Manyflower Fissistigma Stem or Root

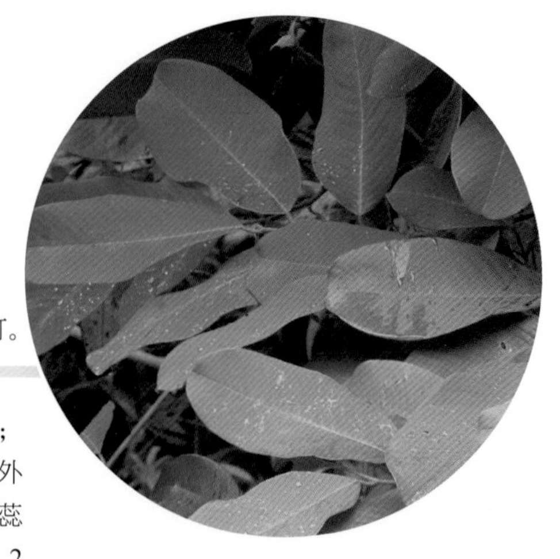

【别名】通气香、大力丸、牛耳风、黑风藤、拉藤公、酒饼子公、石头子、黑皮跌打。

【来源】为番荔枝科植物多花瓜馥木 *Fissistigma polyanthum*（Hook. f. et Thoms.）Merr. 的根和藤茎。

【植物形态】多年生攀缘灌木。根黑色，有强烈香气。枝条灰黑色或褐色，有凸起的皮孔。叶互生；叶片近革质，长圆形或倒卵状长圆形，长6~17.5cm，宽2~7.5cm，先端急尖、圆形或微凹，基部阔楔形或圆形，下面被短柔毛。花蕾圆锥状；花小，通常3~7朵集成密伞花序，广布于小枝上，腋生与叶对生或腋外生，被黄色柔毛；萼片3，阔三角形；花瓣6，2轮，外轮花瓣卵状长圆形，大于内轮；雄蕊多数，心皮多数，各有胚珠4~6颗，2排，柱头全缘。果球形，被黄色短柔毛。种子扁椭圆形，红褐色，光亮。

【分布】广西主要分布于金秀、防城、宁明、龙州、富川、岑溪等地。

【采集加工】全年均可采收，洗净，鲜用，或切段，阴干。

【药材性状】根圆柱形，直或弯曲，直径0.5~2cm。表面棕黑色，具细纵皱纹，有点状细根痕。质硬，断面皮部浅棕色，木部浅黄棕色，有细密放射状纹理和小孔。气微香，味淡。

茎圆柱形，有分枝，直径0.5~2cm。表面暗棕红色，具细密纵皱纹，皮孔众多，点状，深黄棕色。质硬，断面中央有髓。气微，味微涩。

【品质评价】以身干、质坚实、色红棕至黑棕者为佳。

【化学成分】本品含黑风藤苷（fissistigmoside），丁香酸葡萄糖苷（glucosyringic acid），肌醇（inositol），3,4,5-三甲氧基苯酚-1-*O*-*β*-D-葡萄糖苷（3,4,5-trimethoxyphenyl-1-*O*-*β*-D-glucoside），胡萝卜苷（daucosterol）[1]。

【临床研究】

1. 消化道出血　取干黑风藤水煎浓缩，包装备用。轻症病人每日90ml，重症病人180ml，极重病人240~300ml，分3~4次服，极重病人每4h服1次。治疗期间除部分病人同时服用维生素K外，不加用其他止血药。结果：共治疗75例，治愈69例（92.0%），减轻1例，无效5例[2]。

2. 风湿性关节痛　①吹风藤汤（吹风藤30g，黑风藤15g，红吹风藤24g，黑吹风藤30g，血风藤12g，枫荷桂18g，通城虎6g），水煎服，每日1剂，分早晚2次服，15天为1个疗程。②吹风藤汤1剂，用三花酒浸泡30天后，早晚服用，每次25~50ml；外擦患处，每日数次。③将吹风藤汤剂1剂或吹风藤酒渣水煎，取药液趁热熏洗患处。结果：共治疗568例，经1~6个疗程治疗后，近期治愈346例（61%），显效182例（32%），有效37例（6.47%），无效2例（0.53%），总有效率99.47%[3]。

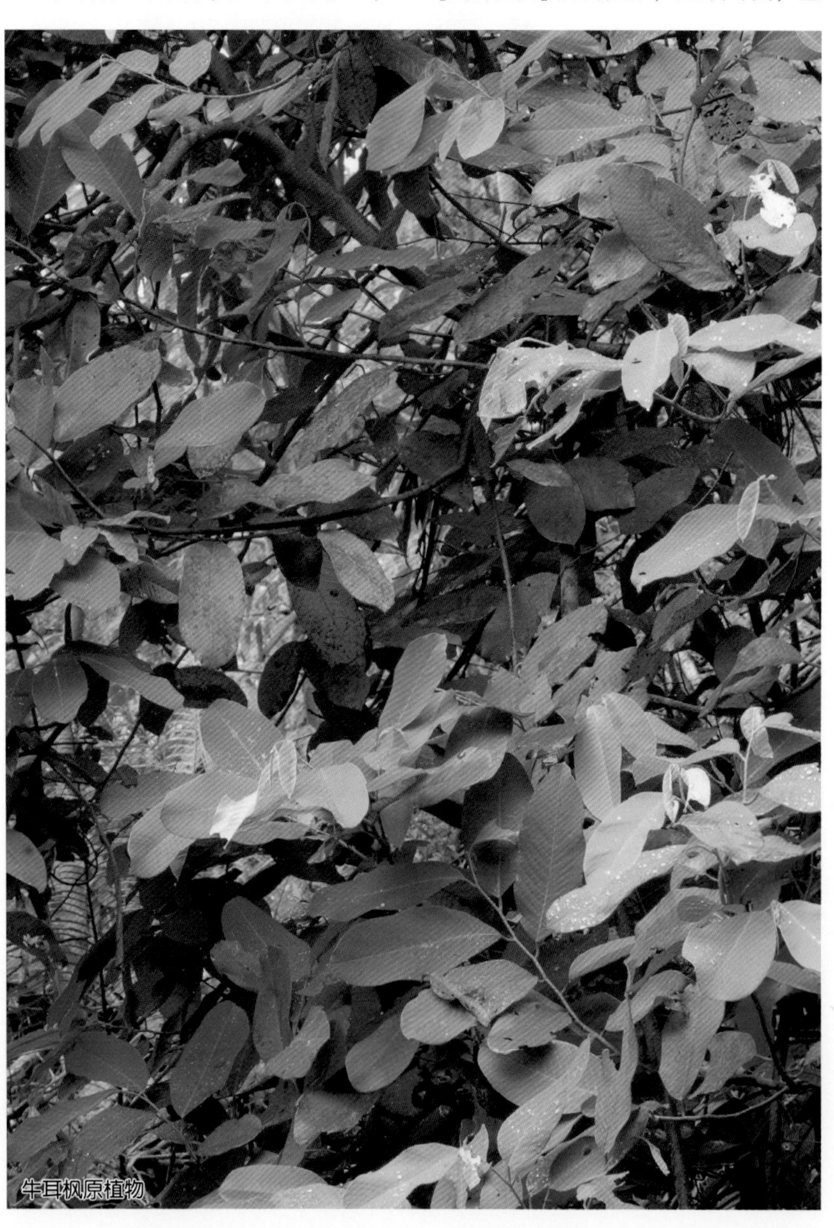

牛耳枫原植物

【性味归经】味辛，性温。归肝、肾经。
【功效主治】祛风湿，强筋骨，活血止痛，调经。主治风湿骨痛，跌打肿痛，脊髓灰质炎后遗症，月经不调。
【用法用量】内服：煎汤，10~15g；或浸酒。
【使用注意】孕妇禁服。

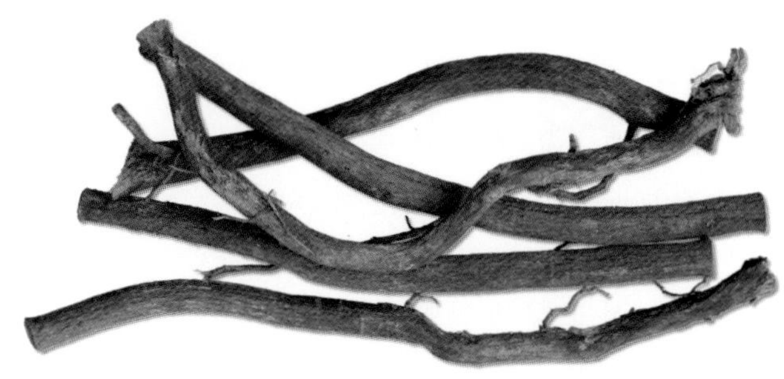
牛耳枫根

【经验方】

月经不调　黑皮跌打 3~5 钱。水煎服或泡酒服。(《云南思茅中草药选》)

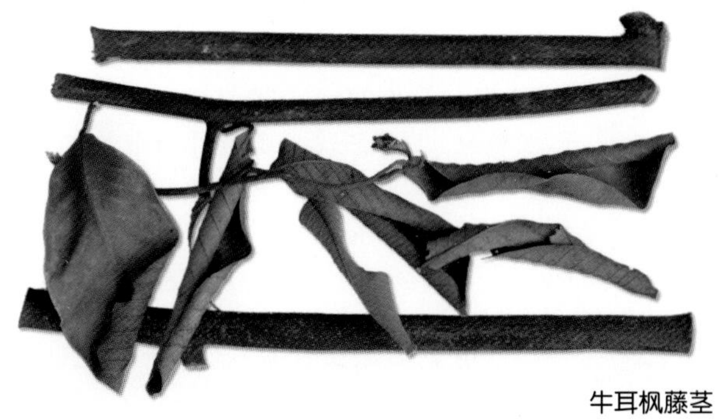
牛耳枫藤茎

【参考文献】

[1] 廖永红，郭剑，徐丽珍，等．黑风藤的化学成分．药学学报，1999，34（3）：207.
[2] 梁振贤，丘乙仁，孔庆钧．黑风藤煎液治疗消化道出血 75 例临床疗效观察．新医学，1974，5（7）：343.
[3] 吴振东，刘英鸿．壮药吹风藤汤、吹风藤酒治疗风湿寒性关节痛 568 例临床报告．第四届全国中西医结合风湿类疾病学术会议论文汇编，2000：82.

Niu jiao gua 牛角瓜

Calotropis Giganteae Folium
[英]Akund Calotrope Leaf

【别名】生角瓜叶、大麻风药、羊浸树、断肠草、五狗卧花、哮喘树、牛耳树。

【来源】为萝藦科植物牛角瓜 *Calotropis gigantea*（L.）Dry.ex Ait. 的叶。

【植物形态】多年生直立灌木。幼嫩部分具灰白色浓毛，全株具乳汁。叶对生；叶柄极短；片倒卵状长圆形，先端急尖，基部心形，长 8~20cm。宽 3.5~9.5cm，两面有毛，后渐脱落，侧脉每边 4~6 条聚伞花序伞状，腋生或顶生；花序梗和花梗被灰白色绒毛，花梗长 2~2.5cm；花萼 5 裂，内面中部有腺体；花冠紫蓝色，宽钟状，直径 3cm，花冠裂片 5，镊合状排列；副花冠 5 裂，肉质，生于雄蕊的背面，先端内向，基部有外卷的距；花粉块每室 1 个，长圆形，下垂。蓇葖果单生，膨胀，端部外弯，被短柔毛。种子宽卵形，先端具白绢质种毛。

【分布】广西全区均有栽培。

【采集加工】夏、秋季采摘，晒干。

【药材性状】叶多皱缩，少数破碎，完整者展平为倒卵状长圆形，先端急尖，基部心形，长 8~20cm，宽 3.9~9.5cm，叶面黄绿色，主脉与两边 4~6 条侧脉在叶面呈凹槽，叶脊有白色绒毛，呈灰白色。气微，味微苦。

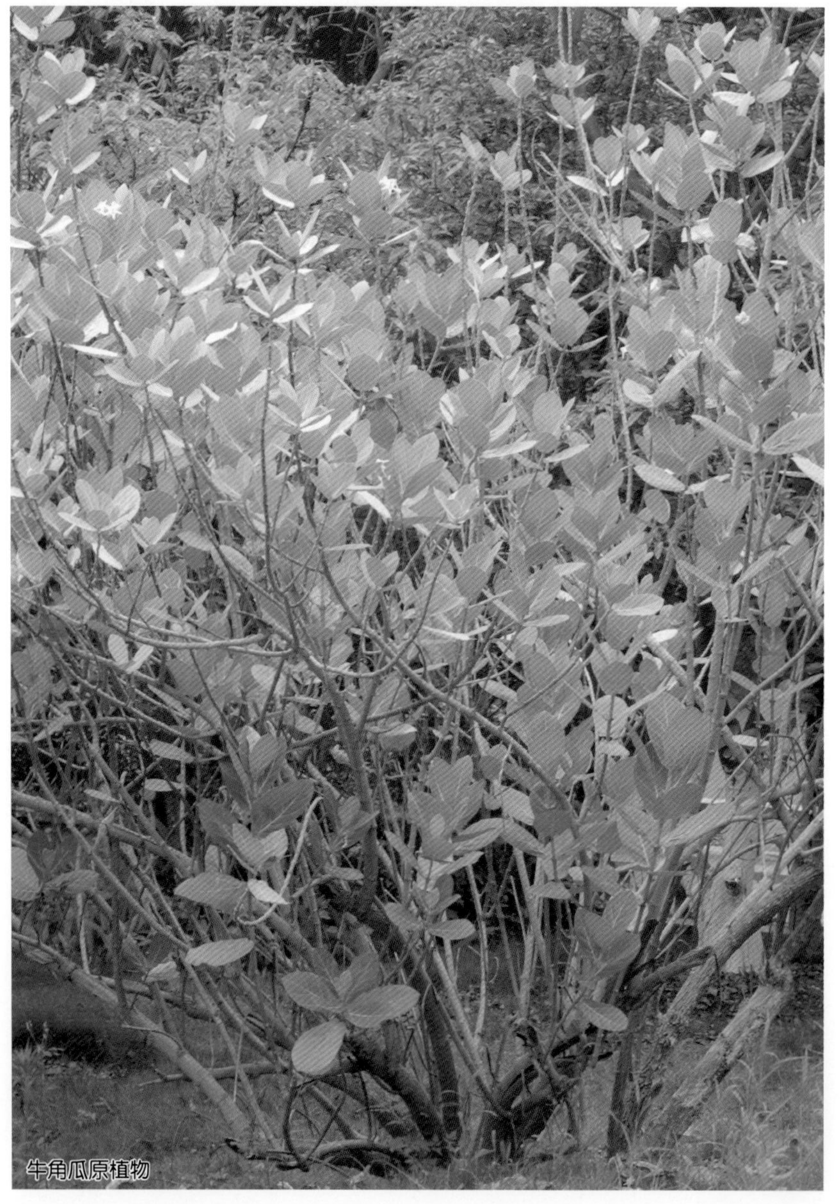
牛角瓜原植物

【品质评价】以色绿、洁净、完整者为佳。

【化学成分】本品地上部分含有异鼠李素 -3-*O*- 芸香糖苷（rhamnetin-3-*O*-rutinoside），异鼠李素 -3-*O*- 吡喃葡萄糖糖苷(rhamnetin-3-*O*-glucopyranoside)，醋酸蒲公英甾醇酯（acetate taraxasterol ester），异鼠李素 -3-*O*-[2-*O*-β-D- 吡喃葡萄半乳糖基 -6-*O*-α-L- 吡喃鼠李糖基]-β-D- 吡喃葡萄糖苷 {*iso*-rhamnetin-3-*O*-[2-*O*-β-D- galacto-glucopyranosyl-6-*O*-α-L-rhamnopyranosyl]-β-D-glucopyranoside}[1]。

本品根中主要含强心苷元，三萜类成分 [2]。强心苷元类成分包括乌斯卡定（uscharidin），乌沙苷元（uzarigenin），牛角瓜苷（calotropin），异牛角瓜苷（calactin）[2]。三萜类成分有 α- 香树脂醇（α-amyrenol），β- 香树脂醇（β-amyrenol），蒲公英甾醇（taraxasterol），羽扇豆醇（lupeol），以及它们的乙酸酯（acetate）和 3′- 甲基丁酸酯（3′-methyl butyrate），24- 亚甲基环木菠萝烷醇（24-methylene cycloartanol）[2]。

【药理作用】

1. 强心 牛角瓜苷对在体蛙心、猫心、兔心及离体猫心、豚鼠心有强心作用。腿淋巴囊注射牛角瓜总苷 0.5~1.0g，可使在体蛙心于 30min 至 1h 停止于收缩期。静注牛角瓜总苷 2mg/kg 可使异戊巴比妥钠损伤在体猫心及兔心于 1min 左右心收缩力恢复，10~15min 达到最高强度，但 20~30min 即进入中毒期，心率快而不规则，最后出现心室纤颤，心搏停于舒张期。猫及豚鼠离体心脏灌流实验中，1：20000 的牛角瓜总苷给药 2min 后使心肌收缩力开始增强，10min 达最强，并有心率减慢，于 20min 后出现中毒，心率紊乱，35min 时心脏停搏于收缩期。兔心电图实验证明牛角瓜苷具有一般强心苷正性肌力、负性频率和负性传导的特点，并使心脏兴奋性改变。从牛角瓜乳汁中提出的牛角瓜苷等数种强心苷与牛角瓜总苷一样具有洋地黄样作用。牛角瓜苷的效价接近于毒毛花苷 G[3]。在蛙和猫身上比较牛角瓜苷与毒毛花苷 G 的效价，若牛角瓜的效价为 100，则毒毛花苷 G 对蛙的效价为 144，对猫的效价是 121。牛角瓜总苷效价较低，比毒毛花苷 G 小 16.7 倍[3, 4]。

2. 对子宫作用　牛角瓜能增强大白鼠离体未孕子宫的自发活动。牛角瓜乳汁的提取物也能引起豚鼠未孕子宫收缩，这可能与其中含有组胺类物质有关[4]。

3. 抗炎等作用　牛角瓜苷还具有抗炎、抗凝血和驱虫作用[4]。

4. 毒理　牛角瓜总苷对鸽的最小致死量为 2.82mg/kg[3]。

【性味归经】味微苦、涩，性平；有毒。归肺经。

【功效主治】祛痰，定喘咳。主治咳喘痰多，百日咳。

【用法用量】内服：煎汤，1~3g；或入散剂。

【使用注意】内服宜慎，孕妇禁服。本品根、茎、叶、果的白色汁液均有大毒和强烈的刺激性，食少量能引起呕吐、腹泻，食大量则会发生严重的腹痛及肠炎，以致死亡；妊娠的人畜中毒可导致流产。

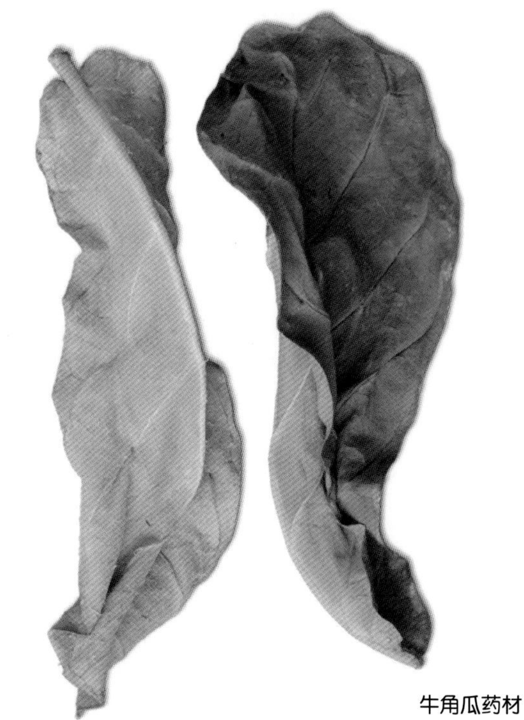

牛角瓜药材

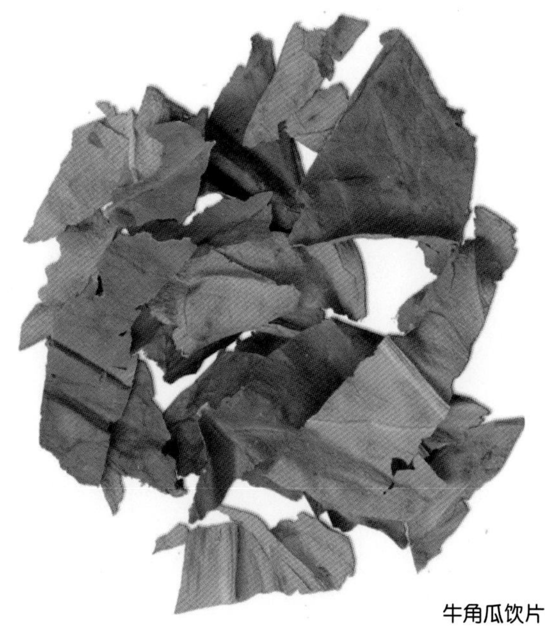

牛角瓜饮片

【经验方】

1. 喘咳痰多　牛角瓜叶 3g，葶苈子 9g，杏仁 12g，鼠曲草 30g。水煎服。（《四川中药志》1982 年）
2. 哮喘　牛角瓜叶 3g，地龙 30g。共为细末，开水送服，每次 6g。（《四川中药志》1982 年）

【参考文献】

[1] Sen S. 牛角瓜中黄酮醇糖苷 . 国外医学・中医中药分册，1994，16（1）：39.

[2] 国家中医药管理局《中华本草》编委会 . 中华本草 . 上海：上海科学技术出版社，1999：5644.

[3] 邓士贤，王懋德，王德成 . 牛角瓜苷的强心作用及其生物效价 . 药学学报，1962，9（11）：667.

[4] 四川医学院药理教研组 . 中草药：药理与临床应用（上册）. 成都：四川省医学科技情报站，1977：122.

Niu wei cai

牛尾菜

Smilacis Ripariae Rhizoma et Radix

[英]Riparian Greenbrier Rhizome and Root

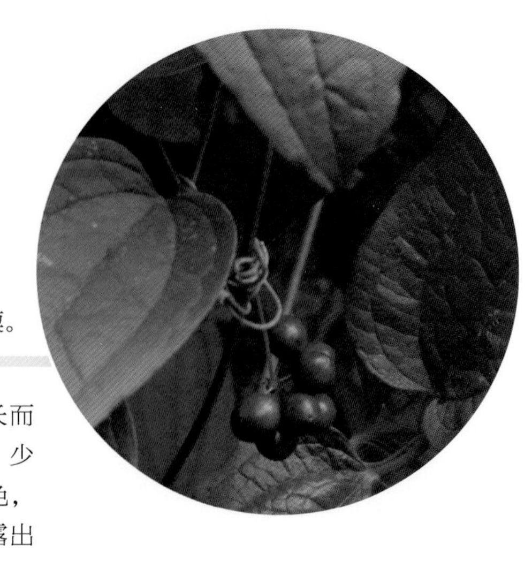

【别名】马尾伸根、老龙须、大伸筋草、草菝葜、金刚豆藤、摇边竹、软叶菝葜。

【来源】为百合科植物牛尾菜 *Smilax riparia* DC. 的根及根茎。

【植物形态】多年生草质藤本。具根茎。茎中空，有少量髓。干后凹瘪并具槽，无刺。叶互生；叶柄脱落点位于上部，中部以下有卷须；叶片较厚，卵形，椭圆形至长圆状披针形，长 7~15cm，宽 2.5~11cm，下面绿色，无毛。伞形花序腋生，总花梗软纤细，小苞片花期一般不落；花单性，雌雄异株；花被片 6，离生，淡绿色；雄花具雄蕊 6。花药条形，多少弯曲；雌花比雄花略小，不具或具钻形退化雄蕊，子房 3 室，柱头 3 裂。浆果球形，熟时黑色。

【分布】广西全区均有分布。

【采集加工】秋、冬季采收，除去泥沙、须根，切片，晒干。

【药材性状】根茎呈不规则结节状，横走，有分枝，表面黄棕色至棕褐色，每节具凹陷的茎痕或短而坚硬的残基。根着生于根茎一侧，圆柱状，细长而扭曲，长 20~30cm，直径约 2mm，少数有细小支根；表面灰黄色至浅褐色，具细纵纹和横裂纹。皮部常横裂露出木部。质韧，断面中央有黄色木心。气微，味微苦、涩。

【品质评价】以根多而长、质韧者为佳。

【化学成分】本品根、茎含新替告皂苷元 -3-*O*-*α*-L- 吡喃鼠李糖基 -（1→6）-*β*-D- 吡喃葡萄糖苷 {neotigogenin-3-*O*-*α*-L-rhamnopyranosyl-（1→6）-*β*-D-glucopyranoside}，新替告皂苷元 -3-*O*-*β*-D- 吡喃葡萄糖基 -（1→4）-*O*-[*α*-L- 吡喃鼠李糖基 -（1→6）]-*β*-D- 吡喃葡萄糖苷 {neotigogenin-3-*O*-*β*-D-glucopyranosyl-（1→4）-*O*-[*α*-L-rhamnopyranosyl-（1→6）]-*β*- D-glucopyranoside}[1]。

【临床研究】

脑卒中 用方（人参 20g，蝉衣 5g，崖豆藤 25g，三七 10g，地龙 6g，血人参 30g，丹参 20g，蜈蚣 3 条，牛尾菜 25g，甲珠 10g，全蝎 6g，绣花针 25g，红花 10g，僵蚕 10g，老君须 10g），水煎服，每日 1 剂，10 天为 1 个疗程。共治疗 24 例，19 例有效[2]。

【性味归经】味甘、微苦，性平。归肝、肺经。

【功效主治】祛风湿，通经络，祛痰止咳。主治风湿痹证，劳伤腰痛，跌打损伤，咳嗽气喘。

【用法用量】内服：煎汤，9~15g，大量可用至 30~60g；浸酒或炖肉。外用适量，捣敷。

【使用注意】孕妇慎服。

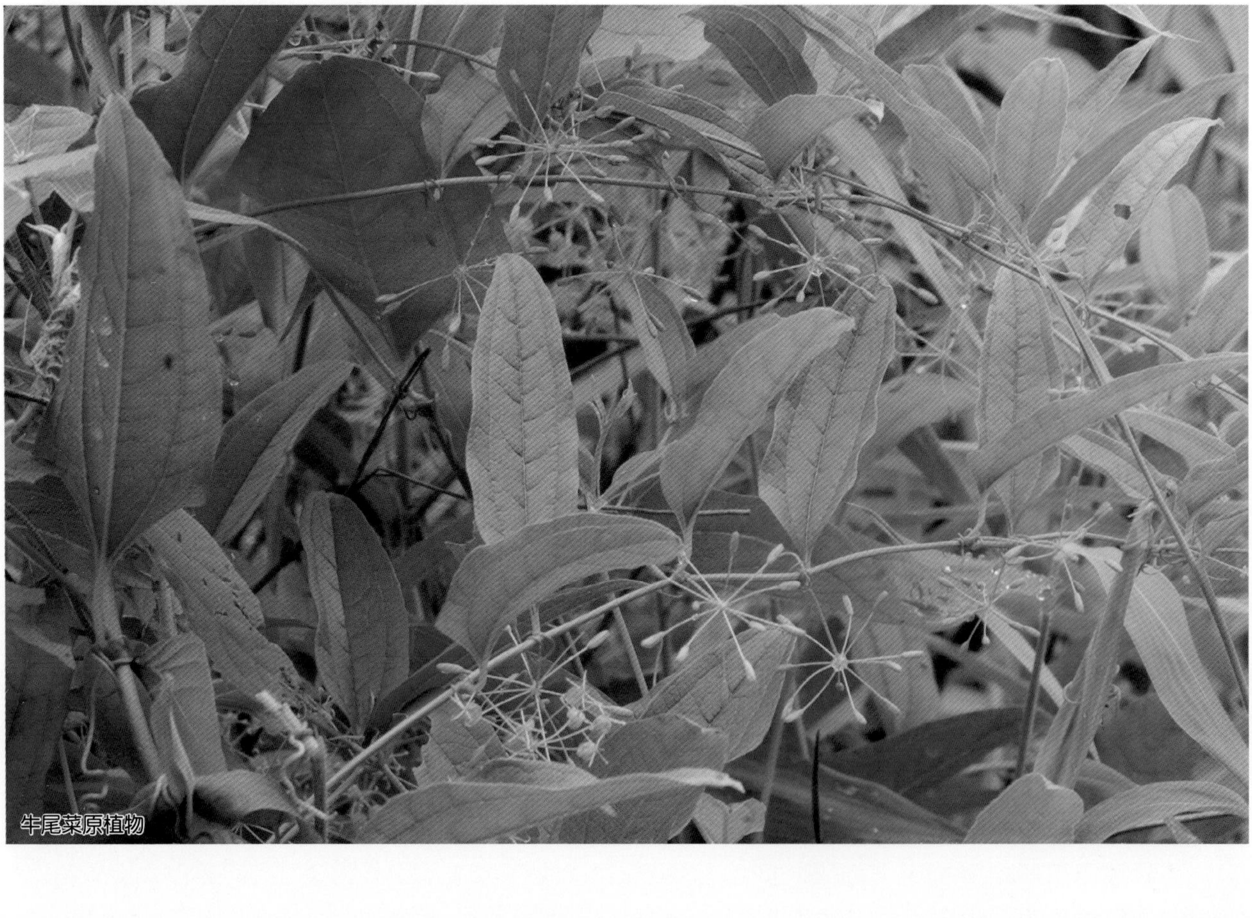

牛尾菜原植物

【经验方】

1. 头痛头晕　牛尾菜根 60g，娃儿藤根 15g，鸡蛋 2 个。水煎。服汤食蛋。（《江西草药》）
2. 肾虚咳嗽　金刚豆藤、饿蚂蝗根、大火草根、土枸杞根各 9g，扑地棕根 3g。蒸鸡吃。（《贵州草药》）
3. 咯血　金刚豆藤、大山羊、岩百合、观音草各 9g，一朵云 6g。煨水服。（《贵州草药》）
4. 气虚浮肿　金刚豆藤、毛蜡烛、地洋参各 9g，水高粱根 6g，葵花秆心 3g。绿豆为引，炖肉吃。（《贵州草药》）
5. 慢性气管炎，淋巴结炎　（摇边竹）根 9~15g，小叶三点金 30g。水煎服。（《湖南药物志》）
6. 风湿关节痛，跌打损伤　（摇边竹）根 30g，虎刺、水龙骨、八角枫各 15g，朱砂根 9g，草乌 3g，酒浸服。每日 2 次，每次 10ml，不能过量。（《湖南药物志》）
7. 肾虚腰腿痛　（摇边竹）根 15~30g。炖猪脚吃。（《湖南药物志》）
8. 坐骨神经痛　草菝葜 21g，排钱草根 15g，接骨金粟兰 12g。酌加水酒煎服。（《福建药物志》）

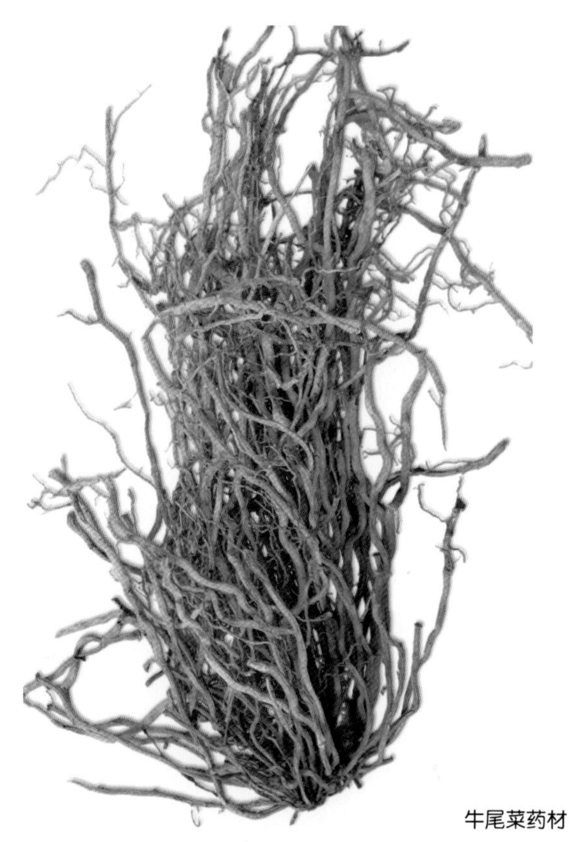
牛尾菜药材

【参考文献】

[1] 国家中医药管理局《中华本草》编委会 . 中华本草 . 上海：上海科学技术出版社，1999：7222.
[2] 扶福生 . 中草药治疗脑中风经验方 . 临床医学荟萃，1997，9（2）：51.

Niu jin cao

牛筋草

Eleusines Indicae Herba
[英]Coosegrass

【别名】千金草、千千踏、千人拔、穇子草、牛顿草、鸭脚草、粟仔越、野鸡爪。

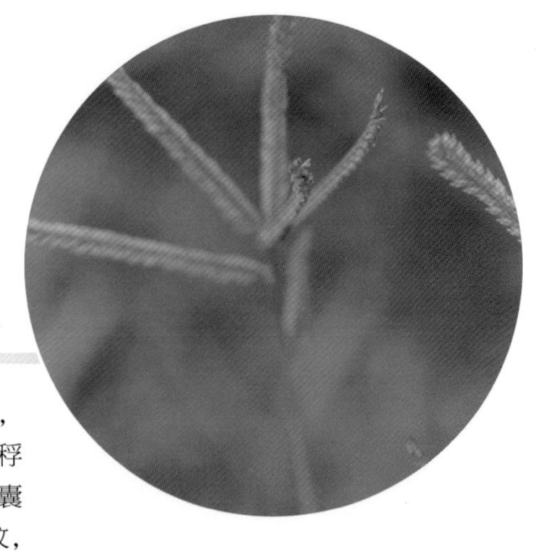

【来源】为禾本科植物牛筋草 *Eleusine indica*（L.）Gaertn. 的全草。

【植物形态】一年生草本。根系极发达。秆丛生，基部倾斜。叶鞘压扁，有脊，无毛或疏生疣毛，鞘口具柔毛；叶片平展，线形，长 10~15cm，宽 3~5mm，无毛或上面常具有疣基的柔毛。穗状花序 2~7 个，指状着生于秆顶；小穗有 3~6 小花；颖披针形，具脊，脊上粗糙；第 1 颖长 1.5~2mm，第 2 颖长 2~3mm；第 1 外稃长 3~4mm，卵形，膜质具脊，脊上有狭翼，内稃短于外稃，具 2 脊，脊上具狭翼。囊果卵形，基部下凹，具明显的波状皱纹，鳞皮 2，折叠，具 5 脉。

【分布】广西主要分布于恭城、金秀、平南、藤县、北流、南宁、武鸣、凤山等地。

【采集加工】8~9 月采挖，洗净，鲜用或晒干。

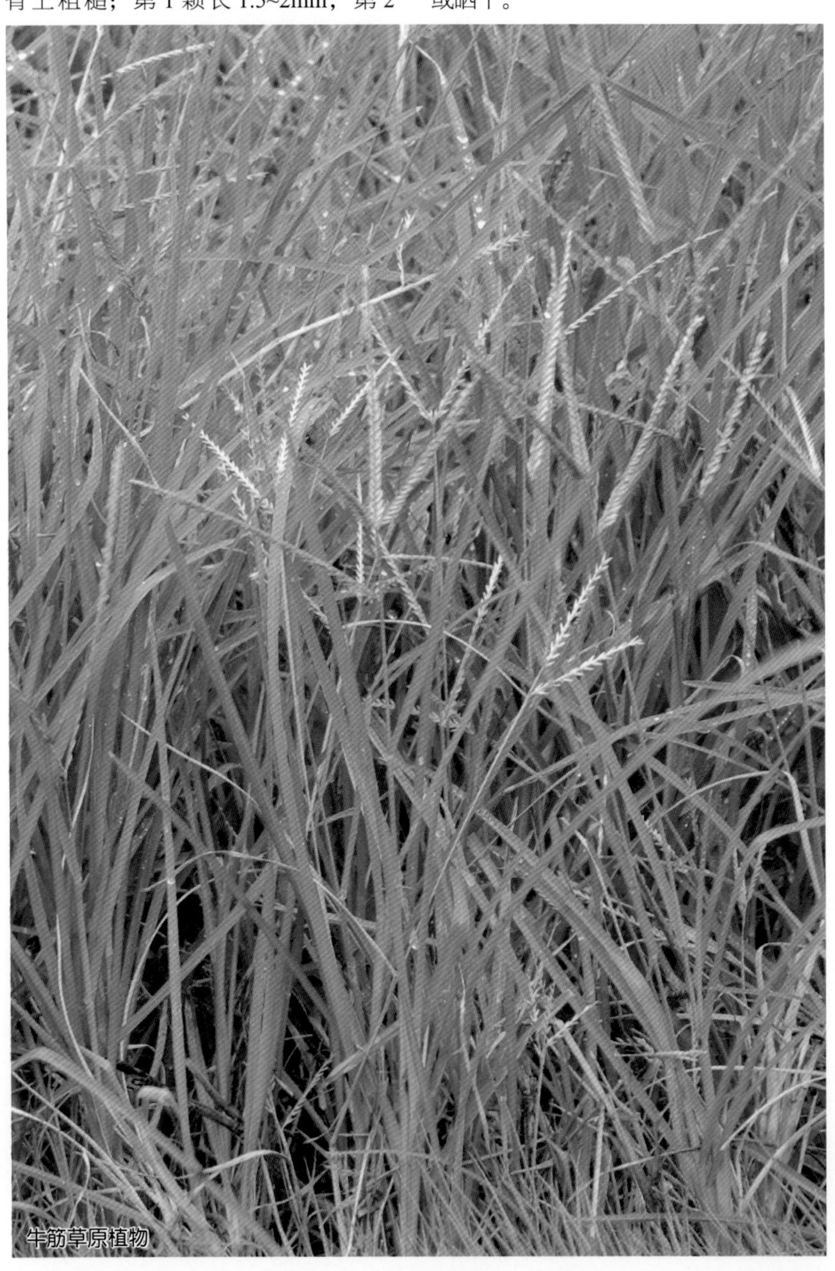
牛筋草原植物

【药材性状】根呈须状，黄棕色，直径 0.5~1mm。茎呈扁圆柱形，淡灰绿色，有纵棱，节明显，节间长 4~8mm，直径 1~4mm。叶线形，长达 15cm，叶脉平行条状。穗状花序数个呈指状排列于茎顶端，常为 3 个。气微，味淡。

【品质评价】以身干、色绿、无杂质者为佳。

【化学成分】本品茎叶含异荭草素（*iso*-orientin），小麦黄素（tricin），异牡荆素（*iso*-vitexin），牡荆素（vitexin），5,7- 二羟基 -3′,4′,5′- 三甲氧基黄酮（5,7-dihydroxy-3′,4′,5′-trimethoxy flavone），木犀草素 -7-*O*- 芸香糖苷（luteolin-7-*O*-rutinoside），木犀草素 -7-*O*- 葡萄糖苷（luteolin-7-*O*-glucoside），三色堇黄酮苷（violanthin）及 3-*O*-*β*-D- 吡喃葡萄糖基 -*β*- 谷甾醇（3-*O*-*β*-D-glucopyranosyl-*β*-sitosterol）和 6′-*O*- 棕榈酰基 -3-*O*-*β*- 吡喃葡萄糖基 -*β*- 谷甾醇（6′-*O*-palmitoyl-3-*O*-*β*-glucopyranosyl-*β*-sitosterol）[1]。

【药理作用】

抗病毒　牛筋草水煎剂能抑制乙脑病毒活性 [2]。

【临床研究】

乳腺炎　鲜牛筋草 200g，鲜舒筋藤叶 100g，水煎加红糖适量，分 2 次服。共治疗 175 例，服药 2~3 次均痊愈 [3]。

【性味归经】味甘、淡，性凉。归肺、肝、膀胱、大肠经。

【功效主治】清热利湿，凉血解毒。主治伤暑发热，小儿惊风，乙脑，流脑，黄疸，痢疾，便血，淋证，疮疡肿痛，跌打损伤。

【用法用量】内服：煎汤，9~15g；鲜品 30~90g。

【使用注意】脾肾虚寒者慎服。

【经验方】

1. 乳痈　牛筋草30g，青皮9g。水煎服。(《湖北中草药志》)
2. 荨麻疹　牛筋草60g，透骨草30g，冰糖30g。水煎服。(《青岛中草药手册》)
3. 风湿性关节炎　牛筋草30g，当归9g，威灵仙9g。水煎服（《青岛中草药手册》）
4. 高热，抽筋神昏　鲜牛筋草120g。水3碗，炖1碗，食盐少许，12h内服尽。（《闽东本草》）
5. 瘵　牛筋草连根洗去泥，入雌乌骨鸡腹内蒸熟，去草食鸡。（《本草纲目拾遗》）
6. 湿热黄疸　鲜牛筋草60g，山芝麻30g。水煎服。（江西《草药手册》）
7. 淋浊　牛筋草、金丝草、狗尾草各15g。水煎服。(《福建药物志》)
8. 痢疾　鲜牛筋草60~90g，三叶鬼针草45g。水煎服。（《福建药物志》）

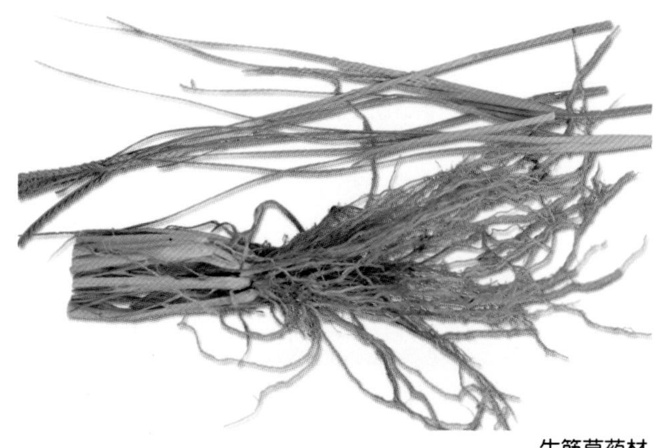

牛筋草药材

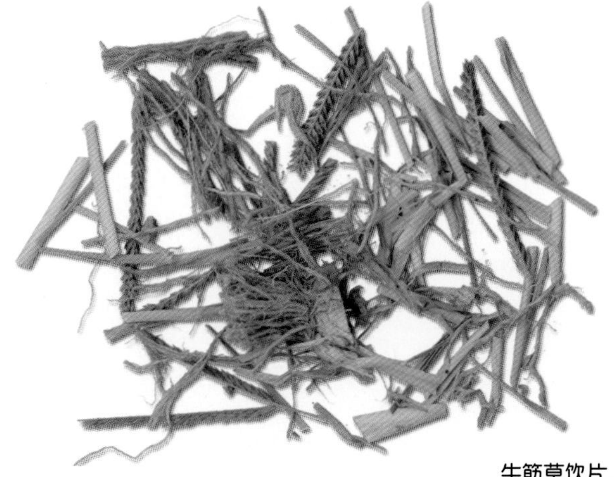

牛筋草饮片

【参考文献】

[1] 国家中医药管理局《中华本草》编委会. 中华本草. 上海：上海科学技术出版社，1999：7429.

[2]《全国中草药汇编》编写组. 全国中草药汇编（上册）. 北京：人民卫生出版社，1976：204.

[3] 广东保亭国营南茂农场二区卫生所. 牛筋草合剂治疗乳腺炎. 新医学，1977，8（7）：17.

毛茛 Mao gen

Ranunculi Japonici Herba
[英]Japanese Buttercup Herb

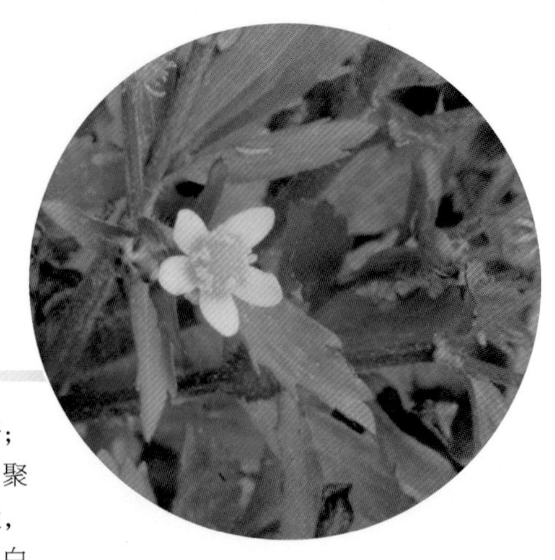

【别名】水茛、老虎草、火筒青、野芹菜、辣子草、三脚虎、水芹菜。

【来源】为毛茛科植物毛茛 *Ranunculus japonicus* Thunb. 的全草。

【植物形态】多年生草本。须根多数，簇生。茎直立，具分枝，中空，有开展或贴伏的柔毛。基生叶为单叶；叶柄有开展的柔毛；叶片轮廓圆心形或五角形，长及宽为 3~10cm，基部心形或截形，通常 3 深裂不达基部，中央裂片倒卵状楔形或宽卵形或菱形，3 浅裂，边缘有粗齿或缺刻，侧裂片不等 2 裂，两面被柔毛，下面或幼时毛较密；茎下部叶与基生叶相同，茎上部叶较小，3 深裂，裂片披针形，有尖齿牙；最上部叶为宽线形，全缘，无柄。聚伞形花序有多数花，疏散；花两性，花梗被柔毛；萼片 5，椭圆形，被白柔毛；花瓣 5，倒卵状圆形，黄色，基部有爪；雄蕊多数，花托短小，无毛；心皮多数，无毛，花柱短。瘦果斜卵形，扁平，无毛，具短喙。

【分布】广西主要分布于宾阳、武鸣、马山、德保、那坡、隆林、乐业等地。

【采集加工】夏季采收，洗净，晒干或鲜用。

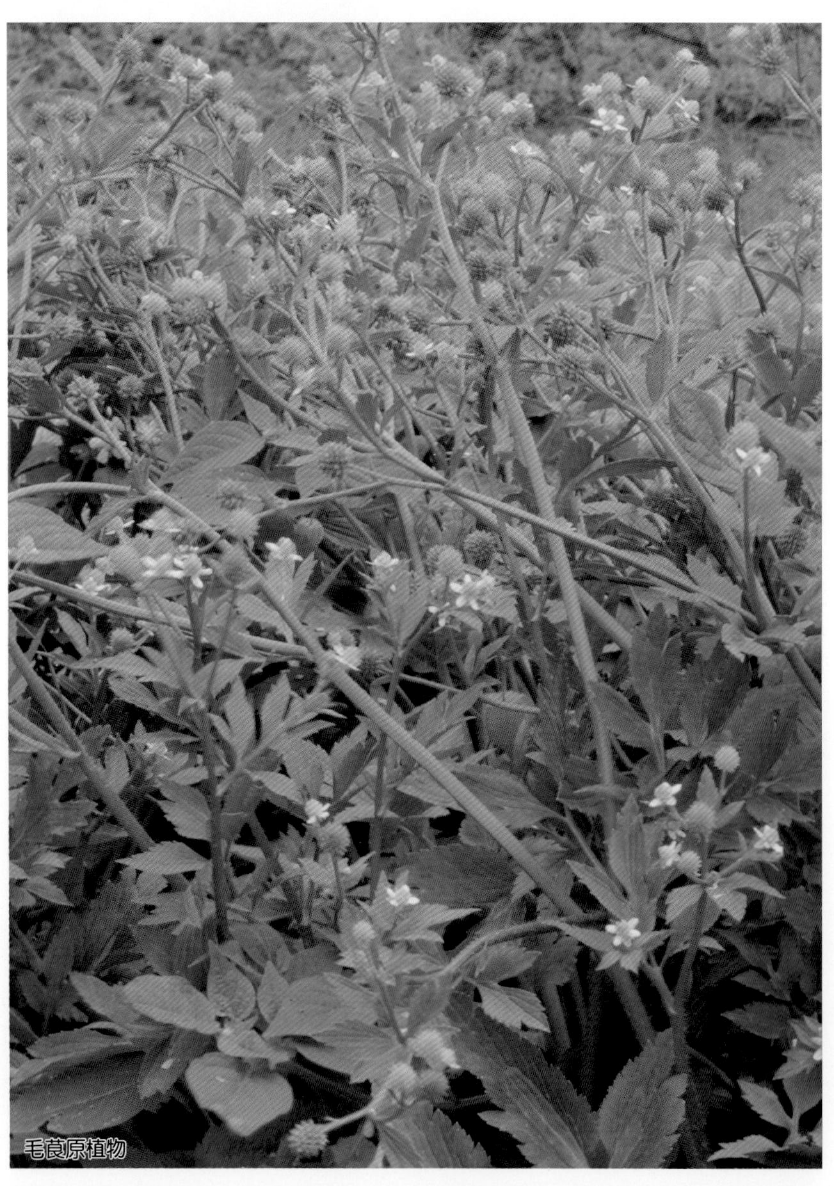

毛茛原植物

【药材性状】茎与叶柄均有伸展的柔毛。叶片五角形，长达 6cm，宽达 7cm，基部心形。萼片 5，船状椭圆形，长 4~6mm，有白柔毛；花瓣 5，倒卵形，长 6~11mm。聚合果近球形，直径 4~5mm。

【品质评价】以茎叶全、色绿、无杂质者为佳。

【化学成分】全草含原白头翁素（protoanemonin），二聚物白头翁素（anemonin）[1]；滨蒿内酯（scoparone），小麦黄素（tricin），原儿茶酸（protocatechuic acid），木犀草素（luteolin），东莨菪内酯（scopoletin），5- 羟基 -6,7- 二甲氧基黄酮（5-hydroxy-6,7-dimethoxyflavone），5- 羟基 -7,8- 二甲氧基黄酮（5-hydroxy-7,8-dimethoxyflavone），小毛茛内酯（ternatolide）[2]。

还含棕榈酸（palmitic acid），硬脂酸（stearic acid），豆甾烯醇（stigmastenol），*β*- 谷甾醇（*β*-sitosterol），尿囊素（allantoin），硝酸钾（KNO_3），正三十一烷（*n*-hentriacontane），*β*- 胡萝卜苷（*β*-daucosterol）[3]。

【药理作用】

1. 抗微生物　原白头翁素 29 μg/ml 可抑制铜绿假单胞菌、金黄色葡萄球菌、大肠杆菌和普通变性杆菌的生长，3.6 μg/ml 即可抑制白色念珠菌的生长[4]。

2. 对平滑肌作用　1% 原白头翁素能对抗 0.01% 组胺引起的豚鼠离体支气管痉挛，在用药 1~2 天内可完全防止致痉量组胺对之前的痉挛作用，喷雾吸入 1% 原白头翁素可降低组胺所致的豚鼠支气管痉挛窒息的死亡率并使静注最小致死量组胺的小鼠免于死亡[5]。

3. 局部刺激　原白头翁素对眼、鼻和喉黏膜有强烈刺激作用，高浓度长时间接触，可使皮肤发红、发疱[5]。

【临床研究】

1. 小儿疳积　取鲜毛茛叶 3~5 片，置于掌心揉烂成赤豆大小。外敷于任意一侧内关穴，覆以 1cm × 1cm 的车前草叶，再覆以纱布，胶布固定，待皮肤有灼热感（约 1h）时除去药，局部皮肤即呈红色，继之出现水疱。水疱不必刺穿，让其自然吸收。若不慎碰破，可外涂紫药水以防感染。1 周后，水疱结痂脱落，随之病情改善，逐渐痊愈。疗效不显著者 2 周后再如法外敷对侧内关穴 1 次。重症者，加用三棱针刺双手四缝穴，出针后，挤出黄色液体，再用消毒棉球擦干，隔日 1 次。若有肠寄生虫者，需配合驱虫治疗。结果：共治疗 82 例，经治疗 1 次，2 周后食欲增加者 63 例；治疗 2 次，并加三棱针刺四缝穴，3 周后食欲增加者 19 例。8 周后，全部病例各种临床症状及兼症消失，体重恢复到健康儿童体重标准[6]。

2. 胃脘痛　取新鲜毛茛 10g，洗净阴干，除去叶、柄，取根茎连须，加蜂蜜 2g，捣烂如泥状备用。灸时取胶布 2 块，中间剪一直径约 6mm 小孔，分别贴于中脘、胃俞穴，以暴露穴位和保护皮肤，将上药团成泥丸状直径约 6mm，置于小孔中间，上面再贴胶布固定即可。敷灸 1~2h，俟起疱，或局部灼痛呈蚁行感时去掉药物与胶布。一般弃药后即见水疱，如起疱，不必刺破，任其自行吸收；如水疱较大，可用消毒毫针刺破水疱，放出水液，或用注射器抽出水液，涂以 1% 的甲紫，防止感染，局部敷以消毒敷料以保护创面。结果：共治疗 56 例，一般使用 1 次获效。其中治愈 17 例（30.4%）、好转 27 例（48.2%）、未愈 12 例（21.4%），有效率为 78.6%[7]。

3. 疣　取毛茛根汁（鲜毛茛根 6 份捣碎取汁，加入食醋及米甜酒汁各 1 份，经紫外线照射 2h 后密封待用，无米甜酒汁可用白酒代用）点涂在疣体上（对角化较重的寻常疣、跖疣，先用手术刀削除角化层），每 30min 点涂 1 次，直至疣体的表面轻度发红为度，然后用清水洗净皮肤。扁平疣按上法治疗 1 次即可，寻常疣、跖疣、尖锐湿疣按上法连续治疗 2~3 天。第 1 个疗程结束后，观察 10 天；疣体未脱落消除者，再行第 2 个疗程治疗。一般治疗 1~2 疗程。结果：共治疗 66 例，其中治愈 54 例（81.82％）、有效 7 例（10.60％）、无效 5 例（7.58％），总有效率为 92.42％[8]。

4. 骨质增生性疼痛　用毛茛注射液（每 1ml 相当于 1g 生药），注射剂量视痛点所处位置而定，肌肉薄或骨关节间隙处，注药 0.2~1ml，肌肉厚处注射 1~2ml。从小剂量 0.2ml 开始，逐渐加大剂量，最多到 2ml 为止。每次选点 3~5 个，超过 5 个者可轮换选用，每天或隔天治疗 1 次，每次用药总量不超过 6ml。10 次为 1 个疗程。两个疗程间隔时间为 5 天。如治疗 1 个疗程无效，则改作其他治疗；如症状有改善，则继续下 1 个疗程。结果：共治疗 911 例，经治疗（28 ± 5）次，症状完全消失。治疗次数最少 3 次，有 140 例超过 3 个疗程。总有效率为 98.3％。随访 6 个月 ~17 年，治愈者中复发 46 例（5.0％），其中 2~6 个月内复发有 11 例（1.2％），6 个月以上复发有 35 例（3.8％）[9]。

5. 急性乙肝　用鲜毛茛、斑蝥等适量捣烂，敷内关穴（男左女右）；若碱性磷酸酶超过 90U/L 者加敷肝俞、胆俞，

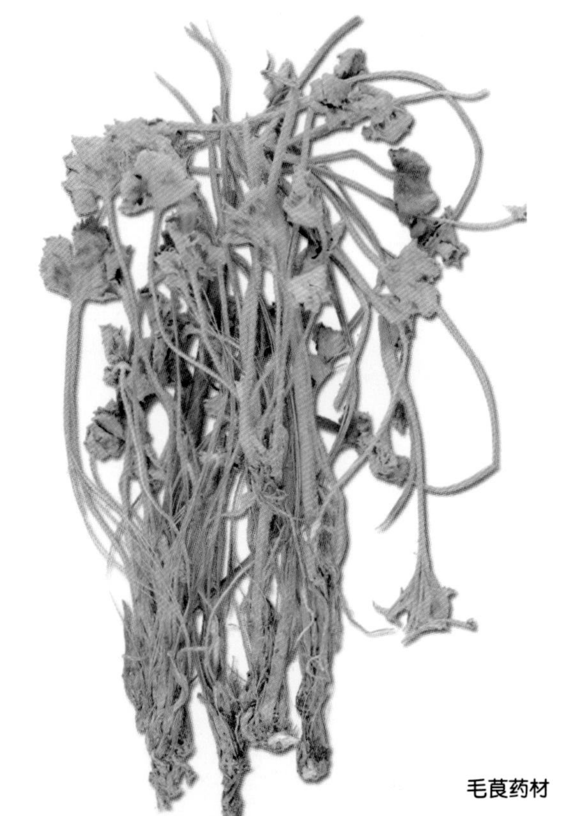
毛茛药材

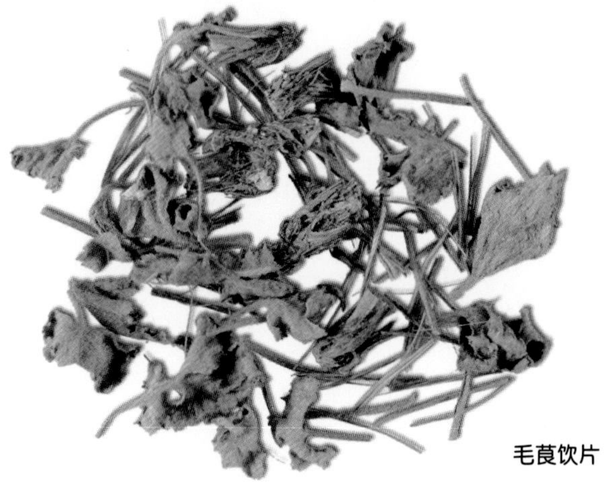
毛茛饮片

再以经过消毒的食品包装袋压上固定，于 6h 左右刺疱放尽黄水即可。同时静脉滴注强力宁（浙江海度制药厂），每日 20~80ml。28 天为 1 个疗程，一般治疗 2 个疗程。结果：共治疗 128 例，显效 101 例，有效 20 例，仅碱性磷酸酶稍高者 9 例，无效 7 例，总有效率 94.5％[5]。

6. 急性黄疸型肝炎　外用新鲜毛茛叶适量加蜡捣烂做成蚕豆大小外敷一侧内关穴处，一般 5~6h 即可起疱（儿童时间可缩短为 3~4h），用针挑破放出黄水至干为止。并内服方药［茵陈 30g，栀子 15g，虎杖 15g，龙胆草 9g，板蓝根 15g，大青叶 15g，大黄 10g（后下），车前子 30g（包煎），连翘 15g，滑石 20g，木通 10g，建曲 15g，内金 15g，甘草 10g，陈皮 15g］。共治疗 60 例，全部治愈，治愈率为 100%[6]。

【性味归经】味辛，性温；有毒。归肝、肺经。

【功效主治】退黄，定喘，截疟，镇痛，消翳。主治黄疸，疟疾，偏头痛，牙痛，鹤膝风，风湿关节痛，目生翳膜，瘰疬，痈疮肿毒。

【用法用量】外用适量，捣敷患处或穴位，使局部发赤起疱时取去；或煎水洗。

【使用注意】本品有毒，一般不作内服。皮肤有破损及过敏者禁用，孕妇慎用。

【经验方】

1. 火眼、红眼睛　毛茛1~2棵。取根加食盐10余粒，捣烂敷于内关穴。敷时先垫1铜钱。病右眼敷左手，病左眼敷右手。敷后用布包妥，待感灼痛起疱则去掉。水疱勿弄破，以消毒纱布覆盖。（《草医草药简便验方》）

2. 眼生翳膜　①用毛茛鲜根揉碎，纱布包裹，塞鼻孔内，左眼塞右鼻，右眼塞左鼻。②按照外治偏头痛的方法敷于印堂穴。（《江西民间草药》）

3. 偏头痛　用毛茛鲜根和食盐少许杵烂，敷于患侧太阳穴。敷法：将铜钱1个（或用厚纸壳剪成钱形亦可），隔住皮肤，然后将药放在钱孔处。外以布条扎护，约敷1h，俟起疱，即须取去，不可久敷，以免发生大水疱。（《江西民间草药》）

4. 牙痛　按照外治偏头痛的方法，敷于经渠穴，右边牙痛敷左手，左边牙痛敷右手。又可以毛茛少许，含牙痛处。（《江西民间草药》）

5. 鹤膝风　鲜毛茛根杵烂，如黄豆大一团，敷于膝眼（膝盖下两边有窝陷处），待发生水疱，以消毒针刺破，放出黄水，再以清洁纱布覆之。（《江西民间草药》）

6. 黄疸　用鲜毛茛捣烂团成丸（如黄豆大），敷臂上，夜即起疱，用针刺破放出黄水，黄疸自愈。（《药材资料汇编》）

7. 疟疾　用毛茛鲜草捣烂，敷寸口脉上（太渊穴），用布包好，1h后，皮肤起水疱，去药，用针挑破水疱。（《湖南药物志》）

8. 淋巴结结核　毛茛根捣碎，视患部大小而敷药，每次约15min，或以病人自觉有灼痛感为度，将敷药取下。（《四川中药志》1982年）

【参考文献】

[1] 国家中医药管理局《中华本草》编委会．中华本草．上海：上海科学技术出版社，1999：1850.
[2] 郑威，周长新，张水利，等．毛茛化学成分的研究．中国中药杂志，2006，31（11）：892.
[3] 刘香，郭琳，吴春高．扬子毛茛化学成分研究．药物分析杂志，2006，26（8）：1085.
[4] HenrykBukowiecki,CA,1966,65:15820g.
[5]《全国中草药汇编》编写组．全国中草药汇编（上册）．北京：人民卫生出版社，1976：197.
[6] 龚育仁．毛茛外敷内关穴治疗小儿疳积82例．中国民间疗法，1996，（4）：31.
[7] 章进．毛茛灸治疗胃脘痛56例．中国针灸，2006，26（10）：744.
[8] 肖顺丰．毛茛治疗疣66例．中国民族民间医药杂志，1999，（4）：204.
[9] 陈孔奇，赵毅虹．毛茛注射液痛点注射治疗骨质增生性疼痛1058例．新药与临床，1994，13（3）：164.
[10] 周金阶．穴敷为主治疗急性乙肝128例．中医外治杂志，1994，（1）：14.
[11] 洪琳．自拟清肝饮内服加毛茛叶外敷配合西药治疗急性黄疸型肝炎60例观察．中医药临床杂志，2004，16（2）：124.

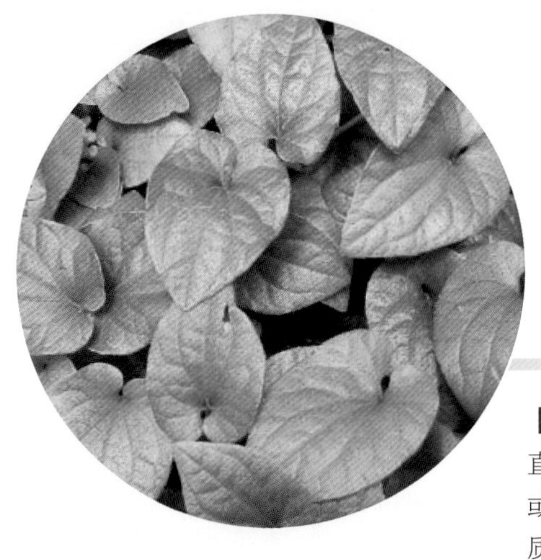

Mao ju

毛蒟

Piperis Puberuli Herba

[英]Pubescent Pepper Herb

【别名】小毛蒌、小墙风、野芦子。

【来源】为胡椒科植物毛蒟 *Piper puberulum*（Benth.）Maxim. 的全株。

【植物形态】多年生攀缘藤本。全株有浓烈香气。幼枝纤细，密被短柔毛。叶互生；叶柄密被短柔毛，仅基部具鞘；叶片纸质，卵状披针形或卵形，长4~11cm，宽2~6cm，先端急尖或渐尖，基部心形，两侧常不对称，两面被短柔毛，老时上面近无毛，毛有时分枝，叶脉 5~7 条。花单性异株，无花被；穗状花序；雄花序总花梗与花序轴同被短柔毛；苞片近圆形，雄蕊通常 3；子房近球形，花柱 4。

【分布】广西主要分布于百色、龙州、防城、金秀等地。

【采集加工】全年均可采收，洗净，晒干或鲜用。

【药材性状】茎枝常扭曲，扁圆柱形，直径 1~3mm，长约 30cm；表面灰褐色或灰棕色，节膨大，节间长 7~9cm；质轻而脆，断面皮部窄，维管束与射线相间呈放射状排列，木部有多数小孔，中心有灰褐色的髓部。叶片灰绿色，多皱缩，展平后卵状披针形或卵形，长 4~10cm，宽 2~5cm，基部浅心形而常不对称，两面有毛茸，背面较稀疏，叶脉 5~7 条，最上 1 对离基从中脉发出；叶柄密生短毛，基部鞘状。有时可见穗状花序。气清香，味辛辣。

【品质评价】以枝条均匀、色灰褐、叶片完整者为佳。

【化学成分】本品含 piperlonguminine（trans，trans），4- 羟基 -3，5- 二甲氧基 - 苯甲酸（4-hydroxy-3，5-dimethoxy benzoic acid），胡萝卜苷（daucosterol），β- 谷甾醇（β-sitosterol），苯丙素异构体（galgravin）[1]。

【药理作用】

镇痛　本品注射液 5g/kg 腹腔注射，对热板致痛小鼠有镇痛作用[2]。

【临床研究】

止痛　用毛蒟注射液（每 1ml 含生药 5g，院内制剂），局部肌注，每次 4ml。共治疗 50 例，其中胃痛 16 例，胆、肾、肠等绞痛 17 例，腹痛（待查）10 例，其他头痛、胸痛 7 例。10min 起效有 8 例，其中 2 例缓解，6 例好转；15min 起效 2 例，均为好转；20min 起效 16 例，其中 8 例缓解，8 例好转；30min 起效 16 例，其中 9 例缓解，7 例好转，总有效率达 84%[3]。

【性味归经】味辛，性温。归胃、肾经。

【功效主治】活血行气，祛风止痛，散寒除湿。主治胃痛，腰腿痛，跌打损伤，产后风痛。

【用法用量】内服：9~15g，水煎服。研粉服 0.3~0.9g；外用适量，煎水洗。

【使用注意】孕妇慎用。

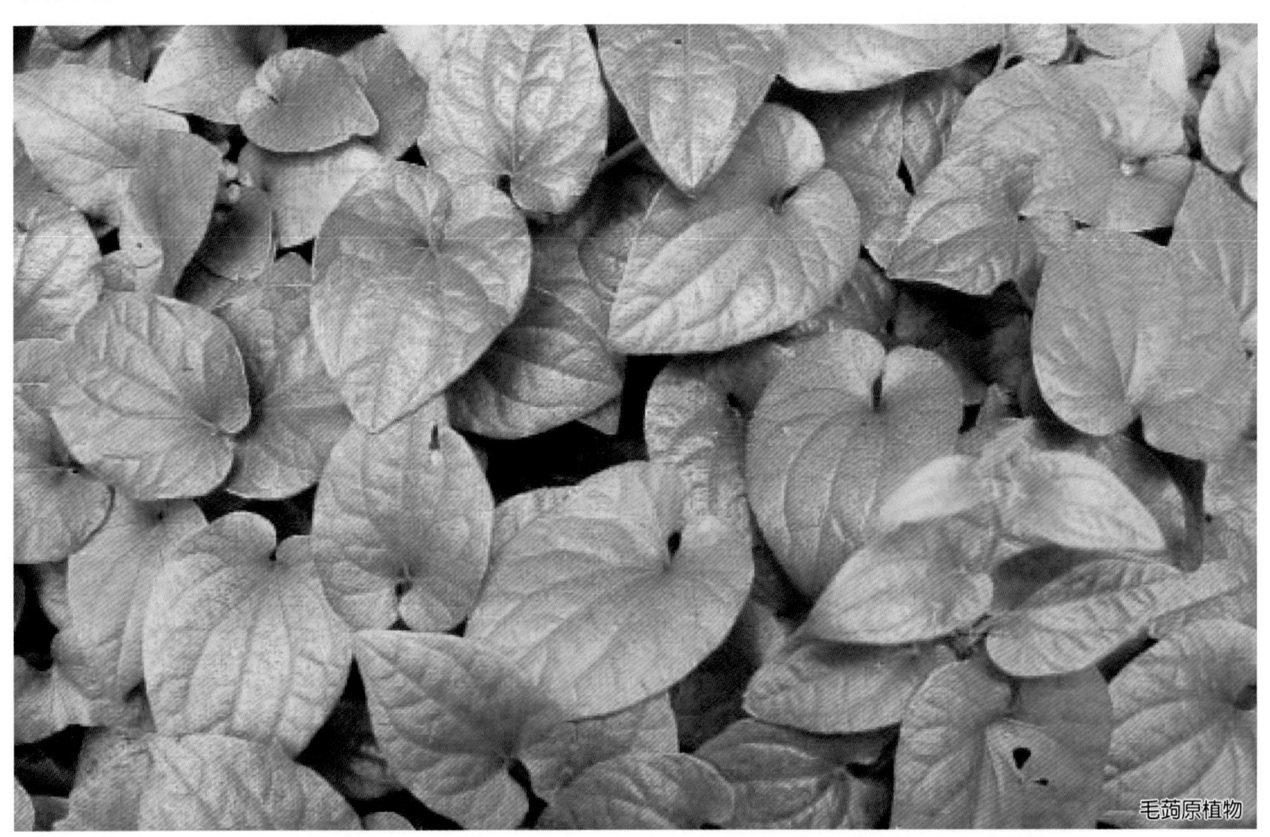

毛蒟原植物

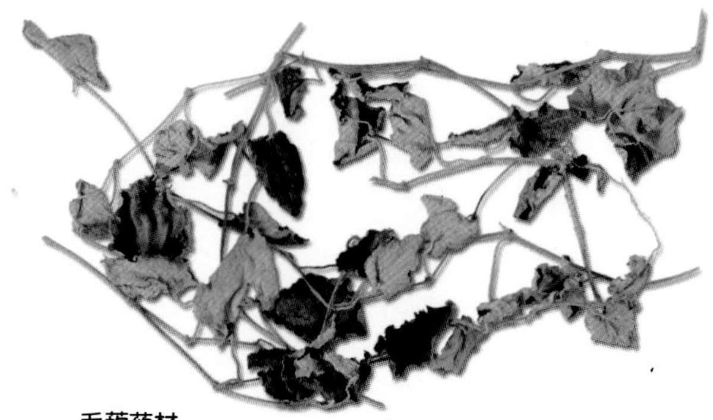
毛蒟药材

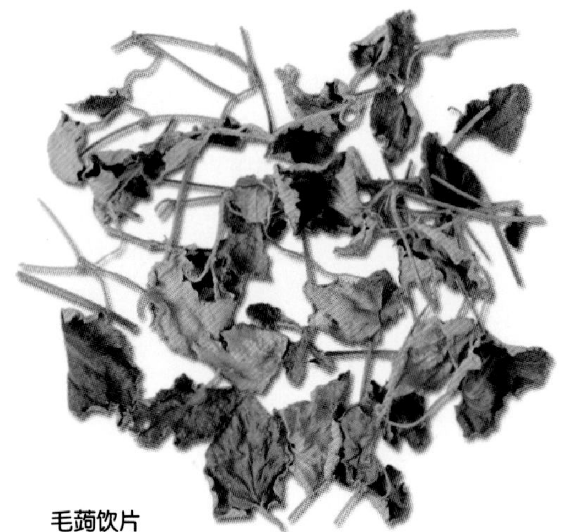
毛蒟饮片

【经验方】

1. 风湿性腰腿痛，跌打损伤　用毛蒟一至二钱水煎冲酒服。治胃痛，腹痛。用五分至一钱，水煎服或研末开水送服。（《广西中草药·第二册》）

2. 风湿痹痛，跌打损伤　用毛蒟全草研粉。每服0.3~0.9g，并用药粉调酒外擦。（《广西本草选编》）

3. 胃和十二指肠溃疡，慢性胃炎　干毛蒌全草研粉末，每次以开水送服0.3~0.9g。（《广西本草选编》）

4. 感冒头痛，胃痛　毛蒌9~15g。水煎服。（《云南中草药》）

【参考文献】

[1] 赵云，阮金兰. 石南藤化学成分研究. 中国药学（英文版），2006，15（1）：21.

[2] 中国人民解放军第一八三医院. 中草药通讯，1971，（3）：24.

[3] 王左，潘维明. 毛蒟注射液50例止痛疗效观察. 中成药，1981，（10）：27.

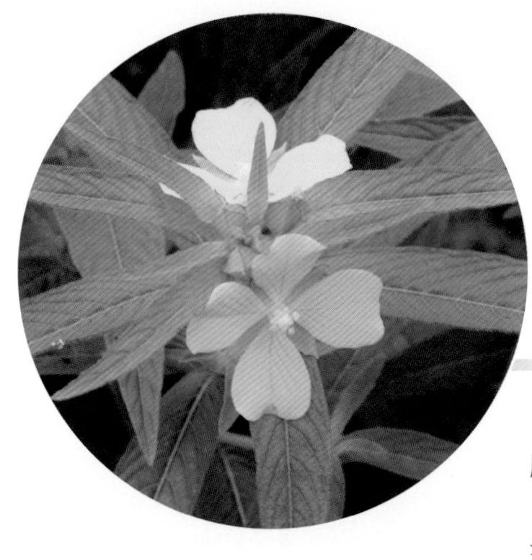

Mao cao long

毛草龙

Ludwigiae Octovalvis Herba
[英]Shrubby Seedbox Herb

【别名】锁匙筒、水仙桃、针筒草、水秧草、水丁香、水香蕉、假蕉。

【来源】为柳叶菜科植物水丁香 *Ludwigia octovalvis*（Jacq.）Raven. 的全草。

【植物形态】多年生亚灌木状草本。茎直立，稍具纵棱，幼时绿色，老时变红色，茎上部中空，全株被柔毛。叶互生；几无柄；叶片披针形或条状披针形，长 3~15cm，宽 1~2.5cm，先端渐尖，基部渐狭，全缘，两面密被柔毛。花两性，单生于叶腋，近无梗；萼筒线形，萼片 4，长卵形，具 3 脉，宿存；花瓣 4，黄色，倒卵形，先端微凹，具 4 对明显脉纹；雄蕊 8；子房下位，柱头头状。蒴果圆柱形，绿色或淡紫色，被毛，具棱，棱间开裂；种子多数，近半球形，种脊明显。

【分布】广西全区均有分布。

【采集加工】全年均可采收，洗净，切段，晒干。

【药材性状】茎具纵棱，老茎黄褐色稍带红斑，多分枝，质脆，易折断。全株被柔毛，叶互生，几无柄；叶片皱缩，易碎，完整者展开后呈披针形或条状披针形，长 13~15cm，宽 1~2.5cm，先端渐尖，基部渐狭，全缘，两面密被柔毛。味苦，微辛。

【品质评价】以色绿、叶多者为佳。

【化学成分】本品含有齐墩果酸（oleanolic acid），*β*- 谷甾醇（*β*-sitosterol），2*α*- 羟基熊果酸（2*α*-hydroxyursolic acid），委陵菜酸（tormentic acid），胡萝卜苷（daucosterol），麦芽酚（maltol），芹菜素（apigenin），木犀草素（luteolin），槲皮素（quercetin），短叶苏木酚酸甲酯（methyl brevifolincarboxylate），没食子酸（gallic acid），3,4,8,9,10- 五羟基二苯并 [b，d] 吡喃 -6- 酮 {3,4,8,9,10-penta-hydroxydibenzo[b,d]pyran-6-one} 和鞣花酸（ellagic acid）[1]。

【性味归经】味苦、微辛，性寒。归肺、脾、肝经。

【功效主治】清热解毒，利湿消肿。主治感冒发热，小儿疳热，咽喉肿痛，口舌生疮，高血压，水肿，湿热泻痢，淋痛，白浊，带下，乳痈，疔疮肿毒，痔疮，烫火伤，毒蛇咬伤。

【用法用量】内服：煎汤，15~30g；或研末。外用适量，捣敷、研末或烧灰调涂；或煎汤洗。

【使用注意】脾胃虚寒者慎服。

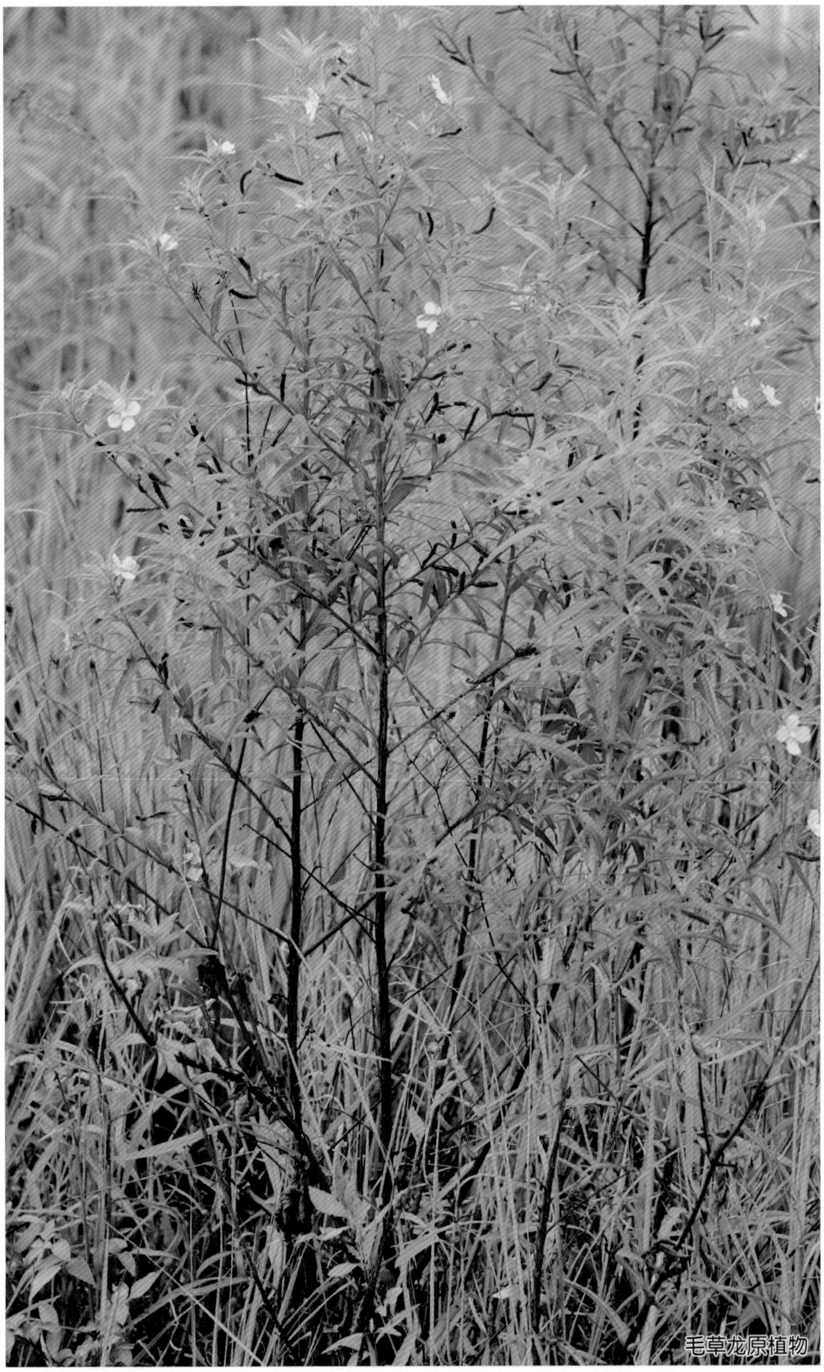

毛草龙原植物

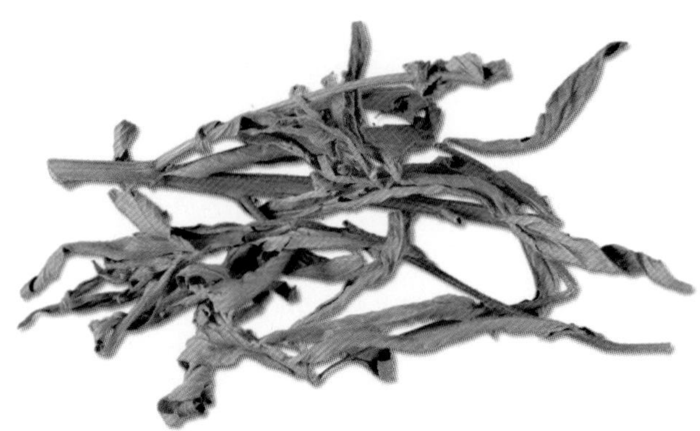
毛草龙药材

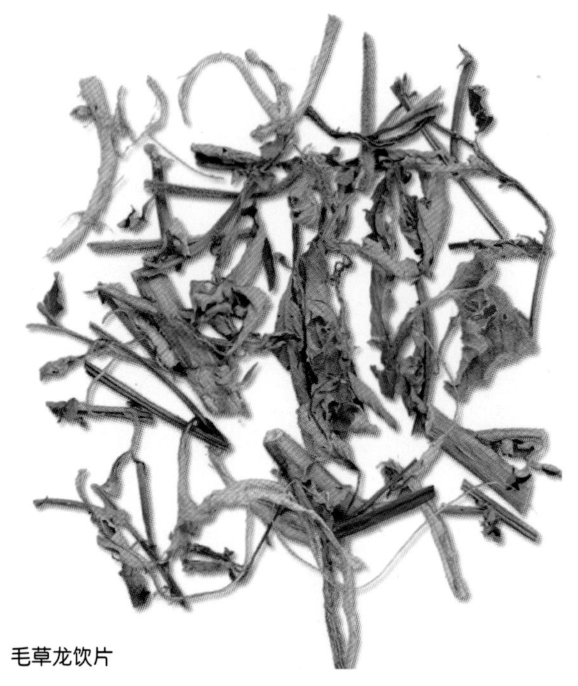
毛草龙饮片

【经验方】

1. 烫火伤　取水丁香叶烧灰，调茶油，搽患处。并用水丁香根煎水内服，以消炎。(《台湾植物药材志》)
2. 颜面生疮　水丁香心、鸡舌癀及红糖(各适量)。敷患部。(《台湾植物药材志》)
3. 感冒发热　水秧草、野甘草各30g。水煎服。(《玉溪中草药》)
4. 咽喉肿痛　水秧草15~30g，红根白毛倒提壶15g。水煎服。(《玉溪中草药》)
5. 气胀，腹泻　水秧草30g，大叶南木香15g，五棱金刚叶2片。水煎服。(《玉溪中草药》)
6. 高血压　水丁香叶110~150g。炖冰糖服。(《台湾植物药材志》)
7. 肾炎　水丁香叶煎冰糖服。或以叶研末，以末4g调鸡蛋，苦茶油炒鸭蛋服。(《台湾植物药材志》)
8. 痔疮　毛草龙、鬼针草、漆树根各30g，猪大肠酌量。炖服。(《福建药物志》)
9. 水肿　鲜水丁香全草60g。水煎服。(《西昌中草药》)
10. 湿热腹泻　水丁香30g。水煎服。(《西昌中草药》)
11. 痢疾　水丁香、翻白草、地蜂子各15g。水煎服。(《西昌中草药》)
12. 热淋　水丁香、木通各30g。水煎服。(《西昌中草药》)
13. 湿热带下　鲜水丁香全草、鸡冠花各30g。水煎服。(《西昌中草药》)

【参考文献】

[1] 国家中医药管理局《中华本草》编委会. 中华本草. 上海：上海科学技术出版社，1999：4890.

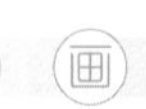

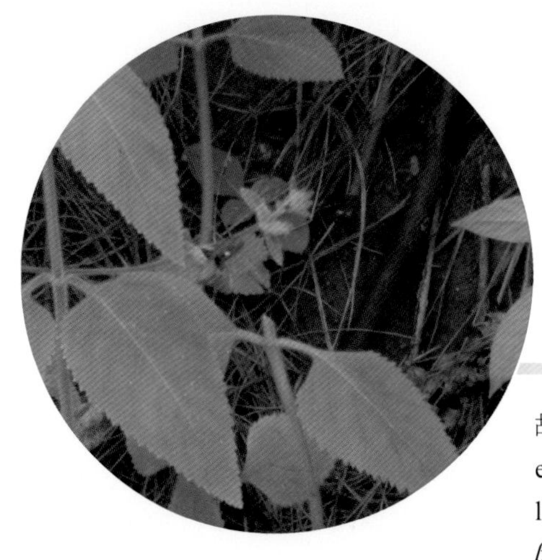

Mao she xiang

毛麝香

Adenosmae Glutinosi Herba
[英]Sticky Adenosma Herb

【别名】五凉草、辣鸡、饼草、凉草、蓝花草、香草、麝香草、毛老虎。

【来源】为玄参科植物毛麝香 *Adenosma glutinosum*（L.）Druce 的全草。

【植物形态】多年生草本。茎直立，粗壮，密被多细胞腺毛和柔毛，基部木质化。叶对生；具短柄或近无柄；叶片卵状披针形至宽卵形，长 2~8cm，先端钝，基部浑圆或阔楔尖，边缘有钝锯齿，两面均被茸毛，叶背面、苞片、小苞片、萼片均具黄色透明腺点，腺点脱落后留下褐色窝孔。总状花序顶生；花梗先端有 1 对小苞片；萼片 5，后方 1 枚较宽大，狭披针形；花冠蓝色或紫红色，上唇直立，圆卵形、截形或微凹，下唇 3 裂；雄蕊 4，内藏，药室分离，前方 2 枚雄蕊仅 1 室发育，花柱先端膨大，柱头之下翅状。蒴果卵状，四瓣裂。

【分布】广西全区均有分布。

【采集加工】夏、秋季采收，切段，晒干或鲜用。

【药材性状】全草长 20~30cm。根残存。茎直径 2~4mm，有分枝，外表黑褐色，有浅纵纹，被疏长毛；质坚易折断，中空，稍呈纤维性。叶极皱缩，上面黑褐色，下面浅棕褐色，被柔毛，密具下凹的腺点。有的可见花或果实，萼宿存，茶褐色，5 裂，其中 1 裂片显著长大。蒴果茶褐色或黄棕色。气香浓烈，味稍辣而凉。

【品质评价】以气芳香、无杂质者为佳。

【化学成分】全草含精油，主要有：香桧烯（sabinene），α- 蒎烯（α-pinene），α- 侧柏烯（α-thujene），β- 月桂烯（β-myrcene），α- 和 γ- 松油烯（terpinene），间 - 聚伞花素（m- cymene），1,8- 桉叶素(1,8-cineole),α- 和 β- 蒈烯(carene)，芳樟醇（linalool），黄樟油素（safeole），胡椒烯（copaene），β- 榄香烯（β-elemene），α- 和 β- 丁香烯（caryophyllene），α- 愈创木烯（α-guaiene），β- 荜澄茄油烯（β-cubebene），β- 甜没药烯（β-bisabolence），橙花叔醇（nerolidol），α- 芹子烯（selinene），α- 芹子烯醇（α-selineol）等成分[1]。

【药理作用】

抗肝癌细胞　毛麝香醇提物对肝癌细胞 SMMC7721 有一定抑制作用，在 100mg/L 时，对其抑制率为 20.88%[2]。

【临床研究】

1. 皮肤病　治疗组用复方毛麝香洗剂（毛麝香、如意草、土荆芥、山松针等研末备用），药粉适量用热水兑开，加入冷水至 10% 浓度，坐浴或湿敷，每天 1 次。手足癣、脓疱疮、湿疹病人可用清洁纱布湿敷皮损。对照组用 3% 硼酸液坐浴或湿敷。结果：治疗组共 195 例，对照组 171 例。治疗组对冬季皮炎、湿疹、手足癣、脓疱疹的总有效率明显优于对照组[3]。

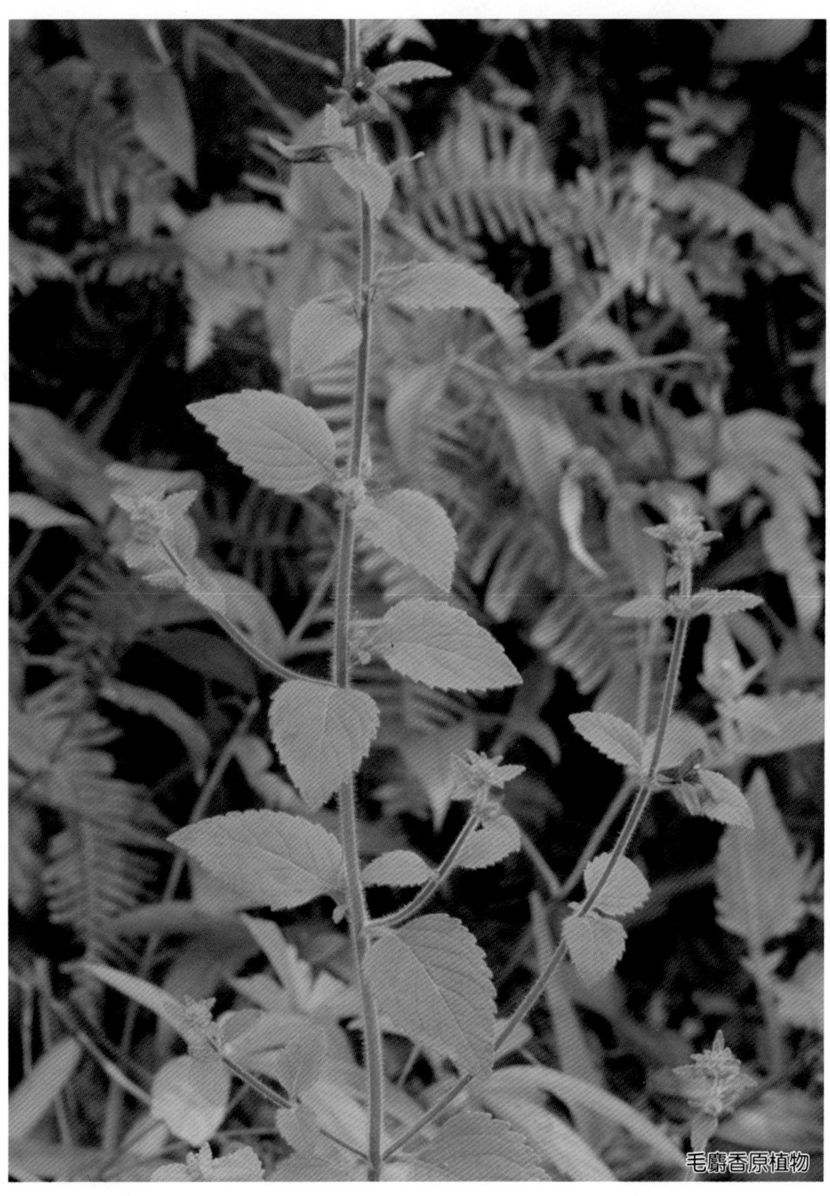

毛麝香原植物

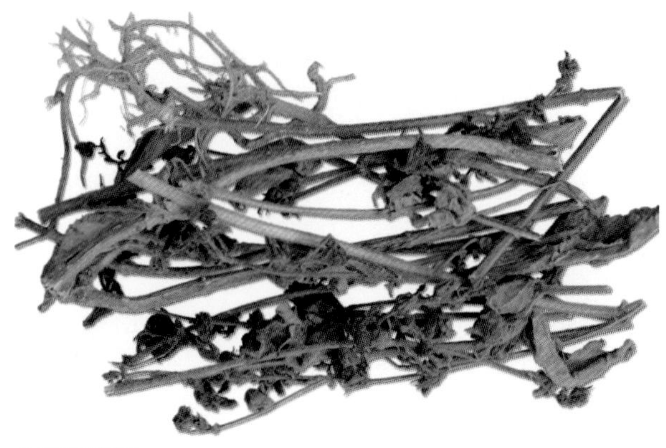
毛麝香药材

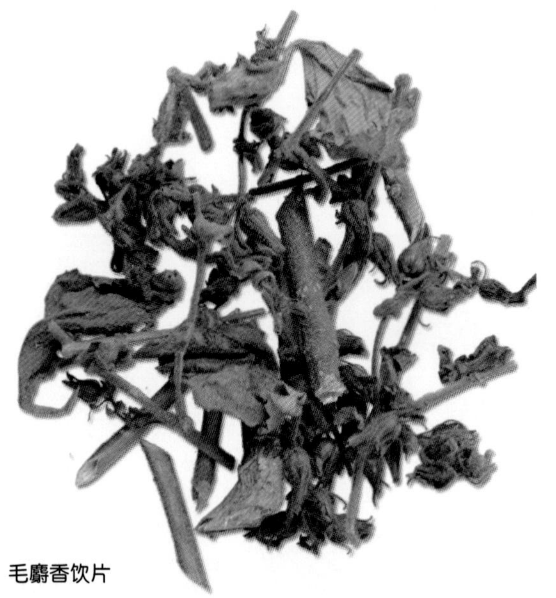
毛麝香饮片

【经验方】

1. 跌打损伤，疮疖肿毒　毛麝香鲜品适量。捣烂外敷或煎水洗患处。（《常用中草药手册》）
2. 小儿麻痹，风湿骨痛　毛麝香15~30g。水煎服。（《常用中草药手册》）
3. 水田皮炎　毛麝香、飞扬草、旱莲草、毛果算盘子、黑面叶、两面针、穿心莲各等量。将毛麝香、穿心莲共研细粉，其他药加水煎4~5h，去滓过滤。加入两药粉末再煎片刻（以1kg药量煎成1kg药液为宜）。涂患处，每日4~5次。（《全国中草药汇编》）
4. 风湿痛　毛麝香适量。水煎洗患处。（《全国中草药汇编》）

2. 缓解癌性疼痛　①治疗组用中药软膏（白药膏1贴，蟾酥0.5g，金牛皮20g，制马钱子10g，毛麝香、寮刁竹各30g，冰片3g等。其中马钱子用童子尿浸渍，毛麝香用乙醇提取，余药研碎过筛成细末，与白药膏调匀制成膏状，经消毒处理后备用），局部外敷，依据病人情况酌情换药，再配合手足部按摩。对照组采用传统的肌内注射镇痛剂法，哌替啶每次5mg，每天4次。治疗15天后进行疗效评估。结果：治疗组共44例，完全止痛12例，部分缓解22例，轻度缓解4例，无效6例；对照组42例，完全止痛10例，部分缓解14例，轻度缓解10例，无效8例。治疗组完全、部分缓解率77.3%，优于对照组（57.1%）[2]。②治疗组用癌理通膏（白药膏1贴，蟾酥0.5g，制马钱子10g，毛麝香、寮刁竹各30g，大梅片3g等。其中马钱子用童子尿浸渍，毛麝香用酒精提取，余药研末，与白药膏调匀制成膏）外敷；对照组以安慰剂（外形、颜色、赋形剂均与治疗组相同）作对照。两组均每日2次，10天为1个疗程。结果：治疗组共40例，对照组20例。治疗组止痛效果优于安慰剂组（$P<0.05$），安全性与安慰剂组相仿（$P>0.05$）；同时治疗组的血小板降低明显大于对照组（$P<0.05$）[3]。

3. 瘌疖　取王郎草（又称毛麝香、酒子草）80g，芙蓉花160g，研成粉末后用凡士林500g调匀成膏状，经高温消毒后贮藏于无菌器皿内备用。使用时，视瘌疖大小，取药膏适量，薄薄地涂于消毒纱布上，贴患处。结果：5~10天可愈[4]。

【性味归经】味辛，性温。归肾、肝、脾经。

【功效主治】祛风湿，行气血，消肿毒，止疼痛。主治风湿骨痛，气滞腹痛，跌打伤痛，疮疖肿毒，皮肤湿疹，蛇虫咬伤。

【用法用量】内服：煎汤，10~15g。外用适量，煎水洗或捣敷。

【使用注意】孕妇慎用。

【参考文献】

[1] 国家中医药管理局《中华本草》编委会．中华本草．上海：上海科学技术出版社，1999：6316
[2] 陈碧强，林毅，明艳林，等．三种中草药对人肝癌细胞SMMC7721体外增殖抑制．华侨大学学报（自然科学版），2009，30（4）：425.
[3] 钟卫红，莫惠芳，罗英伟．复方毛麝香洗剂治疗皮肤病疗效观察．新中医，1999，31（11）：39.
[4] 赵学忠．局部外敷中药软膏配合手足部按摩缓解癌性疼痛．中国临床康复，2004，8（29）：6495.
[5] 田华琴，黄志庆，梁贵文，等．癌理通外敷治疗癌性疼痛60例．陕西中医，2004，25（3）：232.
[6] 张支农．王郎芙蓉膏治瘌疖．四川中医，1986，（6）：41.

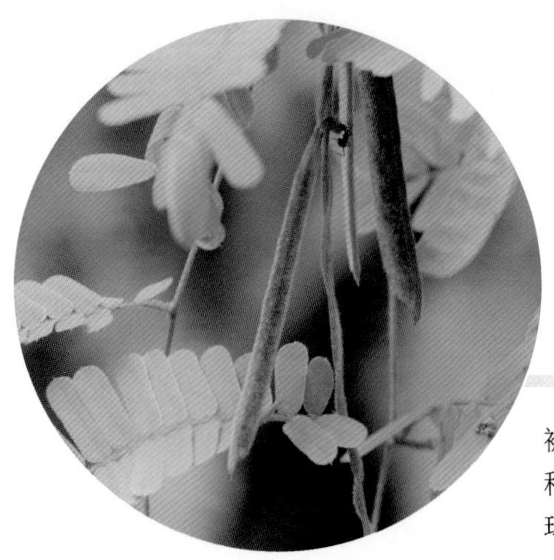

Mao xiang si zi

毛相思子

Abri Mollis Herba

[英]Hairy Abrus Herb

【别名】毛鸡骨草、大叶鸡骨草、蜻蜓藤、油甘藤、毛相思、芒尾蛇、牛甘藤。

【来源】为豆科植物毛相思子 *Abrus mollis* Hance 的全草。

【植物形态】多年生柔弱缠绕藤本；全株密被张开的黄色短柔毛。簇生细小须伏根；偶数羽状复叶，互生；小叶 11 ~16 对，膜质，长圆形，最上的常为倒卵形，长 14~24mm，宽 6~8mm，先端截头状，但有小锐尖，上面被疏毛，背面密被长毛；小脉不明显；托叶极小。总状花序腋生，长约为叶之半，蝶形花粉红色，4~8 朵聚生于花序总轴的每一短枝上；萼密被灰色柔毛；雄蕊 9，花丝合生成 1 管。荚果扁平，淡灰黄色，被长绒毛，先端有喙，含种子 1~8 颗。种子卵形，扁平，暗褐色，光亮；种阜小，环状种脐有孔。

【分布】广西主要分布于横县、贵港、博白、北流、平南、岑溪、藤县、苍梧等地。

【采集加工】全年均可采收，除去泥沙及荚果，干燥。

【药材性状】带根全草。根细长圆柱形，须根多，直径 1~5 mm，表面灰黄色至灰棕色；质地坚脆，折断时有粉尘飞扬。根茎膨大呈瘤状，上面从生众多的茎枝；茎粗壮，长 1~2m，直径 1.5~3mm，紫褐色至灰棕色；小枝黄棕色，密被毛茸。叶长 12~24mm，宽 4~6mm，两面密被长柔毛。气微，味微苦。

【品质评价】以质干、茎叶全者为佳。

【化学成分】本品含 *β*- 谷甾醇（*β*-sitosterol），豆甾醇（stigmasterol），咖啡酸二十九醇酯（nonacosanol coffeate），胡萝卜苷（daucosterol），白桦酸（betulinic acid），香草酸（vanillic acid），肌醇甲醚（inositol methyl ether），蔗糖（saccharose），大豆皂苷（soyasaponin），槐花皂苷（kaika saponin），去氢大豆皂苷（dehydroso yasaponin）[1]；还有正二十四脂肪酸乙酯（ethyl tetracosanoate），硬脂酸（stearic acid），软脂酸（palmitic acid），羽扇豆醇（lupeol），豆甾醇（stigma-sterol），三十烷酸（melissic -acid），熊果酸（ursolic acid），齐墩果酸（oleanolic acid）[2]，8- 甲基雷杜辛 -7-*O*-*β*-D 葡萄糖苷（8-methylretusin-7-*O*-*β*-Dglucopyranoside），雷杜辛 -8- 甲醚（retusin-8-methyl ether），4′,7,8-三甲氧基异黄酮（4′,7,8-trimethoxyi-soflavone），阿佛洛莫生（afrormosin）[3]。

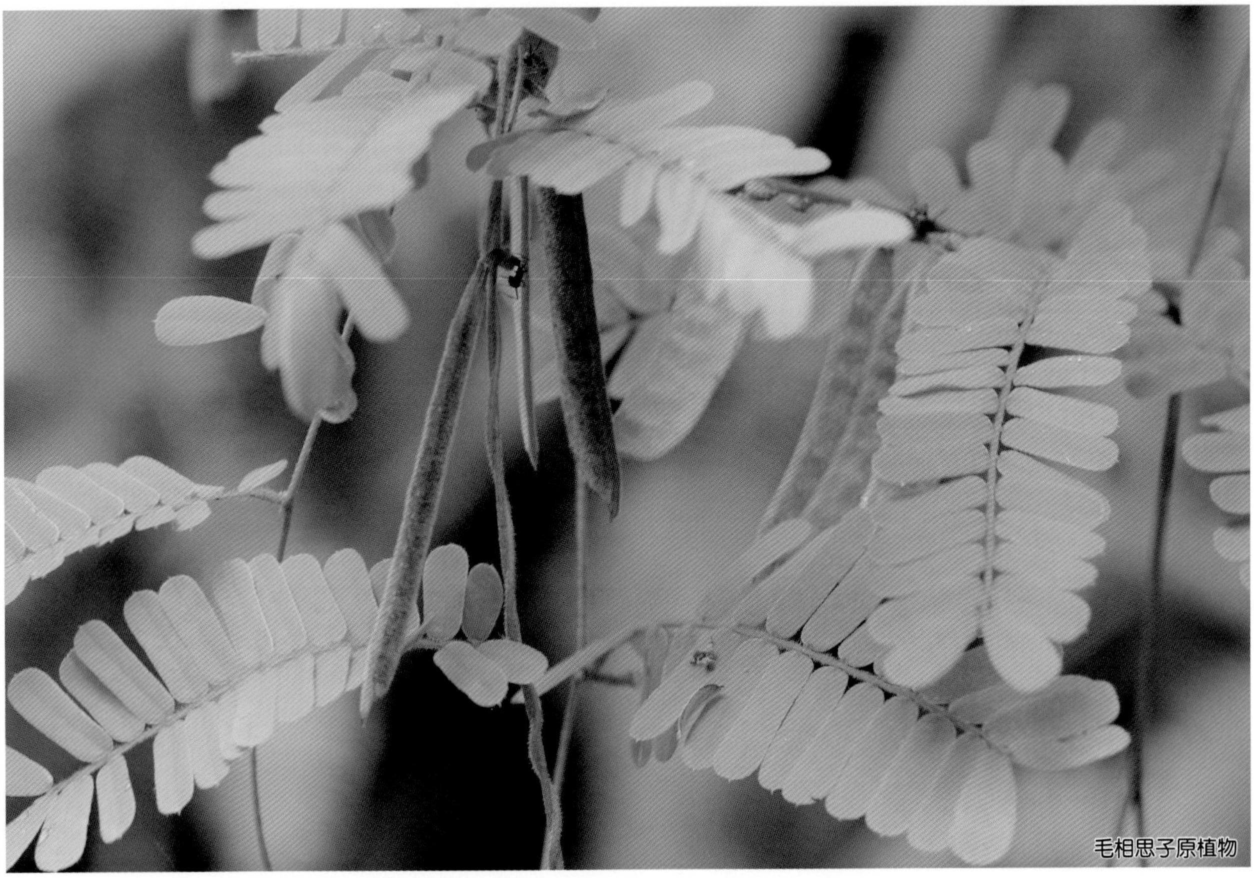

毛相思子原植物

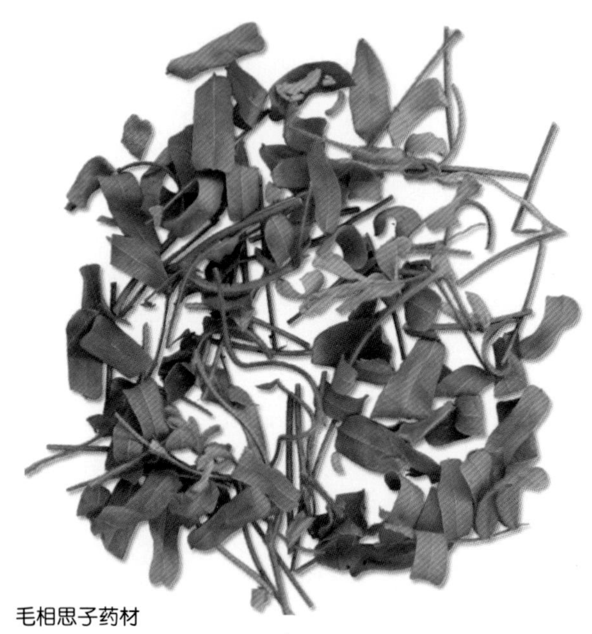
毛相思子药材

【药理作用】

1. 对血脂和脂肪肝的影响　毛相思子水煎液能显著降低高脂血症模型大鼠血清肝总胆固醇、甘油三酯的含量，增加高密度脂蛋白、载脂蛋白 A 的含量，对高脂血症、脂肪肝有一定的防治作用[4]。

2. 抗乙肝病毒　毛相思子醇提取液可有效地抑制细胞 HBsAg 和 HBeAg 的分泌，在 4g/L 作用 144h 对 HBsAg、HBeAg 抑制作用最为明显，抑制率分别为 33.1%、40.1%[5]。

【性味归经】味甘、淡，性凉。归肝、肺经。

【功效主治】清热解毒，利湿。主治传染性肝炎，乳痈，疖肿，烧烫伤。

【用法用量】内服：煎汤，9~15g。外用适量，煎水洗；或鲜叶捣烂外敷。

【使用注意】脾胃虚寒者慎服。

【参考文献】

[1] 史海明，温晶，屠鹏飞 . 毛鸡骨草的化学成分研究 . 中草药，2006，37（5）：658.

[2] 卢文杰，田小雁，陈家源，等 . 毛鸡骨草化学成分的研究 . 华西药学杂志，2003，18（6）：406.

[3] 卢文杰，陈家源，韦宏，等 . 毛相思子中的异黄酮类成分 . 中草药，2004，35（12）：1331.

[4] 陈晓白，莫志贤，甘耀坤，等 . 毛鸡骨草对高脂血症模型大鼠血脂和脂肪肝的影响 . 中国药房，2010，21（3）：202.

[5] 陈晓白，王晓平，韦敏 . 毛鸡骨草醇提液对 HepG2.2.15 细胞乙型肝炎表面抗原及乙型肝炎 E 抗原的影响 . 中国实验方剂学杂志，2011，17（22）：184.

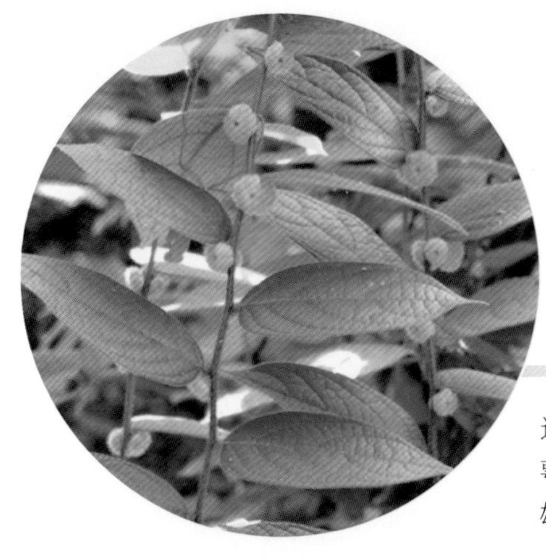

Mao guo suan pan zi

毛果算盘子

Glochidii Eriocarpi Folium

[英]Eriocarpous Glochidion Leaf

【别名】毛漆、毛七哥、毛七公、大毛七、漆大姑。

【来 源】为大戟科植物毛果算盘子 *Glochidion eriocarpum* Champ. ex Benth. 的枝叶。

【植物形态】多年生常绿灌木。枝密被淡黄色扩展的长柔毛。叶互生；被密毛；托叶钻形，被毛；叶卵形或狭卵形，长 3~9cm，宽 1.5~4cm，先端渐尖，基部钝或截平或圆形，全缘，上面榄绿色，下面稍带灰白色，两面均被长柔毛，下面尤密，侧脉 4~6 对，下面网脉稍明显。花淡黄绿色，单性同株；雄花通常 2~4 朵簇生于叶腋，花梗被毛；萼片 6，长圆形，先端锐尖，外被疏柔毛，雄蕊 3；雌花几无梗，通常单生于小枝上部叶腋内，萼片 6，长圆形，其中 3 片较狭，两面均被长柔毛，子房扁球形，密被柔毛。5 室，花柱短，合生呈圆柱状，直立，均密被长柔毛，顶端 5 裂。蒴果扁球形，顶部凹入，具 5 条纵沟，密被长柔毛，先端具圆柱状稍伸长的宿存花柱。种子橘红色。

【分布】广西主要分布于贺州、平南、防城、上林、马山、靖西、那坡、乐业、罗城、柳江等地。

【采集加工】夏、秋季采收。鲜用或晒干。

【药材性状】单叶互生，具短柄；叶片长 4~8cm，宽 1.5~3.5cm，卵形或窄卵形，先端渐尖，基部钝或圆形。全缘，两面均被长柔毛，下面的毛较密；托叶锥尖形。纸质。气特异，味苦、涩。

【品质评价】以身干、茎粗壮、叶多、色绿者为佳。

【性味归经】味苦、涩，性平。归脾、胃、肺经。

【功效主治】清热解毒，祛湿止痒。主治急性胃肠炎，痢疾，生漆过敏，稻田皮炎，皮肤瘙痒，荨麻疹，湿疹，烧伤，乳腺炎。

【用法用量】内服：煎汤，5~15g。外用适量，煎水洗；或捣敷；或研末敷。

【使用注意】脾虚泄泻者慎用。

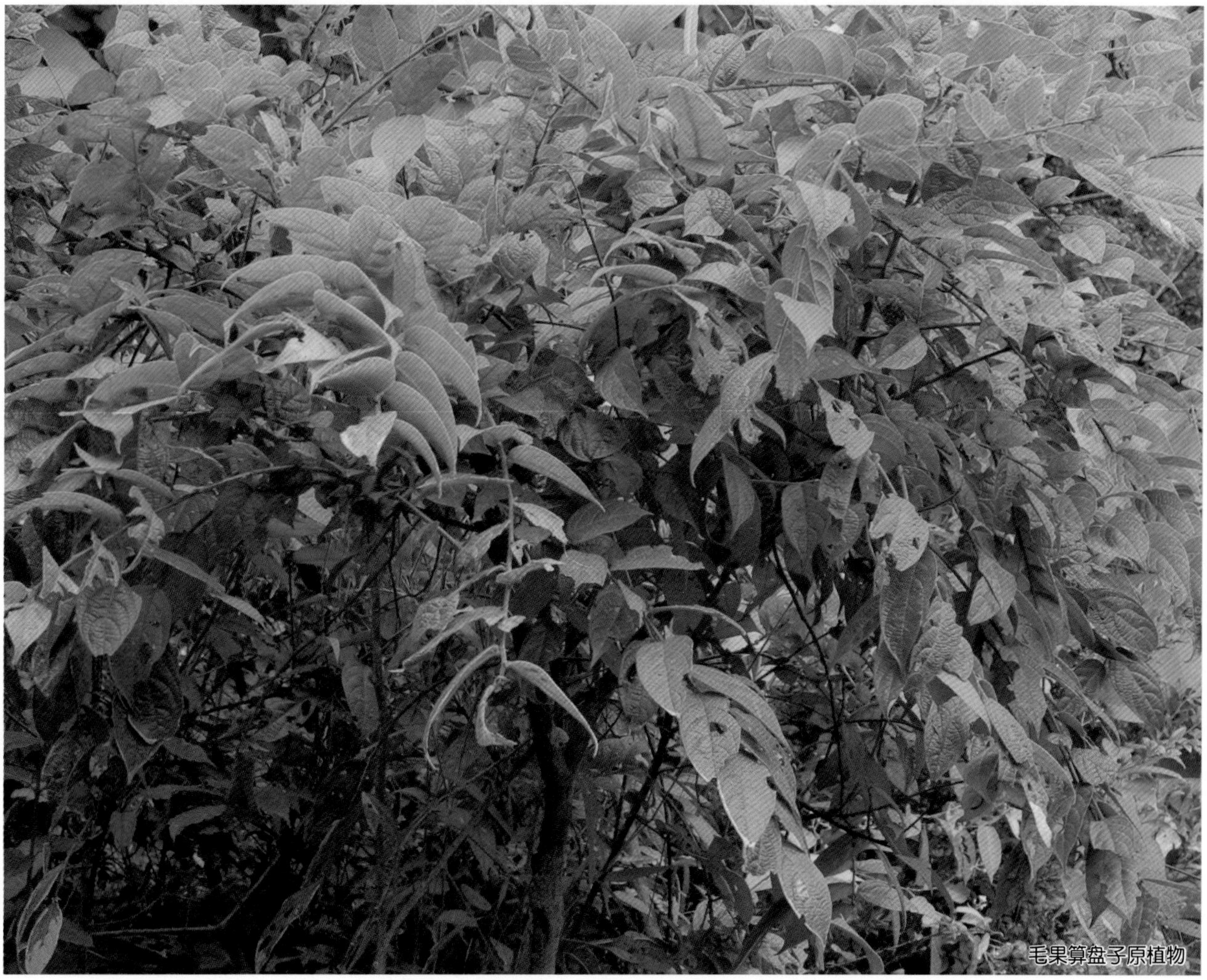

毛果算盘子原植物

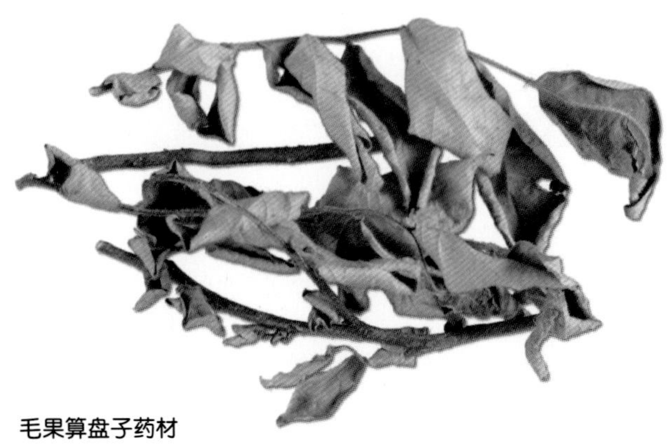
毛果算盘子药材

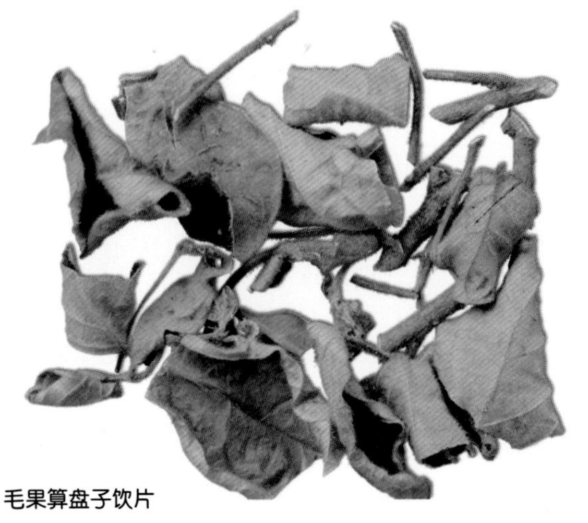
毛果算盘子饮片

【经验方】

1. 漆过敏，皮肤湿疹，稻田皮炎　用毛果算盘子鲜枝水煎外洗患处。（《广西中草药》）
2. 过敏性皮炎　毛果算盘子叶、杠板归、千里光、盐肤木叶各 30~60g。煎水熏洗。（《全国中草药汇编》）
3. 湿疹，烧伤　毛果算盘子鲜叶，水煎外洗。（《云南中草药》）
4. 疔疮溃疡不收口　漆大姑叶，煅存性，研末敷患处。（《广西民族药简编》）
5. 急性肠胃炎，痢疾，脱肛，牙痛，风湿性关节痛　用毛果算盘子全株 15~30g。水煎服。（《广西中草药》）

附：毛果算盘子根

味苦、涩，性平。归大肠、胃、肺经。功效：清热解毒，祛湿止痒。主治：肠炎，痢疾，牙痛，咽喉炎，乳腺炎，皮肤湿疹，烧伤，白带过多。内服：煎汤，15~60g。外用适量，煎水洗；或研末撒。

经验方　①乳腺炎：毛果算盘子根 15~30g。水煎服，并用鲜叶捣烂外敷。（《广西本草选编》）②湿疹，烧伤：用算盘子根研末，撒布创面。（《云南中草药》）③肠炎、痢疾：毛果算盘子根 60~90g，煎服。（《云南中草药选》）④劳倦乏力：毛果算盘子 30~60g，墨鱼干 1 个，酌加酒、水炖服。（《福建药物志》）

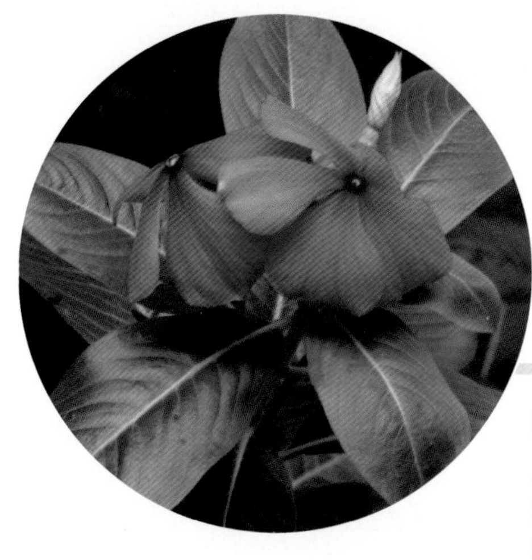

Chang chun hua 长春花

Catharanthi Herba
[英]Madagascar Periwinkle Herb

【别名】雁来红、日日新、四时春、三万花、五色梅、日口春、四时花、红长春花。

【来源】为夹竹桃科植物长春花 *Catharanthus roseus*(L.)G.Don 的全草。

【植物形态】多年生半灌木或多年生草本茎近方形，有条纹。叶对生。膜质，倒卵状长圆形，长3~4cm，宽1.5~2.5cm，先端浑圆，有短尖头基部广楔形渐狭而成叶柄。聚伞花序腋生或顶生，有花2~3朵，花5数；花萼萼片披针形或钻状渐尖；花冠红色，高脚碟状，花冠筒圆筒状。喉部紧缩，花冠裂片宽倒卵形；雄蕊着生于花冠下半部，但花药隐藏于花喉之内，与柱头离生；花盘为2片舌状腺体所组成，与心皮互生而较长。子房为2枚离生心皮组成，花柱丝状，柱头头状。蓇葖果2个，直立，平行或略叉开，外果皮厚纸质。种子黑色，长圆筒形，两端截形，具有颗粒状小瘤凸起。

【分布】广西主要分布于合浦、北海、南宁、桂林等地。

【采集加工】当年9月下旬至10月上旬采收，选晴天收割地上部分，先切除植株茎部木质化硬茎，再切成长6cm的小段，晒干。

【药材性状】全草长30~50cm。主根圆锥形，略弯曲。茎枝绿色或红褐色，类圆柱形，有棱，折断面纤维性，髓部中空。叶对生，皱缩，展平后呈倒卵形或长圆形，长3~6cm。宽1~2.5cm，先端钝圆，其短尖，基部楔形，深绿色或绿褐色，羽状脉明显；叶柄甚短。枝端或叶腋有花，花冠高脚碟形，长约3cm，淡红色或紫红色。气微。味微甘、苦。

【品质评价】以叶片多、带花者为佳。

【化学成分】长春花中含多种吲哚类生物碱：有长春碱（vinblastine，vincaleukoblastine），长春新碱（vincristine，leurocristine），洛柯定碱（lochneridine），洛柯辛碱（lochnericine），去乙酰文朵尼定碱（catharosine），长春花碱（catharanthine），长春尼定（vindorosine），洛柯宁碱（lochnerinine），四氢蛇根碱（tetrahydroserpentine），异长春碱（leurosidine 即 vinrosidine），环氧长春碱（leurosine 即 vinleurosine），洛柯碱（lochnerine），四氢鸭脚木碱（tetrahydroalstonine），西特斯日钦碱（sitsirikine），二氢西特斯日钦碱（dihydrositsirikine），异西特斯日钦碱（*iso*-sitsirikine），去羟长春碱（*iso*-leurosine），长春米辛碱（vincamicine），卡擦任碱（catharine），长春尼辛（vindolicine），长春尼宁二氢氯化物（vindolinine-2HCl），白饭树碱（virosine），洛柯绕文碱（lochrovine），派利米文碱（perimivine），长春考灵（vincoline），洛柯绕定碱（lochrovidine），洛柯绕辛碱（lochrovicine），长春尼定碱（vincolidine），长春尼宁（vindolinine），蛇根碱（serpentine），

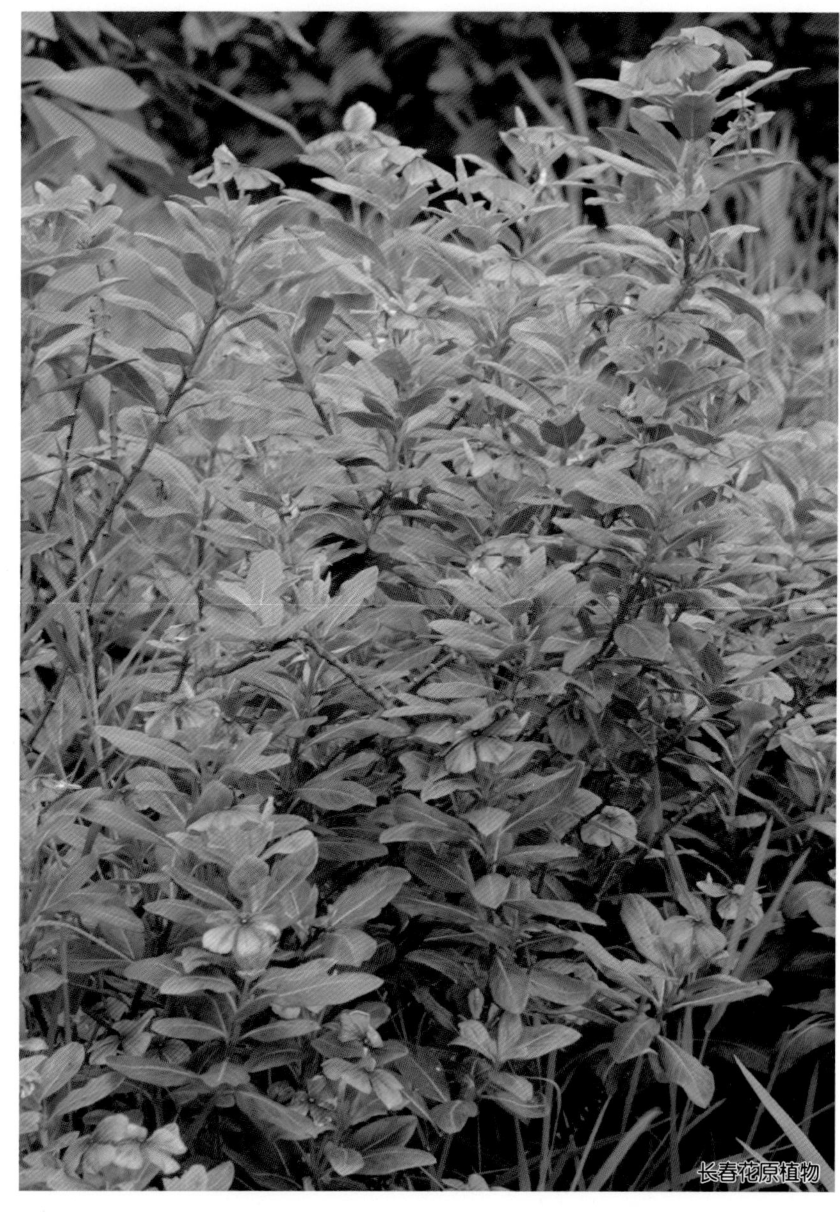
长春花原植物

留绕西文碱（leurosivine），绕维定碱（rovidine），二氢长春尼宁（dihydrovindolinine），冠狗牙花定碱（coronaridine）等。还含肌醇（inositol），琥珀酸（succinic acid），断马钱子酸（secologanic acid），四乙酰断马钱子苷（secologanoside），长春花胺（catharanthine）和2′-羟基长春碱（leurocolombine，即2′-hydroxyvincaleukoblastine）及黄酮类化合物[1]。

根含生物碱：帽柱木碱（mitraphyl line），阿枯米辛碱（akuammicine），长春西定（vinosidine），洛柯文碱（lochnerivine），硫酸卡文辛碱（cavineine sulfate），硫酸留绕西文碱（leurosivine sulfate），阿模楷灵碱（ammocalline），派利卡灵碱（pericalline），阿模绕生碱（ammorosine），硫酸派绕生（perosine sulfate），硫酸卡文西定碱（cavincidine sulfate），硫酸马安卓辛碱（maandrosine sulfate），硫酸卡生定碱（cathindine sulfate），长春碱，δ-育亨宾（δ-yohimbine，ajmalicin，raubasine），蛇根碱，鸭脚木碱（alstonine）和四氢鸭脚木碱。根皮含鸭脚木碱和蛇根碱[1]。

叶含生物碱：主要为长春多灵（vindoline），长春尼宁（vindolinine），四氢鸭脚木碱，育亨宾，长春花碱（vinblastine），长春新碱（vincristine）和派利文碱（perivine）[1]。

成熟种子含它波宁（tabersonine）[1]。

【药理作用】

1. 抗肿瘤　长春花中的长春碱（VBL）、长春新碱（VCR）、环氧长春碱、异长春碱具有抗肿瘤作用[2]。长春花中的生物碱（AC-875）有抗肿瘤作用，腹腔注射20~42mg/kg，能抑制小鼠艾氏腹水瘤和腹水型肝癌，对大鼠腹水型吉田肉瘤也有较好疗效，35mg/kg能轻度抑制小鼠肉瘤S180[3]。VBL对DBA/2小鼠移植性淋巴细胞白血病P1534有治疗效果[4]，可以延长小鼠生存时间，而VCR不仅可延长病鼠生存时间，且可使病鼠治愈。VBL和VCR对DBA/1小鼠乳房肿瘤有抑制作用，VCR对腺瘤755也有作用[5]。VBL对小鼠白血病L1210、小鼠移植性淋巴细胞白血病P1534、AKR白血病、IRC741/1398白血病、大鼠癌肉瘤W256、小鼠肉瘤S180、艾氏腹水癌和移植性或自发性乳腺癌均有治疗作用，并可防止AKR小鼠的自发性白血病，能使患IRC741白血病的大鼠血液中存在的癌细胞迅速消失[6]。VCR对体外培养的人肝癌细胞SMMC-7721有抑制增殖、杀伤作用，且作用随药物浓度增高而加强[7]。小鼠对VCR与抗体IgG的结合物（VCR-IgG）的耐受性提高。VCR和VCR-IgG对体外培养的SMMC-7721细胞增殖均有抑制作用，2~4天，50ng/ml的游离VCR比VCR-IgG对细胞有更大的抑制作用，但随着时间的延长（6~8天），VCR-IgG和游离VCR最终可达相同的最大影响。对腹水型小鼠肝癌（HepA）VCR-IgG能延长小鼠生存期，效果比游离VCR好[8]。国产长春新碱硫酸盐对小鼠艾氏腹水癌也有抑制作用[9]。VCR与去1，2：5，6-二水卫矛醇（DAG）合用时对小鼠淋巴细胞白血病L1210有协同疗效，两药合用对小鼠骨髓干细胞仅有微弱的协同杀灭作用[10]。长春花胺对鼻咽癌KB细胞有细胞毒作用，对小鼠白血病P388治疗有效[11]。2′-羟基长春碱2×10^{-2}μg/ml可抑制中国仓鼠卵巢细胞的有丝分裂，15mg/kg对小鼠移植性Ridgeway骨原肉瘤的抑制率为27%，0.02μg/ml能使有丝分裂停止于中期[12]。长春碱的人工半合成品长春地辛（VDS），其抗肿瘤谱较VBL广，对直肠结肠癌、非小细胞性肺癌、白血病、乳腺癌、肾细胞癌和恶性黑色素瘤，包括用过其他长春花生物碱者均有效[13]。另一人工半合成品VRB与VBL抗人卵巢癌A2780活性相似。VRB抗L1210活性低于VBL和VCR，对人支气管表皮样癌NSCLC-N6C2的活性，VRB的活性则比其他长春花生物碱强得多。VRB对人肺癌L-27裸鼠移植瘤有活性，而VBL和VCR无此作用。VRB对人肺癌细胞LC-06的抗肿瘤作用比VBL和VCR强，与VDC相当。对人胃癌ST-4和ST-40的作用VRB也有较大的活性[14]。

2. 抗肿瘤作用机制　①与微管蛋白结合具有高亲和力：VCR、VBL和VDS可阻碍微管蛋白聚集成微管，使微管解聚，使细胞的有丝分裂停止于中期。在荷瘤小鼠，细胞液内的VCR-微管蛋白复合物的生成与稳定性为胞苷三磷酸依赖性的，除去内源性三磷酸鸟苷（GTP）后，在GTP 0.1mmol/L时VCR结合的初速和最大结合量要比没有GTP时高2~3倍[2]。VBL可使白血病细胞株L1210腹水型、艾氏腹水癌和正常大鼠骨髓细胞有丝分裂停止于中期，导致后中期完全消失，早期则不受影响，这种作用可被谷氨酸或色氨酸减弱[15]。长春花提取物在体外可使人成纤维细胞在有丝分裂中的纺锤体受损畸变[16]。在体外，4种长春花生物碱与牛脑微管蛋白结合的亲和力顺序为VPD>VCR≈VDS>VBL，VPD的亲和力（Ka）值比VBL约高4倍。但对黑色素瘤B16细胞增殖的作用却相反。药物在抑制细胞增殖50%的细胞外浓度时，细胞内药物浓度仍然远低于微管蛋白浓度。全部长春花生物碱均能与微管蛋白结合，其抑制细胞增殖效应的差别主要是摄取不同而不是Ka值不同[17]。VRB与VBL、VCR、VDS相比，抗癌谱较广，毒性反应较小，认为这是由于VRB对微管作用所致。VBL、VCR及VRB均可使神经元分化早期的小鼠胚胎有丝分裂中的极间微管解聚，细胞被阻断于中期，增加药物浓度可使着丝粒微管进行性解聚。但只有VRB可使这些微管发生完全解聚，使细胞停滞于前期，这三种药物对轴突微管的作用相同，均产生微管解聚，而VRB引起解聚的浓度比其他长春花生物碱更高，故VRB的治疗指数较高，神经毒性较低[2,14]。②与肿瘤细胞亲和力大：长春花生物碱类在动物或肿瘤细胞体外试验中均可被强力而迅速摄取进入细胞，但不同的生物碱之间有差异，在新鲜离体大鼠肝细胞悬液VBL在细胞内的蓄积比VCR、VDS更强。人肝细胞实验也获得相似结果，长春花生物碱类在细胞内蓄积的强度与其脂溶性呈正比，且细胞内药物浓度比细胞外高得多。在鼠白血病细胞，细胞内VCR浓度比细胞外浓度高5~20倍。在鼠淋巴瘤细胞株（Hela和S49）和人早幼粒细胞白血病细胞株（HL-60），长春花生物碱类细胞内浓度与细胞外浓度之比为150~500。VCR与人白血病细胞株（CEM/CCRI）的亲和力比鼠白血病细胞株（L1210，P388）更大[2]。③抑制核酸和蛋白质合成：一次给VBL 2mg/kg，即可减少^{3}H-尿嘧啶核苷（^{3}H-UR）掺入小鼠艾氏腹水癌细胞RNA。VBL 2×10^4mol/L与艾氏腹水癌细胞共孵 1h，即可抑制 ^{3}H-UR 掺入 RNA。VBL 抑制 RNA 合成的作用于体内外试验中均可被谷氨酸拮抗。VCR 还可抑制 ^{3}H- 胸腺嘧啶脱氧核苷对大鼠癌肉瘤 W256DNA 的掺入，且对瘤细胞核仁 DNA 合成的抑制作用较非核仁者强。VCR 7×10^{-5}mol /L 可抑制 3 H-UR 对人急性淋巴细胞白血病细胞 RNA 的掺入，0.5×10^{-4}mol /L 或 1.0×10^{-4}mol /L 还可抑制人慢性粒细胞性白血病及白血病性肉瘤病人白细胞 ^{3}H- 胞嘧啶核苷对 RNA 和 DNA 的掺入，VBL 和 VCR 还可抑制艾氏腹水癌细胞 DNA 依赖性 RNA 聚合酶活性 [18]。VCR 25μg/ml 还可使人肝癌细胞膜流动性降低，癌细胞活动能力下降 [7]。VCR 还能抑制人脑恶性成胶质细胞瘤和脑膜瘤核仁中核糖核蛋白体的 RNA 前体的生成，其抗肿瘤作用与抑制核糖核蛋白体的 RNA 合成有关 [19]。VCR 还可以干扰蛋白质代谢及抑制 RNA 多聚酶的活力，并引起肿瘤细胞膜脂质成分改变 [20]。长春新碱降低细胞膜磷脂酰肌醇激酶活性是其影响细胞核酸或蛋白质代谢，进而抑制细胞增殖的早期生化过程之一 [21]。④影响膜磷脂花生四烯酸合成：VCR 与小鼠肉瘤 S180 细胞接触 24 小时后磷脂含量升高，胆固醇 / 磷脂比值降低，膜磷脂的花生四烯酸比例也降低。VCR 降低膜磷脂花生四烯酸的比例可能是其抗肿瘤作用的又一个重要机制 [22]。

3. 耐药性　对长春花生物碱类耐药的瘤细胞对一些化学结构无关的天然化合物如蒽环类抗生素（如阿霉素、柔红霉素）和表鬼臼毒素类，尽管以前未接触过这些药物，也可表现交叉耐药性。长春花生物碱类或其他药物产生耐药性的主要机制之一是 P- 糖蛋白介导的、能量依赖性药物外流，导致细胞内药物潴留减少 [2]。VCR、VBL 和 VDS 中，VCR 对鼠淋巴细胞白血病 L5I78Y 细胞株的细胞毒作用最强。对 VCR 耐药的 L5178Y 细胞株对 VDS 也耐药，但对 VBL 并不耐药，而这三种生物碱在耐药细胞株的摄取和潴留均减少，且这种减少程度与其耐药程度并无相关性 [23]。VRB 与其他长春花生物碱类之间较少发生交叉耐药性。应用 VRB 可以限制多药耐药（MDR）细胞株的发生。多数情况下 MDR 的发生与能主动排出细胞内药物的表面 P- 糖蛋白过度表达直接有关，许多细胞膜活性剂如钙拮抗剂和钙调素抑制剂能克服这种耐药性。具有冠脉扩张作用的钙拮抗剂维拉帕米，在体外和体内试验均能强力增加长春花生物碱在细胞内蓄积。维拉帕米能增加 VCR 和 VBL 在鼠白血病细胞株 P388 内的浓度，从而克服了 MDR。长春花生物碱类的这种作用比其他天然药物如蒽环类抗生素和表鬼臼毒素类要更大些 [2]。抗长春花生物碱细胞株或人肿瘤细胞可被钙调素抑制剂普尼拉明、二氟拉嗪和氯米帕明调节。这类药物在 6.6μmol/L 时，使 VCR 对于抗 VCR 的人红白血病细胞（K562）的细胞毒性增加 29~45 倍，VCR 蓄积的增加与其细胞毒性增加有关。三氟拉嗪和氯米帕明可使 VCR 在抗 VCR 的 K562 细胞内高度蓄积，然而普尼拉明只能使 VCR 在此细胞内较低程度的蓄积。然而，普尼拉明却可使 VCR 的细胞毒性大为增加。其他一些药物如氟桂利嗪、利血平、维生素 A、千金藤碱、头孢哌酮、奎尼丁、环孢菌素及其类似物和一些没有抗肿瘤作用的长春花生物碱类也能逆转与长春花生物碱有关的 MDR 表现 [2]。中药延胡索中所含左旋四氢巴马汀 0.05mmol/L 时，能增强同浓度 VCR 对人早幼粒细胞白血病 HL-60 和人红白细胞白血病 K562 两细胞株的增殖抑制作用，提示两药合并应用出现协同作用 [24]。钙调素拮抗剂 25μmol/ L 在体外能增加 VBL 在培养的人胃腺癌 MGC803 细胞株内的浓度，降低 VBL 的半数抑制量，提高其抗癌效应 [25]。

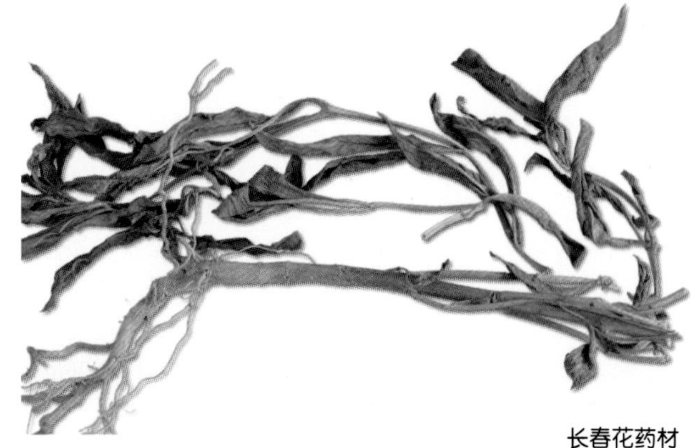

长春花药材

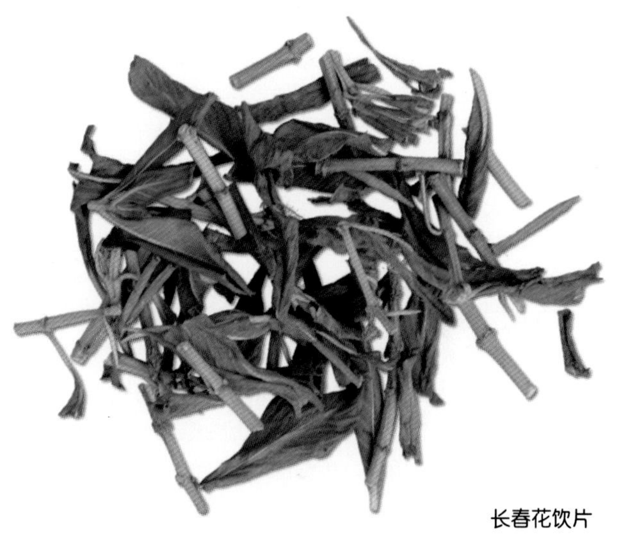

长春花饮片

4. 降血压与扩血管　长春花总生物碱对麻醉犬有降压作用，在降压过程中对心率和呼吸无影响。从长春花分得的针状或小棒状无色生物碱结晶 1.4~4.0mg/kg 静注，对麻醉猫、犬和兔均有降压作用，无快速耐受性。总生物碱还有扩张冠状血管作用 [18]。

5. 降血糖　其叶的水提取物对正常或四氧嘧啶糖尿病兔和犬有降低血糖作用。所含生物碱如环氧长春碱、长春花碱、洛柯碱、四氢鸭脚木碱、长春多灵和长春尼宁均有不同程度的降血糖作用，作用发生缓慢，但较持久 [18]。

6. 降血脂　其所含单吲哚类或二聚吲哚类长春花生物碱类腹腔注射，可使正常或高血脂荷瘤小鼠血清脂质迅速降低 [26]。

7. 利尿等作用　VCR 与丝裂霉素等量混合后加在饲料内给小鼠喂服，20~70μg/ 只可使性成熟小鼠平均生育率降低，产下死鼠数增加，对于性未成熟小鼠生育时间推迟 [27]。长春尼宁对生理盐水负荷的大鼠有较强的利尿作用[28]。小蔓长春花所含长春蔓胺能改善樟柳碱和亚硝酸钠所致大鼠记忆获得障碍和记忆巩固不良，并有抗急性脑缺氧的作用[28]。长春花叶煎剂可减少安乃近、甲硝唑、丝裂霉素C和黄樟素为突变原引起的微核多染红细胞数，具有抗突变作用[29]。

8. 体内过程　大鼠静注 ^{3}H- 长春碱，30min 后血中放射活性不到注入量的 1.5%，24h 经肾排出仅 6.6%，其在体内消除迅速似乎并非由于肾排泄的关系，胆道排泄可能是消除的主要途径。犬和猴静注 VCR 1mg/kg，6h 后，血药浓度下降，VCR 在体内的消除亦甚迅速，人静注 VBL0.2mg/kg，血药浓度低于 0.05μg/ ml[18]。VCR、VBL 及 VDS 在各脏器分布情况基本相同，其分布浓度大小依次为：脾 > 肾上腺 > 甲状腺 > 大肠 > 小肠 > 心 > 肝 > 肺 > 肾 > 骨髓 > 皮肤 > 肌肉。在脑脊液中分布浓度极低[14]。口服 VRB 能很快吸收，生物利用度达 40%，VCR、VBL 及 VDS 的口服生物利用度极差，几乎无效。长春花生物碱类的药动学通常为开放三室模型，其临床药动学特点是分布容积大，系统清除率高，终末消除半衰期长和药物间及个体间药动学参数相差大等。静注这类药物后，它们的早期和中期半衰期是相似的，而末期半衰期则有差异：VCR 为 85h，VBL 和 VDS 为 24h，VRB 则为 40h。与其他长春花生物碱相比，VCR 的终末消除半衰期长，这与其消除常数较低有关，并可解释其最大耐受剂量较小。VDS 与血中有形成分的结合比 VCR 和 VBL 慢。VCR、VBL 和 VRB 的组织分布为 VBL>VRB>VCR[2,14]。静注长春花生物碱类初期血浓度太高，每升可达数百微克，毒性较大。静脉滴注则可避免这种毒性峰浓度，且可增加细胞与有效血药浓度接触的时间，稳态血药浓度每升只有数个微克，因为本类药物与微管蛋白有高度亲和力。VBL 稳态血浓度 1.5~2μg/L 不致发生严重的骨髓抑制。VCR、VBL 和 VDS 静滴剂量分别为每天 0.5~1mg/m^2，每天 1.2~2 mg/m^2 和每天 0.8~ 1.5 mg/m^2。口服 VRB 时，其药动学和抗肿瘤作与静注类似。长春花类生物碱在人主要通过肝胆系统代谢和消除[2]。

9. 毒理　治疗剂量 VBL 可使多种动物的白细胞减少。小鼠静注、腹腔注射和口服 VBL 的半数致死量（LD_{50}）分别为 17mg/kg、3mg/kg 和 33mg/kg。致死量 VBL 对犬可致骨髓抑制，死于因白细胞减少而致的继发性感染[18]。VCR 的骨髓抑制作用相对较弱，治疗量时一般不引起白细胞下降，予较低剂量时对动物仅表现为摄食下降，有些动物伴肌无力，小鼠静注的 LD_{50} 为 2mg/kg，四氢叶酸可拮抗其致死作用，但叶酸不能拮抗之[5]。VCR 可剂量依赖性引起小鼠骨髓细胞姐妹染色单体互换，使处于 S 期细胞 DNA 复制抑制，其抑制 SCE 作用与抑制细胞分裂不相关[30]，与正常人淋巴细胞体外试验结果相似[31]。VCR 的主要不良反应是神经毒性。表现为无深部腱反射，指（趾）麻木和麻刺感，步态蹒跚，自主神经功能障碍包括腹痛、便秘，甚至发展成为麻痹性肠梗阻，还可发生直立性低血压，鞘内给药可引起死亡。VCR 常可引起脱发，偶见尿潴留、精神错乱、抑郁、激动、失眠、幻觉等[13]。

【临床研究】

1. 中晚期非小细胞肺癌　①于第 1、5 天（或第 8 天）静脉滴注去甲长春花碱每天 20~35mg/m^2，第 2 天静脉滴注顺铂每天 60~80mg/m^2，28 天为 1 个周期。完成 2~3 个周期进行评价疗效，以后随访观察。结果：共治疗 220 例，全组有效率为 30.9%（68/220），初治者有效率为 31.3%（51/163），复治者为 29.8%（17/57）。全组中位生存期 8.3 月，1 年生存率 39.23%，2 年生存率 19.31%，3 年生存率 6.32%[32]。②去甲长春花碱第 1、8、15、22、29 天每天 20mg/m^2 加入生理盐水 50ml 中快速静脉滴注。每周复查血常规 1 次，并及时予重组基因粒细胞集落刺激因子升高白细胞。化疗前后做生化检查，化疗后进行疗效评定。结果：共治疗 26 例，19 例癌症相关症状（咳嗽、咯血、胸痛、胸闷等）均有不同程度的减轻或缓解，7 例病人体重增加。近期客观疗效中，部分缓解 6 例，占 23.1%；稳定 15 例，占 57.7%；癌变进展 5 例，占 19.2%[33]。③第 1、8 天静脉滴注去甲长春花碱每天 25~30mg/m^2，第 1~5 天静脉滴注顺铂 20mg，21 天为 1 个周期，连续治疗 2 个周期。结果：共治疗 53 例，完全缓解 3 例，部分缓解 23 例，稳定 19 例，癌变进展 7 例，总有效率 49.1%[34]。

2. 乳腺癌　①第 1、8 天静脉滴注异长春花碱 25mg/m^2，第 1~3 天静脉滴注顺铂 30mg/m^2，21 天为 1 个周期。2~3 周期后评价疗效及毒性反应。结果：共治疗 47 例，完全缓解 3 例（6.3%），部分缓解 18 例（38.5%），总有效率为 44.6%；稳定 12 例（25.5%）；癌变进展 14 例（29.7%），中位缓解期为 6~10 个月。不良反应主要是骨髓抑制，消化道反应及脱发[35]。②第 1、8 天静脉滴注去甲长春花碱 25mg/m^2，第 1 天静脉滴注表阿霉素 70mg/m^2，21 天为 1 个周期。结果：共治疗 89 例，18 例完成 2 个周期化疗，其余完成 4 个周期化疗。其中，完全缓解 10 例（11.23%）、部分缓解 47 例（52.8%）、稳定 20 例（22.47%）、癌变进展 12 例（13.48%），总有效率达 64.04%。其中以仅出现淋巴结或胸壁转移者疗效最好，而出现内脏转移者疗效稍差[36]。③第 1、8 天静脉滴注去甲长春花碱每天 40mg，第 2~4 天静脉滴注顺铂每天 40mg，21 天为 1 个周期，化疗 2~3 周期评价疗效。结果：共治疗 39 例，完全缓解 3 例（占 7.7%）、部分缓解 18 例（46.1%）、有效率达 53.8%，中位缓解期 6 个月。不良反应以骨髓抑制、胃肠道反应为常见，且为可逆性[37]。

【性味归经】味苦，性寒；有毒。归肝经。

【功效主治】解毒抗癌，清热平肝。主治癌肿，高血压，痈肿疮毒，烫伤。

【用法用量】内服：煎 5~10g；或将提取物制成注射剂静脉注射。外用适量，捣敷；或研末调敷。

【使用注意】长春花用于癌肿，多用其提取物静脉注射。但可引起白细胞减少，食欲减退，恶心呕吐，腹痛，便秘，肌肉酸痛，手指麻木，深肌腱反射消失，复视，脱发等毒副反应，故必须在医师指导下使用。此外，本品注射剂局部刺激可引起栓塞性静脉炎，注射时切勿使药液漏出血管外，以免发生局部组织坏死。

【经验方】

1.疮疡肿毒，烧烫伤　长春花鲜叶适量，捣烂外敷。(《广西本草选编》)

2.高血压　①长春花全草6~9g。水煎服。(《广西本草选编》)②长春花6g，夏枯草、豨莶草、木蝴蝶各9g。水煎服。(《青岛中草药手册》)

3.急性淋巴细胞白血病　长春花15g。水煎服。(《抗癌本草》)

【参考文献】

[1] 国家中医药管理局《中华本草》编委会 . 中华本草 . 上海：上海科学技术出版社，1999：5598.

[2] Zhou X J. Drugs,1992, 44（Suppl 4）:1.

[3] 张素胤，茅百勇，胥彬 . 长春花生物碱部分之一：AC-875 的抗肿瘤作用及毒性 . 药学学报，1965，12（12）：772.

[4] Johnson I S. J Lab Clin Med, 1959,54（5）:830.

[5] Neuss N. Advances in Chemotherapy, 1964,1:133.

[6] 章荣烈 . 中西药研究参考，1974，（4）：3.

[7] 马瑾瑜，余竹元，竺叶青，等 . 长春新碱对培养中的人肝癌细胞的作用 . 上海医科大学学报，1987，14（3）：164.

[8] 余竹元，汤钊猷，马瑾瑜 . 长春新碱 - 抗体结合物的抗肝癌作用 . 肿瘤，1989，9（4）：154.

[9] 杭州制药厂 . 新长春碱硫酸盐 . 医药工业，1971，（3）：43.

[10] 樊亦军，韩锐，周军，等 . 抗癌药 1,2:5,6- 二去水卫矛醇与长春新碱联合用药的实验研究 . 药学学报，1987，22（2）：98.

[11] E1-Sayed A. J Nat Prod, 1981, 44（3）:289.

[12] Tafur S. J Pharm Sci,1975, 64（12）:1953.

[13] Donglas J B. Drugs,1990, 39（5）:653.

[14] 徐积恩 . 抗肿瘤药长春花生物碱的研究 . 药学进展，1993，17（2）：69.

[15] Rivera-Fillat M P. Br J Pharmacol,l988,93（4）:902.

[16] Somers A. C A,1986, 105:126724u.

[17] Singer W D. Biochem Pharmacol,1992,43（3）:545.

[18] 王浴生，邓文龙，薛春生 . 中药药理与应用 . 北京：人民卫生出版社，1983：211.

[19] Kitani R.C A,1979,91:13596c.

[20] Lobert S,Vulevic B,Correin J J.Interaction of Vinca Alkaloids with Tubulin:a Comparison of Vinblastine,Vincristine,and Vinorelbine. Biochemistry, 1996, 35（21）:6806.

[21] 梁谋，吴波，梁念慈 . 抗癌药物与肿瘤细胞膜 PI 激酶活性关系研究 . 中国药理学通报，1994， 10（1）：60.

[22] 黎运源，莫丽凡，吴波，等 . 长春新碱对小鼠肉瘤 S180 细胞脂质成分的影响 . 肿瘤防治研究，1995，22（6）：341.

[23] Cutts J H. Cancer Res, 1961, 21（2）:l68.

[24] 崔燎，吴铁 . 左旋四氢巴马汀增强长春新碱对人白血病细胞株的抑制作用 . 中国药理学通报，1995，11（4）：348.

[25] 刘树人，张雁，陆汉明，等 . 钙调素拮抗剂对长春花碱抗癌作用的影响 . 中华医学杂志，1994，74（11）：680.

[26] Kremmer T. Biochem Pharmacol,1979,28（2）:227.

[27] 彭惠民，杨培，段明松，等 . 口服药物对小鼠生育率的影响 . 中华预防医学杂志，1995，29（5）：318.

[28] 覃文才，张均田 . 尼莫地平、硝苯吡啶和长春胺对大鼠与小鼠化学性记忆障碍的改善作用 . 中国医学科学院学报，1986，8（5）：366.

[29] I.im-Sylianco C Y. C A,1983, 98:27451 h.

[30] 卢尧，刘冰，李冬娜，等 . 长春新碱对小白鼠骨髓细胞姊妹染色单体互换（SCE）的影响 . 白求恩医科大学学报，1987，13（4）：315.

[31] Claud S.Cancer Res,1976, 36（8）: 2710.

[32] 徐丽艳，朱永中，游泳红，等 . 去甲长春花碱联合顺铂治疗中晚期非小细胞肺癌的临床研究 . 中国肺癌杂志 ,2003，6（5）：381.

[33] 唐艳，夏大文，李亚荣，等 . 去甲长春花碱单药治疗老年晚期非小细胞肺癌 26 例 . 中国老年学杂志，2006，26：409.

[34] 陈凤艳，张秀娜 . 去甲长春花碱联合顺铂治疗晚期非小细胞肺癌疗效观察 . 中国肿瘤临床与康复，2007，14（1）：67.

[35] 潘彦康 . 异长春花碱联合顺铂治疗晚期转移性乳腺癌 . 广西医学，2007，29（8）：1253.

[36] 张春生 . 去甲长春花碱联合表阿霉素治疗晚期乳腺癌临床观察 . 药物与临床，2007，4（9）：53.

[37] 徐蕾，白中红，许软成，等 . 紫杉醇与去甲长春花碱分别联合顺铂治疗晚期乳腺癌的疗效比较 . 实用医药杂志，2007，24（7）：811.

Yue ji hua 月季花

Rosae Chinensis Flos
[英]Chinese Rose Flower

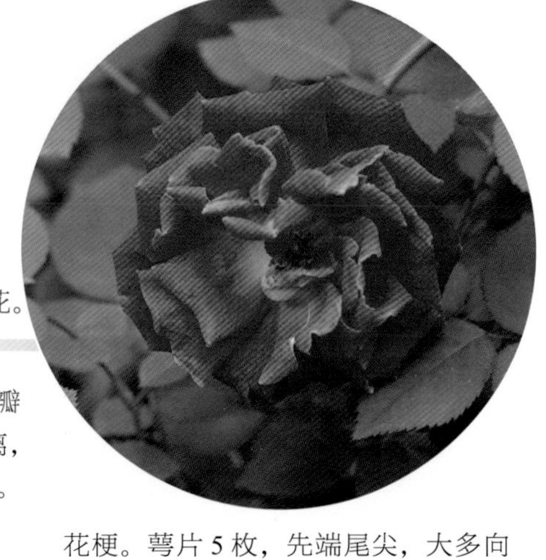

【别名】四季花、月月红、月贵花、月月开、月月花、月季红、勒泡、月光花。

【来源】为蔷薇科植物月季花 *Rosa chinensis* Jacq. 的花。

【植物形态】多年生矮小直立灌木，小枝粗壮而略带钩状的皮刺或无刺。羽状复叶，小叶 3~5，宽卵形或卵状长圆形，长 2~6cm，宽 1~3cm，先端渐尖，基部宽楔形或近圆形，边缘有锐锯齿；两面无毛；叶柄及叶轴疏生皮刺及腺毛，托叶大部附生于叶柄上，边缘有腺毛或羽裂。花单生或数朵聚生成伞房状；花梗长，散生短腺毛；萼片卵形，先端尾尖，羽裂，边缘有腺毛；花瓣红色或玫瑰色，重瓣，微香；花柱分离，子房被柔毛。果卵圆形或梨形，红色。萼片宿存。

【分布】广西全区均有栽培。

【采集加工】春末夏初花将开放时采收，及时低温干燥。

【药材性状】花朵多呈圆形或类球形，花朵多呈圆球形，直径 1~1.5cm。花托倒圆锥形或倒卵形，长 5~7mm，直径 3~5mm，棕紫色，基部较尖，常带有花梗。萼片 5 枚，先端尾尖，大多向下反折，短于或等于花冠，背面黄绿色或橙黄色，有疏毛，内面被白色绵毛。花瓣 5 片或重瓣，覆瓦状排列，少数杂有散瓣，长 2~2.5cm，宽 1~2.5cm，紫色或淡红色，脉纹明显。雄蕊多数，黄棕色，卷曲，着生于花萼筒上。雌蕊多数，有毛，花柱伸出花托口。体轻，质脆，易碎。气清香，味微苦、涩。

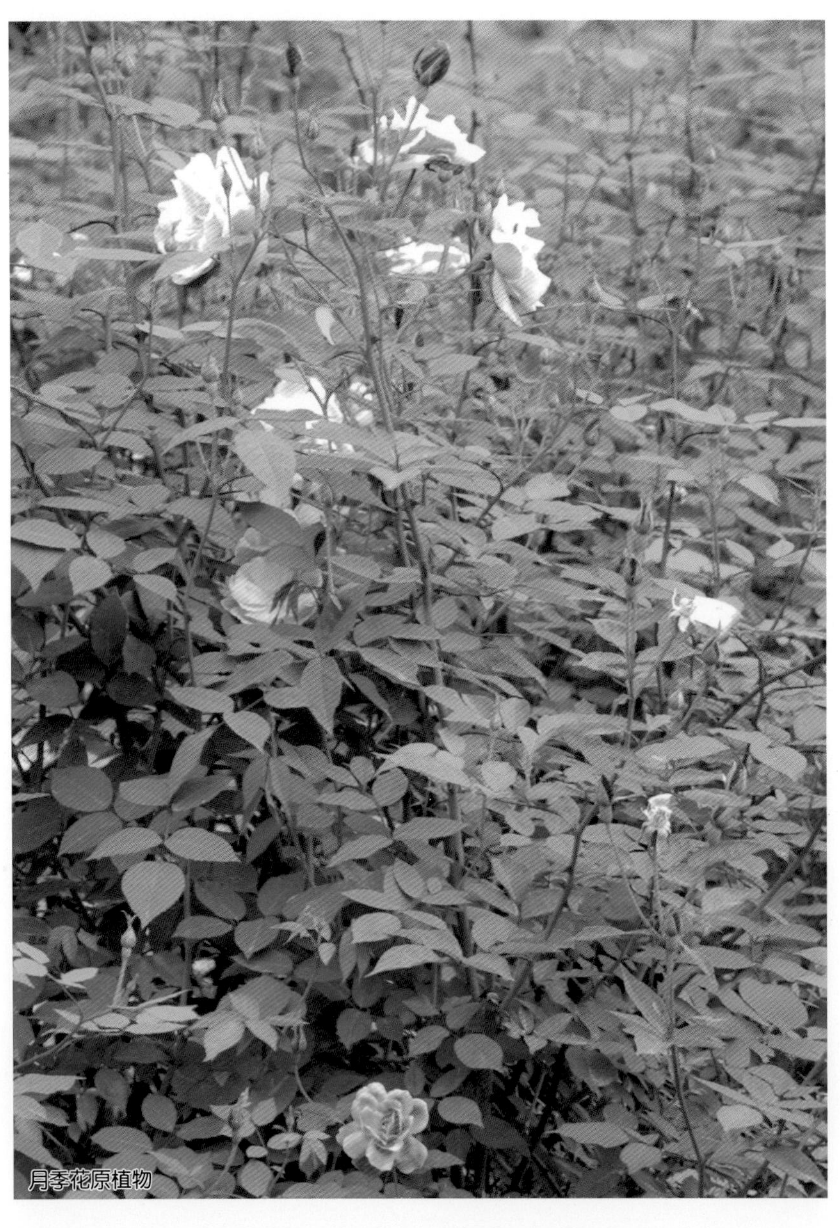
月季花原植物

【品质评价】以完整、色紫红、半开放、气清香者为佳。

【化学成分】本品含挥发油，大部分为萜醇类化合物，主要为香茅醇（citronellol）、牻牛儿醇（geraniol）、橙花醇（nerol）及其葡萄糖苷[1]。另含没食子酸（gallic acid）[1, 2]，槲皮苷（quercitrin），鞣质，色素等[1]。含琥珀酸（succinic acid），琥珀酸甲酯（methyl succinate），没食子酸（gallic acid），没食子酸乙酯（ethyl gallate），原儿茶酸（protoatechuic acid），香草酸（vanillic acid），邻苯二酚（catechol），2,3- 二羟基苯甲酸（2,3-dihydroxybenzoic acid），2,3,4- 三羟基苯甲酸（2,3,4-trihydroxybenzoic acid）[3]。还含槲皮素 -3-*O*-*α*-L- 鼠李糖苷（quercetin-3-*O*-*α*-L-rhamnoside），胡桃苷（juglanin），槲皮素 -3-*O*-*β*-D- 半乳糖苷（quercetin-3-*O*-*β*-D-galactoside），萹蓄苷（avicularin），山柰酚 -3-*O*-6″- 反式 - 香豆酰基 -*β*-D- 葡萄糖苷（kaempferol-3-*O*-6″-*trans*-coumaroyl）-*β*-D-glucoside），槲皮素（quercetin），山柰酚 -3-*O*-*α*-L- 鼠李糖苷（kaempferol -3-*O*-*α*-L-rhamnoside），槲皮素 -3-*O*-6″- 反式 - 香豆酰基 -*β*-D- 葡萄糖苷（quercetin-3-*O*-6″-*trans*-coumaroyl-*β*-D-glucoside），山柰酚 -3-*O*-2″- 没食子酰基 -*β*-D- 葡萄糖苷（kaempferol-3-*O*-2″-galloyl-*β*-D-glucoside），槲皮素 -3-*O*-2″- 没食子酰基 -*β*-D- 葡萄糖苷（quercetin-

3-*O*-2″-galloyl-*β*-D-glucoside），山柰酚（kaempferol）和 *β*-谷甾醇（*β*-sitosterol）[3]。

本品花瓣中含槲皮苷（quercitin），山柰素 -3-*O*- 鼠李糖苷（kaempferol-3-*O*-rhamnoside），槲皮素（quercetin）及山柰黄素（kaempferol）[4]。

【药理作用】

1. 抗菌、抗病毒　月季花中的没食子酸体外抗菌作用的抑菌浓度为 5mg/ml [5]，含有的黄酮类物质山柰素属广谱抗菌药，槲皮苷也具有较强的抗病毒作用 [6]。

2. 抗氧化　月季花提取物具有清除自由基的作用，作用随提取物浓度增加而逐渐增强。其清除率大小依次为 95% 乙醇、水、60% 乙醇、乙酸乙酯提取物 [7]。

3. 利尿　月季花所含槲皮苷能扩张肾动脉，增加肾动脉血流量而利尿 [8]。

4. 提高免疫功能　月季花中的黄酮成分——槲皮素 0.001~0.01μg/ml 可促进 T、B 淋巴细胞转化并增强白介素 -2（IL-2）的产生 [9]。

5. 抑制血小板聚集　槲皮素可能通过激活血小板环氧化酶，增强血管内皮覆盖血小板血栓处的 PGI_2 的生物合成，抑制血小板聚集，产生舒血管作用，对抗血栓形成，并可抑制由血小板活化因素导致的血小板聚集 [10]。

6. 对心血管系统作用　槲皮素苷可降低血管通透性，用于治疗脑血栓、动脉硬化症和心肌梗死 [11]。

7. 抗癌　槲皮素不仅对多种致癌物、促癌物和致突变剂有拮抗作用，而且对多种恶性肿瘤细胞如艾氏实体瘤细胞、宫颈癌 Hela 细胞、人乳腺癌细胞、人神经胶质瘤细胞、人咽癌细胞、多种胃癌细胞、结肠癌细胞和卵巢癌细胞等有抑制生长作用 [12]。

8. 保护外源性一氧化氮（NO）损伤的胰岛细胞　月季花水提物可减少外源性 NO 损伤的离体胰岛细胞 NO、丙二醛释放，提高超氧化物歧化酶水平，提高细胞存活率，提高胰岛素分泌功能量，抑制 DNA 含量的降低，对外源性 NO 造成的胰岛细胞损伤有很好的保护作用 [13]。

【临床研究】

1. 肌内注射硬结　治疗组用月季花研粉、调糊后敷于硬结部位，每日 2~3 次，每次 1h。对照组用温毛巾热敷，每日 2~3 次，每次 1h。两组均 3 天为 1 个疗程，共治疗 2 个疗程。结果：治疗组总有效率 97.5%，对照组总有效率 75%，治疗组疗效明显优于对照组（$P<0.01$）[14]。

2. 糖尿病性胃轻瘫　治疗组在西医降糖治疗方法治疗的基础上，加服糖脾康胶囊（月季花、黄芪、党参、山药、法半夏、紫苏、麦芽、神曲、山楂、枳壳、瓜蒌、北沙参、丹参、玉竹、黄精、穿山甲），每次 4 粒（初次量加倍），每天 3 次，餐前 30min 口服（有溃疡史者改成餐后服用）。对照组加服莫沙必利，每次 10mg，每天 3 次，餐前 30min 口服。两组均治疗 15 天。结果：治疗组共 40 例，对照组 39 例。2 组治疗后消化道症状及空腹血糖、餐后 2h 血糖均有明显改善（$P<0.01$），且治疗组疗效明显优于对照组 [15]。

【性味归经】味甘、微苦，性温。归肝经。

【功效主治】活血调经，解毒消肿。主治月经不调，痛经，闭经，跌打损伤，瘰疬，痈肿，烫伤。

【用法用量】内服：煎汤或开水泡服，3~6g，鲜品 9~15g。外用适量，鲜品捣敷患处，或干品研末调搽患处。

【使用注意】脾虚便溏者慎服；孕妇及月经过多者禁服。

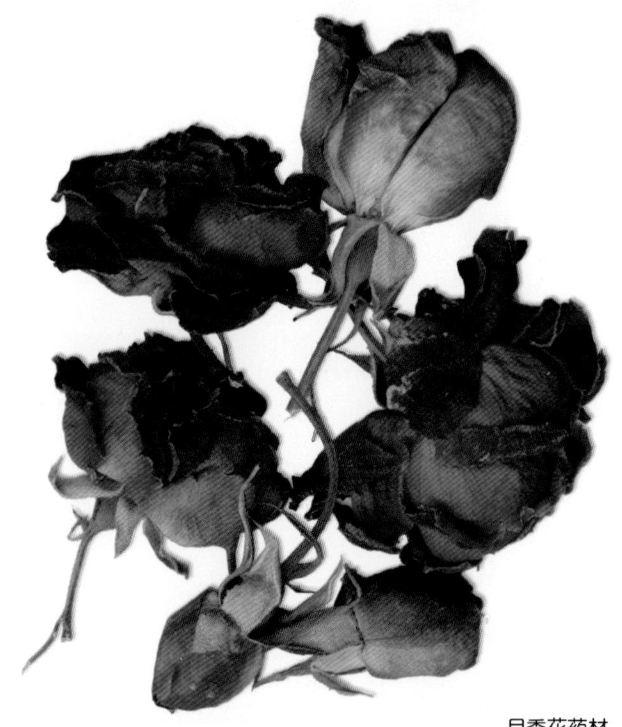

月季花药材

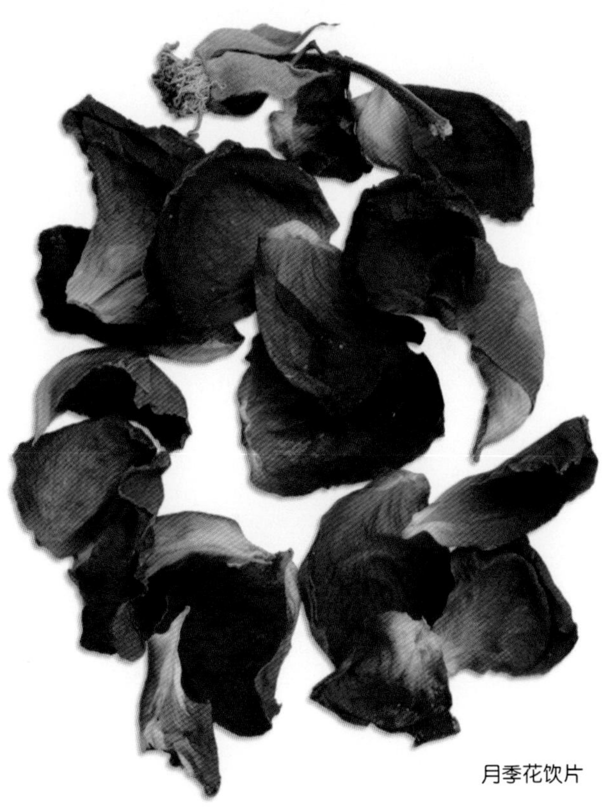

月季花饮片

【经验方】

1. 皮肤湿疹，疮肿　鲜月季花捣烂，加白矾少许，外敷。（《四川中药志》1979 年）
2. 烫伤　月季花焙干研粉，茶油调搽患处。（《浙江药用植物志》）
3. 外伤肿痛　月季花、地鳖虫等量研细末，每次 4~5g，每日 2 次，温酒少许冲服，另用鲜花捣烂敷患处。（《安徽中草药》）
4. 筋骨疼痛或骨折后遗疼痛　月月红花炕干研末，每次 3g，用酒吞服，服后卧床发汗。（《贵州草药》）
5. 治月经不调，血瘀经闭　月季花 9g，益母草、马鞭草各 15g，丹参 12g。煎服。（《安徽中草药》）
6. 高血压　月季花 9~15g，开水泡服。（《福建药物志》）
7. 肺虚咳嗽咯血　月季花合冰糖炖服。（《泉州本草》）

附：月季花叶

味微苦，性平。归肝经。功效：活血消肿，解毒，止血。主治：疮疡肿毒，跌打损伤，外伤出血。内服：煎汤，3~9g。外用适量，嫩叶捣敷。

经验方　①热疖肿毒：月季叶、垂盆草各适量，捣烂敷患处，干则更换。（《安徽中草药》）②筋骨疼痛，腰膝肿痛，跌打损伤：月季花嫩叶，捣烂敷患处。（《湖南药物志》）

月季花根

味甘、苦、微涩，性温。归肝经。功效：活血调经，消肿散结，涩精止带。主治：月经不调，痛经，闭经，跌打损伤，瘰疬，遗精，带下。内服：煎汤，9~30g。

经验方　①瘰疬未溃：月季花根，每次 15g，炖鲫鱼吃。（《泉州本草》）②月经痛：月季花根 30g，鸡冠花 30g，益母草 9g。煎水炖蛋吃。（江西《草药手册》）③血崩：月季花根 30g，猪肉 250g。炖服。（《草木便方今释》）

【参考文献】

[1] 国家中医药管理局《中华本草》编委会 . 中华本草 . 上海：上海科学技术出版社，1999：2768.

[2] 赵倩，赵宏武，陈卫平，等 . 月季花化学成分的研究（Ⅰ）. 第九届全国中药和天然药物学术研讨会大会报告及论文集，2007，12：363.

[3] 张沛，薛莹，青琳森，等 . 月季花的化学成分研究 . 中草药，2010，41（10）：1616.

[4] 徐文昭 . 月季花花瓣的黄酮类成分的研究 . 2000，16（4）：225.

[5] 黄泰康 . 常用中药成分与药理手册 . 北京：中国医药科技出版社，1994.

[6] 朱宇同，杨汝才，苏章，等 . 鱼腥草非挥发油提取物抗病毒作用的初步研究 . 中草药，1983，14（7）：25.

[7] 胡迎芬，胡博路，杭瑚，等 . 月季花抗氧化作用的研究 . 食品工业科技，2000，4（21）：21.

[8] 翁维良，房书亭 . 临床中药学 . 郑州：河南科学技术出版社，1998.

[9] 张梅，邸晓辉，刘梅 . 旱莲草中黄酮类成分的免疫调节作用 . 中草药，1997，28（10）：615.

[10] Grylewski RJ,Korbut R,Robak J,et al.On the mechanism of antithrombotic action of flavonoids. Biochem Pharmacol, 1987,36（3）:317.

[11] 张毓芬，朱明娟 . 黄酮类化合物对血小板聚集的抑制作用 . 中国心血管杂志，1995，3（5）：391

[12] 毛雪石 . 黄酮类物质的抗肿瘤活性 . 国外医学・药学分册，1995，22（3）：93.

[13] 刘英发，王宪明，王敏伟 . 月季花水提物对外源性一氧化氮损伤的胰岛细胞的保护作用 . 沈阳药科大学学报，2006，23，（12）：109.

[14] 赵忠菊 . 月季花粉外敷治疗肌内注射硬节 . 现代医药卫生，2005，21（24）：3494.

[15] 连中鄂 . 糖脾康胶囊合西药治疗糖尿病性胃轻瘫 40 例 . 江西中医药，2006，37（5）：38.

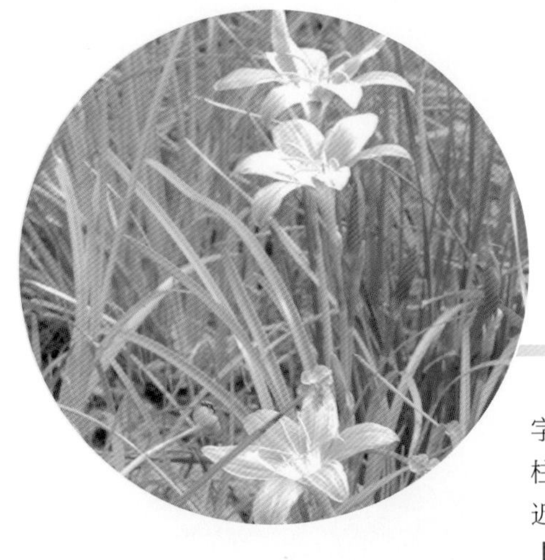

Feng yu hua 风雨花

Zephyranthis Grandiflorae Herba

[英]Rosepink Zephyrlily Herb

【别名】菖蒲莲、红玉帘、风雨花、旱水仙、空心韭菜、独蒜。

【来源】为石蒜科植物韭莲 *Zephyranthes grandiflora* Lindl. 的全草。

【植物形态】多年生草本。鳞茎卵球形，表皮膜质，呈褐色，下面着生多数细根。基生叶常数枚簇生；叶片线形，扁平，长 15~30cm，宽 6~8mm。花单生于花茎顶端，玫瑰红色或粉红色，总苞片佛焰苞状，常带淡紫红色，下部合生成管；花被裂片 6，倒卵形，先端略尖；雄蕊 6，长为花被的 2/3~4/5，花药丁字形着生；子房下位，3 室，花柱细长，柱头深 3 裂。蒴果近球形；种子黑色，近扁平。

【分布】广西主要分布于南宁、龙州、那坡、环江、阳朔、昭平等地。

【采集加工】全年均可采收，洗净，切段，晒干。

【药材性状】鳞茎呈卵形，长 1.5~2.5cm，直径 1~1.5cm。基部留有少数须根。表面有 2~3 层暗棕色干枯膜质鳞片包被，内有约 10 层白色鳞片。横切面呈同心环状。气微，味淡。

【品质评价】以干燥色绿、个大、均匀、叶多者为佳。

【化学成分】风雨花球茎中含有甘露糖结合凝集素（ZGA）[1]。

【药理作用】

抗肿瘤　从植物中提取的水鬼蕉碱对小鼠 P388 淋巴细胞白血病有治疗作用[2]。

【性味归经】味苦，性寒。归心、肝经。

【功效主治】凉血止血，解毒消肿。主治吐血，便血，崩漏，跌伤红肿，痈疮红肿，毒蛇咬伤。

【用法用量】内服：煎汤，15~30g。外用适量，捣敷。

【使用注意】虚寒出血者慎用。

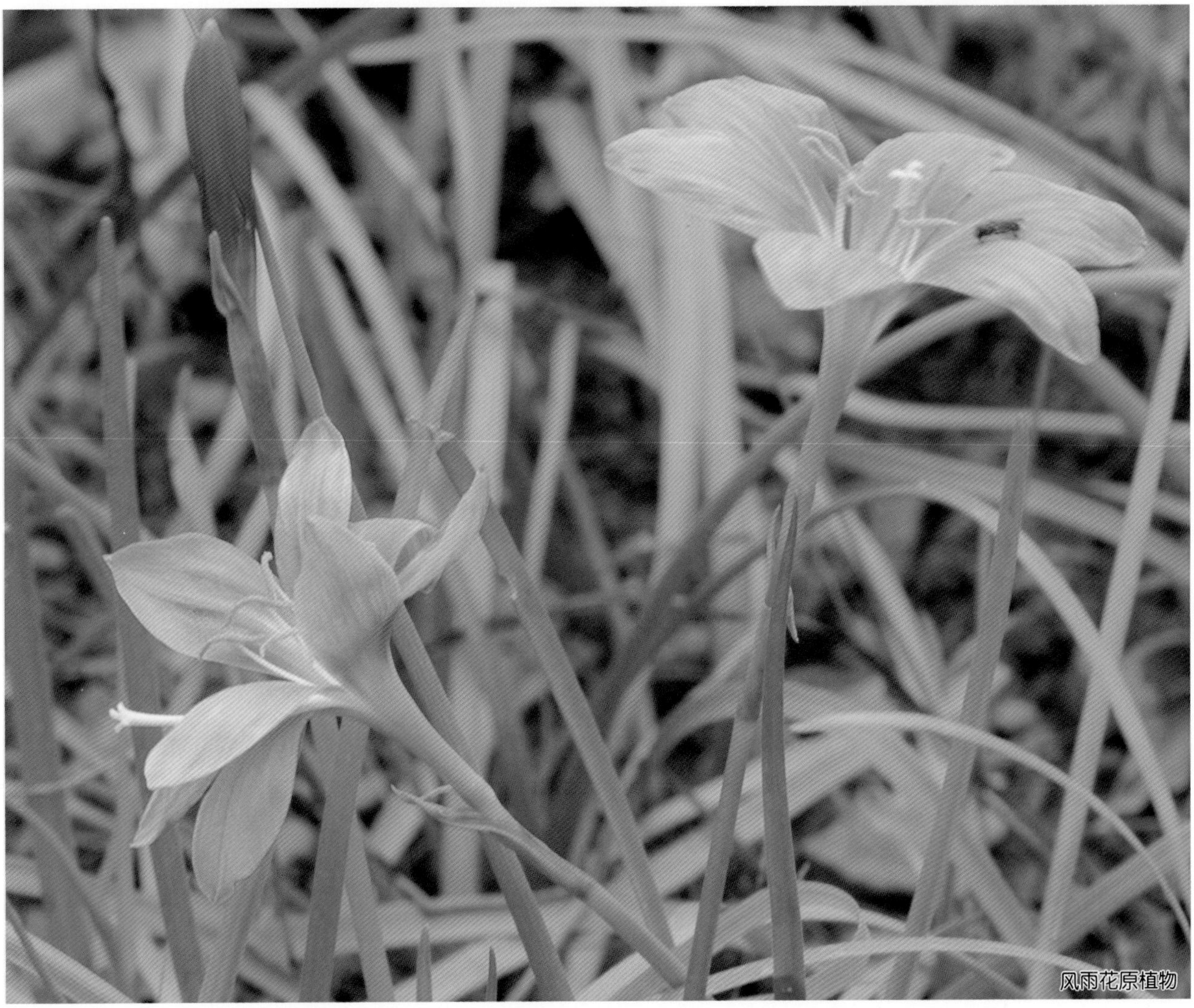

风雨花原植物

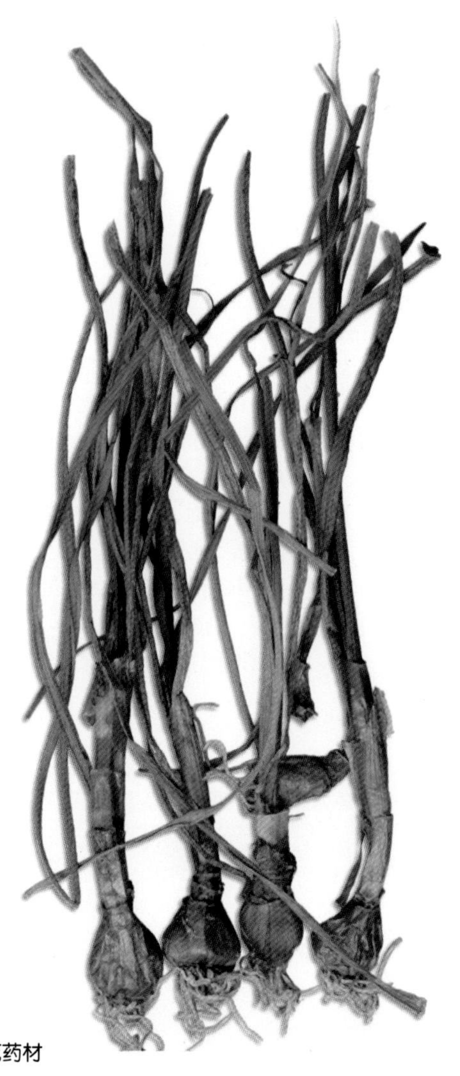
风雨花药材

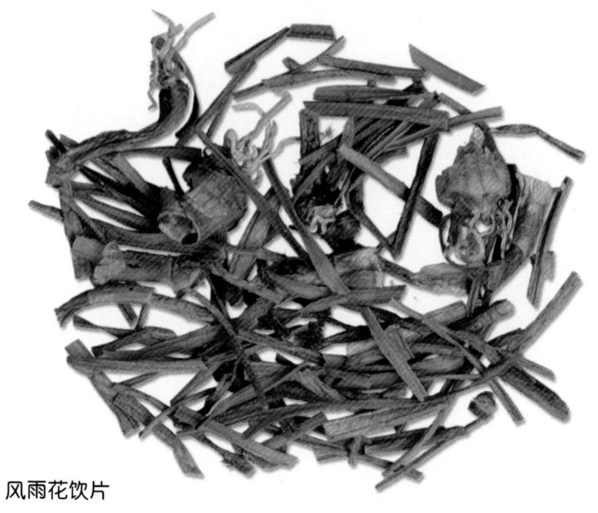
风雨花饮片

【经验方】

1.痈疮红肿　旱水仙根适量。捣绒包裹患处。(《贵州草药》)

2.跌伤红肿　旱水仙适量。捣绒包裹患处。(《贵州草药》)

3.吐血、血崩　旱水仙 30~60g。煨水服。(《贵州草药》)

【参考文献】

[1] 鲍锦库，吴传芳，安洁，等. 风雨花甘露糖结合凝集素基因克隆与序列分析. 生物医学工程学杂志，2004，21（5）：812.

[2] Pettie G R.J Nat Prod,1984,47（6）:1018.

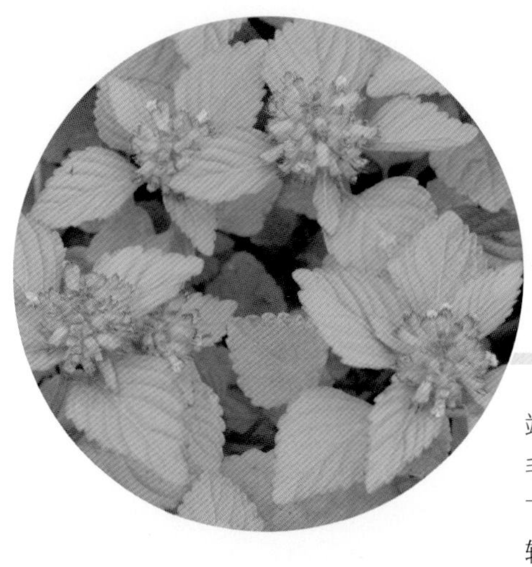

Feng lun cai

风轮菜

Clinopodii Chinensis Herba

[英]Chinese Clinopodium Herb

【别名】蜂窝草、节节草、九层塔、苦地胆、熊胆草、九塔草、落地梅花、断血流。

【来源】为唇形科植物风轮菜 *Clinopodium chinense*（Benth.）O. Kuntze 的全草。

【植物形态】多年生草本。茎基部匍匐生根，上部上升，多分枝，四棱形，密被短柔毛及腺毛，叶对生；叶柄密被疏柔毛；叶片卵圆形，长 2~4cm，宽 1.3~2.6cm，先端尖或钝，基部楔形，边缘具锯齿，上面密被短硬毛，下面被疏柔毛。轮伞花序多花密集，常偏向一侧，呈半球形；苞片针状，被柔毛状缘毛及柔毛；花萼狭管状，紫红色，外面被柔毛及腺柔毛，上唇 3 齿，先端具硬尖，下唇 2 齿，齿稍长，先端具芒尖；花冠紫红色，外面被微柔毛。内面喉部具毛茸，上唇先端微缺，下唇 3 裂，中裂片稍大；雄蕊 4，前对较长，花药 2 室；子房 4 裂，花柱着生于子房底，柱头 2 裂。小坚果 4，倒卵形，黄棕色。

【分布】广西主要分布于南丹、罗城、三江、柳江、金秀、蒙山、阳朔等地。

【采集加工】夏、秋季采收，洗净，切段，晒干或鲜用。

【药材性状】茎呈四方柱形，直径 2~5mm，长 70~100cm，节间长 3~8cm；表面棕红色或棕褐色，具细纵条纹，密被柔毛，四棱处尤多。叶对生，有柄，多卷缩或破碎，完整者展平后呈卵圆形，长 1~5cm，宽 0.8~3cm，边缘具锯齿，上面褐绿色，下面灰绿色，均被柔毛。轮伞花序具残存的花萼，外被毛茸。小坚果倒卵形，黄棕色。全体质脆，易折断与破碎，茎断面淡黄白色，中空。气微香。味微辛。

【品质评价】以叶多、完整、色绿者为佳。

【化学成分】本品全草含三萜皂苷类（triterpenoid saponin），黄酮类（flavonoids）等成分。三萜皂苷类成分有风轮菜皂苷（clinopodiside）A[1]、B、C、D、E、F、G[2]。黄酮类成分包括香蜂草苷（didymin），橙皮苷（hesperidin），芹菜素（apigenin），柚皮素（naringenin）[2]，异樱花素（*iso*-sakuranetin），柚皮素-7-芸香糖苷（nairutin），江户樱花苷（prunin）[3]。此外，还含有 β- 胡萝卜素（β-daucosterol）[2]，熊果酸（ursolic acid）[3]，β-谷甾醇（β-sitosterol）[4] 等。

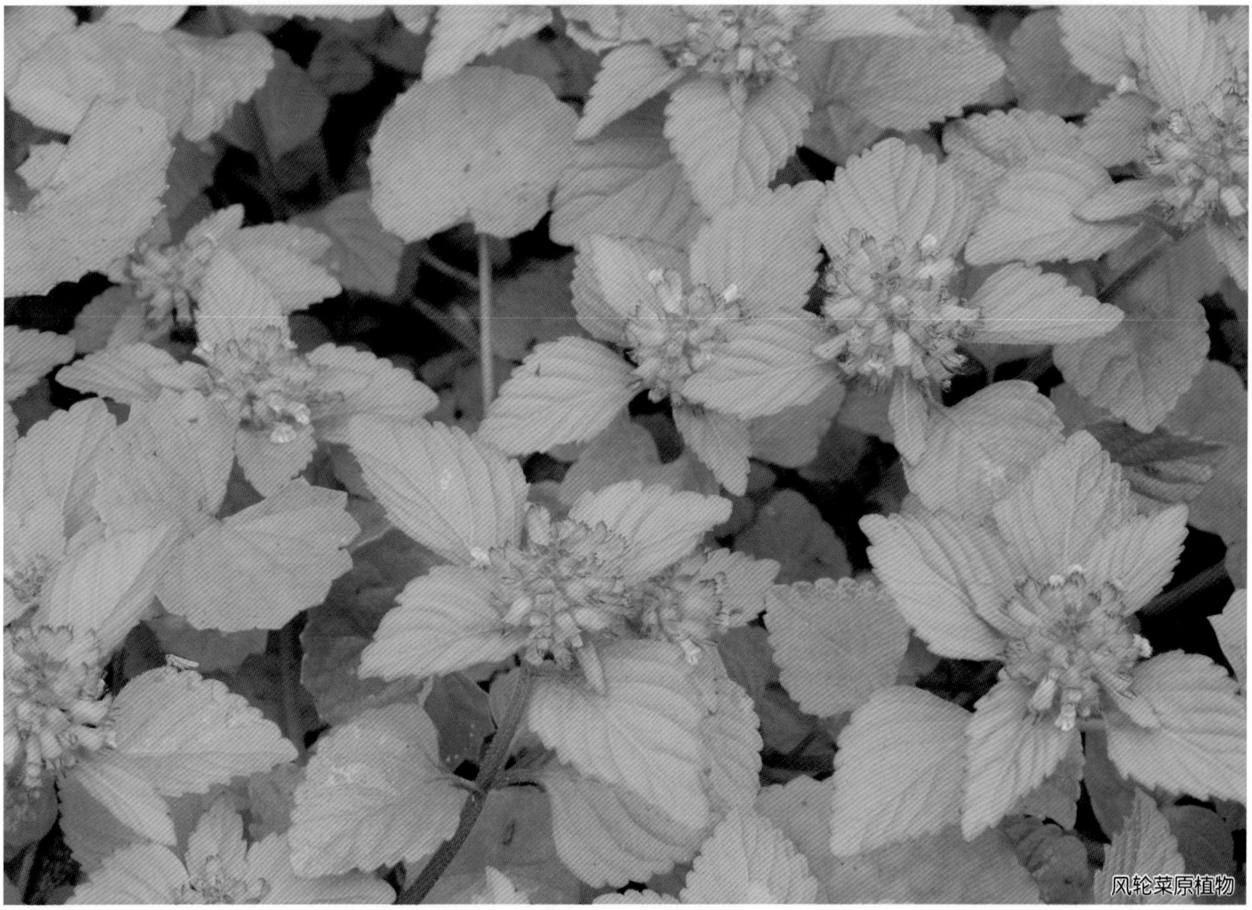

风轮菜原植物

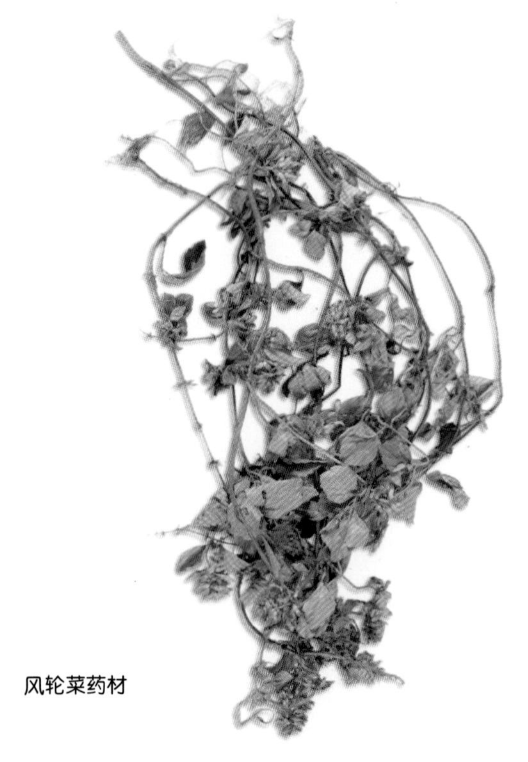
风轮菜药材

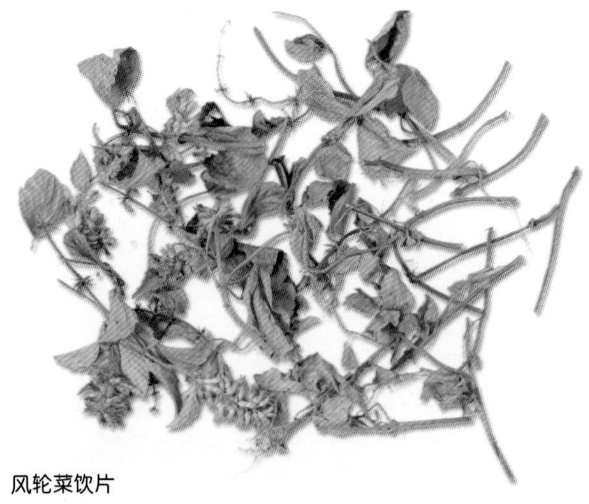
风轮菜饮片

【药理作用】

1. 止血　风轮菜药粉有缩短家兔颈动脉、股动脉切口出血时间，醇提物可缩短小鼠断尾出血时间、毛细血管凝血时间，减少出血量[5]。风轮菜水浸膏、醇浸膏、粗皂苷对家兔、豚鼠离体血管条有增强收缩力作用，醇浸膏作用最强，水浸膏较弱。对子宫动脉作用最强，其次为肾动脉、胸主动脉、肺动脉。与去甲肾上腺素比较，作用缓慢、温和而持久，该作用是直接兴奋血管平滑肌所致[6]。

2. 抑菌　风轮菜醇提物对金黄色葡萄球菌、肺炎链球菌、大肠杆菌的最低抑菌浓度分别为 1：10、1：20、1：10[5]。

3. 毒理　风轮菜醇提物的灭菌水溶液在兔眼结膜滴眼和兔耳皮内注射试验中均未见刺激性。家兔组织埋藏药粉，也未见明显反应，局部吸收良好[5]。

【临床研究】

1. 妇科出血　用断血流片，每次 3 片，每日 3 次（1 日量相当于生药 50g），连服 3~5 天。功能性子宫出血病人一般在月经开始时口服，少数病例在月经将来前服药。结果：共治疗 802 例，其中显效 314 例（39.2%），有效 384 例（47.8%），总有效率为 87%[7]。

2. 毒蛇咬伤　用方（白蛇药、金锁匙、穿心莲、七叶一枝花、威灵仙、一朵云、细叶七星剑、蛇总管、山慈菇、风轮菜、薄荷胡桐籽、黄花蛇、白花蛇）随证加减，水煎服，每日 1~2 剂，亦可制成丸、散、片、酒等服用。结果：共治疗银环蛇、金环蛇、眼镜蛇、蝰蛇、青竹蛇咬伤共 104 例（重型 18 例，中型 32 例，轻型 49 例），全部治愈[8]。

【性味归经】味苦、辛，性凉。归肺、肝、大肠经。

【功效主治】疏风清热，解毒消肿。主治感冒，中暑，急性胆囊炎，肝炎，肠炎，痢疾，腮腺炎，乳腺炎，疔疮肿毒，过敏性皮炎，急性结膜炎。

【用法用量】内服：煎汤，10~15g。外用适量，捣敷或煎水洗。

【使用注意】脾寒泄泻者慎服。

【经验方】

1. 疔疮　蜂窝草捣敷，或研末调菜油敷。（《贵州民间药物》）
2. 烂头疔　蜂窝草、菊花叶适量，捣绒敷。（《贵州民间药物》）
3. 火眼　蜂窝草叶放手中揉去皮，放眼角，数分钟后流出泪转好。（《贵州民间药物》）
4. 感冒寒热　蜂窝草五钱，阎王刺二钱。水煎服。（《贵州民间药物》）
5. 小儿疳病　蜂窝草五钱，晒干研末，蒸猪肝吃。（《贵州民间药物》）

【参考文献】

[1] 薛申如，刘金旗，王刚，等．风轮菜中三萜皂苷的研究．药学学报，1992，27（3）：207.
[2] 国家中医药管理局《中华本草》编委会．中华本草．上海：上海科学技术出版社，1999：6017.
[3] 陈靖宇．风轮菜属植物荫风轮和风轮菜的有效成分研究．中国协和医科大学中国医学科学院博士学位论文，1997.
[4] 柯樱，蒋毅，罗思齐．风轮菜的化学成分研究．中草药，1999，30（2）：10.
[5] 刘青云，王元勋，戴敏，等．风轮菜属四种植物止血作用的比较研究．中药材，1991，14（5）：40.
[6] 刘青云，陆敏，彭代银．荫风轮、风轮菜提取物对血管作用的研究．安徽中医学院学报，1985，4（4）：46.
[7] 安徽省断血流研究协作组．草药断血流治疗妇科出血疾病 802 例疗效观察．新医药学杂志，1975，（9）：30.
[8] 谢子珊，李桥．中草药复方治疗蛇毒咬伤 104 例临床观察．新医学，1975，6（6）：279.

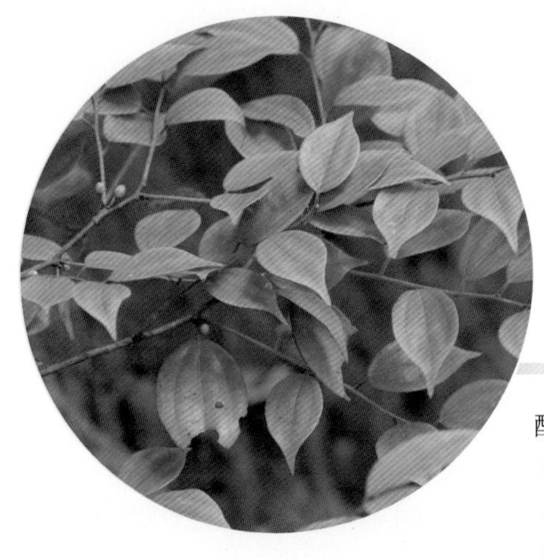

乌药 Wu yao

Linderae Radix
[英]Combined Spicebush Root

【别名】旁其、天台乌药、矮樟、矮樟根、铜钱柴、土木香、鸡骨香、白叶柴。

【来源】为樟科植物乌药 *Lindera aggrigata*（Sims）Kosterm. 的块根。

【植物形态】多年生常绿灌木。根木质，膨大粗壮，略成连珠状。树皮灰绿色。幼枝密生锈色毛，老时几无毛。叶互生，革质；叶柄有毛；叶片椭圆形或卵形，长 3~7.5cm，宽 1.5~4cm，先端长渐尖或短尾状，基部圆形或广楔形，全缘，上面有光泽，仅中脉有毛，下面生灰白色柔毛，三出脉。中脉直达叶尖。花单性，异株；伞形花序腋生，总花梗极短；花被片 6，黄绿色；雄花有雄蕊 9，3 轮，花药 2 室，内向瓣裂。雌花有退化雄蕊，子房上位，球形 1 室，胚珠 1 枚，柱头头状。核果椭圆形或圆形，熟时紫黑色。

【分布】广西主要分布于邕宁、博白、陆川、玉林、梧州等地。

【采集加工】全年均可采收，选取纺锤形根，洗净，切片，晒干。

【药材性状】根纺锤形或圆柱形，略弯曲。有的中部收缩呈连珠状，习称“乌药珠”，长 5~15cm，直径 1~3cm。表面黄棕色或灰棕色，有细纵皱纹及稀疏的细根痕。质极坚硬，不易折断，断面黄白色。气芳香，味微苦、辛，有清凉感。

乌药片为横切圆形薄片，厚 1~5cm，或更薄，切面黄白色至淡棕黄色而微红，有放射状纹理和年轮，质脆。

【品质评价】以个大、肥壮、质嫩、折断面香气浓郁者为佳；乌药片以平整不卷、色红微白、无黑色斑点者为佳。质老、不呈纺锤形的直根，不供药用。

【化学成分】本品根茎含钓樟醇（linderol，即左旋龙脑 borneol）。倍半萜成分：钓樟环氧内酯（linderane），钓樟内酯（linderalactone），异钓樟内酯（*iso*-linderalactone），新钓樟内酯（neolinderalactone），钓樟揣内酯（lindestrenolide），去氢钓樟揣内酯（dehydrolindestrenolide），钓樟烯醇（linderene），钓樟烯（lindenene），钓樟烯酮（lindenenone），钓樟揣烯（lindestrene），钓樟烯醇乙酸酯（linderene acetate），异氧化钓樟素（*iso*-linderoxide），异呋喃大牻牛儿烯（*iso*-furanogermacrene），乌药酸（linderaic acid），钓樟奥（linderazulene），兰香油奥（chamazulene）等。尚含新木姜子碱（laurolitsine），波尔定碱（boldine），网叶番荔枝碱（reticuline）[1]。种子脂肪油主要含顺式 - 十四碳 -4- 烯酸（*cis*-4-tetradecenoic acid），十六碳烯酸（hexadecenoic acid），油酸（oleic acid），亚油酸（linoleic acid），二十碳烯酸（eicosenoic acid）等。根中挥发油含柠檬烯（limonene），β- 葎草烯（β-humulene）[2]，乌药根烯（lindestrene），乌药烯醇（lindenenol），乙酸乌药烯醇酯（lindenyl acetate）[1]，α- 蒎烯（α-pinene），莰烯（camphene），β- 蒎烯（β-pinene），α- 菲兰烯（α-phellandren），β- 菲兰烯（β-phellandren）[3]，α- 松油醇（α-terpineol）[4]。

【药理作用】

1. 抗菌、抗病毒　乌药水提取物对原代人胚肌皮单层细胞显示高效病毒抑制作用 [5]。20% 乌药的药液对呼吸道合胞病毒，柯萨奇 B_1、B_3、B_4 病毒有抑制作用，抑制指数均为 4 个对数，

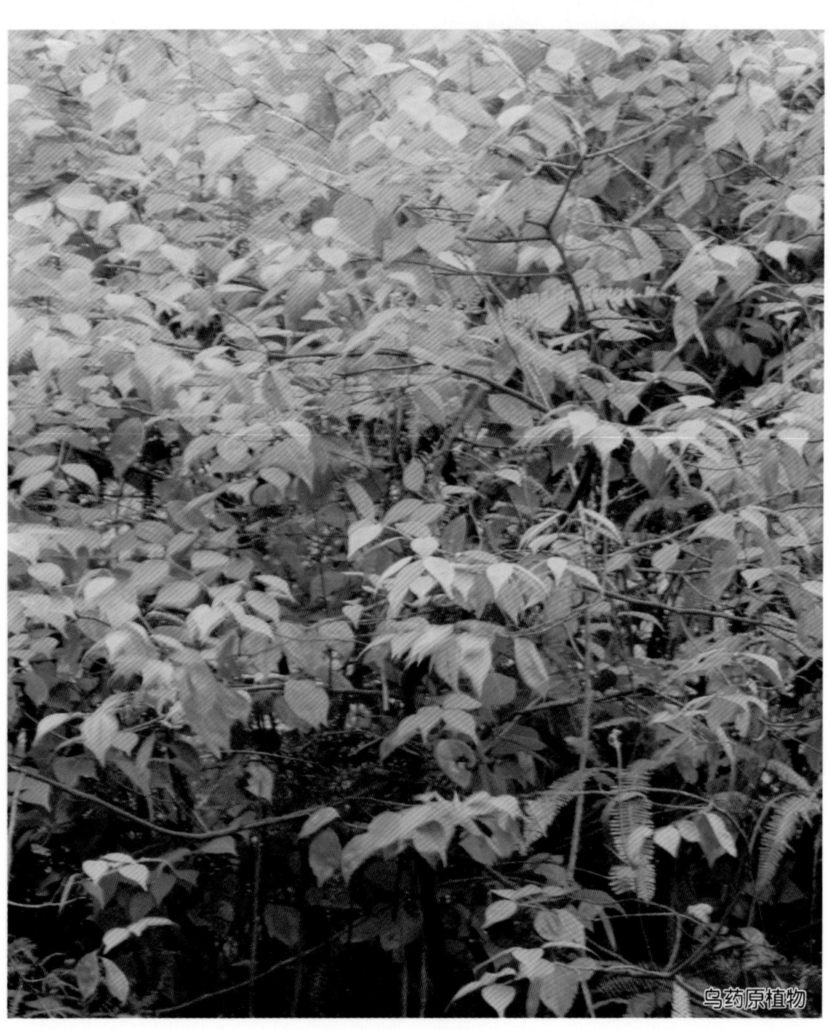
乌药原植物

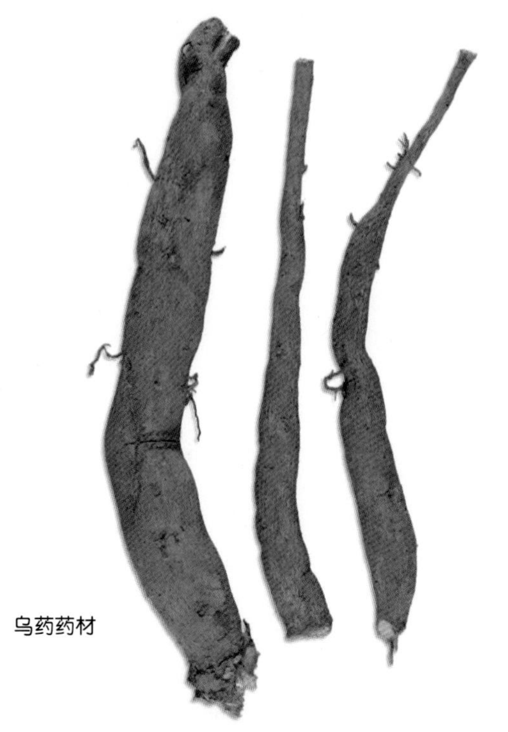
乌药药材

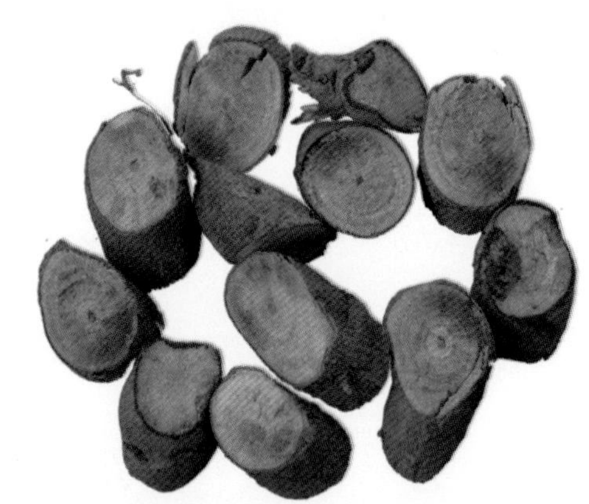
乌药饮片

属高效抗病毒药物[6]。乌药的水和醇提取物对单纯疱疹病毒也有抑制作用，亦属高效药物[5]。乌药对金黄色葡萄球菌、甲型溶血性链球菌、伤寒杆菌、变形杆菌、铜绿假单胞菌、大肠杆菌均有抑制作用[7]。

2. 对消化系统影响　乌药对胃肠平滑肌有兴奋和抑制的双重作用，并能增加消化液的分泌[8]。乌药水提物、醇提物均能降低小鼠甲基橙胃残留率，在20g/kg剂量时能够增大小鼠小肠炭末推进率，对家兔离体肠平滑肌蠕动有抑制作用，并能对抗乙酰胆碱、磷酸组胺、氯化钡所致肠肌痉挛[9]，还能对抗临床应用大黄引起的腹痛[10]。乌药水煎液可增大家兔胃电幅值，有兴奋和增强胃运动节律作用[11]，还可抑制溃疡的形成，对抗乙醇诱发的细胞损伤，具有细胞保护作用，且兼有全身作用，乌药的这种保护作用与神经功能有关[12]。

3. 对心血管系统作用　乌药对心肌有兴奋作用，其挥发油内服有兴奋心肌、加速回流循环、升压及发汗作用，亦有兴奋大脑皮质、促进呼吸作用，局部涂用可使血管扩张、血液循环加快、缓解复合肌肉痉挛性疼痛作用[7]。

4. 抗组胺等作用　乌药根醇提取物对豚鼠离体气管有抗组胺作用[13]。乌药干粉能缩短家兔血浆再钙化时间，促进血凝[14]。乌药亦有抗凝血酶作用[15]。乌药对小鼠肉瘤S180抑制作用明显[16]。乌药根中呋喃倍半萜组分对实验性肝损伤有预防作用，该组分对四氯化碳引起的谷草转氨酶（AST）、谷丙转氨酶升高有预防作用，对乙硫氨酸所致血清转氨酶升高，AST升高均有较强的抑制作用，并可保护肝脏免受脂肪浸润[17]。乌药的水、醇提取物具有较强的镇痛、抗炎作用，以其正丁醇部位的镇痛、抗炎活性为最强[18]。乌药总生物碱（TARL）抑制大鼠继发性足肿胀，增加大鼠体重，而对原发性足趾肿胀仅呈抑制趋势。TARL体外可浓度依赖性抑制刀豆球蛋白A所致小鼠脾淋巴细胞增殖及脂多糖所致小鼠腹腔巨噬细胞释放一氧化氮和白介素-1[19]。

5. 毒理　乌药经口给药半数致死量大于10.0g/kg。小鼠微核试验、精子畸形试验及Ames试验均阴性。30天喂养试验高剂量组大鼠肝脏相对增大，大鼠生长发育、血生化及病理组织学观察等指标无明显影响[20]。

【临床研究】

1. 前列腺炎　治疗组用天台乌药散（茴香10g，乌药10g，元胡10g，荔枝核10g，王不留行10g，黄柏10g，莪术10g，丹参10g，牛膝10g），水煎，每日1剂，早晚2次分服。对照组用利复星片（北京双鹤药业股份有限公司），每次200mg，每天2次。均以15天为1个疗程，4个疗程后评定效果。治疗期间停用其他药物，忌酒及辛辣刺激之品，禁房事。结果：治疗组痊愈28例，显效20例，有效8例，无效4例，总有效率93.33 %；对照组痊愈26例，显效23例，有效7例，无效4例，总有效率93.33%。两组无显著差别（$P>0.05$）[21]。

2. 胃脘痛　用加味百合乌药汤（百合30g，乌药12g，砂仁6g，白芍15g，陈皮12g，木香9g，白术15 g），水煎，每日1剂，分2次服。1~2周后随访1次，1个月为1个疗程，流质食物，禁酸辣刺激性食物。共治疗35例（其中确诊为慢性浅表性胃炎者12例，慢性萎缩性胃炎者3例，胃及十二指肠溃疡者9例，胃神经官能症者10例，胃癌者1例），痊愈15例，好转18例，无效2例，总有效率94.3%[22]。

【性味归经】味辛，性温。归脾、胃、肝、肾、膀胱经。

【功效主治】行气止痛，温肾散寒。主治头痛，胸胁满闷，脘腹胀痛，痛经及产后腹痛，尿频，遗尿。

【用法用量】内服：煎汤，5~10g，或入丸、散。外用适量，研末调敷。

【使用注意】气虚及内热证病人禁服；孕妇及体虚者慎服。

【经验方】

1. 诸疮久不愈　乌药末二两，猪胆三枚。上二味，以胆汁和乌药末，令匀，以薄绵裹，内疮口，日三五度。(《圣济总录》乌药膏方)

2. 跌打损伤(背部伤尤宜)　乌药 30g，威灵仙 15g。水煎服(《江西草药》)

3. 声音哑　甘草、桔梗、乌梅、乌药各等份。水煎服。(《仙拈集》回音饮)

4. 男子气厥头痛，妇人气盛头疼及产后头痛　川芎、天台乌药。上等份为细末，每服二钱，腊茶清调服，或用葱茶汤调服，并食后。(《严氏济生方》)

5. 七情伤感，上气喘息，烦闷不食　人参、槟榔、沉香、天台乌药各等份。上各浓磨水，和作七分盏，煎三五沸。放温服，或下养正丹尤佳。(《严氏济生方》四磨汤)

6. 心腹刺痛，调中快气　乌药(去心)十两，甘草一两，香附子(砂盆内断去皮、毛，焙干)二十两。上为细末。每服一钱，入盐少许，或不着盐，沸汤点服，不拘时。(《太平惠民和剂局方》小乌沉汤)

7. 气喘　乌药末、麻黄五合，韭菜绞汁一碗，冲末药服即止，不止再服。(《心医集》)

8. 肾经虚寒，小便滑数及白浊等疾　天台乌药(细锉)，益智子(大者，去皮，炒)等份，为末。另用山药炒黄为末，打糊丸，如梧桐子大，曝干，每服五十丸，嚼茴香数十粒，盐汤或盐酒下。(《魏氏家藏方》固真丹)

9. 小肠气痛不可忍　用乌药(捣碎，酒浸一宿)、良姜、舶上茴香、青皮(去白)各一两，为末。每服两钱，以发时热酒调。(《卫生易简方》)

10. 室女月水不调，或赤或浊，断续不定，心膈迷闷，腹胀坠痛　乌药二两，当归(切、焙)、蓬莪术(炮)各一两。为细末。每服二钱匕，以温酒调下。(《圣济总录》乌药散)

【参考文献】

[1] 国家中医药管理局《中华本草》编委会．中华本草．上海：上海科学技术出版社，1999：1642.

[2] 吴征镒．新华本草纲要(第一卷)．上海：上海科学技术出版社，1988：84.

[3] 杜志谦，夏华玲，江海肖，等．乌药挥发油化学成分的 GC-MS 分析．中草药，2003，34(4)：308.

[4] 董岩，刘洪玲，王新芳．乌药挥发油化学成分的微波 - 蒸馏 GC-MS 分析．山东中医杂志，2005，24(6)：70.

[5] 郑民实 .472 种中草药抗单纯疱疹病毒的实验研究．中西医结合杂志，1990，10(1)：39.

[6] 张天明，胡珍姣，欧黎虹，等．三种中草药抗病毒的实验研究．辽宁中医杂志，1994，21(11)：523.

[7]《全国中草药汇编》编写组．全国中草药汇编(上册)．北京：人民卫生出版社，1975：210.

[8] 王浴生，邓文龙，薛春生．中药药理与临床．北京：人民卫生出版社，1983：217.

[9] 好桂新，王峥涛，徐珞珊，等．乌药的化学成分及药理作用．中国野生植物资源，1999，18(3)：52.

[10] 成诗黔，杨倩．浅谈大黄配乌药．中国中药杂志，1992，17(10)：630.

[11] 许冠荪，张群群，刘清云，等．枳实、乌药及其复方对家兔胃电图的影响．安徽中医学院学报，1989，8(3)：74.

[12] 朱敏，陆熙棠，陆皓开，等．抗溃疡中药的研究．第三届中药研讨会论文摘要集，1996：112.

[13] 向仁德，姚志成，傅晓红，等 .100 种中草药对豚鼠离体气管抗组胺的研究．中草药，1985，16(2)：70.

[14] 天津南开市医院．天津医学通讯，1971，(8)：1.

[15] 欧长兴，丁家欣，张 玲 .126 种中药抗凝血酶作用的实验观察．中草药，1987，18(4)：21.

[16] 钱伯文．抗癌中草药的临床效用．上海：上海翻译出版社，1987：68.

[17] Yamahara J.Shoyakugaku Zasshi,1983,37(1):84.

[18] 李庆林，俞桂新，窦昌贵，等．乌药提取物的镇痛、抗炎作用研究．中药材，1997，20(12)：629.

[19] 王婵，戴岳，俞桂新，等．乌药总生物碱对大鼠佐剂关节炎的影响及其机制研究．中药药理与临床，2006，22(Z1)：63.

[20] 来伟旗，朱染枫，陈建国，等．乌药的毒性研究．职业与健康，2003，(12)：78.

[21] 赵德柱．天台乌药散加味治疗慢性前列腺炎 60 例．黑龙江医学，2004，28(12)：960.

[22] 周玉华，李春芳．加味百合乌药汤治疗治疗胃脘痛 35 例．中国民间疗法，2003，11(2)：44.

Wu jiu 乌桕

Sapii Sebiferi Cortex
[英]Sebiferm Sapium Bark

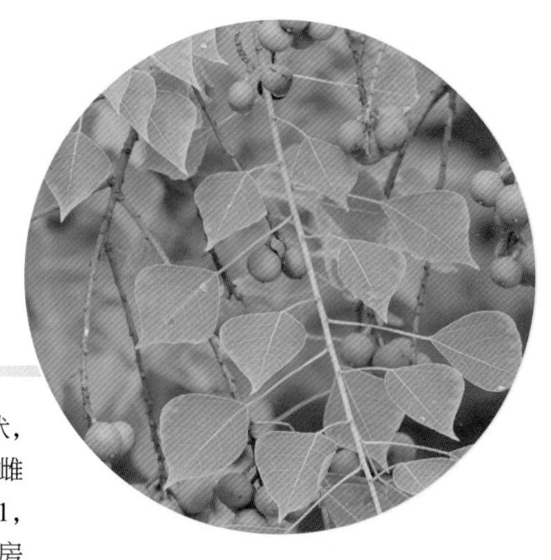

【别名】卷根白皮、卷子根、乌桕木、根白皮。

【来源】大戟科植物乌桕 *Sapium sebiferm* (L.) Roxb. 的根皮。

【植物形态】多年生落叶乔木，具乳汁。树皮暗灰色，有纵裂纹。叶互生；顶端有2腺体；叶片纸质，菱形至宽菱状卵形，长和宽3~9cm，先端微凸尖到渐尖，基部宽楔形；侧脉5~10对。穗状花序顶生；花单性，雌雄同序，无花瓣及花盘；最初全为雄花，随后有1~4朵雌花生于花序基部；雄花小，10~15朵簇生一苞片腋内，苞片菱状卵形，先端渐尖，近基部两侧各有1枚腺体，萼杯状，3浅裂，雄蕊2，稀3，花丝分裂；雌花具梗，着生处两侧各有近肾形腺体1，苞片3，菱状卵形，花萼3深裂，子房光滑，3室，花柱基部合生，柱头外卷。蒴果椭圆状球形，成熟时褐色，室背开裂为3瓣，每瓣有种子1颗；种子近球形，黑色，外被白蜡。

【分布】广西主要分布于隆林、乐业、田林、凌云、靖西、玉林、灌阳等地。

【采集加工】全年均可采挖，剥取根皮，洗净，切段，晒干。

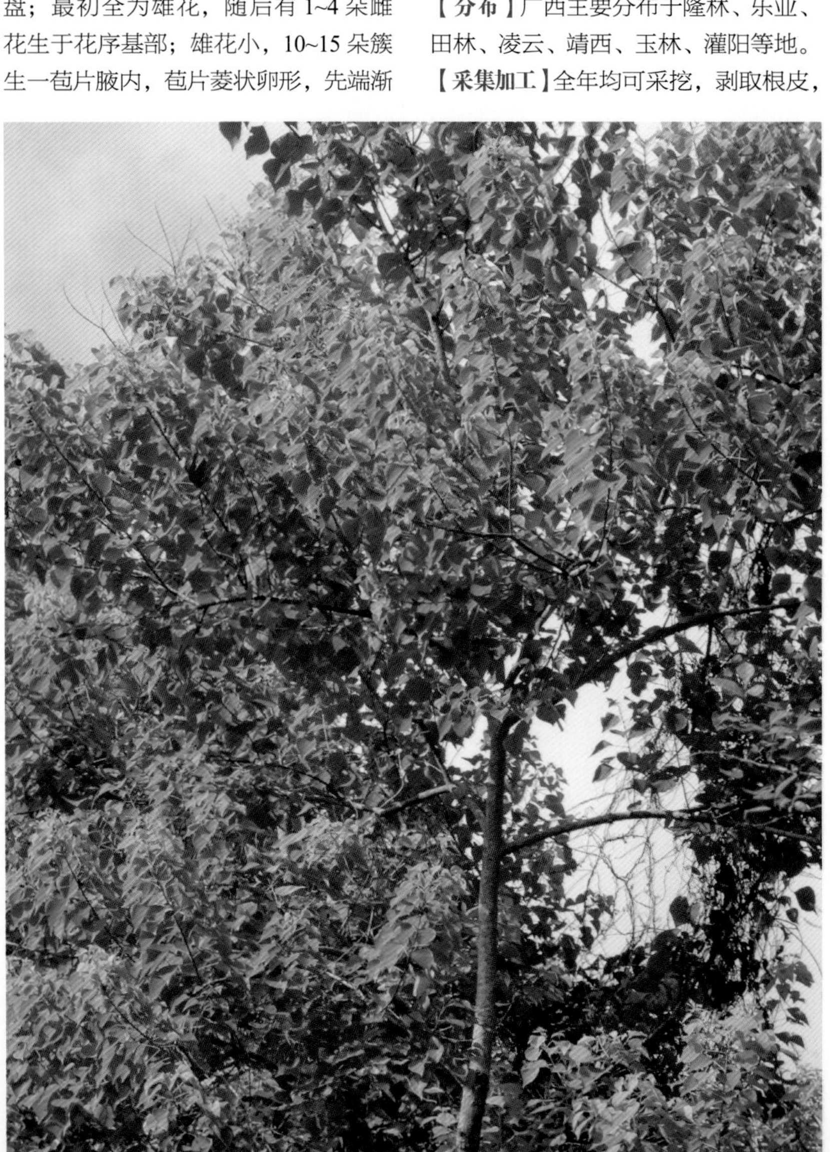

乌桕原植物

【药材性状】根皮成不规则块片或卷成半筒状。外表面土黄色，有纵横纹理，并有横长皮孔，内表面较平滑，淡黄色，微有纵纹。折断面粗糙。气微，味微苦涩。

【品质评价】以干燥、无杂质、块大者为佳。

【化学成分】本品含白蒿香豆精（artelin），东莨菪素（scopoletin）。根皮含花椒油素（xanthoxylin）。树皮含莫雷亭醇（moretenol），莫雷亭酮（moretenone），3-表莫雷亭醇（3-*epi*-moretenol），3,3′-甲基并没食子酸（3,3′-methyl ellagic acid）。茎皮含6,7,8-三甲氧基香豆精（6,7,8-trimethoxycoumarin），莫雷亭醇，莫雷亭酮。植株含反式-2-顺式-4-癸二烯酸乙酯（ethyl *trans*-2-*cis*-4-decadienoate）[1]。

【药理作用】

1. 抑菌　乌桕根皮60%和95%醇提物的乙酸乙酯部位和正丁醇部位，浓度为1mg/ml时，对耐药铜绿假单胞菌具有抑制活性，抑菌直径在2~4 mm[2]。

2. 促进肿瘤发生　乌桕乙醚提取物给小鼠接种，对甲基胆蒽和Ⅱ型单纯疱疹病毒诱发的小鼠实验性宫颈癌有促进作用。乌桕枝干乙醚提取物涂于小鼠背部皮肤，对3-甲基胆蒽诱发的背部皮肤肿瘤有促进作用。乌桕中的化合物提高在共同培养中Ⅰ型人T淋巴病毒诱导的外周血淋巴细胞群体形成，有类似对苯二甲酸的肿瘤促进作用[3]。

【临床研究】

1. 产后会阴伤口感染　取独脚乌桕新鲜叶、茎500g，水煎取汁，放冷后将药液自阴道内至外阴伤口处反复冲洗，再将其叶片贴于创口或裂开处，每隔1h重复换叶片，每日3次以上，如此反复治疗 7~21 天，直至伤口肉芽生长、创口自行愈合。共治疗 430 例，痊愈 400 例，治愈率 96%[4]。

2. 毒蛇咬伤　对伤口未溃者，消毒后取三棱针在伤口周围刺约 0.5cm 深，放血排毒，排毒后敷上乌桕膏（取鲜乌桕叶捣烂如泥状加适量白酒、少量面粉调匀如膏状）至肿患处约 1cm 厚，隔日更换。如有全身症状者予服自拟解毒灵合剂；全身症状严重不能进食者，辅助支持疗法。共治疗 66 例，全部治愈，平均治疗时间为 5 天[5]。

3. 急性肾小球肾炎　用乌桕肾康宝汤（乌桕皮根、倒吊笔根、羊蹄藤、白花鬼灯群根、鹰不扑根各 30g，倒吊猪肠根 25g）随证加减，水煎，每日 1 剂，每日 3 次，以上剂量为 5~7 岁儿童用量，年龄小者酌减，为适应儿童口味可酌加白糖。共治疗 32 例，除 1 例治疗无效外，其余 31 例均治愈，治愈率为 96.9%[6]。

【性味归经】味苦，性微温；有毒。归肺、肾、胃、大肠经。

【功效主治】泻下逐水，消肿散结，解蛇虫毒。主治水肿，臌胀，大、小便不通，癥瘕积聚，疔毒痈肿，湿疹，疥癣，毒蛇咬伤。

【用法用量】内服：煎汤，9~12g；或入丸、散。外用适量，煎水洗或研末调敷。

【使用注意】体虚、溃疡病病人及孕妇禁服。

【经验方】

1. 疔疮　乌桕根内皮捣烂（或烤干研粉），加冰片少许，用蛋清调匀外敷。（《全国中草药汇编》）

2. 湿疹，荨麻疹，腋臭，疥癣　乌桕根皮或乌桕叶适量浓煎外洗。（《陕甘宁青中草药选》）

3. 跌打损伤　乌桕根二重皮 15g，酒炖服；鲜叶捣烂敷伤处。（《福建中草药》）

4. 毒蛇咬伤　乌桕树二层皮（鲜 30g 或干 15g），捣烂，米酒适量和匀，去渣，1 次饮至微醉为度，将药渣敷伤口周围。（《岭南草药志》）

5. 臌胀　①乌桕树根二层皮（切碎）30~90g，白米 1 撮，炒至微黄色，加北芪 9g 同煎水服，或连米擂糊加糖煮服。每日 1 次，连服 3~6 天。②乌桕根 90g，桑树根 30g。用水 5 碗，煎至 1 碗，分 3 次服下。（《岭南草药志》）

6. 小便涩，身体虚肿　乌桕皮二两，木通一两（锉），槟榔一两。上药，捣细罗为散。每服不计时候，以粥饮调下二钱。（《太平圣惠方》）

7. 小便不通　①乌桕皮煎汤饮之。（《肘后方》）　②用乌桕木皮煎汤，调五苓散服，立通；如无五苓散，只以柏皮煎汤服亦可。（《卫生简易方》）

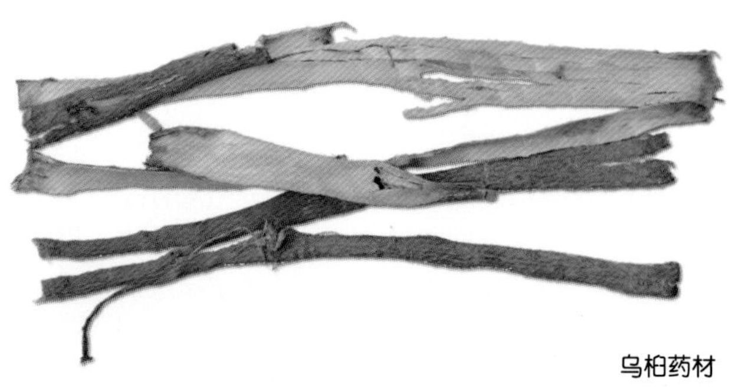

乌桕药材

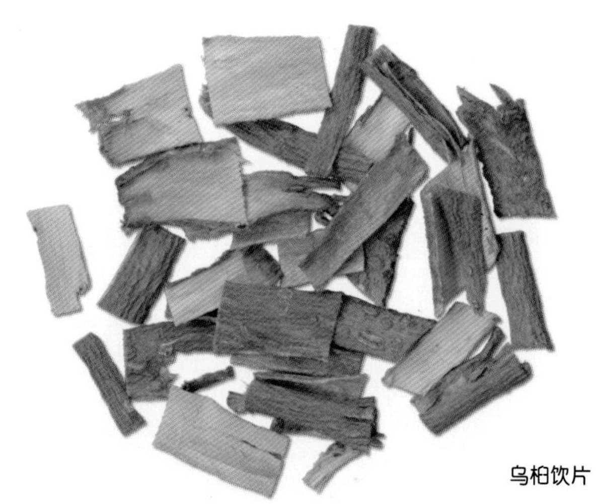

乌桕饮片

【参考文献】

[1] 国家中医药管理局《中华本草》编委会 . 中华本草 . 上海：上海科学技术出版社，1999：3662.

[2] 邓强，陈国华，石赛，等 . 乌桕根皮醇提物对铜绿假单胞菌耐药株抗菌活性 . 实用医学进修杂志，2008，36（2）：103.

[3] Brooks G.Toxicon, 1987, 25（11）:1229.

[4] 林静吟，叶伟兵，袁建寰 . 独脚乌桕治疗产后会阴伤口感染的临床观察 . 广东医学，1999，20（3）：216.

[5] 董鹏，张丽兰 . 乌桕叶膏治疗毒蛇咬伤 66 例 . 中国社区医师，2002，18（3）：41.

[6] 梁炳森 . 中草药治疗急性肾小球肾炎 32 例 . 右江医学，2001，29（6）：532.

Wu mei

乌梅

Mume Fructus
[英]Mumeplant Fruit

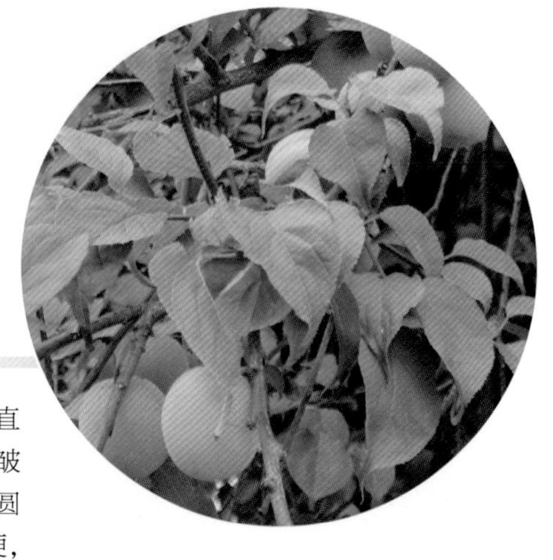

【别名】梅实、黑梅、熏梅、桔梅肉。

【来源】为蔷薇科植物梅 *Prunus mume* Sieb. et Zucc. 的近成熟的果实。

【植物形态】多年生落叶乔木。树皮灰棕色，小枝细长。先端刺状。单叶互生；叶柄被短柔毛；托叶早落；叶片椭圆状宽卵形，春季先叶开花，有香气，1~3 朵簇生于二年生侧枝叶腋。花梗短；花萼通常红褐色，但有些品种花萼为绿色或绿紫色；花瓣 5，白色或淡红色，宽倒卵形；雄蕊多数。果实近球形，黄色或绿白色，被柔毛；核椭圆形，先端有小突尖，腹面和背棱上有沟槽，表面具蜂窝状孔穴。

【分布】广西全区均有栽培。

【采集加工】夏季果实近成熟时采摘，低温烘干后闷至色变黑。

【药材性状】核果类球形或扁球形，直径 2~3cm。表面乌黑色至棕黑色，皱缩，于放大镜下可见毛茸，基部有圆形果梗痕；果肉柔软或略硬，果核坚硬，椭圆形，棕黄色，表面存凹点内含卵圆形，淡黄色种子 1 粒。具焦酸气，味极酸而涩。

【品质评价】以个大、肉厚、柔润、味极酸者为佳。

【化学成分】本品果实含枸橼酸（citric acid），苹果酸（malic acid），草酸（oxalic acid），琥珀酸（succinic acid），延胡索酸（fumaric acid），柠檬酸三甲酯（trimethyl citrate），3- 羟基 -3- 甲酯基戊酸，3- 羧基 -3- 羟基戊二酸二甲酯等有机酸。还含 5- 羟甲基 -2- 糠醛（5-hydroxymethyl-2-furaldehyde），苦味酸（picric acid）和超氧化物歧化酶（SOD）[1]。乌梅仁含苦杏仁苷（amygdalin）[1]。

挥发性成分主要有苯甲醛（benzaldehyde），4- 松油烯醇（terpinen-4-ol），苯甲醇（benzyl alcohol），十六烷酸（hexadecanoic acid）[2]，亚油酸，苯甲酸，邻苯二甲酸二乙酯，十二烷酸等[3]。

黄酮类成分主要有鼠李柠檬素 -3-*O*- 鼠李糖苷（rhamnocitrin-3-*O*-rhamnoside），山柰酚 -3-*O*- 鼠李糖苷（kaempferol-3-*O*-rhamnoside），鼠李素 -3-*O*- 鼠李糖苷（rhamnetin-3-*O*-rhamnoside），槲皮素 -3-*O*- 鼠李糖苷（quercetin -3-*O*-rhamnoside）[3]。

萜类成分主要有蛇麻脂醇 -20（29）- 烯 -7,15- 二醇 -3- 棕榈酸酯（hoplipidalcohol-20（29）-ene-7,15-glycol-3-palmitate），硬脂酸酯（stearate），花生四烯酸酯，甘二酸酯和二十四烷酸酯（tetracosanoic acid ester）的混合物等三萜脂肪酸酯[3] 及熊果酸（ursolic acid）等三萜类成分[2]。

甾醇类成分主要有谷甾醇（sitosterol），豆甾醇（stigmasterol），菜油甾醇（campesterol），Δ^5- 燕麦甾醇（Δ^5-avenasterol），胆甾醇（cholesterol）及甾醇酯（sterol ester）[2]。

【药理作用】

1. 抗肿瘤　乌梅对人子宫颈癌 JTC-26 株有抑制作用[4]。小鼠玫瑰花环试验，乌梅对免疫功能有增强作用[5]。乌梅水提液、醇提液具有抑制人原始巨核白血病细胞和人早幼粒白血病细胞生长的作用，对这两种细胞的克隆形成都有不同程度的抑制作用[6]。

2. 对蛔虫作用　乌梅对蛔虫具有兴奋和刺激蛔虫后退的作用[7]。将乌梅煎剂

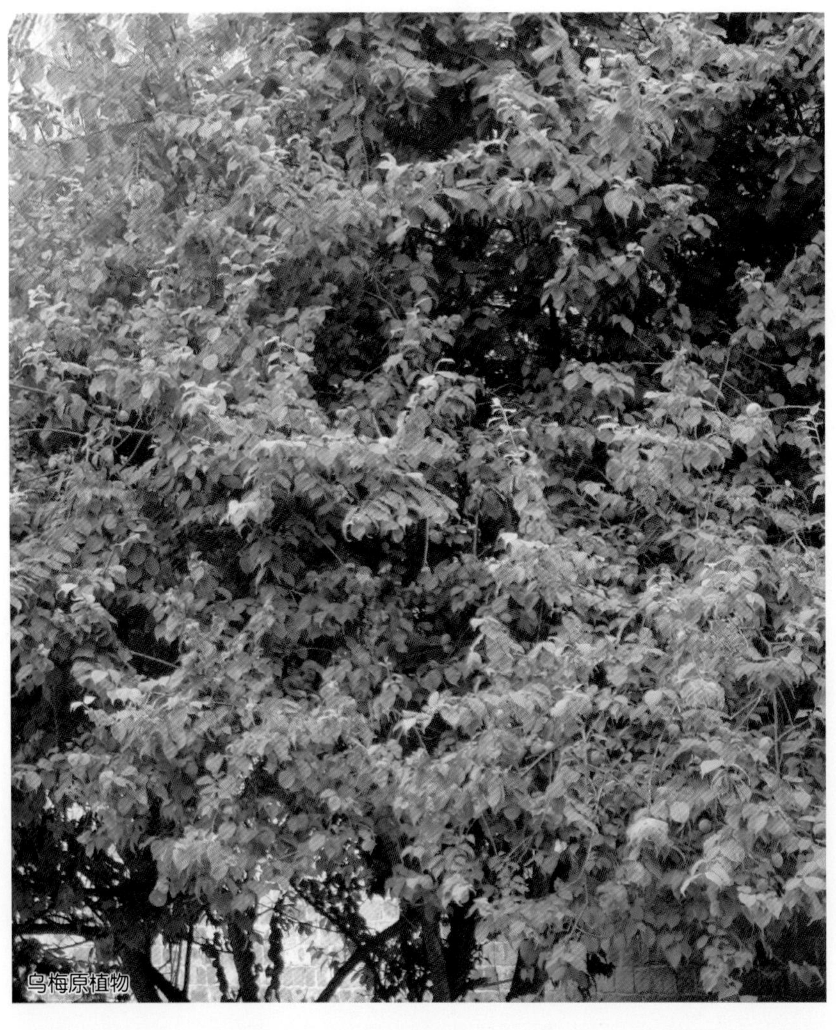
乌梅原植物

加入置有蛔虫的 1% 盐水和 0.1% 碳酸氢钠溶液内可见蛔虫活动增强。从 223 种中药热水提取液体外试验，筛选具有杀肠虫作用的药物，发现乌梅有效[8]。

3. 抗病原微生物　乌梅对多种致病菌有抑制作用，如痢疾杆菌、大肠杆菌、伤寒杆菌、副伤寒杆菌、百日咳杆菌、脑膜炎球菌等[9~13]。对结核杆菌也有抑制性作用，这一作用可能与所含枸橼酸和苹果酸有关[14]。对某些致病性真菌如须疮癣菌、絮状表皮癣菌、石膏样小芽孢菌等也有抑制作用[15]。

4. 对平滑肌作用　乌梅剂量依赖性增高膀胱逼尿肌肌条的张力及收缩频率。高浓度的乌梅（100%、200%）增大肌条的收缩波平均振幅[16]。低浓度的乌梅对胆囊肌条的收缩活动具有抑制作用，而高浓度的乌梅对胆囊肌条张力的影响则呈现先降低后增高的双向性反应[17]。乌梅可增强未孕和早孕大鼠的子宫肌电活动[18]。乌梅能增强未孕大鼠离体子宫平滑肌的舒张运动，使收缩波的频率加快，振幅增大，持续时间延长[19]。乌梅煎剂口服对胆囊有轻微收缩作用[20]。

5. 抗氧化　乌梅对邻苯三酚及肾上腺素氧化系统产生的氧自由基有很强的清除能力，并可抑制氮蓝四唑光化还原的能力[21]。乌梅果浆有抗氧化性溶血和抗肝匀浆脂质过氧化作用，且抑制率和剂量呈正相关[22]。

6. 解毒　乌梅所含柠檬酸可使体液保持弱碱性，使血液中酸性有毒物质分解以改善血液循环[23]。乌梅所含琥珀酸是重金属及巴比妥类药物中毒的解毒剂，枸橼酸可作碱中毒的解毒剂[24]。

7. 其他作用　乌梅具有钙离子拮抗作用，有较强的拮抗由钾离子引起的豚鼠结肠带收缩的活性，已分离出其活性成分是 5- 羟甲基 -2- 糠醛[25]。乌梅核壳、种仁与净乌梅作用一致，有镇咳作用，而果肉则无镇咳作用。乌梅果肉部位与净乌梅作用一致，对新斯的明所致小鼠小肠运动亢进有对抗作用。乌梅果肉、核壳与净乌梅作用一致，对番泻叶所致小鼠腹泻有止泻作用[26]。乌梅有抑制离体鼠胃胃蛋白酶、胃泌素的分泌，具有减弱胃攻击因子的作用[27]。乌梅对豚鼠的蛋白质过敏性及组胺休克具有对抗作用，但对组胺性哮喘无对抗作用[4]。乌梅提取物体外具有抑凝血抗纤溶活性、抗疲劳、抗衰老和保肝等作用[28,29]。

【临床研究】

1. 顽固性瘙痒　以乌梅研细末，每服 6g，开水冲服，每日 2 次，7 天为 1 个疗程。共治疗 100 例，其中病程最长 1 年，最短 3 天。服药 1 个疗程治愈 43 例，2 个疗程 38 例，3 个疗程 19 例，总有效率 100％[30]。

2. 足跟痛　乌梅 200g，水煎取汁，加食醋 200ml，用生铁块 300g 左右，烧红后放入药液，2min 后取出，待药液温度适宜，浸泡足跟，每次 1h，每晚 1 次。共治疗 286 例，有效率在 90％以上[31]。

3. 鸡眼　①先将鸡眼部位用温水洗净、揩干，将乌梅肉泥（取 4~5g 乌梅，剥除内核后加少许食醋捣烂，再加少许食盐混合均匀，即得）贴于其上，以无菌纱布包扎，每日换药 1 次。共治疗 37 例，全部获效，其中 34 例治疗 10 日而愈，2 例 14 日治愈，1 例治愈后复发[32]。②先将食盐 5g 用水溶解，然后放入乌梅 100g 浸 24h（鲜品 12h），取乌梅肉加醋 30ml 捣泥即可外用（或将乌梅浸入少量醋中，隔日取用）。用前先将患处用温开水浸泡，用刀刮去表面角质层，每日换药 1 次，连续治疗 3~5 天。共治疗 30 余例，疗效显著[33]。③治疗时先用温水把患处皮肤洗净，取一块胶布中央剪一个圆形小洞，洞与鸡眼大小一致，贴到患处使鸡眼刚好从洞中暴露。将已配制好的乌梅糊（乌梅用生理盐水浸泡 48h，去核取肉，置于阴凉通风处晾干，后加适量白醋搅拌成糊状，备用）置于鸡眼上方，大小适当。再在上方加盖一块比第一块胶布略大的方形胶布固定，每天换药 1 次。换药时先将双层胶布和药物一起取去，把患处置于温水中浸洗，在浸洗过程中用钝器将已溶落的角质增生物刮去待干后再按上述方法把药物敷到鸡眼上方。一般 7 天为 1 个疗程。如果一个疗程不能把鸡眼基底硬结彻底清除，可继续使用第 2~3 个疗程。直到鸡眼基底硬结全部清除为止。共治疗 198 例，其中治愈 178 例（90%）、无效 20 例（10%）[34]。

4. 扁平疣　取乌梅 150g（去核取肉研碎），骨碎补 150g（研末），置于洁净玻璃容器内，加入食醋 500ml，浸泡 7 天，过滤，留渣备用，取滤液得醋浸液。用时先将患处以清水洗净，热敷 5~10min，然后以上述醋浸液外涂患处，每日 3~4 次；每晚用药渣适量外敷以盖过疣面为度，纱布包扎，10 天为 1 个疗程，连续治疗 2 个疗程。共治疗 67 例，其中治愈 46 例、有效 19 例，3 例未坚持治疗无效，总有效率 95.5％[35]。

5. 顽固性疥疮　用乌梅醋浸液（将乌梅 250g，加醋 1000g，泡 2 天后装瓶备用），涂擦患处，每日 2~3 次，4 天为 1 个疗程。共治疗 30 例，涂擦治疗后皮疹及瘙痒消失，治疗 12~25 天，治愈率 100％，随访 2 年无 1 例复发[36]。

6. 白癜风　乌梅 30~50g，浸入 65% 乙醇 10ml 中，浸泡 1~2 周后过滤即可。用时以棉签涂患处，每日 3~4 次，3 个月为 1 个疗程，连续用 2 个疗程。同时内服消白汤加减，每天 1 剂，3 个月为 1 个疗程，连续服用 2 个疗程。共治疗 28 例，共治愈 8 例（28.57%），显效 7 例（25%），有效 8 例（28.57%），无效 5 例（17.14%），总有效率为 82.14%。一般用药 1 个月后即出现较显著效果[37]。

7. 眩晕　以乌梅丸为基础，重用乌梅 30~45g，随证加减。共治疗 228 例，其中治愈 180 例，有效 45 例，无效 3 例，总有效率为 98.7%[38]。

8. 偏头痛　用方（乌梅 15g、细辛 3g、干姜 4.5g、黄连 8g、当归 6g、附片 3g、蜀椒 3g、桂枝 9g、人参 9g、黄柏 4.5g）随证加减，水煎服，每日 1 剂。共治疗 48 例，其中治愈 25 例（52.1%）、显效 12 例（25.0%）、好转 7 例（14.6%）、无效 4 例（8.3%），总有效率 91.7%[39]。

9. 小儿厌食症　用方（乌梅 10~15g，南沙参 6~10g，木瓜 6~10g，莲子 10~15g，淮山药 10~15g，白扁豆 10~15g，生谷麦芽各 10~15g，山楂 10~15g，鸡内金 6~10g，甘草 3~6g）随证加减，每日 1 剂（适于 3~8 岁小儿量），水煎分 3 次口服，7 天为 1 个疗程。共治疗 66 例，其中显效 54 例（82%）、有效 12 例（18%），总有效率 100%。服药 1 周显效者 38 例，占 57.5%[40]。

10. 小儿功能性再发性腹痛　用方（乌梅 8g、细辛 2g、附

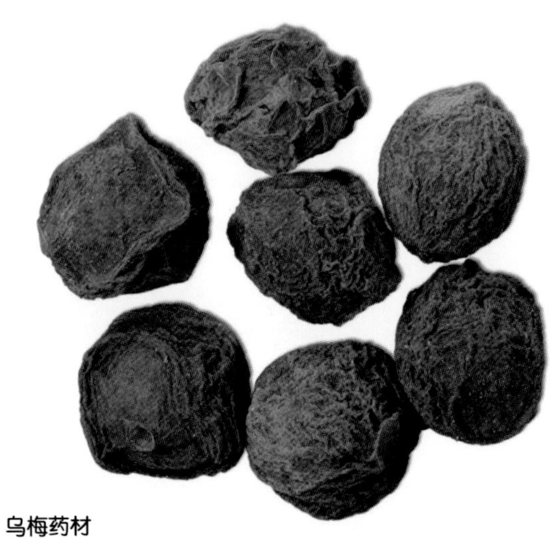
乌梅药材

子 4g、黄连 4g、当归 6g、黄柏 4g、桂枝 6g、干姜 4g、蜀椒 6g、太子参 10g、大黄 6g、厚朴 6g、枳实 6g、白术 6g、淮山药 10g）随证加减，每日 1 剂，水煎分 3 次服，4 周为 1 个疗程。共治疗 117 例，其中治愈 78 例（66.67%）、有效 32 例（27.35%）、无效 7 例（6.0%），总有效率 94.02%[41]。

11. 小儿幽门螺杆菌性胃炎　用方（乌梅、黄芩、广木香、金铃炭、川木通、苏梗、槟榔、延胡索各 9g，细辛、干姜、黄连、吴茱萸各 6g，川椒 12g，高良姜 3g）随证加减，水煎，每剂服 2 日，每日 4 次，连服 4 周。共治疗 94 例，幽门螺杆菌根除 85 例，占 90.42%；不良反应 2 例，占 2.12%，不良反应发生率明显低于西药羟氨苄青霉素、甲硝唑（$P<0.05$）[42]。

12. 婴幼儿迁延性腹泻　用方（乌梅 12g，干姜 3g，黄连 1.5g，蜀椒 2g，桂枝 6g，党参 10g，炒白术 10g，五味子 l0g，赤石脂 12g，粳米 15g）随证加减，水煎，每日 1 剂，分 3 次温服或少量多次频服。共治疗 50 例，显效 32 例，有效 14 例，无效 4 例，总有效率为 92%[43]。

13. 2 型糖尿病　用梅花消糖灵（乌梅、天花粉、黄芪、麦冬、太子参、水蛭、僵蚕、白术等），每次 8 片，每日 3 次，3 个月为 1 个疗程。共治疗 500 例，其中显效 275 例，有效 190 例，无效 35 例，总有效率为 93%[44]。

14. 葡萄糖耐量减低　用方（乌梅 30g，芍药、金樱子各 20g，山茱萸、党参、白术、山药各 15g）随证加减，连续服用 2 周为 1 个疗程，根据病情连续服用 2~3 个疗程。共治疗 20 例，其中显效 14 例，好转（空腹血糖 FBG<5.6mmol，葡萄糖耐量试验 OGTT 2h 血糖 <7.8mmol）4 例，无效（FBG<5.6mmol，7.8mmol <OGTT<11.0 mmol）2 例，总有效率 90%[45]。

15. 胃下垂　①用方（乌梅、磨盘草、黄精各 30g，醋生地、醋白芍、醋枳壳、赤芍各 40g，醋熟地、沙参、炙甘草各 15g）随证加减，水煎，每日 1 剂，分 3 次服，10 剂为 1 个疗程。共治疗 35 例，其中痊愈 18 例，显效 12 例，有效 5 例[46]。②用方（乌梅 3、4、5、6、7、8、9、8、7、6、5、4、3 个、熟地 15g、醋当归 12g、醋白芍 12g、川芎 6g、红糖 30g）随证加减，水煎，每日 1 剂，分 2 次服。第 1 剂乌梅用量从 3 个开始，以后每剂乌梅用量依次递增；当服至第 8 剂时，乌梅用量减至 8 个，以后每剂依次递减，至服用 13 剂，为 1 个疗程。服药期间配合针刺足三里（双侧）、中脘，直刺 l~1.5 寸行补法，留针 5min，艾条悬灸以上穴位各 5min。共治疗 20 例，其中治愈 15 例，占 25%；好转 4 例，占 20%；无效 1 例，占 5%，总有效率为 95%。治疗 1~2 个疗程 15 例，3 个疗程 2 例，4 个疗程 2 例，5 个疗程以上 1 例。对 15 例病人进行随访，良好者 13 例（86.7%）、一般者 1 例（6.7%）、复发者 1 例（6.7%）[47]。③用方 [乌梅 20g，醋制白芍 15g，三七参 3g（另研），生地 10g（乳汁泡蒸），生枳壳 15g，佛手片 8g，生白术 10g]，水煎，每日 1 剂，分 2 次服（宜空腹服），20 天为 1 个疗程。共治疗 58 例，其中痊愈 39 例（67.2%）、有效 17 例（29.3%）、无效 2 例（3.4%），总有效率为 96.5%，疗程 20~60 天。全部病人随访 2 年无复发[48]。

16. 猪绦虫　用方（乌梅 30g，生槟榔 20g，石榴皮、雷丸、使君子各 10g），水煎，每日 1 剂，晨起空腹 1 次服。另用生南瓜子 50g，空腹嚼服。共治疗 7 例，其中 6 例临床配合较好，驱虫后显微镜下观察头体尾完整；1 例年龄较小者显微镜下未见绦虫头部[49]。

17. 胆结石　用方（乌梅 30g，黄芪 30g，白术 15g，党参 15g，白芍 15g，木瓜 15g，山栀 10g，郁金 15g，鸡内金 10g，金钱草 30g，茵陈 30g，石见穿 15g，芒硝 10g），取黄芪、白术、党参、乌梅、木瓜、山栀、金钱草、石见穿，水煎并浓缩成稠膏；取茵陈、白芍、郁金、鸡内金、芒硝，粉碎，与稠膏混合制丸，干燥分装。取上丸 6g（约 40 粒）口服，每日 2 次。共治疗 40 例，临床治愈 9 例，显效 15 例，有效 11 例，无效 5 例，总有效率 87.5%[50]。

18. 慢性胆囊炎　用方（乌梅 30g，细辛 3g，干姜 5g，桂枝 5g，制附子 5g，花椒 5g，黄连 15g，黄柏 10g，党参 30g，当归 10g）随证加减，水煎取汁，每日 1 剂，分 2 次温开水兑服，10 天为 1 个疗程。共治疗 69 例，其中临床治愈 51 例，显效 13 例，无效 5 例，有效率为 92.8%[51]。

19. 胆道蛔虫症　用方（乌梅 30g，茵陈 60g，使君子 15g），水煎，每日 1 剂，分 2 次空腹服；严重者每日 2 剂，儿童酌减，3 天为 1 个疗程。共治疗 47 例，其中治愈 45 例，显效 2 例，总有效率 100%[52]。

20. 慢性溃疡性结肠炎　用方（乌梅 9~15g，黄连 6g，黄柏 5g，肉桂 6g，附子 9g，川椒 3g，细辛 3g，当归 6g，党参 9g）随证加减。共治疗 47 例，其中治愈 15 例，好转 28 例，无效 4 例，总有效率为 93.6%[53]。

21. 慢性萎缩性胃炎　用方（虚寒型用乌梅 15g，党参 18g，归身 10g，桂枝 10g，干姜 8g，川椒 3g，附子 12g，细辛 3g，川连 1g，甘草 8g，枳壳 12g；寒热夹杂型用乌梅 15g，党参 18g，归身 10g，桂枝 5g，干姜 3g，川椒 2g，川连 3g，黄柏 8g，甘草、枳壳各 12g），水煎，每日 1 剂，分早晚 2 次服，3 个月为 1 个疗程（治疗期间停用其他治疗胃病药物）。共治疗 78 例，经 1 个疗程治疗后，显效 32 例，有效 38 例，无效 8 例，总有效率 89.7%[54]。

22. 便秘型肠易激惹综合征　用中药配方颗粒（乌梅 20g，干姜 3g，细辛 3g，桂枝 6g，淡附片 6g，花椒 3g，黄连 9g，黄柏 12g，党参 10g，当归 20g，木香 6g，乌药 10g）随证加减，每日 1 剂，开水冲化，早晚分 2 次温服，连服 30 天，治疗结束后随访 2 个月。治疗期间嘱适冷暖，畅情志，忌食辛辣油腻，晨服 200ml 温开水。共治疗 31 例，痊愈 17 例（54.8%）、有效 10 例（32.3%）、无效 4 例（12.9%），总有效率 87.1%[55]。

23. 克隆病（肠炎）　用方（乌梅 30~45g，细辛 6~10g，干姜 10~15g，炒黄连 10~15g，炒黄柏 9~12g，制附片 10~15g，炒当归 12~24g，肉桂 6~10g，红参 10g，川椒 6~10g，白头翁 15~30g，秦皮 9~12g，大枣 10g，炙甘草 10g）随证加减，水煎，每日 1 剂，分 2 次温服，15 剂为 1 个疗程，连服 3 个疗程。共治疗 21 例，其中痊愈 16 例（76.2%）、好转 4 例（19%）、无效 1 例，总有效率 95.2%[56]。

24. 五更泄　用中药配方颗粒（乌梅 20g，干姜 6g，细辛 3g，桂枝 12g，淡附片 6g，花椒 3g，黄连 3g，党参 10g，当归 10g，甘草 3g），每日 1 剂，开水冲化，早晚分 2 次温服，30 天为 1 个疗程，随访 1 个月。服药期间忌生冷油腻饮食。配合神阙膏贴神阙穴，每贴贴 6 天，间隔 1 天，再复贴，连用 4 贴。共治疗 48 例，其中痊愈 33 例、好转 13 例、无效 2 例，总有效率 95.9%[57]。

25. 慢性菌痢　用方（乌梅、细辛、干姜、黄连、当归、附片、川椒、桂枝、党参、黄柏）随证加减，水煎，分 3 次服，15 天为 1 个疗程，后制药丸连服 3 月。共治疗 38 例，其中治愈 19 例、有效 17 例、无效 2 例，总有效率 94.7%。治疗期间无肝肾功能损害等副作用[58]。

26. 月经不调　①用方（乌梅 20g，细辛 6g，干姜 12g，黄连 18g，当归 12g，附子 10g，蜀椒 12g，桂枝 15g，党参 12g，黄柏 18g）随证加减，水煎，每日 1 剂，分早晚 2 次温服。共治疗 60 例，其中治愈 47 例（70%）、显效 12 例（20%）、有效 4 例（6.7%）、无效 2 例（3.3%），总有效率 97%[59]。

②用方（乌梅、桑螵蛸各 30g，金樱子、川椒、干姜、附子、桂枝、黄连、黄柏、人参、当归各 10g，细辛 3g）随证加减，水煎，每日 1 剂，分早晚 2 次服，10 天为 1 个疗程。共治疗 47 例，治愈 21 例（44.7%）、有效 24 例（51.1%）、无效 2 例（4.3%），总有效率 95.7%。服药最少 1 个疗程，最多 4 个疗程[60]。

27. 产后身痛　用方[乌梅、鹿衔草、生白芍、生黄芪各 30g，鹿角（先煎）15g，当归、炙甘草各 10g]随证加减，共治疗 35 例。经 5~15 剂治疗，有 33 例痊愈（疼痛、麻木消失，体力恢复，乳汁充足，追访 2 年，未见复发），2 例好转（疼痛、麻木基本消失，2 年内遇天气变化时有发作）[61]。

28. 慢性盆腔炎　①用方（乌梅 30g，当归 30g，黄柏 15g，党参 15g，熟附子 10g，干姜 10g，桂枝 10g，黄连 6g，蜀椒 6g，细辛 6g）随证加减，水煎灌肠。灌肠后侧卧 20min，保留药液 2h 以上不使排出，每日 1 次，10 次为 1 个疗程。可无疗程间歇期，但月经期血量多时停灌 2~3 天。连用 2~6 个疗程。共治疗 46 例，痊愈 27 例，显效 10 例，好转 7 例，无效 2 例[62]。②用方[乌梅 50g，细辛 3g，川断 30g，黄连 30g，当归 10g，制附片 10g，桂枝 10g，制香附 10g，人参 10g（单煎），黄柏 10g，苏木 10g，红藤 10g，川楝子 9g，鸡血藤 30g]随证加减，水煎，每日 1 剂，水煎分 2 次服，每晚用药液灌肠 1 次，7 天为 1 个疗程，连续治疗 3 个疗程。同时嘱病人晨练，调节情志，清淡饮食，勿过劳。共治疗 98 例，其中治愈 66 例（67.3%）、有效 29 例（30%）、无效 3 例（2.7%），总有效率 97.3%[63]。

29. 崩漏　用方（乌梅 10~15g，细辛、干姜各 3g，黄连、黄柏、桂枝、川椒、熟附子各 6g，人参、当归各 15g）随证加减，共治疗 15 例。其中，痊愈 10 例，有效 4 例，无效 1 例。疗程服药最短者 5 天，最长者 20 天[64]。

30. 先兆流产　用方（乌梅炭 20~40g，菟丝子 30g，白芍 20g，生地黄、熟地黄、黄柏各 10g，炙甘草 6g）随证加减，水煎，每日 1 剂，分 2 次服。同时嘱病人注意休息，保持心情舒畅，少食辛辣之物及绿豆等滑利之品。服药 10 天观察疗效，如效欠佳则加服维生素 E 胶丸 50mg，每日 2 次。共治疗 104 例，其中痊愈 91 例、好转 10 例、无效 2 例，总有效率 98.08%，治愈率 88.64%[65]。

31. 充血性心力衰竭　用方（红参、归身、干姜各 10g，附子 12g，川椒 4g，川连 3g，黄柏 5g，乌梅 10g，细辛 6g）水煎，每日 1 剂，分 2 次服，3 周为 1 个疗程，同时使用西医常规治疗。共治疗 43 例，显效 21 例，有效 20 例，无效 2 例，总有效率 95.35%[66]。

32. 心血管神经症　用方[乌梅 6g，桂枝 10g，黄柏、川椒、细辛、干姜各 5g，当归、党参、炮附子（先煎）各 12g，黄连 9g]随证加减，每日 1 剂，14 天为 1 个疗程。共治疗 50 例，服用 7~21 剂，显效 32 例，有效 14 例，无效 4 例，总有效率 92%[67]。

33. 慢性前列腺炎　用方（乌梅 30g，黄连、黄柏、桂枝各 15g，干姜、蜀椒、地鳖虫各 l0g，生大黄、细辛各 5g，刘寄奴、红藤、延胡索各 30g）随证加减，水煎取汁，待药液至 37~45℃，用输液皮管接上 14~16 号导尿管从肛门滴灌，滴完为宜。滴完后嘱病人抬高臀部使药液在肠内保留 1~2h，7 天为 1 个疗程。两疗程间隔 3 天，连续治疗 2 个月。治疗 3 个疗程后予以复查。连续 6 个疗程无效则中止治疗。共治疗 28 例，治愈 7 例，显效 12 例，好转 5 例，无效 4 例，总有效率 85.71%[68]。

34. 慢性肾衰竭　用方（党参 18g，归身 10g，乌梅 10g，干姜 10g，黄柏 6g，大黄 10g，枳壳 12g，茯苓 12g，泽泻 12g，甘草 12g），水煎，每日 1 剂，分 2 次服，1 个月为 1 个疗程。共治疗 71 例，其中显效 39 例（54.9%）、有效 22 例（31.0%）、无效 10 例（14.1%），有效率 85.9%[69]。

35. 泌尿系结石　用方[乌梅 15g，黄柏 10g，黄连 5g，党参 15g，附子 10g，川椒 5g，当归 10g，桂枝 5g，金钱草 30g，威灵仙 15g，芒硝 5g（烊化），大黄 10g，甘草 5g]随证加减，每日 1 剂，于每日上午 9 时、下午 4 时分 2 次服用，

10剂为1个疗程。多饮水，适度运动，服药期间禁房事。共治疗36例，痊愈26例（72.2%）、有效7例（19.4%）、无效3例（8.3%），总治愈率72%，有效率91%[70]。

36. 牙髓根尖周炎　用浸湿丁香油棉捻沾复方乌梅散（乌梅15g，硼砂15g，冰片3g），置入根管内暂封，一般封药1周（根尖周炎急性发作期可先用复合乌梅散棉捻置入根管开放3~4天）即行根管充填，根充材料仍以复方乌梅散和丁香油调成干稠糊剂为基质，加牙咬尖，然后锌汀垫底，上层用银汞充填或复合树脂充填。共治疗168例，有效率为80.95%。其中35例窦道型根尖周病经治疗1~2周后，有29例窦道闭合，有效率为82.86%[71]。

37. 复发性口疮　用方（乌梅20g，制附子、桂枝、干姜、黄柏、党参、当归各10g，花椒6g，细辛2g，黄连6g）随证加减，水煎，每日1剂，分2次服，3剂为1个疗程，小儿用量酌减。服药期间禁食生冷、肥腻。共治疗36例，其中痊愈30例、有效5例、无效1例，总有效率97.12%[72]。

38. 声带小结　①口服济生乌梅片（重庆市中医院制），每次5片，每日3次。共治疗60例，治愈32例（53.3%）、好转23例（38.4%）、无效3例（8.3%），总有效率91.7%[73]。②用方（乌梅9g，玄参30g，麦冬10g，桔梗6g，牛蒡子10g，藏青果10g，炒黄芩10g，玉蝴蝶6g，炙甘草6g），水煎，每日1剂，分2次温服，10天为1个疗程，连服2个疗程。共治疗105例，其中治愈29例（27.6%）、好转67例（63.8%）、无效9例（8.6%），总有效率91.4%[74]。

39. 激素依赖型哮喘　用方（乌梅、制附片、党参、当归、桂枝、白芍、细辛、黄芩、黄柏、椒目、苏子等）随证加减，水煎，每日1剂，分2次服。共治疗20例，其中痊愈2例、显效6例、有效10例、无效2例，总有效率90%，无任何毒副作用[75]。

【性味归经】味酸，性平。归肝、脾、肺、大肠经。

【功效主治】敛肺止咳，涩肠止泻，止血，生津，安蛔。主治久咳不止，久泻久痢，尿血便血，崩漏，虚热烦渴，蛔厥腹痛，疮痈胬肉。

【用法用量】内服：煎汤，3~10g，或入丸、散。外用适量，烧存性研末撒或调敷。

【使用注意】不宜多食久食；胃酸过多者慎服。

附：乌梅花

味苦、微甘、微酸，性凉。归肝、胃、肺经。功效：疏肝解郁，开胃生津。主治：肝胃气痛，胸闷心烦，暑热烦渴，食欲不振，梅核气，妊娠呕吐，瘰疬结核。内服：煎汤，2~6g；或入丸、散。外用鲜品，敷贴。

经验方　①咽喉异物感，上部食管痉挛：梅花、玫瑰花各3g。开水冲泡，代茶常饮。（《浙江药用植物志》）②妊娠呕吐：梅花6g，开水冲泡，代茶饮。（《浙江药用植物志》）③唇上生疮：白梅瓣贴之，如开裂出血者即止。（《赤水玄珠》）

【经验方】

1. 诸疮水毒肿痛　乌梅、皂荚子等份。上各烧存性研匀，贴疮上，毒汁即出。（《普济方》）
2. 小儿头疮，积年不瘥　乌梅肉，烧灰细研，以生油调涂之。（《太平圣惠方》）
3. 鸡眼　乌梅肉、荔枝肉各等份，捣膏敷贴。（《疡医大全》）
4. 咽喉肿痛　乌梅30g，双花60g，雄黄12g。为末，蜜丸，每丸3g。每次含化1丸，徐徐咽下。每日3次。（《全国中草药新医疗法展览会资料选编》）
5. 久咳不已　乌梅肉（微炒）、御米壳（去筋膜，蜜炒）等份为末。每服二钱，睡时蜜汤调下。（《本草纲目》）
6. 上焦肺热，口渴少津　乌梅（不拘多少，温水洗净）取内半斤，白砂糖半斤。上为细末，入南薄荷头末半斤，再捣成膏，丸如弹子大。每用一丸，口中噙化，行路备之，解渴极妙。（《鲁府禁方》梅苏丸）
7. 肠风脏毒下血　乌梅（同核烧灰存性），香白芷、百药煎（烧灰存性）各等份。上为末，米饮糊丸，梧桐子大。每服七十丸，空心用米汤送下。（《普济方》香梅丸）
8. 热留肠胃，脐腹疼痛，下痢纯血，或服热药过多，毒蕴于内，渗成血痢　乌梅肉二两，黄连三两，当归二两，枳壳二两（去白）。上为末，醋糊丸，如梧桐子大。每服七十丸，米饮下。（《赤水玄珠》乌梅丸）
9. 崩漏　乌梅炭60g，广三七、侧柏叶炭各30g，地榆炭60g。上药研成细末，每次白开水或汤药冲服10~20g，30min至2h服1次，连服数次。[《陕西中医》1990，11（4）：151]
10. 疟疾屡发，发作已微，作则多痰　乌梅（蒸，去核）、常山（炒，为末），各等份。捣作丸。每服二钱。（《医级》山梅丸）

【参考文献】

[1] 国家中医药管理局《中华本草》编委会．中华本草．上海：上海科学技术出版社，1999：2563.

[2] 任少红，李志富，赵宇，等．乌梅挥发油成分的气相色谱-质谱分析．泰山医学院学报，2004，25（6）：643.

[3] 沈红梅，乔传卓，苏中武．乌梅的化学、药理及临床进展．中成药，1993，15（7）：35.

[4] 李生安．乌梅的临床新用．新中医，1985，17（12）：49.

[5] 陈慰峰．中药对免疫细胞及其功能的作用Ⅰ——免疫特异玫瑰花方法（RFC）的探讨及中药对抗原结合细胞的作用．北京医学院学报，1978，（3）：156.

[6] 沈红梅，程涛，乔传卓，等．乌梅的体外抗肿瘤活性及免疫调节作用初探．中国中药杂志，1995，20（6）：365.

[7] 孙景堂．乌梅对蛔虫和胆囊的作用．中草药，1987，18（4）：28.

[8] Rhee J K.Am J Chin Med, 1981, 9（4）:277.

[9] 赵宗越，何晓青，谢玉昆．26种中药对脑膜炎球菌的制菌试验．微生物学报，1960，8（2）：17.

[10] 山东医学院微生物教研组．110种中药抗菌谱试验的初步结果．山东医学院学报，1959，（8）：42.

[11] 中国医学科学院药物研究所抗菌工作组 . 药学通报，1960，8（2）：59.
[12] 王岳 . 植物学报，1952，2（2）：312.
[13] 重庆医学院第一附属医院内科中医中药研究组，重庆医学院第一附属医院检验科 .192 种中药及草药抗菌作用研究（初步报告）. 微生物学报，1960，8（1）：52.
[14]Ma T S.Microchem Acta, 1968, 1（1）:167.
[15] 郑武飞 . 普通中国草药在试管内对致病性及非致病性真菌的抗真菌力 . 中华医学杂志，1952，38（4）：315.
[16] 张英福，邱小青，田治锋，等 . 乌梅对豚鼠膀胱逼尿肌运动影响的实验研究 . 山西中医，2000，16（2）：43.
[17] 周旭，瞿颂义，邱小青，等 . 乌梅对豚鼠离体胆囊平滑肌运动的影响 . 山西中医，1999，15（1）：34.
[18] 杨东焱，马永明，田治峰，等 . 乌梅对未孕和早孕大鼠子宫平滑肌电活动的影响及其机理探讨 . 中成药，2000，22（12）：850.
[19] 李志强，徐敬东，马力扬 . 乌梅水煎剂增强大鼠离体子宫平滑肌运动作用的研究 . 中药药理与临床，2005，21（5）：35.
[20] 佐藤昭彦 . 汉方研究（日），1978，（11）：427.
[21] 张尔贤，顾伟文 . 乌梅果超氧化物歧化酶的纯化和部分性质研究 . 中国药学杂志，1991，26（7）：404.
[22] 方文贤，宋崇顺，周立孝 . 医用中药药理学 . 北京：人民卫生出版社，1998：757.
[23] 常敏毅 . 乌梅干的药用 . 国外医药・植物药分册，1991，6（1）：41.
[24] 季宇彬 . 抗癌中药药理与应用 . 哈尔滨：黑龙江科学技术出版社，1999：335.
[25] Ichikawa K.Chem Pharm Bull,1989,37（2）:345.
[26] 陈林，陈鸿平，刘友平 . 乌梅不同部位药理作用比较研究 . 中国药房，2007，18（27）：2089.
[27] 李岩，李永渝，崔瑞平 . 茵陈等 CCB 中药对消化性溃疡相关因素的研究 . 遵义医学院学报，1998，21（4）：7.
[28] 徐泉 . 中西医结合杂志，1986，6（1）：694.
[29] 仓田英明他 . 生药学杂志（日），1990，44（2）：101.
[30] 刘霞 . 乌梅治疗顽固性瘙痒症 . 山东中医杂志，2000，19（11）：684.
[31] 王治法 . 乌梅治疗足跟痛 . 中医杂志，2002，43（7）：494.
[32] 王俊涛 . 乌梅治疗鸡眼 37 例 . 中国民间疗法，2003，11（3）：34.
[33] 刘东旭 . 乌梅治疗鸡眼 . 吉林中医药，2000，（3）：13.
[34] 李志红 . 乌梅膏治疗 198 例"鸡眼"疗效观察 . 岭南皮肤性病科杂志，1995，（3）：20.
[35] 于风波 . 乌梅、骨碎补醋浸液治疗 67 例扁平疣 . 实用新医学，2001，3（9）：830.
[36] 邹奖励 . 乌梅醋治疗顽固性疥疮 30 例 . 世界今日医学杂志，2002，3（10）：940.
[37] 陈海生 . 消白汤合乌梅酊治疗白癜风 28 例 . 陕西中医函授，1993，（4）：25.
[38] 赵秀玲 . 重用乌梅治疗眩晕 . 时珍国医国药，2002，13（1）：64.
[39] 申想荣 . 乌梅丸加减治疗偏头痛 48 例 . 湖南中医杂志，2000，16（3）：42.
[40] 薛辉 . 人参乌梅汤加减治疗小儿厌食症 66 例 . 四川中医，1999，17（11）：43.
[41] 刘清泉 . 乌梅承气汤加减治疗小儿功能性再发性腹痛 117 例临床观察 . 中国现代临床医学杂志，2007，6（7）：33.
[42] 刘宇 . 乌梅汤加减治疗小儿幽门螺杆菌相关性胃炎 94 例临床观察 . 四川中医，2004，22（8）：71.
[43] 张晓峰 . 乌梅汤治疗婴幼儿迁延性腹泻 50 例 . 江苏中医，1996，17（7）：18.
[44] 穆绪超 . 梅花消糖灵治疗 2 型糖尿病 500 例临床观察 . 新中医，2000，32（2）：30.
[45] 邝开安 . 乌梅芍药汤治疗葡萄糖耐量减低 20 例体会 . 中医药学报，2001，29（5）：11.
[46] 潘万喜 . 乌梅磨盘汤治疗胃下垂 52 例 . 湖北中医杂志，1993，15（99）：17.
[47] 张松生 . 乌梅四物汤配针灸治疗胃下垂 20 例疗效观察 . 实用中西医结合杂志，1993，6（8）：487.
[48] 李寿山 . 乌梅养胃汤治疗胃下垂 58 例临床体会 . 内蒙古中医药，1999，18（4）：6.
[49] 郑淑芳 . 乌梅汤加减治愈绦虫病 7 例 . 四川中医，2000，18（4）：29.
[50] 商洪涛 . 乌梅排石丸治疗胆石症 40 例临床观察 . 江苏中医药，2006，27（4）：31.
[51] 杨金环 . 乌梅丸加减治疗慢性胆囊炎 69 例 . 河南中医，2006，26（1）：73.
[52] 罗飞龙 . 乌梅茵陈使君子汤治疗胆道蛔虫症 47 例 . 中国社区医师，2007，23（15）：38.
[53] 杨春华 . 乌梅丸加减治疗慢性溃疡性结肠炎 47 例临床体会 . 天津中医药，2008，25（3）：235.
[54] 邹世昌 . 乌梅丸加减治疗慢性萎缩性胃炎 78 例 . 浙江中西医结合杂志，2008，18（3）：175.
[55] 周玉来 . 乌梅丸加味治疗便秘型肠易激综合征 31 例 . 实用中医药杂志，2008，24（3）：151.
[56] 曹钟东 . 乌梅丸加味治疗克隆病 21 例小结 . 甘肃中医，2000，13（3）：32.
[57] 周玉来 . 乌梅丸配合神阙膏治疗五更泄 48 例 . 中医研究，2008，21（1）：40.
[58] 刘家军 . 乌梅丸治疗慢性菌痢 38 例 . 中华医学丛刊，2004，4（9）：65.
[59] 张艳 . 乌梅丸化裁治疗寒热虚实夹杂型带下病 60 例 . 河北中医，1994，16（3）：45.
[60] 牛玉凤 . 加味乌梅丸治疗带下过多 47 例 . 四川中医，2005，23（8）：82.
[61] 楼友根 . 乌梅二鹿汤治疗产后身痛 35 例 . 浙江中医杂志，1996，31（1）：11.
[62] 司秀蕊 . 乌梅汤保留灌肠治疗慢性盆腔炎 46 例 . 河南中医，1996，16（1）：22.
[63] 孙嘉庚 . 乌梅丸化裁治疗慢性盆腔炎 98 例 . 中华中西医学杂志，2008，6（3）：53.
[64] 李苏苏 . 乌梅汤治疗崩漏 15 例 . 湖南中医杂志，1996，12（3）：36.
[65] 李家龙 . 乌梅菟丝固胎汤治疗先兆流产 104 例 . 湖南中医杂志，1999，15（5）：38.
[66] 彭学海 . 乌梅丸合西药治疗充血性心力衰竭 43 例 . 浙江中西医结合杂志，2002，12（9）：555.
[67] 李楠 . 乌梅丸治疗心血管神经症 50 例 . 陕西中医，2005，26（2）：124.
[68] 高耀华 . 乌梅汤加金黄散灌肠治疗慢性前列腺炎 28 例 . 江苏中医，1997，18（7）：8.
[69] 杨扩美 . 乌梅丸加减治疗慢性肾功能衰竭 71 例 . 河南中医，2006，26（2）：20.
[70] 郑芳忠 . 乌梅丸加味治疗泌尿系结石 36 例 . 国医论坛，2006，21（2）：10.
[71] 王湘琦，吴士英，林寿江，等 . 复合乌梅散糊剂治疗根管感染 168 例临床观察 . 江苏药学与临床研究，2001，9（2）：26.
[72] 周玉泉 . 乌梅丸加减治疗复发性口疮 . 湖北中医杂志，2003，25（7）：40.
[73] 赵颜俐，刘洪 . 济生乌梅片治疗早期声带小结 60 例观察 . 实用中医药杂志，2007，23（6）：347.
[74] 张建华，陈金利，朱华麟 . 乌梅开音散结汤治疗声带小结 105 例 . 现代中西医结合杂志，2004，13（17）：2310.
[75] 崔红生，武维屏，任传云，等 . 加减乌梅丸治疗激素依赖型哮喘 20 例临床疗效观察 . 中国中医基础医学杂志，2004，10（8）：49.

Wu lian mei

乌蔹莓

Cayratiae Japonicae Herba
[英]Japanese Cayratia Herb

【别名】五叶莓、乌蔹草、五叶藤、五爪龙、五爪龙草、母猪藤、五爪金龙。

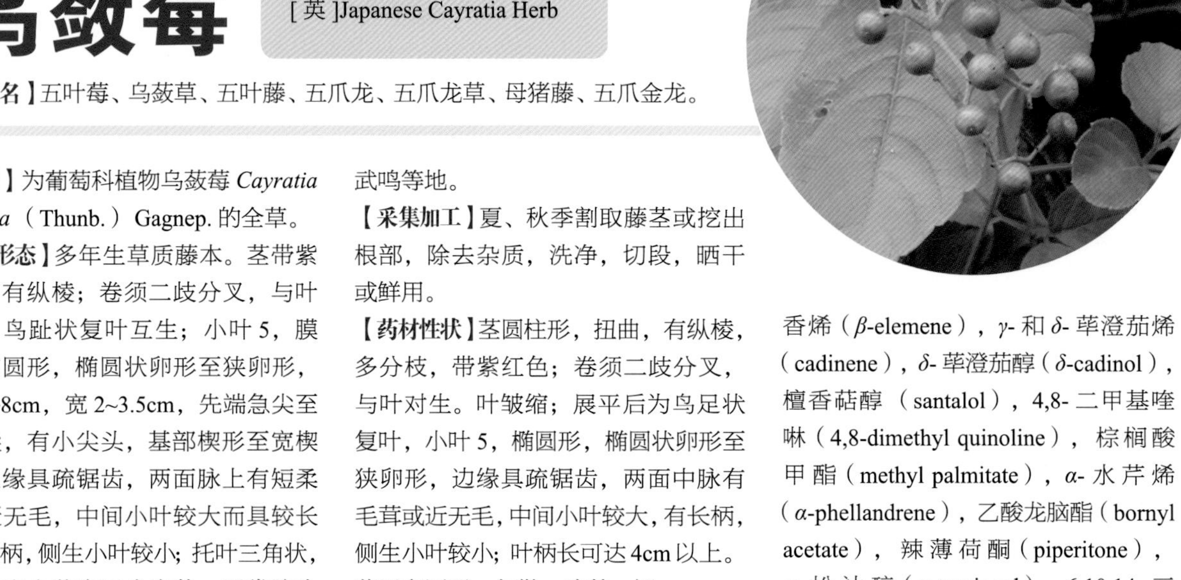

【来源】为葡萄科植物乌蔹莓 *Cayratia japonica*（Thunb.）Gagnep. 的全草。

【植物形态】多年生草质藤本。茎带紫红色，有纵棱；卷须二歧分叉，与叶对生。鸟趾状复叶互生；小叶 5，膜质，椭圆形，椭圆状卵形至狭卵形，长 2.5~8cm，宽 2~3.5cm，先端急尖至短渐尖，有小尖头，基部楔形至宽楔形，边缘具疏锯齿，两面脉上有短柔毛或近无毛，中间小叶较大而具较长的小叶柄，侧生小叶较小；托叶三角状，早落。聚伞花序呈伞房状，通常腋生或假腋生，具长梗，有或无毛；花小，黄绿色；花萼不明显；花瓣 4，先端无小角或有极轻微小角；雄蕊 4，与花瓣对生；花盘肉质，浅杯状；子房陷于 4 裂的花盘内。浆果卵圆形，成熟时黑色。

【分布】广西主要分布于乐业、那坡、德保、平果、隆安、马山、凭祥、桂平、武鸣等地。

【采集加工】夏、秋季割取藤茎或挖出根部，除去杂质，洗净，切段，晒干或鲜用。

【药材性状】茎圆柱形，扭曲，有纵棱，多分枝，带紫红色；卷须二歧分叉，与叶对生。叶皱缩；展平后为鸟足状复叶，小叶 5，椭圆形，椭圆状卵形至狭卵形，边缘具疏锯齿，两面中脉有毛茸或近无毛，中间小叶较大，有长柄，侧生小叶较小；叶柄长可达 4cm 以上。浆果卵圆形。气微，味苦、涩。

【品质评价】以茎扭曲、紫红色、叶完整者展平后为鸟足状复叶、味苦、涩者为佳。

【化学成分】本品含挥发油，其主要成分有樟脑（camphor），香桧烯（sabinene），胡椒烯（copaene），*β*- 波旁烯（*β*-bourbonene），别香橙烯（alloaromadendrene），*β*- 榄香烯（*β*-elemene），*γ*- 和 *δ*- 荜澄茄烯（cadinene），*δ*- 荜澄茄醇（*δ*-cadinol），檀香萜醇（santalol），4,8- 二甲基喹啉（4,8-dimethyl quinoline），棕榈酸甲酯（methyl palmitate），*α*- 水芹烯（*α*-phellandrene），乙酸龙脑酯（bornyl acetate），辣薄荷酮（piperitone），*α*- 松油醇（*α*-terpineol），6,10,14- 三甲基 -2- 十五烷酮（6,10,14-trimethyl-2-pentadecanone），1- 二十烷炔（1-eicosyne），十甲基环己硅氧烷（decamethylcy-lohexasiloxane），芹菜素（apigenin），木犀草素（luteolin），木犀草素 -7-*O*- 葡萄糖苷（luteolin-7-*O*-glucoside），羽扇豆醇（lupeol），*β*- 谷甾醇（*β*-sitosterol），

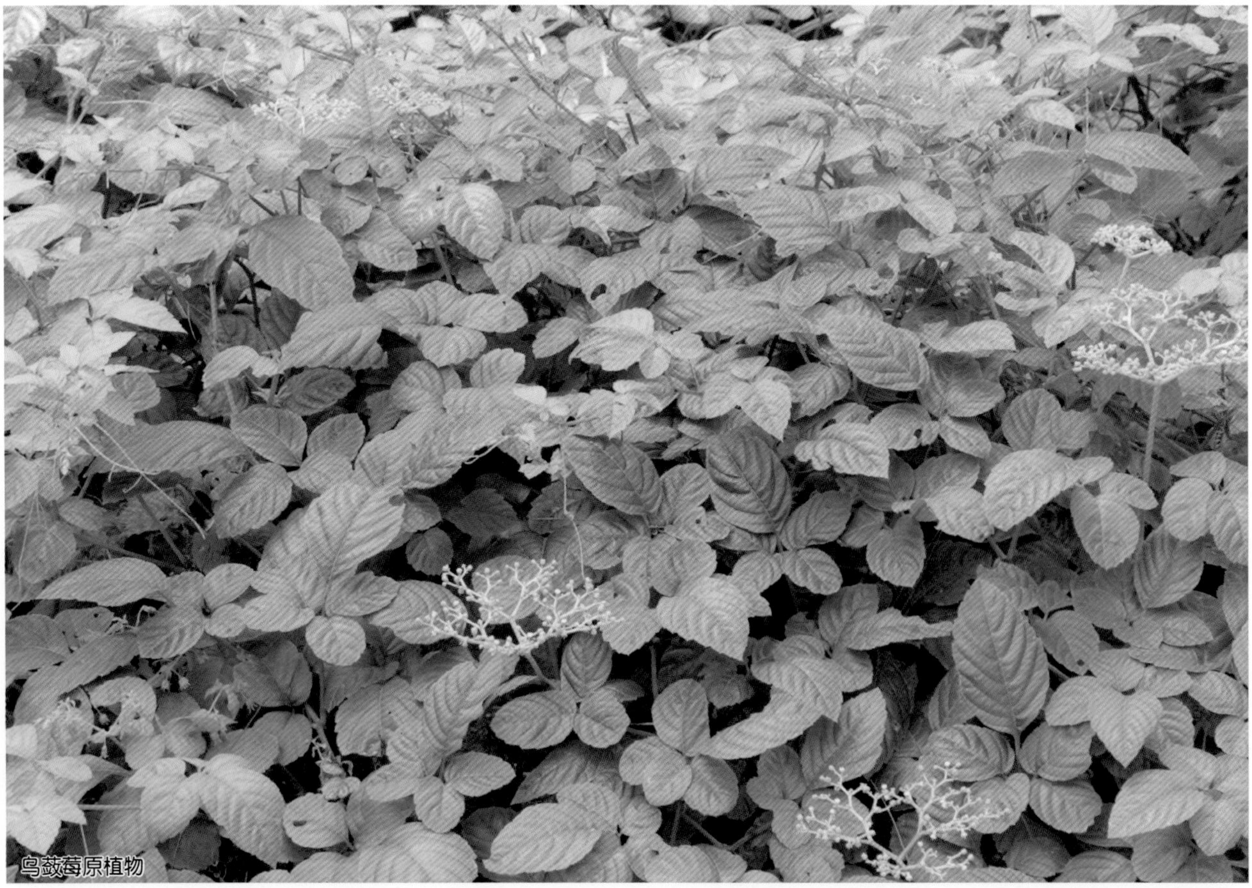

乌蔹莓原植物

棕榈酸（palmitic acid），以及阿拉伯聚糖（araban）、黏液质、硝酸钾和氨基酸等[1]。还含有三十一烷（hentriacontane），硬脂酸（stearic acid），无羁萜（friedelin），无羁萜-3β-醇（friedelin-3β-ol）和胡萝卜苷（daucosterol）等[2]。果皮中含乌蔹色苷（cayratinin）即飞燕草素-3-对香豆酰槐糖苷-5-单葡萄糖苷（delphinidin-3-*p*-coumaroylsophoroside-5-monoglucoside）[1]。

【药理作用】

1. 抗病原微生物、解热　乌蔹莓对金黄色葡萄球菌、溶血性链球菌、志贺菌、鲍氏痢疾杆菌等有抑制作用[3]。乌蔹莓注射液在鸡胚内对抗流行性感冒病毒 A3/沪防 77-56-E2 及京科 68-1 株等有抑制作用。在人胚肾组织培养中乌蔹莓注射液对腺病毒 3 型、副流感病毒仙台株有抑制作用[4]。乌蔹莓挥发油对小鼠感染流感病毒 A3 型和细胞感染单纯疱疹病毒 1 型均具抗病毒活性[5]。1% 与 10% 乌蔹莓注射液体外对肺炎链球菌、金黄色葡萄球菌、流感杆菌等致病性细菌具有不同程度的抑制作用。乌蔹莓注射液皮下注射对由皮下注射肺炎链球菌和流感杆菌引起的家兔体温升高也有降低或缓解作用[6]。

2. 抗炎　乌蔹莓水煎醇沉液 28g/kg 和乌蔹莓醇提液 25g/kg 灌胃，对二甲苯所致小鼠耳郭炎症、大鼠塑料环肉芽肿与大鼠蛋清性、角叉菜胶性足肿胀均有不同程度对抗作用，对以渗出和肉芽组织增生为主的炎症过程均有抑制作用。对去肾上腺大鼠蛋清性、角叉菜胶性足肿胀乌蔹莓仍有一定抗炎作用，说明其抗炎作用与垂体-肾上腺系统无关[7]。乌蔹莓外敷对小鼠局部化脓感染模型具有治疗效果[8]。

3. 对凝血功能影响　分别给大鼠灌服乌蔹莓水煎醇沉液 25g/kg 和乌蔹莓醇提液 25g/kg，连续 14 天，乌蔹莓醇提液能使血栓长度和血栓干重减少，降低血小板黏附率[9]。乌蔹莓能抑制二磷酸腺苷、胶原诱导的大鼠血小板聚集，同时也抑制白陶土部分凝血活酶时间和凝血酶时间[10]。

4. 对免疫功能影响　乌蔹莓能增强小鼠腹腔巨噬细胞吞噬的功能，但对大鼠外周血 T 淋巴细胞有抑制趋势，而对 B 淋巴细胞却有增强作用，对胸腺重量有抑制作用，对脾脏重量有轻度抑制作用，说明乌蔹莓有增强细胞免疫作用[9,11]。

5. 毒理　乌蔹莓水煎醇沉液小鼠腹腔注射的半数致死量（LD_{50}）为 51.12g/kg，乌蔹莓醇提液的 LD_{50} 为 102.8g/kg[9]。

【临床研究】

1. 带状疱疹　取鲜乌蔹莓适量洗净晾干，捣汁加冰片 1g 溶化。局部用茶水清洗，然后擦药，每日 4 次。共治疗 80 例，均全部治愈[1]。

2. 乳痈　用方（知母 10g、象贝 10g、花粉 15g、制乳香 5g、制半夏 10g、白及 10g、穿山甲 10g、皂刺 5g、银花 15g）随证加减，水煎，每日 1 剂，早晚 2 次分服。若起病急骤伴高热者每日 2 剂，每 6h 服用 1 次。一般 2~5 剂为 1 个疗程。服药期间同时外敷乌蔹莓膏（南京市中医院制剂室），隔日更换 1 次，可根据肿热范围决定外敷药量，一般每次 15g。共治疗 101 例，其中伴高热与寒战、血白细胞计数增多者 49 例，经 1 个疗程治愈 43 例，2 个疗程治愈 6 例；伴乳头破碎、乳汁不畅者 38 例，经 1 个疗程治愈 21 例，2 个疗程治愈 18 例；伴乳房僵块者 14 例，经 1 个疗程治愈 3 例，2 个疗程治愈 10 例，1 例无效，肿块酿腐成脓后，经切开引流，换药 1 周后亦痊愈，无后遗症，总有效率为 99%[13]。

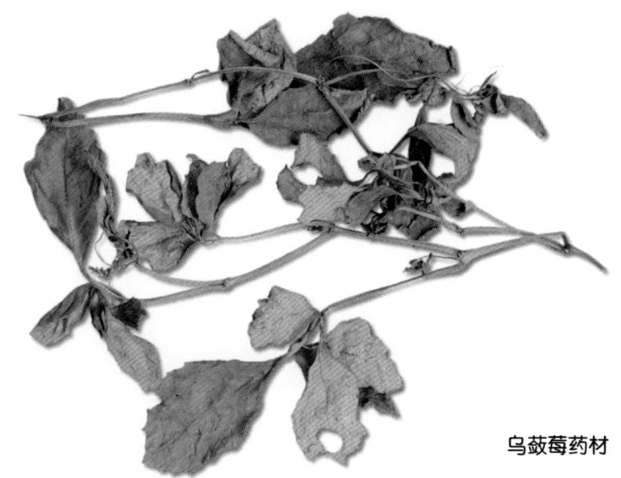
乌蔹莓药材

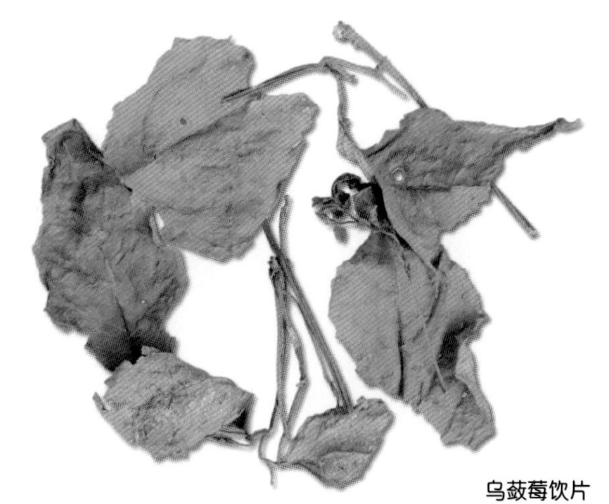
乌蔹莓饮片

3. 急性扭挫伤　采用乌蔹莓的鲜根，洗净晾干，去除其木质部，用其根皮，加少许食盐或醋后捣碎成糊状。将糊状乌蔹莓均匀地涂在纱布上，敷于患处，用布带扎牢。7h 后如病人症状尚未消除，且无较明显的过敏反应出现时，可重新用此法外敷，直到症状全部消除为止。共治疗 103 例，其中 75 例外敷乌蔹莓不到 7h，疼痛等症状即消失，10 例需外敷本品 2 次计 8~14h 后诸症消除，12 例病人在敷本品 3 或 3 次以上计 48h 后诸症消失。6 例出现过敏反应[14]。

4. 急性腮腺炎　用乌蔹莓汤（鲜乌蔹莓 200g 或干全草 15~25g，水煎，早晚分 2 次服，小孩及年老体弱者酌减）共治疗 69 例，全部治愈。其中服完煎液 1 剂痊愈者 20 例，2 剂痊愈者 10 例，6 剂痊愈者 39 例[15]。

【性味归经】味苦、酸，性寒。归心、肝、胃经。

【功效主治】清热利湿，解毒消肿。主治风湿痹痛，黄疸，泻痢，咽喉肿痛，痈疮，丹毒，水火烫伤。

【用法用量】内服：煎汤，15~30g；浸酒或捣汁饮。外用适量，捣敷。

【使用注意】脾肾虚寒者慎用。

【经验方】

1. 一切肿毒、发背、乳痈、便毒、恶疮初起者　五叶藤或根一握，生姜一块。捣烂，入好酒一盏，绞汁热服，取汗、以渣敷之。用大蒜代姜亦可。（《寿域神方》）
2. 项下热肿（俗名虾蟆瘟）　五叶藤捣敷之。（《丹溪纂要》）
3. 乳腺炎　鲜乌蔹莓，捣烂敷患处。（《青岛中草药手册》）
4. 臁疮　鲜乌蔹莓叶，捣烂敷患处，宽布条扎护，每日换1次，或晒研末，每药末30g，同生猪脂90g，捣成膏，将膏摊纸上，贴敷患处。（《江西民间草药》）
5. 带状疱疹　乌蔹莓根，磨烧酒与雄黄，抹患处。（《福建药物志》）
6. 淋巴结炎　乌蔹莓叶适量，和等量水仙花鳞茎，红糖少许，共捣烂，加温敷患处。（《福建药物志》）
7. 喉痹　马兰菊、五爪龙草、车前草各一握，上三物，榨汁徐徐饮之。（《医学正传》）
8. 风湿关节疼痛　乌蔹莓根30g，泡酒服。（《贵州草药》）
9. 肺痨咯血　乌蔹莓根9~12g，煎服，或加侧柏、地榆、青石蛋各9g，同煎服。（《浙江民间草药》）

【参考文献】

[1] 国家中医药管理局《中华本草》编委会．中华本草．上海：上海科学技术出版社，1999：4239.
[2] 李京民，王静苹，袁立明．乌蔹莓化学成分的研究．中医药学报，1995，（2）：52.
[3] 姚福玉．绞股蓝与乌蔹莓药用比较．时珍国医国药，2000，11（1）：53.
[4] 唐有元，梁秉文．中草药乌蔹莓的药理研究（初报）——乌敛莓注射液对流感病毒的抑制作用．中药通报，1982，7（2）：37.
[5] 罗莉，廖时萱，梁华清，等．乌蔹莓挥发油成分及其抗病毒活性．第二军医大学学报，1992，13（2）：169.
[6] 唐有元．中草药乌蔹莓的药理研究Ⅱ——乌蔹莓注射液的抗菌解热作用．中药通报，1985，10（8）：378.
[7] 顾月芳，张海桂，沈道修．乌蔹莓抗炎作用的研究（简报）．中药通报，1988，13（9）：558.
[8] 邓翠娥，林建荣，朱杰稳，等．乌蔹莓对外科化脓性感染治疗作用的研究．时珍国医国药，2007，18（4）：865.
[9] 顾月芳，张海桂．乌蔹莓对凝血和免疫功能的影响．中成药，1991，13（4）：26.
[10] 顾月芳，张海桂，沈道修．乌蔹莓凝血作用的研究．中药药理与临床，1989，5（1）：46.
[11] 沈道修．中国药理通讯，1989，6（2）：8.
[12] 胡发钰．乌蔹莓冰片治愈带状疱疹80例．湖北中医杂志，1981，(3)：39.
[13] 余穗娟．内消散合外敷乌蔹莓膏治疗乳痈101例．南京中医药大学学报，1995，11（5）：60.
[14] 龚敏，夏俐俐．乌蔹莓治疗急性扭挫伤．浙江中医杂志，1997，(9)：423.
[15] 陈龙耀．乌蔹莓煎液治疗急性腮腺炎．新中医，1978，（1）：16.

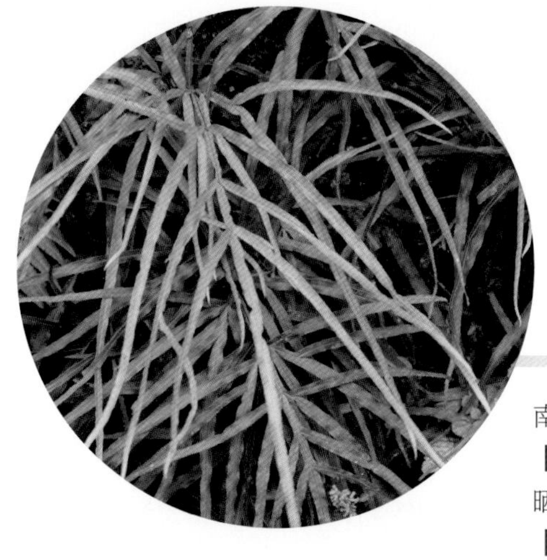

Feng wei cao

凤尾草

Pteridis Multifida Herba

[英]Nervous Brake Herb

【别名】大叶井口边草、线鸡尾、凤尾草、金鸡尾、大叶凤尾、凤尾接骨草。

【来源】为凤尾蕨科植物井栏边草 *Pteris multifida* Poir. 的全草。

【植物形态】多年生陆生蕨类植物。根茎短，横走，密被棕色披针形鳞片。叶纸质，密生，二型；叶柄光滑，禾杆色，有时下部带红棕色；叶片卵形或卵圆形，长 20~40cm，宽 15~25cm，基部圆楔形，先端尾状，单数一回羽状；侧羽片 2~5 对，对生，线形。最下部羽片有柄，基部常为二叉状深裂，边缘有刺状锯齿；叶脉羽状，侧脉分叉状或不分叉。孢子叶较大；叶片卵圆形，一回羽状，但中部以下的羽片通常分叉有时基部 1 对还有 1~2 片分离的小羽片；侧生羽片 2~5 对，线形，近先端营养部分有尖齿；孢子囊群生于羽片边缘至近先端而止；囊群盖线形，膜质，全缘，灰白色。

【分布】广西主要分布于乐业、龙州、南宁、阳朔等地。

【采集加工】全年均可采，洗净，切段晒干。

【药材性状】根茎短，棕褐色，下面丛生须根，上面有簇生叶，叶柄细，有棱，棕黄色或黄绿色，易折断。片草质，一回羽状，灰绿色或黄绿色，边缘有不整齐锯齿。气微，味淡。

【品质评价】以干燥、色绿、无杂质、叶黄绿色、叶多者为佳。

【化学成分】本品主要含二萜及其苷，黄酮及其苷，倍半萜，挥发油等类型的化合物[1]。大叶凤尾蕨苷(creticoside) A、B、C、D，2*β*,6*β*,16*α*- 三羟基 - 左旋 - 贝壳杉烷 (2*β*,6*β*,16*α*-trihydroxy-（－）-kaurane)，2*β*,15*α*,16*α*,17- 四羟基 - 左旋 - 贝壳杉烷 [2*β*,15*α*,16*α*,17-tetrahydroxy-（－）-kaurane]，2*β*,6*β*,15*α*- 三羟基 - 左旋 -16- 贝壳杉烯 [2*β*,6*β*,15*α*-trihydroxy-（－）-kaur-16-ene]，2*β*,14*β*,15*α*,16*α*,17- 五羟基 - 左旋 - 贝壳杉烷 [2*β*,14*β*,15*α*,16*α*,17-pentahydroxy-（－）-kaurane]，2*β*,15*α*- 二羟基 - 对映 -16- 贝壳杉烯 (2*β*,15*α*-dihydroxy-ent-kaur-16-ene)，2*β*,16*α*- 二羟基 - 对映 - 贝壳杉烷(2*β*,16*α*-dihydroxy-ent-kaurane)，2*β*,6*β*,16*α*- 三羟基 - 对映 - 贝壳杉烷(2*β*,6*β*,16*α*-trihydroxy-ent-kaurane)，2*β*,6*β*,16*α*- 三羟基 - 对映 - 贝壳杉烷 -2-*O*-*β*-D- 葡萄糖苷 (2*β*,6*β*,16*α*-trihydroxy-ent-kaurane-2-*O*-*β*-D-glucoside)，2*β*,15*α*,16*α*,17- 四羟基 - 对映 - 贝壳杉烷 (2*β*,15*α*,16*β*,17-tetrahydroxy-ent-kaurane)，2*β*,6*β*,15*α*- 三羟基 - 对映 -16- 贝壳杉烯 (2*β*,6*β*,15*α*-trihydroxy-ent-kaur-16-ene)，2*β*,6*β*,15*α*- 三羟基 - 对映 -16- 贝壳杉烯 -2-*O*-*β*-D- 葡萄糖苷 (2*β*,6*β*,15*α*-trihydroxy-ent-kaur-16-ene-2-*O*-*β*-D-glucoside)，2*β*,14*β*,15*α*,16*α*,17- 五羟基 - 对映 - 贝壳杉烷 (2*β*,14*β*,15*α*,16*α*,17-pentahydroxy-ent-kaurane)，蕨素 (pterosin) A、B、C、F、S，大叶凤尾蕨苷 (creticoside) A、B、C、E，异蕨苷 (*iso*-pteroside) C，欧蕨伊鲁苷 (ptaquiloside) [2]。

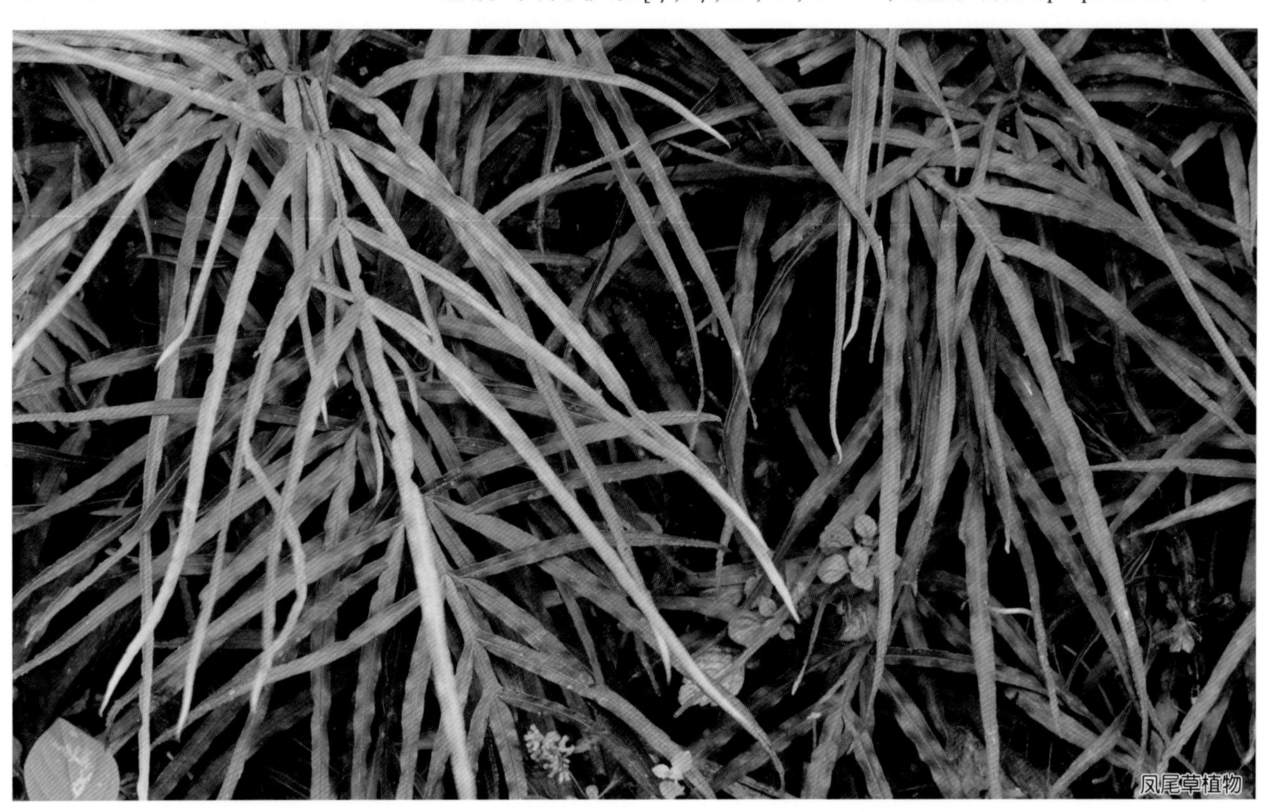

凤尾草植物

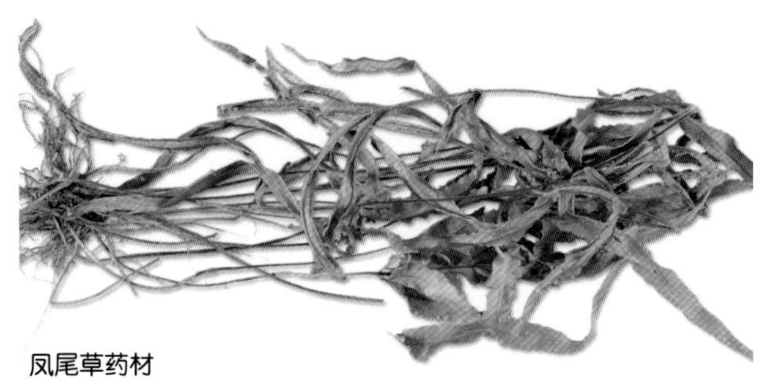
凤尾草药材

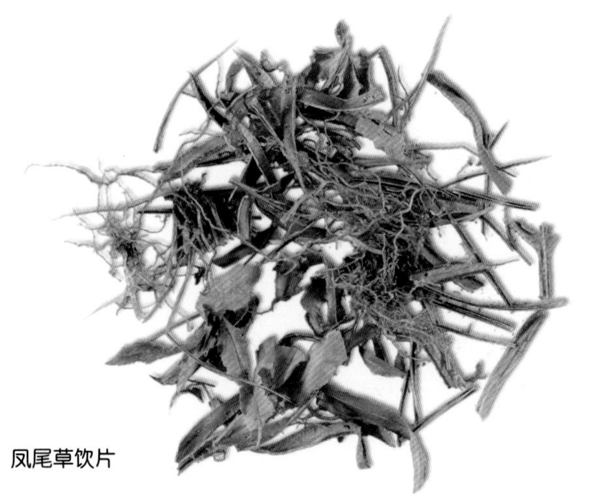
凤尾草饮片

【药理作用】

抗菌　凤尾蕨50%乙醇提取物对金黄色葡萄球菌、铜绿假单胞菌、痢疾杆菌有一定抑菌活性；乙酸乙酯萃取物对金黄色葡萄球菌、铜绿假单胞菌和痢疾杆菌有较强的抑制作用；氯仿萃取物对痢疾杆菌也有较强的抑制作用[3]。

【临床研究】

1. 急性乳腺炎　取鲜凤尾草根适量，用60度白酒浸泡7天以上，备用。用时外搽患部，每日4~6次。重者取鲜凤尾草根捣烂，调白酒外敷，每日1次，直至痊愈。共治疗80例，痊愈68例，好转8例，无效4例，总有效率95%[4]。

2. 烧伤　取新鲜凤尾草适量，捣烂，用生理盐水为稀释液配成深绿色液体备用。然后用配好的药液与生理盐水配成淡绿色液体，清洗创面，洗至创面与正常皮肤颜色相近，再用配好的药液均匀涂在创面上，每隔1~2h或待创面干燥后均匀涂上，对已起水疱者不宜刺破。共治疗40例，疗程3~15天，显效30例，有效8例，无效2例。总有效率为95%[5]。

3. 小儿菌痢　治疗组用鲜凤尾草25~40g，切碎捣汁，加水煎，去渣取汁（可加糖），每日1剂，分2次服，同时给予西医基础治疗及对症处理。共治疗60例，3天及5天治愈率分别为70%和88%。而单用西医治疗对照组分别为25%和63%。两组有显著性差异（$P<0.01$），且在缓解腹痛、退热、脓血便及大便镜检正常时间方面亦均明显优于对照组（$P<0.01$）[6]。

4. 腹泻　口服复方凤尾草胶囊（凤尾草、鱼腥草各12kg，铁苋菜15kg，菖蒲、石榴皮各1kg，甘草0.5kg。制成1.6万粒，每粒含生药2.6g），每日4粒，每日2~3次。共治疗138例，经2~15日治疗，痊愈111例，显效21例，无效6例[7]。

5. 急性尿路感染　用方（凤尾草30g，栀子10g，大黄10g，生地15g，泽兰10g，车前子15g，黄柏10g，牛膝15g，淡竹叶10g，甘草梢10g）水煎，每日1剂，分早晚2次服。治疗期间不服用抗生素。共治疗30例，其中痊愈25例，显效2例，有效1例，无效2例，治愈率83.3%，总有效率93.3%。治疗前中段尿细菌阳性24例，治疗后22例尿菌转阴，尿菌转阴率为91.7%[8]。

【性味归经】味甘、淡，性凉。归肝、大肠经。

【功效主治】清热利湿，止血生肌，解毒消肿。主治泄泻，痢疾，黄疸，淋证，水肿，咯血，尿血，便血，刀伤出血，跌打肿痛，疮痈，水火烫伤。

【用法用量】内服：煎汤，10~30g。外用适量，研末撒；煎水洗；或鲜品捣敷。

【使用注意】脾寒泄泻者慎服。

【经验方】

1. 烫火伤　大叶井口边草全草研细末，撒伤处。（《湖南药物志》）

2. 湿热泻痢　凤尾草60~90g，水煎服；或凤尾草30g，铁苋菜15g，地锦草（红斑鸠窝）15g，水煎服。（《四川中药志》1979年）

3. 黄疸型肝炎　凤尾草60g，虎杖15g，蕹菜（干油菜）30g。水煎服。（《四川中药志》1979年）

4. 泌尿系感染，肾炎水肿　凤尾草15~30g。水煎服。（《云南中草药选》）

【参考文献】

[1] 龚先玲，陈志红，梁念慈．凤尾蕨属植物化学成分及药理活性研究进展．中国中药杂志，2007，32（14）：1382.

[2] 国家中医药管理局《中华本草》编委会．中华本草．上海：上海科学技术出版社，1999：478.

[3] 王慧娟，郭东贵，汪祖华，等．凤尾蕨体外抑菌活性研究．贵州大学学报（自然科学版），2009，26（4）：41.

[4] 秦江洪．凤尾草根外治急性乳腺炎80例．中国中医急症，2004，13（1）：10.

[5] 蒋道德．凤尾草治疗烧伤40例．云南中医学院学报，1993，16（1）：31.

[6] 吴小华．凤尾草佐治小儿菌痢60例分析．实用医学杂志，2007，23（4）：606.

[7] 胡荷斌．复方凤尾草胶囊治疗腹泻临床观察．浙江中西医结合杂志，2000，10（11）：668.

[8] 王小娟．自拟凤尾清淋汤治疗急性下尿路感染临床观察．湖南中医药大学学报，2007，27（4）：64.

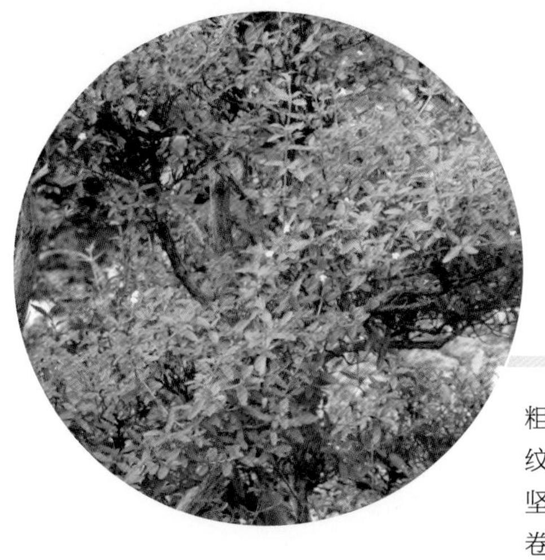

Liu yue xue

六月雪

Serissae Japonicae Herba
[英]June Snow Herb

【别名】满天星、路边金、六月冷。

【来源】为茜草科植物六月雪 *Serissa japonica*（Thunb.）Thunb. 的全株。

【植物形态】小灌木，有臭气。叶革质，卵形至倒披针形，长 6~22mm，宽 3~6mm，顶端短尖至长尖，边全缘，无毛；叶柄短。花单生或数朵丛生于小枝顶部或腋生，有被毛、边缘浅波状的苞片；萼檐裂片细小，锥形，被毛；花冠淡红色或白色，长 6~12mm，裂片扩展，顶端 3 裂；雄蕊突出冠管喉部外；花柱长突出，柱头 2。

【分布】广西主要分布于大新、金秀、桂林等地。

【药材性状】根细长圆柱形，多弯曲并有分枝，长短不一，直径 2~6mm，表面黄褐色，有纵裂纹，栓皮易剥落。粗枝浅黄褐色或深灰色，表面有纵裂纹；嫩枝浅灰色；断面纤维性，木质，坚硬，叶对生或簇生，薄革质，黄绿色，卷缩或脱落；完整者展平后叶狭椭圆形，长 6~20mm，宽 2~5mm，无端短尖，全缘，网脉在叶背突出。枝端叶间有时可见黄白色花，花萼裂片仅为冠筒之半；偶见近球形的核果。气微，味淡。

【品质评价】以根枝色黄白、叶多、色绿者为佳。

【化学成分】本品含乌苏酸（ursolic acid），左旋丁香树脂酚（L-syringaresinol），右旋杜仲树脂酚（D-medioresinol），左旋丁香树脂酚葡萄糖苷（L-syringaresinol-4-*O*-*β*-D-glucopyranoside），去乙酰车叶草苷酸（10-deacetylasperulosidic acid），鸡矢藤苷酸（paederosidic acid），牡荆素（vitexin），胡萝卜苷（daucosterol），D- 甘露醇（D-mannitol）[1]，棕榈酸（palmitic acid），科罗索酸（corosolic acid），乌苏烷 -12- 烯 -28- 醇（urs-12-en-28-ol），齐墩果酸（oleanolic acid），对羟基间甲氧基苯甲酸（4-Hydroxy3-methoxy-benzonic acid），2,6- 二甲氧基 - 对苯醌（2,6-dimethoxy-*p*-benzoquinone）[2]，5- 乙酰基 -6- 羟基 -2- 异丙烯苯并呋喃（5-acetyl-6-hydroxy-2-*iso*-propenyl-benzofuran），5- 乙酰基 -6- 羟基 -2- 丙酮苯并呋喃（5-acetyl-6-hydroxy-2-acetone benzofuran），邻苯二甲酸二乙酯（diethyl phthalate），*β*- 谷甾醇（*β*-sitosterol），豆甾醇（stigmasterol）[3]。

【药理作用】

1. 抑菌　六月雪对枯草杆菌、大肠杆菌均有较强的抑制作用，最低抑菌浓度均为 1.25%，最低杀菌浓度分别为 2.5%、1.25%。该物质的最大耐受量大于 40g/kg[4]。

2. 保肝　六月雪水提物可降低四氯化碳（CCl_4）、硫代乙酰胺、对乙酰氨

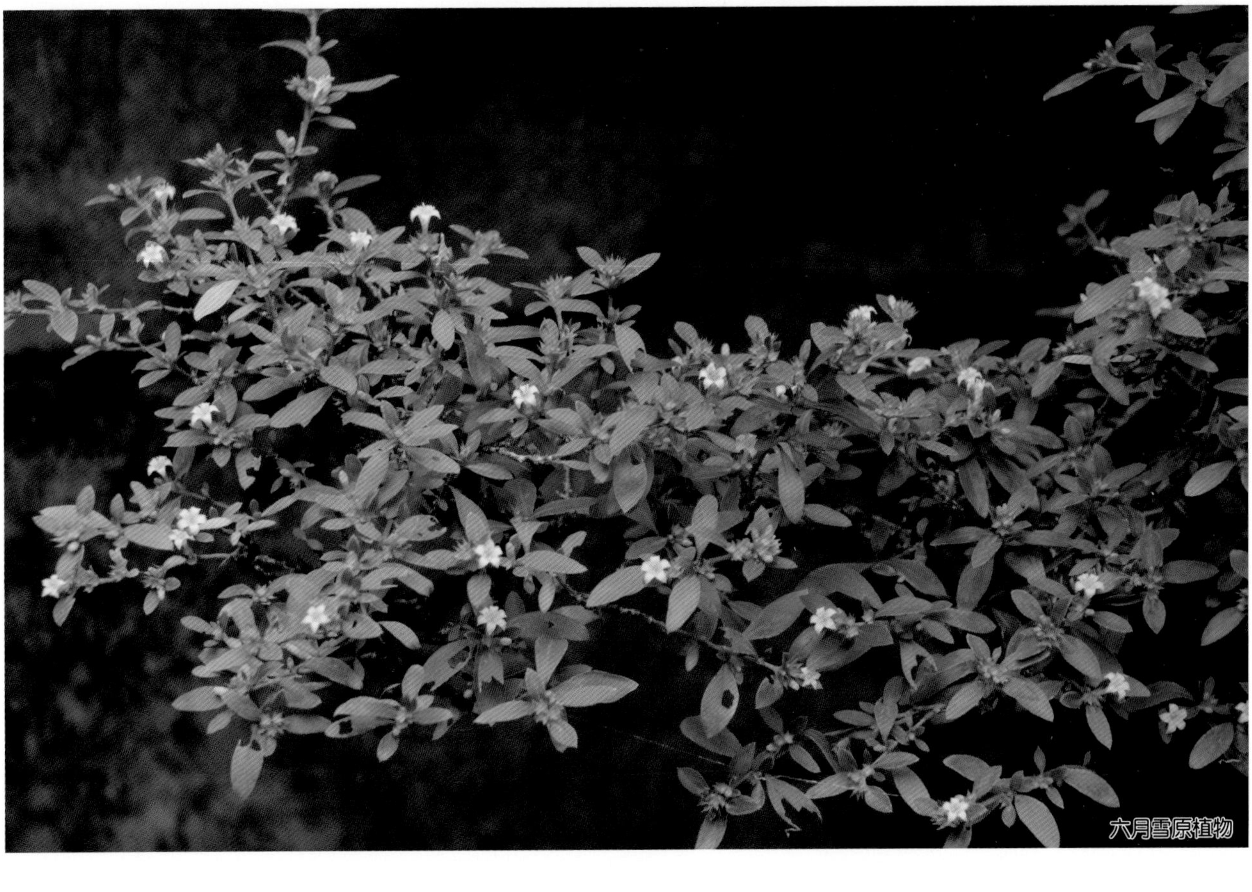

六月雪原植物

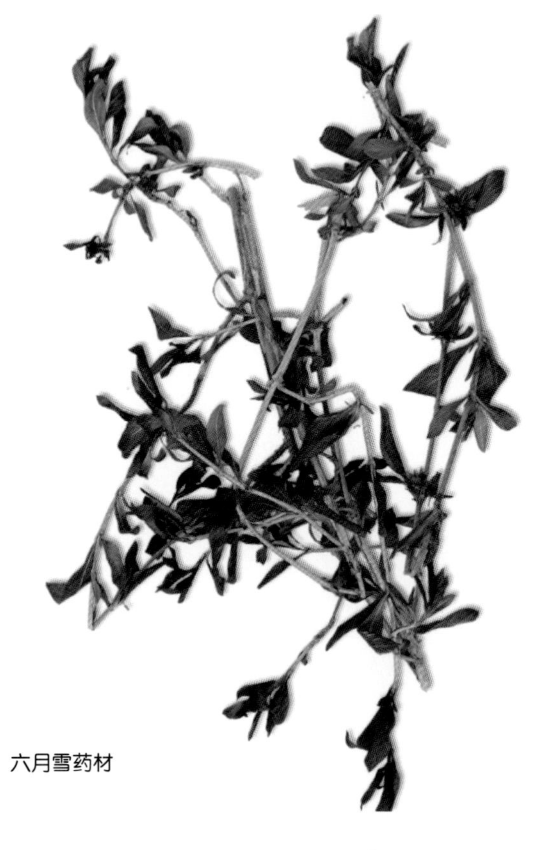
六月雪药材

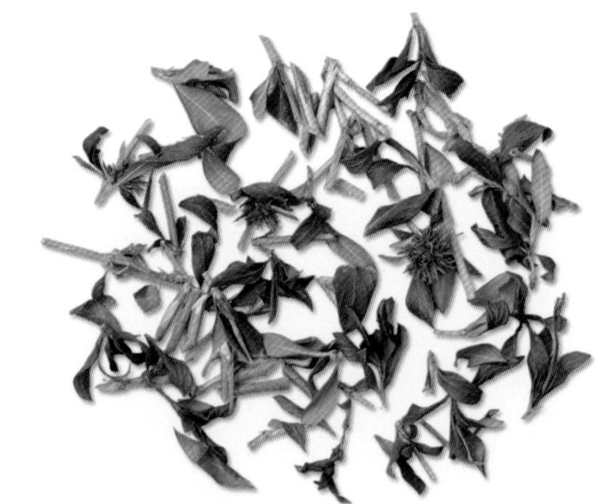
六月雪饮片

基酚致小鼠急性肝损伤模型血清谷丙转氨酶（ALT）、谷草转氨酶（AST）活性[5]。六月雪对 CCl_4、对乙酰氨基酚和 D- 半乳糖胺所致小鼠急性肝损伤有保护作用，能降低血清 ALT、AST 的活性，提高肝药酶含量[6]。

【临床研究】

1. 终末期肾衰竭　用六月雪 30g，生大黄 30g，煅牡蛎 30g，水煎取汁，保持药液温度 37~38℃，高位保留灌肠 60min，每日 1 次，14 天为 1 个疗程，连用 2 个疗程。共治疗 30 例，总有效率 60%[7]。

2. 经行乳房胀痛　药用六月疏肝散（六月雪、连钱草等），每月经行前 1 周服用，水煎服，每日 1 剂，月经来潮时停药，月经末期继续服药 3 天后停药。次月继续按上方药使用。共治疗 52 例，其中临床治愈 35 例（67.3%）、显效 12 例（23.1%）、有效 4 例（7.7%）、无效 1 例[8]。

【性味归经】味辛、苦，性凉。归肺、肝、脾经。

【功效主治】健脾利湿，疏肝活血。主治小儿疳积，急慢性肝炎，闭经，白带多，风湿骨痛。

【用法用量】内服　煎汤，15 ~ 20g，鲜品 20 ~ 40g。外用适量，煎水洗或捣敷。

【使用注意】阴疽者忌用。

【经验方】

1. 咽喉炎　六月雪 10~15g，水煎服，每日 1 剂，分 2 次服。（广西《中草药新医疗法处方集》）

2. 感冒伤风　六月雪 15g。水煎服。（《湖南药物志》）

3. 肝炎　六月雪 15g，茵陈 30g，山栀子 10g，大黄 10g。水煎服。（《湖南药物志》）

【参考文献】

[1] 王敏，梁敬钰，刘雪婷，等. 白马骨的化学成分. 中国天然药物，2006，4（3）：198.
[2] 李药兰，王冠，薛珺一，等. 白马骨化学成分研究. 中国中药杂志，2007，32（7）：605.
[3] 韦万兴，黄美艳. 六月雪化学成分研究. 广西大学学报（自然科学版），2008，33（2）：148.
[4] 刘敏，邓兆群，屈血菊，等. 六月雪的抑菌作用. 武汉大学学报，2002，（23）：168.
[5] 刘春棋，李洪亮，江丽霞，等. 六月雪水提取物对小鼠实验性肝损伤的保护作用. 赣南医学院学报，2006，6（26）：824.
[6] 苏洁寒，荣延平，蒋伟哲，等. 复方六月雪对急性化学性肝损伤的保护作用. 广西医科大学学报，2003，20（4）：497.
[7] 吴锋. 中药灌肠治疗终末期肾衰竭 30 例疗效观察. 实用中医内科杂志，2005，19（6）：579.
[8] 李昌禹. 苗药六月疏肝散治疗经行乳房胀痛 52 例. 云南中医学院学报，2006，29：107.

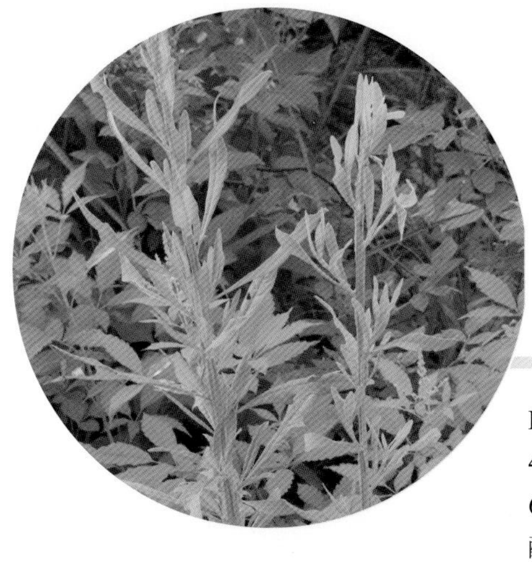

Liu er leng

六耳棱

Laggerae Pterodontae Herba

[英]Wingedtooth Laggera Herb

【别名】鹿耳林、狮子草、臭叶子、臭灵丹草。

【来源】为菊科植物六耳棱 *Laggera pterodonta*（DC.）Benth. 的全草。

【植物形态】多年生草本。全株有强烈臭气。主根长柱形，有少数分枝，侧根多而细长。茎圆柱形，上部稍有分枝，茎枝均有羽状齿裂的翅，全株密被淡黄绿色腺毛和柔毛。叶互生，无柄；叶片椭圆状倒披针形或椭圆形，长 7~15cm，宽 2~7cm，先端短尖或钝，基部楔形下延成翅，边缘有细锯齿或不规则波状锯齿；上部叶片较窄小，条状披针形、倒卵形或长圆形，长 2~3cm，宽 5~10mm。头状花序多数，在茎枝顶端排列成总状或近伞房状的大型圆锥花序，花序梗无翅，密被腺状短柔毛；总苞近钟状；苞片长圆形或长圆状披针形，先端短尖，内层上部有时紫红色，干膜质，线形，最内层极狭，通常丝状；雌花多数，花冠丝状；两性花约与雌花等长，花冠管状，向上渐扩大，檐部通常 5 裂，背面有乳头状突起。瘦果近纺锤形，有 10 棱，被白色长柔毛，冠毛白色，易脱落。

【分布】广西主要分布于蒙山、苍梧、桂平、隆林、西林等地。

【采集加工】全年均可采收，洗净，切段，晒干。

【药材性状】主根圆锥形，须根较多，表面褐黄色。老茎粗壮，直径 6~10mm，灰棕色，有不规则纵皱纹。枝条棕黄色或灰绿色，有皱纹及短毛。茎枝具翅 4~6 条，灰绿色至黄棕色，被短毛。质坚而脆，断面中心有髓。叶多破碎，灰绿色至黄棕色，被短毛。气香，味微苦、辛。

【品质评价】以干燥、色绿、叶多者为佳。

【化学成分】本品含倍半萜化合物和黄酮化合物，如金腰素乙（chrysosplenetin B）[1]，洋艾素（absinthin），5- 羟基 -3,4′,6,7- 四甲氧基黄酮（5-hydroxy-3,4′,6,7-tetramethoxy flavone），臭灵丹三醇乙（pterodontriol B），臭灵丹二醇（pterodondiol），1*β*- 羟基 - 臭灵丹酸（1*β*-hydroxy pterondontic acid），臭灵丹酸（pterodontic acid），6-*O*-*β*-D- 葡萄糖 - 莳萝文菊酮（6-*O*-*β*-D-glucopyranosyl-carvotanacetone），槲皮素（quercetin），*β*- 谷甾醇（*β*-sitosterol）等[2]。

此外，本品地上部分含臭灵丹三醇戊，臭灵丹三醇已，2*α*- 羟基 - 臭灵丹酸（2*α*-hydroxy-pterondontic acid）等[3]。

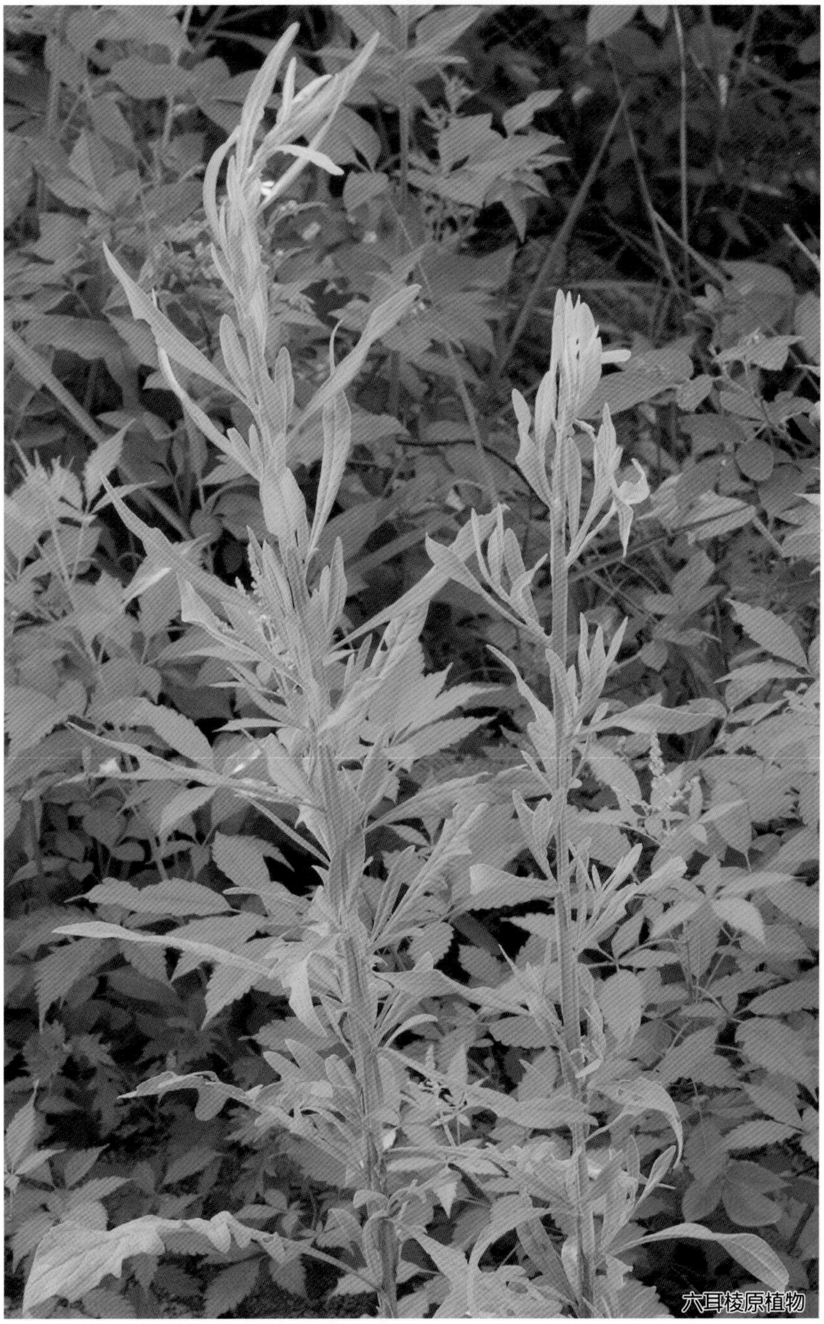

六耳棱原植物

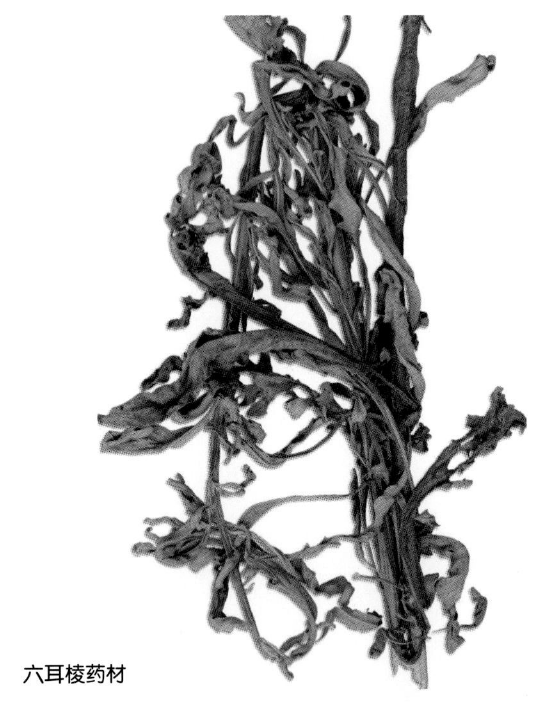
六耳棱药材

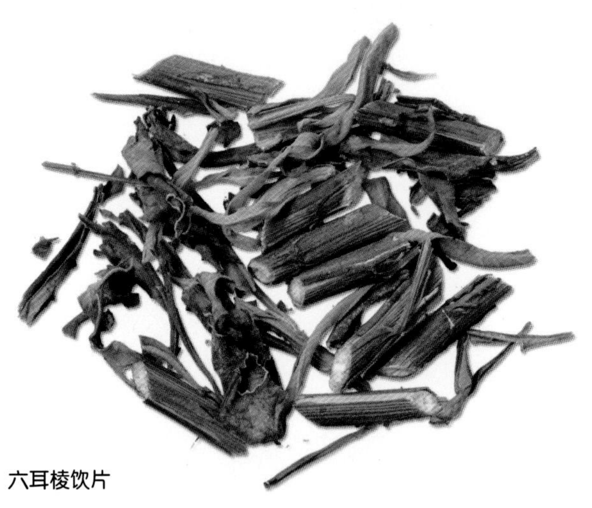
六耳棱饮片

【药理作用】

1. 祛痰　家兔吸入0.9%氨水2h使其产生上呼吸道急性炎症，口服臭灵丹液（先提取其挥发油，再将药渣做成煎剂，并将挥发油加入煎剂中，每1ml含生药5g）3ml/kg，能减少上呼吸道黏液分泌，可能是本品所含挥发油部分由呼吸道黏膜排泄，对其有温和刺激，改善局部血液循环，促进炎症痊愈，减少过多的痰量[4]。

2. 对支气管炎治疗作用　麻醉兔气管内注入巴豆油2~3滴，则出现流涎、支气管分泌增多、气喘、呼吸困难等急性支气管炎症状，于2h内死亡。如口服臭灵丹液10ml/kg，每1.5h1次，共2次，则动物延迟到12h内死亡[4]。

3. 抗肿瘤　应用美蓝脱色法，臭灵丹水煎浓缩醇提物对急性淋巴细胞型白血病、急性粒细胞型白血病及急性单核细胞型白血病病人的血细胞脱氢酶都有较强的抑制作用。对于急性淋巴细胞型白血病病人白细胞的呼吸也有抑制作用[5]。

4. 其他作用　臭灵丹与桉叶合用，制成煎剂连服5天，使中毒并发呼吸道感染的雏鸡全部恢复正常[6]。

【性味归经】味苦、辛，性寒。归肺经。

【功效主治】清热解毒，活血。主治感冒发热，咽喉炎，腮腺炎，口腔炎，气管炎，跌打损伤，痈肿疮疖。

【用法用量】内服：煎汤，9~15g；或捣汁，或研末。外用适量，捣敷。

【使用注意】月经过多者及孕妇不宜用。

【经验方】

1. 痈疮，无名肿毒　臭灵丹鲜叶捣敷。（《红河中草药》）

2. 感冒，咳嗽，支气管炎，口腔炎，扁桃体炎，胆囊炎，腮腺炎　臭灵丹干品研末，每服1.5~3g，开水送服；或15~30g，水煎服。（《红河中草药》）

3. 哮喘　鲜臭灵丹30g。稍煎去渣。取滤液与半碗生豆浆共煎。蜂蜜为引内服。（《红河中草药》）

4. 急性牙周炎，扁桃体炎，咽炎，中耳炎，腮腺炎　臭灵丹研成细粉（或装入胶囊）。每服1.5~3g，儿童每次0.25g。腮腺炎及痈疖，可将鲜品捣烂敷患处；或将粉末加适量凡士林调成10%软膏外涂。（《全国中草药汇编》）

5. 预防流行性感冒　臭灵丹2500g，生姜1000g，红糖适量，为100人服1次量。水煎，每日服2次。（《全国中草药汇编》）

6. 疟疾　灵丹草尖7个。捣汁点酒服之。（《滇南本草》）

【参考文献】

[1] 赵爱华，魏均娴．臭灵丹化学成分研究Ⅱ．化学学报，1994，5：103.
[2] 杨光忠，李芸芳，喻昕，等．臭灵丹萜类和黄酮化合物．药学学报，2007，42（5）：44.
[3] 刘永彬．臭灵丹生物有效化学成分的研究（硕士论文）．天津大学，2004：6.
[4] 云南医学院杂志，1963，（2）：28.
[5] 肿瘤防治参考资料，1972，21.
[6] 刘嘉森．中药研究文献摘要(1985-1987)．北京：中国医药科技出版社，1993：957.

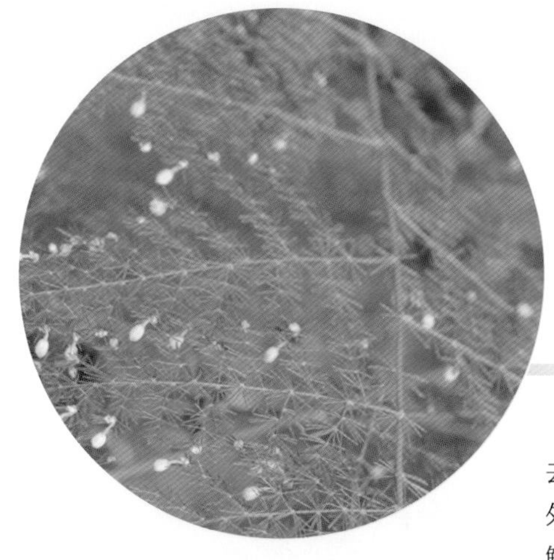

Wen zhu
文竹

Asparagi Plumosi Radix

[英]Setose Asparagus Root Tuber

【别名】蓬莱竹、小百部。

【来源】为百合科植物文竹 *Asparagus plumosus* Bak. 的块根。

【植物形态】多年生攀缘藤本。根细长，稍呈肉质。茎的分枝极多，分枝表面平滑。叶状枝常每 10~13 枚成簇，呈刚毛状，略具三棱；叶呈鳞片状，基部有短小的刺状锯或锯不明显。花两性，白色，通常每 1~3 朵腋生，具短花梗；花被片倒卵状披针形。浆果呈小球状，熟时紫黑色，含种子 1~3 颗。

【分布】广西全区均有栽培。

【采集加工】秋季割去蔓茎，挖出块根，去掉泥土，用水煮或蒸至皮裂，剥去外皮，切段，干燥。全株全年均可采，鲜用或晒干。

【药材性状】根细长，稍肉质，长 15~24cm，直径 3~4mm。表面黄白色，有深浅不等的皱纹，并有纤细支根。质较柔韧，不易折断，断面黄白色。气微香，味苦、微辛。

【品质评价】以根条粗壮、质地柔韧、色淡黄白色为佳。

【化学成分】本品根含氨基酸：丙氨酸（alanine），精氨酸（arginine），天冬氨酸（aspartic acid），甘氨酸（glycine），谷氨酸（glutamic acid），苏氨酸（threonine），丝氨酸（serine），赖氨酸（lysine），组氨酸（histidine），缬氨酸（valine），蛋氨酸（methionine），异亮氨酸（*iso*-leucine），脯氨酸（proline），半胱氨酸（cysteine）。微量元素：钙（Ca）、锰（Mn）、铁（Fe）、铜（Cu）、锌（Zn）、铬（Cr）、铅（Pb）[1]。

【性味归经】味甘、微苦，性寒。归肺、膀胱经。

【功效主治】润肺止咳，凉血止血，利尿通淋。主治阴虚肺燥，咳嗽，咯血，小便淋漓。

【用法用量】内服：煎汤，6~30g。

【使用注意】肺虚寒咳者慎用。

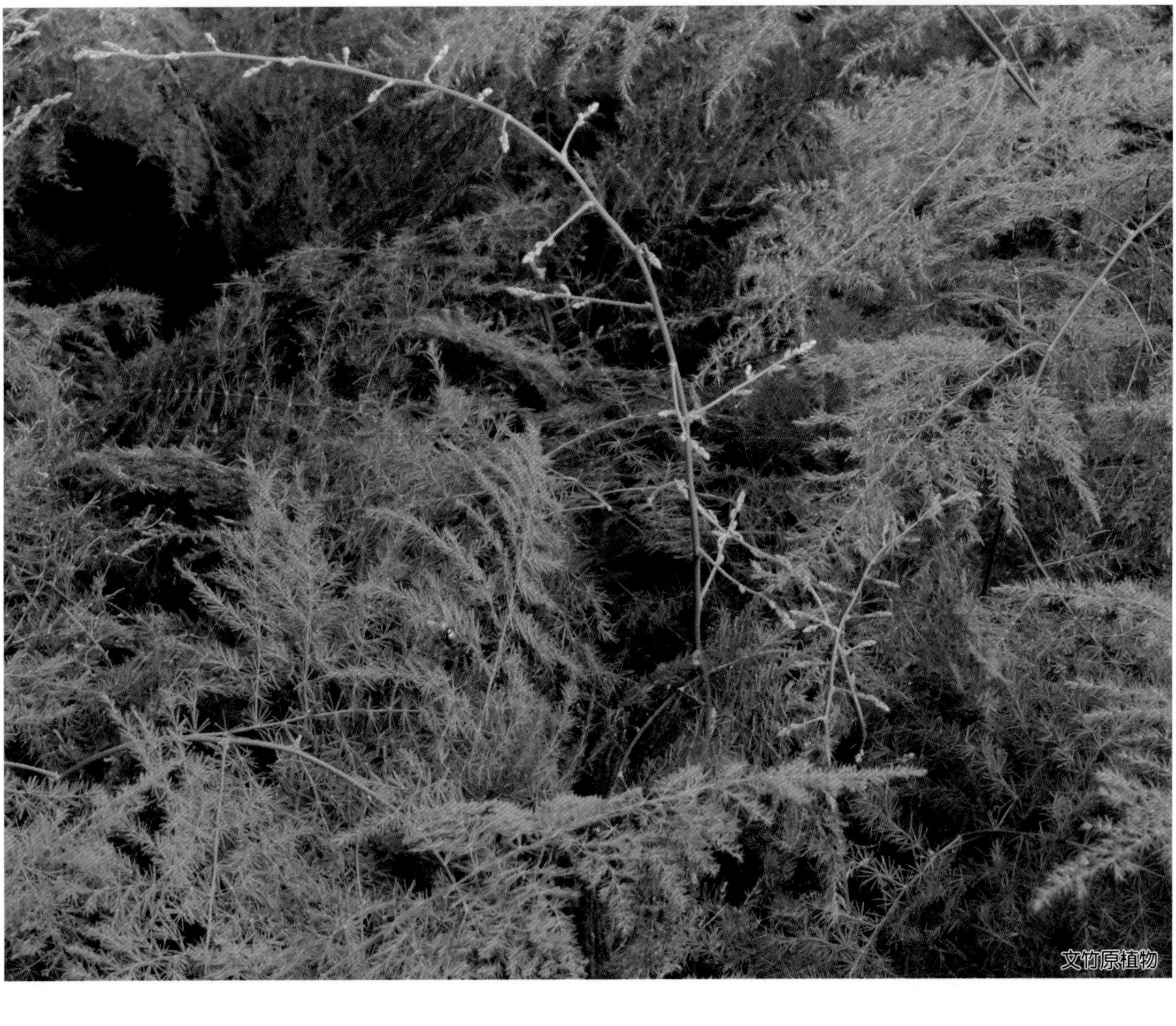

文竹原植物

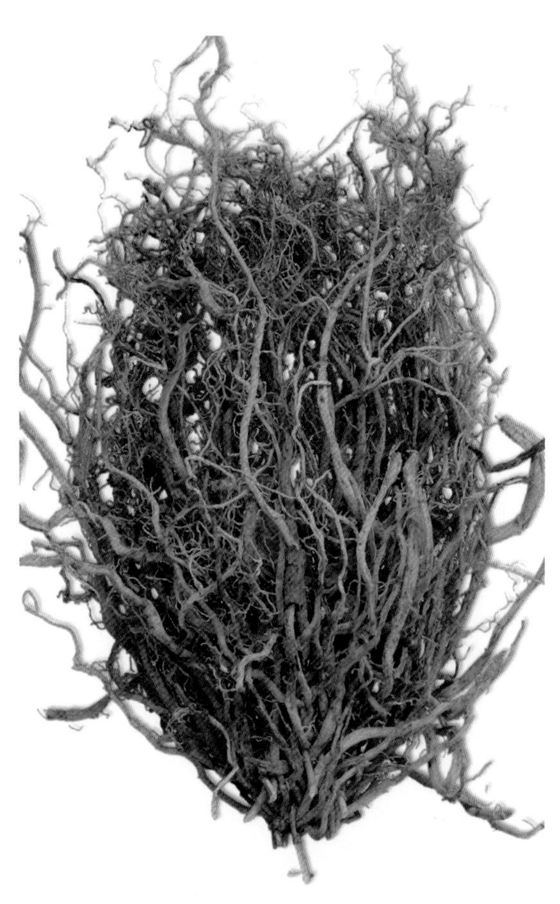
文竹药材

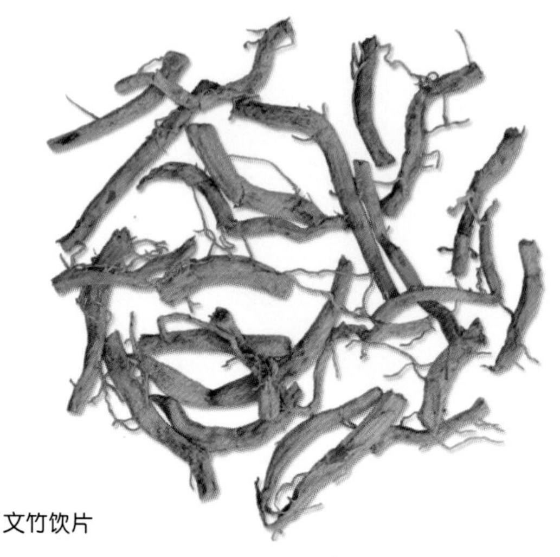
文竹饮片

【经验方】

1. 郁热咯血、吐血　文竹全草15~24g。酌冲开水和冰糖炖服。（《福建民间草药》）

2. 小便淋沥　文竹全草30g。酌加水煎，取半碗，日服2次。（《福建民间草药》）

【参考文献】

[1] 国家中医药管理局《中华本草》编委会. 中华本草. 上海：上海科学技术出版社，1999：7149.

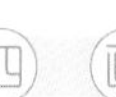

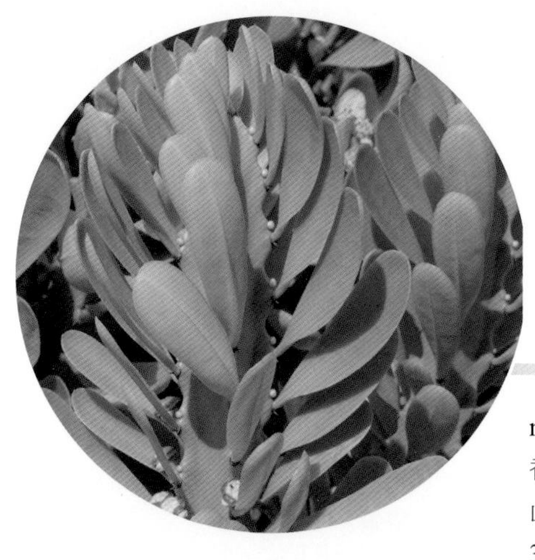

Huo yang le

火殃簕

Euphorbiae Antiquori Caulis
[英]Ancients Euphorbia Stem

【别名】纯阳草、阿黎树、金刚纂、龙骨刺、杨丫、火虹、火巷、美泽大戟。

【来源】为大戟科植物金刚纂 *Euphorbia antiquorum* Linn. 的茎。

【植物形态】多年生灌木。含白色乳汁；分枝圆柱状或具不明显的 3~6 棱，小枝肉质，绿色，扁平或有 3~5 个肥厚的翅，翅的凹陷处有一对利刺。单叶互生；具短柄；托叶皮刺状，坚硬；叶片肉质，倒卵形，卵状长圆形至匙形，长 4~6cm，宽 1.5~2cm，先端钝圆有小尖头，基部渐狭，两面光滑无毛。杯状聚伞花序，每 3 枚簇生或单生，总花梗短而粗壮；总苞半球形，直径约 1cm，黄色，5 浅裂，裂片边缘撕裂；雌雄花同生于总苞内；雄花多数，有一具柄雄蕊，鳞片倒披针形，边缘撕裂，中部以下合生；腺体 4 枚，2 唇形，下唇大，宽倒卵形；雌花无柄，生于总苞中央，仅有一个 3 室的上位子房。蒴果球形，光滑无毛，分果稍压扁。

【分布】广西全区均有分布。

【采集加工】全年均可采收，去皮、刺，鲜用；或切片，晒干，炒成焦黄。

【药材性状】茎枝肥厚，圆柱状，或有 3~6 钝棱，棕绿色；小枝肉质，绿色，扁平，有 3~5 翅状纵棱。气微，味苦。

【品质评价】以身干、条匀、色绿者为佳。

【化学成分】全草含黏霉醇（glutinol），蒲公英赛醇（taraxerol），木栓烷醇（friedelanol），豆甾醇（stigmasterol），23- 环木菠萝烯 -3*β*,25- 二醇（23-cycloarten-3*β*,25-diol），对映 -13*S*- 羟基 -16- 阿替烯 -3,14- 二酮（ent-13*S*-hydroxy-16-atisene-3,14-dione），6,7,8- 三甲氧基香豆素（6,7,8-trimethoxylcoumarin），3,3′,4′- 三氧 - 甲基鞣花酸（3,3′,4′-tri-*O*-methylellagic acid），对映贝壳杉烷 -3- 氧代 -16*β*,17- 二醇（ent-kaurane-3-oxo-16*β*,17-diol），胡萝卜苷（daucosterol）[1]，3,3′- 二氧 - 甲基鞣花酸（3,3′-di-*O*-methylellagic acid），7- 羟基 -6- 甲氧基 - 香豆素（7-hydroxy-6-methoxy-coumarin），山柰酚 -3-*O*-*α*-L- 鼠李糖苷（kaempferol-3-*O*-*α*-L-rhamnopyranoside）[2]；antiquorine A，antiquorineB[3]。

茎含蒲公英赛醇（taraxerol），3*α*- 无羁萜醇（friedelan-3*α*-ol），3*β*- 无羁萜醇（friedelan-3*β*-ol），蒲公英赛酮（taraxerone）。茎皮含蒲公英赛醇。根含蒲公英赛醇。乳汁含大戟醇（euphorbol），3-*O*- 当归酰巨大戟萜醇（3-*O*-angeloylingenol），大戟二烯醇（euphol），环木菠萝烯酸（cycloartenol），*β*- 香树脂醇乙酸酯（*β*-amyrin acetate）[4]。

【药理作用】

促癌作用　小鼠背部皮肤剃毛，涂以 3- 甲基胆蒽和火殃簕提取物 30 周后，背部皮肤出现数量不等的乳头样肿瘤，

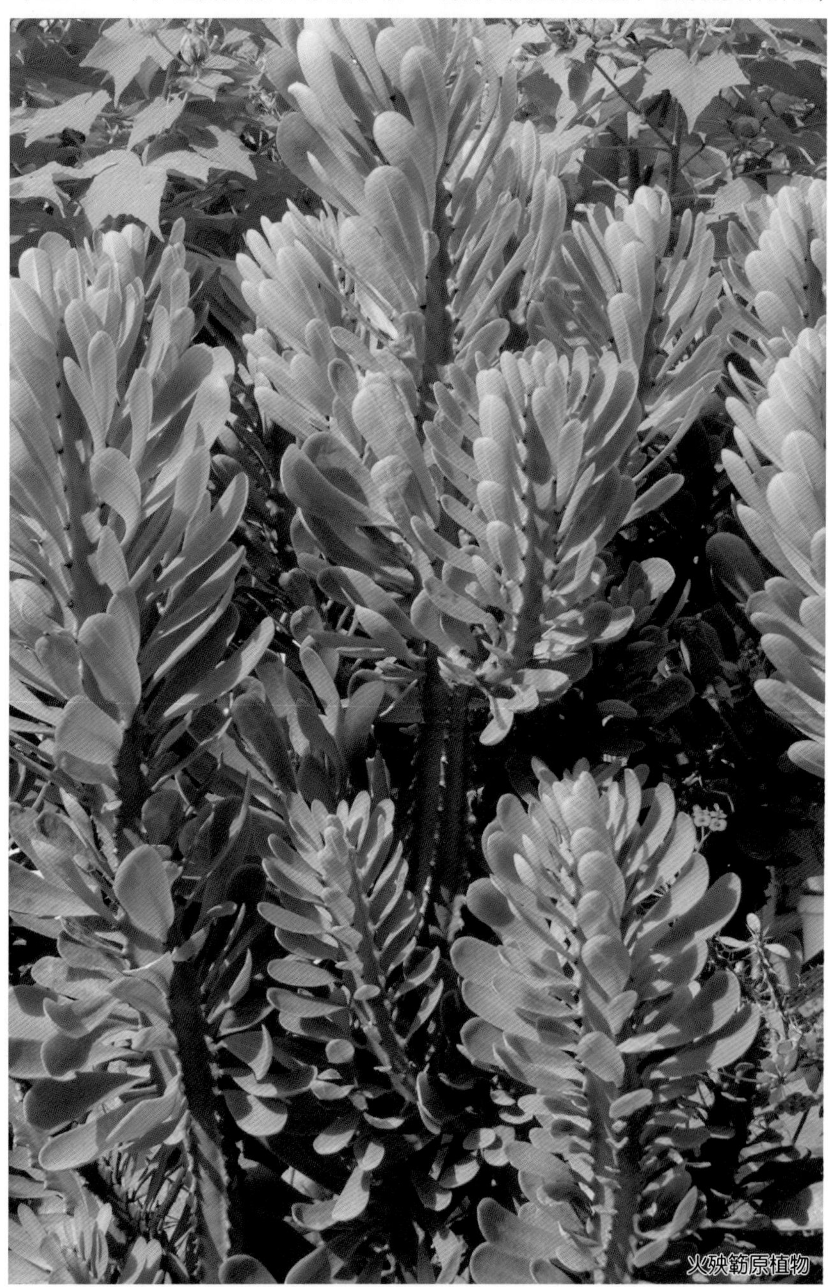
火殃簕原植物

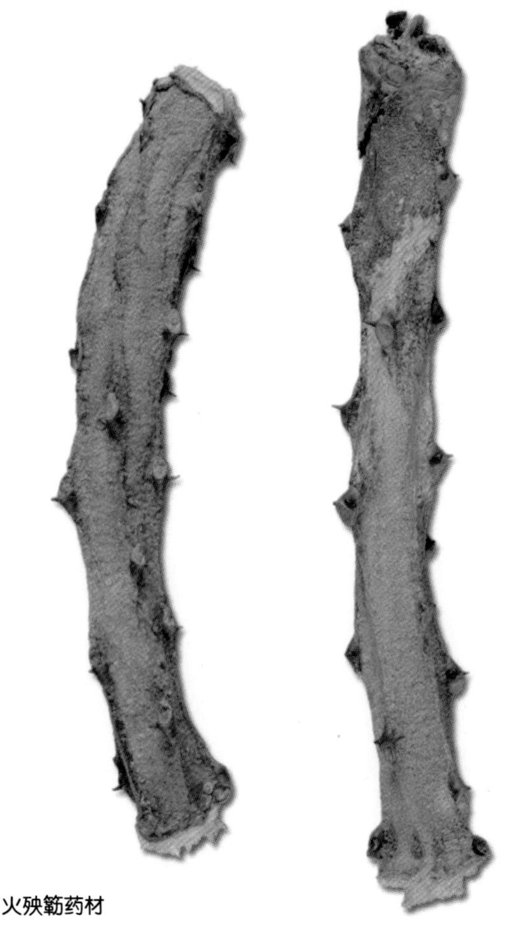
火殃簕药材

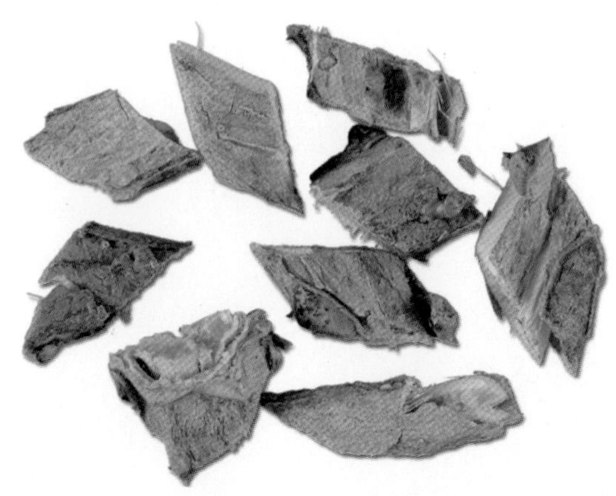
火殃簕饮片

发生率为 10%，若单独涂以 3- 甲基胆蒽，发生率为零[5]。

【临床研究】

寻常疣　用热水浸泡最先长出的寻常疣，然后用刀刮去其表面的角质层，取火殃簕叶膏（将火殃簕叶捣烂，加入食盐拌匀）热敷于患处，胶布固定，每 3 天换药 1 次。共治疗 8 例，均获痊愈。一般用药 1~2 次即可治愈，且只需贴于最先长出的寻常疣，其余会自然消失[6]。

【性味归经】味苦，性寒；有毒。归胃、大肠、肝经。

【功效主治】利尿通便，拔毒去腐，杀虫止痒。主治臌胀，水肿，痢疾，疔疮，痈疽，疥癣。

【用法用量】内服：煎汤，1~3g；或入丸剂。外用适量，剖开焙热贴；或取汁涂。

【使用注意】本品有毒，必须同大米炒焦方可内服。孕妇禁服。其汁、胶不可入目。

【经验方】

1. 无名肿毒、大疮　火殃簕割开两边，用火焙热贴之。（《生草药性备要》）
2. 癣　金刚纂鲜茎去皮捣烂绞汁，或调醋，涂患处。（《福建药物志》）
3. 足底挫伤瘀血或脓肿　火殃簕茎捣汁加入面粉调匀，煮熟外敷；或鲜茎捣烂加热外敷。（《福建中草药》）
4. 臌胀　火殃簕胶（茎梗割开流出之白胶）、炒米粉、百草霜。上三味和匀为小丸，晒干，朱砂为衣。大人服 3g，小孩服 1g，用山楂、砂仁、白芍煎水送服，隔日清晨服 1 次。服后待泻 4~5 次时，可服温白粥则泻止。戒盐及盐制食品 100 天。（《岭南草药志》）
5. 大便秘结　火殃簕汁，加适量番薯粉，为小丸如绿豆大，用新瓦焙干候用，每服 1 丸。（《岭南草药志》）
6. 疟疾　火殃簕心，切成黄豆大，用龙眼肉包裹，于发病前 5h 吞服。（《岭南草药志》）

【参考文献】

[1] 桑已曙，史海明，贾靓，等. 金刚纂的化学成分. 中国天然药物，2005，3（1）：31.
[2] 李芸芳，田学军，杨光忠，等. 金刚纂化学成分研究. 华中师范大学学报：自然科学版，2008，42（3）：396.
[3] 陈玉，田学军， 李芸芳，等. 金刚纂萜类成分研究. 药学学报，2009，44（10）：1118-1122.
[4] 国家中医药管理局《中华本草》编委会. 中华本草. 上海：上海科学技术出版社，1999：3565.
[5] 纪志武，钟建明，曾毅. 火殃簕、铁海棠、扭曲藤和红背叶对 3- 甲基胆蒽诱发小白鼠皮肤肿瘤的作用. 癌症.1992，11（2）：120.
[6] 黄华领. 寻常疣. 广西中医药，1984，7（6）：22.

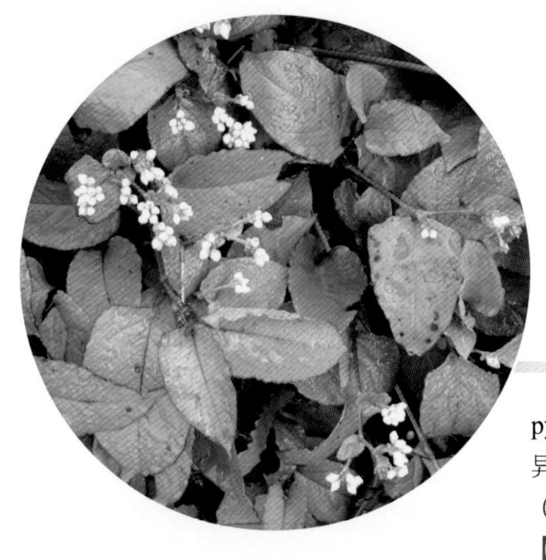

Huo tan mu

火炭母

Polygoni Chinensis Herba

[英]Chinese Knotweed Herb

【别名】火炭毛、乌炭子、运药、地肤蝶、火炭星、火炭藤、野辣蓼。

【来源】为蓼科植物火炭母 *Polygonum chinense* L. 的地上部分。

【植物形态】多年生草本。茎近直立或蜿蜒，无毛。叶互生，有柄，叶柄基部两侧常各有一耳垂形的小裂片，垂片通常早落；托叶鞘通常膜质，斜截形；叶片卵形或长圆状卵形，长 5~10cm，宽 3~6cm，先端渐尖，基部截形，全缘，两面均无毛，有时下面沿脉有毛，下面有褐色小点。头状花序排成伞房花序或圆锥花序；花序轴密生腺毛；苞片膜质，卵形，无毛；花白色或淡红色；花被 5 裂，裂片果时增大；雄蕊 8，花柱 3。瘦果卵形，有 3 棱，黑色，光亮。

【分布】广西全区均有分布。

【采集加工】春、夏季采收，洗净，鲜用或晒干。

【药材性状】茎扁圆柱形，有分枝，长 30~100cm，节稍膨大，下部节上有须根；表面淡绿色或紫褐色，无毛，有细棱；质脆，易折断，断面灰黄色，多中空。叶互生，多卷缩、破碎，叶片展平后呈卵状长圆形，长 5~10cm，宽 2~4.5cm，先端短尖，基部截形或稍圆，全缘，上表面暗绿色，下表面色较浅，两面近无毛；托叶鞘筒状，膜质，先端偏斜。气微，味酸、微涩。

【品质评价】以叶多、色绿者为佳。

【化学成分】本品含丁香酸（syringic acid），没食子酸（gallic acid），芹菜素（apigenin），3,3′- 二甲基鞣花酸（3,3′-dimethylellagic acid），原儿茶酸（protocatechuic acid），异鼠李素（*iso*-rhamnetin），咖啡酸（caffeic acid），槲皮素（quercetin），木犀草素（luteolin），没食子酸甲酯（gallicin），广寄生苷（avicularin）和 3,4,8,9,10- 五羟基 - 二苯并 [b，d] 吡喃 -6- 酮 {3,4,8,9,10-pentahydroxy-dibenzo[b，d] pyran-6-one}[1]，槲皮苷（quercitrin），异槲皮苷（*iso*-quercitrin），柚皮素（naringenin）[2]。

【药理作用】

1. 抗菌　火炭母煎剂在试管内对金黄色葡萄球菌、大肠杆菌、炭疽杆菌、乙型链球菌、白喉杆菌、伤寒杆菌、铜绿假单胞菌和痢疾杆菌均有较强的抗菌作用[3]，醇提液或水提液对金黄色葡萄球菌、大肠杆菌、铜绿假单胞菌、肺炎杆菌和痢疾杆菌等也有较强抗菌作用[4]。

2. 抗乙肝病毒　火炭母煎剂体外实验对乙型肝炎病毒 DNA 多聚酶抑制率达 50% 以上，降解乙肝病毒 DNA 的作用达 25% 以上[5]。

3. 对平滑肌和骨骼肌作用　火炭母煎剂对离体大鼠子宫有抑制作用。水提物对离体豚鼠回肠有收缩作用。对离体兔十二指肠可轻度增强其张力[6,7]。

4. 降血压　煎剂 0.1g（生药）/kg 给麻

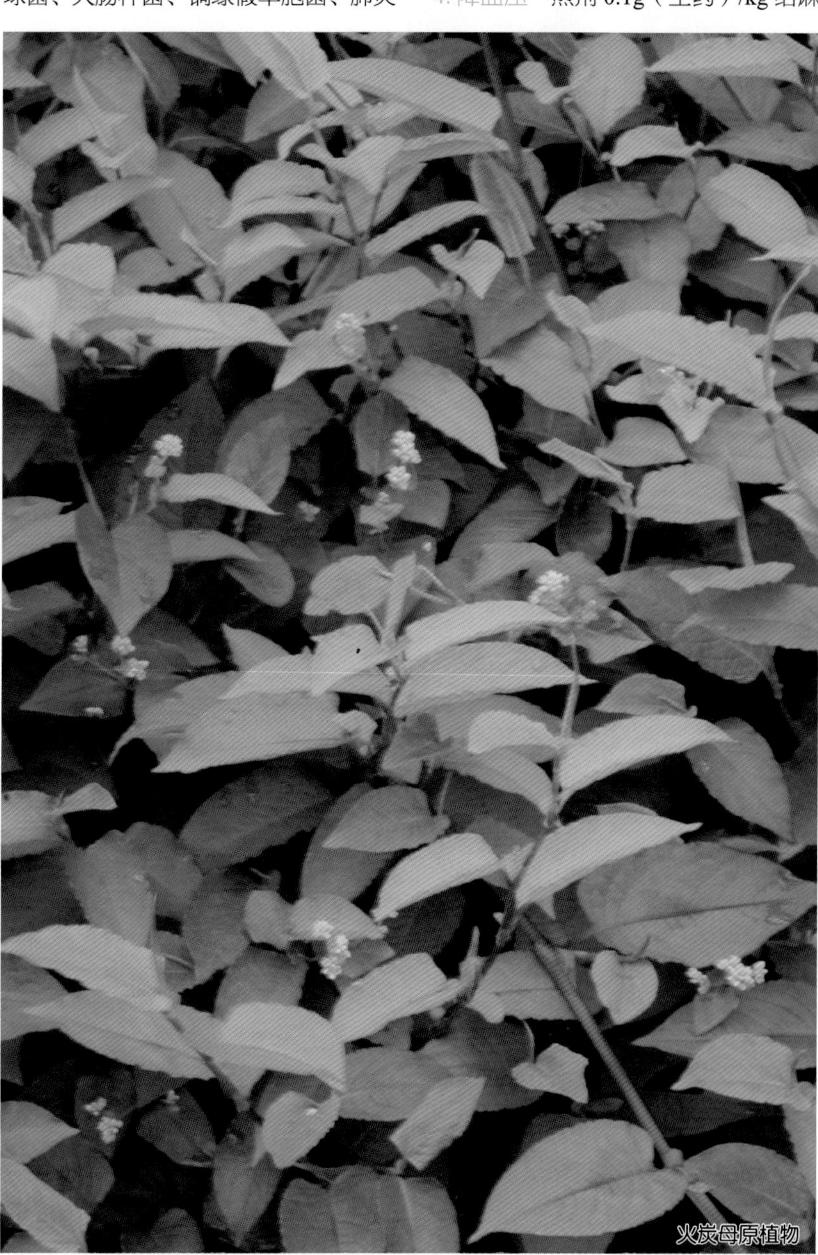
火炭母原植物

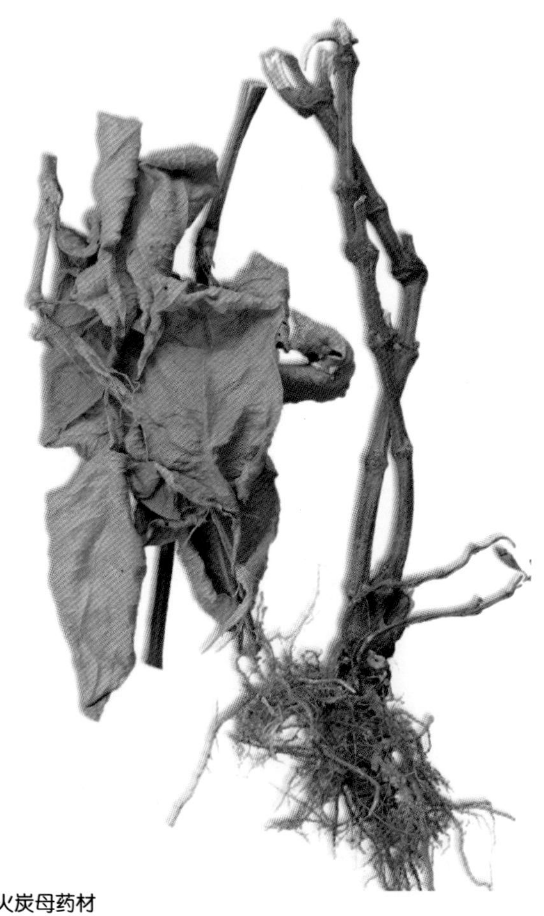
火炭母药材

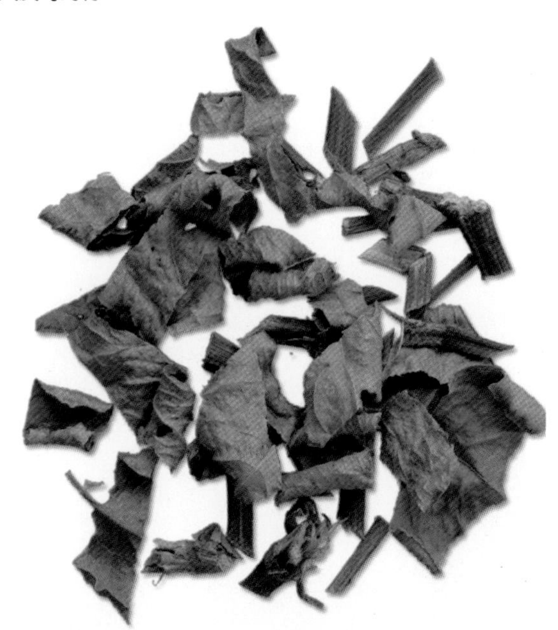
火炭母饮片

醉犬静脉注射，有降血压作用[6,7]。

5. 中枢抑制作用　小鼠腹腔注射水提物 10g（鲜生药）/kg 有中枢抑制作用[6,7]。

6. 毒理　水提物 5g（鲜生药）/kg 静脉注射，抑制小鼠中枢神经，运动失调、呼吸加深加快，头部轻度震颤，24h 后 5 只中有 1 只死亡。煎剂 1g（生药）/ 只腹腔注射，24h 内小鼠全部死亡[6,7]。

【临床研究】

1. 小儿急性细菌性痢疾（湿热痢）　用方 [火炭母 30~40g，金香炉 20~30g，葛根 15g，车前子 15g，白芍 10~15g，木香 5g（后下），黄芩 10g，甘草 5g] 随证加减，水煎，每日 1 剂，分 2 次服，7 天为 1 个疗程。共治疗 52 例，其中治愈 40 例（76.3%）、好转 12 例（23.7%）。12 例好转病例继续按本法治疗 1 个疗程，也均治愈[8]。

2. 乳腺小叶增生　取火炭母叶 10~20 片，置白酒 10 ml 混匀，并盛在紧闭的器皿中入锅至水沸后 10 min 取出，待热度适宜时贴敷于乳房患处。每侧贴 10 张，重症者可贴满整个乳房，戴上稍紧胸罩即可。每日 1 次，连续贴 10 天。严重者连续贴 1 个月。共治疗 115 例，其中痊愈 102 例（88.7%）、好转 15 例（11.3%），总有效率 100%[9]。

3. 慢性舌乳头炎　①火炭母 50g，灯心球 100g，麦冬 12g，淡竹叶 10g。水煎，每日 1 剂，分早晚 2 次服，连服 5 天后复诊。②火炭母 50g，猪瘦肉 200g 或猪舌头 200g。煲汤饮食，每日 1 次，连服 3 周。共治疗 15 例。用方①者共 10 例，均痊愈，未见不良反应；用方②者共 5 例，亦痊愈，未见不良反应[10]。

【性味归经】味辛、苦，性凉；有毒。归肺、大肠、肝经。

【功效主治】清热利湿，凉血解毒，平肝明目，活血舒筋。主治痢疾，泄泻，咽喉肿痛，白喉，肺热咳嗽，百日咳，肝炎，带下，痈肿，中耳炎，湿疹，眩晕耳鸣，角膜云翳，跌打损伤。

【用法用量】内服：煎汤，9~15g，鲜品 30~60g，外用适量，捣敷，或煎水洗。

【使用注意】脾虚泻痢者慎服。

【经验方】

1. 痈肿　鲜火炭母草 30g，水酒煎，酒调服，渣调蜜或糯米饭捣烂，敷患处。（《福建中草药》）
2. 湿疹　鲜火炭母草 30~60g，水煎服；另取鲜全草水煎洗。（《福建中草药》）
3. 荨麻疹　火炭母鲜叶 60g，醋 30g。水煎服（干品加醋无效），另用鲜草水煎熏洗患处。（《福建药物志》）
4. 化脓性中耳炎　火炭母捣烂取汁，过滤，经高压消毒后装于瓶中备用。滴耳，每日 2 次，每次 2~3 滴。（《福建药物志》）
5. 扁桃体炎　鲜火炭母 30~60g，鲜苦蕺 30g。水煎服。（《福建药物志》）
6. 高血压　火炭母 30g，昏鸡头 30g，臭牡丹根 30g，夏枯草 30g，土牛膝 15g，钩藤 24g。水煎服。（《四川中药志》1982 年）
7. 湿热黄疸　火炭母 30g，鸡骨草 30g。水煎服。（《广西中草药》）
8. 赤白痢　火炭母草和海金沙捣烂取汁，冲沸水，加糖少许服之。（《岭南采药录》）
9. 痢疾、肠炎，消化不良　火炭母、小凤尾、布渣叶各 18g。水煎服。（广东《中草药处方选编》）
10. 中暑　火炭母 2 份，海金沙藤、地胆草各 1 份，甘

草适量。成人每次总量30g，水煎，代茶饮。（《全国中草药汇编》）

11.小儿支气管炎 火炭母60g，野花生（小号野花生）、仙鹤草、紫珠草、鱼腥草各15~30g，枇杷叶、胡颓叶各9g，甘草3g。分3~4次服。（《全国中草药汇编》）

12.子宫颈癌 火炭母120g，茅莓60g，椰榆片30g，蛇床子12g。水煎服，先服苏铁叶120g、红枣12枚，后服本方。（《全国中草药汇编》）

13.真菌性阴道炎 火炭母30g，煎水坐浴；火炭母粉，冲洗后局部喷撒。两者交替使用，3~5次为1个疗程。（《全国中草药汇编》）

14.妇女带下 鲜火炭母60~90g，白鸡冠花3~5朵。酌加水煎成半碗，饭后服，每日2次。(《福建民间草药》)

【参考文献】

[1] 谢贤强，吴萍，林立东，等.火炭母化学成分的研究.热带亚热带植物学报，2007，15（5）：450.

[2] 王永刚，谢仕伟，苏薇薇.火炭母化学成分研究.中药材，2005，28（11）：1000.

[3] 湖南零陵地区卫生防疫站.561种中草药抗菌作用筛选报告.湖南医药杂志，1974，（4）：50.

[4] 中国医学科学院药用植物资源开发研究所.中药志(第四册).北京:人民卫生出版社，1988：205.

[5] 张正.60种中草药抗乙型肝炎病毒的实验研究.北京医科大学学报，1988，20（3）：211.

[6] Feng P C. J Pharm Pharmacol, 1964,16（2）:115.

[7] Hooper P A. J Pharm Pharmacol, 1955, 17（2）:98.

[8] 任国珍，何世东.火炭母复方为主治疗小儿急性细菌性痢疾52例.广西中医药，2001，24（1）：32.

[9] 杨爱花.火炭母治疗乳腺小叶增生102例.现代中西医结合杂志，2007，16（30）：4496.

[10] 赖应龙.中药火炭母治疗慢性舌乳头炎15例的临床体会.肇庆医药，1999，32（2）：33.

Huo ma ren

火麻仁

Cannabis Semen
[英]Hemp Fruit

【别名】麻子、麻子仁、麻仁、大麻仁、冬麻子。

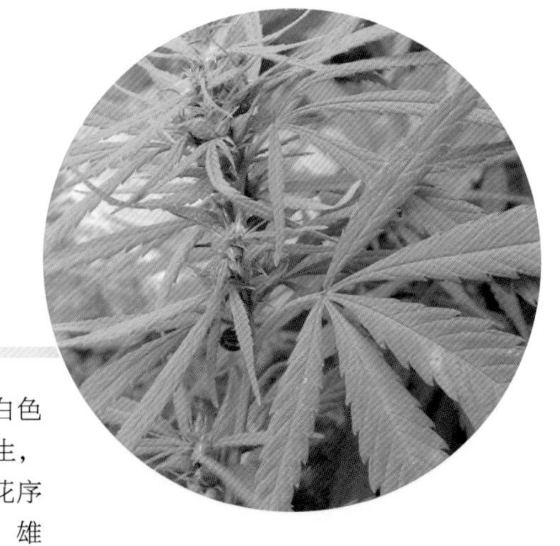

【来源】为桑科植物大麻 *Cannabis sativa* L. 的成熟种子。

【植物形态】一年生草本。茎直立，表面有纵沟，密被短柔毛，皮层富纤维，基部木质化。掌状叶互生或下部对生，全裂，裂片 3~11 枚，披针形至条状披针形，两端渐尖，边缘具粗锯齿，上面深绿色，有粗毛，下面密被灰白色毡毛；叶柄被短绵毛；托叶小，离生，披针形。花单性，雌雄异株；雄花序为疏散的圆锥花序，顶生或腋生；雄花具花被片 5，雄蕊 5，花丝细长，花药大；雌花簇生于叶腋，绿黄色，每朵花外面有一卵形苞片，花被小膜质，雌蕊 1；子房圆球形，花柱呈二歧。瘦果卵圆形，质硬，灰褐色，有细网状纹，为宿存的黄褐色苞片所包裹。

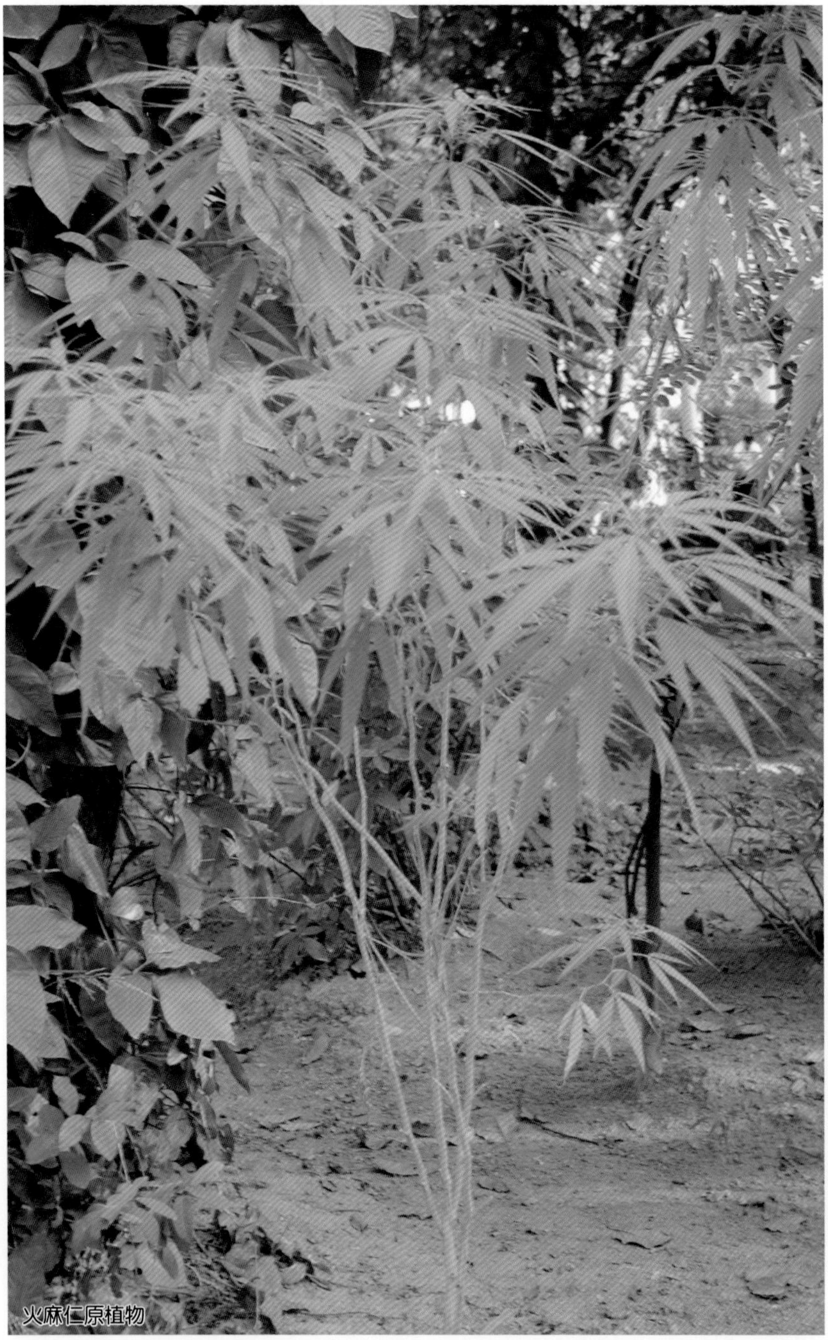

火麻仁原植物

【分布】广西有栽培。

【采集加工】10~11 月果实大部分成熟时，割取果株，晒干，脱粒，扬净。

【药材性状】果实呈扁卵圆形，长 3~5mm，宽 3~4mm。表面灰褐色或灰绿色，有细微的白色或棕色网纹，顶端略尖，基部有圆形的果柄痕，两侧有棱，果皮薄而脆，易破碎。种皮暗绿色，胚弯曲，被薄胚乳。子叶与胚根等长，乳白色。富油性。气微，味淡，嚼后稍有麻舌感。

【品质评价】以粒大、种仁饱满者为佳。

【化学成分】大麻浸膏中含有大麻酚（CBN），四氢大麻酚（THC），大麻二酚（CBD）。从大麻雌花株梢连同顶端枝叶中还分得 α- 葑烯（α-fenchene），β- 蒎烯（β-pinene），γ- 松油烯（γ-terpinene），β- 丁香烯（β-caryophyllene），葎草烯(humulene)，α- 檀香烯(α-santalene)，芹子烯(selinene)，α- 芹子烯(α-selinene)，β- 檀香烯（β-santalene），次大麻二酚（cannabidivarin），Δ^6- 四氢大麻酚同类物，大麻酚同类物，Δ^8- 四氢大麻酚（Δ^8- tetrahydrocannabinol），Δ^9- 四氢大麻酚（Δ^9- tetrahydrocannabinol），大麻萜酚（cannabigerol）等成分[1, 2]。

种子含胡芦巴碱（trigonelline），L- 右旋异亮氨酸三甲铵乙内酯 [L（*d*）-*iso*-leucine betaine] 及脂肪油（fatty oil），其中含亚油酸（linoleic acid），亚麻酸（linolenic acid），油酸（oleic acid）。还含玉蜀黍嘌呤（zeatin）[3]。

【药理作用】

1. 降压　给麻醉猫十二指肠内注射火麻仁醇提物 2g（生药）/kg，30min 后血压开始下降，2h 后降至原水平一半左右，心率和呼吸未见改变。给正常大鼠灌胃 2~10g（生药）/kg，血压也可降低。给麻醉狗静脉注射火麻仁醇提取物0.125、0.25和0.5g(生药)/kg，血压分别下降(43.4±3.2)%、（48.2±5.6）% 和（49.4±4.2）%，剂量反应曲线平坦，降压持续时间随剂量增加而延长。阿托品可对抗火麻仁醇提取物的降压作用[4]。大麻素可能是降压有效成分，可能机制是通过抑制乙酰胆碱酯酶，防止支配血管的胆碱能神经释放的乙酰胆碱水解，产生降压作用[5,6]。

2. 改善学习和记忆　给小鼠连续 7 天灌胃火麻仁提取物，能有效地改善东莨菪碱、亚硝酸钠或 45% 乙醇引起的学习和记忆功能障碍，即延长跳台试验的潜伏期，减少出错次数，也能提高戊巴比妥钠致记忆缺失小鼠水迷宫试验的空间分辨力。其中 0.2 g/kg 剂量组可改善学习获得、记忆保存和再现 3 种记忆过程的缺失。火麻仁提取物体外浓度为 0.01~100g/L 可激活钙调神经磷酸酶活性，10g/L 激活作用最大，酶活性提高（35±5）%，其是通过激活钙调神经磷酸酶改善学习记忆[7]。

3. 镇痛抗炎　给小鼠灌胃火麻仁 75% 乙醇提取物 5g（生药）/kg 和 15g（生药）/kg，可减少乙酸引起的扭体反应次数，抑制率分别为 57.8% 和 40.0%[6]，可抑制二甲苯致小鼠耳肿胀度，4h 平均抑制率分别为 35.4% 和 50.1%，可抑制角叉菜胶致小鼠足跖肿胀度 6h 以上，也抑制乙酸提高小鼠腹腔毛细血管通透性[8]。

4. 抗溃疡　给小鼠灌胃火麻仁 75% 乙醇提取物 5g（生药）/kg 和 15g（生药）/kg，可抑制盐酸性胃溃疡形成，抑制率分别为 38.5% 和 52.3%，对吲哚美辛 - 乙醇性胃溃疡形成的抑制率分别为 56.8% 和 75.7%，对水浸应激性胃溃疡形成的抑制率分别为 38.5% 和 60.8%。十二指肠内注射火麻仁 75% 乙醇提取物 10g（生药）/kg，能促进麻醉大鼠胆汁持续分泌 1h[9]。

5. 降血脂　给高脂饲料致衰老模型大鼠或鹌鹑灌胃火麻仁压榨油，可降低被高脂饲料升高的血清甘油三酯、总胆固醇、低密度脂蛋白胆固醇和过氧化脂质水平，升高被高脂饲料降低的动物血清高密度脂蛋白水平[10,11]，减少被高脂饲料升高的动脉硬化指数、动脉内壁斑块的突起面积和减轻动脉壁内膜细胞及平滑肌细胞的病变程度[11]。

6. 抗衰老　给 D- 半乳糖致亚急性衰老模型小鼠灌胃火麻仁压榨油，能降低模型小鼠血清和脑组织升高的丙二醛和一氧化氮水平，升高模型小鼠血清和脑组织低下的超氧化物歧化酶和谷胱甘肽过氧化物酶活性、脾脏指数及胸腺指数、胸腺厚度和胸腺皮质细胞数[12,13]。

【临床研究】

1. 神经性皮炎　火麻仁馏油（麻仁馏油的制备采用减压干馏 – 减压分馏工艺方法，制取 200~300℃馏分，配制成 3% 的火麻仁馏油涂膜剂。涂膜剂的基质为松香乙醇溶液）每日早晚两次外涂皮损处，7 天为 1 个疗程，每周复诊 1 次。结果：治疗 116 例，最短 1 个疗程痊愈，最长 4 个疗程痊愈，平均 17.5 天[14]。

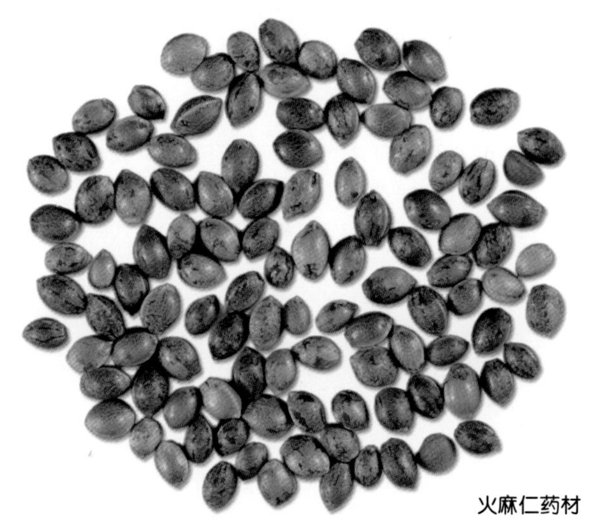

火麻仁药材

2. 麻痹性肠梗阻　火麻仁 15g，皂角刺 50g，蜂蜜 200 个，先将皂角刺、火麻仁水煎约 200ml，然后与蜂蜜冲服，1 次服完。结果：治疗麻痹性肠梗阻 15 例，其中腹部手术后肠麻痹 6 例，弥漫性腹膜炎并发肠麻痹 4 例，脊柱损伤所致肠麻痹 3 例，肠系膜炎所致肠麻痹 2 例。经治疗后，全部治愈，一般服药后 2~3h 可听到肠鸣音，4~6h 即可排气、排便[15]。

【性味归经】味甘，性平。归脾、胃、大肠经。

【功效主治】润肠通便，利水通淋，活血。主治肠燥便秘，风痹，脚气，热淋，痢疾，月经不调，疮癣，丹毒。

【用法用量】内服：煎汤，10~15g；或入丸、散。外用适量，捣敷；或煎水洗。

【使用注意】脾肾不足之便溏、阳痿、遗精、带下者慎服。

【经验方】

1. 赤游丹毒　麻仁捣末，水和敷之。（《千金要方》）

2. 小儿面疮　麻子五升。为末，以水和，绞取汁，与蜜和敷之。（《华佗神医秘传》）

3. 脾约证　麻子仁二升，芍药半斤，枳实半斤（炙），大黄一斤（去皮），厚朴一尺（炙，去皮），杏仁一升（去皮、尖，熬，别作脂）。上六味，蜜和丸，如梧桐子大。饮服十丸，日三服，渐加，以知为度。（《伤寒论》麻子仁丸）

4. 大渴，日饮数斗，小便赤涩　麻子一升，水三升，煮三四沸，取汁饮之。（《肘后方》）

5. 骨髓风毒疼痛，不可运动者　火麻仁（水中浸，取沉者）一大升。暴干，炒，待香熟，即入木臼捣极细如白粉，平分为十帖。每用一帖，取无灰酒一碗研麻粉，旋滤取白酒，直令麻粉尽，余壳即去之，都合酒一处，煎取一半，待冷热得所。空腹顿服，日服一帖。（《箧中方》大麻仁酒）

6. 风狂百病　麻仁四升。水八升，猛火煮令芽生，去滓，煎取七升，旦空心服。或发或不发，或多言语，勿怪之，但令人，摩手足须定，凡进三服。(《外台秘要》)

7. 大便秘涩不通　麻子仁、芝麻各一盏(微炒，研取汁)，桃仁(去皮、尖)、荆芥穗各一两。为末，入盐少许，煎代茶饮，以利为度。(《卫生简易方》)

8. 五淋，小便赤少，茎中疼痛　冬麻子一升(杵，研。滤取汁二升)，和米三合。煮粥，着葱、椒及熟煮，空心服之。(《普济方》)

9. 脚气浮肿，心腹胀满，大小便不通　冬麻子半升(炒，捣研，水滤取汁)，米二合。以麻汁煮作粥，空心食之。(《食医心境》)

10. 白痢(《本草纲目》作“血痢不止”)　以麻子汁煮绿豆，空腹食，极效。(《外台秘要》引《必效方》)

11. 腹中虫病　大麻子仁(末)三升，东行茱萸根(锉)八升，水渍。平躺服二升，至夜虫下。(《食疗方》)

12. 产后去血过多，津液枯竭，不能转送，大便闭涩　火麻仁(研如泥)、枳壳(面炒)、人参各一两，大黄半两。上为末，熟蜜丸，如桐子大。每服二十丸，空心温酒、米饮任下。未通，渐加丸数，不可太过。(《济阴纲目》麻仁丸)

13. 月经不通，或两三月，或半年、一年　麻子仁二升，桃仁二两，研匀，熟酒一升，浸一夜。日服一升。(《普济方》)

14. 产后瘀血不尽　麻子仁一合。研，水二盏，煎六分，去滓服。(《太平圣惠方》)

【参考文献】

[1] 彭兴盛 . 毛细管气相色谱法对大麻中主要成分的定性定量分析 . 色谱，1998，16(2)：170.

[2] 张凤英，何萍雯 .GC 和 GC-MS 对新疆不同产地大麻成分的分析研究 . 质谱学报，1992，13(3)：3.

[3] 国家中医药管理局《中华本草》编委会 . 中华本草 . 上海：上海科学技术出版社，1999：1027.

[4] 陈可冀，李春生 . 新编抗衰老中药学 . 北京：人民卫生出版社，1998：340.

[5] Tripathi HL,Vocci FJ,Brase DA,et al.Effects of cannabinoids on levels ofacetylcholine and choline and turnover rate ofacetyl choline in various regions of themouse brain.AlcoholDrug Res,1987,7(5-6):525.

[6] Eubanks LM,Rogers CJ,Koob GF,et al.Amolecular link between the active componentofmarijuana and Alzhemi ers' disease pathology. MolPharm,2006,3(6):773.

[7] Luo J,Yin JH,WuHZ,et al.Extract from fructus cannabis acchemical drug. induced dysmnesia.Acta Pharmacol Sin,2003,24(11):1137.

[8] 张明发，沈雅琴，朱自平，等 . 火麻仁的镇痛抗炎、抗血栓形成作用研究 . 基层中药杂志，1999，13(1)：13.

[9] 张明发，朱自平，沈雅琴，等 . 火麻仁的消化系统药理研究 . 药学实践杂志，1997，15(5)：267.

[10] 任汉阳，孙红光，马建中，等 . 火麻仁油的降脂及对过氧化脂质作用的实验研究 . 中国中医药科技，1997，4(4)：200.

[11] 任汉阳，孙红光，张瑜，等 . 火麻仁油对鹌鹑的降脂及抗动脉粥样硬化作用 . 河南中医，1998，18(5)：294.

[12] 曹峻岭，李祖伦，陈建武，等 . 火麻仁油对 D- 半乳糖致亚急性衰老模型小鼠血清 NO、SOD、GSH-Px、MDA 的影响 . 四川中医，2005，23(3)：29.

[13] 曹峻岭，陈刚正，任汉阳，等 . 火麻仁油对 D- 半乳糖致亚急性衰老模型小鼠脑组织 NO、SOD、GSH-Px、MDA 的影响 . 四川中医，2004，22(5)：17.

[14] 杨素华，马子牧，马晓旋 . 火麻仁馏油治疗 116 例神经性皮炎临床观察 . 临床皮肤科杂志，1997，(1)：28.

[15] 黄梅生 . 皂角刺火麻仁汤治疗麻痹性肠梗阻 . 四川中医，1989，(7)：29.

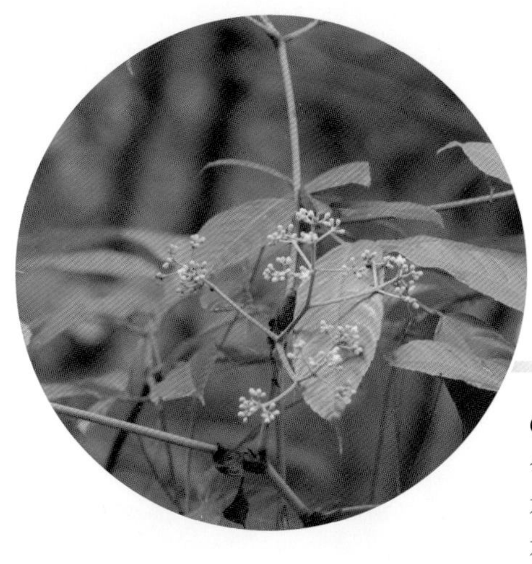

Huo tong shu 火筒树

Leeae Indicae Radix
[英]Indica Leea Root

【别名】红吹风、山大颜、山大刀。

【来源】为葡萄科植物火筒树 *Leea indica*（Burm. f.）Merr. 的根。

【植物形态】多年生小乔木。小枝褐色，有纵细条纹，无毛；无卷须。叶为二回单数羽状复叶，总叶柄圆柱形，无毛，有纵条纹；小叶大小不等，披针形、宽披针形或长圆形，长 6.5~19cm，宽 6.5~9.5cm，先端长尾尖，基部宽楔形，两面无毛，边缘有粗锯齿；侧脉 6~14 对，在近叶缘处汇合；花两性，伞房状聚伞花序在小枝上部与叶对生；花淡绿色；花萼 5 裂，裂片卵圆形，花冠 5，基部合生，花开后外弯；雄蕊 5，合生成筒状，花药藏于花盘内，互相粘合；花盘筒状，顶部有裂齿；子房 5 室。浆果扁球形，熟时黑色。种子 5~6 颗。

【分布】广西主要分布于防城、宁明、龙州、隆安、那坡、隆林、凌云、天峨等地。

【采集加工】全年可采收，洗净，切碎，鲜用或晒干。

【药材性状】根圆柱形，常弯曲而多分枝。长 10~20cm，直径 0.3~2cm。表面暗褐色或黑色，具细纵纹，外皮薄，易剥落而露浅黄色木部。质坚硬，不易折断，折断面中心有髓部，灰黑色，有时中空。横切面棕红色。

【品质评价】以条匀、断面棕红色、不中空者为佳。

【性味归经】味辛，性凉。归肺、脾、心经。

【功效主治】祛风除湿，清热解毒。主治感冒发热，风湿痹痛，疮疡肿毒。

【用法用量】内服：煎汤，9~15g。外用适量，捣敷。

【使用注意】脾胃虚寒者慎服。

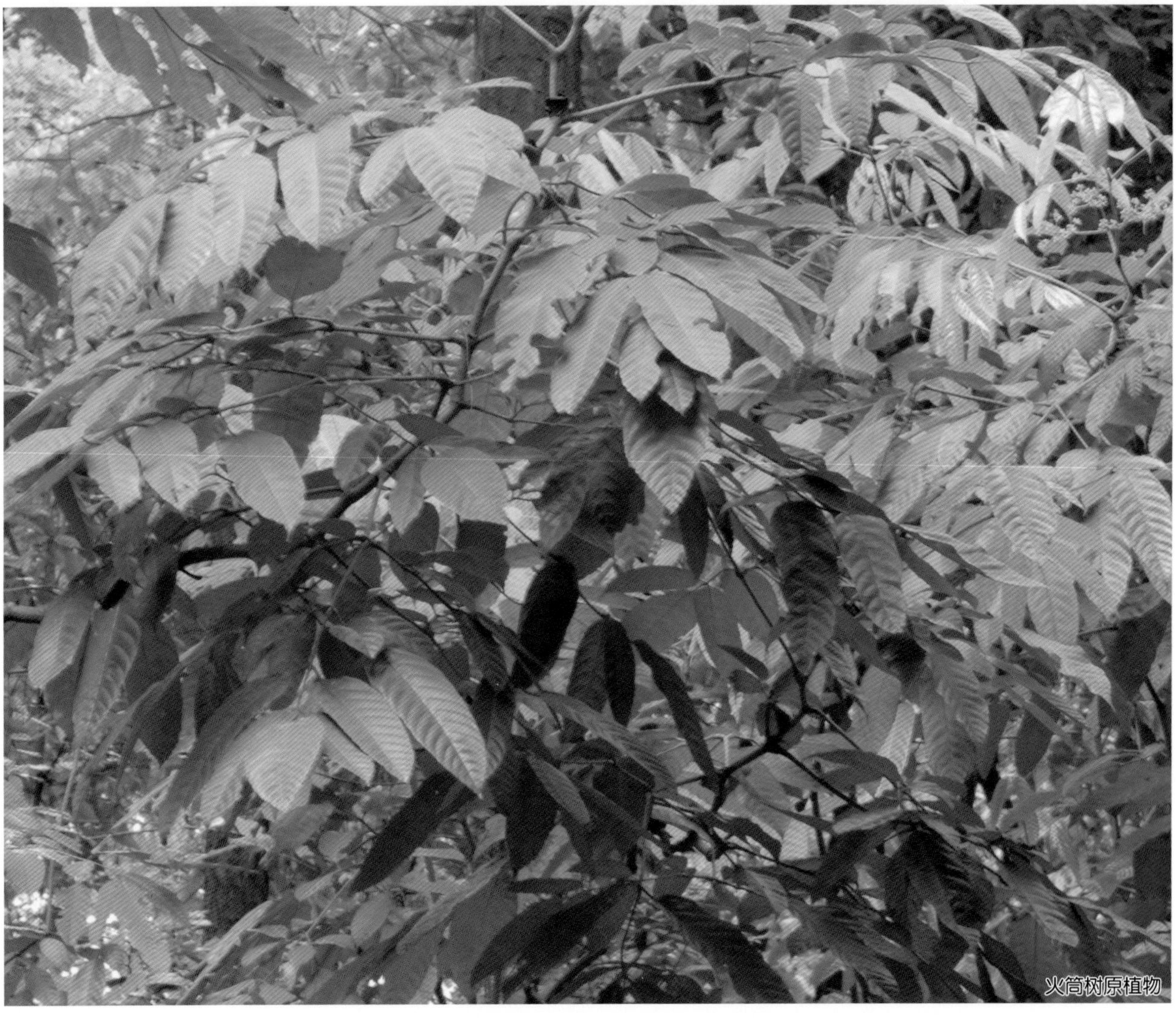

火筒树原植物

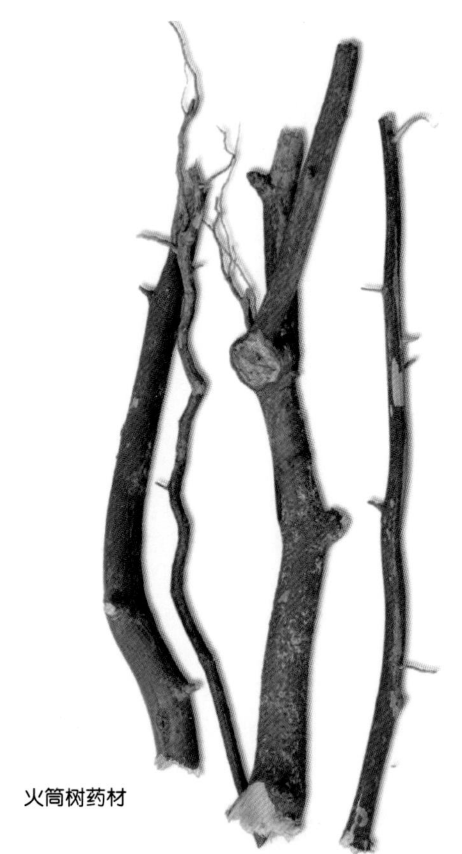
火筒树药材

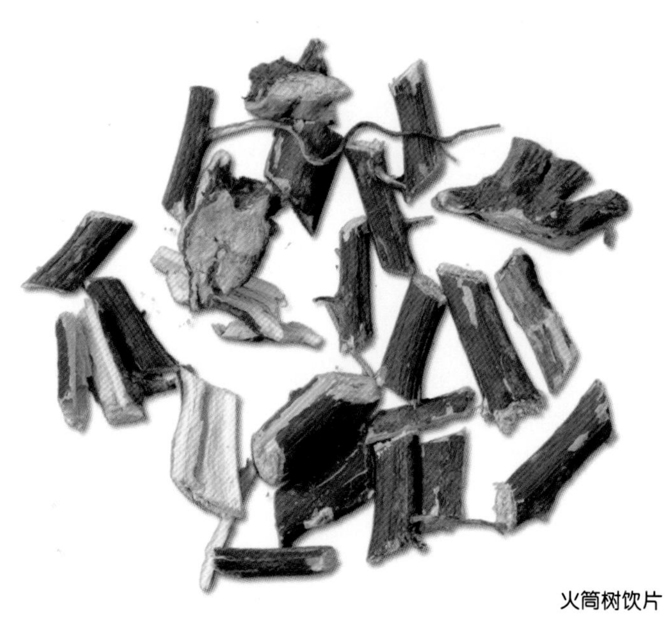
火筒树饮片

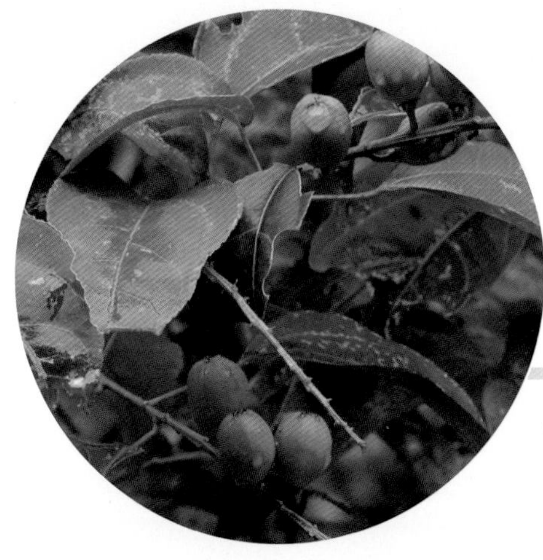

Ba dou 巴豆

Crotonis Fructus
[英]Purging Croton Seed

【别名】巴菽、刚子、江子、老阳子、双眼龙、猛子仁、巴果、双眼虾。

【来源】为大戟科植物巴豆 *Croton tiglium* L. 的成熟果实。

【植物形态】多年生灌木或小乔木。幼枝绿色，被稀疏星状毛，老枝无毛。单叶互生；托叶线形，早落；叶膜质卵形至长圆状卵形，长 5~15cm，宽 2.5~8cm，先端渐尖或长渐尖，基部圆形或阔楔形，近叶柄处有 2 枚无柄杯状腺体，叶缘有疏浅锯齿，齿尖常具小腺体，幼时两面均有稀疏星状毛，后变无毛或在下面被极少数星状毛。总状花序顶生，上部着生雄花，下部着生雌花，也有全为雄花而无雌花的；苞片钻状；雄花花梗细而短，有星状毛；雄花绿色，较小；花萼 5 深裂，先端疏生星状毛，裂片卵形；花瓣 5，长圆形，与花萼几等大，反卷，内面和边缘生细绵毛；雄蕊 15~20，着生花盘边缘；无退化子房；雌花花梗较粗；花萼 5 深裂，裂片长圆形，外被星状毛；无花瓣；子房倒卵形，密被粗短的星状毛，3 室，每室 1 胚珠，花柱 3，每个 2 深裂。蒴果倒卵形至长圆形，有 3 钝角，近无毛或被稀疏星状毛，种子 3 颗，长卵形，背面稍凸，淡黄褐色。

【分布】广西主要分布于桂平、玉林、上思、武鸣、龙州、天等、靖西、龙胜、邕宁等地。

【采集加工】当果实成熟、果皮尚未开裂时，摘下果实后阴干或堆集在一起，经 2~3 日，使其发汗变色后晒干，即可。

【药材性状】果实呈卵圆形，一般具 3 棱，长 1.8~2.2cm，直径 1.4~2cm。表面灰黄色或稍深，粗糙，有纵线 6 条，顶端平截，基部有果梗痕。剖开果壳，可见 3 室，每室含种子 1 粒。种子椭圆形，略扁，长 1.2~1.5cm，直径 7~9mm；表面棕色或灰棕色，一端有小点状的种脐及种阜的疤痕，另端有微凹的合点，其间有隆起的种脊；外种皮薄而脆，内种皮呈白色薄膜；种仁黄白色，油质。无臭，味辛辣。

【品质评价】以个大、饱满、种仁色黄白者为佳。

【化学成分】本品含癸酸（decanoic acid），13- 二十二碳烯酸（13-docosenoic acid），肉豆蔻酸（myristic acid），12- 甲基 - 十四碳酸甲酯（12-methyl-methylmyristate），棕榈酸（palmitinic acid），2,4- 壬二烯醛（2,4-nonadienal），9,12- 十六碳二烯酸甲酯（9,12-hexadecanoic acid methyl ester），9- 十六碳烯酸甲酯（9-methyl palmitoleate），亚油酸（linoleic acid），油酸（oleic acid），亚油酸甲酯（methyl linoleate），硬脂酸（stearine），花生酸（arachic acid）[1]。

【药理作用】

1. 致泻　小鼠灌胃巴豆霜 1.5g/kg，可增强胃肠推进运动，促进肠套叠的还纳作用。3.0×10^{-3}g/ml 可增加离体兔回肠的收缩幅度 [2]。大鼠灌胃巴豆炭

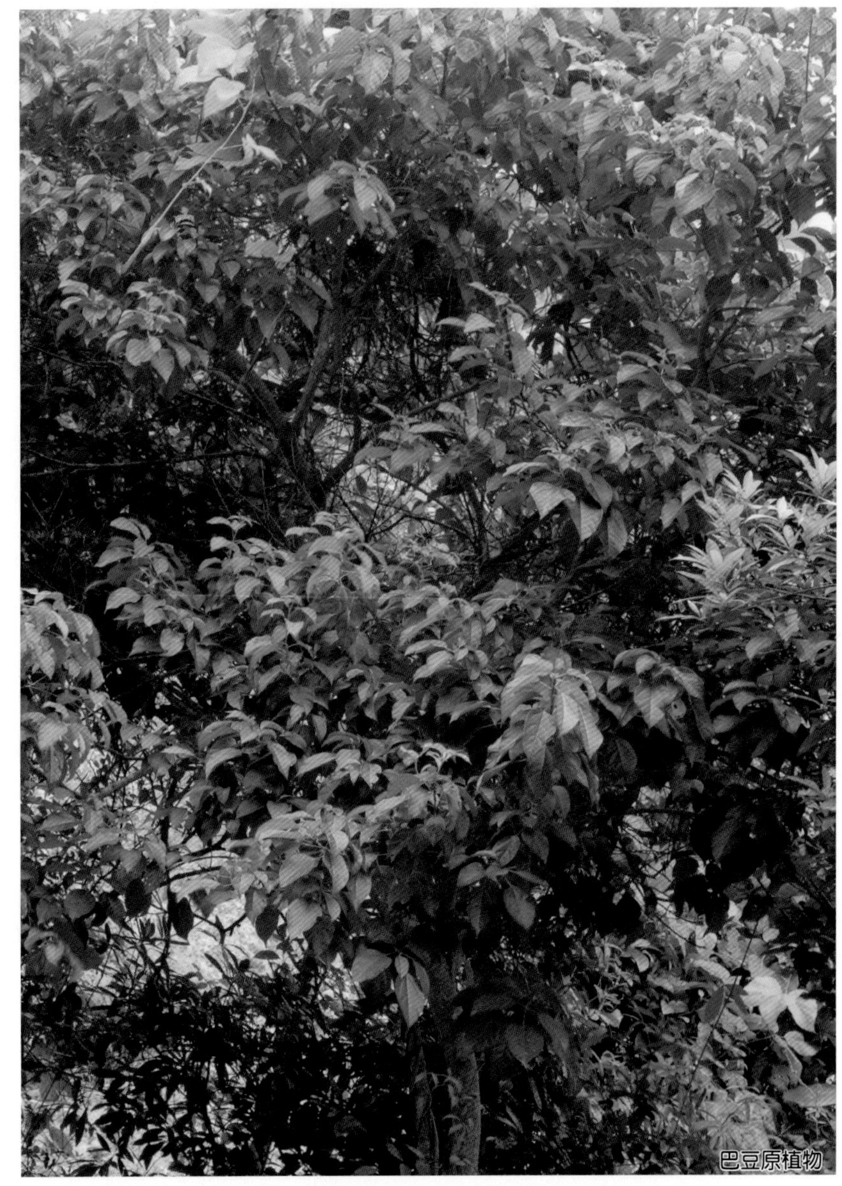
巴豆原植物

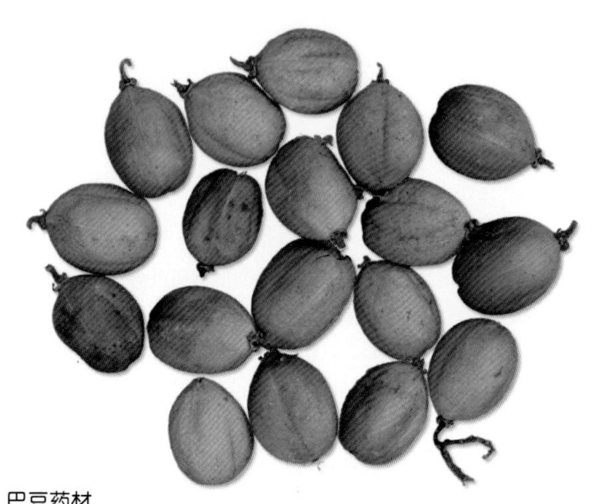
巴豆药材

400mg/kg，对正常小鼠胃肠有推进作用[3]。而小鼠灌胃巴豆油，剂量由第1日0.125mg/只递增至第10日2mg/只，可诱导小鼠小肠组织中蛋白质差异表达，使小鼠胃肠运动增强[4]。小鼠灌胃巴豆油水解液1.4g/kg、2.8g/kg，可促进小鼠炭末肠推进，巴豆油或巴豆霜灌胃也有效。等量巴豆油对小鼠肠推进促进作用强于巴豆霜，毒性小于巴豆霜[5]。

2. 止泻　巴豆霜以 2.22×10^{-2}kg/L、4.44×10^{-2} kg/L 为终浓度给药于兔回肠检体，回肠水代谢剩余量减少。大鼠灌胃给予巴豆霜以 8.33×10^{-4} kg/L、1.67×10^{-3} kg/L，能降低番泻叶致泻的大鼠稀便率。巴豆霜使用剂量减小到一定范围即常用剂量的1/20~1/10时可以改善肠道吸收功能，减低肠动力[6]。巴豆炭对新斯的明引起的小鼠小肠运动功能亢进有抑制作用[3]。

3. 抗肿瘤　含量达96%的巴豆生物碱能提高人胃腺癌SGC-7901细胞Fas蛋白的表达，具有诱导人胃癌SGC-7901细胞分化的作用[6]。巴豆生物碱200μg/ml作用24~96h后，可以下调骨肉瘤细胞MG63中Bcl-2的表达，促进细胞凋亡[7]。巴豆水提液4mg/ml或在0.5~8g/L范围内均可使HL-60细胞向正常方向分化[8]。巴豆碱通过对膜流动性的影响，先使肿瘤细胞的恶性程度降低，再进一步促使癌细胞逆转[9]。

4. 促肿瘤发生　巴豆油0.1ml/次，每周3次，连续4周接种于小鼠宫颈部，对人巨细胞病毒接种（0.1ml/次，每周3次，连续8周）诱发的小鼠宫颈癌有促进作用[10]。巴豆提取物体外20~40mg/L，可使正常人肠上皮细胞株生长延缓或死亡，使用巴豆提取物4~40mg/L连续6周，可诱导细胞增殖加快，异倍体DNA含量增加，促使细胞发生恶性转化[11]。巴豆油对人巨细胞病毒的诱癌有促进作用[10]。

5. 致炎　各种炮制品巴豆油对小鼠耳均有致炎作用，其强度依次为炒巴豆油 > 高压蒸巴豆油、常压蒸巴豆油 > 生巴豆油 > 煮巴豆油[12]。巴豆油溶液涂擦声带，对家兔声带组织有致炎作用[13]。

6. 抗炎及对免疫功能影响　巴豆制剂1.5g/kg灌胃，对小鼠耳郭肿胀、腹腔毛细血管通透性，以及大鼠白细胞游走、热疼痛反应均有抑制作用，能减少小鼠胸腺和脾指数及腹腔巨噬细胞的吞噬功能[14]。小鼠灌胃给予巴豆霜，可抑制小鼠腹腔巨噬细胞的吞噬活性，还降低小鼠碳廓清率及胸腺重量[15]。

7. 降血糖等作用　巴豆还有降血压、抗溃疡、降血脂、降血糖、松弛血管等作用。生巴豆渣、冷冻生巴豆渣和生榨霜均有溶血作用[12]。

8. 毒理　巴豆油毒性较大，内服巴豆油1滴立即出现中毒症状，20滴巴豆油可致死。巴豆油主要含有毒性球蛋白，能溶解红细胞，使局部细胞坏死。内服使消化道腐蚀出血，并损坏肾脏，出现尿血。外用过量能引起急性皮炎[16]。10%巴豆霜给小鼠灌胃，其半数致死量（LD_{50}）为535mg/g。40%巴豆霜的 LD_{50} 是540mg/g。巴豆油的 LD_{50} 是506mg/g。巴豆油及巴豆霜的大剂量组动物在给药后立即出现活动减少，躺卧不起，约半小时出现死亡，个别动物死前痉跳。较小剂量组动物均出现倦怠，毛蓬松，有的出现腹泻，未死动物可恢复正常[17]。

【临床研究】

1. 肠梗阻　①巴豆去壳，用草纸包好，打碎去净油质，用龙眼肉或荔枝肉包吞，每次0.5~1g。共治疗12例，其中10例在服后2~3h即解水样便数次，梗阻随即解除；2例于服药6h后仍未排便，转手术治疗[18]。②巴豆皮0.5g，烟叶适量。共捻碎卷烟，成人每次1支，一般50min左右即可排气或排便，腹胀缓解。若未见效，1h后再吸1支[19]。

2. 溃疡性结肠炎　将蜂蜡置砂锅内文火熔化，再以毫针扎住巴豆仁在溶蜡中蘸一下，待凉后再蘸，反复两次，拔出毫针，捏闭针孔即成。每次吞服1~7粒（由少到多，逐渐增加），每日3次，30天为1个疗程，休息2周，再服第2个疗程。共治疗8例慢性非特异性溃疡性结肠炎，结果全部治愈[20]。

3. 慢性腹泻　巴豆炒炭至手捻无油腻感为度，加硫黄粉装入胶囊。每日巴豆炭0.62g，硫黄粉1.24g。共治疗38例沉寒凝滞型慢性腹泻，其中基本痊愈20例，进步13例，无效5例，有效率86.8%。服药最少者1天，最多者30天[21]。

4. 婴幼儿腹泻　巴豆、黄蜡各30g，捣烂如泥，作饼如铜钱大，贴敷脐部，以手按紧，用敷料胶布固封，用热水袋敷脐30min，温度以舒适为宜，早晚各热敷1次。每天贴敷1次，3次为1个疗程。共治疗100例（单纯性消化不良者20例，中毒性消化不良75例，迁延性消化不良3例，急性胃肠炎2例），并采用对症、降温、镇静、止吐等治疗。其中痊愈82例，好转15例，无效3例，有效率97%，住院时间2~7天，平均3.5天[22]。

5. 胃和十二指肠溃疡　取中脘穴，火针点刺后拔火罐，将膏药（制巴豆、生南星、生半夏、生乌头各等份，共研细末，拌入黑膏药）烘化后贴敷中脘穴。每年除阳历6~8月外，其他时间均可进行治疗。每5~6天换药1次，2次为1个疗程。贴膏药后局部发痒，灼热，起疱、化脓。疗程完毕，外敷生肌膏结痂。共治疗118例，其中治愈62例，有效45例，无效11例，总有效率90.6%。107例治愈与有效病例中，疼痛平均消失时间为12天，最短者3天，最长者38天[23]。

6. 胆道蛔虫症　巴豆去壳取仁，切成米粒大小颗粒，不去油，每次 150~200mg，用温开水送服，24h 后重复 1 次，一般在 12h 内可服 3~4 次，次日酌情给药 1 次。同时口服左旋咪唑，成人 90~100mg，小儿以 1.5mg/kg 计算，在服巴豆 30min 后 1 次顿服，次日半量 1 次服用，适当配合抗感染治疗，个别病例给予补液，纠正水电解质平衡。共治疗 276 例，其中痊愈 200 例，显效 72 例，无效 4 例 [24]。

7. 急性胆管炎　在扩容、纠酸、稳定细胞膜及抗感染、解除胆道梗阻、缓解胆绞痛等的基础上，温水送服巴豆粒（巴豆去双层外壳取仁，切成 1/3~1/2 米粒大小的颗粒，不去油），每次 50~200mg，2h 后重复给药 1 次，一般在 12h 内给药 3~4 次，次日酌情服用 1~2 次。同时用方（茵陈 60g，栀子 20g，大黄、木香各 15g），于腹痛稍缓解后煎服，每日 1 剂，分 2 次服。共治疗 17 例，一般于服巴豆 30~40min 后胆绞痛明显缓解，服 2~3 次后止痛有效率达 94.1%，服药 6h 后排出稀便或软便。非手术治疗成功 15 例，转手术治疗 2 例 [25]。

8. 疟疾　在疟疾发作前 5~6h 贴巴霜雄黄散（巴豆剥壳去油制成巴霜，并研成粉末，与等量的雄黄粉混合均匀，贮备在小瓶中，取绿豆大小的药粉放在 1.5cm^2 的胶布中心，折叠成药膏备用）于耳郭外下方乳突部位，持续 7~8h 即可撕下。观察 250 例，其中一次控制症状发作有 210 例，近控率 84%；二次近控有 24 例 [26]。

9. 鹅口疮　以巴豆 1g，西瓜子仁 0.5g，共研后加少许香油调匀，并揉成小团块敷贴于印堂穴，数秒后取下，每日 1 次，一般连用 2 次。共治疗 190 例，其中治愈 90%，有效 7.9%，无效 2.1% [27]。

10. 急性乳腺炎　用巴砂丸（巴豆、砂仁、红枣各 1 个。将巴豆去壳留仁，去油并碾成细末；红枣去核，将巴豆粉末、砂仁塞入其内，油灯上熏烤，不断捏揉，使药渗入红枣肉内，最后变成黑色，制成黄豆大小），根据病人体质情况，分 1 次或 2 次半空腹时服下。共治疗 27 例，均在服药后 2h 可有轻度或中度腹泻，24h 内退热、消肿止痛，2 天内痊愈 [28]。

11. 癌症　肌注或口服巴豆制剂（山东中医研究所），针剂每次 2~4ml，每日 1~2 次；口服每次 10~30ml，每日 2~3 次。均连续用药 1 个月以上。共治疗 30 例恶性肿瘤，其中完全缓解 1 例，部分缓解 4 例，稳定 17 例，恶化 8 例 [29]。

12. 慢性骨髓炎　治疗组于饭后服巴豆丸 5 粒，每日 3 次，小儿酌减。对照组不予任何药物，3 年后复查。结果：治疗组共 80 例，对照组 63 例。两组痊愈、复发、痊愈率分别为 68 例、12 例、85% 和 42 例、21 例、67%。治疗组疗效明显优于对照组（$P < 0.01$）。少数病人服用巴豆丸后出现轻度腹泻和呕吐，可继续服药；个别腹痛、腹泻较明显者停药并服阿托品或东莨菪碱即可 [30]。

13. 关节炎　将 1~2 个粗大巴豆去壳，磨碎溶化于 30g 白酒中，稍加热，反复搓擦患处，以皮肤感觉微热为宜，药后半小时，出现红色丘疹或水疱并感瘙痒疼痛，可用生姜片轻轻擦拭，以缓解瘙痒痛。共治疗 72 例急慢性寒痹，一般轻者治疗 1 次，重者 2 次即可痊愈 [31]。

14. 面神经麻痹　①取巴豆（去皮）、斑蝥（去翅、去足）各 3 个，鲜姜（去皮）拇指大一块，共捣成糊状，调匀后涂在伤湿止痛膏或麝香虎骨膏上，外敷患侧正穴 3~5h。观察 15 日，可见口眼㖞斜逐渐恢复 [32]。②用巴豆栓（巴豆 10 粒，胡椒 15 粒，大枣 8 枚，葱心 1 个。将巴豆去皮后烧成焦黑色，用多层吸油纸包裹微烘即成巴豆霜；大枣去核。将 4 味药捣烂，根据鼻孔大小制成栓剂）睡前放入患侧鼻孔内，微汗后清晨取出，每晚 1 次。共治疗 56 例，其中用药 2 次痊愈 36 例；3 次 13 例；4 次 5 例；仅 2 例病人应用 5 次以上，自觉明显好转。检查仍有轻微面瘫，配合其他疗法治愈，治愈率为 96.43% [33]。③取巴豆 3~5 粒，研细，加入 75% 乙醇或高度烧酒，炖热，以面瘫侧之手掌心劳宫穴熏蒸。每次 1~2h，重者可 4h，每日 1 次，5 次为 1 个疗程。共治疗 17 例，其中治愈 13 例，4 例未愈改用他法 [34]。

15. 蜂窝织炎　巴豆霜直接撒于溃疡面，一般隔日 1 次，重者 1h 换药 1 次，药后患处有热辣感，2h 后逐渐消失。共治疗 20 例，收效满意 [35]。

16. 疥癣　用方（巴豆仁 30g，香油 5g，酸醋 10ml），搅拌成糊状，每次取 2~3g 放在双手掌心内，深吸药气 3 次；随后将药涂于双侧膝部，并以手掌揉擦至双膝皮肤潮红、发热，每晚用药 1 次，5~7 次为 1 个疗程。共治疗 47 例，均治愈。其中用药 1 个疗程治愈 30 例；2 个疗程 17 例。经随访 2 个月，无 1 例复发 [36]。

【性味归经】味辛，性热；有大毒。归胃、大肠、肺经。

【功效主治】泻下寒积，逐水退肿，祛痰利咽，蚀疮杀虫。主治痰饮喘满，喉风喉痹，寒邪食积所致的胸腹胀满急痛，大便不通，泄泻痢疾，水肿腹大，癥瘕，痈疽，恶疮疥癣。

【用法用量】内服：巴豆霜入丸、散，0.1~0.3g。外用适量，捣膏涂；或以纱布包擦患处。

【使用注意】无寒实积滞、体虚者及孕妇禁用。服巴豆后，不宜食热粥，饮开水等热物，以免加剧泻下。巴豆内服中毒能产生口腔、咽部及胃部的灼热感，刺痛，流涎，恶心，呕吐，上腹剧痛，剧烈腹泻，大便呈米泔样，尿中可出现蛋白、红细胞、白细胞，管型。亦可引起急性肾衰竭而致少尿尿闭。中毒者出现谵语，发绀，脉细弱，体温和血压下降，呼吸困难，终致呼吸、循环衰竭而死亡。外用可使皮肤黏膜发赤起疱，形成炎症，乃至局部组织坏死。服巴豆后若泻下不止，可以黄连、黄柏或绿豆煎汤冷服，或食冷粥，饮大豆汁以缓解。

【经验方】

1. 鼻痔　巴豆（去壳）十二粒，阳起石一钱，石莲心三十枚，上为末，每用半匕许，搐入鼻中，又用棉块子蘸药塞入鼻中，其痔肉化烂自出。（《医学纲目》）
2. 瘰疬结核　巴豆（去皮心）一枚，艾叶一鸡子大。上件药相和。烂捣挈碎曝下，燃作炷，灸疬子上三壮即止。（《太平圣惠方》）
3. 荷钱癣疮　巴豆仁三个，连油杵泥，以尘绢包擦，日二次。（《秘传经验方》）
4. 一切疮毒及腐化瘀肉　巴豆去壳，炒焦，研膏，点肿处则解毒。涂瘀肉则自腐化。（《痈疽神秘验方》乌金膏）

5. 中风口㖞　巴豆七枚，去皮烂研。㖞左涂右手心，㖞右涂左手心，仍以暖水一盏安向手心，须臾即便正。洗去药，并频抽掣中指。(《太平圣惠方》)

6. 咽喉闭塞，不通甚者　巴豆(去大皮)一枚，上钻中心，绵裹，令有出气处。内于鼻中，随时左右，时时吸气令入喉中，立效。(《太平圣惠方》)

7. 耳聋　巴豆(去皮心，炒)十粒，松脂半两。上二味，捣烂，捻如枣核，塞耳中，汁出，即愈。(《圣济总录》巴豆丸)

8. 肝硬化腹水　巴豆霜 3g，轻粉 1.5g。放于四五层纱布上，贴在肚脐上，表面再盖二层纱布，经 1~2h 后感到刺痒时即可取下，待水泻，若不泻则再敷(内蒙古《中草药新医疗法资料选编》)

9. 小儿口疮，不能吃乳者　江子一粒或两粒，研烂不去油，入朱砂或黄丹、赤土少许，剃开小儿囟门，贴在囟上，如四边起粟米泡，便用温水洗去药，恐成疮，便用菖蒲水洗便安，其效如神。(《重订瑞竹堂经验方》如圣散)

10. 痰饮，两胁满胀，羸瘦不能饮食，食不消化，喜唾干呕，大小便或涩或利，或赤或白，腹内有热，唇口干焦，好饮冷水，卒起头眩欲倒，胁下疼痛　巴豆(去皮心，研，纸裹压去油)十枚，杏仁(汤洗去皮尖、双仁，麸炒微黄)二十枚，皂角(去皮，酥炙令焦黄，去子)三分。上为末，研入煎药末，二味令匀，炼蜜和丸如小豆大，每服以粥饮下二丸，日二服，以利为度。(《普济方》)

11. 伏暑伤冷，冷热不调，霍乱吐利，口干烦渴　巴豆大者二十五枚(去皮膜，研取油尽，如粉)，黄丹(炒，研，罗过)取一两一分。上同研匀，用黄蜡熔作汁，为丸如梧桐子大，每服五丸，以水浸少顷，别以新汲水吞下，不拘时候。(《太平惠民和剂局方》水浸丹)

12. 痞结癥瘕　巴豆肉五粒(纸裹打去油)，红曲三两(炒)，小麦麸皮一两(炒)。俱研为细末，总和为丸，如黍米大，每空心服十丸，白汤下。(《海上方》)

13. 痢　巴豆一两和壳烂捣，绿豆一升烂煮同捣丸，丸如绿豆大。每服八九丸。小儿量减。红痢甘草；白痢干姜；红白姜、草煎汤送服。(《卫生简易方》)

14. 寒疮亦治阴疝　巴豆二枚(去皮心膜，炒)，杏仁二枚(去皮尖双仁，炒)。上二味，取绵裹，椎令极碎，投热汤二合。绞取白汁服之，未瘥更一服。(《圣济总录》走马汤)

【参考文献】

[1] 胡静，高文远，凌宁生，等．巴豆和巴豆霜挥发性成分的 GC-MS 分析．中国中药杂志，2008，33(4)：464.

[2] 孙颂三，赵燕洁，周佩卿，等．巴豆霜对泻下和免疫功能的影响．中草药，1993，24(5)：251.

[3] 张培芳，苗彦霞，赵勤，等．巴豆不同炮制品对小鼠胃肠运动影响的实验研究．陕西中医，2009，30(2)：241.

[4] 王新，张宗友，时永全，等．巴豆提取物诱导小鼠小肠组织中蛋白质差异表达的初步研究．胃肠病学和肝病学杂志，2000，9(2)：103.

[5] 赵景芳，朱复南，林苏，等．巴豆制剂的实验研究．江苏中医，1995，16(10)：43.

[6] 王新，王宏，李丹，等．梯度剂量巴豆霜药理作用初探．天津中医药，2009，26(1)：72.

[7] 许冬青，詹臻，王明艳，等．巴豆生物碱诱导人胃癌细胞 SGC-27901 分化及分子机制的研究．中国中医基础医学杂志，2009，15(7)：545.

[8] 朱均，吴智南，徐卫东，等．巴豆生物碱对人骨肉瘤细胞细胞周期凋亡及对 Bcl-2 基因表达的影响．中华中医药学刊，2009，27(7)：1450.

[9] 徐立生，曲长芝，马志仕，等．抗癌药物巴豆生物碱、顺铂对红细胞膜的作用．中华肿瘤杂志，1995，17(2)：115.

[10] 鲁德银，左丹，郭淑芳，等．巴豆油对人巨细胞病毒诱发小鼠宫颈癌的促进作用．湖北医科大学学报，1997，18(1)：1.

[11] 兰梅，王新，吴汉平，等．巴豆提取物对人肠上皮细胞生物学特性的影响．世界华人消化杂志，2001，9(4)：396.

[12] 张静修，王毅．生、熟巴豆对比实验．中药材，1992，15(9)：29.

[13] 赵培庆，曲钧庆．金鸣片剂对家兔声带实验性炎症的影响．泰山医学院学报，1991，12(3)：250.

[14] 孙颂三，赵燕洁，袁士琴．巴豆霜对抗炎、免疫、镇痛及致突变的影响．中药药理与临床，1993，9(3)：36.

[15] 柯岩，赵文明．疗毒丸对小鼠巨噬细胞活性抑制作用的观察．首都医学院学报，1993，14(1)：16.

[16] 耿新生．剧毒中药的毒性作用．陕西中医，1994，15(5)：232.

[17] 王毅，张静修．巴豆霜的新制法及其急性毒性试验．中药材，1993，16(4)：24.

[18] 罗建雄，黄寅生．巴豆治疗肠梗阻 12 例小结．湖南中医杂志，1986，(6)：55.

[19] 祝显明．巴豆皮吸烟治愈粘连性肠梗阻．内蒙古中医药，1987，(1)：39.

[20] 朱守堂．蜡巴丸治疗溃疡性结肠炎 8 例报告．河北中医，1990，12(4)：10.

[21] 史载祥，黄柳华．巴硫散治疗沉寒凝滞型慢性腹泻．中医杂志，1979，(12)：30.

[22] 邹德霖，张庚和，况琼瑢．中西医结合治疗婴幼儿腹泻 100 例．中国中西医结合杂志，1992，12(12)：756.

[23] 方理桃，王大云．贴敷膏药治疗胃及十二指肠溃疡 118 例临床观察．湖南中医杂志，1991，7(6)：12.

[24] 刘武荣．以巴豆为主治疗胆道蛔虫症 276 例．中西医结合杂志，1988，(8)：502.

[25] 刘武荣．巴豆治疗急性重症胆管炎疗效观察．湖北中医杂志，1986，(5)：15.

[26] 安徽省宿松县防疫保健站．“巴霜雄黄散”外治疟疾的疗效观察．新医学，1972，(12)：31.

[27] 林长喜，徐仲国．巴豆、西瓜子敷印堂穴治疗小儿鹅口疮．中西医结合杂志，1987，(9)：548.

[28] 赵大国．“巴砂丸”治疗急性乳房炎．新医学，1977，(1S2)：551.

[29] 焦中华，顾振东，宋茂美．巴豆制剂治疗恶性肿瘤 30 例．山东中医学院学报，1990，(5)：38.

[30] 蓝世隆，谢升春，刘良建，等．巴豆丸巩固慢性骨髓炎疗效的临床观察．上海中医药杂志，1988，(12)：24.

[31] 赵德荣．巴豆搽剂治寒痹．江苏中医，1989，(8)：11.

[32] 陈文孝．外敷疗法治疗周围性面瘫 300 例．山东中医学院学报，1989，(4)：29.

[33] 高德清，王艳芹．巴椒栓熏鼻治疗面瘫 56 例．吉林中医药，1993，(4)：26.

[34] 王希初．巴豆酒熏劳宫治疗面神经麻痹．安徽中医学院学报，1994，13(4)：31.

[35] 胡劲倍．巴豆霜外治蜂窝织炎．江苏中医，1987，(5)：47.

[36] 陶子迷．巴豆擦剂治疗疥疮 47 例．广西中医药，1987，(6)：24.

五画

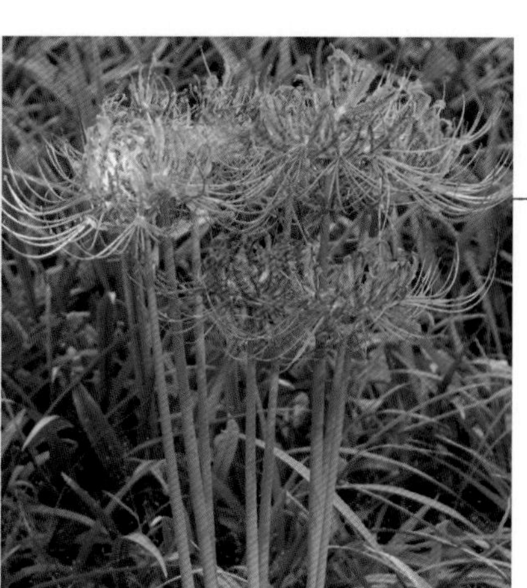

Yu mi xu 玉米须

Maydis Stigma
[英]Corn Stigma

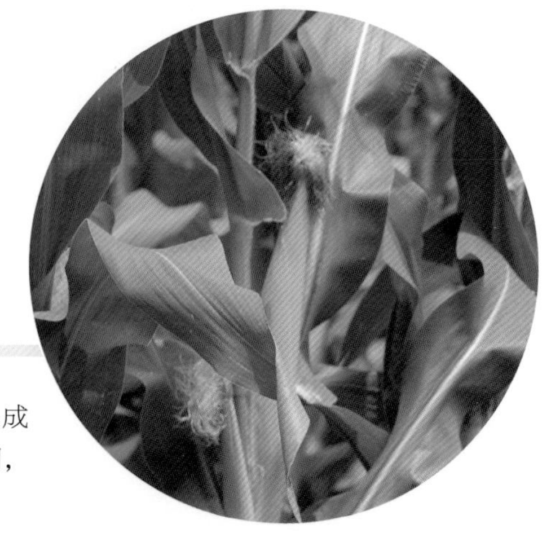

【别名】玉麦、玉蜀秫、红须麦、包谷、玉黍、苞粟、苞米。

【来源】为禾本科植物玉蜀黍 *Zea Mays* L. 的花柱和柱头。

【植物形态】高大的一年生栽培植物。秆粗壮，直立，通常不分枝，基部节处常有气生根。叶片宽大，线状披针形，边缘呈波状皱褶，具强壮之中脉。在秆顶着生雄性开展的圆锥花序；雄花序的分枝三棱状，每节有 2 雄小穗，1 无柄，1 有短柄；每 1 雄小穗含 2 小花；颖片膜质。先端尖；外稃及内稃均透明膜质；在叶腋内抽出圆柱状的雌花序，雌花序外包有多数鞘状苞片，雌小穗密集成纵行排列于粗壮的穗轴上。颖片宽阔，先端圆形或微凹，外稃膜质透明。

【分布】广西全区均有栽培。

【采集加工】秋季种子成熟后采收，晒干。

【药材性状】玉米须常集结成疏松团簇，花柱线状或须状，完整者长至 30cm，直径 0.5mm，淡绿色、黄绿色至棕红色，有光泽，略透明，柱头 2 裂，叉开，质柔软，气无，味淡。

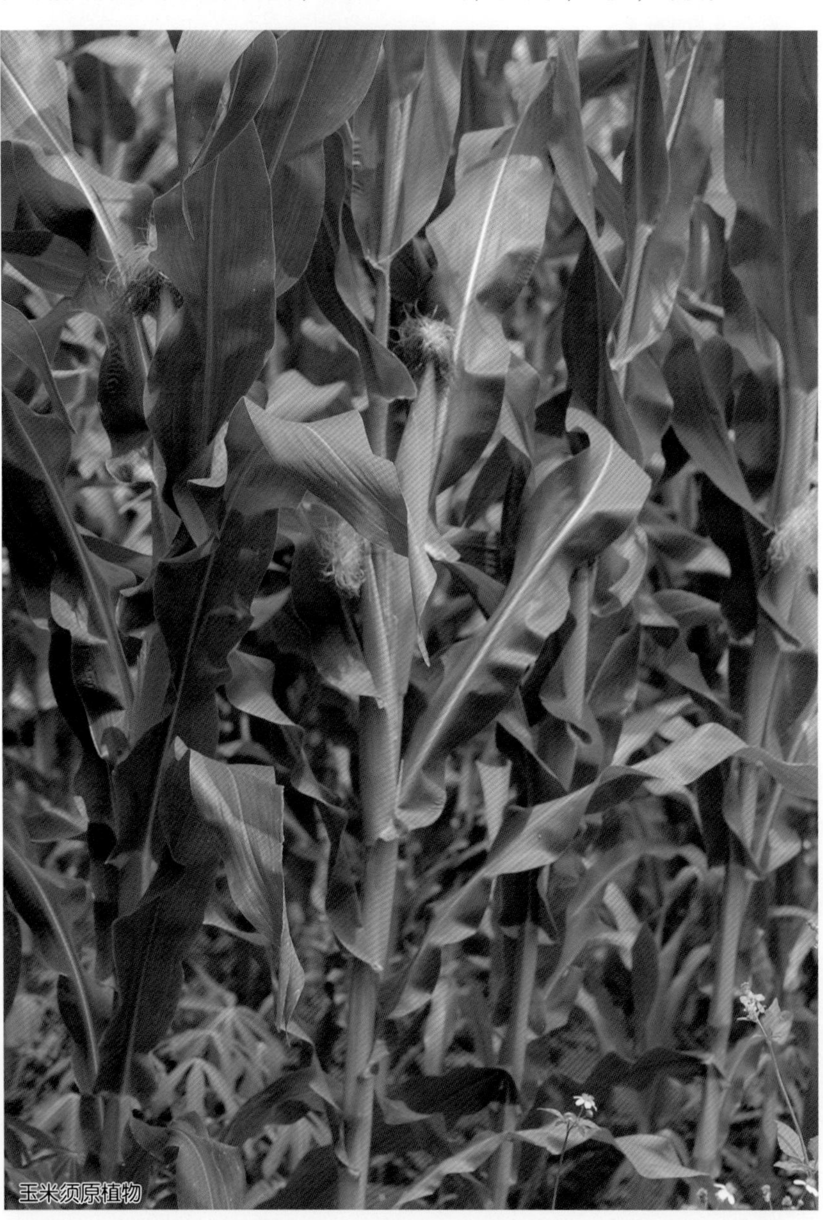

玉米须原植物

【品质评价】以干燥、无杂质、色黄者为佳。

【化学成分】本品含脂肪油，挥发油，树胶样物质，树脂，苦味糖苷，皂苷，生物碱。还含隐黄质（cryptoxanthin），维生素 C，泛酸，肌醇，谷甾醇，脂肪酸类，苹果酸（malic acid），枸橼酸（citric acid），酒石酸（tartaric acid），草酸（oxalic acid）等；又含大量硝酸钾（KNO_3），*α*- 生育醌（*α*-tocopherylquinone）。挥发油的主要化学成分有：二十一烷（heneicosane），二十九烷（nonacosane），三十六烷（hexatriacontane），亚油酸乙酯（ethyl linoleate），*β*- 豆甾醇，豆甾 -5- 烯 -3- 醇（stigmast-5-en-3-ol），豆甾 -7- 烯 -6- 醇（stigmast-7-en-6-ol）。另含多种氨基酸类成分，如天冬氨酸、苏氨酸、丝氨酸、谷氨酸、脯氨酸 [1]。

【药理作用】

1. 降血糖　玉米须的发酵制剂对家兔有降血糖作用 [2]，其水提物对链脲佐菌素所致的小鼠糖尿病效果较好 [3]，但对正常小鼠无影响 [4]。玉米须总皂苷可对抗链脲佐菌素加灌服蔗糖所致糖尿病模型小鼠部分 β 细胞萎缩，并能保护链脲佐菌素所致的肾脏的病变和胰岛损伤。对链脲佐菌素所致糖尿病模型大鼠，可降低血糖、血肌酐、尿肌酐、肾指数、血尿素氮及白蛋白水平。对四氧嘧啶加葡萄糖所致糖尿病模型小鼠病因性糖尿病模型的胰岛损伤也有保护作用 [5~7]。玉米须多糖对糖尿病小鼠有降糖作用，能够促进肝糖原合成，同时对正常小鼠有一定降糖作用。其作用机制是玉米须多糖能够降低糖尿病小鼠血糖，促进肝糖原合成，加快糖异生，并对糖尿病小鼠糖代谢器官损伤有修复作用 [9, 10]。

2. 抗癌　玉米须醇提物可降低人白血病细胞及胃癌细胞的体外存活率，其中对人白血病细胞 K562 的体外抑制率为 63.3%，对人胃癌细胞 SGC 的体外抑制率为 90.7%[10]。玉米须提取物在 9~25 μl/ml 浓度下能够抑制肿瘤坏死因子 TNF、融合细胞株 Eahy926 和人组织细胞淋巴瘤 U937[11]。玉米须提取物对荷瘤小鼠肿瘤生长具有抑瘤作用，其中对肉瘤作用显著，可延长肉瘤荷瘤鼠存活时间，同时可增加吞噬指数 α、廓清指数 K 及胸腺系数，对体外淋巴细胞转化功能亦有增强作用[12]。玉米须多糖以剂量依赖和时间依赖的方式抑制肝癌 SMMC-7721 细胞的生长，并且苏木精 - 伊红染色观察到凋亡细胞的形态学改变[13]。

3. 对免疫系统影响　玉米须提取物分离出的糖蛋白与二硝基酚卵清蛋白抗原对小鼠被动皮肤过敏性反应中的 IgE 形成有抑制作用[14]。玉米须多糖有较强的调节小鼠体液免疫功能和一定程度的调节小鼠巨噬细胞吞噬的功能，且没有免疫抑制现象出现[15]。玉米须水煎剂及其粗多糖均能提高环磷酰胺所致免疫功能低下小鼠胸腺指数及胸腺 DNA 含量，使老年小鼠脾脏 T 淋巴细胞亚群比例由失衡恢复到平衡，血清白介素 -2 含量提高，并且二者作用无差别，提示发挥免疫增强作用的成分为粗多糖[16~18]。

4. 抗菌　玉米须醇提物对 7 种常见的食品腐败菌及致病菌的抑菌效果最好，最低抑菌浓度为 3.0g/100g。玉米须提取物在常规食品杀菌条件及中性到酸性环境下抑菌活性稳定[19]。玉米须提取物脂溶部分可增加面霜抗菌成分的稳定性[20]。其水提取部分具有抑制曲霉菌生长的作用[21]。

5. 利尿及抗结石形成　玉米须水提物对人或家兔均有利尿作用，可增加氯化物排出量，作用较弱[22,23]。玉米须提取物具有降低试验小鼠肾草酸含量和抑制草酸钙结晶形成的作用[24]，尚可以溶肾结石，但仅对碳酸盐类的结石有效，而对草酸盐类结石无效[25]。

6. 保肝　玉米须水煎剂可加速血液凝固，用药后血液中血红蛋白、中性粒细胞、血液密度、胆固醇、谷草转氨酶（AST）、谷丙转氨酶（ALT）、酸性磷脂酶和钙含量均降低，白细胞、血红蛋白、碱性磷脂酶和肌酸酐含量增加[26]。玉米须多糖能抑制四氯化碳引起的小鼠血清 ALT、AST、乳酸脱氢酶及肝脏乳酸脱氢酶含量的升高，使肝脏指数下降，并能减轻肝小叶内的灶性坏死[27]。

7. 清热利胆　玉米须多糖可降低发热模型大鼠的体温，在一定剂量范围内，其解热作用呈现剂量依赖性。玉米须多糖具有促胆汁分泌作用，且随剂量增大更加显著，药后 30min 利胆作用即可出现，高峰在药后 90min 左右，该作用可维持 150min 左右[28]。

8. 降血脂　玉米须水提物能够降低正常小鼠和实验小鼠血中胆固醇含量，该作用是由于阻止胆固醇在肝脏合成[29]。

9. 降血压等作用　玉米须水提物 1.37~22mg/kg 能够降低实验犬的血压[30]，其水煎液尚有抗自由基作用[31]。

10. 毒理　玉米须多糖毒性低，无法测到半数致死量[26]。小鼠对玉米须多糖的最大耐受量为 45g/kg[32]。

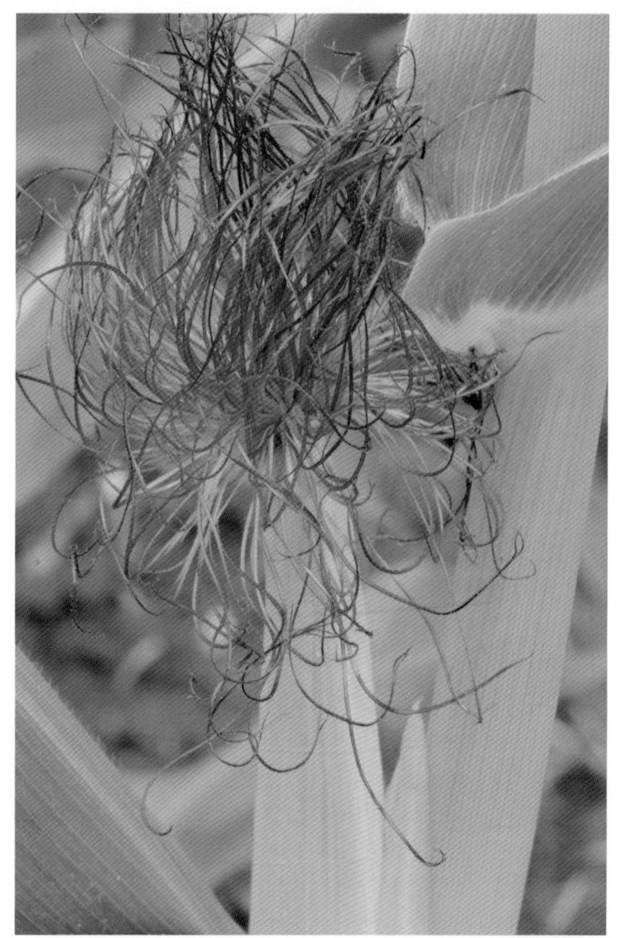

玉米须原植物

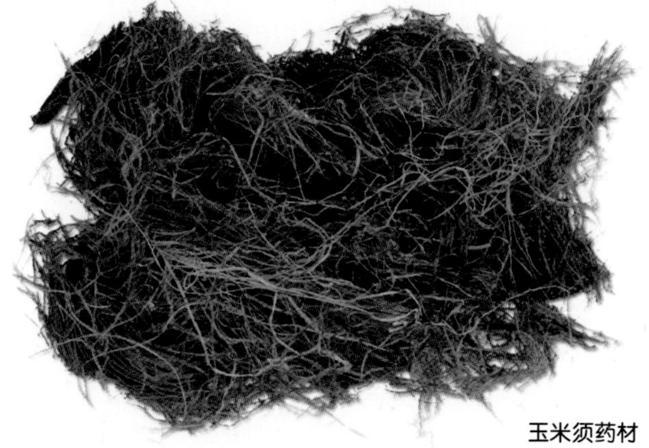

玉米须药材

【临床研究】

1. 泌尿系统结石　治疗组用玉米须 60g，水煎取汁，每日 3 次；对照组用正磷酸盐 0.5g，每日 4 次服。两组均要求同时大量饮水，使尿量保持在 2L 以上，10 周为 1 个疗程。结果：治疗组共 49 例，治愈 9 例（18.4%）、好转 22 例（44.9%）、未愈 18 例（36.7%）；对照组 48 例，治愈 4 例（8.3%）、好转 13 例（27.1%），未愈 31 例（64.6%）。治疗组疗效明显优于对照组（$P<0.05$）[33]。

2. 早期糖尿病肾病　嘱病人优质低蛋白饮食，良好控制血糖、血压。在上述基础上加用玉米须汤（玉米须、绞股蓝、平地木各 30g，红枣 10g），水煎，每日 1 剂，分 2 次服，3 个月为 1 个疗程。治疗组共 26 例，经 1 个疗程后尿微量白蛋白排泄率明显下降［分别为（176.91 ± 103.82）、

（99.38±57.48），$P<0.05$]，但对肌酐清除率、肾功能无明显影响（$P>0.05$）[34]。

3. 高血压　用方（玉米须 15g，枸杞子 20g，夏枯草 15g，珍珠母 20g），水煎，每日 1 剂，连服 30 天为 1 个疗程。治疗期间低盐饮食，保持心态。共治疗 32 例，其中治愈 27 例，有效 4 例，治愈率为 84.4%，总有效率为 96.9%[35]。

4. 高脂血症　治疗组用玉米须 60g，水煎取汁，分 3 次服；对照组用安慰剂，疗程为 2 个月。结果：治疗组和对照组各 30 例，治疗组病人的血胆固醇浓度由（7.17±0.31）mmol/L 降至（4.84±0.14）mmol/L，血甘油三酯水平由（3.77±0.31）mmol/L 降至（3.61±0.38）mmol/L。治疗后，治疗组较安慰剂组胆固醇、甘油三酯均降低（$P<0.05$）[36]。

5. 肝病　①对照组用冬氨酸钾镁、甘草酸二铵等退黄降酶等保肝治疗；治疗组在此基础上用玉米须 60g，水煎取汁，分 3 次服。两组均治疗 14 天。结果：治疗组和对照组各 30 例黄疸型肝炎，治疗组在退黄、保肝等化验指标及肝脏彩超影像学的恢复率均较对照组高（$P<0.05$）[37]。②对照组口服凯西莱片（上海凯宝药业有限公司）200mg，每日 3 次；来适可胶囊（北京诺华制药有限公司）20mg，每日 1 次睡前服。治疗组在对照组治疗基础上用玉米须 60g，水煎取汁，分 3 次服。两组均 3 个月为 1 个疗程，1 个疗程后观察疗效。结果：治疗组共治疗 47 例非酒精性脂肪肝，其中显效 36 例（76.6%）、有效 8 例（17.0%）、无效 3 例（6.4%），总有效率 93.6%；对照组共 42 例，其中显效 21 例（50.0%）、有效 11 例（26.2%）、无效 10 例（23.8%），总有效率 76.2%[38]。

6. 慢性心衰　病人均接受心衰的常规治疗，包括利尿剂、强心剂、转换酶抑制剂等；治疗组在对照组治疗基础上，用玉米须 60g，水煎取汁，分 3 次服。两组均治疗 6 个月。结果：治疗组共 52 例，其中显效 40 例、有效 8 例、无效 4 例，总有效率 92.2%；对照组共 51 例，其中显效 25 例、有效 15 例、无效 11 例，总有效率 78.4%。两组总有效率有明显差异（$P<0.05$）[39]。

7. 湿疹　取玉米须 15g，莲子（去心）50g，冰糖 20g，水煎服，每日 2 次。另取玉米须 250g，烧成灰，研末，以香油调匀，外敷患处，10 天为 1 个疗程。共治疗 20 余例，均获较好疗效[40]。

8. 鼻炎　用玉米须晒干卷成烟卷，如吸烟一样熏鼻或闻烟熏鼻，每次 1 支烟卷，每日 2 次，对频繁发作者，可酌情增至每日 3~4 次，2 周为 1 个疗程，2 个疗程间隔 1 周。2 个疗程无效者改用其他疗法，有效者治疗半年。共治疗变应性鼻炎 29 例、血管运动性鼻炎 33 例、非变应性嗜酸细胞增多性鼻炎 48 例，显效、有效、无效和总有效率分别为（10%、6%、13%、55.2%）、（15%、8%、10%、69.7%）、（19%、9%、20%、58.3%），取得较满意疗效[41]。

【性味归经】味甘，性平。归膀胱、肝、胆经。

【功效主治】利尿消肿，利湿退黄。主治小便不利，水肿，淋证，黄疸。

【用法用量】内服：煎汤，15~30g。大剂量可用 30~60g。

【使用注意】肾虚遗精、滑精者慎用。

【经验方】

1. 急慢性肝炎　玉米须，太子参各 30g，水煎服。每日 1 剂，早晚分服。有黄疸者加茵陈同煮服；慢性者加锦鸡儿根（或虎杖）30g，同煎服。（《全国中草药汇编》）

2. 尿血　玉米须 30g，荠菜花 15g，白茅根 18g，水煎去渣，每日 2 次分服。（《食物中药与便方》）

3. 尿路感染　玉米须 15g，金钱草 45g，萆薢 30g。水煎服。（《湖北中草药志》）

【参考文献】

[1] 南京中医药大学 . 中药大辞典（上册）. 第 2 版 . 上海：上海科学技术出版社，2006：777.

[2] C.A,1966,64:1212g.

[3] 刘强 . 玉米须对正常及糖尿病模型小鼠的降糖作用 . 中草药，1997，（6）：379.

[4] 伊藤裕之 . 日本特许公报 P0. 国际公开番号：WO99 /53936.

[5] 苗明三，苗艳艳，宰炎冰，等 . 玉米须总皂苷对病因性糖尿病模型小鼠的降糖效应 . 中国临床康复，2006，10（39）:123.

[6] 苗明三，孙艳红，史晶晶，等 . 玉米须总皂苷对糖尿病模型大鼠生化指标的影响 . 中药药理与临床，2006，22：380.

[7] 苗明三，孙艳红，纪晓宁，等 . 玉米须总皂苷对四氧嘧啶葡萄糖所致小鼠病因性糖尿病模型的影响 . 中华中医药杂志，2007，22（3）：181.

[8] 刘娟，韩晓强，姜博 . 玉米须多糖治疗糖尿病作用研究 . 时珍国医国药，2006，17（8）：1441.

[9] 刘娟，韩晓强，姜博 . 玉米须多糖治疗糖尿病作用机制的研究 . 中药新药与临床药理，2006，17（4）：242.

[10] 马虹，高凌 . 玉米须提取物 ESM 对 K662 和 SGC 细胞的作用 . 南京中医药大学学报，1998，14（1）：28.

[11] HabteM S.Extract of silk （stigma of zeamays） inhibits the tumour necrosis factor-a-and bacterial lipopolysaccharide-inducedcell adhesion adbesion and ICAM-I expression.PlantaMedi-ca,1998,（64）:314.

[12] 昌友权，王维佳，杨世杰 . 玉米须提取物抗肿瘤作用的实验研究 . 营养学报，2005，27（6）：498.

[13] 吕冬霞，王晓丽，魏凤香，等 . 玉米须多糖诱导人肝癌 SMMC-7721 细胞凋亡的研究 . 黑龙江医药科学，2006，29（4）：28.

[14] Namba T.Inhibition of IgE formation in mice by glycoproteinsfrom corn silk. PhytotherEes, 1993, 7（3）：227.

[15] 郑鸿雁，闽伟红，昌友权，等 . 玉米须多糖调节免疫功能研究 . 食品科学，2004，25（10）：291.

[16] 鲁彦，姚嵩坡，白大芳 . 中药玉米须对小鼠胸腺免疫功能影响的实验研究 . 黑龙江医药科学，2004，27（6）：38.

[17] 鲁彦，吴绍宇，姚嵩坡，等 . 玉米须对老年小鼠细胞免疫功能的影响 . 中国老年学杂志，2005，25（11）：1387.

[18] 祝丽玲，鲁彦，陈光 . 玉米须对老年小鼠脾脏免疫细胞功能影响的实验研究 . 中国老年学杂志，2005，25（6）：705.

[19] 纪丽莲，范怡梅 . 玉米须提取物对食品腐败菌及致病菌抑制作用 . 生命科学研究，2001，5（1）：68.

[20] OgiletsM V. Stabilized bactericidal face crea ms.OtkrytiyaIzobret, 1987,（13）:16.

[21] Neucere,JosephN. Inhibition of Aspergillus favusGrowth by silkExtracts ofResistant an Susceptible Corn.Agric Food Chem,1996, 44（8）:1982.

[22] 上医学报，1957，（1）：38.

[23] 中国医学科学院药物研究所 . 中草药有效成分的研究（第一分册）. 北京：人民卫生出版社，1972：441.
[24] 李山 . 玉米须对小鼠肾草酸钙结晶抑制作用的形态定量分析 . 中华泌尿外科杂志，1998，19（9）：568.
[25] Dzha malieva I.B D. Pharmacological action of an extract of corn silk. Ser.Fizioli.Med, 1954,（3）:81.
[26] Garg D K.matlongical and hepatotoxic effects of silken styles ofcorn in albino rats.JAppl Toxico,1992,12（5）: 359.
[27] 昌友权，王维佳，杨世杰 . 玉米须多糖对四氯化碳致肝损伤小鼠的保护作用 . 食品科学，2004，25（10）：305.
[28] 杜鹃，许启寨 . 玉米须多糖的清热利胆作用及急性毒性研究 . 时珍国医国药，2007，18（1）：75.
[29] Miura T.Antihypoglycemic effect of stigmamaydis. NatMed, 2005, 59（4）:175.
[30] MartinN.Hemodynamic effects of boilingwaterdialysate ofmaizesilk inmormotensive anaesthetized dogs.JEthnopharMacolo-gy,1991,（31）:259.
[31] 曾小玲 . 玉米须、蒲公英和茵陈蒿水煎液的抗氧自由基作用 . 中国现代医药杂志，1999，（11）：22.
[32] USA Food and Drug Adminstration.Weight control drug products for over the counterhuman use, certain active ingredients. FedRegist,1991,56（143）:37792.
[33] 陈沛林，王新元，杨静 . 玉米须煎剂治疗泌尿系结石 49 例疗效观察 . 中国中西医结合肾病杂志，2009，10（3）：191.
[34] 袁放，江缨，郑和昕，等 . 自拟玉米须对早期糖尿病肾病的保护作用 . 中华中医药学刊，2011，29（11）：2468.
[35] 尚建军，孔繁荣 . 自拟降压汤治疗高血压 32 例 . 中国民间疗法，2010，18（1）：27.
[36] 侯燕如，董艳，龚丽娟，等 . 玉米须煎剂治疗高脂血症临床观察 . 中国误诊学杂志，2009，9（13）：3050.
[37] 朱爱华，马玉杰，陈沛林 . 玉米须煎剂对黄疸型肝炎的保护作用 . 中国药师，2009，12（4）：486.
[38] 寇义华，卢军利，董艳，等 . 玉米须煎剂治疗非酒精性脂肪肝疗效观察 . 河北中医，2009，31（11）：1632.
[39] 卢军利，陈沛林，董艳，等 . 玉米须煎剂治疗慢性心衰 52 例疗效观察 . 山东医药，2009，49（9）：5.
[40] 初小燕，李军鹏 . 玉米须治湿疹 . 中国民间疗法，2010，18（3）：42.
[41] 张万强，金丽玲 . 玉米须烟熏鼻治疗高反应性鼻病临床观察 . 中国中西医结合耳鼻咽喉科杂志，1999，7（2）：91.

Yu ye jin hua 玉叶金花

Mussaendae Pubescentis Caulis
[英]Buddha's Lamp Stem

【别名】山甘草、白茶、生肌藤、黏雀藤、土甘草、凉藤、黄蜂藤、白头公。

【来源】为茜草科植物玉叶金花 *Mussaenda pubescens* Ait. f. 的茎叶。

【植物形态】多年生被毛的攀缘灌木。叶对生和轮生；托叶三角形，长端渐尖，基部楔尖，上面无毛或被疏毛，下面密被短柔毛。聚伞花序顶生，稠密，有极短的总花梗和被毛的条形苞片；花5数，被毛，无梗，萼筒陀螺状，裂片条形，比萼筒长2倍以上，一些花的1枚萼片扩大成叶状，白色，宽椭圆形，具纵脉；花冠黄色，花冠管长2~2.5cm，裂片长约4mm，内面有金黄色粉末状小凸点。果肉质，近椭圆形，干后黑色。

【分布】广西主要分布于桂平、北流、博白、陆川、北海等地。

【采集加工】全年均可采收，割取地上茎叶，切段，晒干。

【药材性状】茎圆柱形，直径3~7mm，表面棕色或棕褐色，具细纵皱纹、点状皮孔及叶痕。质坚硬，不易折断，断面黄白色或淡黄绿色，髓部明显，白色。气微，味淡。

【品质评价】以茎叶全、色黄绿、无杂质者为佳。

【化学成分】茎中含皂苷类：海恩西阿苷元（heinsiagenin）A，玉叶金花苷（mussaendoside）A、B、C、M。还含β-谷甾醇（β-sitosterol），豆甾醇（stigmasterol），阿江榄仁酸（arjunolic acid），咖啡酸（caffeic acid），对-香豆酸（*p*-coumaric acid），阿魏酸（ferulic acid），山栀苷甲酯（shanzhiside methyl ester），熊果酸（ursolic acid）。叶中含酚类（phenols），氨基酸（amino acid），有机酸（organic acid），糖类（saccharide），豆甾醇（stigmasterol），β-谷甾醇（β-sitosterol），高级脂肪醇及环烯醚萜苷类（iridoid glycosides），玉叶金花苷酸甲酯（mussaenoside）和山栀苷甲酯（shanzhiside methyl ester）[1]。

【药理作用】

抗早孕　本品中所含成分咖啡酸、阿魏酸对小鼠有不同程度的抗早孕作用，

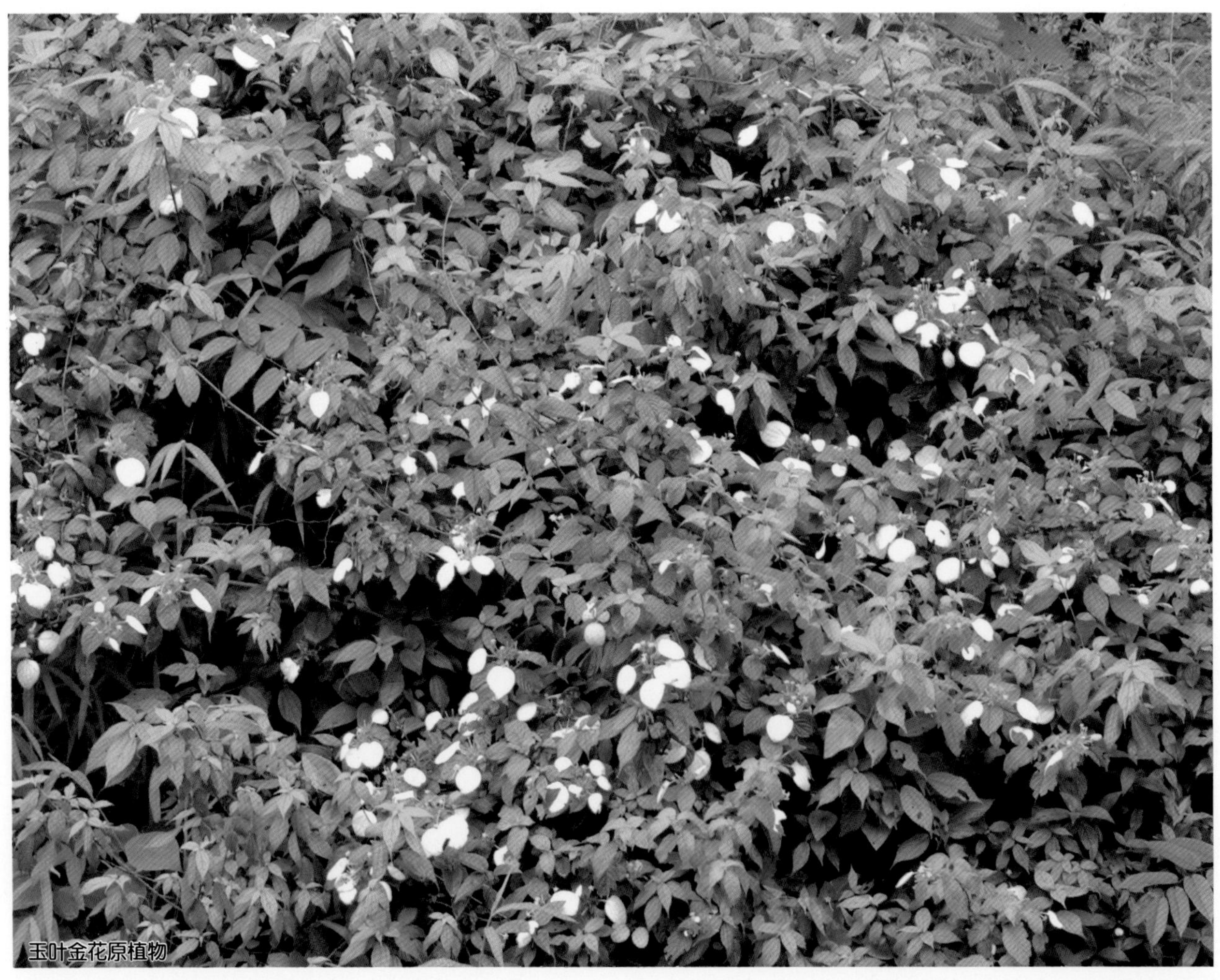
玉叶金花原植物

并发现山甘草的水煎液和81%乙醇沉淀物为抗早孕活性有效部分[2]。

【临床研究】

泌尿系统疾病　肾炎安胶囊（玉叶金花、爵床、苡米根等），每次1~2粒，每日3~4次。用于治疗急性肾炎的有效率为91.5%；急性肾盂肾炎的有效率为84.6%；慢性肾炎的有效率为71.9%；尿路感染的有效率为77.8%[3]。

【性味归经】味甘、微苦，性凉。归肺、脾、肾经。

【功效主治】清热利湿，解毒消肿。主治中暑发热，感冒，咳嗽，咽喉肿痛，泄泻，痢疾，水肿，小便不利，疮疡脓肿，毒蛇咬伤。

【用法用量】内服：煎汤，15~30g，鲜品30~60g，或捣汁。外用适量，捣敷。

【使用注意】脾肾阳虚者慎服。

【经验方】

1. 恶疮肿毒　玉叶金花捣烂敷患处。（《泉州本草》）
2. 烧烫伤，毒蛇咬伤　鲜玉叶金花叶60~120g。水煎外洗。（《广西本草选编》）
3. 预防中暑，麻疹　用玉叶金花一两，水煎当茶饮。（《广西本草选编》）
4. 咽喉肿痛　鲜玉叶金花叶和食盐少许捣烂绞汁，频频咽下。（《广西本草选编》）
5. 支气管炎　玉叶金花15g，福建胡颓子9g。水煎服。（《福建药物志》）
6. 伏暑下痢　玉叶金花30~60g。水煎服。（《闽南民间草药》）
7. 湿热小便不利　玉叶金花30g，银花藤50g，车前子30g。水煎服。（《广西中草药》）

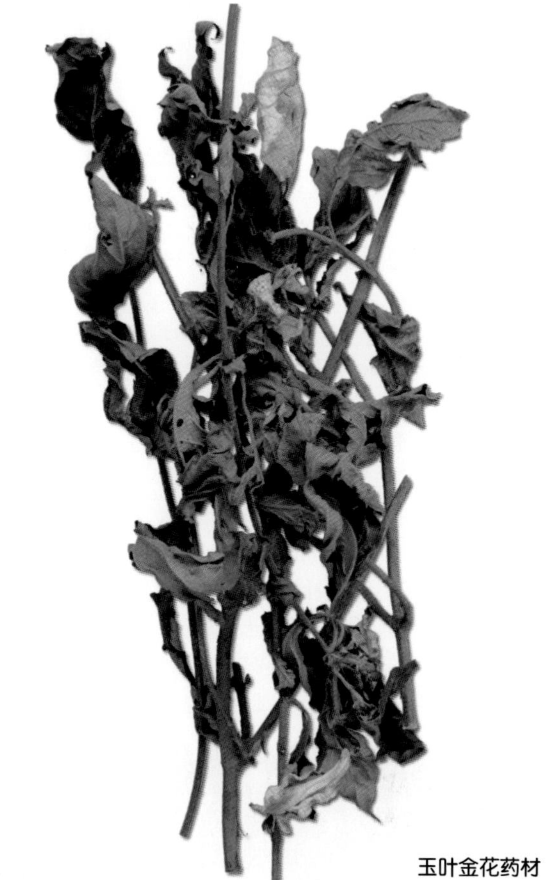

玉叶金花药材

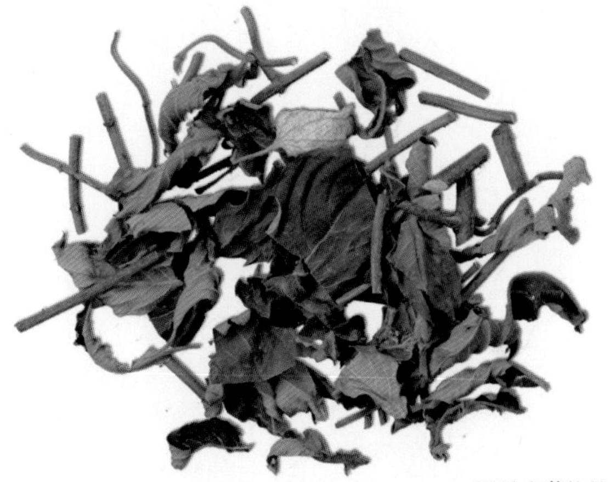

玉叶金花饮片

【参考文献】

[1] 国家中医药管理局《中华本草》编委会. 中华本草. 上海：上海科学技术出版社，1999：5810.

[2] 刘星堦，梁国建，蔡雄，等. 山甘草化学成分及其抗生育活性研究. 上海医科大学学报，1986，13（4）：273.

[3] 刘舒音. 中医治疗尿路感染的证治探讨与疗效观察. 中医药学刊，2006，24（5）：969.

Gan zhe 甘 蔗

Sacchari Sinensis Culmus
[英]Sugarcane Stipe

【别名】薯蔗、干蔗、接肠草、竿蔗、糖梗。

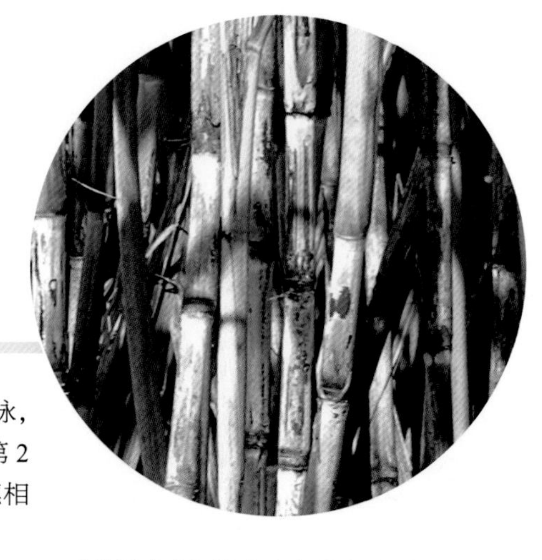

【来源】为禾木科植物甘蔗 *Saccharum sinensis* Roxb. 的茎秆。

【植物形态】多年生草本。秆绿色或棕红色，秆在花序以下有白色丝状毛。叶鞘长于节间，无毛，仅鞘口有毛；叶舌膜质，截平；叶片扁平，两面无毛，具白色肥厚的主脉，长 40~80cm，宽约 20mm。花序大型，主轴具白色丝状毛；穗轴节间长 7~12mm，边缘疏生长纤毛；无柄小穗披针形，基盘有长于小穗 2~3 倍的丝状毛；颖的上部膜质，边缘有小纤毛，第 1 颖先端稍钝，具 2 脊，4 脉，第 2 颖舟形，具 3 脉，先端锐尖；第 2 外稃长圆状披针形，有 1 脉，先端尖。第 2 外稃狭窄成线形，第 2 内稃披针形。有柄小穗和无柄小穗相似；小穗柄无毛，先端稍膨大。

【分布】广西全区均有栽培。

【采集加工】冬季采收，除去叶片，切片晒干或鲜用。

【药材性状】茎秆多呈圆柱形，直径 2~4cm，表面黄褐色或红黑色，有白色蜡被，纵向皱缩成棱，节明显，秆环黑色，节上可见干枯的芽。质硬，不易折断，气微，味甜。

【品质评价】以干燥、无叶者为佳。

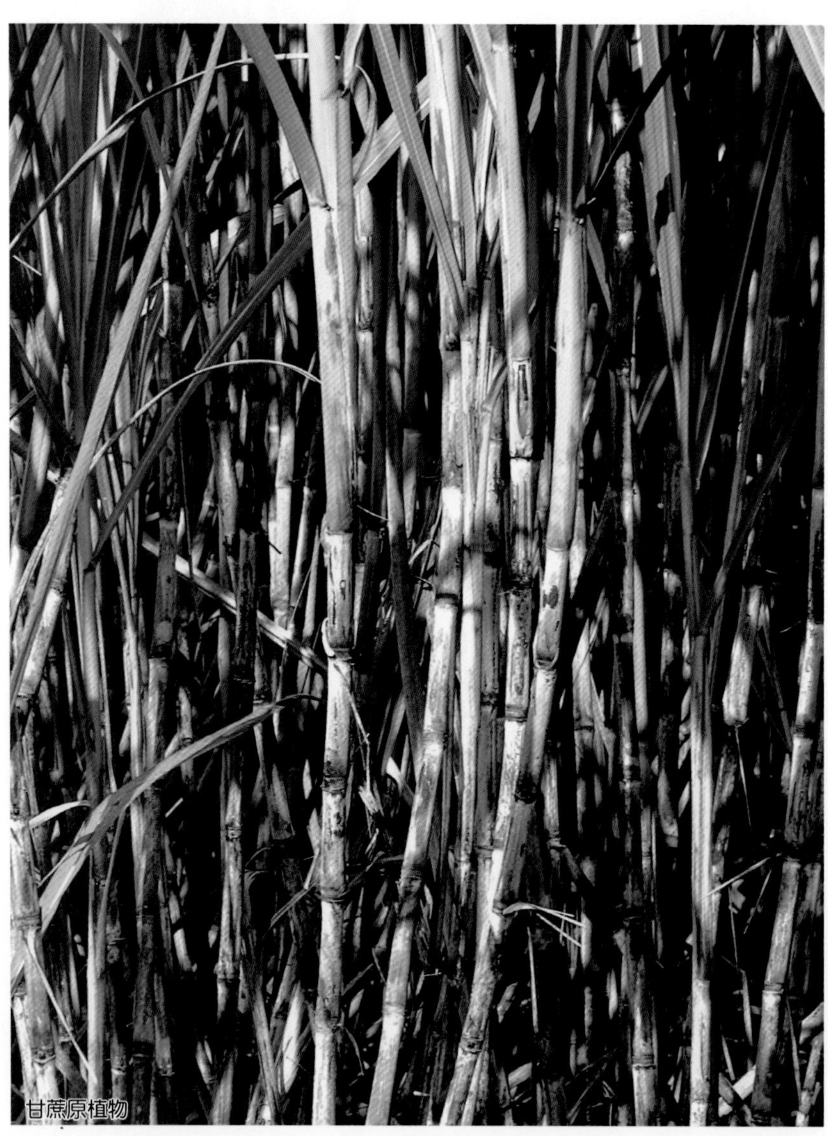
甘蔗原植物

【化学成分】蔗汁含多种氨基酸，有机酸。氨基酸有：丙氨酸（alanine），天冬酰胺（asparagine），天冬氨酸（aspartate），谷氨酸（glutamicacid），亮氨酸（leucine），丝氨酸（serine），缬氨酸（valine），正亮氨酸即 α- 氨基己酸（norleucine），赖氨酸（lysine），苏氨酸（threonine），谷氨酰胺（glutamine），脯氨酸（proline），酪氨酸（tyrosine），胱氨酸（cystine），γ-氨基丁酸（γ-aminobutyric acid）及苯丙氨酸（phenylalanine）。有机酸类有：甲基延胡索酸（mesaconic acid），延胡索酸（fumaric acid），琥珀酸（succinic acid），乌头酸（aconitic acid），甘醇酸（glycolic acid），苹果酸（malic acid），枸橼酸（citric acid）和草酸（oxalic acid）。茎含维生素 B_1（vitamin B_1），维生素 B_2 即核黄素（riboflavin），维生素 B_6 即吡哆素（pyridoxine），维生素 C 即抗坏血酸（ascorbic acid）。还含蔗糖（sucrose），果糖（fructose）和葡萄糖（glucose）[1]。

【药理作用】

毒理　食用霉变甘蔗可引起中毒，主要毒性物质是节菱孢霉菌产生的 3- 硝基丙酸。3- 硝基丙酸具有经胃肠道吸收快，组织分布广泛，转化、消失较快的特点。灌胃后不同脑区内均可检出 3- 硝基丙酸，其中纹状体、海马的含量高于大脑皮质[2]。霉变甘蔗中毒性脑病后遗症期病人神经元固缩，胶质细胞变性、坏死、血管结构破坏，髓鞘损伤突出。神经组织以破坏性变化为主，同时也伴随慢性反应性的病理变化[3]。

【临床研究】

呕吐　治疗组用甘蔗生姜汁（洗净的生姜捣烂，洁净纱布绞取汁液 1 汤匙，与鲜甘蔗榨汁半杯，混匀即得），饮服，每天 2~3 次。对照组口服胃复安片，每次 10mg，每天 3 次。两组均 4 天为 1 个疗程。结果：治疗组共 41 例，其中显效 18 例，有效 18 例，无效 5 例，总有效率 87.8%；对照组 36 例，其中显效 14 例，有效 10 例，无效 12 例，总有效率 66.67%。治疗组总有效率明显优于对照组（$P<0.05$）[4]。

【性味归经】味甘，性凉。归肺、脾、胃经。

【功效主治】清热生津，润燥和中，解毒。主治烦热，消渴，虚热咳嗽，呕哕反胃，大便燥结，疮痈肿毒。

【用法用量】内服：煎汤，30~90g；或榨汁饮。外用适量，捣敷。

【使用注意】脾胃虚寒者慎服。（注：黑皮蔗，性质温火，喉痛热盛者不宜。）

【经验方】

1. 小儿暴赤眼涩痛　甘蔗汁三合，黄连半两。上放铜器中，以慢火熬煎，令汁减半。用棉滤，每日三四度，点之。（《普济方》）
2. 虚热咳嗽，口干涕唾　甘蔗汁一升半，高粱米四合，煮粥，日食二次，极润心肺。（《本草纲目》）
3. 发热口干，小便涩　甘蔗，去皮尽令吃之，咽汁。若口痛，捣取汁服之。（《外台秘要》）
4. 卒干呕不息　蔗汁，温令热，服一升，日三。（《肘后方》）
5. 胃反，朝食暮吐，暮食朝吐，旋旋吐者　甘蔗汁七升，生姜汁一升。二味相和，分为三服。（《梅师集验方》）

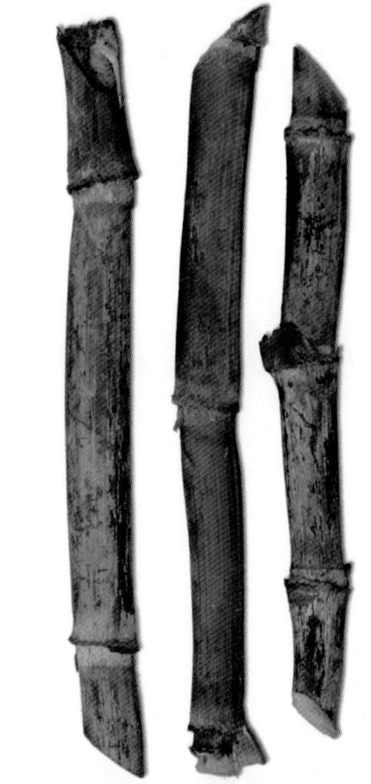

甘蔗药材

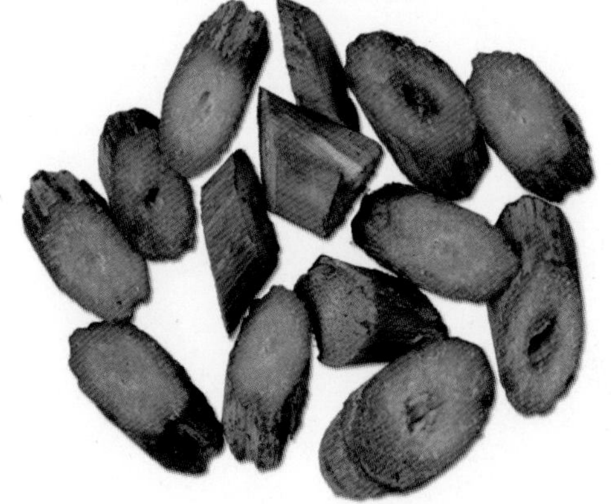

甘蔗饮片

【参考文献】

[1] 国家中医药管理局《中华本草》编委会．中华本草．上海：上海科学技术出版社，1999：7531.

[2] 肖颖，朱家琦．3- 硝基丙酸在大鼠体内的代谢研究．卫生研究，1995，24（S2）：50.

[3] 孙异临，李柏．霉变甘蔗中毒性脑病的超微病理研究．中华神经精神科杂志，1993，26（5）：279.

[4] 陈晓芳．甘蔗生姜汁治呕吐 41 例疗效观察．实用中西医结合临床，2005，5（3）：53.

Gu gou teng 古钩藤

Cryptolepis Buchananii Radix
[英]Buchanan Cryptolepis Root

【别名】白叶藤、白马连鞍、牛角藤、半架牛、大暗消、白浆藤、大奶浆藤、海上霸王。

【来源】为萝藦科植物古钩藤 *Cryptolepis buchananii* Roem. et Schult. 的根。

【植物形态】多年生木质藤本。全株具乳汁。茎皮红褐色，有斑点，小枝无毛。叶对生；叶片纸质，长圆形或椭圆形，长 10~18cm，宽 4.5~7.5cm，先端圆形具小尖头，基部阔楔形，表面绿色，背面苍白色，两面均无毛；侧脉近水平横出，每边约 30 条。聚伞花序腋生，花蕾长圆形，先端尾状渐尖，旋转；花萼 5 裂，裂片阔卵形，内面基部具 10 个腺体；花冠黄白色，裂片披针形，向右覆盖；副花冠裂片 5，先端钝，着生于花冠筒喉部之下；雄蕊离生，着生于花冠筒的中部，背部具长硬毛，腹部黏生在柱头基部；子房由 2 枚离生心皮组成，花柱极短，柱头盘状 5 棱，先端突尖 2 裂。蓇葖 2，叉开成直线，外果皮具纵条纹。种子卵圆形，先端具白色绢质种毛。

【分布】广西主要分布于上思、龙州、上林、马山、靖西、那坡、百色、乐业等地。

【采集加工】夏、秋季采挖，洗净，切片，晒干或鲜用。

【药材性状】根长圆柱形，直径 0.5~2cm；外皮棕黄色至暗棕色，有小瘤状凸起和不规则的纵皱纹；质坚硬，不易折断，断面略平坦，皮部类白色，稍带粉性，木部微黄色。气微，味苦。

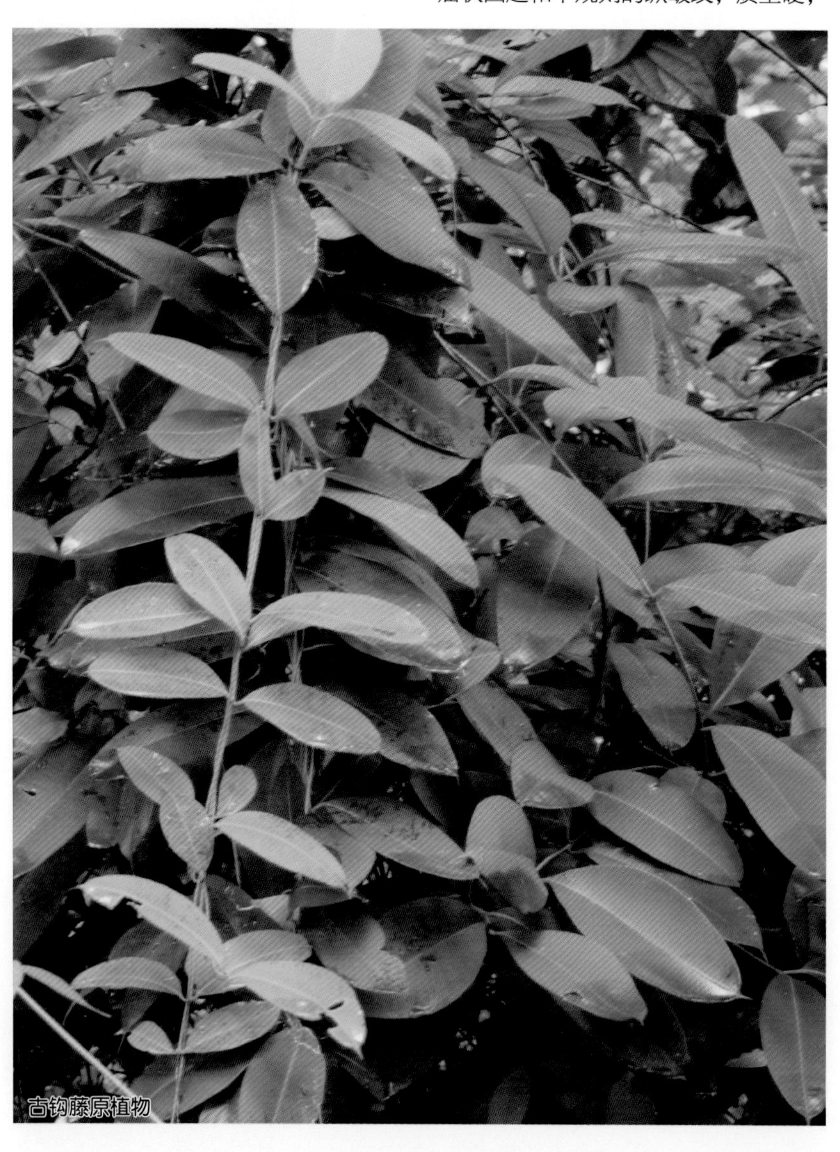
古钩藤原植物

【品质评价】以根外皮棕色至暗棕色、有瘤状凸起、质硬、折断面稍带粉性者为佳。

【化学成分】本品根含白叶藤苷（cryptolepisin）[1]。

【药理作用】

1. 镇痛、抗炎　古钩藤醇提液 30g/kg、15g/kg 能减少冰醋酸所致小鼠的扭体次数。而古钩藤醇提液 30g/kg 表现出较强的抗炎作用 [1]。古钩藤根水提物 30g/kg 在药后 90、120min 能提高热板法所致的小鼠痛阈值。其根、茎的水提物均能延长冰醋酸致痛小鼠疼痛潜伏期，并能减少小鼠扭体次数，且能降低小鼠毛细血管通透性，减少腹腔液体的渗出 [3]。

2. 强心　古钩藤所含白叶藤苷具有洋地黄样强心作用：0.5mg 的白叶藤苷由蛙腿淋巴囊注入后，使蛙心停止于收缩状态，使在位兔心和离体豚鼠的心脏收缩力加强，心率减慢。中毒时出现心律失常，最后停止于收缩状态。豚鼠的心电图观察表现为典型的强心苷作用 [4]。

3. 毒理　白叶藤苷对鸽的最小致死量为（2.914 ± 0.037）mg/kg，与侧金盏花苷接近。体内消除速率介于洋地黄毒苷及毒毛花苷 G 之间 [4]。

【性味归经】味微苦，性寒；有毒。归肝、心、肾经。

【功效主治】舒筋活络，消肿解毒，利尿。主治腰痛，腹痛，水肿，跌打骨折，痈疮，疥癣。

【用法用量】内服：研末，0.3g；或浸酒。外用鲜品适量，捣敷，或干品研末敷。

【使用注意】孕妇慎用。本品有毒，切勿过量，以免中毒。

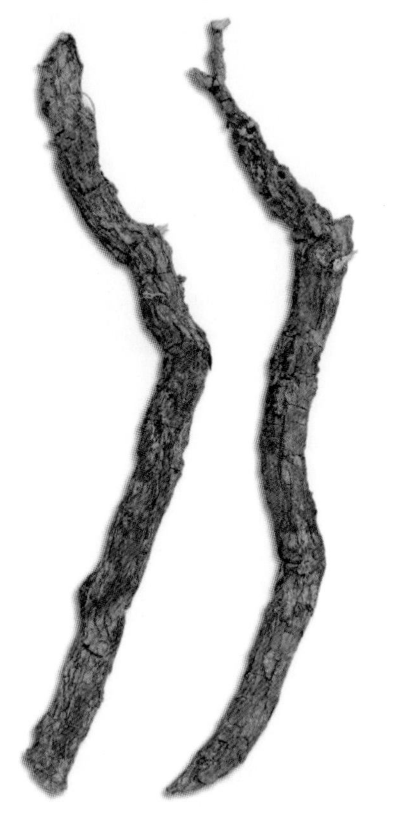

古钩藤药材

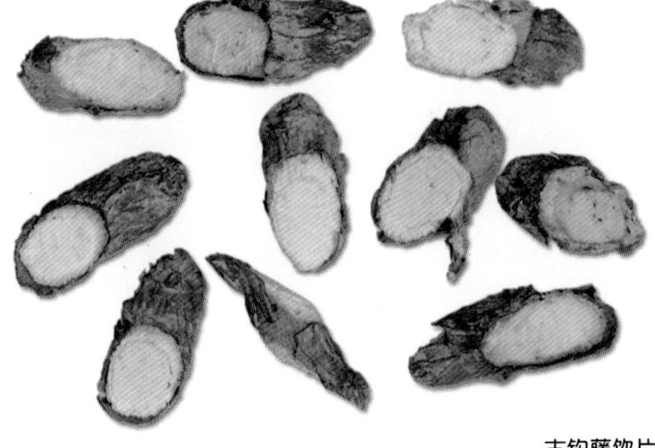

古钩藤饮片

【经验方】

1.痈疮肿痛　古钩藤鲜叶捣烂外敷。(《广西本草选编》)

2.湿疹　古钩藤茎叶。水煎外洗。或用叶研粉撒布患处。(《广西本草选编》)

3.跌打损伤，骨折，腰痛，腹痛　半架牛研末。每服0.3g；或用6g泡酒1000g，每服5ml，每日3次。(《云南中草药》)

【参考文献】

[1] 国家中医药管理局《中华本草》编委会 . 中华本草 . 上海：上海科学技术出版社，1999：5649.

[2] 张兴，文丽艳，秦红玲，等 . 古钩藤醇提液镇痛抗炎药理作用的实验研究 . 时珍国医国药，2009，20（1）：2735.

[3] 张兴，文丽艳，秦红玲，等 . 古钩藤抗炎药理作用的实验研究 . 时珍国医国药，2007，18（7）：1603.

[4] 乐开礼，周云仙，杨德馨 . 白叶藤苷的强心作用 . 药学学报，1963，10（9）：561.

Ke ai hua 可爱花

Eranthemi Pulchelli Folium
[英]Veined Eranthemum Leaf

【别名】对节菜、牛七。

【来源】为爵床科植物喜花草 *Eranthemum pulchellum* Andrews. 的叶。

【植物形态】多年生灌木。无毛或近无毛。叶对生；叶柄短；叶片卵形至椭圆形，长 10~20cm，宽 5~8cm，先端长渐尖，基部渐狭成柄，边缘有不明显的钝齿；侧脉每边约 10 条，两面均凸起。穗状花序顶生或腋生；苞片倒卵形，先端急尖，有脉纹，被柔毛；小苞片线状披针形；萼小，近白色，藏于苞片内，5 深裂；花冠蓝色，花冠管细长，喉部短，稍扩大，冠檐伸展，5 裂，裂片等长，通常倒卵形；雄蕊伸出，2 枚发育，着生于喉部；子房每室有 2 个胚珠，柱头单一。蒴果棒状。种子 2 颗，两侧呈压扁状，被紧贴着白毛。

【分布】广西全区均有栽培。

【采集加工】夏、秋季采收，洗净，晒干或鲜用。

【药材性状】叶皱缩，完整叶片椭圆形至矩圆形，长 5~10cm，先端尖锐至短渐尖，基部楔形，下延，边缘微波状或具微圆齿；叶脉明显，小支脉排列整齐几成平行状。气微，味淡。

【品质评价】以身干、叶大、色绿、完整不破碎者为佳。

【化学成分】本品含喜花草苷（eranthemoside），甜菜碱（betaine）和胡芦巴碱（trigonelline）[1]。

【性味归经】味辛，性平。归肝经。

【功效主治】散瘀消肿。主治跌打肿痛。

【用法用量】内服：煎汤，6~15g。外用适量，捣敷或煎汤洗。

【使用注意】孕妇慎用。

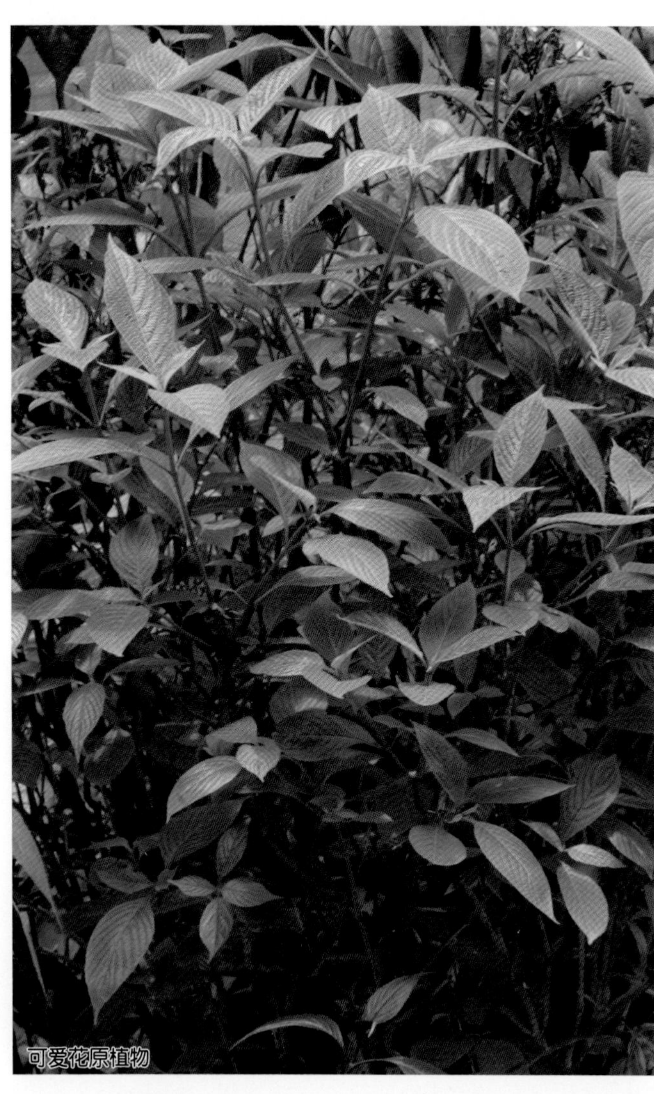
可爱花原植物

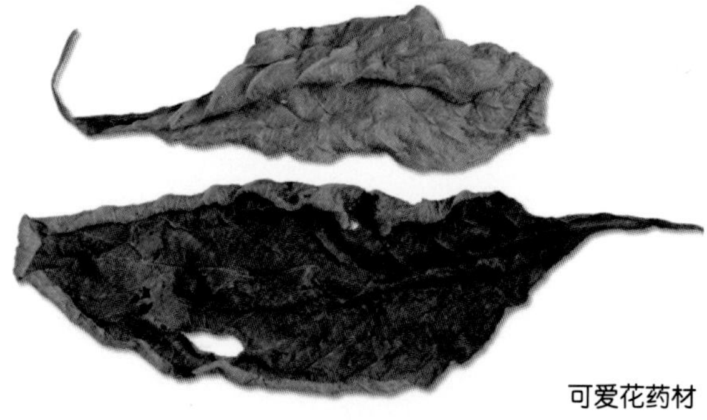
可爱花药材

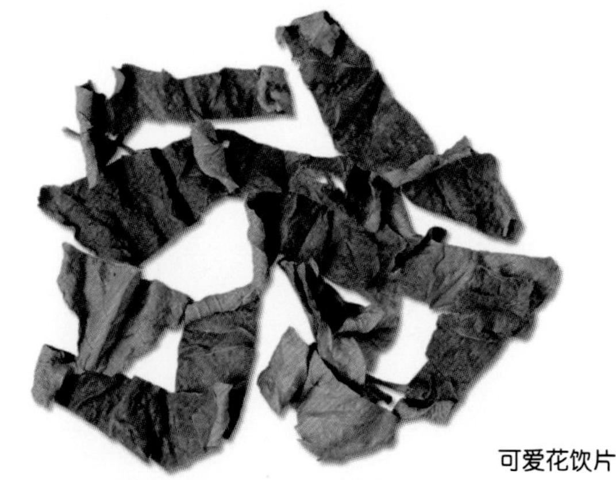
可爱花饮片

【参考文献】

[1] 国家中医药管理局《中华本草》编委会. 中华本草. 上海：上海科学技术出版社，1999：6466.

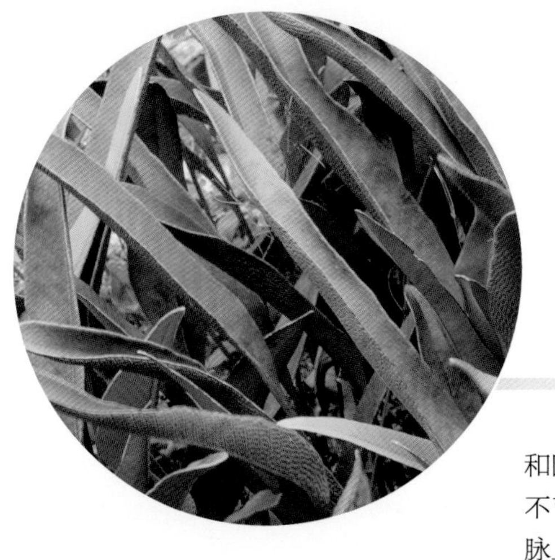

Shi wei

石 韦

Pyrrosiae Folium
[英]Japanese Felt Fern

【别名】飞刀剑、一枝剑、石皮、金星草、虹霓剑草、石剑、金汤匙、石耳朵、蛇舌风。

【来源】为水龙骨科植物石韦 *Pyrrosia lingua*（Thunb.）Farwell.、庐山石韦 *Pyrrosia sheaeri*（Bak.）Ching、有柄石韦 *Pyrrosia petiolosa*（Christ）Ching 的叶。

【植物形态】根状茎细长，横生，与叶柄密被棕色披针形鳞片，顶端渐尖，盾状着生，中央深褐色，边缘淡棕色，有睫毛。叶远生，近二型；叶柄深棕色，有浅沟，幼时被星芒状毛，以关节着生于根状茎上；叶片革质，披针形至长圆状披针形，长 6~20cm，宽 2~5cm，先端渐尖，基部渐狭并下延于叶柄，全缘；上面绿色，偶有星状毛和凹点，下面密被灰棕色的星芒状毛；不育叶和能育叶同型或略短而阔；中脉上面稍凹，下面隆起，侧脉多少可见，小脉网状。孢子囊群满布于叶背面或上部，幼时密被星芒状毛，成熟时露出；无囊群盖。

【分布】广西全区均有分布。

【采集加工】全年均可采收，洗净，切段，晒干。

【药材性状】叶向内卷或平展，二型，革质。叶片均为披针形或矩圆披针形，长 6~20cm，宽 2~5cm。上表面黄棕色；下表面主、侧脉明显，用放大镜观察可见密被浅棕色的星状毛。能育叶下表面除有星状毛外，尚有孢子囊群。叶柄长 3~10cm。气微，味淡。

【品质评价】以身干、叶多而大、革质而完整者为佳。

【化学成分】石韦全草含绿原酸(chlorogenic acid)，里白烯（diploptene），杧果苷（mangiferin)，异杧果苷(*iso*-mangiferin)，β- 谷甾醇（β-sitosterol）。叶中含山柰酚（kaempferol)，槲皮素（quercetin)，异槲皮素（*iso*-quercitrin），三叶豆苷（trifolin），绿原酸，β- 谷甾醇，蔗糖（sucrose）[1]。

庐山石韦全草含里白烯，杧果苷，香草酸（vanillic acid），原儿茶酸（protocatechuic acid），延胡索酸（fumaric acid），咖啡酸（caffeic acid），β- 谷甾醇，蔗糖，异杧果苷，绿原酸。华北石韦、有柄石韦全草含绿原酸[1]。

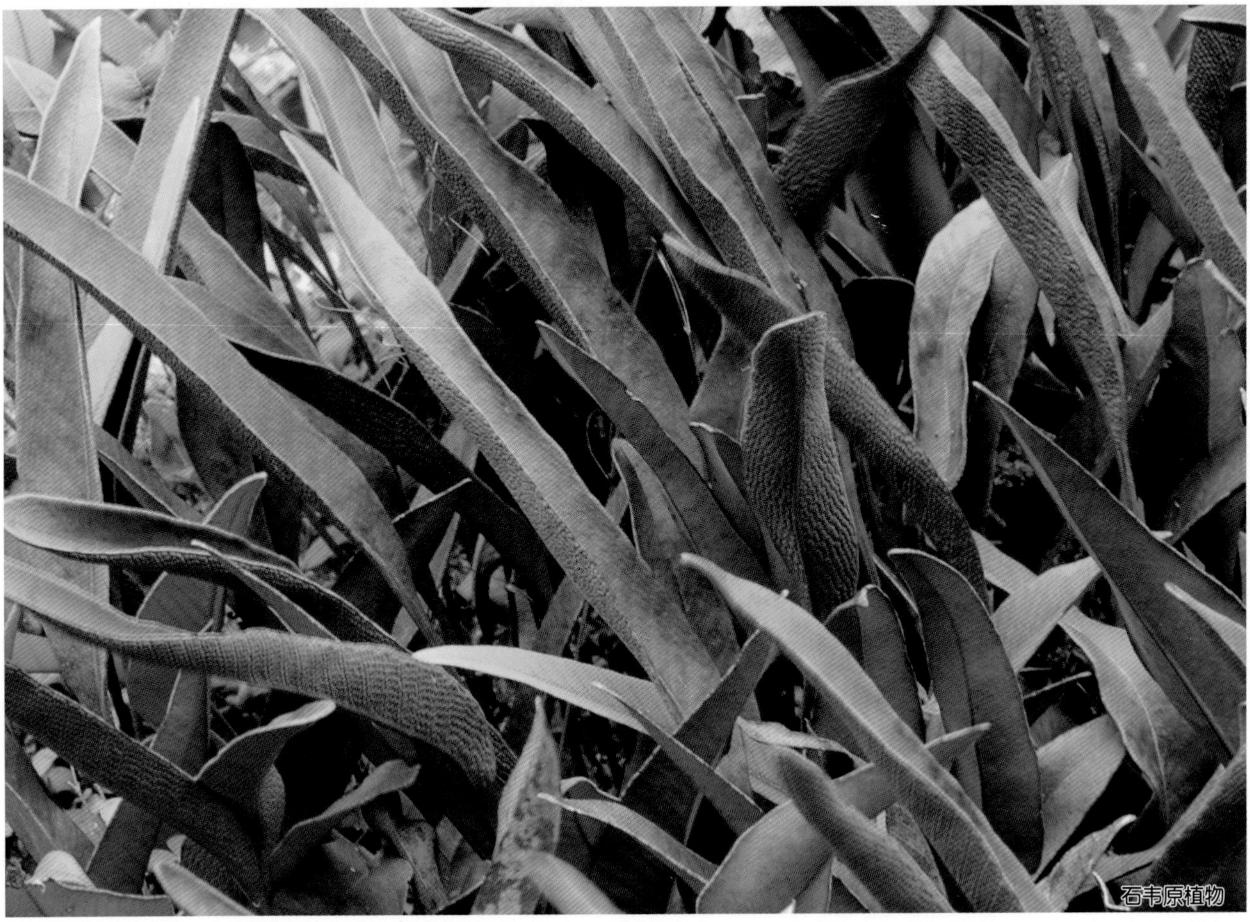

石韦原植物

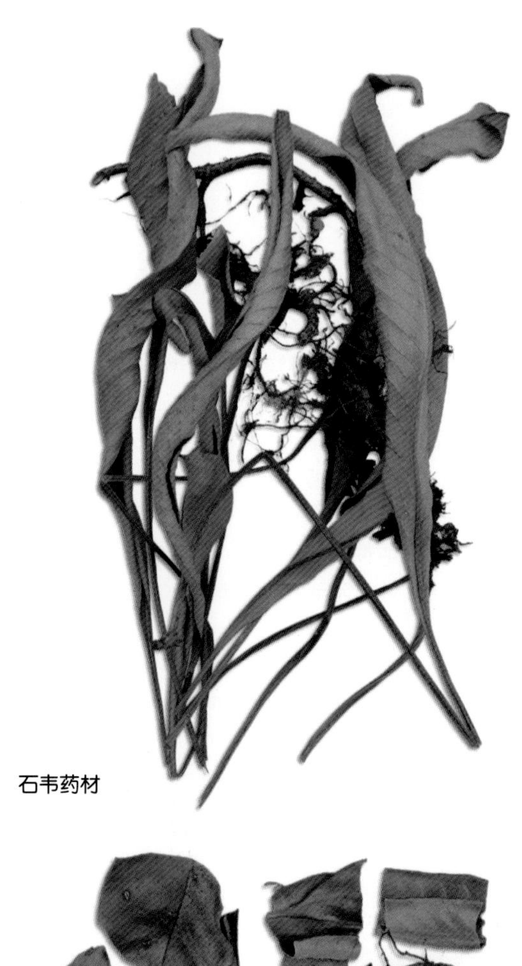
石韦药材

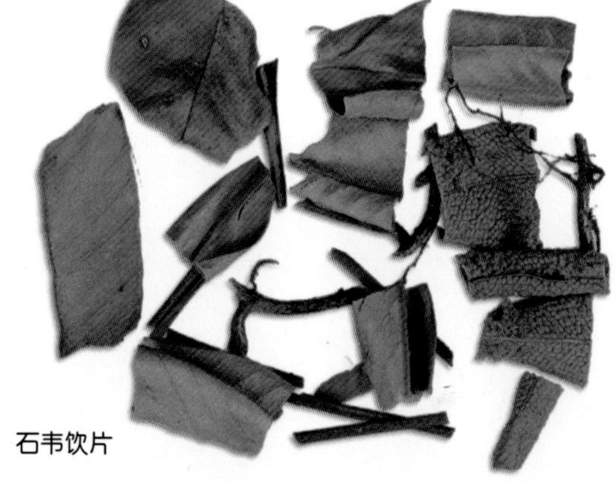
石韦饮片

【药理作用】

1. 镇咳、祛痰：庐山石韦煎剂及煎剂提取物或异芒果苷给小鼠灌服，均有镇咳作用。煎剂提取物、异芒果苷腹腔注射或灌胃给药，对小鼠均有祛痰作用。煎剂提取物灌胃对二氧化硫刺激大鼠产生的慢性气管炎，能缩小气管腺泡的体积，减少杯状细胞数量[2]。有柄石韦的水煎醇提物有镇咳作用[3]。

2. 抗菌、抗病毒　庐山石韦悬液对痢疾杆菌、伤寒杆菌、副伤寒杆菌有抑制作用[4]。石韦对金黄色葡萄球菌、溶血性链球菌、炭疽杆菌、白喉杆菌、大肠杆菌有抑制作用及抗甲型流感病毒、抗钩端螺旋体（黄疸出血型）作用[5]。从庐山石韦中提取的异芒果苷有抗单纯疱疹病毒作用[6]。

3. 调节免疫等作用　石韦可升高化学疗法及放射线疗法所致的白细胞下降[7]。石韦煎液可增强机体吞噬细胞能力[8]，其提取物可抑制前列腺素生物合成[9]。

4. 毒理　小鼠灌服庐山石韦水煎剂、煎剂提取物、异芒果苷的半数致死量分别为 90g/kg、48g/kg 和 4.65g/kg[2]。

【临床研究】

1. 泌尿系感染　①治疗组用复方石韦片（石韦、萹蓄、黄芪、苦参），每次 5 片，每日 3 次；对照组用三金片，每次 3 片，每日 3 次。两组在治疗上尿路感染均 6 周为 1 个疗程；在治疗下尿路感染均 7 天为 1 个疗程。结果：治疗组共 99 例，对照组 33 例。上尿路感染治疗，治疗组在中医证候、尿白细胞、疾病综合疗效比较均优于对照组（$P<0.05$）；而下尿路感染，治疗组在尿白细胞、疾病综合疗效比较优于对照组（$P<0.05$），而两组在中医证候疗效比较无显著性差异（$P>0.05$）[10]。②治疗组用复方石韦片（由石韦、黄芪、苦参、萹蓄组成，每片含生药量为 2.96g），每次 5 片，每日 3 次；对照组用三金片（由金樱根、菝葜、金沙藤、积雪草、羊开口组成，每片含生药量为 2.1g），每次 5 片，每日 3 次。同时做好预防性措施，如注意休息，少吃辛辣油腻之品，多食水果，多饮水，勤排尿，注意阴部清洁等。两组治疗上尿路感染 6 周为 1 个疗程，治疗下尿路感染 1 周为 1 个疗程。结果：上尿路感染病人治疗组 110 例，下尿路感染病人治疗组 206 例，总有效率均优于对照组。治疗后两组中医证候积分和尿白细胞均较治疗前显著减少（$P<0.01$），临床观察过程中未见明显不良反应发生[11]。

2. 湿疹　治疗组用自拟复方石韦制剂（石韦 50g，虎杖 30g，大黄 15g，地榆 20g，生地 20g 等），对有渗出者则用油剂，红斑、丘疹、干燥者用软膏，每天 1 次，疗程不超过 4 周；对照组用去炎松尿素软膏涂于患处，每天 1 次，疗程不超过 4 周。有明显过敏因素者适当抗过敏治疗，泛发性皮炎湿疹用中药清热除湿、凉血解毒剂内服。结果：治疗组共 61 例，对照组 42 例。治疗组临床治愈率 57.4%，总有效率 98.4%，与对照组比较有显著性差异（$P<0.05$）[12]。

3. 前列腺炎　用石韦败酱汤（石韦 30g，败酱草 15g，土茯苓 30g，薏苡仁 30g，王不留行 9g，白茅根 30g，萹蓄 12g，川牛膝 18g，穿山甲 9g）随证加减，水煎服，每日 1 剂。共治疗 80 例，其中治愈 42 例、有效 30 例、无效 8 例，总有效率 90%[13]。

4. 高血压病　取夏、秋季采收的石韦 10~15g，开水冲泡代茶饮或水煎服。轻型高血压单独使用即可，中、重型高血压须配降压药治疗。共治疗 15 例，均显效。其中 7 例轻型高血压病人完全停用降压药物，血压稳定；3 例中型高血压病人减少了降压药物品种或剂量，血压稳定；5 例重型高血压病人血压有所下降（原服 2 种以上降压药，血压始终不降）[14]。

5. 泌尿系结石　用石韦散（石韦 30g，车前子 12g，金钱草 30g，海金沙 15g，香附 9g，川楝子 15g，台乌药 9g）随证加减，服药前 30 min 饮水 500ml 左右，服药后口服呋塞米片，并嘱病人做弯腰活动或做跳跃活动。10 天为 1 个疗程，再次用药间隔 4~5 天。共治疗 45 例，其中治愈 38 例，治愈率 84.4%；结石下移或症状好转者 5 例；无效 2 例[15]。

6. 血精　用自拟石韦生地汤［石韦、生地各 60g，黄柏炭 20g，凤尾草、女贞子、贯众炭、生石膏、煅刺猬皮各 30g，炒丹皮、墨旱莲、知母、牛膝炭各 10g，血琥珀粉 12g（吞服）] 随证加减，共治疗 117 例，其中痊愈 104 例，占 88.8%；无效 13 例（11 例患糖尿病，2 例患前列腺癌）[16]。

【性味归经】味苦，性凉。归肺、膀胱经。

【功效主治】利水通淋，清肺泄热。主治淋痛，尿血，尿路结石，肺热咳嗽，金疮，痈疽。

【用法用量】内服：煎汤，5~10g；或入散剂。

【使用注意】阴虚及无湿热者忌服。

【经验方】

1. 咳嗽　石韦（去毛）、槟榔（锉）等份。上二味，罗为细散，生姜汤调下二钱匕，（《圣济总录》石韦散）
2. 心经蕴热，传于小肠，始觉小便微涩赤黄，渐渐不通，小腹膨胀　石韦（去毛，锉）、车前子（车前叶亦可）等份。上药浓煮汁饮之。（《全生指迷方》石韦汤）
3. 石淋　石韦（去毛）、滑石各三分。上二味，捣筛为散，用米汁或蜜服一刀圭，日二服。（《古今录验》石韦散）
4. 淋浊尿血　石韦、猪鬃草、连钱草各五钱，煨水服。（《贵州草药》）
5. 痢疾　石韦全草一蔸，水煎，调冰糖五钱，饭前服。（《闽东本草》）
6. 崩中漏下　石韦为末，每服三钱，温酒服。（《本草纲目》）

【参考文献】

[1] 国家中医药管理局《中华本草》编委会 . 中华本草 . 上海：上海科学技术出版社，1999：723.

[2] 上海第一医学院 . 医药工业，1973，（6）：1.

[3] 张家口医专 . 资料选编，1972：17.

[4] 赵云华 . 叶下红治疗菌痢 1148 例疗效分析 . 中西医结合杂志，1985，5（9）：530.

[5] 周邦靖 . 常用中药的抗菌作用及其测定方法 . 科学技术文献出版社重庆分社，1986：117.

[6] 郑民实，陆仲毅 . 芒果苷与异芒果苷的抗单纯疱疹病毒作用 . 中国药理学报，1989，10（1）：85.

[7]《全国中草药汇编》编写组 . 全国中草药汇编（上册）. 北京：人民卫生出版社，1957：241.

[8] 顾辛德 . 药学论文摘要（中国药学会北京分会），1979，（2）：25.

[9] 王川潮 . 国外医学 · 中医中药分册，1984，（4）：214.

[10] 吴敏，吴正启，程业刚，等 . 复方石韦片治疗泌尿系感染 132 例 . 中国中医基础医学杂志，2006，12（5）：357.

[11] 占永立，李秀英，吴圣贤，等 . 复方石韦片治疗尿路感染的临床观察 . 中国中西医结合杂志，2007，27（3）：249.

[12] 韩如英，毛学勤，卞玉 . 复方石韦制剂外用治疗湿疹的效果观察 . 护理学杂志，2005，20（21）：31.

[13] 姜锡斌，张树岚 . 石韦败酱汤治疗前列腺炎 80 例 . 山东中医药大学学报，1997，21（6）：441.

[14] 崔希凤，刘永宁 . 石韦代茶饮治疗高血压病 15 例 . 中国民间疗法，2006，14（1）：59.

[15] 永良笙 . 石韦散加味治疗泌尿系结石 45 例体会 . 中华医学实践杂志，2008，7（1）：58.

[16] 尤仲伟 . 石韦生地汤治疗血精 117 例 . 陕西中医，2000，21（4）：160.

Shi li 石 栗

Aleuritis Moluccanae Folium
[英]Belgaum Walnut Leaf

【别名】海胡桃、黑桐油、石枱、油果、检果。

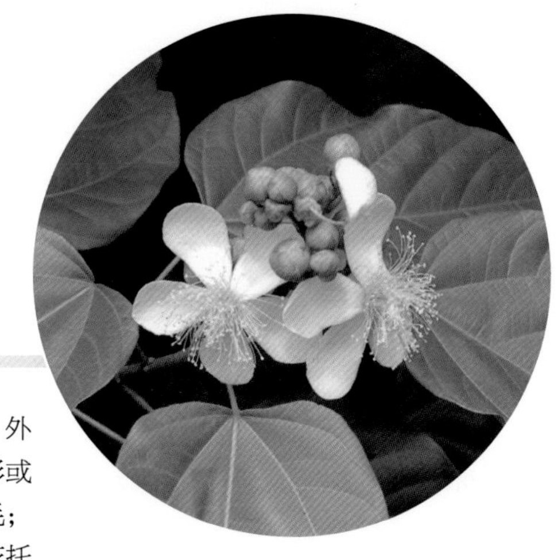

【来源】为大戟科植物石栗 *Aleurites moluccana*（L.）Willd. 的叶。

【植物形态】多年生常绿乔木。幼枝和花序均被褐色星状短柔毛。单叶互生；叶柄顶端有 2 枚小腺体；叶片卵形至阔披针形，长 10~20cm，宽 5~17cm，先端渐尖，基部钝或截平，稀有急尖或浅心形，全缘或 3~5 裂，幼时两面被褐色星状短柔毛，后变无毛或仅于背面疏被星状短柔毛。花单性，雌雄同株，白色。圆锥花序顶生，雄花花萼阔卵形，通常 2 深裂，镊合状，外面密被星状短柔毛；花瓣 5，长圆形或倒卵状披针形，先端钝，基部被毛；雄蕊 15~20，着生于隆起、被毛的花托上，花丝短，基部被星状短柔毛，花药卵形，向内；雌花花被与雄花无异；子房球形，密被星状短柔毛，2 室，花柱 2 裂。核果肉质，近球形或阔卵形，具纵棱，有种子 1~2 颗。

【分布】广西主要分布于靖西、南宁、桂平、容县等地。

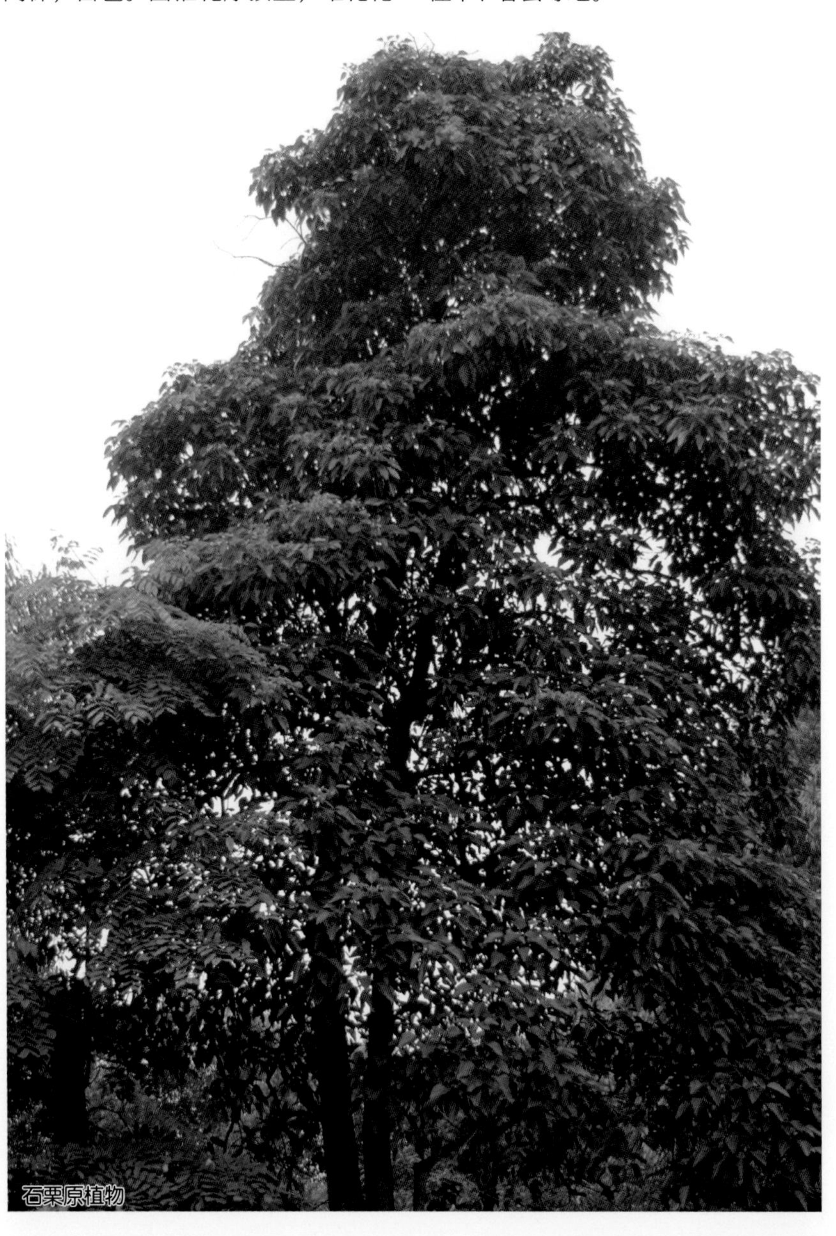
石栗原植物

【采集加工】叶全年均可采收，鲜用或晒干。

【药材性状】叶卵形至阔披针形或近圆形，长 10~20cm，宽 5~17cm，表面棕色，两面均被锈色星状短柔毛，有时脱落；叶片不分裂或 3~5 浅裂；叶柄长 6~ 12cm，先端有 2 枚小腺体。

【品质评价】叶以干燥、色绿者为佳。

【化学成分】种仁主要含甘油 (glycerine)，油酸（oleic acid），棕榈酸（palmitic acid），硬脂酸（stearic acid），亚麻酸 (linoleic acid)，不皂化物 (unsaponifiable)。去油的残渣含蛋白质、糖、谷氨酸 [1]。

【药理作用】

致泻　石栗油中的辛辣树脂有致泻作用 [1]。

【临床研究】

烧、烫伤　用石栗喷雾液（石栗树皮 500g，黄柏 500g，冰片 30g，70% 乙醇制成），喷洒于创面，每日多次。共观察 238 例，其中烧、烫伤面积 1%~15%，浅Ⅱ度 187 例，同时伴有深Ⅱ度（面积在 5% 以下）51 例。浅Ⅱ烧、烫伤用药 24h 后形成一层褐色痂膜，5~6 天开始脱痂，10 天左右痂膜脱落痊愈。伴有深Ⅱ度烧、烫伤的创面，7 天开始脱痂，14 天左右痂膜全部脱落，5 例深Ⅱ度 5% 左右的创面在用药后 3 天出现痂下积液，剪去痂膜，重新清创，喷药，14 天后亦脱痂痊愈。治愈率达 100%[3]。

【性味归经】味微苦，性寒；有小毒。入肝经。

【功效主治】活血通经，止血。主治闭经，金疮出血。

【用法用量】内服：煎汤，15~30g。外用适量，鲜品捣敷；或干品研粉敷。

【使用注意】本品能坠胎，孕妇禁服。

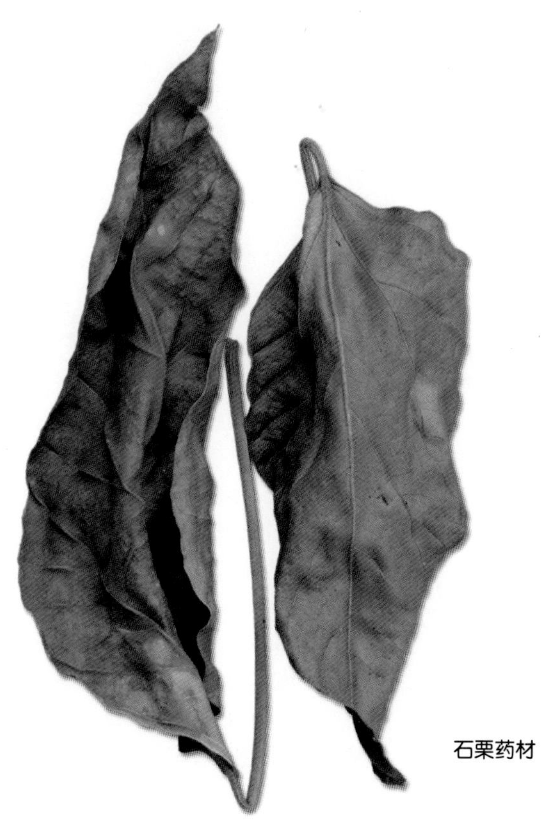
石栗药材

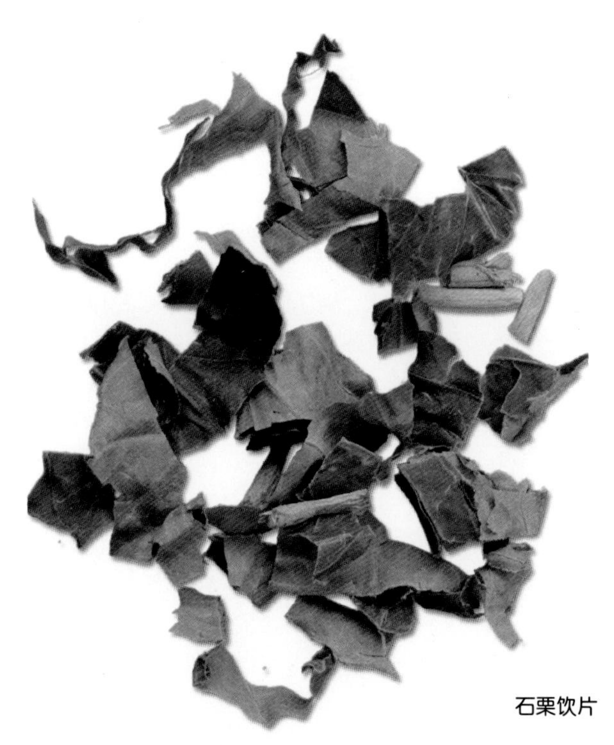
石栗饮片

【经验方】

闭经　取生石栗叶四两，和猪腰煎汤服之。亦能下胎。（《岭南采药录》）

【参考文献】

[1] 国家中医药管理局《中华本草》编委会 . 中华本草 . 上海：上海科学技术出版社，1999：3531.

[2] Medicinal Plants of the Philippines（Quisunbing, E）.1951：491.

[3] 余琼青 . 复方石栗喷雾剂的研制及疗效观察 . 广东药学，1999，9（4）：41.

Shi suan 石蒜

Lycoridis Radiatae Bulbus
[英]Shorttube Lycoris Bulb

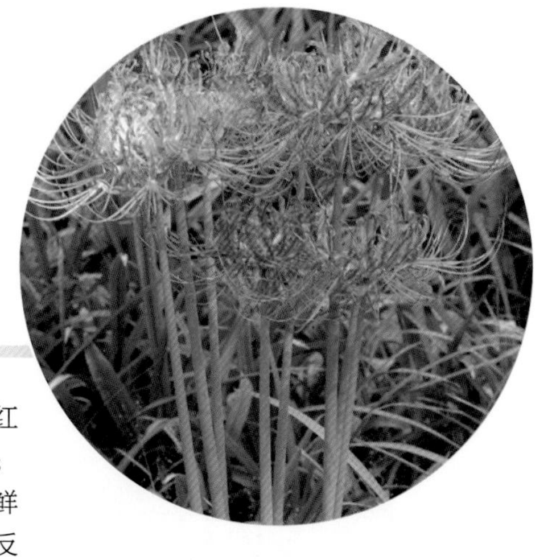

【别名】岩大蒜、大一枝箭、天蒜、龙爪花。

【来源】为石蒜科植物石蒜 *Lycoris radiata*（L. Herit.）Herb. 的鳞茎。

【植物形态】多年生草本。鳞茎肥大，近卵形，外被黑褐色鳞茎皮。秋季出叶，基生；叶片质厚，宽条形，长约 60cm，最宽处达 2.5cm，向基部渐狭，宽约 1.7cm，先端渐尖，上面黄绿色，有光泽，下面灰绿色，中脉在上面凹下，在下面隆起。叶脉及叶片基部带紫红色。先花后叶；总苞片 2 枚，披针形；伞形花序有花 4~8 朵，花较大，花鲜红色或具白色边缘；花被片 6，边缘反卷和皱缩；花被筒具柄；雄蕊 6，与花柱同伸出花被外，花丝黄色；子房下位，3 室。蒴果具 3 棱；种子少数，近球形，黑色。

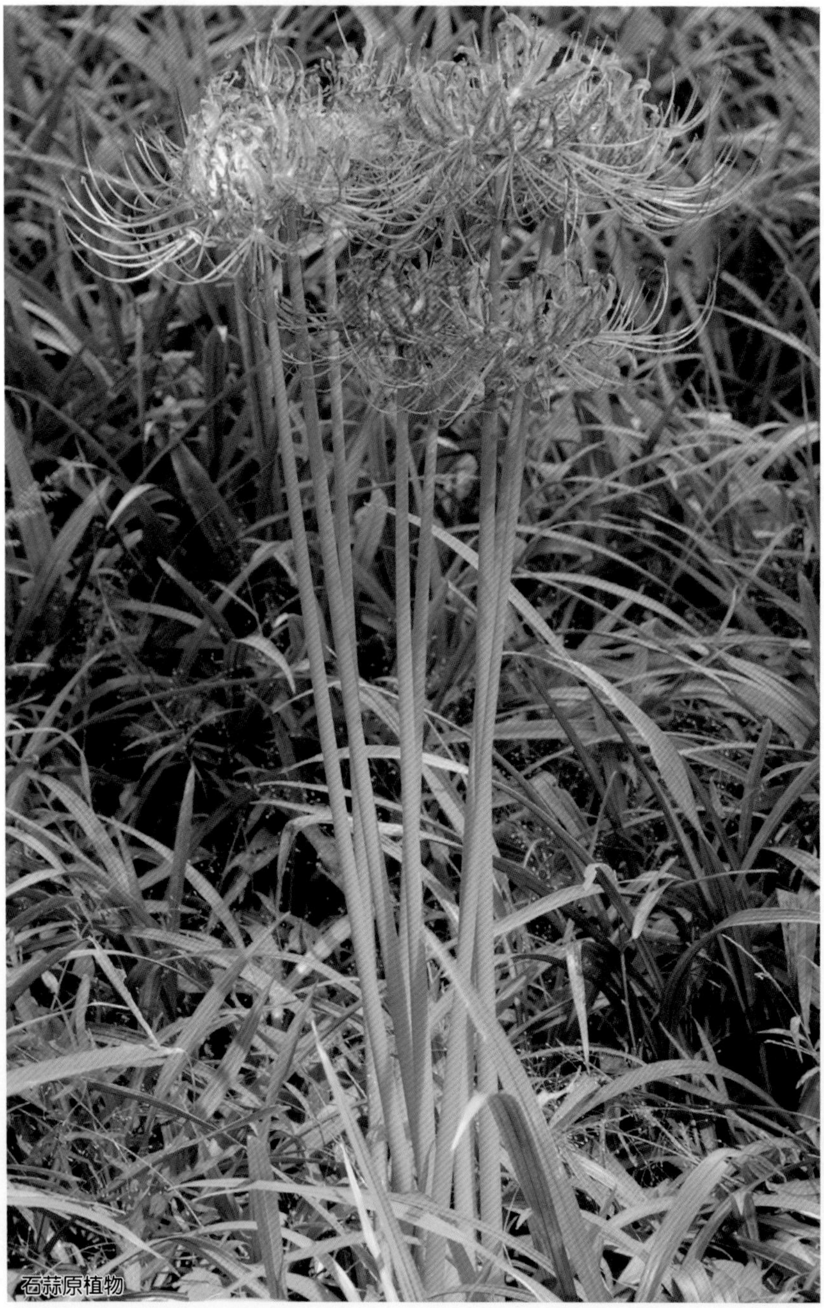

石蒜原植物

【分布】广西主要分布于金秀、藤县、贺州、全州、资源等地。

【采集加工】夏、秋季采挖。除去地上部分，洗净，晒干，备用。

【药材性状】鳞茎椭圆形或三角状卵形，长 4~5cm，直径 2.5~4cm，顶端留有长至 3cm 的叶基，基部生多数白色细长的须根。表面由 2~3 层暗棕色干枯膜质鳞叶包被，内部有 10 余层白色富黏性的肉质鳞叶，着生于短缩的鳞茎盘上，中心有黄白色的芽。气特异，味苦。

【品质评价】以身干、无霉、色棕黄者为佳。

【化学成分】本品含果糖（fructose），葡萄糖（glucose），蔗糖（sucrose），去甲高石蒜碱(demethyl homolycorine)，去甲雨石蒜碱（norpluviine），石蒜碱（lycorine），高石蒜碱（homolycorine），雨石蒜碱（pluviine），伪石蒜碱（pseudolycorine），石蒜伦碱（lycorenine），石蒜胺（lycoramine），多花水仙碱（tazettine），雪花莲胺碱（galanthamine），小星蒜碱（hippeastrine），表雪花连胺碱(2-*epi*-galanthamine)，条纹碱(vittatine)，网球花定碱（haemanthidine），石蒜西定醇（lycoricidinol），石蒜西定（lycoricidine）。又含对-羟基苯乙酸（*p*-hydroxyphenylacetic acid），*O*-去甲基石蒜胺（*O*-demethyllycoramine）即 *O*-去甲基二氢雪花莲胺碱（*O*-demethyldihydrogalanthamine），前多花水仙碱（pretazettine），*O*-β-D-呋喃果糖基-（2 → 1）-*O*-β-D-呋喃果糖基-α-D-呋喃葡萄糖苷 [*O*-β-D-fructofuranosyl-（2 → 1）-*O*-β-D-fructofuranosyl-α-D-glucopyranoside]，*O*-β-D 呋喃果糖基-[（2→1）-*O*-β-D-呋喃果糖基]$_2$$\alpha$-D-吡喃葡萄糖苷 {*O*-$\beta$-D-fructofuranosyl-

[（2 → 1）-O-β-D-fructofuranosyl]$_2$-α-D-glucopyranoside}，O-β-D- 呋喃果糖基 -[（2 → 1）-O-β-D- 呋喃果糖基]$_3\alpha$-D-吡喃葡萄糖苷 {O-β-D-fructofuranosyl-[（2 → 1）-O-β-D-frutofuranosyl]$_3\alpha$-D-glucopyranoside}，O-β-D- 呋喃果糖基 [（2 → 1）-O-β-D 呋喃果糖基]$_4$-α-D- 吡喃葡萄糖苷 {O-β-D-frutofuranosyl-[（2 → 1）-O-β-D-fructofuranosyl]$_4$-α-D-glucopyranoside}，石蒜 -*R*- 葡萄甘露聚糖（lycoris-*R*-glucomannan）[1]。

【药理作用】

1. 抗肿瘤、抗病毒　本品所含伪石蒜碱有抗癌和抗病毒作用。对大鼠 W256 癌肉瘤和人宫颈癌 Hela 细胞有抑制作用，对小鼠淋巴细胞绒毛脑膜炎病毒、脑心肌炎病毒和日本乙型脑炎病毒均有抑制作用[2]。

2. 兴奋平滑肌等作用　所含石蒜伦碱有兴奋动物的子宫和小肠平滑肌的作用[2]。所含雪花莲胺碱有抗胆碱酯酶和某些镇痛作用[3]。本品流浸膏对犬、鸽均有催吐作用，产生催吐有反射性作用和中枢作用。家兔灌胃 0.1g（生药）/kg，使呼吸道分泌增加[4]。

3. 毒理　大一枝箭流浸膏小鼠灌胃的半数致死量为 26.42g（生药）/kg[4]。

【临床研究】

急性腮腺炎　石蒜、蒲公英等量，捣烂如泥，加入好醋调匀，敷于患处，纱布包扎，每日换药 1~2 次。共治疗 27 例，其中敷 1 日肿痛消退者 14 例，2 日 9 例，3 日 4 例。无 1 例出现并发症[5]。

【性味归经】味辛、甘，性微寒；有毒。归心经。

【功效主治】解毒消肿。主治痈肿疮毒，结核，烫火伤。

【用法用量】外用适量，捣敷或捣汁涂。

【使用注意】本品有毒，不宜内服。

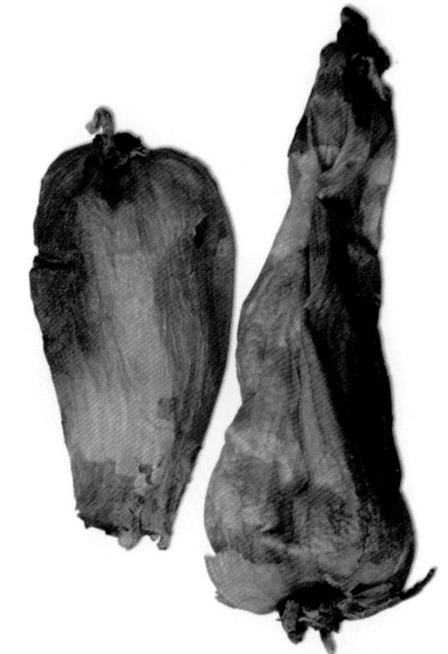

石蒜药材

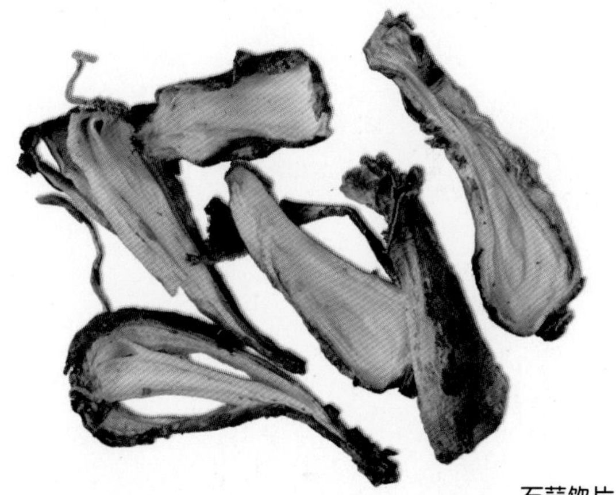

石蒜饮片

【经验方】

1. 疮疖　岩大蒜 15~30g，凤仙花叶 15g。捣烂敷患处。亦可单用。（《万县中草药》）
2. 耳下红肿　岩大蒜、菊花叶同捣绒取汁，加入黄樵树浆，和匀涂患处。（《四川中药志》1960 年）
3. 虫疮作痒　岩大蒜捣绒取汁涂患处。（《四川中药志》1960 年）
4. 烫伤　岩大蒜捣绒，鸡蛋清和匀涂患处。（《四川中药志》1960 年）

【参考文献】

[1] 国家中医药管理局《中华本草》编委会 . 中华本草 . 上海：上海科学技术出版社，1999：7261.

[2] 潘启超，陈小君，刘宗潮，等 . 伪石蒜碱的抗瘤及药理研究 . 药学学报，1979，14（12）：705.

[3] Yashiro T.C A,1979,90:145557e.

[4] 邓士贤，王德成，王懋德，等 . 黄花石蒜的催吐与祛痰作用及其机制 . 药学学报，1963，10（12）：740.

[5] 刘顺俊，刘四维 . 单味石蒜治疗疔疮肿毒 . 湖北中医杂志，1996，18（4）：12.

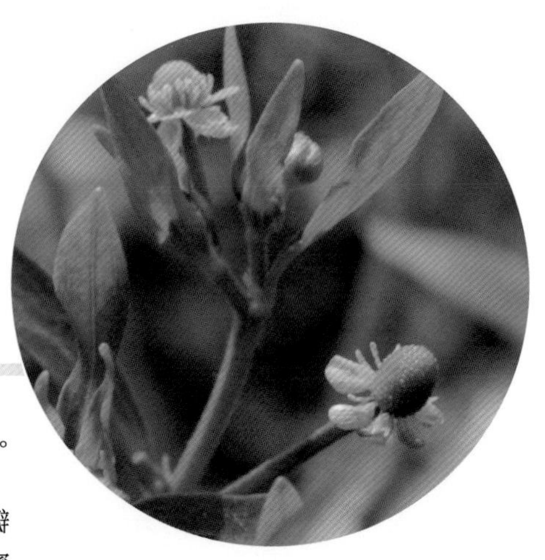

Shi long rui 石龙芮

Ranunculi Scelerati Herba
[英]Poisonous Buttercup Herb

【别名】水姜苔、野堇菜、野芹菜、生堇、水芹菜、鸡脚爬草、水虎掌草、和尚菜。

【来源】为毛茛科植物石龙芮 *Ranunculus sceleratus* L. 的全草。

【植物形态】一年生或二年生草本。须根簇生。茎直立，上部多分枝，无毛或疏生柔毛。基生叶有长柄；叶片轮廓肾状圆形，长 1~4cm，宽 1.5~5cm，基部心形，3 深裂，有时裂达基部，中央深裂片菱状倒卵形或倒卵状楔形，3 浅裂，全缘或有疏圆齿；侧生裂片不等 2~3 裂，无毛；茎下部叶与基生叶相同，上部叶较小，3 全裂，裂片披针形或线形，无毛，基部扩大成膜质宽鞘，抱茎。聚伞花序有多数花；花两性，小，无毛；萼片 5，椭圆形，外面有短柔毛；花瓣 5，倒卵形，淡黄色，基部有短爪，蜜槽呈棱状袋穴；雄蕊多数，花药卵形；花托在果期伸长增大呈圆柱形，有短柔毛；心皮多数，花柱短。瘦果极多，有近百枚，紧密排列在花托上，倒卵形，稍扁，无毛，具短喙。

【分布】广西主要分布于天峨、南宁、藤县等地。

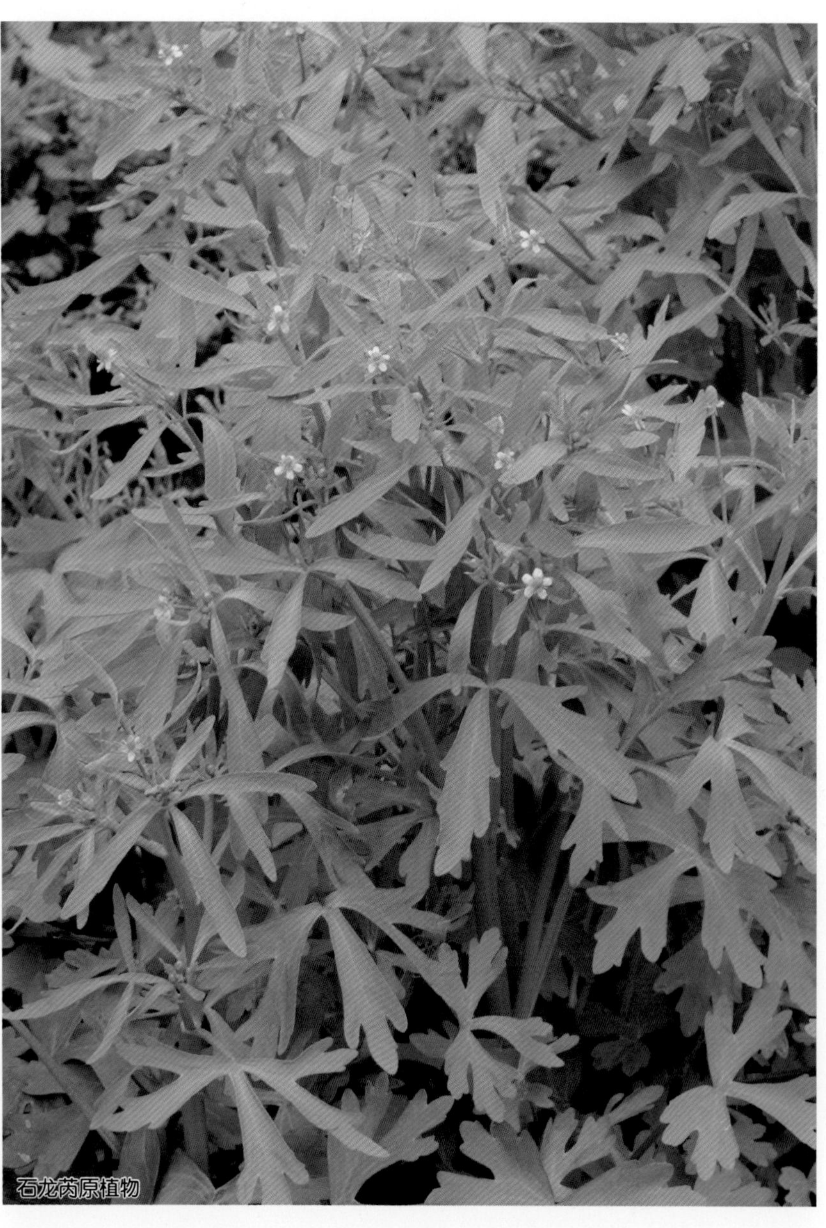

石龙芮原植物

【采集加工】3~4 月采收，洗净，去杂质，晒干。

【药材性状】全草长 10~45cm，疏生短柔毛或无毛。基生叶及下部叶具长柄，叶片肾状圆形，棕绿色，长 0.7~3cm，3 深裂，中央裂片 3 浅裂；茎上部叶变小，聚伞花序有多数小花，花托被毛；萼片 5，舟形，外面被短柔毛；花瓣 5，狭倒卵形。聚合果距圆形；瘦果小而极多，倒卵形，稍扁，长约 1.2mm。气微，味苦、辛；有毒。

【品质评价】以质硬脆、叶多、黄绿色者为佳。

【化学成分】全草含原头翁素（protoanemonin），毛茛苷（ranunculin），5- 羟色胺（serotonin），白头翁素（anemonin），胆碱（choline）[1]。还含豆甾 -4- 烯 -3，6- 二酮（stigmasta-4-en-3, 6-dione），豆甾醇（stigmasterol），6- 羟基 -7- 甲氧基香豆素（*iso*-scopoletin），七叶内酯二甲醚（scoparone），原儿茶醛（protocatechuic aldehyde）和原儿茶酸（protocatechuic acid）[2]。

【药理作用】

1. 抗微生物　原白头翁素 29μg/ml 可抑制铜绿假单胞菌、金黄色葡萄球菌、大肠杆菌和普通变性杆菌的生长。3.6μg/ml 即可抑制白念珠菌的生长[3]。

2. 对平滑肌作用　1% 原白头翁素能对抗 0.01% 组胺所致的豚鼠离体支气管痉挛，在用药 1~2 天内可完全防止致痉量组胺对之前的痉挛作用，喷雾吸入 1% 原白头翁素可降低组胺所致的豚鼠支气管痉挛窒息的死亡率并使静注最小致死量组胺的小鼠免于死亡[4]。

3. 局部刺激　原白头翁素对眼、鼻和喉黏膜有强烈刺激作用，高浓度接触过久，可使皮肤发红、发疱[4]。

【临床研究】

膝关节积液　在夏季采鲜石龙芮1棵，加白糖少许，在石臼中捣成糊状，装入瓶中备用。用时先用酒精棉球给病人膝关节肿处消毒，再用一个干净的墨水瓶盖，把配置的药糊取出放置在瓶盖内，口对膝眼穴位盖好，用胶布固定紧，如果压出有水立即擦干。10~12h后将药去掉，局部充血发紫，先起小水疱，逐渐形成一个大水疱，1天后用消毒过的大针头将水疱刺破，流出淡黄色液体，后用消毒敷料盖好，胶布固定，2天换药1次，7天后痂脱，皮肤光泽。10天后可在另一侧膝眼穴位上重复1次，一般可连贴2~3次。共治疗30例，其中痊愈11例（膝关节积液基本消失，功能活动正常），好转16例（膝关节积液减少，疼痛缓解），无效3例（积液、症状无改变）[5]。

【性味归经】味苦、辛，性寒；有毒。归肝经。

【功效主治】清热解毒，消肿散结，止痛，截疟。主治痈疖肿毒，毒蛇咬伤，痰核瘰疬，牙痛，风湿关节肿痛，疟疾。

【用法用量】内服：煎汤，干品3~9g，亦可炒研为散服，每次1~1.5g。外用适量，捣敷或煎膏涂患处及穴位。

【使用注意】本品有毒，内服宜慎。

【经验方】

1. 乳腺癌，食管癌　鲜石龙芮30~60g。水煎服。（《云南中草药选》）
2. 蛇咬伤疮　生堇杵汁涂之。（《本草纲目》引万毕术方）
3. 牙痛　石龙芮捣烂，加食盐少许，包敷中指指甲下沿，左痛包右，右痛包左。（《四川中药志》1979年）
4. 风寒湿痹、关节肿痛　石龙芮30g、石楠藤30g，八角枫根30g。煎水熏洗。（《四川中药志》1979年）
5. 腱鞘炎　鲜石龙芮捣烂敷于最痛处，敷后有灼热感，6h后将药取下，局部出现水疱，将泡刺破，涂上龙胆紫，外用纱布包扎。（《安徽中草药》）
6. 疟疾　石龙芮全草捣烂，于疟发前6h敷大椎穴。（《上海常用中草药》）

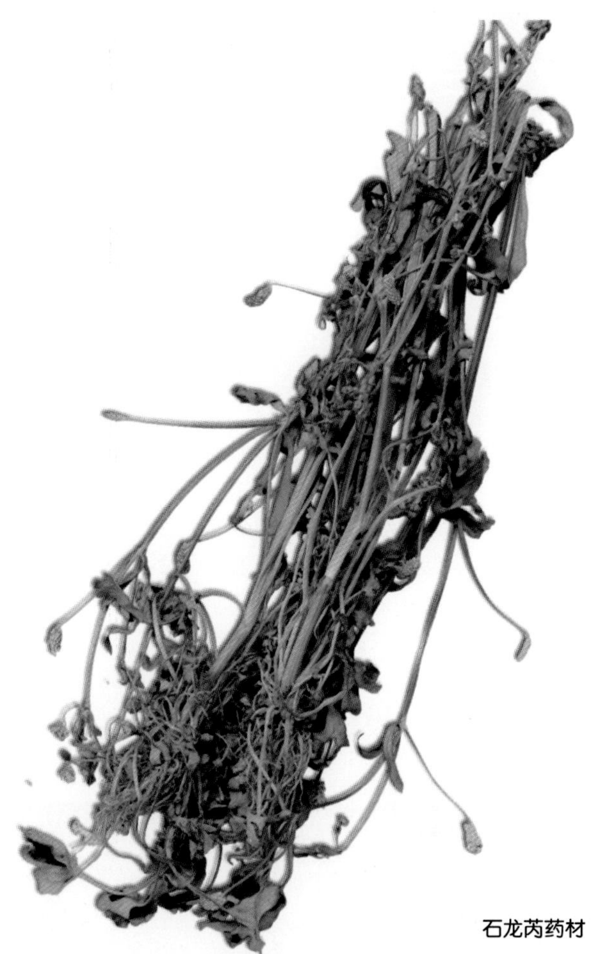

石龙芮药材

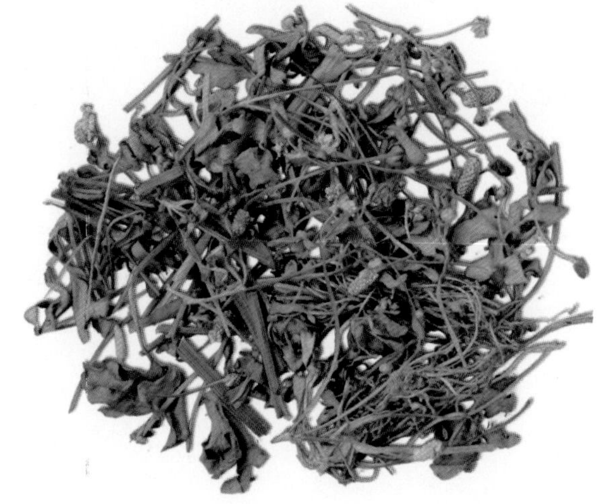

石龙芮饮片

【参考文献】

[1] 国家中医药管理局《中华本草》编委会．中华本草．上海：上海科学技术出版社，1999：1852.

[2] 高晓忠，周长新，张水利，等．毛茛科植物石龙芮的化学成分研究．中国中药杂志，2005，30（2）：124.

[3] Henryk Bukowiecki.CA,1966, 65:15820g.

[4]《全国中草药汇编》编写组．全国中草药汇编（上册）．北京：人民卫生出版社，1976：197.

[5] 杜彩霞．鲜石龙芮贴膝眼穴治疗膝关节积液30例．中医学报，2009，24（6）：100.

Shi yan feng

石岩枫

Malloti Repandi Ceulium seu Folium

[英]Repandus Mallotus Stem or Leaf

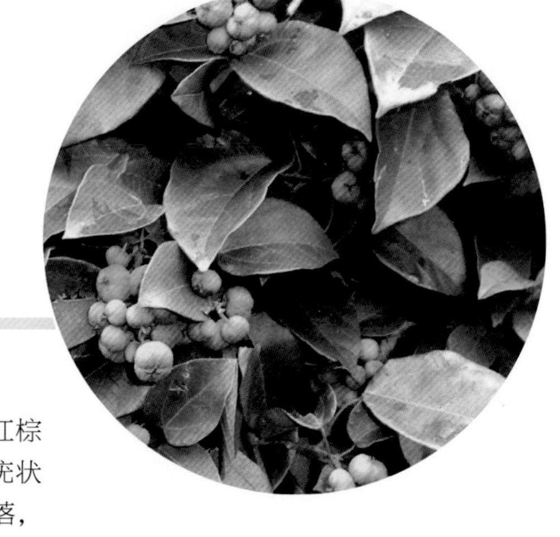

【别名】倒挂金钩、倒金钩、倒钩柴、小金杠藤、青藤钩、狂狗藤。

【来源】为大戟科植物石岩枫 *Mallotus repandus*（Willd.）Muell.-Arg. 的茎叶。

【植物形态】多年生藤本或攀缘状灌木。小枝被黄色星状柔毛。叶纸质，阔卵形或卵形，长 3.5~9cm，宽 2~7cm，先端渐尖或急尖，基部平截或微心形，两侧各有腺体 1 枚，基出脉 3 条，边全缘或有波状锯齿，幼时两面均被黄色星状毛，老时仅背面被毛并有黄色透明小腺点。叶柄有毛。花序总状或圆锥状，顶生或腋生。蒴果球形，密被黄褐色星状绒毛。

【分布】广西全区均有分布。

【采集加工】全年均可采收，洗净，晒干，备用。

【药材性状】茎呈圆柱形，表面暗红棕色或灰棕色，有浅纵沟和明显的疣状突起及灰黄色毛。栓皮常片状脱落，脱落处呈黄绿色或黄白色。质硬，断面皮部暗棕色，木部黄白色，中央具髓。气微香，味淡。叶柄长 2.5~4m；叶片三角卵形或卵形，长 9~12cm，宽 2~5cm，先端渐尖，基部圆、截平或稍呈心形，全缘，两面被毛，多少有变异。气微，味辛。

【品质评价】以干燥、叶多、色绿者为佳。

【性味归经】味苦、辛，性温。归肝、肺经。

【功效主治】祛风除湿，活血通络，解毒消肿，驱虫止痒。主治风湿痹证，腰腿疼痛，口眼㖞斜，跌打损伤，痈肿疮疡，绦虫病，湿疹，顽癣。

【用法用量】内服：煎汤，9~30g。外用适量，干叶研末，调敷，或鲜叶捣敷。

【使用注意】孕妇慎用。

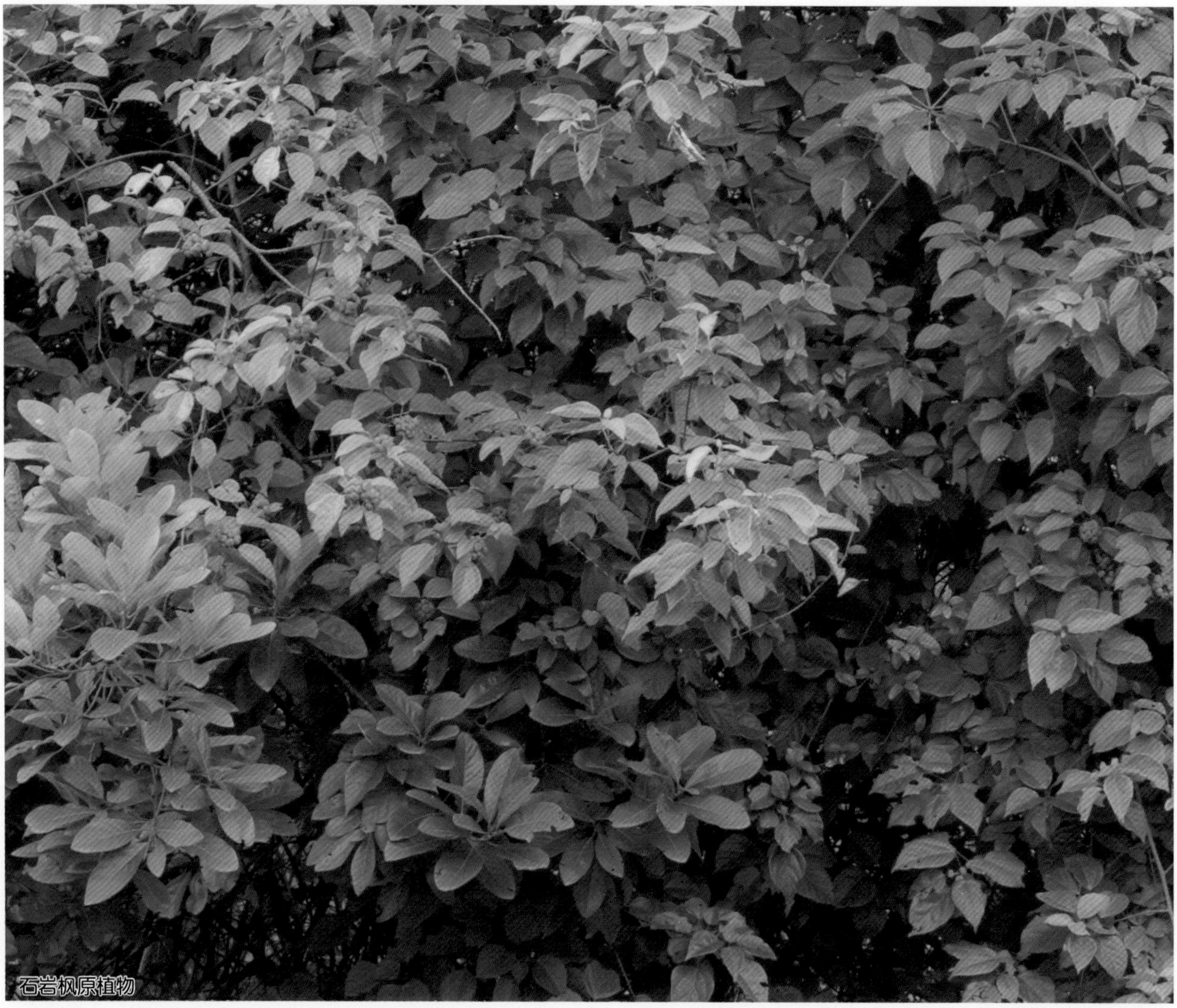

石岩枫原植物

【经验方】

1. 慢性湿疹　石岩枫干叶适量。研粉，调茶油，涂患处。（《福建药物志》）
2. 发背　石岩枫根 30g。水煎或加豆腐炖服。（《福建药物志》）
3. 手风湿痛　石岩枫根、盐肤木根各 60g。猪蹄、酒少许炖服。（《福建药物志》）
4. 乳痈　石岩枫茎 9~18g（酒炒）。炖猪肉服。（《万县中草药》）
5. 跌打损伤　石岩枫叶适量。研末，茶油调敷伤处。（《万县中草药》）
6. 面神经麻痹　石岩枫根 120g，甘草 12g。水煎服。（《万县中草药》）
7. 腮腺炎　石岩枫根 15g，雀不站、醉鱼草、板蓝根、路路通各 9g。水煎服。（《万县中草药》）
8. 淋巴结结核　石岩枫茎 9~18g。水煎或煮鸡蛋服。（《万县中草药》）
9. 风湿痹痛　石岩枫茎 30g，炖猪脚或煮鸡蛋服；或茎叶、五加皮、树参 9~15g。水煎服。（《浙江药用植物志》）
10. 绦虫病　石岩枫根和叶 9g。水煎服。（《浙江药用植物志》）

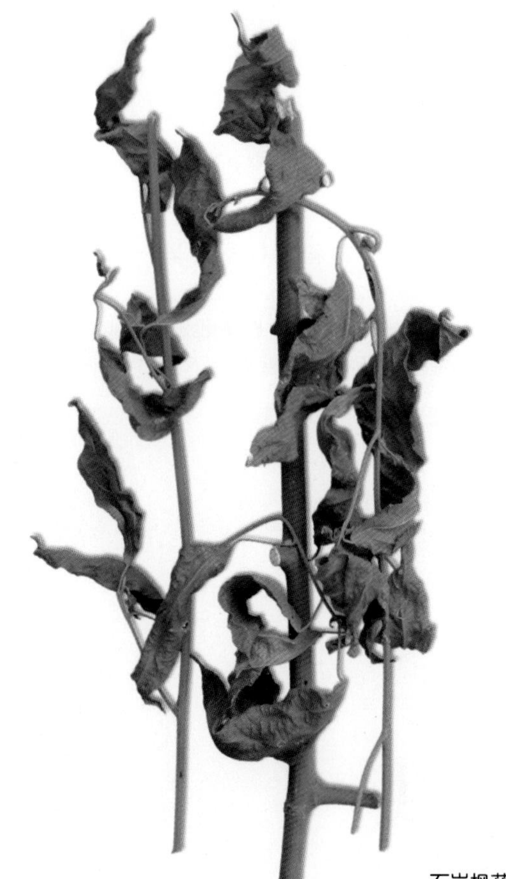
石岩枫药材

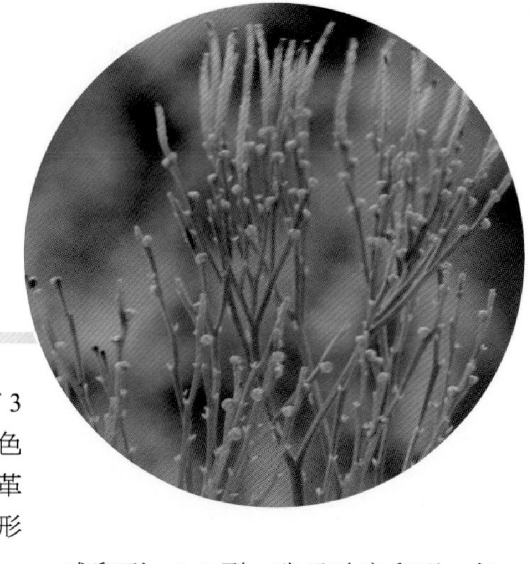

Shi shua ba

石刷把

Psiloti Nudi Herba
[英]Nude Fern

【别名】兰松叶、松叶蕨、铁刷把、铁石松、岩松、石龙须。

【来源】为松叶蕨科植物松叶蕨 *Psilotum nudum*（L.）Griseb. 的全草。

【植物形态】附生纤细草本。根茎细长，匍匐，下生多数假根；茎直立，下部不分枝，上部多回二叉分枝，小枝有 3 棱，绿色，密生椭圆形极细小的白色点状皮孔。叶退化，细小鳞片状，革质，疏生于枝条角棱上，卵状披针形或卵形，2~3 裂。孢子叶宽卵形，长 2~3mm，宽 2.5mm，有 2 个深而尖锐的裂齿。孢子囊腋生，球形，3 室纵裂；孢子多数，同型，近肾形，黄褐色。

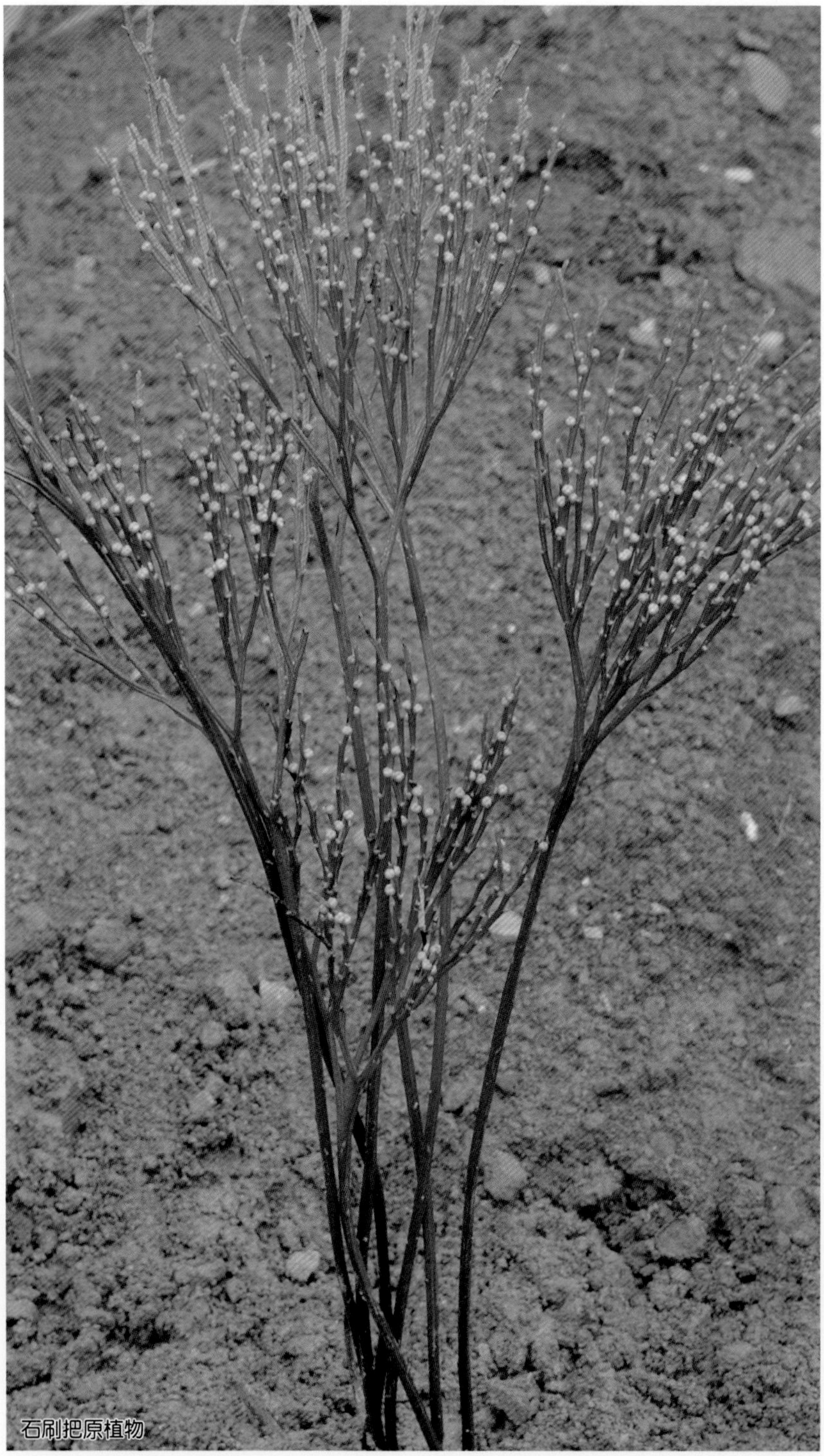

石刷把原植物

【分布】广西主要分布于上思、龙州、大新、邕宁、武鸣、上林、马山等地。

【采集加工】全年均可采收，切段，晒干。

【药材性状】全草呈绿色，茎三叉分枝，干后扁缩，具棱，直径 2~3mm，叶极小，三角形；孢子叶阔卵形，三叉。孢子囊生于叶腋。球形，乳白色，纵裂为三瓣。气微，味淡、微辛。

【品质评价】以色绿、完整者为佳。

【化学成分】本品含穗花杉双黄酮（amentoflavone），芹菜素碳糖苷（apigenin-C-glycoside），赤霉素（gibberellin）A36，6,8-二-C-葡萄糖基芹菜素（vicenin-Ⅱ），芹菜素-7-*O*-鼠李葡萄糖苷（apigenin-7-*O*-rhamnoglucoside），穗花杉双黄酮-7,4′,4‴-三-*O*-*β*-D-吡喃葡萄糖苷（amentoflavone-7,4′,4‴-tri-*O*-*β*-D-glucopyranoside），穗花杉双黄酮-4,4‴-二-*O*-*β*-D-吡喃葡萄糖苷（amentoflavone-4,4‴-di-*O*-*β*-D-glucopyranoside），松叶蕨苷（psilotin），3′-羟基松叶蕨苷（3′-hydroxypsilotin），松叶蕨酸（psilotic acid）等成分[1]。

【性味归经】味辛，性温。归肝、肺经。

【功效主治】祛风除湿，活血止血。主治风湿痹痛，风疹，闭经，吐血，跌打损伤。

【用法用量】内服：煎汤，9~15g；或研末；或泡酒。外用适量，捣敷；或煎水洗。

【使用注意】孕妇慎用。

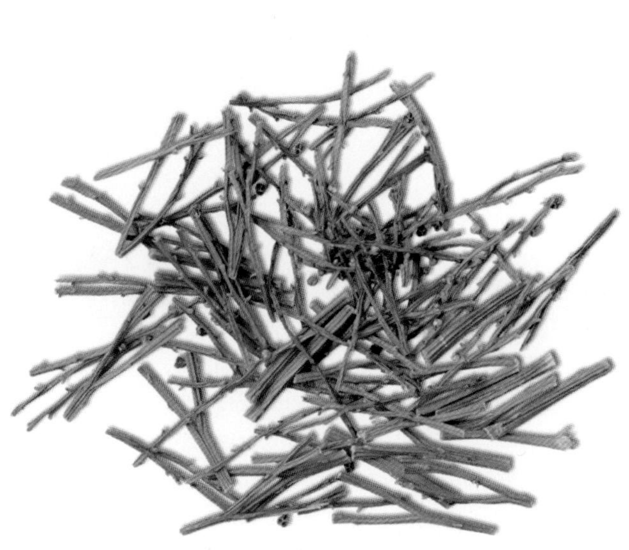

石刷把饮片

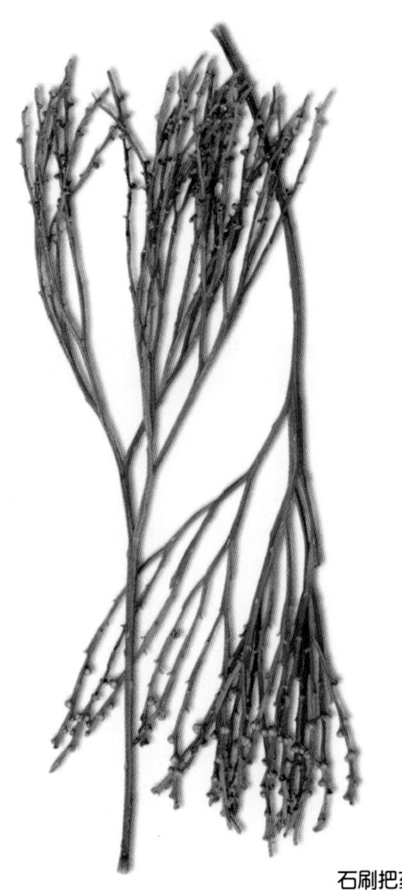

石刷把药材

【经验方】

1. 风疹瘙痒　石刷把、红活麻各适量，煎水洗。（《四川中药志》1982 年）
2. 风寒咳嗽，吐血　石刷把 15g，白及 12g，岩白菜 12g。共研细末，每服 6g，加白糖送服。（《四川中药志》1982 年）
3. 风湿性关节痛，坐骨神经痛　松叶蕨 9~15g。水煎或浸酒服。（《全国中草药汇编》）
4. 闭经　兰松叶为末，调酒服，每次 3g。（《泉州本草》）

【参考文献】

[1] 国家中医药管理局《中华本草》编委会 . 中华本草 . 上海：上海科学技术出版社，1999：352.

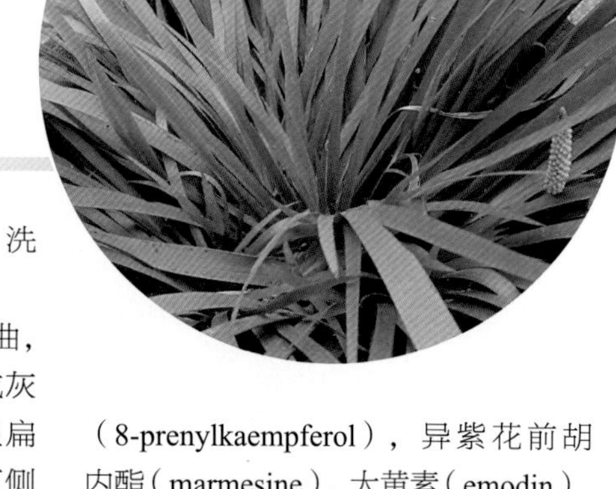

Shi chang pu

石菖蒲

Acori Tatarinowii Rhizoma

[英]Grassleaf Sweelflag Rhizome

【别名】野韭菜、水蜈蚣、香草、山菖蒲、苦菖蒲。

【来源】为天南星科植物石菖蒲 *Acorus tatarinowii* Schott 的根茎。

【植物形态】多年生草本。根茎横卧，芳香，外皮黄褐色；根肉质，具多数须根，根茎上部分枝甚密，分枝常被纤维宿存叶基。叶片薄，线形，长 20~30cm，宽 7~13mm，基部对折，先端渐狭，基部两侧膜质，叶鞘上延几达叶片中部，暗绿色，无中脉，平行脉多数，稍隆起。叶状佛焰苞长为肉穗花序的 2~5 倍或更长；肉穗花序圆柱形，上部渐尖，直立或稍弯。花白色。幼果绿色，成熟时黄绿色或黄白色。

【分布】广西主要分布于宁明、武鸣、马山、德保、隆林、乐业、东兰、南丹、罗城、资源、昭平、陆川、博白、灵山、上思等地。

【采集加工】栽后 3~4 年收获。早春或冬末挖出根茎，剪去叶片和须根，洗净晒下，撞去毛须即成。

【药材性状】根茎呈扁圆柱形，稍弯曲，常有分枝。表面棕褐色、棕红色或灰黄色，粗糙，多环节；上侧有略呈扁三角形的叶痕，左右交互排列，下侧有圆点状根痕，节部有时残留有毛鳞状叶基。质硬脆，折断面纤维性，类白色或微红色；横切面内皮层环明显，可见多数维管束小点及棕色油点。气芳香，味苦、微辛。

【品质评价】以条粗、断面色类白、香气浓者为佳。

【化学成分】石菖蒲含细辛醛（asaronaldehyde），1-（2,4,5）- 三甲氧基苯基丙烷 -1,2- 二酮 [1-（2,4,5）-trimethoxyphenyl-propane-1,2-dione]，香柑内酯（bergapten），8- 异戊二烯基山柰酚（8-prenylkaempferol），异紫花前胡内酯（marmesine），大黄素（emodin），*β*- 谷甾醇（*β*-sitosterol）和异茴香内酯（*iso*-pimpinellin）[1]。

石菖蒲根茎和叶中均含挥发油。其主要成分为 *β*- 细辛醚（*β*-asarone），*α*- 细辛醚（*α*-asarone）；还含石竹烯（caryophyllene），*γ*- 细辛醚（*γ*-asarone），细辛醛（asarylaldehyde），*α*- 葎草烯（*α*-humulene），石菖醚（sekishone），1- 烯丙基 -2,4,5- 三甲基苯（1-allyl-2,4,5-trimethylbenzene），顺式甲基异丁香酚（*cis*-methyl-*iso*-eugenol），榄香素（elemicin），二聚细辛醚（bisasaricin），

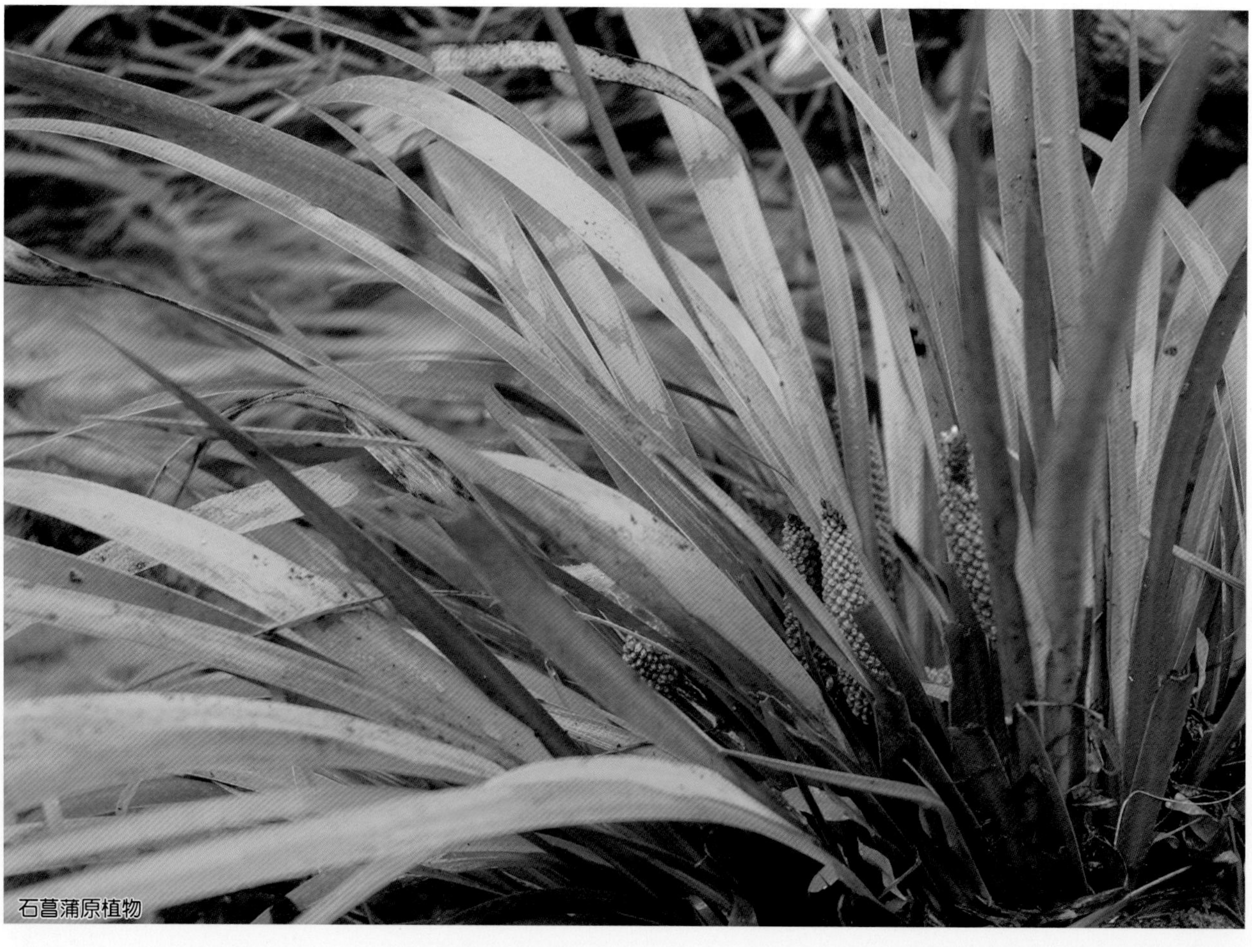

石菖蒲原植物

d-*δ*- 杜松烯（*d*-*δ*-cadinene），百里香酚（thymol），豆蔻酸（myristic acid），1,2- 二甲氧基 -4-（*E*-3′- 甲基环氧乙烷）苯 [1,2-dimethoxy-4（*E*-3′-methyl-ethylene oxide）benzene]，桧烯（sabinene），桂叶烯（myrcene），对伞花烃（*p*-*iso*-propyltoluene），薄荷二烯（menthadiene），*α*- 榄香烯（*α*-elemene），*β*- 波旁烯（*β*-bourbonene），反 - 金合欢烯（*trans*-farnesene），*β*- 荜澄茄油烯（*β*-cadinene），（–）-*δ*- 杜松醇 [（–）-*δ*-cadinol]，*δ*- 杜松醇（*δ*-cadinol），Δ（10）马兜铃烯 -2- 酮 [Δ（10）aristolenone-2-ketone]，（–）-*δ*-*β*- 羟基 - 杜松烯 [（–）-*δ*-*β*-hydroxyl-cadinenol]，*δ*- 杜松 -8- 醇（*δ*-8-cadinol），2- 异丙基烯 -6- 异丙基 - 菖蒲素，邻苯二甲酸二丁酯（dibutyl phthalate），1- 十八碳烯（1-octadecene），叶绿醇（phytol），9,12,15- 十八三烯酸甲酯（methyl linolenate），正二十三烷（*n*-tricosane），7- 去甲基 -2- 甲氯基 - 卡达烯（7-demethyl-2-meclo-cadalene），黄樟油脑（safrol），西克酮（sekishone），樟脑（camphor）。另含三环性新的倍半萜成分及菖蒲二醇（calamendiol）、异菖蒲二醇（*iso*-calamendiol）[2]。

石菖蒲含多种氨基酸：有精氨酸（arginine），天门冬氨酸（aspartic acid），*γ*- 氨基丁酸（*γ*-aminobutyric acid），丙氨酸（alanine），谷氨酸（glutamic acid），甘氨酸（glycine），丝氨酸（serine），苏氨酸（threonine），赖氨酸（lysine），酪氨酸（tyrosine）等。其中精氨酸（arginine），天门冬氨酸（aspaitic acid），*γ*- 氨基丁酸（*γ*-aminobutyric acid）含量最高[3]。

【药理作用】

1. 对中枢神经系统作用 ①脑保护、益智：灌胃 7 天，石菖蒲挥发油可有效抑制由两侧颈总动脉短时间闭塞造成脑缺血再灌注后的 SD 大鼠谷氨酸、天门冬氨酸和 γ - 氨基丁酸含量的异常升高，减轻它们在脑缺血再灌注时对神经元的损害[4]。石菖蒲挥发油和水溶性成分能有效清除自由基、阻止过氧化物形成，减少一氧化氮的神经毒性，对脑细胞具有保护作用[5]。石菖蒲和 *α*- 细辛醚可能通过增强 Bcl-2 表达而抑制幼鼠癫痫发作所激发的海马神经元凋亡。石菖蒲及其 *α*- 细辛醚能够有效地逆转戊四氮对幼鼠的运动行为和空间学习记忆能力所致的损害[6,7]。*β*- 细辛醚能增强大鼠脑皮质神经细胞和 Bel-x 基因的表达，从而抑制大鼠神经细胞的凋亡，并且对正常缺血后再灌注损伤的动物脑电波活动有抑制作用。对 BALB/C 小鼠脑组织基因表达谱的影响证明其对脑组织多个靶基因有作用：上调与离子通道、细胞的跨膜物质变换、钙依赖性蛋白激酶调节、减少细胞凋亡等功能相关的基因表达，下调与脑内兴奋性氨基酸的代谢、T 淋巴细胞的趋化作用、细胞基因表达调控、药物代谢等功能相关的基因表达[8~11]。石菖蒲的水提液能延长小鼠跳台潜伏期，减少错误次数，提高小鼠迷宫试验的正确率。石菖蒲水提醇沉液可促使 $AlCl_3$ 所导致的痴呆大鼠学习记忆改善，通过迷宫时间缩短，使海马 CA3 区突触后膜致密性物质增厚，神经元细胞器的病理性改变有一定程度的恢复[12]。石菖蒲的去油煎剂、总挥发油、*β*- 细辛醚、*α*- 细辛醚对小鼠正常学习均有促进作用，

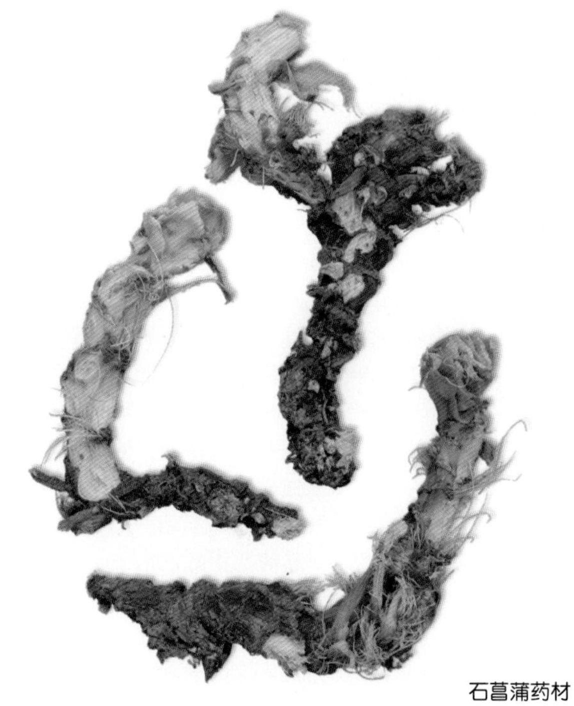

石菖蒲药材

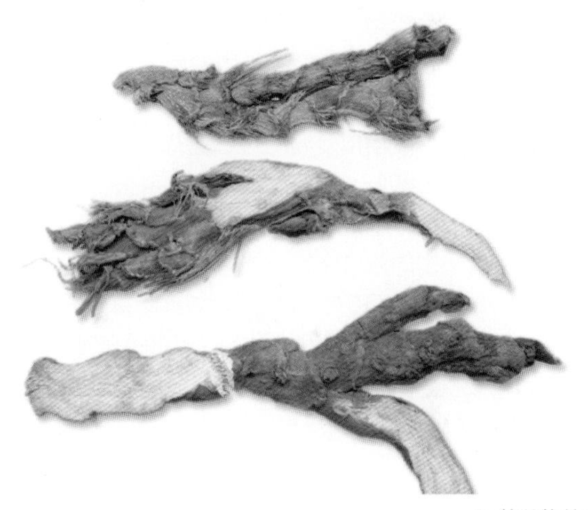

石菖蒲饮片

对小鼠各种记忆障碍模型均有不同程度的改善[13]。另外，石菖蒲水煎剂对 D- 半乳糖致急性衰老，模拟痴呆的小鼠有减轻和逆转氧自由基的损伤、增强学习记忆能力、防止脑萎缩的作用[14]。灌胃石菖蒲水提醇沉液，对正常小鼠学习记忆有促进作用。对东莨菪碱造成的小鼠记忆获得障碍、亚硝酸钠造成的记忆巩固不良及乙醇引起的记忆再现均有改善作用，亦能改善亚硝酸钠、氯化钾和结扎两侧颈总动脉所致小鼠的缺氧状态[15,16]。石菖蒲 4.28g/kg 给大鼠灌胃后第 5~9 天条件反应及非条件反应次数均增多，间脑中辅酶 I（NAD^+）浓度及海马、尾状核、脑干内的 NAD^+ 和还原型辅酶 I 浓度均增高[17]，说明石菖蒲强身益智作用可能与提高间脑等古老的脑结构的区域性代谢率有关。②抗惊厥：33% 的石菖蒲混悬液 10mg/kg 灌胃，30min 后可使小鼠对戊四氮的惊厥率从 93% 降到 60%，同时使

自主活动减少、抽搐鼠数减少、抽搐开始时间推迟[18]。水煎剂也能对抗戊四氮对小鼠的惊厥作用[19,20]。α-细辛脑90~150mg/kg则能完全对抗戊四氮引起的惊厥和侧脑室注射乙酰胆碱引起的紧急大发作[21]，石菖蒲具有协同硫喷妥钠、减少自发活动和对抗苯丙胺兴奋的作用，并能提高小鼠热板法和扭体法的痛阈值[22]。家兔静注50mg/kg反式-4-丙烯基藜芦醚可使翻正反射、痛反射和听反射消失[23]。α-细辛脑对小鼠、大鼠及猴有多方面的中枢抑制作用[24~26]，并能对抗戊四氮和电休克所致惊厥[27]。除与戊巴比妥有一定协同作用外，未见其他中枢安定作用[28,29]。③醒神：石菖蒲挥发油能缩短小鼠睡眠延续时间。醇提液和挥发油有协同士的宁兴奋脊髓的作用。水提液和醇提液有协同苦味毒兴奋中枢神经系统的作用，使抽搐次数和死亡率增加[30]。石菖蒲水提醇沉液与水提液可使小鼠尾悬挂的失望时间和大鼠强迫游泳的不动时间缩短，并呈一定的剂量依赖性[31]。石菖蒲水提醇沉液10g/kg能增加小鼠的甩头反应次数，柴胡皂苷有加强石菖蒲水提醇沉液增强小鼠甩头反应的作用[32]。④镇静：石菖蒲水煎剂1~10g/kg及去油水煎剂5~30g/kg腹腔注射可使下属自主活动降低，与阈下催眠剂量的戊巴比妥钠有协同作用[19,20]。其挥发油0.05ml/kg即能显示出极强的催眠效果[33]。

2. 对心血管系统作用　石菖蒲有轻度增高血浆纤维蛋白原含量的趋势，能降低血液黏度[34]，其挥发油中的二聚细辛醚有降脂作用，α-细辛醚亦可抑制脂类的合成和分泌[35,36]。其醇提物的水溶液和挥发油均对心脏有抑制作用，可降低蛙心收缩频率和幅度，其中β-细辛醚作用强而持久[37]。腹腔注射5%石菖蒲挥发油3ml/kg，对大鼠由乌头碱诱发的心律失常有一定的治疗作用，能对抗肾上腺素和氯化钡诱发的家兔心率失常，还有减慢心率作用[38]。石菖蒲挥发油、β-细辛醚能降低动脉粥样硬化大鼠血脂高密度脂蛋白胆固醇及低密度脂蛋白胆固醇，改善高黏血症大鼠的血液流变性，降低心肌缺血大鼠内皮素水平，提高一氧化氮的含量，降低心肌组织损伤程度和坏死率，对心血管有保护作用[39]。

3. 对呼吸系统作用　α-细辛醚、β-细辛醚及石菖蒲总挥发油都有延长模型豚鼠哮喘发作潜伏期和跌倒潜伏期的作用，均能拮抗组胺（His）和乙酰胆碱（Ach）引起的豚鼠气管收缩，松弛豚鼠气管平滑肌[40]。α-细辛醚对鸽子在体气管和家兔离体气管均能通过增强纤毛运动而发挥祛痰止咳的作用，且呈一定的量效关系[41]。β-细辛醚能增加酚红排出量，延长His和Ach引喘模型哮喘发作潜伏期和跌倒潜伏期，拮抗His和Ach所致的离体支气管平滑肌痉挛，抑制卵清白蛋白（OVA）和氢氧化铝引起的肥大细胞脱颗粒，增加免疫器官指数[42]。

4. 对消化系统作用　石菖蒲水提液对胃、十二指肠峰电振幅率、振幅及十二指肠峰电发生率都有抑制作用[43]。其去油煎剂、总挥发油、α-细辛醚、β-细辛醚均能抑制离体家兔肠管自发性收缩，拮抗Ach、His及氯化钡引起的肠管痉挛，增强大鼠载体肠管蠕动及小鼠肠道推进功能，还可促进大鼠胆汁分泌，其中以总挥发油的作用最强，去油煎剂最弱[44]。石菖蒲可增大胃窦环行肌收缩波平均振幅和幽门环行肌运动指数，对大鼠的离体胃窦、幽门环行肌有兴奋作用[45]。

5. 抗癌、致癌　石菖蒲挥发油对小鼠肝癌、小鼠肉瘤S180有抑制作用，且疗效稳定[46]。α-细辛醚、β-细辛醚对人子宫颈细胞Hela株、人肺转移癌P6株和人胃癌SGC-7901株均有抑杀能力，20%石菖蒲煎剂在体外能杀死小鼠腹水癌细胞[47]。α-细辛醚为阳性诱变剂，Ames实验表明α-细辛醚可引起AT98的直接突变作用，但活化实验AT98表现出阴性结果，提示α-细辛醚经肝微粒体酶系作用可解毒[48]。

6. 解痉　40μg/ml的α-细辛脑能完全对抗Ach引起的豚鼠气管和肠道平滑肌收缩，对抗His和5-羟色胺的最低有效浓度为10μg/ml[28]。

7. 其他作用　石菖蒲挥发油对小鼠有较强的降温作用，其水煎剂对金黄色葡萄球菌、肺炎双球菌、结核杆菌及白念珠菌、黑色癣菌等十余种真菌均有不同程度的抑制作用。静注α-细辛醚40mg/kg可降低高胆固醇血症小鼠的血清胆固醇[48]。石菖蒲对神经干复合动作电位有影响，可阻滞坐骨神经传导[49]。石菖蒲水煎剂能使小鼠OVA抗体升高[50]。石菖蒲水煎剂2.5g/kg、5g/kg、7.5g/kg对吗啡依赖大鼠的戒断症状均有不同程度的抑制作用，其中以5g/kg剂量组的作用最为突出[51]。α-细辛脑能对抗垂体后叶素的宫缩作用[52]。1∶2石菖蒲煎剂体外能杀死蛔虫，对猪蛔虫的麻痹和致死作用较强[53]。高浓度浸出液体外对常见致病菌真菌有抑制作用[54, 55]，煎剂在体外能杀死腹水癌细胞[56]。

8. 毒理　石菖蒲水煎剂小鼠腹腔注射的半数致死量（LD_{50}）为（53±2.5）g/kg[5]。其挥发油小鼠皮下注射的LD_{50}为0.157ml/kg[1]，腹腔注射的LD_{50}为（0.23±0.023）ml/kg[6]。α-细辛脑大鼠灌胃的LD_{50}为926mg/kg[27]。挥发油中毒主要是兴奋脊髓[4]。α-细辛脑为诱变阳性物质，能引起鼠伤寒沙门菌突变种TA100、TA98的致突变作用[57,58]。

【临床研究】

1. 冠心病　治疗组用菖蒲葛根汤（石菖蒲20g、葛根30g、白术15g、黄芪15g、丹参15g）随证加减，每日1剂；对照组用单硝酸异山梨醇酯20mg，每日2次；阿司匹林50mg，每日1次。心绞痛时可予硝酸甘油0.3~0.6g舌下含服。两组均以15天为1个疗程，共观察2个疗程。结果：治疗组疗效优于对照组（$P<0.05$）[59]。

2. 手癣　取石菖蒲30g水煎取汁，然后倒入30g食醋，煮沸，凉至温后浸泡洗涤患处，每次15~20min，每天2次，洗后用干净毛巾拭干或晾干，7天为1个疗程。共治疗50例，其中痊愈32例，显效13例，无效5例，总有效率为90%[60]。

3. 癫病　用自制菖蒲煎剂30ml（含有石菖蒲干品15g），每次服10ml，每天3次，30天为1个疗程，可以连续服用，中间不停药，如连服半年未有癫病发作，可以停药观察。共治疗60例，其中显效17例，有效28例，有效率75%，无效15例（25%）[61]。

4. 眩晕　取鲜石菖蒲全株1kg，切段，水煎取汁，每日1剂，以此药剂代茶，15天为1个疗程。共治疗39例，其中痊愈26例，显效10例，有效3例，总有效率达100%。疗程最多3个疗程，最少仅服3天，平均20.5天。发现病程较长的病人治疗效果明显，病程较短者疗效较差[62]。

5. 肺性脑病　治疗组用石菖蒲注射液，轻型于10ml石菖蒲注射液加入25％葡萄糖溶液20ml中作缓慢静脉推注，每日2次；中型则在轻型治疗的基础上加用石菖蒲注射液10ml加入5％葡萄糖溶液250~500ml中静脉缓滴，每日1次；重型治疗同中型，但静脉滴注石菖蒲注射液量增加到20ml。一般以5~7天为1个疗程。治疗中除停用呼吸中枢兴奋剂外（重型肺脑病例外），原来的基础治疗（如低流量吸氧、抗感染、纠正电解质及酸碱失衡等）一般仍酌情进行。对照组均不用石菖蒲注射液，可用或可不用呼吸兴奋剂、其他基础治疗与治疗组相同。结果：治疗组共279例，对照组109例，治疗组疗效明显优于对照组（P<0.01）[63]。

6. 单纯病毒性角膜炎　在手术治疗后予石菖蒲液滴眼，每次1滴，每小时滴眼1次，每天滴10次，10天为1个疗程，连续用3个疗程，部分病人可据病情增减用药。共治疗16例，随访10~30个月，有15例角膜透明度增强，新生血管消退，视力均有不同程度的提高；1例半年后复发两次[64]。

7. 咽喉炎　以鲜石菖蒲（干品亦可）、甘草等随证加减，以开水浸泡5min后代茶饮。治疗期间忌烟酒、辛辣之物，7天为1个疗程，连续用2个疗程。共治疗60例，其中痊愈45例，有效7例，无效8例，总有效率86. 7%[65]。

8. 慢性鼻炎　用菖蒲通窍散（石菖蒲、黄芪各30g，当归、炒苍耳子各15g，川芎、香附、郁金、藿香、桂枝各10g，甘草6g），随证加减，水煎，每日1剂，早晚分2次服，7天为1个疗程，一般用2~3个疗程，7天复诊1次。药渣包熨鼻部。共治疗200例，其中治愈135例，好转54例，无效11例，总有效率为94.5%[66]。

9. 慢性呼吸衰竭失代偿期　治疗组用在基础治疗上予浓度相当于生药1g/ml，菖蒲雾化剂（石菖蒲、丹参、银花、甘草、黄芩等）每次10ml雾化吸入，每日1次。对照组在基础治疗上予浓度相当于生药1g/ml，每次10ml的丹参注射液雾化吸入。两组均以7天为1个疗程，疗程内停用口服中药及驱痰剂、呼吸兴奋剂。结果：治疗组的药物起效时间明显早于对照组（P<0.05），疗效也优于对照组（P<0.05）[67]。

【性味归经】味辛、苦，性微温。归心、肝、脾经。

【功效主治】化痰开窍，化湿行气，祛风利痹，消肿止痛。主治健忘，耳鸣，耳聋，热病神昏，痰厥，脘腹胀痛，噤口痢，风湿痹痛，跌打损伤，痈疽疥癣。

【用法用量】内服：煎汤，3~6g，鲜品加倍；或入丸、散。外用适量，煎水洗；或研末调敷。

【使用注意】阴虚阳亢、多汗、滑精者慎用。

【经验方】

1. 痈肿发背　生菖蒲捣贴，若疮干，捣末，以水调涂之。（《经验方》）

2. 癣　菖蒲细切，取五升，以水五斗，煮取二斗，以酿二斗米如酒法，熟极，饮，令得极醉，即愈。未瘥更作，无有不愈者。（《深师方》）

3. 阴汗湿痒　石菖蒲、蛇床子等份。为末，日搽二三次。（《济急仙方》）

4. 风虫牙痛　以菖蒲抵牙痛处咬定，或塞缝亦可。（《古今医统大全》）

5. 喉痹肿痛　菖蒲根捣汁，烧铁秤砣淬酒一杯饮之。（《圣济总录》）

6. 凡手足不得屈伸，乃寒湿瘀滞所致　用九节菖蒲根煎水洗，并作汤浴。（《吉人集验方》）

7. 心气不定，五脏不足，甚者忧愁悲伤不乐，忽忽喜忘，朝差暮剧，暮差朝发，狂眩　菖蒲、远志各二两，茯苓、人参各三两。上四味末之，蜜丸，饮服如梧桐子大七丸，日三服。（《千金要方》定志小丸）

8. 痰迷心窍　石菖蒲、生姜。共捣汁灌下。（《梅氏验方新编》）

9. 耳聋耳鸣，如风水声　菖蒲（米泔浸一夜，锉，焙）二两，猪肾（去筋膜，细切）一对，葱白一握（切碎），米（淘）三合。上以水三升半，先煮菖蒲，取汁二升半，去滓，入猪肾、葱白、米及五味作羹，如常法空腹食。（《圣济总录》菖蒲羹）

10. 诸食积、气积、血积、臌胀之类　石菖蒲八两（锉），斑蝥四两（去翅足，二味同炒焦黄色，拣去斑蝥不用），上用粗布袋子盛起，两人掣去尽蝥毒屑，即将菖蒲制成细末为丸，如梧桐子大，每服三五十丸，温酒或白汤送下。（《奇效良方》）

11. 霍乱吐泻不止　菖蒲（切焙）、高良姜、青橘皮（去白，焙）各一两，白术、甘草（炙）各半两。上五味捣为粗末，每服三钱七，以水一盏，煎十数沸，倾出，放温顿服。（《圣济总录》菖蒲饮）

12. 噤口恶痢，粒米不入者　石菖蒲一两，川黄连、甘草、五谷虫各三钱。为末，蜜汤调送少许。（《本草汇言》）

13. 小便一日一夜数十行　菖蒲、黄连等份。筛，酒服方寸匕。（《范汪方》）

14. 赤白带下　石菖蒲、破故纸等份。炒为末，每服二钱，更以菖蒲浸酒调服，日一服。（《妇人良方》）

15. 妊娠下痢，及水泻不止，米谷不消化者　菖蒲（切作片，于面内炒），赤石脂各一两（大火内煅通红），干生姜半两，上三味，捣筛为散，空心，米饮调下二钱，日三服。（《圣济总录》神捷散）

16. 产后下血不止　菖蒲五两（锉），以清酒五升，煮取二升，分二服。（《千金翼方》）

17. 小儿卒然音哑　以菖蒲为丸，每服一钱，麻油泡汤调下。（《普济方》菖蒲散）

18. 解大戟毒　菖蒲一两，捣筛为散。每服二钱，温汤调下。（《圣济总录》）

【参考文献】

[1] 陶宏，朱恩圆，王峥涛 . 石菖蒲的化学成分 . 中国天然药物，2006，4（2）：159.

[2] 杜毅，陈瑞军，赵丽蓉，等 . 石菖蒲的化学与药理研究新进展 . 山西中医，2000，16（1）：53.

[3] 董玉，石任兵，孙玉博．石菖蒲的氨基酸成分分析．内蒙古大学学报（自然科学版），2007，38（3）：296.
[4] 柯雪梅，方永奇．石菖蒲挥发油对脑缺血 - 再灌注脑中氨基酸的影响．中国老年学杂志，2003，23（5）：302.
[5] 唐洪梅，招荣，邓玉群．石菖蒲挥发油和水溶性成分对癫痫小鼠脑组织 SOD、LPO、NO 的影响．中国药师，2005，8（12）：983.
[6] 杨立彬，李树蕾，黄艳智，等．石菖蒲及其有效成分 α- 细辛醚对癫痫幼鼠脑海马神经元凋亡的影响．中草药，2006，37（8）：1196.
[7] 杨立彬，李树蕾，黄艳智，等．石菖蒲及其有效成分 α- 细辛醚对癫痫幼鼠运动行为和记忆功能的影响．中草药，2005，36（7）：1035.
[8] 方永奇，吴启端，匡忠生，等．石菖蒲对缺血再灌注脑损伤神经细胞凋亡的影响．现代中西医结合杂志，2002，11（17）：1647.
[9] 李翎，皱衍衍，吴启端，等．石菖蒲系列提取物对大鼠脑缺血再灌注损伤的影响．中医药学刊，2003，12（1）：55.
[10] 方永奇，李翎，吴启端 β- 细辛醚对小鼠脑组织基因表达谱的影响．中药材，2003，26（9）：650.
[11] 张信岳，郑高利，寿燕，等．石菖蒲的益智和抗惊厥作用研究．浙江中医学院学报，1999，23（2）：46.
[12] 景玉宏，冯慎远，汤晓琴．石菖蒲对学习记忆的影响及突触机制．中国中医基础医学杂志，2002，8（6）：38.
[13] 胡锦官，顾健，王志旺，等．石菖蒲及其有效成分对学习记忆的实验研究．中药材，1999，22（11）：584.
[14] 蒋文跃，杨宇，李燕燕．痰药半夏、瓜蒌、浙贝母、石菖蒲对大鼠血液流变性的影响．中医杂志，2002，43（3）：215.
[15] 周大兴，李昌煜．石菖蒲对小鼠学习记忆的促进作用．中草药，1992，23（8）：417.
[16] 周大兴，李昌煜，张文龙，等．石菖蒲的促进小鼠学习记忆和提高耐缺氧力作用．现代应用药学，1993，10（4）：4.
[17] 郑秀华，沈政．远志、石菖蒲对大鼠穿梭行为及脑区域性代谢率的影响．锦州医学院学报，1991，12（5）：288.
[18] 陈建家．石菖蒲治疗癫痫疗效观察．江苏医药，1977，58（1）：62.
[19] 江西医科大学草药实验小组．新医实践，1971，（3）：13.
[20] 中国医学科学院药物研究所药理室．石菖蒲药理作用的初步观察．新医药学杂志，1977，32（6）：46.
[21] 赵士正 .α- 细辛醚抗癫痫作用动物实验及机理探讨．中医结合杂志，1984，4（8）：490.
[22] 沈雅琴，陈光娟，马树德．九节菖蒲和石菖蒲神经药理作用的比较．陕西新医药，1981，10（7）：73.
[23] 南京药学院中麻研究组．石菖蒲挥发油的初步研究．中草药通讯，1978，（6）：1.
[24] Menon MK.J Parmacol Exp Ther,1967,19（2）:170.
[25] Dandiya PC. Br J Harmcol,1963,20（3）:436.
[26] Dandiya PC.Ann Rer Pharmzcol,1974,14 :115.
[27] 薛澄一，赵汉林，赵士正．石菖蒲抗癫痫活性成分研究．中国医院药学杂志，1983，3（8）：341.
[28] 刘国卿，刘建宁，何正正，等．石菖蒲挥发油的解痉作用．中国药理学报，1983，4（2）：95.
[29] Banarjel S P. Ind J Physicol Pharmacol,1969,11（4）:191.
[30] 方永奇，吴启端，王丽新，等．石菖蒲对中枢神经系统兴奋 - 镇静作用研究．广西中医药，2001，24（1）：49.
[31] 李明亚，李娟好，季宁东，等．石菖蒲几种粗提取物的抗抑郁作用．广东药学院学报，2004，20（2）：141.
[32] 季宁东，李娟好，李明亚，等．石菖蒲提取液的抗抑郁作用及柴胡皂苷对其作用的影响．南京医科大学学报（自然科学版），2006，26（12）：1203.
[33] 刘国卿，蒋莹．几种中药挥发油的急性毒性及对戊巴比妥钠的协同作用．中国药科大学学报，1989，20（1）：57.
[34] 郑良朴，范廷校，林久茂，等．远志、石菖蒲水煎合剂对 D- 半乳糖导致小鼠衰老作用的实验研究．福建中医药，2002，33（4）：35.
[35] Hemanez A,Lopez ML,Chamorro C,et al.Inhibition of lipid synthesisand secretion in long-term cultures of adult rat bepatocytes by alpha-asarone. Planta Med,1993,59（2）:121.
[36] 袁倚盛，王承炜，周晓鹰，等．石菖蒲降脂有效成分的研究．中草药，1982，13（9）：387.
[37] 王浴生．中药药理与应用．北京：人民卫生出版社，1983：292.
[38] 申军，肖柳英，张丹．石菖蒲挥发油抗心律失常的实验研究．广州医药，1993，24（3）：44.
[39] 吴启端，方永奇，陈奕芝，等．石菖蒲挥发油及 β- 细辛醚对心血管的保护作用．中药新药与临床药理，2005，16（4）：244.
[40] 李翎，邹衍衍，石琛，等 .β、α- 细辛醚及石菖蒲挥发油对支气管哮喘的药效对比观察．时珍国医国药，2006，17（11）：2137.
[41] 杨帆，陆益，蒙子卿，等．α- 细辛醚对气管纤毛运动的影响．广西医科大学学报，1999，16（2）：173.
[42] 徐建民．石菖蒲挥发油 β- 细辛醚对支气管哮喘的影响．广州中医药大学学报，2007，24（2）：152.
[43] 秦晓民，徐敬东，邱小青，等．石菖蒲对大鼠胃肠肌电作用的实验研究．中国中药杂志，1998，23（2）：107.
[44] 胡锦官，顾健，王志旺．石菖蒲及其有效成分对消化系统的作用．中药药理与临床，1999，15（2）：16.
[45] 李伟，郑珍，张英福，等．水菖蒲和石菖蒲对大鼠离体胃平滑肌条作用的比较．甘肃中医学院学报，2000，17（4）：7.
[46] 柯春楠．广州医药，1981，（3）：31.
[47] 陈俐．石菖蒲药理作用的实验研究．广州医学院学报，2002，30（4）：1.
[48] 刘新民．石菖蒲的研究现状．中医药研究，1992，（4）：57.
[49] 饶芳，丁志山，郑小伟．石菖蒲对蟾蜍坐骨神经的阻滞作用．中华现代中西医杂志，2005，3（4）：346.
[50] 李艳菊，刘辉，郭月秋．石菖蒲对小鼠免疫功能调节作用的研究．中国中医药科技，2007，14（2）：95.
[51] 刘秀平，王亚龙，张宏馨，等．石菖蒲水煎剂对吗啡依赖大鼠戒断症状的治疗作用．中国疼痛医学杂志，2007，13（3）：164.
[52] 周仲达．皖南医学院学报，1978，（4）：29.
[53] 天津医学院寄生虫学教研室 .40 种中草药体外杀猪蛔作用的初步实验观察．新医药学杂志，1974，（2）：31.
[54] 郑武飞．普通中国草药在试管内对致病性及非致病性真菌的抗真菌力．中华医学杂志，1952，38（4）：315.
[55] 曹仁烈．中药水浸浸剂在试管内抗皮肤真菌的观察．中华皮肤科杂志，1957，（4）：286.
[56] 北京医学院药学系中药研究小组．抗癌中药的研究 I：中药的抗癌作用．北京医学院学报，1959，（1）：104.
[57] 杨永年，殷昌硕，肖杭，等．石菖蒲主要成分 α- 细辛醚致突变研究．南京医学院学报，1986，6（1）：11.
[58] 金中初．石菖蒲单体 α_2- 细辛醚的诱变性及其体外代谢途径研究．浙江医科大学学报，1982，11（1）：1.
[59] 何志军．菖蒲葛根汤治疗冠心病 36 例．湖南中医杂志，2008，24（2）：63.
[60] 刘桂云，任冬梅．石菖蒲煎洗治手癣．中医外治杂志，1998，7（3）：44.
[61] 陈建家．石菖蒲治疗癫痫疗效观察．江苏医药，1977，（3）：32.
[62] 徐昌贤．石菖蒲饮治疗眩晕 39. 例．四川中医，1997，15（12）：30.
[63] 华东地区防治肺心病药物研究协作组．石菖蒲注射液治疗肺性脑病 279 例次临床观察初步小结．中成药研究，1982，（10）：23.
[64] 张素珍，刘翠峨，王桂荣．新生血管离断术联合石菖蒲液治疗单疱病毒性角膜炎并发基质型新生血管．眼视光学杂志，2003，（3）：186.
[65] 王凤鸣．菖蒲饮治疗咽喉炎 60 例．中国民间疗法，2002，10（8）：61.
[66] 樊银亮．菖蒲通窍散治疗慢性鼻炎．山西中医，2004，20（2）：3.
[67] 陶凯．菖蒲雾化合剂治疗慢性呼吸衰竭失代偿期临床研究．中医杂志，1996，37（3）：161.

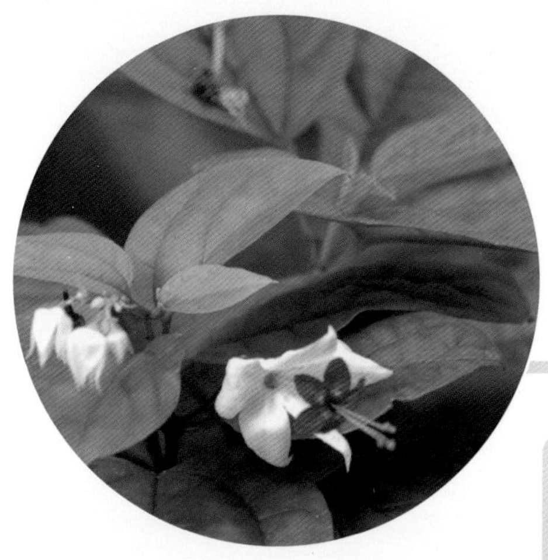

Long tu zhu 龙吐珠

Clerodendri Thomsonae Herba
[英]Thomsona Clerodendrum Herb

【别名】麒麟吐珠、珍珠宝草、珍珠宝莲、臭牡丹藤、青丝线、麒麟塔。

【来源】为马鞭草科植物龙吐珠 *Clerodendrum thomsonae* Balf. 的全株。

【植物形态】多年生攀缘状灌木。幼枝四棱形，被黄褐色短柔毛，老时无毛；髓部疏松，干后中空。单叶对生；叶片纸质，卵状长圆形或狭卵形，长 4~10cm，宽 1.5~4cm；先端渐尖，基部近圆形，全缘，表面被小疣毛，背面近无毛；基脉 3 出。聚伞花序腋生或假顶生，二歧分枝；苞片狭披针形；花萼白色，基部合生，中部膨大，具 5 棱，先端 5 深裂，裂片白色，三角状卵形，外面被细毛；花冠先端 5 裂，深红色，外被细腺毛，裂片 5，椭圆形，花冠管与花萼近等长；雄蕊 4，与花柱均伸出花冠外。核果近球形，棕黑色，萼宿存，红紫色。

【分布】广西全区均有栽培。

【采集加工】全年均可采收，洗净，切碎，晒干；叶，鲜用。

【药材性状】老枝类圆形，树皮黄褐色，无柔毛，横切面髓部中空，幼枝四棱形，被黄褐色短柔毛。单叶对生；叶柄长 1~2 cm；叶片纸质，干后缩皱，展平后卵状长圆形或狭卵形，长 4~10 cm，宽 1.5~4 cm；先端渐尖，基部近圆形，全缘。聚伞形花序腋生。

【品质评价】以茎枝幼嫩、叶多色绿、带花萼者为佳。

【化学成分】本品含桃叶珊瑚苷(aucubin)，美利妥双苷（melittoside），8-*O*- 乙酰基哈帕苷（8-*O*-acetylharpagide），雷朴妥苷（reptoside），筋骨草苷（ajugoside）及 8-*O*- 乙酰基米欧坡罗苷（8-*O*-acetylmioporoside）[1]。

【性味归经】味淡，性平。归肾经。

【功效主治】解毒。主治慢性中耳炎，跌打损伤。

【用法用量】内服：煎汤，6~15g。

【经验方】

慢性中耳炎　成人每次用龙吐珠叶 12~13 片，小儿 7~8 片。加糖冬瓜，煎服，连服 3~4 日。（《广东中草药》）

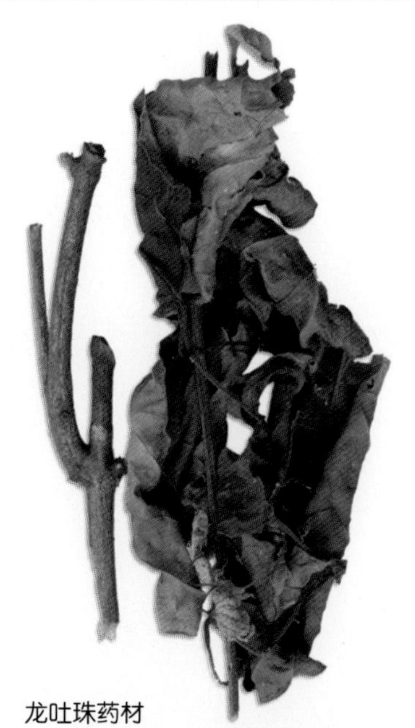

龙吐珠药材

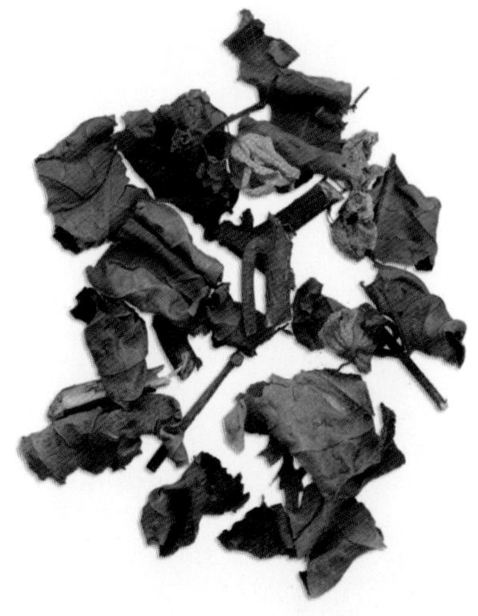

龙吐珠饮片

【参考文献】

[1] 国家中医药管理局《中华本草》编委会 . 中华本草 . 上海：上海科学技术出版社，1999：5959.

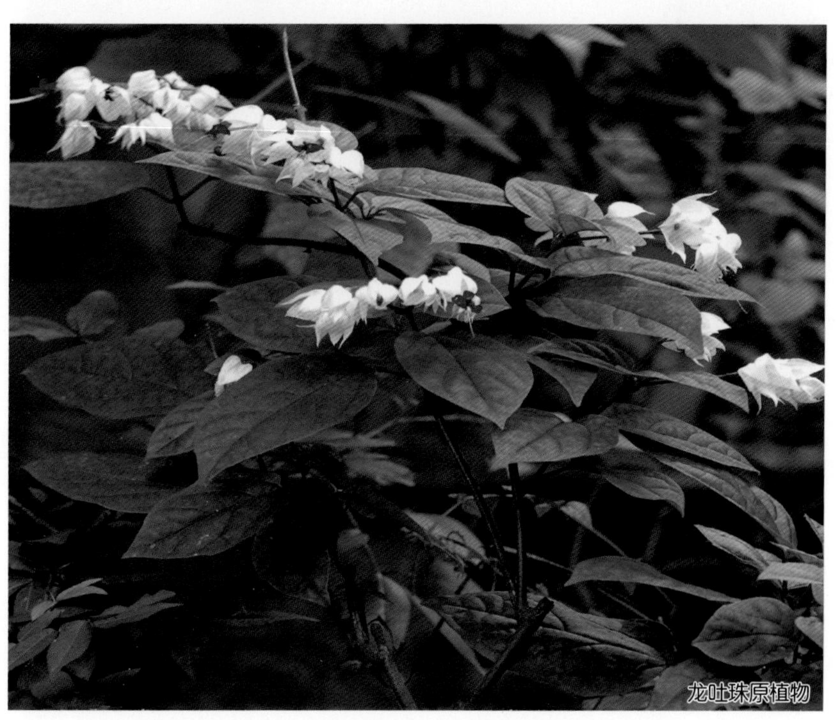

龙吐珠原植物

Long she lan

龙舌兰

Agaves Americanae Folium
[英]American Agave Leaf

【别名】剑兰、剑麻。

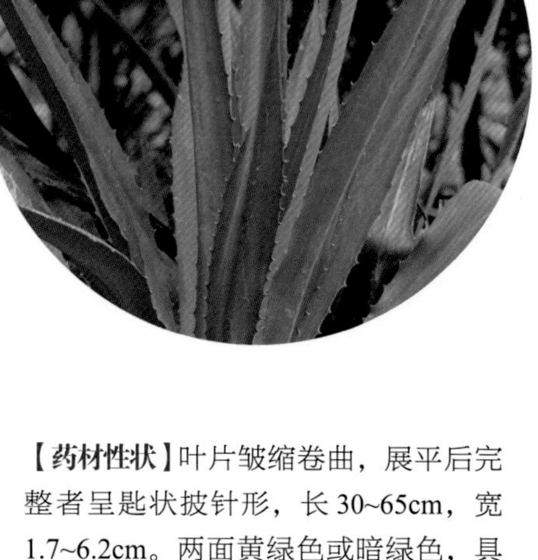

【来源】为百合科植物龙舌兰 *Agave americana* L. 的叶。

【植物形态】多年生大型草本。茎短。叶常约 30 余片呈莲座状着生茎上；叶片肥厚，匙状倒披针形，灰绿色，具白粉，叶的宽视植株年龄而异，长可达 1.8cm，宽 15~20cm，花葶上的叶，向上渐小，叶先端渐尖，末端具褐色，长 1.5~2.5cm 的硬尖刺，边缘有波状锯齿，齿端下弯曲呈钩状。花葶上端具多分枝的狭长圆锥花序；花淡黄绿色，近漏斗状；雄蕊 6，着生于花被管喉部，花丝长约为花被片的 2 倍，丁字着药；子房下位，柱头 3 裂。蒴果长圆形。花序上可产生大量珠芽。

【分布】广西全区均有栽培。

【采集加工】四季采叶，洗净，鲜用或沸水烫后晒干。

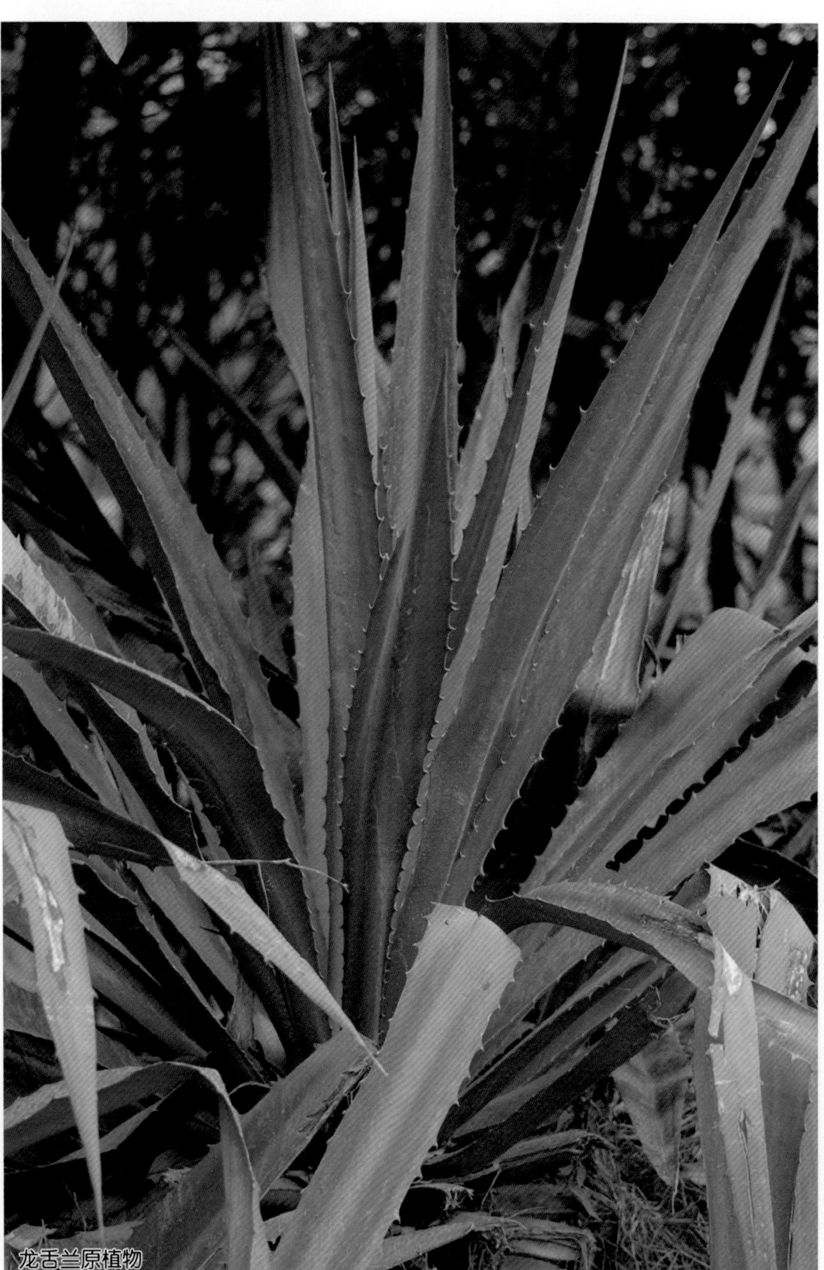

龙舌兰原植物

【药材性状】叶片皱缩卷曲，展平后完整者呈匙状披针形，长 30~65cm，宽 1.7~6.2cm。两面黄绿色或暗绿色，具密集的纵直纹理和折断痕，有的断痕处可见黄棕色颗粒状物；先端尖刺状，基部渐窄，两侧边缘微显浅波状，在突起处均具棕色硬刺。质坚韧，难折断。气微臭，味酸、涩。

【品质评价】以色绿、断痕处有颗粒状胶状物、质坚韧者为佳。

【化学成分】本品叶中含多种皂苷成分，龙舌兰皂苷（agavoside）A、B、C、D、E、F、G、H。还有海柯皂苷元（hecogenin），9- 去氢海柯皂苷元（9-dehydrohecogenin），替告皂苷元（tigogenin），洛柯皂苷元（rockogenin），芰脱皂苷元（gitogenin），12- 表洛柯皂苷元（12-*epi*-rockogenin），绿莲皂苷元（chlorogenin），曼诺皂苷元（manogenin）等皂苷元成分。还含番石榴酸（piscidic acid），腺苷 3′,5′- 环单磷酸（adenosine 3′,5′-cyclic monophosphate）。此外，地上部分含龙舌兰黄烷酮（agamanone），三十四烷醇（tetratriacontanol），十六烷酸三十四烷醇酯（tetratriacontyl hexadecanoate），5- 羟基 -7- 甲氧基 -2- 三十三烷基 -4（H）- 苯并吡喃 -4- 酮 [5-hydroxy-7-methoxy-2-tritriacontyl-4（H）-benzopyran-4-one][1]。

【药理作用】

抗炎　龙舌兰水提液 3.0g/kg 对大鼠棉球肉芽增生、醋酸引起小鼠毛细血管通透性增高及醋酸引起小鼠躯体疼痛均有抑制作用[2]。

【性味归经】味苦、酸，性温。归心、肝经。

【功效主治】解毒拔脓，杀虫，止血。主治痈疽疮疡，疥癣，盆腔炎，子宫出血。

【用法用量】内服：煎汤，10~15g。外用适量，捣敷。

【使用注意】血热出血者慎用。

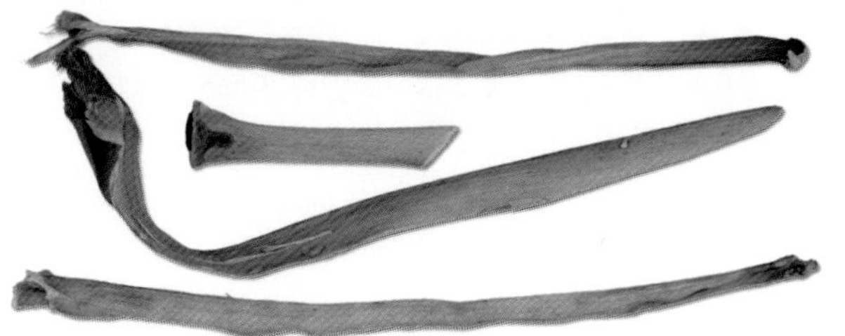
龙舌兰药材

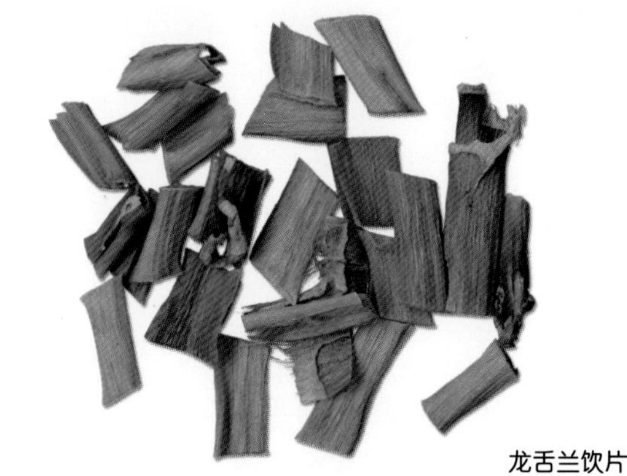
龙舌兰饮片

【经验方】

1. 久年溃疡　鲜龙舌兰嫩叶45g，冬蜜30g，捣烂敷患处。（福州台江《民间实用草药》）

2. 足底脓肿　鲜龙舌兰叶适量，加雄黄少许，捣烂敷患处。（《浙江药用植物志》）

3. 皮肤疥癣　鲜龙舌兰叶搓擦患处，或水煎熏洗。（《青岛中草药手册》）

4. 子宫出血　鲜龙舌兰叶15g，水煎服。（《青岛中草药手册》）

【参考文献】

[1] 国家中医药管理局《中华本草》编委会. 中华本草. 上海：上海科学技术出版社，1999：7274.

[2] 焦淑萍，陈彪. 姜虹. 龙舌兰抗炎作用的实验研究. 北华大学学报（自然科学版），2001，2（5）：377.

Long xu teng

龙须藤

Bauhiniae Championii Caulis

[英]Champion Bauhinia Stem

【别名】过岗龙、过江龙、羊蹄风、子燕藤、双木蟹、五花血藤、马脚藤、马蹄叶根、九龙藤。

【来源】为豆科植物龙须藤 *Bauhinia championii*（Benth.）Benth. 的茎。

【植物形态】多年生木质藤本。有卷须，嫩枝和花序被紧贴的小柔毛。叶互生，叶柄纤细。略被毛；叶片纸质，卵形或心形，长 3~10cm，宽 2.5~6.5cm，先端锐渐尖微凹或 2 裂以至不裂，基部截形，微凹或心形，上面无毛，下面被紧贴的短柔毛，渐变无毛或近无毛，干时粉白褐色；基出脉 5~7 条。花两性，总状花序狭长，腋生，有时与叶对生或数个聚生于枝顶而成复总状花序，苞片与小苞片小，锥尖，早落；花托漏斗形；萼杯状，裂片 5，披针形；花瓣 5，白色，具瓣柄，瓣片匙形，外面中部疏被丝毛；能育雄蕊 3，无毛，退化雄蕊 2；子房具短柄，仅沿两缝线被毛，花柱短，柱头小。荚果倒卵状长圆形或带状，扁平，无毛，果瓣革质。种子 2~5 颗，圆形，扁平。

【分布】广西全区均有分布。

【采集加工】全年均可采收，砍取茎干，切片，鲜用或晒干。

【药材性状】圆柱形，稍扭曲。表面粗糙，灰棕色或灰褐色，具不规则皱沟纹。质坚实，难折断，切断面皮部棕红色，木部浅棕色，有 2~4 圈深棕红色环纹，习称“鸡眼圈纹”，针孔状导管细而密。气无，味微涩。

【品质评价】以藤茎粗、断面“鸡眼圈纹”明显者为佳。

【化学成分】本品藤中含有杨梅素（myricetin）、槲皮素（quercetin）、表儿茶素（*epi*-catechin）和 5,6,7,3′,4′,5′-六甲氧基黄酮[1]。根中含 5,6,7,5′-四甲氧基-3′,4′-亚甲二氧基黄酮（5,6,7,5′-tetramethoxy-3′,4′-methylene dioxyflavone），5,6,7,3′,4′,5′-六甲氧基黄酮（5,6,7,3′,4′,5′-hexamethoxyflavone），5,7,5′-三甲氧基-3′,4′-亚甲二氧基黄酮（5,7,5′-trimethoxy-3′,4′-methylenedioxyflavone），5,6,7,3′,4′-五甲氧基黄酮（5,6,7,3′,4′-pentamethoxyflavone），5,7,3′,4′,5′-五甲氧基黄酮（5,7,3′,4′,5′-pentamethoxyflavone），5,7,3′,4′-四甲氧基黄酮（5,7,3′,4′-tetramethoxyflavone）[2]，龙藤苷（bauhinin），没食子酸（gallic acid）[2]，2,4,6-三甲氧基苯酚-1-*O*-*β*-D-（6′-*O*-没食子酰基）-吡喃葡萄糖苷[2,4,6-trimethoxyphenol-1-*O*-*β*-D-（6′-*O*-galloyl）-glucopyranoside]，*β*-谷甾醇（*β*-sitosterol）[3]，槲皮苷（quercitrin），杨梅树皮素-3-*O*-*α*-L-鼠李糖苷

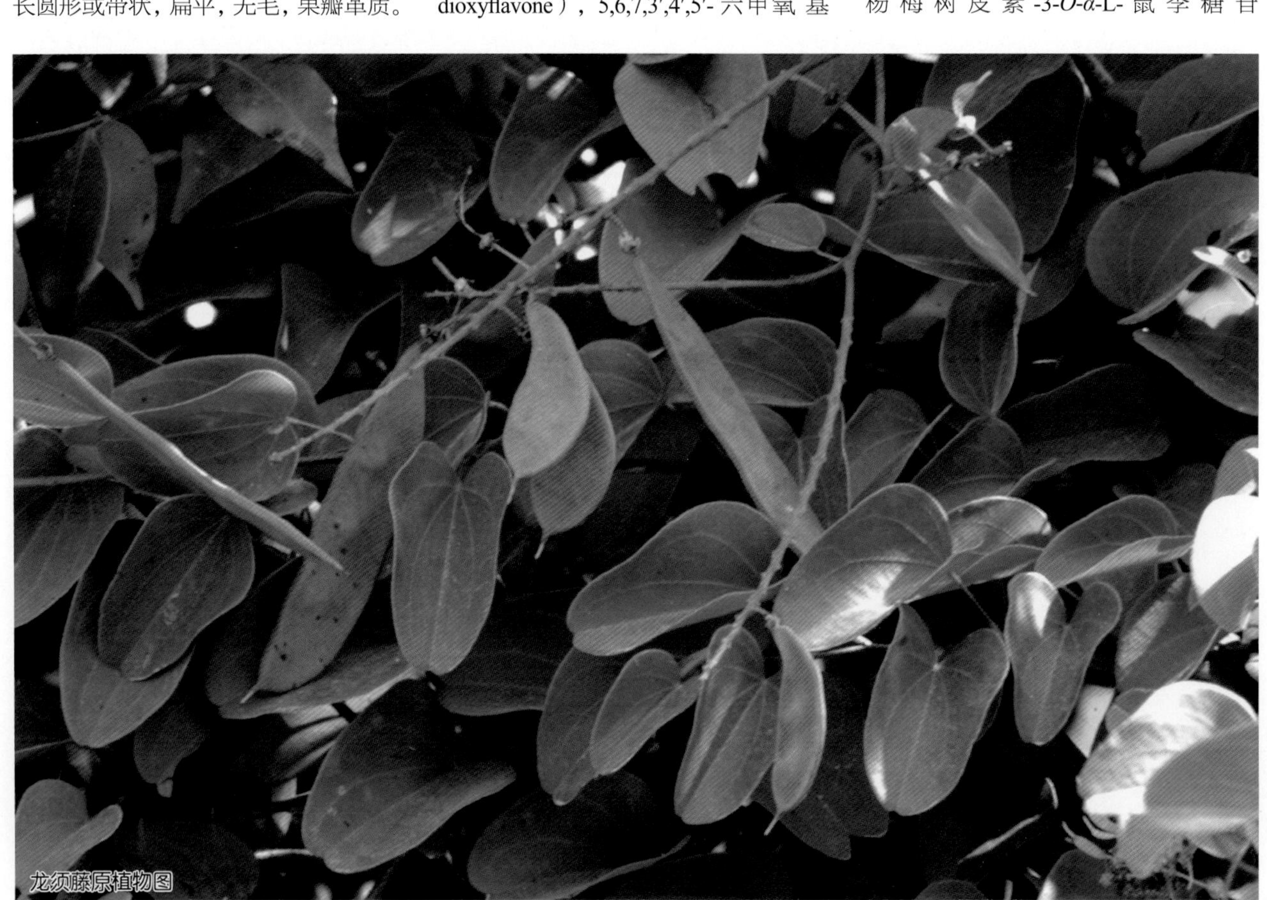
龙须藤原植物图

（myricitrin），（–）-表儿茶精没食子酸酯[（–）-*epi*-catechin gallate]，5,6,7,3′,4′,5′-六甲氧基黄酮（5,6,7,3′,4′,5′-hexamethoxyflavone），5,6,7,5′-四甲氧基-3′,4′-亚甲二氧基黄酮（5,6,7,5′-tetramethoxy-3′,4′-methylenedioxyflavone）等[4]。

【药理作用】

对血小板聚集的影响　龙须藤85%乙醇提取物对5-腺苷二磷酸二钠盐诱导的SD大鼠血小板聚集有影响，与阿司匹林相当[5]。

【临床研究】

乌鸦症（心脑血管病）　用方（金丝桃15g，凤尾蕉叶10g，金爪儿10g，野川芎8g，金雀根15g，野丹参10g，鸡骨草20g，蓝布正20g，龙盘须15g，血经草15g，龙须藤15g，金银花15g，龙船花15g，黄栀子15g，凤仙花10g，甘草5g，凤尾鸡15g），在15年内治疗110余例，疗效显著[6]。

【性味归经】味甘、微苦，性温。归肝、胃经。

【功效主治】祛风除湿，行气活血。主治风湿痹痛，跌打损伤，偏瘫，胃脘痛，疳积，痢疾。

【用法用量】内服：煎汤，9~15g，宜久煎，鲜品用量加倍；或浸酒。

【使用注意】过量服用有恶心反应，故用量不可过大；孕妇慎用。

【经验方】

1. 天疱疮　九龙藤、盐夫木、小乳汁草各适量，加青矾少许，煎水洗患处。（《梧州地区中草药》）
2. 骨折　龙须藤根皮（二层皮）4份，鲜桃树根皮2份，鲜竹叶椒叶，鲜鹅不食草各1份。共捣烂，酒调敷患处。（《全国中草药汇编》）
3. 偏瘫　龙须藤根30g，黄酒、猪肉共煮熟，吃猪肉喝汤。（《浙江民间常用草药》）
4. 心胃气痛　干九龙藤根15g，水煎服。（《广西民间常用中草药手册》）
5. 胃和十二指肠溃疡　九龙藤30~60g，两面针6~9g。水煎，日1剂，分2~3次服用。（《全国中草药医疗法展览会资料选编》）
6. 痢疾　龙须藤干根30g，水煎服。（福建晋江《中草药手册》）
7. 风湿关节痛，腰腿痛　龙须藤、骨碎补、南天竹各30g。酌加酒水煎服。（《福建药物志》）
8. 腰肌劳损　马蹄叶根9g，蒸猪腰子吃。（《贵州草药》）
9. 跌打损伤　龙须藤干根、茎15~30g。水煎调酒服。（《福建中草药》）
10. 小儿疳积　干九龙藤根9g，人字草6g。水煎当茶饮，或研末同猪肝、鸡肝蒸吃。（《广西民间常用中草药手册》）

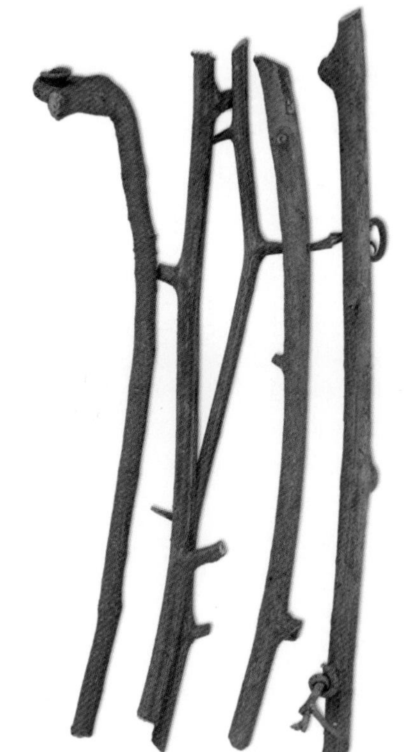

龙须藤药材

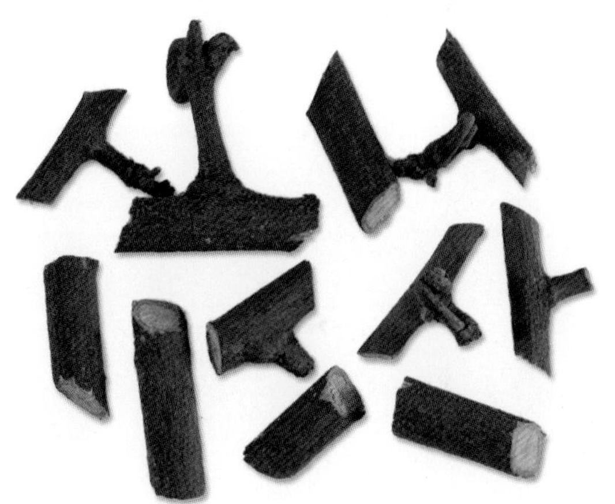

龙须藤饮片

【参考文献】

[1] 徐伟，郑海音，洪振丰，等.RP-HPLC测定龙须藤中4种黄酮类成分的含量.中国现代应用药学杂志，2009，26（9）：763.
[2] 国家中医药管理局《中华本草》编委会.中华本草.上海：上海科学技术出版社，1999：2984.
[3] 白海云，詹庆丰，夏增华，等.九龙藤化学成分研究（Ⅰ）.中国中药杂志，2005，30（1）：42.
[4] 白海云，詹庆丰，夏增华，等.九龙藤化学成分研究（Ⅱ）.天然产物研究与开发，2004，16（4）：312.
[5] 胡娟，叶蕻芝，冯亚，等.3种闽产中药体外对大鼠血小板聚集的影响.福建中医学院学报，2007，17（3）：23.
[6] 罗其林，罗贵沅.苗药"金鸡龙凤汤"治疗心脑血管病.中国中医急症，2005，14（6）：71.

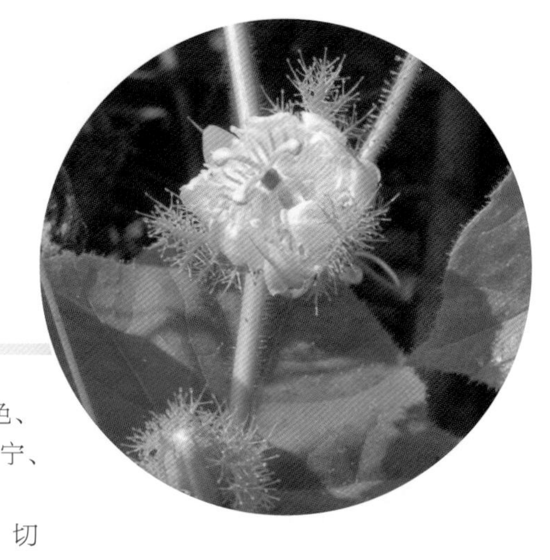

Long zhu guo 龙珠果

Passiflorae Foetidae Herba

[英]Fetid Passionflower Herb

【别名】龙吞珠、龙须果、风雨花、神仙果、香花果、天仙果、野仙桃。

【来源】为西番莲科植物龙珠果 *Passiflora foetida* L. 的全株。

【植物形态】多年生草质藤木。茎柔弱，圆柱形常被柔毛，具腋生卷须。叶互生，裂片先端具腺体；托叶细绒状分裂。叶膜质，宽卵形至长圆状卵形，长 4.5~13cm，宽 4~12cm，3 浅裂，基部心形，边缘不规则波状，具缘毛及腺毛，两面被丝状毛及混生腺毛或腺点。聚伞花序退化而仅具花 1 朵，腋生，5 数，白色或淡紫色，苞片一至三回羽状分裂，小裂片丝状，先端具腺毛；萼片长圆形，背面近先端具一角状附属物；花瓣与萼片近等长；副花冠由 3~5 轮丝状裂片组成，花丝基部合生，上部分离；子房椭圆形，花柱 3（或 4）。浆果卵圆形。

【分布】广西主要分布于凌云、百色、田东、那坡、龙州、宁明、邕宁、南宁、贵港、岑溪等地。

【采集加工】全年均可采收，洗净，切段，晒干。

【药材性状】茎圆柱形，直径 0.2~0.4cm，中空，外表皮黄色，有柔毛，节处具卷须。叶对生，草质，多皱缩，展开后呈阔卵形，长 5~10cm，宽 6~13cm，先端渐尖，基部心形，表面黄色，叶柄长，被白色柔毛。质脆，易碎。花萼黄色，羽状细裂。果实类球形，黄色至黄绿色，具六条纵棱线。气微，味清香。

【品质评价】以干燥、色绿、叶多者为佳。

【化学成分】本品叶及树脂中含黄酮类化合物：牡荆素（vitexin），荭草素（orientin），异荭草素（*iso*-orientin），异牡荆素（*iso*-vitexin），肥皂草苷（saponarin），芹菜素 -8-C- 双葡萄糖苷（apigenin-8-C-diglucoside），藿香黄酮醇（pachypodol），4′,7-*O*- 二甲基柚皮素（4′,7-*O*-dimethylnaringenin），3,5- 二羟基 -4,7- 二甲氧基黄烷酮（3,5-dihydroxy-4,7-dimethoxy-flavanone），3,4′- 二 -*O*- 甲基山柰酚（ermanin-3,4′-di-*O*-methylkaempferol），

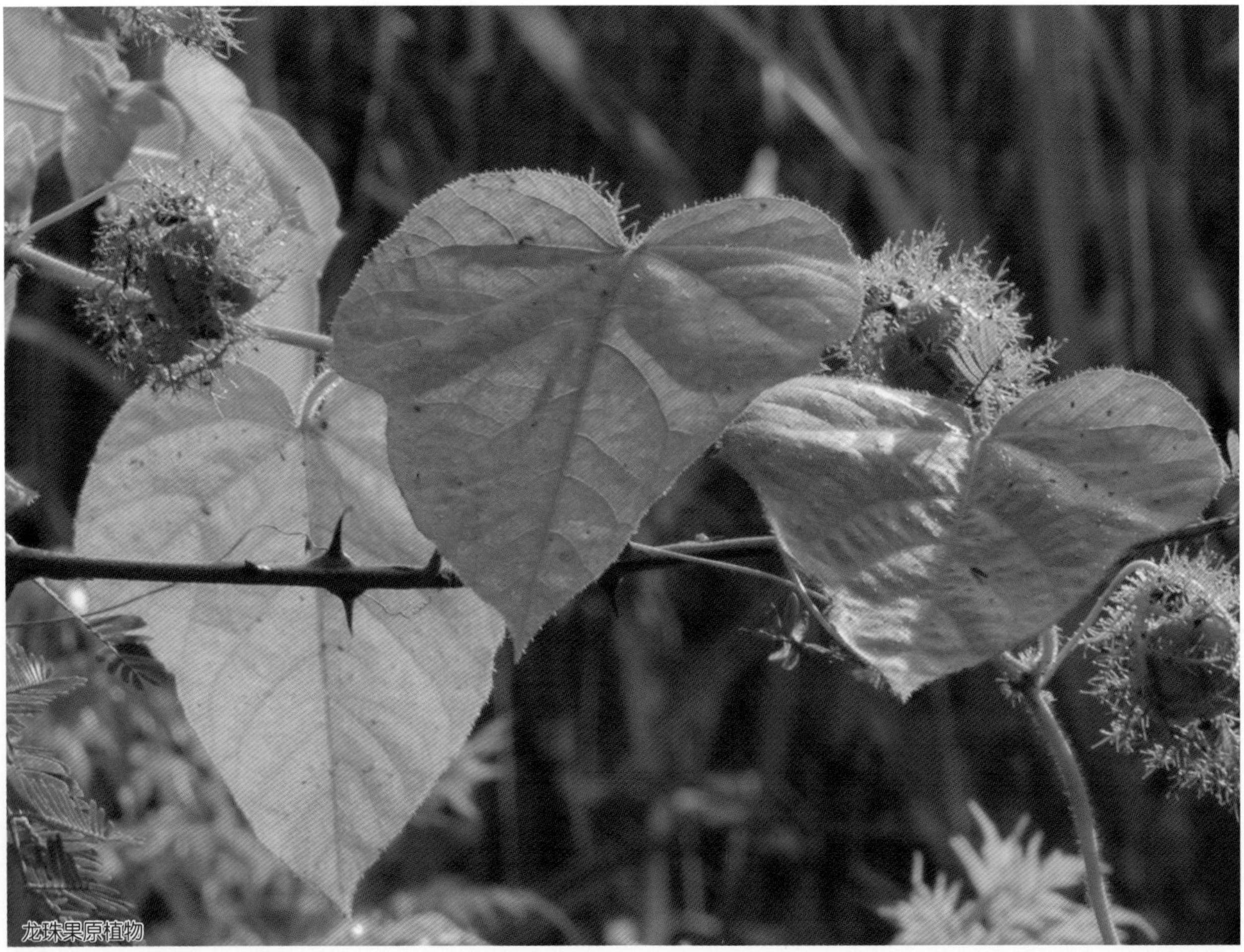

龙珠果原植物

5- 羟基 -7,4′- 二甲氧基黄烷酮（5-hydroxy-7,4′-dimethoxyflavanone），5,3- 二 - 羟基 -7,4′- 二甲氧基黄烷酮（5,3′-dihydroxy-7,4′-dimethoxyflavanone），4′-*O*- 甲基芹菜素（4′-*O*-methylapigenin），7,4′- 二 -*O*- 甲基芹菜素（7,4′-di-*O*-methylapigenin），7,3,3′- 三 -*O*- 甲基槲皮素（7,3,3′-tri-*O*-methylquercetin），7,3,4′- 三 -*O*- 甲基山柰酚（3,7,4′-tri-*O*-methylkaempferol）等。种子油中富含亚麻酸（linolenic acid）和亚油酸（linoleic aced）[1]。

【药理作用】

抑菌　龙珠果水提液对大肠埃希菌、金黄色葡萄球菌、沙门菌有一定抑制作用，其最低抑菌浓度和最低杀菌浓度均为 0.1g/ml[2]。

【性味归经】味甘、酸，性凉。归肺、肝经。

【功效主治】清肺止咳，清热解毒，利水消肿。主治肺热咳嗽，小便浑浊，痈疮肿毒，外伤性眼角膜炎，淋巴结炎。

【用法用量】内服：煎汤，9~15g。外用适量，鲜叶捣敷。

【使用注意】风寒咳嗽者不宜使用。

【经验方】

1. 痈疮肿毒、疥疮、烂脚　龙珠果全草适量，煎水外洗；或捣烂敷患处。（《中英对照香港中草药》）
2. 肺热咳嗽　龙珠果、枇杷叶、罗汉果各 10g。水煎代茶饮。（《中国壮药学》）
3. 膀胱湿热，小便短黄　龙珠果 20g。水煎代茶饮。（《中国壮药学》）

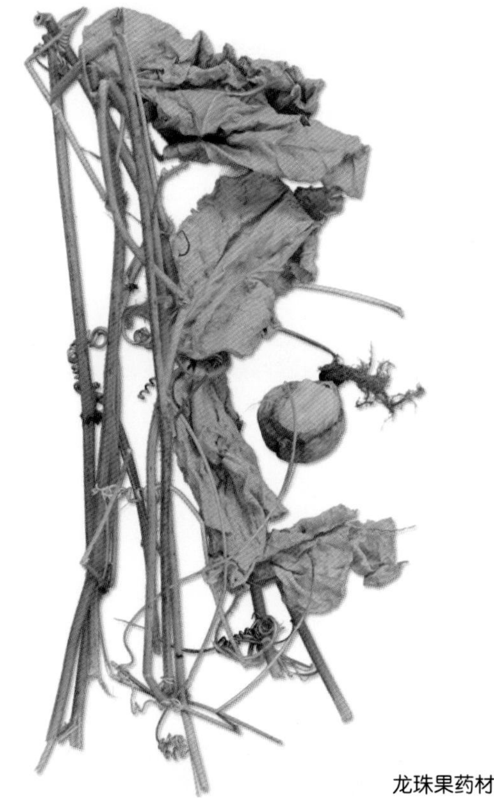

龙珠果药材

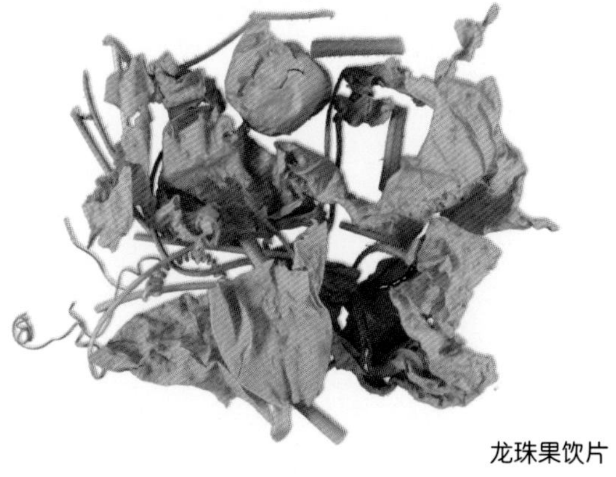

龙珠果饮片

【参考文献】

[1] 国家中医药管理局《中华本草》编委会 . 中华本草 . 上海：上海科学技术出版社，1999：4523.

[2] 曾健滢，何耀松，何春兰，等 . 金银花等 8 种中草药的体外抑菌试验 . 兽药与饲料添加剂，2008，13（1）：9.

Long chuan hua

龙船花

Ixorae Chinensis Flos
[英]Chinese Ixora Flower

【别名】卖子木、红绣球、山丹、五月花、番海棠，大将军。

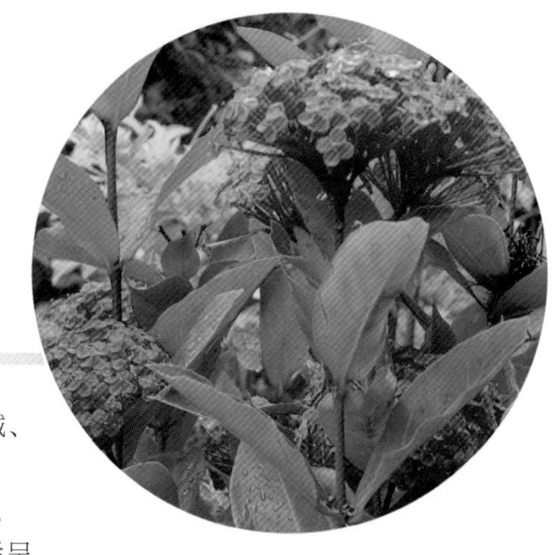

【来源】为茜草科植物龙船花 *Ixora chinensis* Lam. 的花。

【植物形态】多年生常绿小灌木。小枝深棕色。叶对生；托叶绿色，抱茎，顶端具软刺状突起；叶片薄革质，椭圆形或倒卵形，长 7.5~13cm，宽 3~3.5cm，先端急尖，基部楔形，全缘。聚伞花序顶生，密集成伞房状；花序柄深红色；花萼深红色，光滑无毛，4 浅裂，裂片钝齿状；花冠略肉质，红色，花冠筒 4 裂，裂片近圆形，顶端圆；雄蕊 4；雌蕊 1，红色，子房下位，2 室。浆果近球形，熟时紫红色。

【分布】广西主要分布于南宁、防城、合浦、博白、岑溪等地。

【采集加工】夏季盛花时采收，晒干。

【药材性状】花序卷曲成团，展平后呈伞房花序。花序具短梗，有红色的分枝。花径 1~5mm，具极短花梗；萼 4 裂，萼齿远较萼筒短；花冠 4 浅裂，裂片近圆形，红褐色，肉质；花冠筒扭曲，红褐色，长 3~3.5cm；雄蕊与花冠裂片同数，着生于花冠筒喉部。气微，味微苦。

【品质评价】以花朵完整、色红褐者为佳。

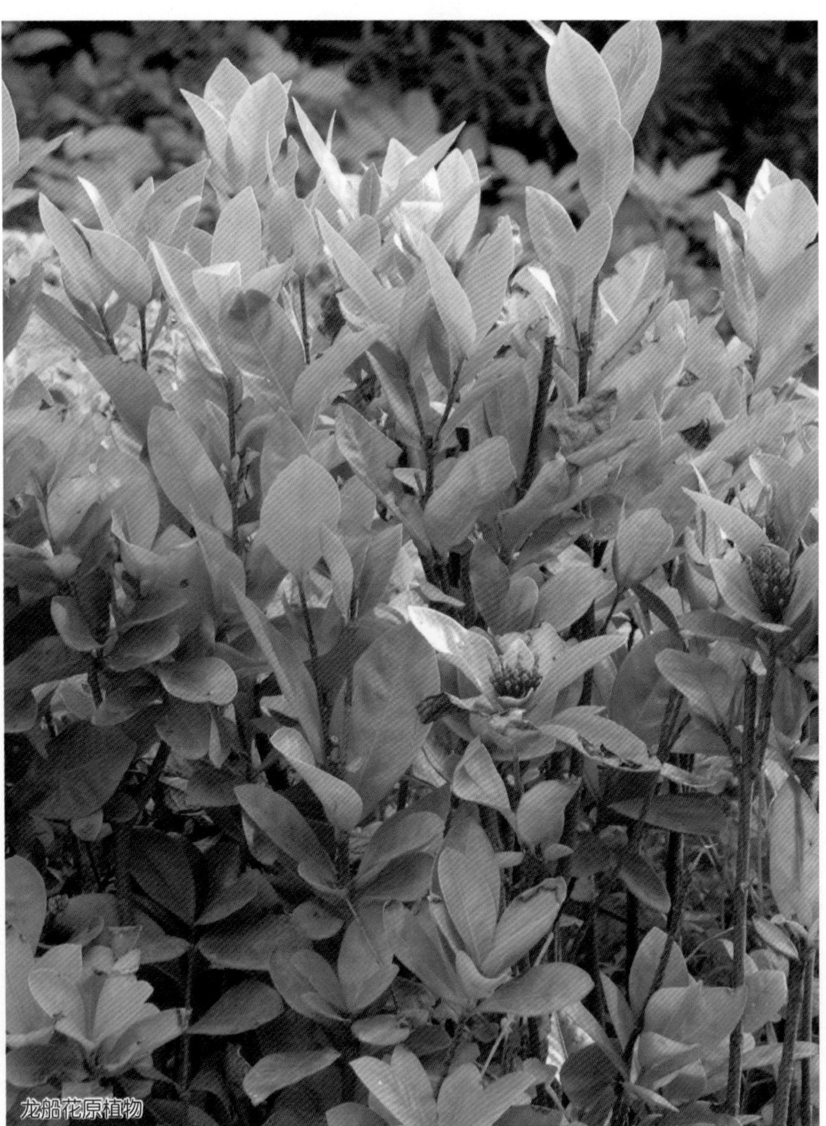
龙船花原植物

【化学成分】本品叶含酚类（phenols）、氨基酸（amino acid）、有机酸（organic acid）、糖类（saccharide）[1]。

【药理作用】

1. 对氧化压力的影响　龙船花乙醇提取物对在醋酸铅引起的氧化压力条件下的小鼠能明显提高谷胱甘肽过氧化物酶的活力，改善血液生化指标；同时对正常小鼠也能提高谷胱甘肽过氧化物酶的活力，降低丙二醛的含量[1]。

2. 抗氧化　龙船花提取物（乙醇、丙酮和石油醚提取物）在体外具有较好的清除自由基能力和较强的还原能力，其中丙酮提取物和乙醇提取物的抗氧化活性强于石油醚提取物[3]。

【临床研究】

甲亢　用复方龙船花汤（龙船花、葫芦茶各 15g，半夏、香附、蛇泡簕、不出林、生地黄、麦冬、夏枯草、海藻各 10g）随证加减，水煎，每日 1 剂，分 3 次服。连服 3 个月后，中药研成细末，用开水冲服，每次 6g，每天 3 次，再服用 9 个月。同时服甲硫咪唑，重度 20mg，每日 3 次；中度 10mg，每日 3 次；轻度 5mg，每日 3 次。服药 1 个月后，重度减至 10mg，每日 3 次；中度 5mg，每日 3 次；轻度 5mg，每日 2 次。并以后每隔 20 天减药 5mg 至维持量，疗程为 1 年。共治疗 36 例，其中治愈 23 例，显效 8 例，无效 5 例，总有效率为 86.1%[4]。

【性味归经】味甘、淡，性凉。归肝、心经。

【功效主治】清热凉血，散瘀止痛。主治高血压，月经不调，闭经，跌打损伤，疮疡疖肿。

【用法用量】内服：煎汤，10~15g。外用适量，捣烂敷。

【使用注意】孕妇忌服。

【经验方】

1.高血压　龙船花10~15g。水煎服。(《常用中草药手册》)
2. 月经不调，闭经　龙船花 10~15g。水煎服。(《常用中草药手册》)

附　龙船花茎叶

味甘、苦，性凉。归肝、心经。功效：散瘀止痛，解毒疗疮。主治：跌打伤痛，风湿骨痛，疮疡肿毒。内服：煎汤，15~30g。外用适量，捣烂敷。

经验方　跌打损伤，瘀血肿痛，疮疖痈肿：鲜龙船花茎叶，捣烂。或全株晒干研粉，用水调敷患处。(广州部队《常用中草药手册》)

【参考文献】

[1] 邓家刚，韦松基．桂药原色图谱．上海：上海科学技术出版社，2008：126.
[2] 梁萱，莫果，陈欣，等．小叶龙船花对醋酸铅引起氧化压力的抑制作用．海南师范大学学报（自然科学版），2011，24（2）：194.
[3] 李培源，霍丽妮，卢汝梅，等．龙船花抗氧化活性研究．第十届全国药用植物及植物药学术研讨会论文集，2011：154.
[4] 陆璇霖．中西医治疗甲状腺功能亢进症临床观察．吉林中医药，2011，31（7）：657.

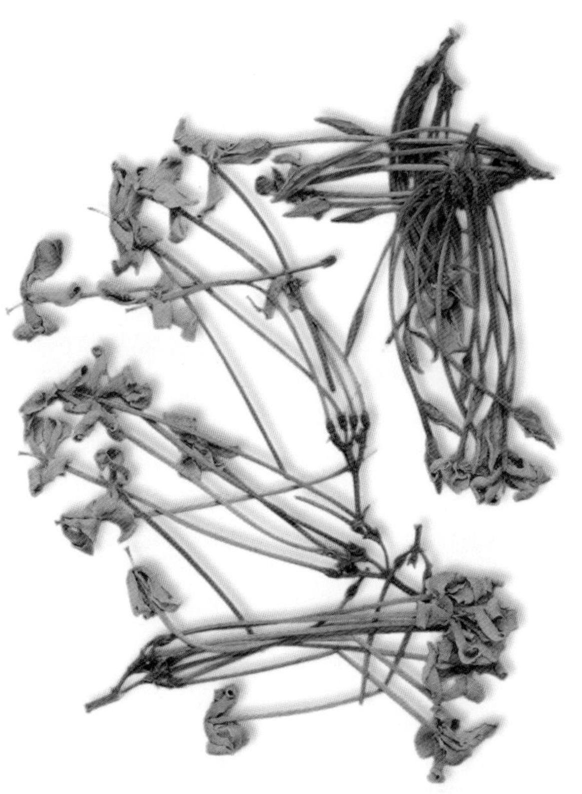

龙船花药材

Dong feng ju

东风橘

Atalantiae Buxifoliae Radix
[英]Buxifolia Atalantitc Root

【别名】蝗壳刺、狗占、乌柑仔、山柑子、黄根。

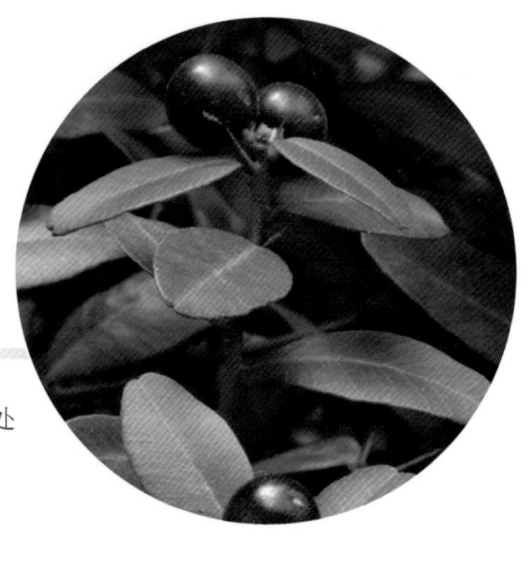

【来源】为芸香科植物酒饼筋 *Atalantitc buxifolia*（Poir.）Oliv 的根。

【植物形态】多年生灌木或小乔木。分枝甚多，刺生于叶腋，茎坚硬。单叶互生；叶狭长椭圆形、倒卵状椭圆形或卵形，长 2~7cm，宽 1.5~4cm，先端圆，明显微凹，基部圆至楔形，边缘全缘，中脉及侧脉均微凸起，侧脉在叶缘处连结成明显的缘脉，网脉明显。革质。聚伞花序有花 3~8 朵或单花，腋生；花具短梗或无梗；花药不规则 5 深裂。裂片不等大，卵圆形，花瓣 5，白色，倒卵状椭圆形或倒卵形；雄蕊 10，分离，极少在基部合生，长短不相等，长的与花瓣等长，短的有时无花药；子房 2~3 室。花柱比子房稍长，柱头略增粗；花盘略升起。浆果球形或扁圆形，紫黑色，具宿存萼片。种子 1~2 颗。种皮白色。

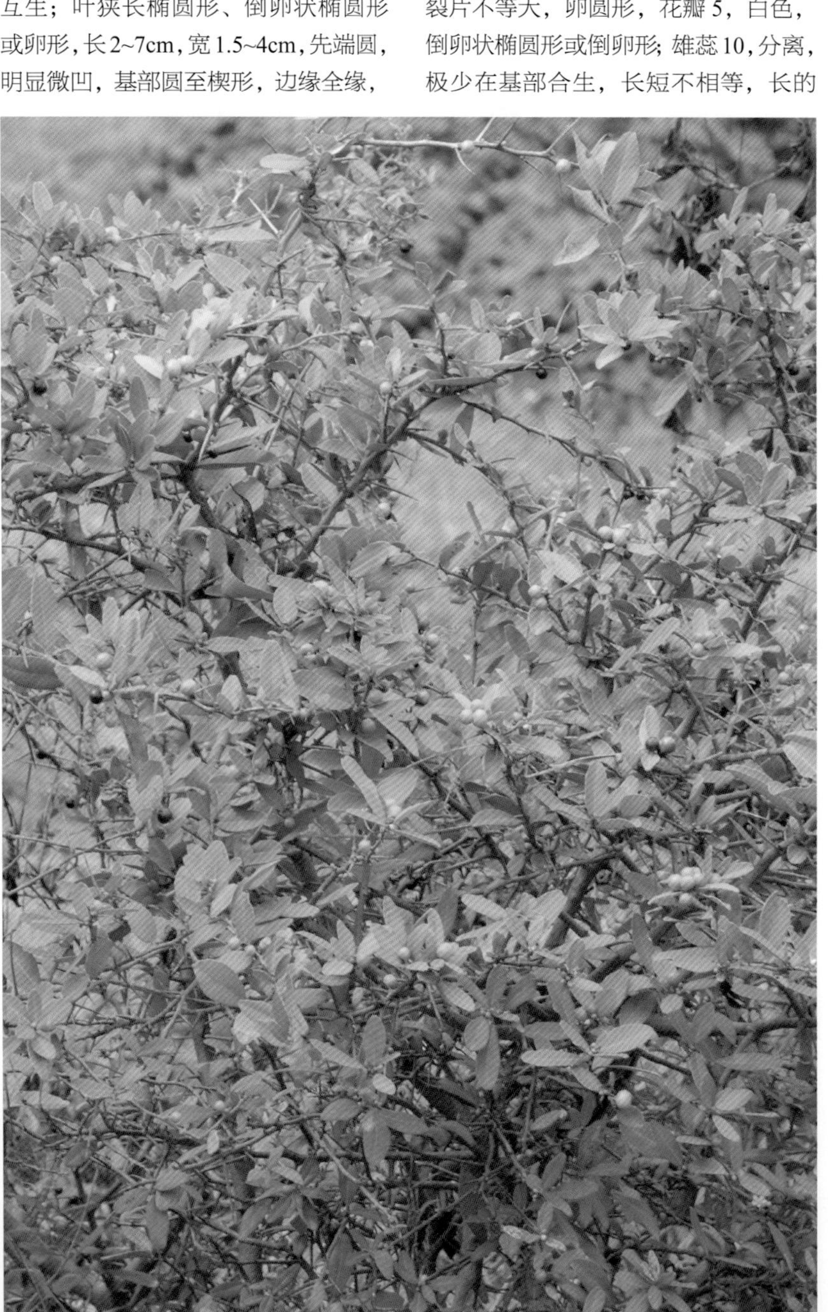
东风橘原植物

【分布】广西主要分布于防城、北海、陆川等地。

【采集加工】根全年均可采收，洗净，切片，晒干。

【药材性状】根呈棒状，多弯曲及支根，表皮面土黄色至橙黄色，栓皮多层状脱落，露出处黄棕色。断面可见皮层厚，黄白色，木质部鲜黄色，纹理平直细密。质硬，不易折断，断面不平坦。气特异，味微苦。

【品质评价】以根粗壮、皮层厚、断面色黄者为佳。

【化学成分】本品含生物碱（alkaloid）、黄酮苷（flavonoid glycoside）、氨基酸（amino acid）[1]。还含有 β- 谷甾醇（β-sitosterol），葡萄内酯（auraptene），6- 去氧 -6α- 乙酰氧基酒饼簕苦素乙酸酯 [2]，东风桔碱（atalafoline），伞形花内酯（umbelliferone）[3]。

【性味归经】味辛、苦，性微温。归肺、肝经。

【功效主治】祛风解表，化痰止咳，行气活血，止痛。主治感冒，咳嗽，疟疾，胃痛，疝气痛，风湿痹痛，跌打肿痛。

【用法用量】内服：煎汤，根 10~30g，叶 9~15g；或浸酒。外用适量，鲜叶捣敷；或研末酒炒敷。

【使用注意】孕妇及月经过多者慎用。

【经验方】

1. 骨折、跌打肿痛　用东风橘鲜叶适量捣烂外敷。(《广西本草选编》)
2. 风寒咳嗽、胃溃疡、风湿痹痛　东风橘根15~30g。水煎服。(《广西本草选编》)
3. 咳嗽、支气管炎　东风橘叶、布渣叶、华泽兰根、车前草各15g。水煎服。(《全国中草药汇编》)
4. 流感、感冒、咳嗽、疟疾　东风橘干根或叶9~15g。水煎服。(广州部队《常用中草药手册》)
5. 气滞胃脘痛、腹痛　东风橘根30g,陈皮6g,香附、豆豉姜各9g。水煎服。(《香港中草药》)
6. 疟疾　东风橘根30~60g。水煎,发作前4h顿服,连服3~5天。(《全国中草药汇编》)

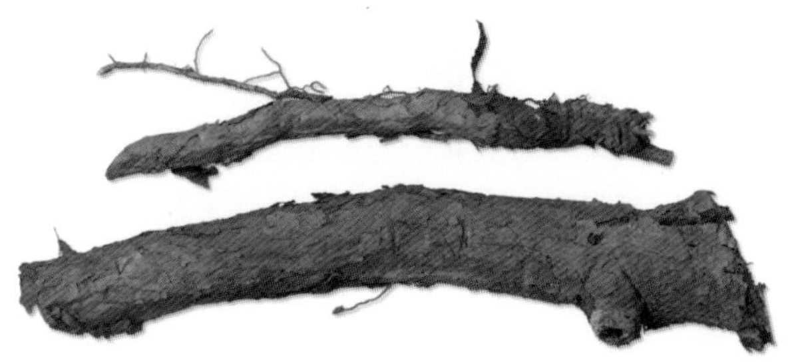
东风橘药材

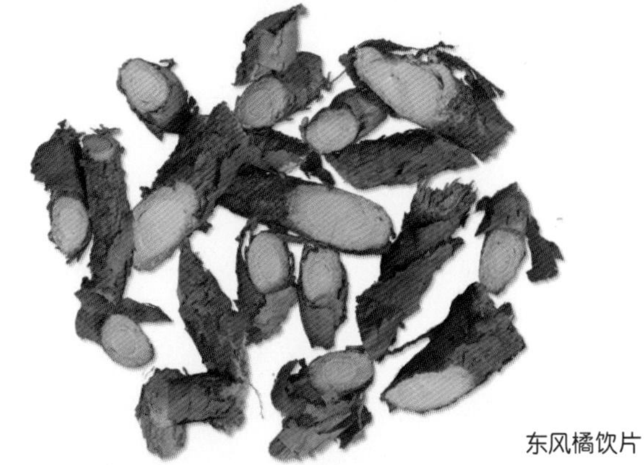
东风橘饮片

【参考文献】

[1] 江苏新医学院 . 中药大辞典 . 上海：上海科学技术出版社，1985：642.
[2] 覃德康，俞励平 . 东风橘柠檬苦素类化合物 . 药学学报，1998，33（1）：34.
[3] 黄思敏, 谢仕伟, 彭维, 等 . 东风橘中伞形花内酯的含量测定 . 中药材，2007，30（1）：421.

Ye xia zhu

叶下珠

Phyllanthi Urinariae Herba
[英]Common Leafflower Herb

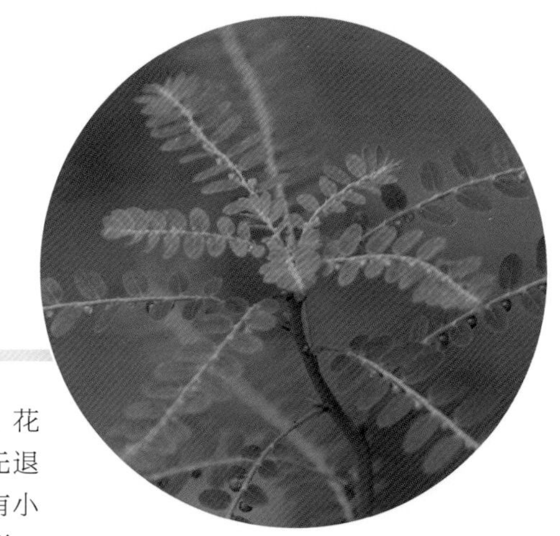

【别名】日开夜闭、珍珠草、阴阳草、真珠草、珠仔草、夜盲草。

【来源】为大戟科植物叶下珠 *Phyllanthus urinaria* L. 的带根全草。

【植物形态】一年生草本。茎直立，分枝侧卧而后上升，通常带紫红色，托翅状纵棱。秃净或近秃净。单叶互生，排成 2 列；几无柄；托叶小，披针形或刚毛状；叶片长椭圆形，长 1.5~5cm，宽 0.7~3cm，先端斜或有小凸尖，基部偏斜或圆形，下面灰绿色，两面无毛；下面叶缘处有 1~3 列粗短毛。花小，单性，雌雄同株；无花瓣；雄花 2~3 朵簇生于叶腋。通常仅上面 1 朵开花；萼片 6，雄蕊 3，花丝合生成柱状，花盘腺体 6，分离，与萼片互生，无退化子房；雌花单生于叶腋，表面有小凸刺或小瘤体，萼片 6，卵状披针形，结果后中部紫红色，花盘圆盘状，子房近球形，花柱顶端 2 裂。蒴果无柄，扁圆形，赤褐色，表面有鳞状凸起物；种子三角状卵形，淡褐色，有横纹。

【分布】广西主要分布于南宁、武鸣、邕宁、河池、灌阳、恭城、昭平、平南、陆川等地。

【采集加工】全年均可采收，洗净，切段，晒干。

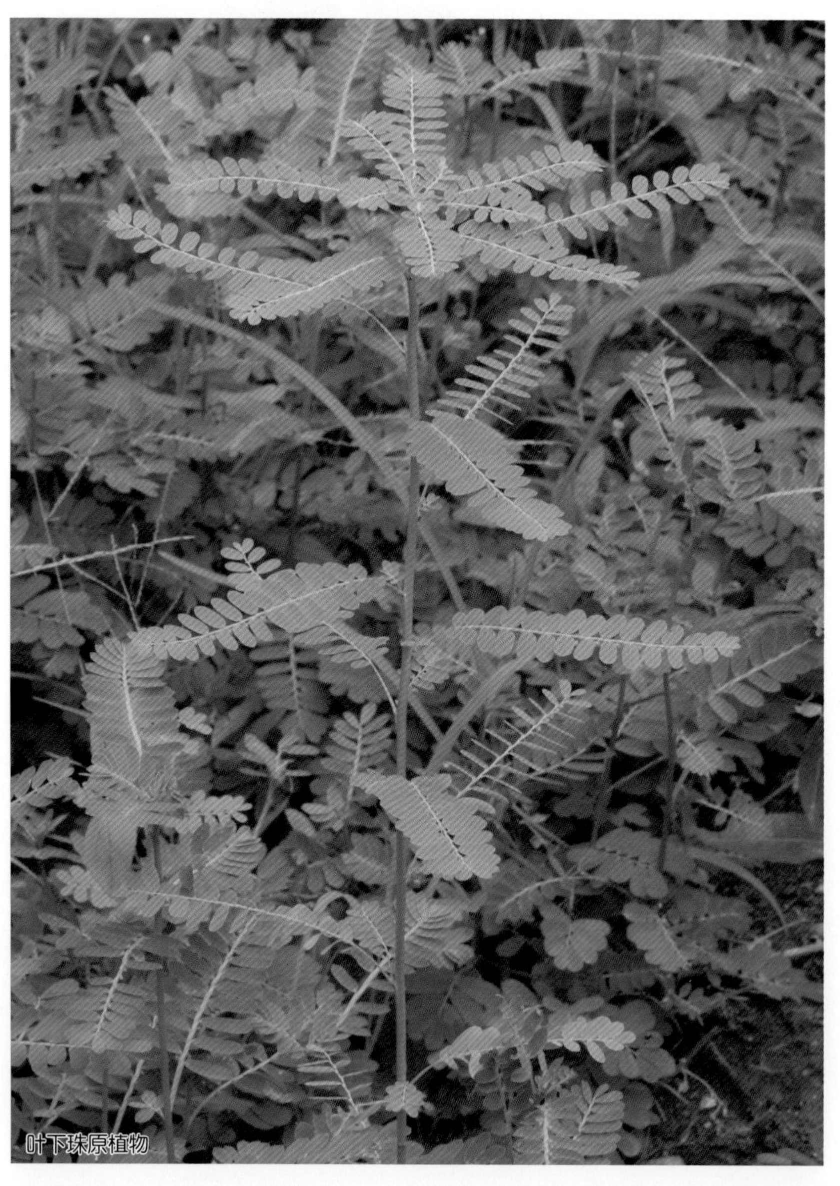
叶下珠原植物

【药材性状】本品长短不一，根茎外表浅棕色，主根不发达，须根多数，浅灰棕色。茎粗 2~3mm，老茎基部灰褐色。茎枝有纵皱，灰棕色、灰褐色或棕红色，质脆易断，断面中空。分枝有纵皱及不甚明显的膜翅状脊线。叶片薄而小，长椭圆形，尖端有短突尖，基部圆形或偏斜，边缘有白色短毛，灰绿色，皱缩，易脱落。花细小，腋生于叶背之下，多已干缩。有的带有三棱状扁球形黄棕色果实，其表面有鳞状凸起，常 6 纵裂。气微香，味微苦。

【品质评价】以干燥、叶多者为佳。

【化学成分】本品含叶下珠素（E、G、F）[phyllanthusiin（E、G、F）]，老鹳草素（geraniin）[1,2]，*iso*-strictiniin，短叶苏木酚酸（brevifolin carboxylic acid）[3]，芸香苷（rutin），槲皮素（quercetin），山柰素（kaempferol）[4,5]，鞣花酸（ellagic acid）[5,7,8]，叶下素（phyllanthin），叶下珠次素（hypophyllanthin），珠子草素（niranthin），珠子草次素（nirtetralin），去氢诃子次酸甲脂（methyl ester dehydrochebulic acid），豆甾醇-3-*O*-*β*-D-葡萄糖苷（stigmasterol-3-*O*-*β*-D-glucoside）[6]，短叶苏木酚酸甲酯（methyl brevifolincarboxylate），3,3′,4-三甲氧基鞣花酸（3,3′,4-trimethoxylellagic acid），阿魏酸（ferulic acid）[7]，短叶苏木酚酸乙酯（ethyl brevifolincarboxylate）[7,8]，短叶苏木酚（brevifolin）[5,7,8]，咖啡酸（caffeic acid）[5]，原儿茶酸（procatechuic acid），没食子酸（gallic acid），柯里拉京（corilagin），正十八烷（*n*-octadecane），*β*-谷甾醇（*β*-sitosterol），胡萝卜苷（daucosterol），去氢诃子次酸三甲酯（dehydrochebulic acid trimethyl ester）[8]。

【药理作用】

1. 保肝　广西产叶下珠和云南产叶下珠各以 10g/kg 给感染鸭乙肝病毒（DHBV）的重庆麻鸭灌服，连续 1 个月，在用药第 2 周后即使鸭血清中 DHBV-DNA 滴度下降。重庆产叶下珠也表现出此作用。云南产品在停药 1 周后 DHBV-DNA 有回升现象。广西产品与环丙沙星合用，有增强其抗病毒作用[9]。叶下珠对 DHBV 逆转录酶有抑制作用。有效成分可降低鸭血清中 DHBV-DNA 和 DNA 多聚酶，其对四氯化碳（CCl_4）和 D- 半乳糖胺引起的小鼠肝损伤也有防治作用，1.25g/kg、0.625g/kg 有降低谷丙转氨酶（ALT）活性[10]。叶下珠不仅对全基因的乙肝病毒有抑制作用，还可直接对 X 基因表达有抑制作用[11]。1g/ml 叶下珠制剂各以 0.4ml/ 只、0.6ml/ 只给小鼠灌胃，连续 7 天，可使 CCl_4 所致肝损伤小鼠 ALT 下降，小鼠浊肿变性、坏死和炎细胞浸润的肝细胞损害现象均大为减轻[12]。大鼠肝细胞体外与 10mmol/L CCl_4 共同孵育后，肝细胞存活率、细胞膜流动性均降低，而乳酸脱氢酶、丙二醛的释放及细胞内 Ca^{2+} 均增加。预先加入重庆产叶下珠提取物 10^{-3}~10^{-1}g/L 可抑制上述病理变化[13]。福建叶下珠能降低免疫性肝损伤小鼠的血清转氨酶活力和肝、脾脏器指数，对肝细胞坏死有一定的改善作用[14]。叶下珠对小鼠酒精性肝损伤也有保护作用[15]。4mg/ml 叶下珠可降低人肝癌细胞株 PLC/PRF/ 5 细胞株细胞外乙型肝炎表面抗原的含量，于药后 48h 最明显，叶下珠与阿糖腺苷联合有一定的协同作用[16]。叶下珠具有杀伤人肝癌细胞 SMMC-7221 和抑制其增殖作用[17]。叶下珠能够诱导人肝癌细胞 Bel-7402 向正常方向分化[18,19]。

2. 抗菌　100% 叶下珠煎剂对金黄色葡萄球菌、大肠杆菌及铜绿假单胞菌均有抑制作用[20]，对福氏痢疾杆菌、溶血性链球菌、伤寒杆菌也有一定抑制作用[21]。

3. 抗血栓形成　叶下珠植物含 corilagin 的水溶性有效部位（PUW）灌胃在多种体内血栓模型中均具有抗血栓形成作用[22]，PUW 体外或静注均降低血浆纤溶酶原抑制物 -1（PAI-1）的活性，同时提高血浆纤溶酶原激活物的活性。PUW 静注还抑制血小板释放的 PAI-1 活性[23]。

4. 其他作用　云泰叶下珠、云贵叶下珠、广东叶下珠、广西叶下珠等叶下珠水提物在两种培养细胞上均有不同程度抑制单纯疱疹病毒Ⅱ型的作用[24]。叶下珠水、醇提液经有机溶剂萃取得的 10 组成分，有 3 组成分有抗内毒素作用[25]。叶下珠提取物能有效干预盐酸氮芥对睾丸组织 N- 钙黏蛋白的损伤[26]。

【临床研究】

1. 慢性乙型肝炎　①治疗组口服复方叶下珠胶囊（叶下珠、黄芪、三七等，每粒含生药 0.65g），每次 2 粒，每天 3 次，6 个月为 1 个疗程。同时联合干扰素 -α_2b，肌内注射，每次 500 MU，隔日 1 次。对照组单用干扰素，用法同前。两组均不用其他抗病毒及免疫调节性药物。结果：治疗组治疗后 3 个月和 6 个月 ALT 复常率分别为 89.3% 和 96.4%，而对照组则分别为 67.9% 和 78.6%；治疗组 HBeAg 阴转率分别为 57.1% 和 67.9%，而对照组则分别为 28.6% 和 39.3%；治疗

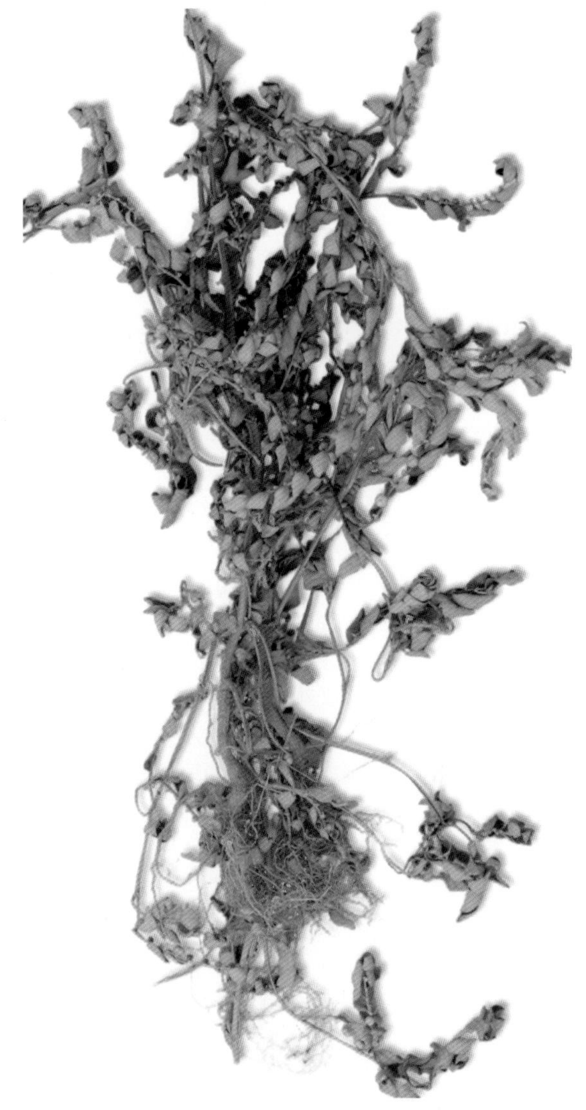
叶下珠药材

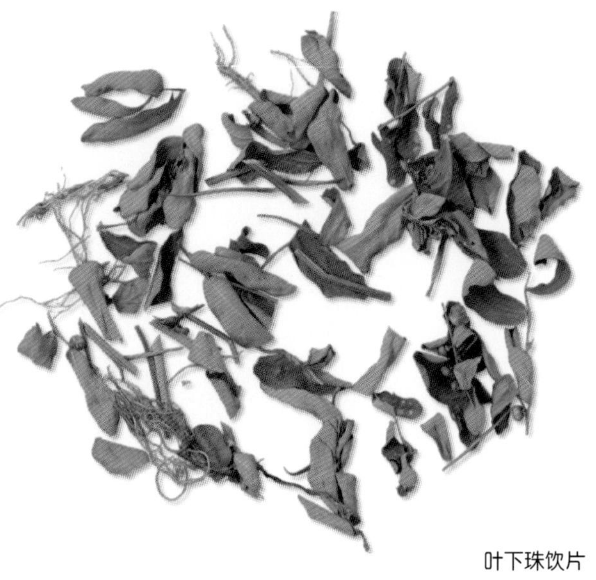
叶下珠饮片

组 HBV-DNA 阴转率分别为 64.3% 和 71.4%，而对照组则分别为 35.7% 和 42.9%（$P<0.05$）[27]。②病人随机分为 3 组：A（复方叶下珠胶囊）、B（胸腺肽 α_1）和 C（复方叶下珠胶囊 + 胸腺肽 α_1）。A 组每次 4 粒，每天 3 次；B 组每次注射 1.6mg，每周 2 次；C 组剂量、用法与单用相同。三组均为 24 周为 1 个疗程。结果：A 组和 B 组各 30 例，C 组 32 例。其中 C 组 HBeAg 阴转率和 HBV-DNA 阴转率均高于 B 组（$P<0.05$，$P<0.01$）；C 组 HBeAg 阴转率与 A 组相仿（$P>0.05$），而高于 B 组（$P<0.01$），HBV-DNA 阴转率均高于 A 组和 B 组（$P<0.05$，$P<0.01$）。A 组和 C 组肝功能复常率均升高，与 B 组比较有显著性差异（$P<0.05$，$P<0.01$）；而 A 组与 C 组之间无显著性差异（$P>0.05$）[28]。③治疗组用叶下珠胶囊（四川中药研究所），每次 4 粒，每日 3 次；对照组口服灭澳灵胶囊，每次 4 粒，每日 3 次。两组均连服 3 个月。结果：治疗组 HBeAg、HBV-DNA 的阴转率（59.0%、65.4%）优于对照组（14.0%、17.4%，$P<0.05$）。治疗组总有效率 71.0% 显著优于对照组 18.5%（$P<0.01$）。随访 1 年，治疗组 HBsAg、HBeAg 和 HBV-DNA 阴转率分别为 22.0%、73.5%、72.0%，对照组分别为 4.0%、24.0%、23.5%，两者比较差异有显著性意义（$P<0.05$）。两组总有效率分别为 92.6%、84.0%，两者比较差异有显著性意义（$P<0.05$）[29]。

2. 拉米夫定耐药性乙型肝炎　治疗组用叶下珠片，每次 4~6 片，每天 3 次；对照组继续服用拉米夫定治疗，每天 100mg。结果：治疗组共 36 例，其中显效 10 例，有效 15 例，无效 11 例，总有效率为 69.4%；对照组 32 例，其中显效 3 例，有效 7 例，无效 22 例，总有效率 31.3%，两者比较有显著性差异（$P<0.01$）[30]。

3. 乙肝肝纤维化　治疗组用叶下珠汤（叶下珠 30g，山豆根 12g，白花蛇舌草 30g，丹参 30g，柴胡 10g，郁金 12g，延胡索 15g，炮甲片 12g，当归 15g，生黄芪 15g，鳖甲 12g，生甘草 9g 等），水煎，每日 1 剂，分早晚 2 次服；对照组病人口服大黄䗪虫丸，每日 2 次，每次 1 包（3g/包），温水冲服。两组均 3 个月为 1 个疗程，连服 2 个疗程。治疗期间停用其他药物。结果：治疗组治疗前 HBV-DNA（+）26 例，治疗后转阴 16 例，转阴率 61.5%；对照组治疗前 HBV-DNA（+）13 例，治疗后转阴 1 例，转阴率为 7.6%，治疗组疗效明显高于对照组[31]。

4. 脂肪肝　治疗组用叶下珠肝片（云南大理中药制药厂），每次 6 片，每日 3 次；对照组用一般护肝药物，维生素 C 0.3g，每日 3 次；肌苷 0.2g，每日 3 次。两组均 30 天为 1 个疗程。结果：治疗组共 34 例，其中有效 28 例，有效率 82.35%；对照组 17 例，其中有效 4 例，有效率 23.52%。两者比较有显著性差异（$P<0.05$）[32]。

【性味归经】味甘、苦，性凉。归肝、脾、肾经。

【功效主治】清热解毒，利水消肿，消积。主治黄疸，痢疾，泄泻，肾炎水肿，热淋，石淋，疳积。

【用法用量】内服：煎汤，15~30g；外用适量，鲜草捣烂敷伤口周围。

【使用注意】阳虚体弱者慎用。

【经验方】

1. 夜盲症　鲜叶下珠 30~60g，动物肝脏 120g，苍术 9g。水炖服。（《福建药物志》）
2. 肝炎　鲜叶下珠、鲜黄胆草各 60g，田螺 7 粒，鸭肝 1 个，冰糖 60g。水炖服。（《福建药物志》）
3. 小儿疳积　① 叶下珠鲜根、老鼠耳鲜根各 15g，猪肝或猪瘦肉酌量。水炖服。② 鲜叶下珠、葫芦茶各 30g，白马骨根 15g，猪肝或猪瘦肉适量。水炖服。（《福建药物志》）
4. 急性肾炎　叶下珠、白花蛇舌草各 10g，紫珠草、石韦各 15g。水煎服。（《广西临床常用中草药》）
5. 肾盂肾炎　叶下珠、白花蛇舌草各 60g，金钱草 30g。水煎服，每日 1 剂，10~15 日为 1 个疗程。（《广西临床常用中草药》）
6. 小儿暑疖　叶下珠鲜全草捣汁调雄黄末外涂。（《广西临床常用中草药》）
7. 红白痢疾　叶下珠鲜草 30~60g。水煎，赤痢加白糖，白痢加红糖调服。又治小儿疳积，夜盲，叶下珠 15~18g，鸡、猪肝酌量。水炖服。（《福建中草药》）
8. 尿路感染　叶下珠 15g，鱼腥草 15g，金钱草 20g，茅莓 15g，三白草 10g，草鞋跟 10g，老鼠拉冬瓜 6g。水煎服。（《中国壮药学》）

【参考文献】

[1] 张兰珍，郭亚健，涂光忠，等 . 叶下珠多酚化合物的分离与鉴定 . 中国中药杂志，2000，25（12）：724.

[2] Zhang LZ,Guo YJ,Tu GZ,et al.Isolation and identification of a novel ellagitanmin from Phyllanthusurinaria.L.Acta Phannaceutica Sinica,2004,39（2）：119.

[3] 张兰珍，郭亚健，涂光忠，等 . 叶下珠化学成分研究 . 中国中药杂志，2000，25（10）：615.

[4] 万振先，喻庆禄，易杨华 . 叶下珠化学成分的研究 . 中草药，1997，28（3）：134.

[5] 姚庆强，左春旭 . 叶下珠化学成分的研究 . 药学学报，1993，28（11）：829.

[6] 蔡瑾，梁敏钰 . 叶下珠化学成分及药理作用研究概况 . 海峡药学，2003，15（1）：1.

[7] 万振先，喻庆禄，易杨华 . 叶下珠化学成分的研究 . 中草药，1994，25（9）：455.

[8] 沙东旭，刘英华，王龙顺，等 . 叶下珠化学成分的研究 . 沈阳药科大学学报，2000，17（3）：176.

[9] 陈压西，郭树华，张定凤，等 . 不同产地叶下珠及其联合用药抗鸭乙型肝炎病毒的实验研究 . 中国中西医结合杂志，1995，15（4）：225.

[10] 中日友好临床医学研究所药物药理室 . 有关抗乙肝病毒药 PU 的研究 . 中日友好医院学报，1991，5（4）：242.

[11] 彭立生，贺劲松，童光东，等 . 叶下珠提取物抗乙肝病毒及乙肝病毒 X 基因的研究 . 中西医结合肝病杂志，2006，16（6）：340.

[12] 周世文，徐传福，周宁，等 . 叶下珠对小鼠实验性肝损伤的保护作用 . 中药材，1994，17（12）：31.

[13] 陈晓红，胡友梅，廖雅琴 . 重庆产叶下珠对大鼠肝细胞 CCl_4 损伤的保护作用 . 中药药理与临床，1994，10（4）：17.

[14] 冯天保，田广俊，李华，等.福建叶下珠抗小鼠免疫性肝损伤的实验研究.中药新药与临床药理，2005，16（5）：343.

[15] 蔡树华，蒋如华.叶下珠对小鼠酒精性肝损伤的保护作用.实用肝脏病杂志，2007，10（1）：19.

[16] 纪徐淮，秦一中，汪伟业，等.苦味叶下珠提取物对人肝癌细胞株PLC/PRF/5产生HbsAg的影响.中国中药杂志，1993，18（8）：496.

[17] 王昌俊，袁德培，陈伟，等.叶下珠对人肝细胞的影响.时珍国药研究，1997，8（6）：499.

[18] 黄育华，张建军，晏雪生，等.叶下珠复方对人肝癌细胞株Bel-7402诱导分化的影响.湖北中医学院学报，2000，2（1）：10.

[19] 张建军，黄育华，晏雪生，等.叶下珠药物血清对人肝癌细胞株的诱导分化作用的实验研究.中国中医药科技，2002，9（5）：289.

[20] 广西医学院.全国中草药资料选编.1972：280.

[21]《全国中草药汇编》编写组.全国中草药汇编（上册）.北京：人民卫生出版社，1976：263.

[22] 沈志强，董泽军，吴蓝鸥，等.叶下珠有效部位对血栓形成的影响及其作用机制初探.天然产物研究与开发，2003，15（1）：46.

[23] 沈志强，陈蓬，沈建群，等.叶下珠有效部位的溶栓作用及其对PAI-1和tPA活性的影响.天然产物研究与开发，2003，（5）：441.

[24] 郭卫真，邓孝龙，董伯振，等.叶下珠属植物体外抗单纯疱疹病毒Ⅱ型的作用.广州中医药大学学报，2000，17（1）：54.

[25] 曾伟成，黄颖，樊希承，等.叶下珠抗内毒素的实验研究.海峡药学，2007，19（2）：52.

[26] 张德迎，何大维，魏光辉，等.叶下株提取物对盐酸氮芥损伤睾丸组织N-钙黏蛋白表达的保护作用.中华男科学杂志，2008，14（5）：396.

[27] 严军，刘秀其，杜明，等.干扰素-α 联合叶下珠胶囊治疗慢性乙型肝炎疗效观察.实用肝脏病杂志，2008，11（1）：37.

[28] 朱永昌.叶下珠复方胶囊联合胸腺肽 α_1 治疗慢性乙型肝炎疗效观察.抗感染药学，2005，2（4）：165.

[29] 张建军，盛国光，张赤志，等.叶下珠胶囊治疗慢性乙型肝炎的临床研究.中西医结合肝病杂志，2002，12（6）：326.

[30] 盖欣，桓树学，杨文东，等.叶下珠序贯治疗拉米夫定耐药性乙型肝炎的临床研究.山东医药，2005，45（5）：32.

[31] 黄远媛.叶下珠汤治疗乙肝肝纤维化50例临床观察.中国中医药信息杂志，2003，10（9）：55.

[32] 宋允胜，郑步平，孙江伟，等.叶下珠肝片治疗脂肪肝34例临床疗效观察.山东中医，1999，39（6）：24.

Tian qi 田七

Notoginseng Radix et Rhizoma
[英]Sanchi

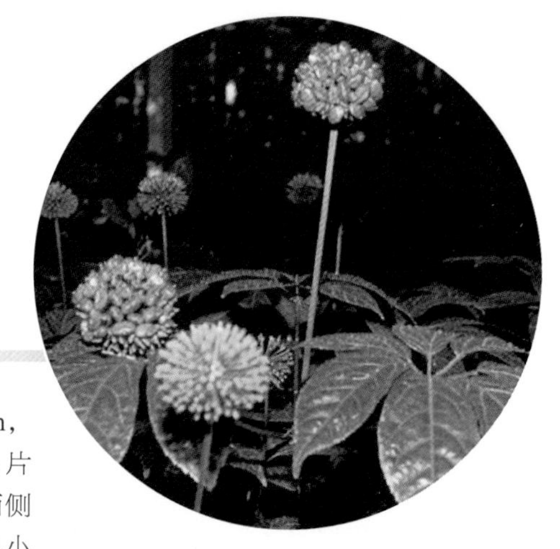

【别名】三七、山漆、金不换、血参、人参三七、参三七、滇三七。

【来源】为五加科植物三七 *Panax notoginseng*（Burk.）F. H. Chen ex C. Chow 的根和根茎。

【植物形态】多年生草本。根茎短，具有老茎残留痕迹；根粗壮肉质，倒圆锥形或短圆柱形，长 2~5cm，直径 1~3cm，有数条支根，外皮黄绿色至棕黄色。茎直立，近于圆柱形；光滑无毛，绿色或带多数紫色细纵条纹。掌状复叶，3~6 片轮生于茎端；叶柄细长，表面无毛；小叶 3~7 枚；小叶片椭圆形至长圆状倒卵形，长 5~14cm，宽 2~5cm，中央数片较大，最下 2 片最小，先端长尖，基部近圆形或两侧不相称，边缘有细锯齿，齿端偶具小刺毛，表面沿脉有细刺毛，有时两面均近于无毛；具小叶柄。总花梗从茎端叶柄中央抽出，直立；伞形花序单独顶生；花多数，两性，有时单性花和两性花共存；小花梗细短，基部具有鳞片状苞片；花萼绿色，先端通常 5 齿裂；花瓣 5，长圆状卵形，先端尖，

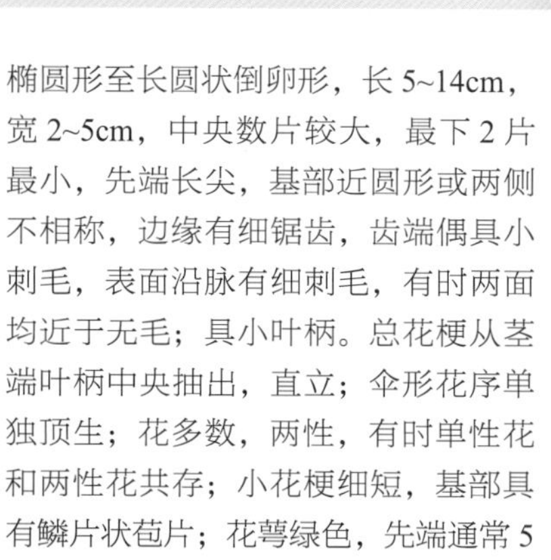

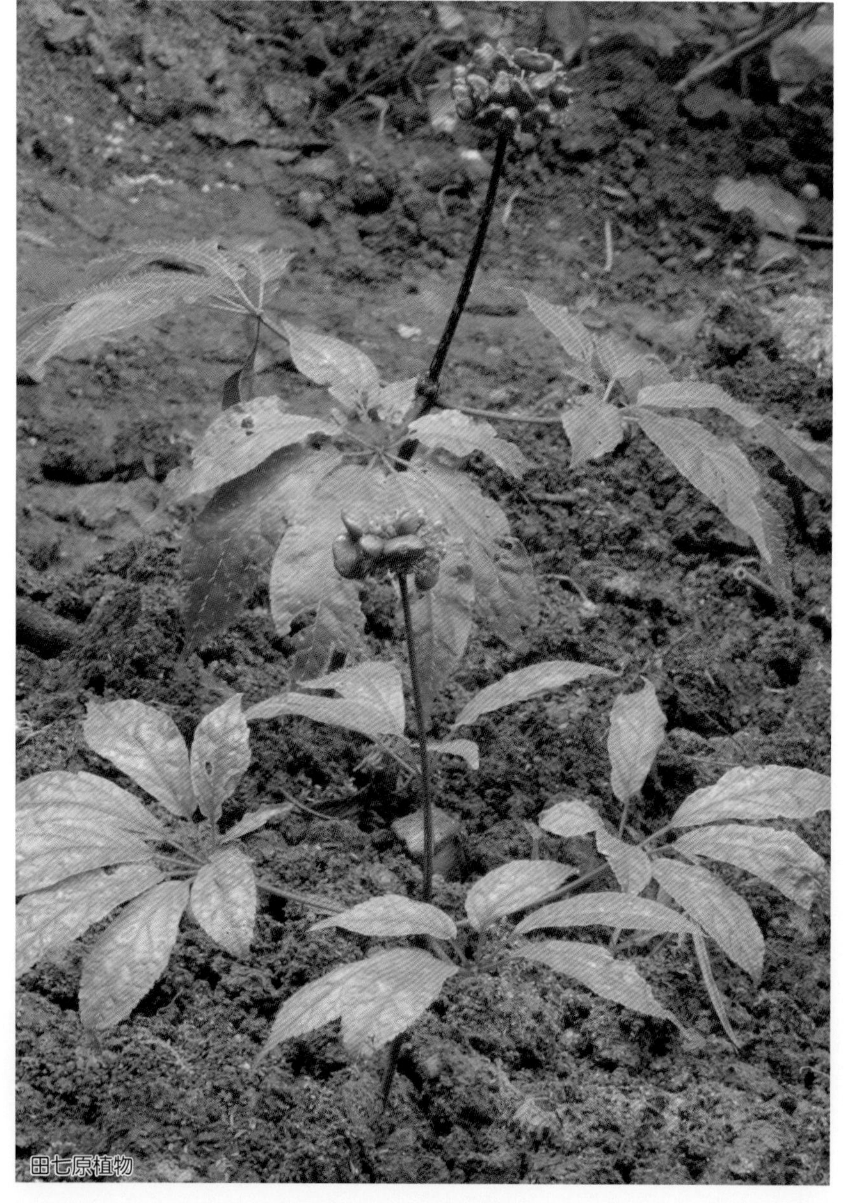
田七原植物

黄绿色；雄蕊 5，花药椭圆形，药背着生，内向纵裂，花丝线形；雌蕊 1，子房下位，2 室，花柱 2 枚，基部合生，花盘平坦或微凹。核果浆果状，近于肾形；嫩时绿色。熟时红色，种子 1~3 颗，球形，种皮白色。

【分布】广西主要分布于田东、德保、靖西、那坡等地。

【采集加工】种植第 3 年后夏、秋季采收，去须根，暴晒至半干，用力搓揉，再暴晒，重复数次，置麻袋中加蜡打光。

【药材性状】根呈类圆锥形、纺锤形或不规则块状，长 1~6cm，直径 1~4cm。表面灰黄至棕黑色，具蜡样光泽，顶部有根茎痕，周围有瘤状突起，侧面有断续的纵皱及支根断痕。体重，质坚实，击碎后皮部与木部常分离；横断面灰绿、黄绿或灰白色，皮部有细小棕色脂道斑点，中心微显放射状纹理。气微，味苦，微凉而后回甜。

【品质评价】以个大、体重、质坚、表面光滑、断面灰绿色或黄绿色者为佳。

【化学成分】本品含有多种达玛烷型四环三萜皂苷的活性成分。从根中分得人参皂苷（ginsenoside）-Rb1、-Rd、-Re、-Rg1、-Rg2、-Rh1、20-*O*-葡萄糖人参皂苷 Rf（20-*O*-glucoginsenoside Rf），田七皂苷（notoginsenoside）-R1、-R2、-R3、-R4、-R6、-R7、绞股蓝苷（gypenoside）Ⅹ、Ⅴ、Ⅱ[1~5]；从块状根茎中分得：人参皂苷 -Rb1、-Rb2、-Rd、-Re、-Rg1 和田七皂苷 R1（notoginsenoside R1）[4]；从绒根中分得：人参皂苷 -Rb1、-Rg1、-Rh1 和达玛 -20（22）- 烯 -3β,12β,25- 三醇 -6-*O*-β-D-吡喃葡萄糖苷 [dammar-20（22）-ene-3β,12β,25-triol-6-*O*-β-D-glucopyranoside] 等[6,7]；从芦头中分得：人参皂苷 Rb1、Rd、Re、Rg1、Rg2、Rh1，田七

皂苷 R、R2、R4[8]。又从根的水溶性部分中分得止血有效成分田七氨酸（dencichine），又称田七素，为一种特殊氨基酸，其结构为 *β-N-* 草酰基 -L-*α*-*β*- 二氨基丙酸（*β-N-*oxalo-L-*α*-*β*-diaminopropionic acid）。同时还分得它的旋光异构体 *β-N-* 草酰基 -D-*α*-*β*- 二氨基丙酸（*β-N*-oxalo-D-*α*-*β*-diaminopropionic acid），但含量甚微[9]；还含天冬氨酸（asparttic aicd），谷氨酸（glutamic aicd），精氨酸（arginine），赖氨酸（lysine），亮氨酸（leucine）等 16 种氨基酸，其中 7 种为人体必需的[10]。根还含抗癌多炔成分：人参炔三醇（panaxytriol）[5]。

根的挥发油中含有：*α*- 和 *γ*- 依兰油烯（muurolene），香附子烯（cyperene），*α*-、*β*- 和 *γ*- 橄香烯（elemene），*γ*- 和 *δ*- 荜澄茄烯（cadinene），*α*- 古云烯（*α*-gurjunene），*α*-、*β*- 及 *δ*- 愈创木烯（guaiene），*α*- 胡椒烯（*α*-copaene），*β*- 荜澄茄油烯（*β*-cadinene），丁香烯（caryophyllene），*α*- 柏木烯（*α*-cedrene），花侧柏烯（cuparene），1,9,9- 三甲基 -4,7- 二亚甲基 -2,3,5,6,7,8- 六氢薁（1,9,9-trimethyl-4,7-dimethano-2,3,5,6,7,8-hxahydroazulene），1,1,5,5- 四甲基 -4- 亚甲基 -2,3,4,6,7,10- 六氢萘（1,1,5,5-tetramethyl-4-methano-2,3,4,6,7,10-hexahydronaphthalene），2,6- 二叔丁基 -4- 甲基苯酚（2,6-diterbutyl-4-methylphenol），2,8- 二甲基 -5- 乙酰基双环 [5,3,10] 癸 -1,8- 二烯 [2,8-dimethyl-5-acetyl-bicyclo（5,3,10-dimethoxy-2-one-7-acetylene decahydronaphthalene）]，棕榈酸甲酯（methyl palmitate），棕榈酸乙酯（ethyl palmitate），十七碳二烯酸甲酯（methyl heptadecadienoate），十八碳二烯酸甲酯（methyl octadecadienoate），十八碳二烯酸乙酯（ethyl octadecadienoate），邻苯二甲酸二叔丁酯（di terbutyl phthalate），邻苯二甲酸二辛酯（dicapryl phthalate），邻苯二甲酸二异辛酯（di-*iso*-capryl phthalate），乙酸（acetic acid），庚酸（heptanoic aicd），辛酸（octanoic aicd），壬酸（nonanoic aicd），棕榈酸（palmitic aicd），异丙基苯（*iso*-allylbenzene），苯乙酮（phenylethanone），十八碳二烯酸（octadecadienoic aicd），壬 -3- 烯 -2- 酮（non-3-en-2-one），环十二碳酮（cylododecanone），反式 -2- 壬烯醛（*trans*-2-nonenal），十三烯（tridecene），1- 甲基 -4- 过氧甲硫基双环 [2,2,2] 辛烷 [1-methyl-4-dioximethylthino-bicyclo（2,2,2）octane]，十四烷（tetradecane），十五烷（pentadecane），十六烷（hexadecane），十七烷（heptadecane），十八烷（octadecane），十九烷（nonadecane），二十烷（eicosane），二十一烷（heneicosane），二十二烷（docosane），二十三烷（tricosane），*α*,*α*- 二甲基苯甲醇（*α*，*α*-dimethyl benzenemethanol），2,2,2- 三乙氧基乙醇（2,2,2-triethoxyethanol），1- 甲基 -4- 丙烯基环己烷（1-methyl-4-isoallyl-cyclohexane），1- 甲氧基乙基苯（1-methoxy ethylbenzene）[11,12]。田七还含 14 种环二肽成分[13]，以及 falcarindiol，panatriol[14]、人参炔醇（panaxynol）、人参环氧炔醇（panaxydol）[15] 等聚炔醇类化合物。根中还含田七多糖 A（sanchian-A），系一种阿拉伯半乳聚糖（arabinogalactan）[16]，又含铁（Fe）、铜（Cu）、钴（Co）、锰（Mn）、锌（Zn）、镍（Ni）、钒（V）、钼（Mo）、氟（F）等无机元素[17,18]。还从田七的干燥根中提取分离出 PQ-1[19]，从绒根中分得黄酮类成分：槲皮素（quercetin）以及槲皮素和木糖（xylose）、葡萄糖（glucose）、葡萄糖醛酸（glucuronic aicd）所成的苷。还有 β- 谷甾醇（β-sitosterol），胡萝卜苷，蔗糖（sucrose）[6]。

本品还含达玛烷型三萜低聚葡萄糖苷[20]：田七皂苷 -A、-B、-C、-D、-E、-G、-H、-I、-J 炔烃脂肪酸葡萄糖苷[20]，田七酸 *β*- 槐糖苷[20]，3-*O*-[*β*-D- 葡聚糖（1→2）-*β*-D- 葡聚糖]-20-*O*-[*β*-D- 葡聚糖（1→6）-*β*-D- 葡聚糖]3*β*,12*β*,20（*S*）,25- 四羟基达玛树脂 -23- 烯[20]，3-*O*-[*β*-D- 葡聚糖（1→2）-*β*-D- 葡聚糖]-20-*O*-[*β*-D- 葡聚糖（1→6）-*β*-D- 葡聚糖]3*β*,12*β*,20（*S*- 三羟基达玛树脂 -25- 烯 -24- 酮[20]，3-*O*-[*β*-D- 葡聚糖（1→2）-*β*-D- 葡聚糖]-20-*O*-[*β*-D- 葡聚糖（1→6）-*β*-D- 葡聚糖]3*β*,12*β*,20*S*- 三羟基 -24*δ*- 过氧达玛树脂 -25- 烯[20]，3-*O*-[*β*-D- 吡喃木糖基（1→2）-*β*-D- 葡聚糖（1→2）-*β*-D- 葡聚糖]-20-*O*-[*β*-D- 吡喃木糖基（1→6）-*β*-D- 葡聚糖（1→6）-*β*-D- 葡聚糖]20（*S*）- 原人参二醇[20]。

【药理作用】

1. 对血液与造血系统影响　①止血：麻醉犬灌胃三七粉后，凝血时间和凝血酶原时间缩短，三七粉的止血作用随剂量加大而降低，血小板聚集峰值也随剂量加大而延长，10% 三七注射液 0.5ml 腹腔注射、100% 三七溶液灌胃、三七培养细胞粉混悬液灌胃，均可缩短小鼠出血及凝血时间[21~23]。10% 三七注射液体外能使豚鼠血小板发生伪足伸展、聚集、变形等黏性变形运动，并使细胞膜破坏和部分溶解，产生血小板脱颗粒等分泌反应，诱使血小板释放二磷酸腺苷（ADP）、血小板因子Ⅲ和 Ca^{2+} 等止血活性物质[24,25]。三七的止血活性成分为田七氨酸，其洛氏溶液腹腔注射 1mg，能缩短出血时间，止血效果随着药物剂量减小而降低[26]。②抗血小板聚集、溶栓：三七总皂苷能抑制 ADP 诱导的家兔血小板聚集，使血小板内环腺苷酸（cAMP）含量提高，减少血栓烷 A_2（TXA_2）的生成，从而抑制血小板的聚集[27,28]。三七总皂苷能抑制胶原诱导的大鼠血小板聚集，半数抑制量为 0.815mg/ml，0.5mg/ml 可抑制胶原诱导引起的血小板 5- 羟色胺（5-HT）释放，35mg/kg 静注能使血小板 cAMP 含量增加，灌胃三七总皂苷 80mg 1.5~2h 后，能抑制实验性血栓的形成[29]。三七总皂苷 1.0g/L、0.5g/L 可提高传代培养的猪主动脉血管内皮细胞纤溶酶原激活物的活性[30]。三七能抑制凝血酶诱导的从纤维蛋白酶原到纤维蛋白的转化，并能激活作用于血纤维蛋白原的尿激酶活性[31]。三七皂苷 Rg 5mg/kg 可降低实验性血栓形成，并且以剂量依赖方式抑制凝血酶诱导的血小板聚集。此外，Rg 还可抑制凝血酶诱导的正常血压及肾性高血压大鼠血小板内游离 Ca^{2+} 升高[32]。③溶血：三七中同时存在着溶血和抗溶血的两类皂苷成分，它们对红细胞的作用相互拮抗，不同的三七制剂随着两类皂苷的含量不同，其溶血作用也不相同[33,34]。原人参三醇为苷元的 Rg1 和 Rg2 具有较强的溶血作用，皂苷 Re、Rb1 则具有一定的抗溶血作用[35]。④造血作用：熟三七对小鼠、大鼠和家兔失血性贫血均有治疗作用[36~38]，三七总皂苷灌胃或腹腔注射对环磷酰胺和 ^{60}Co 照射小鼠的白细胞有恢复作用，注射效果强于灌胃，尚能促进造血多能骨髓干细胞增生、分化和迁移作用，还能提高大鼠的巨噬细胞吞噬率，提高血中淋巴细胞的百分比[39~41]。三七总皂苷对小鼠多功能造血干细胞的增殖有促进作用，可见脾结节细胞中粒、红二系细胞的有丝分裂活跃，脾脏重量增加[42]。人参三醇型皂苷100mg/kg灌胃对大鼠急性失血引起的贫血有一定的恢复作用，100mg/kg、200mg/kg对乙酰苯肼引起的大鼠和小鼠溶血性贫血均有保护作用，使红细胞在低渗条件下破裂减少[43]。三七素及其旋光异构体 β-N- 草酰基 -D-α、β- 二氨基丙酸（D型）均能增加血小板数目[44]。三七总皂苷能够促进人骨髓红系、粒系祖细胞增殖，可通过诱导GATA-1和GATA-2蛋白合成增加、与相关基因上游调控区的启动子和（或）增强子结合的活性增高，而调控与造血细胞增殖、分化相关基因的表达[45]；三七总皂苷能够抑制Daxx、Fas蛋白表达，而相应减少造血细胞的凋亡，同时也能通过上调NF-κB、c-Rel转录因子，促进细胞增殖，并阻止半胱天冬酶连锁链的活化而抑制造血细胞凋亡[46]。三七总皂苷通过诱导AP-1家族转录因子成员NF-E2、c-jun和c-fos量的增加，与特异性DNA促进子结合的活性增高而调控与细胞增殖分化相关的基因的表达[47]。三七总皂苷对 $CD34^+$ 造血干 / 祖细胞不但具有刺激增殖作用，而且具有能够诱导其向粒系细胞定向分化的效应[48]。

2. 对心血管系统作用　①对心脏影响：三七总皂苷对心脏具有负性频率和负性肌力作用，并表现出剂量和频率依赖性，其负性频率作用与阻断慢钙通道有关[49]，抑制心肌收缩力作用的主要有效成分为Rb1[50]，能缩短动作电位的平台期，降低心肌慢钙电流的幅度，且可被外钙浓度的增加所逆转，Rg2对心肌收缩力的抑制是抑制胞内钙释放等而发挥作用[51]。总皂苷100mg/kg、200mg/ kg静注，可增加家兔在体心脏单相动作电位振幅，延长单相动作电位复极化时程，减慢心率，300~1200μg/ml能减慢豚鼠离体右心房自发频率，抑制左心房收缩性[52]。三七总皂苷静注，能对抗由脑垂体后叶素引起的心肌缺血的效应[53]，2.5μg/ml三七中的人参三醇苷可抑制离体羊心浦氏纤维慢内向电流，使其峰电流减小，并呈时间依赖性及剂量依赖性，提示人参三醇苷可以阻滞慢钙通道，从而产生钙拮抗效应[54]。②对血压影响：三七根总皂苷能降低犬动脉血压和总外周阻力[55]。根醇提物灌流蛙后肢、肾血管及兔耳、后肢时，低浓度使血管扩张，此作用可被肾上腺素及麦角胺所拮抗，但高浓度时反使血管收缩[56~58]。三七注射液静注对兔肺动脉压、兔体动脉压均有降压作用，增大静注量可增加三七降低肺、体动脉压的强度和维持时间，并延长减慢心率的作用维持时间[59]。三七总皂苷对颈内动脉的扩张作用弱于对肠系膜前动脉的扩张作用，具有作用选择性[60]，能抑制狗肠系膜动脉及大隐静脉α肾上腺素能受体诱发的收缩反应及 Ca^{2+} 内流[61,62]。单体皂苷Rg1、Re、Rb1是三七总皂苷中扩张血管平滑肌的有效成分，且相互间具有协同作用，Rg1、Re、Rb1对血管平滑肌的作用性质与三七总皂苷相同，但强度弱于总皂苷，作用机制异于总皂苷，Rg1和Re只抑制胞内钙离子释放收缩相，Rb1只抑制胞外钙离子内流收缩相，此外，Rb1对血管平滑肌的抑制作用强于Rg1，这与血管平滑肌收缩时对胞外钙离子依赖性较大，而Rb1恰能阻断胞外 Ca^{2+} 内流有关[63]。三七花总皂苷120mg/kg十二指肠给药，可降低自发性高血压大鼠的收缩压、舒张压[64]。三七花皂苷200mg/kg、400mg/kg灌胃，可降低肾动脉狭窄性高血压、增加一氧化氮含量、增强抗氧化能力、保护血管内皮细胞膜结构[65]。③抗心律失常：三七总皂苷对各种药物诱发的心律失常，均有保护作用，与直接抑制心肌有关[66]。三七总皂苷注射液对静注毒毛花苷G或毒毛花苷K诱发的犬室性心律失常有治疗作用，其效果与利多卡因相近[67]，0.18g/L浓度时能减小缺氧和再供氧的豚鼠心肌细胞动作电位时程和有效不应期的缩短[68]，三七中的三醇型皂苷30mg/kg、60mg/kg能对抗乌头碱、氯化钡和结扎冠状动脉前降支诱发的大鼠室性心律失常，并能对抗小鼠氯化钙（6mg）- 乙酰胆碱（25μg/ml）混合液静注诱发的心房纤颤和扑动，腹腔注射200mg/kg对氯仿所致小鼠室颤发生率和静滴每分钟30mg/kg对氯化钡所致心律失常发生率均有一定的对抗作用，静注对多种实验性心律失常亦有对抗作[66,69,70]。还可降低大鼠急性心肌梗死后再灌注心律失常的发生率[71]。④抗动脉粥样硬化作用：三七总皂苷能抑制 ^3H- 胸腺嘧啶核苷掺入体外培养的家兔主动脉平滑肌细胞及细胞增殖，抑制低浓度高脂血清对 ^3H- 胸腺嘧啶核苷掺入和细胞增殖的促进作用，对于动脉粥样硬化的发生及发展均有一定影响[72]。三七总皂苷每日100mg/kg腹腔注射8周，能抑制实验性动脉粥样硬化兔主动脉内膜斑块的形成，这可能与三七总皂苷升高动脉壁前列腺素 I_2（PGI_2）、降低血小板 TXA_2 的含量有关[73]。⑤耐缺氧、抗休克：三七总皂苷能降低心肌氧耗量和氧利用率，具有改善心肌氧代谢的作用[74]，对失血性休克家兔的心功能有保护作用，可提高最大失血量和促进血压的恢复，增加机体对失血的耐受性，降低心脏后负荷，减少心肌泵血阻力[75,76]，延长休克动物及小鼠耐受常压窒息性缺氧的存活时间[77]。三七皂苷Rg1能延长小鼠负重游泳时间和爬杆时间，增加运动后小鼠的肝糖原含量，改善小鼠外周血血象，降低小鼠血清中尿素氮、乳酸脱氢酶（LDH）、尿激酶等指标，对小鼠抗疲劳和耐缺氧有效果[78]。三七绒根醇提物能使麻醉猫、犬的心肌耗氧量减少，并能延长其在缺氧条件下的存活时间[79,80]。⑥对脑缺血影响：三七总皂苷能扩张脑血管，增加脑血管血流量[76]。静注三七总皂苷100mg/kg，可改善家兔急性不完全性脑缺血引起的皮质脑电图严重抑制，皮质组织水、钠含量增多，脑静脉血中LDH及磷酸肌酸激酶（CPK）活性增高，具有细胞毒性脑水肿及缺血性改变等症状，对不完全性脑缺血有一定保护作用[81]。三七总皂苷在再灌注3h后可降低家兔完全性脑缺血脑静脉血中的血栓素 B_2（TXB_2）水平和 TXB_2/6酮 - 前列腺素Fα比例、脑静脉血和脑脊液中CPK和LDH活性及大脑皮质水、钠和钙含量，减轻大脑皮质结构损伤程度，对缺血再灌注脑损伤亦有保护作用[82]。腹腔注射三七总皂苷 200mg/kg、300mg/kg，均能升高被损伤脑组织中 LDH，超氧化物歧化酶（SOD）含量，降低丙二醛（MDA）、TXB_2 含量[83]。三七总皂苷能延缓缺氧 2h 鸡胚神经细胞的能量耗竭，促进再给氧期细胞内高能磷酸化合物的合成。200mg/kg 能降低大鼠缺血和再灌注期纹状体细胞外液次黄嘌呤、黄嘌呤和肌苷含量[84]。三七三醇皂苷 100mg/kg 灌胃给药，可抑制大鼠脑缺血再灌注后 caspase-3mRNA 表达及细胞凋亡而起到脑保护作用[85]。腹腔注射三七皂苷 Rg100mg/kg，可上调大鼠脑缺血再灌注损伤时海马部位 BDNF mRNA 含量和阳性神经元数量，促进脑组织内 BDNF 蛋白的合成，促进损伤神经元的修复和对抗脑缺血后产生的损害因子，避免脑缺血再灌注损伤后海马神经元的死亡和凋亡，从而发挥其对脑缺血损伤的治疗作用[86,87]。三七总皂苷 25mg/kg 腹腔注射，可抑制脑缺血再灌注后 Caspase-1、Caspase-3 蛋白的表达，这可能是其促进脑缺血后神经元存活及损伤后修复的机制之一[88]。

3. 对神经系统作用　①抑制中枢神经：三七根的三七皂苷 E_1，能减少小鼠的自发活动，使动物安静，延长硫喷妥钠的睡眠时间，与戊巴比妥钠有协同作用，能对抗咖啡因、苯丙胺所引起的中枢兴奋，具有中枢抑制作用[89]。三七地下部分还含较多的人参三醇型皂苷（如 Rg 类），也有中枢兴奋作用[90]。②镇痛：三七中的镇痛成分主要为三七皂苷 Rb，吗啡受体阻断剂纳洛酮能阻断 Rb 组皂苷的镇痛作用，其作用部位可能在中枢[91~93]。三七总皂苷对化学性和热刺激性引起的疼痛均有镇痛作用，且其是一种阿片肽样受体激动剂，不具成瘾性[94]。含五羟基黄酮的组分对热板法所致大鼠疼痛也有止痛作用[95]。③对神经系统其他作用：三七总皂苷对猫急性脊髓损伤后早期的继发性损害具有一定的保护作用，其主要机制可能在于其能增加脊髓伤区供血，改善微循环，具有钙离子拮抗剂样作用及抗氧化作用[96]。静注三七总皂苷可通过抑制大鼠脊髓损伤后脊髓组织 MDA、游离脂肪酸含量的增加，黄嘌呤氧化酶活性升高，SOD 活性降低，Ca^{2+} 浓度提高的反应而保护脊髓组织。[97] 三七可拮抗樟柳碱造成的记忆获得不良和改善亚硝酸钠造成的记忆巩固障碍[98]。三七总皂苷对老年痴呆大鼠的大脑胆碱能神经元具有较强的保护作用，通过改善和修复受损神经元而提高细胞存活的数量和质量、提高胆碱乙酰转移酶的含量和活性，从而保护和改善中枢胆碱能系统的功能，发挥抗老化、抗痴呆的作用[99]。三七总皂苷使紧张式发放细胞重复发放的频率下降，在 0.12~0.16g/L 浓度范围内，三七总皂苷对大鼠星状神经节细胞的后超极化电位有浓度依赖性抑制作用，三七总皂苷还能可逆性拮抗高钙对快兴奋性突触后电位的易化作用[100]。Rb1 和 Rg1 能巩固记忆，并具有促进记忆作用[101]。给动物腹腔注射 Rb1 和 Rg1，能促进中枢 M 胆碱受体密度增高，还能增加脑内蛋白质含量，这是三七助记忆的分子学基础[101,102]。

4. 抗炎　三七根的水提物 50~200mg/kg 皮下注射，对透明质酸酶、软骨素酶 ABC、α-糜蛋白酶和组胺所引起的皮肤血管通透性增加的抑制率为 11%~36%，200mg/kg 的三七总皂苷对醋酸引起的腹腔毛细血管通透性增高的抑制率为 41%[103]。300mg/kg 连服 7 天，对大鼠皮下植入棉球所致肉芽形成有抑制作用[104,105]。对二甲苯和巴豆油所致小鼠耳郭肿胀有抑制作用[103,106]。对角叉菜胶、高岭土、5-HT、蛋清、透明质酸酶等引起的小鼠或大鼠踝关节肿胀、足肿胀等均有抑制作用，能使大鼠肾上腺中维生素 C 含量下降、豚鼠腹腔血浆中皮质类固醇浓度升高，说明三七总皂苷通过垂体增强肾上腺皮质功能。三醇苷 100mg/kg 腹腔注射对角叉菜胶所致的摘除肾上腺大鼠的踝关节肿胀也有对抗作用，说明三七总皂苷可能不直接依赖于垂体 - 肾上腺系统的存在[93,106~111]。三七人参三醇苷对二甲苯引起的小鼠毛细血管通透性增加有抑制作用[93]。

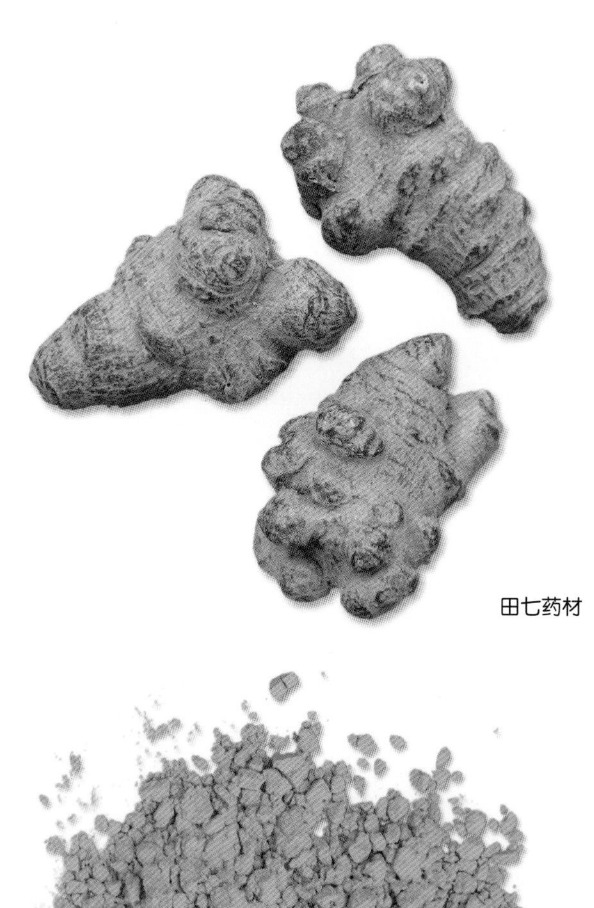
田七药材

田七粉末

5. 对免疫功能影响　三七对免疫功能有影响的主要成分是三七总皂苷和三七多糖[16, 112, 113]。三七总皂苷 160mg/kg 可使小鼠溶血空斑数增加 92%，提高小鼠腹腔巨噬细胞的吞噬率和吞噬指数[114]，增加大鼠肺泡巨噬细胞吞噬率，提高血中白细胞总数和淋巴细胞百分比，减少白细胞移行指数[115]，能对抗干扰素诱导剂乙胺戊酮对迟发型超敏反应的抑制作用，还能保护大鼠实验性变态反应性脑脊髓膜炎所致的瘫痪和死亡[116]。三七总皂苷也能提高体液免疫功能，小鼠皮下注射三七总皂苷160mg/kg，可通过增加溶血空斑形成数而提高抗体形成[114]。腹腔注射50mg/kg三七多糖5~8天，对中华眼镜蛇毒抗补体因子处理后的豚鼠低补体状态有一定恢复作用[117]。小鼠灌胃三七多糖200mg/kg、600mg/kg，能促进脾淋巴细胞增殖转化作用及迟发性变态反应，提高抗体生成细胞能力，增强自然杀伤细胞活性[118]。

6. 对肝功能影响　三七总皂苷对四氯化碳（CCl_4）造成的大鼠肝损伤具有防治作用，使大鼠三磷酸腺苷酶、5-核苷酸酶活性增强，甘油三酯（TG）降低[119]，可使CCl_4损伤的大鼠离体灌流肝的肝灌流量增加，降低灌流液中的谷丙转氨酶，减轻肝脏的病理损伤，其保肝作用机制可能与其改善肝内微循环有关[120]。三七总皂苷对肝脏缺血再灌注损伤亦有保护[121]。静滴三七注射液可使α-异硫氰酸萘酯灌胃引起阻塞性黄疸家兔升高的血清胆红素降至正常、正常大鼠胆汁流量增加[122]。三七片（含生药0.3g）每日2次，每次3片，长期治疗，可使血吸虫病肝纤维化合并病毒性肝炎病人的肝纤维化逆转[123]。三七具有清除自由基、抑制脂质过氧化的作用，对急性酒精性肝损伤的保护作用可能与升高肝脏SOD、谷胱甘肽、对二甲苯活性及降低MDA含量有关[124]。三七皂苷Rg1、Rb1通过抑制磷脂酶A_2、前列腺素水平来减轻CCl_4所致的肝细胞损害，进而减少对肝细胞的炎症刺激和库普弗细胞激活，使肿瘤坏死因子-α的生产减少，达到抗纤维化的作用[125]。三七总皂苷能降低血清转氨酶，增加肝脏白蛋白的合成，减轻肝纤维化程度，抑制免疫性肝纤维化大鼠Ⅰ、Ⅲ型胶原及转化生长因子-$β_1$（TGF-$β_1$）的合成表达[126]。

7. 抗肿瘤　三七皂苷Rb1 270μg/ml对抑制培养的肿瘤细胞的抑制率为92%，而对正常细胞的抑制率只有29%，Ra对培养的瘤细胞也有抑制作用[127]。皂苷Rh1对离体肝癌细胞有抑制作用，它直接作用于细胞膜[128]。皂苷Rh2可抑制小鼠黑色素瘤（B16）的生长，呈浓度依赖性，并能使癌细胞再分化诱导逆转成非癌细胞。在B16和人类红细胞的培养中，皂苷Rh2可改善细胞的流动性，这种效应可能与癌细胞的逆转作用有关[129,130]。三七总皂苷可抑制人肝癌细胞SMMC-7721的细胞增殖，促进细胞凋亡，使细胞生长阻滞于G_0/G_1期，同时上调或恢复细胞的缝隙连接细胞间通讯的功能[131]。

8. 延缓衰老　大鼠连续灌胃三七粉浆200mg/kg 4周，能减少脑组织中过氧化脂（LPO）的量、提高脑组织中的SOD活性，血清SOD活性也呈增高趋势。三七总皂苷能抑制心、脑组织中脂褐素和血清LPO的产生，具有较强的抗氧化作用[132]。三七90%醇提物能促进小鼠脑内DNA、RNA和蛋白质的生物合成，促进大脑代谢[133]。三七皂苷中抗脂质过氧化作用最强的为Rb1，其强度可与维生素E相仿[134]。三七皂苷60mg/kg腹腔注射，可使成年大鼠海马SCN2B表达增加，老年大鼠MAP2、Sortilin-1、Rab6A、Calcinurin-B和MAPKK4的表达减少，三七总皂苷可能通过调节部分衰老相关基因的表达来发挥其抗衰老的作用[135]。

9. 降血糖　三七粉对血糖有双向调节作用，既能升高兔低血糖浓度，又能降低兔高血糖浓度，而对正常血糖无影响[136]。三七皂苷Rg1腹腔注射400mg/kg，能使四氧嘧啶糖尿病小鼠的血糖降低34%，效应随连续给药而增强，并呈量效关系。单剂量三七皂苷Rg1能促进大鼠分离肝细胞摄取^{3}H-葡萄糖，还能增加小鼠肝匀浆代谢葡萄糖和琥珀酸钠的耗氧量及小鼠肝糖原的合成[137]。小鼠腹腔注射三七总皂苷210mg/kg或Rg1 100mg/kg均能使小鼠空腹血糖轻度升高，但维持时间不长，Rg1使小鼠空腹血糖先升高后降低[138]，三七提取物A-J（Ⅰ）（主要含人参三醇皂苷）可使正常小鼠肝糖原含量升高，促进外源性葡萄糖生成肝糖原，提高空腹血糖，对葡萄糖性高血糖有降低倾向，显示出双向调节性作用[139,140]。糖尿病大鼠灌胃给予三七皂苷100mg/kg、200mg/kg，可降低TGF-$β_1$、Pal-1mRNA表达，对其肾脏具有保护作用[141]。

10. 对物质代谢影响　①对脂类代谢影响：熟三七粉能使高脂饲料喂养所致的血清胆固醇（TC）及TG水平增高，α-脂蛋白减少，β-脂蛋白水平升高。生三七粉则在一定程度上减轻由高脂饲料喂养所致的TC增高[142,143]。30%三七甲醇提取物能抑制喂饲胆固醇食物雄性Wistar大鼠的β-脂蛋白、总脂含量、磷脂及游离脂肪酸的增加，而且呈剂量-效应关系[144]。三七皂苷中Rb1具有刺激整体或离体大鼠肝切片中胆固醇合成的作用，Rg1和Re作用次[145]。腹腔注射Rb150mg/kg可使高脂饲料喂饲大鼠肝中胆固醇含量降低、3-羟基-3-甲基戊二酰辅酶A还原酶活性升高[146]。②对蛋白质代谢影响：三七绒根醇提物能使3 H-亮氨酸掺入小鼠肝脏、肾脏和睾丸组织，使蛋白质合成增加[118]。皂苷Rb1和Rg1能促进小鼠脑蛋白质含量增加[88]。腹腔注射Rb1 50mg/kg能使14C-亮氨酸掺入大鼠附睾脂肪组织、肠、肾、脾及血清等蛋白质，并使其合成增加，但在体外试验中只会使肠和肝的掺入增加，腹腔注射Rc 50mg/kg可使14C-乙酸钠和14C-棕榈酸掺入脂肪组织、肠、肝和血清增加[147]。③对核酸代谢影响：三七绒根醇提物对小鼠肝脏、肾脏及睾丸DNA的合成有促进作用[141]。人参皂苷Rb1能促进大鼠肝细胞RNA合成，提高RNA聚合酶的活性，对RNA聚合酶Ⅰ和Ⅱ皆呈刺激作用，放线菌素D和环磷酰胺可阻断Rbl对RNA聚合酶的作用，但Rb1对RNA聚合酶Ⅱ的作用只能被放线菌素D阻断，Rc则抑制大鼠肝细胞核RNA合成，抑制RNA聚合酶Ⅰ和Ⅱ的活性[148,149]。

11. 利尿等作用　三七总皂苷具有促进生长作用，能增加小鼠的体重，具有雄性激素样作用，能增加大鼠精囊重量。三七总皂苷静注对幽门结扎所致大鼠溃疡有抑制作用[105]。三七皂苷A 50mg/kg可使尿量增加，75mg/kg时增加更为显著，达常量的5倍以上[58]。三七根总皂苷可使小鼠心肌细胞cAMP含量升高22.6%，使环磷酸鸟苷的含量降低[129]。三七皂苷能抑制大鼠Na^+-K^+-ATP酶活性[150]。三七皂苷Rb1体外抑制脑微粒体Na^+-K^+-ATP酶活性，且作用可逆，可被N^+、K^+拮抗[151]。三七水浸剂及三七总皂苷对多种细菌及真菌均有抑制作用[152~154]，此外，三七皂苷可通过降低整合素$β_1$的表达水平进而抑制肾成纤维细胞的增殖及Ⅰ型胶原的分泌，防治肾间质纤维化[155]。

12. 体内过程　大鼠静脉注射^{3}H-Rg1后的药时曲线显示

二室模型，给药后 8h 的血药浓度比 6min 的血药浓度下降 95% 以上，分布相半衰期 $t_{1/2}\alpha$ =0.1786h，消除相半衰期 $t_{1/2}\beta$ =0.4h，表观分布容积 Vd = 18.9ml。广泛分布于各组织器官中，肝、肾药物浓度最高，其他依次为肾上腺、子宫、肺、卵巢、心、胃、肠、脾、肌肉、眼和脑。能透过血脑屏障，也能进入眼球内。胆汁排泄量高，与从粪便中排泄量接近，从粪便与尿内的排泄量比为 4.4 ∶ 1。大鼠灌服 ^{3}H-Rg1，经消化道吸收非常缓慢，且血药浓度低，灌服后 8h 血药浓度较高，12h 达高峰[156]。大鼠灌胃 Rb1 1000mg/kg 15~30min，血清、肝、肾、心、肺、脾及脑组织中 Rbl 浓度都低于 0.2μg/ml 或 0.2μg/g，服药 24h 内，粪中 Rb1 积累量为服药总量的 10.8%，服药 48h 内，尿中积累 Rb1 的排出量为服药总量的 0.05%，而胆汁中浓度自始至终均低于 0.2μg/ml，静注 Rb1 5mg/kg，其消除半衰期 14.5h，半衰期较长与血浆蛋白高度结合有关，消化道内未吸收的 Rb1 迅速降解或大部在大肠内被代谢[157]。

13. 毒理　①急性毒性：三七醇提物小鼠静注的半数致死量（LD_{50}）为（836±17）mg/kg[56]。生三七总皂苷小鼠静注的 LD_{50} 为 110.67±14.0mg/kg，熟三七总皂苷小鼠静注的 LD_{50} 为（105.33±58.6）mg/kg[158]，皮下注射的 LD_{50} 为（3451±650mg）/kg[36]。三七根总皂苷小鼠颈背皮下注射 LD_{50} 为 1667mg/kg[154]，小鼠腹腔注射人参皂苷 Rb1 LD_{50} 为 1208mg/kg[159]。豚鼠静注 Rb1 LD_{50} 为 498mg/kg[160]。小鼠腹腔注射人参皂苷 Rg1 LD_{50} 为 1250mg/kg[159]，灌胃 LD_{50}>5000mg/kg，静注 LD_{50} 为 396mg/kg[161]。②长期毒性：三七粉 1g/kg、三七皂苷 0.4 g/kg 分别给兔灌胃，每日 1 次，7 天为 1 个疗程，每疗程间歇 1 天，连续 4 个疗程，除三七粉组血糖有一定降低外，对红细胞、白细胞及分类、血红蛋白、凝血时间、TC、血清总脂及 β- 脂蛋白均无影响[162]。兔每日喂饲三七绒根 700~800mg/kg 连续 2 个月，外观正常，血象、肝肾功能及重要脏器组织检查及心电图均无异常[56]。

【临床研究】

1. 上消化道出血　①治疗组用参田七注射液（每支 2ml，含参田七生药 1g）加入葡萄糖注射液中，静脉滴注，每次 8~12ml，每日 1 次；对照组用止血敏、维生素 K_1、对羟基苄胺等加入葡萄糖注射液静脉滴注或安特洛新肌注。结果：治疗组共 110 例，其中治愈 102 例，占 92.73%，8 日内大便隐血试验转阴者 93 例，占 84.54%；对照组 50 例，其中治愈 40 例，占 80%，8 日内大便隐血试验转阴者 26 例，占 52%[163]。②田七研为粉末，每次 1.5g，每日 3 次，温开水送服。共治疗 60 例胃出血，其中完全止血者 58 例，无效 2 例[164]。

2. 咯血　用方（田七 15g，花蕊石 30g，海螵蛸 30g，茜草、地榆各 20g，甘草 15g，研磨成粉，分为 9 包），开水送服，每次 1 包，每天 3 次。共治疗 17 例肺结核咯血，其中 4 例单纯服用上述方药，13 例经各种止血剂治疗无效后加服此方。待咯血停止后继续服用本方药 2~3 天。全部病例同时进行抗结核药物治疗。咯血停止以血痰完全消失为准。结果服药后第 3 天止血 2 例，第 4 天止血 3 例，第 5 天止血 5 例，第 6~10 天止血 4 例，第 14 天止血 1 例。一般无不良反应，仅有 2 例诉此粉剂难服，不能坚持，中途停药[165]。

3. 眼前房出血　①用乙醇提取田七有效成分，加蒸馏水制成 10% 田七液，作直流电离子导入治疗，用眼浴法（Selinger 法）从负极导入眼内，电流量为 0.4~1.5mA，每次治疗前患眼滴 0.5% 的丁卡因 1 次，导入时患眼要睁开。继发青光眼者给口服醋唑磺胺，局部滴缩瞳药。每次治疗 30min，每日 1 次，病情重者每日 2 次。共治疗 70 例，除 2 例出血性青光眼手术后病人各治疗 12 次无效外，其余 68 例前房出血均治愈。平均出血吸收时间为 4.09 日，治愈率为 97.14%。治疗期间未见复发出血及炎症等不良反应[166]。②以 10% 田七液用眼枕法直流电导入前房，电流强度为 1~2mA，每次 15min，用药量 1 安瓿，单纯少量出血者，每日 1 次；积血量多者，每日 2 次；积血完全吸收，疗程即结束。共治疗 54 例（Ⅰ度者 9 例，Ⅱ度者 14 例，Ⅲ度者 11 例，Ⅳ度者 20 例），其中出血完全吸收的，Ⅰ度 1~3 日，Ⅱ度 2~7 日，Ⅲ度 4~9 日，Ⅳ度 6~15 日，有效率 100%。17 例发生继发性青光眼者（眼压在 3.99kPa 以上），经治不但前房积血完全吸收，且有 6 例用 Schiotz 眼压计测定均恢复正常眼压（3.99kPa 以下），另 11 例测眼压为 Tn[167]。③取血栓通 6ml（每安瓿 2ml，含田七提取物 100mg），加入 5% 葡萄糖氯化钠注射液推注。每日 1~2 次，连用 7~10 天。前 5 天同时口服抗生素、维生素 C 及醋氨酰胺。治疗早期外伤性前房出血 22 例 22 只眼，用药后积血一般在 24~48h 开始吸收，6~15 日内吸收干净[168]。

4. 外伤性玻璃体积血　取 10% 田七水煎液 10ml，用眼枕法直流电导入眼球内，直流电强度 1.5mA。每日上午 10 时及下午 4 时各作 1 次，每次 30min，待积血完全吸收后疗程结束。共治疗 19 例（Ⅰ度积血 4 例，Ⅱ度积血 9 例，Ⅲ度积血 6 例），其中积血完全吸收时间，Ⅰ度 10~30 日，平均 20 日；Ⅱ度 13~36 日，平均 24.5 日；Ⅲ度 14~60 日，平均 37 日。有 1 例继发青光眼，经治 20 日测眼压为 2.78kPa（22.40mmHg），随访未再复发[169]。

5. 视网膜中央静脉阻塞　用田七注射液，每日 2~6ml（每 1ml 含三七总皂苷 50mg），加入 50% 葡萄糖注射液 40ml 中，静脉注射。10 次为 1 个疗程，连用 2~3 个疗程。共治疗 64 例，其中显效 14 例（21.9%）、有效 38 例（59.4%）、无效 12 例（18.7%）。绝大多数病人注射药物后精神改善，饭量增加，未见不良反应发生[170]。

6. 颅脑外伤　用田七粉 5g，开水送服（昏迷者鼻饲），每日 2~3 次。以自觉症状、中枢神经系统受损征象如意识状态、精神症状、瘫痪、锥体束征、失语和特殊检查来判断疗效。共治疗 40 例，其中显效 17 例（轻型 9 例，中型 4 例，重型 3 例，1 例轻瘫好转）；有效 14 例（轻型 5 例，中型 5 例，重型 4 例）；无效 11 例（中型 4 例，重型 6 例，1 例因须开颅消除血肿后死亡）[171]。

7. 术后腹痛　治疗组用田七粉 1g，沸水冲服，每日 3 次，连用 3~5 天。对照组用罗痛定 60mg 或强痛定 l00mg，肌注。两组均在 3~6 年后随访。结果：治疗组共 47 例，其中出院后无腹痛发生者 40 例，占 85%；因饮食或劳累后有腹隐痛者 7 例，占 15%。对照组 20 例，其中出院后无腹痛发生者 14 例，占 20%；经常腹痛者 3 例，因腹痛影响体力劳动者2例，再手术者（肠粘连梗阻）1例；共6例，占30%。两组有显著性差异（$P<0.05$）[172]。

8. 颞下颌关节功能紊乱综合征　用田七酊（取田七粉60g，加95%乙醇500ml，浸泡20~30天，即得），采用药罐疗法，取磨去底的青霉素空瓶1只（仍保留瓶盖），内盛田七酊药液达瓶的2/3容量。将瓶去底一面放在颞颌关节周围压痛点最明显的部位，然后再用注射器抽去瓶内空气，使瓶内产生负压，牢固地吸附在治疗区，每次吸附20~30min。取下时可注入少量空气，使瓶内负压解除即可取下。药液可反复使用2~3次，至液色变浅时弃去。每日或隔日1次，5~7次为1个疗程，根据病情做l~2个疗程。共治疗312例，其中优者85例（27.24%）、良者105例（33.65%）、好转82例（26.28%）、无效40例（12.82%），总有效率87.17%。一般治3~7次即可见效[173]。

9. 冠心病　①用冠心宁（含田七皂苷等），每次0.2~0.4g，每日3次，1~6个月为1个疗程。共治疗263例（绝大多数为心绞痛类型，极少数为隐性冠心病、心律失常或亚急性心肌梗死病例），其中对心绞痛症状有效率为84%左右，对心电图有效率34.9%，对155例缺血型ST-T的总有效率40.6%，硝酸甘油停用率69.6%、减量率25.5%（停减率为95.1%），绝大多数胸闷、气短、乏力等症状获改善，有效率为66%~87%。少数病人有口干及呼吸道不适感[174]。②治疗组用人参田七胶囊（每粒含人参、田七生药1g），每次3粒，每日3次。对照组用适量强心及扩张血管药物。两组均20天为1个疗程。结果：治疗组35例，其中显效27例（77.1%）、好转7例（20%）、无效1例（2.9%），总有效率为97.1%；对照组46例，其中显效28例（60.9%）、好转15例（32.6%）、无效3例（6.5%），总有效率为93.5%。治疗组显效病例比率优于对照组（$P<0.05$）[175]。

10. 脑血管病　用血栓通注射液（每2ml含三七总皂苷70mg），每次10~20ml，加入0.9%生理盐水中静滴，每日1次，20天为1个疗程。共治疗78例，其中轻度4例，肌力4级；中度44例，肌力2~3级；重度30例，肌力0~1级。均有程度不同的意识障碍。在脑血栓形成73例中，基本治愈15例，显效35例，好转17例，总有效率为91.8%，与复方川芎注射液治疗脑血栓形成和脑栓塞总有效率94.5%相近似。脑出血5例，显效1例，好转2例，无效2例[176]。

11. 降血脂、胆固醇　用生田七粉，每次0.6g，每日3次饭前服，连服1个月。共治10例，其中5例总脂治疗前平均为30.659mmol/L（1179.2mg%），治疗后平均为18.678mmol/L（718.4mg%）；磷脂治疗前平均为78.336mmol/L（242.6mg%），治疗后平均为69.811mmol/L（216.2mg%），10例胆固醇治疗前平均为7.088mmol/L（272.6mg%），治疗后平均为4.81mmol/L（185mg%）；胆固醇治疗前平均为4.246mmol/L（163.3mg%），治疗后平均为3.195mmol/L（122.9mg%）。治疗期间病人自觉精力较前旺盛，高血压、冠心病、脑动脉硬化症状有所减轻，未发现明显的副作用[177]。

12. 小儿贫血　依患儿年龄每日服5%田七奶粉20g、25g、30g，相当于田七1g、1.25g、1.5g。21天为1个疗程，观察1~3个疗程。对照组口服普通奶粉；自身对照组先服普通奶粉63天后，再服田七奶粉63天。疗前及每一个疗程后测定血红蛋白、红细胞、网织红细胞、血小板、白细胞及分类。结果：共观察田七奶粉组218例，普通奶粉组65例，自身对照组16例。田七奶粉组比普通奶粉组有明显的升血红蛋白及红细胞作用。服用42天后，田七组的血红蛋白均上升到110g/L（118/100ml）以上，上升率是普通组的3.5倍；红细胞数田七组上升0.552×10^{12}/L（55.2万/mm^3），普通组上升0.125×10^{12}/L（12.5万/mm^3），前者为后者的4.4倍以上。田七组红细胞均值上升到3.8×10^{12}/L（380万/mm^3）以上。自身对照组，先服普通奶粉63日，对血红蛋白及红细胞虽均有上升，但无统计学意义，改服田七奶粉63日后，血红蛋白及红细胞均有明显升高，分别升到110g/L（118/100ml）以上、3.83×10^{12}/L（383万/mm^3）以上。对网织红细胞，治疗42日后田七组明显上升，为治疗前水平的154.6%，而普通组反略下降。自身对照组用普通奶粉治疗时，未见网织红细胞升高，改用田七奶粉后，网织红细胞明显增高，提示田七奶粉可能有促进骨髓造血作用，田七抗贫血作用可能与促进骨髓造血功能有关[178]。

13. 丙氨酸氨基转移酶增高症　用生田七粉，每次1g，每日3次，空腹口服，1个月为1个疗程。共治疗45例，其中显效34例，有效10例，无效1例。同时又观察了田七对慢肝病人血浆蛋白的影响。其中10例慢肝病人血浆白蛋白由疗前平均3.45g%上升到4.0g%，球蛋白由4.0g%降为2.5g%，A/G比值平均值，由0.86/1转为1.6/1，说明生田七粉对改善血浆蛋白也有良效[179]。

14. 肝炎　①用参田七注射液（每支2ml，含生药1g），每日用1支者25例，2支者34例，3支者6例。肌注或置于10%葡萄糖液中静滴，每日1次，3~4个月为1个疗程。共治疗难治性血瘀型慢性肝炎65例，除7例根据中医辨证治疗外，其余58例均单用本药。其中显效47例（72.3%）、好转5例（7.7%）、无效13例（20%）、无恶化病例，有效率80%。在治疗过程中，仅2例注射局部发生硬肿，别无副反应[180]。②用生田七粉，每次1.5~2g，每日3次，空腹温沸水送服。忌食辛辣香燥及过于油腻之品。停服其他药物。共治疗53例，其中慢性、迁延性肝炎49例，治愈41例，显效5例，无效3例；表面抗原（HBsAg）阳性肝炎4例，治愈2例，显效1例，无效1例[181]。

15. 子宫脱垂　用田七收宫针剂，肌内注射，每次4ml，每日1次，或每次2ml，每日2次；此外，每星期2次穴位注射及上2次田七收宫栓。1个月为1个疗程。共治疗201例，治愈或基本治愈159人（79.1%），有效25人，进步12人，无效5人，总有效率为91.5%。其中Ⅰ度77人，治愈或基本治愈76人，占98.7%。Ⅱ度93人，痊愈或基本痊愈67人，占72%；有效14人，占15%，总有较率87%。Ⅲ度31人，复位或基本复位16人，占51.6%；有效11人，占35.5%，总有效率87%。复查108例，参加劳动后，疗效仍巩固的99例，占复查人数的91.7%；不能巩固的9人，占8.3%[182]。

16. 辅助腹膜透析　每1000ml腹透液加血栓通注射液（每

1ml 含田七提取物 50mg）1ml，共观察 8 例，4 例开始腹透时先用肝素，后改用血栓通；4 例从插植透析管手术后即用血栓通。8 例持续性非卧床腹膜透析加血栓通共腹透 1894 例次，从未发生透析管堵塞。其中，透出液内偶观少量纤维蛋白凝块 27 次，予以加倍剂量的血栓通继续腹透，凝块可消失，从未发生感染性腹膜炎 [183]。

17. 赘疣　①用田七粉 1.5g，每日 2 次，水冲服，10 天为 1 个疗程。共治扁平疣 30 例，其中痊愈 20 例（66.7%）、有效 6 例（20%）、无效 4 例，总有效率 86.7%[184]。②用三七粉 1~1.5g，每日 2 次，开水送服。共治疗 11 例寻常疣，收到满意效果 [185]。

18. 对急性有机磷农药中毒心脏损伤保护作用　对照组给予西医常规处理，治疗组在常规治疗的基础上加用血塞通注射液（三七总皂苷），同时以 30 名健康体检者作为正常对照组。治疗组和对照组各 36 例，治疗组治疗 3 天后在疗效及心肌酶谱的改善均优于对照组 [186]。

19. 痔疮　用田七化痔丸（田七、盐霜柏、勒苋菜、九里明等）；对照组用槐角丸。治疗组共 100 例，对照组 40 例。其中治疗组显效率为 25%，总有效率为 91%；对照组显效率仅为 7.5%，总有效率为 75%。两组有显著性差异 [187]。

20. 气虚血瘀型头痛　用益气活血散（新开河参、田七、丹参），10 天为 1 个疗程。共治疗 40 例，其中临床痊愈 12 例，显效 14 例，有效 10 例，无效 4 例，总有效率 90%[188]。

【性味归经】味甘、微苦，性温。归肝、胃、心、肺、大肠经。

【功效主治】止血散瘀，消肿定痛。主治各种出血症，胸痹心痛，血瘀经闭、痛经，产后瘀滞腹痛，跌仆瘀肿，疮痈肿痛。

【用法用量】内服：煎汤，3~9g；研末，1~3g；或入丸、散。外用适量，磨汁涂；或研末调敷。

【使用注意】凡出血而见阴虚口干者，须与滋阴凉血药同用；孕妇慎用。

【经验方】

1. 无名痈肿，疼痛不止　山漆磨米醋调涂。已破者，研磨干涂。（《本草纲目》）
2. 痈疽破烂　乳香、没药、血竭、儿茶、田七各二钱，冰片一钱，麝二分。热加黄连一钱，腐加轻粉一钱，有水加龙骨（煅）一钱，欲速收口加珍珠一两，或加蟹黄二钱（法取团脐蟹，蒸热取黄，晒干，收用）。为末掺用。（《外科大成》）
3. 男妇被打伤，青肿不散　田七一钱，嚼细，涂患处即消。（《医便》）
4. 男妇心气疼痛　田七二钱或一钱为末，温酒调下，或自嚼酒下。（《医便》）
5. 跌打内伤　田七末 15g，与活螃蟹共捣烂，冲热酒温服。（《广西民族药简编》）
6. 风湿性关节炎　田七 15g，八角枫根 6g，枫荷梨根 21g。煎水 2 次服。（江西《草药手册》）
7. 冠心病心绞痛　①田七粉 0.45g，吞服，每日 5 次，重症加倍。（《浙江药用植物志》）②田七、人参等份为末，每服 1.5g，日服 2 次。（《四川中药志》1982 年）③参田七粉每服 1.5g，珍珠粉 0.3g，川贝粉 3g。混匀，日分 2 次服。[中医杂志 1984,（11）:10]
8. 气血虚弱　田七 3g，土人参 6g。研细末，蒸肉饼吃。（《曲靖专区中草药手册》）
9. 血虚头晕　田七 3g，研细末；鸽子 1 只，去内脏，药粉装肚，蒸吃。（《曲靖专区中草药手册》）
10. 风湿性心脏病　生田七粉 1g，点酒为引，温开水送服，每日 2~3 次。（《云南中草药选》）
11. 赤眼，十分重者　田七根磨汁涂四围。（《濒湖集简方》）
12. 吐血、衄血　山漆一钱，自嚼，米汤送下。（《濒湖集简方》）
13. 赤痢血痢　田七三钱。研末，米泔水调服。（《濒湖集简方》）
14. 大肠下血　田七研末，同淡白酒调一二钱服。加五分入四物汤亦可。（《濒湖集简方》）
15. 咯血，兼治吐衄，理瘀血及二便下血　花蕊石三钱（煅存性），田七二钱，血余一钱（煅存性）。共研细末。分二次服，开水送服。（《医学衷中参西录》）
16. 男妇血淋　田七一钱，灯草、姜汤送下。（《医便》）
17. 妇人血崩　研田七末一钱，用淡白酒或米汤调服。（《医便》）
18. 妇人产后败血作痛　田七一钱或五分，研末，艾叶煎汤，或老酒送下；自嚼亦可。（《医便》）
19. 妇人赤白带下　每服田七一钱，研末，温酒送下。（《医便》）
20. 痛经　田七末 2~3g，经前或经行痛时，温开水送服。[上海中医药杂志 1984，（3）：21]
21. 胃和十二指肠溃疡　田七粉 12g，白及 9g，乌贼骨 3g。共为细末，日服 3 次，每次 3g，开水送服。（《曲靖专区中草药手册》）
22. 慢性前列腺炎　田七粉 3g，隔日 1g，白开水送下。[河南中医 1985，（3）：27]
23. 浅层静脉炎　田七粉 2g，日服 2 次，温开水送下。[中医药研究 1990，（3）：41]

附：田七叶、花

叶具有散瘀止血，消肿定痛的功效。主治吐血，衄血，便血，外伤出血，跌打肿痛，痈肿疮毒。

花具有清热生津，平肝降压的功效。主治津伤口渴，咽痛音哑，高血压病。

【参考文献】

[1] 真田修一 . 中药三七的化学成分研究 . 生药学杂志（日），1978，（32）：96.

[2] 伍明珠 . 滇产植物皂素成分研究及中药三七的两种皂苷 . 云南植物研究，1979，（1）：119.

[3] Jun Zhou,Ming-zhu Wu,Shingenori Taniyasu,et al.Dammaranesaponins of Sanchi-Genseng, Root of panax notoginseng F. H. Chen:Structure of New Saponin, Notoginsenoside-R1 and R2, and Identification of Ginsenoside-Rg2 and -Rh1.Chem Pharm Bull,1981,29（10）:2844.

[4] Hirmichi Matsuura,Ryoji Kasai,Osamu Tanaka,et al.Further Studies on Dammarane-saponins of Sanchi-Genseng. Chem Pharm Bull,1983,31（7）:2281.

[5] 赵平，刘玉清，杨崇仁 .Minor constituents from the roots of Panax notoginseng（1）. Acta Bot Yunnan（云南植物研究），1993，15（4）：409.

[6] 魏均娴 . 三七的化学研究 . 药学学报，1980，15（6）：359.

[7] 魏均娴，王良安，杜华 . 三七绒根中皂苷的分离和鉴定 . 药学学报，1985，20（4）：288.

[8] 杨崇仁，王国燕，伍明珠，等 . 三七芦头的皂苷成分 . 药学通报，1985，20（6）：337-338.

[9] 小菅桌夫，横田正富，落合明男，等 . 止血成分に用じうゐ生藥の有效成分にする研究（第 2 報），田七の止血作用について . 藥學雜志，1981，101（7）：629.

[10] 鲁歧，李向高 . 三七止血成分的分离鉴定与含量测定 . 中成药，1988，（9）：34.

[11] 鲁歧，李向高 . 三七挥发油成分的研究 . 药学学报，1987，22（9）：528.

[12] 鲁歧，李向高 . 人参三七根挥发油中性成分的研究 . 中草药，1988，19（1）：5.

[13] 谭宁华，王双明，杨亚滨，等 . 三七环二肽成分和人参内酰胺成分 . 云南植物研究，2003，25（3）：366-368.

[14] 饶高雄，王兴文，金文 . 三七总苷中聚炔醇成分 . 中药材，1997，20（6）：298.

[15] 林琦，赵霞，刘鹏，等 . 三七脂溶性成分的研究 . 中草药，2002，33（6）：490.

[16] Ohtani K, Mizutani K, Hatono S,et al.Sanchinan-A, a reticuloendothelial system activating arabinogalactan from sanchi-ginseng（roots of Panax notoginseng）. Phanta Med,1987, 53（2）:166.

[17] 王世民 . 六种参类补益中药微量元素含量的比较 . 山西中医，1989，5（2）：42.

[18] 郝南明，田洪，苟丽 . 三七生长初期不同部位微量元素的含量测定 . 广东微量元素科学，2004，11（6）：31.

[19] Yoshikawa M, Morikawa T, Yashiro K,et al.Bioactive saponins and glycosides. XIX. Notoginseng（3）Immunological adjuvant activity of notoginsenosides and related saponins: structures of notoginsenosides-L, -M, and -N from the roots of Panax notoginseng（Burk.）F. H. Chen. Chem pharm Bull,2001,49（11）:1452.

[20] Yoshikawa M,Murakami T,Ueno T,et al.Bioactive saponins and glycosides.VIII.Notoginseng（1）:new dammarane-type triterpene oligoglycosides,notoginsenosides-A,-B,-C,and -D,from the dried root of Panax notoginseng（Burk.）FH Chen. Chem Pharm Bull（Tokyo）,1997,45（6）:1039.

[21] 刘贺之，庞健 . 菊三七与参三七止血作用对比的研究 . 药学通报，1982，17（6）：362.

[22] 胡月娟，李仪奎 . 三七培养细胞对心血管系统的作用 . 中国中药杂志，1992，17（6）：361.

[23] 杜力军，何卫世 . 三七止血活血机理的研究 I：不同剂量三七对小鼠凝血系统的作用 . 中药药理与临床，1995，11（3）：25.

[24] 刘贺之，庞健 . 菊三七与参三七止血作用对比的研究 . 药学通报，1982，17（6）：42.

[25] 刘贺之，庞健，王增岭，等 . 菊三七与参三七对血小板超微结构影响的研究 . 药学学报，1982，17（11）：801.

[26] 赵国强，王秀训 . 三七止血成分 . 中草药，1986，17（6）：34.

[27] 张山苗，陈俊秀 . 三七几种成分对血小板聚集功能及其 cAMP 含量的研究 . 中山医学院学报，1984，5（1）：71.

[28] Namba T. Chem Pham Bull. 1973, 21:459.

[29] 潘鑫鑫，严晴山，刘天培 . 人参、西洋参及三七总皂苷对大鼠血小板功能及血栓形成的抑制作用 . 中国药理学与毒理学杂志，1993，7（2）：141.

[30] 刘青，邓漪平 . 三七总皂苷对血管内皮产生组织型纤溶酶原激活物的影响 . 中华血液杂志，1994，15（8）：433.

[31] 久保道德 . 药学杂志（日），1984，104（7）：757.

[32] 徐皓亮，季勇，饶曼人 . 三七皂苷 Rgl 对大鼠实验性血栓形成，血小板聚集率及血小板内游离钙水平的影响 . 中国药理学与毒理学杂志，1998，12（1）：56.

[33] 板木浩几 . 昭和医会志（日），1987,47（6）:795.

[34] 后藤裕关 . 昭和医会志（日），1987,47（6）: 789.

[35] Namba T. Planta Med, 1974, 25（1）:28.

[36] 黎光南，匡志华 . 熟三七粉补血成分的研究 . 中成药研究，1982，（12）：31.

[37] 难波恒雄，吉崎正雄，富森毅 . 人参及亲缘生药中皂苷的定量 . 药学杂志（日），1974，94（2）：252.

[38] 陆小青 . 三七注射液对大白鼠实验性失血性贫血疗效初步观察云南医药 .1982，3（5）：306.

[39] 陈吉球 . 三七总皂苷及三七皂苷 C1 对刺激兔下丘脑诱发室性期前收缩的抑制作用 . 昆明医学院学报，1989，10（2）：22.

[40] 郝朝庆，杨帆，许振朝，等 . 三七总皂苷升高白细胞作用的研究 . 中药药理与临床，1985，（1）：198.

[41] 李永伟，李逢春，周晓玲，等 . 三七总皂苷提高肺泡巨噬细胞吞噬率的作用 . 广西医学，1986，8（1）：1.

[42] 祝彼得 . 三七总皂苷对小鼠多能造血干细胞增殖的影响 . 中药药理与临床，1991，7（6）：27.

[43] 周伟贞 . 中国药理通讯，1989,6（3,4）:86.

[44] Kasnge T. Eur Pat Appt,1980,（9）:728.

[45] 高瑞兰，徐卫红，林筱洁，等 . 三七皂苷对造血细胞 GATA-1 和 GATA-2 转录调控蛋白的诱导作用 . 中华血液学杂志，2003，11（2）：120.

[46] 陈小红，高瑞兰，郑智茵，等 . 三七皂苷对人骨髓造血细胞凋亡相关蛋白表达的影响 . 中国实验血液学杂志，2006，14（2）：343.

[47] 高瑞兰，徐卫红，陈小红，等 . 三七皂苷对造血细胞 AP.1 家族转录调控蛋白 NF,E2,c.jun 和 c.fos 的诱导作用 . 中国实验血液学杂志，2004，12（1）：16.

[48] 钱煦岱，高瑞兰，马珂，等 . 三七皂苷对人骨髓 CD34+ 造血干 / 祖细胞的增殖分化作用 . 中国实验血液学杂志，2004，25（5）：281.

[49] 伍杰雄，陈俊秀 . 三七皂苷对血管平滑肌的作用 . 中国药理学报，1988，9（5）：409.

[50] 陈吉球，张月光 . 三七皂苷对心肌腺苷三磷酸酶的影响 . 中国药理学报，1994，15（4）：347.

[51] 熊志刚，孙家钧 . 三七皂苷 Rb 和 Rg1 对心肌动作电位及慢内向电流的影响 . 中国药理学报，1989，10（6）：520.

[52] 陈吉球，张月光，熊川，等 . 三七总皂苷对心脏单相动作电位及心房自律性和收缩性的影响 . 中国药理学报，1992，13（6）：538.

[53] 苏善国，王晓晴 . 三七总皂苷和阿托品对实验性心肌缺血作用的观察 . 昆明医学院学报，1994，15（1）：56.

[54] 李学军， 范劲松 . 三七中人参三醇苷对羊心浦氏纤维动作电位及延迟整流的影响 . 北京医科大学学报，1993，28（2）：81.

[55] 陈植和，王德成，李惠兰，等 . 三七根、叶、花皂苷对麻醉犬血流动力学的影响 . 药学学报，1983，18（11）：818.

[56] 苏雅，李勤华，张宝恒，等 . 三七绒根提取物（76017）对心血管的作用 . 药学学报，1979，14（6）：321.

[57] Chien-Tung Hsu. Jap J Pharmacol,1956, 6（1）:18.

[58] Chien-Tung Hsu. 医学中央杂志（日），1956,126:209.

[59] 王殿祥，李惠民 . 三七对肺动脉压降压作用的研究 . 中国医学报，1990，（4）：51.

[60] 伍杰雄，孙家钧．三七总皂苷对大鼠颈内动脉、肠系膜前动脉血流动力学的作用比较．中国药理学通报，1993，9（3）：198.

[61] 关永源，关超然．三七皂苷对血管平滑肌上受体操纵 Ca^{2+} 通道的特异性作用．中国药理学报，1994，15（5）：392.

[62] 关永源，伍杰雄．三七对兔主动脉血管平滑肌有阻断 Ca^{2+} 内流减轻其收缩性的作用．中国药理学报，1985，6（4）：267.

[63] 伍杰雄，随俊秀．三七总皂苷的负变频和变力作用．中国药理学学报，1988，9（2）：147.

[64] 王佑华，周端，曹敏，等．三七花总皂苷对自发性高血压大鼠血压及心率的影响．中西医结合心脑血管病杂志，2007，10（5）：965.

[65] 史以菊，江新泉，卢连元，等．三七皂苷对肾性高血压大鼠血压的影响．泰山医学院学报，2002，23（3）：192.

[66] 刘赛．三七总皂苷的抗心律失常作用．中国药理学报，1984，5（2）：100.

[67] 李丹石，陈北銮，任国均，等．三七总皂苷注射液抗心律失常的实验研究．中国药理与临床，1987，4（4）：28.

[68] 陈朝凤，陈洁文．三七皂苷抗心律失常的实验研究．广州中医学院学报，1994，11（2）：88.

[69] 张宗鹏，苏雅，赵益桂，等．三七三醇苷对动物血小板功能血栓形成的影响．中国药理通讯，1988，5（3）：11.

[70] 但汉雄，张宝恒．三七二醇苷抗实验性心律失常的作用．中草药，1991，22（5）：212.

[71] 但汉雄，张宝恒．三七二醇苷对大鼠实验性心肌梗死的保护作用．中药药理与临床，1993，9（4）：26.

[72] 林曙光，孙家钧．三七皂苷对高脂血清所致的培养主动脉平滑肌细胞增殖的作用．中国药理学报，1993，14（4）：314.

[73] 石琳，范盘生，吴铃，等．三七总皂苷升高颈动脉前列腺素 I_2 及降低血小板血栓素 A_2 的作用．中国药理学报，1990，11（1）：29.

[74] 周远鹏．三七对心血管系统和心肌氧代谢的影响．中草药，1988，19（4）：25.

[75] 李麟仙，王子灿．三七根总皂苷抗失血性休克及对心脏功能的保护作用．中国药理学报，1988，9（1）：52.

[76] 伍杰雄，孙家钧．三七总皂苷、维拉帕米、去甲肾上腺素对大鼠和家兔脑循环的作用比较．中国药理学报，1992，13（6）：520.

[77] 李麟仙，王子灿，李树清，等．三七根总皂苷对几种实验性休克的保护作用．昆明医学院学报，1984，（5）：1.

[78] 潘育方，邹燕．三七皂苷 Rg1 抗疲劳和耐缺氧作用的研究．临床和实验医学杂志，2006，5（8）：1120.

[79] 昆明医学院药理学教研组，云南省药物研究所心血管药物组．药学通报，1979，14（2）：85.

[80] 陈吉荣，陈全生．三七绒根总皂苷的药理作用．中成药研究，1986，（12）：40.

[81] 李麟仙，王子灿，李盈盈，等．三七总皂苷对家兔急性脑缺血的保护．中华神经精神科杂志，1987，20（2）：109.

[82] 姜开余，钱曾年．三七总皂苷对神经细胞在体内外缺氧性损伤的作用．中成药，1995，17（7）：32.

[83] 简道林，余金甫．三七总皂苷对完全性脑缺血损伤复苏效应的实验研究．中华麻醉学杂志，1993，13（4）：261.

[84] 姜开余，钱曾年．三七总皂苷对鸡胚神经细胞缺氧及大鼠脑缺血再灌注损伤的作用．中国药理学与毒理学杂志，1995，9（3）：231.

[85] 严永兴，梁丽贞，周智林，等．三七三醇皂苷对大鼠局灶脑缺血后梗死体积细胞凋亡及 Caspase-3mRNA 表达的影响．中国中医药科技，2010，17（3）：211.

[86] 闫俊岭，王云波，杨克红，等．三七皂苷 Rg1 对大鼠脑缺血再灌注损伤后海马 BDNF mRNA 表达的影响．中成药，2007，29（12）：1826.

[87] 杨克红，葛树星，许冰莹，等．三七皂苷 Rg1 对大鼠脑缺血再灌注损伤中 BDNF mRNA 含量的影响．中药材，2007，30（3）：313.

[88] 李 花，邓常清，陈北阳，等．三七总皂苷对大鼠脑缺血再灌注后 Caspase 表达的影响．中国药理学通报，2006，22（2）：189.

[89] 雷伟亚，史栓桃．三七有效成分“皂苷 E_1”对中枢神经系统的抑制作用．中草药，1986，17（1）：15.

[90] 梁庆燊．人参属植物学术讨论会资料，1983.

[91] 王俐文，黄新中，刘杰．三七皂苷组分镇痛作用的研究．贵州医药，1983，（1）：14.

[92] Nabata N.Japan J Pharmacol,1973,23（1）:29.

[93] 朱惠兰，张秀兰，陈建中．三七、人参二醇苷的消炎镇痛作用．中药材，1989，12（9）：36.

[94] Andreone P,Gramenzi A,Cursaro C,et al.Interferon-alpha plus ribavirin and amantadine in patients with post-transplant hepatitis C:results of a pilot study.Dig Livers Dis,2001,33（8）:693.

[95] US,1988,（4）:755.

[96] 舒钧，劳汉昌．三七总皂苷对脊髓损伤早期保护作用的实验研究．昆明医学院学报，1993，14（4）：9.

[97] 何凤慈，刘英炳．三七总皂苷对大鼠脊髓损伤组织总钙和脂质过氧化的影响．第三军医大学学报，1993，15（5）：426.

[98] 张磊，张均田．人参和三七对小鼠记忆的易化作用．中西医结合杂志，1987，7（10）：610.

[99] 钟振国，屈泽强，王乃平．三七总皂苷对 Alzheimer’s 病大鼠模型大脑胆碱能神经病理损害的保护作用．中药材，2005，28（2）：119.

[100] 周燕，莫宁，田磊，等．三七总皂苷对大鼠星状神经节后超极化电位的影响．中国药理学通报，2006，22（1）：93.

[101] 张均田．三七生物学及其应用．北京：科学出版社，1994：97.

[102] 张均田，刘云，屈志炜，等．人参皂苷 Rb1 和 Rg1 对小鼠中枢神经递质受体和脑内蛋白质合成的影响．药学学报，1988，23（1）：12.

[103] 平松正彦．应用药理（日），1980，19（2）：285.

[104] 袁惠男．生理科学，1983，3（6）：22.

[105] 陈泉生，郑振源．三七皂苷的药理研究．中药通报，1987，12（3）：173.

[106] 郝朝庆，杨帆．三七总皂苷的抗炎作用．中国药理学报，1986，7（3）：252.

[107] 刘杰，耿晓照，刘亚平，等．三七花总皂苷抗炎作用的实验研究．中药药理与临床，1985：150.

[108] 刘杰．中国药理通讯，1985，2（4）：19.

[109] 刘杰，耿晓照，刘亚平，等．三七花总皂苷抗炎作用的实验研究．中药通报，1985，10（10）：473.

[110] 张宝恒，潘文军．三七根总皂苷的抗炎作用及其作用机制．中国药理学通报，1990，6（4）：236.

[111] 王甲东，陈俊秀．三七药理研究．中国药理学报，1984，5（1）：50.

[112] Mizutani K. J Pharmacobio-Dyn,1985，（8）：5.

[113] 王嘉明，白丰沛．三七对小鼠免疫功能的影响．中国医药学报，1989，4（4）：29.

[114] 郝朝庆，许振朝．三七总皂苷对小鼠免疫功能的影响．中成药研究，1986，（8）：31.

[115] 李伟，李逢春，周晓玲，等．三七总皂苷提高肺泡巨噬细胞吞噬率的作用．广西医学，1986，8（1）：1.

[116] 李晓玉．中国药理通讯，1984，1（3）：231.

[117] 吴耀生，舒雨雁，李曼玲，等．某些中药成分对豚鼠补体及经 CVF 处理过的豚鼠补体活性的影响．广西医学院学报，1991，8（3）：187.

[118] 陈新霞，顾呈华，杨明晶，等．三七多糖对小鼠免疫功能调节的研究．江苏预防医学，2007，18（3）：10.

[119] 张良．三七总皂苷防治大鼠实验性肝损伤作用的研究．昆明医学院学报，1989，10（2）：28.

[120] 李苗，淤泽傅．三七总皂苷对大鼠离体灌流肝的影响．云南中医学院学报，1993，16（2）：11.

[121] 刘剑仑，蓝瑚．三七总皂苷对肝脏缺血/再灌注损伤的保护作用．广西医学，1993，15（1）：3.

[122] 巫善明，刘成文．参三七注射液消退黄疸和利胆作用的初步试验研究．中西医结合杂志，1985，5（6）：364.

[123] 韩引芳．参三七抗肝纤维化的临床观察．实用中医内科杂志，1992，6（4）：11.

[124] 刘同刚，沙凯辉，王邦茂．三七对小鼠急性酒精性肝损伤保护作用的实验研究．山东医药，2010，50（16）：44.
[125] 武凡，张树三，康格非．三七皂苷对肝纤维化大鼠分泌型磷脂酶 A_2 和肿瘤坏死因子表达的影响．中华肝脏杂志，2003，11（1）：51.
[126] 张桂灵，石小枫，冉长清．三七总皂苷对抗大鼠免疫性肝纤维化的实验研究．第三军医大学学报，2007，29（23）：2212.
[127] 佐藤昭彦．第 5 回天然药物の开发と应用シソホツヴム．1984：70.
[128] 小岛肃夫 .Proc Symp Wakan-Yakn,1980,（13）:1.
[129] 徐绥绪．沈阳药学院学报，1987，4（1）：53.
[130] Ohta Takahide.CA,105:54208d.
[131] 尚西亮，傅华群，刘佳，等．三七总皂苷对人肝癌细胞的抑制作用．中国临床康复，2006，10（23）：121.
[132] 董而博，冯兰飞．三七对大鼠 LPO 及 SOD 的影响．中草药，1990，21（4）：26.
[133] 叶春艳，刘志平．人参、三七、刺五加和五味子对小鼠脑内蛋白质生物合成的影响．中成药，1993，15（6）：30.
[134] 黄诒森，刘云．人参皂苷 Rb1,Rg1 对大鼠肝，脑微粒体脂质过氧化的影响．中国医学科学院学报，1989，11（6）：460.
[135] 杨金伟，刁杨彦彬，刘佳，等．三七总皂苷对 SAM-P/8 小鼠海马中衰老相关基因表达的影响．解剖科学进展，2007，13（4）：307.
[136] 黄柳青，易金远，龙春艳，等．三七对兔血糖双向调节作用的实验观察．右江民族医学院学报，2005，27（5）：603.
[137] 贡云华，蒋家雄．三七皂苷 C_1 对四氧嘧啶糖尿病小鼠的降血糖作用．药学学报，1991，26（2）：81.
[138] 蒋家雄，张肇玖，张连慧，等．三七总皂苷及三七皂苷 C_1 对实验动物血糖的影响．药学学报，1982，17（3）：222.
[139] 温启珍．田七提取物 A—J（I）对小鼠肝糖，血糖含量的影响．中草药，1983，14（10）：28.
[140] 张宝恒．生理科学，1983，3（4）：38.
[141] 杜月光，柴可夫，杨明华，等．三七皂苷对糖尿病大鼠肾脏保护作用的实验研究．中国中医药科技，2010，17（1）：40.
[142] 陈国珍．生、熟三七对血脂影响的实验研究．中西医结合杂志，1984，4（9）：540.
[143] 中山贞男．昭和会志（日），1987，47（5）：669.
[144] Gommori K,Miyamoto F,Shibata Y, et al. Effect of ginseng saponins on cholesterol metabolism. II. Effect of ginsenosides on cholesterol synthesis by liver slice.Chem Pharm Bull,1976,24（12）:2985.
[145] Ikehara M, Miki H. Studies of nucleosides and nucleotides. Cyclonucleosides.Synthesis and properties of 2′-halogeno-2′-deoxyadenosines. Chem Pharm Bull,1978,26（9）:2844.
[146] Shibata Y,Y Tatsuno,T Higashi, et al. Stimulated incorporation of 14C amino acids and 14C fatty acids in various tissues of ginsenoside-treated rats. Chem Pharm Bull,1978, 26（12）:3832-5.
[147] Iijima M,Higashi T,Sanada S,et al. Effect of ginseng saponins on nuclear ribonucleic acid （RNA） metabolism. I. RNA synthesis in rats treated with ginsenosides. Chem Pharm Bull,1976,24（10）:2400-5.
[148] Lijima M,T Higashi. Effect of ginseng saponins on nuclear ribonucleic acid （RNA） metabolism. Ⅱ. RNA polymerase activities in rats treated with ginsenoside. Chem Pharm Bull,1979,27（9）:2130-6.
[149] 张孙曦．人参属植物学术讨论会资料，1983.
[150] 郑玉群，刘天培，冯鲁中．人参与三七总皂苷对大鼠肾脏微粒体 Na^+-K^+-ATP 酶的抑制作用．中国药理学与毒理学杂志，1988，2（2）：152.
[151] 曹瑾．中国药理学报，1990，11（1）：10.
[152] 高尚荫 .Sc Rec,1950,3（2-4）:231.
[153] 曹仁烈，孙在原，王仲德，等．中药水浸剂在试管内抗皮肤真菌的观察．中华皮肤科杂志，1957，5（4）：286.
[154] 宋烈昌．云南植物研究，1981，3（2）：189.
[155] 韦颖，樊均明，潘丽萍，等．三七总苷对人肾成纤维细胞的影响．中国中西医结合杂志，2002，22（1）：47.
[156] 马郁琪，肖建初．^{3}H 三七皂苷 Rg1 在大鼠体内的药代动力学研究．中草药，1987,18（9）:405.
[157] Odani T.Chem Pharm Bull, 1983，31（3）：1059.
[158] 张宝恒，王彤，赵达远，等．生、熟三七总皂苷对蛋白质合成的影响．北京医科大学学报，1989，21（1）：22.
[159] Kaku T. Arznei Forsch,1975, 25（4）:539.
[160] 斋滕祥．代谢和汉药临时增刊号（日），1973,10（5）:556.
[161] Hyo, W B. Korea Ginseng Research Institute Republic of Korea. 1978:146.
[162] 阴健，郭力弓．中药现代研究与临床应用（1）．北京：学苑出版社，1993：38.
[163] 范华昌，龚伯祥．参三七注射液治疗上消化道出血 110 例．上海中医药杂志，1983，（9）：15.
[164] 罗裕民．三七治胃出血．云南中医杂志，1985，（11）：28.
[165] 周孝贞．复方田七粉治疗肺结核咯血疗效观察．广西医学，1975，（2）：44.
[166] 胡兆科，古洵清，李长海，等．田七治疗眼前房出血 70 例疗效报告．中医杂志，1981，（2）：73.
[167] 周法元．中药三七直流电离子透入治疗前房出血．中华眼科杂志，1982，18（2）：83.
[168] 敖怀德．血栓通治疗早期外伤性前房积血．中国农村医学，1989，（11）：44.
[169] 史长钦．中药三七参离子导入治疗外伤性玻璃体积血．中国实用眼科杂志，1987，5（11）：703.
[170] 胡兆科，古洵清，李长海，等．人参田七注射液治疗视网膜中央静脉阻塞 64 例．新医学，1983，14（3）：138.
[171] 广西医学院第一附属医院．广西田七治疗颅脑外伤 40 例疗效观察．广西医学，1979，10（7）：330.
[172] 蒲祖煜．三七治疗术后腹痛 47 例疗效观察．实用中西医结合杂志，1991，4（6）：371.
[173] 胡佩琳，王川苏，汪春仙，等．三七酊治疗颞下颌关节功能紊乱综合征 312 例疗效观察．浙江医学，1984，（6）：27.
[174] 魏均娴．三七冠心宁的研究．医学研究通讯，1982，（12）：24.
[175] 刘松林．人参田七胶囊治疗冠心病 81 例临床观察．湖南中医杂志，1992，（4）：38.
[176] 陈评．血栓通治疗脑血管病 78 例临床分析．湖南中医杂志，1991，7（4）：22.
[177] 张焜．生三七对降低血脂、胆固醇的作用观察．新医药学杂志，1973，（10）：13.
[178] 刘茨华，唐正芬，于辉，等．三七奶粉治疗小儿营养性贫血的临床研究．昆明医学院学报，1986，7（3）：34.
[179] 张焜．三七粉降低谷丙转氨酶及血浆蛋白的观察．中医杂志，1980，21（5）：25.
[180] 巫善明，张孝秩，陈汉京，等．参三七注射液治疗血瘀型慢性肝炎及其血液流变学初步观察．上海中医药杂志，1983，（8）：13.
[181] 安俊．三七治疗慢性迁延性肝炎 53 例疗效观察．成都中医学院学报，1984，（3）：14.
[182] 黎光南，余曙光，杨嘉祥，等．三七新用途的研究（一）：治疗子宫脱垂 201 例疗效观察．中药材科技，1980，（4）：23.
[183] 卢东生，韦广升，计玉芳．三七在腹膜透析中的应用．山西中医，1988，4（5）：37.
[184] 张淑华．三七粉治疗扁平疣．菏泽医药，1985，（2）：76.
[185] 胡源民．三七的临床新用．中医杂志，1983，（1）：78.
[186] 李青，詹文涛，赵怀璧，等．三七总皂苷对急性有机磷农药中毒心脏损伤保护作用的研究．中国中医急症，2003，12（6）：505.
[187] 徐昱旻，易进．三七化痔丸治疗痔疾的临床研究．辽宁中医杂志，2003，30（4）：268.
[188] 林汉平，卢灿辉．益气活血散治疗气虚血瘀型头痛 40 例疗效观察．新中医，2002，34（5）：25.

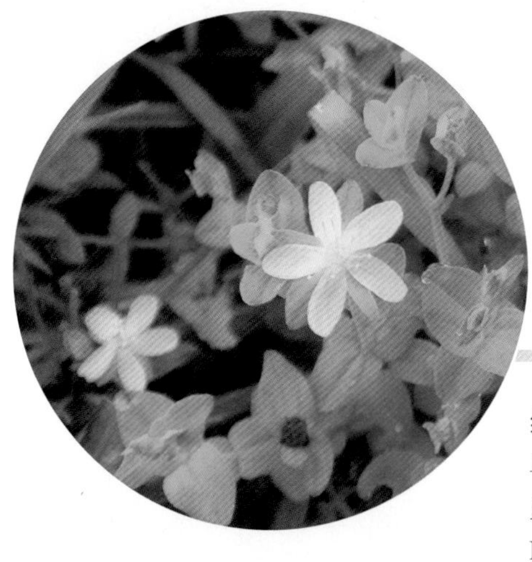

Tian ji huang

田基黄

Hyperici Japonici Herba

[英]Japanese St. John'swort Herb

【别名】地耳草、斑鸠窝、雀舌草、蛇喳口、合掌草、跌水草、七寸金、一条香。

【来源】为金丝桃科植物地耳草 *Hypericum japonicum* Thunb. ex Murray 的全草。

【植物形态】一年生小草本。全株无毛。根多须状。茎丛生，直立或斜上，有 4 棱，基部近节处生细根。单叶对生；无叶柄；叶片卵形或广卵形，长 3~15mm，宽 1.5~8mm，先端钝，基部抱茎，斜上，全缘，上面有微细透明油点。聚伞花序顶生而成叉状分歧；花小；花梗线状；萼片 5，披针形或椭圆形，先端急尖，上部有腺点；花瓣 5，黄色，卵状长椭圆形，约与萼片等长；雄蕊 5~30 枚，基部连合成 3 束，花柱 3，丝状。蒴果椭圆形，成熟时开裂为 3 果瓣，外围近等长的宿萼。种子多数。

【分布】广西全区均有分布。

【采集加工】春、夏季开花时采收全草，晒干或鲜用。

【药材性状】全草长 10~40cm。根须状，黄褐色。茎单一或基部分枝，光滑，具 4 棱，表面黄绿色或黄棕色；质脆，易折断，断面中空。叶对生，无柄；完整叶片卵形或卵圆形，全缘，具细小透明腺点，基出脉 3~5 条。聚伞花序顶生，花小，橙黄色。气无，味微苦。

【品质评价】以身干、色黄绿、叶多、带花者为佳。

【化学成分】本品全草含槲皮苷（quercitrin），异槲皮苷（*iso*-quercitrin），槲皮素 -7- 鼠李糖苷（quercetin-7-rhamnoside），3,5,7,3′,4′- 五羟基黄酮 -7- 鼠李糖苷（3,5,7,3′,4′-pentahydroxy flavone-7-rhamnoside），田基黄灵素（sarothralin），田基黄棱素（sarothralen）A、B，湿生金丝桃素 B（uliginosin B），绵马酸 BBB（filixic acid BBB），双脱氢 GB1a（bisdehydroGB1a），田基黄绵马素（saroaspiden）A、B、C，白绵马素 iBiB（albaspidin iBiB），田基黄灵素 G，地耳草素（japonicine）A、B、C、D[1]。田基黄中还含 5,7,3′,4′- 四羟基 -3- 甲氧基黄酮（5,7,3′,4′-tetrahydroxy-3-methoxyflavone），3,5,7,3′,5′- 五羟基二氢黄酮醇（3,5,7,3′,5′-pentahydihydroflavonol）[2]。异巴西红厚壳素（*iso*-jacareubin），槲皮素（quercetin），山柰酚（kaempferol），槲皮素 -3-*O*-*β*-D- 葡萄糖醛酸苷（quercetin-3-*O*-*β*-D-glucuronide），田基黄双咕吨酮（bijaponicaxanthone），3,8″-biapigenin，豆甾醇 -3-*O*-*β*-D- 葡萄糖苷（stigmasterol-3-*O*-*β*-D-glucoside）[3]。*β*- 谷甾醇（*β*-sitosterol），咖啡酸十八烷酯（octadecyl caffeate），3,4- 二羟基苯甲酸（3,4-dihydroxy benzoic acid），（－）- 表儿茶素 [（－）-*epi*-catichin][4]。豆甾醇（stigmasterol），正十三烷醇（*n*-tridecanol），3-（4- 羟基 -3- 甲氧基苯基）- 反式丙烯酸二十六醇酯 [3-（4-hydroxy-3-methoxyphenyl）-trans hexacosanol acrylate]，白桦酸（betulic acid），4- 羟基 -3- 甲氧基苯甲酸（4-hydroxy-3-methoxybenzoic acid），正三十四烷酸（tetratriacontanoic acid），3,4- 二羟基苯甲酸（3,4-dihydroxybenzoic acid）[5]。此外，还有色原烯类（chromene）[6]，

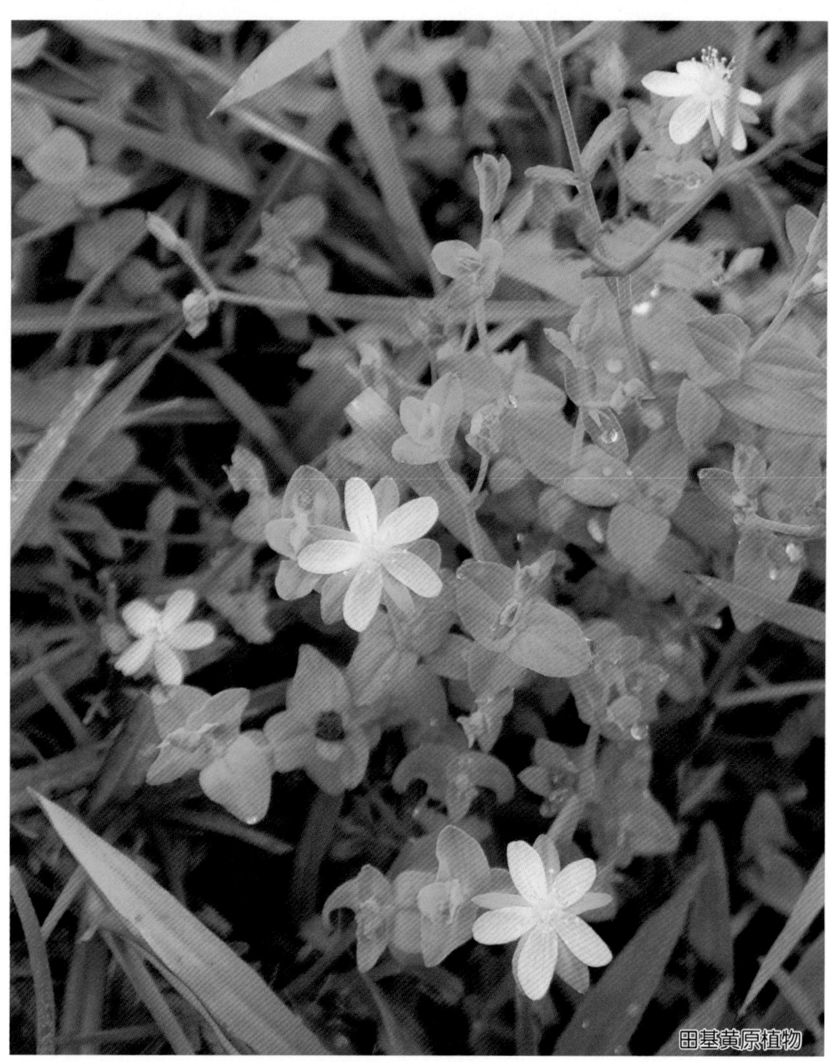

田基黄原植物

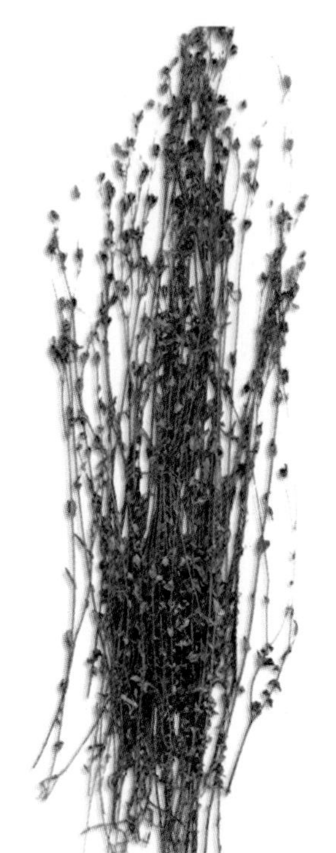
田基黄药材

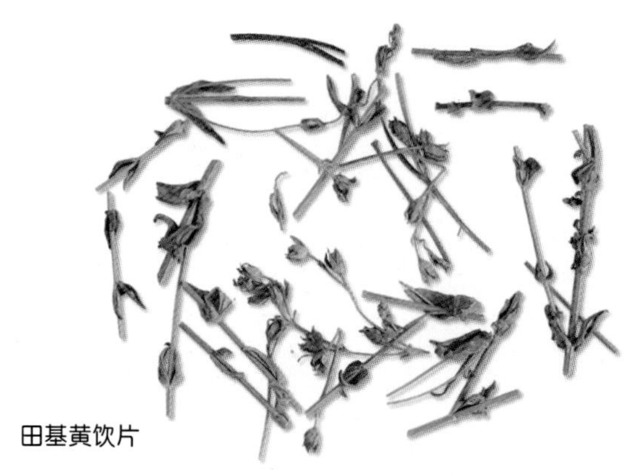
田基黄饮片

二氢黄酮醇鼠李糖苷（flavanonol rhamnoside）[7]，缩二氨酸衍生物[8]，呫吨酮类[9,10,13]，聚异戊二烯二苯酮衍生物（sampsonione A-H）[11,12]，间环己三醇衍生物[14]等成分。

【药理作用】

1. 抗菌　本品对伤寒杆菌的最低抑菌浓度为2.5%~20%[15]，对牛型结核杆菌有较强抑制作用，对肺炎链球菌、金黄色葡萄球菌、猪霍乱杆菌、铜绿假单胞菌、白喉杆菌、福氏痢疾杆菌和史密斯痢疾杆菌也有不同程度抑制作用[16]。田基黄中含有多种抗菌活性成分[17~23]，其中抗菌作用较强的有田基黄灵素和田基黄灵丹素G[19,20]。田基黄灵素G和田基黄灵素A、B对金黄色葡萄球菌、蜡样芽孢杆菌及加得诺K菌等革兰阳性细菌有抗菌作用，抗菌活性成分尚有田基黄绵马素A、B、C等[18,19]。

2. 抗炎　田基黄灌胃能减轻尿酸（MSU）所致大鼠足爪肿胀，减轻MSU诱导家兔急性关节炎症，降低次黄嘌呤所致高尿酸血症小鼠血尿酸值，减轻二甲苯致小鼠耳郭肿胀作用，减少冰醋酸所致小鼠扭体次数[24]。

3. 保肝　田基黄水煎剂灌胃，对四氯化碳（CCl_4）所致小鼠急性肝损伤具有保护作用[25]。田基黄乙醇总提物和乙酸乙酯部位腹腔注射，能降低D-半乳糖胺（D-GalN）致急性肝损伤大鼠血清中的谷丙转氨酶（ALT）、谷草转氨酶（AST）含量的升高[26]。田基黄水提物0.5g/kg灌胃，能降低CCl_4肝损伤所致的小鼠血清ALT[27]。田基黄中槲皮苷、异槲皮苷、田基黄苷腹腔注射，均能降低CCl_4和D-GalN所致急性肝损伤大鼠血清ALT和AST，且抑制α-萘异硫氰酸酯引起的小鼠血清总胆红素升高[28]。田基黄水提液2~50mg/ml可降低D-GalN（5×10^{-3}mol/L）或CCl_4（1.0×10^{-2}mol/L）致原代培养大鼠肝细胞损伤模型细胞培养液中谷丙转氨酶活性，并呈量效关系[29]。

4. 抗癌　腹腔注射田基黄注射液500mg/kg对裸鼠皮下人舌鳞癌细胞株（TSCCa）的细胞移植瘤抑制率为78.3%[30]。田基黄体外对TSCCa细胞的生长有抑制作用，可见癌细胞内线粒体和粗面内质网有损伤作用，提示其对口腔鳞癌有较好的治疗作用[31]。

5. 调节免疫等作用　地耳草对在体和离体蟾蜍心脏有先兴奋后抑制的作用，剂量过大可致心脏纤颤而使心跳停止，对麻醉犬有一定降压作用。能加强离体兔肠收缩，浓度过高可致痉挛，与乙酰胆碱有协同作用[16]。大鼠皮下注射田基黄注射液2ml/kg，能提高大鼠全身的特异性和非特异性细胞免疫功能，对呼吸道局部免疫功能也有一定影响[32]。田基黄提取物对大鼠离体肝脏丙二醛生成有抑制作用，并呈量效关系[33]。地耳草素A和B对鼠疟原虫有抑制作用[34]。

6. 毒理　给小鼠每日灌胃10~100g/kg，连续25天，在低剂量组可见闭目、安静等中枢抑制作用。100g/kg连用16天未见明显毒性反应[17]。

【临床研究】

1. 原发性肝癌　用田基黄200%水煎液，每次50ml，每日3次服（如出现腹泻改为每日2次；如大便干结，病情变化不明显可加大剂量每日200ml），3个月为1个疗程。共治疗30例，腹痛、腹胀、食少、呕吐、消瘦、乏力等症状缓解率均在50%以上；对缩小肿块和退热，好转率占24%~44%；而腹泻症状根据用药量和用药时间的长短有不同程度的加重，酶谱和影像在治疗后均有不同程度的改善[35]。

2. 带状疱疹　治疗组用田基黄汤（田基黄20g，板蓝根30g，紫草、升麻各12g，浙贝母10g，当归、丹参、川牛膝各15g），水煎，每日1剂，分2次服。同时局部以紫金锭用茶叶水调糊外涂。对照组用吗啉胍60mg，呋喃硫胺50mg，维生素B_6 20mg，消炎痛25mg，均每日3次；同时给维生素B_{12} 0.5mg，每日1次，肌内注射；少数病例加用干扰素，局部予氧化锌糊剂外涂。经上述治疗1周以内痊愈者，治疗组有31例（77%），对照组13例（33%）；而2周以内痊愈者，治疗组38例（95%），对照组27例（70%）。两组疗效有显著性差异（$P<0.01$）[36]。

3. 急性肾炎　用方（田基黄、鸭跖草、益母草、白茅根各30g，白僵蚕、蝉蜕各12g，石韦、车前草各15g），水煎，每日1剂，分2次服。共治疗62例，其中痊愈53例（85.48%）、显效6例（9.68%）、好转3例（4.84%），总有效率100%。疗程最短7日，最长68日[37]。

4. 高脂血症 治疗组用田基黄茶（田基黄 60g，北山楂 30g，泽泻 40g，红花 20g），开水冲泡，分早、中、晚 3 次服。对照组服脂必妥片，每次 3 片，每日 3 次。结果：治疗组近期显效 32 例，有效 19 例，无效 5 例，总有效率 91.1%；对照组近期显效 20 例，有效 9 例，无效 11 例，总有效率 72.5%。治疗组显效率明显高于对照组（$P<0.01$）[38]。

【性味归经】味甘、微苦，性凉。归肝、胆、大肠经。

【功效主治】清热解毒，利湿，散瘀消肿，止痛。主治目赤肿痛，口疮，湿热黄疸，肺痈，肠痈，泄泻，痢疾，痈疖肿毒，跌打损伤。

【用法用量】内服：煎汤，15~30g，鲜品 30~60g，大剂可用至 120g；或捣汁。外用适量，捣烂外敷，或煎水洗。

【使用注意】孕妇慎用。

【经验方】

1. 湿疹，溃疡 地耳草适量，煎水外洗。(《安徽中草药》)
2. 产后血瘀腹痛 地耳草 30g，炒山楂 9g，红花 6g，川芎 3g，炮姜 1.5g。煎服。(《安徽中草药》)
3. 痈疮肿毒 地耳草、芙蓉花叶各等份。研末，酒调敷。(《四川中药志》1979 年)
4. 跌打损伤肿痛 地耳草 30g，接骨木 30g。水煎，加酒少许兑服。(《四川中药志》1979 年)
5. 急性黄疸型肝炎 地耳草 30g，金钱草 30g，蒲公英 30g，板蓝根 30g，水煎服。(《四川中药志》1979 年)
6. 蛇头疔 鲜地耳草捣烂，取汁 1 杯，麻油半杯，调匀炖温，抹患处；或鲜地耳草捣烂取汁 60~90ml，加酒少许炖服。(《福建药物志》)
7. 肝炎 鲜地耳草、凤尾草各 30g，红枣 6 枚。水煎服，每日 2 次。(《福建药物志》)
8. 急性肾炎 鲜地耳草 60g，红枣 10 枚，水煎服；或地耳草 3~9g，研末，炒鸡蛋服。(《福建药物志》)
9. 急性结膜炎 地耳草 30~60g。煎水熏洗患眼，每日 3 次。(《全国中草药汇编》)
10. 急性单纯性阑尾炎 地耳草、半边莲各 15g，泽兰、青木香各 9g，蒲公英 30g。水煎服。(《全国中草药汇编》)
11. 痧后牙疳 地耳草 15~20g，捣取汁，和人乳搽患处。(《湖南药物志》)
12. 口腔炎 鲜地耳草 30g，捣烂取汁，以纱布浸汁洗涤口腔，每日 1~2 次，成人可含漱。(南药《中草药学》)
13. 肠炎 鲜地耳草 45g，鲜凤尾草 30g。水、酒各半煎服。(《浙江药用植物志》)

【参考文献】

[1] 国家中医药管理局《中华本草》编委会 . 中华本草 . 上海：上海科学技术出版社，1999：2209.

[2] 傅芃，李廷钊，柳润辉，等 . 田基黄黄酮类化学成分的研究 . 中国天然药物，2004，2（5）：283.

[3] 张琳，金媛媛，田景奎 . 田基黄的化学成分研究 . 中国药学杂志，2007，42（5）：341.

[4] 吕洁，孔令义 . 田基黄的化学成分研究 . 中国现代中药，2007，9（11）：12.

[5] 傅芃，张卫东，李廷钊，等 . 田基黄化学成分的研究 . 第二军医本学学报，2004，25（11）：1274.

[6] Kyoko I,Masae Y,Mikiko K,et a1.A Chromene from Hypericumjaponicum. Phytochemistry,1990,29（3）:1010.

[7] Kyoko I,Satoko N,Hisae F,et a1.A Flavanonol Rhamnoside from Hypericum japonicum.Phytochemistry,1991,30（9）:3152.

[8] Kvoko I,Satoko N,Hisae F,et al.A Dipeptide Derivative from Hypericum-japonicum.Phytochemistry,1991,30（11）:3639.

[9] Kyoko I,Noriko N,Akiko S,et a1. A Prenylated Xanthone from Cell Sus. pension Cultures of Hypericum japonicum.Phytochemistry,1997, 44（6）:1065.

[10] Wu QL,Wang SP,Du I.J,et al.Xanthones from Hypericum japonicum and H.Henryi,Phytochemistry,1998,49（5）:1395.

[11] Hu LH,Yip SC,Sim KY.Xanthones from Hypericum ascyron.1999, 52:1371.

[12] Kyoko I,Satoko N,Hisae O,et al.Bisxanthones from Hypericum japonicum.Inhibitors of PAF-Induced Hypotension.Planta Med,2002,68:258.

[13] Hu LH,Yip SC.Complex Caged Polyisoprenylated Benzophenone Derivatives,Sampsoniones A and B from Hypericum sampsonii. Tetrahedron Letters,1998,39:7999.

[14] Hu LH,Yip SC.Sampsoniones C H,a Unique Family of Polypreuylated Benzophenone Derivatives with the Novel Tetracyclo[7.3.1.13.11.0.7] tetradecane-2,12,14-trione Skeleton from Hypericum sampsonii（Guttiferae）.Tetrahedron Letters,1999,40:759.

[15] 高墀岩，杨彩云，曾志德 . 草药七寸金治疗伤寒病例介绍及抑菌试验报告 . 福建中医药，1961，6（4）：133.

[16] 佛山专区第一人民医院 . 广东中医，1962，（4）：30.

[17] Ishiguro K. J Chero Soc Chem Common, 1985，（1）：26.

[18] Ishiguro K. Plant Med,1986.（4）:288.

[19] Ishiguro K. PlanI Med, 1987, 53（5）:415.

[20] Ishiguro K. Plant Med,1990,56（5）:274.

[21] 石见京子 . 国外医学・中医中药分册，1990，12（6）：360.

[22] 水田聪子 . 国外医学・中医中药分册，1991，13（6）：365.

[23] Ishiguro K. Phytochemistry, 1991，30（6）：3152.

[24] 夏隆江，余晓红 . 田基黄抗痛风的实验研究 . 中国药房，2007，18（24）：1858.

[25] 林久茂，赵锦燕，周建衡 . 田基黄对小鼠急性肝损伤的防治作用 . 时珍国医国药，2008，9（03）：550.

[26] 苏娟，傅芃，张卫东 . 田基黄提取物保肝作用的实验研究 . 药学实践杂志，2005，23（6）：342.

[27] 汪敏，牟德英，叶劲松，等 . 田基黄对小鼠实验性肝损伤的保护作用 . 黔南民族医专学报，2002，15（4）：191.

[28] 李沛波，王永刚，吴钉红，等 . 田基黄中三个黄酮类化合物保肝退黄作用的实验研究 . 中山大学学报（医学科学版），2007，28（1）：40.

[29] 方瑞英，史忠阳 . 原代培养大鼠肝细胞中观察十种中药的抗肝毒作用 . 现代应用药学，1995，12（1）：5.

[30] 金辉喜，李金荣 . 田基黄对舌癌细胞株 TSCCa 裸鼠移植瘤抑制作用的研究 . 口腔医学纵横，1997，13（3）：131.

[31] 金辉喜，李金荣 . 田基黄对人舌癌细胞株 TSCCa 细胞毒作用的研究 . 临床口腔医学杂志，1997，13（1）：19.

[32] 周小玲，柯美珍，宋志军 . 田基黄对大鼠呼吸道及全身免疫功能的影响 . 广西医科大学学报，2001，18（2）：211.

[33] 蒋惠娣，黄夏琴，杨怡，等 . 九种护肝中药抗脂质过氧化作用的研究 . 中药材，1997，20（12）：624.

[34] 顾国明，冯淑珍，王小燕 . 地耳草抗疟有效成分的研究——地耳草系 A、B、C、D 的分离和结构 . 化学学报，1988，46（3）：246.

[35] 孙忠义 . 田基黄治疗原发性肝癌 30 例 . 中西医结合肝病杂志，1995，5（4）：29.

[36] 汤一鹏 . 田基黄汤治疗带状疱疹 40 例临床疗效观察 . 安徽中医学院学报，1990，9（4）：39.

[37] 王邦鼎 . 地耳草汤治疗急性肾炎 62 例 . 实用中医药杂志，2004，20（9）：493.

[38] 陈厚平，肖新成 . 田基黄茶治疗高脂血症的疗效观察 . 中国医药导报，2006，3（30）：92.

Si ye luo fu mu

四叶萝芙木

Rauvolfiae Tetraphyllae Radix
[英]Bitterash

【别名】异叶萝芙木。

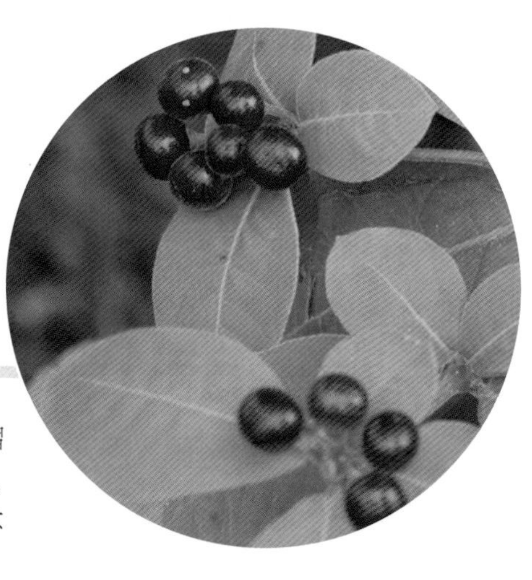

【来源】为夹竹桃科植物四叶萝芙木 *Rauvolfia tetraphylla* L. 根。

【植物形态】多年生直立灌木，具乳汁；幼枝被微毛，老枝无毛。叶通常4枚轮生，稀3或5枚轮生，大小不相等，膜质，卵形或卵状椭圆形，最大的长5~15cm，宽2~4cm，最小的长1~4cm，宽0.8~3cm，两面被绒毛，老叶的毛脱落；侧脉弧曲上升，每边5~12条。聚伞花序顶生或腋生，总花梗幼时被长柔毛，后渐脱落；花萼5裂；花冠白色，坛状，花冠筒内外面均被长柔毛；雄蕊5，着生花冠筒喉部；心皮合生。核果2个合生，未成熟时绿色，后渐变为红色，成熟时黑色。

【分布】广西全区均有栽培。

【采集加工】全年均可采挖，洗净，切片，晒干，备用。

【药材性状】根呈圆柱形，直径0.5~2cm，通常具支根，表面具不规则的纵皱褶及沟槽，灰棕色至灰黄色。栓皮较疏松，易脱落。质坚硬，不易折断，断面不平整，隐约可见射线。气微带芳香，味苦。

【品质评价】以身干、无泥沙、色黄棕者为佳。

【药理作用】

对心血管系统作用　利血平是其有效成分，主要功能是降低血压、减慢心率，对中枢神经系统具有持久性的镇静及抗抑郁作用[1]。

【性味归经】味苦，性寒。归肝、大肠、膀胱经。

【功效主治】利尿消肿，平肝，降压。主治高血压，水肿，跌打损伤。

【用法用量】内服，煎汤，10~30g。外用鲜品适量，捣敷。

【使用注意】脾胃虚寒者慎服。

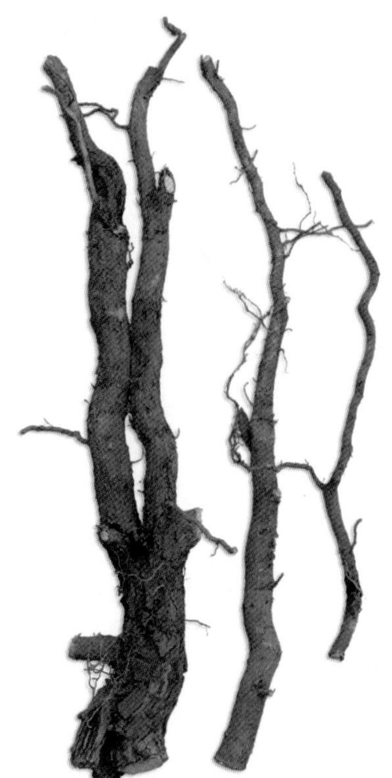

四叶萝芙木药材

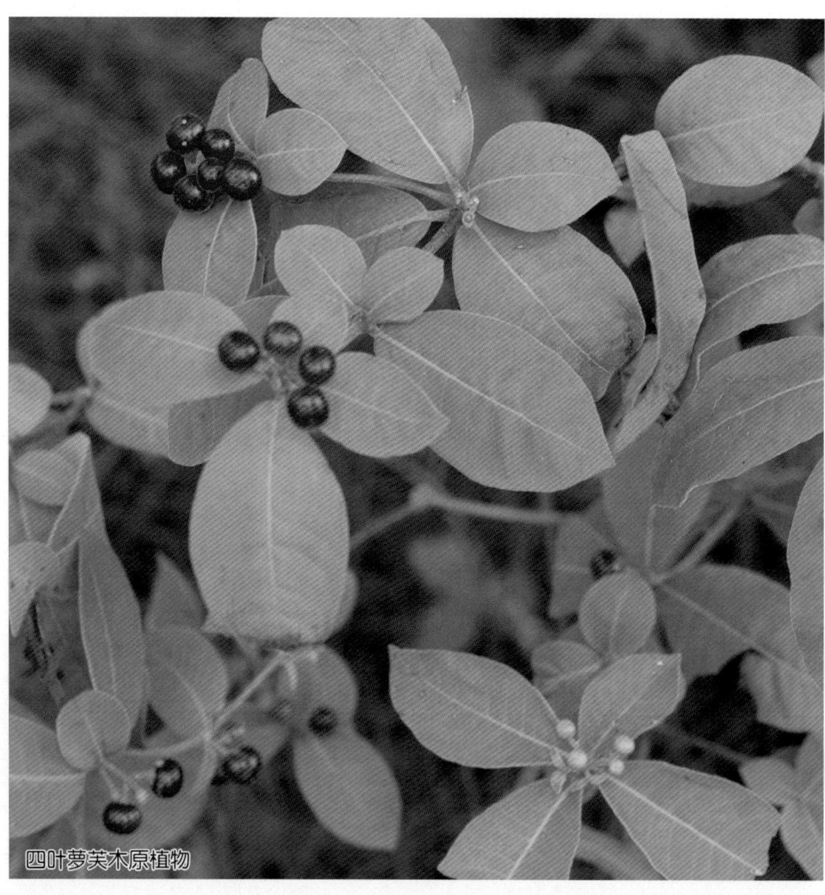

四叶萝芙木原植物

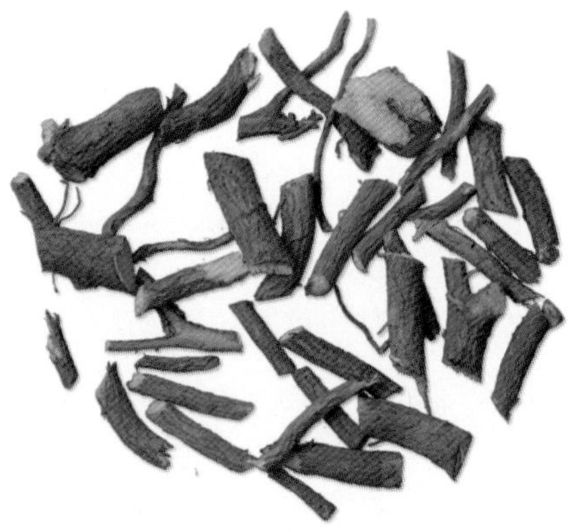

四叶萝芙木饮片

【参考文献】

[1] 黄庆彰，戴克逊，罗绍贤．广西产中国萝芙木利血平的药理作用．广西医学，1992，(4)：221.

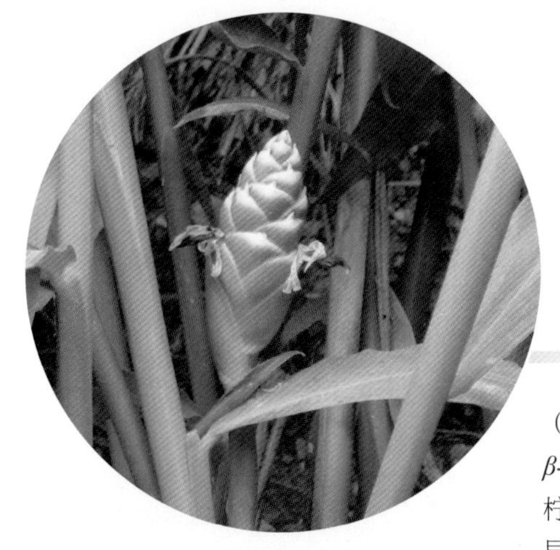

Sheng jiang

生 姜

Zingiberis Recens Rhizoma
[英]Fresh Ginger

【别名】姜、姜根、百辣云、勾装指、因地辛、炎凉小子、鲜姜。

【来源】为姜科植物姜 *Zingiber officinale* Rosc. 的新鲜根茎。

【植物形态】多年生草本。根茎肥厚，断面黄白色，有浓厚的辛辣气味。叶互生，排成 2 列，无柄，几抱茎；叶片披针形至线状披针形，长 15~30cm，宽 1. 5~2.2cm, 先端渐尖，基部狭，叶基鞘状抱茎，无毛。花葶自根茎中抽出；穗状花序椭圆形；苞片卵形，淡绿色，边缘淡黄色，先端有小尖头；花萼管具 3 短尖齿；花冠黄绿色，裂片 3，披针形，唇瓣的中间裂片长圆状倒卵形，较花冠裂片短，有紫色条纹和淡黄色斑点，两侧裂片卵形，黄绿色，具紫色边缘；雄蕊 1，暗紫色，药隔附属体包裹住花柱；子房 3 室，无毛，花柱 1，柱头近球形。蒴果。种子多数，黑色。

【分布】广西全区均有栽培。

【采集加工】冬至前采挖根茎，除去茎叶及须根，洗净，鲜用。

【药材性状】根茎呈不规则块状，略扁，具指状分枝，长 4~18cm，厚 1~3cm。表面黄褐色或灰棕色，有环节，分枝顶端有茎痕或芽。质脆，易折断，断面浅黄色，内皮层环纹明显，维管束散在。气香、特异，味辛辣。

【品质评价】以条粗、断面黄色、香气浓者为佳。

【化学成分】生姜含挥发性成分：α- 姜烯（α-zingiberene），β- 檀香萜醇（β-santalol），β- 水芹烯（β-phellandrene），β- 甜没药烯（β-bisabolene），姜醇（zingiberol），α- 姜黄烯（α-curcumene），紫苏醛（perillaldehyde），橙花醛（neral），牻牛儿醛（geranial），2- 蒈醇（2-caraneol），3- 蒈醇（3-caraneol），樟烯（camphene），β- 罗勒烯（β-ocimene），α- 香柑油烯（α-bergamotene），α-、β- 金合欢烯（α-、β-farnesene），月桂烯（myrcene），β- 蒎烯（β-pinene），2- 龙脑（2-borneol），柠檬醛（citral），7- 薄荷烯（7-menthene），异小茴香醇（*iso*-fenchyl alcohol），1,3,3- 三甲基三环 [2.2.1.0^{2,6}]- 庚烯 [1,3,3-trimethyltricyclo[2.2.1.0^{2,6}]heptane]，2,6- 二甲基 -6-（4- 甲基 -3- 戊烯基）- 二环 [3.1.1]-2- 庚烯 [2,6-dimethyl-6-（4-methyl-3-pentenyl）- bicyclo[3.1.1]-2-heptene]，1,3,3- 三甲基 -2- 氧杂二环 [2.2.2] 辛烷 [1,3,3-trimethyl-2-oxabicyclo[2.2.2]octane]，1-（1,5- 二甲基 -4- 己烯基）-4- 甲基苯 [1-（1,5-eimethyl-4-hexenyl）-4-methylbenzene] 及高良姜萜内酯（galanolactone）等数十种；辛辣成分：6- 姜辣醇（6-gingerol），3- 姜辣醇，4- 姜辣醇，5- 姜辣醇，8- 姜辣醇，10- 姜辣醇，12- 姜辣醇，4- 姜辣二醇，6- 姜辣二醇（6-gingediol），8- 姜辣二醇，10- 姜辣二醇，6- 甲基姜辣二醇（6-gingediol），4- 姜辣二醇双乙酸酯（4-gingediacetate），6- 姜辣二醇

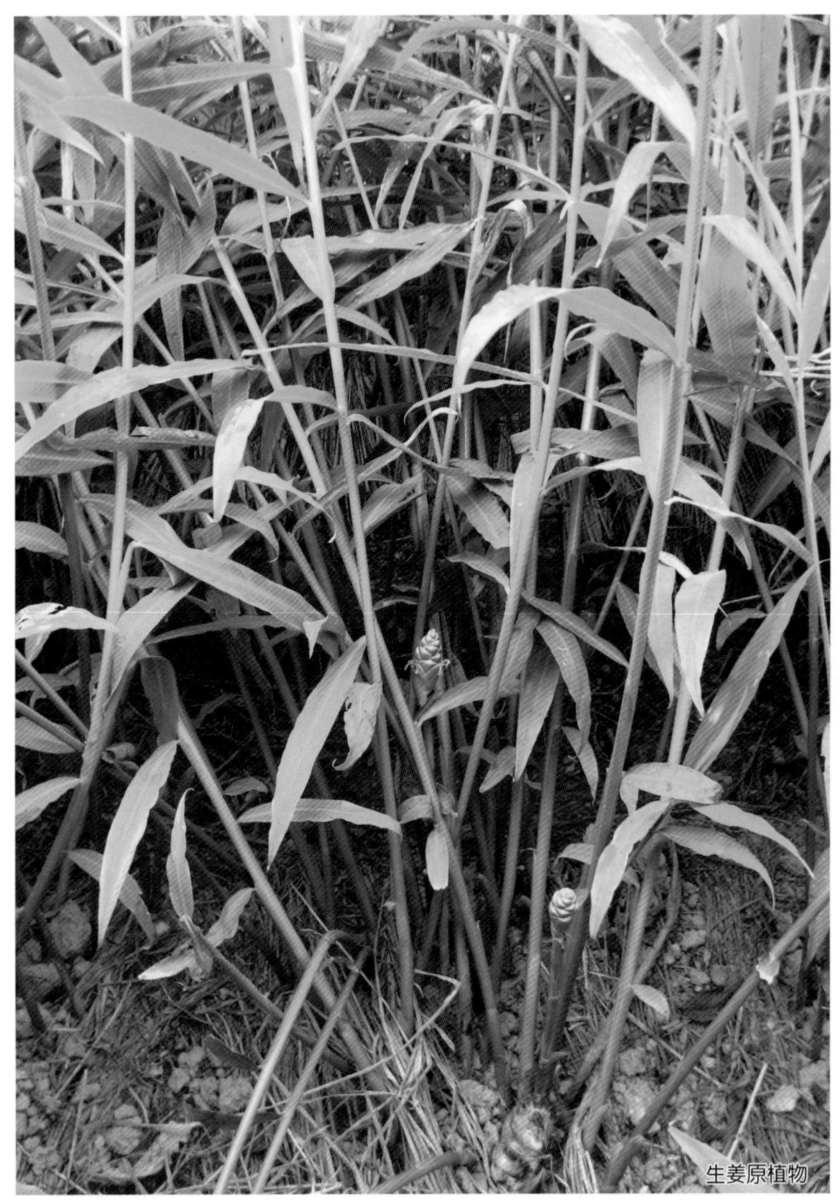
生姜原植物

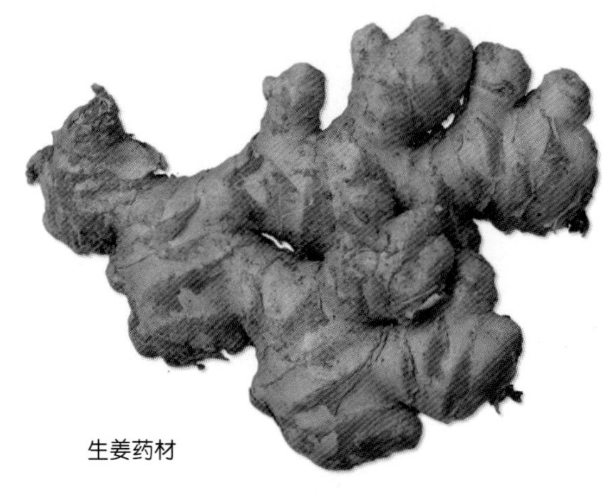
生姜药材

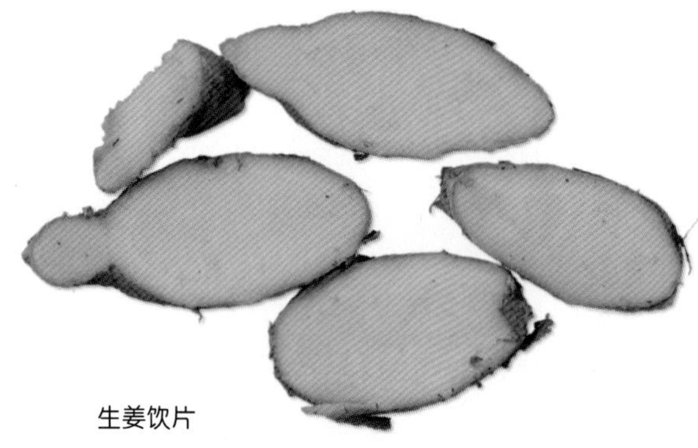
生姜饮片

双乙酸酯，6- 甲基姜二醇双乙酸（6-methylgingediacetate），6- 姜辣二酮（6-gingerdione），10- 姜辣二酮，6- 去氢姜辣二酮（6-dehydrogingerdiong），10- 去氢姜辣二酮，6- 乙酰姜辣醇（6-acetylgingerol），6- 姜辣烯酮（6-shogaol）等。生姜还含呋喃大牻牛儿酮（furanogermenone），2- 哌啶酸（pipecolic acid）及天冬氨酸（aspartic acid）、谷氨酸（glutamic acid）、丝氨酸（serine）等多种氨基酸 [1]。

【药理作用】

1. 解热、镇痛、抗炎　姜辣醇或姜辣烯酮静注 1.75mg/kg 或灌胃 140mg/kg，对酵母引起发热的大鼠均有解热作用 [2~4]。鲜姜注射液 5g/kg、10g/kg 腹腔注射能提高痛阈，对大鼠蛋清性和甲醛性足肿有抑制作用 [5]。生姜油 0.3ml/kg 灌胃能抑制小鼠醋酸扭体反应，0.4ml/kg 灌胃可减轻热板法引起的小鼠疼痛作用 [2]。姜辣醇或姜辣烯酮 1.75mg/kg 静注，70mg/kg、140mg/kg 灌胃，对大鼠炎症足加压法和小鼠醋酸扭体法实验均有镇痛作用 [3]。生姜油 0.25~0.4ml/kg 灌胃，对组胺和醋酸所致毛细血管通透性增加、二甲苯所致小鼠耳郭炎症和蛋清所致大鼠足肿都有抑制作用，且能抑制棉球所致大鼠肉芽组织增生，减轻幼年大鼠胸腺重量，并能增加肾上腺重量，表明其抗炎作用可能与增强肾上腺皮质功能相关 [6]。6- 姜辣烯酮 280mg/kg 灌胃，对大鼠角叉菜胶性足肿有抑制作用 [7]。

2. 对胃肠道作用　生姜醇提液静注可使家兔在体胃运动幅度短暂降低，姜液对离体大鼠胃底条运动幅度先兴奋后抑制，频率减少，对离体豚鼠回肠有收缩效应 [8]。6- 姜辣烯酮和 6- 姜辣醇对在体胃的收缩均有抑制作用，前者作用更强 [4]，姜辣醇和姜辣烯酮对肠管平滑肌也有松弛作用 [3,9]，生姜的姜油酮灌胃也使家兔肠管松弛，蠕动减弱 [10]。生姜的丙酮提取物 75mg/kg，6- 姜辣烯酮 2.5mg/kg 或 6- 姜辣醇、8- 姜辣醇、10- 姜辣醇 5mg/kg 灌胃，均能促进炭末在小鼠肠内的推进，其作用与灭吐灵或哌双咪酮相似而较弱 [11]。10% 生姜煎剂 2ml 灌胃，可促进幽门结扎大鼠的胃液分泌，并使胃液总酸度及总酸排出量增加 [12]。给巴甫洛夫小胃犬灌胃 25% 生姜煎剂 200ml，其胃液分泌在 24h 均处于兴奋状态 [13]。对巴甫洛夫小胃犬，空腹服用生姜可使胃蛋白酶对蛋白的消化作用减弱，脂肪分解酶的作用加强 [14]。此外，生姜对胰酶有抑制作用，使胰酶对淀粉的糖化作用、淀粉糊精化作用和脂肪消化作用均降低 [15]。

3. 抗氧化　肥猪肉中加入 5%~50% 姜片煮沸 1~4h 后氧化物值、硫巴比妥酸值与鲜猪肉相似 [16]。姜辣烯酮和姜辣酮也有抗氧化作用 [17]。鲜姜提取物 5.56mg/ml 有清除超氧阴离子自由基的作用，在 2.08mg/ml 时能抑制鼠肝匀浆脂质过氧化反应，在 11.11mg/ml 时对超氧阴离子自由基诱导的透明质酸解聚有保护作用 [18]。对次黄嘌呤氧化酶体系，生姜浓度为 174.3mg/ml 时即能清除超氧阴离子，当浓度达 871.6mg/ml 时，其清除率与 25.8mg/ml 的超氧化物歧化酶活性相当。生姜 5μg/ml 对紫外线照射 H_2O_2 体系产生的羟自由基有清除作用，浓度为 20μg/ml 时清除率为 67.8%[19]。新鲜生姜的抗氧化作用比储存的生姜强，可能与芳香性酚性化物、生育酚类及磷脂类相关 [20]。姜提取物能抑制脂质过氧化所致的 DNA 损伤，此作用可能与其清除活性氧及抑制氢过氧化物和氧化物的形成有关 [21]。

4. 抗微生物　生姜 60% 醇提物对金黄色葡萄球菌、白色葡萄球菌、伤寒杆菌、痢疾杆菌和铜绿假单胞菌均有抑制作用，且有浓度依赖性。生姜提取物尚能拮抗乙型肝炎病毒表面抗原 [22]。生姜水浸剂对伤寒杆菌、霍乱弧菌、沙门菌、葡萄球菌、链球菌和肺炎球菌也有抑制作用 [23]。生姜成分姜辣酮和姜辣烯酮对多种病原菌有强大杀菌作用，前者的作用更强 [14]。生姜水浸剂（1∶1）在试管内对堇色毛癣菌有抑制作用 [24]。姜汁对铁锈色毛癣菌、许兰毛癣菌及其蒙古变种、同心圆性癣菌、堇色毛癣菌、红色癣菌、趾间癣菌、絮状表皮癣菌和狗小芽孢菌等均有抑制作用 [25]。2.5% 和 25% 的生姜水浸剂在试管内有杀灭阴道滴虫作用 [26]。生姜醇提物 1×10^{-4} 可杀灭钉螺 20%，姜辣醇和姜辣烯酮 5×10^{-5} 即可使钉螺 100% 死亡。姜辣醇 5×10^{-5} 可杀死 100% 毛蚴，1×10^{-5} 即可杀死 50% 毛蚴，杀死尾蚴 100%。5×10^{-6} 即可防止毛蚴感染钉螺和尾蚴感染小鼠，此时钉螺 90% 存活 [27]。生姜提取物 100mg/kg 皮下注射，可减少犬血中微丝蚴的量 [28]。

5. 保护胃黏膜　生姜煎剂 0.1g/kg、0.2g/kg 灌胃，均能减轻盐酸和应激性所致大鼠胃黏膜损伤，对胃黏膜的保护作用可能与促进胃黏膜合成和释放内源性前列腺素有关 [12]。生姜煎剂 0.5g/kg 对无水乙醇和吲哚美辛所致大鼠胃黏膜损伤也有减轻作用，且促进胃液分泌，使与胃壁结合的黏液量增加 [29]。生姜丙酮提取物 1000mg/kg、丙酮提取物组分

Ⅲ 30mg/kg、姜烯 100mg/kg 或 6- 姜辣醇 100mg/kg 分别灌胃均对盐酸 - 乙醇所致大鼠胃黏膜损伤有抑制作用，抑制率分别为 97.5%、98.4%、53.6% 和 54.5%[30,31]。姜烯 25mg/kg 和 50mg/kg 灌胃，对大鼠盐酸 - 乙醇性胃黏膜损伤的抑制率分别为 80.3% 和 98.7%[32]。此外，小鼠 500mg/kg 灌胃生姜提取物呋喃大牻牛儿酮，对应激性溃疡有预防作用[33]。

6. 对心血管和呼吸作用　生姜的乙醇提取物对麻醉猫对心脏有直接兴奋作用[34]。10- 姜辣醇 0.3mg/kg 静脉注射，使犬心肌收缩力增强 30%，该作用可持续 10min[34]。6- 姜辣醇、8- 姜辣醇和 10- 姜辣醇分别心脏内注射 1.0mg/kg、0.5mg/kg、0.3mg/kg，使麻醉犬心收缩力增加 30%~50%，分别持续 4min、10min、30min[35]。6- 姜辣烯酮 0.1~0.5mg/kg 静注，使大鼠心率减慢，3.6μmol/L 初用时使大鼠离体心房收缩力加强，频率加快，反复给药则作用相反[36]。6- 姜辣烯酮 0.1~0.5mg/kg 静注，使大鼠产生一过性降压、升压和持续性降压的三相性作用，当剂量为 0.1~1.0mg/kg 时，其作用有剂量相关性。升压作用与末梢血管收缩和交感神经兴奋相关，而降压作用与迷走神经兴奋和心脏抑制相关[36,37]。

7. 镇静、抗惊厥　小鼠腹腔注射生姜油 0.12ml/kg、0.19ml/kg，静注姜辣醇或姜辣烯酮 2.5mg/kg，灌胃 140mg/kg，均可减少小鼠的自发活动，延长戊巴比妥钠或环己巴比妥的睡眠时间[2~4]。生姜油 0.24ml/kg、0.3ml/kg 腹腔注射，能对抗戊四氮引起的惊厥[2]。姜辣醇 140mg/kg 灌胃或 3.5mg/kg 静注，能对抗去氧麻黄碱的中枢兴奋作用。3.5mg/kg 静注可延长小鼠马钱子碱惊厥的死亡时间，静注姜辣烯酮 7mg/kg，也可延长小鼠戊四氮惊厥死亡时间[3]。

8. 保肝、利胆　生姜油 0.4ml/kg 连续灌胃 2 天，对大鼠四氯化碳（CCl_4）肝损害有治疗作用，能使血清丙氨酸转氨酶降低。0.25ml/kg 连续灌胃 5 天，对小鼠 CCl_4 肝损伤有预防作用，并能降低磺溴酞钠的潴留量[38]。姜辣醇和姜辣烯酮对 CCl_4 及半乳糖胺所致的肝损伤也均有抑制作用[39]。生姜的丙酮提取物 500mg/kg，6- 姜辣醇或 8- 姜辣醇 100mg/kg，十二指肠给药，对大鼠均有利胆作用。6- 姜辣醇的作用比 10- 姜辣醇强，其强度与脱氢胆酸钠相似[40]。

9. 抗 5- 羟色胺（5-HT）　生姜丙酮提取物能抑制 5-HT 所致离体豚鼠回肠的收缩，其有效成分为 6- 姜辣醇、8- 姜辣醇、10- 姜辣醇[41]。丙酮提取物 100mg/kg、姜辣烯酮 10mg/kg 口服，均能拮抗 5-HT 所致小鼠体温下降，丙酮提取物、姜辣烯酮、6- 去氢姜辣二酮、8-、10- 姜辣醇对 5-HT 引起的小鼠腹泻也有抑制作用，姜辣烯酮的作用最强[42]。丙酮提取物中，所含的高良姜萜内酯有较强的抗 5-HT 作用，能拮抗 5-HT 所致离体豚鼠回肠、大鼠胃底和兔胸主动脉的收缩反应。高良姜内酯在离体豚鼠回肠（主要为 $5\text{-}HT_3$ 受体）的抗 5-HT 作用大于大鼠胃底条（含较多的 $5\text{-}HT_1$ 受体）及兔动脉条（主含 $5\text{-}HT_2$）。因此，高良姜内酯是一种选择性 $5\text{-}HT_3$ 拮抗剂[43]。

10. 抗血小板聚集　生姜经有机溶媒和水的提取物对花生四烯酸（AA）、肾上腺素、二磷酸腺苷（ADP）和胶原诱导的血小板聚集均有抑制作用[44, 45]。6- 姜辣烯酮对 ADP、AA 和胶原诱导的血小板聚集也有抑制作用[46]。

11. 止吐　生姜浸膏能抑制犬末梢性催吐药硫酸铜所致的呕吐，10%~50% 姜汁 30ml 口服也有效。姜辣醇和姜辣烯酮的混合物也能拮抗硫酸铜的催吐作用，其最小有效量为 3mg/kg。

12. 兴奋中枢等作用　①中枢兴奋：生姜醇提物对麻醉猫的血管运动中枢和呼吸中枢有兴奋作用[34]。②促进体内活性物质释放：6- 姜辣烯酮可促进神经末梢某些活性物质释放，如 P 物质、生长抑素、肠促胰酶肽和血管活性肠肽等[30]。姜辣酮能促进肾上腺髓质释放儿茶酚胺，特别是肾上腺素[47]。③促进吸收：生姜水提物能促进磺胺脒的吸收，增加其生物利用度和疗效[48]。④止咳：姜辣烯酮对豚鼠有止咳作用[3]。⑤降血脂：给大鼠灌胃姜提取物，能降低高胆固醇血症大鼠血清和肝脏胆固醇含量，并增加胆固醇由粪排出量[49]。⑥抗过敏：生姜油 0.2ml/kg 灌胃，对豚鼠过敏性支气管痉挛和卵蛋白所致过敏性肠肌收缩有抑制作用，可拮抗组胺、乙酰胆碱所致豚鼠回肠收缩反应，且有剂量相关性[50]。⑦诱变、抗诱变：生姜中姜辣醇与姜辣烯酮有致突变作用，而姜油酮能抑制姜辣醇与姜辣烯酮的致突变作用，并与剂量相关[51]。6- 姜辣醇在 700μmol/L 浓度时的致突变性为 6- 姜辣烯酮的 104 倍[52]。⑧抑制亚硝胺合成：生姜在模拟胃液条件下对亚硝化反应有阻断作用，能破坏 NO_2^-，使体系中 NO_2^- 的含量减少[53]。

13. 毒理　鲜姜注射液小鼠静注的安全系数为临床用量的 625 倍以上，且无局部刺激性和溶血作用[5]。生姜油小鼠灌胃的半数致死量（LD_{50}）为 3.45mg/kg，腹腔注射为 1.23mg/kg[2]。6-、8-、10- 姜辣醇小鼠腹腔注射的 LD_{50} 均大于 100mg/kg[34]。姜辣烯酮小鼠静脉注射的 LD_{50} 为 50.9mg/kg，腹腔注射为 109mg/kg，灌胃为 687mg/kg。姜辣醇静注的 LD_{50} 为 25.5mg/kg，腹腔注射为 58.1mg/kg，灌胃为 250mg/kg[3]。雄性小鼠每日灌胃生姜 95% 乙醇提取物 100mg/kg，连服 3 个月，动物的外观形态、内脏、血象和体重等均未见明显毒性反应[54, 55]。

【临床研究】

1. 视网膜脱离术后引起的恶心呕吐　新鲜生姜洗净去皮，切成 2.5cm×2.5cm 大，厚约 2mm 片状。术后病人有恶心症状时即给予 1 片含于口中，无味时更换，直至恶心、呕吐症状消失，可连续含数片，一般含后 20min 起效，30min 时效果最好，如病人因呕吐致效果不佳时，于内关穴贴敷生姜片，用伤湿止痛膏固定。所有病例均未应用爱茂尔、胃复安等药物。共治疗病人 22 例。结果：12 例（54.5%）含 1 片姜片后症状即缓解，连续含 2 片、3 片、4 片生姜，症状缓解者各为 6 例（27.3%）、2 例（9.1%）和 2 例（9.1%）。伴呕吐的 4 例中 1 例含 1 片生姜片后症状即得到改善，随后逐渐消失，1 例含 2 片症状好转。另 2 例因呕吐严重，生姜片无法在口腔内存留，加用了生姜内关穴贴敷，症状在 40min 内得到缓解[56]。

2. 脊柱压缩骨折后腹胀　生姜（鲜姜）15~20g，捣碎或切成姜末，填充脐部，填满为止。将伤湿止痛膏或胶布剪成 5~6cm 大小（边长）的方块加以覆盖固定。如对胶布过敏者，可用塑料纸覆盖后以绷带加以固定。然后给予隔姜灸

20~30min，也可用热水袋热敷，并配合按摩。方法是以脐为中心，以顺时针的方向用掌进行按摩，用力以病人能耐受为度，以促进局部血液循环，增加生姜的药物作用的吸收，促进肠气体排出。生姜一般12h更换1次，腹胀明显者可6h更换1次。结果：80例病人全部用上述方法成功，用生姜敷脐20min后，大部分病人腹胀减轻，听诊肠鸣音活跃。35min后42例病人有气体排出，60min后有38例病人腹胀明显减轻，并排便。治疗1次痊愈6例，治疗2次痊愈31例。治疗3次痊愈30例，治疗4次痊愈13例。治疗次数与痊愈例数，男女之间无明显差异。年龄小者，腹胀轻者此法疗效最好[57]。

3. 增生性膝关节炎　鲜生姜50~100g，加入碾碎布洛芬2~5片捣碎研细，加入食醋适量（以液汁不流淌为宜）调匀，后敷于患处，并覆盖塑料布（可延长敷疗时间），10~15min后患处有暖热感，持续2h后弃掉。每日1次。结果：31例病人敷疗10~30天，平均20天。近期显效23例，近期有效6例，无效2例，总有效率93.5%[58]。

4. 小儿尿频　生姜泥（将生姜切为末，包于纱布中蒸至生姜成为姜泥，冷却至40~45℃，治疗组37例，予生姜泥敷于脐及关元穴上，约15min后取去），每日1次，5日为1个疗程。对照组37例，予谷维素、维生素B_1治疗。结果：经1个疗程治疗后，治疗组全部获效，其中治愈33例，好转4例。对照组中治愈5例，好转8例，无效24例，总有效率35.2%[59]。

5. 静滴化疗药物引起的局部疼痛　将生姜切片在疼痛部位来回擦拭使皮肤出现微红，再取几片敷在疼痛的部位（现做现用）。结果：17例外敷后20min内疼痛迅速缓解或消失，局部灼热消失，局部皮肤无疼痛，肿胀减轻；9例外敷后20min内疼痛、灼热感减轻，肿胀消退；4例外敷后20min内症状和体征无改变[60]。

6. 妊娠呕吐　将前臂放一平坦处，用75%乙醇反复涂擦内关穴，以皮肤发红，触之有温热感为宜，再用艾条雀啄灸约5min（以皮肤承受热力为准）后将姜片或捣烂之姜泥外敷内关穴20min，每日1次，10日为1个疗程。若该处有瘢痕不宜灸者，则可用塑料纸敷盖姜片或姜泥后，以绷带外固定，用热水袋热敷。水温以80~100℃为宜，并用姜汁滴舌尖。治疗妊娠呕吐病人20例。结果：显效12例，占60%；有效7例，占35%；无效1例，占5%；总有效率95%[61]。

7. 胎位不正　生姜适量，捣成泥状，分别敷于双侧至阴穴，然后用塑料薄膜包裹，使姜泥始终保持潮湿状态。如干燥可重新更换，贴24h后，产科检查，如未转正，可继续2~3日。对100例胎位不正孕妇进行治疗并观察疗效。实验组50例采用生姜外敷至阴穴治疗法；对照组50例采用传统的膝胸卧位和艾灸至阴穴治疗法。结果：治疗5日后，实验组48例胎位不正转正，对照组只转正了20例，两组之间存在着显著性差异（$P<0.01$）[62]。

8. 慢性阑尾炎及阑尾周围脓肿　生姜50g、芋头50g，捣烂成泥状敷于右下腹部阑尾区，用宽胶布包扎固定，每日更换1次。同时在局部行微波热疗，每次30min。结果：按上法治疗11例后，症状在4天左右开始明显好转，短则10日，长则16日，症状及体征均消失，无1例转手术治疗[63]。

9. 斑秃　将生姜切开，用带汁的一面涂擦患处，每日4~5次。半月后即可生出黄细的头发，渐渐变粗变黑，一般1个月左右，头发即可恢复正常。共治疗40例，治愈38例，治愈率达95%[64]。

10. 夏季及产后腹泻　生姜40g、红糖40g、鸡蛋2枚。生姜切碎煎汁至250~300ml，将鸡蛋打入容器中搅拌至起泡，将姜汁趁热倒入鸡蛋中，加红糖溶化后口服，每日早晚各服1次。恶寒发热者，服后盖被取汗，得汗即解。结果：夏季腹泻43例中，39例1~3天痊愈，占90.69%，2例治疗4天有效，占4.65%，1例无效，占2.32%，总有效率为97.68%。产后腹泻31例中，19例2~3天痊愈，占61.29%，12例4~5天有效，占38.7%，总有效率为100%[65]。

【性味归经】味辛，性温。归肺、胃、脾经。

【功效主治】散寒解表，温胃止呕，温肺止咳。主治风寒感冒，恶寒发热，头痛鼻塞，呕吐，痰饮喘咳，胀满，泄泻。

【用法用量】内服：煎汤。3~10g；或捣汁冲。外用适量，捣敷；或炒热熨；或绞汁调搽。

【使用注意】阴虚内热及实热证者慎用。

【经验方】

1. 打扑损肿痛不止　生姜自然汁、米醋、牛皮胶同熬熔，入马屁勃末不以多少，搅匀如膏药。以纸花摊敷肿处，痛即止，以多敷为妙。（《百一选方》）

2. 感冒风寒　生姜五片，紫苏叶一两。水煎服。（《本草汇言》）

3. 头痛　生姜一片，破开，入雄黄于内，湿纸包煨。趁热贴太阳穴。（《沈氏经验方》头痛奇方）

4. 病人胸中似喘不喘，似呕不呕，似哕不哕，彻心中愦愦然无奈者　半夏半斤，生姜汁一升。上二味，以水三升，煮半夏取三升，生姜汁，煮取一升半，小冷。分四服，日三，夜一服，止，停后服。（《金匮要略》生姜半夏汤）

5. 干呕哕，若手足厥冷　橘皮四两，生姜半斤。上二味，以水七升，煮取三升，分三服，不止，更合服之。（《千金要方》橘皮汤）

6. 胃反，朝食暮吐，暮食朝吐，旋旋吐者　甘蔗汁七升，生姜汁一升。二味相合，分为三服。（《梅师集验方》）

7. 晨泄　生姜（切如豆大）四两，黄连（锉）二两。上一处腌一宿，慢火炒姜紫色，去姜不用。将黄连末每服二钱，用腊茶清调一剂而愈。又用米饮、酒调治白痢尤妙。（《证治准绳》香姜散）

8. 脓血下痢不禁　生姜、半夏各一两，附子三分，藜芦半两。上捣罗为末，陈醋煮沸，和药末为丸，如梧桐子大。每服三十丸，陈米饮下，日午再服。（《普济方》生姜丸）

9. 老人大小便不通　生姜四两，盐一捻，豉三十粒，葱茎和根叶洗用。上四味，捣烂，安脐中，良久便通。（《简易普济良方》匀气散）

【参考文献】

[1] 国家中医药管理局《中华本草》编委会 . 中华本草 . 上海：上海科学技术出版社，1999：7782.

[2] 张竹心，王贵林 . 生姜油对中枢神经的抑制作用 . 中草药，1988，19（9）：407.

[3] 池田正树 . 生姜的药理学研究 . 国外医学・中医中药分册，1981，（2）：117.

[4] Suekawa ML.J Pharmacobio-Dyn,1984,7（11）:836.

[5] 钱永龄，钟品伦 . 鲜姜注射液抗炎消肿及镇痛作用实验研究 . 泸州医学院学报，1979，（3）：1.

[6] 王贵林，朱路 . 生姜油的抗炎作用 . 中药药理与临床，2006,（5）：26.

[7] 末川守 . 日药理志（日），1986，88：263.

[8] 钱东生, 刘祖舜 . 生姜抗运动病药理作用研究 . 中国中西医结合杂志，1992，12（02）：95.

[9] 许顺吉 . 台湾药学杂志，1979，31（1）：46.

[10] Medicinal and Poisonous Plants of Southern and Easstern Africa（Watt,J. M.）2ED,1962,1063.

[11] Yamabara J.Chem Pharm Bull,1990,38（2）:430.

[12] 孙庆伟，赖新华 . 生姜对大鼠胃黏膜细胞的保护作用 . 中草药，1986，17（2）：91.

[13] 徐云五 . 海南医学院学报，1964，（18）：1.

[14] 王浴生，邓文龙，薛春生 . 中药药理与运用 . 北京：人民卫生出版社，1983：320.

[15] 吴思恩，刘庆 . 生药对消化酶的影响 . 中草药，1988，19（2）：62.

[16] Kawamura F,et al.C A,1988,109:229027f.

[17] Fujio H.C A,1971,74:2846.

[18] 王伟，陈文为 . 从抗氧化反应探讨药食同源的含义 . 中西医结合杂志，1991，11（3）：159.

[19] 曹兆丰，陈忠岗，郭平 . 生姜对超氧阴离子及羟自由基的清除作用 . 中国中药杂志，1993，18（12）：750.

[20] Kawamura Fl.C A,1993,119:115731g.

[21] Kim S B.C A,1988,109:5390f.

[22] 边藏丽，张竹心 . 生姜提取物对常见病原微生物的抑制作用 . 中成药，1991，13（1）：45.

[23] 孟海琴，宝恒 . 生姜和干姜的药理作用 . 中西医结合杂志，1990，10（10）：638.

[24] 曹仁烈 . 中药水浸浸剂在试管内抗皮肤真菌的观察 . 中华皮肤科杂志，1957，（4）：286.

[25] 刘国声 . 十五年来中药抗生作用的研究概述 . 中药通报，1958，4（4）：116.

[26] 陈磬远 . 中华妇女产科杂志，1956，4（4）：395.

[27] Adewunmi C O.Planta Med,1990,56（4）:374.

[28] Datta A.J Helminthol,1987, 61（3）:268.

[29] 孙庆伟，叶军，侯奕生 . 姜对空腹时胆囊大小及试餐后胆囊收缩的影响 . 江西医药，1992，27（4）：207.

[30] 黄启荣 . 国外医学・中医中药分册，1989，11（6）：352.

[31] Yamahara J.J Ethnopharmacol,1988,23（2-3）:299.

[32] 望月道彦 . 和汉医药学会志（日），1987，4（3）：444.

[33] Shiba M.C A,1987,106:90160m.

[34] A Manual of Pharmacology（Sollmann,T.）8Ed,1957,202.

[35] Mitsubishi Chemical Industies Co Ltd.C A,1982,97:33378k.

[36] 李兆龙 . 国外对生姜的药用研究 . 中国药学杂志，1990，25（4）：231.

[37] 末川守 . 日药理志（日），1986，88：339.

[38] 池田正树 . 国外医学・中医中药分册，1983，5（3）：177.

[39] 张竹心，刘连生，王贵林 . 生姜油对肝损害的保护作用 . 中成药，1989，11（8）：25.

[40] 刘庆增，王金兰 . 近年来日本对中药药理作用研究的一些进展 . 中药药理与临床，1988，4（2）：50.

[41] Yamabara J.J Ethnopharmacol, 1985,13:217.

[42] Yamabara J.Phytother Res.1989,3（2）:70.

[43] 黄启荣 . 药学杂志（日），1990，110（12）：936 .

[44] Huang Q.Chem Pharm Bull.1991,39（2）:397.

[45] Srivasva K C. 国外医学・中医中药分册，1986，8（4）：246.

[46] Srivasva K C.Prostaglanndis Leukotrienes Med,1986,25（2-3）:187.

[47] Mascolo N.J Ethnopharmacol,1989,27（1-2）:129.

[48] Kawada T.C A,1988,109:53419u.

[49] 彭平健 . 生姜的药理研究和临床运用 . 中国中药杂志，1992，17（6）：370.

[50] CA,88:182818Y.

[51] 张竹心，刘连生 . 生姜油的抗过敏作用 . 中成药，1992，14（11）：30.

[52] Nagabhushan M.C A,1987,107:213390s.

[53] Nakamura H. 国外医学・卫生学分册，1984，11（5）：300.

[54] 胡道道，房喻，袁永刚 . 生姜对亚硝胺合成阻断作用初探 . 食品科学，1989，（6）：35.

[55] Qureshi S.Am J Chin Med,1989,17（1-2）:57.

[56] 龚秀荣 . 含漱生姜片治疗视网膜脱离术后引起的恶心呕吐疗效观察 . 山东医大基础医学院学报，2000，14（2）：98.

[57] 张荣芳，何国香，闫智华 . 生姜敷脐治疗脊柱压缩骨折后腹胀 80 例报告 . 中医正骨，2001，13（90）：24.

[58] 周彤，梁宁 . 生姜合布洛芬治疗增生性膝关节炎 . 山东中医杂志，2002，21（8）：492.

[59] 王海燕，孙成栋 . 生姜泥治疗小儿尿频 . 中国民间疗法，2002，10（11）：20.

[60] 黄英英，周淑冷 . 生姜涂擦外敷治疗静滴化疗药物引起的局部疼痛 . 南方护理学报，2004，11（12）：12.

[61] 李红 . 生姜外敷内关穴治疗妊娠呕吐 20 例 . 实用中医药杂志，2003，19（3）：142.

[62] 刘金莲 . 生姜外敷至阴穴治疗胎位不正的疗效观察 . 中国现代医生，2007，45（22）：157.

[63] 姜建江 . 生姜芋头膏外敷治疗慢性阑尾炎及阑尾周围脓肿 11 例 . 中国民间疗法，2002，10（12）：21.

[64] 姜爱玲，王永强 . 生姜治疗斑秃 40 例 . 中国民间疗法，2004，12（9）：64.

[65] 杜河林 . 生姜治疗夏季及产后腹泻 74 例 . 中国民间疗法，1996，（4）：14.

Xian mao 仙 茅

Curculiginis Rhizoma
[英]Common Curculigo Rhizome

【别名】独茅根、茅爪子、蟠龙草、小地棕根、地棕根、黄茅参、独脚黄茅、仙茅参。

【来源】为石蒜科植物仙茅 *Curculigo orchioides* Gaertn. 的根茎。

【植物形态】多年生草本。根茎近圆柱状直生。须根常丛生，肉质，具环状横纹。地上茎不明显。叶基生；叶片线形，线状披针形或披针形，长10~45cm，宽5~25mm，先端长渐尖，基部下延成柄，叶脉明显，两面散生疏柔毛或无毛。花茎甚短，大部分隐藏于鞘状叶柄基部之内，亦被毛；苞片披针形，膜质，具缘毛；总状花序多少呈伞房状，通常具4~6朵花；花黄色，下部花筒线形，上部6裂，裂片披针形，外轮的背面有时散生长柔毛；雄蕊6，长约为花被裂片的1/2，柱头3裂，分裂部分较花柱为长，子房狭长，先端具长喙，被疏毛。浆果近纺锤状，先端有长喙。种子亮黑色，表面具纵凸纹，有喙。

【分布】广西主要分布于永福、灌阳、贺州、藤县、平南、桂平、容县、玉林、博白、上思、南宁、上林、马山、龙州、隆安、乐业、南丹、罗城等地。

【采集加工】仙茅移栽后生长2年，在10月倒苗后至春季，未发芽前采挖。把根茎全部挖起。抖净泥土，除尽残叶及须根晒干。

【药材性状】根茎圆柱形，略弯曲、长3~10cm，直径4~8mm。表面黑褐色或棕褐色，粗糙，有纵沟及横皱纹与细孔状的粗根痕。质硬脆，易折断，断面稍平坦，略呈角质状。淡褐色或棕褐色，近中心处色较深，并有一深色环。气微香，味微苦、辛。

【品质评价】以条粗壮、表面色黑褐者为佳。

【化学成分】本品根茎含仙茅苷（curculigoside）A、B，地衣二醇葡萄糖苷（orcinol glucoside），地衣二醇-3-木糖葡萄糖苷A（corchioside A），仙茅皂苷（curculigosaponin）A、B、C、D、E、F、K、L、M，仙茅素（curculigine）A、B、C，仙茅皂苷元（curculigenin）A、B、C，仙茅萜醇（curculigol），丝兰苷元（yuccagenin），5,7-二甲氧基杨梅树皮素-3-*O*-*α*-L-吡喃木糖基-（4→1）-*O*-*β*-D-吡喃葡萄糖苷（5,7-dimethoxymyricetin-3-*O*-*α*-L-xylopyranosyl-（4→1）-*O*-*β*-D-glucopyranoside）。还含含氮化合物：石蒜碱（lycorine），*N*-乙酰基-*N*-羟基-2-氨基甲酸甲酯（*N*-acetyl-*N*-hydroxy-2-carbamic acid methylester），3-乙酰基-5-甲酯基-2H-3,4,5,6-四氢-1-氧杂-2,3,5,6-四嗪（3-acetyl-5-carbomethoxy-2H-3,4,5,6-tetrahydro-

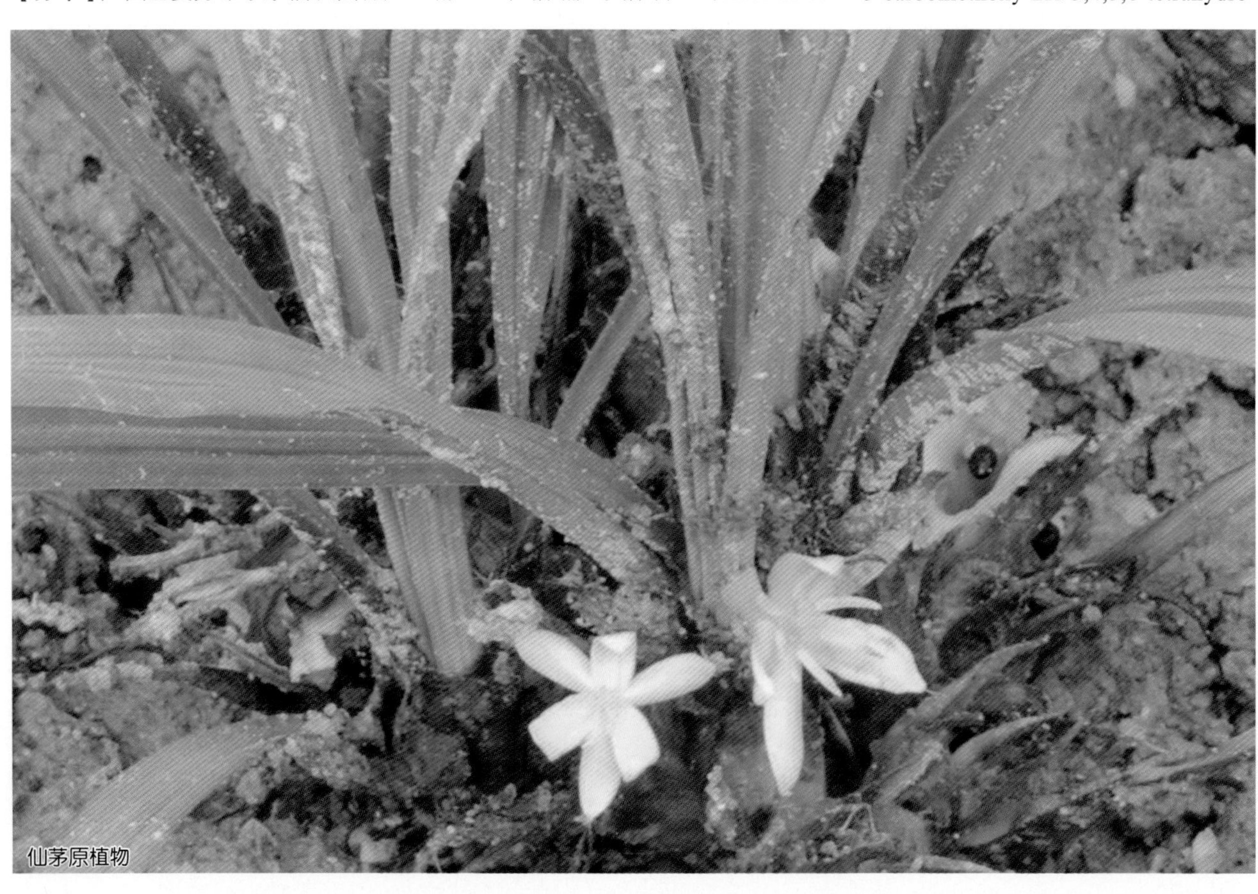
仙茅原植物

1-oxa-2,3,5,6-tetrazine），*N,N,N′,N′*- 四甲基琥珀酰胺（*N,N,N′,N′*-tetramethylsuccinamide）。又含环木菠萝烯醇（cycloartenol），β- 谷甾醇（β-sitosterol），豆甾醇（stigmasterol），三十一烷醇（hentriacontanol），以及长链脂肪族化合物：3- 甲氧基 -5- 乙酰基 -31- 三十三碳烯（3-methoxy-5-acetyl-31-tritriacontene），21- 羟基四十烷 -20- 酮（21-hydroxytetracontan-20-one），4- 甲基十七烷酸（4-methyl heptadecanoic acid），27- 羟基三十烷 -6- 酮（27-hydroxytriacontan-6-one），23- 羟基三十烷 -6- 酮（23-hydroxytriacontan-6-one），4- 乙酰基 -2- 甲氧基 -5- 甲基三十烷（4-acetyl-2-methoxy-5-methyltriacontane），25- 羟基 -33- 甲基三十五烷 -6- 酮（25-hydroxy-33-methylpentatriacontane-6-one）[1]。还含有 3,3′,5,5′- 四甲氧基 -7,9′: 7′,9- 二环氧 - 木酚素 -4,4′- 二 -*O*-β-D- 吡喃葡萄糖苷（3,3′,5,5′-tetramethoxy-7,9′: 7′,9-diepoxy-lignan-4,4′-di-*O*-β-D-glucopyranoside），3- 羟基 -5- 甲基 - 酚 -1-*O*-[β-D- 吡喃葡萄糖基 -（1 → 6）-β-D- 吡喃葡萄糖苷]（3-hydroxy-5- methyl-phenol-1-*O*-[β-D-glucopyranosyl-（1 → 6）-β-D-glucopyranoside]），2,3,4,7 - 四甲氧夹氧杂蒽酮（2,3,4,7-tetramethoxyxanthone），1,3,7- 三甲基黄嘌呤（1,3,7-trimethylxanthine），胡萝卜苷（daucosterol）[2]。

【药理作用】

1. 调节免疫　仙茅甲醇提取物能够增强吞噬细胞的吞噬作用，经乙酸乙酯萃取分离得到的地衣酚糖苷 -A 和苔黑酚 -3-D-β- 葡萄糖苷，可促进迟发型超敏反应和细胞介导的免疫反应，增强机体的免疫作用 [3]。仙茅甲醇提取物还可提高由环磷酰胺诱导的免疫功能低下小鼠的体液抗体滴度，促进迟发型超敏反应，增加白细胞水平，从而激活体液中 T 细胞和 B 细胞的调节作用，增强免疫功能 [4]。仙茅多糖能促进淋巴细胞的增殖，在刀豆蛋白存在的条件下，能增加胸腺 T 细胞的增殖，调节免疫功能 [5]。此外，小鼠灌胃仙茅醇提物 10g（生药）/kg、20g（生药）/kg，每天 1 次，连续 7 天，可增加其腹腔巨噬细胞吞噬红细胞的吞噬百分率与吞噬指数。仙茅醇浸剂对环磷酰胺所致免疫功能受抑制的小鼠 T 淋巴细胞百分率有升高作用 [6]。仙茅皮能促进巨噬细胞的增生能力和吞噬作用 [7,8]。

2. 抗氧化　从仙茅根茎乙醇提取物中分离得到的 8 个单体化合物对羟基和超氧阴离子基团有清除作用，表现出较强的抗氧化活性 [9]。此外，仙茅提取物对磷脂氧化具有抑制作用 [10]。

3. 保肝　仙茅根茎甲醇提取物灌胃，能降低四氯化碳致肝脏损害的雄性小鼠血清中碱性磷酸酶、γ - 谷氨酰转肽酶、总蛋白和总脂的水平，并接近正常值 [11]。

4. 补肾壮阳、抗骨质疏松　仙茅 80% 乙醇提取物正丁醇萃取组分灌胃给药，能使去势雄性小鼠附性器官重量增加 [12]。仙茅水煎剂对精子的运动能力和穿膜功能有促进作用，可用于治疗男性不育 [13]。仙茅根茎乙醇提取物 2.0×10^{-5}~2.0×10^{-1}mg/ml，对成骨样细胞的增殖具有促进作用，增殖率为 41%~77%[14]。另外，仙茅乙醇提取物对去卵巢幼龄小白鼠具有雌激素样活性 [15]，能够增强雄性大鼠的性行为等 [16]。

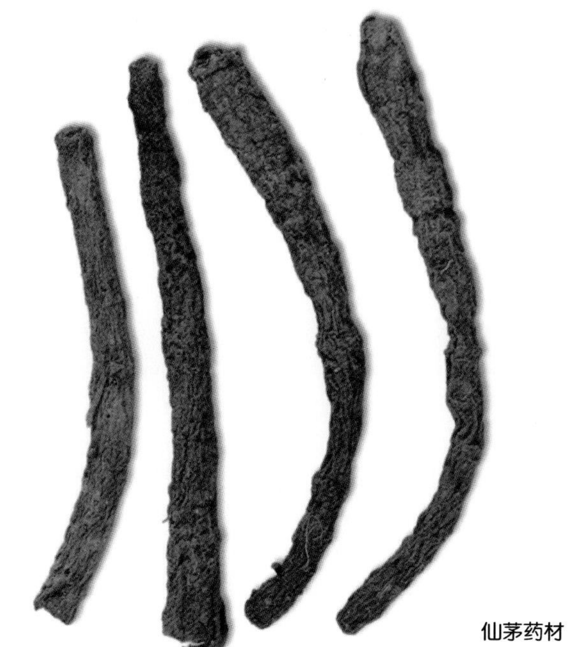

仙茅药材

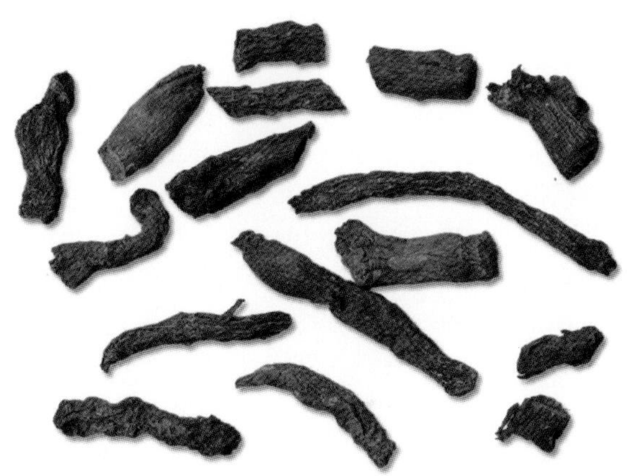

仙茅饮片

5. 镇静、抗惊厥　仙茅醇浸剂有镇静作用。小鼠腹腔注射仙茅醇浸剂 10g（生药）/ kg，能延长戊巴比妥钠引起的睡眠时间，也能延缓因防己毒素引起的小鼠痉挛性惊厥出现时间 [6]。

6. 抗缺氧、抗高温　小鼠灌服仙茅醇浸剂 40g（生药）/kg，可延长小鼠耐缺氧存活时间 [17]。小鼠腹腔注射仙茅醇浸剂 10g（生药）/ kg，降低小鼠在（45 ± 1）℃的恒温箱内的死亡率，具有抗高温作用 [6]。

7. 对下丘脑 – 垂体 – 性腺轴功能作用　仙茅煎剂 1g（生药）/100g 灌胃，每天 2 次，连续 5 天，能使大鼠垂体前叶、卵巢和子宫重量均增加，卵巢促性腺激素受体特异结合率有提高。给去卵巢大鼠服用仙茅煎液后，对注射黄体生成素释放激素（LRH）后分泌反应有增强作用，说明垂体对 LRH 的反应性提高了 [18]。

8. 升高红细胞膜 Na^+–K^+–ATP 酶活性　小鼠灌服仙茅水煎液 6g/kg，每天 1 次，连续 10 天，可升高 Na^+-K^+-ATP 酶的活性 [19]。

9. 抑菌等作用　体外实验发现仙茅根油对动物致病细菌和植物致病真菌的生长都有抑制作用 [20]。仙茅水提物能定向诱导骨髓干细胞向神经元细胞分化[21]。仙茅醇浸剂对由灌服巴豆油所致小鼠耳郭肿胀，起到抗炎作用等[22]。同时仙茅的丙酮提取物对艾氏腹水癌实体型瘤有抑制作用[23]。仙茅根茎的醇提取物具有降血糖和抗癌活性[24]。

10. 毒理　给小鼠 1 次灌胃最大容量的仙茅醇浸剂 150g（生药）/kg，7 天内无死亡，说明仙茅的毒性很低[6]。

【临床研究】

1. 男性不育症　用方（仙茅、熟地各 60g，山药、巴戟天、枸杞各 45g，山茱萸、茯苓、怀牛膝、肉苁蓉、赭石、小茴香、远志、五味子各 30g，石菖蒲 15g），上药用大枣 100 枚加生姜 30g 煮，去皮核，炼蜜为丸如梧子大，淡盐汤下，每日早晚各服 10g。服完 1 剂后检查精液常规，若连服 3 剂仍无效者停药，属无效。共治疗 150 例，服药 3 个月后精液常规检查计数（万 /ml）：6000~10000 者 78 例，10000 以上者 37 例，6000 以下者 35 例；活动率，60%~80% 者 85 例，80% 以上者 35 例，30% 以下者 30 例；精液液化时间，均在正常范围内。其中 106 例在服药后 1 年内使女方受孕[25]。

2. 硬皮病　用方（仙茅、仙灵脾、鬼箭羽、茯苓、熟地各 15g，丹参、黄芪各 30g，川芎、红花、威灵仙、丝瓜络各 10g）随证加减，共治疗 16 例，其中显效 4 例，好转 11 例、总有效率为 93.75%[26]。

【性味归经】味辛，性温；有小毒。归肾，肝经。

【功效主治】温肾壮阳，祛除寒湿，温脾止泻。主治阳痿精冷，腰膝酸痛，小便失禁，脘腹冷痛，泄泻。

【用法用量】内服：煎汤，3~10g；或入丸、散；或浸酒。外用适量，捣敷。

【使用注意】凡阴虚火旺者忌服。本品有小毒，不可过量服用。

【经验方】

1. 痈疽火毒，漫肿无头，色青黑者　仙茅不拘多少，连根须煎，点水酒服；或以新鲜者捣烂敷之。有脓者溃，无脓者消。（《滇南本草》）

2. 壮筋骨，益精神，明目　仙茅二斤（糯米泔浸五日，去赤水，夏月浸三日，铜刀刮锉，阴干，取一斤），苍术二斤（米泔浸五日，刮皮，焙干，取一斤），枸杞子一斤，车前子十二两，白茯苓（去皮）、茴香（炒）、柏子仁（去壳）各八两，生地黄（焙）、熟地黄（焙）各四两。为末，酒煮糊丸，如梧子大。每服五十丸，食前温酒下，日二服。（《圣济总录》仙茅丸）

3. 阳痿，耳鸣　仙茅、金樱子根及果实各 15g。炖肉吃。（《贵州草药》）

4. 老年遗尿　仙茅 30g。泡酒服。（《贵州草药》）

5. 妇人红崩下血，已成漏症　仙茅三钱（为末）、全当归、蛇果草各等份，以后二味煎汤，点水酒将仙茅末送下。（《滇南本草》）

【参考文献】

[1] 国家中医药管理局《中华本草》编委会 . 中华本草 . 上海：上海科学技术出版社，1999：7270.

[2] 李宁，赵友兴，贾爱群，等 . 仙茅的化学成分研究 . 天然产物研究与开发，2003，15（3）：208.

[3] Lakshmi V,Pandey K,Puri A.Immunostimulant princi-ples fromCurculigo orchioides.J Ethnopharmacol,2003,89（2-3）:181.

[4] Bafna A R,Mishra S H.Immunostimulatory effect of methanol extract of Curculigo orchioideson immunosuppressed mice.J Ethnopharmacol,2006,104（1-2）：1.

[5] 周勇，张丽，赵离原，等 . 仙茅多糖对小鼠免疫功能调节用实验研究 . 上海免疫学杂志，1996，16（6）：336.

[6] 陈泉生，陈万群，杨士琰 . 仙茅的药理研究 . 中国中药杂志，1989，14（10）：618.

[7] Kubo M.Plants Med, 1983, 47（1）：52.

[8] 久保道德 . 日本公开特许公报，1983,58~146,594.

[9] WU Qiong,FU Da-xu,HOU Ai-jun.Antioxidative phenols and phenolic glycosidesfromCurculigo orchioides.Chem Pharm Bull,2005,53（8）：1065.

[10] Tang S Y,Whiteman M,Peng Z F.Characterization oantioxidant and antiglycation properties and isolation of activingredients from traditional Chinese medicine.Free RadiBiol Med,2004,36（12）:1575.

[11] Venukumar M R,Latha M S.Hepatoprotective effect of thmethanolic extract ofCurculigo orchioidesin CCl4-treatemale rats.Indian J Pharm,2002,34（4）:269.

[12] 张梅，宋芹 . 仙茅对去势小鼠补肾壮阳作用有效部位研究 . 四川中医，2005，23（5）：22.

[13] 彭守静，陆仁康，俞丽华，等 . 菟丝子、仙茅、巴戟天对人精子外运动和膜功能影响的研究 . 中国中西医结合杂志，1997，17：145.

[14] 高晓燕，杜晓鹏，赵春凯 . 补肾中药对成骨样细胞 UMR10 增殖的影响（Ⅰ）. 承德医学院学报，2001，18（4）：283.

[15] Vijayanarayana K,Rodrigues R S,Chandrashekhar K S.Evaluation of estrogenic activity of alcoholic extract of rhizomes ofCurculigoorchioide.J Ethnopharmacol,2007,11（2）：241.

[16] Chauhan N S,Rao Ch V,Dixit V K. Effect ofCurculigo or chioidesrhizomes on sexual behaviour of male rats.Fitoterapia,2007,78（7-8）：530.

[17] 李丙如 . 补肾药对下丘脑 – 垂体 – 性腺轴功能影响 . 中医杂志，1984，25（7）：63.

[18] 中国医学科学院药物研究所 . 药学通报，1960，8（1）：59.

[19] 丁安荣，李淑莉 . 黄精等六种补益药对小鼠红细胞膜 Na^{+}-K^{+}-ATP 酶活性的影响 . 中成药，1990，12（9）：28.

[20] Jaiswal K S,Batra K A,Mehta B K.The antimicrobial efficiency of root oil against human pathogenic bacteria and phytopathogenic fungi. Phytopathol Z,1984,109（1）:90.

[21] 沈骅睿，吕文科，杨松涛 . 中药仙茅对骨髓干细胞向神经元胞定向诱导的实验研究 . 成都中医药大学学报，2005，2（4）：8.

[22] 陈泉生，陈万群，杨士琰 . 仙茅的药理研究 . 中国中药杂志，1989，14（10）：42.

[23] 山口一孝 . 药学杂志（日），1964,84:373.

[24] Dbar M L, et al. J Exp Bia1, 1968, 6:232.

[25] 李双贵，刘雅蓉 . 加味还少丸治疗男性不育症 150 例疗效观察 . 内蒙古中医药，1991，（2）：10

[26] 郑占才 . 温阳活血法治疗硬皮病 16 例 . 中国医药学报，1990，5（6）：46.

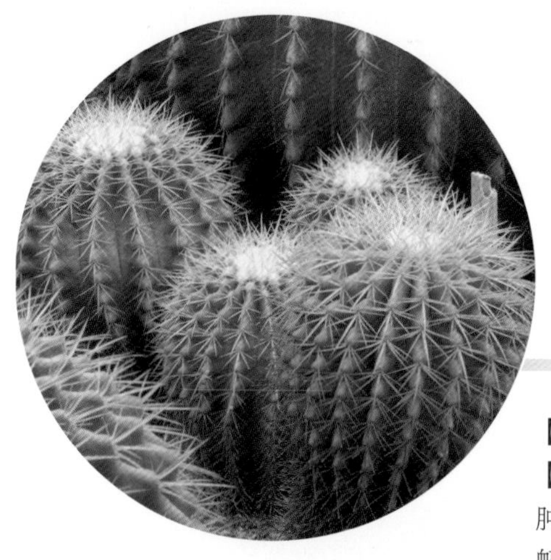

Xian ren qiu

仙人球

Echinopsis Multiplicis Caulis
[英]Maltiple Hedgehogcactus Stem

【别名】番鬼杨桃、莿球、翅翅球、雪球、仙人头、棒棒锤、天鹅蛋、薄荷苞掌。

【来源】为仙人掌科植物仙人球 *Echinopsis multiplex*（Pfeiff.）Zucc. 的茎。

【植物形态】多年生常绿肉质草本。茎球形，椭圆形或倒卵形，绿色，肉质，有纵棱12~14条，棱上有丛生的针刺，通常每丛6~10枚，少数达15枚，硬直，黄色或黄褐色，长短不一，辐射状，刺丛内着生密集的白绒毛。叶细小，生于刺丛内，早落。花大形，侧生，着生于刺丛中，粉红色，夜间开放，长喇叭状，花筒外被鳞片，鳞片腋部具长绵毛。浆果球形或卵形，无刺。种子细小、多。

【分布】广西全区有零散栽培。

【采集加工】全年均可采收，洗净，去皮、刺，鲜用。

【药材性状】茎呈圆球形，表面黄棕色，散生多数瘤体，每个小瘤体上密生黄褐色柔毛，并有多数利刺。断面皮薄，内部常有间隙。气无，味苦。

【品质评价】以个大、色黄棕色至黄绿色者为佳。

【化学成分】其同科植物仙人掌含有果胶（pectin）多糖和胶渗出物[1]。

【药理作用】

抗肿瘤 仙人球水煎剂可减少体外小鼠肉瘤（S180）、小鼠艾氏腹水瘤（EAC）细胞肿瘤活细胞数，其1∶0及1∶3浓度含药血清可减少肿瘤活细胞数[2]。水煎剂可使S180瘤重及EAC瘤重减轻，抑瘤率30%以上，可延长S180和EAC腹水瘤小鼠平均生存天数，延长率在30%以上[3]。

【性味归经】味甘，性平。归肺、胃经。

【功效主治】清热止咳，凉血解毒，消肿止痛。主治肺热咳嗽，痰中带血，衄血，吐血，胃溃疡，痈肿，烫伤，蛇虫咬伤。

【用法用量】内服：煎汤，9~30g。外用适量，鲜品捣敷，或捣汁涂搽。

【使用注意】孕妇慎服。

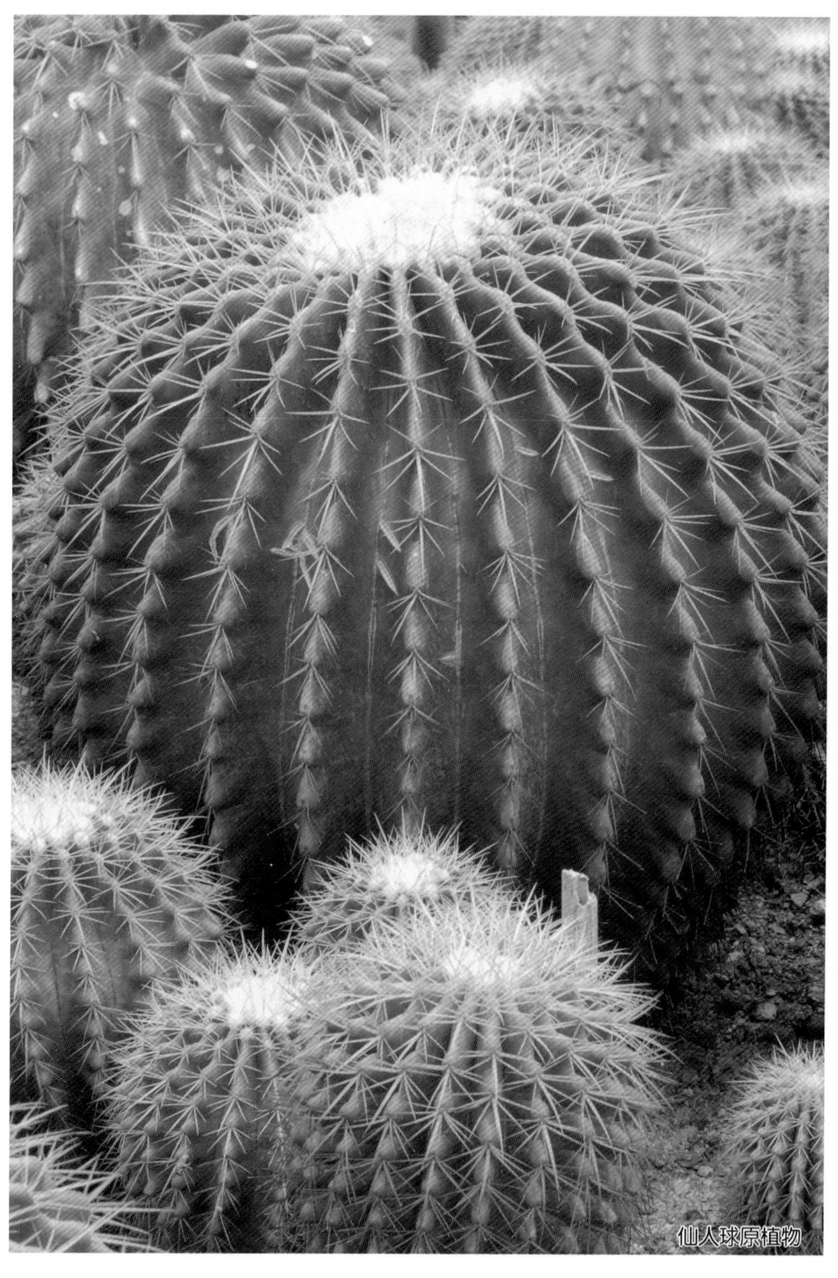
仙人球原植物

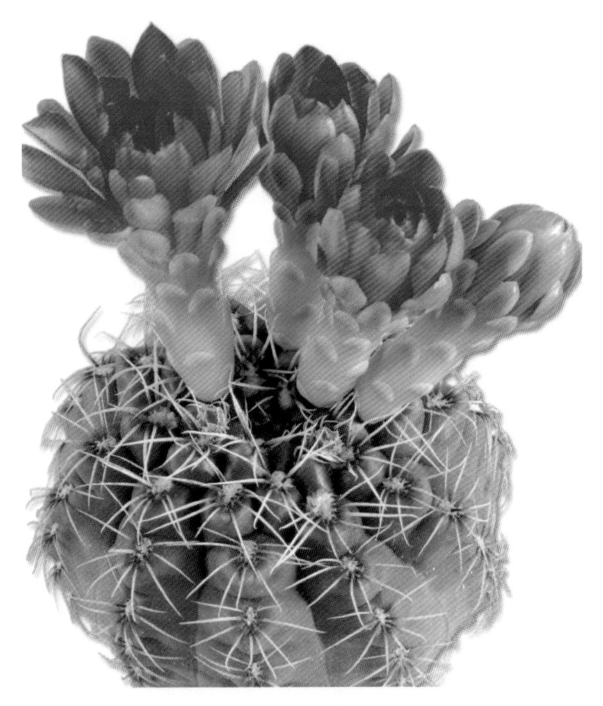

仙人球花

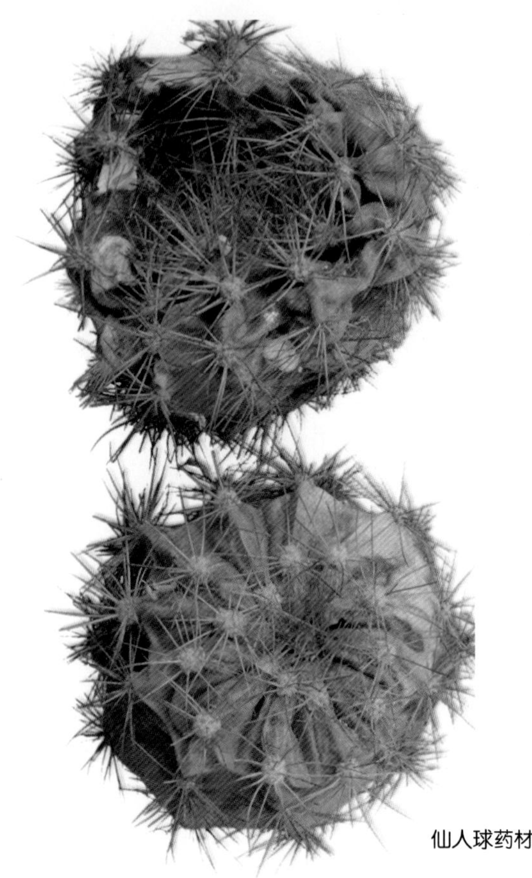

仙人球药材

【经验方】

1.疮毒　仙人球鲜全草适量，捣烂敷患处。（《浙江药用植物志》）

2.烫伤　仙人球鲜全草适量，捣烂取汁，涂搽患处。（《浙江药用植物志》）

3.蛇虫咬伤　仙人球全草捣汁，搽患处。（《湖南药物志》）

4.鼻衄　仙人球30g，猪瘦肉60g。同煮服。（《福建药物志》）

5.胃溃疡　天鹅蛋全草去棘120g，猪肉250g，炖服；或炖鸡服。（《西昌中草药》）

【参考文献】

[1] 国家中医药管理局《中华本草》编委会. 中华本草. 上海：上海科学技术出版社，1999：1523.

[2] 王力倩，金若敏，孙峥嵘，等. 复方仙人球对肿瘤细胞体外生长影响的实验观察. 上海中医药杂志，1997，4：44.

[3] 陈长勋，金若敏，钟健，等. 复方仙人球抑制恶性肿瘤的药理作用研究. 上海中医药杂志，1997，4：39.

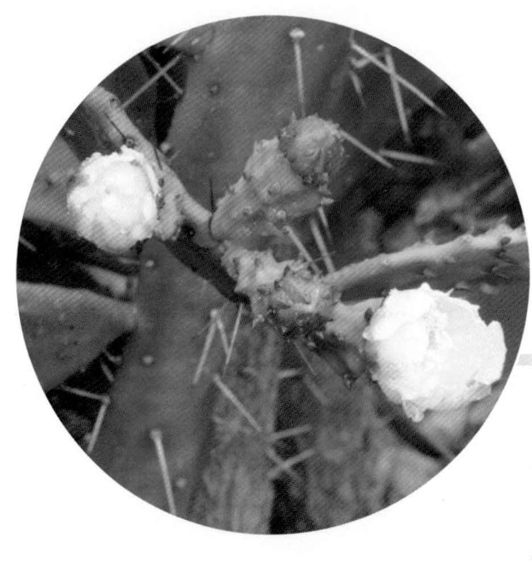

Xian ren zhang

仙人掌

Opuntiae Dillenii Caulis

[英]Cholla Stem

【别名】凤尾簕、龙舌、平虑草、老鸦舌、神仙掌、观音刺、观音掌、佛手刺。

【来源】为仙人掌科植物仙人掌 *Opuntia dillenii*（Ker-Gaw.）Haw. 的茎。

【植物形态】多年生肉质植物，常丛生，灌木状。茎下部稍木质，近圆柱形，上部有分枝，具节；茎节扁平，倒卵形至长圆形，长 7~40cm，幼时鲜绿色，老时变蓝绿色，有时被白粉，其上散生小窠，每一小窠上簇生数条针刺和多数倒生短刺毛；针刺黄色，杂以黄褐色斑纹。叶退化成钻状，早落。花单生或数朵聚生于茎节顶部边缘，鲜黄色；花被片多数，外部的带绿色，向内渐变为花瓣状，广倒卵形；雄蕊多数，排成数轮，花丛浅黄色，花药 2 室；子房下位，1 室，花柱粗壮，柱头 6~8 裂，白色。浆果多汁，倒卵形或梨形，紫红色。种子多数。

【分布】广西有栽培。

【采集加工】四季可采。鲜用或切片晒干。

【药材性状】茎节扁平，多皱缩，倒卵形至长圆形，长 7~40cm，黄白色或棕黑色，其上散生小窠，小窠上簇生数条针刺和多数倒生短刺毛，针刺黄白色。表面不光滑，有窝点。质硬碎，易折断，断面不平坦，黄白色。气淡，味苦。

【品质评价】以干燥、色鲜者为佳。

【化学成分】本品含 β- 谷甾醇（β-sitosterol），豆甾醇（stigmasterol），仙人掌醇（opuntiol），硬脂酸（stearic acid），豆甾 -3,6- 二酮（stigmast-3,6-dione），胡萝卜苷（daucosterol），β-D- 葡萄糖（β-D-glucose）[1]。从全草分离提取得无羁萜酮（friedelin），无羁萜 -3α- 醇（friedelan-3α-ol），蒲公英赛酮（taraxerone）和蒲公英赛醇（taraxerol）。同时含有果胶多糖和胶渗出物[2]。

【药理作用】

1. 抗炎、镇痛　鲜仙人掌水煎剂 100mg/kg 灌胃或腹腔注射，连续 6~8 天，对二甲苯所致小鼠耳郭肿胀、醋酸所致腹腔毛细血管通透性增高及小鼠棉球肉芽肿均有抑制作用。仙人掌煎剂 25g（生药）/kg、50g（生药）/kg 灌胃，对大鼠琼脂性足肿、蛋清性足肿及小鼠耳郭急性渗出性炎症均有抑制作用，对急性和慢性炎症均有抑制作用[3，4]。仙人掌水提液 1g（生药）/ 只灌胃，连续 7 天，对小鼠腹腔巨噬细胞吞噬功能具有促进作用[5]。仙人掌的茎、果实或茎和果实的混合物均有镇痛和抗炎作用，仙人掌植物中的黄酮类物质，对小鼠具有镇痛作用[6]。

2. 抑菌、抗病毒　仙人掌的乙醇和水提物对枯草芽孢杆菌、乙型溶血性链球菌、甲型溶血性链球菌、肺炎链球菌、金色葡萄球菌等革兰阳性菌有抑制作用，对大肠杆菌等革兰阴性菌的效果

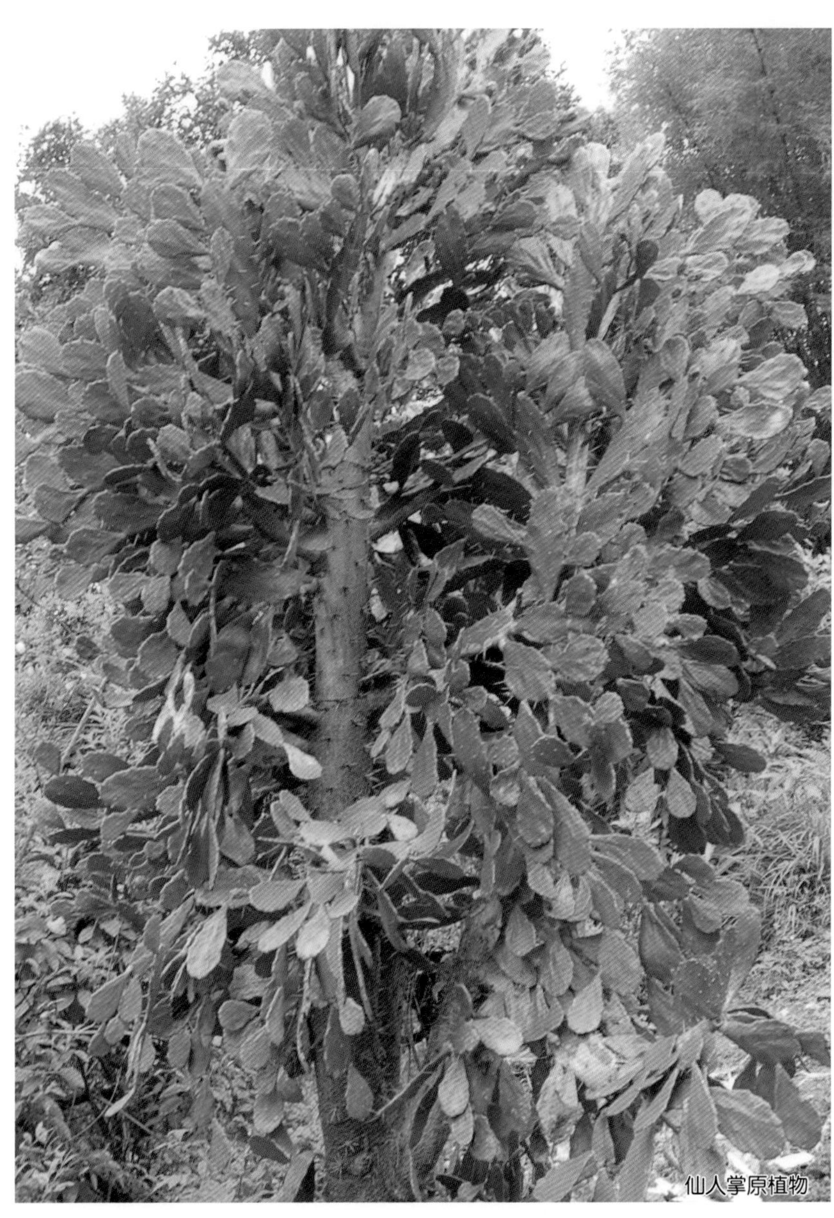
仙人掌原植物

相对稍差，而对黑根霉、黑曲霉等真菌的效果则很小，其中从花的干粉中得到的水提物的抑菌效果最好[7]。仙人掌提取物能抑制单纯疱疹病毒Ⅰ型、马疱疹病毒、流感病毒和艾滋病毒等的DNA和RNA的复制[8]。

3. 降血糖　鲜仙人掌与干仙人掌30g/kg灌胃，7h后，均可降低正常小鼠血糖。干仙人掌水煎醇沉物22.5g/kg灌胃，7h后，降低正常小鼠血糖[9]。仙人掌0.75%酸水提取物分别腹腔注射200mg/kg、400mg/kg，连续6天，均能降低正常小鼠和四氧嘧啶诱发糖尿病小鼠的血糖，降血糖作用呈剂量关系[10]。仙人掌多糖150mg/kg、200mg/kg、250mg/kg灌胃，均能降低糖尿病小鼠的血糖[11]。

4. 降血脂　仙人掌中提取的果胶，按3%含量加入到含0.25%胆固醇的饲料中喂饲豚鼠，可降低血中低密度脂蛋白水平，肝中游离和结合的胆固醇分别降40%和85%。其降低血浆胆固醇水平的机制，可能与胆汁酸结合树脂相似，能增加胆汁酸排泄，并阻断肠肝循环[12]。仙人掌粉3g/天、6g/天、9g/天分别灌胃给药，连续21天，均能降低实验性高脂血症大鼠血清胆固醇、低密度脂蛋白胆固醇和动脉硬化指数、甘油三酯，且其降脂作用呈剂量关系[13]。

5. 抗胃溃疡　仙人掌醇提物32g/kg、8g/kg灌胃给药，对大鼠应激型、消炎痛型、结扎胃幽门型胃溃疡皆有治疗作用，且可提高胃液中前列腺素E_2的含量[14]。仙人掌水提醇沉物17.2g/kg、8.6g/kg和4.3g/kg灌胃给药，对利血平造成的胃溃疡小鼠均具有抑制胃酸分泌，降低胃液酸度，减少胃蛋白酶活性的作用，同时又具有保持前列腺素E_2的分泌平衡，促进溃疡面愈合的作用[15]。

6. 抗癌　仙人掌的果实提取物能抑制宫颈癌、卵巢癌和膀胱癌细胞的增殖，作用与卵巢癌预防的药物4-N羟基维甲胺作用相当，其对肿瘤细胞生长的抑制作用与加速癌细胞凋亡和使癌细胞在G期停留时间延长有关[16]。仙人掌中的黄酮类化合物能增加细胞内钙离子浓度，并干扰与人T细胞S期转换有关的白介素-2的表达[17]。

7. 抗氧化、抗衰老　仙人掌水煎液1.5g（生药）/ml和0.75g（生药）/ml，体外能抑制四氯化碳（CCl_4）所致小鼠和大鼠肝匀浆中丙二醛（MDA）的生成，30g（生药）/kg、60g（生药）/kg灌胃给药也能降低CCl_4所致小鼠肝组织中MDA的含量[18]。仙人掌粉1.25g/天、2.5g/天和5g/天灌胃给药，均降低大鼠血清中MDA含量，升高血清超氧化物歧化酶（SOD）活性。仙人掌能延长果蝇的半数死亡时间、平均寿命及最高寿命[19]。

仙人掌多糖200mg/kg、400mg/kg灌胃给药，可降低高脂血症大鼠肝脏谷草转氨酶（AST）、谷丙转氨酶（ALT）活性及心脏MDA含量，增强心脏抗O^{2-}和SOD活性，其抗氧化作用可能与清除体内的氧自由基及抗脂质过氧化有关[20]。

8. 增强免疫功能　仙人掌提取物1.25g/kg、2.5g/kg灌胃，连续10天，能提高小鼠脾脏指数、腹腔巨噬细胞吞噬功能及末梢血白细胞总数，具有一定增强机体免疫功能的作用[21]。仙人掌多糖200mg/kg、400mg/kg灌胃给药，可增加环磷酰胺诱导的免疫抑制小鼠巨噬细胞的吞噬率、白细胞数，减缓免疫抑制小鼠红细胞数量病理性增加，减少血小板的数量，提高免疫抑制小鼠补体旁路活化途径的溶血活性，具有增强免疫抑制小鼠非特异性免疫功能的作用[22]。

9. 保肝　仙人掌多糖200mg/kg、400mg/kg灌胃给药，连续30天，能抑制CCl_4引起的肝损伤小鼠血清ALT、AST及肝脏MDA含量升高，对肝脏SOD、谷胱甘肽*S*-转移酶、谷胱甘肽过氧化物酶的活性的降低和还原型谷胱甘肽含量有改善作用，并减轻肝组织的病理变化。可能与增强谷胱甘肽系统抗氧化能力有关[23,24]。

10. 毒理　仙人掌粉小鼠和大鼠经口半数致死量大于10g/kg，属实际无毒类物质，且无诱导微核率增加及降低嗜红细胞成熟红细胞的比值能力，对小鼠精子无畸形作用，无致突变作用[25]。小鼠急性毒性试验、Ames试验、微核试验和精子畸形试验及大鼠喂养试验均显示仙人掌原液为无毒物质，未显示有遗传毒性和亚急性毒性作用[26]。

【临床研究】

1. 带状疱疹　取新鲜仙人掌适量，去刺，用沸水烫洗，沥干，捣烂取汁，使用前加少量75%酒精或高度白酒，混合拌匀。用消毒棉签蘸药液外搽涂患处，每日4~8次。共治疗50例，全部治愈。疗程最短3日，最长1周[27]。

2. 腮腺炎　①取鲜仙人掌洗净去刺，沥干，捣烂，视病灶大小敷于局部，盖上约大于药面的油纸或塑料布，最后用绷带或胶布固定，每日换药1次，治疗5~10天。共治疗126例，其中痊愈120例，好转6例，有效率100%[28]。②取新鲜仙人掌1~2块，在电炉上烘烤，去除针刺；另取白矾2~3g，放入研钵中混合、捣烂制成糊状备用。用温沸水清洁双侧面颊部皮肤，将配制好的糊状仙人掌均匀涂布于无菌纱布块上，涂布直径要大于腮腺肿大的范围，将涂布好中药的无菌纱布覆盖于肿大的腮腺上（以耳垂下方为中心），胶布固定即可。对只有颌下腺肿大而无腮腺肿大者，外敷面积要扩大至颌下；对于一侧腮腺肿大者，也给予双侧同时外敷，每日换药3~4次，也可根据病情增加外敷次数，直至腮腺恢复至正常。共治疗32例，治疗5日后，治愈率100%[29]。③取仙人掌鲜品适量去刺捣烂成糊状，外敷于患处，每日3次，当药汁蒸发干燥后及时更换新鲜药汁再敷。同时内服中药清热解毒汤（大青叶、板蓝根各25g，金银花、连翘、蒲公英各20g）。共治疗32例，其中治愈27例（84.38%），好转4例（12.50%），总有效率96.87%[30]。

3. 日照皮炎　治疗组用仙人掌匀浆汁涂抹患处，每日5次，7天为1个疗程；对照组予以炉甘石洗剂外用，每日3次，外涂患处。两组均服用中药凉血消风汤（生地30g，丹皮12g，赤芍10g，生石膏30g，银花30g，知母12g，连翘30g，地丁30g，僵蚕10g，玄参12g，甘草6g）随证加减，每日1剂，7天为1个疗程。结果：治疗组痊愈15例，显效4例，总有效率95%；对照组痊愈8例，显效6例，总有效率70%，两者比较有显著性差异（$P<0.01$）[31]。

4. 静脉炎　治疗组用新鲜仙人掌，去刺、皮后切成2mm薄片蘸取蛋清沿静脉血管贴敷，干后更换。Ⅰ、Ⅱ级静脉炎用新鲜仙人掌去刺、皮后捣碎，加青黛、冰片、蛋清调匀，摊于洁净纱布上，厚度约1cm，局部外敷，每日3h，每日 2 次。Ⅲ级静脉炎在上述药物加入白及粉调匀，局部外敷，用药次数视病情缓解情况而定。对照组用利多卡因、山莨菪碱、氟美松纱布湿敷，每日 2 次。结果：治疗组共治疗 178 例，其中治愈 136 例，显效 22 例，有效 20 例，总有效率 100%；对照组 174 例，其中治愈 52 例，显效 50 例，有效 43 例，总有效率 83.3%，两组比较有显著性差异（P<0.01）[32]。

5. 2 型糖尿病　治疗组用仙人掌片（每片含生药 2.5g），每次 4 片，每日 3 次，于早、中、晚餐前 0.5h 口服。对照组使用安慰剂，用法、用量与治疗组相同。两组病人进入药物观察前停服一切中药制剂。观察过程中保持原来的饮食控制、活动量及降糖西药的用法与用量。结果：治疗组显效 10 例，有效 11 例，总有效率 70.00%；对照组无显效者，有效 1 例，总有效率 6.25%。两组比较有显著性差异（P<0.01）[33]。

6. 腱鞘炎　选择 1 块面积稍大于腱鞘炎病变部位的新鲜仙人掌，除去毛刺再将一面的表皮层刮掉，把除去表皮层的一面在病变部位贴敷，用胶布固定，每日换 1 次。一般治疗 3~7 天。共观察病例 18 例，全部治愈 [34]。

7. 消化性溃疡　鲜仙人掌 300g，去刺，水煎，每日 1 剂，分 3~6 次服。服药期间，禁服用辛辣等刺激性食物；疼痛重者可服少量解痉止痛药。30 天为 1 个疗程。共治疗 61 例，其中临床治愈 49 例，好转 11 例，总有效率 98.36%[35]。

8. 慢性乙型肝炎　用仙人掌汤（鲜仙人掌 40g，黄根 20g，柴胡 12g，黄芪 15g，川芎 8g，丹参 15g，茵陈 15g，龙胆草 10g，生甘草 10g）随证加减，水煎服，1 个月为 1 个疗程。共治疗 76 例，其中显效 19 例，好转 32 例，总有效率 67.1%[36]。

【性味归经】味苦，性寒。归胃、肺、大肠经。

【功效主治】清热解毒，散瘀消肿，止痛。主治肺热咳嗽，咽痛，痄腮，胃痛，痢疾，痔血，乳痈，疮疡疔疖，癣疾，蛇虫咬伤，烫伤。

【用法用量】内服：煎汤，10~30g；或焙干研末，3~6g。外用适量鲜品捣敷。

【使用注意】孕妇慎服。

【经验方】

1. 火伤　仙人掌，用刀刮去外皮，捣烂后贴伤处，并用消毒过的布包好。（《福建民间草药》）
2. 湿疹、黄水疮　仙人掌茎适量。烘干研粉，外敷患处。（《浙江民间常用草药》）
3. 小儿头上秃疮　仙人掌焙干为末，有汗干掺，无汗油调。（《普济方》）
4. 肺热咳嗽　鲜仙人掌 60g，捣烂绞汁，加蜂蜜 1 食匙，早晚各 1 次，开水冲服。（《安徽中草药》）
5. 心悸、失眠　仙人掌 60g，捣绒取汁，冲白糖开水服。（《贵州草药》）
6. 腮腺炎　仙人掌茎绞汁涂患处，每日 2~3 次，或捣烂敷患处。（《福建药物志》）

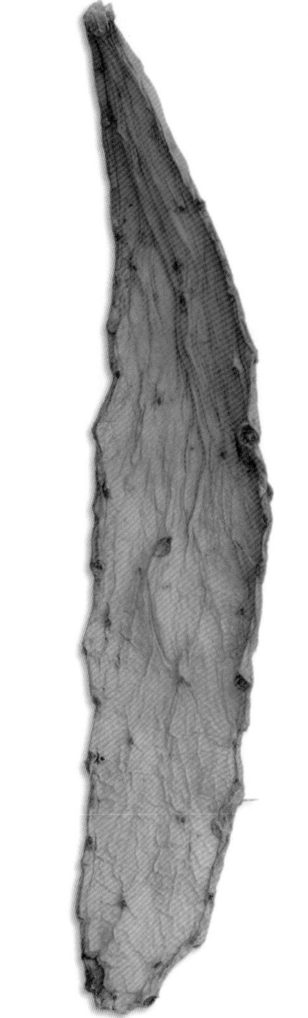
仙人掌药材

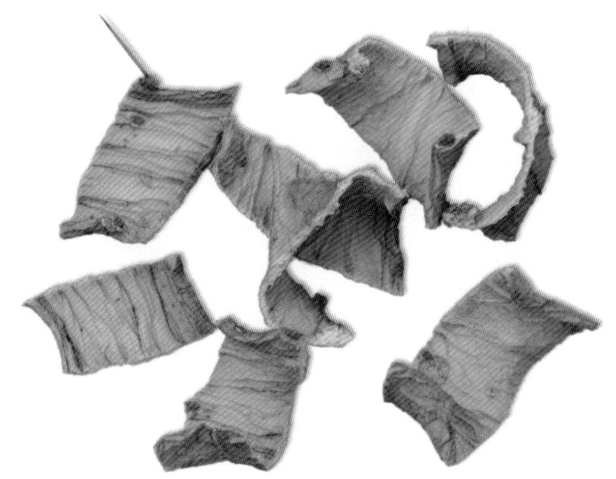
仙人掌饮片

7. 颈淋巴结结核　仙人掌茎剖开两片，剖面撒上煅牡蛎粉，合紧烤热后，取含牡蛎粉剖面敷患处，胶布固定。（《福建药物志》）

8. 胃痛　①仙人掌研末，每次3g，开水吞服；或用仙人掌30g，切细，和牛肉60g炒吃。（《贵州草药》）②仙人掌、香附各15g，石菖蒲、高良姜各3g。制成胃痛粉口服，每次8g，每日3次。（《福建药物志》）

9. 急性胃炎，胃和十二指肠溃疡，胃酸过多　仙人掌150g，海螵蛸30g，木香60g，鸡内金15g。共研末，每次服1.5~3g，每日3次。（《河北中草药》）

10. 痞块　仙人掌15~30g，捣绒，蒸甜酒吃；再用仙人掌适量，加甜酒炒热，包患处。（《贵州草药》）

11. 急性菌痢　鲜仙人掌30~60g。水煎服。（广州部队《常用中草药手册》）

12. 肠风痔血　仙人掌，与甘草浸酒饮。（《药性考》）

13. 痔疮出血　仙人掌30g，炖牛肉250g，顿服。（《草木便方今释》）

【参考文献】

[1] 蒋建勤，向先旭．仙人掌化学成分的研究Ⅰ．中国药学杂志，2000，35（12）：805.

[2] 国家中医药管理局《中华本草》编委会．中华本草．上海：上海科学技术出版社，1999：1523.

[3] 陈淑冰，唐雨文，孟华民，等．仙人掌抗炎作用的研究．中药药理与临床，1991，7（6）：33.

[4] 王桂秋，强苓，张红玫，等．仙人掌抗炎作用的实验研究．哈尔滨医药，1991，11（4）：45.

[5] 张文芝，张江延，阎清莲，等．仙人掌水提取液对小白鼠巨噬细胞吞噬功能影响的实验研究．辽宁中医杂志，1990，14（2）：43.

[6] 韦国锋，李振中，黄祖良，等．仙人掌药用成分的提取及其镇痛作用的实验研究．时珍国医国药，2006，17（11）：2133.

[7] 余中华，赵超，贾德峰，等．仙人掌不同提取物的抑菌效果．热带作物学报，2008，29（02）：237.

[8] Ahmad A. Antiviral Res,1996,30:75.

[9] 陈福君，卢军．仙人掌及其配伍降血糖作用的药理研究．中药药理与临床，1992，8（S）：60.

[10] 蒋建勤，李佩珍，肖文东，等．仙人掌提取物降血糖作用研究．基层中药杂志，1996，10（1）：40.

[11] 陶美华，曾富华，卢向阳，等．仙人掌多糖的降血糖作用．湖南农业大学学报（自然科学版），2005，31（6）：612.

[12] Iuz Fernandez M.J Nutr, 1990, 120（11）：1283.

[13] 李春艳，成小松，崔美芝，等．仙人掌粉对大鼠血脂的调节作用及其机制的探讨．中国中药杂志，2005，30（9）：694.

[14] 崔景朝，周瑞玲，陈玉兴．仙人掌抗溃疡作用实验研究．时珍国医国药，1998，（5）：406.

[15] 李萍，李延．仙人掌提取物对胃黏膜保护作用的实验研究．广西中医学院学报，2002，5（4）：3.

[16] Zou DM. Nutr J,2005,4（1）:25.

[17] Aires V.Mol Cellular Biochem,2004,260（1-2）:103.

[18] 陈淑冰，孟华民．仙人掌抗脂质过氧化作用的研究．中药药理与临床，1997，13（3）：36.

[19] 崔美芝，刘浩，李春艳．仙人掌粉抗氧化延缓衰老的作用及其机制研究．中国临床康复，2004，（24）：5052.

[20] 杨小舟，黄卫，曾富华，等．仙人掌多糖对高脂血症大鼠体内抗氧化作用的研究．时珍国医国药，2009，20（10）：2440.

[21] 王桂秋，姚月梅，许伟．仙人掌提取物对小鼠免疫功能的影响．中医药学报，2001，29（4）：38.

[22] 张松莲，兰琦杰，曾富华，等．仙人掌多糖对小鼠非特异性免疫的影响．湛江师范学院学报，2007，28（3）：95.

[23] 喻宁华，曾富华，饶力群，等．仙人掌多糖对急性肝损伤小鼠的保护作用．湛江师范学院学报，2007，28（6）：96.

[24] 喻宁华，曾富华，饶力群，等．仙人掌多糖对小鼠急性肝损伤的保护作用．中国生化药物杂志，2009，30（4）：255.

[25] 赵声兰，周玲仙，陈朝银，等．仙人掌粉急性毒性和致突变性试验．卫生毒理学杂志，2001，15（3）：191.

[26] 程东，韩晓英，冯宁，等．仙人掌原液毒性的初步研究．癌变·畸变·突变，2005，17（1）：56.

[27] 罗冬生．鲜仙人掌汁治疗带状疱疹50例．江西中医药，2004,35（6）:34.

[28] 管亦民，易万德．仙人掌捣烂外敷治疗腮腺炎126例．实用中医药杂志，2006,22（1）:31.

[29] 卢立军．仙人掌和白矾外敷治疗小儿腮腺炎32例分析．中国误诊学杂志，2007，7（22）：5378.

[30] 郑金红，刘光俊，吴学芳．仙人掌外敷治疗流行性腮腺炎32例报告．临床口腔医学杂志，2007，23（6）：373.

[31] 黄敏．仙人掌多次皮肤刺激性试验及治疗日照性皮炎的疗效观察．四川中医，2006，24（11）：79.

[32] 李玉兰．仙人掌防治化疗药物致静脉炎178例效果观察．齐鲁护理杂志，2008，14（5）：112.

[33] 赵湘，杨君超，童钟航．仙人掌片治疗2型糖尿病的临床观察．中国中西医结合杂志，2000，20（6）：456.

[34] 蒙秀林，谭间文．仙人掌治疗腱鞘炎18例．中国民间疗法，2006，14（1）：25.

[35] 张玉亮，任之德，王秀才．仙人掌治疗消化性溃疡61例临床观察．海南医学，1995，6（2）：87.

[36] 陈勇．自拟仙人掌汤加减治疗慢性乙型肝炎76例．广西中医学院学报，2003，6（2）：23.

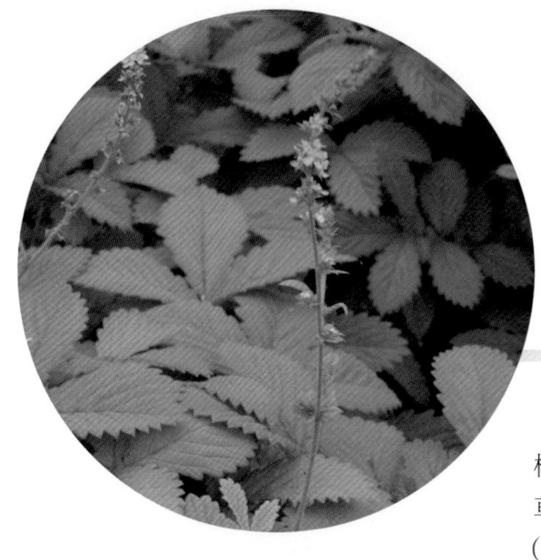

Xian he cao 仙鹤草

Agrimoniae Herba
[英]Hairyvein Agrimonia Herb

【别名】龙芽草、狼牙草、老鹳嘴、子母草、毛脚茵。

【来源】为蔷薇科植物龙芽草 *Agrimonia pilosa* Ledeb. 的地上部分。

【植物形态】多年生草本。根茎短，基部常有地下芽。茎被疏柔毛及短柔毛。奇数羽状复叶互生；托叶镰形；小叶有大小 2 种，相间生于叶轴上，小叶 3~4 对，倒卵形至倒卵状披针形，长 1.5~5cm，宽 1~2.5cm，先端急尖至圆钝，稀渐尖，基部楔形，边缘有急尖到圆钝锯齿，有显著腺点。总状花序生于茎顶，萼片 5，三角卵形；花瓣 5，长圆形，黄色； 雄蕊 5~15；花柱 2。瘦果倒卵圆锥形，外面有 10 条肋，被疏柔毛，先端有数层钩刺，幼时直立，成熟时向内靠合。

【分布】广西主要分布于乐业、靖西、马山、南宁、宾阳、贵港、平南、玉林、博白、陆川、北流、岑溪、苍梧、富川、平乐、恭城、灌阳、三江等地。

【采集加工】栽种当年或第 2 年开花前枝叶茂盛时采收，割取地上部分切段，晒干或鲜用。

【药材性状】全体被白色柔毛。茎下部圆柱形，红棕色，上部方柱形，四面略凹陷，有纵沟及棱线，有节；体轻，质硬，易折断，断面中空。单数羽状复叶互生，暗绿色，皱缩卷曲；质脆，易碎；大小叶相间生于叶轴上，顶端小叶较大，完整小叶片展开后呈卵形或长椭圆形，先端尖，基部楔形，边缘有锯齿。总状花序细长；花萼下部呈筒状，萼筒上部有钩刺，先端 5 裂；花瓣黄色。气微，味微苦。

【品质评价】以质嫩、叶多、无杂质者为佳。

【化学成分】本品地上部分含（2*S*,3*S*）-（-）-花旗松素 -3- 葡萄糖苷 [（2*S*,3*S*）-（-）-taxifolin-3-glucoside]，（2*R*,3*R*）-（+）-花旗松素 -3- 葡萄糖苷 [（2*R*,3*R*）-（+）-taxifolin-3-glucoside] 和金丝桃苷（hyperoside）[1]。全草含仙鹤草素（agrimonine），仙鹤草内酯（agrimonolide），鞣质，甾醇，有机酸，酚性成分，皂苷。还分离得仙鹤草酚 F（agrimol F）及仙鹤草酚 G（agrimol G），仙鹤草素甲、乙、丙（agrimonin A、B、C），尚含木犀草素 -7-D- 葡萄糖苷（luteolin-7-D-glucoside），大波斯菊苷（cosmosiin）及挥发油等[2]。此外，茎叶中还含芹菜素 -7-*β*- 葡萄糖苷（apigenin-7-*β*-glucoside）和维生素 C、维生素 K。鲜根茎含冬芽含鹤草酚（agrimophol），仙鹤草内酯（agrimonolide），香草酸（vanillic acid），1- 花旗松素（1-taxifolin），鞣花酸（ellagic acid），伪绵马素（pseudoaspidin），仙鹤草内酯 -6-*O*-*β*-D- 葡萄糖苷（agrimonolide-6-*O*-*β*-D-glucoside），反式对羟基肉桂酸酯（*p*-coumaric acid），（2*S*,3*S*）-（-）-花旗松素 -3-*O*-*β*-D- 葡萄糖苷 [（2*S*,3*S*）-（-）- taxifoliol-3-*O*-*β*-D-glucoside]，鞣花酸 -4-*O*-*β*-D- 木糖苷（ellagic acid-4-*O*-*β*-D-xylopyranoside），委陵菜酸（tormentic acid）[2]，以及 1*β*,2*α*,3*β*,19*α*-

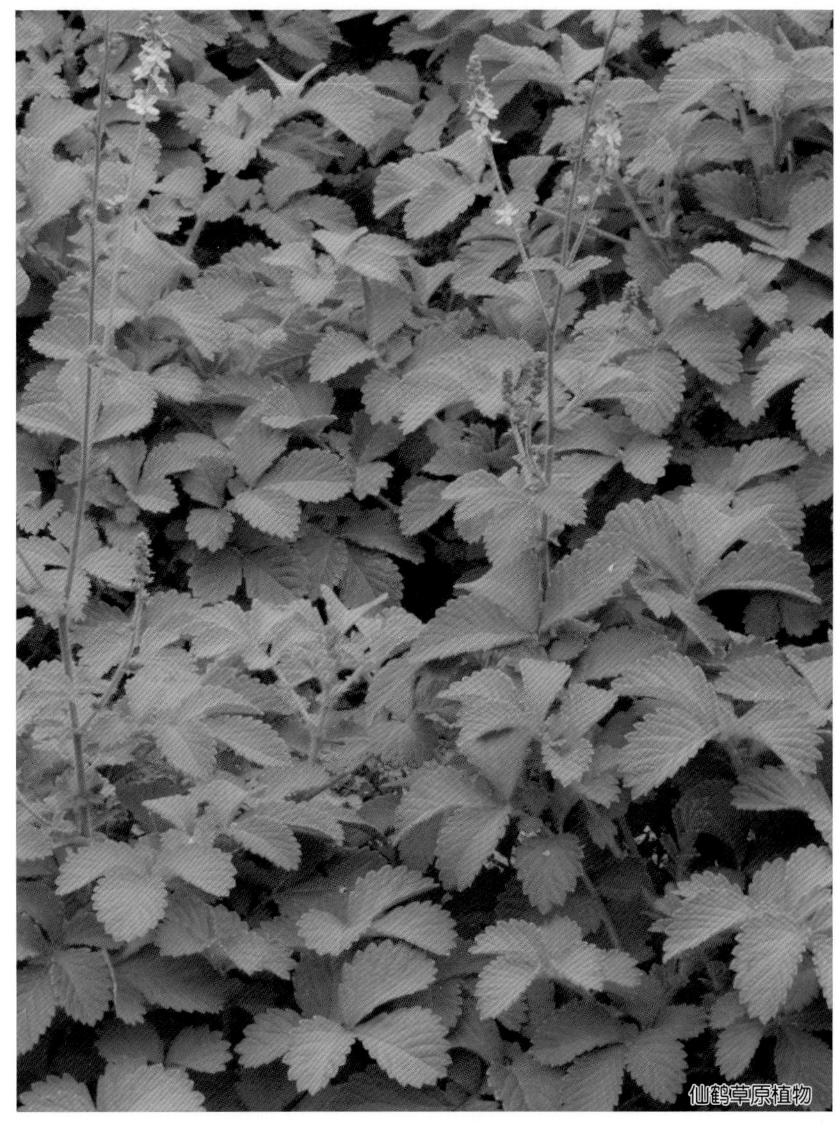
仙鹤草原植物

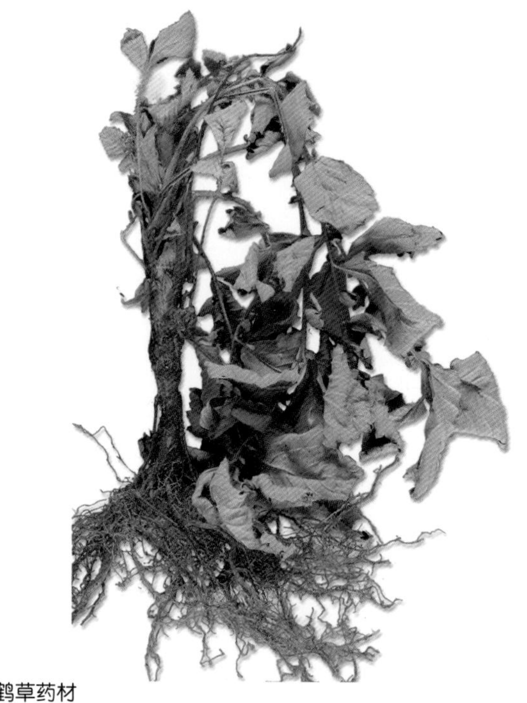
仙鹤草药材

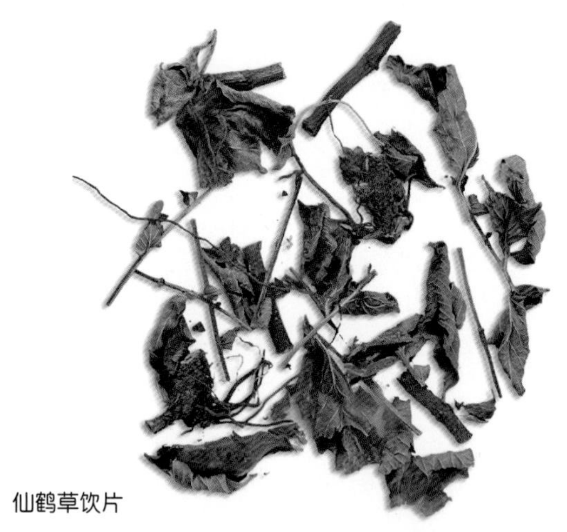
仙鹤草饮片

四羟基 -12- 烯 -28- 熊果酸、$1\beta,2\alpha,3\beta,19\alpha$- 四羟基 -12- 烯 -28- 熊果酸两种三萜皂苷（triterpenoid saponin）化合物[3]。

根芽中含 $2\alpha,19\alpha$- 二羟基 - 熊果酸 -（28-1）-B-D- 吡喃葡萄糖苷[3]，（2*S*,3*S*）-（–）- 花旗松素 -3-*O*-β-D- 吡喃葡萄糖苷，胡萝卜苷（daucosterol）[4]，以及仙鹤草内酯 -6-*O*-β-D- 吡喃葡萄糖，反式对羟基肉桂酸 C_{22}、C_{24-32}、C_{34}，直链一元饱和醇的酯类化合物，正廿九烷及 β- 谷甾醇[5]。还含伪绵马素，(*R*)-(–)- 仙鹤草酚(agrimol)B，(*S*)-（+）- 仙鹤草酚 B[6]，仙鹤草酚 A、B、C、D、E[7,8]，鹤草酚（agrimophol）[9] 及鞣花酸 -4-*O*-β-D- 吡喃木糖苷、鞣花酸[10]、仙鹤草鞣酸（agrimoniin）等鞣质类化合物和仙鹤草酚酸 A、B 等有机酸类化合物[11]。还含有以钙（Ca）、磷（P）为主的多种微量元素[12]。

【药理作用】

1. 对血液系统作用　龙芽草水提物腹腔注射 2~7 天，能延长大鼠出血时间、血浆凝血酶原时间、部分凝血活酶时间[13]。小鼠灌胃仙鹤草水提物 500mg/kg，至少 12h 内可使其尾出血时间延长，并能有效地防止二磷酸腺苷诱导的小鼠急性肺血栓栓塞死亡[14]，抑制血小板聚集，体外实验，加钙并不能拮抗这种抑制作用。它抑制由胶原或凝血酶所促进的血栓烷 A_2 的形成[15]。

2. 抗肿瘤　龙芽草体外对人体宫颈癌 JTC26 有抑制作用，抑制率在 90% 以上。龙芽草乙醚提取物对人体宫颈癌 Hela 细胞平均抑制率为 35%[16]。体内对小白鼠肉瘤 S180 有抑制作用，抑制率在 25%~50%。在每 1ml 瘤细胞培养液中注入 500μg 龙芽草制剂，连续 6 天，可杀灭全部癌细胞，而正常细胞未受损害[17]，且水提醇沉物抑瘤率高于正丁醇提取物[18]。

3. 对心血管作用　龙芽草醇提物（相当于生药 0.75g/kg、1.5g/kg、3g/kg）对麻醉兔呈降压作用并伴随着心率的减慢，降压和减慢心率作用均呈剂量依赖性[19]。

4. 抗寄生虫　仙鹤草嫩茎叶煎剂局部外用，对阴道滴虫有良好杀灭作用[16]。

【临床研究】

1. 支气管扩张咯血　治疗组用大剂量仙鹤草、大黄炭煎剂超声雾化吸入进行配合治疗；对照组用抗感染等基础治疗。结果：治疗组共 26 例，对照组 25 例。治疗组经 1、2、3 个疗程治疗的显效率分别比对照组高出 12.3%、23%、33.7%，3 个疗程总有效率为 88%（$P<0.05$）[20]。

2. 梅尼埃病　治疗组每日用仙鹤草 200g 水煎服；对照组用山莨菪碱 20mg 静滴，每日 1 次，西比灵 5mg，每日 3 次。两组均 3 天为 1 个疗程。结果：治疗组和对照组各 100 例。第 1 个疗程后，治疗组治愈率 82% 显著优于对照组 63%（$P<0.01$）；第 2 个疗程后，治疗组治愈率 96% 也显著优于对照组 82%（$P<0.01$）[21]。

3. 盆腔炎　用复方仙鹤草膏（仙鹤草 500g，败酱草、生薏仁各 300g，五灵脂、蒲公英各 200g，桃仁、瞿麦、萹蓄、香附、地鳖虫各 100g，红花 50g。药材水煎取汁，浓缩成清膏，每 100g 清膏加 200g 红糖，混匀即得），每次 7g，每天 3 次，10 天为 1 个疗程。共治疗 48 例，其中治愈 25 例，显效 20 例，好转 3 例[22]。

4. 绦虫病　用方①取仙鹤草冬芽（仙鹤草其地下部分，深秋采集为宜），晾干研成粗末，加石灰水温浸，浸液加盐酸沉淀，取沉淀晾干后研碎得土黄色粉末，装瓶备用。成人每次用量 1.4~2.2g，小儿酌减，早晨空腹服用；用方②取鲜冬芽洗净，趁湿搓去棕褐色外皮，晒干，粉碎，每次用量 50g，小儿 25~30g，早晨空腹服用。均嘱病人在服药前一天禁油食，前一天晚上食适量稀粥。共治疗 14 例，其中方①治疗 12 例，用药 5h 后 10 例驱下绦虫，2 例无效；方②治疗 2 例，用药 6h 后均驱下绦虫[23]。

5. 肱骨外上髁炎（网球肘）　用仙鹤草汤加味（仙鹤草、桑枝、银花各 30g，白芍 20g，片姜黄、甘草各 10g，大枣 10 枚），水煎，每日 1 剂，分 2~3 次温服；共治疗 32 例，其中痊愈 23 例（病灶区压痛消失，前臂及腕关节活动正常，随访 2 年以上稳定者）；有效 6 例（病灶区压痛基本消失或明显减轻，但前臂及腕关节活动尚有疼痛）；无效 3 例（症状、体征无明显缓解，或有减轻但复发者）；痊愈者中最少服用 6 剂，最多服用 19 剂[24]。

6. 滴虫性阴道炎 先用棉球蘸仙鹤草煎液（仙鹤草鲜嫩茎叶干品，制成 200% 的浓缩液备用），冲洗阴道，然后用带尾棉球蘸满药液放置阴道穹隆处，3~4h 后取出（冬天可延长至 6~8h 后取出）。每日 1 次， 10 天为 1 个疗程。共治疗 198 例，其中痊愈 187 例，治愈率 94.14%。经 1 个疗程治愈 158 例；2 个疗程治愈 29 例，好转 11 例（5.6%），总有效率为 100%[25]。

7. 乳糜尿 用仙鹤草 60g，随证加减，水煎服，每日 1 剂，10 天为 1 个疗程。服药期间，勿劳累，禁食高脂肪及辛辣刺激食品。共治疗 31 例，服 3 个疗程后，痊愈 20 例、好转 7 例、无效 4 例，总有效率为 87.1%[26]。

【性味归经】味苦、涩，性平。归肺、肝、脾经。

【功效主治】收敛止血，止痢，杀虫。主治咯血、吐血、衄血、尿血、便血、崩漏及外伤出血，腹泻，痢疾，脱力劳伤，疟疾，滴虫性阴道炎。

【用法用量】内服：煎汤，10~15g，大剂量可用 30~60g；或入散剂。外用适量，捣敷；或熬膏涂敷。

【使用注意】外感初起，泄泻发热者忌用。忌食酸、辣、蛋类食物。

【经验方】

1. 发背疼不可忍 小龙芽草，水和捣汁饮之，渣敷疮上，即愈。（《卫生易简方》）
2. 乳痈，初起者消，成脓者溃，且能令脓出不多 龙芽草一两，白酒半壶，煎至半碗，饭后服。（《百草镜》）
3. 金疮 狼牙草茎叶熟捣，敷贴之。兼止血。（《肘后方》）
4. 跌打损伤 仙鹤草、小血藤、白花草（酒炒，外伤破皮者不用酒炒）。捣成绒外敷，并泡酒内服。（《四川中药志》1960 年）
5. 恶蛇咬 鲜仙鹤草捣汁，和陈酒冲服，渣敷，立时效。（《少林真传伤科秘方》）
6. 鼻衄血，齿龈出血 仙鹤草，白茅根各 15g，焦山栀子 9g，水煎服。（《陕甘宁青中草药选》）
7. 咯血，吐血 仙鹤草、侧柏叶各 30g，藕节 12g，水煎服。（《四川中药志》1979 年）
8. 虚损，唾血，咯血 龙芽草六钱，红枣五枚。水煎服。（《文堂集验方》）
9. 过敏性紫癜 仙鹤草 90g，生龟甲 30g，枸杞根、地榆炭各 60g。水煎服。（苏州医学院《中草药手册》）
10. 赤白痢 龙芽草三钱至六钱。水煎服。（《岭南采药录》）
11. 尿血 仙鹤草、大蓟、木通各 9g，茅根 30g，水煎服。（《宁夏中草药》）
12. 便血 金粟狼牙草（焙干，入蚌粉炒）、槐花、百药煎，为末。每服三钱，米泔调，空心服。（《卫生易简方》）
13. 中暑 龙芽草全草 30g。水煎服。（《湖南药物志》）
14. 脱力劳伤 仙鹤草 30g，猪瘦肉 250g。水炖，食肉喝汤。（《安徽中草药》）
15. 贫血衰弱，精力委顿（民间治脱力劳伤） 仙鹤草 30g，红枣 10 个。水煎，分服。（《现代实用中药》）
16. 疟疾，每日发作，胸腹饱胀 仙鹤草 9g，研成细末，于疟发前用烧酒吞服，连用 3 剂。（《贵州民间方药集》）
17. 小儿疳积 龙芽草（去根及茎上粗皮）15g，猪肝 120g，水煎，服汤食肝。（《江西草药》）

【参考文献】

[1] 李霞，叶敏，余修祥，等. 仙鹤草化学成分的研究. 北京医科大学学报，1995，27（1）：60.

[2] 国家中医药管理局《中华本草》编委会. 中华本草. 上海：上海科学技术出版社，1999：2544.

[3] Kouno isao Baba naosuke.Triterpenoide fornl Agrlmoniapilosa. Phytochemistry,1988,27（1）:297.

[4] 裴月湖，李铣，朱延儒，等. 仙鹤草根芽中新二氢黄酮醇苷的结构研究. 药学学报，1990，25（4）：267.

[5] 裴月湖，李铣，朱延儒. 仙鹤草中新异香豆精苷的结构研究. 药学学报，1989，24（11）：837.

[6] 裴月湖，李铣，朱延儒. 仙鹤草根芽中化学成分的研究. 药学学报，1989，24（6）：431.

[7] 陈仲良，朱大元，王洪城，等. 仙鹤草有效成分的研究. 化学学报，1978，36（1）：35.

[8] 李良泉，郑亚平，路佩琳，等. 仙鹤草有效成分的研究. 化学学报，1978，36（1）：43.

[9] 沈阳药学院，辽宁省药物研究所，中国医科院药物研究所. 鹤草酚的结构研究. 化学学报，1977，35（1,2）：87.

[10] 裴月湖，李铣，朱延儒. 仙鹤草根芽中新鞣花酸苷的结构研究. 药学学报，1990，25（10）：798.

[11] Shizuo kasai,Sayaka watanabe,Jun kawabata.Antimicrobial catechin derivatives of a moniapilosa.Phytochemistry，1992，31（3）：787.

[12] 孙磊，贾俊梅，李秀珍. 仙鹤草微量元素的测定分析. 微量元素与健康研究，2000，17（2）：42.

[13] Wang J P. Am J Chin Med, 1984, 12（14）：116.

[14] Wang J P.Am J Chin Med,1985, 13（14）：109.

[15] Hsn M f,et al.Am J Chin Med, 1987,15（12）：43.

[16] 崔炯谟，戈延茹，韩惠兰，等. 龙芽草乙醚提取物对 Hela 细胞的抑制作用. 延边大学医学学报，1999，（22）：175.

[17] 胡月英. 云南抗癌中草药. 昆明：云南人民出版社，1986：166.

[18] 崔炯谟，朴虎日，玄凤花，等. 龙芽草抗肿瘤作用的初步研究. 延边医学院学报，1993，4（16）：284.

[19] 王德才，高允生，朱玉云，等. 龙芽草乙醇提取物对兔血压和心率影响的实验研究. 泰山医学院学报，2003，24（4）：319.

[20] 杨汉东. 大剂量仙鹤草煎剂超声雾化吸入治疗支气管扩张咯血. 蚌埠医药，1995，13（4）：44.

[21] 张亚平，马琼. 大剂量仙鹤草治疗梅尼埃病疗效观察. 贵阳中医学院学报，2008，30（2）：41.

[22] 马俊杰，司红莉. 复方仙鹤草膏治疗盆腔炎 48 例. 现代中西医结合杂志，2003，12（7）：717.

[23] 朴光男. 口服仙鹤草治疗绦虫病 14 例. 中医临床医生，1977，（3）：19.

[24] 方进民，朱泽南，吴泽三. 仙鹤草汤加味治疗肱骨外上髁炎 32 例. 光明中医，2006，21（9）：85.

[25] 张秀芝，张梦伟. 仙鹤草液治疗滴虫性阴道炎 198 例. 中医外治杂志，1997，（4）：19.

[26] 张连立，辛丽，林云. 仙鹤草治疗乳糜尿 31 例观察. 中国寄生虫病防治杂志，1999，12（2）：160.

Bai guo 白 果

Ginkgo Semen
[英]Ginkgo Seed

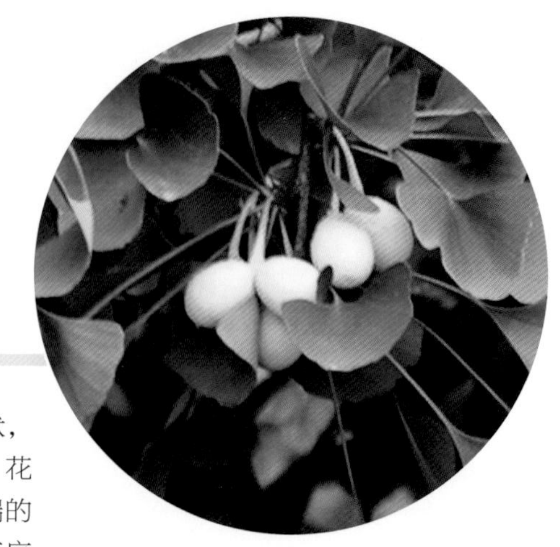

【别名】银杏核、公孙树子、鸭脚树子、灵眼。

【来源】为银杏科植物银杏 *Ginkgo biloba* L. 的成熟种子。

【植物形态】多年生落叶乔木。枝有长枝与短枝，幼树树皮淡灰褐色，浅纵裂，老则灰褐色，深纵裂。叶在长枝上螺旋状散生，在短枝上 3~8 簇生；叶片扇形，淡绿色，无毛，有多数 2 叉状并列的细脉，上缘宽 5~8cm，浅波状，有时中央浅裂或深裂。雌雄异株，花单性，稀同株；球花生于短枝顶端的鳞片状叶的腋内；雄球花成葇荑花序状，下垂；雌球花有长梗，梗端常分 2 叉，每叉顶生一盘状珠座，每珠座生一胚珠，仅 1 个发育成种子。种子核果状，椭圆形至近球形；外种皮肉质，有白粉，熟时淡黄色或橙黄色；中种皮骨质，白色，具 2~3 棱；内种皮膜质，胚乳丰富。

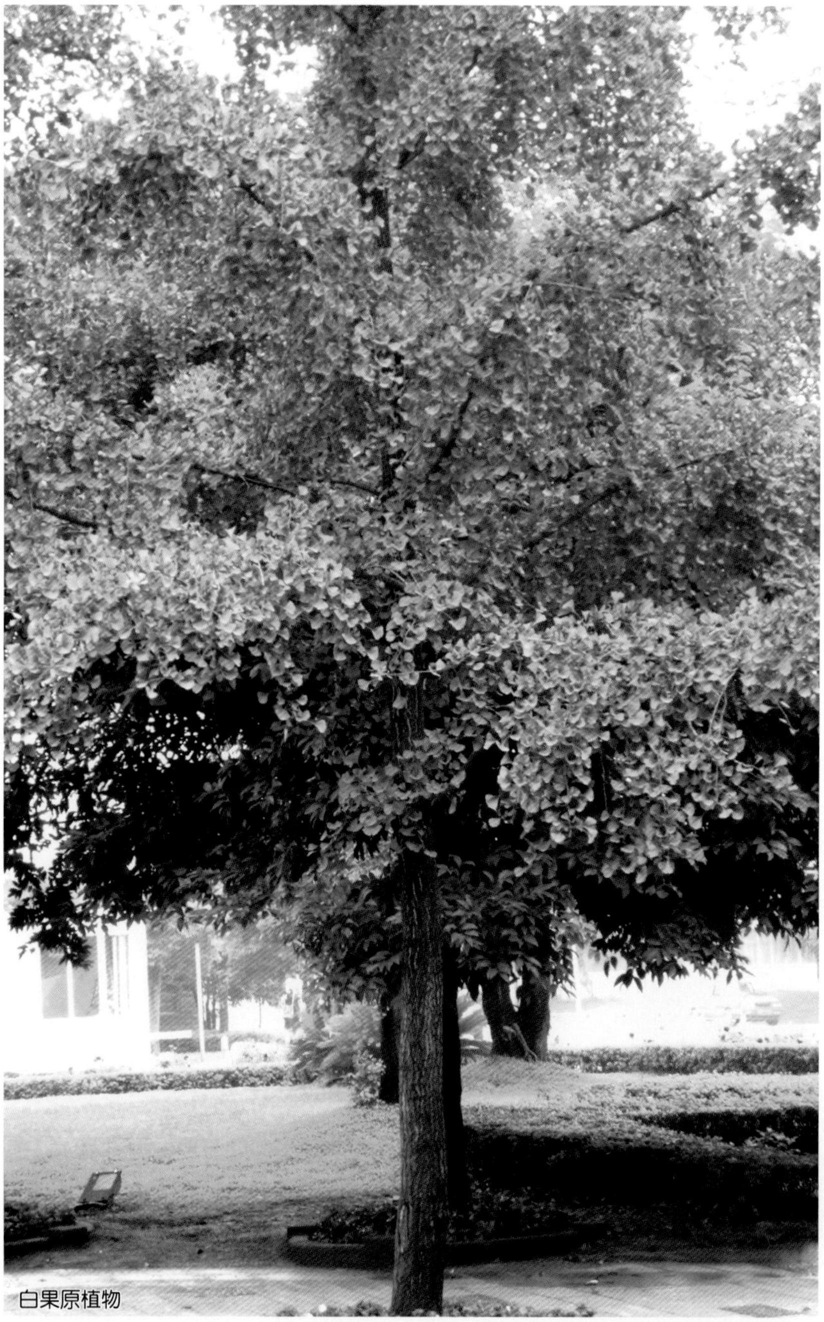

白果原植物

【分布】广西桂北地区有栽培。

【采集加工】采下种子后，堆放在地上或泡在缸内，使肉质外种皮腐烂，或用木板搓去肉质种皮，将带硬壳的种子拣出洗净，晒干即可。也有将带硬壳的种子入沸水稍煮或蒸至上气，然后干燥的。

【药材性状】除去外种皮的种子卵形或椭圆形，长 1.5~3cm，宽 1~2.2cm。外壳（中种皮）骨质，光滑，表面黄白色或淡棕黄色，基部有一圆点状突起，边缘各有 1 条棱线，偶见 3 条棱线。内种皮膜质，红褐色或淡黄棕色。种仁扁球形，淡黄绿色，胚乳肥厚，粉质，中间有空隙；胚极小。气无，味微甘、苦。

【品质评价】以壳色黄白、种仁饱满、断面色淡黄者为佳。

【化学成分】本品种子含有毒成分，为 4-*O*- 甲基吡哆醇（4-*O*-methylpyridoxine），称为银杏毒素（ginkgotoxin）。还含 6-（8- 十五碳烯基）-2,4- 二羟基苯甲酸 [6-（8-pentadecen）-2,4-dihydroxybenzoic acid]，6- 十三烷基 -2,4- 二羟基苯甲酸（6-tridecyl-2,4-dihydroxybenzoic acid），腰果酸（anacaridc acid）和钾（K）、磷（P）、镁（Mg）、钙（Ca）、锌（Zn）、铜（Cu）等元素。种仁含蛋白质，脂肪、碳水化合物、糖等[1]。

叶含黄酮类化合物：山柰酚（keampferol），木犀草素（luteolin），杨梅树皮素（myricetin），槲皮素（quercetin），异鼠李素（*iso*-rhamnetin），丁香黄素（syringetin），山柰酚 -3- 鼠李葡萄糖苷（kaempferol-3-rhamnoglucoside），山柰酚 -3（6‴- 对香豆酰葡

葡糖基 -β-1，4- 鼠李糖苷 [kaempferol-3-（6‴-p-coumaroyl-glucosyl-β-1,4-rhamnoside）]，山奈酚 -3-O-（2″-O-β-D-吡喃葡萄糖基）-α-L- 吡喃鼠李糖苷 [kaempfer-ol-3-O（2″-O-β-D-glucopyranosyl）-α-L-rhamnopyranoside]，山奈酚 -3-O-[2″-O-6″-O-[对 -（7⁗-O-β-D- 吡喃葡萄糖基）香豆酰基]-β-D- 吡喃葡萄糖基]-α-L- 吡喃鼠李糖苷 {kaempferol-3-O-[2″-O-6″-O[p-（7‴-O-β-D-glucopyranosyl）coumaroyl]-β-D-glucopyranosyl] -α-L-rhamnopyranoside}，山奈酚 -3-O-（2″-O-α-L- 吡喃鼠李糖基 -6″-O-α-D- 吡喃葡萄糖苷 [kaempferol-3-O-（2″-O-α-L-rhamnopyranosyl-6″-O-α-D-glucopyranoside）]，3′-O- 甲基杨梅树皮素（3′-O-methylmyricetin），槲皮素 -3-O-（2″-O-β-D- 吡喃葡萄糖基）-α-L- 吡喃鼠李糖苷 [quercetin-3-O-（2″-O-β-D-glucopyranosyl）-α-L-rhamnopyranoside]，槲皮素 -3-O-[2″-O-6‴-O-[对（-7⁗-O-β-D- 吡喃葡萄糖基）香豆酰基]-β-D- 吡喃葡萄糖基]-α-L- 吡喃鼠李糖苷 {quercetin-3-O-[2″-O-6‴-O-[p-（7⁗-O-β-D-glucopyranosyl）coumaroyl]-β-D-glucopyranosyl]-α-L-rhamnopyranoside}，槲皮素 -3-O-[2″-O-（6‴-O- 对香豆酰基）-β-D- 吡喃葡萄糖基]-α-L- 吡喃鼠李糖基 -7-O-β-D- 吡喃葡萄糖苷 {quercetin-3-O-[2″-O-（6‴-O-p-coumaroyl）-β-D-glucopyranosyl]-α-L-rhamnopyanosyl-7-O-β- D-glucopyranoside}，槲皮素 -3-O-（2″-O-α-L- 吡喃鼠李糖基 -6″-O-α-D- 吡喃鼠李糖基 -β-D- 吡喃葡萄糖苷）[quercetin-3-O-（2″-O-α-L-rhamnopyranosyl-6″-O-α-D-rhamnopyranosyl-β-D-glucopyranoside）]，槲皮素 -3-O-α-6‴- 对香豆酰葡萄糖基 -β-1,4- 鼠李糖苷 [quercetin-3-O-α-（6‴-p-cumaroyl-glucosyl-β-1，4-rhamnoside）]，槲皮素 -3-O- 芸香糖苷（quercetin-3-O-rutinoside），异鼠李素 -3-O- 芸香糖苷（iso-rhamnetin-3-O-rutinoside），丁香黄素 -3- 芸香糖苷（syringetin-3-rutinoside）[2]，芦丁（rutin），山柰酚 -3-O-β-D-芸香糖苷（kaempferol-3-O-β-D-rutinoside），山柰酚 -3-O-β-D-葡糖苷（kaempferol-3-O-β-D-glucoside），槲皮素 -3-O-β-D-葡糖苷（quercetin-3-O-β-D-glucoside），异鼠李素 -3-O-β-D- 芸香糖苷（iso-rhamnetin-3-O-β-D-rutinoside），槲皮素 -3-O-β-D- 葡萄糖基 -（1-2）-α-L- 鼠李糖苷 [quercetin-3-O-β-D-glucosyl -（1-2）-α-L-rhamnoside]，山奈酚 -3-O-β-D- 葡萄糖基 -（1-2）-α-L- 鼠李糖苷 [kaempferol-3-O-β-D-glucosyl-（1-2）-α-L-rhamnoside]，异鼠李素 3-O-β-D-葡萄糖基 -（1-2）-α-L- 鼠李糖苷 [iso-rhamnetin-3-O-β-D-glucosyl-（1-2）-α-L-rhamnoside] 等 [2]；属于双黄酮类的成分有：穗花杉双黄酮（amentoflavone），银杏双黄酮（bilobetin），白果双黄酮（ginkgetin），异白果双黄酮（iso-ginkgetin），金松双黄酮（sciadopitysin），5′- 甲氧基银杏双黄酮（5′-methoxybilobetin）[1]。儿茶精类成分有：右旋儿茶精（catechin），左旋表儿茶精（epi-catechin），右旋没食子儿茶精（gallocatechin），左旋表没食子儿茶精（epi-gallocatechin）[1]。苦味萜类成分中有白果苦内酯（ginkgolide）A、B、C、J、M 及银杏内酯 A（bilobalide A）[1]。生物碱有 6- 羟基犬尿酸（6-hydroxykynurenic acid）[2]。酸类及酯类成分有白果酸（ginkgolic acid），氢化白果酸（hydroginkgolic acid），氢化白果亚酸（hydroginkgolinic acid），腰果酸（anacardic acid），莽草酸（shikimic acid），奎宁酸（quinic acid），抗坏血酸（ascorbic acid），6- 羟基 -2- 十四烷基苯甲酸（6-hydroxy-2-tetradecylbenzoic acid），亚麻酸（linolenic acid），6-十五碳烯基水杨酸（6-pentadecenyl salicylic acid），水杨酸 -6-十七烯醇酯（6-heptadecenyl salicylic acid）。醇、酚、醛、酮类成分有白果醇（ginnol），正二十八醇（1-octacosanol），正二十六醇（1-hexacosanol），红杉醇（sequoyitol），α-己烯醛（α-hexenal），白果酮（ginnone），银杏酮（bilobanone），白果酚（ginkgol），蒎立醇（pinite），β- 谷甾醇（β-sitosterol），聚异戊烯醇（polyprenol）化合物，（Z,Z）-1,5- 二对羟苯基 -1,4- 戊二烯 [（Z,Z）-1,5-dihydroxyphenyl-1,4-pentadiene]。氨基酸有苏氨酸（threonine），缬氨酸（valine），蛋氨酸（methionine），亮氨酸（leucine），异亮氨酸（iso-leucine），苯丙氨酸（phenylalanine）和赖氨酸（lysine）[6]。木质体成分有芝麻素（α-sesamin）[6]。微量元素：钾（K）、锰（Mn）、磷（P）、锶（Sr）、钙（Ca）、铁（Fe）、镁（Mg）、锌（Zn）、铝（Al）、钡（Ba）等。水溶性多糖有中性多糖 GF1、2 个酸性多糖 GF2、GF3。挥发油有顺式 -3- 己烯 -1-醇（3-hexen-l-ol），对 - 聚伞花素（p-cymene），反式芳樟醇氧化物（linalooloxide），α- 及 β- 紫罗兰酮（ionone），百里香酚（thymol）等成分 [1]。

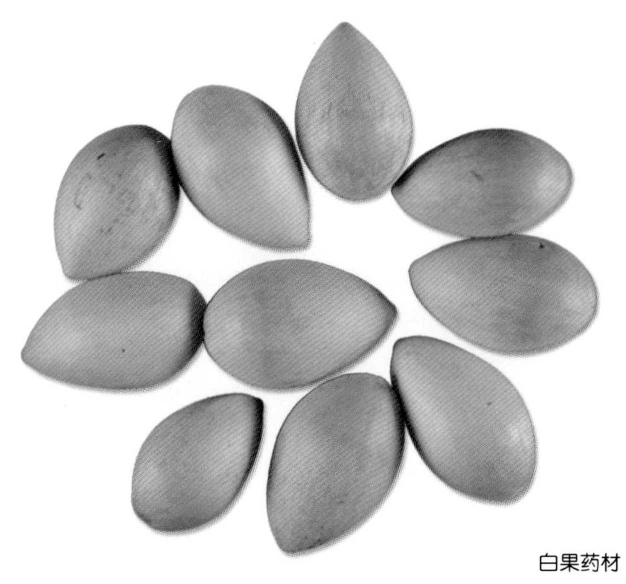

白果药材

银杏叶含有酚酸类成分：6-（13 碳烷）- 水杨酸（6-tridecyl-salicylic acid），6-（′Z-15 碳烯）- 水杨酸 [6-（8′Z-pentadecenyl）-salicylic acid]，6-（8′Z,11′Z-17 碳二烯）-水杨酸 [6-（8′Z,11′Z-heptadecadienyl）-salicylic acid]，6-（10′Z-17 碳烯）- 水杨酸 [6-（10′Z-heptadecenyl）-salicylic acid][3]。

【药理作用】

1. 对循环系统作用 白果外种皮水提物静注，能降低麻醉犬血压及左心室压力，降压前有轻微、短暂的升压效应，然后迅速下降，维持约2min，去甲肾上腺素和普萘洛尔均不影响其效应，重复给药易产生耐受性，对心率无影响。白果外种皮水提取物大鼠离体灌流心脏，结果主动脉输出量逐渐减少，冠脉流量则渐增。对离体兔耳血管灌流量亦增加[4]。1.25g/kg 腹腔注射，能提高小鼠常压耐缺氧能力，降低异丙肾上腺素引起的心肌耗氧量增加，对氰化钾和亚硝酸钠所致的组织缺氧亦有良好的缓解作用[5]。银杏酚500mg/kg 对兔有短暂的降压作用，可使毛细血管的通透性增加，以豚鼠最为明显，其次是大鼠和兔。白果二酚对大鼠下肢灌流有组胺释放作用，引起毛细血管通透性增加致水肿，此作用可被氯苯那敏对抗[6]。

2. 免疫抑制 白果外种皮水溶性成分对体液免疫和细胞免疫功能均有抑制作用[7]。白果外种皮水溶成分给小白鼠灌胃，每天2次，连续7天，能降低炭末廓清速度、腹腔巨噬细胞的吞噬功能及免疫器官重量，对溶血素形成及迟发性超敏反应亦有抑制作用。其还能抑制小鼠被动性皮肤过敏反应、骨膜肥大细胞脱颗粒作用，并能直接对抗由卵蛋白诱发的致敏豚鼠回肠平滑肌的收缩作用及抑制致敏豚鼠肺组织释放组胺作用[8]。从水溶性成分中提取的一种成分即白果甲素有相似的作用，可能为其有效成分[9]。

3. 抗微生物 白果肉、白果汁，尤其是白果酸，体外对结核杆菌、葡萄球菌、链球菌、白喉杆菌、炭疽杆菌、大肠杆菌等多种致病菌有不同程度的抑制作用，果浆的抗菌力较果皮强。白果水浸剂或外种皮乙醇或石油醚提取物对常见致病性真菌有抑制作用[10~17]。

4. 改善脑缺血 白果提取物对大鼠实验性脑缺血症有一定的治疗作用，能增加存活率，减轻缺血症状。水提取物能抑制6-磷酸葡萄糖脱氢酶、苹果酸脱氢酶和异柠檬酸脱氢酶[18]。

5. 对呼吸系统作用 白果乙醇提取物给小鼠腹腔注射，有祛痰作用[19]。

6. 延缓衰老 外种皮水溶性成分给小鼠灌胃12天，能抑制老年色素颗粒形成，并使已形成的色素颗粒变得分散[20]。

7. 对平滑肌作用 对离体兔肠有麻痹作用，而对离体子宫有收缩作用[21,22]。

8. 毒理 生白果有毒，多食可出现呕吐、腹痛、腹泻、抽搐、烦躁不安等症状[23]。亦可引起末梢感觉障碍，下肢弛缓性瘫痪[24]。给豚鼠服油浸白果、白果肉粗提取物酸性成分，或给小鼠大量饲以白果酚，均可出现食欲不振，体重减轻，程度不等的肝损害、小球肾炎，甚至死亡[25]。白果外种皮浆液可引起接触性皮炎[22,26,27]，而且服后产生强烈胃肠刺激症状[22]。果酸对皮肤有较强的致敏性，可能是白果的主要致敏原[28]。银杏二酚对皮肤有强烈刺激性，可引起皮肤发红、表皮增厚、炎性浸润，但与二甲基苯并芘同用，不促进皮肤肿瘤发生，表明银杏二酚不是皮肤肿瘤发生的促进剂[29]。白果酸和银杏毒素有溶血作用，银杏毒素经皮肤吸收，通过肠与肾脏排泄，可引起肠炎、肾炎[30]。

【临床研究】

1. 痤疮 ①白果酊：用白果250g研细末，冰片20g，装入500ml盐水瓶中，加入60%乙醇400ml 24h备用，用清水洗脸后，用时摇匀擦于面部，每日3~4次，7天为1个疗程，擦药期间禁用一切药物及化妆品。结果：治疗53例，治愈44例，好转9例，治愈率83%，总有效率100%。其中1个疗程治愈15例，2个疗程治愈23例，3个疗程治愈6例，治疗期无任何不适及皮肤干燥脱屑，无不良反应[31]。②用自拟白果霜（将适量干品白果去外壳，粉碎，过200目筛，取200g，与等量乳膏基质混合研匀后，将乳膏基质渐加至100g，分装容量20g的软膏盒中备用）治疗，用时将患处洗净，外搽白果霜，1日2~3次。对照组采用与治疗组同样的单纯乳膏基质分装20g于同样软膏盒中备用。用时清洗患处，外搽单纯乳膏基质，1日2~3次。两组均治疗15天为1个疗程。经2个疗程治疗后，两组总有效率分别为：治疗组65例，痊愈32例（49.23%），显效5例（7.69%），有效10例（15.38%），无效8例（12.3%），总有效率84.61%；对照组30例，痊愈0例（0%），显效2例（6.67%），有效9例（30%），无效19例（63.33%），总有效率36.67%，经统计学处理有显著性差异（$P<0.05$）[32]。

2. 咯血 白果15~30g，麻黄30g，杏仁10g，甘草6g。水煎服，每日1剂，日服2次。治疗咯血90例，均收到良好的效果[33]。

【性味归经】味甘、苦、涩，性平；有毒。归肺经。

【功效主治】敛肺定喘，止带缩尿。主治哮喘痰嗽，白带白浊，遗精，尿频，无名肿毒，酒渣鼻，癣疮。

【用法用量】内服：煎汤，3~9g；或捣汁。外用适量，捣敷或切片涂。

【使用注意】有实邪者禁服。生食或炒食过量可致中毒，小儿误服中毒尤为常见。

【经验方】

1. 头面癣疮 生白果仁切断，频擦取效。（《本草纲目》引《邵氏经验方》）
2. 头风、眼疼 白果肉捣烂敷太阳穴。（《滇南本草》）
3. 耳出脓血不止 白果（鲜者）捣烂用棉裹缴入耳。（《穷乡便方》）
4. 神经性头痛，前额部阵发性头痛，发作时重浊钝痛，嗡嗡作响，伴有胀闷感 带壳生白果60g，捣裂入砂锅，加水500ml，文火煎至300ml，分2次1日服完。以上一剂可连煎3次，服3天。[中医杂志，1982，(4)：727]
5. 眩晕跌倒 鲜白果二个。去壳衣，研烂，空心开水冲服，至重者不过三五服愈。（《惠直堂经验方》）
6. 肺结核 白果核12g，白毛夏枯草30g。水煎服。（《安徽中草药》）
7. 噎食反胃，白浊、冷淋 白果肉同糯米蒸，和蜜丸，与核桃捣烂服之。（《滇南本草》）
8. 慢性肾小球肾炎（中、后期），正气虚损，蛋白尿久不消者 芡实30g，白果10枚，糯米30g（食量少者，芡实、糯米均可用15~20g）。煮粥，每日1次，10天为1个疗程，间歇服2~4个疗程。[中医杂志，1985，(9)：47]

9. 小便频数，遗尿　陈白果5粒，蜗牛3个（焙干）。研末冲服。（《陕甘宁青中草药选》）
10. 梦遗　银杏3粒。酒煮食，连服4~5天。（《湖南药物志》）
11. 小便白浊　生白果仁十枚，擂水饮，口服，取效止。（《濒湖集简方》）
12. 赤白带下，下元虚惫　白果、莲肉、江米各五钱，胡椒一钱半。为末，用乌骨鸡一只，去脏盛药，瓦器煮烂，空心食之。（《濒湖集简方》）
13. 慢性淋浊，妇女带下及眩晕　白果仁（炒熟去壳）、淮山药等份，焙燥研细粉，混合，每日40g，分3~4次，米汤或温开水调服。（《现代实用中药》）

【参考文献】

[1] 国家中医药管理局《中华本草》编委会．中华本草．上海：上海科学技术出版社，1999：744，755.
[2] 唐于平，王颖，楼凤昌，等．银杏叶中的黄酮醇苷类成分．药学学报，2000，35（5）：363.
[3] 梁光义，罗波，吴孔云，等．银杏叶中酚酸类化合物的研究．中国药学杂志，2003，3（38）：178.
[4] 顾维戎，孙云，程鹏，等．银杏外种皮对心血管的药理作用．南京医学院学报，1989，9（2）：129.
[5] 顾维戎，孙云，许振新．银杏外种皮的抗缺氧作用．中药药理与临床，1989，5（4）：28.
[6] Han DS.CA,1966.65:786lc.
[7] 张洪泉，金巧秀，许丽丽，等．银杏外种皮水溶性成分的免疫药理作用．中药药理与临床，1989，5（2）：31.
[8] 张洪泉，许丽丽，金巧秀，等．银杏外种皮水溶性成分的抗过敏作用．中国中药杂志，1990，15（8）：496.
[9] 许丽丽，张洪泉，程鹏，等．银杏甲素的抗过敏药理作用．中药药理与临床，1990，6（4）：5.
[10] 杨藻宸，张昌绍．白果、大蒜、黄连碱等22种药物的抗结核作用．上海第一医学院学报，1957，（2）：117.
[11] 周郁文．中华医学杂志，1950，36（12）：549.
[12] 沈其霞．中华医学杂志，1956，42（7）：680.
[13] 中央卫生研究院药学系．科学通报，1954，（6）：43.
[14] 曹仁烈．中华皮肤科杂志，1957，5（4）：286.
[15] 徐立春，顾维戎，孙云，等．银杏外种皮总提取物对真菌抑制效应的初步研究．中成药，1988，（9）：33.
[16] 徐立春，童鲲，程鹏，等．银杏外种皮提取物对致病性真菌生长抑制的研究．微生物学通报，1991，18（4）：225.
[17] Adawadkan Prakash D. Fitoterapia, 1981,52（3）:129.
[18] Darben RG,et al.CA, 1979,90:115360t.
[19] 中国人民解放军230医院．医学资料，1973，（1）：14.
[20] 顾维戎，王德俊，孙云，等．银杏外种皮的抗疲劳和抗衰老作用．江苏中医，1989，10（8）：32.
[21] Vanni P. Boll Soc Ital Biol Sper,1972，48（23）：1031.
[22] Wan J M,Medicinal and poisonous Plants of Southern and Eastern Africa. 21ed. 1962:456.
[23] 中国医学科学院药物研究所．中药志（第三册）．北京：人民卫生出版社，1981：295.
[24] 刘林桂．中华内科杂志，1962，10（7）：464.
[25] 易鸿匹．研究白果毒性之初步报告．上海第一医学院学报，1957，（1）：34.
[26] 王民启．中华皮肤科杂志，1982，15（3）：194.
[27] Tomb RR. Contact Dermatitis, 1988, 19（4）:281.
[28] Levoeven JP.Arch Dermatol Res, 1989.281（4）:227.
[29] Matsumoto K.J Toxicol Sci,1990,15（1）:39.
[30] Saito J. Tohoku Exp Med, 1930, 16（5-6）:413.
[31] 孟凡恩．白果酊治疗痤疮53例．中国社区医师，2008，18（17）：43.
[32] 卞振环．自拟白果霜外用治疗寻常痤疮的临床观察．皮肤与性病，1998，（4）：38.
[33] 东文兆．白果还魂汤治疗咯血经验介绍．北京中医药大学学报，1996，19（6）：47.

Bai zi cai

白子菜

Gynurae Herba

[英]Gynura Herb

【别名】大肥牛、枪刀药、清心菜、土生地、白背三七、散血姜、土田七、白血皮菜。

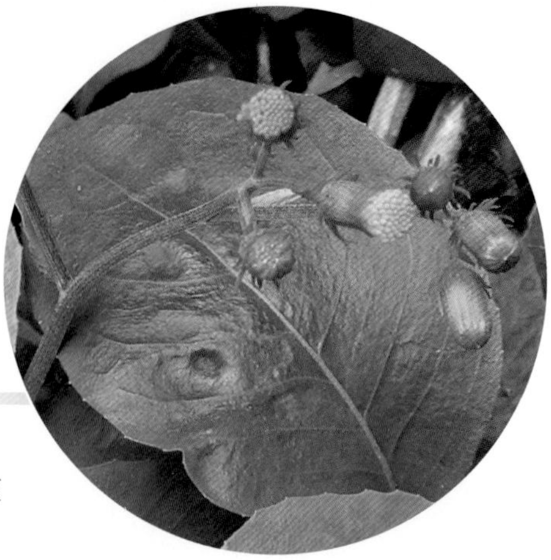

【来源】为菊科植物白子菜 *Gynura divaricata*（L.）DC. 的全株。

【植物形态】多年生草本。根茎块状，坚实，具多数细长须根。茎圆柱形，常带紫红色；被白色柔毛。单叶互生，多聚生于茎的下部，稍厚，略带肉质；茎下部叶长圆状椭圆形或披针形、卵形，长 5~12cm，宽 2.5~4.5cm，先端钝或短尖，基部有时有两耳，边缘有粗锯齿和白色睫毛，齿尖有腺体，两面具柔毛，有短叶柄；茎上部叶的边缘有时作不规则的羽状分裂，无叶柄。头状花序排列成扩展的伞房花丛，黄色；总苞 1 列，总苞片膜质，总苞基部有数枚小苞片；全为管状花，冠管上部膨大，先端 5 齿裂，雄蕊 5；花柱先端分成 2 条，有细长钻形附器。瘦果深褐色；冠毛多数，白色。

【分布】广西主要分布于钟山、贵港、北流、陆川、博白、北海、防城、宁明、大新、南宁、上林、靖西、那坡、百色、田林、乐业等地。

【采集加工】全年均可采收，鲜用或晒干。

【药材性状】根茎块状，具细长须根。茎圆柱形，棕紫色，被短毛。叶互生，多皱缩，完整叶片呈长卵形至长圆状倒卵形，长 5~15cm，宽 2.5~8cm，先端钝或短尖，基部有时有两耳，叶缘具不规则缺刻及锯齿，上下表面均具柔毛。有时可见头状花序或总苞。瘦果深褐色，冠毛白色。气微，味淡。

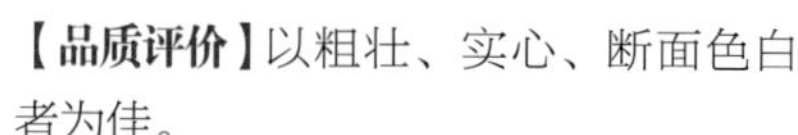

【品质评价】以粗壮、实心、断面色白者为佳。

【化学成分】本品含有二十烷（*n*-eicosane），二十四烷醇（tetracosanol），二十八烷酸（octacosanoic acid），二十八烷醇（octacosyl alcohol），棕榈酸（palmitic acid），豆甾醇-3-*O*-*β*-D-吡喃葡萄糖苷（stigmasterol-3-*O*-*β*-D-glucopyranoside），豆甾醇（stigmasterol），*β*-谷甾醇（*β*-sitosterol），胡萝卜苷（daucosterol），木栓酮（friedelin）[1]。还含有槲皮素（quercetin），3-*O*-*β*-D-吡喃葡糖槲

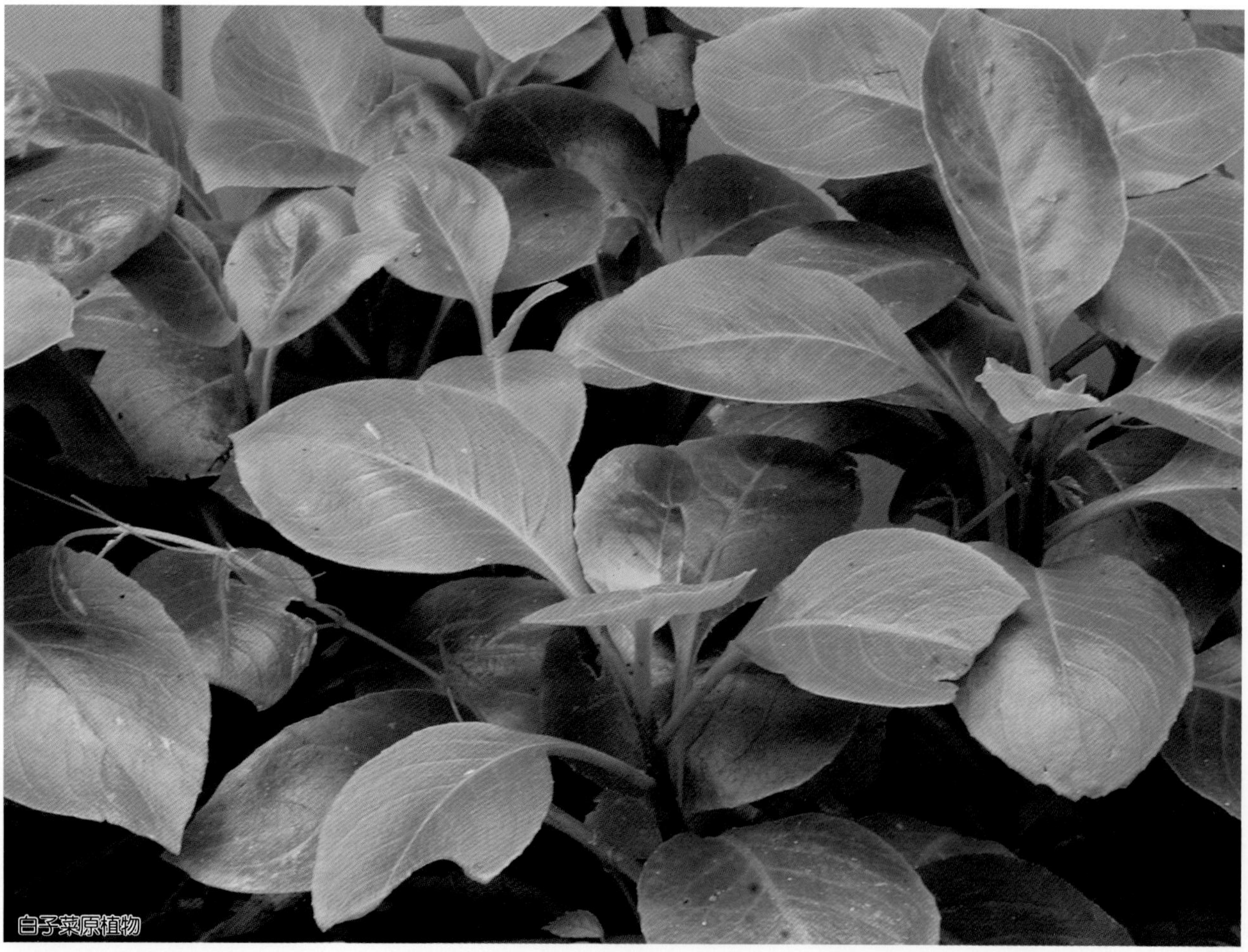

白子菜原植物

皮素（3-O-β-D-glucopyranosyl quercetin），3-O-β-D-吡喃葡萄糖-（6→1）-α-L-鼠李糖槲皮素[3-O-β-D-（6→1）glucopyranosyl-α-L-rhamnosyl quercetin]，3-O-β-D-吡喃葡萄糖-（6→1）-α-L-鼠李糖山柰素（3-O-β-D-（6→1）glucopyranosyl-α-L-rhamnosyl kaempferol），表木栓醇（*epi*-friedelinol），乙酰表木栓醇（*epi*-friedelinol acetate），腺苷（adenosine），尿苷（uridine）[2]。

挥发油中含有 α-石竹烯（α-caryophyllene），δ-荜澄茄烯（δ-cubebene），大叶香烯 D（germacrene D），γ-榄香烯（γ-elemene），α-杜松醇（α-cadinol），γ-杜松萜烯（γ-cadinene）等成分[3]。

【药理作用】

降血压及对靶器官损伤的保护　白子菜水提物能明显降低自发性高血压大鼠的血压，同时能显著增加大鼠血清一氧化氮含量，降低血清内皮素含量，并显著提高超氧化物歧化酶活性[4]。白子菜 2g（生药）/kg、1g（生药）/kg 组均能明显抑制自发性高血压大鼠心肌细胞肥大和肾小球（管）萎缩或代偿性肥大（$P<0.01$）。2g（生药）/kg 组能显著改善脾脏中央动脉硬化变性现象（$P<0.05$），降低左室壁厚 / 右室壁厚，增加肾皮质厚 / 肾髓质厚（$P<0.05$）。而 0.5g（生药）/kg 组仅对肾脏病例改变有显著保护作用（$P<0.05$）[5]。

【临床研究】

急性扭挫伤　取新鲜白子菜鲜叶适量，捣烂外敷，用大片状树叶盖在药上，用绷带包扎固定，每日换药 1 次。共治疗 110 例，治愈率为 77.3%，有效率为 98.2%，一般敷药 3~7 次即痊愈[6]。

【性味归经】味辛、淡，性平。归肺、肝经。

【功效主治】清热凉血，活血止痛，止血。主治咳嗽，疮疡，风湿痛，崩漏，烫火伤，跌打损伤，外伤出血。

【用法用量】内服：煎汤，6~15g；或浸酒。外用适量，鲜品捣敷；或研末敷。

【使用注意】孕妇慎用。

【经验方】

1. 水火烫伤　白背三七鲜叶，捣烂加白糖适量。拌成糊状敷患处。（《云南中草药》）
2. 骨折，外伤出血　白背三七根适量，泡酒服。外用茎叶研末撒布患处。（《云南中草药》）
3. 跌仆损伤，疮疖痈肿　鲜白背三七全草适量。捣烂敷患处。（《浙江药用植物志》）
4. 支气管炎，肺结核，崩漏　白背三七根 5~9g。水煎服。
5. 风湿　白背三七鲜叶半片。炒鸡蛋吃。（《云南中草药》）
6. 妇女血崩　白背三七根 6~9g。水煎服。（《云南中草药选》）
7. 百日咳　白背三七茎 6~9g。红糖引，煮鸡蛋服。（《云南中草药》）

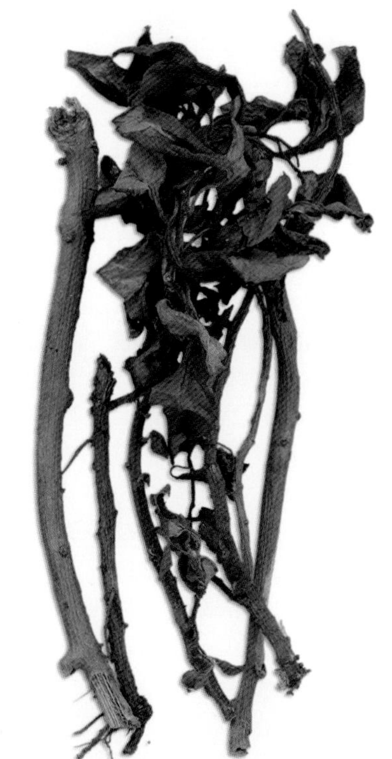

白子菜药材

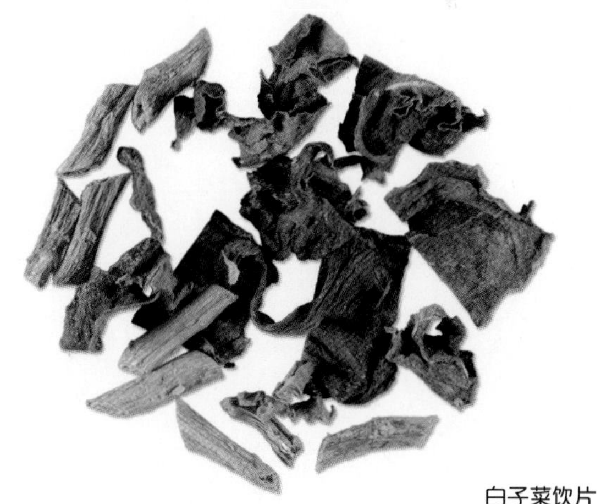

白子菜饮片

【参考文献】

[1] 李丽梅，李维林，郭巧生，等. 白背三七化学成分研究. 时珍国医国药，2008，19（1）：118.
[2] 胡勇，李维林，林厚文. 白背三七地上部分的化学成分. 中国天然药物，2006，4（2）：156.
[3] 冼寒梅，周蓉，刘雯. 白子菜不同药用部位挥发油的含量测定及其气相色谱 - 质谱联用分析. 时珍国医国药，2008，19（4）：858.
[4] 黄开珍，郝永靖，曾春晖，等. 白子菜水提物对自发性高血压大鼠降血压作用的实验研究. 中成药，2009，31（10）：1505.
[5] 曾春晖，郝永靖，黄开珍，等. 白子菜提取物对 SHR 大鼠靶器官损伤的保护作用研究. 中成药，2011，33（8）：1303.
[6] 中国人民解放军广州部队直属第三门诊部外科. 白背三七治疗急性扭挫伤 110 例疗效观察. 中国临床医生，1974，（3）：39.

Bai ma gu

白马骨

Serissae Serissoidis Herba
[英]Serissa Herb

【别名】路边鸡、路边荆、千年矮、硬骨柴、天星木、五经风、鸡骨头柴、六月雪。

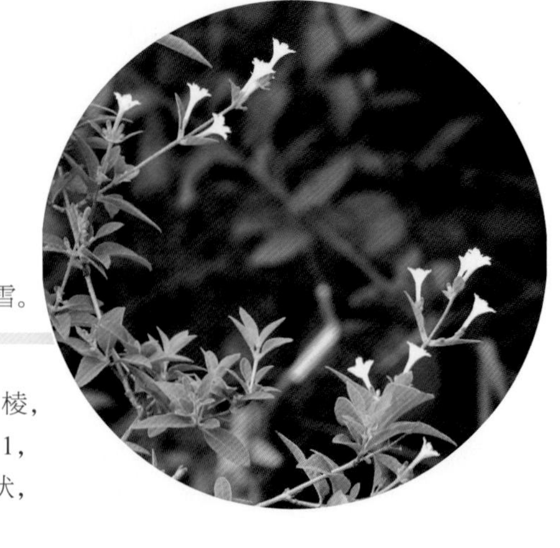

【来源】为茜草科植物白马骨 *Serissa serissoides*（DC.）Druce 的全株。

【植物形态】多年生落叶小灌木。枝粗壮，灰色，叶对生；有短柄。常聚生于小枝上部；托叶膜质，先端有锥尖状裂片数枚；叶片倒卵形或倒披针形，长 1.5~3cm，宽 5~15cm，先端短尖，基部渐狭，全缘，两面无毛或下面被疏毛。花无梗，从生于小枝顶或叶腋；苞片 1，斜方状椭圆形，顶端针尖。白色；萼 5 裂，裂片三角状锥尖，有睫毛；花冠管状，白色，内有茸毛 1 簇，5 棱，裂片长圆状披针形；雄蕊 5；雌蕊 1，柱头分叉，子房下位，5 棱，圆柱状，核果近球形，有 2 个分核。

【分布】广西主要分布于隆林、天峨、东兰、环江、金秀、全州等地。

【采集加工】全年均可采收，洗净，切段，晒干。

【药材性状】根细长圆柱形，有分枝，长短不一，直径 3~8mm。表面深灰色、灰白色或黄褐色，有纵裂纹，栓皮易剥落。粗枝深灰色，表面有纵裂纹，栓皮易剥落；嫩枝浅灰色，微被毛；断面纤维性，木质，坚硬，叶对生或簇生，薄革质，黄绿色，卷缩或脱落。完整者展平后呈卵形或长圆状卵形，长 1.5~3cm，宽 5~12mm，无端短尖或钝，基部渐狭成短柄，全缘，两面羽状网脉突出。枝端叶间有时可见黄白色花，花萼裂片几与冠筒花等长；偶见近球形的核果。气微，味淡。

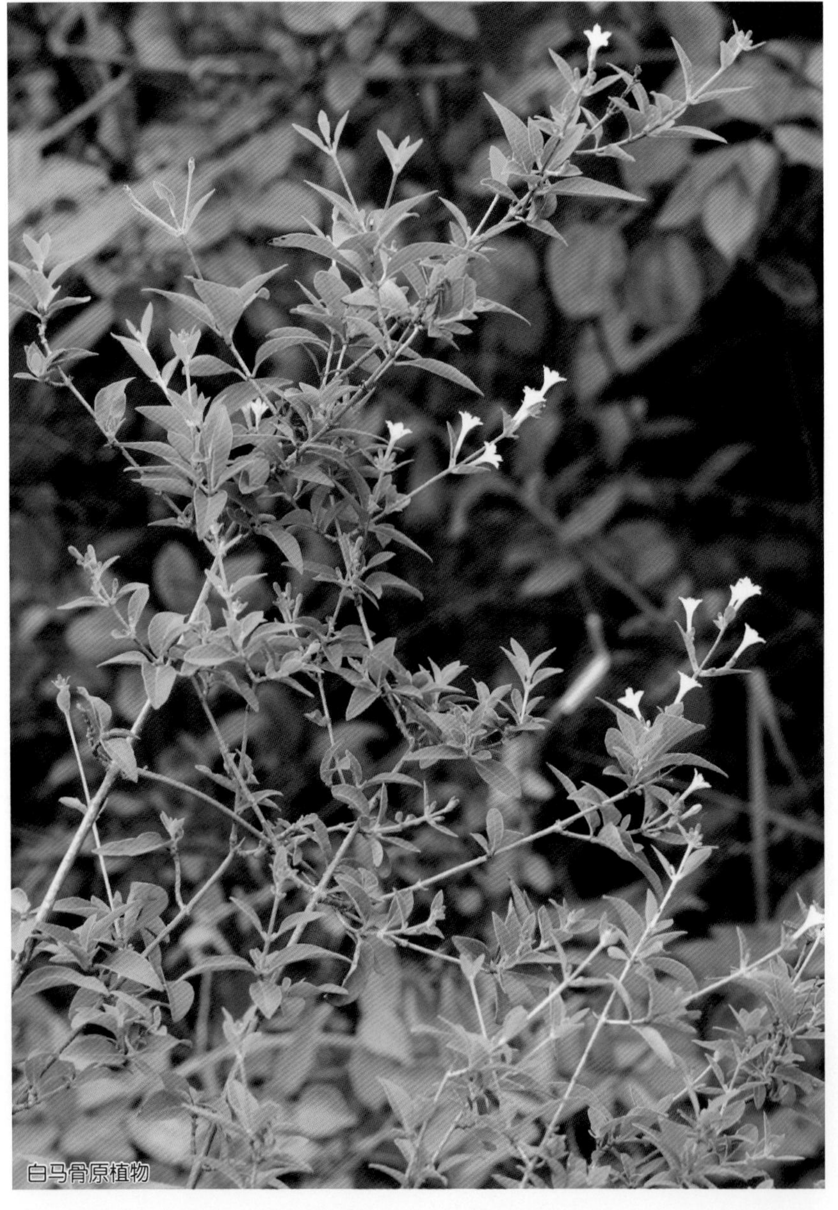

白马骨原植物

【品质评价】以根枝色黄、叶多、色绿者为佳。

【化学成分】本品含乌苏酸（ursolic acid），左旋丁香树脂酚[（－）-syringaresinol]，右旋杜仲树脂酚[（＋）-medioresinol]，左旋丁香树脂酚葡萄糖苷[（－）-syringaresinol-4-*O*-*β*-D-glucopyranoside]，去乙酰车叶草酸[10-deacetylasperulosidic acid]，鸡矢藤苷酸（paederosidic acid），牡荆素（vitexin），胡萝卜苷（daucosterol）和 D- 甘露醇（D-mannitol），*β*- 谷甾醇（*β*-sitosterol）[1]。

此外，本品还含棕榈酸（palmitic acid），科罗索酸（corosolic acid），乌索烷-12-烯-28-醇（urs-12-en-28-ol），齐墩果酸（oleanolic acid），对羟基间甲氧基苯甲酸（4-hydroxy-3-methoxy benzoic acid），和 2,6- 二甲氧基 - 对苯醌（2,6-dimethoxy-*p*-benzoquinone）[2]。根的化学成分含[（+）- 松脂素[（+）-pinoresinol]，（－）丁香脂素[（－）syringaresinol）]，（+）- 麦迪奥脂素[（+）-meduiresinol]，（－）- 橄榄脂素[（－）-olivil]，*β*- 谷甾醇（*β*-sitosterol），齐墩果酸（oleanolic acid），胡萝卜苷（daucosterol）[3]。

本品挥发性成分中除含大量脂肪酸十六碳酸（hexadecanoic acid）外，也含较多萜烯类化合物，其中主要含石竹烯氧化物（caryophyllene oxide），2-甲基-6-对甲苯基-2-庚烯（2-methyl-6-*p*-tolyl-2-heptene），（*Z*）-7,11-二甲基-3-亚甲基-1,6,10-癸三烯[（*Z*）-7,11-dimethyl-3- methylene-1,6,10-dodecatriene]等。还含有萜烯类衍生物，如(*E*)-3,7,11-三甲基-1,6,10-十二碳三烯-3-醇[（*E*）-3,7,11-trimethyl-1,6,10-doecatrien-3-ol]，反-香叶基丙酮(*trans*-geranylacetone)，桉-7（11）-烯-4-醇（eucalyptus-7（11）-ene-alcohol），表雪松醇（tables cedrol）等[4]。

【药理作用】

1. 抗肿瘤　白马骨全草的甲醇提取物具有良好的抗肿瘤活性[5]。

2. 抗乙肝病毒　白马骨根的水提取物具有抑制乙型肝炎病毒基因HBV-DNA表达乙肝表面抗原HBsAg、HBeAg的作用，这可能与其含有的齐墩果酸和齐墩果酸乙酰化物有关[6]。

3. 保肝　白马骨对四氯化碳、对乙酰氨基酚、D-半乳糖胺所致小鼠急性化学性肝损伤均有保护作用[7]。

4. 急性毒理　白马骨对大、小鼠的急性毒性试验的半数致死量均大于5g/kg。Ames试验、小鼠骨髓细胞核试验和小鼠精子畸形试验中，白马骨对基因、染色体和生殖细胞没有诱变损害作用[8]。

【临床研究】

小儿疳积　药用白马骨根50g，水煎服，患儿体弱者酌加荔枝核2粒，治疗小儿疳积多例疗效极佳[9]。

【性味归经】味淡、苦、微辛，性凉。归肺、肝、肾经。

【功效主治】祛风利湿，清热解毒。主治感冒，黄疸型肝炎，肾炎水肿，喉痛，痢疾，痈疮肿毒。

【用法用量】内服：煎汤10~15g；鲜品30~60g。外用适量，烧灰淋汁涂；或煎水洗；或捣敷。

【使用注意】阴疸病人忌用。

【经验方】

1. 偏头痛　鲜白马骨30~60g。水煎泡少许食盐服。(《泉州本草》)

2. 感冒伤风　六月雪全草15g。水煎服。(《湖南药物志》)

3. 咽喉炎　六月雪10~15g。水煎服，每日1剂，分2次服。（广西《中草药新医疗法处方集》）

4. 咯血，吐血　千年矮根30g，猪瘦肉120g。加水炖服。（《河南中草药手册》）

5. 肝炎　六月雪15g，茵陈30g，山栀子10g，大黄10g。水煎服。（《湖南药物志》）

6. 湿热黄疸　白马骨根30g，小金钱草30g。水煎服，2次分服。（《江西民间草药》）

7. 肾盂肾炎　白马骨30g，盐肤木、丝棉木各15g。水煎服。（《福建药物志》）

8. 大便下血　六月雪、炒地榆各15g。水煎服。（《安徽中草药》）

9. 关节疼痛　千年矮根90g，猪骨头90g。加水炖服。（《河南中草药手册》）

10. 白带　千年矮根60g，芡实20g。水煎取汁，煮鸡蛋2个。吃蛋喝汤。（《河南中草药手册》）

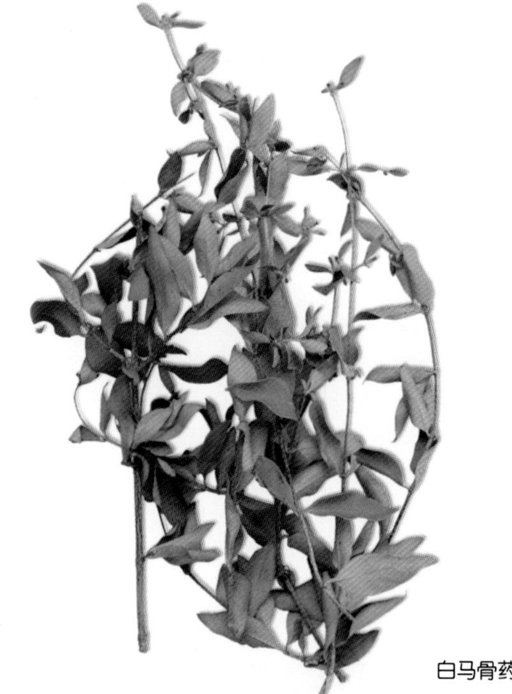

白马骨药材

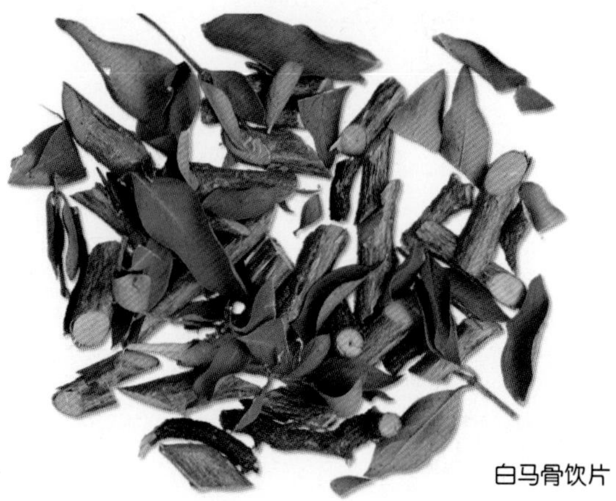

白马骨饮片

【参考文献】

[1] 王敏，梁敬钰，刘雪婷，等. 白马骨的化学成分. 中国天然药物，2006，4（3）：198.

[2] 李药兰，王冠，薛珺一，等. 白马骨化学成分研究. 中国中药杂志，2007，32（7）：605.

[3] 张强，孙隆儒. 白马骨根的化学成分研究. 中药材，2006，29（8）：786.

[4] 冯顺卿，洪爱华，岑颖洲，等. 白马骨挥发性化学成分研究. 天然产物研究与开发，2006，18（5）：784.

[5] 韦金育，李延，韦涛，等.50种广西常用中草药、壮药抗肿瘤作用的筛选研究. 广西中医学院学报，2003，6（4）：3271.

[6] 陈文吟，余宙耀，郑茉莉，等. 白马骨根水提取物的体外抗乙肝病毒作用. 湖南中医学院学报，1997，17（4）：442.

[7] 苏洁寒. 复方六月雪对急性化学性肝损伤的保护作用. 广西医科大学学报，2003，20（4）：497.

[8] 夏勇，傅剑云，吴蕙岭，等. 中草药六月雪的毒性试验. 浙江预防医学，1998，（2）：126.

[9] 相鲁闽，相鲁建. 白马骨治疗小儿疳积. 中国民间疗法，2001，9（1）：59.

Bai lan hua

白兰花

Micheliae Albae Immaturus Flos
[英]Bailan Flower Bud

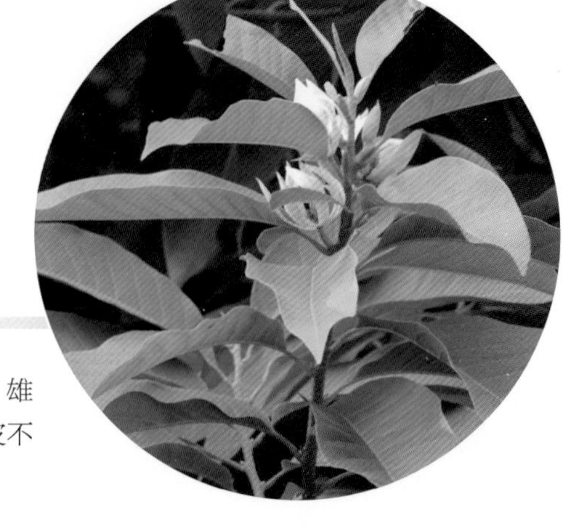

【别名】白缅花、白木兰、缅桂花。

【来源】为木兰科植物白兰 *Michelia alba* DC. 的花。

【植物形态】多年生乔木。在较寒冷地区常呈灌木状，树皮灰色，幼枝密被淡黄白色柔毛，后渐脱落。叶互生；托叶痕为叶柄的 1/4 或 1/3；叶薄革质；叶片长圆形或披针状椭圆形，长 10~27cm，宽 4~9.5cm，先端长渐尖或尾状渐尖，基部楔形，两面无毛或下面疏生微柔毛。花白色，清香，单生于叶腋；花被 10 片以上；雄蕊多数，花丝扁平，药隔顶端伸出成长尖头；雄蕊群有柄，心皮多数，通常部分心皮不发育，形成疏生的聚合果。

【分布】广西全区均有栽培。

【采集加工】全年均可采收，晒干。

【药材性状】花狭钟形，长 2~3cm，红棕色至棕褐色。花被片多为 12 片，外轮狭披针形，内轮较小；雄蕊多数，花药条形，淡黄棕色，花丝短，易脱落；心皮多数，分离，柱头褐色，外弯，花柱密被灰黄色细绒毛。花梗长 2~6mm，密被灰黄色细绒毛。质脆，易破碎。气芳香，味淡。

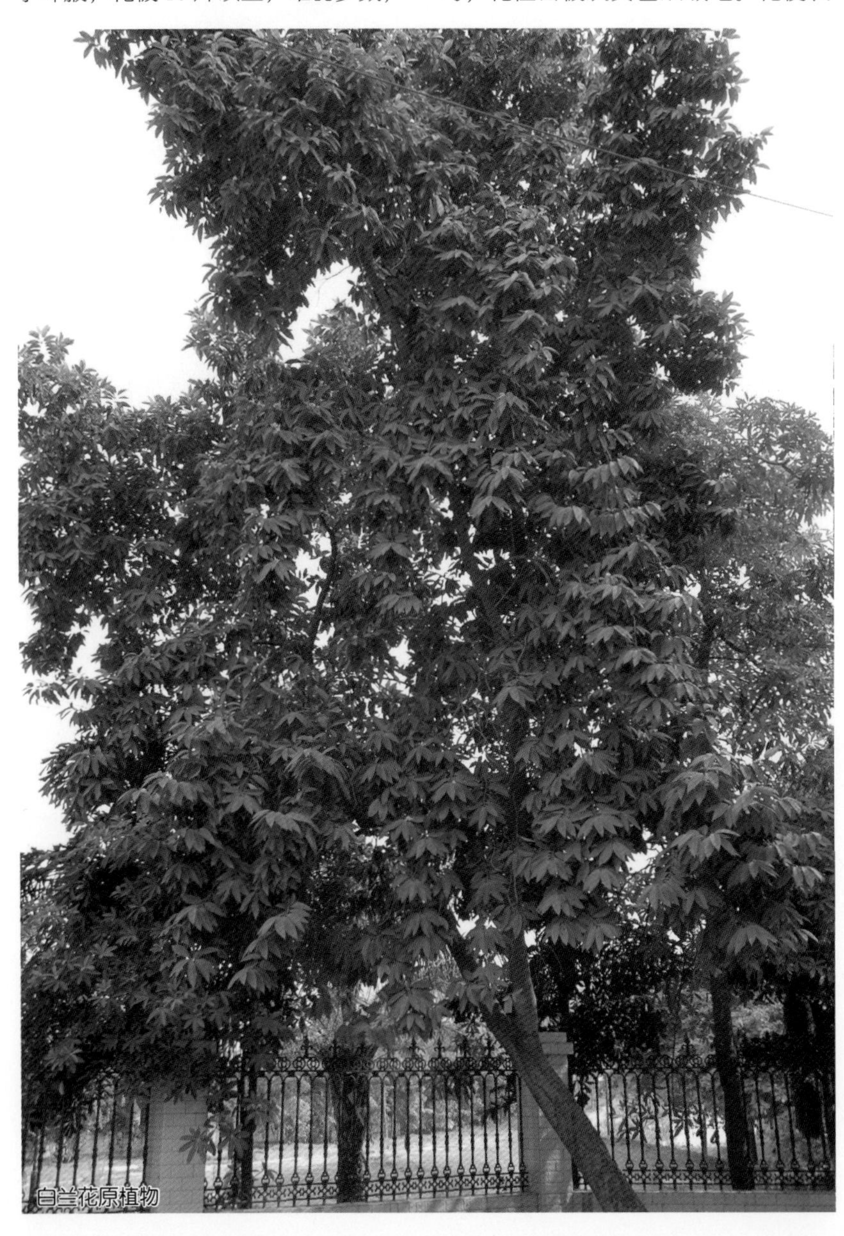
白兰花原植物

【品质评价】以花大、完整、色黄、气香者为佳。

【化学成分】本品花中含挥发油，主要成分为 *d,l*-*α*- 甲基丁酸甲酯(*d,l*-*α*-methyl butyrate)；另含芳樟醇 (linalool)，*α*- 甲基丁酸乙酯 (*α*-methyl ethyl butyrate)，异丁酸甲酯(methyl-*iso*-butyrate)，乙醛(acetaldehyde)，乙酸甲酯(methyl acetate)，丙酸甲酯 (methyl propionate)，丙酸乙酯 (ethyl propionate)，丁酸甲酯(methyl butyrate)，戊酸丁酯(butyl-pentanoate)，己酸甲酯(methyl hexanoate)，*α*- 水芹烯 (*α*-phellandrene)，*β*- 蒎烯 (*β*-pinene)，月桂烯 (myrcene)，柠檬烯 (limonene)，别罗勒烯 (allocimene)，苯甲酸甲酯 (methyl benzoate)，沉香醇(agarol)，罗勒烯(ocimene)，3-甲基丁酸乙酯 (3-methyl ethyl butyrate)，顺式 - 氧化芳樟醇 (*cis*-linalool oxide)，甲基丁香油酚 (methyleugenol)，甲基异丁香酚 (methyl-*iso*-eugenol) 等 [1]。

【药理作用】

止咳、祛痰、平喘　小鼠氨水引咳法、小鼠气管酚红排泌法、豚鼠组胺致喘法等实验，证实白兰花蒸馏液有轻微的镇咳、祛痰、平喘作用 [2]。

【临床研究】

慢性气管炎　取白玉兰叶 500g，水蒸气蒸馏 2 次，收集蒸馏液 125ml，即为玉兰露。①取玉兰露顿服，每日 20ml。共治疗 83 例，其中近期控制 24 例，显效 21 例，好转 23 例，无效 16 例，有效率为 81.9%。②玉兰露服法同上，另用花生油 0.5ml 穴位注射 (肺俞穴)，10 天 1 次，治疗 25 例，有效率为 88%。③内服玉兰露，配合了哥王片，每次 3 片，每日 3 次。共治疗 120 例，有效率为77.5%。上法均以10天为1个疗程。作用以镇咳，平喘较好，也有一定的消炎作用，而祛痰稍逊。对咳、喘、痰的开始见效时间以1~5天的例数最多，显效及近控时间以6~10天的例数最多。部分病人停药后3~6个月追踪复查，结果均有不同程度的复发，其中内服加穴位注射者复发率较低[3]。

【性味归经】味苦、辛，性微温。归肺、脾经。

【功效主治】止咳，化湿，行气。主治咳嗽，胸闷腹胀，中暑，前列腺炎，白带。

【用法用量】内服：煎汤，6~15g。

【使用注意】阴虚燥咳者慎用。

【经验方】

1. 鼻炎流涕，鼻塞不通　白兰花10g，苍耳子10g，黄芩10g，薄荷10g，防风5g。水煎服。（《四川中药志》1979年）
2. 咳嗽　玉兰花5~7朵。水煎调蜂蜜适量服，每日1剂。（《福建药物志》）
3. 中暑头晕胸闷　白兰花5~7朵，茶叶少许。开水泡服。（《福建药物志》）
4. 湿阻中焦，气滞腹胀　白兰花5g，厚朴10g，陈皮5g。水煎服。（《四川中药志》1979年）
5. 脾虚湿盛所致白带　白兰花10g，苡仁30g，白扁豆30g，车前子5g。水煎服。（《四川中药志》1979年）

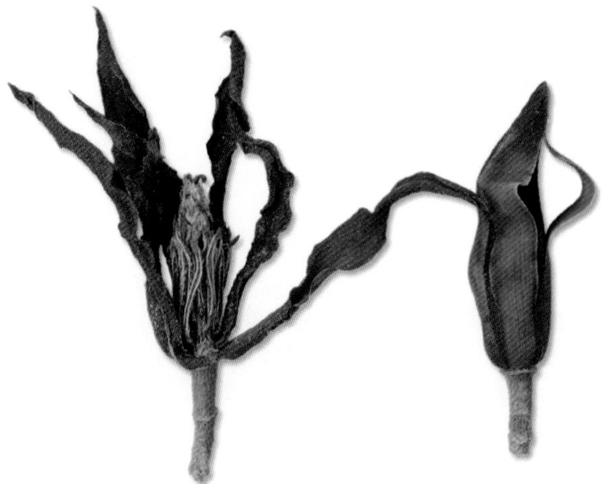
白兰花药材

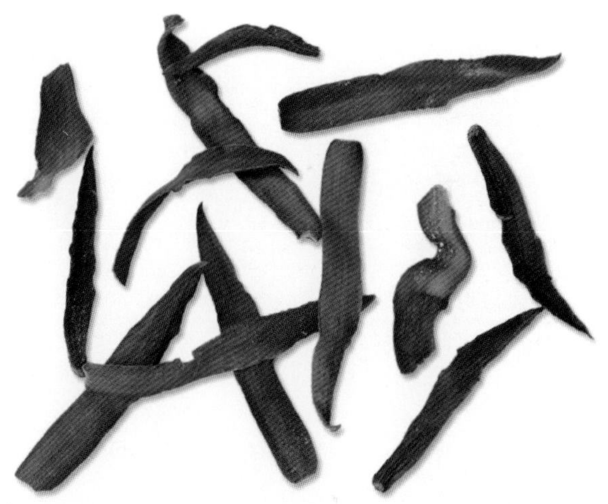
白兰花饮片

【参考文献】

[1] 国家中医药管理局《中华本草》编委会. 中华本草. 上海：上海科学技术出版社，1999：1545.
[2] 广州市第五人民医院. 新医药通讯，1971，（6）：41.
[3] 广州市第五人民医院. 白玉兰叶蒸馏液治疗老年慢性气管炎318例小结. 新医药通讯，1971，（12）：37.

Bai hua dan

白花丹

Plumbaginis Zeylanicae Herba
[英]Whiteflower Leadword Herb

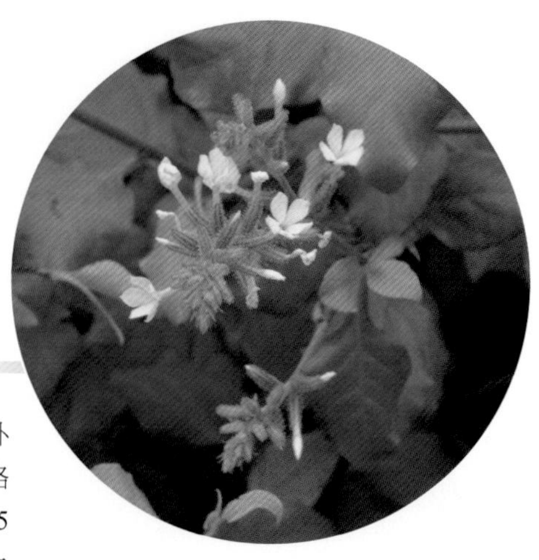

【别名】千槟榔、照药、火灵丹、猛老虎、一见消、丹臼花、白花九股牛、白雪花。

【来源】为蓝雪科植物白花丹 *Plumbago zeylanica* L. 的全草。

【植物形态】多年生蔓生亚灌木状草本，茎细弱，基部木质，多分枝，有细棱，节上带红色，具腺毛。单叶互生；叶柄基部扩大而抱茎；叶片纸质，卵圆形至卵状椭圆形，长 4~10cm，宽 1.5~5cm，先端尖，基部阔楔形，无毛，全缘。穗状花序顶生或腋生；苞片短于萼，边缘为干膜质；花萼管状，绿色，上部 5 裂，具 5 棱，棱间干膜质，外被腺毛，有黏性；花冠白色或白而略带蓝色，高脚碟状，管狭而长，先端 5 裂，扩展；雄蕊 5，生于喉处；子房上位，1 室，柱头 5 裂。蒴果膜质。

【分布】广西主要分布于凌云、那坡、博白、陆川、贵港、桂平、岑溪、恭城等地。

【采集加工】全年均可采收，洗净，切段，晒干。

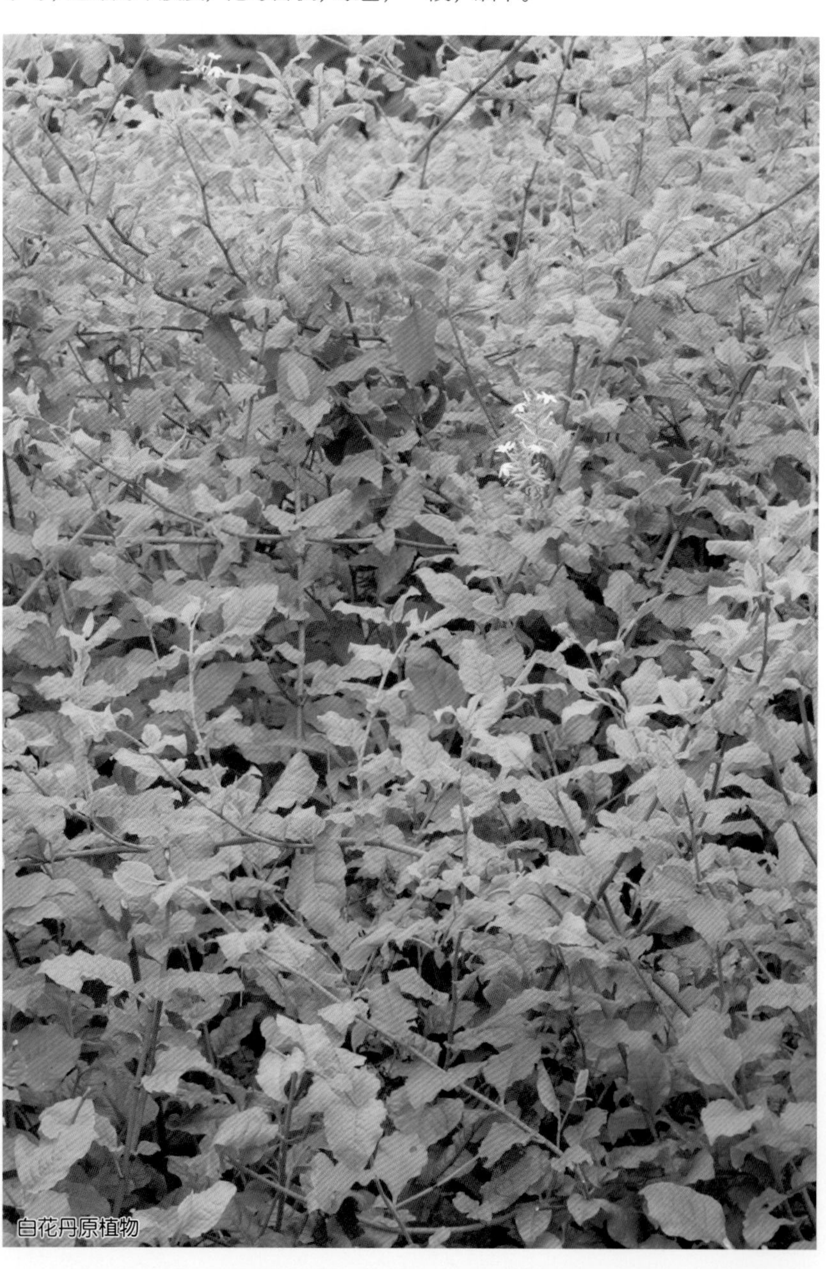
白花丹原植物

【药材性状】主根呈细长圆柱形，多分枝，略弯曲，表面灰褐色或棕黄色。茎圆柱形，表面黄绿色至淡褐色，节明显，具细纵棱；质硬，易折断，断面皮部呈纤维状，淡棕黄色，中间呈颗粒状，淡黄白色，髓部白色。叶片多皱缩破碎，完整者展平后呈卵形或长圆状卵形，长 4~9cm，宽 3~6cm；上面淡绿色至黄绿色，穗状花序顶生，萼管状，被有柄腺体，花白色至淡黄色。气微，味辛辣。

【品质评价】以叶片多、黄绿色、味辛辣者为佳。

【化学成分】本品全草含有 *β*- 谷甾醇（*β*-sitosterol）、白花丹素（plumbagin）、香草酸（vanillic acid）及白花丹酸（plumbagic acid）[1]。根中含有白花丹素（plumbagin），3- 氯白花丹素（3-chloroplumbagin），3,3′- 双白花丹素（3,3′-biplumbagin），茅膏醌（droserone），毛鱼藤酮（elliptinone），异白花丹酮（*iso*-zeylanone），白花丹酮（zeylanone），3,6′- 双白花丹素（3,6′-biplumbagin），马替柿醌（maritinone），2- 甲基 -5,8- 二羟基萘醌（2-methylnaphthazarin），亚甲基 -3,3′- 双白花丹素（methylene-3,3′-biplumbagin），白花丹醌（plumbazeylanone），异柿萘醇酮（*iso*-shinanolone）及 1,2（3）- 四氢 -3,3′- 双白花丹素 [1,2（3）-tetrahydro- 3,3′-biplumbagin] 和谷甾醇（sitosterol）。此外，其地上部分含 3,6′- 双白花丹素，羽扇豆醇（lupeol），*α*-、*β*- 香树脂醇（*α*-、*β*-amyrin），蒲公英甾醇（taraxasterol）及 *φ*- 蒲公英甾醇（*φ*-taraxasterol）[1]；白花丹醌（*iso*-shinanolone），对羟基苯甲醛（*p*-hydroxy benzaldehyde），反式桂皮酸，香兰子酸，2,5- 二甲基 -7- 羟基 - 色原酮，3- 吲哚甲醛 [2]。

【药理作用】

1. 抗肿瘤 白花丹素 2mg/kg 大鼠口服和瘤内注射，对甲基胆蒽所致肿瘤的生长抑制率分别达 60%、70%，半数有效量（ED_{50}）为 0.75mg/kg。白花丹素 4mg/kg 对 P388 淋巴白血病细胞有效[3]。白花丹素对淋巴瘤细胞、人肾透明细胞癌皮肤转移细胞、人宫颈癌和人羊膜细胞都表现出了较强的细胞毒活性，能抑制这些肿瘤细胞的生长，半数抑制量（IC_{50}）分别为 8.1μmol/L、25.0μmol/L、21.5μmol/L、21.2μmol/L，对人 T 淋巴瘤细胞、慢性粒细胞白血病细胞和非洲绿猴肾细胞等细胞株有较低的抑制活性[3]。白花丹素能抑制人宫颈癌细胞的生长，其细胞毒作用是通过活性氧基的产生及随后诱导的凋亡产生，经白花丹素处理过的细胞发生了线粒体膜电位的降低和凋亡的形态特征改变[5]。白花丹素对氧化偶氮甲烷诱导的肠癌的发生率为 41%，对照组为 68%，提示白花丹素有可能预防肿瘤的发生[6]。白花丹稀释度 1∶100 时对肝癌细胞呈现抑瘤作用（86.37%），稀释度 1∶1000 时仍出现抑瘤作用（30.0%）[7]。白花丹氯仿提取物对乳腺癌细胞（mda-mb-231）有较好的抑制生长作用，IC_{50} 为 0.2699g/L。石油醚提取部位对 mda-mb-231、人肝癌细胞 HepG2 的 IC_{50} 分别为 0.5902g/L、0.6374 g/L[8]。白花丹醌 2~15μmol/L 对人早幼粒细胞白血病细胞有抑制作用，且能调控细胞周期进程及诱导细胞凋亡[9]。

2. 抗生育 白花丹小剂量兴奋离体小肠及子宫，中剂量先兴奋后麻痹，大量则一开始即呈麻痹作用，妊娠子宫特别敏感对离体兔子宫 0.000001% 的浓度为兴奋作用，0.00001% 浓度则呈抑制，对妊娠大鼠腹腔注射适当剂量可致胎仔死亡及继发性卵巢功能紊乱[10,11]。白花丹素和根乙醇提取物均对正常生育力的年轻大鼠有抗生育作用，此作用是糖苷或鞣酸所致[12]。白花丹根粉有雌激素作用，可改变大鼠子宫液高分子量和低分子量蛋白质数量[13]。妊娠大鼠头 7 天期间给根粉，可见子宫内平均分子质量为 13000、19000、26000 和 75000 的蛋白质丧失并导致着床失败。妊娠第 6~17 天给予根粉，可使流产大鼠子宫内缺乏分子量为 55000 和 65000 的蛋白质[14]，小鼠抗早孕 ED_{50} 为（83.3±14）mg/kg[15]。白花丹茎的乙醇提取液对兔、猫、大鼠的离体子宫有兴奋作用，麻醉兔静注 0.05~0.8g/kg，对在体子宫亦有兴奋作用，但剂量过大则引起子宫痉挛，中毒剂量时可致呼吸抑制、血压下降及心搏停止[16]。

3. 中枢兴奋作用 白花丹素小量对蛙、小鼠、兔的中枢神经系统有兴奋作用，大量则由兴奋转入麻痹，其最小致死量分别为 0.5mg/kg、0.1mg/kg、10mg/kg。雄性大鼠灌胃白花丹根 50% 乙醇提取物 100mg/kg、200mg/kg 和 300mg/kg 后，动物自主活动、总运动距离、移动行为时间、顺时针转圈次数和逆时针转圈次数均增加，作用随剂量呈正比关系，总休息时间缩短，并认为白花丹根乙醇提取物是通过多巴胺（DA）系统对中枢神经系统起兴奋作用。白花丹素 100mg/kg、200mg/kg、300mg/kg 灌胃均能升高大鼠纹状体内的 DA 和高香草酸水平，100mg/kg 效果最好。运动能力与纹状体内 DA 水平有逆向相关性，这可能是提取物中化合物在高浓度时调节了它们对纹状体 DA 系统的作用所致[17]。

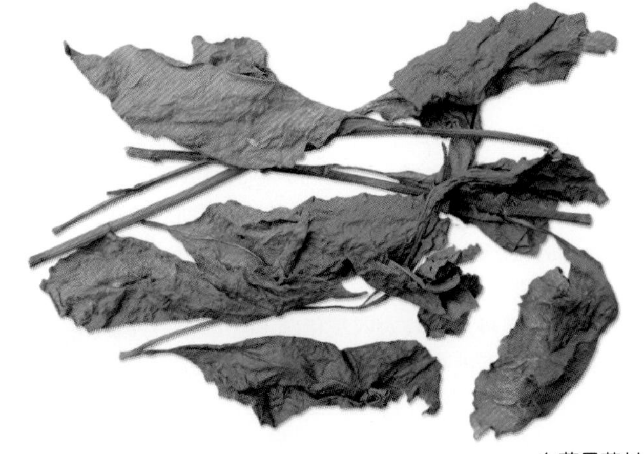

白花丹药材

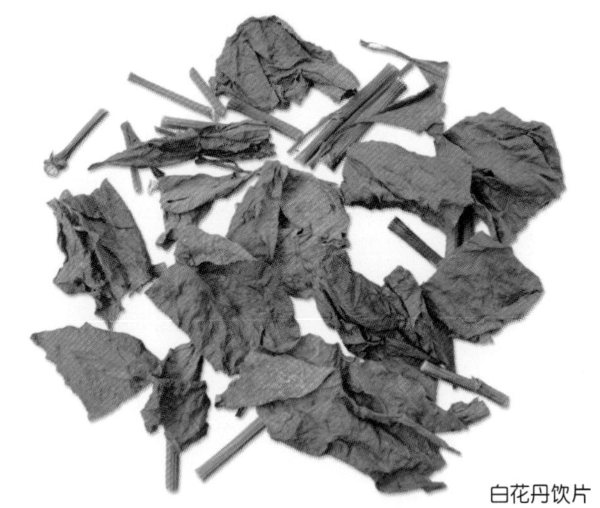

白花丹饮片

4. 对心血管系统作用 大鼠灌胃白花丹素 10mg/kg，12~24h 后其凝血酶原时间延长，5 天后可引起肝组织总蛋白、血清谷丙转氨酶（ALT）和碱性磷酸酶升高，而血清总蛋白和碱性磷酸酶无明显变化，ALT 明显降低[12]。白花丹素可使高脂血症家兔血清胆固醇和低密度脂蛋白分别下降 53% 和 61%，并升高高密度脂蛋白的含量。白花丹素能防止胆固醇和甘油三酯在肝脏和大动脉的堆积，并使胸、腹主动脉的粥样斑块消退[13]，其作用可能与白花丹素抑制脂质过氧化反应，具有抗氧化能力有关[14]。

5. 抗微生物 白花丹根的氯仿提取物对金黄色葡萄球菌有抗菌作用，对伤寒杆菌、福氏痢疾杆菌也有一定的抑制作用，石油醚部分次之，乙醇提取物再次之[15]。100% 茎、叶、花的水和乙醇提取液对溶血性链球菌、金黄色葡萄球菌、伤寒杆菌、福氏痢疾杆菌也有一定的抑制作用。白花丹素 1∶100000 对金黄色葡萄球菌、链球菌、肺炎链球菌，1∶10000 对伤寒杆菌和大肠杆菌，1∶250000 对一些致病真菌均有抑制作用。白花丹素 20μg/ml 对柠檬色葡萄球菌、白色葡萄球菌、副伤寒沙门菌、肺炎杆菌等有抑制作用，10μg/ml 对黑色根霉、絮状表皮癣菌等有抑制作用[16]。

6. 杀虫螨　白花丹对棉红蝽、家蝇、五带淡色库蚊等昆虫有不同程度的生物活性，碱性磷酸酶 ED_{50} 为 1μg/ml。高浓度时对猪蛔虫幼虫可致死，还可抑制蜕皮甾酮和昆虫几丁质的合成，干扰昆虫的神经内分泌系统[17~21]。白花丹根提取物对柑桔全爪螨具有优良的杀螨、杀卵和产卵抑制活性。白花丹根石油醚萃取物的12h、24h杀螨半数致死浓度（LC_{50}）分别为 2.52mg/ml、2.12mg/ml，产卵半数抑制浓度分别为 1.39mg/ml、1.52mg/ml，杀卵 LC_{50} 为 1.04mg/ml，其活性主要成分为白花丹素[22]。

7. 保肝　白花丹水煎液对四氯化碳（CCl_4）导致的小鼠急慢性化学性肝损害有一定的保护作用，降低化学性肝损害小鼠血中 ALT、谷草转氨酶的活性和小鼠肝指数[23]。白花丹提取物能减轻实验性肝纤维化小鼠肝组织内纤维的增生。白花丹对 CCl_4 所致慢性肝损害的肝指数增高均有保护作用。小鼠灌胃白花丹 0.25g/kg、0.5g/kg、1.0g/kg，可使肝脏表面灰白色结节和纤维增生程度减少，肝细胞变性、坏死程度减轻[24]。

8. 升血糖　大鼠口服白花丹生药和乙醇提取物可使血糖值升高。乙醇提取物可使大鼠股肌己糖激酶、磷酸果糖激酶、丙酮酸激酶和乳酸脱氢酶活性均降低，分别下降了 12.07%、51.02%、24.22% 和 25.16%。血清中丙酮酸和乳酸分别下降了 23.64% 和 46.29%[25]。

9. 抗乙型肝炎病毒　白花丹水提物对人肝癌细胞系 2215 细胞株分泌的乙肝表面抗原 HBsAg、HBeAg 均有一定抑制作用，其中白花丹对 HBsAg 的作用较强[26]。

10. 毒理　白花丹素灌胃，小鼠的半数致死量为 164mg/kg，大鼠为 65mg/kg。小鼠给药 20~40mg/kg，每天 1 次，连续 14 天，大剂量组肾组织未见明显病变，肝内汇管区周围有小灶性坏死、炎细胞浸润。小剂量组肝、肾组织变化同大剂量组。给予 30mg/kg 以上剂量时，对豚鼠有明显毒性反应及消化道的强烈刺激作用[27]。

【临床研究】

1. 疮疡　治疗组用白花丹煎剂（视病变部位大小，取白花丹 10~50g，急火水煎），取汁并待药液温度降至 70℃左右时，用棉球或纱布蘸药液外洗患处，每次 20~30min，每日 2 次。如病变在四肢端，可将患处浸泡于药液中 20~30min。如剖面破溃、范围较大，洗后可用凡士林纱布覆盖包扎。对照组采用常规换药及注射抗生素治疗。结果：治疗组共 206 例，多数病人治疗 3~4 次后即可好转或痊愈，治愈时间最短 3 日，最长 12 日，平均 3.5 日；对照组 51 例，平均治愈时间为 12.04 日。两组经统计学处理有显著差异（$P<0.05$）[28]。

2. 皮肤瘙痒　白花丹鲜叶切碎，用 48% 乙醇浸泡 5~7 日，过滤装瓶备用。治疗时用白花丹浸液外擦患处。共治疗 50 例，除 2 例不明原因及 1 例吃公鸡肉引起的瘙痒者外，其余 47 例均有止痒作用，止痒时间最快者 2min，最慢者 15min[29]。

3. 体股癣　先刮除癣屑，用新鲜白花丹叶 30~50g 蘸酒精均匀用力擦患处，范围要超过病灶 2cm，以感到患处有烧灼感即可。较顽固、多年未愈的癣，还可将叶捣烂加酒精少许后外敷患处 15min 左右，若有灼痛感立即除掉。每日 2 次，连用 4 天、停 3 天为 1 个疗程，治疗 1~3 个疗程。共治疗 62 例，其中痊愈 49 例（79.03%）、显效 8 例（12.90%）、有效 5 例（8.0%），总有效率 100%[30]。

4. 骨关节疾病　用方（白花丹 30g，生草乌 15g，土鳖虫 10g，急性子 5g。研成细末贮瓶备用，每次取药粉 20g 调敷），关节炎病人用姜汁，跌打扭伤者用黄酒，骨质增生者用醋将药调成糊状，用两层纱布包敷痛处，每次 20~30min，每日 2~3 次。一般敷至皮肤有灼热感即去除，以免局部皮肤起疱；此外，本方有毒性，切记不能入口，局部皮肤有伤口或溃烂者禁用。共治疗 30 例，全部病人敷药后关节肿痛均消失，功能恢复正常。敷药后显效时间最短者 2 日，最长者 15 日。随访半年未发现复发[31]。

【性味归经】味辛、苦、涩，性温；有毒。归肝、脾、胃经。

【功效主治】祛风除湿，行气活血，解毒消肿。主治风湿痹痛，心胃气痛，肝脾肿大，血瘀经闭，跌打扭伤，痈肿瘰疬，疥癣瘙痒，毒蛇咬伤。

【用法用量】内服：煎汤，9~15g。外用适量，煎水洗；或捣敷；或涂擦。

【使用注意】孕妇禁服。外用时间不宜过长，以免起疱。

【经验方】

1. 眼翳　鲜白雪花叶捣烂贴印堂，见出水疱即除去。（《福建药物志》）
2. 厚皮癣　白花丹茎叶捣烂敷。（《广西药用植物图志》）
3. 疮疥，毒蛇咬伤　白花九股牛鲜叶捣敷，有灼热感即取下。（《红河中草药》）
4. 脚底硬结疼痛（胼胝）　白花丹鲜叶 1 握，稀饭 1 摄，食盐少许。捣烂涂贴，每日换 1 次。（《福建民间草药》）
5. 跌打扭伤，蛇咬伤，恶疮　白花丹鲜叶 2~4 片，与他药配合捣烂外敷，一般敷 15~30min 除去，以免局部起疱。（广州部队《常用中草药手册》）
6. 扭挫伤　白花丹根 90g，白酒或 60% 乙醇 500ml 浸泡 3~5 天，每日搽数次。（《湖南药物志》）
7. 骨折　白花九股牛全株研末，糯米稀饭调敷，每日换药 1 次。另用白花九股牛根 15g，煎服。（《红河中草药》）
8. 跌打损伤　鲜白雪花叶捣烂调黄酒加热，揉擦患处；或白雪花根 12g，水煎冲酒服。（《福建药物志》）
9. 小儿胎毒　白雪花叶烧灰研末，调茶油涂患处。（《福建药物志》）
10. 肝脾肿大　白花丹根浸酒服。重症并取叶和糯米捣烂，制成汤丸大，蒸熟，晚间睡醒服 1 丸。（《岭南草药志》）
11. 风湿关节疼痛，腰腿扭伤　白花丹根 1.5~3g。水煎服或泡酒，每次 5ml，日服 2 次。（《云南中草药》）
12. 风湿性关节痛及腰腿痛　白花丹根 9~15g，水煎服（久煎 3~4h 以上）。（《湖南药物志》）
13. 瘰疬未溃　白花丹鲜根 15~30g，酌加瘦猪肉，水炖服。（《福建中草药》）
14. 血瘀经闭　白花丹干根 30g，或加瘦猪肉 60g，水煎服。（《福建中草药》）

【参考文献】

[1] 国家中医药管理局《中华本草》编委会．中华本草．上海：上海科学技术出版社，1999：5419.

[2] 张倩睿，梅之南，杨光忠，等．白花丹化学成分的研究．中药材，2007，30（5）：558.

[3] Krishnaswamy M. C A.1980, 93:197780d.

[4] Lin L C.Phytochemistry, 2003,62: 619.

[5] Srinivas P.Mol Carcinog,2004, 40（4）:201.

[6] Sugje S.Cancer Lett,1998,127（1-2）:177.

[7] 韦金育，李延，韦涛，等.50 种广西常用中草药、壮药抗肿瘤作用的筛选研究．广西中医学院学报，2003，6（4）：3.

[8] 刘圆，刘超，颜晓燕，等．白花丹不同提取部位体外抗肿瘤及急毒研究．中国药理学通报，2007，23（4）：557．

[9] 赵艳丽，陆道培．白花丹醌对人急性早幼粒细胞白血病细胞的体外效应．中国实验血液学杂志，2006，14（2）：208.

[10] 医学中央杂志（日）10:1134; 1921,34:376; 1935，42：425.

[11] Medicinal and Poisonous Plants of Southern and Eastern Africa（Watt,J. M.）2Ed.1962,850.

[12] Chowdhury A K Azad.C A, 1983, 99: 169777p.

[13] Devarehi P. C A. 1992,116:99524x.

[14] Devexshi P. Indian Exp Biol, 1991, 29（6）:512.

[15] 周继铭，余朝菁．抗生育中草药的研究．中成药，1990，12（2）：37.

[16] 南京药学院《中草药学》编写组．中草药学（中册）．南京：江苏人民出版社，1976：814.

[17] Bopaiah CP. Phytother Res, 2001,15:153.

[18] Gujar GT. TJ Appl Entomol, 1998, 105（5）:446.

[19] Saxena BP. Indian J ExpBiol, 1996,34（8）:739.

[20] Rao R V. Entomol Exp, 1995, 77（2）:189.

[21] Fetterer RH. Comp Biochem Physiol C, 1991; 100（3）:539.

[22] Han Jian-yong. Acta Phytophylacica Sinica, 2004,31（1）:85.

[23] Bauer DC. Bone Miner Res, 2004, 19:1250.

[24] 赵铁建，钟振国，方卓，等．白花丹提取物抗小鼠肝纤维化作用的研究．广西中医药，2005，28（4）：50.

[25] Chen Wen-yin. Chinese crude drug, 1999, 22（9）:463.

[26] Zuo Feng. Abroad medical science-traditional Chinese medicine fascicule, 2001, 23（2）: 124.

[27] 四川省中药研究所防治气管炎药物研究小组．中草药通讯，1973，（5）：24.

[28] 张秀兰，史瑞芬．白花丹煎剂外洗治疗疮疡 206 例的护理．护理学杂志，1993，8（5）：223.

[29] 苏伟人．白花丹治疗皮肤瘙痒症 50 例疗效观察．中国民族民间医药杂志，1996，19：27.

[30] 赵辉，常新军．白花丹治疗体、股癣 62 例．中医外治杂志，2003，12（3）：47.

[31] 林金莲，钟娥祥．复方白花丹散治疗 30 例骨关节疾病．铁道医学，2001，29（5）：344.

Bai hua cai

白花菜

Solani Photeinocarpi Herba

[英]Shiningfruit Nightshade Herb

【别名】古钮菜、七粒扣、衣钮扣、公炮草、乌点规。

【来源】为茄科植物少花龙葵 *Solanum photeinocarpum* Nakamura et Odashima 的全草。

【植物形态】一年生直立草本。茎无毛或近于无毛。单叶互生；叶柄纤细；具疏柔毛；叶片薄，卵形至卵状长圆形，长 4~8cm，宽 2~4cm，先端渐尖，基部楔形下延至叶柄而成翅，边缘微波状或具不规则波状粗齿，两面均具疏柔毛。花序近伞形，腋外生，纤细，着生花 1~6 朵；花小；萼绿色，5 裂，裂片卵形，具缘毛；花冠白色，筒部隐于萼内，5 裂，裂片卵状披针形；雄蕊 5，着生于花冠喉上，花丝极短，花药黏合成一圆锥体，顶裂；子房 2 室，胚珠多数。浆果球状，幼时绿色，成熟后黑色；种子近卵形，两侧压扁。

【分布】广西主要分布于马山、平南等地。

【采集加工】夏、秋季采收，洗净，切段，晒干，备用。

【药材性状】根圆柱形，侧根多数，表面淡黄色。茎圆柱形，有分枝，直径 2~10mm，表面黄绿色，近无毛。质脆，易折断，断面白色。叶皱缩或破碎，灰绿色，展开呈卵状长圆形，长 4~8cm，宽 2~4cm，先端渐尖，基部楔形下延至叶柄而成翅膀。气微，味微苦。

【品质评价】以干燥、色绿者为佳。

【化学成分】本品叶中含有可溶性总糖，维生素 C、维生素 B_1 和钙（Ca）、镁（Mg）、铁（Fe）、锌（Zn）、铜（Cu）、锰（Mn）等元素 [1]。

【药理作用】

1. 驱虫　白花菜叶对各个阶段生长的螨虫都有杀灭作用，对幼虫的杀灭能力最强，对成虫的杀灭能力最弱。白花菜油可作为广谱杀虫剂，用于灭头虱、线虫等 [2]。

2. 治疗关节炎　口服白花菜叶甲醇提取物，可减轻弗氏佐剂诱发的关节炎症状，血液和其他生物化学参数都恢复到正常水平，并且对身体无毒副作用 [3,4]。

3. 舒张血管　白花菜的抗氧化作用较弱，其叶低温甲醇提取物有较强的内皮依赖型舒张血管作用，这可能和影响血管内皮组织产生内皮舒张物质有关 [5]。

4. 抗肿瘤　荷瘤小鼠灌胃白花菜醇提物，能抑制体内移植性肿瘤 S180 和 H22 的生长及具有抗白血病 L1210 的

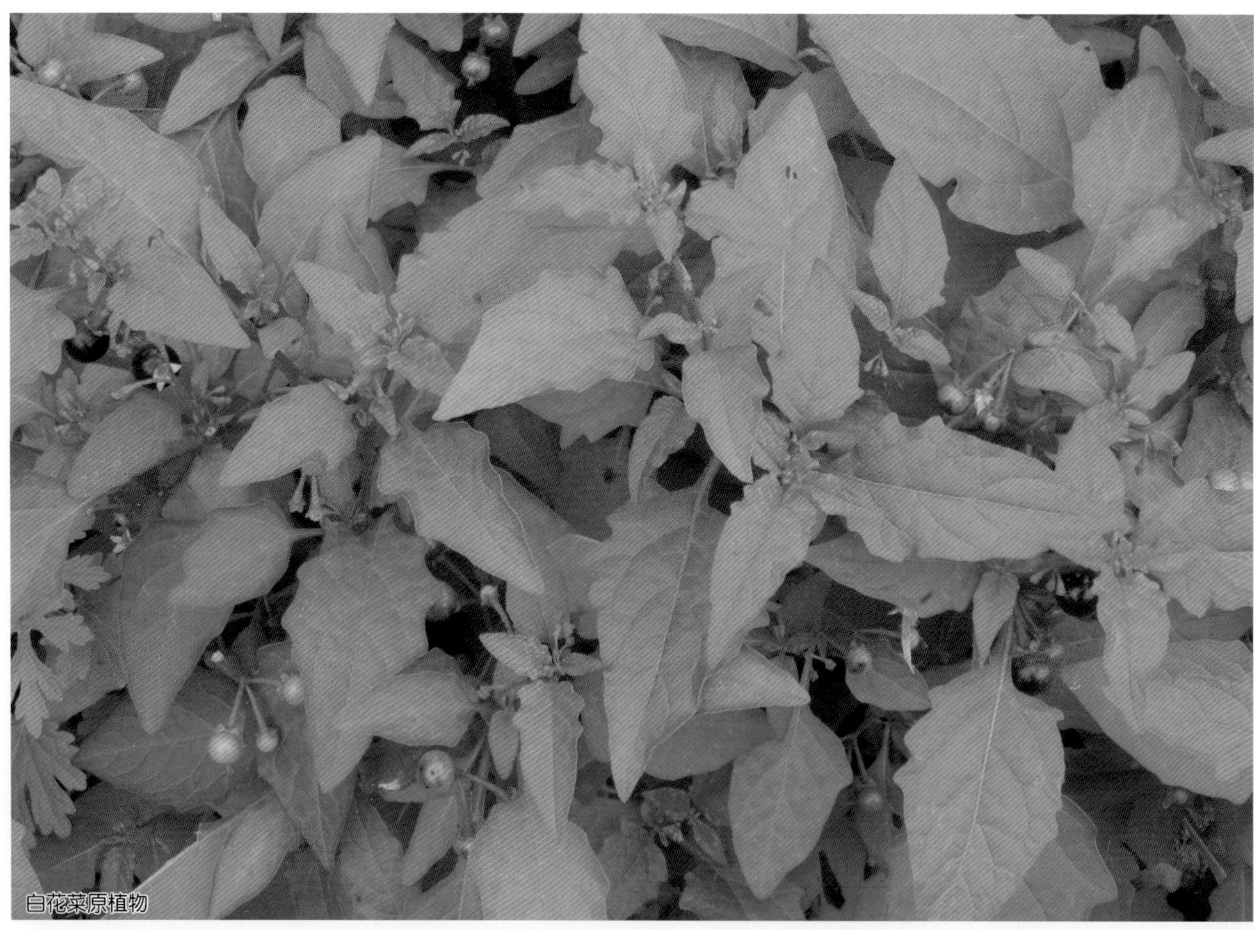

白花菜原植物

作用，且呈现量效关系，对小鼠免疫功能也有一定的影响[6]。

5. 毒理　白花菜挥发油和种子中的甲基异硫氰酸酯既具有抗螨性又有毒性[7]，全草也有毒性，生物碱类是毒性的有效成分[5]。

【性味归经】味微苦，性寒。归肝经。

【功效主治】清热解毒，利湿消肿。主治高血压，目赤，咽喉肿痛，痢疾，热淋，疔疮疖肿。

【用法用量】内服：煎汤，10~30g。外用适量，捣敷；或绞汁涂。

【使用注意】脾虚便溏者慎服。

【经验方】

1. 疔疮疖肿　①少花龙葵4份，紫花地丁1份。捣烂敷患处。②少花龙葵、蔊菜各30g。捣烂敷患处。(《福建药物志》)

2. 高血压病　①少花龙葵95g，一见喜6g，萱草30g。水煎，分3次服。②少花龙葵、防风草各9g，石仙桃15g。水煎服。(《福建药物志》)

3. 膀胱炎，尿道炎　少花龙葵、韩信草各60g。水煎，分2次服，连服2~4日。(《福建药物志》)

4. 咽喉肿痛　少花龙葵鲜全草120~180g。调第2次米泔水捣烂绞汁，再加食盐或米醋少许，每次1汤匙，每日服3~4次。(《福建中草药》)

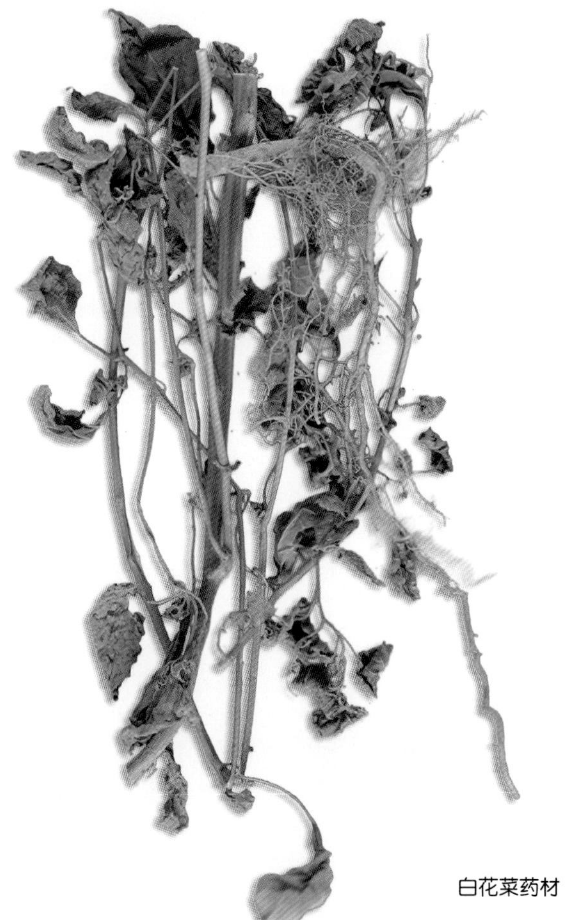
白花菜药材

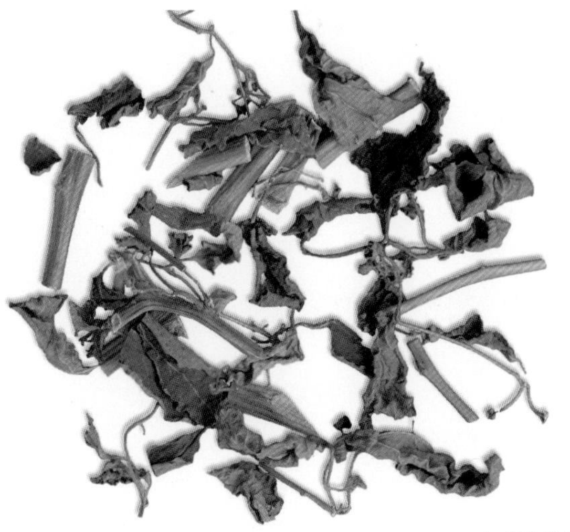
白花菜饮片

【参考文献】

[1] 李芸瑛，黄丽华，陈雄伟. 野生少花龙葵营养成分的分析. 中国农学通报，2006，22（2）：101.

[2] Malonza MM, Dipeolu OO, Amoo AO, et al. Laboratory and field observations on anti-tick properties of the plant Gynandropsis gynandra（L.）. Brig. Vet Parasitol, 1992, 42（1-2）:123.

[3] Narendhirakannan RT,Kandaswamy M, Subramanian S. Anti-inflammatory activity of Cleome gynandra L. on hematological and cellular constituents in adjuvant-induced arthritic rats. J Med food, 2005, 8（1）:93.

[4] Narendhirakannan RT,Kandaswamy M,Subramanian S.Anti-inflammatory and lysosomal stability actions of Cleome gynandra L. studied in adjuvant induced arthritic rats. Food and Chemical Toxicology, 2007, 45:1001.

[5] Runnie I,Salleh M N,Mohamed S.Vasorelaxation induced by common edible tropical plant extracts in isolated rat aorta and mesenteric vascular bed. Journal of Ethnopharmacology,2004, 92:311.

[6] 吕琳，庞声航，曾翠琼，等. 壮药白花菜乙醇提取物的抗肿瘤作用及对小鼠免疫功能的影响. 中药材，2008，31（2）：279.

[7] Ragunathan V,Jaswant B,Sulochana N.Rutin from the flowers of Cleome gynandra Linn.Journal of the Indian Chemical Society,1997,74(10):821.

Bai fan shu 白饭树

Fluggeae Virosae Herba
[英]Poisonous Flueggea Herb

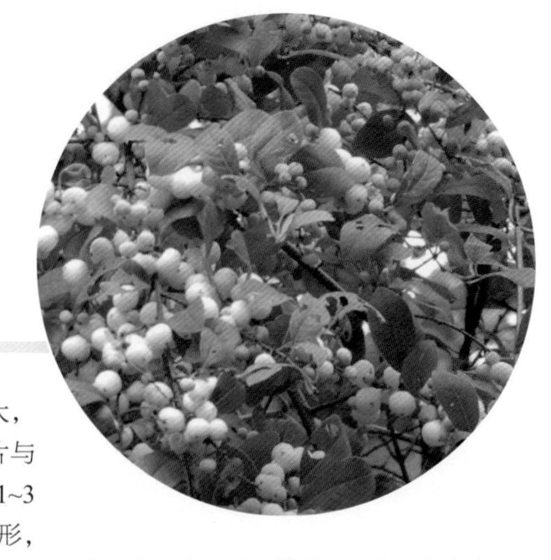

【别名】鱼眼木、鹊饭树、白鱼眼。

【来源】为大戟科植物白饭树 *Fluggea virosa*（Willd.）Baill. 的全株。

【植物形态】多年生落叶灌木，全株无毛。茎直立，皮红褐色，嫩枝有棱。单叶互生；叶片近革质，长圆状倒卵形至椭圆形，先端钝圆，有小尖头，基部稍狭或楔形，长 1~5cm，宽 1~3.5cm，边缘全缘，上面绿色，下面苍白色。花小，无花瓣，淡黄色，具花梗，单性异株，腋生，雄花多数，簇生，萼片 5，近花瓣状；雄蕊 3~5，与花盘的腺体互生；花丝分离，退化雄蕊大，2~3 裂；雌花单生或数朵簇生，萼片与雄花同；花盘杯状，有齿缺；子房 1~3 室，每室有胚珠 2。蒴果浆果状，球形，具肉质的外果皮，成熟时白色，有种子 3~6 粒。

【分布】广西全区均有分布。

【采集加工】随时可采，洗净，鲜用或晒干。

【药材性状】根呈细长圆柱形，略弯曲，有分枝，长短不一，直径 3~8cm 不等，表面黄白色，具细纵纹及不规则裂隙，断面皮部窄，易脱落，木部占大部，呈淡黄色。干燥茎表面棕黄色，具纵棱，断面皮部窄，木部占大部，黄白色。叶片皱缩，近革质，长圆状，倒卵形至椭圆形，长 1~5cm，宽 1~3.5cm，先端钝圆而有极小的凸尖，基部楔形，边缘全缘，上面绿色，下面苍白色；叶柄长 3~6mm。

白饭树原植物

【品质评价】以身干、茎粗壮、叶多、完整者为佳。

【化学成分】本品全株含有 11-*O*- 乙酰岩白菜素（11-*O*-acetyl bergenin），岩白菜素（bergenin），右旋一叶萩碱（virosecurinine），ent-phyllanthidine，山柰酚（kaempferol），槲皮素（quercetin），没食子酸（gallic aicd），胡萝卜苷（daucosterol）[1]。根含去甲一叶萩碱（norsecurinine），大麦芽碱（hordenine），白饭树碱（virosine）等生物碱。根皮也含白饭树碱。根茎含毒一叶萩碱（virosecurinine），去甲一叶萩碱，白饭树碱醚（fluggeaine ether），白饭树醇碱（fluggeaninol）及三十一烷（hentriacontane）、*β*- 谷甾醇（*β*-sitosterol）、算盘子酮醇（glochidonol）[2]。

【药理作用】

抗肿瘤　白饭树叶的醇提取物有抗肿瘤作用。体外对肿瘤口腔癌细胞（KB）、肺癌细胞（A549）、人结肠腺癌细胞（HCT-8）、白血病细胞（P388）和（L1210）等均呈现细胞毒作用，其半数有效量（ED_{50}）均小于 20μg/ml。毒一叶萩碱和毒别一叶萩碱是两种从中分离出的具抗肿瘤活性的化合物。毒一叶萩碱对 KB、P388、L1210、A549、HCT-8 肿瘤细胞的 ED_{50} 分别为 5.5μg/ml、2.9μg/ml、8.0μg/ml、5.5μg/ml、4.6μg/ml，毒别一叶萩碱对 P388 肿瘤

细胞的 ED_{50} 为 0.9 μg/ml，对上述其余几种肿瘤细胞的 ED_{50} 均大于 10 μg/ml[3]。

【临床研究】

新生儿脓疱疮　治疗组用新鲜白饭树全株约 250g 与等量的千里光洗净，放入水中煮沸 10~15min，去渣，倒入盆中冷却至 39~42℃。操作者先一手托住患儿头颈、身体，一手用消毒小方巾蘸药液轻轻擦洗头面部数次。后将患儿全身仰卧浸于药液中，手托着头颈部露出水面，继续用小方巾蘸药液淋于患儿未浸着部位 10~15min。连用 3 天，每天 1~2 次。对照组采用传统的方法，将脓疱疮表面及周围皮肤用 75% 的酒精消毒（破溃处只消毒周围皮肤，否则刺激性太强），用无菌针头将未破的脓疱疮刺破，用无菌棉签吸去脓液，然后涂上甲紫，并遵医嘱给抗生素抗感染。结果：治疗组 38 例，显效 25 例（65.8%），有效 9 例（23.7%），无效 4 例（10.5%）；对照组 38 例，显效 10 例（26.3%），有效 16 例（42.1%），无效 12 例（31.6%）。两组总有效率比较有显著性差异（$P<0.01$）[4]。

【性味归经】味苦，性凉。归肺、脾经。

【功效主治】祛风湿，清湿热，化瘀止痛。主治风湿痹痛，湿热带下，湿疹瘙痒，跌打损伤。

【用法用量】内服：煎汤，15~30g；或入酒剂。外用适量，煎水洗。

【使用注意】孕妇慎用。

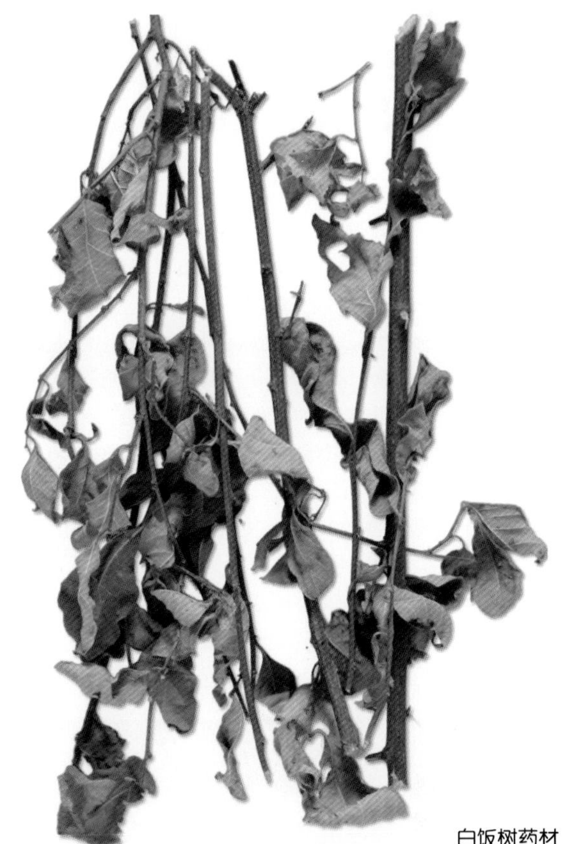

白饭树药材

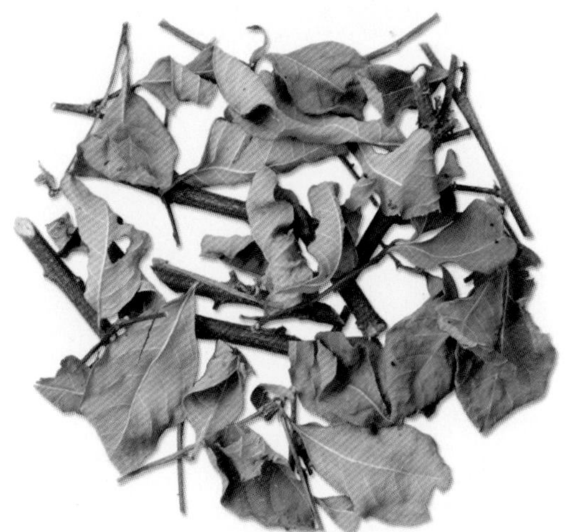

白饭树饮片

【经验方】

1. 跌打风湿　白饭树根 30~60g，浸酒内服。（《广西民族药简编》）

2. 白带异常，小儿水痘　白饭树根 30~60g。水煎服。（《广西民族药简编》）

【参考文献】

[1] 王国才，梁洁平，王英，等. 白饭树的化学成分. 中国天然药物，2008，6（4）：251.

[2] 国家中医药管理局《中华本草》编委会. 中华本草. 上海：上海科学技术出版社，1999：3670.

[3] Hiroshi Tatcermatso . J Pharm Sci.1991,80（4）:325.

[4] 罗金花. 千里光、白饭树治疗新生儿脓疱疮的临床观察. 医学文选，1999，18（5）：802.

Bai bao hao

白苞蒿

Artemisiae Lactiflorae Herba

[英]Ghostplant Wormwood Herb

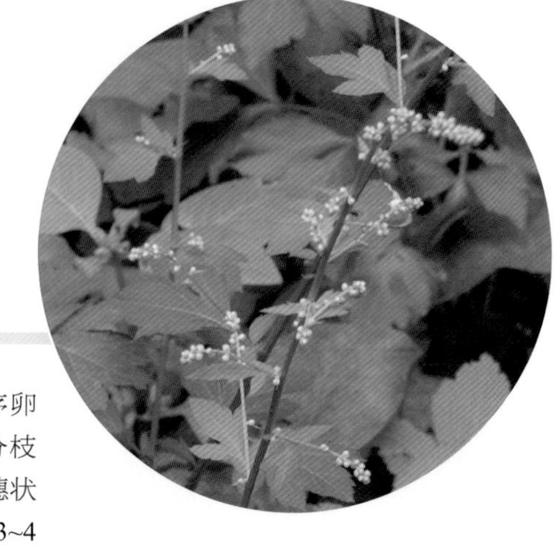

【别名】鸭脚艾、甜菜子、野勒菜、四季菜、鸡甜菜、鸭脚菜、甜艾。

【来源】为菊科植物白苞蒿 *Artemisia lactiflora* Wall. ex DC. 的全草。

【植物形态】多年生草本。主根明显；根状茎短。茎直立，有纵棱，上部多分枝。下部叶花期枯萎；中部叶有柄或假托叶；叶片广卵形或长卵形，长 5.5~12.5cm，宽 4.5~8.5cm，二回或一至二回羽状全裂，裂片 3~5 枚，变化大，卵形、长卵形、倒卵形或椭圆形，基部与侧边中部裂片最大，长 2~8cm，宽 1~3cm，先端渐尖、长尖或钝尖，边缘有细裂齿或全缘；上部叶与苞叶略小，羽状深裂或全裂。头状花序卵圆形，无柄，基部无小苞叶，在分枝的小枝上数枚或 10 余枚，密集成穗状圆锥花丛；总苞钟状卵形；总苞片 3~4 层，半膜质或膜质；花杂性，外层雌花 3~6 朵；中央两性花，4~10 朵，均有管状；雄蕊 5；柱头 2 裂，裂片先端呈画笔状。瘦果椭圆形。

【分布】广西主要分布于富川、钟山、蒙山、苍梧、岑溪、平南、桂平、贵港、北海、陆川、博白、龙州等地。

【采集加工】夏、秋季割取地上部分，晒干或鲜用。根，秋季采挖，洗净，鲜用或晒干。

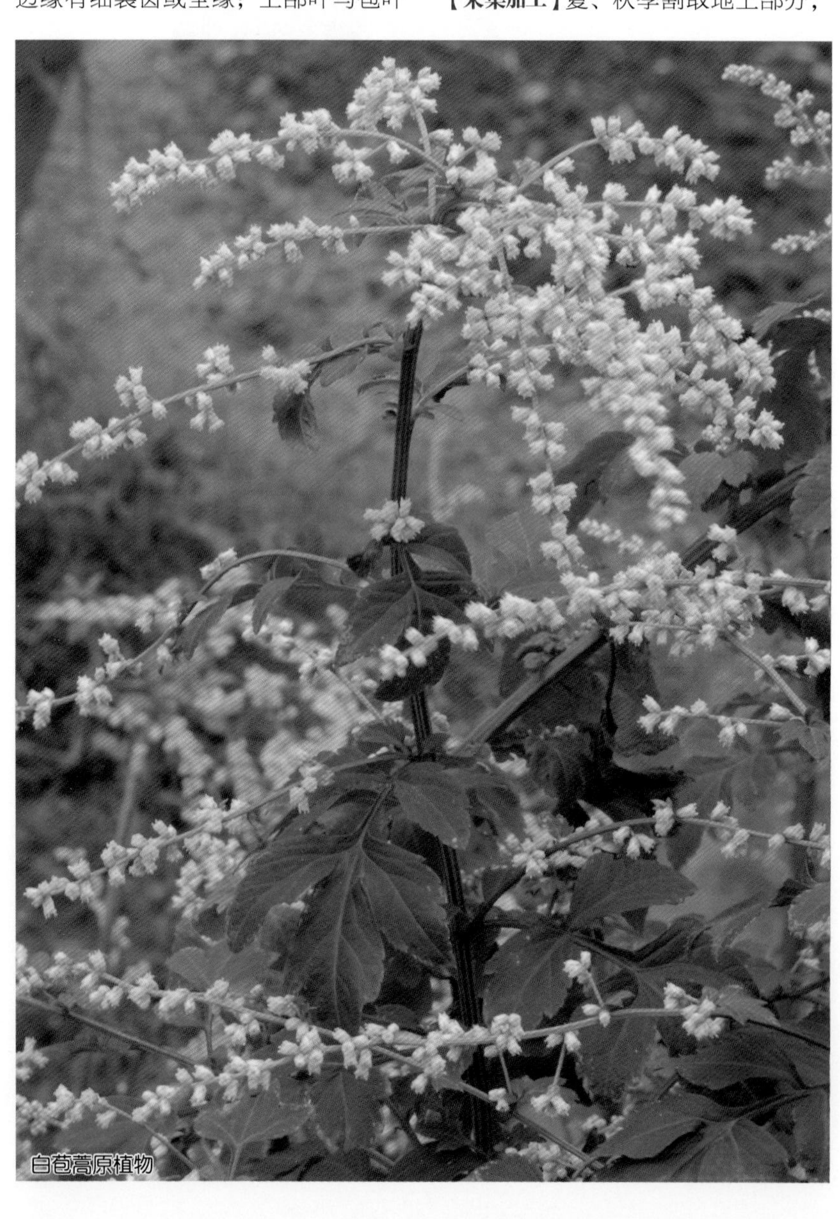

白苞蒿原植物

【药材性状】茎圆柱形，直径 0.3~0.6cm，表面黄绿色，有纵棱。质脆，易折断，断面白色或中空，叶皱缩或破碎不全。完整叶片羽状分裂，裂片卵形至长椭圆状披针形，边缘有深浅不一的锯齿，基部楔形或略下延，有时还可见假托叶。茎上部常有头状花序密集成穗状，而构成的大型圆锥花丛，花序直径约 0.2cm。气微香，味淡。

【品质评价】以叶多且完整、色绿、气味浓者为佳。

【化学成分】白苞蒿含挥发油：白花蒿烯醇（lactiflorenol），匙叶桉油烯醇（spathulenol），硫-愈创木烯（*S*-guaiazulene），7-甲氧基香豆素（7-methoxycoumarin）即脱肠草素（herniarin），*α*-蒎烯（*α*-pinene），*β*-蒎烯（*β*-pinene），对聚伞花素（*p*-cymene），龙脑（borneol），棕榈酸（palmitic acid）。地上部分含 7-甲氧基香豆素（7-methoxycoumarin），7-羟基香豆素（7-hydroxy-coumarin）即伞形花内酯（umbelliferone）。花和叶中含白花蒿素（lactiflorasyne），7,4-环氧-2-（亚-2,4-己二炔基）-1,6-二氧螺烯{7,4-epoxy-2-(2,4-hexadiynylidene)-1,6-dioxaspiro[4,5]ene}[1]。

【药理作用】

1. 保肝　鸭脚艾水煎液及乙醚提取物对四氯化碳（CCl_4）所致小鼠实验性肝损伤有保护作用[2]。鸭脚艾浸膏降低 CCl_4 中毒大鼠的谷丙转氨酶，当剂量达到 90g/kg、120g/kg 时，其治疗作用更显著[3]。鸭脚艾水煎剂对 2-萘异硫氰酸酯造成的小鼠高胆红素血症有退黄作用[4]。

2. 平喘　鸭脚艾挥发油可使组胺致痉的豚鼠离体气管肌松弛，并对组胺所致豚鼠的抽搐翻倒潜伏期有延长，该作用优于同剂量的氨茶碱。挥发油 7.74×10^{-2}g/ml 即可增加小鼠离体肺的灌流量。挥发油 0.5g/kg 腹腔注射对卵蛋白被动致敏豚鼠皮肤反应，能直接扩张痉挛状态支气管平滑肌，对抗组胺，影响变态反应，从而发挥平喘作用 [5]。

3. 毒理　鸭脚艾浸膏小鼠灌胃药，半数致死量（LD_{50}）为 156.6g/kg。大鼠口服鸭脚艾 20g/kg、120g/kg 连续给 3 个月，均未见明显不良反应和病理改变 [3]。小鼠腹腔注射鸭脚艾挥发油的 LD_{50} 为（750 ± 30）mg/kg。家兔灌胃分别给鸭脚艾挥发油 250g/kg、150mg/kg，连续 28 天，各脏器切片镜检均未见明显病理变化 [5]。

【临床研究】

肝硬化腹水　用方（白苞蒿 50g，炙鳖甲 30g，岩柏 30g，虎杖 20g，赤芍 20g，白芍 20g，薏苡仁 30g，猪苓 20g，白茯苓 15g，玉米须 30g，大黄炭 15g，炒白术 10g，炒苍术 10g），水煎服，分 2 次服，2 周为 1 个疗程。共治疗 30 例，其中显效 24 例，有效 4 例，无效 2 例，总有效率 93.3%[6]。

【性味归经】味辛、微苦，性微温。归肝、心经。

【功效主治】活血散瘀，理气化湿。主治血瘀痛经，闭经，产后瘀滞腹痛，慢性肝炎，肝脾肿大，食积腹胀，寒湿泄泻，疝气，脚气，跌打损伤，水火烫伤。

【用法用量】内服：煎汤，10~15g，鲜品加倍；或捣汁饮。外用适量，捣烂或绞汁涂；研末撒或调敷。

【使用注意】阴虚燥热者禁用。

【经验方】

1. 跌打积瘀肿痛　鲜鸭脚菜 250g，鲜水泽兰 120g。共捣烂，用酒炒热，取汁二两服；渣敷患处。（《广西民间常用草药》）
2. 外伤出血　四季菜研粉，撒患处。（《广西本草选编》）
3. 烧烫伤　四季菜捣烂取汁，或研粉调茶油，外涂。（《广西本草选编》）
4. 阴疽肿痛　鲜鸭脚艾 60~90g。酒水煎服；渣打烂外敷。（《福建中草药》）
5. 黄疸　四季菜 15g，茵陈 9g。煎汤服。（江西《草药手册》）
6. 大小便出血　鸭脚菜、旱莲草、狗肝菜各 60g，车前草 30g。捣烂，加二流米水 90g 取汁，冲白糖服，每日 1 次，连服 2~3 天。（《广西民间常用草药》）
7. 白带　鲜鸭脚艾 30~60g。水煎服。（《福建中草药》）
8. 闭经或经前腹痛　鲜鸭脚艾 60g。酒水煎，调红糖服。（《福建中草药》）
9. 产后积瘀腹痛，或伴有寒，肢节酸痛　鸭脚艾 30g，水煎调红糖服。（《福建中草药》）

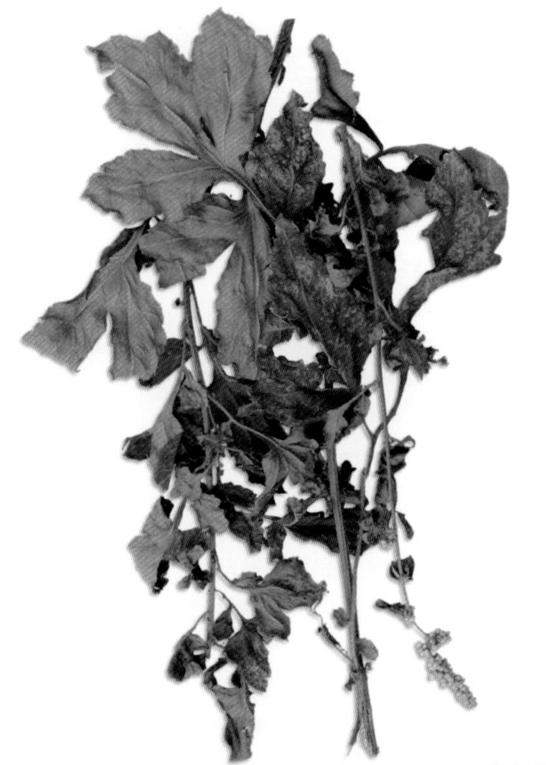

白苞蒿药材

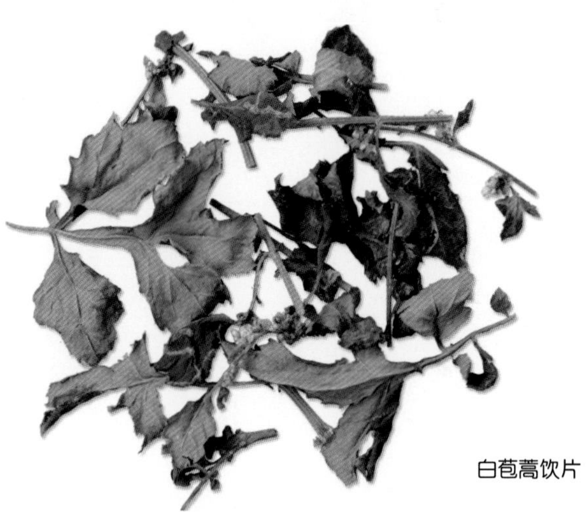

白苞蒿饮片

【参考文献】

[1] 南京中医药大学 . 中药大辞典（下册）. 第 2 版 . 上海：上海科学技术出版社，2006：2585.

[2] 冯珍 . 中草药，1981，12（7）：303.

[3] 王茂山，范华芬，许衡钧，等 . 四季菜护肝研究 . 浙江药学，1985，2（6）：8.

[4] 戴阜昌 . 湖北中医杂志，1985，（2）：13.

[5] 戴阜昌 . 江西医药，1983，（2）：31.

[6] 曾珩 . 自拟白苞蒿鳖甲汤治疗肝硬化腹水 30 例 . 广西中医药，1991，14（6）：249.

Bai yu wei

白鱼尾

Buddlejae Asiaticae Herba
[英]Asian Butterflybush Herb

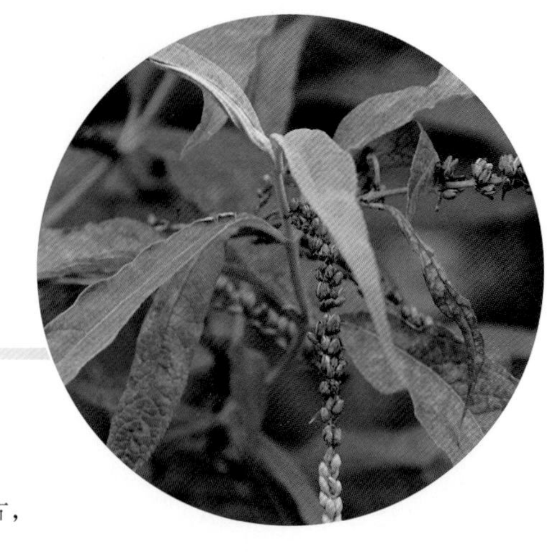

【别名】溪桃、野桃、杨波叶、白背枫、白花醉鱼草、山苦桃、驳骨丹。

【来源】为马钱科植物狭叶醉鱼草 *Buddleja asiatica* Lour. 的根、茎叶。

【植物形态】多年生直立小灌木。幼茎略呈四棱形，上部分枝，被灰白色柔毛。单叶对生；有短柄；叶片卵状披针形，长 5~12cm，宽 1.2~4cm，先端渐尖，基部楔形，全缘或疏生小锯齿，上面绿色，背面灰白色，密被柔毛。穗状花序顶生或近顶腋生，呈圆锥花丛；花小，淡紫蓝色或白色；萼钟状，4 裂；花冠管状，先端 4 裂；雄蕊 4；柱头 2 裂；子房 2 室。蒴果椭圆形，花萼宿存。种子小。

【分布】广西全区均有分布。

【采集加工】根、茎随采随用，切片，晒干；8~9 月采叶，鲜用或晒干。

【药材性状】根圆柱形。直径约 2.5cm。表面棕黄色，具纵向浅皱纹。质硬，断面皮部薄。茎圆柱形，直径 0.5~1.5cm，表面灰褐色或灰黄色，被短毛，具多数白色皮孔。质硬，不易折断，断面可见明显白色髓部。叶对生，常卷缩，展开呈卵状披针形，长 6~10cm，宽 1.5~3cm，先端渐尖，基部楔形，叶面褐色，叶背灰褐色，两面均被短毛。气微，味苦。

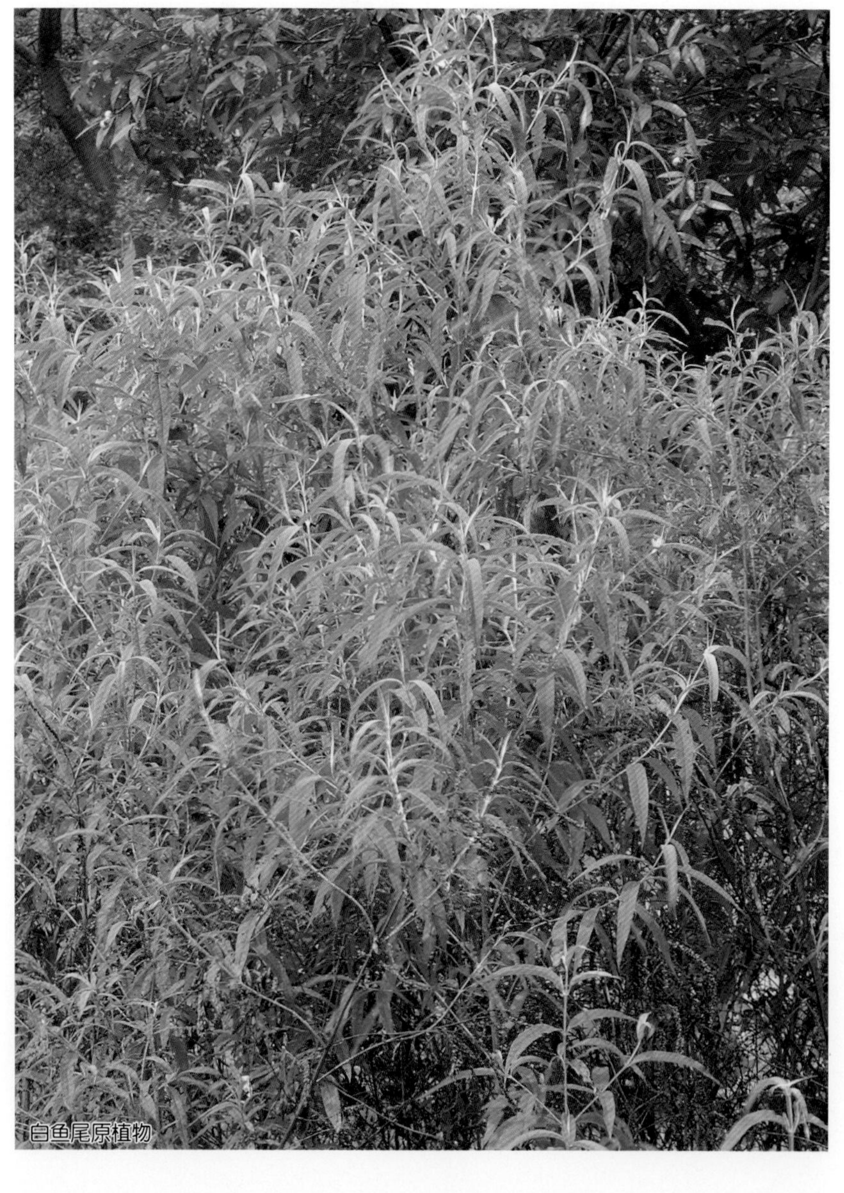

白鱼尾原植物

【品质评价】根、茎以干燥、洁净者为佳；叶以干燥、叶多、完整、色绿者为佳。

【化学成分】本品叶中含有谷甾醇（sitosterol），豆甾醇（stigmasterol）等。还含有挥发油，主要成分为 β- 丁香烯氧化物（β-caryophyllene oxide）、β- 丁香烯（β-caryophyllene）、香茅醇（citronellol）等 [1]。

【药理作用】

1. 解痉　1~400μg/ml 质量浓度的白鱼尾氯仿提取物对离体兔空肠的收缩产生舒张作用，半数抑制量分别为 62.8μg/ml、41.35μg/ml[2]。

2. 抗菌　100% 白鱼尾煎剂对金黄色葡萄球菌有抑制作用 [3]。

3. 杀昆虫作用　醉鱼草对某些昆虫有杀灭作用 [4]。

【临床研究】

麻风足底溃疡　用醉鱼草油膏治疗，换药时，先用消毒的生理盐水冲洗创面，再将药膏涂敷在创面上，用纱布覆盖加胶布固定，每日 1 次，1 个月为 1 个疗程。对复杂性溃疡的创面，在治疗前应做彻底清创。对于足部得不到应有休息的病人，可在溃疡创面周围加上一个软布圈（其内可用一细竹丝编成圆圈作支架），用布带固定在足底可减轻地面对创面的压力，促进溃疡愈合。结果：共治疗 5 例，在 6 处足底溃疡中，治愈 4 处（平均面积 4.97cm^2 的浅在单纯性溃疡均在 3 个疗程内愈合，平均为 52 天），显效 2 处（平均面积 12.25cm^2 的深在复杂性溃疡在用药 3 个疗程后，创面缩小了 2/3 以上，治疗后的平均面积为 2.17cm^2，且创面干燥，肉芽组织新鲜）[5]。

【性味归经】味苦、微辛，性温；有小

毒。归肝、胃、大肠经。

【功效主治】祛风化湿，行气活血。主治头风痛，风湿痹痛，胃脘痛，腹胀，痢疾，跌打损伤，无名肿毒，湿疹，皮肤瘙痒。

【用法用量】内服：煎汤，9~15g，鲜品 30~60g。外用适量，捣敷；或煎水洗。

【使用注意】体质虚弱者不宜多服；孕妇忌用。

【经验方】

1. 无名肿毒　驳骨丹鲜叶调红糖捣烂外敷。（《福建中草药》）
2. 丹毒　（驳骨丹）全草 9~15g。煎汤内服。（《闽东本草》）
3. 跌打肿痛，骨折　白背枫根 12~15g。酒水各半煎服。（《全国中草药汇编》）
4. 风湿性心脏病　驳骨丹根 60g。炖水鸭服。（《福建药物志》）
5. 阿米巴痢疾　驳骨丹 30g，麦芽、山楂各 9g。水煎服。（《福建药物志》）

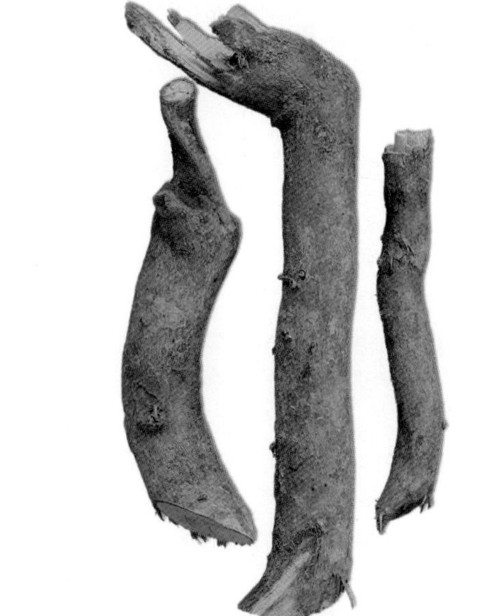
白鱼尾根

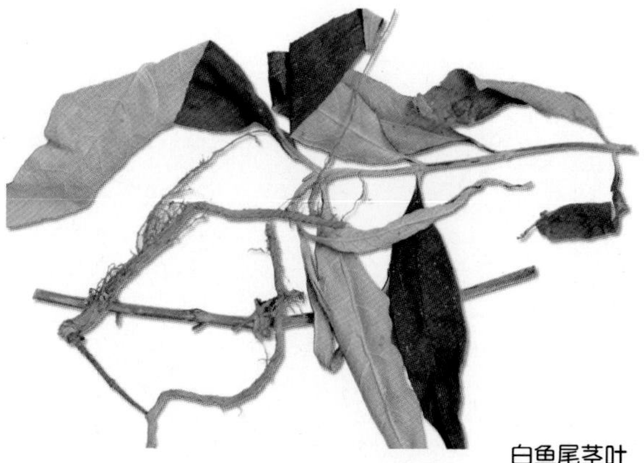
白鱼尾茎叶

【参考文献】

[1] 国家中医药管理局《中华本草》编委会 . 中华本草 . 上海：上海科学技术出版社，1999：5522.

[2] 潘小海，潘家祜 . 蒜头状醉鱼草和穿叶醉鱼草对动物离体肠标本的解痉作用 . 国外医药 • 植物药分册，2007，22（5）：219.

[3] 南京药学院《中草药学》编写组，中草药学（中册）. 南京：江苏科学技术出版社，1980：829.

[4] CA.1947,41：2202c.

[5] 颜昌贤 . “醉鱼草油膏”治疗麻风足底溃疡疗效观察 . 岭南皮肤性病科杂志，1995，（2）：24.

Bai bei ye

白背叶

Malloti Apeltae Folium
[英]Whitebackleaf Mallotus Leaf

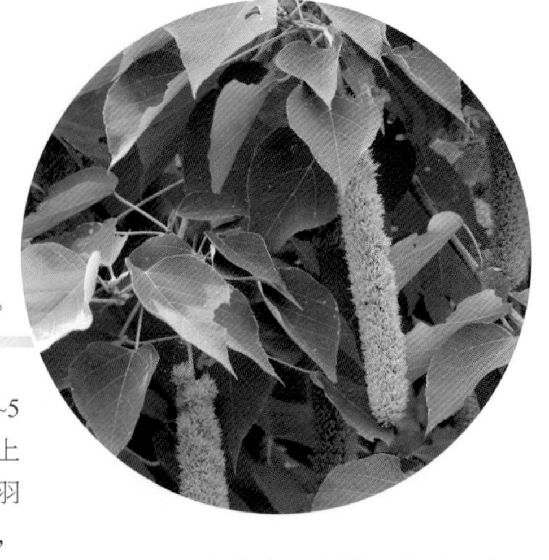

【别名】白鹤叶、白面戟、白面风、白桃叶、白面简、白帽顶、白膜树、白泡树。

【来源】为大戟科植物白背叶 *Mallotus apelta*（Lour.）Muell.-Arg. 的叶。

【植物形态】多年生灌木或小乔木。小枝、叶柄和花序均被白色或微黄色星状绒毛，单叶互生；叶阔卵形，长4.5~23cm，宽3.5~16cm，先端渐尖，基部近截平或短截形，具2腺点，全缘或顶部3浅裂，有稀疏钝齿，背面有细密红棕色腺点。花单性异株；雄花序为顶生穗状花序；雄花簇生；萼3~6裂，不等长，内面有红色腺点，无花瓣；雄蕊多数；雌花序穗状，不分枝，果实圆柱状；雌花单生；花萼钟状3~5裂，裂片卵形；无花瓣；子房软刺上密生星状柔毛。蒴果近球形，密被羽状软刺和灰白色状绒毛，种子近球形，黑色，光亮。

【分布】广西全区均有分布。

【采集加工】秋季采收，除去花序，晒干。

【药材性状】单叶互生，具长柄；叶片圆卵形，长7~12cm，宽5~14cm，先端渐尖，基部近截形或短截形，具2腺点，全缘或不规则3浅裂，上面近无毛，下面灰白色，密被星状毛，有细密棕色腺点。气微，味苦、涩。

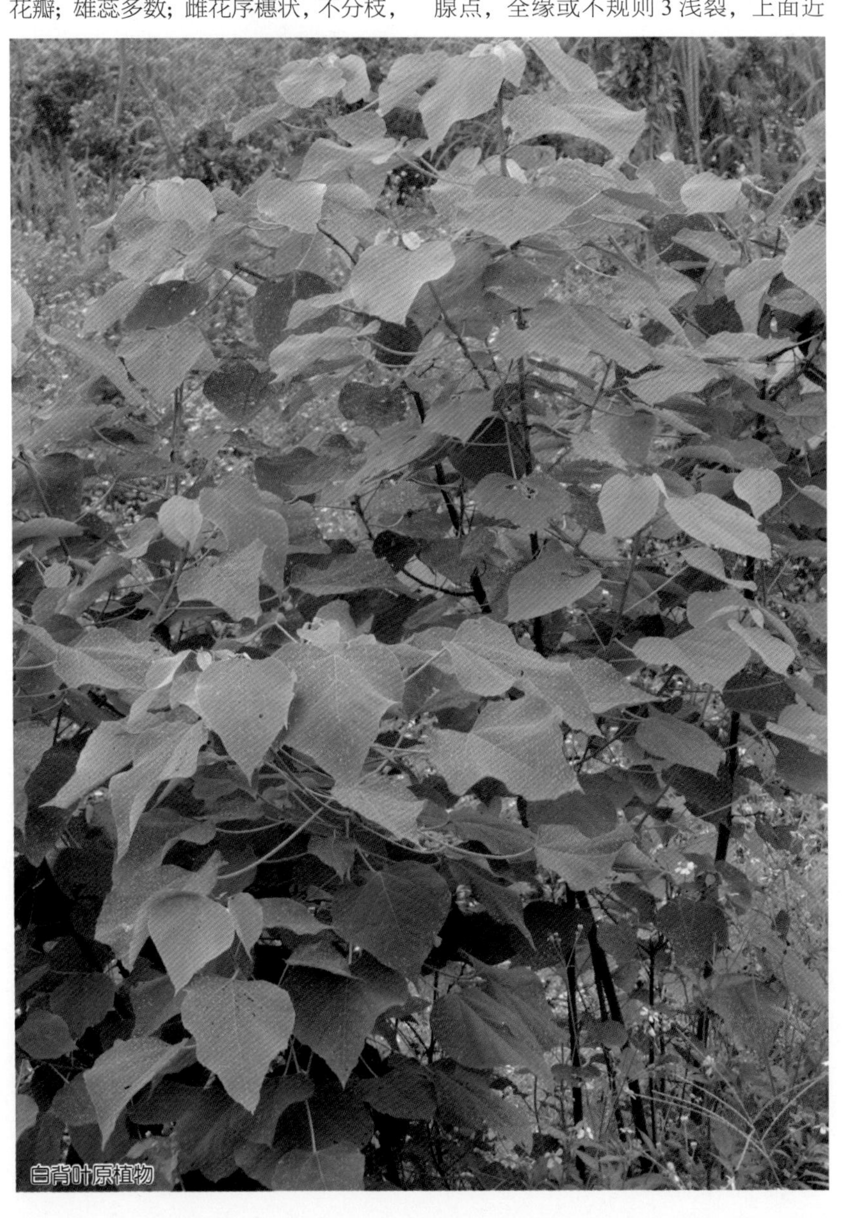
白背叶原植物

【品质评价】以叶大、色灰色、无破碎、无黄叶者为佳。

【化学成分】本品叶含胡芦巴苷Ⅱ（vicenin Ⅱ）[1]，大黄酚（chrysophanol），烟酸（nicotinic acid），异东莨菪内酯（*iso*-scopoletin）和对甲氧基苯甲酸（*p*-methoxybenzoic acid）[2]。

本品根含熊果酸乙酸酯（ursolic acid acetate），古柯二醇-3-乙酸酯（erythrodiol-3-acetas），*β*-谷甾醇（*β*-sitosterol），2*β*,29-二羟基羽扇烷（2*β*,29-dihydroxylupane），白背叶氰碱（malloapeltine），白背叶脑苷（mallocerebroside），白背叶酰胺（malloceramide），4,5,4′-三甲基并没食子酸（4,5,4′-trimethylellagic acid），白背叶素（malloapeltin），胡萝卜苷（daucosterol）[3]。

【药理作用】

1. 抗菌、抗病毒　白背叶根水煎剂对金黄色葡萄球菌有抑制作用[4]。根乙醇提取物对志贺菌有抑制作用，从根中分离出的五种化合物对金黄色葡萄球菌、大肠杆菌、枯草杆菌、铜绿假单胞菌均有不同程度的抑制作用[5]。白背叶根30g/kg、20g/kg、10g/kg灌胃麻鸭，1次/天，于治疗第14天、21天，30g/kg、20g/kg可使血清病毒含量下降，停药后仍表现出一定的病毒抑制作用；30g/kg对肝脏炎症的改善作用比拉米夫定明显。提示白背叶根有抑制体内鸭乙型肝炎病毒（DHBV）复制的作用，作用维持时间长，且用药较为安全[6]。白背叶根体外对肝胚瘤细胞系HepG2.2.15细胞的半数毒性浓度为48.25mg/ml，对抑制HepG2.2.15细胞分泌HBsAg和HBeAg的治疗指数分别为 13.26 和 43.08，对 HBV-DNA 仅有微弱抑制作用，提示白背叶根在体外细胞培养中具有直接抗 HBV 活性[7]。

2. 保肝、抗氧化　白背叶根可降低 40% 四氯化碳花生油溶液致肝纤维化大鼠血清中谷丙转氨酶（ALT）、谷草转氨酶、丙二醛（MDA）、一氧化氮（NO）含量，并能减轻肝脏胶原纤维增生程度，提示白背叶根具有较好的抗肝纤维化作用和抗氧化能力[8]。白背叶根能降低 2mmol/L H_2O_2 所致大鼠肝细胞氧化损伤引起的 NO 和 MDA 水平的升高，并提高超氧化物歧化酶活性，降低肝细胞悬液中 ALT 的浓度[9]。

3. 其他作用　将钉螺浸于 0.5%~1% 白背叶煎剂或浸剂，均能抑制钉螺活动[10]。白背叶水提取物对小鼠逆转录酶和人Ⅲ型鼻咽癌 DNA 聚合酶均有抑制作用，其半数抑制量分别为 0.5μg/ml、1.4μg/ml。提取物还可抑制大肠杆菌的 DNA 聚合酶 I 和 RNA 聚合酶[11]。

【临床研究】

1. 急性胃和十二指肠出血　治疗组用复方白背叶合剂（由白背叶、扶芳藤等组成。各取等份混合制成合剂和散剂两种剂型），每次 50ml（0.5/ml），每日 4 次。重症病人，将药液冰冻后服；或散剂每次 5g，每日 4 次，冷开水送服。对照组用甲氰咪胍每日 0.8g，分 2 次静脉滴注，止血芳酸每日 0.4g 或止血敏每日 1g，分 2 次与上药交替静脉滴注。重症病人另给去甲肾上腺素 8mg。加入冰盐水 150ml 中，分次口服。结果：治疗组 27 例，临床治愈 23 例，显效 2 例，无效 2 例，临床治愈率和总有效率分别为 92% 和 96%，大便潜血试验平均转阴时间 3.54 天；对照组 50 例，临床治愈 35 例，显效 2 例，有效 5 例，无效 8 例。临床治愈率和总有效率分别为 70% 和 84%。大便潜血试验平均转阴时间 4.69 天。其临床治愈率和总有效率组间差别显著。大便潜血试验平均转阴时间比较，组间有显著差别（$P<0.05$）[12]。

2. 慢性中耳炎　治疗组用白背叶滴剂 [①取鲜白背叶 500g 捣碎，加 60% 乙醇约 700ml，浸渍 10 天，每天搅拌 1 次，用纱布挤压除渣，三层纱布过滤，加入氢化可的松 0.2g 搅拌溶解。②取鲜白背叶根 1500g（如系干品则为 1000g）切片，加水适量，煎煮取汁，并浓缩至稠膏状，待冷，加入 3 倍 95% 乙醇醇沉，静置 24h 以上，过滤，回收乙醇，与上述白背叶醇浸液合并，搅拌均匀、过滤、分装备用] 滴耳，每日 3 次，每次 2 滴，每日滴药前先用双氧水清洁外耳道和中耳腔。对照组用 4% 硼酸酒精滴耳，每日 3 次，每次 2 滴，15 天为 1 个疗程。结果：治疗组 75 例 87 耳，显效 47 耳（54.02%），有效 33 耳（37.93%），无效 7 耳（8.05%），有效率为 91.95%；对照组 72 例 85 耳，显效 38 耳（44.71%），有效 30 耳（35.29%），无效 17 耳（20%），有效率为 80%。经统计学处理（$P<0.05$），有显著差异[13]。

【性味归经】味苦，性平。归肺、肝经。

【功效主治】清热，解毒，祛湿，止血。主治蜂窝织炎，化脓性中耳炎，鹅口疮，湿疹，跌打损伤，外伤出血。

【用法用量】内服：煎汤，1.5~9g。外用适量，捣敷；或研末撒，或煎水洗。

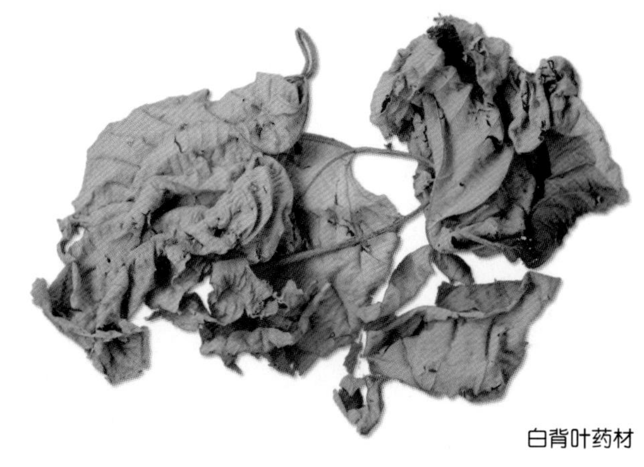

白背叶药材

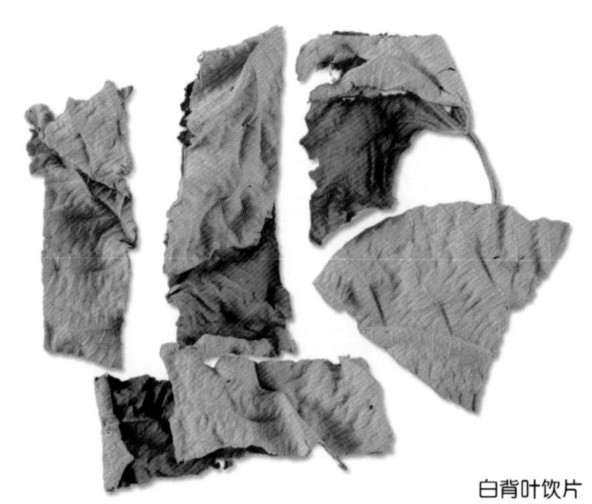

白背叶饮片

【经验方】

1. 皮肤湿疹　白背叶鲜叶水煎，洗患处。(《福建中草药》)
2. 蜂窝织炎　白背叶、橘叶、桉树叶、乌桕叶各适量。捣烂敷患处。（《福建药物志》）
3. 疮疖溃烂　白背叶 3g，冰片 0.3g。共研细末，撒敷患处。（《安徽中草药》）
4. 刀伤出血　白背叶茎叶上星状毛外敷。（《天目山药用植物志》）
5. 外伤出血，溃疡　白泡树叶晒干，擦成棉绒样收贮。出血取适量贴上，外加绷带扎紧固定。(《岭南草药志》)
6. 新生儿鹅口疮　白鹤叶适量蒸水，用消毒棉卷蘸水，细心拭抹患处，随抹随清。每日 3 次，连抹 2 天。（《岭南草药志》）
7. 化脓性中耳炎　干白背叶 30g，加水 250ml，煎 1h，滤取煎液，先以白醋冲洗患耳，拭干后滴入药液，每次 3~4 滴，每日 3 次（南药《中草药学》）
8. 产后风　白背叶、艾叶，酒煎服。(江西《草药手册》)

附：白背叶根

味微苦、涩，性平。归肝、脾经。功效：清热，祛湿，止带，消瘀。主治：肝炎，肠炎，淋浊，带下，脱肛，子宫下垂，肝脾肿大，跌打扭伤。内服：煎汤，15~30g。外用适量，研末搽；或浸酒搽；或煎水洗。

经验方 ①中耳炎流脓：白膜树根研末，酒适量。浸出浓液，滴耳内并外搽。（《岭南草药志》）②急慢性肝炎：白背叶鲜根30~60g。水煎服，或加猪肝30~60g，同炖服。（《福建药物志》）③脾脏肿大：白背叶根60g，猪胰1条。水煎服。每日服1次，6次可愈。（《岭南草药志》）④痢疾，肠炎：白背叶根、地锦草各30g，焦山楂15g。水煎服。（《安徽中草药》）⑤脱肛及便后下血：白鹤树根适量。煮大肠头食之，连服数次则愈。（《岭南草药志》）

【参考文献】

[1] 朱斌，白桂昌，蒋受军，等．白背叶化学成分和含量测定研究．中国中药杂志，2007，32（10）：932.

[2] 康飞，吕华冲．广西白背叶植物叶的化学成分．广东药学院学报，2007，25（2）：121.

[3] 国家中医药管理局《中华本草》编委会．中华本草．上海：上海科学技术出版社，1999：3627.

[4]《全国中草药汇编》编写组．全国中草药汇编（上册）．北京：人民卫生出版社，1976：297.

[5] 单雪琴，冯廉彬，吴承顺．白背叶根的化学成分．植物学报，1985，27（2）：192.

[6] 徐舒，吕志平，蔡红兵，等．白背叶根抗鸭乙型肝炎病毒的实验研究．中西医结合学报，2006，4（3）：285.

[7] 张晓刚，吕志平，谭秦湘，等．白背叶根抗乙型肝炎病毒的体外实验研究．时珍国医国药，2006，17（8）：1437.

[8] 赵进军，吕志平，王晓东，等．白背叶根在肝纤维化动物模型中的抗氧化作用的实验性研究．中药材，2002，25（3）：185.

[9] 赵进军，吕志平，张绪富．白背叶根对过氧化氢所致大鼠肝细胞损伤的保护作用．华西药学杂志，2003，18（4）：257.

[10] 南京药学院《中草药学》编写组．中草药学（中册）．南京：江苏人民出版社，1976：591.

[11] Katsuhiko On O.Chem Pharm Bull.1989, 37（7）:1810.

[12] 方显明，程世和，卢玲．复方白背叶治疗急性胃和十二指肠出血的临床报道．中国医药学报，1991，6（4）：32.

[13] 严平．白背叶滴剂治疗慢性化脓性中耳炎疗效观察．新医学，1988，（10）：51.

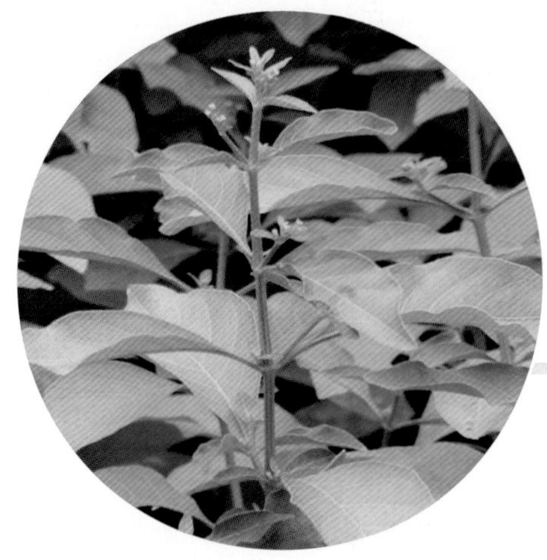

Bai he ling zhi

白鹤灵芝

Rhinacanthi Nasuti Caulis et Folium

[英]Bignose Rhinacanthus Branchlet and Leaf

【别名】癣草、白鹤灵芝草、假红蓝、仙鹤灵芝草。

【来源】为爵床科植物白鹤灵芝 *Rhinacanthus nasutus*（L.）Lindau. 的枝、叶。

【植物形态】多年生灌木。幼枝具毛。叶对生；有短柄；叶片椭圆形，长 3~7cm，宽 2~3cm，先端稍钝或尖，基部楔形，全缘，下面叶脉明显，两面均被毛。聚伞花序紧缩，顶生或生上部叶腋里，似圆锥花序；苞片及小苞片微小；萼 5 裂，裂片线状披针形。两面均被腺毛；花冠白色，高脚碟状，外被短毛，花冠筒冠檐二唇形，上唇狭披针形，先端微凹，下唇深 3 裂；雄蕊 2，着生花冠喉部，花药 2 室，上下叠置，花丝外露；子房和花柱下部疏生柔毛。蒴果长椭圆形。种子 2~4 颗，有种钩。

【分布】广西全区均有栽培。

【采集加工】夏、秋季采收，除去杂质，洗净，切段，晒干。

【药材性状】枝叶具毛。茎绿色，节明显，直径 0.1~0.4cm。叶对生；有短柄；干后皱缩，展平后叶片椭圆形，长 3~7cm，宽 2~3cm，先端稍钝或尖，基部楔形，全缘，下面叶脉明显，两面均被毛。一些叶脉及小枝顶部着生聚伞形花序。

【品质评价】以叶多、色绿、完整而干燥者为佳。

【化学成分】本品茎叶中含 3,4- 二氢 -3,3- 二甲基 - 二氢 - 萘并 [2,3-b] 吡喃 -5,10- 二酮｛3,4-dihydro-3,3-dimethyl-2H-naphtho[2,3-b]pyran-5,10-dione｝，花含芸香苷（rutin）[1]。根含羽扇豆醇（lupeol），β- 谷甾醇（β-sitosterol），豆甾醇（stigmasterol）及这两种甾醇的葡萄糖苷。并含萘醌类化合物：白鹤灵芝醌（rhinacanthin）A、B[1]。

地上部分提取物经处理精制得萘醌类化合物白鹤灵芝素 C（Rhinacanthin-C）和白鹤灵芝素 D（Rhinacanthin-D）[2]。

全草含有黄酮苷、酚类、氨基酸、有机酸、鞣质 [2]。

【药理作用】

1. 抗病毒、抗真菌　从本植物根中提取的萘醌类化合物白鹤灵芝醌 A、B 具有抗细胞毒作用 [3]。从茎和叶提取的 3,4- 二氧 - 二甲基 - 二氢 - 萘并 [2,3-b] 吡喃 -5,10- 二酮对小稻枯萎病病原体有强抗真菌作用 [4]。白鹤灵芝素 E 和白鹤灵芝素 F 均有抗病毒活性，对流感病毒 A 型有作用 [5]。白鹤灵芝苯醌成分 2,6- 二甲氧基对苯醌有抗真菌、抗菌、细胞毒、抗炎活性 [6]。白鹤灵芝素 C 和白鹤灵芝素 D 能抑制人型和鼠型巨细胞病毒的活性 [7]。

2. 降血压　白鹤灵芝叶酒提浓缩液有降血压作用，家犬在降压同时有兴奋呼吸和心率减慢等作用，此作用维持时间较短。白鹤灵芝的降压作用有快

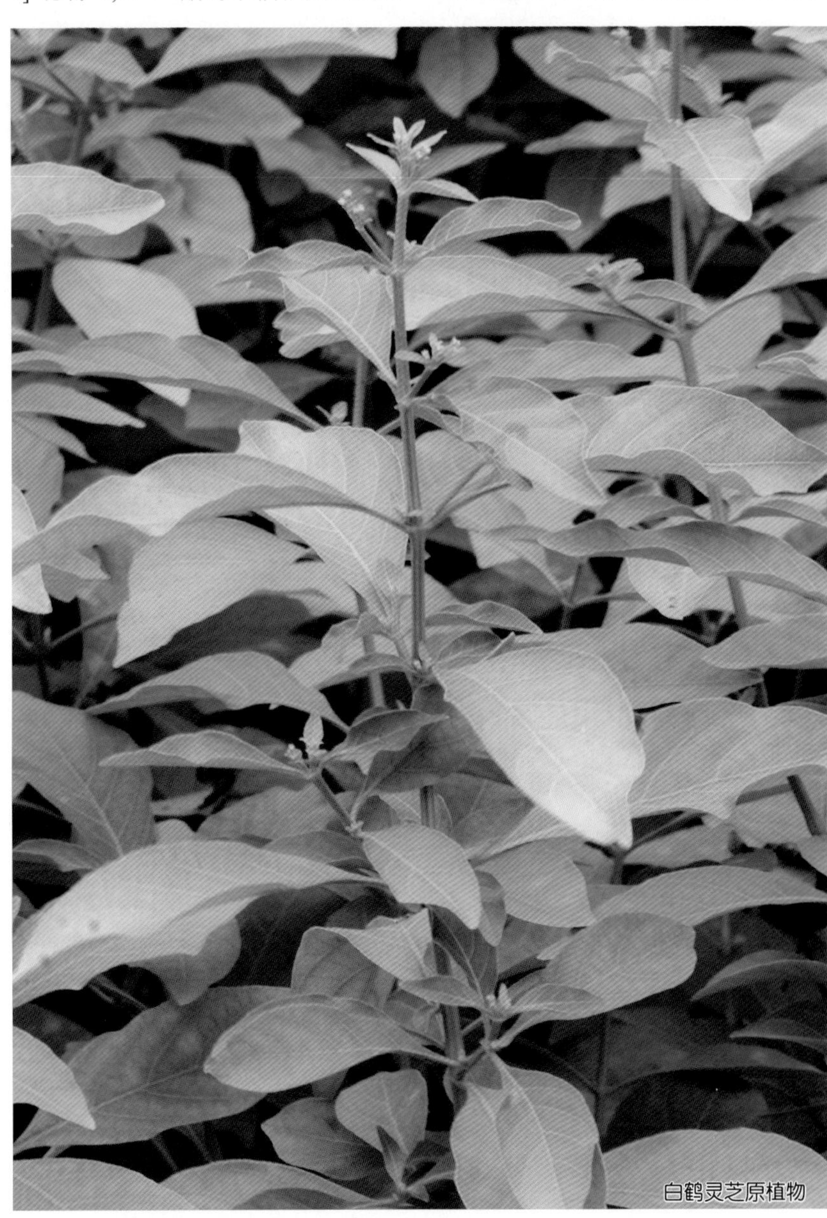

白鹤灵芝原植物

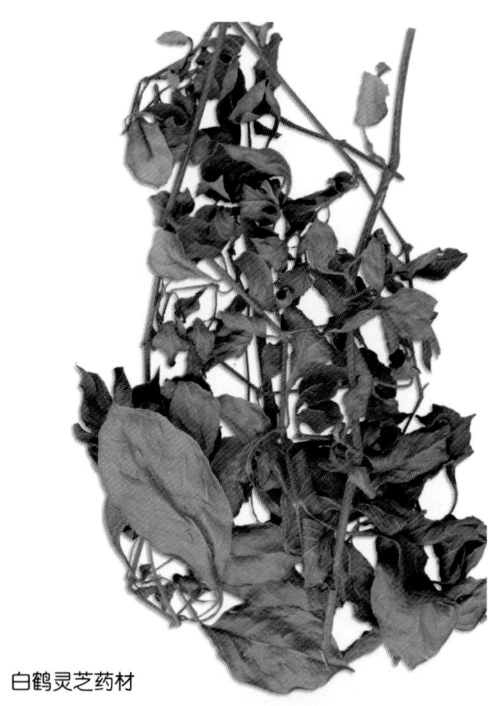
白鹤灵芝药材

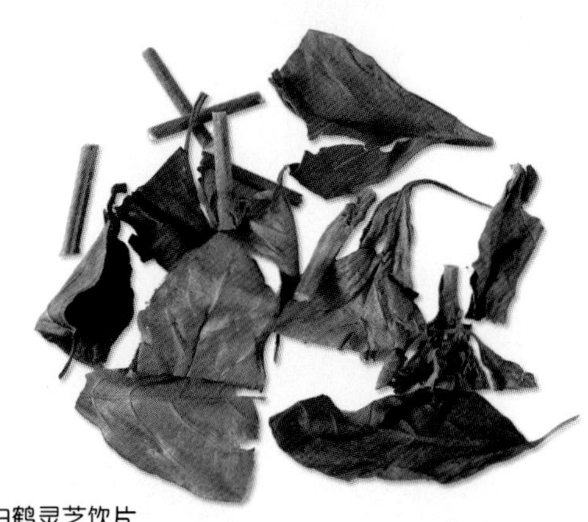
白鹤灵芝饮片

速耐受的现象，在连续用药3次以后，实验降压幅度虽没有减少，但半效期和维持时间则大为减少。给药途径不同，则药效差别显著，以静注效果为最好，肌注和灌胃皆略有升压现象。白鹤灵芝的根、茎煎剂亦略见升压[8]。

3. 抗肿瘤　白鹤灵芝素A、B、C、G、H、I、K、M、N、Q有细胞毒活性。白鹤灵芝素A对白血病细胞株P388、口腔癌细胞KB、肺癌细胞A549、人白血病细胞HL-60、人结肠癌细胞HT-29的半数有效量分别为0.72μg/ml、6.75μg/ml、3.06μg/ml、1.16μg/ml、2.17μg/ml[9]。白鹤灵芝素B对KB细胞有抑制活性，与同一植物中分出的其他蒽醌类成分相比，其分子的亲油性可提高细胞的毒性[10]。水或乙醇提取物能够调节小鼠巨噬细胞的NO水平，从而间接调节肿瘤坏死因子的表达[11]。

4. 抗血小板聚集　白鹤灵芝素A、B、C、G、H、I、K、M、Q均有抗血小板聚集作用。白鹤灵芝素A对于花生四烯酸和胶原诱导的兔血小板聚集的抑制率都为100%[9]。

5. 免疫调节作用　白鹤灵芝的水和乙醇提取物能有效地促进白介素-2和肿瘤坏死因子-α的生成和增殖[12]。

6. 抗诱变　白鹤灵芝提取物含有一种或多种抑制化学诱变的抗诱变剂[13]。

【临床研究】

冠心病　用白鹤灵芝（片）治疗，结果：经过2个月，治疗97例，对心绞痛症状总有效率为78.7%（显效18.1%，改善60.6%）；82例病人治疗后心电图显效23例，改善27例，总有效率为60.9%；对慢性冠状动脉供血不足，运动试验阳性或可疑阳性三种改变尤为有效，其有效率为72.6%[14]。

【性味归经】味甘、微苦，性微寒。归肺、脾经。

【功效主治】清热润肺，杀虫止痒。主治痨嗽，疥癣，湿疹。

【用法用量】内服：煎汤，10~15g；鲜品倍量。外用鲜品适量，捣敷。

【使用注意】脾胃虚寒者不宜长期服用。

【经验方】

1. 各种体癣，湿疹　鲜白鹤灵芝叶适量，加煤油或75%乙醇，共捣烂，涂患处。（《常用中草药手册》）
2. 肺结核早期　鲜白鹤灵芝枝叶30g。加冰糖水煎服。（《常用中草药手册》）

【参考文献】

[1] 国家中医药管理局《中华本草》编委会．中华本草．上海：上海科学技术出版社，1999：6487.

[2] 王乃平，谢丽莎，廖月葵．白鹤灵芝的研究进展．上海中医药杂志，2007，41（4）：77.

[3] Wu Tian-shung.Phytochemistry,1988,27（12）:3787.

[4] Kodama O.J Nat Prod,1993, 56（2）:292.

[5] 陈笔岫．从药用植物白鹤灵芝分得两个新的具有抗流感病毒活性的木脂素．国外医学·中医中药分册，1999，21（1）：53.

[6] 陈惠芳．植物活性成分辞典．北京：中国医药科技出版社，2001：412.

[7] AnnaSendl,Jian Lu Chen,S.D.Jolad. TwoNew Naphthoquinones with Antiviral Activity from Rhina-canthus nasutus. Nat.Prod,1996,59（8）:808.

[8] 黄春林，杨霓芝．心肾疾病临证证治黄春林教授临床精粹．广州：广东人民出版社，2000：392.

[9] Wu Ts,Hsu HC.Rhinacanthin-Q. A Naphtho-quinone from Rhinacanrhus nasutus and Its Biological Ac-tivity .Phytochemisty,1998,49（7）:2001.

[10] 方唯硕．抗肿瘤天然活性成分研究新进展．中国药学杂志，1993，28（8）：456.

[11] Punturee K,Wild CP,Vinitketkumneun U.Thai me-dicinal plants modulate nitric oxide and tumor necrosis factor--alpha in J774.2 mouse macrophages.J. Ethnopharmacol,2004,95（2-3）:183.

[12] Punturee K,Wild CP,Kasinrerk W.Immunomodulatory activities of Centella asiatica and Rhinacanthus nasutus extracts.Asina Pac J Cancer Prev,2005 Jul-Sep,6（3）:396.

[13] Rojanapo W,Tepsuwan A,Siripong P.Mutagenicity and antimutagenicity of Thai medicinal plants.Basic Life Sci,1990,52:447.

[14] 广东潮阳县医药卫生科研组．白鹤灵芝草治疗冠心病97例疗效观察．新医学，1978，4（4）：157.

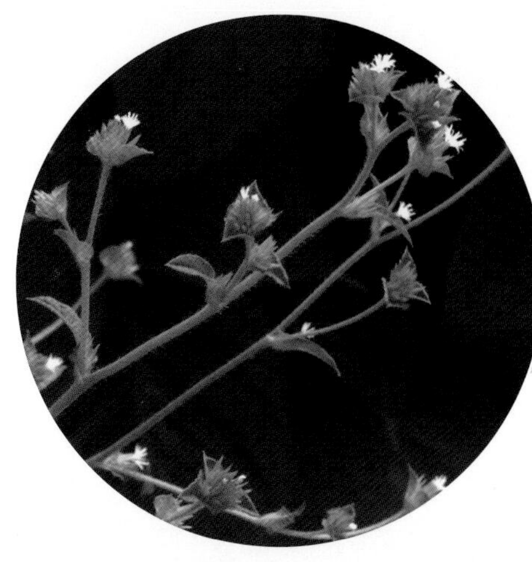

Bai hua di dan cao

白花地胆草

Elephantopi Tomentosi Herba
[英]Tomentose Elephantfoot Herb

【别名】苦龙胆草、天芥菜、鸡疴粘、土柴胡、马驾百兴、草鞋底、铁灯台、儿童草。

【来源】为菊科植物白花地胆草 *Elephantopus tomentosus* L. 的全草。

【植物形态】多年生草本。根茎粗壮，斜升或平卧，具纤维状根。茎直立，多分枝，具棱条，被白色开展的长柔毛，具腺点。叶互生；最下部叶常密集呈莲座状；基部叶在花期常凋萎；下部叶长圆状倒卵形，长 8~20cm，宽 3~5cm，先端尖，基部渐狭成具翅的柄，稍抱茎；上部叶椭圆形或长圆状椭圆形，长 7~8cm，宽 1.5~2cm，近无柄或具短柄，最上部叶极小，全部具有小尖的锯齿，稀近全缘，上面皱而具疣状突起，被疏或较密短柔毛，下面密被长柔毛和腺点。头状花序在茎枝顶端密集成团球状复头状花序，基部有 3 个卵状心形的叶状苞片，具细长的花序梗，排成疏伞房状；总苞长圆形，外层 4，披针状长圆形，先端尖，具 1 脉，内层 4，椭圆状长圆形，先端急尖，具 3 脉，被疏贴短毛和腺点；花 4 个，花冠白色，漏斗状，管部细，裂片披针形。瘦果长圆状线形，具 10 条肋，被短柔毛；冠毛浅白色，具 5 条硬刚毛，基部急宽成三角形。

【分布】广西主要分布于防城、上思等地。

【采集加工】夏末采收，洗净，晒干或鲜用。

【药材性状】全长 15~40cm。根茎长 2~5cm，直径 0.5~1cm；具环节，密被紧贴的灰白色茸毛，质坚，不易折断，断面黄白色，根茎下簇生多数皱缩须根，棕褐色，具不规则的纵皱纹。茎圆柱形，常二歧分枝，密被紧贴的灰白色粗毛。叶多基生，展平后完整叶呈匙形或倒披针形，长 6~15cm，宽 1~5cm，黄绿色至绿褐色，具较多腺点，先端钝或急尖，基部渐狭，边缘稍具钝齿；两面均被紧贴的灰白色粗毛，幼叶尤甚，叶柄短，稍呈鞘状，抱茎；茎生叶少而小。气微，味微苦。

【品质评价】以叶多、色灰绿、无花者为佳。

【化学成分】本品含白花地胆草内酯（tomenphantopin）A、B，地胆草内酯（dihydroelephantopin）及地胆草新内酯（elephantin）[1]。

【药理作用】

1. 保肝　白花地胆草甲醇、水提取物对大鼠急性实验性肝损害具有保护作用[2]。

2. 抗肿瘤　白花地胆草内酯体内外对鼻咽癌细胞有细胞毒活性[3]。

3. 抗炎　白花地胆草煎剂 10g/kg 大鼠灌胃，对其蛋白性关节炎有较强的抑制作用[4]。

【性味归经】味苦、辛，性寒。归肺、肝经。

【功效主治】清热，凉血，解毒，利湿。主治感冒，百日咳，扁桃体炎，咽喉炎，眼结膜炎，黄疸，肾炎水肿，月经不调，白带，疮疖，湿疹，虫蛇咬伤。

【用法用量】内服：煎汤，6~15g，鲜品 30~60g；或捣汁。外用适量，捣敷；或煎水熏洗。

【使用注意】虚寒者慎用。

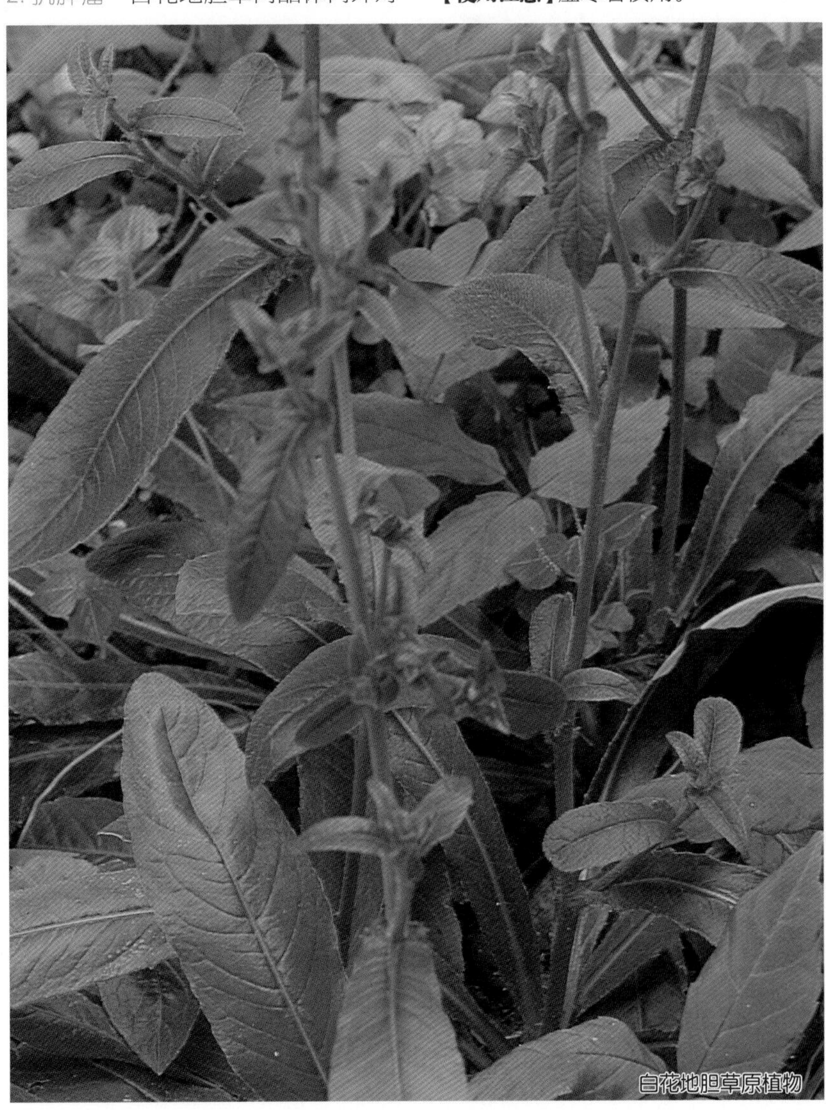

白花地胆草原植物

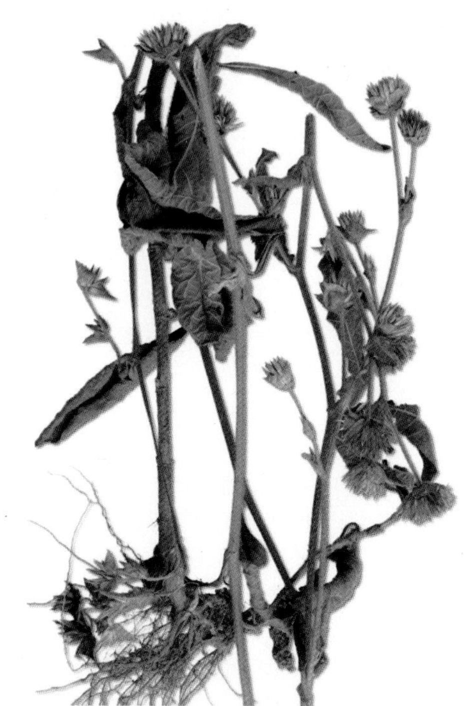
白花地胆草药材

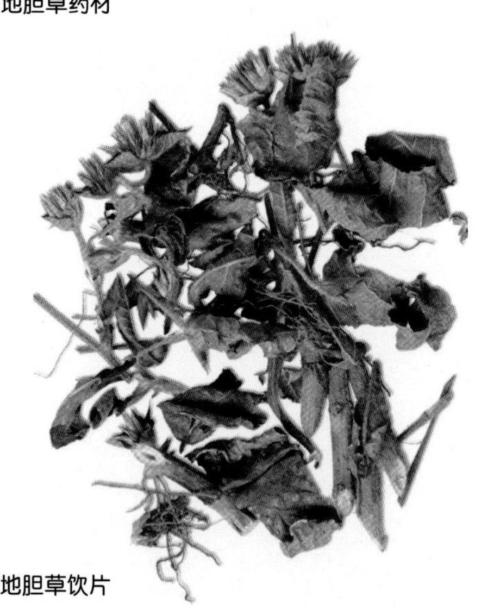
白花地胆草饮片

【经验方】

1.疖肿，乳痈　草鞋根（全草）适量。捣烂，加米醋调匀。敷患处。（《北海民间常用中草药手册》）
2.腋下生肿毒　天芥菜以盐醋同捣，敷之。散肿止痛，脓已成者亦安。亦治一切肿毒。（《本草纲目》引《医林集要》）
3.蛇伤　天芥菜同金沸草入盐捣敷之。（《本草纲目》）
4.眼结膜炎　地胆草、小叶榕树叶各 30g。水煎服，每日 1 剂。（《全国中草药汇编》）
5.肝硬化腹水　地胆草鲜草 60g，同瘦猪肉或墨鱼 1 只炖服。或用本品 30g 研末，鸡蛋 1 个调匀煎熟，分 2 次，以党参、茯苓各 15g，当归 4g。煎汤送服。（《浙南本草新编》）
6.月经不调，闭经　地胆草全草 60g，红糖 60g。水煎服。（福州军区《中草药手册》）
7.痢疾　兔耳风 60g。煨水服。（《贵州草药》）
8.疟疾　地胆草全草 15g，火烧花树皮 30g。水煎服。（《中国民族药志》）
9.百日咳　儿童草、天胡荽、马蹄金各 9g，三叶青 3g。水煎服。（《浙江药用植物志》）

【参考文献】

[1] 国家中医药管理局《中华本草》编委会 . 中华本草 . 上海：上海科学技术出版社，1999：6860.
[2] ChunCL, ChinCT, MingHY.The evaluation of hepatoprotectiv effects of Taiwan folkmedicine' Teng-Khia-U. Journalo ethnopharmacology, 1995（2）:113.
[3] 南京药学院《中草药学》编写组 . 中草药学（下册）. 南京：江苏科学技术出版社，1980.1174.
[4] 宋振玉，籍秀娟 . 十三种中药及民间草药对大鼠蛋白性及甲醛性关节炎的影响 . 药学学报，1963：10（12）：708.

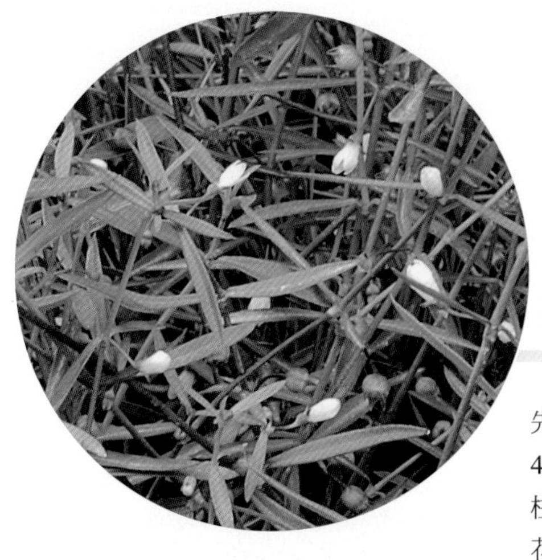

Bai hua she she cao

白花蛇舌草

Hedyotidis Herba

[英]Spreading Hedyotis Herb

【别名】蛇舌草、矮脚白花蛇利草、羊须草、千打捶、二叶葎。

【来源】为茜草科植物白花蛇舌草 *Hedyotis diffusa* Willd. 的全草。

【植物形态】一年生披散草本。根细长，分枝，白色。茎略带方形或扁圆柱形，基部多分枝。叶对生；叶片线形至线状披针形，长 1~3.5cm，宽 1~3mm，先端急尖；托叶膜质，基部合生成鞘状，先端芒尖。花单生或成对生于叶腋；萼筒球形，4 裂，裂片长圆状披针形，边缘具睫毛；花冠白色，漏斗形，先端 4 深裂，裂片卵状长圆形；雄蕊 4，着生于冠筒喉部，与花冠裂片互生；柱头 2 浅裂呈半球形。蒴果扁球形，花萼宿存。种子棕黄色，细小，具 3 个棱角。

【分布】广西主要分布于贺州、岑溪、容县、玉林、贵港、平南、金秀等地。

【采集加工】夏、秋季采集，洗净，鲜用或晒干。

【药材性状】全体扭缠成团状，灰绿色至灰棕色。主根细长，粗约 2mm，须根纤细，淡灰棕色。茎细，卷曲，质脆，易折断，中心髓部白色。叶多皱缩，破碎，易脱落；花、果单生或成对生于叶腋，花常具短而略粗的花梗。蒴果扁球形，宿萼顶端 4 裂，边缘具短刺毛。气微，味淡。

【品质评价】以身干、叶绿、无杂质者为佳。

【化学成分】本品含黄酮类：山柰酚（kaempferol），山柰酚 -3-*O*-*β*-D-葡萄吡喃糖苷（kaempferol-3-*O*-*β*-D-glucopyranoside），山柰酚 -3-*O*-（6″-D-鼠李糖基）-*β*-D- 葡萄吡喃糖苷，槲皮素 -3-*O*-*β*-D- 葡萄吡喃糖苷（quercetin-3-*O*-*β*-D-glucopyranoside），槲皮素 -3-*O*-（2-*O*- 葡萄糖基）-*β*-D- 葡萄吡喃糖苷 [1]，槲皮素（quercetin）[2,3]，

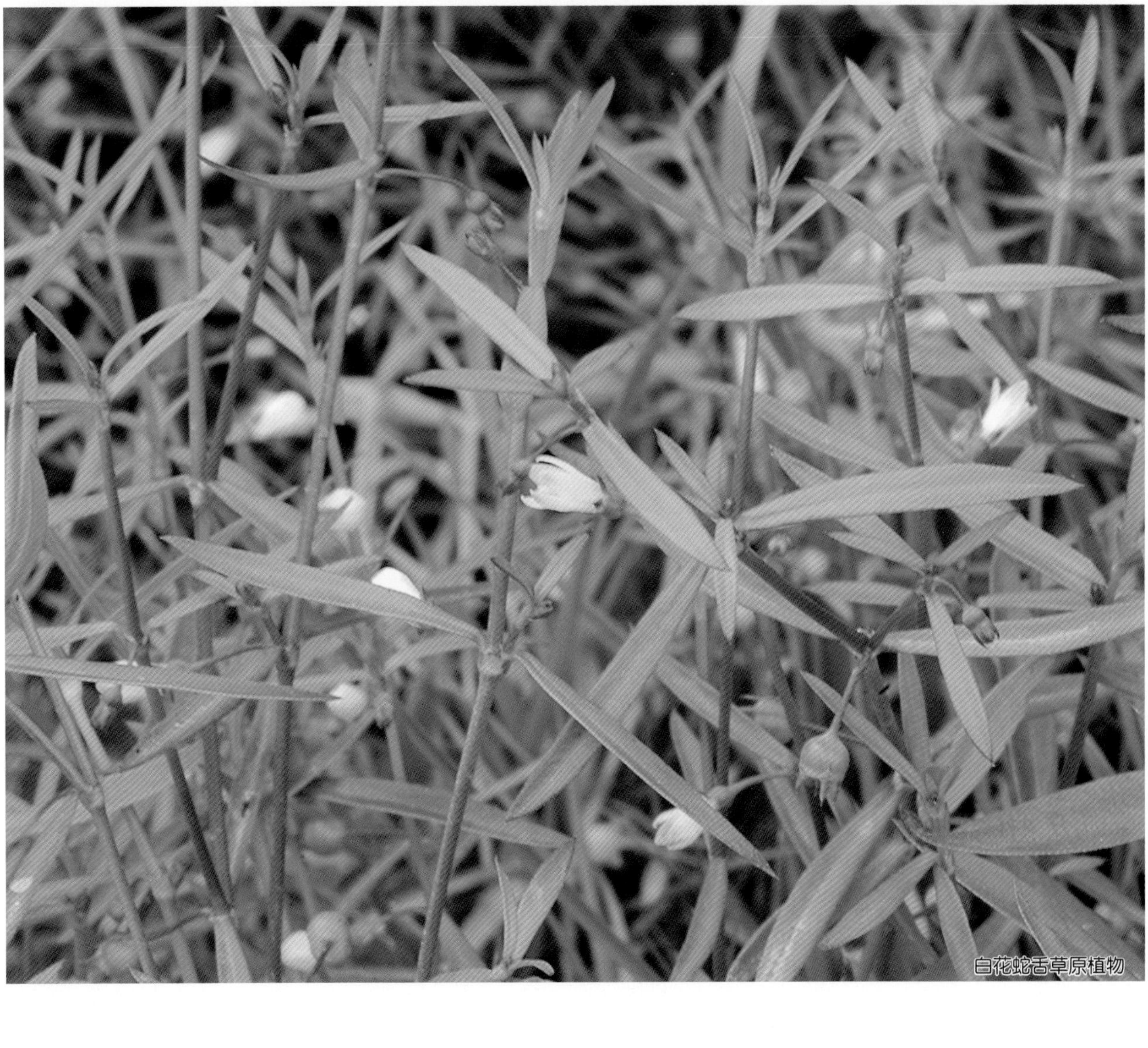

白花蛇舌草原植物

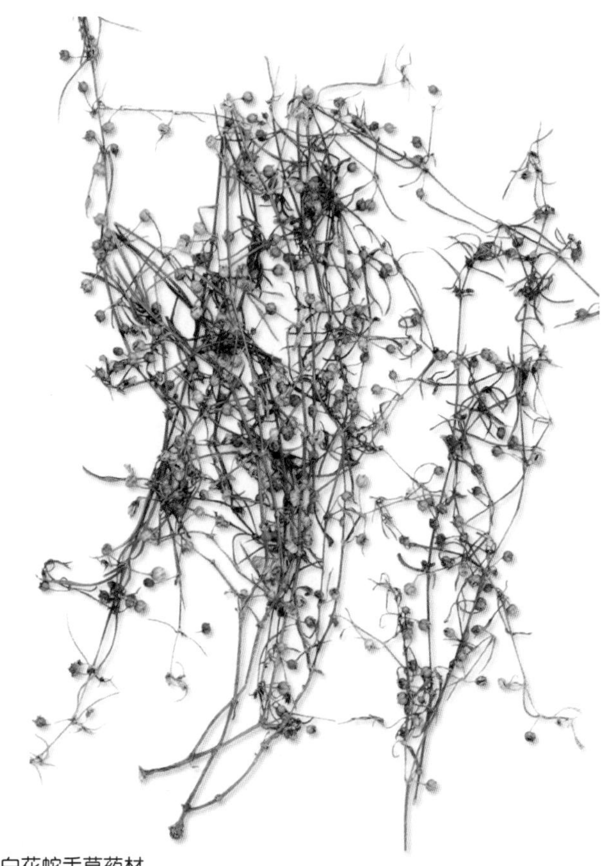
白花蛇舌草药材

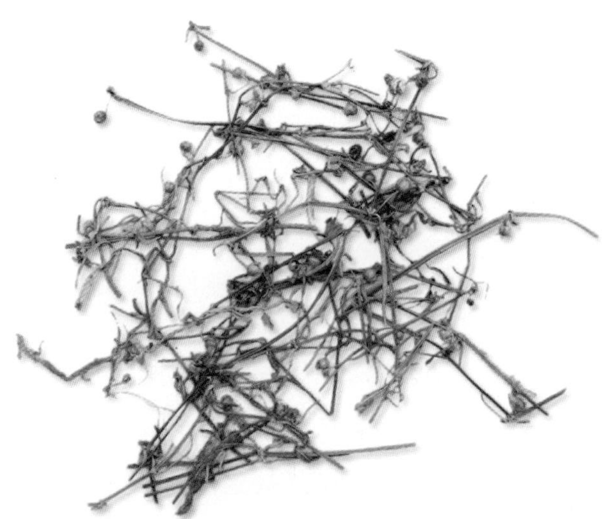
白花蛇舌草饮片

quercetin-3-*O*-12-*O*-（6-*O*-*E*-sinapoyl）-*β*-D-glucopyranosyl-*β*-D-glucopyranoside，kaempferol-3-*O*-[2-*O*-（6-*O*-*E*-feruloyl）]-*β*-D-glucopyranosyl-*β*-D-galactopyranoside，quercetin-3-*O*-[2-*O*-（6-*O*-*E*-feruloyl）-*β*-glucopyranosyl]-*β*-D-glucopyranoside，槲皮素-3-*O*-桑布双糖苷（quercetin-3-*O*-sambubioside）[2]。

挥发油：十六酸（hexadecanoic acid），亚油酸（linoleic acid），9-十八碳烯酸（9-octadecenoic acid），龙脑（borneol），6,10,14-三甲基-2-十五（烷）酮，4-乙烯基-2-甲氧基苯酚等[4]。

蒽醌类：2-甲基-3-羟基蒽醌（2-methyl-3-hydroxyanthraquinone），2-甲基-3-甲氧基蒽醌（2-methyl-3-methoxyanthraquinone），2-甲基-3-羟基-4-甲氧基蒽醌（2-methyl-3-hydroxy-4-methoxyanthraquinone），2,3-二甲氧基-6-甲基蒽醌[5,6]。

萜类：*E*-6-*O*-*p*-coumaroyl scandoside methyl ester，*Z*-6-*O*-*p*-coumaroyl scandoside methyl ester，scandoside methyl ester，*Z*-6-*O*-feruloyl scandoside methyl ester，*E*-6-*O*-feruloyl scandoside methyl ester，*Z*-6-*O*-*p*-methoxycinnamoyl scandoside methyl ester，*E*-6-*O*-*p*-methoxycinnamoyl scandoside methyl ester，鸡矢藤苷（scandoside），车叶草苷酸（asperulosidic acid），去乙酰车叶苷酸，京尼平苷酸[5]，车叶草（糖）苷（asperuloside）[5,7]，熊果酸（ursolic acid），齐墩果酸（oleanolic acid）[5,8]，鸡矢藤次苷（scandoside），鸡矢藤次苷甲酯（scandoside methyl ester），6-*O*-对羟基桂皮酰鸡矢藤次苷甲酯（6-*O*-*p*-hydroxycinnamoyl scandoside methyl ester），6-*O*-对-甲氧基桂皮酰鸡矢藤次苷甲酯（6-*O*-*p*-methoxycinnamoyl scandoside methyl ester），6-*O*-阿魏酰鸡矢藤次苷甲酯（6-*O*-feruloyl scandoside methyl ester）[7]。

有机酸类化合物：4, 4′-二羟基-*α*-古柯间二酸[5,8]，对位香豆酸（*p*-coumaric acid）[5]。

甾醇：豆甾醇（stigmasterol），*β*-谷甾醇（*β*-sitosterol），*β*-谷甾醇-*β*-D-葡萄糖苷（*β*-sitosterol-*β*-D-glucoside）[6]，豆甾醇-5,22-二烯-3*β*,7*α*-二醇（stigmasta-5,22-diene-3*β*,7*α*-diol），豆甾醇-5,22-二烯-3*β*,7*β*-二醇（stigmasta-5,22-diene-3*β*,7*β*-diol）[9]，胡萝卜苷（daucosterol）[3]。

多糖类：白花蛇舌草多糖含有葡萄糖（glucose），半乳糖（galactose）和阿拉伯糖（arabinose）等[10,11]。

其他：东莨菪内酯（scopoletin）[3]，生物碱，白花蛇舌草素（香豆精类化合物）等[5]。

微量元素：铁（Fe）、锰（Mn）、镁（Mg）、铝（Al）、硅（Si）、钙（Ca）、钛（Ti）等元素[12]。

【药理作用】

1. 对免疫功能影响　小鼠灌服白花蛇舌草水提液0.6g（生药）/只，能增强腹腔液中白细胞吞噬白色葡萄球菌的能力[13]。给兔灌服水煎剂可使白细胞吞噬细菌能力提高[14]。体外能增强人血液中白细胞对金黄色葡萄球菌的吞噬功能[15]。小鼠灌服本品煎剂300mg/只，能减少初次免疫小鼠脾细胞中花结的增生数[16]。小鼠腹腔注射本品水提取物60mg/只，共7天，可增强刀豆蛋白A和细菌脂多糖对脾细胞增殖反应。对BALBC/c小鼠腹腔注射本品每日100mg/kg，连续7天，可增强脾抗体分泌细胞数，同时增强小鼠迟发型超敏反应及细胞毒性T淋巴细胞的杀伤功能[17]。小鼠腹腔注射本制剂0.46g（生药），能降低胸腺重量[18]。煎剂腹腔注射5g（生药）/kg，连续5天后改灌服，对经中华眼镜蛇毒因子处理后的低补体状态豚鼠有一定促进补体恢复作用[19]。

2. 抗菌　白花蛇舌草体外对金黄色葡萄球菌和痢疾杆菌有

微弱作用[20]。高浓度白花蛇舌草水煎剂可抑制铜绿假单胞菌、伤寒杆菌及变形杆菌的生长[21]，对兔实验性阑尾炎有较好的疗效[14]。白花蛇舌草95%乙醇提取物对大肠杆菌、金黄色葡萄球菌、铜绿假单胞菌、镰刀菌的最低抑菌浓度分别为2.0%、0.5%、0.25%、0.05%[22]。

3. 抗肿瘤 本品高浓度体外对艾氏腹水癌、吉田肉瘤及多种白血病癌细胞有抑制作用[23~25]。白花蛇舌草可改善对S180荷瘤小鼠肿瘤的抑瘤率、生命延长率、肝/体比、肺/体比、胸腺指数、脾脏指数及用药前后的体重变化等。白花蛇舌草与环磷酰胺（CTX）合用较单用CTX效果好，认为白花蛇舌草能有效地抑制S180肿瘤生长，并能加强化疗药CTX的抑瘤效果[26]。

4. 抗化学诱变 白花蛇舌草具有抗诱变活性，对黄曲霉素B（AFB）及苯并芘（BaP）引起的沙门菌属TAIOO染色体突变的回复有抑制作用，并能抑制AFB与DNA结合，抑制AFB与BaP的生物转化，且与其抗诱变作用有一定量效关系[27]。白花蛇舌草还具有抑制BaP和4-甲基亚硝胺基-1-（3吡啶基）-1-丁酮的致突变作用[28]。

5. 对中枢神经系统作用 给小鼠腹腔注射白花蛇舌草溶液可呈现镇静、催眠、镇痛作用，其提取物成分熊果酸有安定降温作用[11]。用初级培养的大鼠皮质细胞进行神经保护活性试验，结果在0.1mol/L、1mol/L、10mol/L时，白花蛇舌草中有9种化合物均可减弱谷氨酸盐诱导的神经毒性，其中有3种化合物的神经保护活性最强[29]。

6. 抗氧化 白花蛇舌草可提高消炎痛所致胃溃疡大鼠血清和胃组织超氧化物歧化酶活力，降低丙二醛含量，推测其作用机制与抗氧化作用有关[30]。

7. 抗生殖等作用 雄性小鼠灌服白花蛇舌草21天后，间隔不同时间取睾丸活检，其精原细胞发展到初级精母细胞而停止发育，以致曲精细管成为空腔[31]。白花蛇舌草煎剂对离体兔肠大剂量呈抑制作用，也对抗乙酰胆碱或肾上腺素引起的肠兴奋或抑制[32]。

8. 毒理 白花蛇舌草浸膏小鼠腹腔注射，半数致死量为104g（生药）/kg[24]。

【临床研究】

1. 感染性疾病 治疗组用白花蛇舌草注射，每次4ml，每日2次，肌注，1周为1个疗程。对照组用青霉素钠盐，80万U，皮试后肌注，每日2次，1周为1个疗程。结果：治疗感染性疾病304例，用药1周后，痊愈128例，90例，有效64例，无效22例，总有效率92.76%。两组间无显著性差异[33]。

2. 中晚期食管癌 治疗用白花蛇舌草注射液12~30支（每支2ml，含生药2g）加入5%葡萄糖水（有胸水、腹水者用10%葡萄糖）250ml（12支）~500ml（13支以上）静脉滴注，第1天12支，第2天18支，第3天24支，第4天30支，以后维持在30支/日，每分钟滴速为40~60滴，有严重心脏病的病人慎用，一般5天为1个疗程，每个疗程之间停药2天，每4个疗程之间停药2周，治疗完4个疗程之后评定疗效。结果：治疗106例，完全缓解19例（17.9%），部分缓解43例（40.6%），稳定27例（25.5%），进展17例（16.0%）[34]。

3. 原发性肝癌 用白花蛇舌草注射液，每次4ml，每天3次，4周为1个疗程，连用2个疗程。结果：治疗40例，有效率（CR+PR）为17.5%，稳定率（CR+PR+NC）为62.5%，半年生存率60.0%，1年生存率27.5%[35]。

4. 急性阑尾炎 用鲜白花蛇舌草（全草）30~120g（干品减半），水煎服。首次剂量加大，同时第1天要服4剂。病情较重者，如急性阑尾炎合并腹膜炎病例，首次剂量120g。以后按首次剂量的一半给药，第2天起每天服2~3剂。病情较轻者，如急性单纯性阑尾炎，则首次剂量60~90g，以后剂量也按首次剂量一半给药，第1天服4剂，第2天起改为每天服2~3剂。每剂仅煎一次，不作二煎。结果：治疗211例，痊愈187例（88.6%），基本治愈15例（7.1%），无效中转手术9例（4.3%）。平均服药3~4天症状可消失[36]。

【性味归经】味苦、甘，性寒。归心、肺、肝、大肠经。

【功效主治】清热解毒，利湿。主治肺热咳嗽，咽喉肿痛，湿热黄疸，痢疾，肠炎，肠痈，热淋涩痛，水肿，疖肿疮疡，毒蛇咬伤，癌肿。

【用法用量】内服：煎汤，15~30g，大剂量可用至60g；或捣汁。外用适量，捣敷。

【使用注意】孕妇慎用。

【经验方】

1. 疔疮痈肿，疮疖肿毒 ①（白花蛇舌草）鲜全草30~60g，水煎服；另取鲜全草和冷饭捣烂，敷患处。（《福建中草药》）②白花蛇舌草30g，一点红30g，野菊花30g，银花15g。水煎服。（《四川中药志》1979年）

2. 跌打损伤 鲜白花蛇舌草120g。水酒各半煎。内服。（江西《草药手册》）

3. 毒蛇咬伤 （白花蛇舌草）鲜全草30~60g，捣烂绞汁或水煎服。（《福建中草药》）

4. 咽喉肿痛，结合膜炎 （白花蛇舌草）鲜全草30~60g，水煎服。（《福建中草药》）

5. 小儿急惊风 （白花蛇舌草）鲜全草9~15g，开水炖服；或鲜全草捣烂绞汁1杯，和蜜炖服。（《福建中草药》）

6. 肺痈，肺炎 ①白花蛇舌草、芦根、鱼腥草各30g。水煎服。（《湖北中草药志》）②白花蛇舌草、百蕊草各30g。煎服。（《安徽中草药》）

7. 胃和十二指肠溃疡，慢性胃炎 白花蛇舌草30g，盘柱南五味子3g，猪胆1.5g，桉树叶、铁苋菜各9g。后二味药煎汤冲前三味药末服。（江西《草药手册》）

8. 胃癌，食管癌，直肠癌 白花蛇舌草75g，薏苡仁30g，黄药子10g，乌药3g，龙葵3g，乌梅6g。水煎服。（《四川中药志》1979年）

9. 急慢性胆囊炎，胆石症 （二叶葎）全草、马蹄金、活血丹各30g，凤尾草、紫花地丁各15g。水煎服。（《浙江民间常用草药》）

10. 肠癌、宫颈癌及其他腹部癌放射治疗后直肠反应 白花蛇舌草全草、白茅根各30~120g，赤砂糖30~150g。水煎服。（《浙江药用植物志》）

11. 阑尾炎 ①白花蛇舌草120g捣烂榨汁半茶杯配以同等份量淘米水或同样分量的蜜糖冲服。(《广东中药》)②白花蛇舌草30g，金银花、败酱草各18g，红藤15g。水煎服。(《安徽中草药》)

12. 泌尿系感染 (二叶葎)全草30g，野菊花30g，金银花30g，石韦15g。水煎服。(《湖南药物志》)

13. 急慢性盆腔炎 (二叶葎)全草60g，野蚊子草、一枝黄花各30g，白茅根、野菊花全草各15g。水煎服。(《浙江民间常用草药》)

14. 宫颈糜烂 (二叶葎)全草、白英、一枝黄花各30g，贯众15g。水煎服。(《浙江民间常用草药》)

【参考文献】

[1] 张海娟，陈业高，黄荣．白花蛇舌草黄酮成分的研究．中药材，2005，28（5）：385.

[2] 任凤芝，刘刚叁，张丽，等．白花蛇舌草黄酮类化学成分研究．中国药学杂志，2005，40（7）：502.

[3] 斯建勇，陈迪华，潘瑞乐，等．白花蛇舌草的化学成分研究．天然产物研究与开发，2006，18：942.

[4] 刘志刚，罗佳波，陈飞龙．不同产地白花蛇舌草挥发性成分初步研究．中药新药与临床药理，2005，l6（2）：132.

[5] 方岩雄，张永成，陈敏敏，等．抗肿瘤药物白花蛇舌草及其活性成分．中成药，2004，26（7）：577.

[6] 逯萍，戴乾圜．白花蛇舌草化学成分研究进展．北京工业大学学报，2000，26（3）：68.

[7] 马超，朴惠善．白花蛇舌草的研究进展．时珍国医国药，2006，17（2）：269.

[8] 吕华冲，何军．白花蛇舌草化学成分的研究．天然产物研究与开发，1996，8（1）：34.

[9] 谭宁华，王双明，杨亚滨，等．白花蛇舌草抗肿瘤活性和初步化学研究．天然产物研究与开发，2004，14（5）：33.

[10] 夏文娟，陈幸．中药白花蛇舌草类多糖的含量测定．基层中药杂志，1996，10（4）：29.

[11] 昊厚铭，黄胜余，劳霞飞，等．白花蛇舌草免疫多糖结构的研究．有机化学，1992，12（4）：428.

[12] 周建波，龙斯毕，黄存礼．白花蛇舌草的微量元素分析（简报）．中国中药杂志，1990，15（12）：36.

[13] 后字236部队．防治老年慢性气管炎资料选编，中医研究院情报资料室，1971：39.

[14] 江西赣州专区卫生学校科研组．新医药资料（江西药科学校），1971，（4）：8.

[15] 杭州市第二人民医院．科技简报（医药卫生部分），1972,（5）：20.

[16] 北京医学院基础部微生物教研组．北京医学院学报，1978，（3）：156.

[17] 秦凤华．上海免疫学杂志.1990，10（6）：321.

[18] 河南医学院肝炎研究组，河南卫生，1974，（4）：19.

[19] 吴耀生．广西医学院学报，1991，8（3）：l87.

[20] 实验室小组．新中医，1971，（2）：30.

[21] 南昌市第一医院．中草药通讯，1970，（4）：46.

[22] 李涛，余旭亚，韩本勇．白花蛇舌草抑菌作用研究．时珍国医国药，2008，19（6）：1335.

[23] 苏州医学院附属第一医院．肿瘤防治参考资料，1972：21.

[24] 潘启超．中国药学会1962年学术会议论文摘集．中国药学会，1962：335.

[25] 浙江医科大学附属一院肿瘤白血病研究组．浙江中医药，1975，（1）：20.

[26] 李洁．白花蛇舌草对S180荷瘤小鼠抑瘤作用的实验研究．中医研究，2008，21（5）：11.

[27] WANG B Y.Inhibition of dexamethasone induced cytochrome P540-mediatech matagenicity and metabolism of aflatoxin B1 by Chinese medical herbs.Eurj Cancer Prer,1993,2（4）:357.

[28] 张春玲，胡俊峰，曲江斌，等．几种中草药及绿茶对B（a）P和NNK的抗诱变作用．癌变・畸变・突变，2003，15（2）：101.

[29] KIM Y. 白花蛇舌草中的神经保护成分．国外医药・植物药分册，2002，17（1）：28.

[30] 王桂英，李振彬，石建喜，等．白花蛇舌草对吲哚美辛所致大鼠胃黏膜损伤的保护作用．河北中医，2001，23（1）：70.

[31] 上海市第五人民医院计划生育小组．科技简报（医药卫生部分），1972，（3）：98.

[32] 林佩霞．广东省中西医结合治疗急腹症资料汇编（广东省中西医结合治疗急腹症协作组）.1978，（2）：202.

[33] 严桂兰．白花蛇舌草注射液治疗感染性疾病304例．实用中医内科杂志，1998，12（2）：19.

[34] 唐立明，汪金华，周洪进，等．静滴白花蛇舌草注射液治疗中晚期食管癌106例临床观察．海南医学，2003，14（2）：75.

[35] 刘俊保，姚志伟．白花蛇舌草注射液对原发性肝癌的临床作用．医药论坛杂志，2004，（15）：37.

[36] 姚育修．白花蛇舌草治疗急性阑尾炎211例．中国中西医结合杂志，1983，（5）：284.

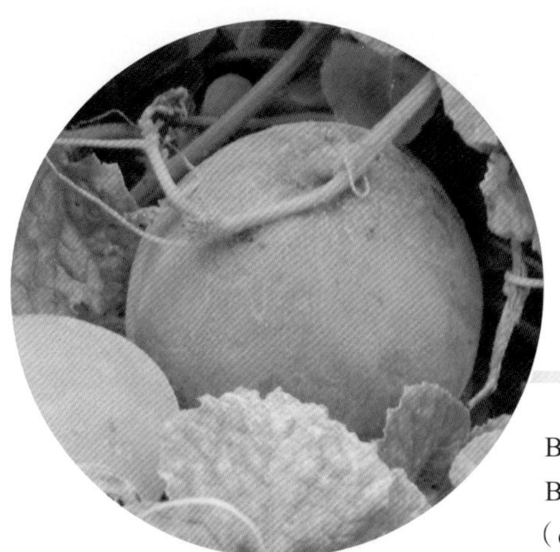

Gua di

瓜蒂

Melo Pedicellus

[英]Muskmelon Fruit Pedicel

【别名】瓜丁、苦丁香、甜瓜把、甜瓜蒂。

【来源】为葫芦科植物甜瓜 *Cucumis melo* L. 的果柄。

【植物形态】一年生匍匐或攀缘草本。茎、枝有棱，有黄褐色或白色的糙毛和疣状突起。卷须单一，被微柔毛。叶互生；叶柄具槽沟及短刚柔毛；叶片厚纸质，近圆形或肾形，长、宽均8~15cm，上面被白色糙硬毛，下面沿脉密被糙硬毛，边缘不分裂或3~7浅裂，裂片先端圆钝，有锯齿。花单性，雌雄同株；雄花数朵，簇生于叶腋；花梗纤细，被柔毛；花萼筒狭钟形，密被白色长柔毛，裂片近钻形；花冠黄色，裂片卵状长圆形，急尖；雄蕊3，花丝极短，药室折曲，药隔顶端引长；雌花单生，花梗被柔毛；子房长椭圆形，密被长柔毛和硬毛，柱头靠合。果实形状、颜色变异较大，一般为球形或长椭圆形，果皮平滑，有纵沟或斑纹，果肉白色、黄色或绿色。种子浅白色或黄白色，卵形或长圆形。

【分布】广西全区均有栽培。

【采集加工】在甜瓜盛产期，用剪刀由蔓藤上将瓜剪下，摘其青绿色之果柄，阴干即可。

【药材性状】果柄细圆柱形，常扭曲，长3~6cm，直径0.2~0.4cm，连接瓜的一端略膨大，直径约8mm，有纵沟纹；外表面灰黄色，有稀疏短毛茸。带果皮的果柄较短，长0.3~2.6cm，略弯曲或扭曲，有纵沟纹，果皮部分近圆盘形，直径约2cm，外表面暗黄色至棕黄色，皱缩，边缘薄而内卷，内表面黄白色至棕色。果柄质轻而韧，不易折断，断面纤维性，中空。气微，味苦。

【品质评价】果柄以色棕黄、味苦者为佳。

【化学成分】本品含皂苷（saponin），甾醇（sterol），葫芦苦素（cucurbitacin）B、D、E，异葫芦苦素（*iso*-cucurbitacin）B，葫芦苦素 B-2-*O*-*β*-D- 吡喃葡萄糖苷（cucurbitacin B-2-*O*-*β*-D-glucopyranoside），*α*- 菠菜甾醇（*α*-spinasterol），氨基酸（amino acid）[1]。

【药理作用】

1. 保肝　甜瓜蒂注射液 3.6mg/kg、2.6mg/kg 灌胃，对大白鼠四氯化碳（CCl_4）中毒引起的谷丙转氨酶（ALT）升高有降酶作用[2]。甜瓜蒂中有效成分葫芦苦素 B 可调节肝蛋白浓度，刺激细胞免疫功能，提高血浆中环磷酸腺苷（cAMP）/ 环磷酸鸟苷（cGMP）的比率，从而对慢性肝炎有效[3]。葫芦苦素 B 对脂多糖所致的肝细胞凋亡有抑制作用，其保肝作用可能部分是通过抑制肝细胞凋亡来产生[4]。静注葫芦苦素 0.2mg/kg 对 CCl_4 诱发实验性脂肪肝大鼠 ALT、肝胶原和 β - 脂蛋白浓度下降，从而减轻肝损害。葫芦苦素 B 对肝毒性诱发的肝炎和肝硬化具有预防作用。静注葫芦苦素 E 0.2mg/kg 也能提高 cAMP/cGMP 比率[3]。

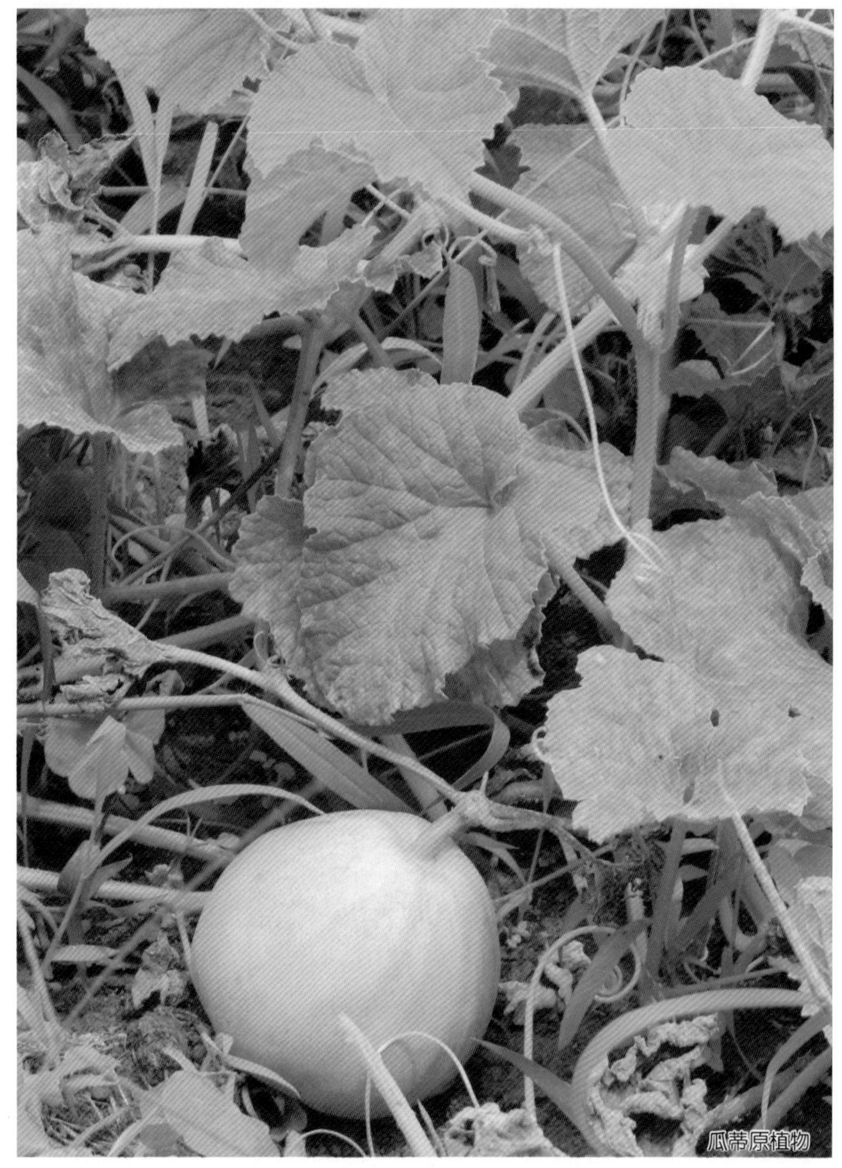
瓜蒂原植物

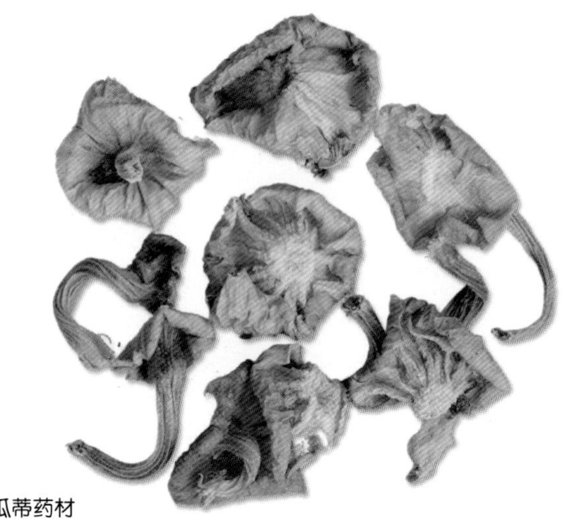
瓜蒂药材

2. 抗肾纤维化 香瓜蒂浸液可使慢性肾衰竭而致肾小管-间质纤维化切除下5/6肾的大鼠的肾间质-肾小管区无纤维化发生，肾小球中细胞外基质和胶原纤维减少，肾小球无透明样变，且整个残留肾脏的代偿性增长都被抑制[5]。

3. 毒理 甜瓜蒂用量过大或药不对症时，中毒主要表现为头晕眼花、脘腹不适、呕吐、腹泻，严重者可因脱水造成电解质紊乱，终致循环衰竭及呼吸中枢麻痹而死亡[6]。

【临床研究】

1. 嗜酒 选用饮酒者原来习惯饮用的白酒（使饮酒者易于接受），将瓜蒂0.3~0.45g浸泡于500ml白酒中，7~15天即可饮用。对酒量无明显减小者，可适当将瓜蒂剂量增加到0.5~0.7g。治疗103例，饮用1个月由原来酒量降至每日饮酒量100ml以下者19例，3个月降至100ml以下者共46例（饮用期间，因各种原因中断治疗者16例，未统计在内）。所有饮用者，每日饮酒量均能逐渐减小，达到每日饮酒量100ml以下者85例，总有效率97.3%[7]。

2. 糖尿病 在用优降糖、降糖灵、达美康等降糖药物后无明显疗效的情况下，改用瓜蒂液治疗观察。取瓜蒂0.3~0.5g加水约400ml，煎2次。把两次煎液混加在一起取液500~600ml分3次口服。早晨服150~200ml，中午服80~150ml，晚间服80~100ml，睡前服80~100ml，如果病人无呕吐可增加口服剂量，如病人有呕吐，可减少口服量，不吐为适。待空腹血糖稳定在（5.6±1.1）mmol/L，随机血糖在（6.7±1.1）mmol/L，尿糖阳性时继续按原量口服治疗3~6个月。结果：治疗25例，显效23例（92%），无效2例（8%）[8]。

【性味归经】味苦，性寒。归胃经。

【功效主治】涌吐痰湿，祛湿退黄。主治痰热郁于胸中之癫痫发狂或喉痹喘息，宿食停滞于胃脘而致胸脘胀痛，湿热黄疸。

【用法用量】内服：煎汤，2.5~5g。外用适量，研末吹鼻，待鼻中流出黄水即停药。

【使用注意】体虚、失血及上焦无实邪者忌用。若剧烈呕吐不止，用麝香0.1~0.15g，开水冲服以解之。

【经验方】

1. 牙齿痛 瓜蒂七枚。炒黄研散，以麝香相和，新绵裹，病牙处咬之。（《圣济总录》瓜蒂散）

2. 风痫，缠喉风，咳嗽，遍身风疹 甜瓜蒂不限多少，细碾为末。壮年一匕，十五以下及老年半匕，早晨井花水下，一食顷，含砂糖一块，良久涎如水出。涎尽，食粥一两日。如吐多困甚，即咽麝香汤一盏，即止矣。麝香细研温水调下。（《本草衍义》）

3. 风涎暴作，气塞倒卧 甜瓜蒂约半寸许，曝极干不限多少，为细末。量疾，每用一二钱匕、腻粉一钱匕，以水半合同调匀灌之。良久涎自出，或觉有涎，用诸药行化不下，但如此服，涎即出。或服药良久涎未出，含砂糖一块，下咽，即涎出。（《本草衍义》）

【参考文献】

[1] 国家中医药管理局《中华本草》编委会. 中华本草. 上海：上海科学技术出版社，1999：4580.

[2] 史汉华. 甜瓜蒂注射液的药理实验. 中国医院药学杂志，1985，5（7）：27.

[3] 吉宏，李宗友. 葫芦苦素及其药理学研究. 国外医学·中医中药分册，1996，18（6）：13.

[4] 刘颖菊，蒋远明. 葫芦苦素B对大鼠肝细胞凋亡的保护作用. 四川生理科学杂志，2001，23（2）：66.

[5] 高峻钰，时振声，魏光玉. 甜瓜蒂对5/6肾切除大鼠残留肾组织中转化生长因子β-mRNA表达的影响. 中国中西医结合杂志，1999，19：60.

[6] 刘小河. 瓜蒂的临床应用与中毒的认识. 甘肃中医，2008，21（7）：7.

[7] 窦建军，高海江，刘炳书. 瓜蒂酒的戒酒作用. 中国医刊，2011，26（2）：48.

[8] 刘铜山. 瓜蒂液治疗糖尿病25例. 临床荟萃，1992，7（4）：183.

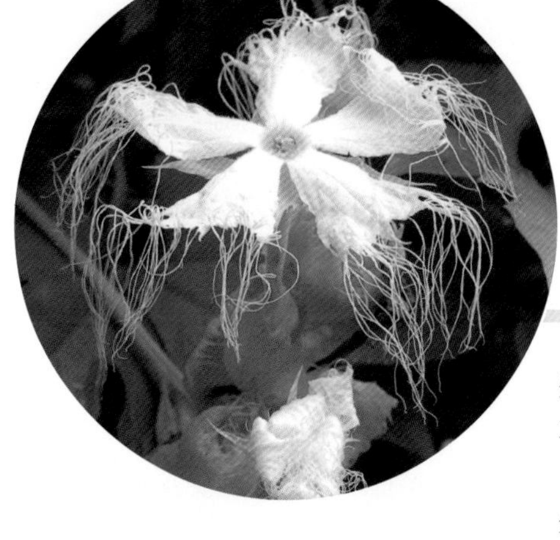

Gua lou 瓜 蒌

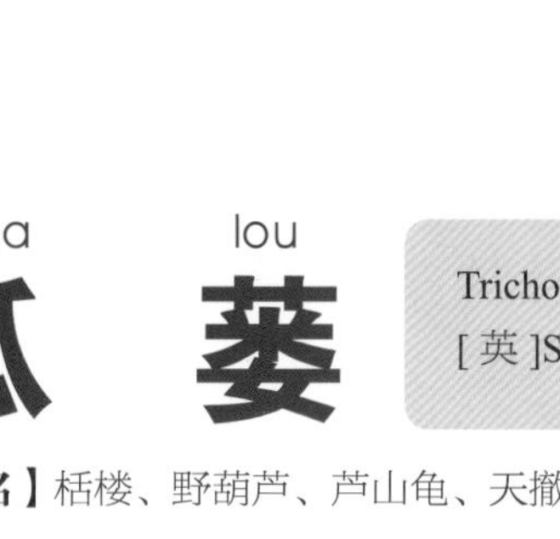

【别名】栝楼、野葫芦、芦山龟、天撤、苦瓜、山金匏、药瓜皮。

【来源】为葫芦科植物栝楼 *Trichosanthes kirilowii* Maxim. 或双边栝楼 *Trichosanthes rosthornii* Harms 的成熟果实。

【植物形态】多年生攀缘藤本。块根圆柱状，肥厚，灰黄色。茎多分枝，无毛，长达 10 余米，有棱槽；卷须 2~5 分枝。叶近圆形，长、宽 8~15cm，常掌状 3~7 中裂或浅裂，稀为深裂或不裂，裂片长圆形或长圆状披针形，先端锐尖，基部心形，边缘有较大的疏齿或缺刻状，表面散生微硬毛；叶柄长 3~7cm。花单性，雌雄异株；雄花 3~8 朵，顶生总梗端，有时具单花，总梗长 10~20cm；雌花单生；苞片倒卵形或宽卵形，长 1.5~2cm，边缘有齿；花萼 5 裂，裂片披针形，全缘，长约 1.5cm；花冠白色，5 深裂，裂片倒卵形，顶端和边缘分裂成流苏状；雄蕊 5，花丝短，有毛，花药靠合，药室“S”形折曲；雌花子房下位，卵形，花柱 3 裂。果实卵圆形至近球形，长 8~10cm，直径 5~7cm，黄褐色，光滑；种子多数，扁平，长椭圆形，长约 1.5cm。

【分布】广西主要分布于钦州、防城、上思、德保、那坡、环江、罗城等地。

【采集加工】秋季果实成熟时，连果梗剪下，置通风处阴干。

【药材性状】卵圆形或类球形，长 7~15cm，直径 6~10cm，表面深橙黄色至橙红色，皱缩或较平滑，顶端有残存花柱基，基部有果梗残迹；质脆，易破开，果皮稍厚，内表面黄白色，果瓤橙黄色，与多数种子黏结成团。气如焦糖，味微酸甜。

【品质评价】以完整不破、果皮厚、皱缩有肋、体重、糖分足者为佳。

【化学成分】瓜蒌果实含三萜皂苷、有机酸、树脂、糖类和色素。果实中所含蛋白质与其块根“天花粉”中所含蛋白质（天花粉蛋白，trichosanthin）不同，无中期引产作用[1]。

瓜蒌皮含少量挥发油，其中酸性部分有壬酸（nonanoic acid），癸酸（capric acid），月桂酸（lauric acid），肉豆蔻酸（myristic acid），正十五烷酸（pentadecanoic acid），棕榈油酸（palmitoleic acid），棕榈酸（palmitic acid），亚油酸（linoleic acid），亚麻酸（linolenic acid），硬脂酸（stearic acid），歧链十四碳烷酸，歧链十五碳烷酸和歧链十六碳烷酸，以棕榈酸、亚油酸和亚麻酸的含量最高[1]。

种子脂肪油中主要不饱和脂肪酸是油酸（oleic acid），亚油酸（linoleic acid），亚麻酸油酸（linolenic acid）及栝楼酸（trichosanic acid）等。此外还有 1- 栝楼酸 -2- 亚麻酸 -3- 棕榈酸甘油酯，1- 栝楼酸 -2,3- 二亚麻甘油酯等成分。种子中不皂化类脂部分有栝楼仁二醇（karounidiol），异栝楼仁二醇（*iso*-karounidiol），豆甾 -7 烯 -3*β*- 醇，豆甾 -7,22- 二烯 -3*β*- 醇，豆甾 -7,22- 二烯 -3-*O*-*β*-D- 葡萄糖苷。种子中还含有蜡酸（cerotic acid），木蜡酸（lignoceric acid），蒙坦尼酸，蜂蜜酸（melissic acid），香草酸（vanillic acid），L-（−）-*α*- 棕榈酸甘油酯，苜蓿素，菠菜甾醇（spinasterol），栝楼仁二醇（karounidiol）及其 3- 苯甲酸酯，以及 5-dehydro-karounidiol 等成分。瓜蒌子中含香草醛（vanillin）和 11- 甲氧基 - 去甲 - 洋蒿宁[1]。

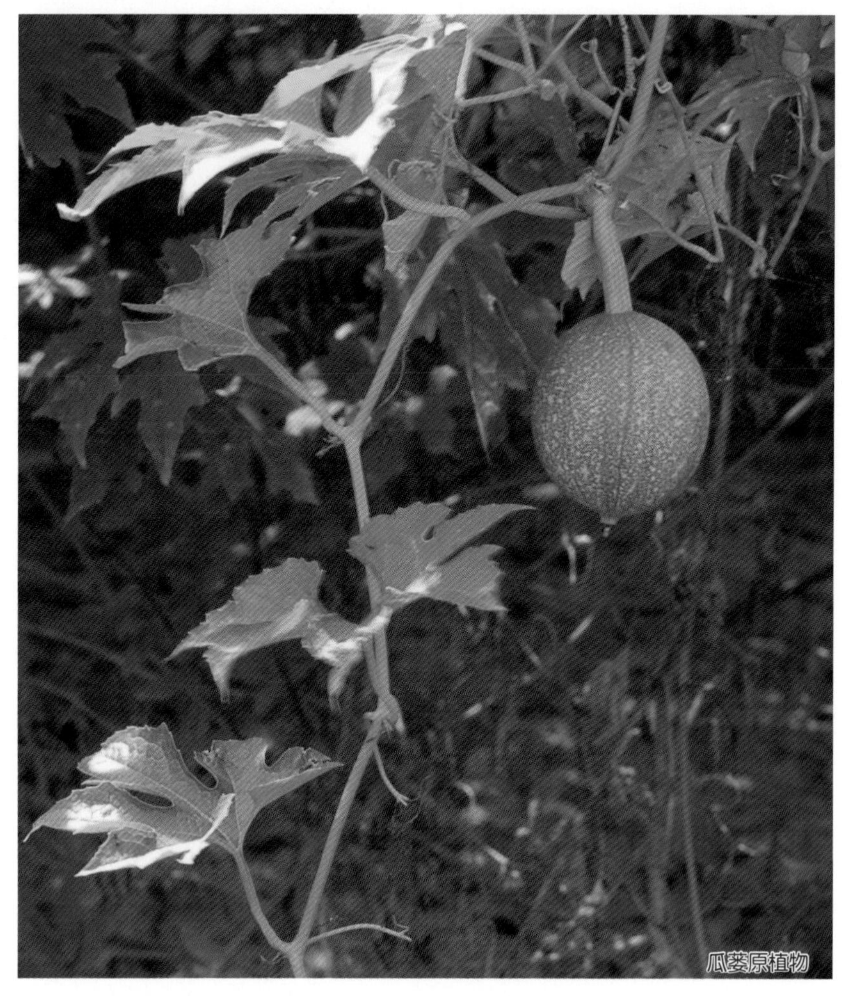
瓜蒌原植物

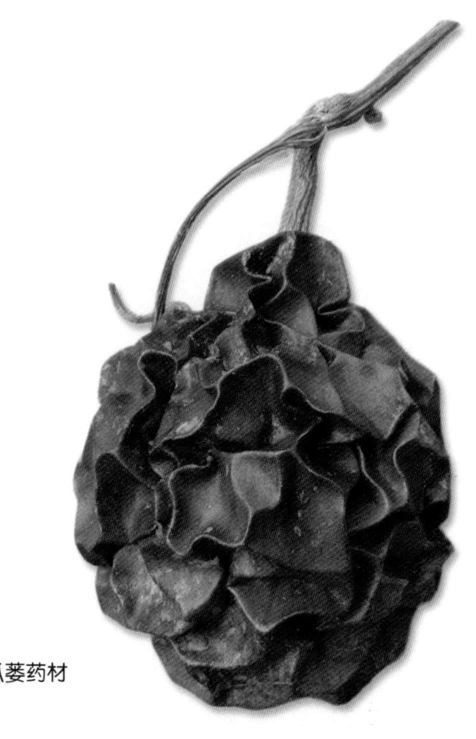
瓜蒌药材

【药理作用】

1. 抗溃疡和泻下　瓜蒌醇提物能降低大鼠胃酸分泌和胃酸浓度，对结扎幽门引起的溃疡有抑制作用，对 5- 羟色胺和盐酸乙醇液诱发的胃黏膜损伤也都具有抑制作用。瓜蒌仁所含的脂肪油有较强的泻下作用[2]。瓜蒌提取物对乙酰胆碱引起的小鼠回肠收缩有松弛作用[3]。

2. 祛痰　瓜蒌皮中提取的总氨基酸有良好的祛痰作用[4]。其中的天门冬氨酸能促进细胞免疫，有利于减轻炎症程度，减少分泌物。半胱氨酸能裂解痰液黏蛋白，使痰变稀而易于咳出。蛋氨酸可转变为半胱氨酸及胱氨酸，起协同作用[2]。

3. 抗菌　瓜蒌煎剂体外对痢疾杆菌、大肠杆菌、伤寒杆菌、霍乱杆菌、副伤寒杆菌、铜绿假单胞菌等革兰阴性菌有抑制作用，对溶血性链球菌、金黄色葡萄球菌、肺炎球菌、白喉杆菌、流感杆菌等也有一定的抑制作用[4]。

4. 抗肿瘤　瓜蒌煎剂在体外能杀死小鼠腹水癌细胞，其醚浸出液中得到的类白色粉末体外也有抗癌作用[4]。煎剂体外对子宫颈癌细胞有直接抑制作用，并呈浓度依赖性[5]。

5. 抑制血小板聚集　瓜蒌仁的主要成分瓜蒌酸在试管内对胶原、二磷酸腺苷、肾上腺素刺激的血小板聚集有浓度依赖性抑制作用[6]。

6. 抗氧化等作用　瓜蒌黄色素的抗氧化能力与其提取物浓度呈现正相关，抗坏血酸与其具有一定的协同作用[7]。同时瓜蒌黄色素是一种安全的天然色素，而且具有一定的保健作用[8]。

7. 毒理　全瓜蒌注射液（水提醇沉法）给小鼠一次腹腔注射的半数致死量为（31.69 ± 1.14）g/kg[9]。内服过量瓜蒌仁可引起胃部不适、恶心呕吐和腹痛泄泻[10]。

【临床研究】

早期急性乳腺炎　全瓜蒌 45g，水煎，分早晚 2 次温服。结果：治疗 74 例，治愈 46 例，有效 22 例，无效 6 例。有效率为 96.6%。治疗后随访 3~4 周，全部有效病例未见复发[11]。

【性味归经】甘、微苦，寒。归肺、胃、大肠经。

【功效主治】清热化痰，利气宽胸，散结消痈，润燥滑肠。主治痰热咳嗽，胸痹，结胸，肺痈，肠痈，乳痈，肠燥便秘。

【用法用量】内服：煎汤，全瓜蒌 10~20g；或入丸、散。外用适量研末调敷。

【使用注意】脾胃虚寒泄泻者禁服。湿痰、寒痰者忌用。反乌头。

【经验方】

1. 一切痈疽已溃未溃者　栝楼一个（杵细），大甘草节两钱，没药一钱（研末）。上用酒二碗，煎一碗，去渣，入没药服。（《外科精要》万金散）

2. 乳痈　栝楼一两，乳香一钱。上为细末，每服一钱，温酒调下。（《卫济宝书》栝楼散）

3. 干咳无痰　熟瓜蒌捣烂绞汁，入蜜等份，加白矾一钱，熬膏，频含咽汁。（《本草纲目》引《简便单方》）

4. 胸痹不得卧，心痛彻背者　栝楼实一枚（捣），薤白三两，半夏半斤，白酒一升。上药同煮取四升，温服一升，日三服。（《金匮要略》栝楼薤白半夏汤）

5. 小结胸病，正在心下，按之则痛，脉浮滑者　黄连一两，半夏半升（洗），栝楼实大者一枚。上三味，以水六升，先煮栝楼，取三升，去滓，入诸药，煮取二升，去滓，分温三服。（《伤寒论》小陷胸汤）

6. 胃气痛　瓜蒌一个，取仁炒熟。煎酒服，连服六七日。（《万氏秘传外科心法》）

【参考文献】

[1] 屠婕红，余菁，陈伟光．瓜蒌的化学成分和药理作用研究概况．中国药师，2004，7（7）：562.
[2] 汪明性．药理学．第 3 版．北京：人民卫生出版社，1995：255.
[3] 周盛．瓜蒌研究进展．山东医药工业，2002，21（6）：27.
[4] 阴健，郭力弓．中药现代研究与临床应用．北京：学苑出版社，1993：260.
[5] 秦林，高伟良．瓜蒌对子宫颈癌细胞和巨噬细胞的影响．山东中医学院学报，1995，19（6）：414.
[6] 田村泰．栝楼仁中含有的栝楼酸对人血小板功能的影响．国外医学・中医中药分册，1998，10（2）：52.
[7] 孙体健，黄文，王浩江，等．药用栝楼果实黄色素的抗氧化性研究．中国食品卫生杂志，2005，5（4）：286.
[8] 郎进宝，张贤朝，王珍儿，等．栝楼的特性及其开发利用．上海农业科技，2004，（2）：91.
[9] 黄美兰，贝伟剑．大子栝楼和栝楼的药理作用比较．广东药学，2000，10（1）：47.
[10] 王浴生，邓文龙，薛春生．中药药理与应用．北京：人民卫生出版社，1983：352.
[11] 倪爱华，朱会友．单味全瓜蒌治疗早期急性乳腺炎 174 例．安徽中医临床杂志，1998，10（6）：379.

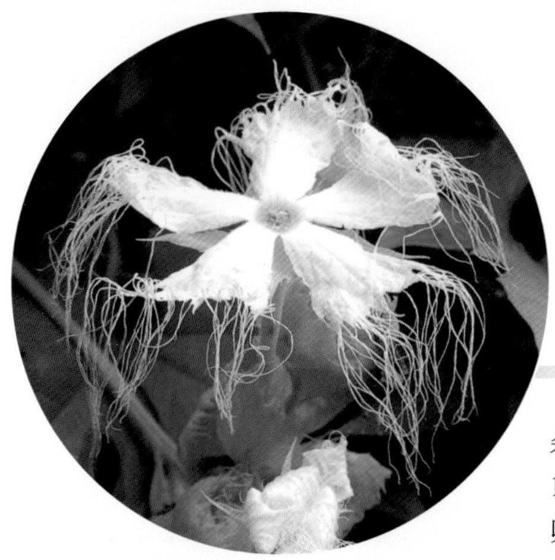

Gua lou zi

瓜蒌子

Trichosanthis Semen
[英]Snakegourd Seed

【别名】瓜蒌仁、栝楼仁、瓜米。

【来源】为葫芦科植物栝楼 *Trichosanthes kirilowii* Maxim. 或双边栝楼 *Trichosanthes rosthornii* Harms 的成熟种子。

【植物形态】多年生攀缘藤本。块根圆柱状，肥厚，灰黄色。茎多分枝，无毛，长达 10 余米，有棱槽；卷须 2~5 分枝。叶近圆形，长、宽 8~15cm，常掌状 3~7 中裂或浅裂，稀为深裂或不裂，裂片长圆形或长圆状披针形，先端锐尖，基部心形，边缘有较大的疏齿或缺刻状，表面散生微硬毛；叶柄长 3~7cm。花单性，雌雄异株；雄花 3~8 朵，顶生总梗端，有时具单花，总梗长 10~20cm；雌花单生；苞片倒卵形或宽卵形，长 1.5~2cm，边缘有齿；花萼 5 裂，裂片披针形，全缘，长约 1.5cm；花冠白色，5 深裂，裂片倒卵形，顶端和边缘分裂成流苏状；雄蕊 5，花丝短，有毛，花药靠合，药室“S”形折曲；雌花子房下位，卵形，花柱 3 裂。果实卵圆形至近球形，长 8~10cm，直径 5~7cm，黄褐色，光滑；种子多数，扁平，长椭圆形，长约 1.5cm。

【分布】广西主要分布于钦州、防城、上思、德保、那坡、环江、罗城等地。

【采集加工】秋季采摘成熟果实，剖开，取出种子，洗净，晒干。

【药材性状】本品卵状椭圆形，扁平，长 1.1~1.8cm，宽 0.6~1.2cm，厚约 3.5mm。表面光滑，淡棕色或棕褐色。沿边缘有 1 圈不甚明显的棱线，顶端稍尖，有 1 色浅的短条状种脐，基部卵圆或稍偏斜。种皮坚硬，剖开后内表面淡绿色，子叶 2 片，富油性。气微，味淡，有油腻感。

【品质评价】以大小均匀、饱满、油足、味甘者为佳。

【化学成分】种子中脂肪油含量达 26%，其中主要不饱和脂肪酸是油酸（oleic acid），亚油酸（linoleic acid），亚麻酸油酸（linolenic acid）及栝楼酸（trichosanic acid）等。此外还有 1- 栝楼酸 -2- 亚麻酸 -3- 棕榈酸甘油酯，1- 栝楼酸 -2,3- 二亚麻甘油酯等成分。种子中不皂化类脂部分有栝楼仁二醇（karounidiol），异栝楼仁二醇

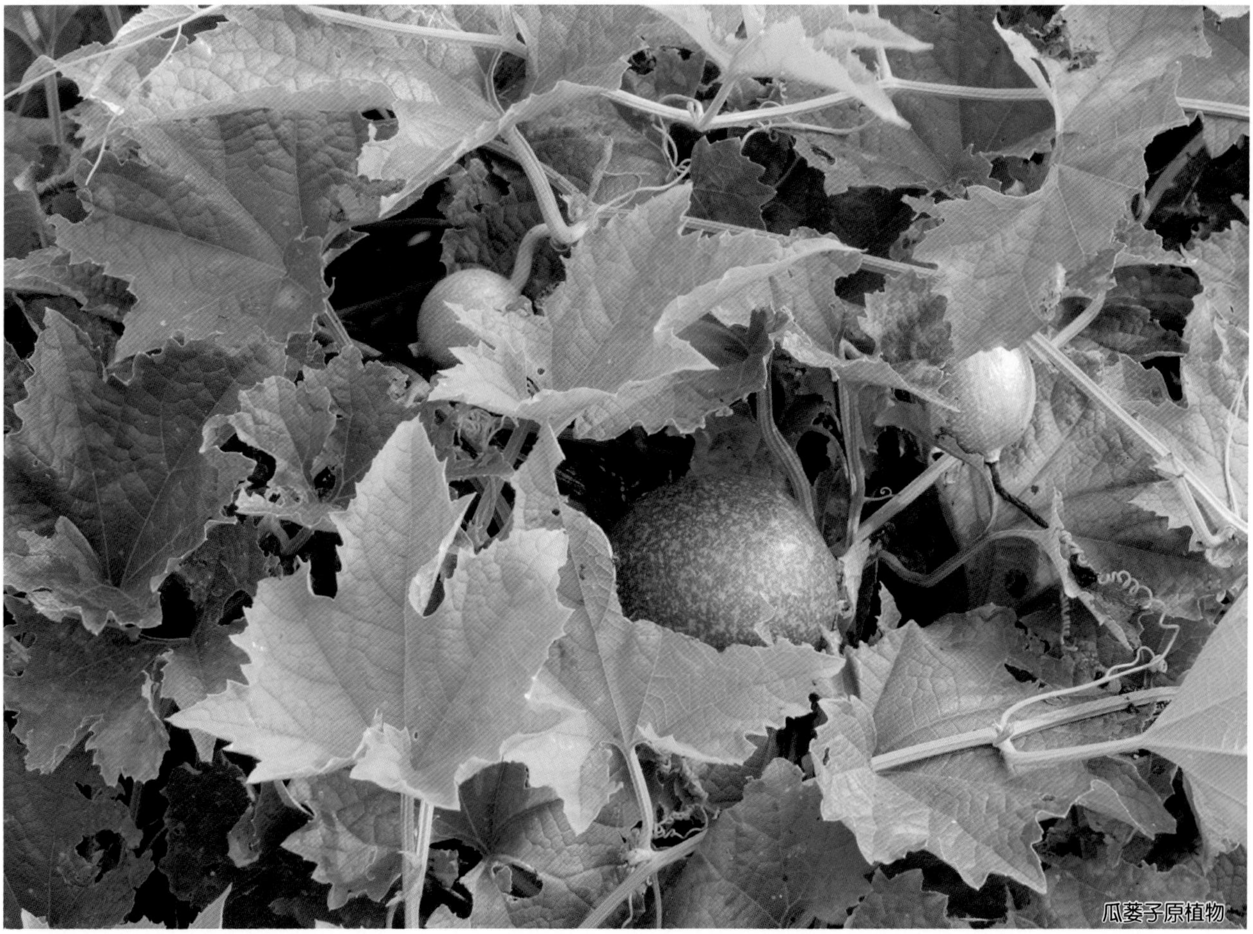

瓜蒌子原植物

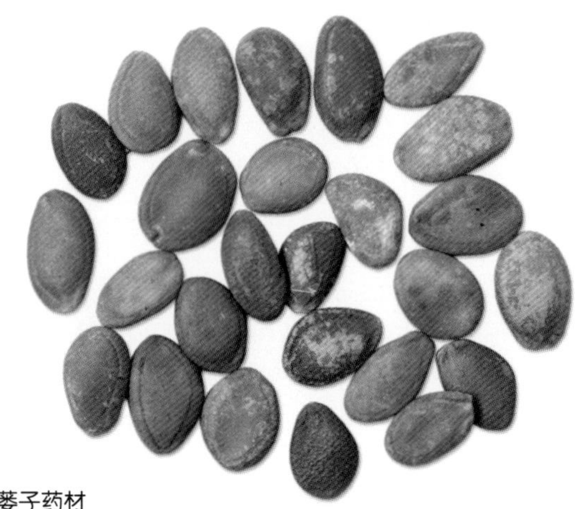
瓜蒌子药材

（*iso*-karounidiol），豆甾-7-烯-3β-醇，豆甾-7,22-二烯-3β-醇，豆甾-7,22-二烯-3-O-β-D-葡萄糖苷。种子中还含有蜡酸（cerotic acid），木蜡酸（lignoceric acid），蒙坦尼酸，蜂蜜酸（melissic acid），香草酸（vanillic acid），L-（-）-α-棕榈酸甘油酯，苜蓿素（medick sativa），菠菜甾醇（spinasterol），栝楼仁二醇（karounidiol）及其3-苯甲酸酯，以及5-去氢（karounidiol）等成分。瓜蒌子中含香草醛（vanillin）和11-甲氧基-去甲-洋蒿宁[1]。

【药理作用】

1. 泻下　瓜蒌仁所含的脂肪油有较强的泻下作用[2]。

2. 抑制血小板聚集　瓜蒌仁的主要成分瓜蒌酸在试管内对胶原、二磷酸腺苷、肾上腺素刺激的血小板聚集有浓度依赖性抑制作用[3]。

3. 毒理　内服过量瓜蒌仁可引起胃部不适、恶心呕吐和腹痛泄泻[4]。

【性味归经】味甘、微苦，性寒。归肺、胃、大肠经。

【功效主治】清肺化痰，滑肠通便。主治痰热咳嗽，肺虚燥咳，肠燥便秘，痈疮肿毒。

【用法用量】内服：煎汤9~15g；或入丸、散。外用适量，研末调敷。胃弱者宜去油取霜用。

【使用注意】脾胃虚冷作泄者禁服。不宜与川乌、制川乌、草乌、制草乌、附子同用。

【经验方】

1. 发背诸恶疮　瓜蒌5个（取子细研），乳香5块（如枣子大，亦细研）。以白砂蜜一斤，同熬成膏，每服二三钱，温酒化下，日进二服，无不立效。（《百一选方》）

2. 大便燥结　栝楼子、火麻仁各9g。水煎服。（《山西中草药》）

3. 胸膈痛彻背，心腹痞满，气不得通及治痰嗽　大栝楼去瓤取子。熟炒别研，和子皮面糊为丸，如梧桐子大，米饮下十五丸。（《医准》）

4. 下乳汁　栝楼子淘洗控干，炒令香熟，瓦上熔令白色，为末，酒调下一匕，合面卧少时。（《姚僧垣集验方》）

5. 产后恶露不尽，或经后瘀血停滞肠胃作痛　薏苡仁四钱，桃仁、牡丹皮、瓜蒌仁各二钱。水二盅，煎八分，食前并空心服。（《外科正宗》）

6. 肺脏蕴热痰嗽，胸膈塞满　瓜蒌子（去壳，别研）、半夏（汤泡七次，焙，取末）各一两。上件和匀，生姜自然汁打面糊为丸，如梧桐子大，每服五十丸，食后用姜汤送下。（《济生续方》）

7. 诸咳嗽不止，不拘寒痰、热痰、风痰、湿痰、气闭痰、食积痰　用栝楼仁一斤，去壳，研细，绞去油，净霜三两，配陈胆星、川贝母各一两和匀。每遇痰证，除虚劳血痰不治外，每用一钱；寒痰，用生姜汤调下；热痰，灯心汤下；风痰，用制附子三分煎汤下；湿痰，白术汤下；气闭痰，牙皂汤下；食积痰，枳实汤下；如气虚不运生痰，浓煎人参汤下。（《本草汇言》）

【参考文献】

[1] 屠婕红，余菁，陈伟光. 瓜蒌的化学成分和药理作用研究概况. 中国药师，2004，7（7）：562.

[2] 汪明性. 药理学. 第3版. 北京：人民卫生出版社，1995：255.

[3] 田村泰. 栝楼仁中含有的栝楼酸对人血小板功能的影响. 国外医学·中医中药分册，1998，10（2）：52.

[4] 王浴生，邓文龙，薛春生. 中药药理与应用. 北京：人民卫生出版社，1983：352.

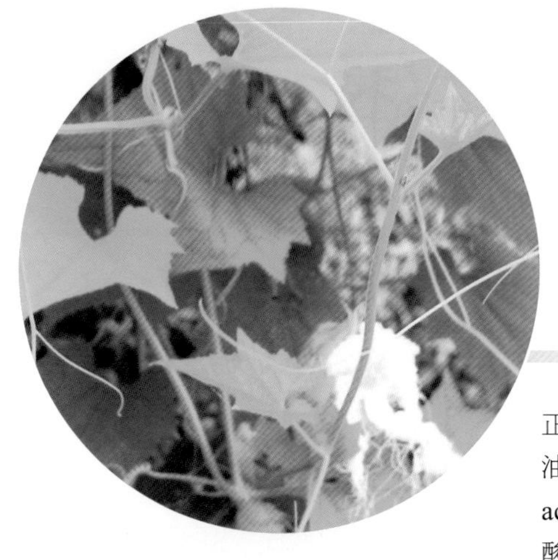

瓜蒌皮

Gua lou pi

Trichosanthis Pericarpium
[英]Snakegourd Peel

【别名】瓜壳、栝楼壳、栝楼皮、药瓜皮。

【来源】为葫芦科植物栝楼 *Trichosanthes kirilowii* Maxim. 或双边栝楼 *Trichosanthes rosthornii* Harms 的成熟果皮。

【植物形态】多年生攀缘藤本。块根圆柱状，肥厚，灰黄色。茎多分枝，无毛，长达 10 余米，有棱槽；卷须 2~5 分枝。叶近圆形，长、宽 8~15cm，常掌状 3~7 中裂或浅裂，稀为深裂或不裂，裂片长圆形或长圆状披针形，先端锐尖，基部心形，边缘有较大的疏齿或缺刻状，表面散生微硬毛；叶柄长 3~7cm。花单性，雌雄异株；雄花 3~8 朵，顶生总梗端，有时具单花，总梗长 10~20cm；雌花单生；苞片倒卵形或宽卵形，长 1.5~2cm，边缘有齿；花萼 5 裂，裂片披针形，全缘，长约 1.5cm；花冠白色，5 深裂，裂片倒卵形，顶端和边缘分裂成流苏状；雄蕊 5，花丝短，有毛，花药靠合，药室“S”形折曲；雌花子房下位，卵形，花柱 3 裂。果实卵圆形至近球形，长 8~10cm，直径 5~7cm，黄褐色，光滑；种子多数，扁平，长椭圆形，长约 1.5cm。

【分布】广西主要分布于钦州、防城、上思、德保、那坡、环江、罗城等地。

【采集加工】秋季采摘成熟果实，剖开，除去果瓤及种子，阴干。

【药材性状】干燥果皮通常卷成筒状，长 6~10cm；常连有果柄，长约 2cm；果皮很薄，外表面橙黄色，有鲜红斑块及细脉纹，内表面类白色至暗黄色，常附有未去尽的果肉。质硬而脆。芳香，带辣味。

【品质评价】以颜色鲜泽、无果柄者为佳。

【化学成分】瓜蒌皮含少量挥发油，其中酸性部分有壬酸（nonanoic acid），癸酸（capric acid），月桂酸（lauric acid），肉豆蔻酸（myristic acid），正十五烷酸（pentadecanoic acid），棕榈油酸（palmitoleic acid），棕榈酸（palmitic acid），亚油酸（linoleic acid），亚麻酸（linolenic acid），硬脂酸（stearic acid），歧链十四碳烷酸，歧链十五碳烷酸和歧链十六碳烷酸，以棕榈酸、亚油酸和亚麻酸的含量最高[1]。

【药理作用】

1. 祛痰　瓜蒌皮中提取的总氨基酸有良好的祛痰作用[2]。其中的天门冬氨酸能促进细胞免疫，有利于减轻炎症程度，减少分泌物；半胱氨酸能裂解痰液黏蛋白，使痰变稀而易于咳出，蛋氨酸可转变为半胱氨酸及胱氨酸，起协同作用[3]。

2. 抗氧化等作用　瓜蒌黄色素的抗氧化能力与其提取物浓度呈正相关，抗坏血酸与其具有一定的协同作用[4]。同时瓜蒌黄色素是一种安全的天然色素，而且具有一定的保健作用[5]。

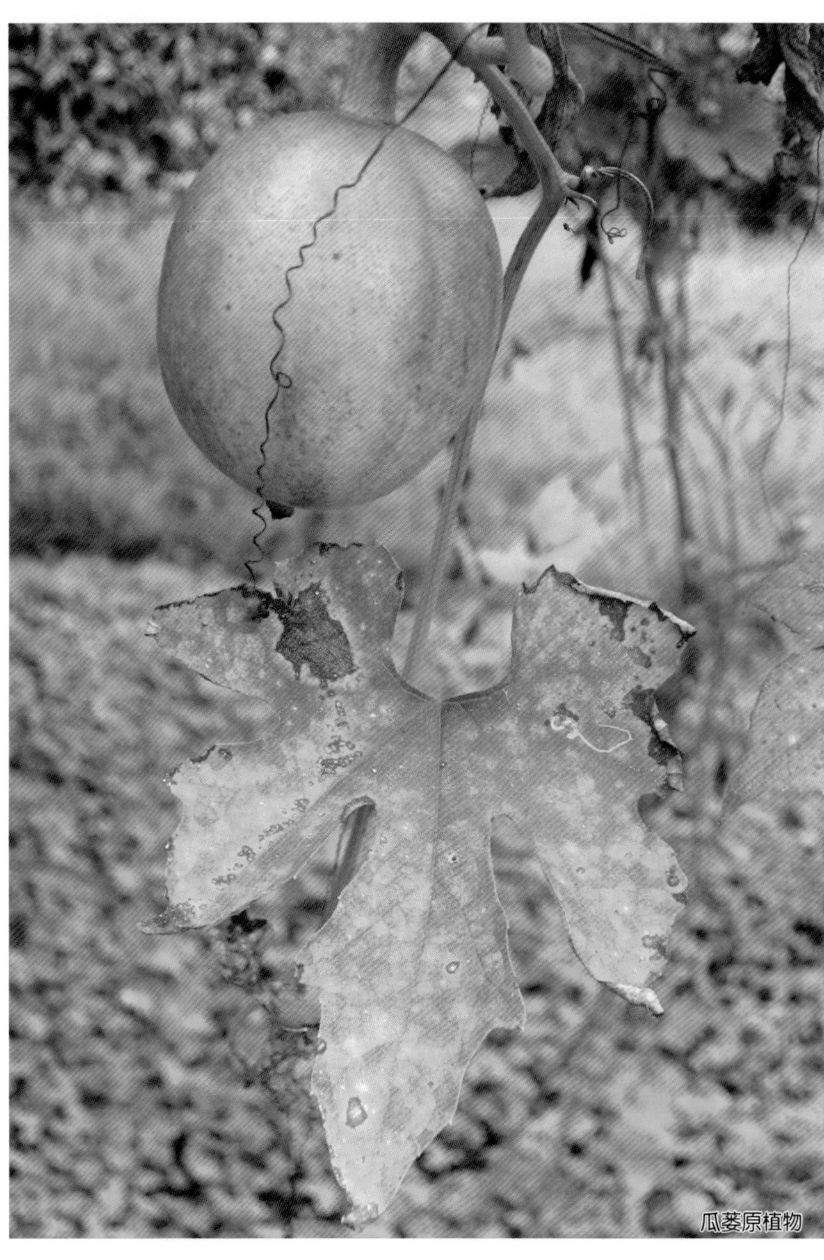

瓜蒌原植物

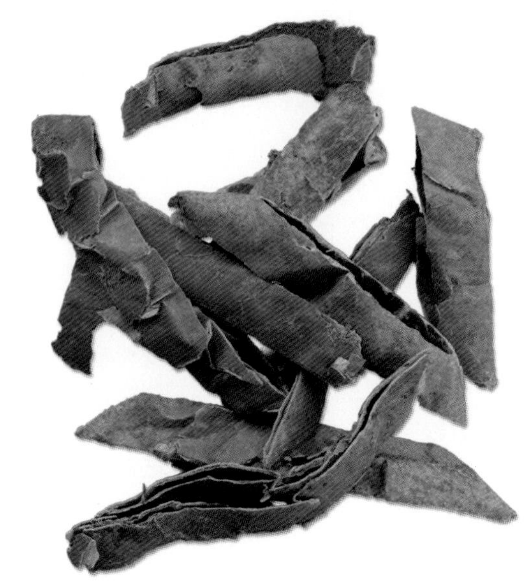

瓜蒌皮饮片

【临床研究】

冠心病稳定型心绞痛　治疗组用瓜蒌皮注射液 12ml 溶于 5% 葡萄糖液或生理盐水 250ml 中静脉滴注，对照组用丹参注射液 16ml 溶于 5% 葡萄糖液或生理盐水 250ml 静脉滴注，均为每天 1 次，连用 14 天。根据两组病人病情对症治疗，如降血压、降血糖、心绞痛时含服硝酸甘油等。结果：治疗组 93 例，有效率 90.4%；对照组 93 例，有效率 67.7%。两组差异有统计学意义（$P<0.05$）[6]。

【性味归经】味甘，性寒。归肺、胃、大肠经。

【功效主治】清热化痰，利气宽胸。用于痰热咳嗽，胸闷胁痛，咽痛，吐血，衄血，消渴，便秘，痈疮肿毒。

【用法用量】内服：煎汤，6~10g；或入散剂。外用适量，烧存性研末调敷。

【使用注意】脾虚湿痰忌用。不宜与川乌、制川乌、草乌、制草乌、附子同用。

【经验方】

1. 牙齿疼痛　瓜蒌皮、露蜂房，烧灰擦牙；以乌臼根、荆柴根、葱根煎汤漱之。（《世医得效方》）
2. 咽喉语声不出　瓜蒌皮（细锉，慢火炒赤黄）、白僵蚕（去头，微炒黄）、甘草（锉，炒黄色）各等份。上为细末。每服一二钱，用温酒调下，或浓生姜汤调服；更用半钱绵裹，噙化咽津亦得，并不计时候，日三两服。（《御药院方》）
3. 温病初起，热重咳嗽　栝楼皮、杏仁、前胡、蝉衣、大力子、甘草。煎汤服。（《四川中药志》）
4. 肺热咳嗽，咳吐黄痰或浓痰，肺痈　瓜蒌皮 6~12g，大青叶 9g，冬瓜子 12g，生苡仁 15g，前胡 4.5g。煎汤服。（《上海常用中草药》）
5. 胸痛，肋痛　瓜蒌皮 12g（胸痛配薤白头 15g，肋痛配丝瓜络 9g、枳壳 4.5g）。煎汤服。（《上海常用中草药》）
6. 乳痈肿痛　瓜蒌皮 12g，蒲公英 15g。煎汤服。（《上海常用中草药》）

【参考文献】

[1] 屠婕红，余菁，陈伟光．瓜蒌的化学成分和药理作用研究概况．中国药师，2004，7（7）：562.
[2] 阴健，郭力弓．中药现代研究与临床应用．北京：学苑出版社，1993：260.
[3] 汪明性．药理学．第 3 版．北京：人民卫生出版社，1995：255.
[4] 孙体健，黄文，王浩江，等．药用栝楼果实黄色素的抗氧化性研究．中国食品卫生杂志，2005，5（4）：286.
[5] 郎进宝，张贤朝，王珍儿，等．栝楼的特性及其开发利用．上海农业科技，2004，（2）：91.
[6] 莫子明．瓜蒌皮注射液治疗冠心病稳定型心绞痛的临床观察．国外医学・内科学分册，2005，32（8）：357.

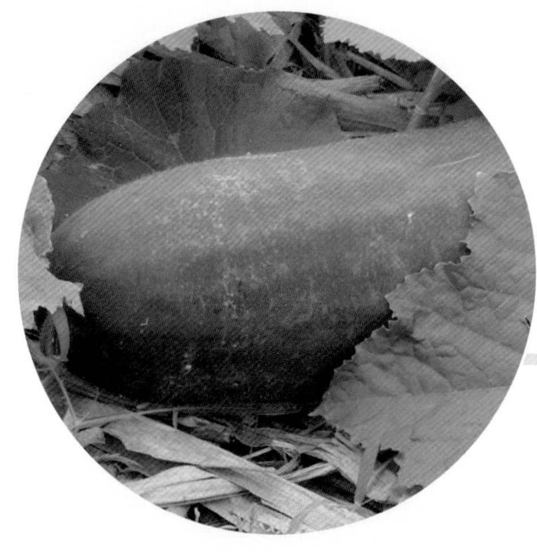

Dong gua pi

冬瓜皮

Benincasae Exocarpium
[英]Chinese Waxgourd Peel

【别名】白瓜、水芝、蔬巨、白冬瓜、苦冬瓜、东瓜、枕瓜。

【来源】为葫芦科植物冬瓜 *Benincasa hispida*（Thunb.）Cogn. 的外层果皮。

【植物形态】一年生蔓生或架生草本。茎被黄褐色硬毛及长柔毛，有棱沟。单叶互生；叶柄粗壮，被黄褐色硬毛及长柔毛；叶片肾状近圆形，宽 15~30cm，5~7 浅裂或有时中裂，裂片宽卵形，先端急尖，边缘有小齿，基部深心形，两面均被粗毛，叶脉网状，在叶背面稍隆起，密被毛。卷须生于叶腋，2~3 枝，被粗硬毛和长柔毛。花单性，雌雄同株；花单生于叶腋，花梗被硬毛；花萼管状，裂片三角卵形，边缘有锯齿，反折；花冠黄色，5 裂至基部，外展；雄花有雄蕊 3，花丝分生，花药卵形，药室呈“S”形折曲；雌花子房长圆筒形或长卵形，密被黄褐色长硬毛，柱头 3，略扭曲。瓠果大型，肉质，长圆柱状或近球形，表面有硬毛和蜡质白粉。种子多数，卵形，白色或淡黄色，压扁。

【分布】广西全区均有栽培。

【采集加工】夏末、秋初，果实成熟时采摘，削下外果皮，晒干。

【药材性状】本品为不规则块片，常向内卷曲成筒状，外表面灰绿色，常覆有白粉霜。内表面较粗糙，常见筋脉。体轻，质脆，易破碎。气无，味淡。

【品质评价】以片大条长、色浅绿、无杂质者为佳。

【化学成分】本品含挥发性成分 *E*-2- 己烯醛（*E*-2-hexenal），2,6- 二甲基吡嗪（2,6-dimethylpyrazine），正己烯醛（*n*-hexenal），甲酸正己醇酯（*n*-hexylformate），2- 二甲基吡嗪（2-dimethylpyrazine），2,5- 二甲基吡嗪（2,5-dimethylpyrazine），2,3,5- 三甲基吡嗪（2,3,5-trimethylpyrazine），2- 乙基 -5- 甲基吡嗪（2-ethyl-5-methylpyrazine）；又含三萜类化合物乙酸异多花独尾草烯醇酯（*iso*-multiflorenyl acetate），黏霉烯醇（glutinol），西米杜鹃醇（simiarenol），5,24- 葫芦二烯醇（cucurbita-5,24-dienol）；胆甾醇衍生物：24- 乙基胆甾 -7,25- 二烯醇（24-ethylcholesta-7,25-dienol），24- 乙基胆甾 -7,22,25- 三烯醇（24-ethylcholesta-7,22,25-trienol），24- 乙基胆甾 -7- 烯醇（24-ethylcholesta-7-enol），24- 乙基胆甾 -7,22- 二烯醇（24-ethylcholesta-7,22-dienol）。另含维生素（vitamin）B_1、B_2、C，烟酸（niacin），胡萝卜

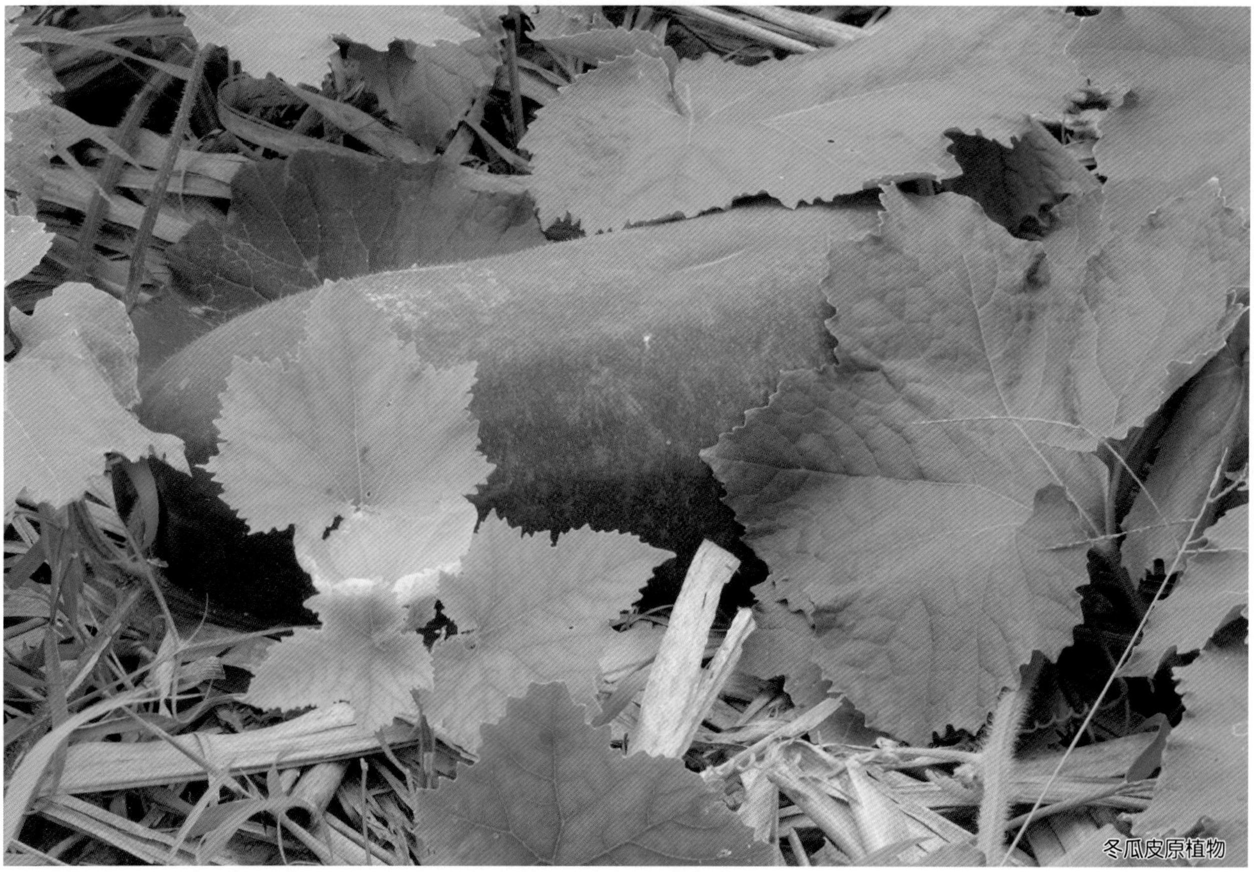

冬瓜皮原植物

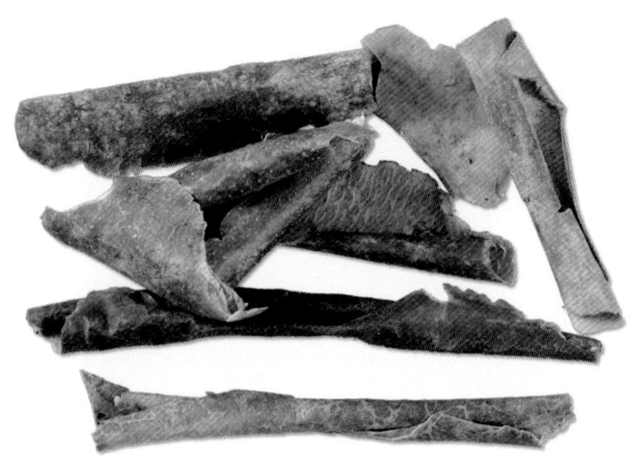

冬瓜皮药材

素（carotene），葡萄糖（glucose），果糖（fructose），蔗糖（sucrose），淀粉，有机酸，以及钠（Na）、钾（K）、钙（Ca）、铁（Fe）、锰（Mn）、锌（Zn）等无机元素[1]。

【临床研究】

慢性肾炎　治疗组182例，冬瓜皮120g，白家兔1只（1.5~2kg）去皮及内脏，共加水煮至兔肉烂熟，食肉饮汤。对照组用泼尼松40~60mg/日，顿服，8周后每周减量一次，每次减5mg/日，减至20mg/日，每次减2.5mg/日，减至10mg/日维持。复方丹参注射液160ml，加入5%葡萄糖注射液500ml静脉滴注，外加常规对症处理。14周为1个疗程。结果：治疗效果明显优于对照组（$P<0.01$），治愈半年及一年后随访结果复发率均明显低于对照组（$P<0.01$）。治疗前后症状和体征亦较对照组明显改善，两组治疗前后尿蛋白和24h尿蛋白定量对照，结果尿蛋白和24h尿蛋白定量转阴率均明显高于对照组（分别为$P<0.05$和$P<0.01$）[2]。

【性味归经】味淡，性凉。归脾、胃、肝经。

【功效主治】健脾祛湿，止血。主治消化不良，急性胃肠炎，肝炎，咳嗽咯血，关节疼痛，跌打损伤。

【用法用量】内服：煎汤，10~30g。

【使用注意】虚肿慎用。

【经验方】

1. 巨大荨麻疹　冬瓜皮水煎，当茶喝。（江西赣州《草医草药简便验方汇编》）
2. 跌仆伤损　干冬瓜皮一两，真牛皮胶一两（锉）。入锅内炒存性，研末。每服五钱，好酒热服，仍饮酒一瓯，厚盖取微汗。（《摘元方》）
3. 损伤腰痛　冬瓜皮烧研，酒服一钱。（《生生编》）
4. 咳嗽　冬瓜皮五钱（要经霜者），蜂蜜少许。水煎服。（《滇南本草》）
5. 肾炎，小便不利，全身浮肿　冬瓜皮18g，西瓜皮18g，白茅根18g，玉蜀黍蕊12g，赤豆90g。水煎，一日三回分服。（《现代实用中药》）

附　冬瓜子

味甘，性微寒。归肺、大肠经。功效：清肺化痰，消痈排脓，利湿。主治：痰热咳嗽，肺痈，肠痈，白浊，带下，脚气，水肿，淋证。内服：煎汤，10~15g；或研末服。外用：适量，研膏涂敷。脾胃虚寒者慎服。

冬瓜瓤

味甘，性平。归肺、膀胱经。功效：清热止渴，利水消肿。主治：热病烦渴，消渴，淋证，水肿，痈肿。内服：煎汤，30~60g；或绞汁。外用适量，煎水洗。脾胃虚寒者慎服。

【参考文献】

[1] 国家中医药管理局《中华本草》编委会. 中华本草. 上海：上海科学技术出版社，1999：4569.

[2] 郭士全. 家兔冬瓜方治疗慢性肾炎182例临床观察. 实用中西医结合杂志，1998，11（6）：542.

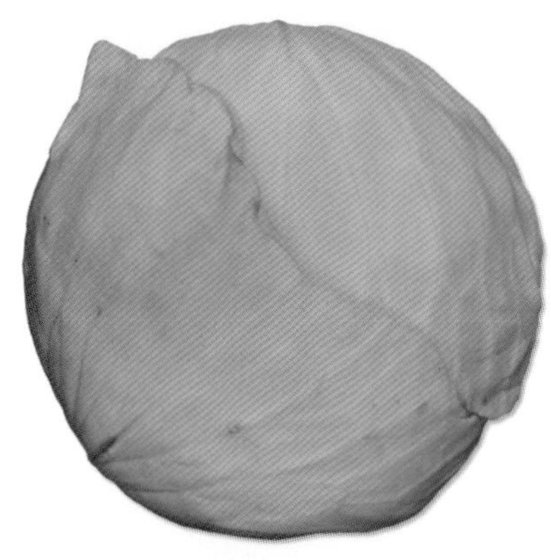

Bao cai 包 菜

Brassicae Capitatae Folium
[英]Wild Cabbage Leaf

【别名】蓝菜、西土蓝、椰菜、卷心菜、甘蓝。

【来源】为十字花科植物甘蓝 *Brassica oleracea* L.var. *capitata* L. 的叶。

【植物形态】二年生草本。一年生茎肉质，无分枝；基生叶多数，纸质而柔嫩，叶片长圆状倒卵形或近圆形，层层包裹，成球状体、心状体或扁圆形，外层叶片淡蓝绿色，被白粉，肉质叶片乳白色，长和宽达 30cm，基部骤窄。二年生茎有分枝，具茎生叶，基生叶蓝绿色，具白粉，质厚，叶片宽椭圆形或长椭圆形，全缘或边缘具浅锯齿，基部具浅耳；茎上部叶有明显锯齿，基部抱茎；最上部叶线形。总状花序顶生或腋生，花大；萼片 4，黄绿色，光滑无毛，基部成囊状；花瓣 4，乳黄色，瓣片为宽椭圆状卵形或长椭圆形，先端钝圆，基部具细长爪；雄蕊 6，4 长 2 短；雌蕊 1，子房圆柱形，花柱略细，柱头膨大，具缘。长角果圆柱形，具短喙。种子圆球形。

【分布】广西全区均有栽培。

【采集加工】多于夏、秋季采收，鲜用。

【药材性状】茎肉质且短，扁平圆形或圆锥形，直径 10~40cm，被层层叶片包被。叶片自外层向内渐小，鲜时圆形、倒卵形或阔肾形，主脉较宽；外层叶片绿色或蓝绿色，内层叶片乳白色，全缘或边缘具浅钝齿，质厚；干燥叶片淡黄棕色，质薄。气微，味淡。

【品质评价】鲜叶以片大、乳白色、质厚者为佳。

【化学成分】本品根含葡萄糖豆瓣菜素（gluconasturtiin）。全株含有 11 种葡萄糖异硫氰酸酯类（glucosinalates），其水解产物中有异硫氰酸-4-甲亚硫酰基丁酯（4-methyl sulfinyl butyl-*iso*-thiocyanate），异硫氰酸烯丙酯（allyl-*iso*-thiocyanate），告伊春（goitrin），异硫氰酸-3-甲亚硫酰基丙酯（3-methyl sulfinyl propyl-*iso*-thiocyanate）等。还含 22-去氢菜油甾醇（22-dehydrocampesterol），菜子甾醇（brassicasterol）。种子有的含葡萄糖异硫氰酸酯的量比全株高 10 倍。种子油含大量芥酸（erucic acid），亚油酸（linoleic acid）和亚麻酸（linolenic acid）[1]。

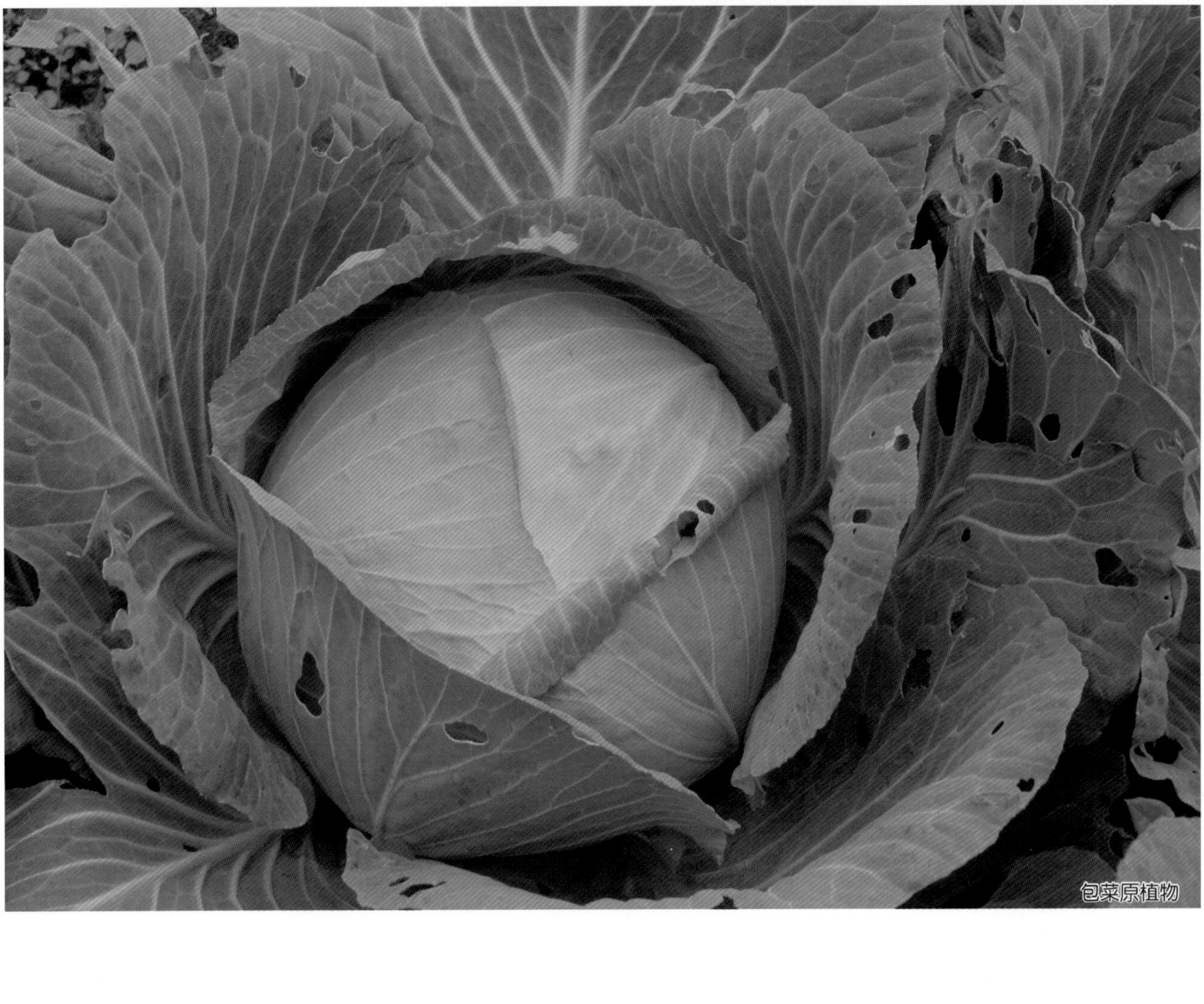

包菜原植物

包菜药材

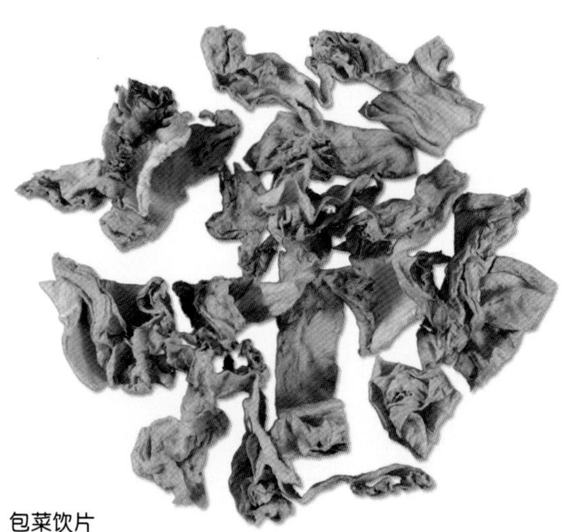

包菜饮片

【药理作用】

1. 抗肿瘤　连续 42 天给雌性小鼠饲以甘蓝芽，可退化 7,12-二甲苯蒽诱发的肿瘤 [2]。

2. 对消化道作用　甘蓝（叶）粉水提取物可降低阿司匹林诱发的大鼠消化道溃疡数，增加己糖胺水平，这主要由于降低胃酸和增加消化道的胃蛋白酶而引起 [3]。

3. 降低胸腺重量　雄性幼鼠饲以甘蓝，3~4 周后，可降低胸腺重量 [4]。

4. 毒理　用长颈瓶培养的甘蓝子可产生真菌毒素，这些毒素对人类呈现高毒危险性 [5]。

【性味归经】味甘、性平。归肝、胃、肾经。

【功效主治】清利湿热，散结止痛。主治湿热黄疸，消化性溃疡疼痛，关节不利。

【用法用量】内服：绞汁饮，200~300ml；或适量拌食、煮食。

【使用注意】孕妇忌服。

【经验方】

1. 上腹胀气隐痛　卷心菜 500g，加盐少许。清水煮熟，每日分 2 次服用。（《家庭食疗药膳手册》）

2. 胃和十二指肠溃疡　甘蓝鲜叶捣烂取汁 200~300ml，略加温。饭前饮服，每日 2 次，连服 10 天为 1 个疗程(《福建药物志》)

3. 甲状腺肿大，甲亢　生卷心菜拌食，不拘数量，长期服用。（《家庭食疗药膳手册》）

【参考文献】

[1] 国家中医药管理局《中华本草》编委会 . 中华本草 . 上海：上海科学技术出版社，1999：2323.

[2] Stoews, G Sl. Cancer Letl, 1988, 39（2）：199.

[3] Akhtac M Sl. J Ethnopharmacol, 1989, 27（1-2）：153.

[4] Miller K W. Drug Chem Toxicol, 1983,6（1）：93.

[5] Chakraberti D K. Mycopatbologia, 1987, 97（2）：69.

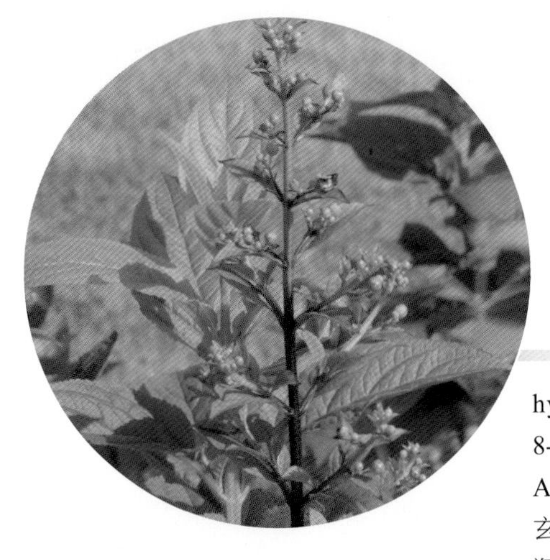

玄参

Xuan shen

Scrophulariae Radix
[英]Figwort Root

【别名】逐马、馥草、黑参、野脂麻、元参、山当归、水萝卜。

【来源】为玄参科植物玄参 *Scrophularia ningpoensis* Hemsl. 的根。

【植物形态】多年生草本。根肥大，近圆柱形，下部常分枝，皮灰黄或灰褐色。茎直立，四棱形，有沟纹，光滑或有腺状柔毛。下部叶对生，上部叶有时互生，均具柄；叶片卵形或卵状椭圆形，长 7~20cm，宽 3.5~12cm，先端渐尖，基部圆形成近楔形，边缘具细锯齿，无毛，背面脉上有毛。聚伞花序疏散开展，呈圆锥形；花序轴和花梗均被腺毛；萼 5 裂，裂片卵圆形，先端钝，边缘膜质；花冠暗紫色，管部斜壶状，先端 5 裂，不等大；雄蕊 4，二强，另有一退化雄蕊，呈鳞片状，贴生于花冠管上；深绿色或暗绿色，萼宿存。

【分布】广西全区均有栽培。

【采集加工】栽种 1 年，于 10~11 月采挖，挖起全株，摘下块根，晒至半干时，堆积盖草压实，经反复堆晒，待块根内部变黑，再晒至全干。

【药材性状】根类圆柱形，中部略粗，或上粗下细，有的微弯似羊角状，长 6~20cm，直径 1~3cm。表面灰黄色或棕褐色，有明显纵沟或横向皮孔，偶有短的细根或细根痕。质坚实，难折断，断面略平坦，乌黑色，微有光泽。有焦糖气，味甘微苦。以水浸泡，水呈墨黑色。

【品质评价】以条粗壮、坚实、断面乌黑色者为佳。

【化学成分】本品主要含有环烯醚萜，苯丙素苷，有机酸及挥发油等成分。

环烯醚萜类成分主要有哈帕苷即爪钩草苷（harpagide）[1,2,3]，玄参苷即爪钩草酯苷（harpagoside）[1,3]，玄参环醚即 7- 羟基 -9- 羟甲基 -3- 氧 - 双环 [4.3.0]-8- 壬烯（7-hydroxy-9-hydroxymethyl-3-oxo-bicyclo[4.3.0]-8-nonene）等，玄参种苷 A（ningposide A），玄参种苷 B（ningposide B）[1]，玄参种苷元（ningpogenin）[1,2]，1- 去羟基 -3，4- 二氢桃叶珊瑚苷元（1-dehydroxy-3，4-dihydroaucubigenin）[4]，6′-*O*- 乙酰哈帕苷，京尼平苷（geniposide），毛蕊花苷（verbascoside）[2]，桃叶珊瑚苷（aucubin），6-*O*- 甲基梓醇（6-*O*-methylcatalpol）[5]，*O*- 甲基梓醇（*O*-methylcatalpol），士可玄参苷 A（seropolioside A）[3]，iridol acetone[6]，8-*O*- 阿魏酰爪钩草苷（8-*O*-feruloylharpagide），8-*O*-（2- 羟基 - 肉桂酰）哈帕苷 [8-*O*-（2-hydroxy-cinnamoyl）harpagide]，6-*O*-*α*-D-galactopyranosylharpagoside[7]。

苯丙素类成分主要有 angroside C[2,3,8,9]，4-*O*-（对甲氧基肉桂酰基）-*α*-L- 鼠李糖 [4-*O*-（*p*-methoxycinnamoyl）-*α*-L-rhamnopyranose][3]，cistanoside F，sibirioside A 及 *O*- 反式肉桂酰基 -1-*O*-

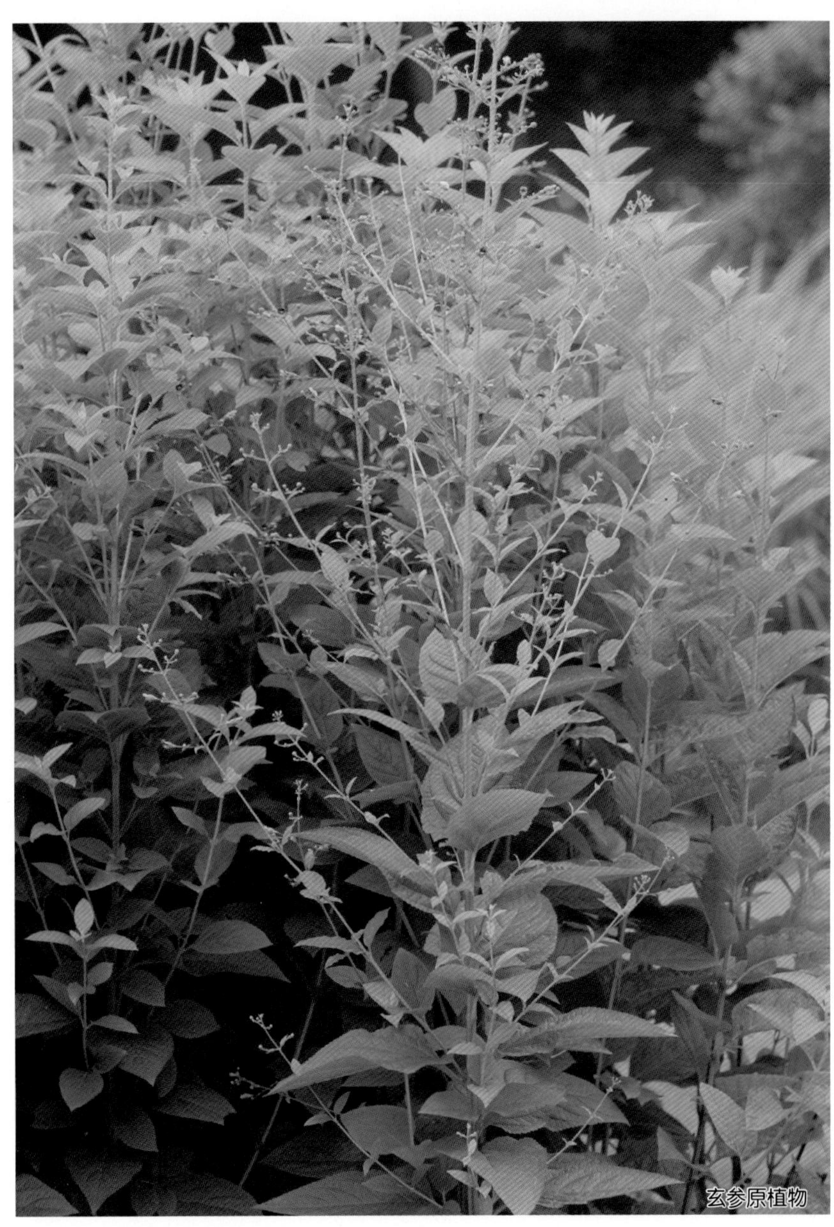
玄参原植物

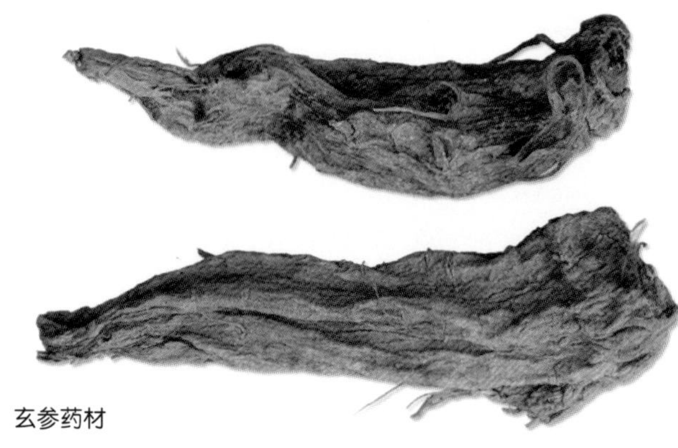

玄参药材

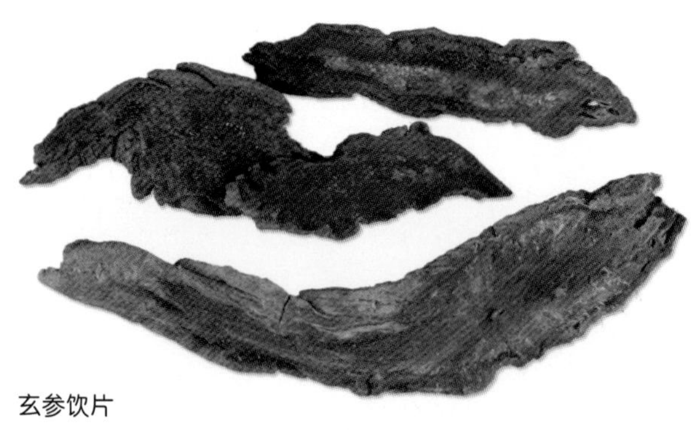

玄参饮片

α-D-呋喃果糖基-β-D-吡喃葡萄糖，4-O-咖啡酰基-3-O-α-L-吡喃鼠李糖基-D-吡喃葡萄糖[8]，cistanoside D, acteoside 和 decaffeoylacteoside[9]。

有机酸类成分主要有肉桂酸（cinnamic acid）[3,10]，4-羟基-3-甲氧基苯甲酸，对甲氧基肉桂酸，熊果酸（ursolic acid），4-羟基-3-甲氧基肉桂酸[11]，齐墩果酮酸（oleanonic acid），熊去氧胆酸（ursoloni acid），3-羟基-4-甲氧基-苯甲酸（3-hydroxy-4-methox-benzoic acid），5-羟甲基-2-呋喃醛（5-hydroxymethyl-2-furfural）等[10]。

另外本品还有含有甾醇类化合物：β-谷甾醇-3-O-β-D-吡喃葡萄糖苷（β-sitosterol-3-O-β-D-glcopyranoside），β-谷甾醇；糖类化合物：葡萄糖，果糖，蔗糖[2]；二萜类化合物：柳杉醇（sugiol）[6]。其挥发油的主要成分是脂肪酸，如棕榈酸（palmitic acid），亚油酸（linoleic acid）等[12]。

【药理作用】

1. 抗血小板聚集　玄参中的苯丙素苷 XS-8、XS-10 和环烯醚萜苷 XS-6、XS-7 在 0.5mmol/ L 下都有抗血小板聚集作用，但苯丙素苷作用较强[13]。苯丙素苷 XS-8 对血浆中的血栓素 B_2（TXB_2）和 6-酮-前列腺素均有降低作用，但对 TXB_2 的降低作用更明显，可能都是其抗血小板聚集的机制。玄参的亲脂性成分亦有抑制血小板聚集的作用，相同剂量条件下玄参醚提取、醇提物、水提物的抑制率分别为 55.5%、40.5%、51.9%，三者都有降低血小板聚集率的作用[14]。

2. 降血压　玄参水浸液、醇提液和煎剂均有降血压作用。玄参醇提液静注可使麻醉猫的血压随即下降，血压平均下降 40.5%。煎剂对肾性高血压犬的降压作用更明显。降压机制可能与扩张血管有关[15]。

3. 抗氧化　玄参中苯丙素苷类抗氧活性比环烯醚萜类强。苯丙素苷 XS-8 与 XS-10 对脱氧核苷酸羟基加成自由基产生修复作用，而环烯醚萜苷 XS-6 与 XS-7 在相同条件下作用不明显[16]。对红细胞氧化性溶血四者均有抑制作用，且前两者强于后两者[17]。

4. 抗炎　玄参对巴豆油致炎引起小鼠耳壳肿胀，蛋清、角叉菜胶和眼镜蛇毒诱导引起大鼠足跖肿胀，小鼠肉芽肿的形成均有抑制作用[18]。

5. 扩张冠状动脉　玄参醇浸膏液能增加离体兔心冠状动脉流量，对心率、心收缩力有轻度抑制。玄参能增加小鼠心肌营养性血流量，并对小鼠垂体后叶素所致的冠状动脉收缩有对抗作用[19]。

6. 抗菌　玄参根和叶杀菌作用比较弱，其最低杀菌浓度均需 50mg/ml 以上。玄参叶的抑菌效力较根强，尤对金黄色葡萄球菌有效，对白喉、伤寒杆菌次之，对乙型链球菌等作用差[20]。

7. 增强免疫　玄参中环烯醚萜类成分哈帕酯苷皮下注射能使阴虚小鼠抑制的免疫功能恢复，哈帕苷和哈帕酯苷均能促进阴虚小鼠体外脾淋巴细胞增殖[21]。玄参能升高正常及环磷酰胺所致免疫功能抑制条件下小鼠白细胞数和胸腺指数[22]。

8. 促纤溶　玄参醚、醇、水提取物对纤溶酶原激活物抑制物-1 都有降低作用，其中玄参石油醚提取物作用最强[23]。

9. 改善血液流变性　玄参提取液可改善缺血 2h 后皮层血流量，5mg/kg 对缺血各时间点的血流改善均有作用[24]。

10. 抗脑缺血损伤　玄参提取物对大鼠脑缺血有保护作用，静注玄参提取物可减少缺血 24h 后大鼠的脑梗死体积，改善神经功能，此作用可能与提高脑血流量有关[15]。

11. 镇痛　玄参口服液对醋酸所致小鼠扭体反应有抑制作用，且作用与剂量有一定的依赖关系[18]。

12. 保肝　玄参中苯丙素苷 XS-10 对 D-氨基半乳糖造成的肝细胞损伤有保护作用，且能抑制肝细胞凋亡。抗肝损伤细胞凋亡可能与其调控肝细胞凋亡相关基因有关[25]。

13. 毒理　玄参叶较玄参毒性小。玄参叶半数致死量（LD_{50}）的 95% 可信限为 19.35~24.63g/kg，最小致死量为 15.4g/kg。玄参 LD_{50} 的 95% 可信限为 15.99~19.81g/kg，最小致死量为 10.8g/kg。两者均无蓄积作用[20]。

【临床研究】

1. 慢性咽炎　治疗组用咽炎宝煎剂（玄参、柴胡、夏枯草、生地、桔梗等），每次 1 袋，每天 3 次，10 天 1 个疗程。结果：治疗 2000 例，1 个疗程治愈 587 例，2 个疗程治愈 1162 例，3 个疗程好转 212 例，无效 39 例，总有效率达 98%[26]。

2. 慢性便秘　治疗组用舒通汤（玄参 30g，麦冬、生地各 24g，杏仁、枳壳各 6g，大黄 3g，火麻仁、郁李仁各 12g）连服 10 天为 1 个疗程。对照组用番泻叶 6g，1 剂/天，沸水浸泡，代茶频服，连服 10 天为 1 个疗程。随访半年至 2 年。结果：治疗组 230 例，治愈 125 例，治愈率 54.3%，显效 96 例，无效 9 例，总有效率 96.1%；对照组 186 例，治愈 48 例，治愈率 25.8%，显效 93 例，无效 45 例，总有效率 75.8%。治疗组疗效优于对照组（$P<0.05$）[27]。

3. 产后缺乳　治疗组用促生乳口服液［玄参 100g，当归 140g，地黄 100g，穿山甲（沙烫醋淬）60g，知母 40g，党参、黄芪（蜜炙）、麦冬、王不留行、通草各 20g。制成合剂，每瓶 100ml］，于产后 24h 口服 100ml/ 次，每天 2 次，1 周为 1 个疗程，并根据产妇乳汁分泌情况增减治疗。对照组在喂奶前 2~3min，采用缩宫素（缩宫素注射液）滴鼻，3 滴 / 次，同时口服黄芪口服液，1 支 / 次，2 次 / 日。结果：治疗组 100 例，总有效率为 94%；对照组 100 例，总有效率为 78%。治疗组明显优于对照组（$P<0.01$），且治疗组用药后 12h 内有初乳分泌，哺乳情况良好；对照组 12h 内无初乳[28]。

【性味归经】味甘、苦、咸，性微寒。归肺、胃、肾经。

【功效主治】清热凉血，滋阴降火，解毒散结。主治温热病热入营血，身热烦渴，虚烦不寐，发斑，舌绛，津伤便秘，咽喉肿痛，瘰疬痰核，痈疽疮毒。

【用法用量】内服：煎汤，9~15g；或入丸、散。外用适量，捣敷或研末调敷。

【使用注意】脾虚便溏或有湿邪者禁服。

【经验方】

1. 鼻中生疮　用玄参，水渍软，塞鼻中，或为末涂之。（《卫生易简方》）
2. 解诸热，消疮毒　玄参、生地黄各一两，大黄（煨）五钱。上为末，炼蜜丸。灯心、淡竹叶汤下，或入砂精少许亦可。（《补要袖珍小儿方论》）
3. 口舌生疮，久不愈　玄参、天门冬（去心，焙）、麦门冬（去心，焙）各一两。捣罗为末，炼蜜和丸，如弹子大。每以绵裹一丸，含化咽津。（《圣济总录》玄参丸）
4. 急喉痹风，不拘大人、小儿　玄参、鼠黏子（半生半炒）各一两。为末，新汲水服一盏。（《太平圣惠方》）
5. 主阴阳偏胜，火有余而水不足，遇事或多言则心烦，常感胸中扰攘，纷纭而嘈杂　玄参、麦冬各二两。水煎服。（《辨证录》玄冬汤）
6. 夜卧口渴喉干　用黑元参二片含口中，即生津液。（《吉人集验方》）
7. 阳明温病，无上焦证，数日不大便，当下之，若其人阴素虚，不可行承气者　玄参一两，麦冬（连心）八钱，生地黄八钱。水八杯，煮取三杯，口干则与饮令尽。不便，再作服。（《温病条辨》增液汤）
8. 气虚血壅，小便赤浊，似血非血，似溺非溺，溺管疼痛　玄参、车前子各一两。水煎服。（《辨证录》玄车丹）

【参考文献】

[1] 国家中医药管理局《中华本草》编委会 . 中华本草 . 上海：上海科学技术出版社，1999：6395.

[2] 邹臣亭，杨秀伟 . 玄参中一个新的环烯醚萜糖苷化合物 . 中草药，2000，31（4）：241.

[3] 张雯洁，刘玉青，李兴从，等 . 中药玄参的化学成分 . 云南植物研究，1994，16（4）：407.

[4] Kajimoto T, Hidaka M, Shoyama K. Iridoids from Scrophularia ningpoensis.Phytochemistry,1989,28（10）:2701.

[5] Qian JF, Hunkler D, Rimpler H. Iridoid-related aglycon and its glycosides from Scrophularia ningpoensis. Phytochemistry,1992,31（3）: 905.

[6] 李医明，蒋山好，朱大元，等 . 玄参中微量单萜和二萜成分 . 解放军药学学报，2000，16（1）：22.

[7] Li YM, Jiang SH, Gao WY, et al. Iridoid glycosides from Scrophularia ningpoensis. Phytochemistry,1999, 50（1）:101.

[8] Li YM, Jiang SH, Gao WY, et al.Phenylpropanoid glycosides from Scrophularia ningpoensis. Phytochemistry,2000,54（8）: 923.

[9] 李医明，蒋山好，高文运，等 . 玄参中的苯丙素苷成分 . 中草药，1999，30（7）：487.

[10] Nguyen AT, Jeanine F, Malonne H, et al.A sugar ester and an iridoid glycoside from Scrophularia ningpoensis.Phytochemistry, 2005, 66（10）:1186.

[11] 李医明，蒋山好，高文运，等 . 玄参的脂溶性化学成分 . 药学学报，1999，34（6）：448.

[12] Mitsuo M, Yoshiharu O. Volatile components from the roots of Scrophularia ningpoensis Hemsl. Flavour an Fragrance Journal,2003,18（5）: 398.

[13] 李医明，曾华武，贺祥，等 . 玄参中环烯醚萜苷和苯丙素苷对 LTB4 产生及血小板聚集的影响 . 第二军医大学学报，1999，20（5）：301.

[14] 黄才国，李医明，贺祥，等 . 玄参中苯丙素苷 XS-8 对兔血小板 cAMP 和兔血浆中 PGI_2/TXA_2 的影响 . 第二军医大学学报，2004，25（8）：920.

[15] 胡瑛瑛，黄真 . 玄参的化学成分及药理作用研究进展 . 浙江中医药大学学报，2008，32（2）：269.

[16] 李医明，韩镇辉，蒋山好，等 . 玄参中苯丙素苷对脱氧核苷酸羟基加成自由基的快速修复作用 . 中国药理学报，2000，21（12）：1125.

[17] 李医明，曾华武，贺祥，等 . 玄参提取物的抗炎和抗氧活性 . 第二军医大学学报，1999，20（9）：614.

[18] 翁东明，李黄彤，李亚伦，等 . 玄参口服液的药效学研究 . 海峡药学，1995，7（4）：14.

[19] 龚维桂，钱伯初，许衡钧，等 . 玄参对心血管系统药理作用的研究 . 浙江医学，1981，3（3）：11.

[20] 陈少英，贾丽娜，刘德发，等 . 玄参叶的抗菌和毒性作用 . 福建中医药，1986，17（4）：57.

[21] 谢丽华，刘宏宇，钱瑞琴，等 . 哈帕苷和哈帕酯苷对阴虚小鼠免疫功能及血浆环化核苷酸的影响 . 北京大学学报（医学版），2001，33（3）：283.

[22] 毛小平，陈彩琼，毛晓健，等 . 玄参与黄芪配伍的实验研究 . 云南中医学院学报，1997，20（2）：126.

[23] 倪正，蔡雪珠，黄一平，等 . 玄参提取物对大鼠血液流变性、凝固性和纤溶活性的影响 . 中国微循环，2004，8（3）：152 .

[24] Huang Q,Gong Q Y,Yao MH. Protective effect of Scrophularia ningpoensis ext racts on cerebral ischemia injury in rats.Chin J New Drugs Clin Rem,2004,23（6）:323.

[25] 孙奎，姜华 . 玄参中苯丙素苷对肝细胞损伤保护作用的研究 . 药学实践杂志，2002，20（4）：234.

[26] 周文学 . 自拟咽炎宝煎剂治疗慢性咽炎 2000 例 . 西南国防医药，2005，15（6）：632.

[27] 李清 . 舒通汤治疗慢性便秘 230 例 . 陕西中医，2006，27（3）：305.

[28] 黄少丽 . 促生乳口服液治疗产妇缺乳 100 例 . 中国妇幼保健，2005，20（17）：2269.

Ban zhi lian 半枝莲

Scutellariae Barbatae Herba
[英]Barbed Skullcap Herb

【别名】水韩信、耳挖草、狭叶韩信草。

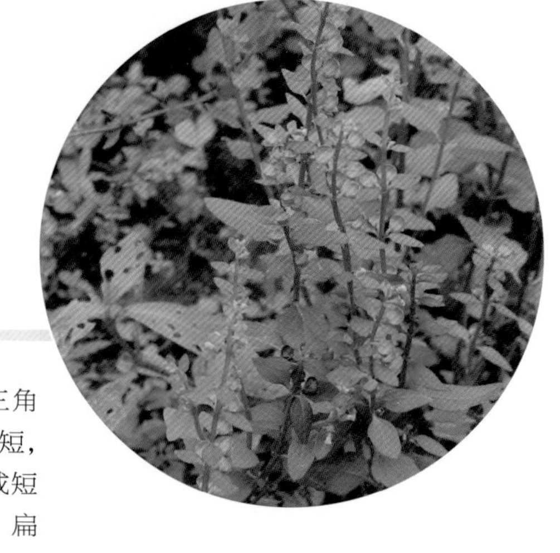

【来源】为唇形科植物半枝莲 *Scutellaria barbata* D.Don 的全草。

【植物形态】多年生草本。茎四棱形。叶对生；叶片卵形，三角状卵形或披针形，长 1~3cm，宽 0.4~1.5cm，先端急尖或稍钝，基部宽楔形或近截形，边缘具疏浅钝齿，上面橄榄绿色，下面带紫色。花对生，偏向一侧；花萼外面沿脉有微柔毛，裂片具短缘毛；花冠蓝紫色，外被短柔毛，花冠筒基部囊状增大，向上渐宽，上唇盔状，下唇较宽，中裂片梯形，侧裂片三角状卵形；雄蕊 4，前对较长，后对较短，花盘盘状，前方隆起，后方延伸成短子房柄；子房 4 裂。小坚果褐色，扁球形，具小疣状突起。

【分布】广西主要分布于上林、金秀、桂平、平南、藤县、昭平等地。

【采集加工】全年均可采收，洗净，切段，晒干。

【药材性状】根纤细。茎四棱形，表面黄绿色至暗紫色。叶对生，皱缩，展平后呈卵状披针形，长 1.5~3cm，宽 0.5~1cm，被疏柔毛，上面深绿色，下面灰绿色；枝顶有偏于一侧的总状花序，具残存的宿萼，有时内藏 4 个小坚果。茎质软，易折断。气微，味苦涩。

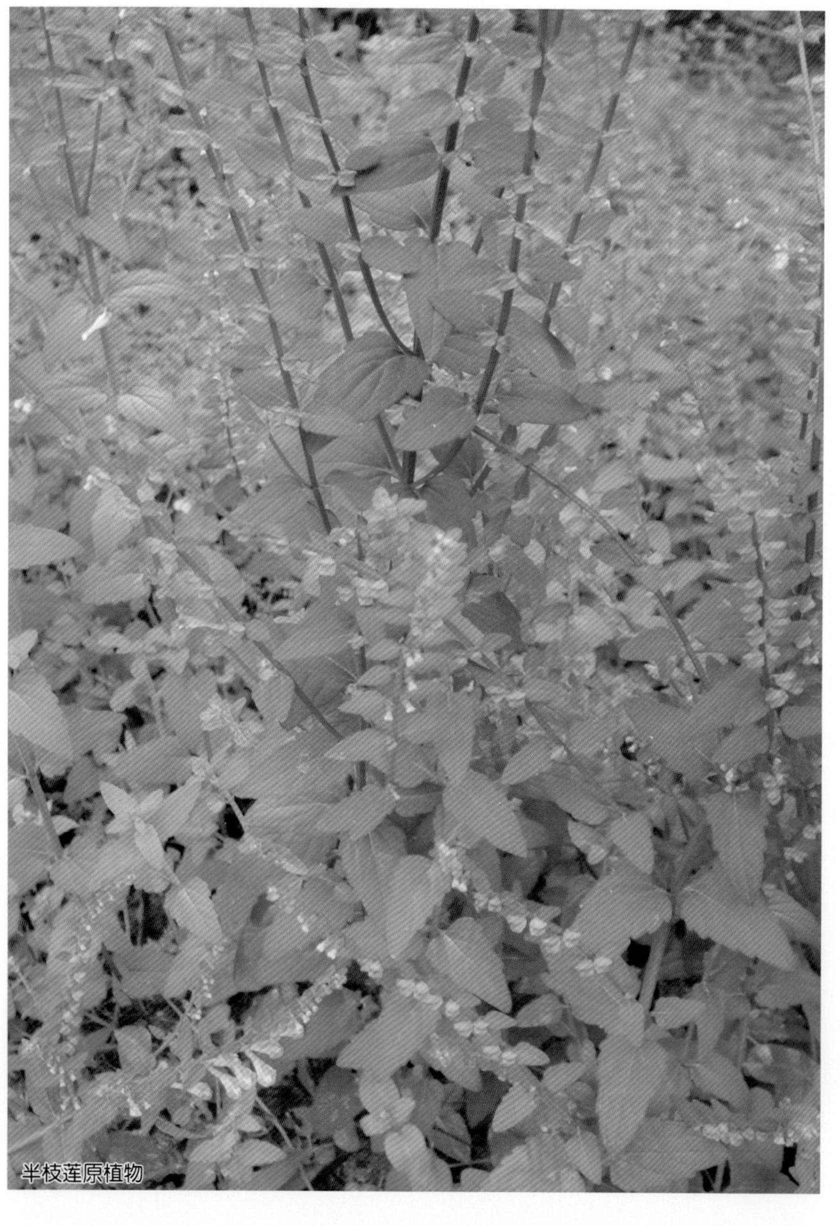
半枝莲原植物

【品质评价】以色绿、味苦者为佳。

【化学成分】本品含有黄酮类化合物，有机酸类化合物，生物碱和挥发油等成分。

黄酮类成分主要有红花素（carthamidin），异红花素（*iso*-carthamidin），高山黄芩素（scutellarein），高山黄芩苷（scutellarin），汉黄芩素（wogonin），半枝莲素（rivularin），半枝莲种素（scutervulin），柚皮素（naringenin），粗毛豚草素（hispidulin），圣草素（eriodictyol），5,7,4′- 三羟基 -8- 甲氧基黄烷酮（5,7,4′-trihydroxy-6-methoxy flavanone），4′- 羟基汉黄芩素（4′-hydroxywogonin），7- 羟基 -5,8- 二甲氧基黄酮（7-hydroxy-5,8-dimethoxy flavone）[1]，印黄芩素（scutellarein），印黄芩苷（scutellarin）[2,3]，4′- 羟基汉黄芩素（4′-hydroxywogonin）[4]，木犀草素（luteolin），芹菜素（apigenin）[5]，芹菜素 -7-*O*-*β*- 葡萄糖苷（apigenin-7-*O*-*β*-glucoside），芹菜素 -7-*O*- 葡萄糖醛酸乙酯（ethyl-7-*O*-apigenin-glucuronate），芹菜素 -7-*O*- 新陈皮糖苷（apigenin-7-*O*-neohesperidoside）[6]，6-羟基香豆素（6-hydroxycoumarin）[7] 等。

有机酸类成分主要有对 - 香豆酸（*p*-coumaric aicd），原儿茶酸（protocatechuic acid），熊果酸（ursolic acid）[1]，香草酸（vanillic acid），异香草酸（*iso*-vanillic acid）[7]，苯甲酸（benzoic acid），肉桂酸（cinnamic acid），绿原酸（chlorogenic acid）[8] 等。

本品含抗肿瘤成分反式-1-（4′-羟基苯基）-丁烯-3-酮[*E*-1-（4′-hydroxyphenyl）-butylene-3-one][9]和半枝莲多糖（SBP）[10]。此外本品还含有生物碱类成分半枝莲碱A（scutebarbatine A）[11]；挥发油类成分薄荷醇（menthol），芳樟醇（linalool），*α*-萜品醇（*α*-terpineol）和麝香草酚（thymol）等[12]。

【药理作用】

1. 抗癌　半枝莲醇提物对小鼠肉瘤S180和小鼠肝癌H22细胞具有抗肿瘤作用[13]，可诱导人髓系白血病K562细胞株的凋亡[14]。半枝莲能提高宫颈癌Hela细胞内基础钙的水平。半枝莲中所含黄酮类成分与Fe、Mn、Cu、Zn等金属离子形成的络合物具有更强的药效，且半枝莲中Zn/Cu比值趋势与癌症病人血清中的相反，可能有助于调节体内Cu、Zn平稳，以达到抗癌目的[15]。

2. 抗菌　半枝莲50%醇提物对金黄色葡萄球菌、福氏痢疾杆菌、伤寒杆菌、铜绿假单胞菌、大肠杆菌等有抑制作用。半枝莲含的芹黄素对甲氧西林耐药金黄色葡萄球菌、甲氧西林敏感金黄色葡萄球菌的抗菌活性为31.3~50.0mg/L，但对革兰阴性菌无抗菌活性，对葡萄球菌显示选择性抗菌作用[16]。

3. 抗诱变　半枝莲水煎液可对抗4-甲基亚硝胺基-1-（3-吡啶基）-1-丁酮的致突变作用，使沙门菌回复实变数减少[17]。半枝莲对丝裂霉素C诱导的染色体损伤有防护作用，可降低丝裂霉素引起的小鼠微核和姊妹染色体交换的升高[18]。

4. 抗病毒　半枝莲中的5,7,4′-三羟基-8-甲氧基黄酮对流感病毒唾液酸酶活性的抑制率为50%（IC_{50}为55μmol）。该化合物体内对流感病毒A/PR/8/34有强烈的抑制作用[19]。半枝莲水提物体外对乙型肝炎病毒的生长有中等强度的抑制作用[20]。

5. 对免疫系统作用　半枝莲多糖在体外可促进刀豆素A诱导的小鼠脾细胞转化，体内给药可增加小鼠外周血淋巴细胞中酯酶阳性细胞的百分率，增强小鼠对二硝基苯的迟发型变态反应。但大剂量注射有抑制小鼠胸腺指数的作用，对脾指数无影响[21]。

6. 抗衰老　半枝莲多糖对脂质过氧化物有明显的抑制作用，且剂量、纯度与抑制率之间成正比关系。半枝莲多糖对小鼠体内的负氧自由基有清除作用，且剂量与清除率之间成正比关系，但是纯度却与清除率成反比。半枝莲多糖对超氧化物歧化酶的活力有一定的增强影响[22]。

7. 解热　半枝莲的水煎剂对皮下注射干酵母引起的发热大鼠有解热作用，并有一定的剂量依赖关系[23]。印黄芩苷为半枝莲解热作用的主要成分，其作用的方式与半枝莲相似[24]。

8. 抗突变　半枝莲可以对抗香烟焦油凝聚物对淋巴细胞DNA的损伤，起到保护淋巴细胞DNA的作用[25]。

9. 抑制晶体醛糖还原酶（AR）　半枝莲中所含的红花素对猪晶体AR有较强的非竞争性抑制作用，且毒性低[26]。

10. 祛痰平喘　半枝莲中所含的红花素可对抗由组胺引起的平滑肌收缩作用，同时具祛痰作用[3]。

11. 其他作用　肝脏能分解排泄毒物与Mn功能有关，半枝莲中Mn的含量很高，故推测半枝莲的清热解毒功效与Mn的含量较高有关[15]。

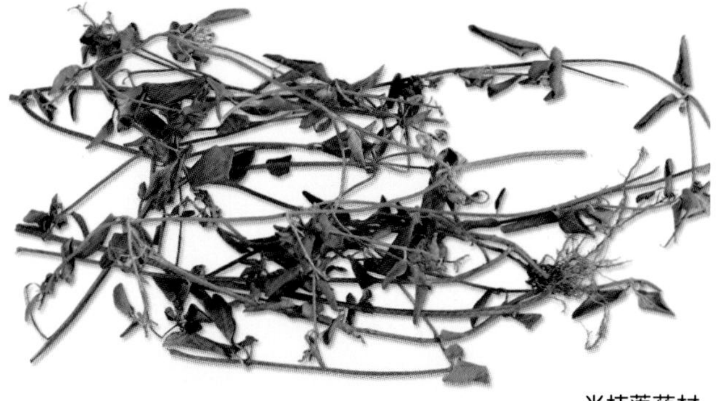

半枝莲药材

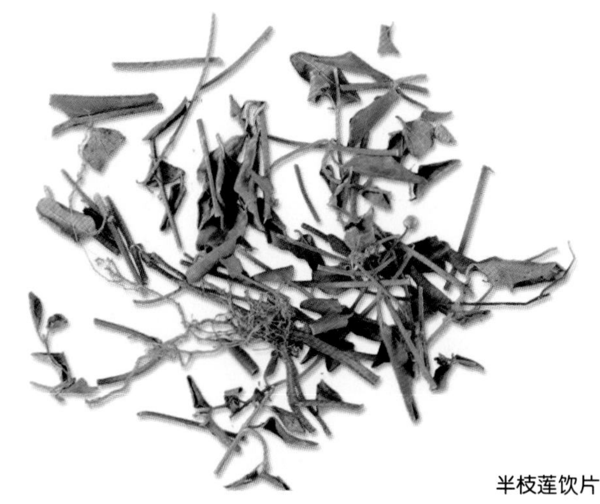

半枝莲饮片

【临床研究】

1. 慢性胃炎　治疗组用半枝莲和白花蛇舌草为主药中医辨证施治，胃热型16例，佐以石膏、石斛等；肝胃不和型21例，加疏肝和胃之柴胡、香附等；脾胃阴虚型17例，加滋阴养胃的沙参、麦冬等；脾胃虚寒型6例，配温中散寒行气止痛的良姜、香附等；脾胃虚弱型19例，加补中健脾的党参、炒白术等；气滞血瘀型8例，加活血理气的丹参、白芍等，吞服三七粉每次6g或云南白药每次3g，每日2次。对照组服用西药吗丁啉、胃膜素、羟氨苄青霉素等做同疗程比较。结果：治疗组87例，有效率达100%，治愈率为89.7%；对照组46例，有效率82.2%，治愈率54.3%。治疗组有效率、治愈率均明显高于对照组（$P<0.01$）[27]。

2. 尿血　用半枝莲汤（半枝莲15~30g，知母10g，黄柏12g，生黄芪15~30g，旱莲草15g，山萸肉10g，白茅根30g，并随证配伍）治疗。结果：治疗65例，临床治愈5例，显效17例，有效10例，无效3例，总有效率为95.4%[28]。

3. 鼻疖　用半枝莲、小叶青鲜全草各2株，重3~5g，清水洗净，捣烂如泥，加入75%酒精适量，氮酮2滴拌匀，敷在疖肿表面最隆起部，每隔4h更换1次，以3天为1个疗程判断疗效。结果：治疗36例，痊愈31例，好转2例，无效3例，总有效率为91.67%[29]。

【性味归经】味辛、苦，性寒。归肺、肝、肾经。

【功效主治】清热解毒，散瘀止血，利尿消肿。主治咽喉疼痛，肺痈，肠痈，热毒痈肿，毒蛇咬伤，跌打损伤，衄血，吐血，血淋，水肿，腹水。

【用法用量】内服：煎汤，15~30g，鲜品加倍；或入丸、散。外用适量，鲜品捣敷。

【使用注意】体虚及孕妇慎服。

【经验方】

1. 痈疽疔毒　半枝莲、蒲公英各 30g。水煎服。另用鲜半枝莲捣烂敷患处，干则更换。(《安徽中草药》)
2. 毒蛇咬伤　鲜半枝莲、观音草各 30~60g，鲜半边莲、鲜一包针各 120~240g。水煎服。另取上述鲜草洗净后加食盐少许，捣烂取汁外敷。(《浙江民间常用草药》)
3. 咽喉肿痛　鲜狭叶韩信草 20g，鲜马鞭草 24g，食盐少许。水煎服。(《福建中草药》)
4. 吐血、咯血、血淋及外伤出血　半枝莲 30~60g。水煎去渣，加蜂蜜调服，伤处用渣外敷。(《浙南本草选编》)
5. 肝炎　鲜半枝莲 15g，红枣 5 个。水煎服。(《浙江民间常用草药》)
6. 慢性肾炎水肿　半枝莲鲜草 30g。切细捣烂，同鸡蛋搅匀蒸熟，做成蛋饼，候冷敷脐部，每日 1 次，约敷 6h。(《浙南本草选编》)
7. 白带　半枝莲、鸡血藤各 30g，野菊花、爵床、白马骨各 15g。水煎服。(《福建药物志》)

【参考文献】

[1] 国家中医药管理局《中华本草》编委会．中华本草．上海：上海科学技术出版社，1999：6208.

[2] 王兆全．半枝莲化学成分的研究简报．中草药，1981，12（2）：67.

[3] 向仁德，郑今芳，姚志成．半枝莲化学成分的研究．中草药，1982，13（8）：345.

[4] 许凤鸣，王兆全，李有文．半枝莲化学成分的研究Ⅱ．中国现代应用药学，1997，14（6）：8.

[5] Sato. Yoich i, Suzaki Shiho, Nishikawa Takako, et al.Phytochemical flavones isolated from Scutellaria barbata and antibacterial activity against methicillin-resistant Staphylococcus aureus. J Ethnopharmacology, 2000, 72:483.

[6] 王文蜀，周亚伟，叶蕴华，等．半枝莲中黄酮类化学成分研究．中国中药杂志，2004，29（10）：957.

[7] 陈艳，张国刚，毛德双，等．半枝莲的化学成分研究（Ⅰ）．中国药物化学杂志，2008，18（1）：48.

[8] 仲浩，薛晓霞，姚庆强．半枝莲化学成分的研究．中草药，2008，39（1）：21.

[9] Ducki S, Hadfield JA, Lawrence NJ, et al. Isolation of *E*-1-（40-Hydroxyphenyl）-but-1-en-3-one from Scutellaria barbata. PlantaMed,1996, 62（2）: 185.

[10] 许益民，郭立伟，陈建伟．半枝莲多糖的分离、纯化及其理化性质．天然产物研究与开发，1992，4（1）：1.

[11] Wang ZQ, Xu FM, Yan XZ, et al. ScutebarbatineA, a new neoclerodane-type diterpenoid alkaloid from Scutellaria barbata. Chinese Chemical Letters,1996,7（4）: 333.

[12] Yu JQ, Lei JC, Yu HD, et al. Chemical composition and antimicrobial activity of the essential oil of Scutellaria barbata. Phytochemistry, 2004, 65: 881.

[13] 王刚．半枝莲醇提物抗肿瘤活性的研究．现代中西医结合杂志，2004，13（9）：1141.

[14] 谢珞琨，邓涛，张秋萍，等．半枝莲提取物诱导白血病 K562 细胞凋亡．武汉大学学报（医学版），2004，25（2）：115.

[15] 吴巧凤，孙纯莹，楼小红．半枝莲中铜、锰、锌的初级形态分析．广东微量元素科学，1996，3（1）：61.

[16] 蒋小刚，顾振纶．半枝莲的化学成分和药理作用．中国野生植物资源，2004，23（1）：3.

[17] 张春玲，胡俊峰，曲江斌，等 .Ames 试验检测几种中草药及绿茶的抗诱变作用．卫生毒理学杂志 ,2002，16（1）：66.

[18] 赵景春，高伟，梁宜萍，等．丹参和半枝莲对丝裂霉素 C 诱发小鼠 MN 和 SCE 的防护作用．癌变・畸变・突变，1994，6（6）：44.

[19] Takayuki N,Yukinori M,Tsuyoshi T.Inhibition of influenza virus sialidase and anti - influenza virus activity by plan flavonoids.Chem Pharm Bull,1990,38（5）:1329.

[20] 杨鉴英，刘燕玲，刘锡莹．中药抗乙型肝炎病的实验研究．中西医结合杂志，1989，9（8）：494.

[21] 陆平成，许益民．半枝莲多糖对细胞免疫的调节作用．南京中医药大学学报（自然科学版），1989，5（2）：32.

[22] 王转子，支得娟，关红梅．半枝莲多糖和白花蛇舌草多糖抗衰老作用的研究．中国兽医医药杂志，1999，18（4）：5.

[23] 佟继铭，陈光辉，高巍，等．半枝莲的解热作用实验研究．中国民族民间医药杂志，1999，8（3）：166.

[24] 佟继铭，刘玉玲，陈光晖，等．野黄芩苷的解热作用研究．承德医学院学报，1999，16（2）：101.

[25] 韩发彬，胡俊峰，徐厚铨，等．几种中草药及绿茶抗香烟焦油致突变作用．中华预防医学杂志，1997，31（2）：71.

[26] 赵惠红，胡书群，任孝衡，等．红花素对晶体醛糖还原酶的抑制作用．中国药理学与毒理学杂志，1993，7（2）：159.

[27] 罗开云．白花蛇舌草、半枝莲治疗慢性胃炎 87 例．中国中西医结合脾胃杂志，2000，8（2）：116.

[28] 都修波，和红霞．半枝莲汤治疗尿血 65 例．中国民间疗法，2001，9（9）：37.

[29] 王惠兴．半枝莲小叶青外敷治疗鼻疖 36 例．中国社区医师，2002，18（2）：40.

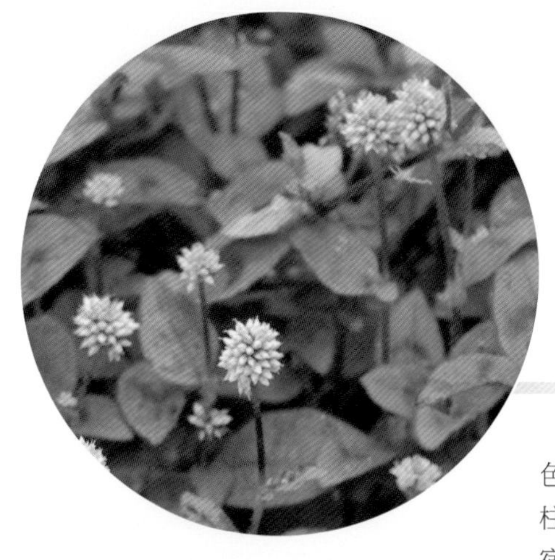

Tou hua liao 头花蓼

Polygoni Capitati Herba

[英]Capitate Knotweed Herb

【别名】雷公须、水绣球、草石椒、满地红、绣球草、小红蓼、小红藤、沙滩子、石荠草。

【来源】为蓼科植物头花蓼 *Polygonum capitatum* Buch.Ham. ex D. Don的全草。

【植物形态】多年生草本。枝由根状茎丛出，匍匐或斜升，分枝紫红色，节上有柔毛或近于无毛。单叶互生；叶柄短或近无柄，柄基耳状抱茎；托叶膜质，鞘状，被长柔毛；叶片卵形或椭圆形，长1.5~3cm，宽1~2cm，先端急尖，基部楔形，全缘，有缘毛，边缘叶脉常带红色。花序头状，单生或2个着生于枝的顶端，花序梗具腺毛；花小，淡红色，花被5深裂，裂片椭圆形，先端略钝；雄蕊8，基部有黄绿色腺体；子房上位，花柱上部3深裂，柱头球形。瘦果卵形，有3棱，包于宿存花被内；黑色，光泽。

【分布】广西主要分布于隆林、田林、凌云、南丹、都安、金秀、恭城等地。

【采集加工】全年均可采收，鲜用或晒干。

【药材性状】茎圆柱形，红褐色，节处略膨大并有柔毛，断面中空。叶互生，多皱缩，展平后呈椭圆形，长1.5~3cm，宽1~2cm，先端钝尖，基部楔形，全缘，具红色缘毛，上面绿色，常有人字形红晕，下面绿色带紫红色，两面均被褐色疏柔毛；叶柄短或近无柄；托叶鞘筒状，膜质，基部有草质耳状片。花序头状，顶生或腋生；花被5裂；雄蕊8。瘦果卵形，具3棱，黑色。气微，味微苦、涩。

【品质评价】以茎叶全、色黄绿、无杂质者为佳。

【化学成分】本品含苯甲醛（benzaldehyde），乙酸（acetic acid），24-羟基二十四烷-3-酮(24-hydroxytetracosanone-3-one)，29-羟基二十九烷-3-酮（29-hydroxynonacosanane-3-one），*β*-谷甾醇（*β*-sitosterol），没食子酸（gallic acid）[1]，槲皮素（quercetin），槲皮苷（quercitrin），陆地棉苷（hirsutine），槲皮素-3-*O*-（2″-没食子酰基）-鼠李糖苷[quercetin-3-*O*-（2″-galloyl）-rhamnoside][2]，3′,4′-亚甲二氧基-3,5,6,7,8,5′-六甲氧基黄酮

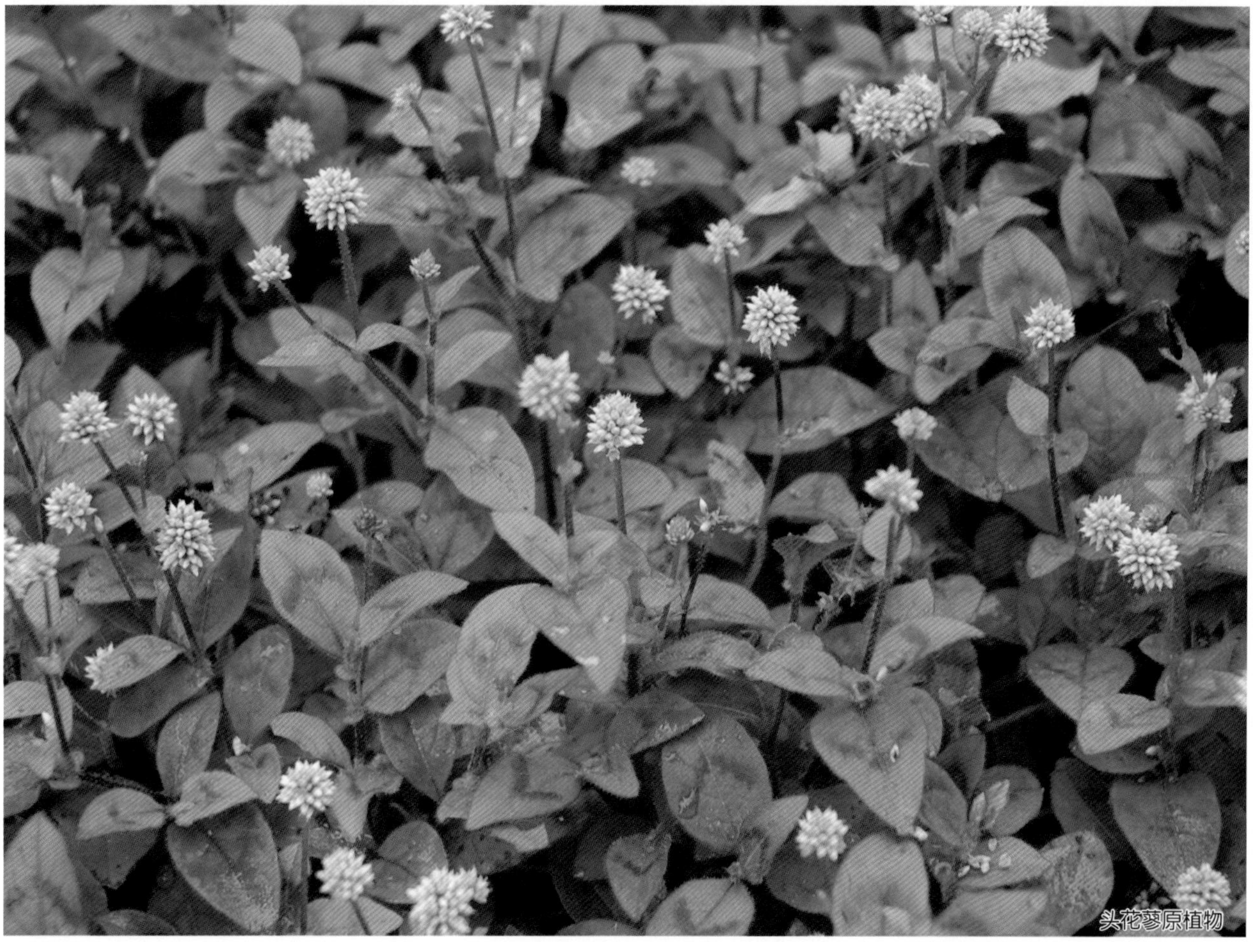

头花蓼原植物

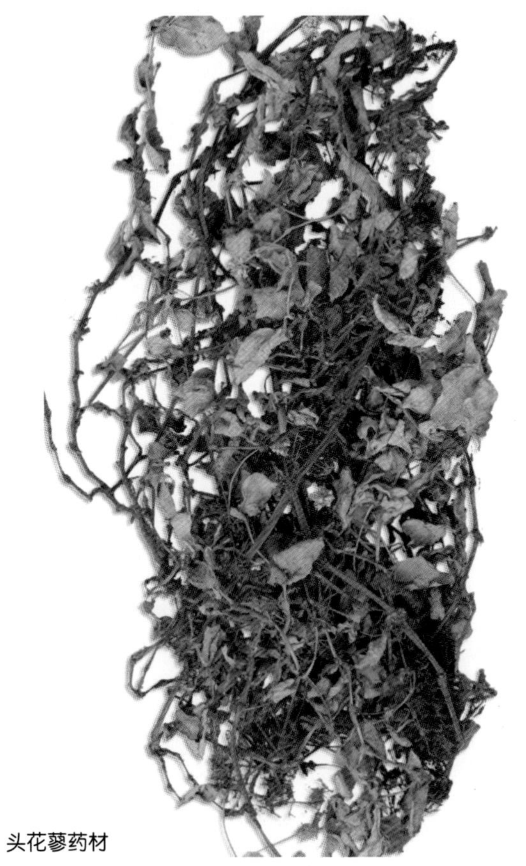
头花蓼药材

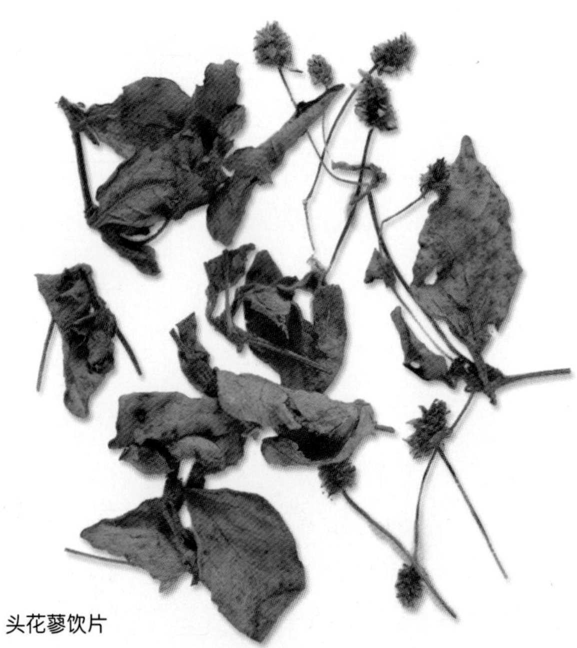
头花蓼饮片

（3′,4′-methylenedioxy-3,5,6,7,8,5′-hexamethoxyflavone）[3]，水溶性部分有磷（P）、钾（K）、钙（Ca）、镁（Mg）、铁（Fe）[4]，1-辛烯-3-醇（1-octen-3-ol）等[5]。

【药理作用】

1. 抗菌　头花蓼水提物明显减少大肠杆菌造成大鼠肾盂肾炎尿中白细胞和尿隐血，明显降低大肠杆菌感染小鼠的死亡率；给药后的动物尿液在体外仍能明显地抑制大肠杆菌的生长[6]。头花蓼对淋病球菌有抑菌活性，其最小抑菌浓度范围为8~32g/L，平均值为11.2g/L[7]。

2. 降温　头花蓼水提物能明显降低副伤寒杆菌引起的体温上升，但对体温正常的家兔没有降温作用[6]。

3. 抗炎　头花蓼能减轻二甲苯所致小鼠耳郭肿胀[8]。

【临床研究】

宫颈糜烂　每晚睡前将奥平栓置于阴道后穹隆处，每次1粒，隔日1次；加用加替沙星、热淋清颗粒（主要成分为头花蓼）。对照组只使用奥平栓治疗，方法同上。结果：治疗组58例，有效率为97%；对照组58例，有效率为76%（$P<0.05$）[9]。

【性味归经】味苦、辛，性凉。归大肠、肾、肝经。

【功效主治】清热利湿，活血止痛。主治痢疾，肾盂肾炎，膀胱炎，尿路结石，风湿痛，跌打损伤，疮疡，湿疹。

【用法用量】内服：煎汤，15~30g。外用适量，捣敷；或煎水洗；或敷膏涂。

【使用注意】孕妇及无实热者忌用。

【经验方】

1. 疮疡，麻风溃烂　石荞草500g，九里明150g，爬山虎150g，桉树叶150g，水煎成膏，加梅片6g搅匀，涂患处，每日1次。（《广西中草药》）
2. 烂疮　石荞草、爬山虎、九里明各适量，水煎，洗患处。（《广西中草药》）
3. 痢疾　石荞草60g，水煎，每日分2次服。（《广西中草药》）
4. 跌打瘀肿　石荞草打烂，酒炒外敷。（《广西中药志》）
5. 风湿痛　石荞草煎水熏洗。（《广西中药志》）
6. 肾盂肾炎，尿道结石，跌打损伤　头花蓼15~30g，水煎服。（《云南中草药选》）

【参考文献】

[1] 吴西居，王德仁．石荞草化学成分的研究．中草药，1985，（4）：5.
[2] 李勇军，王永林．头花蓼黄酮类化学成分的研究．中国药学杂志，2000，35（5）：300.
[3] Gao LM,Wei XM,Zheng SZ.A novel flavone from polygonum capitatum Ham ex D.Don.Indian Journal of chemistry,2001，40（6）：531.
[4] 许乾丽，江维克．头花蓼及其单制剂的宏量和微量元素．微量元素与健康研究，2001，18（1）：36.
[5] 高玉琼，代泽琴，刘建华，等．头花蓼挥发性成分研究．生物技术，2005，15（3）：55.
[6] 任光友，常凤岗，卢素琳，等．石荞草的药理研究．中国中药杂志，1995，20（2）：107.
[7] 徐英春，张小江，谢秀丽，等．热淋清颗粒对淋病奈瑟球菌体外抑菌活性的研究．临床泌尿外科杂志，2001，16（6）：287.
[8] 刘明，罗春丽，张永萍，等．头花蓼、飞龙掌血的镇痛抗炎及利尿作用研究．贵州医药，2007，31（4）：370.
[9] 黎俊华，胡琼，刘东屏．中西医结合治疗宫颈糜烂58例．陕西中医，2006，27（10）：1178.

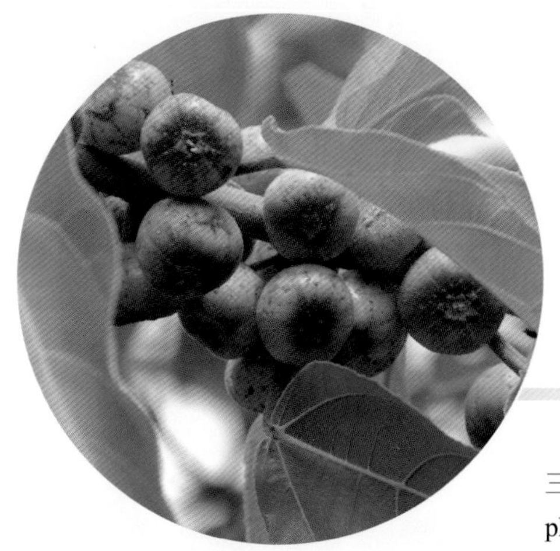

Dui ye rong

对叶榕

Fici Hispidae Radix
[英]Oppositeleaf Fig Root

【别名】 乳汁麻木、牛奶稔、猪母茶、猪奶树、牛乳药、大牛奶、多糯树、稔水冬瓜。

【来源】 为桑科植物对叶榕 *Ficus hispida* L. 的根。

【植物形态】 多年生灌木或小乔木。全株具乳汁；幼枝被刚毛。单叶通常对生；叶柄被短粗毛；托叶2枚，阔披针形，在无叶和长榕果枝上，常4枚合生成环状，早落；叶片革质或纸质，卵状长椭圆形或倒卵状长圆形，长6~20cm，宽4~12cm，先端短尖或尾尖，基部圆形或楔形，全缘或有不规则细锯齿，两面被短刚毛，下面较密。隐头花序，花序托（榕果）成对着生于叶腋或簇生于树干上和无叶的枝上，倒卵形、陀螺形或近梨形，成熟后黄色，具柄，密生短硬毛，顶端略有脐状突起，中部以下常散生数枚苞片，基生苞片3枚；雄花、瘿花多数着生于花序托内壁的顶部，花被片3，雄蕊1；瘿花无明显花被，花柱近顶生；雌花无花被，花柱侧生，被毛。瘦果卵形。

【分布】 广西全区均有分布。

【采集加工】 全年均可采，鲜用或晒干。

【药材性状】 根类圆柱形，稍弯曲，有小分枝，直径1~10cm。表面灰褐色，具纵皱纹及横向皮孔。质硬。切断面皮部厚1~2mm，浅棕褐色，显纤维性，木部断面浅黄棕色，具细的环纹。气微，味淡微涩。

【品质评价】 以块大、皮厚、整齐、色灰棕者为佳。

【化学成分】 对叶榕根含无色矢车菊素-3-*O*-*α*-D-吡喃葡萄糖-（1→4）-*O*-*β*-D-吡喃阿拉伯糖苷[leucocyanidin-3-*O*-*α*-D-glucopyranosyl-（1→4）-*O*-*β*-D-arabinopyranoside]。[1]

皮含花生酸-10-酮-二十四醇酯（10-ketotetracosyl arachidate），羽扇豆醇乙酸酯（lupeyl acetate），3,6,7-三甲氧基菲并吲哚啶（3,6,7-trimethoxy phenanthroindolizidine），3,6,7-三甲氧基-14-羟基菲并吲哚啶（3,6,7-trimethoxy-14-hydroxy phenanthroindolizidine），牛奶树碱（hispidine），三十烷醇乙酸酯（triacontanyl acetate），*β*-香树脂醇乙酸酯（*β*-amyrin acetate）[1]。

叶含香柑内酯（bergapten），补骨脂素（psoralen），*β*-香树脂醇（*β*-amyrin），*β*-谷甾醇（*β*-sitosterol）[1]。

【药理作用】

1. 镇咳、祛痰、平喘　给豚鼠腹腔注射牛奶树根乙醇提取液8g/kg，能增大方波刺激迷走神经的引咳阈值。给小鼠灌胃8g/kg，能增加其呼吸道的酚红排泌量。给蛙口腔黏膜滴提取液0.2ml，黏膜上皮纤毛运动速度加快。该提取液5g/kg能延长给豚鼠组胺喷雾的引喘潜伏期，对豚鼠离体气管容积也有一定扩大效应[2]。

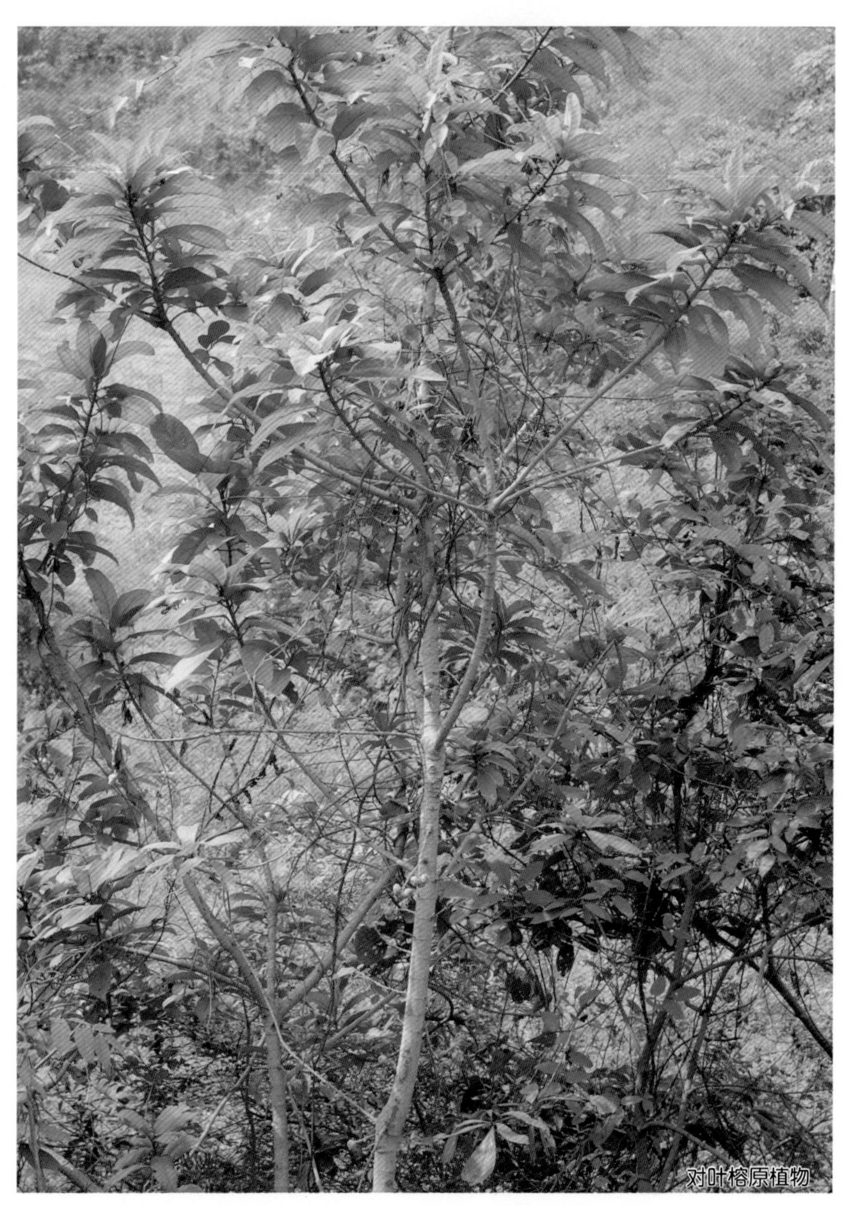

对叶榕原植物

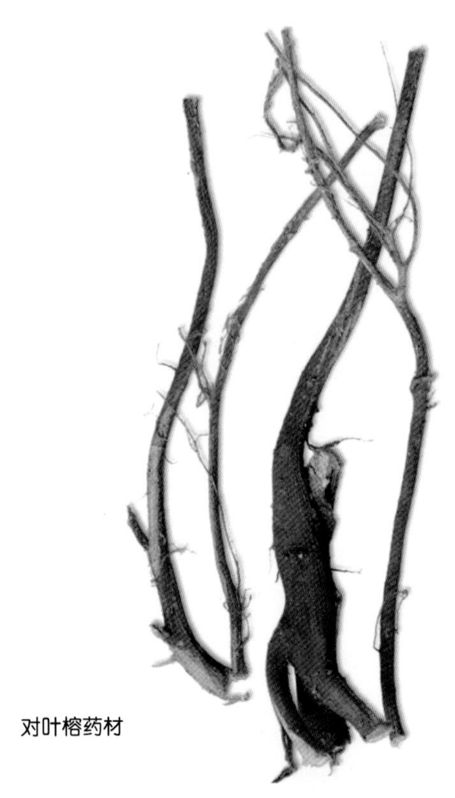
对叶榕药材

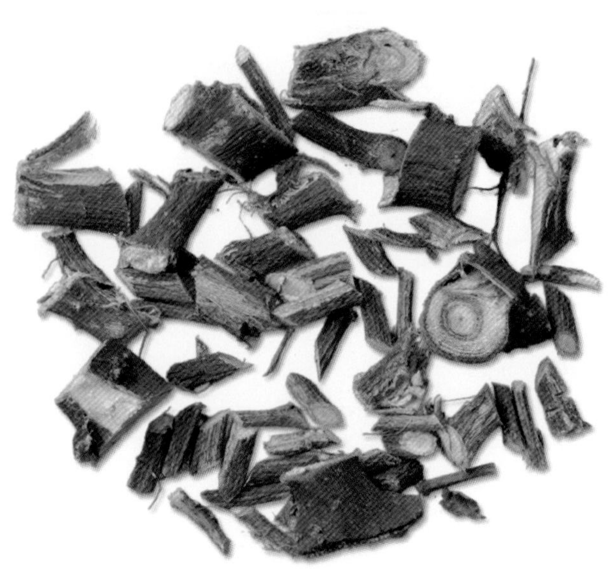
对叶榕饮片

2. 毒理　牛奶树根乙醇提取液腹腔注射的半数致死量为（132.22 ± 15.37）g/kg。经解剖观察，实验小鼠的心、肝、肾、脾等未见病理变化，而小肠却有胀气现象[2]。

【性味归经】味甘、微苦，性凉。归肺、脾、肝经。

【功效主治】疏风清热，消积化痰，健脾除湿，行气散瘀。主治感冒发热，结膜炎，支气管炎，消化不良，痢疾，脾虚带下，乳汁不下，风湿痹痛，跌打肿痛。

【用法用量】内服：煎汤，15~30g。外用适量，捣敷或煎水洗。

【使用注意】用于缺乳时，忌吃萝卜和酸味食物。

【经验方】

劳倦乏力　对叶榕根或茎30~60g，墨鱼干1个（不去骨）。水煎至墨鱼熟，再加黄酒酌量调服。（《福建药物志》）

【参考文献】

[1] 国家中医药管理局《中华本草》编委会．中华本草．上海：上海科学技术出版社，1999：1050.

[2] 曾晓春，陈淑慧，赖斯娜，等．粗叶榕的镇咳、祛痰、平喘作用．中国中医药信息杂志，2002，9（2）：30.

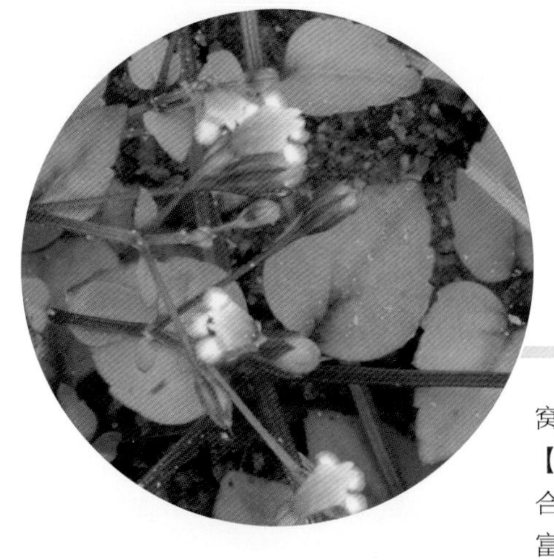

Mu cao 母 草

Linderniae Crustaceae Herba
[英]Brittle Falsepimpernel Herb

【别名】四方草、小叶蛇针草、铺地莲、四方拳草、蛇通管、气痛草。

【来源】为玄参科植物母草 *Lindernia crustacea*（Linn.）F. Muell. 的全草。

【植物形态】一年生草本。根须状。茎常铺散成密丛，多分枝，枝弯曲上升，微方形，有深沟纹，无毛。叶对生；具短柄或近无柄；叶片三角状卵形，长 1~2cm，宽 0.5~1cm，先端钝或短尖，基部宽楔形，边缘有浅钝锯齿。花单生于叶腋或于枝顶成极短的总状花序；花梗细弱，有沟纹；花萼 5 裂，绿色或淡紫色，裂片三角状卵形，膜质，花冠紫色，花冠筒圆筒状，上唇直立，卵形，钝头，2 浅裂，下唇 3 裂，中间裂片较大；雄蕊 4，全育，二强；花柱常早落。蒴果椭圆形，与宿存萼近等长。种子近球形，浅黄褐色，有明显的蜂窝状瘤突。

【分布】广西主要分布于武鸣、防城、合浦、博白、玉林、北流、贵港、贺州、富川等地。

【采集加工】全年均可采收，洗净，切段，晒干。

【药材性状】茎四棱，中空，多分枝，表面灰绿色，质轻而脆，易折断。叶对生，具短柄，叶片皱缩，展平后为卵形。花腋生，花柄长 1~3cm，多具灰绿色膜质萼片。气微，味淡。

【品质评价】以干燥、色绿、叶多者为佳。

【化学成分】本品全草含葡萄糖（glucose），山梨糖（sorbose），半胱氨酸（cysteine），蛋氨酸（methionine），谷氨酸（glutamic acid）等[1]。

【临床研究】

毒蛇咬伤　按蛇伤做常规外科清创处理，如用生理盐水清洗及切开排血等，无清创条件者，可用锐利刀片搔刮伤口，挑出浅留毒牙，并用火柴头 5~7 颗放在伤口上点燃烧灼伤口，目的是使蛇毒变性，后取鲜母草 30~60g 洗净，捶烂取汁，或加冷沸水共捣，或直接放入口中咀嚼内服其汁，其渣留敷伤口周围，每天 1 次。结果：治疗 100 例，痊愈 64 例，好转 36 例，有效率 100%[1]。

【性味归经】味微苦、淡，性凉。归肺、脾、肾经。

【功效主治】清热利湿，活血止痛。主治风热感冒，湿热泻痢，水肿，带下，月经不调，痈疖肿毒，跌打损伤。

【用法用量】内服：煎汤，10~15g，鲜品 30~60g，或研末、浸酒。外用鲜品适量，捣敷。

【使用注意】孕妇慎用。

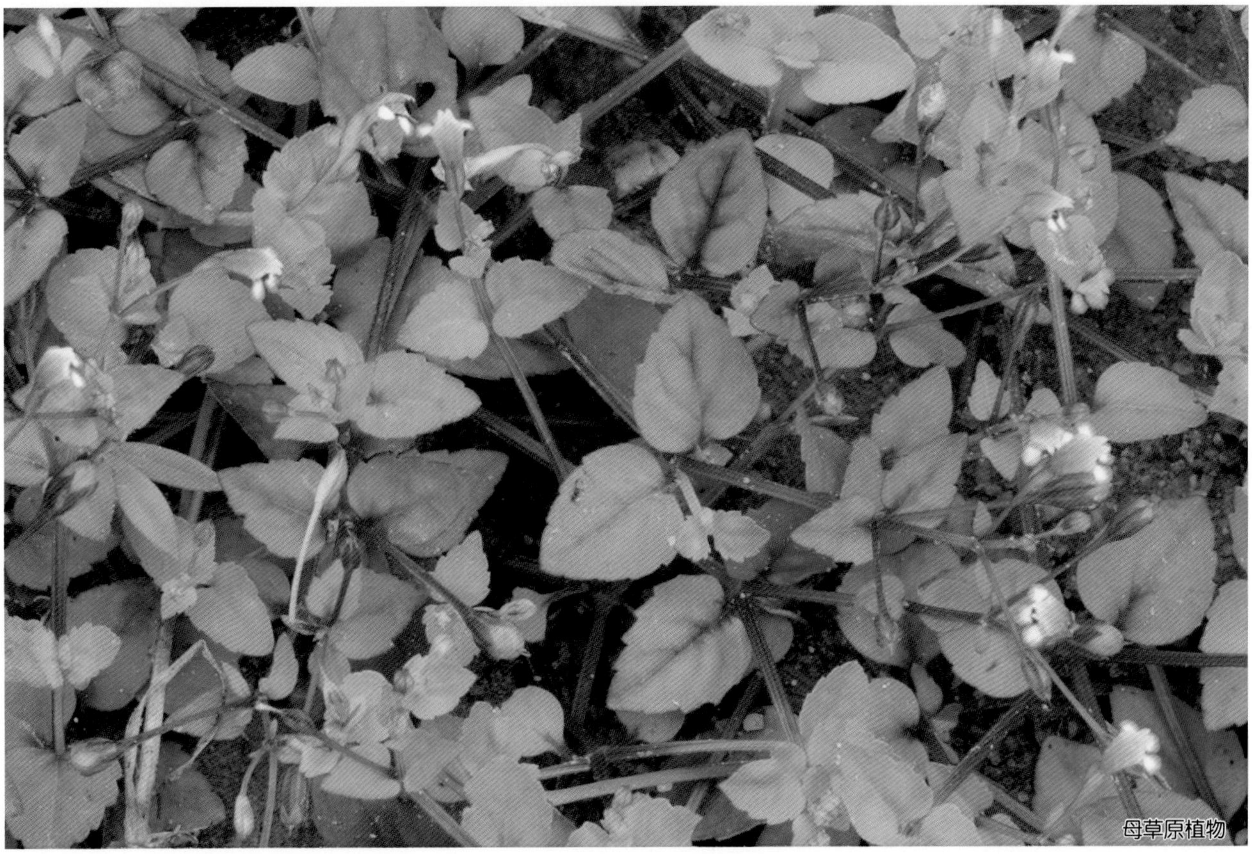

母草原植物

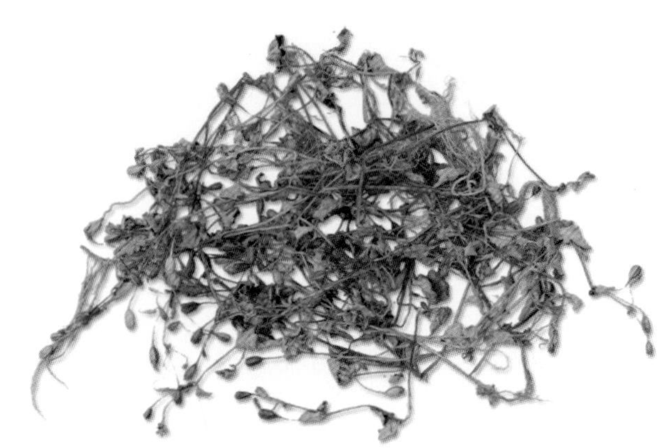
母草药材

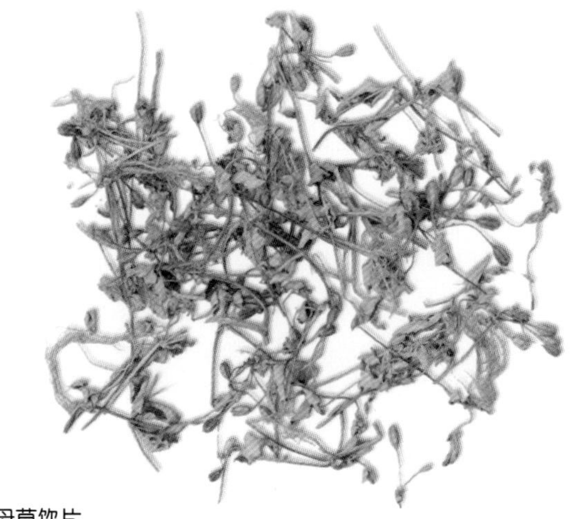
母草饮片

【经验方】

1.疖肿　母草和食盐少许（溃疡加白糖少许）。捣烂敷患处。（《庐山中草药》）
2.风热感冒，急性肝炎，急性肾炎　母草全草30~60g。水煎服。（《湖南药物志》）
3.慢性肾炎　母草60g，鲜马齿苋1500g，酒1000ml。浸3天后启用，每服15ml，日服3次。（《草药手册》）
4.慢性痢疾　鲜母草60~90g，鲜凤尾草、鲜野苋菜各30g。水煎分2次服。（《草药手册》）
5.急性泻痢或伴发热　母草30g，甘葛15g，马齿苋、陈茶叶各适量。同炒、煎服。（《庐山中草药》）

【参考文献】

[1] 国家中医药管理局《中华本草》编委会.中华本草.上海：上海科学技术出版社，1999：6346.
[2] 黎仲文.中药母草治疗毒蛇咬伤100例.广西中医药，1984，58(4)：226.

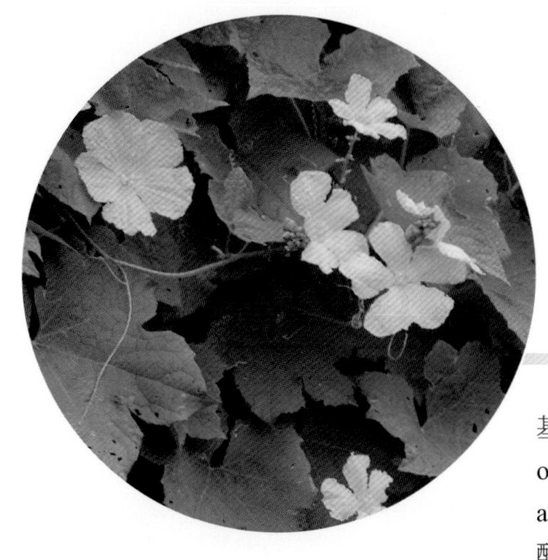

Si gua luo

丝瓜络

Luffae Fructus Retinervus
[英]Luffa Vegetable Sponge

【别名】天丝瓜、绵瓜、天罗瓜、天络丝、洗锅罗瓜、菜瓜、水瓜。

【来源】为葫芦科植物丝瓜 *Luffa cylindrical*（L.）M. J. Roem. 或棱角丝瓜 *Luffa acutangula*（L.）Boxb. 成熟果实的维管束。

【植物形态】为一年生攀缘草本。茎枝粗糙，有棱沟。茎须粗壮，常 2~4 枝。叶互生；叶柄粗糙；叶片三角形或近圆形，长、宽均为 10~20cm，常掌状 5~7 裂，裂片三角形，边缘有锯齿，基部深心形，上面深绿色有疣点，下面浅绿色，具白色长柔毛。花单性，雌雄同株；雄花生于总状花序的顶端；花萼筒钟状，被短柔毛；花冠黄色，辐状，裂片 5，长圆形，里面被黄白色长柔毛，外面具 3~5 条突起的脉，雄蕊常 5；雌花单生，退化雄蕊 3，子房长圆柱状。果实圆柱状，表面平滑，通常有深绿色纵条纹，未成熟时肉质，成熟后干燥，里面有网状纤维。种子多数，黑色、卵形、扁、平滑，边缘狭翼状。

【分布】广西全区均有栽培。

【采集加工】秋季果实成熟时采收，切段，晒干。

【药材性状】药材由丝状维管束交织而成，多呈长棱形或长圆筒形，略弯曲，长 30~70cm，直径 7~10cm。表面淡黄白色。体轻，质韧，有弹性，不能折断。横切面可见子房 3 室，呈空洞状。气微，味淡。

【品质评价】以个大、身干、黄绿色者为佳。

【化学成分】丝瓜络中含有木聚糖（xylan），甘露聚糖（mannan），半乳聚糖（galactan）等成分 [1]。

棱角丝瓜的果实中含三萜皂苷类成分，主要有丝瓜苷（lycyoside）A、E、F、J、K、L、M，3-*O*-*β*-D- 吡喃葡萄糖基常春藤皂苷元（3-*O*-*β*-D-glucopyranosyl hederagenin），3-*O*-*β*-D- 吡喃葡萄糖基齐墩果酸（3-*O*-*β*-D-glucopyranosyl oleanolic acid）。还含丙二酸（malonic acid），枸橼酸（citric acid）等脂肪酸，甲氨甲酸萘酯（carbary），瓜氨酸（citrulline）等。此外，在丝瓜组织培养液中还提取出一种具抗过敏活性物质泻根醇酸（bryonolic acid）[2]。

【药理作用】

1. 抗病毒　鲜嫩丝瓜提取物（L043）腹腔注射对刚断奶小鼠皮下感染乙型脑炎病毒有预防作用，感染病毒前注射 L043，保护率可达 60%~80%。在感染病毒后注射 L043，保护率只有 20%~27%，L043 对乙型脑炎病毒无直接灭活作用，是一种干扰素诱生剂 [2]。丝瓜牙（种子发芽后剪去叶及根）提取物（L042）对乙型脑炎病毒也有预防和灭活作用，其有效成分主要含多糖和核酸 [3]。家兔静注 L042 具有明显的诱生干扰素作用，其有效成分是核酸 [4]。

2. 抗过敏　丝瓜组织培养细胞中的泻根醇酸（BA）具有抗大鼠Ⅰ型过敏反

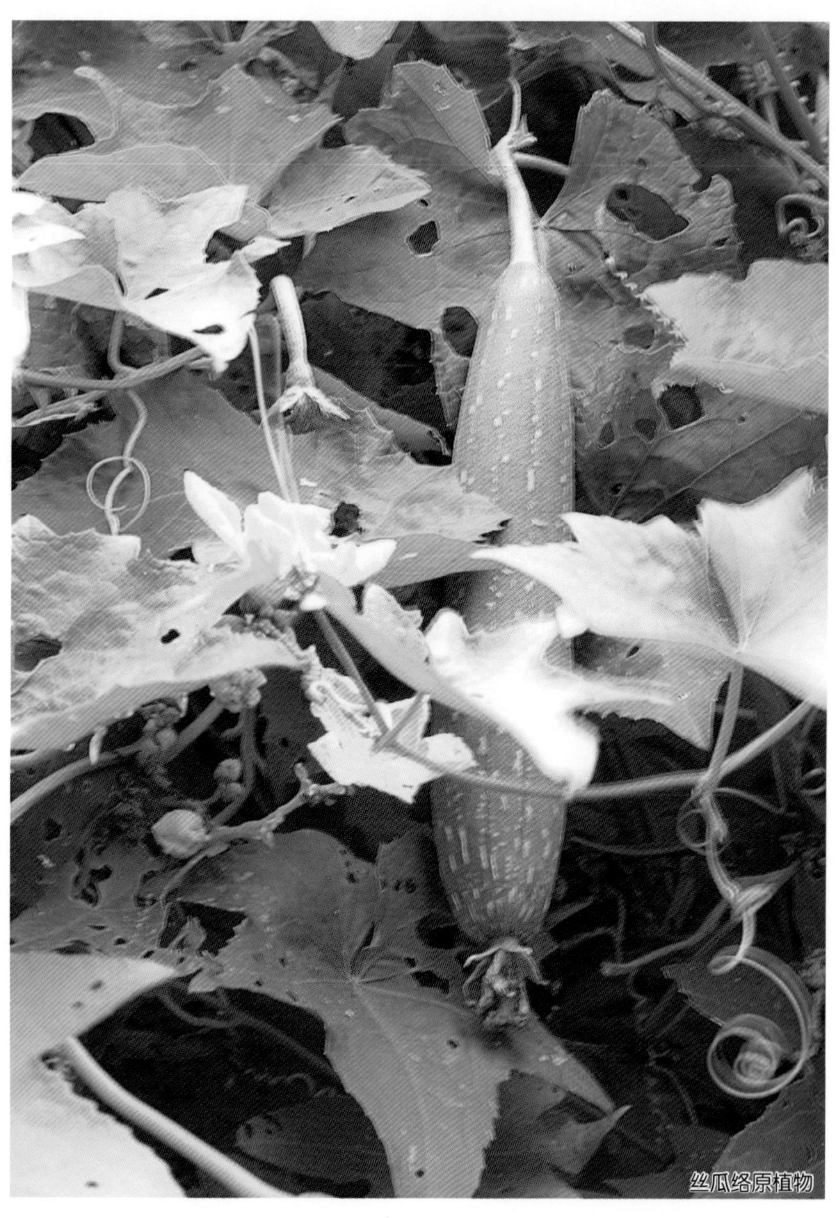

丝瓜络原植物

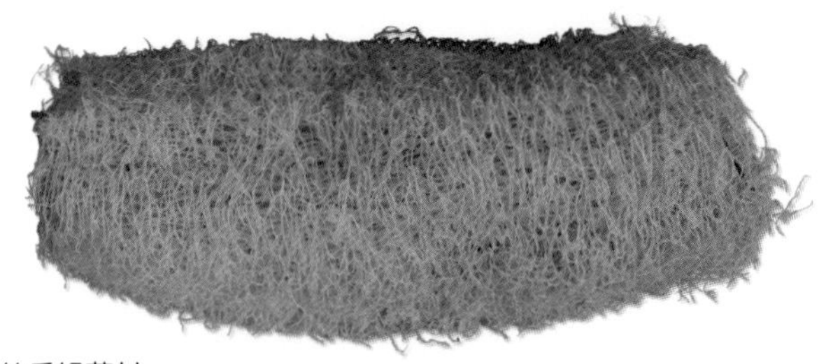

丝瓜络药材

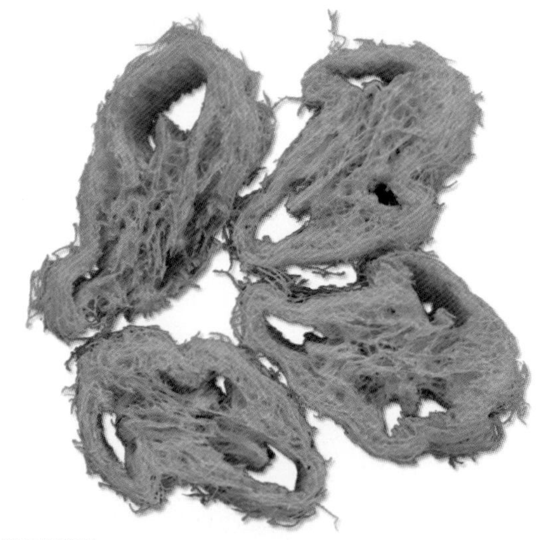

丝瓜络饮片

应作用，对抑制小鼠耳触性Ⅳ型过敏反应的作用比甘草次酸（GA）强数倍；BA 抑制组胺、血清素或舒缓激肽引起的小鼠足跖肿胀作用也比 GA 强 10 倍或 10 倍以上[5]。泻根醇酸是一个有意义的抗过敏药，其在丝瓜人工培养液中含量很高，而且易于转化为作用更强的衍生物[6]。

3. 引产等作用　从粤丝瓜种子中分离得一种糖蛋白，对妊娠小鼠可引起中期流产作用。对无细胞系统可抑制蛋白质合成[7]。

4. 毒理　L043 100μg/ml 对培养的兔肾细胞没有毒性。小鼠每次腹腔注射 L043 200μg/ 只，76h 内注射 8 次，全部存活；兔静注 L043 6mg/kg，体温未见升高[1]。小鼠每 4h 腹腔注射 120μg/ 只，共 6 次；或每 8h 注射 1 次，共 3 次，随后每 12h 1 次，共 5 次。以上小鼠全部存活[2]。小鼠腹腔注射泻根醇酸 1g/kg，14 天内无死亡[8]。

【临床研究】

1. 急性乳腺炎　取丝瓜络 20g，蒲公英 20g，放入适量水中浸泡 30min 左右，先用武火煮，开锅后再用文火焖 30min 左右，将汤取出，分早晚两次温服。同时配合理疗，将患侧乳汁全部挤出，1 次 / 天，效果更佳。结果：治疗 26 例，治愈 22 例，好转 4 例，总有效率 100%[9]。

2. 痰热型慢性支气管炎急性发作期咳嗽　用青络饮（爵床、丝瓜络各 30g，葶苈子 15g，干姜 1.5g）治疗，水煎服。结果：治疗 96 例，临床控制 38 例，显效 31 例，有效 13 例，无效 7 例，总有效率为 92.1%。血常规检查有前后资料者 58 例，其中 WBC>10.0×10^9/L 者 28 例，治疗后恢复正常 26 例。中性粒细胞比例 >78% 者 50 例，治疗后恢复正常 48 例[10]。

【性味归经】甘，凉。归肝、肺、胃经。

【功效主治】祛风通络，化痰解毒。主治风湿痹痛，胸胁痛，咳嗽痰多，疮肿，乳痈。

【用法用量】内服：煎汤，6~10g；大剂量可用至 60g。外用适量，煅存性研末调敷。

【经验方】

1. 湿疹　丝瓜络 60g。水煎，熏洗患处。（《山东中草药手册》）

2. 风湿性关节炎　丝瓜络 15g，忍冬藤 24g，威灵仙 12g，鸡血藤 15g。水煎服。（《山东中草药手册》）

3. 咳嗽多痰，胸胁痛　老丝瓜络烧存性，研细。白糖拌。每次 2g，每日 2~3 次。温开水送服。（《食物中药与便方》）

4. 乳少不通　丝瓜络 30g，无花果 60g。炖猪蹄或猪肉服。（《四川中药志》1979 年）

附　丝瓜（果实）

味甘，性凉。归肺、肝、胃、大肠经。功效：清热化痰，凉血解毒。主治：热病身热烦渴，咳嗽痰喘，血淋，崩漏，痈疽疮疡。内服：煎汤，9~15g，鲜品 60~120g；或烧存性为散，每次 3~9g。外用适量，捣汁涂，或捣敷，或研末调敷。脾胃虚寒或肾阳虚弱者不宜多服。

经验方　①手足冻疮：老丝瓜烧存性，和腊猪脂涂之。（《本草纲目》引《海上方》）②疮毒脓疱：嫩丝瓜捣烂，敷患处。（《湖南药物志》）③筋骨疼痛：生丝瓜切片晒干，研末。每次 3g，用酒吞服。（《贵州草药》）④乳汁不通：丝瓜、莲子烧存性，研。酒服一二钱，被覆取汗即通。（《本草纲目》引《简便单方》）⑤血崩：棕榈（烧灰）、丝瓜等份。为细末，空心酒调下。（《奇效良方》）

【参考文献】

[1] 国家中医药管理局《中华本草》编委会 . 中华本草 . 上海：上海科学技术出版社，1999：4626-4627.
[2] 午兆祥 . 微生物学报，1985，25（1）：66.
[3] 午兆祥，曲凤珍，余力，等 . 丝瓜芽提取物（L042）的抗病毒感染作用 . 中国医学科学院学报，1984，6（1）：12.
[4] 午兆祥 . 中华微生物学和免疫学杂志，1985，5（2）：130.
[5] 田瑞 . 国外医药 · 植物药分册，1989，4（2）：74.
[6] Tabata M.J Nat Prod, 1993, 56（2）:165.
[7] Yeung HW. lnt J Pept Protein Res, 1991,38（1）:15.
[8] Tanaka S, Planta Med. 1991, 57（6）:527.
[9] 李艳，王翠英，杜瑞风 . 丝瓜络治疗急性乳腺炎 26 例 . 中国实用乡村医生杂志，2005，12（8）：28.
[10] 陈晓东 . 青络饮治疗痰热型慢性支气管炎急性发作期咳嗽 89 例 . 陕西中医，2011，32（8）：951.

六画

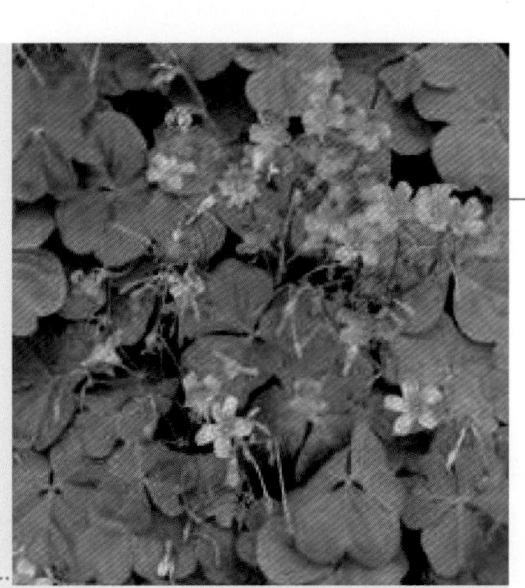

Ji xiang cao

吉祥草

Reineckeae Carneae Herba
[英]Pink Reineckea Herb

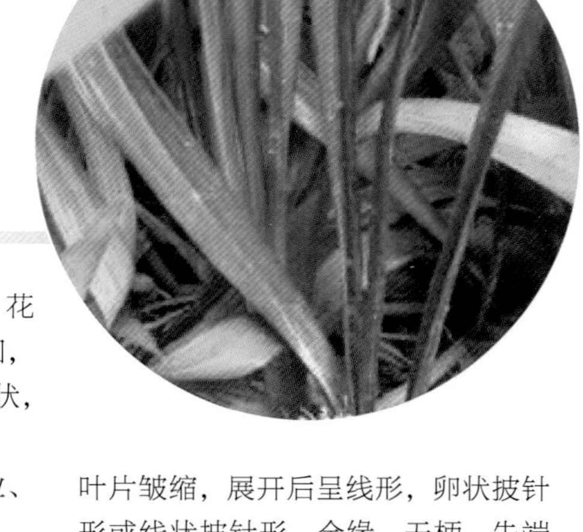

【别名】洋吉祥草、竹叶草、竹叶青、佛顶珠、观音草、地蜈蚣、千里马。

【来源】为百合科植物吉祥草 *Reineckea carnea*（Andr.）Kunth 的全草。

【植物形态】多年生草本。茎匍匐于地上，似根茎，绿色，多节，节上生须根。叶簇生于茎顶或茎节，每簇 3~8 枚；叶片条形至披针形，长 10~38cm，宽 0.5~3.5cm，先端渐尖，向下渐狭成柄。穗状花序上部花有时仅具雄蕊；苞片卵状三角形，膜质，淡褐色或带紫色；花被片合生成短管状，上部 6 裂，裂片长圆形，稍肉质，开花时反卷，粉红色，花芳香；雄蕊 6，短于花柱，花丝丝状，花药近长圆形，两端微凹，子房瓶状，3 室，花柱丝状，柱头头状，3 裂。浆果球形，熟时鲜红色。

【分布】广西主要分布于隆林、乐业、南丹、河池、资源、梧州等地。

【采集加工】春、夏季采收，洗净，鲜用或晒干。

【药材性状】干燥全草呈黄褐色。根茎细长，节明显，节上有残留的膜质鳞叶，并有少数弯曲卷缩须状根。叶簇生；叶片皱缩，展开后呈线形，卵状披针形或线状披针形，全缘，无柄，先端尖或长尖，基部平阔，长 7~30cm，宽 5~28mm，叶脉平行，中脉显著。气微，味甘。

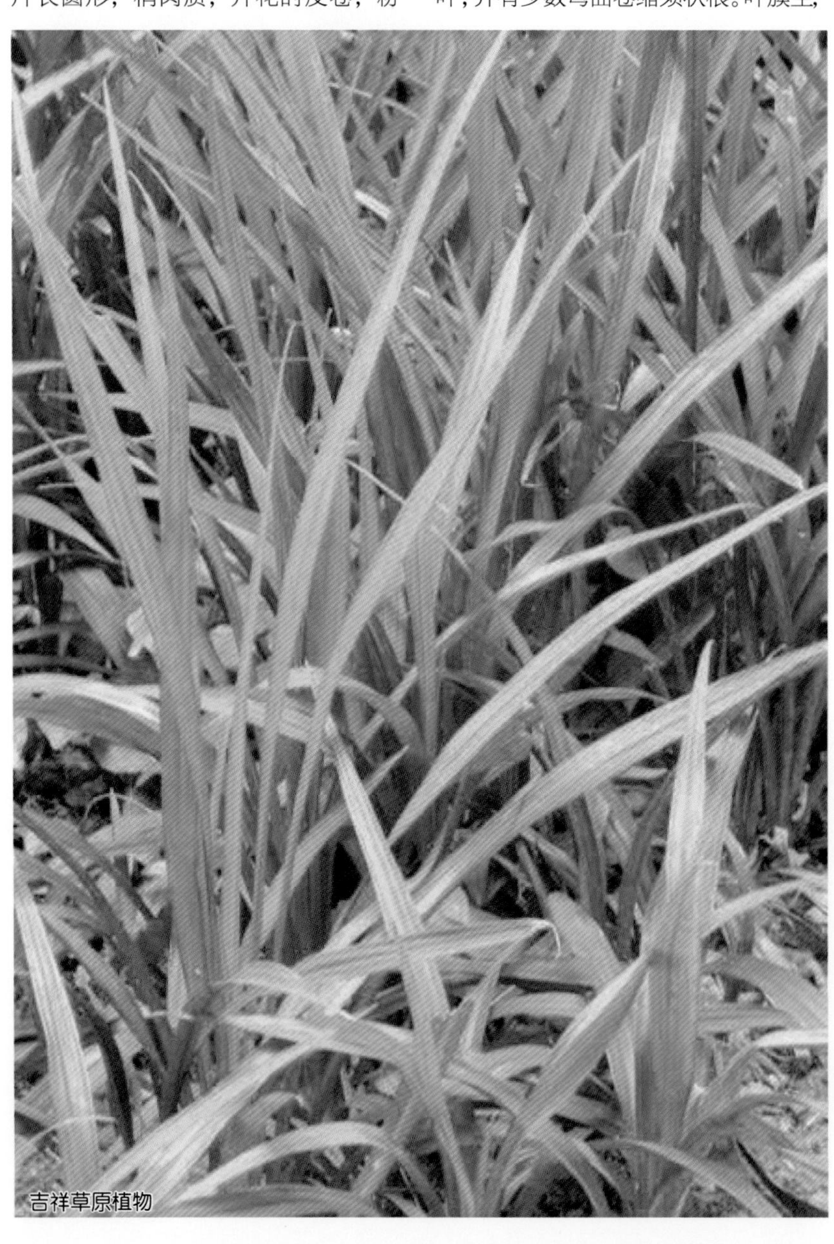

吉祥草原植物

【品质评价】以叶多、色绿、无杂质者为佳。

【化学成分】本品地上部分含奇梯皂苷元 -4-*O*- 硫酸酯（kitigenin 4-*O*-sulfate），26-*O*-*β*-D- 吡喃葡萄糖基 -22- 甲氧基 -1*β*,3*β*,4*β*,5*β*,26- 五羟基 -5*β*- 呋甾烷 -4-*O*- 硫酸酯（26-*O*-*β*-D-glucopyranosyl-22-methoxy-1*β*,3*β*,4*β*,5*β*,26-pentahydroxy-5*β*-furostane-4-*O*-sulfate），五羟螺皂苷元 -5-*O*-*β*-D- 吡喃葡萄糖苷（pentologenin-5-*O*-*β*-D-glucopyranoside），铃兰苦苷元 -1-*O*-*α*-L- 吡喃鼠李糖基 -（1 → 2）-*β*-D- 吡喃岩藻糖苷 -3-*O*-*α*-L- 吡喃鼠李糖苷 [convallamarogenin-1-*O*-*α*-L-rhamnopyranosyl-（1 → 2）-*β*-D-fucopyranoside-3-*O*-*α*-L-rhamnopyranoside]，铃兰苦苷元 -1-*O*- *α*-L- 吡喃鼠李糖基（1 → 2）-*β*-D- 吡喃木糖苷 -3-*O*-*α*-L-吡喃鼠李糖苷（convallamrogenin-1-*O*-*α*-L-rhamnopyranosyl-（1 → 2）-*β*-D-xylopyranosido-3-*O*-*α*-L-rhamnopyranoside），异万年青皂苷元 -1-*O*-*α*-L- 吡喃鼠李糖基 -（1 → 2）-*β*-D- 吡喃岩藻糖苷 -3-*O*-*α*-L- 吡喃鼠李糖苷 [*iso*-rhodeasapogenin-1-*O*-*α*-L-rhamnopyranosyl-（1 → 2）-*β*-D-fucopyranosido-3-*O*-*α*-L-rhamnopyranoside] 及异万年青皂苷元 1-*O*-*α*-L- 吡喃鼠李糖基 -（1 → 2）-*β*-D- 吡喃木糖苷 -3-*O*-*α*-L- 吡喃鼠李糖苷 [*iso*-rhodeasapogenin-1-*O*-*α*-L-thamnopyranosyl-（1 → 2）-*β*-D-xylopyranosido-3-*O*-*α*-L-rhamnopyranoside][1]。

地下部分含薯蓣皂苷元-3-O-[O-β-D-吡喃葡萄糖基-（1→2）]-O-[β-D-吡喃木糖基-（1→3）]-O-β-D-吡喃葡萄糖基-（1→4）-β-D-吡喃半乳糖苷{diosgenin-3-O-[O-β-D-glucopyranosyl-（1→2）]-O-[β-D-xylopyranosyl-（1→3）]-O-β-D-glucopyranosyl-（1→4）-β-D-galactopyranoside}，22-O-甲基-3β,22ξ,26-三羟基-26-O-β-D-吡喃葡萄糖基-（25R）-呋甾-5-烯-3-O-[O-β-D-吡喃葡萄糖基-（1→2）]-O-[β-D-吡喃木糖基-（1→3）]-O-β-D-吡喃葡萄糖基-（1→4）-β-D-吡喃半乳糖苷{22-O-methyl-3β,22ξ,26-trihydroxy-26-O-β-D-glucopyranosyl-（25R）-furost-5-ene-3-O-[O-β-D-glucopyranosyl-（1→2）]-O-[β-D-xylopyranosyl-（1→3）]-O-β-D-glucopyranosyl-（1→4）-β-D-galactopyranoside}，（22S）-胆甾-5-烯-1β,3β,16β,22-四羟基1-O-α-L-吡喃鼠李糖苷-16-O-β-D-吡喃葡萄糖苷[（22S）-cholest-5-ene-1β,3β,16β-22-tetrahydroxy-1-O-α-L-rhamnopyranoside-16-O-β-D-glucopyranoside]，奇梯皂苷元（kitigenin），1β,3β,5β-三羟基-（25R）-5β-螺甾烷-4β-硫酸钠[sodium 1β,3β,5β-trihydroxy-（25R）-5β-spirostan-4β-yl-sulfate]，奇梯皂苷元-5-O-β-D-吡喃葡萄糖苷（kitigenin-5-O-β-D-glucopyranoside），五羟螺皂苷元（pentologenin），五羟螺皂苷元-5-O-β-D-吡喃葡萄糖苷（pentologenin-5-O-β-D-glucopyranoside），1β,2β,3β,4β,5β,22β,26-七羟基-22-O-甲基-26-O-β-D-吡喃葡萄糖基-（25R）-5β-呋甾烷-5-O-β-D-吡喃葡萄糖苷[1β,2β,3β,4β,5β,22β,26-heptahydroxy-22-O-methyl-26-O-β-D-glucopyranosyl-（25R）-5β-furostane-5-O-β-D-glucopyranoside]，1β,2β,3β,5β-四羟基-（25R）-5β-螺甾烷-4β-硫酸钠[sodium 1β,2β,3β,5β-tetrahydroxy-（25R）-5β-spirostan-4β-yl-sulfate]，1β,2β,3β,4β,5β-五羟基-（25R）-5β-螺甾烷-1-O-β-D-吡喃木糖苷[1β,2β,3β,4β,5β-pentahydroxy-（25R）-5β-spirostan-1-O-β-D-xylopyranoside]，1β,2β,3β,4β,5β,6β-六羟基-（25R）-5β-螺甾烷[1β,2β,3β,4β,5β,6β-hexahydroxy-（25R）-5β-spirostane][1]。

全株含铃兰苦苷元（convallamaro genin），异万年青皂苷元（iso-rhodeasa pogenin），异吉祥草皂苷元（iso-reineckiagenin），吉祥草皂苷元（reineckiagenin），异卡尔嫩皂苷元（iso-carnea genin），薯蓣皂苷元（diosgenin），奇梯皂苷元（kitigenin），五羟螺皂苷元（pentologenin），β-谷甾醇（β-sitosterol）及β-谷甾醇葡萄糖苷（β-sitosterylglucoside）[1]。

此外，吉祥草挥发性成分中主要含反式-石竹烯（trans-caryophyllene），L-芳樟醇（L-linalool），松油酮（pinocarvone），（－）桃金娘醛（myrtenal），石竹烯氧化物（caryophyllene oxide），三十烷（triacontane），樟脑（camphor），1-辛烯-3-醇（1-octene-3-alcohol），4-乙烯基-2-甲氧（基）-苯酚（phenol-4-ethenyl-2-methoxy），三环烯（tricyclene）等化合物[2]。

【药理作用】

1. 抗溶血及止咳、化痰、抗炎　吉祥草提取物总皂苷不溶血，灌胃给药能抑制氨水引起的小鼠咳嗽，促进小鼠气管酚红排泌，稀释痰液达到祛痰的作用。皮下注射给药抗炎作用明显[3]。

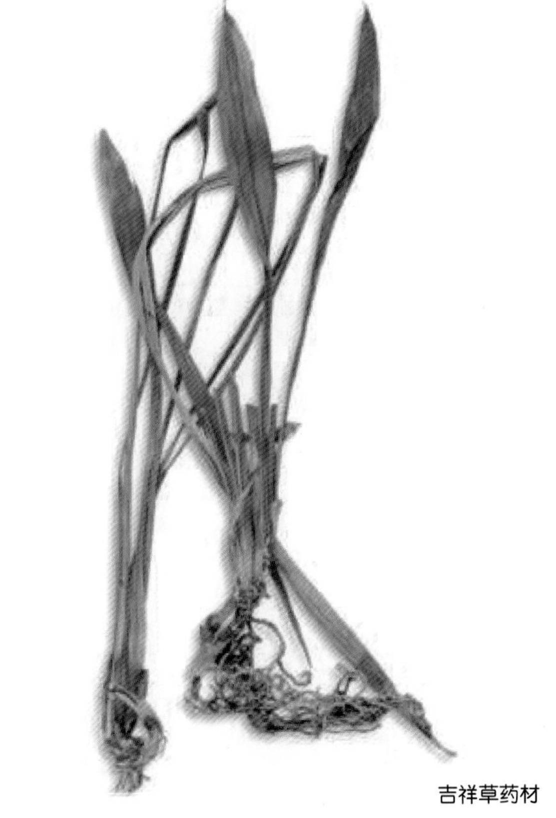

吉祥草药材

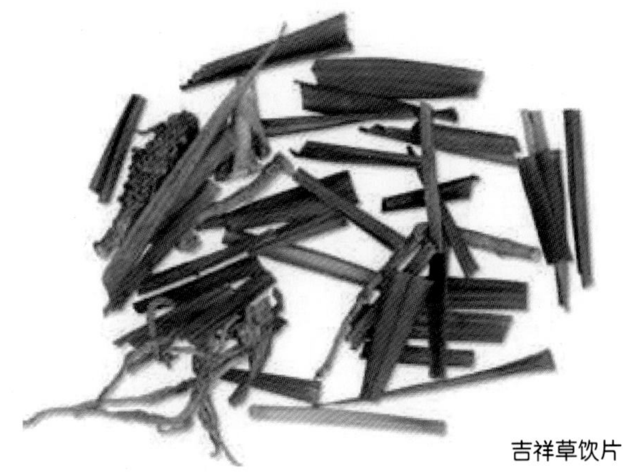

吉祥草饮片

2. 毒理　吉祥草原粉对大鼠亚慢性经口毒性试验的最大无作用剂量为10mg/kg。剂量达到100mg/kg时，对大鼠的胆固醇、胰高血糖素、磷酸酶和脾脏系数等观测指标产生影响，且有量效关系；当剂量达到1000mg/kg时，对大鼠的尿素氮、肺和肾脏系数产生影响[4]。

【性味归经】味甘，性凉。归肺、肝经。

【功效主治】清肺止咳，凉血止血，解毒利咽。主治肺热咳嗽，咯血，吐血，衄血，便血，咽喉肿痛，目赤翳障，痈肿疮疖。

【用法用量】内服：煎汤6~12g，鲜品30~60g。外用适量，捣敷。

【使用注意】虚寒性出血证不宜使用。

【经验方】

1. 目翳，疳积　吉祥草根9g，猪肝90g。同煎汤服。(《贵阳民间药草》)
2. 喘咳　吉祥草30g。炖猪肺或肉吃。(《贵阳民间药草》)
3. 吐血，咯血　吉祥草30g。煨水服。(《贵州草药》)
4. 黄疸　吉祥草30g。蒸淘米水吃。(《贵阳民间药草》)
5. 健忘　吉祥草为末，调酒服方寸匕。(《古今医统大全》)
6. 痰湿流注　吉祥草根洗净捣汁半酒杯，和酒冲服。取汗自消，且不生疮毒。(《疡医大全》)

【参考文献】

[1] 国家中医药管理局《中华本草》编委会. 中华本草. 上海：上海科学技术出版社，1999：7204.
[2] 刘海，周欣，张怡莎，等. 吉祥草挥发油化学成分的研究. 分析测试学报，2008，27（5）：560.
[3] 张元，杜江，许建阳，等. 吉祥草总皂苷溶血、止咳、化痰、抗炎作用的研究. 武警医学，2006，17（4）：282.
[4] 王张杰，王煜，李秋杰，等. 吉祥草亚慢性毒性试验. 农药，2008，47（5）：356.

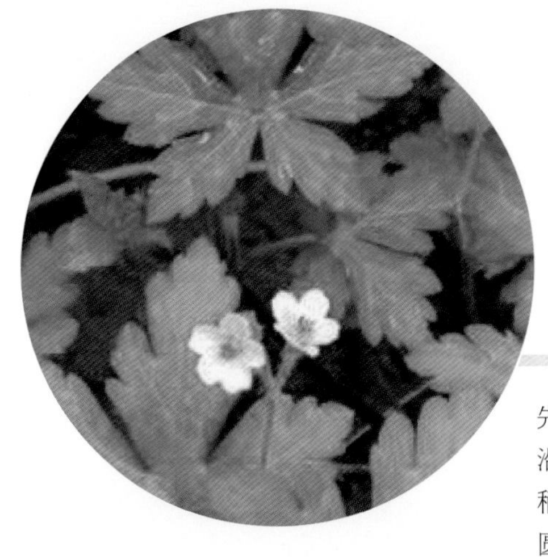

Lao guan cao

老鹳草

Geranii Herba
[英]Granesbill Herb

【别名】五叶草、老官草、五瓣花、老贯草、天罡草、五叶联、老鸹筋、狼巴巴草。

【来源】为牻牛儿苗科植物尼泊尔老鹳草 *Geranium nepalense* Sweet. 的全草。

【植物形态】多年生草本。根细长，斜生。茎细弱，蔓延于地面，斜上升，近方形，常有倒生疏柔毛。叶对生；下部茎生叶的柄长过于叶片；托叶狭披针形至披针形，先端渐尖；叶片肾状五角形，长 2~5cm，宽 3~5.5cm；3~5 深裂不达基部，裂片宽卵形，边缘具齿状缺刻或浅裂，上面有疏伏毛，下面有疏柔毛。聚伞花序数个，腋生，各有 2 花，有时 1 花。无苞片，有倒生柔毛，在果期向侧弯；萼片披针形，先端具芒尖，边缘膜质，背面有 3 脉，沿脉具白色长毛；花瓣小，紫红色，稍长于萼片，花丝下部卵形，花药近圆形，紫红色；子房绿色，柱头紫红色，均被白毛。蒴果，有柔毛。

【分布】广西主要分布于德保、那坡、百色、隆林、天峨、南丹、龙胜等地。

【采集加工】采收全草后，晒干，捆成把即可。

【药材性状】茎直径 1~3mm，表面灰绿色或紫红色，有纵沟及稀疏毛。叶肾状五角形，掌状 3~5 深裂，边缘有缺刻，被毛。蒴果长约 1.7cm，宿存花柱熟时 5 裂，向上反卷。

【品质评价】以色深绿、花果多者为佳。

【化学成分】本品含老鹳草鞣质（tannin），另含山柰酚 -7- 鼠李糖苷（kaempferol-7-rhamnoside）和山柰苷（kaempferitrin），新鲜叶富含并没食子酸（benzoaric acid）[1]。

【药理作用】

1. 抗病毒抗菌　老鹳草煎剂滴入鼻腔对感染流感病毒的小鼠具有保护作用，煎剂和粗提物黄酮体外有抗流感病毒的作用[2]。煎剂对金黄色葡萄球菌、乙型链球菌、肺炎链球菌、卡他球菌、福氏痢疾杆菌、亚洲甲型流感病毒有抑制作用[3]。草原老鹳草黄酮类对痢疾杆菌、变形杆菌及大肠杆菌仍有抑制作用[4]。西伯利亚老鹳草煎剂在体外对金黄色葡萄球菌、卡他奈球菌和福氏痢疾杆菌具高度抗菌作用，对普通变形杆菌作用次之，对铜绿假单胞菌、溶血链球菌和伤寒杆菌又次之，

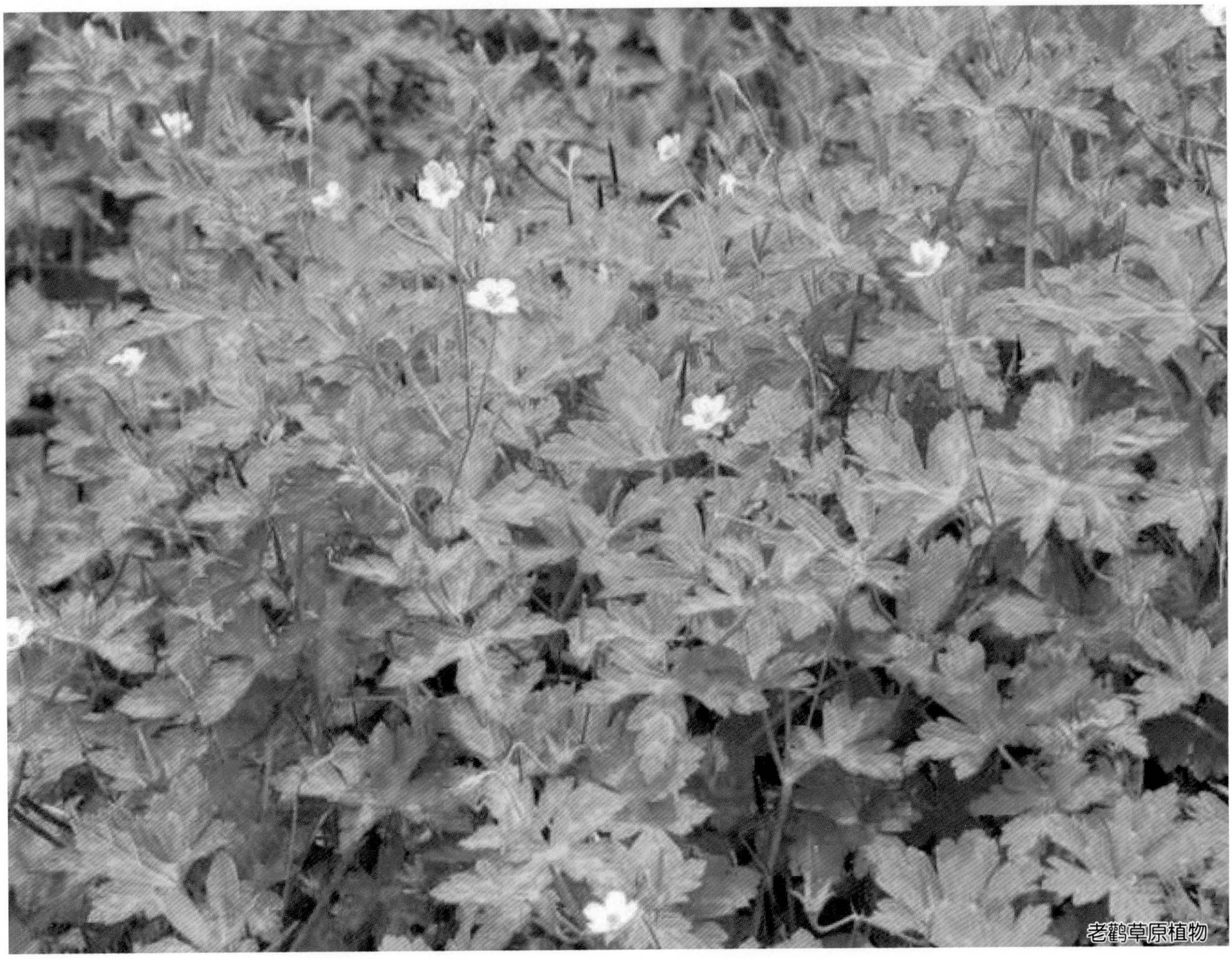

老鹳草原植物

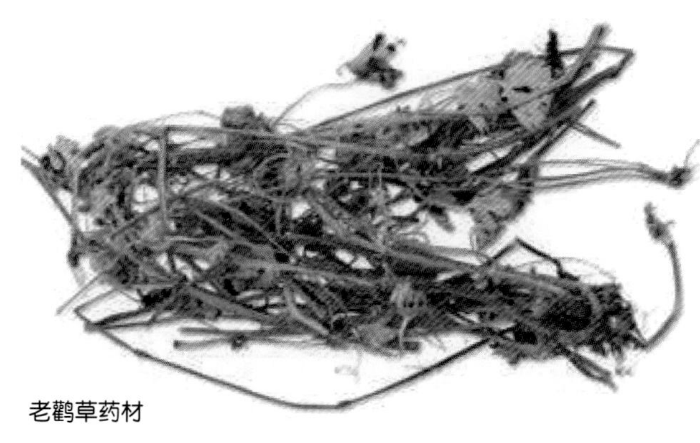

老鹳草药材

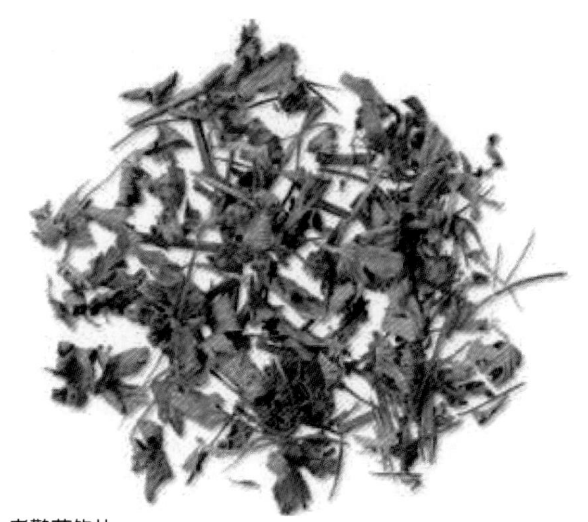

老鹳草饮片

对黄疸出血型等钩端螺旋体也有抑制作用。西伯利亚老鹳草提取物体外对福氏痢疾杆菌、宋内痢疾杆菌、大肠杆菌、肠炎沙门菌、金黄色葡萄球菌敏感株和铜绿假单胞菌均有抑制作用，其中对金黄色葡萄球菌、福氏菌和铜绿假单胞菌作用较好，对肠炎菌和宋内菌作用次之[5]。在体外，短叶老鹳草酸乙酯对大肠杆菌的抑菌浓度为0.5mg/ml。山柰酚、槲皮素、原儿茶酸、没食子酸、山柰酚-7-α-L-鼠李糖苷、并没食子酸和山柰酚-3,7-α-L-二鼠李糖苷也有抗菌作用[6]。牛儿苗和西伯利亚老鹳草提取物的灭菌水溶液，体外对福氏痢疾杆菌、宋内痢疾杆菌、大肠杆菌、肠炎沙门菌、金黄色葡萄球菌敏感株和铜绿假单胞菌均有抑制作用，其中对金黄色葡萄球菌、福氏菌和铜绿假单胞菌作用较好，对肠炎菌和宋内菌作用次之，对大肠菌作用最差[7]。

2. 抗氧化　老鹳草鞣质灌服50mg/kg或100mg/kg使高脂血症伴有肝损伤大鼠血清中血清总胆固醇（TC）、脂质过氧化物（LPO）、游离脂肪酸、甘油三酯及动脉粥样硬化指数、谷草转氨酶（AST）和谷丙转氨酶（ALT）均降低，肝脏中TC和LPO也降低[8]。老鹳草热水提取物中，鞣质产物鞣云实精和并没食子酸也具有抑制脂质过氧化及肝损伤的作用[9，10]。老鹳草可抑制肝脏线粒体过氧化脂质的生成，半数感染量（ID_{50}）分别如下：老鹳草鞣质6.6μg/ml，没食子酸11.6μg/ml，并没食子酸32. μg/ml，鞣云实精9.9μg/ml。而抑制肝脏微粒体生成脂质过氧化物中，ID_{50}分别为：老鹳草鞣质1.0μg/ml，并没食子酸5.8μg/ml，鞣云实精0.5μg/ml，表现出比抑制线粒体脂质过氧化更强的活性[11]。在对二价铜催化的抗坏血酸自动氧化的抑制作用，各药物抑制强度顺序为：并没食子酸 > 槲皮素 > 老鹳草鞣质 > 没食子酸。老鹳草鞣质作用较没食子酸强是由于其清除自由基的作用而非阻断二价铜的作用[12]，老鹳草鞣质对脂氧合酶依赖性亚油酸过氧化的抑制作用也与其清除自由基作用一致[13]。

3. 抗炎、镇痛　西伯利亚老鹳草煎剂灌服对大鼠蛋清性关节炎有抑制作用，并能使大鼠肾上腺内维生素C的含量降低，其抗炎作用可能与其加强肾上腺皮质功能有关[14]，还能抑制大鼠佐剂性关节炎的原发病变和继发病变。老鹳草鞣质抑制2,4-硝基氯代苯所致的小鼠耳郭皮肤迟发型超敏反应，抑制小鼠网状内皮系统的吞噬功能，减少甲醛致痛的舔足次数和醋酸致痛的扭体次数，具有抗炎、抑制免疫和镇痛作用[15]。

4. 保肝　老鹳草丙酮、水和热水提取液以及老鹳草鞣质均可降低肝损害大鼠血清和肝脏内脂质过氧化物的浓度，降低AST和ALT浓度[14]。

5. 止咳　小鼠氨雾引咳法及电刺激猫喉上神经引咳法实验，均证明醇沉煎剂有镇咳作用[16]。

6. 抗诱变　老鹳草水解产物对致癌物的诱变活性具有抑制作用[17]。

7. 抗溃疡　连续灌胃给予老鹳草提取物7天，可降低小鼠血清一氧化氮及胃黏膜组织中前列腺素E_2（PGE_2）含量，老鹳草提取物对实验性胃溃疡小鼠胃黏膜抗损伤保护作用可能与提高血清一氧化氮含量及胃黏膜组织中PGE_2含量有关[18]。

8. 抗腹泻　老鹳草水煎剂对蓖麻油或番泻叶诱发的小鼠腹泻均有抑制作用[19]。

9. 急性毒理　小鼠1日内的最大耐受量不低于250g/kg，相当于临床用药量的270倍，说明老鹳草毒性很低[19]。

【临床研究】

1. 细菌性痢疾　①初期治疗的病例，用老鹳草全草（干）每日30g，水煎服。以后改为老鹳草片剂，每日15~18片（折合干草30g），分3次口服，以7~10日为1个疗程。结果：治疗203例，其中符合急性典型菌痢诊断者143例，非典型菌痢31例，慢性菌痢29例。治愈172例，好转28例，无效3例，总有效率为98.5%，急性病例治愈率高于慢性菌痢病人（$P<0.01$）。治愈病例中临床症状消失平均日数分别为腹泻3.1日，腹痛4.1日，里急后重2.7日，大便外观恢复正常3.6日。细菌培养阴转结果：肛拭培养阳性者73例，临床治愈60例，占82.2%，细菌培养转阴64例，阴转率87.7%。②用老鹳草胶囊（每粒含生药约4.5g），成人每次服2粒，儿童每次1粒，每日4次，或老鹳草片（每片重0.25g，含生药1.2g），成人每次服6片，儿童每次3片，每日4次。结果：治疗急性典型细菌性痢疾113例，显效61例，有效50例，无效2例；治疗急性非典型细菌性痢疾69例，显效46例，有效21例，无效2例。两组总有效率为97.8%[20]。

2. 乳腺增生病　用单味干或鲜老鹳草每日30~60g，当茶冲服或煎服，每日2~3次，30~60日为1个疗程，月经期照常服药。用药时间15~180日，大多数病人服药期间在30~60日，服药时间长短与乳腺增生程度有关。结果：治疗 58 例，临床治愈 30 例，显效 24 例，无效 4 例，总有效率为 93.2%。本组病人用药后对疼痛全部有效，一般在服药后 10 日左右疼痛消失，肿块在服药 15 日后开始变软，以后逐渐缩小至消失。用药后少数病人出现轻度缓泻，1~2 日后好转，不需停药[20]。

【性味归经】味苦、微辛，性平。归肝、大肠经。

【功效主治】祛风通络，活血，清热利湿。主治风湿痹痛，肢体麻木，筋骨酸痛，湿热泻痢。

【用法用量】内服：煎汤，9~15g；或浸酒；或熬膏。外用适量，捣烂加酒炒热外敷或制成软膏涂敷。

【使用注意】孕妇慎用。

【经验方】

1. 疮毒初起　鲜老鹳草适量。捣汁或浓煎取汁，擦患处。（《浙江药用植物志》）
2. 咽喉肿痛　老鹳草 15~30g。煎汤漱口。（《浙江药用植物志》）
3. 风湿痹痛　老鹳草 250g，桂枝、当归、赤芍、红花各 18g，酒 1000ml，浸 1 周。过滤，每次饮 1 小盅，每日 2 次。（《浙江药用植物志》）
4. 腰扭伤　老鹳草根 30g，苏木 15g，血余炭 9g（冲服）。水煎每日 1 剂，每日服 2 次。（《全国中草药新医疗法展览会资料选编》）
5. 蛇虫咬伤　老鹳草鲜品，雄黄末少许，捣烂外敷伤口周围。（《四川中药志》1982 年）
6. 妇人经行，遇染风寒，寒邪闭塞子宫，令人月经参差，前后日期不定，经行发热，肚腹膨胀，腰肋作痛，不能受胎　五叶草五钱，川芎二钱，大蓟二钱，吴白芷二钱。引水酒一小杯，和水煎服。晚间服后忌风。（《滇南本草》）

【参考文献】

[1] 国家中医药管理局《中华本草》编委会．中华本草．上海：上海科学技术出版社，1999：3498.
[2] 马振亚．绵绵牛等在体内和体外对流感流毒的影响．陕西新医药，1983，12（8）：57.
[3] 镇坪县战备中草药科研组，陕西省中医研究所微生物学组．狼巴巴草的抗病毒和抗菌作用．陕西新医药，1972，（1）：35.
[4] 甘肃省武威县防疫站．红根草黄酮类的体外抑菌试验．微生物学通报，1974，（1）：36.
[5] 马振亚，何让慧．草药鲜红草、九里光及酸桐根抗菌抗感染作用的初步观察．陕西新医药，1978，（3）：62.
[6] 郭佳生，王素贤，李铣，等．鼠掌老鹳草抗菌活性成分的研究．药学学报，1987，22（1）：28.
[7] 周维书，朱甘培，王彦云，等．四种老鹳草鞣质的含量及抗菌作用的比较．药学通报，1985，20（4）：243.
[8] 奥田拓南．药学杂志，1979，99（5）：505.
[9] 杜晓鸣，郭永沺．老鹳草素（Geraniin）及其抗氧化作用．国外医药·植物药分册，1990，5（2）：57.
[10] Qkuda T.Chem Pharm Bull，1983，31（5）：1625.
[11] 藤田勇三郎．药学杂志（日），1987，107（1）：17.
[12] 藤田勇三郎．药学杂志（日），1988，108（2）：129.
[13] 张树臣．鼠掌老鹳草药理作用研究．新医药学杂志，1974，(7)：43.
[14] Yoshiyuki Kimura. 国外医学·药学分册，1985，12（3）：187.
[15] 相应征，雷汉民，姜存文，等．老鹳草鞣质类化合物的抗炎、免疫和镇痛作用．西北国防医学杂志，1998，19（3）：17.
[16] 西安医学院慢性气管炎药理研究组．绵绵牛的药理研究．陕西新医药，1978，（6）：44.
[17] 奥川拓南．国外医学·中医中药分册，1984，6（5）：48.
[18] 于海玲，郭建鹏，孙连平．老鹳草提取物对实验性胃溃疡小鼠胃黏膜的保护作用机制研究．延边大学医学学报，2007，30（1）：29.
[19] 王丽敏，王汉明，毛金军，等．老鹳草水煎剂急性毒性及抗腹泻作用初步观察．黑龙江医药科学，2001，24（5）：44.
[20] 南京中医药大学．中药大辞典（上册）．第 2 版．上海：上海科学技术出版社，2006：1112.

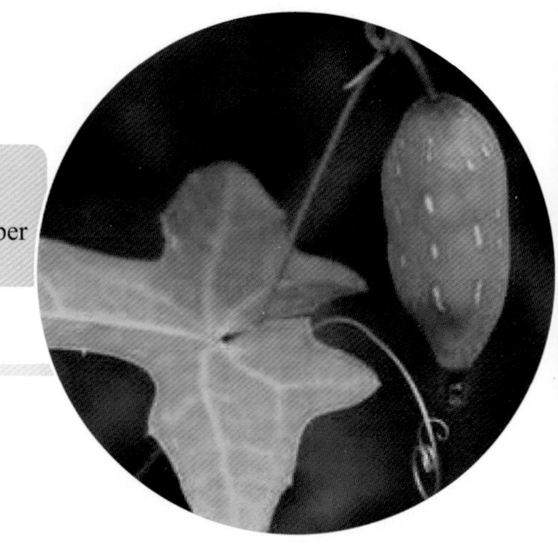

Lao shu tou dong gua

老鼠偷冬瓜

Solenae Amplexicaulis Radix

[英]Claspingstem Solena Root Tuber

【别名】解毒草、老鼠瓜、马胶儿、老鼠黄瓜、老鼠拉冬瓜、小鸡黄瓜。

【来源】为葫芦科植物茅瓜 *Melothria heterophylla*（Lour.）Cogn. 的根。

【植物形态】攀缘草本。块根呈纺锤状。茎枝柔弱，无毛、具沟纹。叶柄纤细而短，初时被黄色的短柔毛，后渐脱落。叶片薄纸质，多型，变化大，卵形、长圆形、卵状三角形或戟形，不分裂或 3~5 浅裂到深裂，裂片长圆状披针形或三角形，长 8~12cm，宽 1~5cm，上面深绿色，稍粗糙，脉上有微柔毛，下面灰绿色，叶脉突起，几无毛。卷须纤细，不分枝。雌雄异株；雄花 10~20 朵，生于花序梗的顶端，呈伞房状花序；花极小，花梗纤细，花萼筒钟状，基部圆，外面无毛。花冠黄色，外面被短柔毛，裂片开展，三角形，雄蕊 3，分离，着生于花丝基部，花丝纤细，具毛；雌花单生于叶腋，被微柔毛，子房卵形，无毛或被黄褐色茸毛，柱头 3。果实红褐色，长圆状或近球形，表面近平滑。种子数枚，灰白色，近圆球形或倒卵形，边缘不拱起，表面光滑无毛。

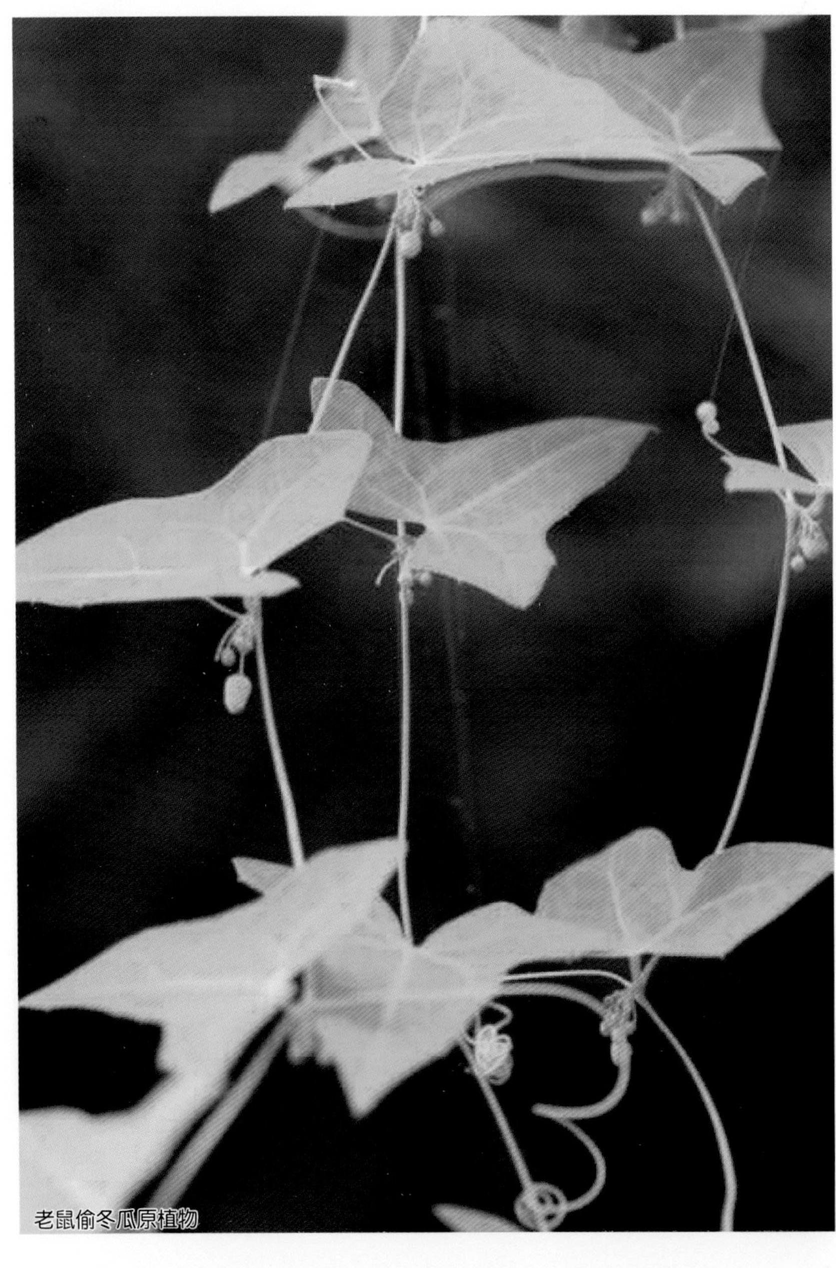

老鼠偷冬瓜原植物

【分布】广西全区均有分布。

【采集加工】春、夏季采收，洗净，鲜用或晒干。

【药材性状】块根纺锤形或纺锤状圆柱形，长 10~15cm，直径 0.8~2cm，下部有时分枝。表面黄棕色或红棕色，较平滑，有多数近椭圆形的横长突起。断面粉性或稍纤维状。气微，味淡、微苦。

【品质评价】以根纺锤形、粗大、断面粉性者为佳。

【化学成分】本品块根含酮（ketone），酸（acid），甾体（steroid），二十四烷酸（*iso*-selachoceric acid），二十三烷酸（tricosanoic acid），山萮酸（behenic acid），Δ^7-豆甾烯醇（Δ^7-stigmastenol），葫芦箭毒素B（calebassine B），瓜氨酸（citrulline），赖氨酸（lysine），精氨酸（arginine），γ-氨基丁酸（γ-aminobutyric acid），天门冬氨酸（aspartic acid），谷氨酸（glutamic acid）等，还含钾（K）、镁（Mg）、钙（Ca）、磷（P）、钡（Ba）、钛（Ti）、锰（Mn）、钴（Co）、铬（Cr）、铜（Cu）、镍（Ni）、锶（Sr）、锌（Zn）等无机元素[1]。

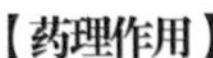

【药理作用】

毒理　本品块根水冷浸液给小鼠单次口服半数致死量（LD_{50}）为 10.8g（生药）/kg，加热后毒性未见明显减弱，LD_{50} 为 11.5g（生药）/kg[1]。

【性味归经】味甘、苦，性凉。归肺、肝、脾经。

【功效主治】清热解毒，消肿散结，利尿。主治目赤，咽痛，黄疸，痄腮，痰核瘰疬，小便不利，痔瘘，痈疮疖肿，皮肤湿疹。

【用法用量】内服：煎汤，15~30g。外用适量，捣敷或煎水洗。

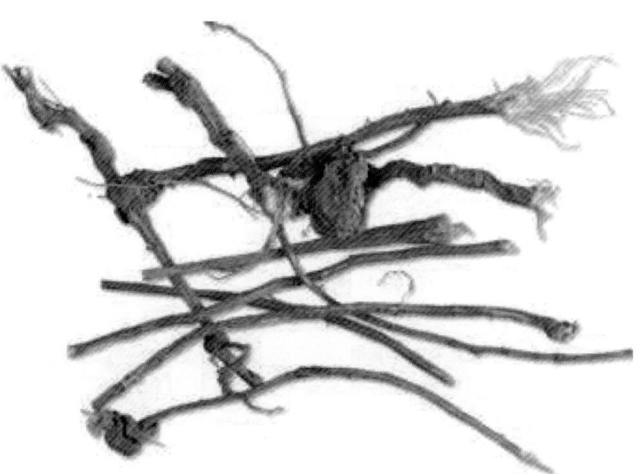
老鼠偷冬瓜药材

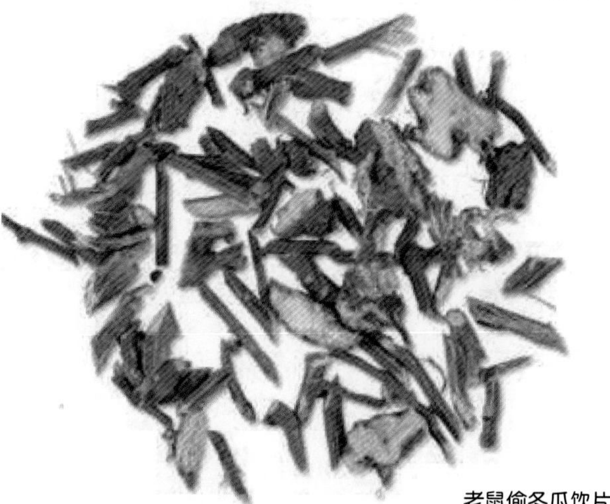
老鼠偷冬瓜饮片

【经验方】

1.痈疽疔疮，冻疮　马胶儿干根研末，调茶油敷。（《泉州本草》）
2.蜂窝织炎　鲜马胶儿全草、鲜旱莲草、鲜积雪草、鲜龙葵各适量。捣烂外敷患处。（《浙江药用植物志》）
3.多发性脓肿　马胶儿根、地耳草各等量。捣烂敷患处。（《福建药物志》）
4.骨髓炎　马胶儿根、山芝麻、蒲公英各 9g，猪脚 1 只。炖烂，调酒少许，饭前服。（《福建药物志》）
5.淋巴结核　马胶儿根 15g，夏枯草 9g。水煎服。（《福建药物志》）
6.腮腺炎，喉炎，急性结膜炎　马胶儿 15~30g，水煎服。（《湖北中草药志》）
7.疝肿，湿火骨痛，皮肤湿疹　马胶儿干根 15~30g，水煎内服，外用适量，捣敷或煮水外洗。（《广东中草药》）
8.尿路感染，尿路结石，小儿疳积　马胶儿根 15~30g，水煎服。（《湖北中草药志》）
9.红斑狼疮　马胶儿根 25~18g，用水大半碗，煎煮片刻，每日服 1~2 次。（《全国中草药汇编》）

【参考文献】

[1] 国家中医药管理局《中华本草》编委会 . 中华本草 . 上海：上海科学技术出版社，1999：4648.
[2] 楼之岑，秦波 . 常用中药材品种整理和质量研究・天花粉 . 北京：北京医科大学联合出版社，1996：681.

Di qian 地钱

Marchantiae Polymorphae Herba
[英]Polymorphic Marchantia Herb

【别名】地浮萍、一团云、地龙皮、龙眼草、米海台、地梭罗。

【来源】为地钱科植物地钱 *Marchantia polymorpha* L. 的叶状体。

【植物形态】叶状体暗绿色，宽带状，多呈二歧分叉。边缘微波状，背面具六角形，整齐排列的气室分隔，每室中央具 1 枚烟囱型气孔，孔口边细胞 4 列，呈十字形排列。腹面鳞片紫色；假根平滑或带花纹。雌雄异株。雄托盘状，波状浅裂，精子器埋于托筋背面；雌托扁平，先端深裂成 9~11 个指状裂瓣；孢蒴生于托的指腋腹面。叶状体背面前端常有杯状的无性芽胞杯，内生胚芽，行无性繁殖。

【分布】广西全区均有分布。

【采集加工】全年均可采收，鲜用或切段晒干。

【药材性状】叶状体呈皱缩的片状或小团块。湿润后展开呈扁平阔带状，多回二歧分叉，表面暗褐绿色。可见明显的气孔和气孔区划。下面带褐色，有多数鳞片和成丛的假根，气微，味淡。

【品质评价】以身干、色绿、无泥沙者为佳。

【化学成分】本品植物体含地钱素（marchantin）A、B、C、D、E、G、J、K、L，间羟基苯甲醛（mhydroxybenzaidehyde），半月苔酸（lunularic acid），半月苔素（lunularin），对羟基苯甲醛（*p*-hydroxyben zaidehyde），对映-9-氧代-*α*-花柏烯（ent-9-oxo-*α*-chamigrene），对映-*α*-香附酮（ent-*α*-cyperone），对映-7*β*-罗汉柏醇（ent-7*β*-thujopsanol），对映-罗汉柏烯酮（ent-thujopsenone），环丙烷花侧柏醇（cyclopropanecuparenol）。含木犀草素（luteolol），木犀草素-7-*O*-葡萄糖醛酸苷（luteolol-7-*O*-glucuronide），芹菜素（apigenin），芹菜素-7-*O*-葡萄糖醛酸苷（apigenin-7-*O*-glucuronide）等黄酮化合物。还含 2-羟基-3,7-二甲氧基菲（2-hydroxy-3,7-dimethoxyl phenanthrene），片叶苔素 C（riccardin C），光萼苔种素 E（perrottetin E），花侧柏烯（cuparene），左旋全萼苔烯（L-gymnomitrene），异地钱素（*iso*-marchantin）C，异片叶苔素（*iso*-riccardin）C，*β*-花柏烯（*β*-chamigrene），罗汉柏烯（thujopsene），*δ*-二氢花侧柏烯（*δ*-dihydrocuparene），韦得醇（widdrol），

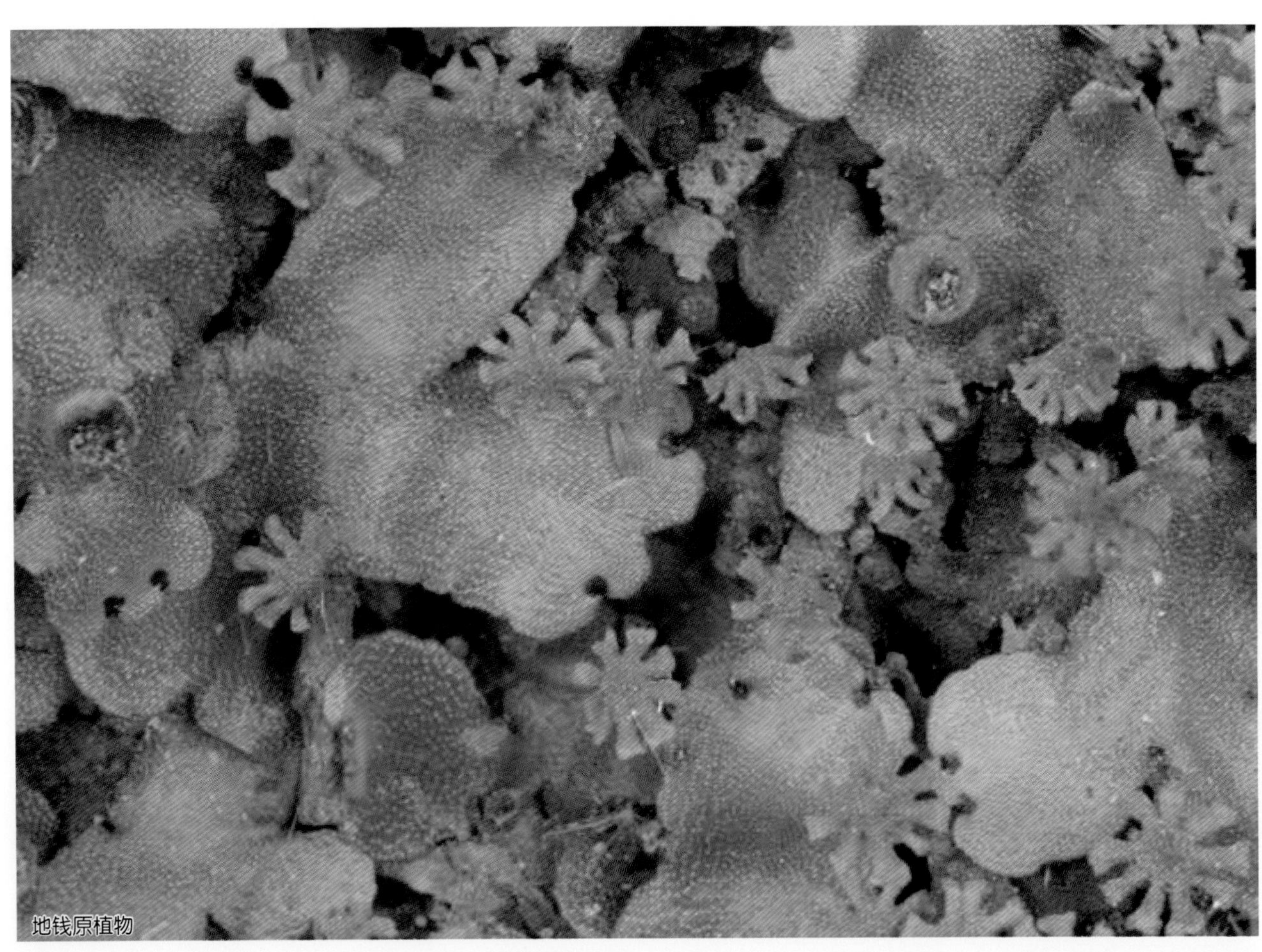
地钱原植物

δ- 花侧柏醇（δ-cuparenol），β- 叉叶苔醇（β-herbertenol），罗汉柏烯酮（thujopsenone）。还含 α- 胡萝卜素（α-carotene），β- 胡萝卜素（β-carotene），β- 胡萝卜素环氧化合物（β-carotene epoxide），β- 隐黄质（β-cryptoxanthin），玉蜀黍黄素（zeaxanthin），叶黄素（lutein）等胡萝卜素类化合物。另含有金鱼草素 -6-*O*- 葡萄糖醛酸苷（aureusidin-6-*O*-glucuronide），鱼精蛋白（protamine），泛醌 -8（ubiquinone-8），泛醌 -10（ubiquinone-10），以及葡萄糖（glucose），果糖（fructose），蔗糖（sucrose）和淀粉（starch）[1]。

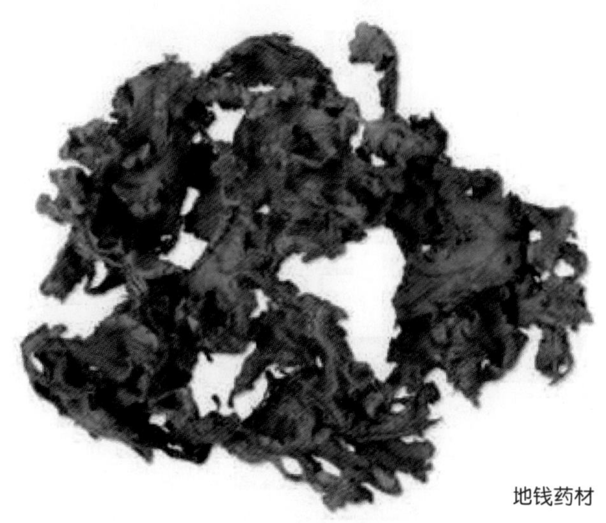

地钱药材

【性味归经】味淡，性凉。归肝、胆、肺经。

【功效主治】清热利湿，解毒敛疮。主治湿热黄疸，痈疮肿毒，毒蛇咬伤，水火烫伤，骨折，刀伤。

【用法用量】内服：煎汤，5~15g；或入丸、散。外用适量，捣敷；或研末调敷。

【使用注意】脾肾阳虚者慎用。

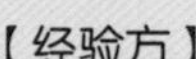

【经验方】

1. 疮疖肿毒　地钱鲜品洗净捣烂，加糖或甜酒少许和匀敷。（《湖南药物志》）
2. 烫伤及癣　地梭罗焙干研末，调茶油敷患处。（《贵州民间药物》）
3. 多年烂脚疮　地梭罗焙干，头发烧枯存性。等份，共研末，调菜油敷患处。（《贵州民间药物》）
4. 刀伤，骨折　地梭罗捣绒包伤处。（《贵州民间药物》）
5. 毒蛇咬伤　地钱鲜全草适量，捣烂敷患处；另用雄黄 9g，白芷 3g，共研细粉，用白酒送服。（《浙江药用植物志》）
6. 黄疸型肝炎及肺结核　地钱 9~15g。水煎服。（《云南中草药》）

【参考文献】

[1] 国家中医药管理局《中华本草》编委会 . 中华本草 . 上海：上海科学技术出版社，1999：324.

Di nie 地　菍

Melastomatis Dodecandri Herba
[英]Twelvestamen Melastoma Herb

【别名】山地菍、地茄、地捏、地红花、铺地菍、红地茄、落地稔、地稔藤、古柑、铺地黏。

【来源】为野牡丹科植物地菍 *Melastoma dodecandrum* Lour. 的全草。

【植物形态】多年生矮小灌木。茎匍匐上升，地上各部被糙伏毛。叶对生；叶片坚纸质，卵形或椭圆形，长1~4cm，宽0.8~3cm，先端急尖，基部广楔形；基出脉3~5条。聚伞花序顶生，基部有叶状总苞2；花萼管被糙伏毛，裂片披针形，边缘具刺毛状缘毛，裂片间具1小裂片；花瓣淡紫色至紫红色，菱状倒卵形，上部略偏斜，先端有1束刺毛，被疏缘毛；雄蕊5长5短，长者药隔基部延伸，弯曲，末端具2小瘤，短者药隔不延伸，药隔基部具2小瘤；子房下位，先端具刺毛。蒴果坛状球形，平截，近先端略缩，肉质，不开裂，宿存萼被糙伏毛。

【分布】广西全区均有分布。

【采集加工】夏、秋季采收全株，洗净，鲜用或晒干。

【药材性状】茎四棱形，多分枝，长10~25cm，直径1~2mm，表面灰褐色，扭曲，有纵条纹，节处有细须根。叶对生，深绿色，多皱缩破碎，展开后呈卵形或椭圆形，长1~4cm，宽0.8~3cm，仅上面边缘和下面脉上生极疏的糙伏毛。花棕褐色，萼筒5裂，花瓣5。气微，味微酸涩。

【品质评价】以黄绿色、叶完整、身干者为佳。

【化学成分】本品叶含鞣质（tannin）[1]。

【药理作用】

1. 止血　地菍注射液能增加家兔的血小板含量，减少凝血酶原作用时间，对出血时间和凝血时间都有缩短作用[2]。

2. 降血糖　连续10天灌胃地菍水提物60g/kg，可降低四氧嘧啶致糖尿病小鼠的血糖[3]。

3. 镇痛、抗炎　地菍水煎液能提高小鼠痛阈值，降低毛细血管通透性，抑制二甲苯所致的炎症反应，可减轻小鼠耳郭肿胀[4]。

4. 抗氧化　地菍多糖MD1在低浓度（<250mg/L）时具有清除自由基 O^{2-} 和 •OH 的作用；地菍多糖亦能够抑制人红细胞膜的脂质过氧化[5]。

5. 抑制AGE的生成　糖基化体系中加入地菍黄酮类化合物（1g/L），对人

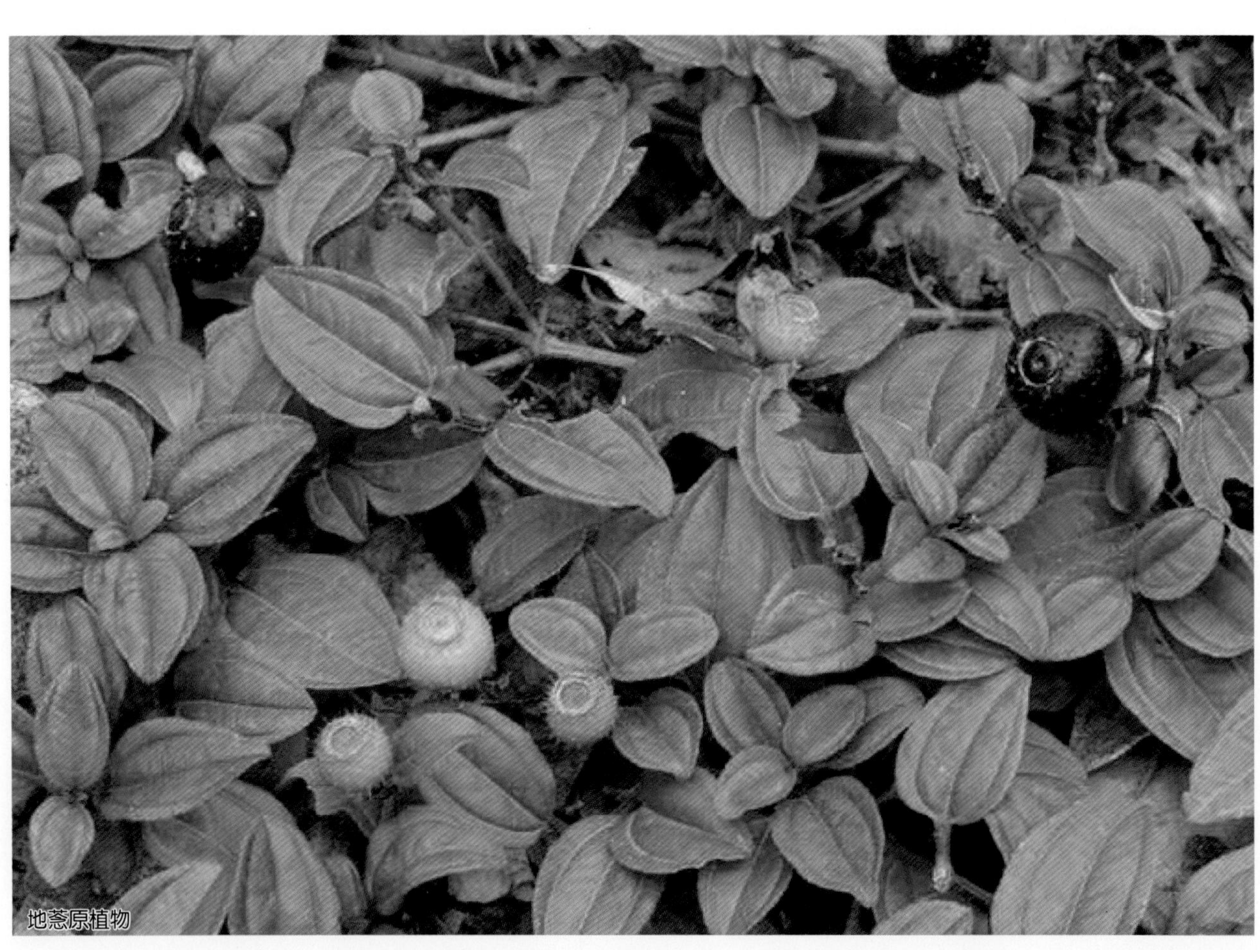
地菍原植物

血清白蛋白的 Maillard 反应有抑制作用，随时间的变化，抑制率不断增强，抑制效果依次是槲皮素、芦丁、地菍黄酮类混合物[6]。

【临床研究】

带状疱疹　取新鲜地菍 250g，小爆竹 10 只，干净泉水 500ml。把新鲜地菍捣碎，放置盆装泉水里搅拌几下，去其渣，然后把小爆竹全部对中折断，点燃其硝，使其火星往地菍水里面窜，最后用这些药水频擦患处。结果：治疗 35 例，优 25 例（疱疹消失或仅留一点小瘢痕，疼痛消失），良 5 例（疱疹减退，刺痛减轻，兼服龙胆泻肝汤加减才逐渐痊愈），显效 3 例（疱疹无蔓延之势，刺痛减轻，内服各种方剂都无法痊愈），无效 2 例（疱疹面积增大，刺痛如初）。总有效率为 94.28%[7]。

【性味归经】味甘、涩，性凉。归心、肝、脾、肺经。

【功效主治】清热解毒，活血止血。主治肺痈，咽肿，痛经，崩漏，带下，牙痛，瘰疬，痈肿，疔疮，赤白痢疾，水肿，痔疮，毒蛇咬伤。

【用法用量】内服：煎汤，15~30g，鲜品用量加倍；或鲜品捣汁。外用适量，捣敷或煎汤洗。

【使用注意】孕妇慎服。

【经验方】

1. 脓疱疮　鲜地菍全草 1~1.5kg。水煎洗患处。（《常用青草药手册》）
2. 乳痈初起红肿疼痛　铺地黏、蒲公英、雾水葛、水芙蓉、红糖各适量，捣烂敷患处。（《广西民间常用草药手册》）
3. 水火烫伤　地菍 1 把捣烂，加冰片 0.6g、龙衣灰 1.5g，共研末，麻油调涂；或黑地菍 120g、人中黄 180g 研末调茶油敷患处（《闽东本草》）
4. 牙疮　鲜地菍叶适量，食盐少许，搓烂擦患处，日数次，以牙龈血止为度。（《福建药物志》）
5. 口腔糜烂　铺地菍 30~60g。水煎服。（《北海民间常用中草药》）
6. 一切咽喉痛　鲜古柑全草 18~30g，洗净，水一碗半，煎六分服。（《闽南民间草药》）
7. 痔疮　地茄 250g、明矾 90g、五倍子 15g、醋 500g，炖醋熏洗；用白芷、地菍叶、五倍子同研细末，调麻油调抹。（《闽东本草》）
8. 吐血，鼻衄　地菍 30g。水煎服。（《草药手册》）
9. 瘰疬　地菍全草连根 30g，猪瘦肉 60g（或鸡蛋 2 个）。同煮服。（《草药手册》）
10. 疟母（脾肿大）　鲜地菍草 60g，鸡蛋 2 个。酒水各半炖服。（《福州中草药临床手册》）
11. 胃痛　干山地菍 30~75g，樟木皮 30g。水煎服。（《新会草药》）
12. 胃出血，大便下血，血崩　地菍 30g，煎汤分 4 次服，隔 4h 服 1 次。大便下血者加雉鸡尾、粗糠柴各等份炖白酒服。（《闽东本草》）

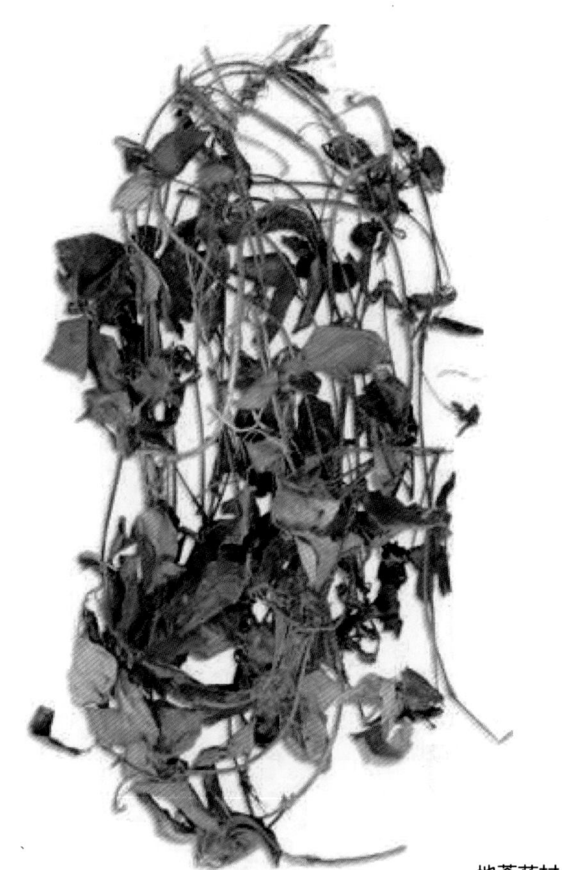

地菍药材

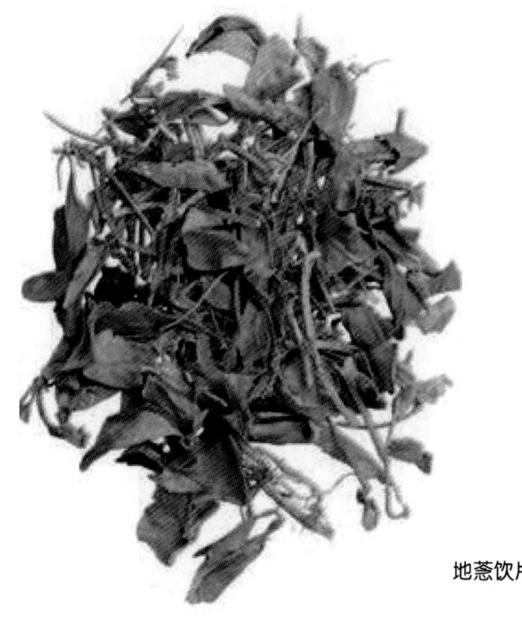

地菍饮片

13.肝炎，肝肿大　干地苓全草60g，兔子1只。分别水炖，两液混匀，即呈白色块状，用瓷匙食服。上为1剂。(《常用青草药手册》)

14.肾盂肾炎　鲜地苓250g，鲜海金沙茎叶（根尤佳）30g，鲜马兰30g，车前草6~9g。水煎服，每日1剂。(江西《草药手册》)

15.风湿痹痛，腰腿痛　地苓9g，半枫荷、鸡血藤各15g。水煎服。(《香港中草药》)

16.痢疾　鲜地茄全草60~90g。水煎服。(《湖南药物志》)

17.疝气　干地苓全草60g，龙眼肉、橘核各15g。水煎服。(《福建中草药》)

18.白带　鲜地苓全草60g，鲜三白草30g，鲜白木槿花90g，鲜精肉120g。同炖，分2次服汤吃肉。每日1剂。(江西《草药手册》)

19.月经过多　铺地苓30g，红铁树叶60g。水煎服。(《北海民间常用中草药手册》)

20.子宫脱垂　干地苓全草9~120g，红糖少许。水煎冲酒服。(《福建中草药》)

21.小儿小便混浊（状如牛乳，疳积引起）　干地苓全草30g，冰糖适量，水煎早晚分服。(《常用青草药手册》)

【参考文献】

[1] 国家中医药管理局《中华本草》编委会. 中华本草. 上海：上海科学技术出版社，1999：4808.

[2] 周添浓. 地稔注射液对家兔血液的影响. 广州中医学院学报，1995，12（1）：40.

[3] 李丽，周芳，罗文礼. 地苓水提物对四氧嘧啶致糖尿病小鼠的降糖作用. 海峡药学，2008，20（12）：22.

[4] 周芳，张兴燊，张旖箫，等. 地稔水煎液镇痛抗炎药效学的实验研究. 时珍国医国药，2007，18（10）：2370.

[5] 张超，姚惠珍，徐兰琴. 地苓多糖MD1清除活性氧自由基及对人红细胞膜脂质过氧化作用影响的研究. 广州医学院学报，2002，30（4）：18.

[6] 张超. 地苓黄酮类化合物对人血清白蛋白Maillard反应抑制作用的研究. 中医药学刊，2003，21（11）：1891.

[7] 彭万祥. 地苓外用治疗带状疱疹35例. 中医外治杂志，2002，11（1）：50.

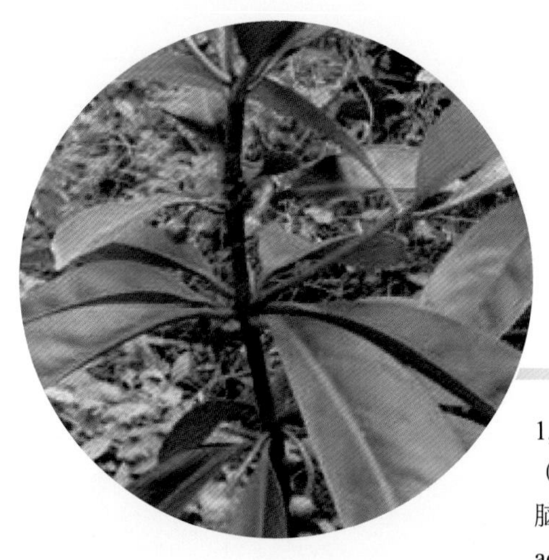

Di feng pi 地枫皮

Illicii Difengpi Cortex
[英]Difengpi Anisetree Bark

【别名】枫榔、矮丁香、钻地枫、追地枫。

【来源】为木兰科植物地枫皮 *Illicium difengpi* K.I.B.et K.I.M. 的茎皮。

【植物形态】多年生常绿灌木。全株均具芳香气味。根圆柱形。嫩枝棕色，老枝灰色，树皮灰棕色。叶常3~5片聚生枝顶或节上，叶片革质至厚革质，有光泽，倒披针形或长椭圆形，长7~14cm，宽2~5cm，顶端短渐尖，基部楔形或宽楔形，全缘，两面无毛。花红色，腋生或近顶生；花被片常15~20片，最外层2~5片，中层2~3片最小，三角形；中间两轮各4~5片，较大，最大一片宽椭圆形或近圆形，肉质，最内层5片，较小；雄蕊常21~23，开花时心皮常为13枚，离生，轮列。聚合果常由9~11蓇葖组成，顶端常有向内弯曲的尖头。种子扁卵形，黄色，光亮。

【分布】广西主要分布于田东、那坡、德保、龙州、马山、都安、巴马等地。

【采集加工】春、秋季采收，选10年以上老株，在树的一侧锯树皮的上下两端，用刀直划，将树皮剥下，其余树皮保留不剥，将树皮置通风处阴干。

【药材性状】树皮呈卷筒状或槽状，长5~15cm，厚0.2~0.3cm，外面灰棕色至深棕色，有明显交错的纵向沟纹，有的可见灰白色斑纹，栓皮易脱落，脱落处呈棕红色，皮孔不明显，内表面棕色或棕红色，有明显的纵向沟纹。质脆，易折断，断面颗粒性。气芳香，味微涩。

【品质评价】以质松脆、香气浓烈、油性大者为佳。

【化学成分】本品含地枫皮素（4-allyl-2,6-dimethoxy-phenol cinnamate），厚朴酚（magnolol）和β-谷甾醇（β-sitosterol）[1]。还含挥发油，包括：α-、β-蒎烯（pinene），樟烯（camphene），1,8-桉叶素（1,8-cineole），芳樟醇（linalool），黄樟醚（safrole），樟脑（camphor），乙酸龙脑酯（bornyl acetate），月桂烯（myrcene）等成分[2]。

【药理作用】

1. 抗炎　地枫皮提取物6g/kg、12g/kg给小鼠灌胃2天，对巴豆油所致小鼠耳肿胀有不同程度的抑制作用，抑制率达28.9%和35.4%；对醋酸所致小鼠腹腔毛细血管通透性增高也有抑制作用[3]。

2. 镇痛　地枫皮提取物能明显抑制小鼠醋酸所致的扭体反应，并能提高小鼠对光辐射热痛阈百分率[3]。

3. 毒理　急性毒性实验发现，地枫皮具有一定毒性，其半数致死量为（75.71±7.0）g（生药）/kg[3]。

【临床研究】

风湿性关节炎　用地枫皮酒（地枫皮饮片100g，50度米酒2000ml。将地枫皮饮片置酒中灌入玻璃容器内，密封浸泡15日，过滤即得。）治疗，每日

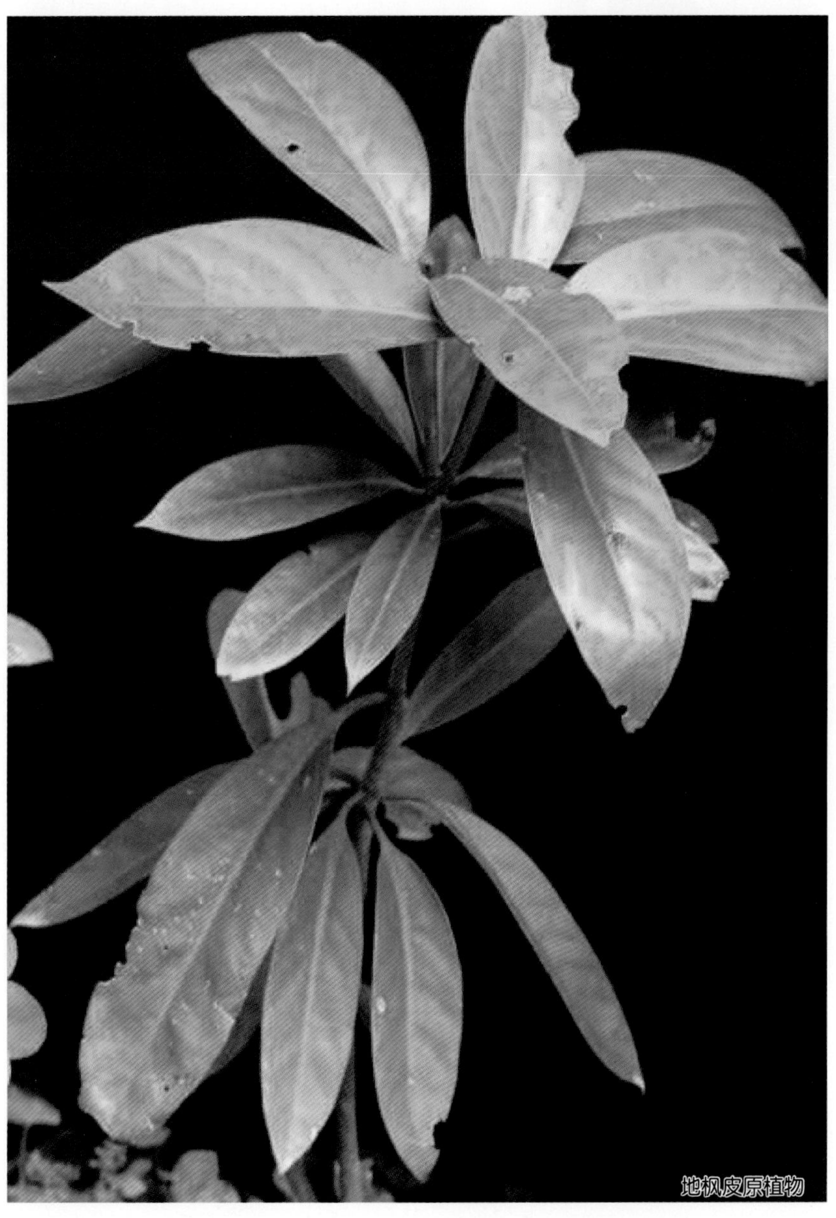
地枫皮原植物

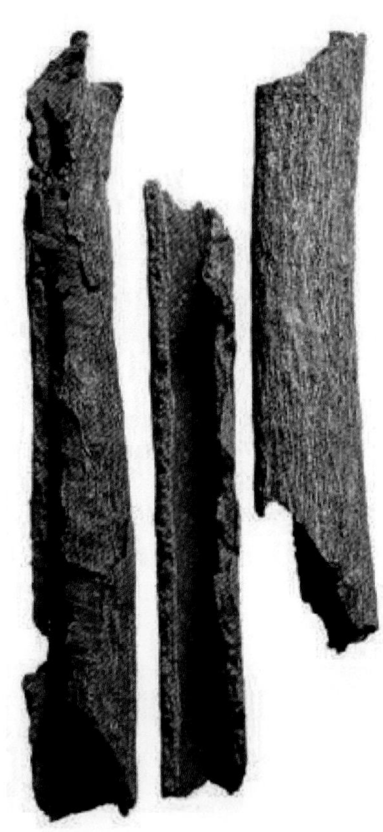

地枫皮药材

口服 2~3 次，每次 10~20ml，根据各人的饮酒情况而适当加减，1 个月为 1 个疗程。结果：经 1~5 个月疗程的治疗，痊愈 9 例，好转 2 例。治愈者中，服药 5 个疗程者 1 例，4 个疗程者 2 例，3 个疗程者 4 例，2 个疗程者 1 例，1 个疗程者 1 例。好转者中，服药 2 个疗程者 1 例，1 个疗程者 1 例[4]。

【性味归经】味辛、涩，性温；有小毒。归肾、膀胱经。

【功效主治】祛风除湿，行气止痛。主治风湿关节痛，腰肌劳损，蜈蚣咬伤。

【用法用量】内服：煎汤，6~9g。外用适量，研粉酒调敷。

【使用注意】孕妇慎服。

【经验方】

风湿骨痛　地枫皮 100g，50 度米酒 2000ml。密封浸泡 15 天，每日服 2~3 次，每次 10~20ml。（《常用壮药临床手册》）

【参考文献】

[1] 黄平，西正敏 . 地枫皮的化学成分研究 . 中国药学（英文版），1997，6（3）：129.

[2] 国家中医药管理局《中华本草》编委会 . 中华本草 . 上海：上海科学技术出版社，1999：1575.

[3] 刘元，韦焕英，姚树汉 . 地枫皮类药理作用研究 . 湖南中医药导报，1997，3（3）：71.

[4] 姚小琴 . 地枫皮酒治疗风湿性关节炎 11 例 . 浙江中西医结合杂志，1996，6（3）：178.

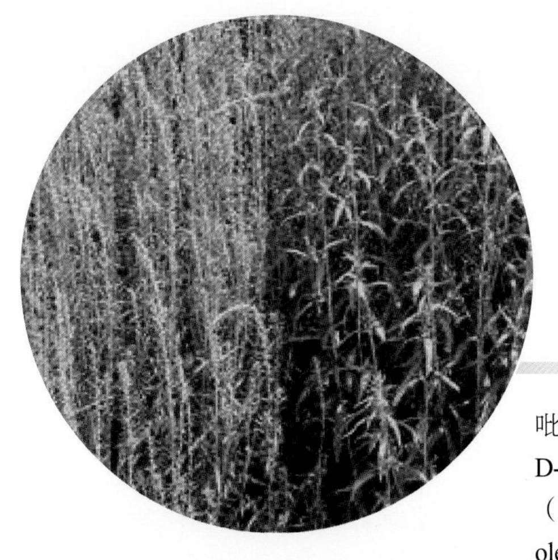

Di fu zi

地肤子

Kochiae Scopariae Fructus
[英]Belvedere Fruit

【别名】地葵、地麦、益明、落帚子、独扫子、竹帚子、千头子、帚菜子。

【来源】为藜科植物地肤 *Kochia scoparia*（L.）Schrad. 的成熟果实。

【植物形态】一年生草本。茎直立，多分枝，淡绿色或浅红色，生短柔毛。叶互生；无柄；叶片狭披针形或线状披针形，长 2~7cm，宽 3~7mm，先端短渐尖，基部楔形，全缘，上面绿色无毛，下面淡红色，无毛或有短柔毛；通常有 3 条主脉；茎上部叶较小，有一中脉。花单个或 2 个生于叶腋，集成离疏的穗状花序；花下有时有锈色长柔毛；花小，两性或雌性；黄绿色，花被片 5，近球形，基部合生，果期背部生三角状横突起或翅，有时近扇形；雄蕊 5，花丝丝状；花柱极短，柱头 2，丝状。胞果扁球形，果皮与种子离生，包于花被内。种子 1 颗，黑褐色。

【分布】广西全区均有栽培。

【采集加工】收割全株，晒干，打下成熟果实，晒干即可。

【药材性状】胞果扁球状五角星形，直径 1~3mm，外被宿存花被。表面灰绿色或淡棕色，周围具三角形膜质小翅 5 枚，背面中心有突起的点状果梗痕及放射状脉纹 5~10 条，剥离花被后，可见膜质果皮，半透明；种子扁卵形，长约 1mm，黑色。无臭，味微苦。

【品质评价】以饱满、色灰绿者为佳。

【化学成分】本品果实主含三萜及其苷，有齐墩果酸（oleanolic acid），3-*O*-[*β*-D- 吡喃木糖基 -（1→3）-*β*-D- 吡喃葡萄糖醛酸基]- 齐墩果酸 {3-*O*-[*β*-D-xylopyranosyl-（1→3）-*β*-D-glucuronopyranosyl]- oleanolic acid}，3-*O*-[*β*-D- 吡喃木糖基 -（1→3）-*β*-D- 吡喃葡萄糖醛酸甲酯基]- 齐墩果酸 { 3-*O*-[*β*-D-xylopyranosyl-（1 → 3）-*β*-D-methyl-glucuronopyranosylate]oleanolic acid}，3-O[*β*-D- 吡喃木糖基 -（1→3）-*β*-D- 吡喃葡萄糖醛酸基] 齐墩果酸 -28-*O*-*β*-D- 吡喃葡萄糖苷 {3-*O*-[*β*-D-xylopyranosyl-（1 → 3）-*β*- D-glucuronopyranosyl] oleanolic acid-28-*O*-*β*-D-glucopyranoside}。此外，还分离得到了齐墩果酸 28-*O*-*β*-D- 吡喃葡萄糖酯苷（oleanolic acid-28-*O*-*β*-D-glucopyranosyl ester），齐墩果酸 3-*O*-*β*-D- 吡喃葡萄糖醛酸甲酯苷（oleanolic acid-3-*O*-*β*-D-glucopyranoside methyl ester），豆甾醇 -3-*O*-*β*-D- 吡喃葡萄糖苷（stigmasterol-3-*O*-*β*-D-glucopyranoside）[1]。果实还含正三十烷醇（*n*-triacontanol），

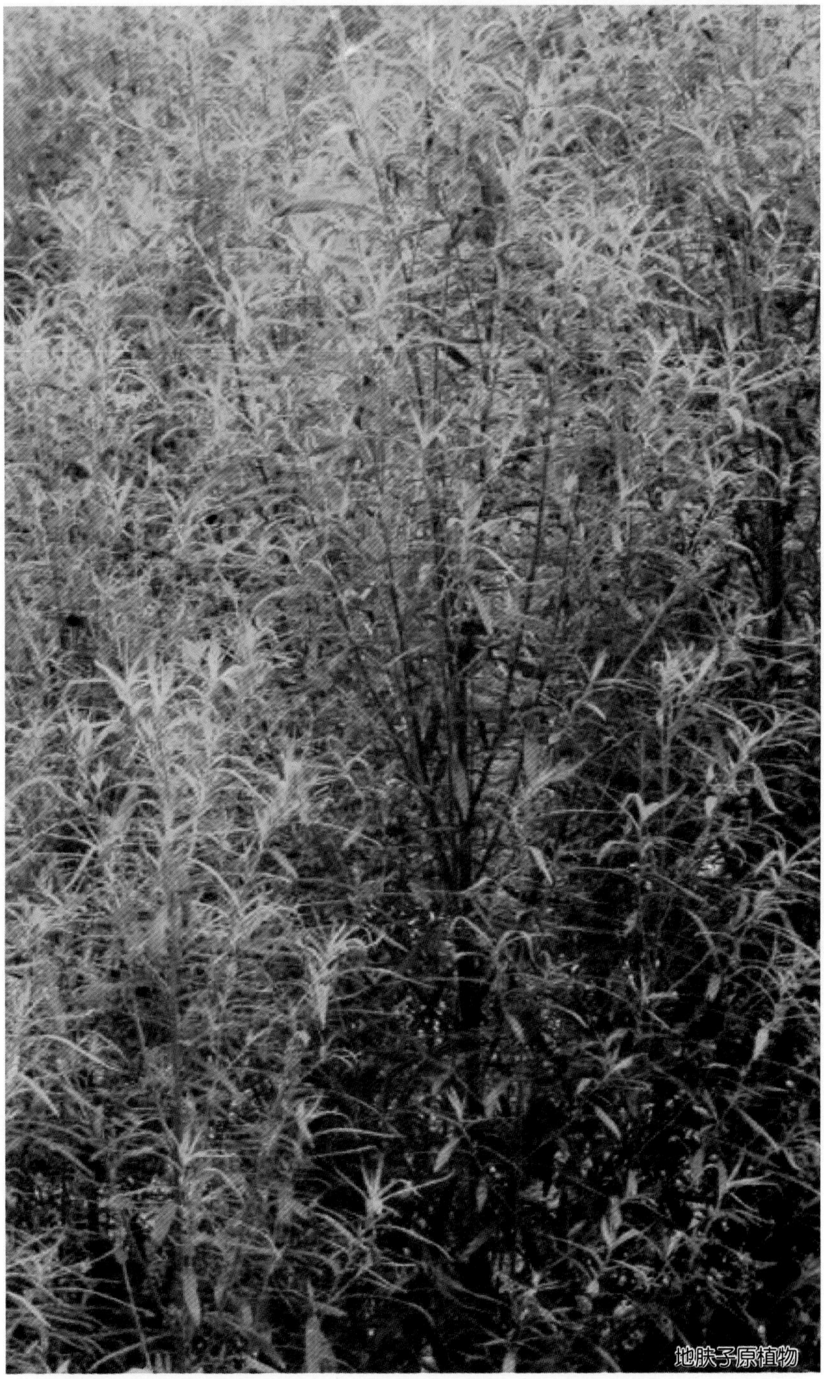

地肤子原植物

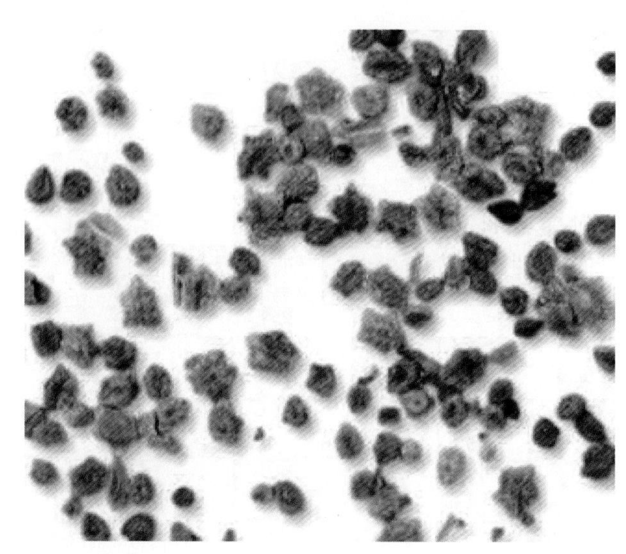

地肤子药材

一些饱和脂肪酸混合物和甾体成分：20-羟基蜕皮素（20-hydroxyecdysone），5,20-二羟基蜕皮素（5,20-dihydroxyecdysone），20-羟基-24-亚甲基蜕皮素（20-hydroxy-24-methyleneecdysone），20-羟基-24-甲基蜕皮素（20-hydroxy-24-methylecdysone）[2]。

挥发油中有9,12-十八碳二烯酸（9,12-octadecadienoic acid），9-十八碳烯酸（9-octadecadienoic acid），十六碳烯酸乙酯（ethyl hexadecenoate），十六碳烯酸甲酯（methyl hexadecenoate），9-十六碳烯酸（9-hexadecenoic acid），9,12,15-十八碳三烯酸（9,12,15-octadecatrienoic acid），9-十八碳烯酸甲酯（methyl-9-octadecenoate），9-十八碳烯酸乙酯（ethyl-9-octadecenoate），十八碳酸（octadecanoic acid），α-蒎烯（α-pinene），2-莰烯（2-camphene）[3]。

【药理作用】

1. 降血糖　地肤子正丁醇部分（NBFK）50mg/kg灌胃能抑制正常小鼠胃排空，NBFK 25mg/kg、50mg/kg均能抑制葡萄糖或四氧嘧啶所致高血糖小鼠和胰岛素所致低血糖小鼠的胃排空。NBFK 125~500μg/ml能抑制大鼠小肠黏膜蔗糖酶、麦芽糖酶和乳糖酶的活性，100~800μg/ml浓度依赖性减少大鼠小肠对葡萄糖的吸收[4]。地肤子总苷100mg/kg、200mg/kg灌胃给药，能降低四氧嘧啶所致高血糖小鼠的血糖水平，抑制灌胃葡萄糖引起的小鼠血糖升高。地肤子总苷剂量依赖性抑制正常小鼠胃排空，提示地肤子总苷的降糖机制可能与抑制糖在胃肠道的转运或吸收有关[5]。地肤根有降血糖、预防糖尿病肾病的作用，并可能有降甘油三酯作用，其降血糖机制可能是刺激胰岛β细胞释放胰岛素[6]。

2. 对免疫功能影响　地肤子水提物500mg/kg使小鼠炭末廓清速率降低，同时减少肝脏和脾脏对炭末的摄取。水提物100mg/kg、500mg/kg能抑制腹腔巨噬细胞对鸡红细胞的吞噬作用，对2,4,6-三硝基氯苯及绵羊红细胞诱导的迟发型超敏反应的诱导相及效应相均有一定的抑制趋势，表明地肤子水提物有抑制单核吞噬系统的吞噬功能及迟发型超敏反应（DTH），其抑制DTH的作用机制可能与它对单核巨噬系统功能的抑制有关[7]。地肤子可抑制2,4-二硝基氯苯（DNCB）引起的小鼠耳部超敏反应性肿胀，可降低DNCB引起的白细胞总数升高，使变应性接触性皮炎模型小鼠升高的白介素4水平下降，提高干扰素-γ的含量。地肤子抗Ⅳ型超敏反应的作用与抑制白细胞总数、调节细胞因子及受体有关[8]。

3. 抗菌　地肤子的水浸剂1：3对许兰黄癣菌、奥杜盎小芽孢癣菌、铁锈色小芽孢癣菌、羊毛状小芽孢癣菌等皮肤真菌均有不同程度的抑制作用。水煎剂对伤寒杆菌稍有抑制作用[9]。地肤子乙醚部分提取物对茄病镰孢菌有一定的抑菌作用，最小抑菌浓度为2.5mg/ml[10]。

4. 小肠推进作用　地肤子正丁醇部分50mg/kg能促进正常小鼠的小肠推进，其作用可能与胆碱能神经和一氧化氮有关[11]。

【临床研究】

1. 荨麻疹　将地肤子水煎二次，混合煎出液并浓缩至400~500ml（小儿液量酌减）。成人每剂50~100ml，儿童按年龄折减，每日1剂，分2次口服。将药渣用纱布包好，趁热涂擦皮损局部。以3天为1个疗程。结果：共治疗44例，多数1~7个疗程治愈，个别14个疗程治愈。显效31例（70.4%），好转9例（20.4%），无效4例（9.2%），有效率90.8%[12]。

2. 慢性乙型肝炎　用地肤子丸（地肤子、甘草，共为粉末，炼蜜为丸，重9g）治疗，每次1丸，每日3次，饭后服用，3个月为1个疗程。按要求观察各项指标，并停服其他药物。结果：治疗86例，治愈20例（23.3%），显效46例，有效15例，无效5例，总有效率为94.2%。[13]

【性味归经】味苦，性寒。归肾、膀胱经。

【功效主治】清热利湿，祛风止痒。主治小便不利，淋浊，带下，血痢、风疹，湿疹，疥癣，皮肤瘙痒，疮痈肿毒。

【用法用量】内服：煎汤，6~15g；或入丸、散。外用适量，煎水洗。

【使用注意】内无湿热，小便过多者忌服。

【经验方】

1. 丹毒　地肤子、金银花、菊花各30g，荆芥、防风各15g。水煎服。（《陕甘宁青中草药选》）
2. 疮　地肤子、槐子（炒）、地丁草各五钱。水煎温服。加蟾酥少许尤妙。（《仙拈集》夺命丹）
3. 湿疹，痒疹　地肤子15g，白鲜皮9g，川萆薢12g，苦参、野菊花各9g，生地12g，赤芍、当归各9g。水煎服。（《中药临床应用》除湿消疹汤）
4. 阴囊湿痒　地肤子、蛇床子、苦参、花椒各等量。煎水外洗。（《湖北中草药志》）
5. 雷头风肿　地肤子，同生姜研烂，热酒冲服，取汗愈。（《圣济总录》）

6. 肾炎水肿　地肤子 10g，浮萍 8g，木贼草 6g，桑白皮 10g。水煎去滓，每日 3 次分服。(《现代实用中药》)
7. 阴虚气弱，小便不利　野台参四钱，威灵仙钱半，寸麦冬六钱（带心），地肤子一钱。水煎服。(《医学衷中参西录》宣阳汤)
8. 久血痢，日夜不止　地肤子一两，地榆三分（锉），黄芩三分。上药捣细，罗为散。不计时候，以粥饮调下二钱。(《太平圣惠方》)
9. 吹乳　地肤子为末。每服三钱，热酒冲服，出汗愈。(《经验广集》地肤酒)
10. 妊娠患淋，小便数，去少，忽热痛酸索，手足疼烦　地肤子十二两。初以水四升，煎取一升半，分温三服。(《子母秘录》)

【参考文献】

[1] 汪豪，范春林，王蓓．中药地肤子的三萜和皂苷成分研究．中国天然药物，2003，1（3）：134.
[2] 国家中医药管理局《中华本草》编委会．中华本草．上海：上海科学技术出版社，1999：1471.
[3] 杨敏，李菁，蔡洁，等．地肤子油的超临界 CO_2 萃取及 GC-MS 分析．中药材，2003，26（7）：494.
[4] 戴岳，夏玉凤，林巳茏．地肤子正丁醇部分降糖机制的研究．中药药理与临床，2003，19（5）：21.
[5] 戴岳，刘学英．地肤子总苷降糖作用的研究．中国野生植物资源，2002，21（5）：36.
[6] 彭小梅，龚智峰，张文欣，等．地肤根降血糖及预防糖尿病肾病作用的实验研究．广西医科大学学报，2002，9（6）：830.
[7] 戴岳，黄罗生，冯国雄，等．地肤子对单核巨噬系统及迟发型超敏反应的抑制作用．中国药科大学学报，1994，25（1）：44.
[8] 梁秀宇，关洪全，刘文力．常用治疗急性湿疹的中药抗Ⅳ型超敏反应的实验研究．中国中西医结合皮肤性病学杂志，2006，5（2）：72.
[9] 曹仁烈．中华皮肤科杂志，1957，5（4）：285.
[10] 吕文华．中国实践中医与现代医学杂志，2006，19（17）：2120.
[11] 戴岳，夏玉凤，杨丽．地肤子正丁醇部分对小鼠小肠运动的影响．中药药理与临床，2004，20（5）：18.
[12] 刘朝忠．单味地肤子治疗荨麻疹 44 例小结．吉林医学，1980，（4）：42.
[13] 朱勤厚．地肤子治疗慢性乙型肝炎 86 例．陕西中医，1999，20（9）：400.

Di gu pi 地骨皮

Lycii Cortex
[英]Chinese Wolfberry Root-bark

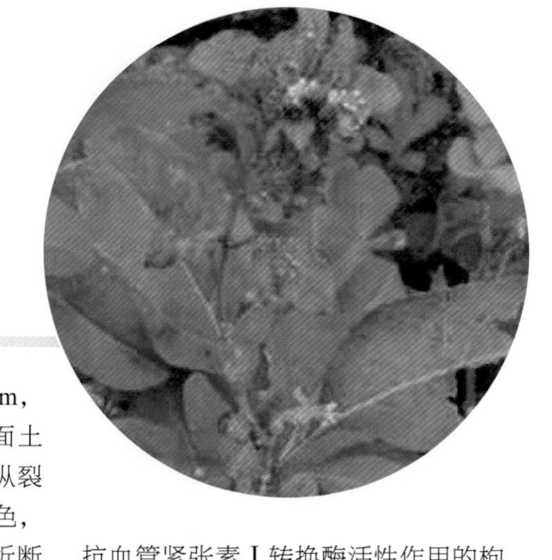

【别名】枸继、枸忌、苦杞、枸棘、地仙、枸杞根白皮。

【来源】为茄科植物枸杞 *Lycium chinense* Mill. 的根皮。

【植物形态】多年生落叶灌木，植株较矮小。蔓生，茎干较细，外皮灰色、具短棘，生于叶腋。叶片稍小，卵形、卵状菱形、长椭圆形或卵状披针形，长 2~6cm，宽 0.5~2.5cm，先端尖或钝，基部狭楔形，全缘，两面均无毛。花紫色，边缘具密绒毛；花萼钟状，3~5 裂；花冠管部和裂片等长，管之下部急缩，然后向上扩大成漏斗状，管部和裂片均较宽；雄蕊 5，着生花冠内，稍短于花冠，花药丁字形着生，花丝通常伸出。浆果卵形或长圆形，种子黄色。

【分布】广西全区均有栽培。

【采集加工】全年采收，剥取根皮，切段晒干。

【药材性状】根皮呈筒状、槽状或不规则卷片，大小不一，一般长 3~10cm，直径 0.5~2cm，厚 1~3mm。外表面土黄色或灰黄色，粗糙，有不规则纵裂纹，易成鳞片状剥落；内表面黄白色，具细纵条纹。质松脆，易折断，折断面分内外两层，外层（落皮层）较厚，土黄色；内层灰白色。气微，味微甘，后苦。

【品质评价】以筒粗、肉厚、整齐、无木心及碎片者为佳。

【化学成分】本品含生物碱：甜菜碱（betaine），苦可胺（kukoamine）A，1,2,3,4,7- 五羟基 -6- 氮杂双环 -（3,3,0）辛烷 [1,2,3,4,7-pentahydroxy-6-azabicyclo-（3,3,0）-octane]，1,4,7,8- 四羟基 -6- 氮杂双环（3,3,0）辛烷 [1,4,7,8-tetrahydroxy-6-azabicyclo-（3,3,0）-octane]。又含抗肾素作用兼抗血管紧张素 I 转换酶活性作用的枸杞环八肽（lyciumin）A 和 B。还含具抗血管紧张素 I 转换酶活性作用的有机酸：（*S*）9- 羟基 -10*E*,12*Z*- 十八碳二烯酸 [（*S*）9-hydroxy-10*E*,12*Z*-octadecadienoic acid] 和（*S*）9- 羟基 -10*E*,12*Z*,15*Z*- 十八碳三烯酸 [（*S*）-9-hydroxy-10*E*,12*Z*,15*Z*-octadecatrienoic acid]。尚含枸杞酰胺（lyciumamide）即是橙黄胡椒酰胺乙酸酯(aurantiamide acetate），亚油酸（linoleic acid），亚麻酸（linoleic acid），蜂花酸（melissic acid），桂皮酸（cinnamic acid），柳杉酚（sugiol），5*α*- 豆甾烷 -3,6- 二酮

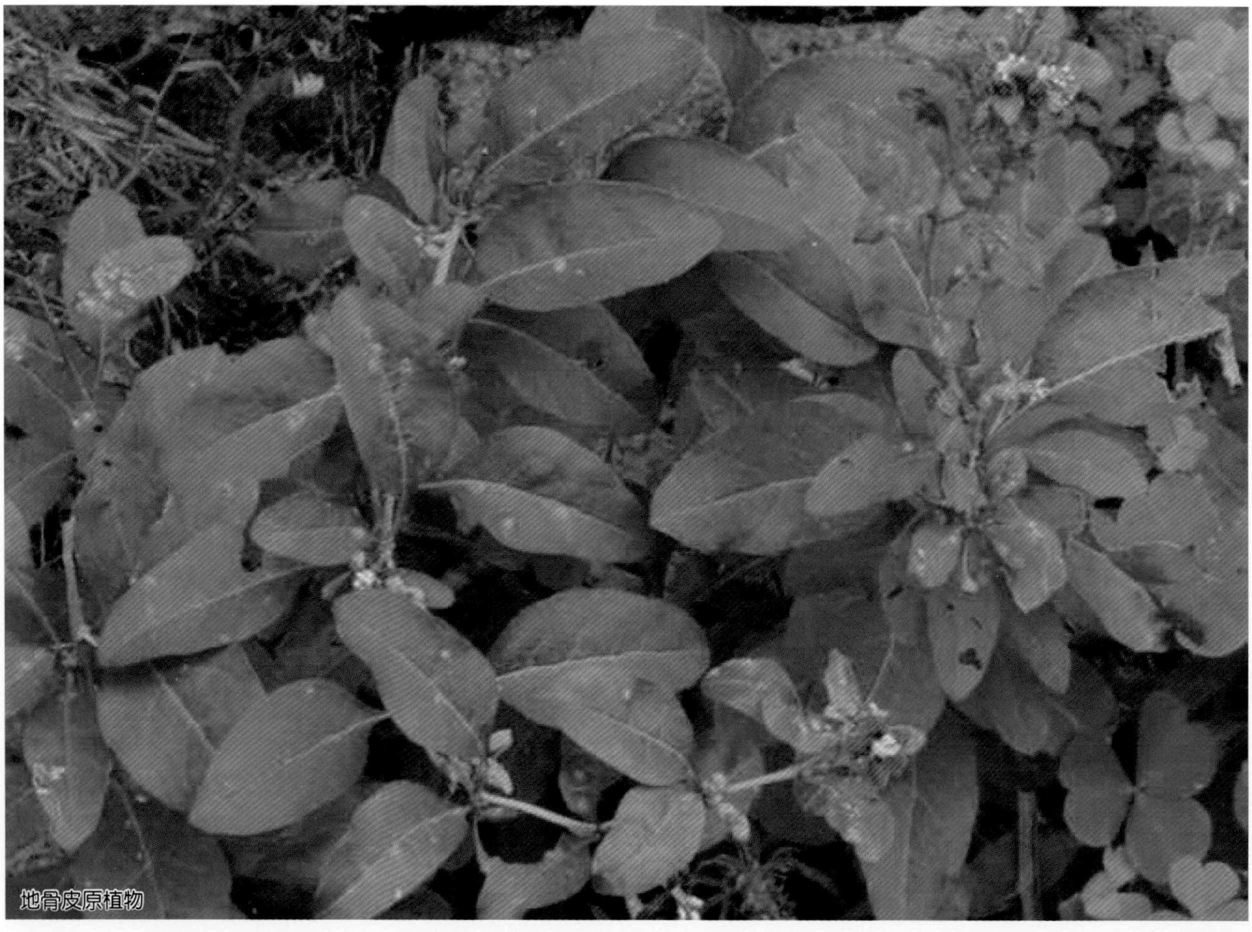

地骨皮原植物

（5α-stigmastane-3,6-diketone），东莨菪素（scopoletin），β-谷甾醇葡萄糖苷（β-sitosterol glucoside）等[1]。

根含以正二十三烷（n-tricosane）和正三十三烷（n-tritriacontane）为主的具15~33个碳原子的正烷烃；具18~31个碳原子的长链醇；胆甾醇（cholesterol），菜油甾醇（campesterol），豆甾醇（stigmasterol），谷甾醇（sitosterol），以及棕榈酸（palmitic acid），硬脂酸（octadecoic acid），油酸（oleic acid）[1]。

【药理作用】

1. 抑菌　75％乙醇回流提取物（总黄酮的质量分数为9.01%）对金黄色葡萄球菌、表皮葡萄球菌、白色念珠菌、大肠杆菌等12种常见细菌和真菌的最小抑制浓度分别为：金黄色葡萄球菌0.25mg/ml、表皮葡萄球菌0.25mg/ml、白色念珠菌0.25mg/ml、大肠杆菌0.5 mg/ml、肺炎克雷伯菌0.25mg/ml、甲型副伤寒杆菌0.25mg/ml、伤寒沙门菌0.25mg/ml、福氏志贺杆菌0.5mg/ml、志贺菌0.25mg/ml、甲型溶血性链球菌0.125mg/ml、肺炎双球菌0.125mg/ml、铜绿假单胞菌0.125mg/ml，其对甲型溶血性链球菌、肺炎双球菌、铜绿假单胞菌的抑制作用更为明显[2]。

2. 降血糖　地骨皮水煎剂5.0g/kg及1%β-丙氨酸＋地骨皮5.0g/kg能降低四氧嘧啶致高血糖小鼠的血糖值，血糖降低率分别为60.17%、35.23%[3]。宁夏产地骨皮5.0g/kg，河北产地骨皮5.0g/kg，甘肃产地骨皮5.0g/kg，灌胃给药14天后，对四氧嘧啶致高血糖小鼠的血糖降低率分别为48.06%、49.96%、55.00%。表明不同产地地骨皮水煎剂对四氧嘧啶糖尿病小鼠均有降血糖作用[4]。

3. 抗自由基　地骨皮在NADH-PMS-NB T系统中对超氧自由基的清除率达90%以上[5]。

4. 解热、镇痛　地骨皮、宁夏地骨皮对角叉菜胶所致的大鼠体温升高有抑制作用，时间长达7h，强度与解热镇痛药阿司匹林相当，而北方地骨皮的解热作用仅在5h内有效[6]。

5. 免疫调节　地骨皮可升高环磷酰胺所致免疫抑制小鼠下降的脾脏淋巴细胞IL-2生成，而对硫唑嘌呤所致免疫超常小鼠的脾脏淋巴细胞IL-2生成呈现抑制作用，可见地骨皮异常的免疫功能具有双向调节作用。地骨皮水煎剂还能抑制正常小鼠脾细胞产生IL-2[7]。

6. 降血压　给大鼠静脉注射地骨皮的甲醇提取物0.5g（生药）/kg，可产生降血压作用。甲醇提取物中分离得到苦可胺A，对大鼠有降血压作用。氯仿提取物中分离得到9-羟基-10, 12-十八碳二烯酸和9-羟基-10,12,15-十八碳三烯酸，对血管紧张素转换酶具有抑制作用。枸杞素A和枸杞素B对肾素、血管紧张素肽原酶、血管紧张素和血管紧张素转换酶均有抑制作用[8]。

7. 调节成骨样细胞　地骨皮促进UMR106成骨细胞增殖的作用部位主要在水层、30%醇层，且地骨皮的水层对成骨样细胞作用呈明显的量效关系，当生药浓度为2.0g/ml时促细胞增殖作用最强，平均增殖率为18.7%[9]。

8. 调血脂　家兔连续3周灌胃地骨皮浸膏10g/kg，能使血清总胆固醇含量下降36.9%，但对甘油三酯的量影响不大，对肝脏脂肪的量亦无明显影响[10]。

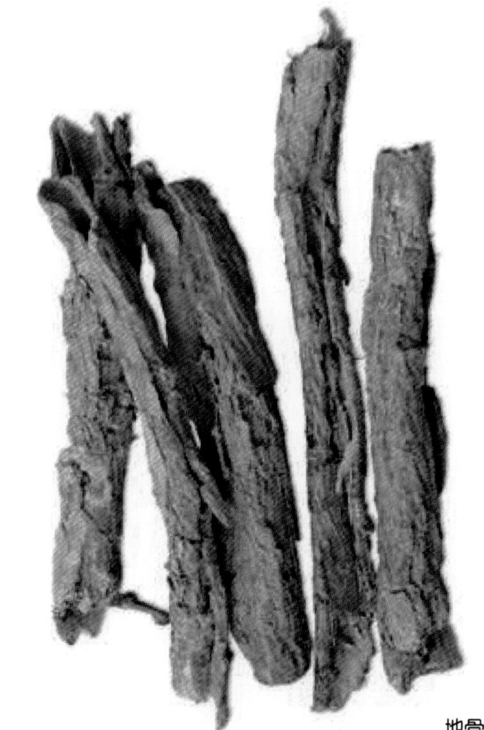

地骨皮药材

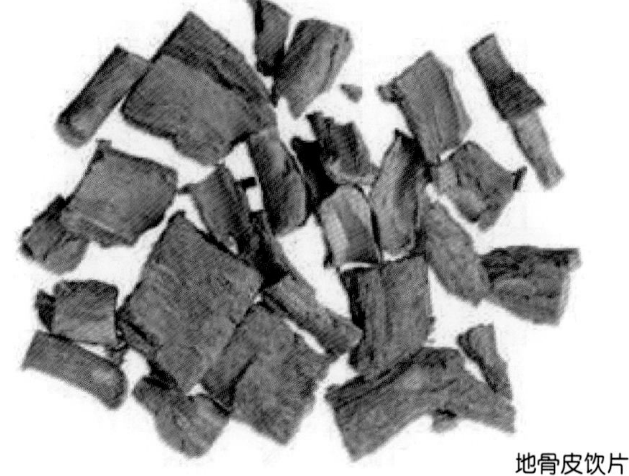

地骨皮饮片

【临床研究】

1. 肺结核咯血　治疗组用黛蛤散合泻白散［黛蛤散15g（包煎），桑白皮15g，地骨皮15g，仙鹤草30g，麦冬10g，白及15g，侧柏叶10g，白茅根30g，制大黄10g，生甘草5g］加减治疗，每日1剂，水煎2服。咯血止后原方加减继服5~7剂。结果：治疗42例，服药后，咯血均止，无再次咯血。其中服药2剂咯血停止6例，服药3~5剂咯血停止13例，服药5~7剂咯血停止20例，服药10剂咯血停止3例。咯血停止后病情稳定，无再出血[11]。

2. 阴虚癌性发热　治疗组服用清骨散加味（银柴胡、地骨皮各20g，黄芩、青蒿、知母、丹皮、生地、沙参、麦冬、秦艽、鳖甲各10g）每日1剂，水煎2次，共取药液400ml，每次200ml，早晚分服，2周为1个疗程；对照组口服消炎痛25mg，3次/天。两组均连续用药2周。除退热治疗外，均同时给予相同的支持治疗，停药7天后评价疗效。结果：治疗组30例，显效18例，有效10例，无效2例，有效率93.3%；对照组30例，显效11例，有效7例，无效12例，有效率60.0%。治疗组与对照组比较有显著性差异（$P<0.01$）[12]。

【性味归经】味甘，性寒。归肺、肾经。

【功效主治】清虚热，泻肺火，凉血。主治阴虚劳热，骨蒸盗汗，小儿疳积发热，肺热喘咳，吐血，衄血，尿血，消渴。

【用法用量】内服：煎汤，9~15g，大剂量可用15~30g。

【使用注意】脾胃虚寒者慎服。

【经验方】

1. 臁疮　地骨皮，去粗皮，以竹刀刮粉，焙干为细末，贴之。（《普济方》）
2. 汤火伤　地骨皮、刘寄奴各等份。为末。有水干上，无水香油调敷上。（《心医集》）
3. 鸡眼　地骨皮、红花同研细。于鸡眼痛处敷之，或成脓亦敷，次日结痂好。（《仁术便览》金莲稳步膏）
4. 风虫牙痛　枸杞根白皮，煎醋漱之，虫即出，亦可煎水饮。（《肘后方》）
5. 耳聋，有脓水不止　地骨皮半两，五倍子一分。上二味，捣为细末。每用少许，渗入耳中。（《圣济总录》）
6. 虚劳，口中苦渴，骨节烦热或寒　枸杞根白皮（切）五升，麦门冬二升，小麦三升。上三味，以水二升。煮麦熟，药成去滓。每服一升，日二服。（《千金要方》枸杞汤）
7. 肺脏实热，喘促上气，胸膈不利，烦躁鼻干　地骨皮二两，桑根白皮（锉）一两半，甘草（炙，锉），紫苏茎叶各一两。上四味，粗捣筛。每服三钱匕，水一盏，煎至七分，去滓，食后临卧温服。（《圣济总录》地骨皮汤）
8. 小儿肺盛，气急喘咳　地骨皮、桑白皮（炒）各一两，甘草（炙）一钱。上锉散，入粳米一撮，水二小盏。煎七分。食前服。（《小儿药证直诀》泻白散）
9. 黄疸　①地骨皮四两，木通一两，车前子（研烂）四两。上三味，用阴阳水各一碗煎，露一宿，空心服。（《仁术便览》）②地骨皮三两，砂仁一两，黑枣四两。分四剂，用水二碗，煎七分，露一宿，五更热服，深者三帖必效。（《仙拈集》愈疸汤）
10. 消渴日夜饮水不止，小便利　地骨皮（锉）、土瓜根（锉）、栝楼根（锉）、芦根（锉）各一两半，麦门冬（去心，焙）二两，枣七枚（去核）。上六味锉如麻豆。每服四钱匕，水一盏，煎取八分，去滓，温服。（《圣济总录》地骨皮饮）

【参考文献】

[1] 国家中医药管理局《中华本草》编委会．中华本草．上海：上海科学技术出版社，1999：6265.

[2] 杨风琴，陈少平，马学琴．地骨皮的醇提物及其体外抑菌活性研究．宁夏医学杂志，2007，29（9）：787.

[3] 魏智清，于洪川，樊瑞军．地骨皮降血糖有效成分的初步研究．时珍国医国药，2009，20（4）：848.

[4] 张慧芳，黄燕，杨红霞，等．宁夏枸杞叶、果柄及根皮降血糖作用的初步研究．农业科学研究，2008，29（4）：23.

[5] 陈忻，周建平，李玉红．大黄等中药抗自由基损伤研究．北京中医，1995，（5）：48.

[6] 黄小红．周兴旺．王强．3 种地骨皮类生药对白鼠的解热和降糖作用．福建农业大学学报，2000，29（2）：229.

[7] 熊晓玲，李文．部分扶正固本中药对小鼠脾细胞IL-2产生的双向调节作用．中国实验临床免疫学杂志，1991，3（4）：38.

[8] Yahara S, Shigeyama C, Nohara T. St ructures of anti2ACEand reninpeptides from Lycium radiciscortex.Tet rahedron Lett, 1980, 30（44）：6041.

[9] 殷军，王大为，李发美．几种生药的提取部位对成骨样细胞的增殖作用．沈阳药科大学学报，2001，18（4）：279.

[10] 郑军义，赵万州．地骨皮的化学与药理研究进展．海峡药学，2008，20（5）：62.

[11] 王谦信，严宇仙．黛蛤散合泻白散加减治疗肺结核咯血42例．江西中医药，2009，4（15）：36.

[12] 张罗生，高兴旺，魏丽霞，等．清骨散加味治疗阴虚癌性发热30例临床观察．中国中医药科技，2009，16（1）：39.

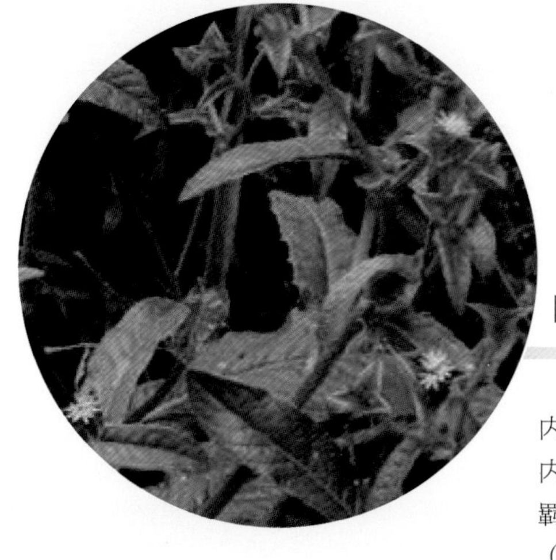

Di dan cao 地胆草

Elephantopi Scaberis Herba
[英]Scabrous Elephantfoot Herb

【别名】苦龙胆草、土蒲公英、草鞋底、铁灯台、兔耳草、儿童草、地枇杷、天芥菜。

【来源】为菊科植物地胆草 *Elephantopus scaber* L. 的全草。

【植物形态】多年生草本。根状茎平卧或斜升；茎直立，粗壮，二歧分枝，茎枝被白色粗硬毛。单叶，大都为基生；叶片匙形、长圆状匙形或长圆状披针形，长 5~18cm，宽 2~4cm，先端钝圆，基部渐狭，边缘有圆齿状锯齿，两面被白色长粗毛，下面沿脉及叶缘的毛较密；茎生叶少而小。头状花序约有小花 4 个；总苞片 8 枚；多数头状花序密集成复头状花序，花被通常 3 枚，卵形至长圆状卵形，被叶状苞片所包围；花冠筒状，淡紫色；全为两性花，先端 4 裂，一边开裂。瘦果有棱，被白色柔毛，先端具长硬刺毛；冠毛 1 层，浅白色；中上部细长，基部宽阔。

【分布】广西主要分布于富川、蒙山、苍梧、藤县、平南、桂平、容县、南宁、武鸣、那坡、凤山、岑溪等地。

【采集加工】夏末采收，洗净，鲜用或晒干。

【药材性状】本品全长 15~40cm。根茎长 2~5cm，直径 0.5~1cm；具环节，密被紧贴的灰白色茸毛，质坚，不易折断，断面黄白色，根茎下簇生多数皱缩须根，棕褐色，具不规则的纵皱纹。茎圆柱形，常二歧分枝，密被紧贴的灰白色粗毛。叶多基生，展平后完整叶呈匙形或倒披针形，长 6~15cm，宽 1~5cm，黄绿色至绿褐色，具较多腺点。先端钝或急尖，基部渐狭，边缘稍具钝齿，两面均被紧贴的灰白色粗毛，幼叶尤甚，叶柄短，稍呈鞘状，抱茎；茎生叶少而小。气微，味微苦。

【品质评价】以叶多、色灰绿、无花者为佳。

【化学成分】地胆草全草含去氧地胆草内酯（deoxyelephantopin），地胆草内酯（elephantopin），异去氧地胆草内酯（*iso*-deoxyelephantopin），表无羁萜醇（*epi*-friedelinol），羽扇豆醇（lupeol），羽扇豆醇乙酸酯（lupeol acetate），豆甾醇（stigmasterol），豆甾醇 -3-*β*- 吡喃葡萄糖苷（stigmasteryl-3-*β*-glucopyranoside），去酰洋蓟苦素（deacylcynaropicrin），葡萄糖中美菊素（glucozaluzanin）C，还阳参属苷（crepiside）E。还含 4,5- 二咖啡酰奎宁酸（4,5-dicaffeoyl quinic acid），3,5- 二咖啡酰奎宁酸（3,5-dicaff-eoyl quinic acid），11,13- 二氢去氧地胆草内酯（11,13-dihydrodeoxyelephantopin）[1]，autantiamide acetate，autantiamide[2]。

根中分离得到大黄素甲醚（physcion），异香草酸（*iso*-vanillic acid），香豆酸（courmaric acid），

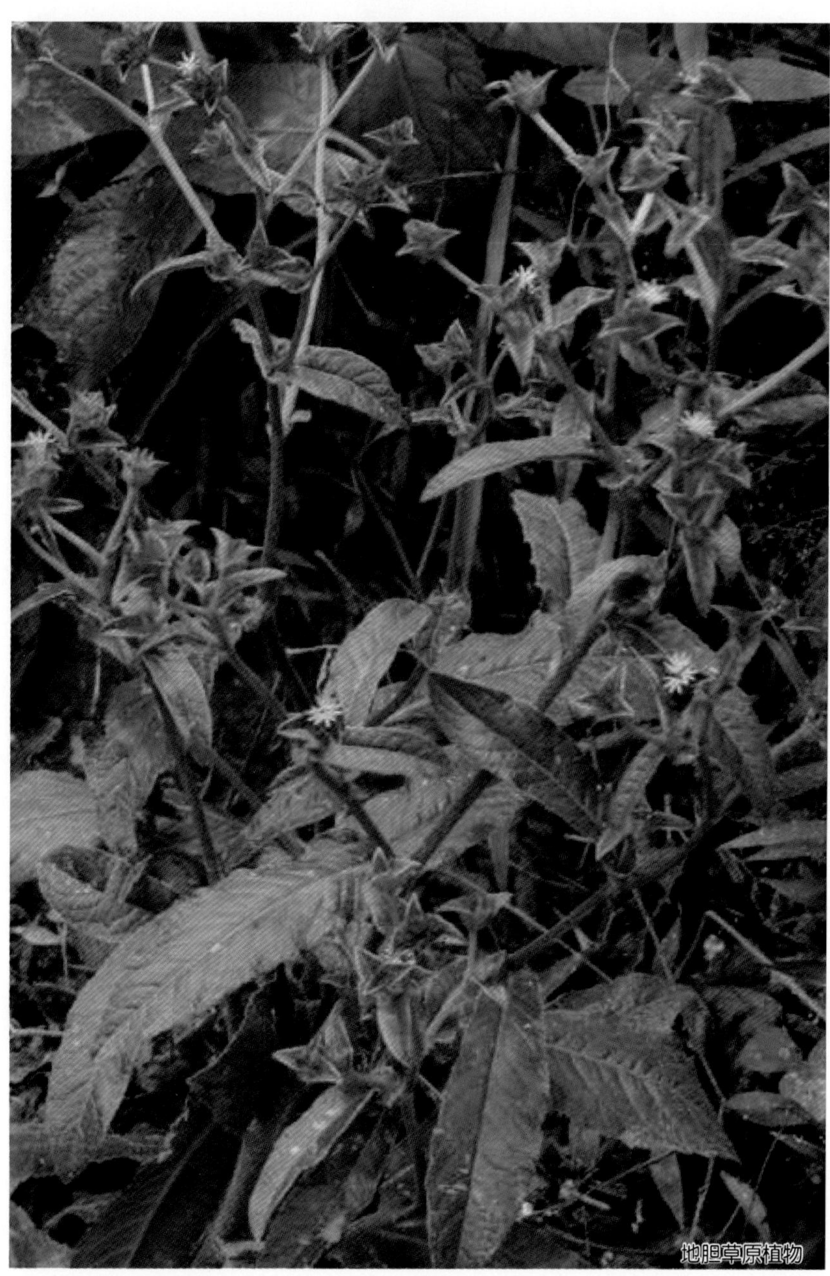
地胆草原植物

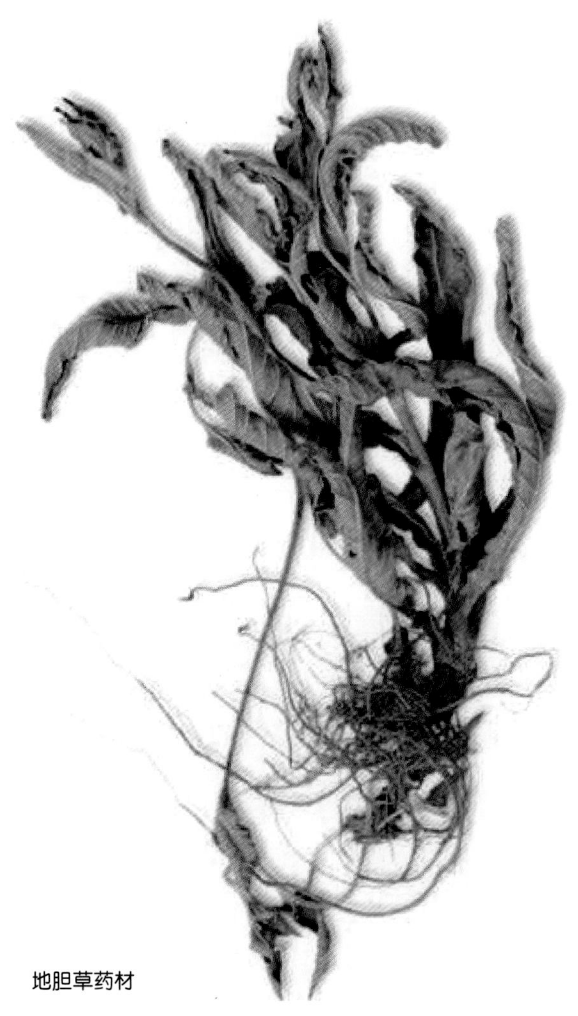
地胆草药材

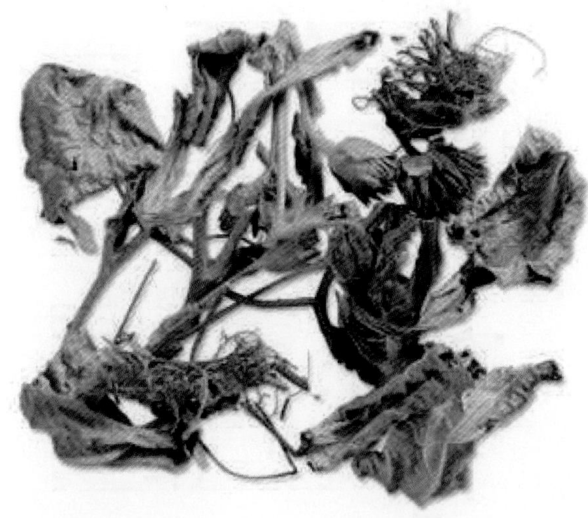
地胆草饮片

对羟基苯甲酸（*p*-hydroxybenzoic acid），阿魏酸（ferulic acid），3- 甲氧基 -4- 羟基 - 桂皮醛（3-methoxy-4-hydroxyl-cinnamic aldehyde），豆甾醇 -3-*O*-*β*-D- 葡萄糖（stigmasterol-3-*O*-*β*-D-glucoside），豆甾醇（stigmasterol），吲唑（indazole）[3]。

【药理作用】

1. 抗炎　地胆草煎剂 10g/kg 大鼠灌胃，对大鼠蛋清性关节炎有抑制作用。乙醇制剂 5g/kg 灌胃，对甲醛性关节炎亦有抑制作用[4]。0.1g/kg、0.2g/kg、0.4g/kg，灌胃给药 7 天，对二甲苯致小鼠耳郭肿胀、1% 角叉菜胶大鼠足跖肿胀及棉球肉芽肿均有抑制作用[5]。

2. 抗菌　地胆草全草提取物体外对金黄色葡萄球菌、藤黄八叠球菌、铜绿假单胞菌与大肠杆菌具有抑制作用，最低抑菌浓度分别是 0.0313g/ml、0.0156g/ml、0.0313g/ml、0.125g/ml。地胆草注射液对金黄色葡萄球菌、伤寒杆菌、痢疾杆菌及大肠杆菌有抑制作用[6]。

3. 抗肿瘤　地胆草倍半萜内酯化合物 1、2 在体外对肝癌细胞、宫颈癌细胞（Hela）和结肠腺癌细胞均有抑制作用，化合物 1 的半数抑制浓度（IC_{50}）分别为 29 μmol/L、22.19 μmol/L、35.99 μmol/L，化合物 2 的 IC_{50} 分别为 27 μmol/L、25.39 μmol/L、25.76 μmol/L。倍半萜内酯化合物 2 对 Hela 细胞增殖的抑制作用呈时间依赖关系，其抑制 Hela 细胞作用是通过诱导其凋亡[7]。地胆全草所含的去氧地胆草内酯对大鼠瓦克肉瘤 256 有抑制作用[8]。地胆草内酯在体外对口腔表皮样癌细胞 IC_{50} 为 0.28~2.0 μg/ml，对小鼠白血病 P388 也有抑制作用[8]。

4. 毒理　小鼠腹腔注射地胆草注射液 30g（生药）/kg（相当于成人用药 1250 倍），家兔静脉注射 7.5g（生药）/kg，未引起毒性反应或死亡。家兔肌内注射时，未发现局部肌肉充血、坏死等现象，体外溶血试验未发现溶血现象[8]。

【临床研究】

1. 乳蛾　用地胆草（紫花、白花均可）150~250g 洗净捣烂取汁，加适量蜂蜜先含服，后慢慢咽下，每日 5~6 次。结果：治疗 30 例，显效 6 例，有效 24 例，总有效率 100%[9]。

2. 水肿　用地胆草（鲜者 60g 或干者 30g，切碎）加生姜 30g，水煎，加入红糖 60g，文火煎至糖溶化即得。每剂分为 2 天服，于每天早晚空腹时各服 1 次。治疗 156 例，不论病人全身或局部浮肿，患病时间久暂，除恶病质肝硬化、心肾器质病变者外，服用此草 2~4h 后，尿量即能增加，浮肿迅速消退，服用 2 剂后，有 70% 以上的病人全身浮肿消退净尽，治愈率达 98%[10]。

【性味归经】味苦、辛，性寒。归肺、肝、肾经。

【功效主治】清热，凉血，解毒，利湿。主治感冒，百日咳，扁桃腺炎，咽喉炎，眼结膜炎，黄疸，肾炎水肿，月经不调，白带，疮疖，湿疹，虫蛇咬伤。

【用法用量】内服：煎汤，6~15g，鲜品 30~60g；或捣汁。外用适量，捣敷；或煎水熏洗。

【使用注意】寒证勿用。

【经验方】

1. 疖肿，乳痈　草鞋根（全草）适量。捣烂，加米醋调匀。敷患处。（《北海民间常用中草药手册》）

2. 腋下生肿毒　天芥菜以盐、醋同捣，敷之。散肿止痛，脓已成者亦安。亦治一切肿毒。（《本草纲目》引《医林集要》）

3. 蛇伤　天芥菜同金沸草入盐捣敷之。（《本草纲目》）

4. 眼结膜炎　地胆草、小叶榕树叶各 30g。水煎服，每日 1 剂。（《全国中草药汇编》）

5. 肝硬化腹水　地胆草鲜草 60g，同瘦猪肉或墨鱼 1 只炖服。或用本品 30g 研末，鸡蛋 1 个调匀煎熟，分 2 次，以党参、茯苓各 15g，当归 4g。煎汤送服。（《浙南本草新编》）

6. 月经不调，闭经　地胆草全草 60g，红糖 60g。水煎服。（福州军区《中草药手册》）

7. 痢疾　兔耳风 60g。煨水服。（《贵州草药》）

8. 疟疾　地胆草全草 15g，火烧花树皮 30g。水煎服。（《中国民族药志》）

9. 百日咳　儿童草、天胡荽、马蹄金各 9g，三叶青 3g。水煎服。（《浙江药用植物志》）

【参考文献】

[1] 国家中医药管理局《中华本草》编委会 . 中华本草 . 上海：上海科学技术出版社，1999：6860.

[2] 梁侨丽，闵知大，成亮 . 地胆草中的两个寡肽 . 中国药科大学学报，2002，33（3）：178.

[3] 黄婷，吴霞，王英，等 . 地胆草化学成分的研究 . 暨南大学学报（自然科学版），2009，30（5）：554.

[4] 宋振玉 . 药学学报，1963，10（12）：708.

[5] 南京药学院《中草药学》编写组 . 中草药学（下册）. 南京：江苏科学技术出版社，1980：1174.

[6] 何昌国，董玲婉，阮肖平 . 地胆草全草提取物抗菌抗炎作用的实验研究 . 中国中医药科技，2008，15（3）：191.

[7] 梁侨丽，龚祝南，绪广林 . 地胆草倍半萜内酯化合物体外抗肿瘤作用的研究 . 天然产物研究与开发，2008，20：436.

[8] 中山医学院 . 新医学（副刊）. 1970，（6）：18.

[9] 林春裳 . 地胆草治疗乳蛾 30 例 . 福建中医药，1987，（5）：35.

[10] 张榕，曾宗华 . 地胆草治疗水肿 156 例的临床观察 . 福建中医药，1960，（9）：8.

Di tao hua 地桃花

Urenae Lobatae Radix
[英]Rose Mallow Root

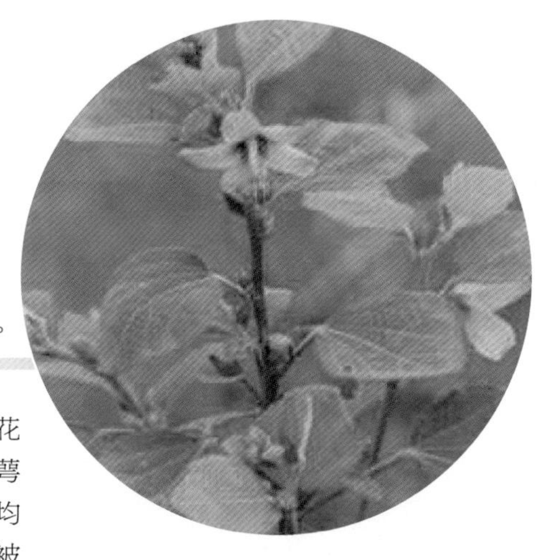

【别名】野桃花、梵尚花、虱麻头、刀伤药、三角风、桃子草、刺头婆、肖梵天花。

【来源】为锦葵科植物肖梵天花 *Urena lobata* Linn. 的根。

【植物形态】多年生直立亚灌木状草本。小枝被星状绒毛。叶互生；叶柄被灰白色星状毛；托叶线形，早落；茎下部的叶近圆形，长 4~5cm，宽 5~6cm，先端浅 3 裂，基部圆形或近心形，边缘具锯齿；中部的叶卵形，长 5~7cm，宽 3~6.5cm；上部的叶长圆形至披针形，长 4~7cm，宽 1.5~3cm；叶上面被柔毛，下面被灰白色星状绒毛。花腋生，单生或稍丛生，淡红色；花梗被棉毛；小苞片 5，基部合生；花萼杯状，裂片 5，较小苞片略短，两者均被星状柔毛；花瓣 5，倒卵形，外面被星状柔毛；雄蕊柱无毛；花柱枝 10，微被长硬毛。果扁球形，分果被星状短柔毛和锚状刺。

【分布】广西主要分布于百色、南宁、玉林、梧州等地。

【采集加工】全年均可采收，洗净，切段，晒干。

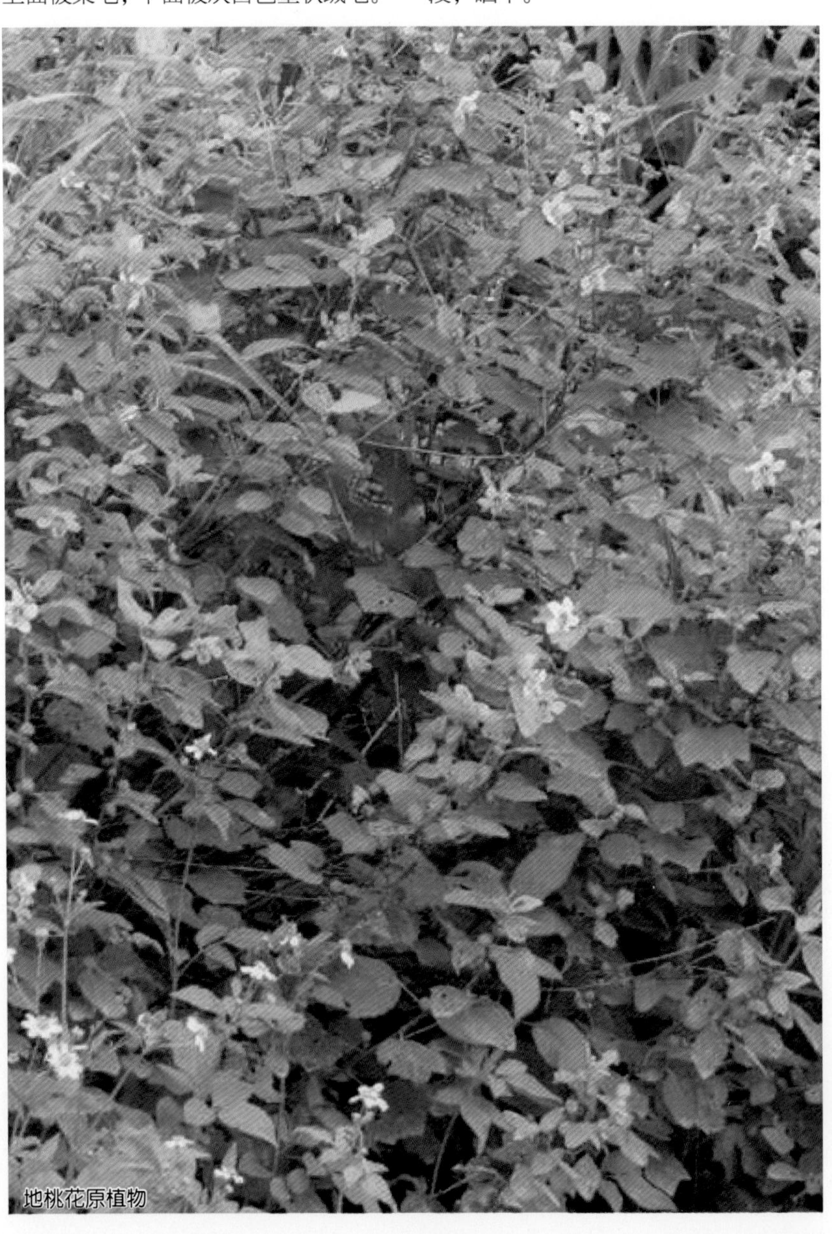

地桃花原植物

【药材性状】干燥根呈圆柱形，略弯曲，支根少数，上生多数须根。表面淡黄色，具纵皱纹；质硬，断面呈破裂状，不平坦，皮部富纤维，难以折断。气微，味淡。

【品质评价】根以身干、无杂质者为佳。

【化学成分】地桃花全草含有机酸类化合物：丁香酸（syringic acid），丁香酸葡萄糖苷（glucosyringic acid），水杨酸（salicylic acid），原儿茶酸（protocatechuic acid），原儿茶酸甲酯（protocatechuic acid methyl ester），咖啡酸（caffeic acid），顺丁烯二酸（maleic acid），三十六碳酸（hexatriacontanoic acid），十五碳酸（pentadecanoic acid），十六碳酸（hexadecanoic acid），十七碳酸（heptadecanoic acid）[1]，苯甲酸（benzoic acid）[2]，邻苯二甲酸异丁酯（di-*iso*-butyl phthalate）[1,2]；其他还含东莨菪亭（scopoletin），梣皮素（fraxitin），己内酰胺（caprolactam），七叶苷（esculin），丁香酸葡萄糖苷（glucosyringic acid）[2]。

地桃花全草含黄酮化合物：6,8-二羟基-山柰酚-3-*O*-*β*-D-葡萄糖苷（6,8-dihydroxy-kaempferol-3-*O*-*β*-D-glycoside），芹菜素-6-C-*α*-L-鼠李糖苷（6-C-*α*-L-rhamnosyl opigenin，即 *iso*-furcatain），黄芩素-7-*O*-*α*-L-鼠李糖苷（baicalein-7-*O*-*α*-L-rhamnoside），槲皮素-4′-*O*-芸香糖苷 [quercetin 4′-*O*-*α*-L-rhamnosyl-（1 → 6）-*O*-*β*-D-glycoside][2]，山柰酚（kaempferol），芦丁（rutin），槲皮素（quercetin），阿福豆苷（afzelin），紫云英苷（astragalin），银椴苷（tiliroside），过山蕨素，山柰酚-3-*O*-*β*-D-吡喃葡萄糖基-7-*O*-*α*-L-鼠李糖苷（kaempferol-

3-*O*-*β*-D-glycopyranoside-7-*O*-*α*-L-rhamnoside），山柰酚 -7-*O*-*α*-L- 鼠李糖苷（kaempferol-7-*O*-*α*-L-rhamnoside），山柰酚 -7-*O*-*α*-L- 鼠李糖苷 -4′-*O*-*β*-D- 吡喃葡萄糖苷（kaempferol-7-*O*-*α*-L-rhamnoside-4′-*O*-*β*-D-glycopyranoside），大花红景天苷（crenuloside）[3]。

肖梵天花含挥发油，其中主要成分为二环 [3,2,2] 壬 -6- 烯 -3- 酮，戊酸癸酯，3,5,5- 三甲 -2- 环己烯酮，3,4,5- 三甲基己烯等 [4]。

【药理作用】

1. 抑菌　地桃花根的甲醇提取物 125~1000 μg/ml 具有广谱抗菌活性，其对枯草杆菌、金黄色葡萄球菌、表皮葡萄球菌、藤黄微球菌、大肠杆菌、肺炎克雷伯杆菌、志贺菌、舒氏痢疾杆菌、霍乱弧菌有抑制作用 [5,6]。

2. 抗氧化　地桃花叶的甲醇提取物具有能明显抑制巨噬细胞一氧化氮释放和抗氧化的作用 [7]。

【性味归经】味甘、辛，性凉。归脾、肝、肾经。

【功效主治】健脾化湿，活血解毒。主治劳倦乏力，风湿痹痛，肝炎，疟疾，水肿，带下，跌打肿痛，痈疽肿毒。

【用法用量】内服：煎汤，9~15g，鲜品 30~60g；或炖肉。外用适量，捣敷。

【使用注意】孕妇慎服。

【经验方】

1. 痈疮，拔脓　生地桃花根捣烂敷。（《广西药用植物图志》）
2. 毒蛇咬伤　肖梵天花鲜根二重皮 30g，雄黄、五灵脂各 6g。酒炖服，渣外敷伤口。（《福建药物志》）
3. 双单喉蛾，淋病，外感寒热，痢疾　地桃花根 60g。煎汤含漱及内服。（《广西药用植物图志》）
4. 感冒　野桃花根 24g。水煎服。（《云南中草药》）
5. 心源性水肿　梵天花根 30g。水煎服，或同瘦猪肉炖服，每日 1 剂。（《江西草药》）
6. 疟疾　梵天花根、米酒各 30~60g。同炒，水煎 2 次，于疟发前 2h 及 4h 各服 1 次。（《江西草药》）
7. 风湿痹痛，劳力过伤　肖梵天花根 90g，猪胶 250g，黄酒 1 碗。冲炖服。（《闽东本草》）
8. 肾炎水肿　肖梵天花鲜根 30~60g。酌加水煎，每日服 2 次。（《福建民间草药》）
9. 跌打损伤，腰肌劳损　梵天花根 30g，南岭荛花根白皮 3g。水煎服。（《浙江民间常用草药》）
10. 痛经　梵天花干根 15~30g，益母草干全草 15g。水煎服。（《福建中草药》）

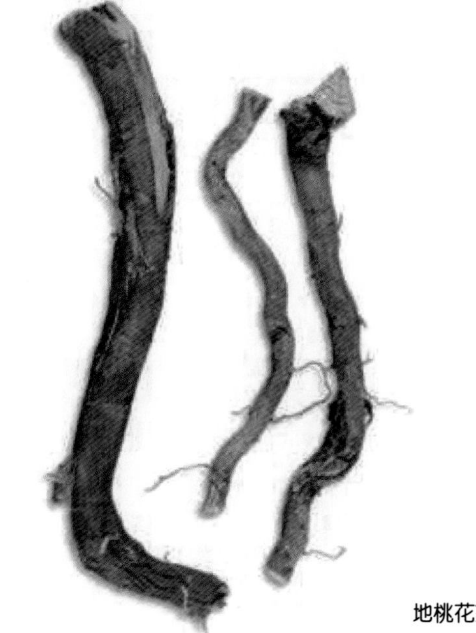

地桃花药材

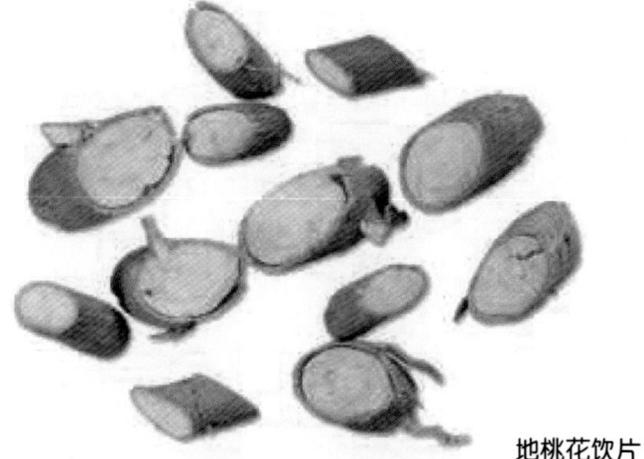

地桃花饮片

【参考文献】

[1] 贾陆，郭海波，敬林林，等 . 地桃花化学成分研究Ⅱ . 酚酸类等化学成分 . 中国医药工业杂志，2009，40（10）：746.

[2] 贾陆，毕跃峰，敬林林，等 . 地桃花化学成分研究 . 中国药学杂志，2010，45（14）：1054.

[3] 贾陆，敬林林，周胜安，等 . 地桃花化学成分研究Ⅰ . 黄酮类化学成分 . 中国医药工业杂志，2009，40（9）：662.

[4] 杨彪 . 肖梵天花挥发油的气相色谱 - 质谱分析 . 广东化工，2009，36（11）：124.

[5]Mazumder UK,Gupta Malaya, Manikandan L, et al. Antibacterial activity of Urena lobata root. Fitoterapia,2001, 72（8）:927.

[6] 本草图典 . 世界图书出版公司，2003：61.

[7]Choi EM.,Hwang JK.Screening of Indonesian medicinal plants for inhibitor activity on nitric oxide production of RAW264.7 cells and antioxidant activity. Fitoterapia, 2005,76（2）：194.

Mang qi
芒萁

Dicranopteridis Dichotomae Foliolum seu Petiojus
[英]Dichotoma Dicranopteris Spire or Leafstalk

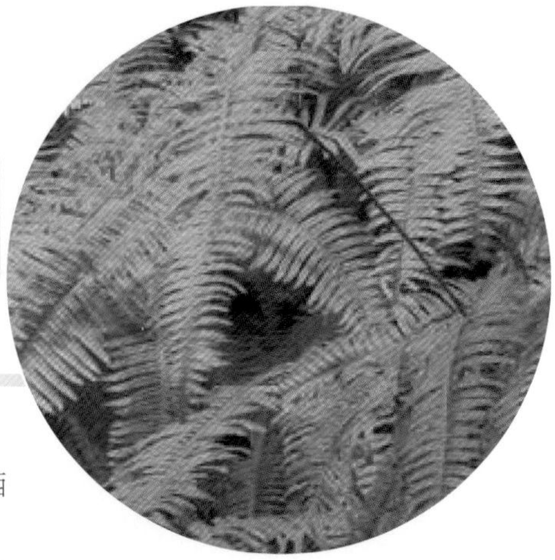

【别名】草芒、山蕨、芒仔、山芒、蕨萁、蓢萁、铁狼萁。

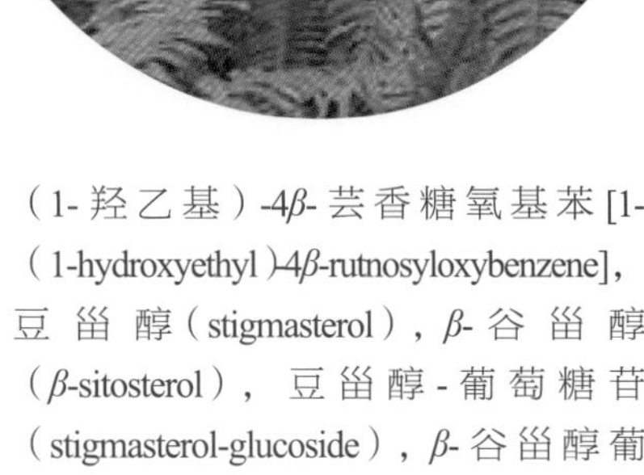

【来源】为里白科植物芒萁 *Dicranopteris dichotoma*（Thunb.）Bernh. 的幼叶和叶柄。

【植物形态】多年生草本。直立或蔓生。根茎细长而横走，被棕色毛。叶远生，纸质，下面灰白色或蓝色；叶柄棕禾秆色；叶轴一至二回或多回分叉，各分叉的腋间有1休眠芽，密被茸毛，并具1对叶状苞片，宽披针形，等大或不等；基部两侧有1对篦齿状托叶；末回羽片披针形或宽披针形，顶端渐狭，尾状，篦齿状深裂几达羽轴；裂片35~50对，线状披针形，长1.5~3cm，宽3~4mm，先端钝，常微凹，平展，羽片基部上侧的数对呈三角形或三角状长圆形。各裂片基部汇合，全缘，边缘软骨质；侧脉斜展，每组有3~4条平行小脉。孢子囊群圆形，由5~8个孢子囊组成，着生于每组侧脉的上侧小脉的中部，在主脉两侧各排成1行。

【分布】广西全区均有分布。

【采集加工】全年均可采收，洗净，晒干或鲜用。

【药材性状】叶卷缩，叶柄褐棕色，光滑，长24~56cm，叶轴一至二回分叉，各回分叉的腋间有1个休眠芽，密被绒毛，并有1对叶状苞片；末回羽片展开后呈披针形，长16~23.5cm，宽4~5.5cm，篦齿状羽裂，裂片条状披针形，顶端常微凹，侧脉每组有小脉3~5条；上表面黄绿色，下表面灰白色。气微，味淡。

【品质评价】以身干、质嫩、无杂质者为佳。

【化学成分】本品全草含原儿茶酸（protocatechuic acid），对-β-芸香糖氧基苏合香烯（p-β-rutinosyloxystyrene），槲皮苷（quercitrin），莽草酸（shikimic acid），阿福豆苷（afzelin），1-（1-羟乙基）-4β-芸香糖氧基苯[1-（1-hydroxyethyl）-4β-rutnosyloxybenzene]，豆甾醇（stigmasterol），β-谷甾醇（β-sitosterol），豆甾醇-葡萄糖苷（stigmasterol-glucoside），β-谷甾醇葡萄糖苷（β-sitosterol-glucoside）[1]。

【性味归经】味甘、淡，性平。归肝、脾经。

【功效主治】化瘀止血，清热利尿，解毒消肿。主治妇女血崩，跌打伤肿，外伤出血，热淋涩痛，白带过多，小儿腹泻，目赤肿痛，烫火伤。

【用法用量】内服：煎汤，9~15g；或研末。外用适量，研末敷；或鲜品捣敷。

【使用注意】虚寒出血者不宜使用。

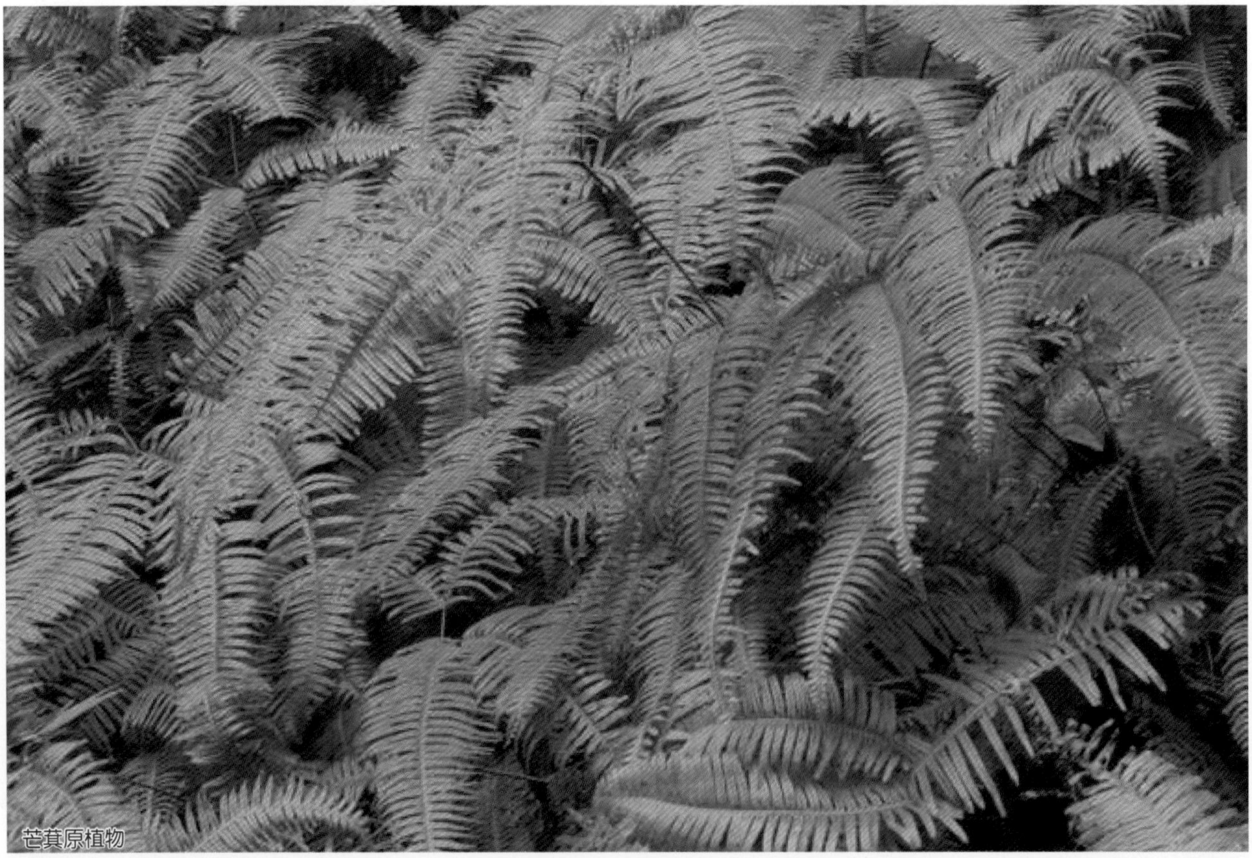

芒萁原植物

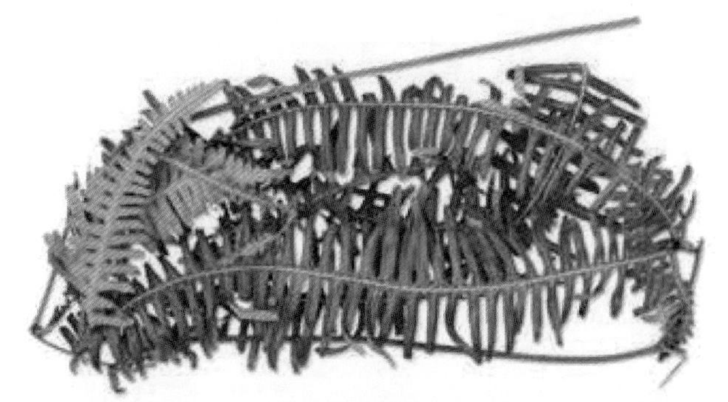
芒萁药材

【经验方】

1.水火烫伤　①芒萁茎心烧灰，研末，桐油调敷。(《天目山药用植物志》)②芒萁茎心、地榆、大黄各适量。共研细末，麻油调涂。(《安徽中草药》)

2.刀伤出血　芒萁嫩芽晒干炒焦，加入血余炭。共研细末。外敷患处。(《天目山药用植物志》)

3.目赤肿痛　鲜芒萁、车前草各适量。水煎浓汁，熏眼，每日 2~3 次。(《安徽中草药》)

4.血崩　芒萁鲜幼芽叶茎，煅透研末，每次 6~15g，和温酒调服。(《闽南民间草药》)

5.白带过多　芒萁茎心、椿根白皮各15g。水煎服。(《安徽中草药》)

6.小儿腹泻　芒萁 15g，焦山楂 9g。水煎服。(《安徽中草药》)

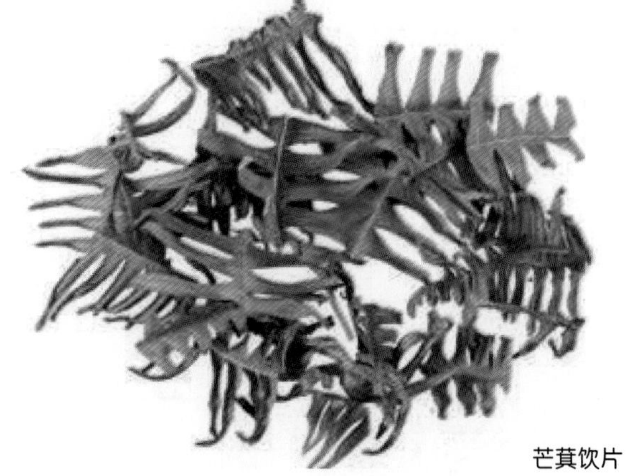
芒萁饮片

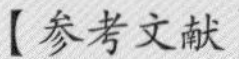
【参考文献】

[1] 国家中医药管理局《中华本草》编委会 . 中华本草 . 上海：上海科学技术出版社，1999：435.

Zhi ma

芝麻

Sesami Indici Semen
[英]Sesame Seed

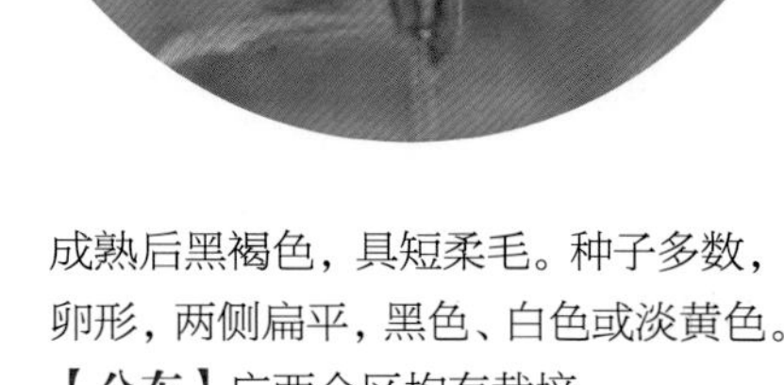

【别名】胡麻、藤弘、狗虱、鸿藏、乌麻、油麻子、黑油麻、脂麻。

【来源】为胡麻科植物芝麻 *Sesamum indicum* L. 的种子。

【植物形态】一年生草本。茎直立，四棱形，棱角突出，基部稍本质化，不分枝，具短柔毛。叶对生，或上部者互生；叶片卵形、长圆形或披针形，长5~15cm，宽1~8cm，先端急尖或渐尖，基部楔形，全缘、有锯齿或下部叶3浅裂，表面绿色，背面淡绿色，两面无毛或稍被白色柔毛。花单生，或2~3朵生于叶腋；花萼稍合生，绿色，5裂，裂片披针形，具柔毛；花冠筒状，唇形，白色，有紫色或黄色彩晕，裂片圆形，外侧被柔毛；雄蕊4，着生于花冠筒基部，花药黄色；雌蕊1，心皮2，子房圆锥形，初期呈假4室，成熟后为2室，花柱线形，柱头2裂。蒴果椭圆形，多4棱或6、8棱，纵裂，初期绿色，成熟后黑褐色，具短柔毛。种子多数，卵形，两侧扁平，黑色、白色或淡黄色。

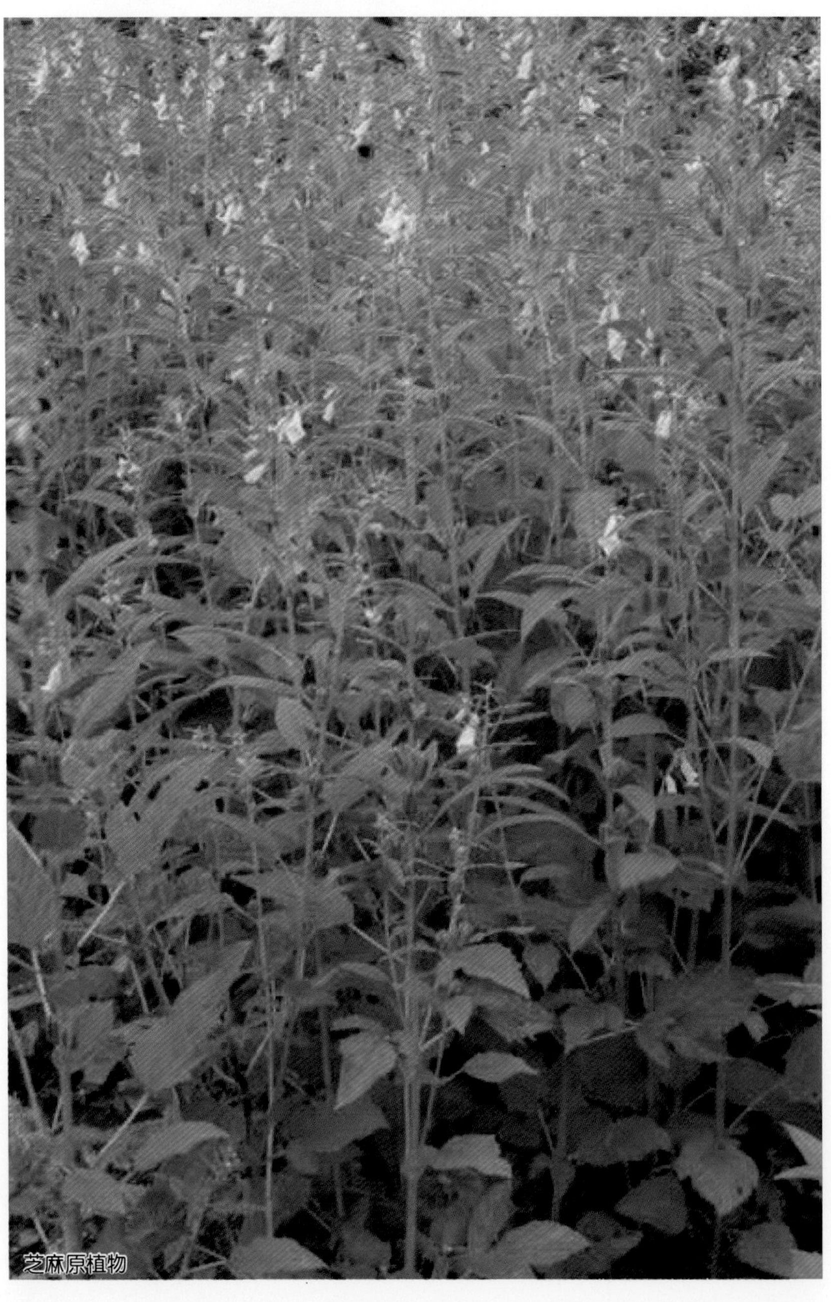
芝麻原植物

【分布】广西全区均有栽培。

【采集加工】8~9月果实呈黄黑色时采收，割取全草，晒干，打下种子，除去杂质，再晒干。

【药材性状】种子扁卵圆形。一端稍圆，另端尖，长2~4mm，宽1~2mm，厚约1mm。表面黑色，平滑或有网状皱纹，子放大镜下可见细小疣状突起，边缘平滑或呈棱状，尖端有棕色点状种脐，种皮薄纸质，胚乳白色，肉质，包于胚外成一薄层。胚较发达，直立，子叶二枚，白色，富油性。气微弱，味淡，嚼之有清香味。

【品质评价】以子粒大、饱满、色黑者为佳。

【化学成分】本品含芝麻林素（sesamolin），芝麻素（sesamin），尿囊素（allantoin），α-D-甲基半乳糖苷（α-D-methylgalactoside），β-谷甾醇葡萄糖苷（β-sitosterol glucoside），β-D-甲基半乳糖苷（β-D-methylgalactoside），蔗糖（sucrose）[1]。

【药理作用】

1. 降血糖　大鼠口服芝麻种子提取物，可降低血糖，增加肝脏及肌肉中糖原含量，但大量则降低糖原含量[2]。

2. 延缓衰老　20%黑芝麻粉（含油10%）可推迟加速衰老的模型小鼠（SAM-P/1）的衰老，降低肝脏和睾丸中脂褐质水平，升高血浆中生育酚含量[3]。

3. 毒理　榨油后的饼对家畜有毒，可引起绞痛、震颤、呼吸困难、胀气、咳嗽及抑制。小牛喂食过多的黑芝麻则发生湿疹、脱毛及瘙痒[4]。

【临床研究】

1. 利胆排石　用黑芝麻排石汤（黑芝麻、金钱草等）治疗结石直径在 1cm 以下的胆石症，黑芝麻用量少则 60g，多则 120g，疗效良好；也可用于胆囊炎，在辨证论治的基础上伍用该药 30~100g，能明显提高疗效[5]。

2. 臁疮　药用内服臁疮饮配合外治芝麻甘石散（芝麻捣为糊状，炉甘石研细末，二者以 3：1 共成散剂）外敷臁疮上，每日换药 1 次。结果：治疗 27 例，痊愈 25 例，占 92.2%；有效 1 例，占 3.9%；无效 1 例，系疮面呈菜花状，发生癌变，总有效率 96.1%[6]。

3. 虚性便秘　用胡桃仁、黑芝麻等量，分别于锅中略炒后，研细末，调和在 2 倍于上量的纯净蜂蜜中，置净锅内，文火边加温边搅拌（若过稠，可酌加蜂蜜量），调至成浓稀适度的膏状时停火。再将制成的蜜膏分装于洗净且能密封的瓶中，待冷后冷藏备用。服法：可作早餐冲服，亦可 1 日 3 次，每次 2~3 汤匙，于饭前 40min 冲服。大便正常后，酌情减量服用巩固疗效。气虚便秘者，服用上药的同时，每日用 10~15g 黄芪代茶饮用。结果：治疗 87 例，总有效率为 94.25%[7]。

【性味归经】味甘，性平。归肝、脾、肾经。

【功效主治】补益肝肾，养血益精，润肠通便。主治肝肾不足所致的须发早白、头晕耳鸣、肌肤干燥、腰脚痿软，肠燥便秘，妇人乳少，痔疮。

【用法用量】内服：煎汤，9~15g；或入丸、散。外用适量，煎水洗浴或捣敷。

【使用注意】便溏者慎用。

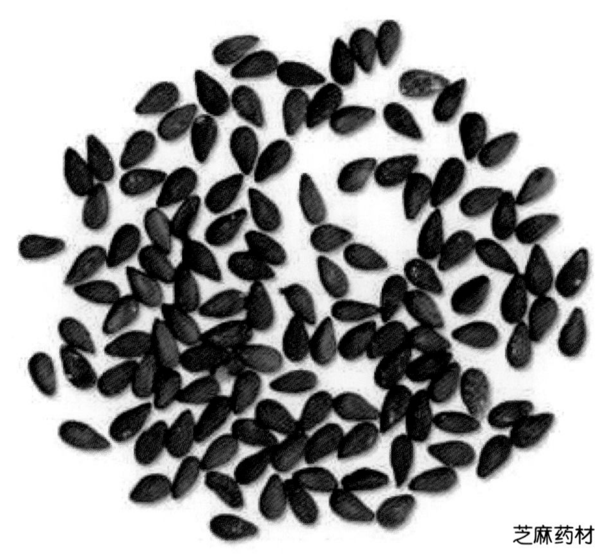
芝麻药材

【经验方】

1. 脓溃后疮不合　炒乌麻令黑，熟捣敷之。（《千金要方》）

2. 白发　乌麻，九蒸九曝，末之，以枣膏丸服之。（《千金要方》）

3. 乳疮肿痛　用芝麻一合炒焦，研细，以灯盏油调涂。（《卫生简易方》）

4. 一切风湿，腰脚疼重，并游风行止不定　胡麻一斤，白术八两，威灵仙（酒炒）四两。共研为末，每早服五钱，白汤调下。（《方脉正宗》）

5. 肝肾不足，时发目疾，皮肤燥涩，大便闭坚　桑叶（经霜者，去梗筋，晒枯）、黑芝麻（炒）等份。为末，以糯米饮捣丸（或炼蜜为丸）。日服四五钱，勿间断，自效。（《医级》桑麻丸）

6. 大便秘结，胃实能食，小便热赤者　芝麻四两（研取汁），杏仁四两（去皮、尖，研如泥），大黄五两，山栀十两。上为末，炼蜜入麻汁，和丸桐子大，每服五十丸，食前白汤下。（《景岳全书》麻仁丸）

7. 小儿赤白痢　油麻子一撮许（炒令香）。上一味，捣末，以蜜作浆调与服。（《外台秘要》引刘氏方）

【参考文献】

[1] 王军宪，宋莉，尤晓娟，等 . 芝麻化学成分研究 . 中草药，2004，35（7）：744.

[2] Tanno H，CA,1936,30：8397b.

[3] Yamashita K.CA，1991，114: 227903t.

[4] WattJ M. Medicinal and Poisonous Plants of Southerm and Eastern Africa.aEd，1962：832.

[5] 高汉义 . 重用黑芝麻利胆排石 . 山东中医杂志，1996，15（6）：266.

[6] 孙兴龙 . 中药治疗臁疮 27 例 . 山东中医杂志，1994，13（11）：504.

[7] 徐秀芝 . 胡桃黑芝麻蜜治疗虚性便秘 87 例临床疗效观察 . 武汉大学学报，1996，42（6）：783.

Bai he 百合

Lilii Bulbus
[英]Lily Bulb

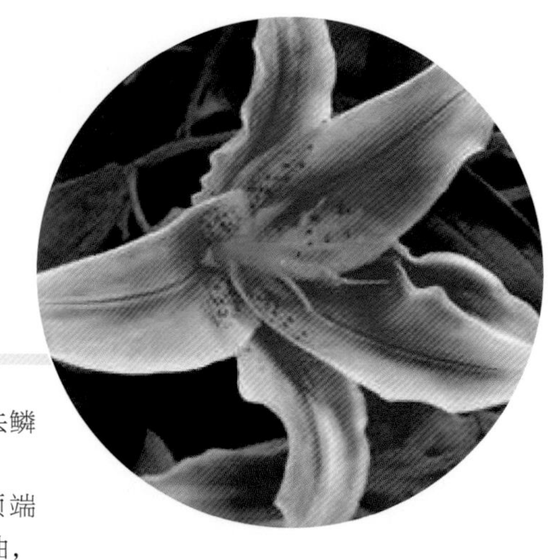

【别名】夜合花、白花百合、强瞿、番韭、山丹、倒仙、野百合。

【来源】为百合科植物百合 *Lilium brownii* F.E.Brown var. *viridulum Baker*、卷丹 *Lilium lancifolium* Thunb. 或细叶百合 *Lilium pumilum* DC. 的肉质鳞叶。

【植物形态】百合：多年生草本。茎上有紫色条纹，无毛；鳞茎球形，鳞茎瓣广展，无节，白色。叶散生，具短柄；上部叶常小于中部叶，叶片倒披针形至倒卵形，长 7~10cm，宽 2~3cm，先端急尖，基部斜窄，全缘，无毛，有 3~5 条脉。花 1~4 朵，喇叭形，有香味；花被片 6，倒卵形，多为白色，背面带紫褐色，无斑点，先端弯而不卷，蜜腺两边具小乳头状突起；雄蕊 6，前弯，花丝具柔毛，花药椭圆形，丁字着生，花粉粒褐红色；子房长柱形，花柱无毛，柱头 3 裂。蒴果长圆形；种子多数。

【分布】广西全区均有栽培。

【采集加工】秋季采挖，洗净，剥去鳞叶，置沸水中略烫，干燥。

【药材性状】鳞叶呈长椭圆形，顶端尖，基部较宽，微波状，内向卷曲，长 1.5~3cm，宽 0.5~1cm，厚约 4mm，有脉纹 3~5 条，有的不明显。表面白色或淡黄色，光滑半透明，质硬而脆，易折断，断面平坦，角质样。无臭，味微苦。

【品质评价】以鳞叶均匀、肉厚、质硬、筋少、色白、味微苦者为佳。

【化学成分】本品含岷江百合苷（regaloside）A、D，3,6′-*O*-二阿魏酰蔗糖（3,6′-*O*-diferuloylsucrose），1-*O*-阿魏酰甘油（1-*O*-feruloylglycerol），1-*O*-对-香豆酰甘油（1-*O*-*p*-coumaroylglycerol），26-*O*-*β*-D-吡喃葡萄糖基-奴阿皂苷元-3-*O*-*α*-L-吡喃鼠-（1→2）-*β*-D-吡喃葡萄糖苷[26-*O*-*β*-D-glucopyranosyl-nuatigenin-3-*O*-*α*-L-rhamnopyranosyl-（1→2）-*β*-D-glucopyranoside]，26-*O*-*β*-D-吡喃葡萄糖基-奴阿皂苷元-3-*O*-*α*-L-吡喃鼠李糖-（1→2）-*O*-[*β*-D-吡喃葡萄糖基-（1→4）]-*β*-D-吡喃葡萄糖苷{26-*O*-*β*-D-glucopyranosyl-nuatigenin-3-*O*-*α*-L- rhamnopyranosyl-（1→2）-*O*-[*β*-D-glucopyranosyl-（1→4）]-*β*-D-glucopyranoside}，百合皂苷（brownioside），去酰百合皂苷（deacylbrownioside），27-*O*-（3-羟基-3-甲基戊二酸单酰基）-

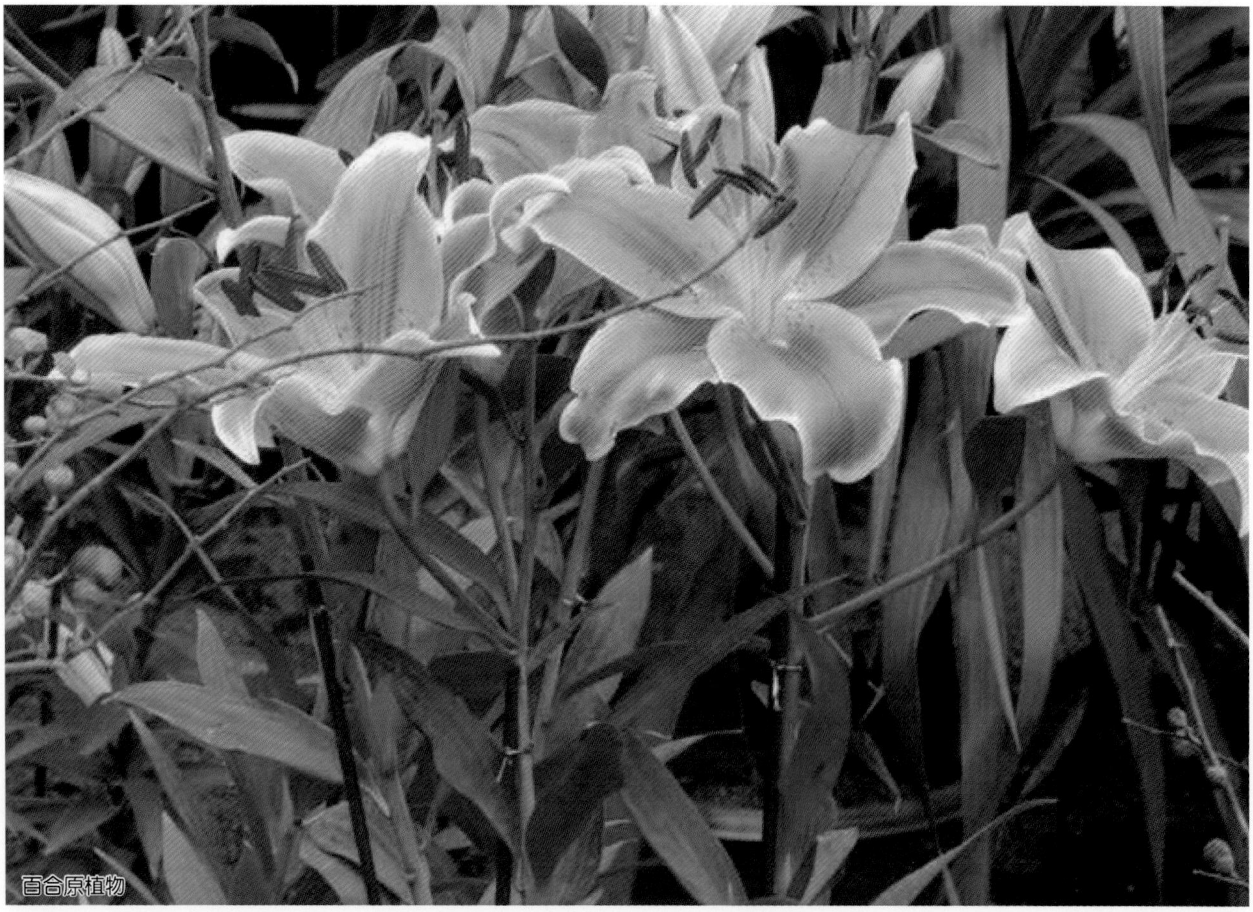

百合原植物

异呐索皂苷元-3-*O*-*α*-L-吡喃鼠李糖基-（1→2）-*O*-[*β*-D-吡喃葡萄糖基-（1→4）]-*β*-D-吡喃葡萄糖苷{27-*O*-（3-hydroxy-3-methylglutaroyl）-*iso*-narthogenin-3-*O*-*α*-L-rhamnopyranosyl-（1→2）-*O*-[*β*-D-glucopyranosyl-（1→4）]-*β*-D-glucopyranoside}，澳洲茄胺-3-*O*-*α*-L-吡喃鼠李糖基-（1→2）-*O*-[*β*-D-吡喃葡萄糖基（1→4）]-*β*-D-吡喃葡萄糖苷{solasodine-3-*O*-*α*-L-rhamnopyranosyl-（1→2）-*O*-[*β*-D-glucopyranosyl-（1→4）]-*β*-D-glucopyranoside}及*β*1-澳洲茄边碱（*β*1-solamargine）[1]，*β*-谷甾醇（*β*-sitosterol），胡萝卜苷（daucosterol），正丁基-*β*-D-吡喃果糖苷（*n*-butyl-*β*-D-fructopyranoside）[2]，麦冬皂苷D（ophiopogonin D），卷丹皂苷A（lililancifoloside A）[3]。茎叶含百合苷（lilioside）C[1]。

本品含磷脂类成分主要有磷脂酰胆碱（phosphatidyl choline），双磷脂酰甘油磷脂酸等[4]，生物碱以秋水仙碱（colchicine）为主[5]。

本品中还含有一种水溶性多糖（BHP）[6]，以及蛋白质，氨基酸，维生素B、C和多种微量元素[7]。

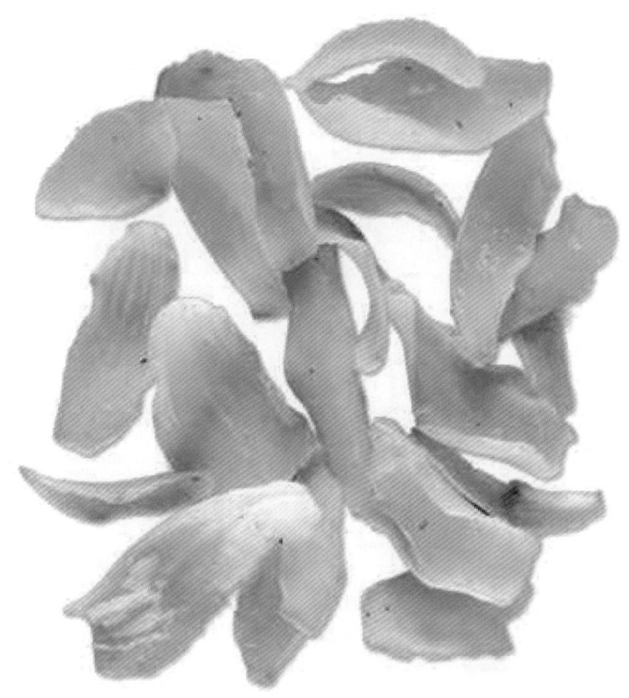

百合饮片

【药理作用】

1. 抗氧化　百合粗多糖在体外具有较好的抗氧化活性作用，酶提物和水提物的百合多糖对O^{2-}均有一定清除作用，其中酶提多糖的清除率高于水提多糖，酶提多糖对·OH也有抑制作用。酶提多糖和水提多糖均对H_2O_2诱导人红细胞氧化溶血有抑制作用，酶提多糖作用更强。酶提多糖还能抑人红细胞的脂质过氧化，而水提多糖作用不明显。粗多糖提取纯化得到3种组分中LBP-3是其主要的抗氧化活性组分[8]。百合粗多糖可使D-半乳糖引起的衰老小鼠血液中超氧化物歧化酶、过氧化氢酶和谷胱甘肽酶活力升高，降低血浆、脑匀浆和肝脏匀浆中的脂质过氧化水平[9]。百合总皂苷提取物对羟自由基的清除作用比人参皂苷强[10]。

2. 镇咳、平喘、祛痰　小鼠灌服百合水提取物20g/kg可延长二氧化硫引咳潜伏期，减少开始2min内的咳嗽次数，增加气管酚红排出量[11]。百合煎剂对氨水引起的小鼠咳嗽有止咳作用，可使小鼠肺灌流的流量增加，还可对抗组胺引起的蟾蜍哮喘[12]。

3. 抗应激性损伤　小鼠灌服百合水提取液10g/kg，连续2次，增加小鼠负荷游泳时间，对抗异丙肾上腺素所致缺氧作用，延长耐缺氧时间。百合水提取液10g/kg灌服，还能延长烟熏法所致肺气虚模型小鼠的游泳时间、肾上腺皮质激素所致阴虚模型小鼠的游泳时间和甲状腺素所致甲亢阴虚小鼠的耐缺氧时间[11]。

4. 镇静催眠　小鼠灌服百合水提取液20g/kg，有延长戊巴比妥钠睡眠时间的作用，并使阈下剂量戊巴比妥钠睡眠率提高[11]。

5. 对免疫功能影响　小鼠灌服百合水提取液10g/kg，可抑制二硝基氯苯所致迟发型超敏反应[11]。百合多糖250μg/ml与小鼠脾淋巴细胞共同培养，可促进DNA和RNA的合成，同时也增加淋巴细胞存活率。H-胸腺嘧啶核苷掺入法发现百合多糖对脂多糖的有丝分裂反应有促进作用[13]。

6. 抗肿瘤　百合多糖组分LBPS-1对移植性黑色素和肺癌有较强的抑制作用[14]，纯化百合多糖能抑制肝癌细胞生长，并能增强荷瘤小鼠的胸腺指数和脾指数、巨噬细胞吞噬功能及血清溶血素含量[15]。

7. 降糖　百合分离纯化出的2种多糖单体（LP_1、LP_2）灌胃对四氧嘧啶引起的糖尿病小鼠均有降血糖作用[16]。

【临床研究】

带状疱疹　治疗组取鲜百合捣烂取汁涂于皮疹处，每日3次，涂至水疱干涸结痂为止。对照组皮疹处涂甲紫，每日2次，并肌注维生素B_1 100mg、维生素B_{12} 500μg，每日1次，疗程7~10天。两组治疗前均有胸背、腰部成簇带红晕水疱等皮疹及神经痛症状。结果：疼痛消失时间，治疗组平均2天，对照组平均5天。治疗组25例，痊愈8例，有效13例，无效4例，总有效率84%；对照组25例，有效16例，无效9例，总有效率64%。经统计学处理，两组有显著性差异（$P<0.05$）[17]。

【性味归经】味甘、微苦，微寒。归心、肺经。

【功效主治】养阴润肺，清心安神。主治阴虚久咳，痰中带血，热病后期，余热未清，或情志不遂所致的虚烦惊悸、失眠多梦、神情恍惚，痈肿，湿疮。

【用法用量】内服：煎汤，6~12g；或入丸、散；亦可蒸食、煮粥。外用适量，捣敷。

【使用注意】风寒咳嗽及中寒便溏者禁服。

【经验方】

1. 疮肿不穿　野百合同盐捣泥敷之良。(《包会应验方》)
2. 颅颏疮(一名独骨疮)　百合、黄柏各一两,白及一分,蓖麻子仁五十粒(研)。为散,用朴硝水和作饼贴之,日三五上。(《圣济总录》百合散)
3. 天疱湿疮　生百合捣涂,一二日即安。(《濒湖集简方》)
4. 失音不语　百合、百药煎、杏仁(去皮、尖)、诃子、薏苡仁各等份。上为末,鸡子清和丸弹子大。临卧噙化一丸。(《古今医统大全》百合丸)
5. 神经衰弱,心烦失眠　百合15g,酸枣仁15g,远志9g。水煎服。(《新疆中草药手册》)
6. 支气管扩张,咯血　百合60g,白及120g,蛤粉60g,百部30g。共为细末,炼蜜为丸,每丸重6g。每次1丸,日3次。(《新疆中草药手册》)
7. 肺脏壅热烦闷　新百合四两,用蜜半盏,拌和百合,蒸令软,时时含如枣大,咽津。(《太平圣惠方》)
8. 肺痈　白花百合,或煮或蒸,频食,拌蜜蒸更好。(《经验广集》百合煎)
9. 咳嗽不已,或痰中有血　款冬花、百合(焙,蒸)等份,上为细末,炼蜜为丸,如龙眼大。每服一丸,食后临卧细嚼,姜汤咽下,噙化尤佳。(《济生续方》百花膏)
10. 心口痛,服诸热药不效者　百合一两,乌药三钱,水二杯。煎七分服。(《时方歌括》)
11. 伤寒后脾胃有余热,气满不能食　百合一分,人参一分半,豉(熬)、粳米(淘)各半合,陈橘皮(汤浸去白,焙)半两,薤白(切)五茎,生姜(切)半两。上七味。锉如麻豆,以水五盏,煎至二盏半,去滓,食后分温三服。(《圣济总录》百合饮)

【参考文献】

[1] 国家中医药管理局《中华本草》编委会.中华本草.上海:上海科学技术出版社,1999:7187.
[2] 侯秀云,陈发奎.百合化学成分的分离和结构鉴定.药学学报,1998,33(12):923.
[3] 杨秀伟,崔育新,刘雪辉,等.卷丹皂苷与甾体皂苷特征.波谱学杂志,2002,19(3):301.
[4] 郭戎,吴汉斌.百合磷脂组成的研究及品种鉴定的数学判别.中药材,1991,14(9):32.
[5] 李广勋.百合药理作用的研究.中药材,1990,3(6):3.
[6] 姜茹,匡永清,吴少华.百合免疫性多糖的分离及其组成.第四军医大学学报,1998,19(2):188.
[7] 吴汉斌,孙鹤年,刘文亮.几种百合药材的化学分析.现代应用药学,1991,8(2):15.
[8] 滕利荣,孟庆繁,刘培源,等.酶法提取百合多糖及其体外抗氧化活性.吉林大学学报(理学版),2003,41(4):538.
[9] 苗明三.百合多糖抗氧化作用研究.中药药理与临床,2001,17(2):12.
[10] 吴晓斌,任凤莲,邱昌桂,等.百合皂苷的提取、纯化及其对自由基的清除作用.天然产物研究与开发,2005,17(6):777.
[11] 李卫民,孟宪纾,俞腾飞,等.百合的药理作用研究.中药材,1990,13(6):31.
[12] 沈阳市医药学资料.1972,(7):29.
[13] 赵武述.中华微生物学和免疫学杂志,1991,11(6):381.
[14] 赵国华,李志孝.百合多糖的化学结构及抗肿瘤活性.食品与生物技术,2002,21(1):62.
[15] 李汾,袁秉祥,弥曼,等.纯化百合多糖抗肿瘤作用和对荷瘤小鼠免疫功能的影响.现代肿瘤医学,2008,16(2):188.
[16] 刘成梅,付桂明,涂宗财,等.百合多糖降血糖功能研究.食品科学,2002,23(6):113.
[17] 肖孝葵.鲜百合汁治疗带状疱疹25例疗效观察.临床皮肤科杂志,1998,(3):166.

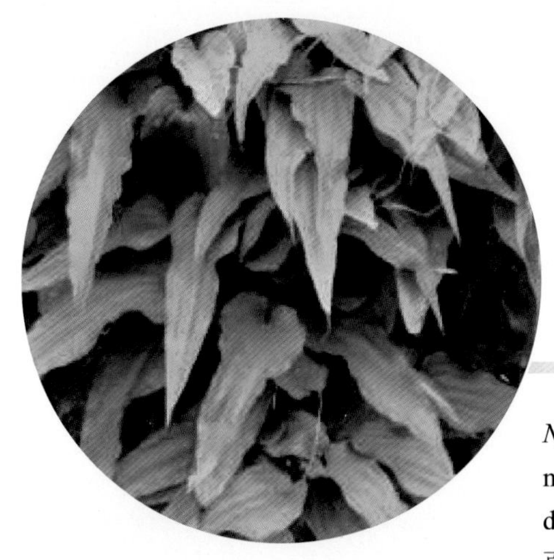

Bai bu 百部

Stemonae Radix
[英]Large Tuber Stemona Root

【别名】大叶百部、大春根菜、虱蚤草、穿山薯、大百部。

【来源】为百部科植物对叶百部 *Stemona tuberosa* Lour.、直立百部 *Stemona sessilifolia*（Miq.）Miq. 或蔓生百部 *Stemona japonica*（Bl.）Miq. 的块根。

【植物形态】对叶百部：多年生攀缘草本。块根肉质，纺锤形或圆柱形，茎缠绕，叶通常对生；叶片广卵形，长 8~30cm，宽 2.5~10cm；基部浅心形，全缘或微波状；叶脉 7~15 条。花梗腋生，不贴生于叶片中脉上，花单生或 2~3 朵成总状花序，黄绿色带紫色条纹，花药附属物呈钻状或披针形。蒴果倒卵形而扁。

【分布】广西主要分布于隆林、凌云、龙州、防城、容县、梧州、桂林等地。

【采集加工】夏、秋季采收，洗净，切片晒干。

【药材性状】长纺锤形或长条形，长 8~24cm，直径 0.8~2cm。表面淡黄棕色至灰棕色，具浅纵皱纹或不规则纵槽。质坚实，断面黄白色至暗棕色，中柱较大，髓部类白色。味苦。

【品质评价】均以条粗壮、质坚实、味苦者为佳。

【化学成分】本品根含百部碱（stemonine），百部次碱（stenine），对叶百部碱（tuberostemonine），异对叶百部碱（*iso*-tuberostemonine），次对叶百部碱（hypotuberostemonine），氧代对叶百部碱（keto-tuberostemonine），滇百部碱（stemotinine），异滇百部碱（*iso*-stematinine），对叶百部醇碱（tuberostemonol），对叶百部酸胺（stemoamide），对叶百部螺碱（tuberostemvspimnine），二去氢对叶百部碱（didehydrotuberostemnnine）[1]，对叶百部酮碱（tuberostemonone）[1,2]，对叶百部烯酮（tuberostemoenone），*N*-氧-对叶百部碱（*N*-oxy-tuberostemonine），异脱氢对叶百部碱（*iso*-dehydrotuberostemonine），脱氢对叶百部碱（dehydrotuberostemonine），氧化对叶百部碱（oxotuberostemonine）[2]。还含糖，脂类（lipide），蛋白质（protein）以及甲酸（formic acid），乙酸（acetic acid），苹果酸（malic acid），枸橼酸（citric acid），琥珀酸（succinic acid），草酸（oxalic acid）等[1]。

【药理作用】

1. 抗菌　百部酒精浸液对多种致病菌如肺炎杆菌、乙型溶血性链球菌、金黄色葡萄球菌、白色葡萄球菌与痢疾杆菌、伤寒杆菌、副伤寒杆菌、大肠杆菌、变形杆菌、白喉杆菌、肺炎杆菌、鼠疫杆菌、炭疽杆菌、枯草杆菌、铜绿假单胞菌、人型结合杆菌等都有不同程度的抑菌作用[3~5]。百部水煎液能抑制大肠杆菌、脑膜炎双球菌、星

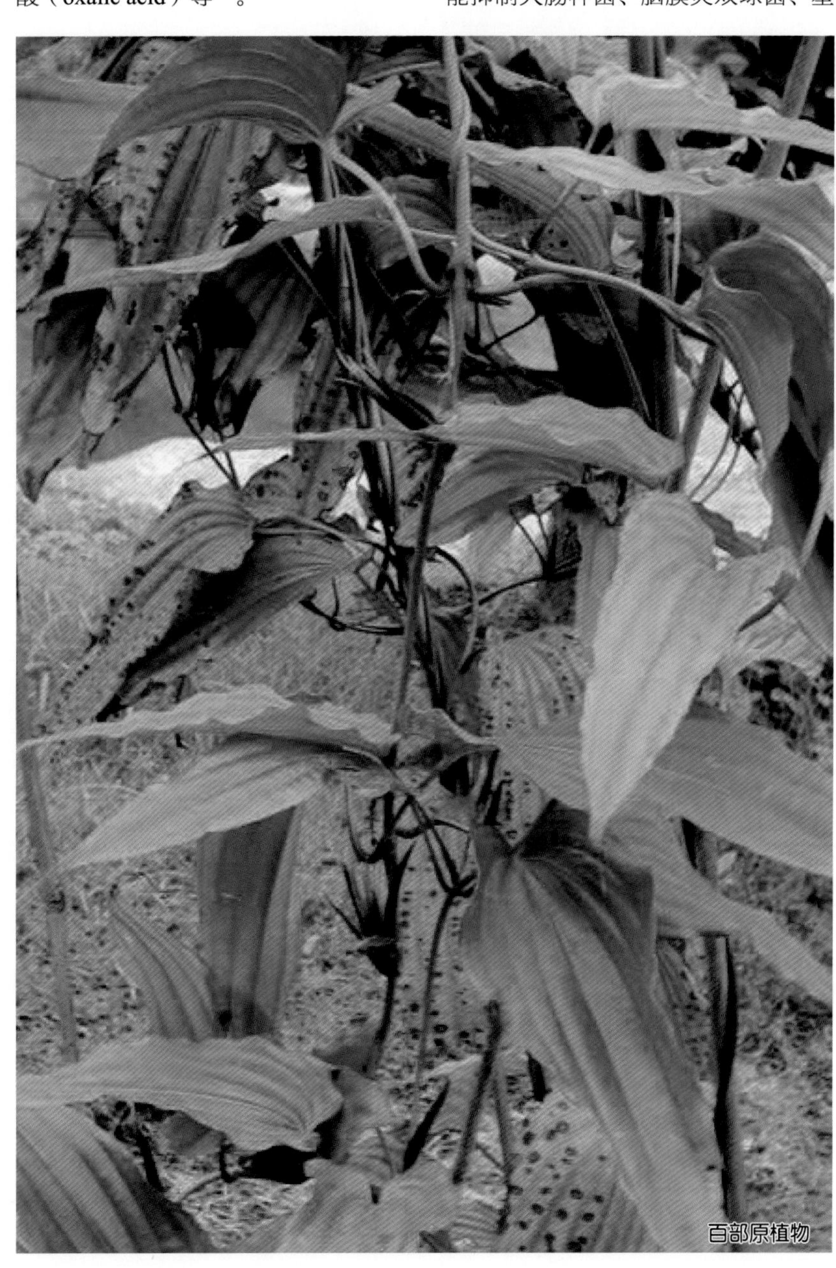
百部原植物

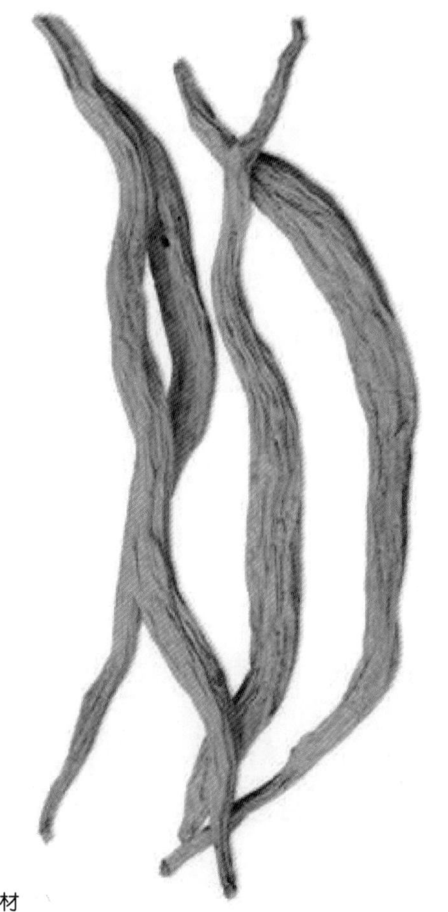
百部药材

百部饮片

奴卡菌、堇色毛癣菌、许兰黄癣菌、奥杜盎小芽胞癣菌和羊毛样小芽孢癣菌生长[6~8]。16% 百部煎剂可使亚洲甲型流感病毒对小鼠的致病力下降 90%，0.2ml 灌胃或 0.5ml 腹腔注射对感染该病毒的小鼠有治疗效果和一定的预防作用[9]。用鸡胚培养的新城病毒试验表明，百部能延长鸡胚寿命 36h[10]。

2. 杀虫止痒　百部醇浸液及水浸液对体虱、阴虱均有杀灭作用，并使虱卵难以孵化，其中醇浸液作用强[11,12]。百部、除虫菊制成的酊剂可作为较好的杀虫剂用于中药储藏[13]。另外，异原百部碱和新百部碱均具有一定的杀虫作用[14]。

3. 平喘止咳　直立百部、蔓生百部、对叶百部均具有止咳的功效[15]，其 70% 乙醇提取物的止咳作用强弱趋势为直立百部最强，蔓生百部次之，对叶百部较弱[16]。百部生物碱能降低呼吸中枢的兴奋性，抑制咳嗽反射，对机械刺激引起豚鼠咳嗽有镇咳作用[9,17]。百部生物碱提取液对组胺所致的离体豚鼠支气管平滑肌痉挛有松弛作用，其作用缓和而持久[18]。新对叶百部碱和新斯替宁碱具有镇咳作用[19]。

4. 其他作用　百部有一定的中枢镇静、镇痛作用[17]。对叶百部中分离得到的 3,5- 二羟基 -4- 甲基联苯 10mg/ml 对小鼠类淋巴细胞白血病细胞及肝癌细胞具有抑制作用，抑制率分别达 99.7% 和 83.6%[20]。

【临床研究】

1. 难治性胸水　用百部二陈汤（百部、黄精、黄柏、板蓝根等）治疗反复发作性胸腔积液，每日 1 剂，10 天为 1 个疗程。结果：治疗 26 例，经 1 个疗程治愈者 16 例，经 2 个疗程治愈者 9 例，1 例恶性胸水病人 3 个疗程未愈，总有效率 96.1%[21]。

2. 阴虱病　用百部 60g，浸入 95% 酒精 300ml 中 3 天后外用。嘱病人刮去阴毛及肛门周围的阴毛，外用于阴毛周围、阴囊、肛周，每日外涂 4 次，治疗 1 周。结果：治疗 103 例，用药最长时间 2 周痊愈，无毒副作用，嘱其预防知识，无一例复发[22]。

3. 宫颈糜烂　用生百部 30g，苦参 30g，黄柏 30g，金银花 30g，黄连 30g，土茯苓 30g，共为细粉后，过细筛，把药粉装高温瓶内消毒，烘干后再加入枯矾、冰片各 3g，甲硝唑 30 片粉碎，与上药混合装入瓶内备用。用药前先用 1 ∶ 1000 的新洁尔灭棉球擦洗外阴及阴道，然后把干药粉上到宫颈上，2 日 1 次，另外要勤换内裤。结果：治疗 70 例，用药 2~4 次痊愈 63 例，4 例症状减轻，3 例无效[23]。

4. 手足癣　苦参百部洗汤（苦参 50g，百部 20g，黄柏 15g，蛇床子 20g，白鲜皮 30g，芥穗 20g），水煎后将药水倒入盆中，待温时浸泡，每次浸泡 15min，每晚 1 次，1 周为 1 个疗程，连用 2 个疗程。结果：治疗 68 例，治愈 60 例，好转 6 例，无效 2 例，总有效率 97%[24]。

5. 术后咳嗽　自拟百部三参汤（百部、太子参、沙参、尾参、桑叶等。将上方按常规煎至 50ml，待药水凉后取 25ml 装入雾化器内），对病人进行雾化吸入，维持 20min，每日两次，每天 1 剂，治疗 2~5 天。治疗术后咳嗽病人 32 例，治愈 21 例，有效 9 例，无效 2 例，总有效率 93.8%[25]。

【性味归经】味苦、微甘，性微寒。归肺经。

【功效主治】润肺止咳，杀虫灭虱。主治新久咳嗽，肺痨，百日咳，蛲虫病，体虱，疥癣。
【用法用量】内服：煎汤，3~10g。外用适量，煎水洗；或研末外敷；或浸酒涂擦。
【使用注意】风寒咳嗽及中寒便溏者忌服。

【经验方】

1. 头癣 鲜百部30g，鲜松针60g，水煎。剃净头发，洗除患处白痂，再用煎液洗；继用松香、百草霜等量研取细粉，调茶油，涂患处。（《福建药物志》）
2. 发虱，阴虱 百部捣烂，按1∶5比例浸于75%乙醇或米醋中12h，取浸出液涂患处。对家畜体虱亦有很好疗效。（《福建药物志》）
3. 肺实鼻塞，不闻香臭 百部二两，款冬花、贝母（去心）、白薇各一两。上四味，捣罗为散。每服一钱匕，米饮调下。（《圣济总录》百部散）
4. 卒得咳嗽 生姜汁、百部汁和同合煎，服二合。（《肘后方》）
5. 肺寒壅嗽，微有痰 百部三两（炒），麻黄三两（去节），杏仁四十个（去皮尖，微炒，煮三五沸）。上为末，炼蜜丸如芡实大。加松子仁五十粒，糖丸之，含化大妙。（《小儿药证直诀》百部丸）
6. 诸般咳嗽 桔梗（炒）、荆芥、紫菀（蒸）、百部（蒸）、白前（蒸）各二斤，甘草（炒）十二两，陈皮（水洗去白）一斤。共为末，每服三钱，开水调下，食后临卧服。初感风寒，生姜汤调下。（《医学心悟》止嗽散）
7. 肺结核空洞 蜜炙百部、白及各12g，黄芩6g，黄精15g。煎服。（《安徽中草药》）
8. 小儿百日咳 蜜炙百部、夏枯草各9g。水煎服。（《青岛中草药手册》）

【参考文献】

[1] 国家中医药管理局《中华本草》编委会．中华本草．上海：上海科学技术出版社，1999：7241.
[2] 林文翰，付宏征．对叶百部的新化学成分研究．中国药学（英文版），1999，8（1）：1.
[3] 王巍．植物学报，1953，2（2）：312.
[4] 王巍．植物学报，1954，3（2）：121.
[5] 王维思．药学通报，1959，7（10）：522.
[6] Gaw H Z Y.Science,1949,110：11.
[7] 严国华．中医杂志，1960，（6）：20.
[8] 曹仁烈．中华皮肤科杂志，1957，（4）：286.
[9] 山东医学院药理教研室．中草药药理学，1976：96.
[10] 高尚明 .Se Rec,1951,4（1）：77.
[11] Wang L S.Chin Med J,1938,54：151.
[12] Chao C S,Chin Med J,1941,60：517.
[13] 陈旭东．时珍国药研究，1996，7（4）：214.
[14] YeY，QinGW，XuRS. Phytochemistry，1994，37（4）：1205.
[15] 中国药典（一部）2005：88.
[16] 徐国钧，徐珞珊．常用中药材品种整理和质量研究．福州：福建科学技术出版社，1997：55.
[17] 汤浅和典．国外医学・中医中药分册，1982，4（6）：371.
[18] 昌潍医学院气管炎防治协作组．医药科技资料，1973，（4）：14.
[19] Jiang RW,Hon PM,But PPH. Tetrahedron,2002,58（33）：6705.
[20] Zhao WM,Qin GW,Ye Y. Phytochemistry，1995，38（3）：711.
[21] 格日乐．中医治疗难治性胸水26例临床疗效观察．内蒙古中医药，2003，（6）：11.
[22] 李永洁．阴虱病103例治验．中国性科学，2006，15（1）：35.
[23] 罗华玉．生百部散治疗宫颈糜烂．河南中医，1997，17（4）：249.
[24] 闫慧军，孔志凤．苦参百部洗汤治疗足癣68例．实用中医内科杂志，2003，17（6）：468.
[25] 刘清明．中药雾化吸入治疗术后咳嗽32例．湖南中医药杂志，2004，20（6）：37.

Jia zhu tao 夹竹桃

Nerii Indici Folium
[英]Sweetscented Oleanger Leaf

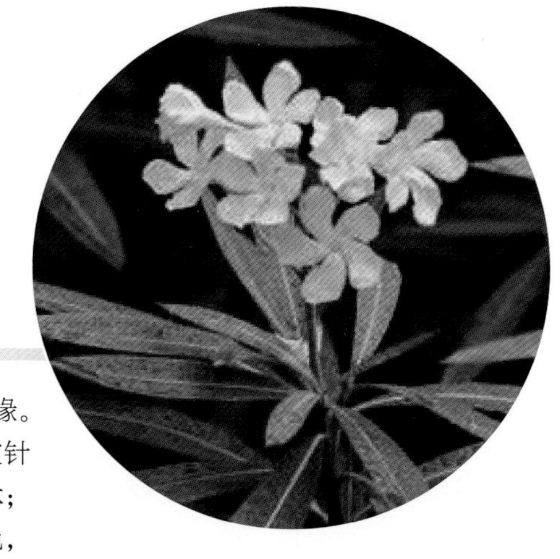

【别名】桃叶桃、水甘草、大节肿、白羊桃、洋桃、柳叶桃。

【来源】为夹竹桃科植物白花夹竹桃 *Nerium indicum* Mill. ex Paihua 或红花夹竹桃 *Nerium indicum* Mill. 的叶。

【植物形态】多年生常绿直立大灌木。全株含水液，无毛，枝条灰绿色，叶3~4枚轮生，下枝为对生，叶柄扁平，基部稍宽；叶片窄披针形，长11~15cm，宽2~2.5cm；先端急尖，基部楔形，叶缘反卷，表面深绿色，背面淡绿色，有多数洼点，侧脉扁平，密生而平行，每边达120条，直达叶缘。顶生聚伞花序；着花数朵；苞片披针形，花萼5深裂，内面基部具腺体；花芳香；花冠白色、深红色或粉红色，单瓣或重瓣，花冠筒内被长柔毛，花冠裂片5，倒卵形；副花冠鳞片状，先端撕裂；雄蕊5，着生于花冠筒中部以上，花丝短，被长柔毛，花药箭头状，与柱头连生，基部具耳，药隔延长呈丝状；无花盘；心皮2，离生，平行或并连，长圆形，两端较窄，绿色，无毛，具细纵条纹。种子长圆形，先端钝，基部窄，合适，种皮被锈色短柔毛，先端具黄褐色绢质种毛。

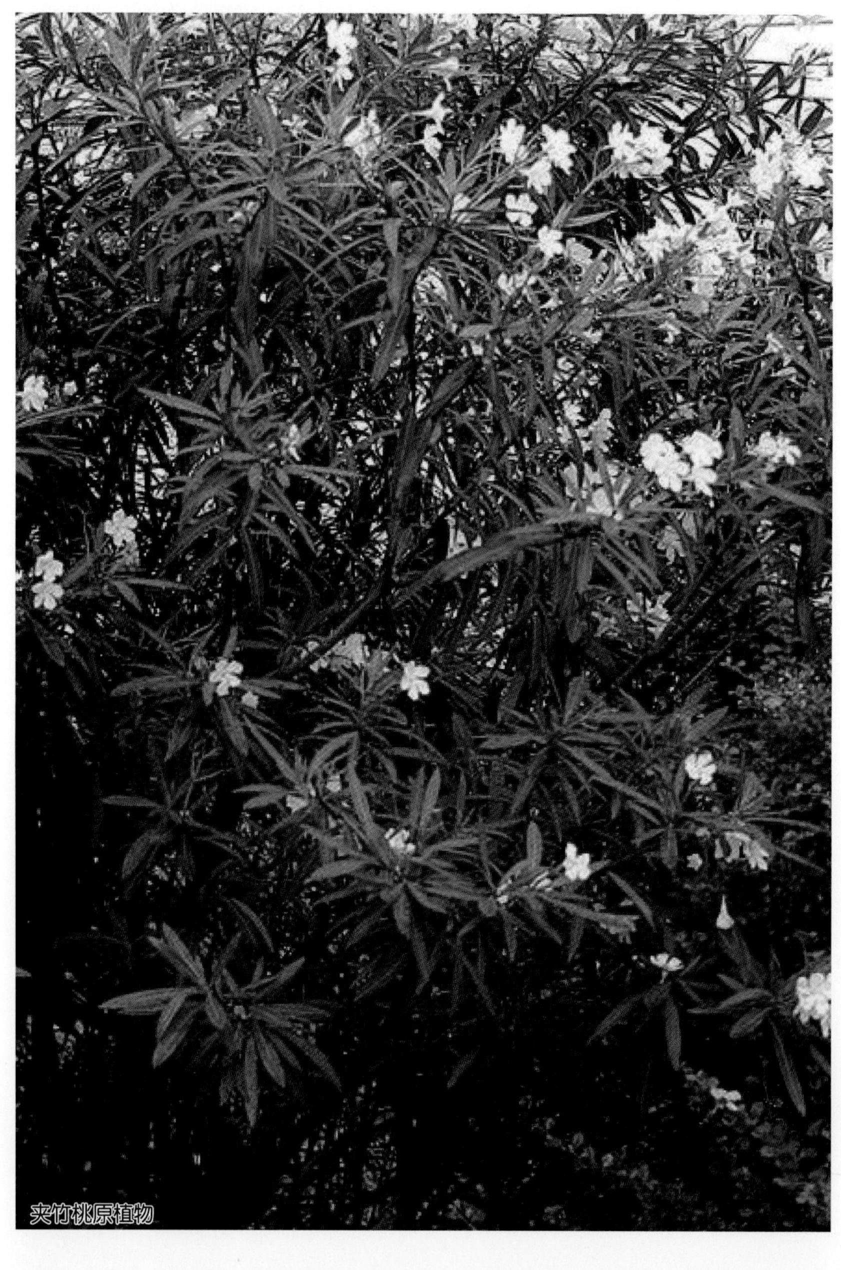
夹竹桃原植物

【分布】广西全区均有栽培。

【采集加工】全年可采收，晒干备用。

【药材性状】叶窄披针形，长可达15cm，宽约2cm，先端渐尖，基部楔形，全缘稍反卷，上面深绿色，下面淡绿色，主脉于下面凸起，侧脉细密而平行；叶柄长约5mm。厚革质而硬。气特异，味苦，有毒。

【品质评价】以身干、色绿、无杂质者为佳。

【化学成分】本品含夹竹桃苷（oleandrin），欧夹竹桃苷乙（adynerin），16-去乙酰基去水夹竹桃苷（16-deacetyl anhydrooleandrin），Δ^{16}-去氢欧夹竹桃苷乙（Δ^{16}-dehydroadynerin）。

树皮含多种强心苷（cardiac glycoside）：夹竹桃苷（odoroside）A、B、D、F、G、H、K，欧夹竹桃苷乙（adynerin），熊果酸（ursolic acid），齐墩果酸（oleanolic acid），芸香苷（rutin）等[1]。

【药理作用】

1. 强心　夹竹桃含多种强心苷，具有强心作用。其叶、茎、皮、木心及花的粗提取物均有强心作用，皮及木心的作用较强，叶的作用次之，花的作用最弱[1]。叶的醇提取液对离体蛙心、豚鼠心和兔心以及在位猫心和豚鼠心均表现强心作用，经测定夹竹桃叶干粉生物效价 IU=37.6mg，而标准洋地黄粉生物效价为 IU=87mg，因而其生物效价比洋地黄强[2]。夹竹桃苷属慢效强心苷类，对在位兔心及离体豚鼠心脏作用出现时间、作用高峰时间及中毒时间均与洋地黄毒苷类似。强心苷的强心作用一般与其毒性相平行，因此强心苷的最小致死量（MLI）既表示毒性，也表示其生物活性。夹竹桃苷对鸽的平均致死量为（0.44±0.04）mg/kg，其效价约相当于洋地黄毒苷的1.8倍[4]。毒毛花苷G、夹竹桃苷、地高辛和洋地黄毒苷对鸽的MLI分别为0.170mg/kg、0.368mg/kg、0.544mg/kg和0.777mg/kg。上述4种强心苷静注后24h，在鸽体内的蓄积率分别为0、37%、72%和93%，上述4种苷注入鸽嗉囊3h后，其吸收率分别为0、53%、25%和31%。夹竹桃苷的药动力学性质与地高辛接近，具有较小的蓄积作用和较大的口服吸收率以及较强的生物活性，可用以代替地高辛使用[5]。猫口服夹竹桃乙素（后证明即为夹竹桃）0.27mg/kg 3h后，吸收50%左右。猫静注1天后体内平均蓄积20%，3天后平均蓄积10%，治疗指数为8.6，比黄花夹竹苷（6.66）和羊角拗苷（6）的指数高[6]。夹竹桃苷对猫的最低致死量（MLD）为0.66mg/kg，生物活性约为洋地黄毒苷的1/2，猫单次静注5%MLD，其消除需15天，每天皮下注射50%MLD不引起蓄积[7]。狗静注夹竹桃0.05mg/kg，不影响心率而增加主动脉收缩压和左室峰压，可使左室收缩力增加50%以上，Vmax增加32%[8]。

2. 镇静　夹竹桃叶煎剂和醇提取物皮下注射能抑制小鼠自发活动，延长环己巴比妥的睡眠时间，拮抗咖啡因和苯丙胺所致活动亢进，镇静作用可能为所含强心苷或苷元所致[9,10]。夹竹桃叶煎剂0.5g/kg腹腔注射可减少小鼠自发活动，延长异戊巴比妥钠所致小鼠睡眠时间，增强阈下剂量异戊巴比妥钠所致中枢抑制作用。1g/kg腹腔注射可延迟士的宁所致小鼠惊厥出现时间，有镇静、抗惊厥作用[11]。

3. 利尿等作用　夹竹桃叶浸剂及醇提取液对大鼠和豚鼠均有利尿作用[12]。所含粗多糖对有丝分裂和巨噬细胞介导的细胞毒性的兴奋作用[13]，在肿瘤坏死因子试验中亦呈现免疫兴奋作用[14]。

4. 毒理　猫静滴夹竹苷的毒性反应主要是恶心、呕吐，多数猫在给药后尿量增多，精神呈抑制状态，活动减少，嗜睡，食欲不振，严重者发生惊厥而死亡。麻醉犬，以1ml/min速度静滴1:20000夹竹桃苷，8min后，先发生心率减慢、血压略有升高，继续静滴，12min后心缩不规则，20min后发生传导阻滞，心率却逐渐增加，42min时心跳停止于舒张期[6]。

【临床研究】

腰椎间盘突出症　治疗组用红花夹竹桃干叶30g，水煎取汁，加入50ml陈醋，用纱布或毛巾浸药液热熨（温度以不烫伤皮肤为准）腰椎间盘突出部位，每天热熨30min；对照组口服芬必得胶囊，每次1粒，每日2次；同时，用丹参注射液30ml加入葡萄糖注射液中静滴。两组均以15天为1个疗程，共治疗2个疗程。结果：治疗组共32例，其中治愈23例（71.88%），显效5例（15.62%），有效和无效各2例（6.25%），总有效率为93.75%；对照组15例，其中治愈5例（33.33%），显效4例（26.67%），有效和无效各3例（20.00%），总有效率为80.00%。治疗组疗效优于对照组（$P<0.01$）[15]。

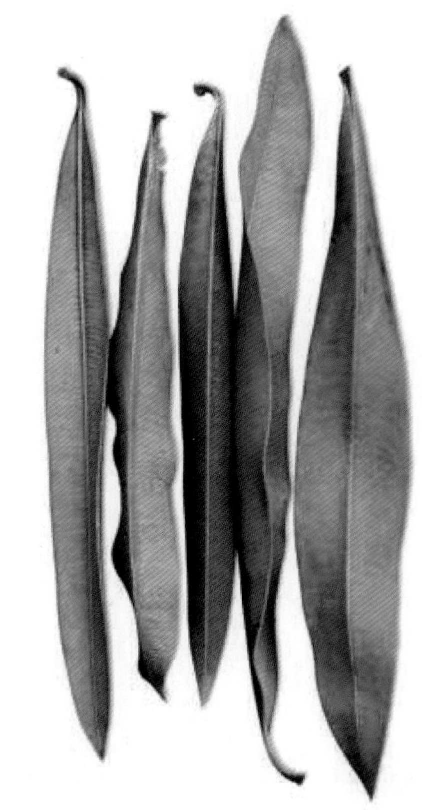
夹竹桃药材

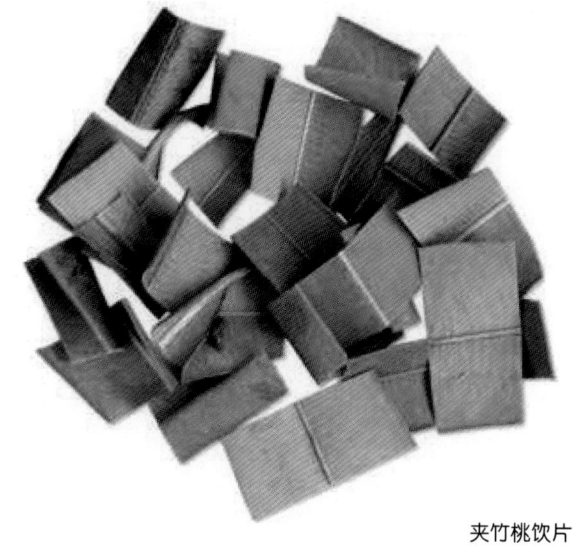
夹竹桃饮片

【性味归经】味苦，性寒；有大毒。归心经。

【功效主治】强心利尿，祛痰定喘，祛瘀止痛。主治心脏病心力衰竭，喘咳，癫痫，跌打肿痛，血瘀经闭。

【用法用量】内服：煎汤，0.3~0.9g；研末，0.05~0.1g。外用适量，捣敷或制成酊剂外涂。

【使用注意】孕妇禁服。本品有毒，应严格控制剂量；毒性反应主要为头痛，恶心，呕吐，腹痛，腹泻，以及心律失常，传导阻滞。

【经验方】

1. 秃疮，顽癣　夹竹桃花晒干研细末，加等量枯矾末和匀，以茶油调搽患处。（《安徽中草药》）
2. 斑秃　夹竹桃老叶（11~12 月雨后采），阴干，研末，过筛，装有色瓶内，用乙醇浸泡 1~2 周，配成 10% 酊剂外搽。（《全国中草药汇编》）
3. 哮喘　夹竹桃叶 7 片，黏米 1 小杯。同捣烂，加片糖煮粥食之，但不宜多服。（《岭南采药录》）
4. 心力衰竭　夹竹桃叶粉末 0.1g，加等量小苏打，装入胶囊。成人量：每日 0.25~0.3g，分 3 次口服。症状改善后改为维持量，每日 0.1g。（《福建药物志》）
5. 癫痫　白花夹竹桃小叶 3 片，铁落 60g。水煎，日服 3 次，2 天服完。（《云南中草药》）

【参考文献】

[1] 国家中医药管理局《中华本草》编委会 . 中华本草 . 上海：上海科学技术出版社，1999：5617.
[2] 周廷冲 .Chinese Med J, 1945, 63A：212.
[3] 郭兆贵 . 中华医学杂志 ,1958，44（4）：349.
[4] 李存德，邓士贤，何功倍 . 欧夹竹桃苷丙与洋地黄毒苷强心作用的比较 . 药学学报，1964，11（08）：540.
[5] 乐开礼，黄衡，王琼琨 . 夹竹桃乙素的药理性质及与 g- 毒毛旋花子苷、异羟基洋地黄毒苷、洋地黄毒苷的比较研究 . 药学学报，1965，12（3）：180.
[6] 邵以德，李常春 . 夹竹桃乙素的药理 . 药学学报，1963，10（4）：215.
[7] Murlykin P A. C A，1947，41：5634a.
[8] Deavers S, et al. C A，1979，91：168420q.
[9] 张世芳，胡崇家，吕富华 . 夹竹桃的镇静作用 . 武汉医学院学报，1957，（2）：246.
[10] 刘天培 . 国产夹竹桃的中枢神经系统抑制作用 . 药学学报，1959，7（6）：202.
[11] 张会常，冯琴喜 . 夹竹桃叶对中枢抑制作用的研究 . 中草药，1993，24（2）：80.
[12] 邓士贤，王懋德，王德成，等 . 云南夹竹桃叶的生物效价、毒性及利尿作用 . 云南医学杂志，1959，（3）：64.
[13] Mueller B M. C A, 1992, 116:158671t.
[14] Oezel H Z.C A. L991,114:124841s.
[15] 黄颖 . 夹竹桃液加陈醋热熨治疗腰椎间盘突出症 32 例 . 广州中医药大学学报，2006，23（3）：212.

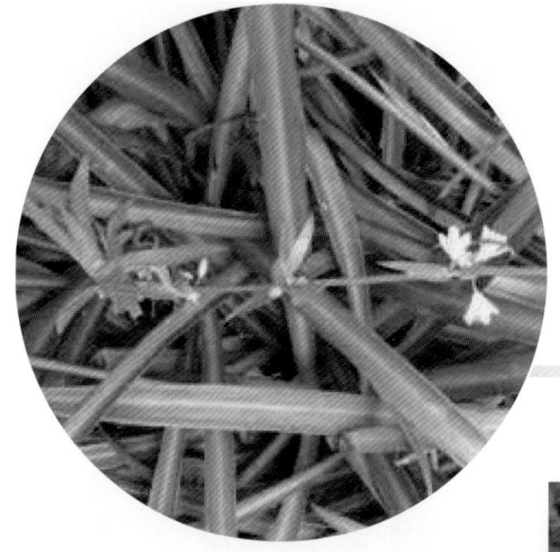

吊兰 Diao lan

Chlorophyri Comosi Herba

[英]Tufted Bracketplant Herb

【别名】挂兰、葡萄兰、钩兰、树蕉瓜、兰草、倒吊兰、八叶兰、丛毛吊兰。

【来源】为百合科植物吊兰 *Chlorophytum comosum*（Thunb.）Baker 的全草。

【植物形态】多年生草本。根茎短而肥厚，呈纺锤状。叶自根际丛生，多数；叶细长而尖，绿色或有黄色条纹，长 10~30cm，宽 1~2cm，向两端稍变狭。花葶比叶长，常变为匍枝，近顶部有叶束或生幼小植株；花小，白色，常 2~4 朵簇生，排成疏散的总状花序或圆锥花序，花梗关节位于中部至上部；花被叶状，裂片 6 枚；雄蕊 6，稍短于花被片，花药开裂后常卷曲；子房无柄，3 室，花柱线形。蒴果三角状扁球形，每室具种子 3~5 颗。

【分布】广西全区均有栽培。

【采集加工】全年均可采收，多鲜用。

【药材性状】须根圆柱状纺锤形，上有短根茎。完整叶片条形至条状披针形，长 20~30cm，直径 1~2cm，顶端渐尖，基部抱茎；色深绿，有的具黄色纵条纹或边缘为黄色；质较坚硬。有的尚具花葶及花序。气微，味淡。

【品质评价】叶以色绿、质硬者为佳。

【化学成分】本品全草含吊兰素 [1]。

【性味归经】味甘、微苦，性凉。归肺、肝经。

【功效主治】化痰止咳，散瘀消肿，清热解毒。主治痰热咳嗽，跌打损伤，骨折，痈肿，痔疮，烧伤。

【用法用量】内服：煎汤，6~15g，鲜品 15~30g。外用适量，捣敷；或煎水外洗。

【使用注意】孕妇慎用。

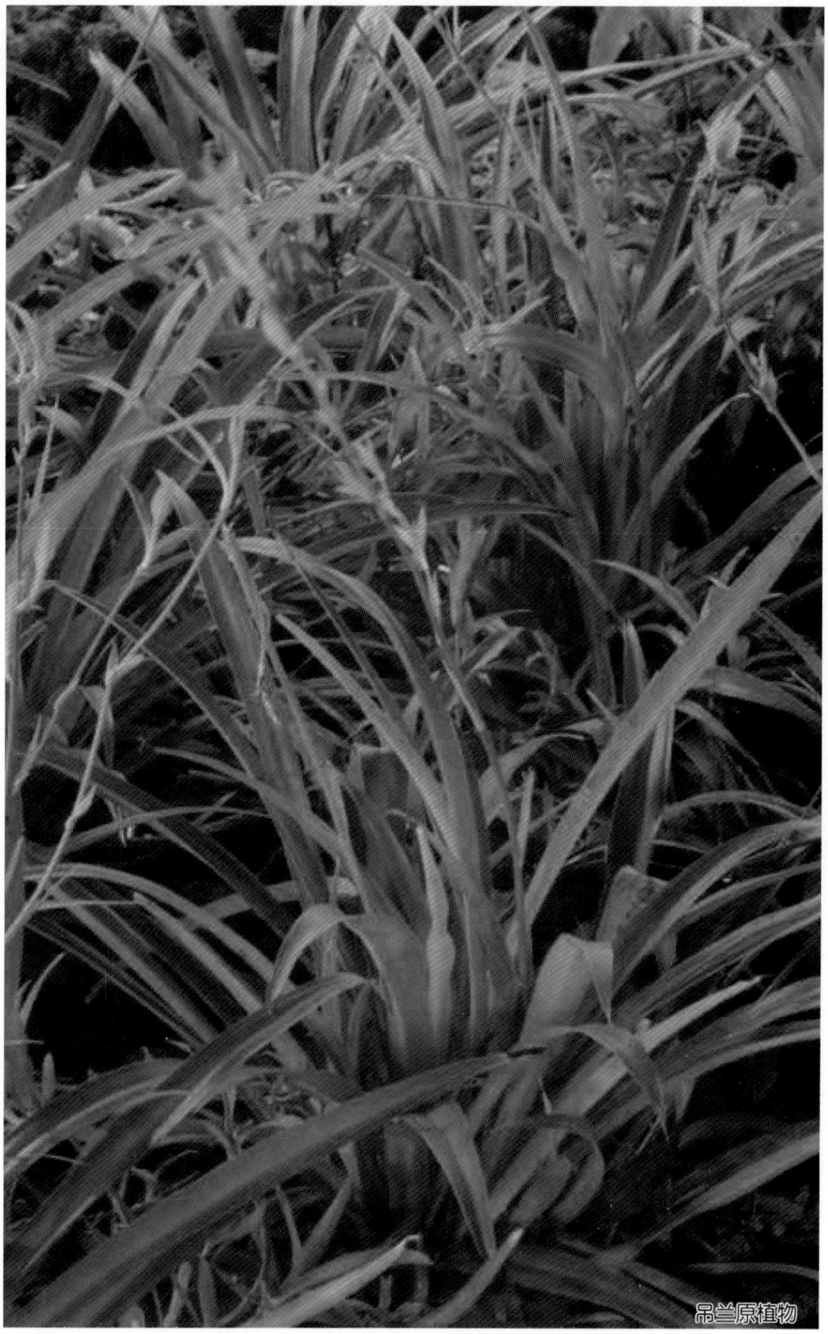

吊兰原植物

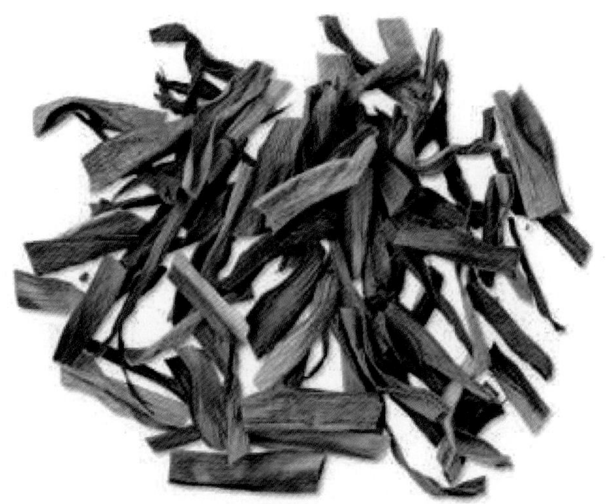

吊兰饮片

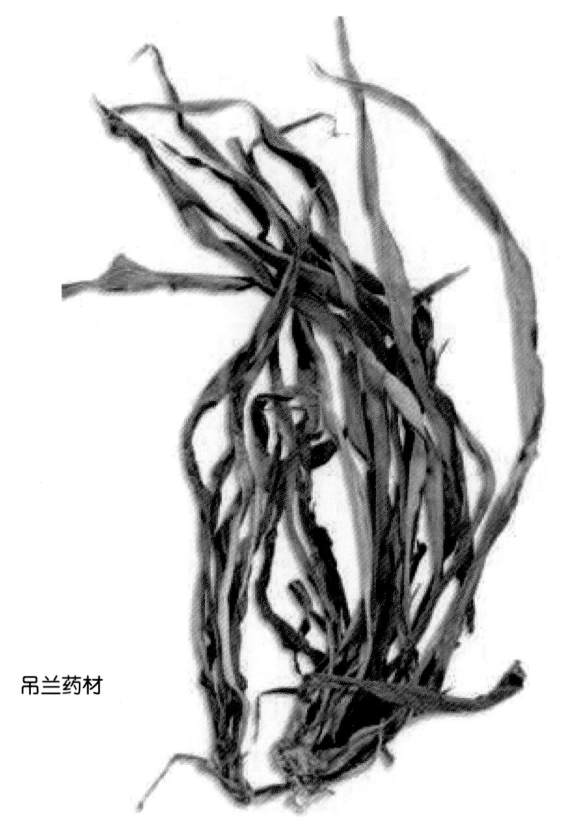

吊兰药材

【经验方】

1. 骨折（复位后，小夹板固定） 鲜树蕉瓜捣烂敷患处。（《文山中草药》）
2. 疔疮肿毒 鲜挂兰叶一握，调冬蜜捣烂外敷。（《福建民间草药》）
3. 痔疮肿痛 鲜挂兰全草一握，酌加水煎熏洗。（《福建民间草药》）
4. 烧伤 鲜树蕉瓜根适量，捣烂敷患处。（《文山中草药》）
5. 咳嗽 鲜吊兰 15~30g，枇杷叶 9~15g。水煎服。（《福建药物志》）

【参考文献】

[1] 南京中医药大学 . 中药大辞典（上册）. 第 2 版 . 上海：上海科学技术出版社，2006：1216.

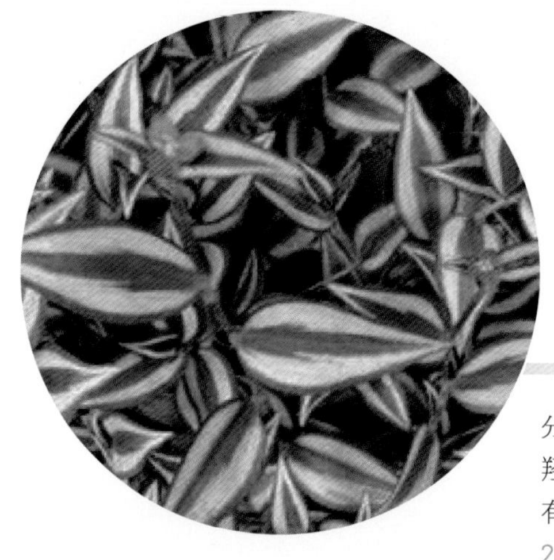

Diao zhu mei 吊竹梅

Zebrinae Pendulae Herba
[英]Wanderingjew Zebrina Herb

【别名】水竹草、吊竹菜、红竹仔草、花叶竹节草、红鸭跖草、红竹壳菜。

【来源】为鸭跖草科植物吊竹梅 *Zebrina pendula* Schnizl 的全草。

【植物形态】多年生草本。茎稍柔弱，半肉质，分枝，披散或悬垂。叶互生，无柄；叶片椭圆形，椭圆状卵形至长圆形，长 3~7cm，宽 1.5 ~3cm，先端急尖至渐尖或稍钝，基部鞘状抱茎，鞘口或有时全部叶鞘均被疏长毛，上面紫绿色而杂以银白色，中部和边缘有紫色条纹，下面紫色，通常无毛，全缘。花聚生于一对不等大的顶生叶状苞内；花萼连合成一管，3 裂，苍白色；花瓣连合成 1 管，白色，裂片 3，玫瑰紫色；雄蕊 6，着生于花冠管的喉部，花丝被紫蓝色长细胞毛；子房 3 室，花柱丝状，柱头头状，3 圆裂。果为蒴果。

【分布】广西全区均有栽培。

【采集加工】全年均可采收，洗净，晒干备用。

【药材性状】干燥茎皱缩具棱，基部节上具须根，淡黄色，直径约 1mm，具分枝。叶互生，无柄，基部鞘抱茎，鞘口及鞘基部常被长毛，叶片稍皱缩，展开呈椭圆形，淡黄色，长 3~5cm，宽 1.5~2.5cm，主脉处于上面明显凹下，于背面凸起。气微，味淡。

【品质评价】以干燥、色紫、叶多者为佳。

【化学成分】本品含 β- 谷甾醇（β-sitosterol），琥珀酸（succinic acid），$3\beta,5\alpha,6\beta$- 三羟基豆甾烷（$3\beta,5\alpha,6\beta$-trihydroxyl stigmastane）[1]。

叶含 4 种吊竹梅素（zebrinin），乙酰花色苷和单去咖啡酰基吊竹梅素（monodecaffeylzebrinin）等 [1]。

【药理作用】

1. 抗肿瘤　吊竹梅水提物或醇浸膏腹腔注射，对小鼠腹水型肉瘤 S180 有明显抑瘤作用，从全草中分离出 3 个成分（琥珀酸、β- 谷甾醇、$3\beta,5\alpha,6\beta$- 三羟基豆甾烷）腹腔注射，对荷瘤小鼠有明显抑瘤作用 [2]。

2. 兴奋离体回肠等作用　吊竹梅叶和茎的煎剂及水提醇沉物对豚鼠离体回肠有兴奋作用。采用后肢灌流，水提醇沉物对大鼠有舒张血管作用 [3]。

3. 毒理　吊竹梅水提取物腹腔注射无明显毒性 [3]。

【性味归经】味甘、淡，性寒。归肺、大肠、膀胱经。

【功效主治】清热利湿，凉血解毒。主治水肿，小便不利，淋证，痢疾，带下，咳嗽咯血，目赤肿痛，咽喉肿痛，疮痈肿毒，烧烫伤，毒蛇咬伤。

【用法用量】内服：煎汤，15~30g，鲜品 60~90g；或捣汁。外用适量，捣敷。

【使用注意】孕妇禁服。

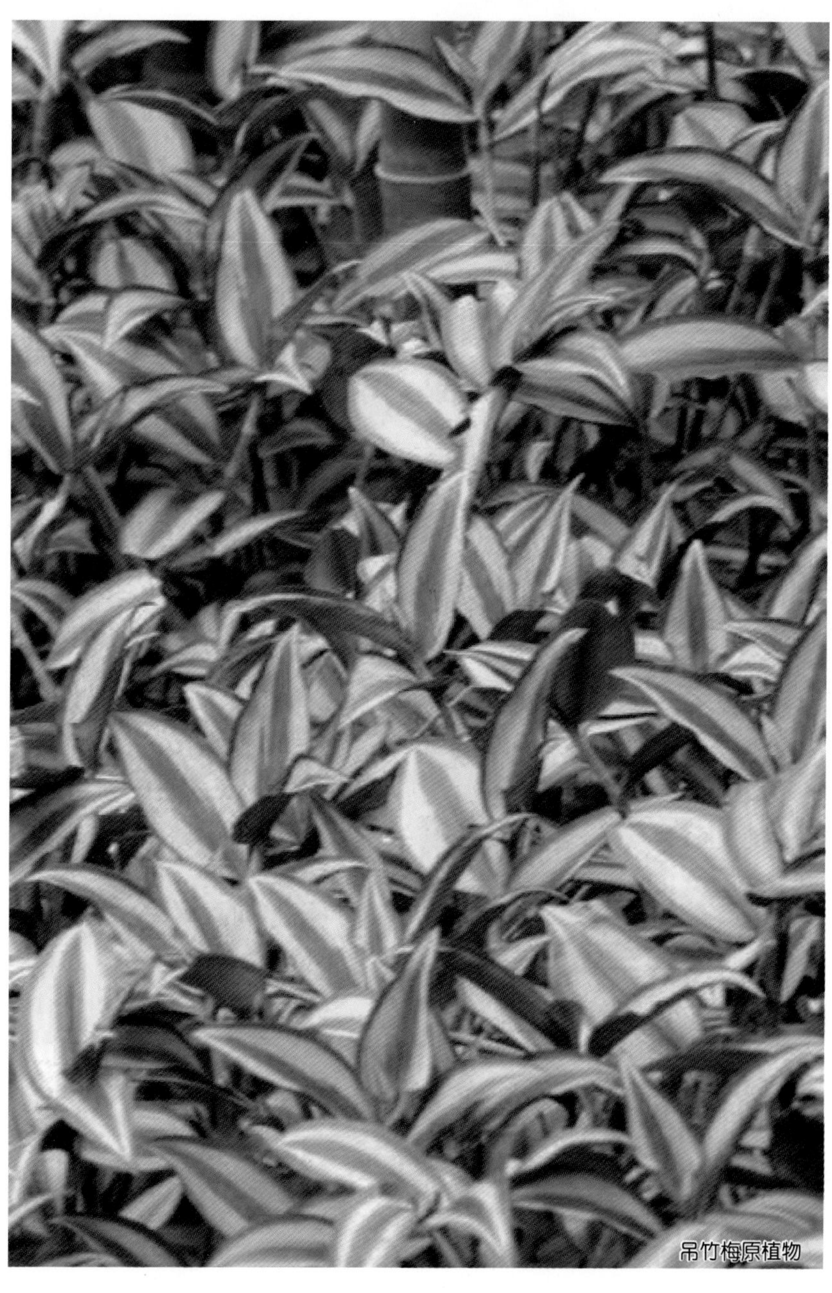
吊竹梅原植物

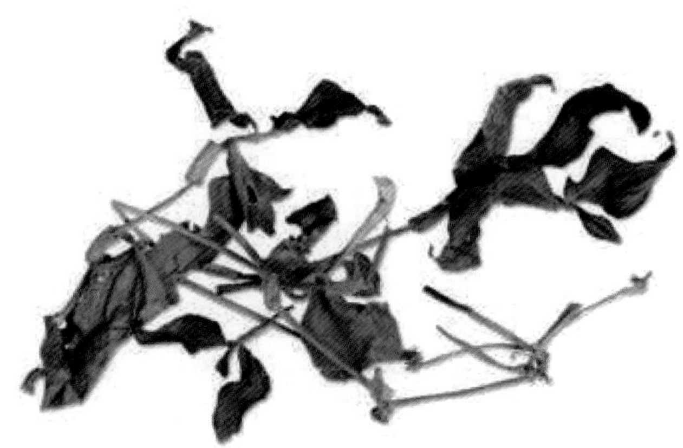

吊竹梅药材

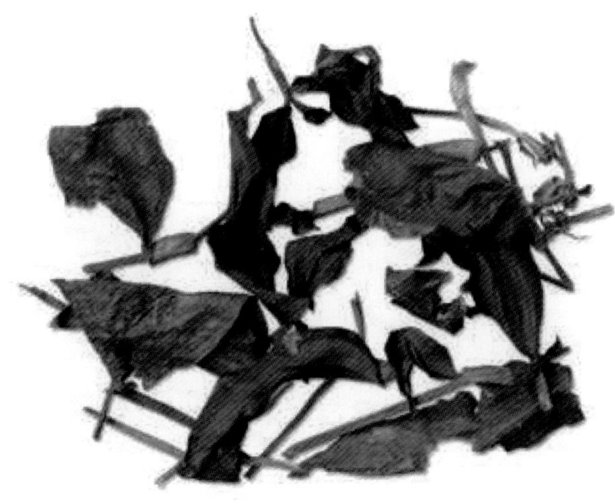

吊竹梅饮片

【经验方】

1. 目赤肿痛（急性结膜炎） 鲜吊竹梅全草 30~60g，一点红鲜全草 30g。共捣烂。外敷患眼。(《福建中草药》)
2. 烧烫伤 红竹壳菜捣烂敷患处。(《广西民族药简编》)
3. 蛇咬伤 鲜吊竹梅全草 30~60g。捣绞汁冲酒内服，渣敷患处。（《泉州本草》）
4. 乳腺炎 鲜红竹壳菜全草适量。加生盐捣烂外敷。(《广西本草选编》)
5. 咯血 ①鲜吊竹梅全草 60~90g，猪肺 120g。酌加水煎成 1 碗，饭后服，每日 2 次。（《福建民间草药》）②花叶吊竹梅 30g，枇杷叶（去毛）15g。水煎服。（《广西民间常用中草药手册》）
6. 慢性痢疾 鲜吊竹梅全草 60~90g，白米 30g。同炒至半成炭为度，水煎服。（《福建中草药》）
7. 泌尿系感染 鲜吊竹梅 12g，十大功劳根 15g。水煎服。（《福建药物志》）
8. 白带 ①鲜吊竹梅全草 60~120g，冰糖 30g，淡菜 30g。酌加水煎成半碗，饭前服，每日 2 次。（《福建民间草药》） ②吊竹梅、金樱子根各 30g，鸡冠花 24g。水煎服。（《福建药物志》）

【参考文献】

[1] 国家中医药管理局《中华本草》编委会 . 中华本草 . 上海：上海科学技术出版社，1999：7384.
[2] 樊效琪，徐亚铭，刘星堦 . 水竹草抗肿瘤成分的研究 . 中成药，1992，14（2）：34.
[3] J.Pharm. Pharmacol.1962，14（9）：556.

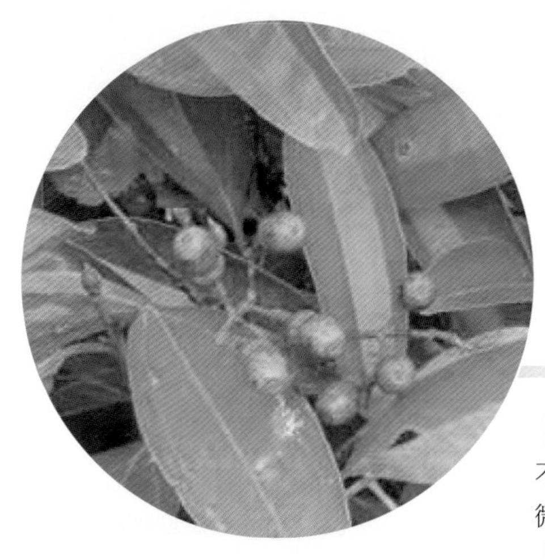

Rou gui 肉桂

Cinnamomi Cortex
[英]Cassia Bark

【别名】菌桂、牡桂、桂、大桂、辣桂、玉桂。

【来源】为樟科植物肉桂 *Cinnamomum cassia* Presl. 的树皮。

【植物形态】多年生常绿乔木。芳香，树皮灰褐色；枝条被灰黄色短柔毛。叶互生或近对生；叶片长椭圆形，或近披针形，长 8~34cm，宽 4~9.5cm，先端尖或短渐尖，基部楔形，边缘内卷，上面绿色，有光泽，无毛，下面淡绿色，疏被黄色短绒毛，离基三出脉，近平行，革质。圆锥花序，花序分枝末端具 3 朵花作聚伞状排列。花白色；花被裂片卵状，先端钝或锐尖；能育雄蕊 9；退化雄蕊 3；子房卵球形。果实椭圆形，显紫色，无毛；果托浅杯状，有时略齿裂。

【分布】本品多为栽培，广西尤以隆安、天等、大新、龙州、防城、博白、玉林、北流、容县、平南、岑溪、灌阳、金秀等地为多。

【采集加工】当树龄 10 年以上，韧皮部已积成油层时可采剥，春秋季节均可剥皮，以秋季 8~9 月采剥的品质为优。环剥皮按商品规格的长度稍长（41cm），将桂皮剥下，再按规格宽度略宽（8~12cm）截成条状。条状剥皮即在树上按商品规格的长宽稍大的尺寸划好线，逐条地从树上剥下来，用地坑焖油法或箩筐外罩薄膜焖制法进行加工。4~5 月剥的称春桂，品质差，9 月剥的称秋桂，品质佳。树皮晒干后称桂皮，加工产品有桂通、板桂、企边桂和油桂。

【药材性状】槽状或卷筒状。外表面灰棕色，稍粗糙，有细皱纹、小裂纹及横向突起的皮孔，有的带有灰白色地衣斑纹；内表面红棕色或暗红棕色，略平滑，有细纵纹，划之有油痕。质硬而脆，易折断。断面外侧棕色，内侧红棕色而油润。气芳香，味甜、微辛辣。

【品质评价】以外表面细致、皮厚体重、不破碎、油性大、香气浓、甜味浓而微辛、嚼之渣少者为佳。

【化学成分】本品含挥发油，其主要成分为桂皮醛（cinnamaldehyde），还有乙酸桂皮酯（cinnamyl acetate），桂皮酸乙酯（ethyl cinnamate），苯甲酸苄酯（benzyl benzoate），苯甲醛（benzaldehyde），香豆精（coumarin），β- 荜澄茄烯（β-cadinene），菖蒲烯（calamenene），β- 榄香烯（β-elemane），原儿茶酸（protocatechuic acid），反式桂皮酸（*trans*-cinnamic acid）等 [1]。苯丙醛，反式桂皮醛，桂皮醛，苯丙烯醇，邻甲氧基桂皮醛 [2]，肉桂醇，胡椒烯（copaene），乙酸肉桂醛，石竹烯，

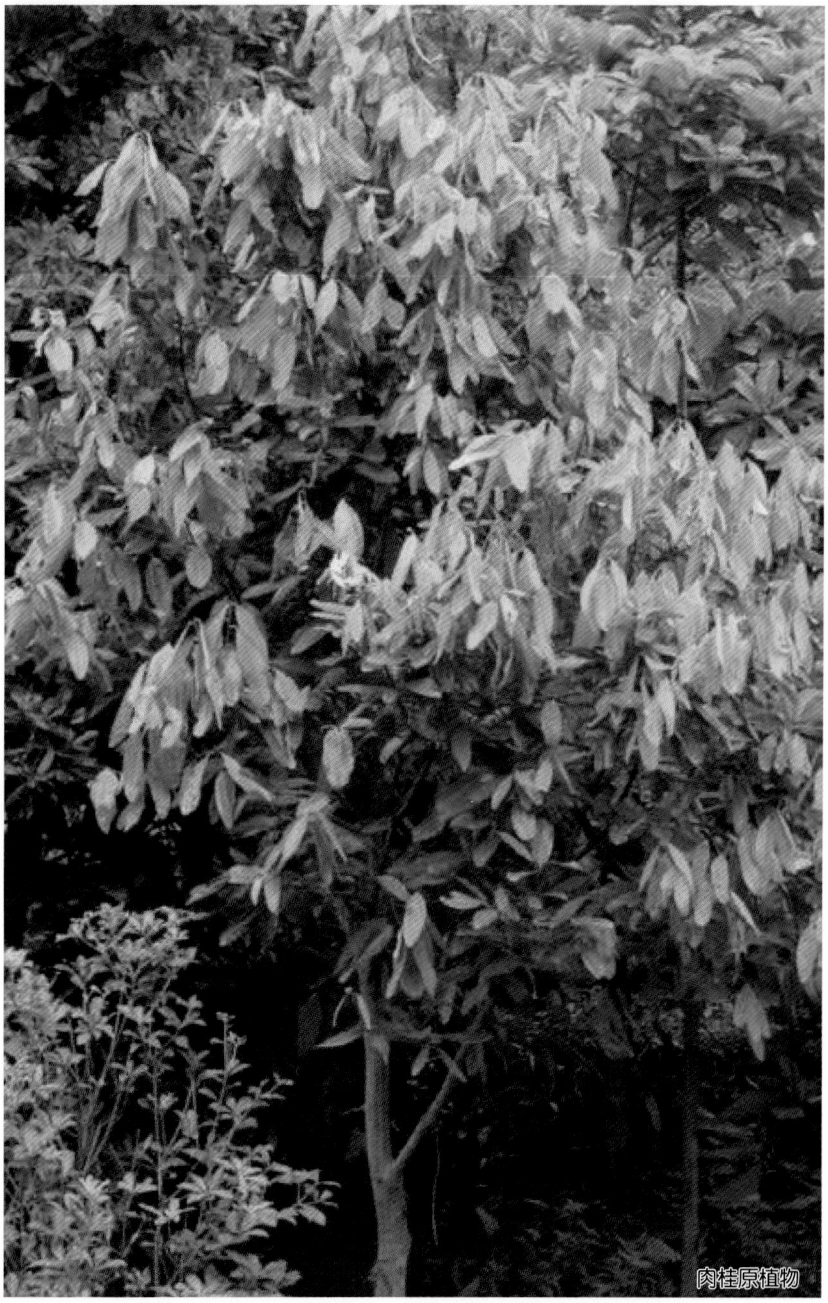

肉桂原植物

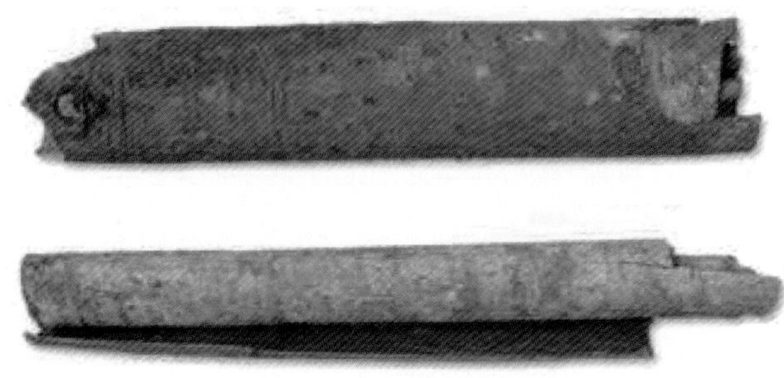

肉桂药材

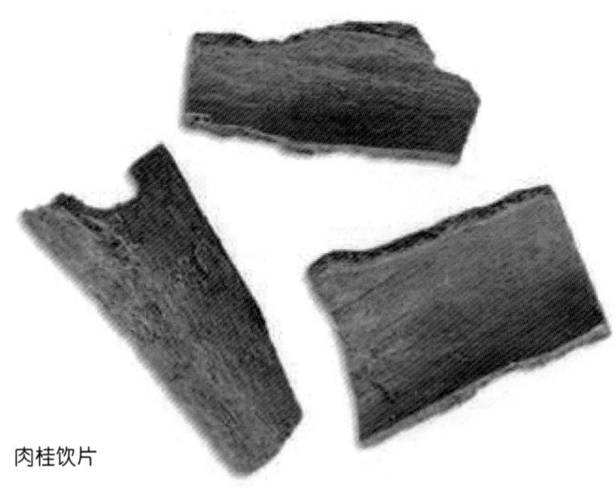

肉桂饮片

杜松烯，反式邻甲氧基-肉桂醛（*trans*-cin-namaldehyd），杜松醇[3]。

此外，本品还含3′-甲基-左旋-表儿茶精[3′-*O*-methyl-（–）-*epi*-catechin]，5,3′-二甲基-左旋-表儿茶精，5,7,3′-三甲氧基-左旋-表儿茶精，4′-甲基-右旋-儿茶精[4′-*O*-methyl-（+）-catechin]，7,4′-二甲基-右旋-儿茶精，5,7,4′-三甲基-右旋-儿茶精，左旋-表儿茶精-3-*O*-*β*-葡萄糖苷，左旋-表儿茶精-8-*β*-葡萄糖苷，左旋-表儿茶精-6-*β*-葡萄糖苷，左旋-表儿茶精，桂皮鞣质（cinnamtannin）A_2、A_3、A_4，原矢车菊素（procyanidin）C_1、B_1、B_2、B_5、B_7、A_2，原矢车菊素B_2-8-C-*β*-D-葡萄糖苷，原矢车菊素B_2-6-C-*β*-D-葡萄糖苷，锡兰肉桂素（cinnzeylanine），锡兰肉桂醇（cinnzeylanol），脱水锡兰肉桂素，脱水锡兰肉桂醇及多种二萜类化合物，肉桂新醇（cinncassiols）A、B、C_1、C_2、C_3、D_1、D_2、D_3、D_4、E，肉桂新醇A、B、C_1、D_2的-19-*O*-*β*-D-葡萄糖苷，D_4的-2-*O*-*β*-D-葡萄糖苷等，另外还含有南烛木树脂酚-3*α*-*O*-*β*-D-葡萄糖苷（lyoniresinol-3*α*-*O*-*β*-D-glucopyranoside），3,4,5-三甲氧基酚-*β*-D-洋芫荽糖-（1→6）-*β*-D-葡萄糖苷[3,4,5-trimethoxyphenol-*β*-D-apiofuranosyl-（1→6）-*β*-D-glucopyranoside]，消旋-丁香树脂酚（syringaresinol），5,7-二甲基-3′,4′-二氧亚甲基-消旋-表儿茶精[5,7-dimethyl-3′,4′-di-*O*-methylene-（±）-*epi*-catechin]，肉桂醛环甘油-1,3-缩醛（9,2′-反式）[cinnamic aldehydecyclicglycerol-1,3-acetal（9,2′-trans）]，肉桂醛环甘油-1,3-缩醛（9,2′-顺式）[cinnamic aldehydecyclicgilcerol-1, 3-acetal（9, 2′-*cis*）]，肉桂苷（cinnainoside）和桂皮多糖AX（cinnaman AX）等化合物[1]。

【药理作用】

1. 对消化系统作用　①抗溃疡：肉桂水提物和醚提物对小鼠水浸应激性溃疡和盐酸引起的大鼠胃溃疡有抑制作用，醚提物能抑制消炎痛加乙醇型胃溃疡的发生率[4]。桂皮和桂子水提物对大鼠应激性胃溃疡、5-羟色胺皮下注射引起的胃溃疡和半胱氨酸诱发的十二指肠溃疡均有抑制作用。肉桂水提物对寒冷和水浸应激所致的大鼠胃溃疡有抑制作用，能抑制大鼠胃液分泌和胃蛋白酶活性，对胃黏膜氨基己糖的含量有增加作用，对胃黏膜血流量有促进作用[5]。桂皮中的3-（2-羟苯基）丙酸、3-（2-羟苯基）丙酸-*O*-葡萄糖苷腹腔注射对5-羟色胺诱导的大鼠胃溃疡的抑制率为42%。桂皮苷对70%乙醇、氢氧化钠和5-羟色胺引起的大鼠胃溃疡、消炎痛溃疡、保泰松溃疡和应激性溃疡均有抑制作用，能增加胃黏膜血流量，并能抑制乙醇所致的胃黏膜电位差的降低。肉桂中的脂溶性抗溃疡活性成分是肉桂醛和邻甲氧基肉桂醛，前者对小鼠刺激性胃溃疡的形成有抑制胃酸分泌作用，但不影响胃蛋白酶分泌作用[6]。②对胃肠运动影响：桂皮对离体兔空肠活动有兴奋作用，可使其收缩振幅增大。桂皮油不仅能促进唾液及胃液分泌，增强消化功能，并能解除内脏平滑肌痉挛，缓解肠道痉挛性疼痛。桂皮醛对抗乙酰胆碱或组胺所致的离体肠管痉挛，呈现类似罂粟碱样作用。肉桂水提物对蓖麻油和番泻叶引起的小鼠腹泻有抑制作用，醚提物对蓖麻油小鼠腹泻有抑制作用[4]。③对肝胆功能影响：肉桂水提物、醚提物和桂皮油十二指肠给药能增加大鼠的胆汁分泌作用[4]。

2. 对血液和心血管系统作用　肉桂水煎剂对全身血管有扩张作用，桂皮油对兔离体心脏有抑制作用，对末梢血管有持续性扩张作用。肉桂能抑制二磷酸腺苷诱导的大鼠血小板的聚集，体外有抗凝作用，且不影响兔纤维蛋白溶解活性，可能有预防静脉或动脉血栓的作用[7]。肉桂静注，1~2min时增加麻醉犬冠脉和脑血流量，降低血管阻力，说明该药对冠脉和脑血管有短暂的扩张作用，3~5min时，血压下降，冠脉和脑血流量稍有减少，5min后血流量随血压的逐渐回升而增加，心率在给药后稍有减慢，以上现象可能与心肌抑制有关。肉桂能减低肾上腺再生高血压模型大鼠的血压和尿醛固酮排出，增高纹状体和下丘脑的脑啡肽含量，改善主动脉内膜的高血压性损害[8]，而对比二肾一夹肾血管性高血压大鼠，有性质相反的作用[9]。肉桂提取物在试管内或静注，均能抑制二磷酸腺苷二钠诱导的大鼠血小板的聚集[10]。

3. 对机体免疫功能影响　从桂皮中分离得到的阿拉伯木聚糖AX，能促进小鼠网状内皮系统的吞噬功能。腹腔注射肉桂水提取物200g/kg，能抑制小鼠对炭粒的廓清指数、溶血素生成和幼年小鼠脾脏重量[11]。肉桂水提物能抑制网状内皮系统吞噬功能和抗体形成，然而肉桂多糖却有增强网状内皮系统功能的作用，无论腹腔注射还是灌服都能提高小鼠巨噬细胞吞噬炭粒的能力[6]。肉桂醛及其衍生物通过抑制一氧化氮（NO）的生成而发挥抗炎作用，反式肉桂醛更有望发展成一种新型的NO抑制剂[12,13]。

4. 对中枢神经系统和内分泌系统作用　肉桂水提取物可抑制氟美松阳虚小鼠的胸腺萎缩和肾上腺中胆固醇升高[14]。甲醇提取物能使大鼠肾脏β-肾上腺素能受体的最大结合容量由正常转变为亢进。肉桂能提高雄性大鼠血浆睾酮水平并降低血浆三碘甲状腺原氨酸水平，但不影响血浆皮质酮水平。肉桂能增强胰岛素活性3倍以上，有直接抗糖尿病的作用[15, 16]，其分子机制与抑制核转录因子NF-kappaB活力从而抑制诱导型一氧化氮合成酶基因表达有关[17]。肉桂油中含有的肉桂醛对小鼠有镇静作用。对小鼠正常体温和用伤寒、副伤寒混合疫苗引起的人工发热均有降温作用。对刺激引起发热的家兔，肉桂醛及桂皮酸钠均有解热作用。肉桂的调节作用是双向的，既能使体温低下的动物体温升高，也能使体温升高的动物体温降低，对中枢神经具抑制作用的同时，还表现某种兴奋作用，可以逆转利血平引起的低体温成高体温，并能持续2h[6]。

5. 抗菌　肉桂体外对大肠杆菌、痢疾杆菌、伤寒杆菌、金黄色葡萄球菌、白色葡萄球菌、白色念珠菌都有抑菌作用[18]。桂皮煎剂、桂皮的乙醇或乙醚浸出液对许兰毛癣菌等多种致病性皮肤真菌有很强抑制作用[19]。桂皮油有较强的杀菌作用，其对革兰阳性菌的抑制作用大于革兰阴性菌[20]。

6. 抗炎　小鼠灌服0.8ml/kg、1.6ml/kg肉桂醚提取物或10g/kg、20g/kg肉桂水提取物都能抑制二甲苯所致的耳壳肿胀和乙酸所致的腹腔毛细血管渗透性增高，5g/kg、10g/kg水提物还抑制角叉菜胶引起的大鼠足跖肿胀[6]。桂皮的热水提取物有很强的抗炎活性，并分离出其活性成分鞣酸样物质[21]。

7. 抗肿瘤　桂皮酸能抑制人胶质母细胞瘤、黑色素瘤和激素不敏感的前列腺癌等细胞系的增殖，对高转移人肺癌细胞恶性表型有逆转和抑制侵袭作用，能诱导人肺腺癌细胞、人肝癌细胞、人早幼粒白血病等细胞的分化[22-24]，是一种对多种细胞有分化作用的天然分化诱导剂。小鼠长期服用肉桂醛类可延缓肝癌的发生[25]，其抑制肿瘤细胞增殖的机制是导致活性氧簇ROS介导线粒体膜渗透性转换并促使细胞色素C释放[26]。肉桂的丁醇提取物对金属蛋白酶-9有强烈的抑制作用[27]，提示除肉桂醛和桂皮酸外，肉桂中可能尚含其他抗癌活性成分。

8. 提高痛阈等作用　桂皮醛能提高小鼠对热刺激的痛阈，并能抑制乙酸所致的小鼠扭体次数。桂皮水提物能延迟热刺激痛觉反应时间[4]。肉桂中的反式肉桂醛、丁香酚、水杨醛、反式肉桂酸及肉桂醇等物质都具有不同程度的杀灭象鼻虫之类甲虫的作用[28]。肉桂提取物对克氏锥虫有100%的抑制活性[29]。肉桂油熏蒸或喷雾能杀灭粉尘螨[30]。含5%肉桂油软膏及肉桂的甲醇提取物均能保护人和家畜不受埃及伊蚊的叮咬[31, 32]。肉桂水提取物及挥发油对冰水应激大鼠升高的血清三酰甘油有降低作用[33]。肉桂醚提取物0.8ml/kg能延长亚硝酸钠中毒小鼠的存活时间[34]。

9. 毒理　大叶青化桂水提取物以1g（生药）/ml灌服后，小鼠活动减少，次日恢复，灌服50g（生药）/kg，观察7天，无死亡，提示本品毒性低[14]。小鼠腹腔注射肉桂煎剂半数致死量（LD_{50}）为（46±4.3）g/kg，大叶青化桂LD_{50}为（42±4.2）g/kg[35]。

【临床研究】

1. 失眠症　用肉桂、吴茱萸各10g，安定1片，共研细末，调酒炒热。于睡觉前敷于涌泉、申脉、照海穴，每天1次，10天为1个疗程。结果：治疗124例，经1~3个疗程治疗，痊愈30例，显效53例，有效33例，无效8例[36]。

2. 低血压　①肉桂、桂枝各30g，甘草15g。煎水当茶频频饮服。结果：治疗85例，效果显著，一般服3天血压即可升高[37]。②肉桂、桂枝各40g，甘草20g。混合煎煮分3天当茶饮服。结果：治疗117例，一般服药后3天血压即上升，最快2天血压即恢复正常[38]。③肉桂10g，党参15g，黄精12g，大枣10枚，甘草6g。每日1剂，水煎早晚服。连服15天为1个疗程。结果：治疗30例，除2例未能坚持用药，疗效不明外，15例于1个疗程后症状消失，13例于2个疗程后症状消失，血压均升至正常范围。28例病人在服药期间未出现不良反应[39]。

3. 上呼吸道感染、支气管炎　肉桂、防风、黄芪各等份，共研细末备用，先用75%的酒精棉消毒神阙穴，趁湿撒药粉0.5g于穴位上，外贴胶布以盖住药物即可。每隔3日换药1次，5~7次为1个疗程，可连续用2~4疗程。结果：预防共109例，总有效率为97.2%；治疗129例，总有效率为96.9%。采用本法后，169例作自身对照，发病明显减少，总有效率为94.7%[40]。

4. 类风湿关节炎　肉桂25g，绿豆200g，陈石灰适量，随证加减。结果：治疗40例，显效34例，有效6例[41]。

5. 遗尿　肉桂面、硫黄各15g，大葱5~7枚睡前捣敷于神阙穴，每日更换；配合针刺关元穴。结果：治疗100例，经4~8次治疗，总有效率为88%[42]。

6. 腰痛　用绿石丸（绿豆200g，肉桂25g，陈石灰适量）每天服2次，每次5g，平均治疗3周。结果：治疗102例肾阳虚腰痛（包括风湿性脊柱炎35例，类风湿性脊柱炎5例，腰肌劳损55例，原因不明7例），治愈47例，显效39例，有效14例，无效2例[43]。

7. 阳痿　肉桂、煨姜各15g，新鲜带肉骨头1000g。加食盐适量，煮汤，日再服。1个月为1个疗程，一般1~3个疗程。结果：治疗54例，阴茎均能举起，49例坚而持久，能满意完成性生活，5例时坚时软，亦能完成性生活[44]。

8. 高原红细胞增多症　降红片由肉桂、黄芪、红花等组成，每片含生药2.0g，每例给450片，每次3~5片口服，每日2~3次，3个月内服完。服本药期间不得再用其他药物，原生活习惯不变。如发生急性病时可暂停服降红片，待病愈后继续服药。结果：治疗80例，74例男性病人服降红片后临床症状均有明显的改善，血红蛋白、红细胞、红细胞压积等多项指标治疗前后比较，均有显著性差异（P<0.01）[45]。

9. 急性菌痢　服肉桂胶囊、川军胶囊后4~6h，腹泻次数增多，泻出较多的稀水样便，夹有黏液脓血，次日便止。第3天症状、体征消失，第4天有79例大便镜检无异常，培养阴性。结果：治疗110例，治4天愈79例[46]。

10. 小儿腹泻　①肉桂、丁香各等份。研成120目规格的粉末，每次取2~3g敷于神阙穴，外用胶布固定，每隔8h换药1次，3次为1个疗程。治疗期间，患儿及乳母忌食油腻原味和生硬不易消化食品。结果：治疗100例，1个疗程痊愈者47例，2个疗程痊愈者33例，3个疗程痊愈者14例，无效6例[47]。②肉桂、木香、丁香等量。研末，每次用量5~6g，醋调外敷肚脐。24h换药1次，3天为1个疗程。结果：治疗130例，痊愈97例（74%），好转18例（13.8%），无效15例（11.6%）。总有效率88.4%[48]。③肉桂、白头翁、马齿苋、小茴香等各适量，研粉。麻油炼丹后掺入药粉收膏，每张膏药重3g。将膏药文火烘化后，贴敷于神阙穴处。3日内效果不明显者可更换1次。结果：治疗200例，痊愈100例，好转93例[49]。④肉桂、苍术各3g，吴茱萸2g，丁香、木香各1.5g。共为细末，食醋调糊状敷脐，用胶布或伤湿止痛膏严封，每2日换药1次。结果：治疗200例，其中2个月~1岁97例，1~2岁88例，3~4岁15例。痊愈188例，占94%；无效12例，占6%[50]。⑤将肉桂、干姜、丁香分别研末过筛，三药等量混匀，密封备用。擦净脐部，将药粉置于脐内，稍加压，填平脐窝，再用4.0cm×4.0cm胶布覆盖固定。每2日换药1次，脱水者口服或静脉补液，停用其他药物。结果：治疗90例，治疗4日，治愈89例，治愈率98.89%[51]。⑥肉桂、苍术各3g，黄连、吴茱萸、木香各2g。共为细末，用食醋调做成饼块状，约2cm×2cm大小，置于脐孔上立即以5cm×5cm胶布或伤湿膏严封，并用手轻轻按摩片刻，每隔日换药1次，连用2次，4日为1个疗程。结果：治疗232例，治愈177例，显效28例，好转12例，无效15例，总有效率93.6%[52]。

11. 痛经　肉桂、丁香、延胡索、木香各等份。研末过100目筛，和匀，贮瓶备用。月经将行或疼痛发作时，外贴关元穴，若疼痛不止，加贴双侧三阴交。隔日换药1次，每月贴6天为1个疗程。结果：治疗35例，治愈30例，好转5例[53]。

12. 小儿腹股沟斜疝　麝蛛散由肉桂、麝香、蜘蛛等组成。取0.3~0.5g填于脐孔中，外贴黑膏药，至膏药自行脱落为止。结果：治疗36例，痊愈18例，好转9例，总有效率75%[54]。

13. 慢性荨麻疹　以肉桂嗪（Ⅰ）与乌蛇止痒丸（Ⅱ）治疗慢性荨麻疹。成人每次口服Ⅰ 50mg，每日3次，先用2~3天，风团消失后改为每次25mg，每日3次，维持此方5~7天。同时口服Ⅱ，每次10粒，每日3次，用药天数与上同。结果：治疗28例，治愈21例，好转7例[55]。

14. 小儿口腔溃疡　①肉桂、丁香各2g，细辛、吴茱萸各3g。共研为细末，用麻油调成糊状，涂填肚脐眼。将艾炷置药糊上，点燃上头，令其自燃，共灸七壮。每日1次。结果：治疗34例，均治愈，其中灸1~3次者24例，4次以上者10例[56]。②方药1：肉桂5g，吴茱萸10g；方药2：细辛1.5g。将方1、方2分别研为细末，过筛。方1用食醋调糊，做成两个药饼、贴敷于两脚涌泉穴。方2用唾液调糊，做成一个药饼，贴敷于脐上。药饼上面用白布裹紧，早晚各换药1次。一般用药1~4次。结果：治疗87例，治愈69例，显效14例，无效4例[57]。

15. 预防口腔白色念珠菌病　用50%桂皮汤含漱。结果：观察34例，无1例发生感染[58]。

16. 慢性肾衰竭　肉桂2g，红参5g，黄芪和制大黄各20g，甘草3g。每天1剂水煎服，疗程60天。结果：治疗36例。治疗后查雌二醇、睾酮、孕酮、肌酸磷酸激酶及血红蛋白均较治疗前改善，血尿素氮，肌酐均有降低。随访32例，转入血透（腹）透析8例，死亡12例[59]。

【性味归经】味辛、甘，性热。归肾、脾、心、肝经。

【功效主治】补火助阳，引火归元，散寒止痛，温经通脉。主治肾阳不足、命门火衰之畏寒肢冷，腰膝酸软，阳痿遗精，小便不利或频数，短气喘促，浮肿尿少诸证；下元虚冷、虚阳上浮之面赤足冷，头晕耳鸣，口舌糜烂；脾肾虚寒，脘腹冷痛，食减便溏；肾虚腰痛；寒湿痹痛，寒疝疼痛；宫冷不孕，痛经经闭，产后瘀滞腹痛，阴疽流注。

【用法用量】内服：煎汤，2~5g，不宜久煎；研末，0.5~1.5g，入丸剂。外用适量，研末，调敷，或浸酒涂擦。

【使用注意】阴虚火旺，里有实热，血热妄行出血及孕妇均禁服。本品畏赤石脂。

【经验方】

1. 肾气虚乏，下元惫冷，脐腹疼痛，夜多旋溺，脚膝缓弱，肢体倦怠，面色黧黑，不思饮食，脚气上冲，少腹不仁；虚劳不足，渴欲饮水，腰重疼痛，少腹拘急，小便不利；男子消渴，小便反多；妇人转胞，小便不通等症　牡丹皮、白茯苓、泽泻各三两，熟干地黄八两，山茱萸、山药各四两，附子（炮，去皮、脐）、肉桂（去粗皮）各二两。上为末，炼蜜丸如梧子大。每服十五至二十五丸，温酒下，空心食前，日二服。（《金匮要略》肾气丸）

2. 元阳不足，或先天禀衰，或劳伤过度，以致命门火衰，不能生土，脾胃虚寒，饮食少进，或呕恶膨胀，或翻胃噎膈，或怯寒畏冷，或脐腹多痛，或大便不实，泻痢频作，或小溲自遗，虚淋寒疝或寒侵溪谷而肢节痹痛，或寒在下焦而水邪浮肿。总之，真阳不足者必神疲气怯，或心跳不宁，或四体不收，或眼见邪祟，或阳衰无子等症　大怀熟地八两，山药（炒）四两，山茱萸（微炒）三两，枸杞（微炒）四两，鹿角胶（炒珠）四两，菟丝子（制）四两，杜仲（姜汤炒）四两，当归三两（便溏勿用），肉桂二两（渐可加至四两），制附子二两（渐可加至五六两）。七药先将熟地蒸烂杵膏，加炼蜜丸如弹子大。每服二三丸，以滚白汤送下。（《景岳全书》右归丸）

3. 卒心痛，亦治久心病发作有时节者　桂心、当归各一两，栀子十四枚。捣为散，酒服方寸匕，日三五服。（《肘后方》）

4. 心下牵急懊痛　桂三两，生姜三两，枳实五枚，水一升，煮取三升，分三服。亦可加术二两，胶饴半斤。（《肘后方》）

5. 久寒积冷，脏腑虚弱，心腹疼痛，胁肋胀满，泄泻肠鸣，自利自汗，米谷不化，阳气暴衰，阴气独胜，手足厥冷，伤寒阴盛，神昏脉短，四肢怠惰　荜茇、肉桂各四斤，干姜（炮）、高良姜各六斤。上为细末，水煮面糊为丸，如梧桐子大。每服二十粒，米汤饮下，食前服之。（《太平惠民和剂局方》大已寒丸）

6. 濡泻水利，久不止　桂（去粗皮）、附子（炮裂，去皮、脐）、干姜（炮）、赤石脂各一两。上四味，捣罗为末，炼蜜丸如梧桐子大，每服二十丸，空心食前米饮下，日三服。（《圣济总录》桂附丸）

7. 饮水不消，呕吐泻利，水肿腹胀，泄泻不能止者，兼治霍乱吐泻，下利赤白，烦渴，解暑毒大有神效，兼利小水　茯苓（去皮）、白术、猪苓、炙甘草、泽泻各一两，寒水石一两（另研），桂（去粗皮）半两，滑石二两（另研）。为末，或煎，或水调，二三钱任意，或入蜜少许亦得。（《医学启源》桂苓甘露饮）

8. 小儿下痢赤白，腹痛不可食　桂心、黄连各等份。上为末，白糊丸小豆大。三十丸，米汤送下。（《普济方》桂连丸）

9. 真寒腰痛，六脉弦紧，口舌阴囊缩，身战栗　肉桂三钱，附子三四钱（急则用生附子），杜仲三钱，热服。如上焦假热拒格，冷服；如膝冷而痛，加川牛膝二三钱；如兼湿者，加苍术二钱。（《会约医镜》桂附杜仲汤）

10. 暨腰有血，痛不可忍　桂心，上一味捣末，以苦酒和涂痛处。此令人喜卧，可勤用之，再为必瘥。（《外台秘要》引《范汪方》）

11. 寒疝，气来往冲心腹痛　桂心四两，生姜三两，吴茱萸二两。上三味，切，以酒一大升，煎至三合，去滓，分温三服。如人行六七里一服。忌生葱。（《姚僧垣集验方》桂心汤）

【参考文献】

[1] 国家中医药管理局《中华本草》编委会．中华本草．上海：上海科学技术出版社，1999：1625.

[2] 沈群，陈飞龙，罗佳波．桂枝、肉桂挥发油化学成分 GC-MS 分析．中药材，2002，25（4）：257.

[3] 董岩，魏兴国，刘明成．肉桂挥发油化学成分的 GC-MS 分析．齐鲁药事，2004，23（3）：34.

[4] 朱自平，张明发，沈雅琴，等．肉桂的温中止痛药理研究．中国中药杂志，1993，18（9）：553.

[5] 赵珉，齐勇，何其伟，等．桂皮、桂子提取物抗胃溃疡动物实验．白求恩医科大学学报，1992，18（4）：394.

[6] 张明发，沈雅琴．肉桂的药理作用及温里功效．陕西中医，1995，16（1）：39.

[7] 陈一，钟正贤，黄凤娇，等．中药肉桂的药理研究（第一报）：对血液和心血管系统的影响．中药通报，1981，（5）：32.

[8] 邝安堃．中医阴阳的实验性研究（V）：附子、肉桂对肾上腺再生高血压大鼠的作用．中西医结合杂志，1986，6（6）：353.

[9] 顾德官．中医阴阳的实验性研究（Ⅱ）．中西医结合杂志，1985，5（1）：48.

[10] 许青媛，杨甫昭，陈瑞明．肉桂对正常和病态大鼠血流动力学及左心房功能的影响．中西医结合杂志，1990，10（12）：74.

[11] 曾雪瑜，陈学芬，韦宝伟，等．肉桂提取物对免疫功能影响的研究．广西医学，1984，6（2）：62.

[12] Lee HS,Kim BS,Kim MK.Suppression effect of Cinnamomum cassia bark-derived component on nitric oxide synthase.J Agric Food Chem,2002,50（26）：7700.

[13] Lee SH,Lee SY,Son DJ.Inhibitory effect of hydroxyeinnam adehyde on nitric oxide production through inhibition of NF-kappa Bactivation in RAW 264. 7 cells.Biochem Pharmacol,2005,69（5）：791.

[14] 严少敏，高南南，李玲玲，等．肉桂、桂皮温中助阳作用比较．中药材，1990，13（5）：32.

[15] 胥新元，彭艳梅，彭源贵，等．肉桂挥发油血糖的实验研究．中国中医药信息杂志，2001，8（2）：26.

[16] Verspohl EJ,Bauer K,Neddermann E.Antidiabetic effcet of Cinnamomum cassia and Cinnamomum zeylanicum in vivo and invitro.PhytotherRes, 2005,19（3）：203.

[17] Kwon KB,Kmi EK,Jeong ES. Cortex cinnamomi extract prevents streptozotocin-and cytokine-induce beta-cell damage by inhibiting NF-kappa B.World JGastroenterol, 2006,2（27）:4331.

[18] 邱世翠，李连锦，刘云波，等．肉桂体外抗菌作用研究．时珍国医国药，2001，12（1）：13.

[19] 席丽艳，李鹤玉．肉桂醛体外抗真菌作用初探．中华皮肤科杂志，1989，22（1）：24.

[20] 李京晶，籍保平，周峰，等．肉桂挥发油的提取测定及其抗菌活性研究．食品科学，2006，27（8）：64.

[21] 田端守．桂皮的药理和药效．国外医药·植物药分册，1994，9（1）：15.

[22] 王涛，金戈，王淑梅，等．肉桂酸对人肺腺癌细胞诱导分化的实验研究．癌症，2000，19（8）：782.

[23] 朱文渊，黄济群，黄炜，等．桂皮酸诱导人早幼粒白血病细胞分化的实验研究．肿瘤防治研究，2000，27（3）：182.

[24] 钱海鑫，刘俊卯．桂皮酸体外诱导人肝癌细胞分化．江苏医药杂志，2001，27（1）：17.

[25] Moon EY,Lee MR,Wang AG. Delayed occurrence of H-ras 12 V-induced hepatocellular carcinoma with long-term treatment with cinnama1dehydes.Eur J Pharmacol, 2006,53（3）:270.

[26] Ka H,Park HJ,Jung HJ. Cinnamaldehyde induces apoptosis by ROS-mediated mitochondrial permeability transition in human pmmyelocytic leukemia HL-60 cells.Cancer Lett,2003,19（2）:143.

[27] Seo UK,Lee YJ,Kim JK.Large-scale and effective screening of Korean medicinal plants for inhibitory activity on matrix metalloproteinase-9J Ethnopharmacol,2005,97（1）:101.

[28] Park IK,Lee HS,Lee SG.Insecticidal and fumigant activities of Cinnamomum cassia bark-derived materials against Mechoris ursulus（Coleoptera: attelabidae）.J Agric Food Chem, 2000,48（6）:2528

[29] Lirussi D,Li J,Prieto JM.Inhibition of Trypanosoma cruzi by plant extracts used in Chinese medicine.Fitotoerapia,2004,75（7-8）:718.

[30] Kim SI,Kim HK,Koh YY.Toxicity of spray and fumigant products containing cassia oil to Dermatophagoides farinae and Dermatophagoides pteronyssinus（Acari:Pyroglyphidae）.Pest Manag Sci,2006,62（8）:768.

[31] Yang YC,Lee EH,Lee HS. Repellency of aromatic medicinal plant extracts and a steam distillate to Aedes aegypti[J].J Am Mosq Control,2004,20（2）:146.

[32] Chang KS,Tak JH, Kim SI.Repellency of Cinnamomum cassia bark compounds and cream containing cassia oil to Aedes aegypti（Diptera:Culicidae）under laboratory and indoor conditions.Pest Man-ag Sci,2006,62（11）:1032.

[33] 许青媛，陈春梅，杨甫昭，等．肉桂及其主要成分对应激性心肌损伤几种血清酶含量的影响．中药药理与临床，1989，6（1）：34.
[34] 朱兆仪．中草药，1985，16（7）：316.
[35] 楼之岑．常用中药材品种整理和质量研究（Ⅰ）．北京：北京医科大学、中国协和医科大学联合出版社，1995：203.
[36] 郭书敏．药物贴敷法治疗失眠症 120 例．中原医刊，1992，(4)：13.
[37] 宋孟斋．治疗低血压验方．河北中医，1985，（3）：封三．
[38] 宋孟斋．甘桂升压饮治疗低血压验方．中国农村医学，1985，（5）：11.
[39] 潘祥生．"升压汤"治疗低血压 30 例．广西中医药，1985，8（5）：36.
[40] 焦新民，殷克敬，雷正权，等．脐丹粉外敷对 200 例慢性病防治的疗效观察．陕西中医，1989，10（1）：33.
[41] 李尧华，黎志远．绿石丸治疗类风湿关节炎．四川中医，1989，7(2)：28.
[42] 张俐鹃，李济生．针药并用治疗遗尿 100 例．吉林中医药，1992，（4）：19.
[43] 周广明．肉桂粉治疗"肾阳虚型"腰痛 102 例疗效观察．中西医结合杂志，1984，4（2）：115.
[44] 王清印．姜桂骨头汤治疗阳虚阳痿．浙江中医杂志，1994，29（2）：60.
[45] 杜生敏，袁培秀，李方中．降红片治疗高原红细胞增多症 80 例临床观察．中西医结合杂志，1985，5（11）：657.
[46] 殷国健，陈玉凤．川军胶囊与肉桂胶囊治疗急性菌痢疗效观察．天津中医，1989，（3）：7.
[47] 傅绪梅．丁桂散外敷治疗小儿泄泻 100 例．湖北中医杂志，1992，14（3）：45.
[48] 周素云，石棣珍．腹泻灵外贴治疗婴幼儿腹泻 130 例．河北中医，1990，12（6）：3.
[49] 范绍荣．速得效小膏药治疗小儿腹泻 200 例临床小结．安徽中医学院学报，1989，8（4）：31.
[50] 韩奋强，吕春禄．吴萸散敷脐治疗小儿腹泻 200 例．中西医结合杂志，1988，8（9）：565.
[51] 董玉荣，梅励，许银来，等．中药敷脐治疗婴幼儿腹泻临床疗效观察．中国农村医学，1992，（10）：64.
[52] 陈庚玲．中药敷脐治疗婴幼儿腹泻 232 例．陕西中医，1990，11(8)：352.
[53] 杨毅芝．"痛经散"贴穴治疗痛经 35 例．江苏中医，1990，11（2）：36.
[54] 张淑荣，吴慧学．麝蛛散填脐治疗小儿腹股沟斜疝 36 例疗效观察．新疆中医药，1992，（4）：22.
[55] 黄明河．肉桂嗪与乌蛇止痒丸治疗慢性荨麻疹 28 例．中西医结合杂志，1988，8（5）：303.
[56] 王世彪，何继红．隔药灸脐法治疗小儿口疮 34 例．辽宁中医杂志，1989，13（10）：38.
[57] 邱本元，徐吉良，李克亮，等．中药外敷治疗小儿口炎 87 例．中原医刊，1990，17（5）：31.
[58] 曹国鹰，姜东炬，曾郴乡，等．桂皮汤预防口腔白色念珠菌病的初步观察．中华护理杂志，1993，28（12）：711.
[59] 沈壮雷，李乃英，葛小平，等．保元大黄汤治疗慢性肾衰竭的临床研究．中国中西医结合杂志，1994，14（5）：268.

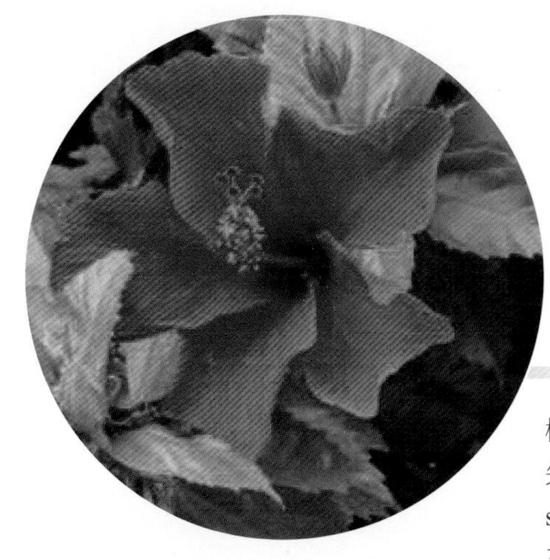

Zhu jin 朱槿

Hibisci Sosa-sinensis Flos
[英]China Rose

【别名】大红花、吊丝红花、土红花、吊钟花、扶桑、紫花兰、状元红。

【来源】为锦葵科植物朱槿 *HiBiscus rosa-sinensis* L. 的花。

【植物形态】多年生常绿灌木。小枝圆柱形，疏被星状柔毛。叶互生；叶柄被长柔毛；托叶线形，被毛；叶片阔卵形或狭卵形，长 4~9cm，宽 2~5cm，先端渐尖，基部圆形或楔形，边缘具粗齿或缺刻，两面除背面沿脉上有少许疏毛外均无毛。花单生于上部叶腋间，常下垂。花梗疏被星状柔毛或近平滑无毛，近端有节；小苞片 6~7，线形，疏被星状柔毛，基部合生；萼钟形，长约 2cm，被星状柔毛，裂片 5，卵形至披针形；花冠漏斗形，玫瑰红或淡红、淡黄等色，花瓣倒卵形，先端圆，外面疏被柔毛；雄蕊柱平滑无毛，有缘。

【分布】广西全区均有栽培。

【采集加工】花半开时采摘，晒干。

【药材性状】皱缩成长条状，长 5.5~7cm；小苞片 6~7，线形分离，比萼短。花萼黄棕色，长约 2.5cm，有星状毛，5 裂，裂片为披针形或尖三角形；花瓣 5，紫色或淡棕红色，有的为重瓣，花瓣顶端圆或具粗圆齿，但不分裂；雄蕊管长，突出于花冠之外，上部有多数具花药的花丝；子房 5 棱形，被毛；花柱 5，体轻。气清香，味淡。

【品质评价】以身干、朵大、完整、色红者为佳。

【化学成分】本品花含槲皮素 -3- 二葡萄糖苷（quercetin-3-diglucoside），槲皮素 -3,7- 二葡萄糖苷（quercetin-3,7-diglucoside），山柰酚 -3- 木糖基葡萄糖苷（kaempferol-3-xylosylglucoside），矢车菊素 -3,5- 二葡萄糖苷（cyanidin-3,5-diglucoside），矢车菊素 -3- 槐糖苷 -5- 葡萄糖苷（cyanidin-3-sophoroside-5-glucoside），矢车菊双苷（cyanin），槲皮素（quercetin），矢车菊素（cyanidin），矢车菊素 -3- 槐糖苷（cyanidin-3-sophoroside），β- 扶桑甾醇（β-rosasterol），三十一烷（hentriacontane）及环肽生物碱 [1]。

【药理作用】

1. 对平滑肌作用　朱槿对平滑肌有致痉挛作用，可被阿托品阻断，能收缩蛙腹直肌 0.2~1.0mg/ml，并能被筒箭毒碱 4×10^{-8}mg 部分拮抗。朱槿中的苷类物质 0.1~0.8mg/ml 可引起肠平滑肌收缩，然后转向松弛，并拮抗 5- 羟色胺、乙酰胆碱、组胺、氯化钡引起的痉挛 [2]。

2. 抗生育　朱槿花茎提取物 250mg/kg 灌服，有替代去势雄鼠性器官和副性器官作用，各种细精管成分退化，精母细胞消失，除精原细胞和支持细胞外，其余生精成分均缺 [3]。妊娠 5~8 天雌鼠，灌服朱槿花苯提取物 1g/kg，终止妊娠率达 92%，此作用与孕激素水平下降有关 [4,5]。朱槿花乙醇提取物对小鼠胚胎发育有抑制作用 [6]。

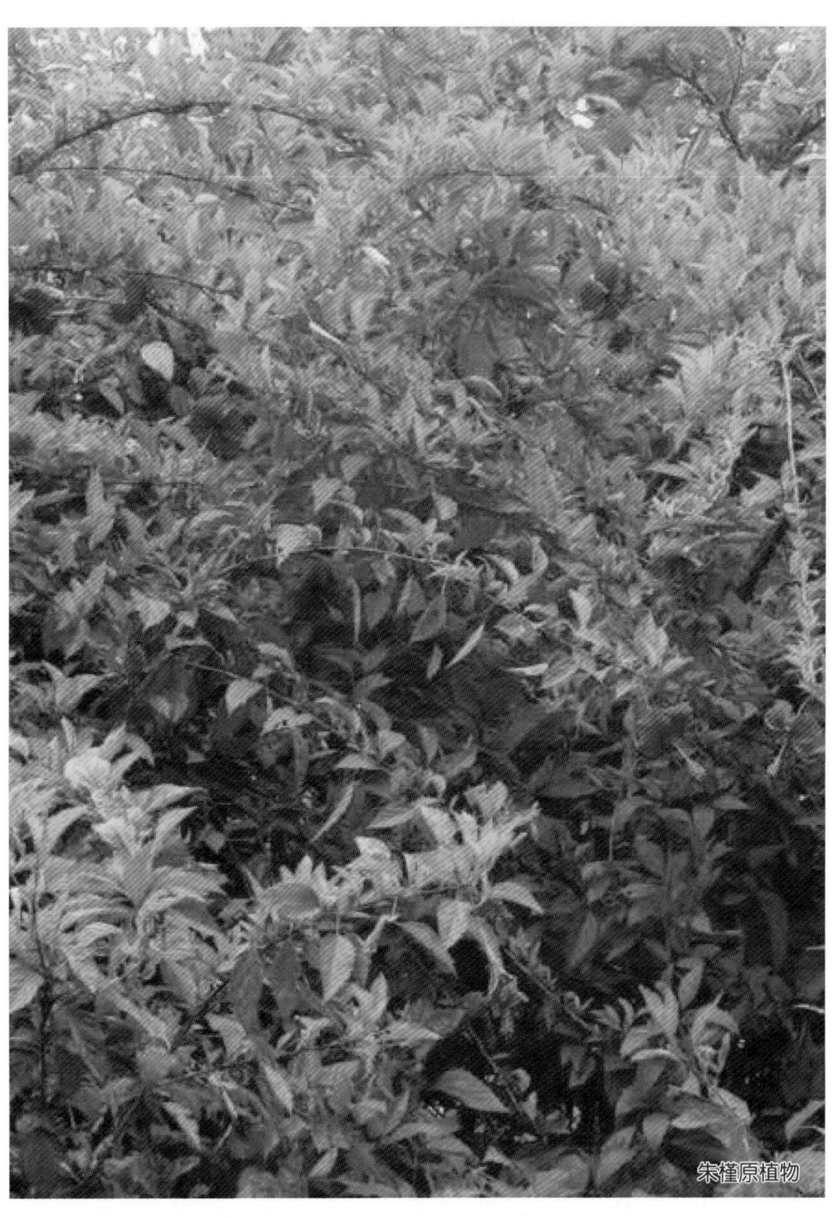

朱槿原植物

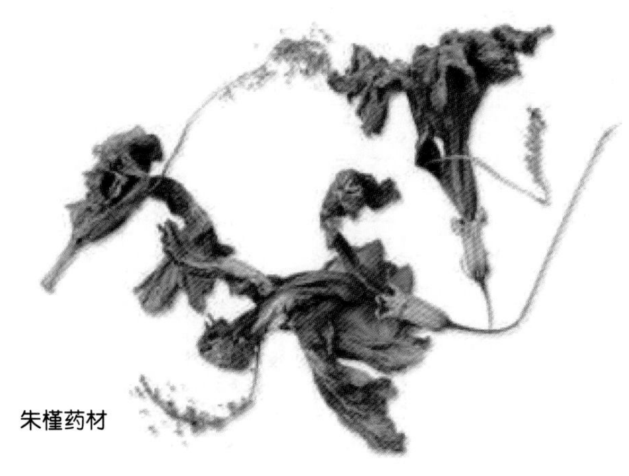
朱槿药材

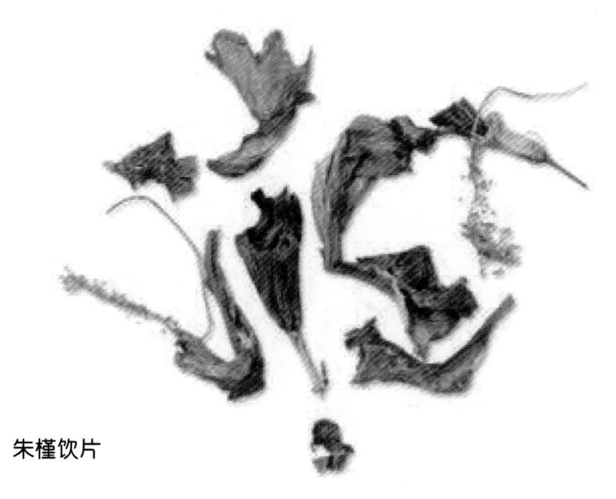
朱槿饮片

3. 降血压　朱槿中苷类物质 40~80mg/kg 静注，可急剧降低麻醉犬血压作用，稍回升后又复降低，持续 1~2h，此降压作用不受阿托品影响[2]。

【临床研究】

儿童化疗性局部疼痛　治疗组用鲜扶桑叶 100g，洗净晾干，加赤砂糖 20g 充分捣匀，均匀地敷在化疗静脉穿刺局部疼痛处（现做现用）。对照组用 40% 硫酸镁甘油湿敷。结果：治疗组 30 例，显效 20 例，有效 9 例，无效 1 例，有效率 96.67%。对照组 34 例，显效 11 例，有效 14 例，无效 9 例，有效率 73.53%。两组有显著差异。疼痛一旦出现应尽快给予鲜扶桑叶敷泥。敷泥后 20min 内要严密观察局部皮肤情况，如有异常反应，马上停止使用（本组 30 例病人未见不良反应）。敷泥要厚薄适中（约 2mm），留置到输液结束后 20min。敷泥不能太接近穿刺针头及穿刺点，避免针头受污染。治愈的局部血管在 3 天内应避免重复穿刺[7]。

【性味归经】味甘、淡，性平。归肺经。

【功效主治】清热解毒，凉血，化湿。主治痈肿毒疮，肺热咳嗽，鼻衄，崩漏，白带，痢疾。

【用法用量】内服：煎汤，15~30g。外用适量，捣敷。

【使用注意】虚寒咳嗽者慎服。

【经验方】

痈疽，腮肿　扶桑叶或花，同白芙蓉叶、牛蒡叶、白蜜研膏敷之。（《本草纲目》）

附　朱槿根

味甘、涩，性平。归肝、膀胱经。功效：调经，利湿，解毒。主治：急性结膜炎，白带，白浊，痈疮肿毒。内服：煎汤，15~30g。外用适量，捣敷。

经验方　①急性结膜炎：扶桑根 30g。水煎服。②腮腺炎：扶桑根皮、黄独、石蒜各适量。捣烂外敷。③小便不利：扶桑根 15g，榆根白皮、石韦、海金沙藤各 30g。水煎服。（①～③方出自《浙江药用植物志》）

朱槿叶

味甘、淡，性平。归肝经。功效：清热利湿，解毒。主治：疔疮肿毒，腮腺炎，乳腺炎，白带，淋证。内服：煎汤，15~30g。外用适量，捣敷。

经验方　①疔疮肿毒：扶桑鲜叶适量，捣烂外敷。（广州部队《常用中草药手册》）②乳腺炎：扶桑鲜叶或花适量。捣烂，加冬蜜少许敷患处。（《福建药物志》）

【参考文献】

[1] 国家中医药管理局《中华本草》编委会 . 中华本草 . 上海：上海科学技术出版社，1999：4354.
[2] Ind.J.Med.Res.1967.55（9）：1007.
[3] Kholkute S D.Plants Med, 1977, 31：127.
[4] Singh M Y.Plants Med. 1982.44（3）：171.
[5] Paktashi A.Contrareption, 1985, 34（5）：527.
[6] 赵翠兰，江燕，李开源 . 朱槿花乙醇提取物对小白鼠的抗生育作用 . 云南中医中药杂志，1995，16（6）：57.
[7] 南京中医药大学 . 中药大辞典（上册）. 第 2 版 . 上海：上海科学技术出版社，2006：1550.

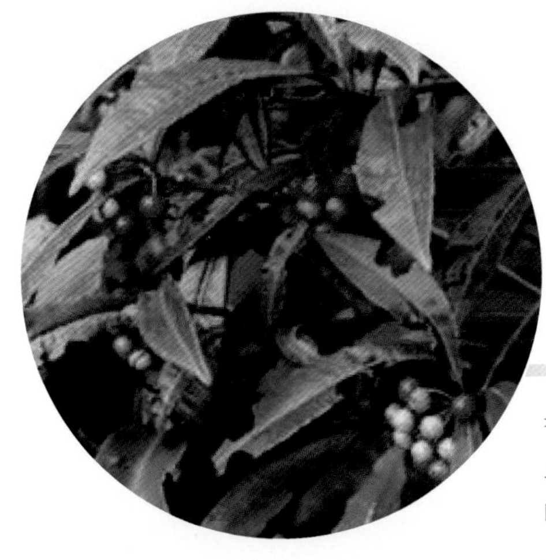

Zhu sha gen

朱砂根

Ardisiae Crenatae Radix
[英]Coral Ardisia Root

【别名】硃砂根、土丹皮、小罗伞、紫金牛、八爪龙。

【来源】为紫金牛科植物朱砂根 *Ardisia crenata* Sims 的根。

【植物形态】多年生灌木。常无分枝。叶互生，叶片革质或坚纸质，椭圆状披针形至倒披针形，先端急尖或渐尖，基部楔形，长 7~75cm，宽 2~4cm，边缘具皱波状或波状齿，具明显的边缘腺点，有时背面具极小的鳞片；侧脉 12~18 对，构成不规则的边缘脉。伞形花序或聚伞花序；萼片长圆状卵形，具腺点；花瓣白色，略带粉红色，盛开时反卷，卵形，先端急尖，具腺点，里面有时近基部具乳头状突起；雄蕊较花瓣短；雌蕊与花瓣近等长，子房具腺点。果球形，鲜红色，具腺点。

【分布】广西全区均有分布。

【采集加工】秋季采挖，切片，晒干或鲜用。

【药材性状】根簇生于略膨大的根茎上，呈圆柱形，略弯曲，长 5~25cm，直径 2~10mm，表面棕褐色或灰棕色，具多数纵皱纹及横向或环状断裂痕，皮部与木部易分离。质硬而脆，易折断，折断面不平坦，皮部厚，约占断面的一半，类白色或浅紫红色，木部淡黄色。气微，味微苦、辛，有刺舌感。

【品质评价】以条粗、皮厚者为佳。

【化学成分】本品含有叶绿素（chlorophyl），挥发油（aetherolea），三萜类（triterpenoid），酚类（phenols），醌类（quinone），强心苷（cardiotonic glycoside），有机酸（organic acid），黄酮类（flavonoids），三萜皂苷（triterpenoid saponin），鞣质（tannin），氨基酸（amino acids），糖类（saccharide）等多种物质[1]。

根中主要含三萜皂苷类，如朱砂根苷（ardicrenin），朱砂根新苷（ardisiacrenoside）A、B，百两金皂苷（ardisiacrispin）A、B，以及次生单糖苷 3-*O*-α-L- 仙客来皂苷元 A- 吡喃阿拉伯糖苷（3-*O*-α-L-cyclamiretin A-arabinopyranoside）。还含岩白菜素（bergenin）及其衍生物：11-*O*- 没食子酰基岩白菜素（11-*O*-galloylbergenin），11-*O*- 丁香酰基岩白菜素（11-*O*-syringyl bergenin），11-*O*- 香草酰基岩白菜素（11-*O*-vanilloylbergenin），11-*O*-3′,4′- 二甲基没食子酰基 - 岩白菜素（11-*O*-3′,4′-dimethylgalloyl bergenin），去甲岩白菜素（demethyl bergenin）。还含无羁萜（friedelin），β- 谷甾醇（β-sitosterol），紫金牛醌（rapanone），胡萝卜苷（daucosterol），菠菜甾醇（spinasterol），含 18~30 个碳原子的系列脂肪酸、蔗糖（sucrose）和一种环状缩酚酸肽 FR900359[2]。还含铜（Cu）、铁（Fe）、锌（Zn）、锰（Mn）等多种微量元素[3]。

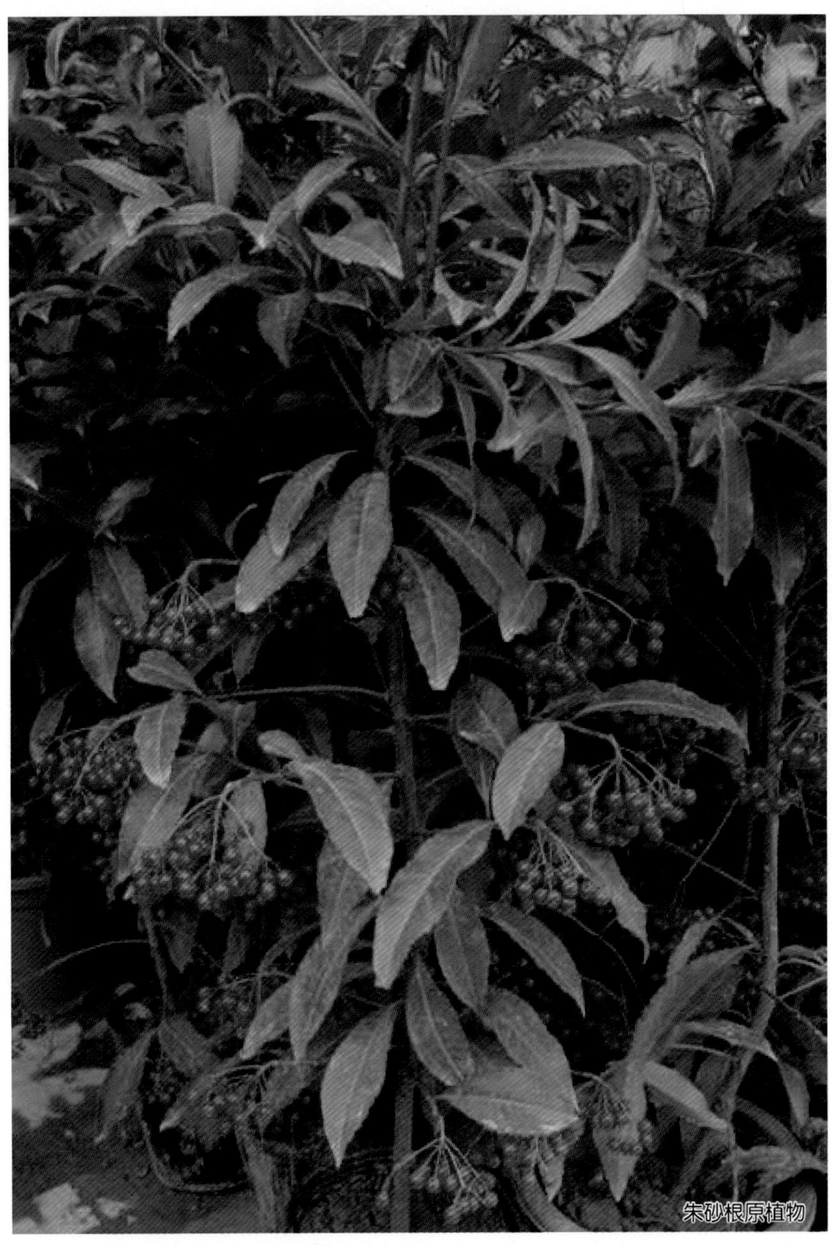

朱砂根原植物

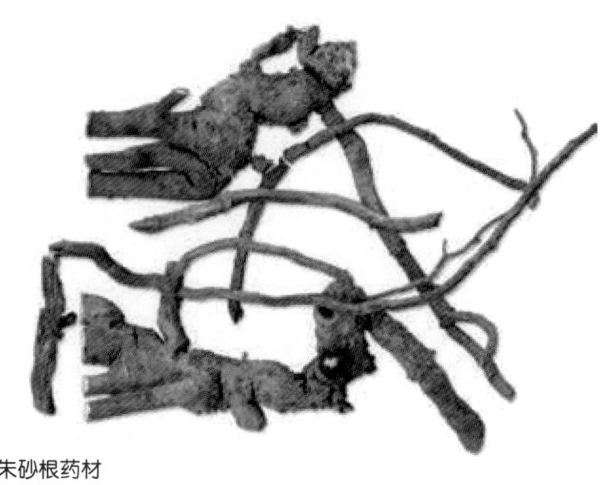
朱砂根药材

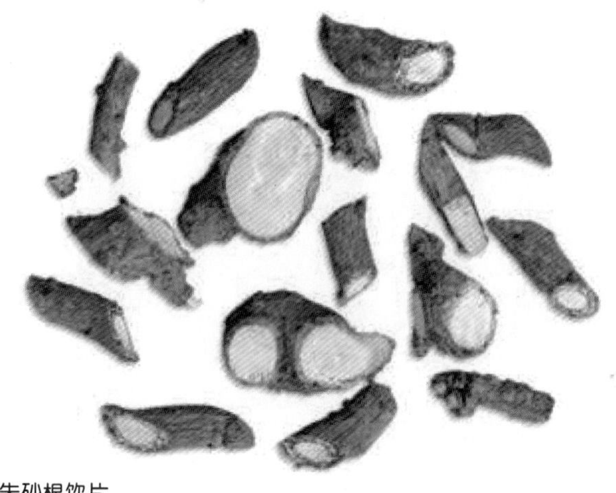
朱砂根饮片

【药理作用】

1. 抗生育　朱砂根的 60％乙醇提取物有较好抗生育作用，而朱砂根三萜皂苷有较好的抗早孕作用[4]。另外，朱砂根三萜总皂苷对成年小鼠、豚鼠和家兔离体子宫均有兴奋作用，其作用与兴奋 H_1 受体影响前列腺素合成酶系统有关[5]。

2. 止咳平喘　本品有效成分矮地茶素其止咳作用强度，按剂量计算相当于可待因的 1/7~1/4[6]。

3. 驱虫和杀虫　从朱砂根中获得的化合物 C49H75N7-O15 在 25mg/L 能抑制蚊、灰螺、螨等昆虫[6]。

4. 抑菌　25％朱砂根煎剂对金黄色葡萄球菌、大肠杆菌、铜绿假单胞菌等有轻度抑制作用[7]。

5. 其他作用　从朱砂根中获得的新颖环状缩酚酸肽能抑制血小板聚集和降低血压[8]。

【临床研究】

咽喉炎　治疗组用朱黄汤（朱砂根，玄参，生大黄，金果榄，生地黄）随证加减治疗；对照组用氨苄青霉素 2g，生理盐水 20ml 作静脉推注，每日 2 次。局部用核酪注射液 2ml、利多卡因注射液 2ml 作咽后壁黏膜下注射，每 2 日 1 次，口服草珊瑚含片 2 片，每日 3 次，5 天为个疗程，结果：治疗组 48 例，治愈 30 例，好转 16 例，无效 2 例，总有效率 95.8%；对照组 32 例，治愈 12 例，好转 15 例，无效 5 例，总有效率 84.4%。两组疗效有显著性差异（$P<0.01$）[9]。

【性味归经】味苦、辛，性凉。归肺、肝经。

【功效主治】清热解毒，活血止痛。主治咽喉肿痛，黄疸，痢疾，风湿热痹，跌打损伤，乳腺炎，睾丸炎。

【用法用量】内服：煎汤，15~30g。外用适量，捣敷。

【使用注意】孕妇慎服。

【经验方】

1. 毒蛇咬伤　朱砂根鲜者 60g，水煎服。另用盐肤木叶或树皮，乌桕叶适量。煎汤清洗伤口，用朱砂根皮捣烂，敷创口周围。（《单方验方调查资料选编》）

2. 流火（丝虫病引起的淋巴管炎）　朱砂根干根 30~60g。水煎，调酒服。（《福建中草药》）

3. 牙痛　八爪龙、长春七、银柴胡各 6g，细辛 3g。水煎服。（《陕西中草药》）

4. 咽喉肿痛　朱砂根全草 6g，射干 3g，甘草 3g。水煎服。（《湖南药物志》）

5. 肺病及劳伤吐血　朱砂根 9~15g，同猪肺炖服，先饮汤，后去药吃肺，连吃 3 肺为 1 个疗程。

6. 睾丸炎　朱砂根 30~60g，荔枝核 14 枚。酒水煎服。（《福建药物志》）

7. 跌打损伤，关节风痛　朱砂根 9~15g，水煎或冲黄酒服。（《浙江民间常用草药》）

8. 妇女白带，痛经　朱砂根 9~15g，水煎或加白糖、黄酒冲服。（《浙江民间常用草药》）

【参考文献】

[1] 陈尚钘，胡文杰，黄艳丽，等．朱砂根化学成分的分析．安徽农学通报，2007，13（18）：152.
[2] 国家中医药管理局《中华本草》编委会．中华本草．上海：上海科学技术出版社，1999：5039.
[3] 何志坚，王秀峰，唐天君，等．红凉伞和朱砂根不同部位 Cu、Fe Zn、Mn 的测定．微量元素与健康研究，2009，26（1）：25.
[4] 吴雄泰．中草药，1987，18（8）：338.
[5] 王怀真．中草药，1988，19（11）：499.
[6] 张清华．紫金牛属植物化学成分研究概况．华西药学杂志，1994，9（2）：99.
[7] 遵义市医学院附属医院．新医药资料，1971，（11）：19.
[8] Fujioka M. CA,1987, 106:133972X.
[9] 吴呈敏．自拟“朱黄汤”治疗咽喉炎 48 例疗效观察．中国民族民间医药杂志，2000，（42）：19.

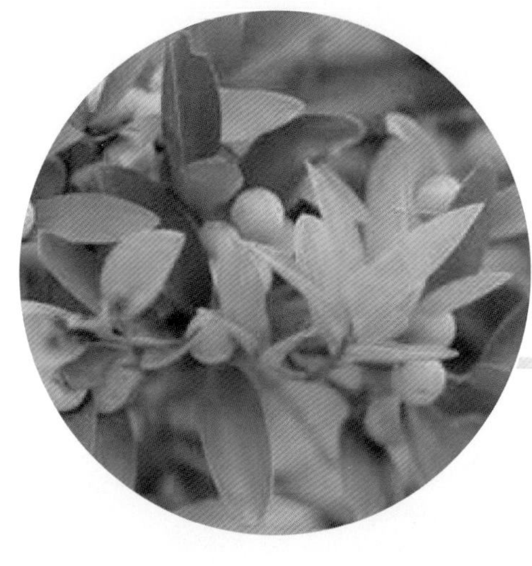

Zhu bai

竹 柏

Podocarpi Nagi Folium
[英]Nagi Podocarpus Leaf

【别名】大果竹柏、竹柏台湾罗汉松、青柏木、竹叶图、罗汉柴、铁甲树、山杉。

【来源】为罗汉松科植物竹柏 *Podocarpus nagi*（Thunb.）Zoll. et Mor. ex Zoll. 的叶。

【植物形态】多年生常绿乔木。树皮近光滑，红褐色或暗紫红色，成小块薄片脱落；枝开展，树干广圆锥形。叶交互对生或近对生，排成2列，厚革质，长卵形或椭圆状披针形，长3.5~9cm，宽1.5~2.8cm，无中脉而有多数并列细脉，上面深绿色，有光泽，下面浅绿色，先端渐窄，基部楔形，向下窄成柄状。雌雄异株；雄球花穗状，常分枝，单生叶腋，梗较粗短；雌球花单生叶腋，稀成对腋生，基部有数枚苞片。种子球形，成熟时假种皮暗紫色，有白粉，上有苞片脱落的痕迹，骨质外种皮黄褐色，先端圆，基部尖，其上密被细小的凹点，内种皮膜质。

【分布】广西主要分布于防城、鹿寨、临桂、龙胜等地。

【采集加工】夏季采收，洗净，晒干备用。

【药材性状】叶厚革质，长卵形或椭圆状披针形。长3~9cm，宽1.5~2.5cm，无中脉而有多数细脉，上面灰黄色，有光泽，下面淡黄色，先端渐尖，基部楔形，向下成柄状。气微，味淡。

【品质评价】以干燥、完整者为佳。

【化学成分】本品含竹柏内酯（nagilactone）A、B、C、D、E，催吐萝芙木醇（vomifoliol），15-甲氧基竹柏内酯（15-methoxynagilactone）D，3-去氧-2*α*-羟基竹柏内酯E（3-deoxy-2*α*-hydroxynagilactone E），3-表竹柏内酯（3-*epi*-nagilactone）C。木材含陶塔酚（totarol），双联陶塔酚（podototarin），16-羧基陶塔酚（16-carboxyltotarol），*β*-谷甾醇（*β*-sitosterol）[1]；还含有金松双黄酮（sciadoPitysin），穗花杉双黄酮-4′,4‴,7,7″-四甲醚（amentoflavone-4′,4‴,7,7″-tetramethylether）和乙基-*β*-D-吡喃葡萄糖苷（ethyl-*β*-D-glucopyranoside）[2]。

【药理作用】

1. 抗菌　竹柏根皮的化合物2*α*-羟基竹柏内酯F能抑制啤酒糖酵母菌的生长，其最低抑菌浓度为800μg/ml[3]。

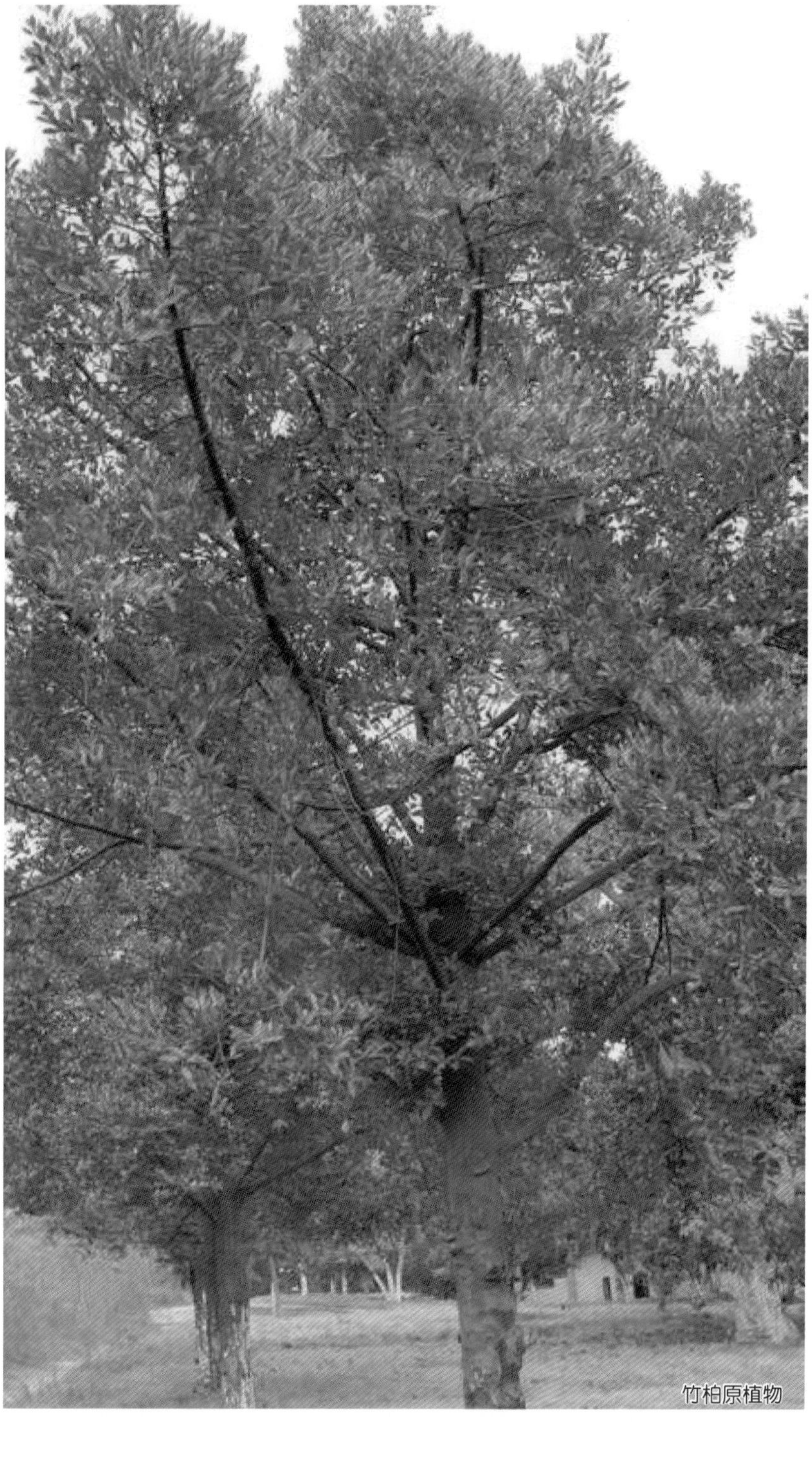

竹柏原植物

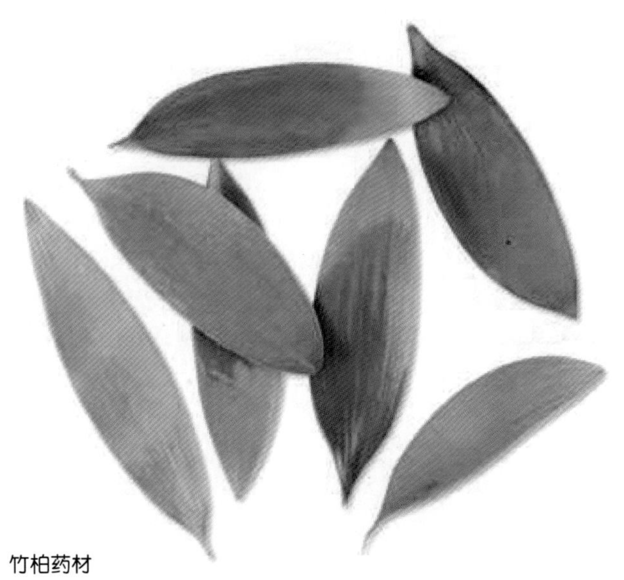
竹柏药材

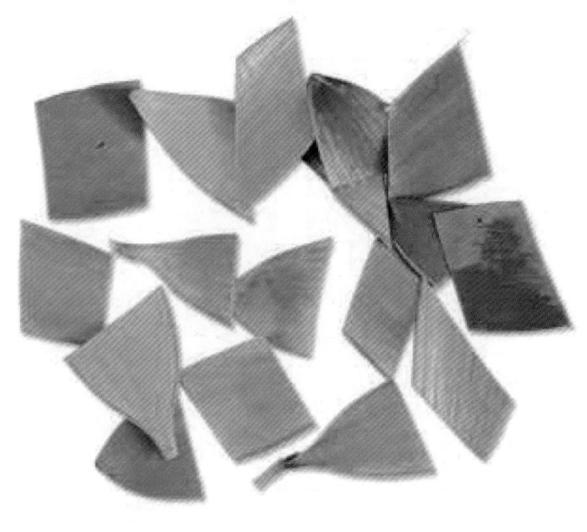
竹柏饮片

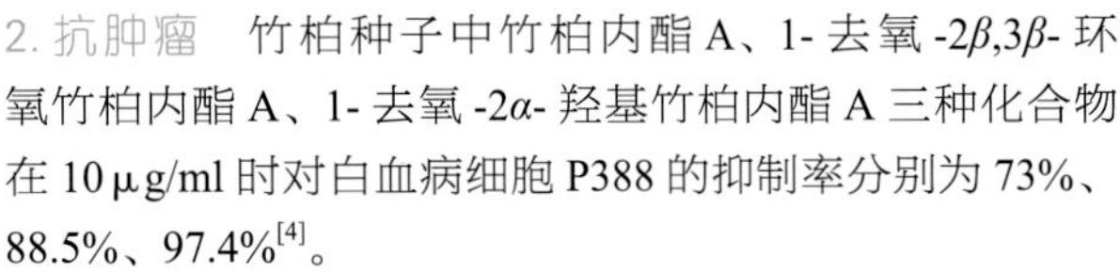

2. 抗肿瘤　竹柏种子中竹柏内酯 A、1- 去氧 -2β,3β- 环氧竹柏内酯 A、1- 去氧 -2α- 羟基竹柏内酯 A 三种化合物在 10μg/ml 时对白血病细胞 P388 的抑制率分别为 73%、88.5%、97.4%[4]。

【性味归经】味苦、涩，性平。归肝经。

【功效主治】止血，接骨。主治外伤出血，骨折。

【用法用量】外用适量，鲜品捣敷，或干品研末调敷。

【参考文献】

[1] 国家中医药管理局《中华本草》编委会 . 中华本草 . 上海：上海科学技术出版社，1999：812.

[2] 徐亚明，方圣鼎 . 竹柏中的化学成分 . 植物学报，1991，33（5）：406.

[3] Kubo Isao. Phycochemistry, 1991,30（5）：1467.

[4] 徐亚明，方圣鼎 . 罗汉松科植物中化学成分的研究 I：竹柏中的抗肿瘤成分 . 化学学报，1989，47（11）：1080.

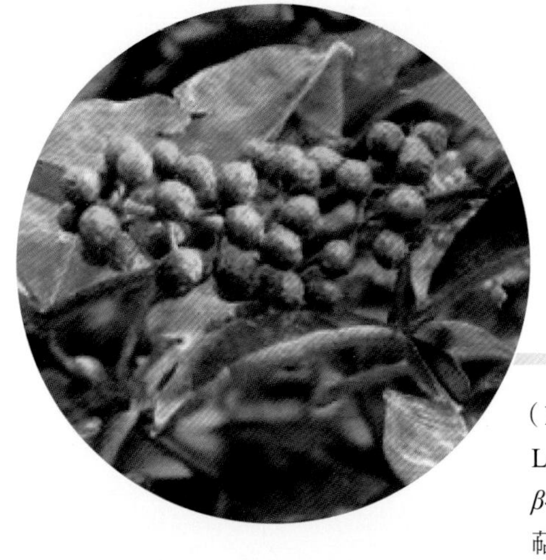

Zhu ye jiao

竹叶椒

Zanthoxyli Armati Fructus

[英]Bambooleaf Pricklyash Fruit

【别名】山椒、野花椒、臭花椒、山花椒、鸡椒、岩椒、狗花椒、菜椒、土花椒。

【来源】为芸香科植物竹叶椒 *Zanthoxzylum arrnatum* DC. 的果实。

【植物形态】多年生灌木或小乔木。枝直出而扩展，有弯曲而基部扁平的皮刺，老枝上的皮刺基部木栓化，茎干上的刺其基部为扁圆形垫状。奇数羽状复叶互生；叶轴无毛，具宽翼和皮刺。小叶无柄；小叶片 3~5，披针形或椭圆状披针形，长 5~9cm，先端尖，基部楔形，边缘有细小圆齿，两面无毛而疏生透明腺点，主脉上具针刺，侧脉不明显，纸质。聚伞状圆锥花序，腋生；花被片 6~8，药隔顶部有腺点一颗；雌花心皮 2~4，通常 1~2 个发育。蓇葖果 1~2 瓣，稀 3 瓣，红色，表面有突起的腺点。种子卵形，黑色，有光泽。

【分布】广西全区均有分布。

【采集加工】秋季果实成熟时采收，晒干备用。

【药材性状】球形小分果 1~2，直径 4~5mm，顶端具细小喙尖，基部无未发育离生心皮，距基部约 0.7mm 处小果柄顶部具节，稍膨大。外表面红棕色至褐红色，稀疏散布明显凸出成瘤状的油腺点。内果皮光滑，淡黄色，薄革质。果柄被疏短毛。种子圆珠形，直径约 3mm，表面深黑色，光亮，密布小疣点，种脐圆形，种脊明显。果实成熟时珠柄与内果皮基部相连，果皮质较脆。气香，味麻而凉。

【品质评价】以色红棕、味麻有凉感者为佳。

【化学成分】本品果实含香柑内酯（bergarpten），伞形花内酯（umbelliferone），茵芋碱（skimmianine），山柰酚（kaempferol），3，5- 二乙酰基坦布林（3，5-diacetyltambulin），（zanthonitrile）[1]。挥发油的化学成分主要包括萜类，酯类，醇类，酚类，酮类及醛类，包括苧烯（limonene），β- 石竹烯（β-caryophyllene），L- 芳樟醇（linalool），α- 蒎烯（α-pinene），β- 榄香烯（β-elemene），乙酸辛酯，α- 萜品醇（α-terpineol），牻牛儿醇乙酸酯（geraniol acetate），桧烯（sabinene），水芹烯（phellandrene），月桂烯（laurene），1- 辛醇（1-octanol），葵醛，β- 蛇床烯（selinene）[2] 等。叶挥发油主要为 1-methoxy-4- （2-propeny1）-enzene[3]。

【药理作用】

1. 抗菌、增强免疫　竹叶椒可降低金黄色葡萄球菌感染小鼠的死亡率，增加免疫抑制小鼠的胸腺重量，并提高小鼠脾淋巴细胞转化率[4]。竹叶椒可提高盆腔炎大鼠血清凝集素效价和脾淋巴细胞转化指数，可增强体液免疫和细胞免疫功能[5]。

2. 抗炎　竹叶椒片能抑制小鼠扭体反应和热板反应，提高痛阈值，对小鼠的急性和亚急性炎症均有明显的抑制作用[3]。

3. 抑制血小板活化因子（PAF）聚集　竹叶椒根和茎的二氯甲烷提取物能明显的抑制 PAF 的活性[7]。

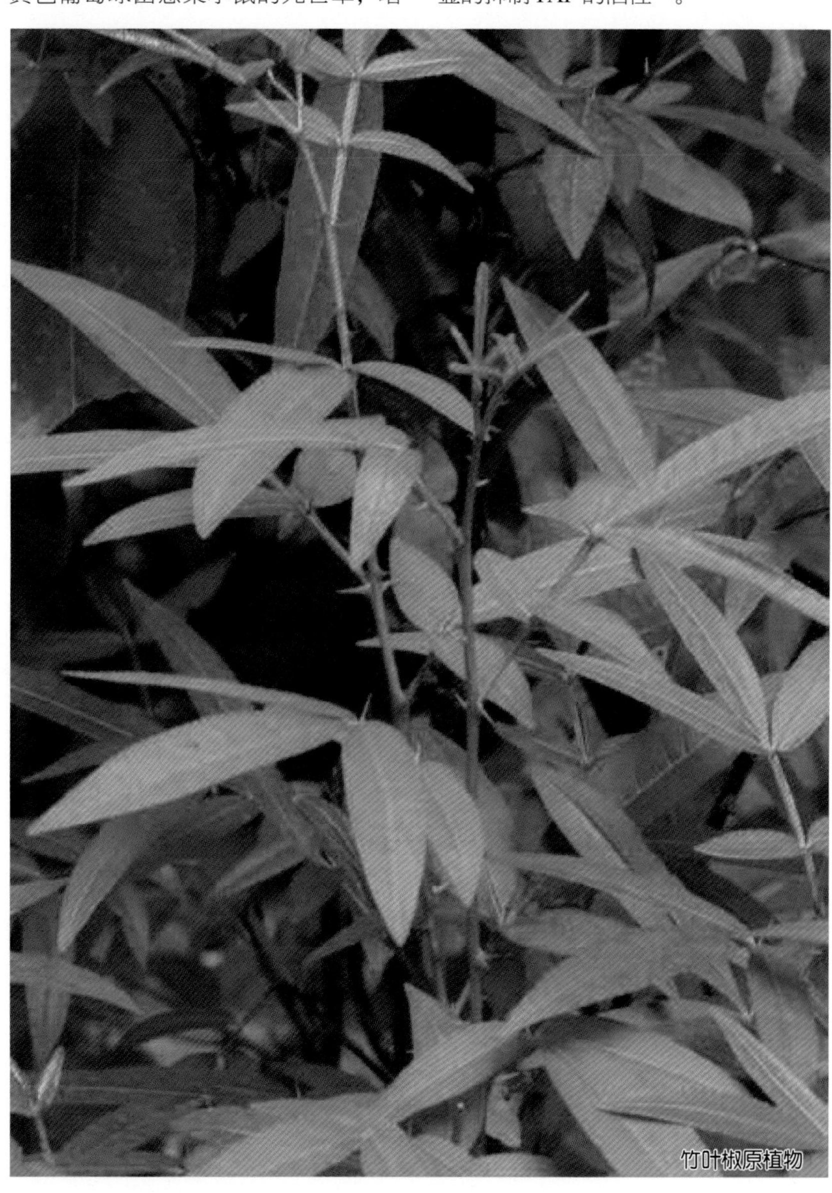
竹叶椒原植物

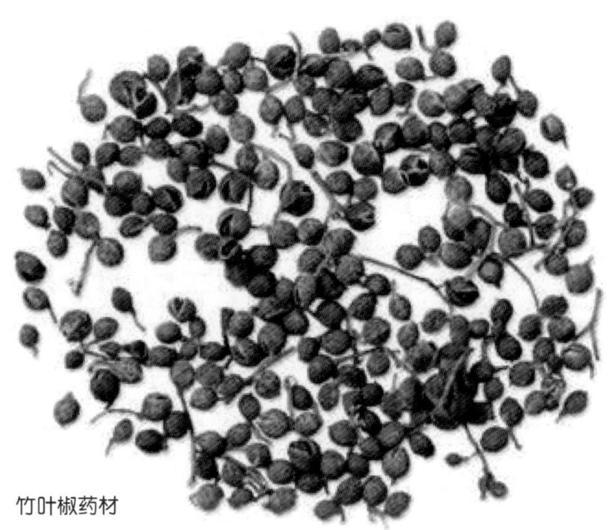
竹叶椒药材

【临床研究】

痹证　将竹叶椒20g，三百棒30g，鸡血藤20g，血三七20g，拦路虎30g，乌筋草20g，白星金梅30g，鸡粮刺30g，类叶牡丹30g，牻牛儿20g，窑归30g，杜仲15g的粗末用50度的包谷酒浸泡7天后，滤过取汁，日服2次，每次服30~60g。服药10天为1个疗程。孕妇、经期妇女忌服。结果：治疗200例，6例治疗效果不明显外，其他194例均获不同程度的疗效，其中最长为5个疗程，痊愈143例，好转51例，无效6例，有效率达97%[8]。

【性味归经】味辛、微苦，性温；有小毒。归脾、胃经。

【功效主治】温中燥湿，散寒止痛，驱虫止痒。主治脘腹冷痛，寒湿吐泻，龋齿牙痛，蛔厥腹痛，湿疹，疥癣痒疮。

【用法用量】内服：煎汤，6~9g；研末，1~3g。外用适量，煎水洗或含漱；或酒精浸泡外搽；或研粉塞入龋齿洞中，或鲜品捣敷。

【使用注意】孕妇禁服。

【经验方】

1. 胃痛、牙痛　竹叶椒果3~6g，山姜根9g。研末。温开水送服。（《江西草药》）
2. 痧证腹痛　竹叶椒果9~15g。水煎或研末。每次1.5~3g，黄酒送服。（《江西草药》）
3. 虚寒胃痛　①土花椒果3~6g，水煎服。（《浙南本草新编》）　②竹叶椒果6g，生姜9g。水煎服。（《全国中草药汇编》）
4. 腹痛泄泻　竹叶椒6~9g。水煎服。（《安徽中草药》）
5. 蛔虫性腹痛　竹叶椒6g，苦楝皮9g。水煎服。服时兑醋适量。（《安徽中草药》）

附：竹叶椒根

味辛、微苦，性温；有小毒。归肺、胃、肝经。功效：祛风散寒，温中理气，活血止痛。主治：感冒头痛，牙痛，风湿痹痛，胃脘冷痛，泄泻，痢疾，跌打损伤，顽癣。内服：煎汤，9~30g，鲜品60~90g；研末，3g；或浸酒。外用适量，煎水洗或含漱；或浸酒搽；或研末调敷；或鲜品捣敷。孕妇禁服。

经验方　①跌打损伤：鲜竹叶椒根12g，白酒250g，浸泡7天取浸液擦伤处。（《福建中草药》）　②关节风湿痛，腰痛，跌打损伤：竹叶椒鲜根60~95g，或加阿利藤、毛大丁草各9g。水煎，调酒服。外用鲜竹叶椒根125g，白酒250ml，浸约7天，取药液擦伤处。（《福建药物志》）③胃痛：竹叶椒根15~30g。水煎服。（《浙江民间常用草药》）　④寒性胃痛、腹痛、呕吐：竹叶椒干根9~15g。水煎服。或研细粉，每次0.6~1.5g，开水冲服。（湖北《中草药土方土法》）

竹叶椒叶

味辛、微苦，性温；有小毒。归胃经。功效：理气止痛，活血消肿，解毒止痒。主治：脘腹胀痛，跌打损伤，痈疮肿毒，毒蛇咬伤，皮肤瘙痒。内服：煎汤，9~15g。外用适量，煎水洗；或研粉敷；或鲜品捣敷。孕妇禁服。

经验方　①皮肤瘙痒：竹叶椒鲜叶、桉树鲜叶各250g。煎水洗。（《福建中草药》）②跌打损伤：鲜竹叶椒叶适量，捣烂，加酒少许，炒热。外敷或擦患处。（《全国中草药汇编》）③刀伤：竹叶椒叶适量，研粉，敷患处。（《广西民族药简编》）④肿毒：竹叶椒叶，煎水洗。⑤胃痛、腹胀痛：竹叶椒叶9g，吴茱萸6g。捣烂敷脐上。（④~⑤方出自《湖南药物志》）

【参考文献】

[1] 李航，李鹏，朱龙社．竹叶椒的化学成分研究．中国药房，2006，17（13）：1035.
[2] 刘建华，高玉琼，霍昕．竹叶椒挥发油成分的研究．贵州大学学报，2003，20（1）：61.
[3] 熊艳，蒋孟良，吴学文．竹叶椒叶挥发性成分的研究．中药材，2003，26（6）：410.
[4] 程体娟，田金徵，于颖，等．竹叶椒片的急性毒性和抗菌作用研究．中药药理与临床，2003，19（1）：43.
[5] 孙晓玮，程体娟，罗慧英，等．竹叶椒片对大肠杆菌所致大鼠慢性盆腔炎的治疗作用．中国临床药理学与治疗学，2005，10（7）：804.
[6] 杨军英，程体娟，于颖，等．竹叶椒片的镇痛、抗炎作用．中药药理与临床，2003，19（3）：36.
[7] 洪美芳，潘竞先，郝美荣，等．竹叶椒抑制血小板活化因子（PAF）的活性成分．植物资源与环境，1993，2（2）：25.
[8] 邓孝军，廖平寿．民族药梳痹药酒治疗痹证200例．中国民族医药杂志，2007,11（11）：19.

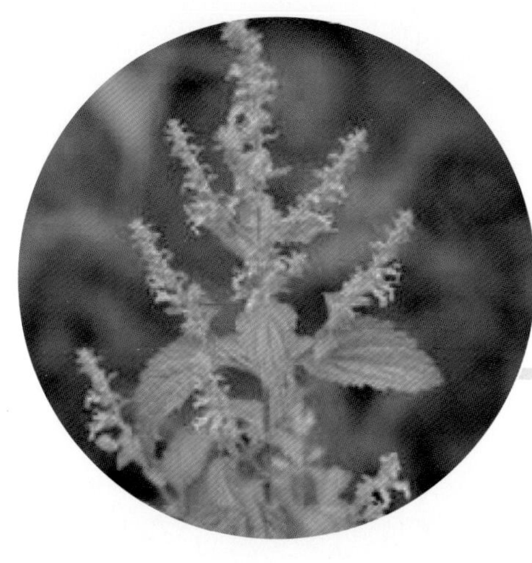

Xue jian chou

血见愁

Teucrii Viscidi Herba

[英]Viscid Germander Herb

【别名】山藿香、假紫苏、肺形草、消炎草。

【来源】为唇形科植物血见愁 *Teucrium viscidum* Bl. 的全草。

【植物形态】多年生直立草本。上部被混生腺毛的短柔毛。叶柄长约为叶片长的1/4；叶片卵状长圆形，长3~10cm，宽1.5~4.5cm，两面近无毛或被极稀的微柔毛。假穗状花序顶生及腋生，顶生者自基部多分枝，密被腺毛；苞片全缘；花萼筒状钟形，5齿近相等；花冠白，淡红色或淡紫色，筒为花冠全长1/3以上，檐部单唇形，中裂片最大，正圆形，侧裂片卵状三角形；雄蕊伸出；花盘盘状，浅4裂；花柱先端2裂。小坚果扁圆形，合生面超过果长的1/2。

【分布】广西主要分布于南宁、武鸣、宁明、龙州、上林、马山、百色、凌云、乐业、南丹、罗城等地。

【采集加工】全年均可采收，洗净，切段，晒干。

【药材性状】全草长30~50cm。根须状。茎方柱形，具分枝。表面黑褐色或灰褐色，被毛，嫩枝毛较密；节处有多数灰白色须状根。叶对生，灰绿色或灰褐色，叶片皱缩，易碎，完整者展平后呈卵形或矩圆形，先端短渐尖或短尖，基部圆形或阔楔形，下延，边缘具粗锯齿，叶面常皱缩，两面均有毛，下面毛较密。间见枝顶或叶腋有淡红色小花，花萼钟形。小坚果圆形，包于宿萼中。花、叶以手搓之微有香气，味微辛、苦。

【品质评价】以叶多、色灰绿、气香者为佳。

【化学成分】本品含二萜类（deiterpenes），有机酸（organic acid），氨基酸（amino acids），酚类（phenols），糖（sugar）等[1]。二萜类成分有黄花石蚕素（teuflin），山藿香素（teucvin），山藿香定（teucvidin），teuspinin和6-α-hydroxyteuscordin[2]。

【临床研究】

功能性子宫出血 自拟复方血见愁方（血见愁、仙鹤草、益母草各50g，共切细）水煎服，日1剂，早晚各服1次。结果：治疗68例，显效56例，有效6例，无效6例，一般服药2~5剂后显效[3]。

【性味归经】味辛、苦，性凉。归肺、大肠经。

【功效主治】凉血止血，解毒消肿。主治咯血，衄血，吐血，肺痈，痔疮肿痛，痈疽肿毒，漆疮，脚癣，跌打损伤。

【用法用量】内服：煎汤，15~30g，鲜品加倍；或捣汁；或研末。外用适量，捣敷；或水煎熏洗。

【使用注意】虚寒性出血证慎用。

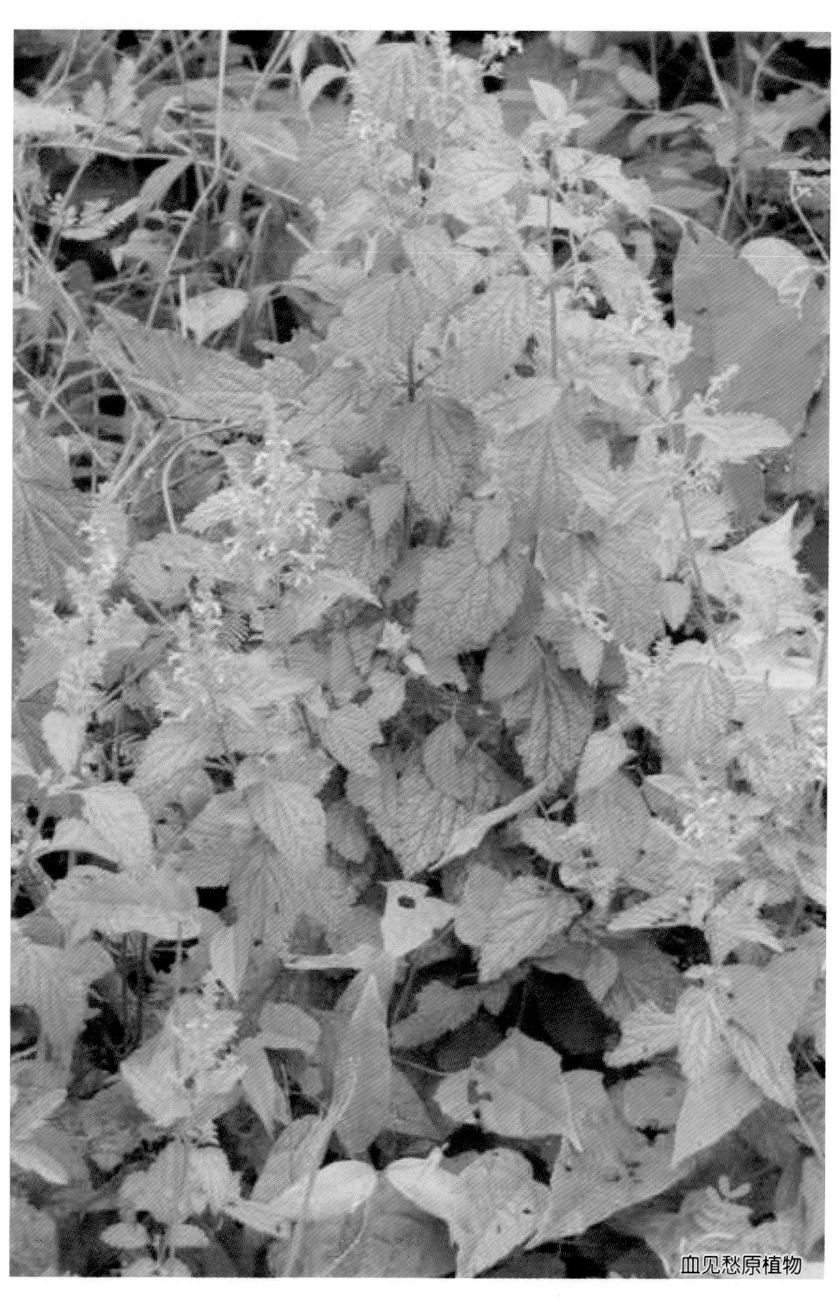

血见愁原植物

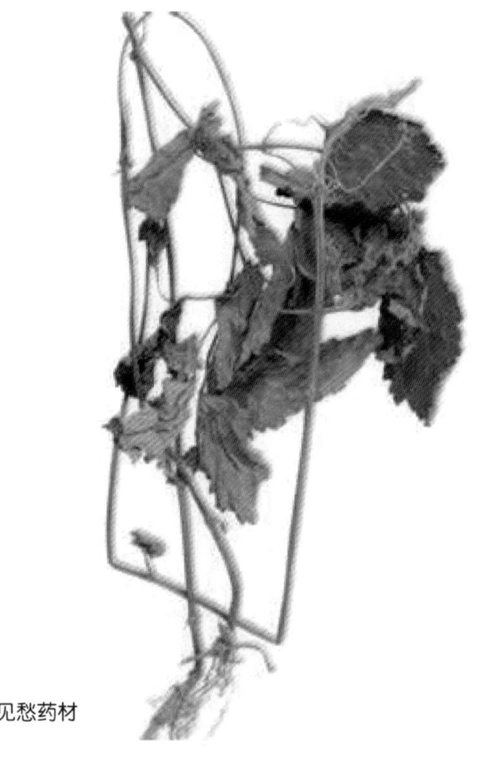
血见愁药材

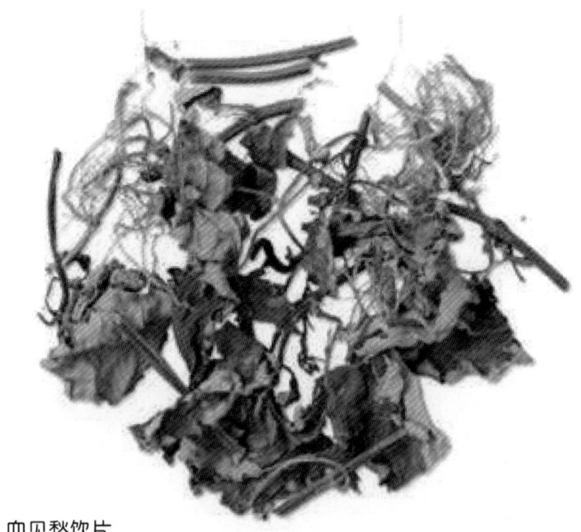
血见愁饮片

【经验方】

1. 痈肿　鲜山藿香全草 30~60g，水煎服；渣捣烂外敷。（《福建中草药》）
2. 跌打损伤　鲜山藿香全草 30g，水煎服；另用鲜（山藿香）全草捣烂调热酒推擦或敷肿处。(《福建中草药》)
3. 外伤出血　山藿香全草，捣烂，敷伤处。（《福建中草药》）
4. 冻疮　鲜山藿香全草调红糖，捣烂外敷。（《福建中草药》）
5. 关节风湿痛　山藿香煎汤，先熏后洗。（《福建中草药》）
6. 睾丸肿痛　山藿香叶焙干研末，每次 3~6g，热酒冲服。（《福建中草药》）
7. 漆疮　山藿香鲜叶洗净，和食盐少许，捣烂，加清水 2 倍量搅匀；先用冷水洗涤患处（忌用温汤），再蘸药汁搽患处，干后再搽，至痒止结痂为度。忌食荤腥及刺激性食物。（《浙南本草选编》）
8. 脚癣　山藿香鲜叶适量。搓擦患处。（《浙南本草选编》）
9. 肺痈，咯血，吐血，衄血　鲜山藿香 30~60g，冰糖 30g。水煎服。（福建晋江《中草药手册》）
10. 中风口眼㖞斜　山藿香、一枝黄花、地耳草、野菊花各 15g。水煎服。（《福建药物志》）
11. 女阴瘙痒　山藿香、千里光各 30g，水煎服；另取山藿香适量，和盐捣烂，绞汁涂患处。(《福建药物志》)

【参考文献】

[1] 国家中医药管理局《中华本草》编委会 . 中华本草 . 上海：上海科学技术出版社，1999：6239.
[2] 刘蓉，杨国华，李广义 . 血见愁化学成分的研究 . 中草药，1994，25(5)：234.
[3] 吴德斌 . 自拟复方血见愁方治疗功能性子宫出血 68 例 . 广州中医药，1999，22（2）：24.

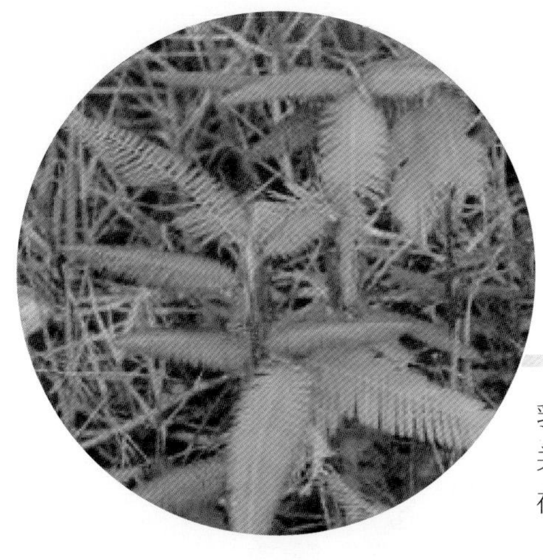

合萌 He meng

Aeschynomenes Indicae Herba
[英]Common Aeschynomene Herb

【别名】水茸角、合明草、田皂角、野皂角、野含羞草、野槐树、夜关门、野豆萁。

【来源】为豆科植物田皂角 *Aeschynomene indica* L. 的地上部分。

【植物形态】一年生亚灌木状草本，无毛，多分枝。偶数羽状复叶，互生；托叶膜质，披针形，长约 1cm，先端锐尖；小叶 20~30 对，长圆形，长 3~8mm，宽 1~3mm，先端圆钝，有短尖头，基部圆形，无小叶柄。总状花序腋生，花少数，总花柄有疏刺毛，有黏质；膜质苞片 2 枚，边缘有锯齿；花萼二唇形，上唇 2 裂，下唇 3 裂；花冠黄色，带紫纹，旗瓣无爪，翼瓣有爪，较旗瓣稍短，龙骨瓣较翼瓣短；雄蕊 10 枚合生，上部分裂为 2 组，每组有 5 枚，花药肾形；子房无毛，有子房柄。荚果线状长圆形，微弯，有 6~10 荚节，荚节平滑或有小瘤突。

【分布】广西主要分布于凌云、武鸣、贵港、南宁、玉林、昭平、钟山、全州、三江等地。

【采集加工】9~10 月采收，齐地割取地上部分，鲜用或晒干。

【药材性状】本品茎呈圆柱形，上端渐细，长 30~40cm，直径 1~3cm。表面黄白色，平滑，有纵纹，皮孔样凹点及枝根。质轻脆，易折断。断面类白色，不平坦，隐约可见同心性环纹，中央有小孔。无气味。

【品质评价】以身干、无杂质、叶多者为佳。

【化学成分】本品叶中含有杨梅树皮苷（myricitrin），6,8- 二 -C- 葡萄糖基芹菜素（vicenin Ⅱ），瑞诺苷（reynoutrin），芸香苷（rutin），洋槐苷（robinin）[1]。

【性味归经】味甘、苦，性微寒。归肝、膀胱经。

【功效主治】清热利湿，祛风明目，通乳。主治热淋，血淋，水肿，泄泻，痢疾，关节疼痛，疮疥，目赤肿痛，眼生云翳，夜盲，产后乳少。

【用法用量】内服：煎汤，15~30g。外用适量，煎水熏洗；或捣烂敷。

【使用注意】脾虚泄泻者不宜用。

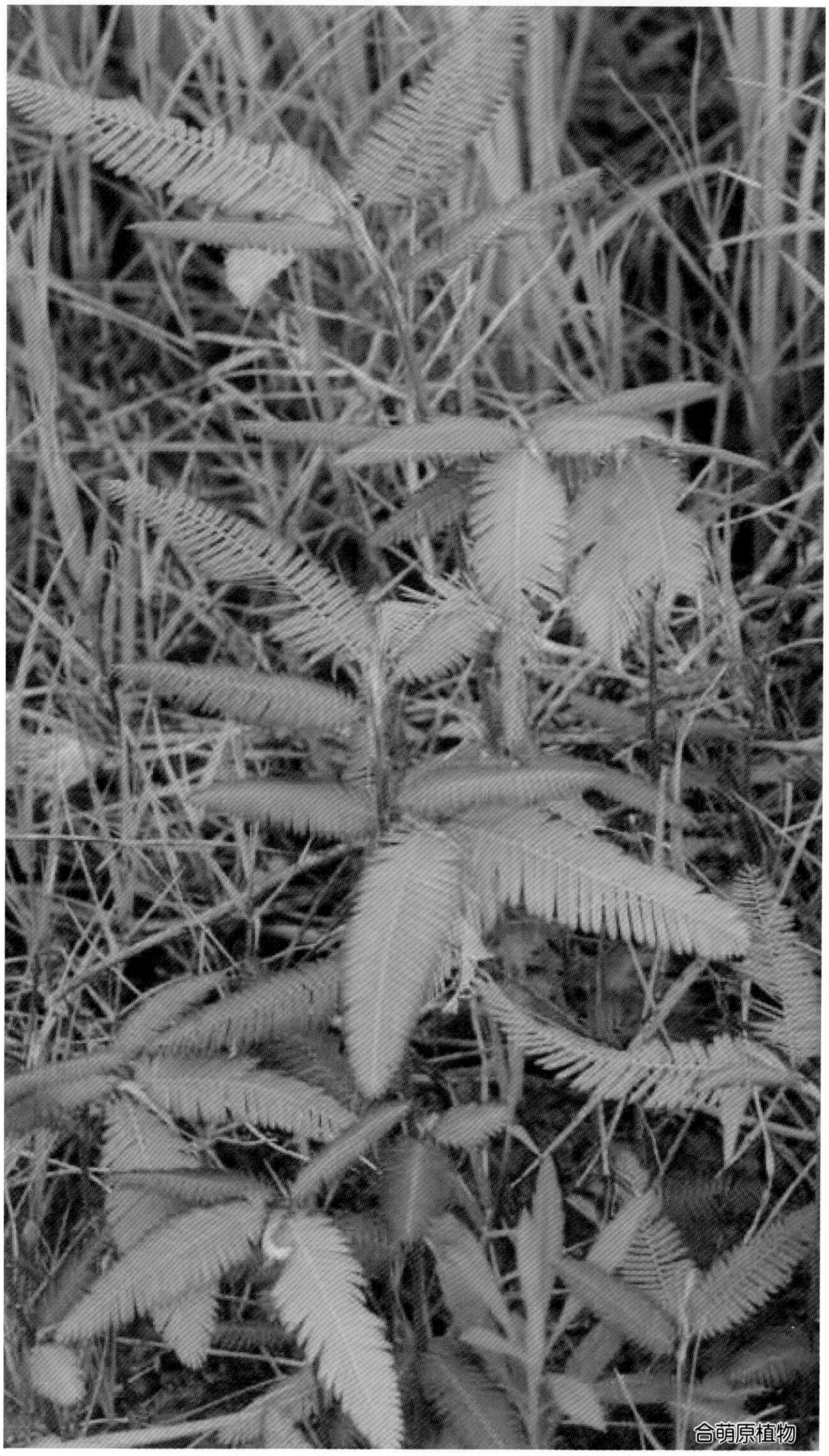

合萌原植物

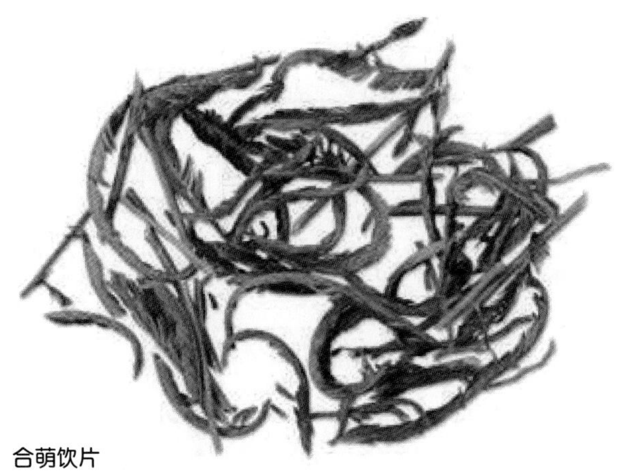
合萌饮片

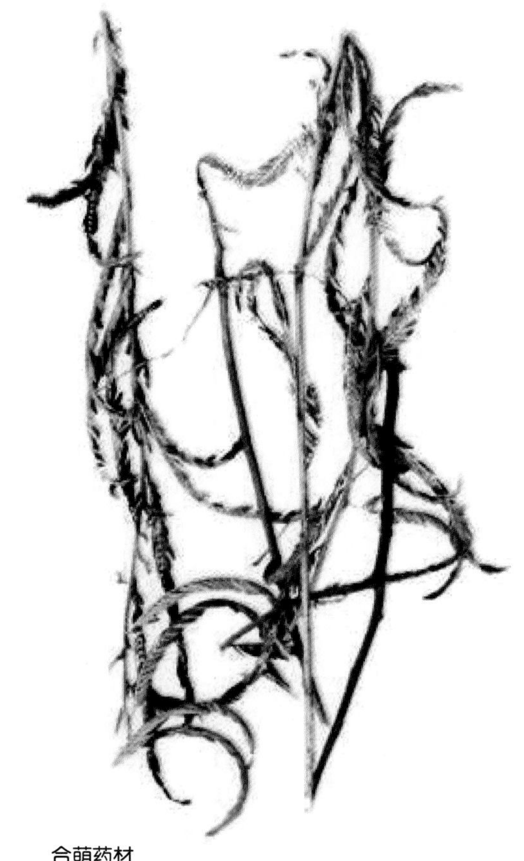
合萌药材

【经验方】

1. 外阴肿痛、瘙痒　田皂角、蛇床子、地肤子各 30g，苦参 15g。煎水熏洗。（《安徽中草药》）
2. 荨麻疹　田皂角 15~30g。煎汤外洗。（《浙江药用植物志》）
3. 外伤出血　鲜田皂角适量，洗净，捣烂外敷。（《浙江药用植物志》）
4. 血淋　田皂角、鲜车前草各 30g，水煎服。（《浙江药用植物志》）
5. 胆囊炎　田皂角 15g，海金沙 9g。水煎服。（《福建药物志》）
6. 疮疖　合萌 30g，紫薇 30g。水煎，加糖服。（《湖南药物志》）
7. 小儿疳积　合萌全草 15~60g。水煎服。(《湖南药物志》)
8. 夜盲　田皂角 30g，水煎服；或加猪（羊）肝 60~90g，同煎服。（《浙江药用植物志》）

【参考文献】

[1] 国家中医药管理局《中华本草》编委会 . 中华本草 . 上海：上海科学技术出版社，1999：2942.

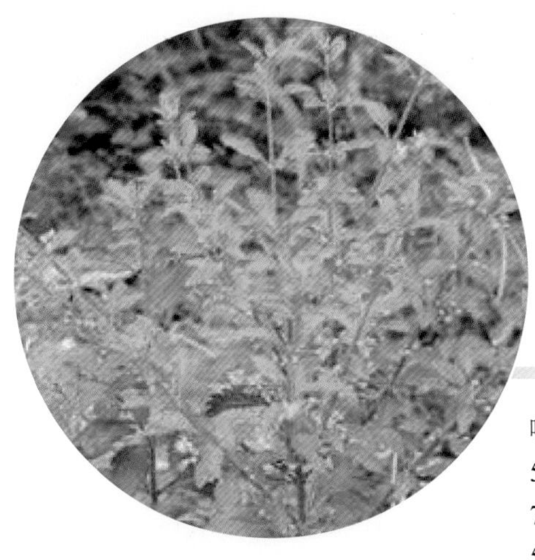

Bing tang cao

冰糖草

Scoparia Dulcis Herba
[英]Sweet Broomwort Herb

【别名】野甘草、土甘草、节节珠、米碎草、叶上珠、通花草。

【来源】为玄参科植物冰糖草 *Scoparia dulcis* L. 的全草。

【植物形态】一年生草本。茎直立，常分枝，淡绿色，无毛。叶对生或轮生；近无柄；叶片菱状卵形或菱状披针形，长 5~35mm，宽达 15mm，枝上部较小而多，顶端钝，基部长渐狭，全缘或前半部有齿，两面无毛。花单朵或成对生于腋；花梗细，无小苞片；萼分生，齿 4，卵状长圆形，先端钝，具睫花；花冠小，白色，喉部生有密毛，花瓣 4，上方 1 枚稍大，钝头，缘有细齿；雄蕊 4，近等长。蒴果卵圆形至球形，室间室背均开裂，中轴胎座宿存。

【分布】广西主要分布于武鸣、南宁、合浦、博白、北流、桂平、平南、藤县、岑溪等地。

【采集加工】全年均可采收，洗净，切段，晒干。

【药材性状】根圆柱形，表面淡黄色，有纵皱。质坚脆，断面破裂状，淡黄绿色，皮部甚薄，木部髓线较清晰。茎黄绿色，小枝有细条纹，光滑无毛。叶片多皱缩，展开成菱状卵形或菱状披针形，长 8~35mm，宽 8~12mm，蒴果小球形，多开裂。

【品质评价】以干燥、无杂质、无泥沙、叶多、色黄绿者为佳。

【化学成分】本品全株含无羁萜（friedelin），*β*- 黏霉烯醇（glutinol），*α*- 香树脂醇（*α*-amyrin），白桦脂酸（betulinic acid），依弗酸（ifflaionic acid），野甘草种酸（dulcioic acid），野甘草属酸（scoparic acid）A、B、C，野甘草酸（scopadulcic acid）A、B，野甘草都林（scopadulin），野甘草属醇（scoparinol），野甘草种醇（dulcinol），苯并噁唑啉酮（benzoxazolinone），6- 甲氧基苯并噁唑啉酮（6-methoxybenzoxazolinone），5,7- 二羟基 -3′,4′,6,8- 四甲氧基黄酮（5,7-dihydroxy-3′,4′,6,8-tetramethoxy-flavone），5,7,8,3′,4′,5′- 六羟基黄酮 -7-*O*-*β*-D- 葡萄糖醛酸苷（5,7,8,3′,4′,5′-hexahy droxyflavone-7-*O*-*β*-D-glucuronide），芹菜素（apigenin），高山黄芩素（scutellarein），木犀草素（luteolin），6，8- 二 -C- 葡萄糖基芹菜素（vicenin-2），蒙花苷（linarin），牡荆素（vitexin），异牡荆素（*iso*-vitexin），高山黄芩苷（scutellarin），高山黄芩苷甲酯（scutellarin methyl ester），木犀草素 -7- 葡萄糖苷（luteolin-7-glucosid），刺槐素（acacetin），对 - 香豆酸（*p*-coumaric acid），野甘草醇（dulciol），阿迈灵（amellin）[1]。

地上部分含野甘草醇，野甘草属二醇（scopadiol）。叶含野甘草醇，*β*- 黏霉烯醇，6- 甲氧基苯并噁唑啉酮，刺槐素，野甘草酸 B 及野甘草属酸 A[1]。

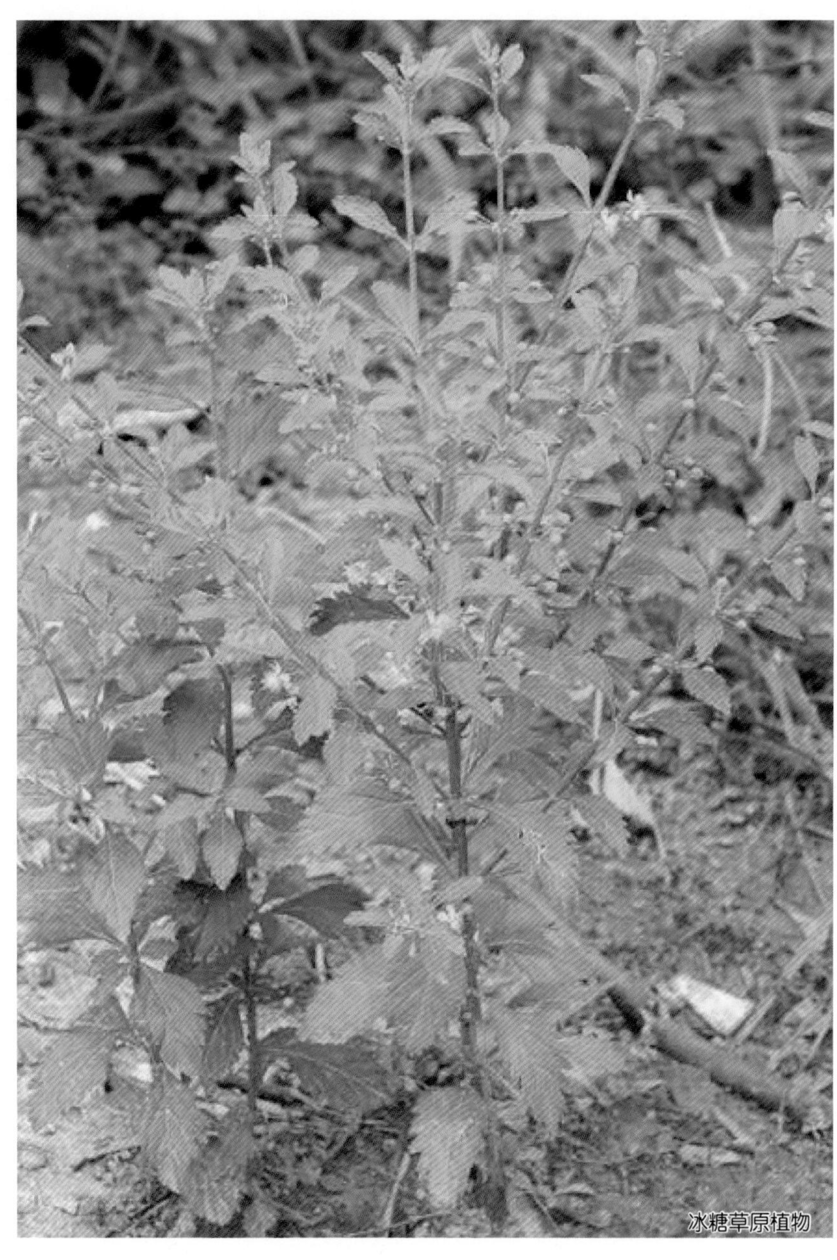

冰糖草原植物

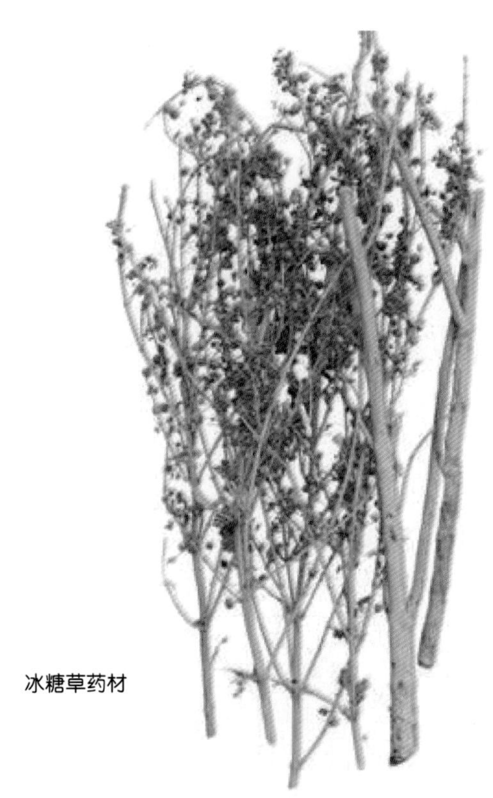
冰糖草药材

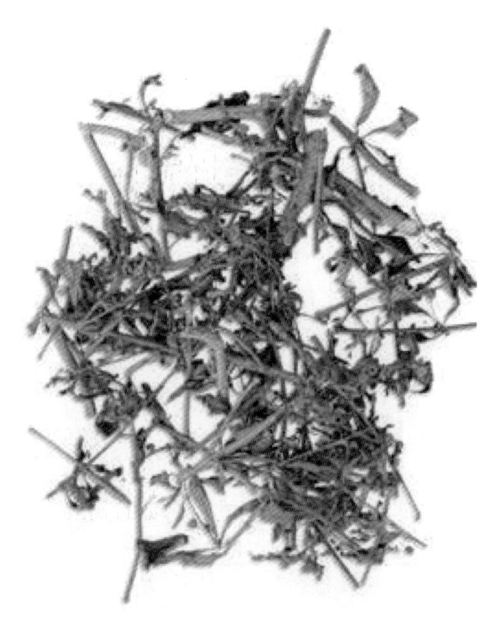
冰糖草饮片

根含β-谷甾醇（β-sitosterol），二十六醇（hexacosanol），D-甘露醇（D-mannitol），6-甲氧基苯并噁唑啉酮，依弗酸，白桦脂酸，薏苡素（coixol）[1]。

【药理作用】

1. 抗病毒　野甘草所含野甘草酸B体外可抑制病毒的增殖，其作用原理是干扰病毒的早期生长。该品能影响单纯性疱疹病毒的早期感染过程。口服或腹腔注射100~200mg/kg能有效延缓接种病毒动物疱疹病灶的出现和延长生存时间[2]。

2. 抑制胃质子泵　对胃质子泵（H^+-K^+-ATP酶）有抑制作用，其作用呈可逆性、竞争性，半数有效浓度为20~30μmol/L，对胃有保护作用[3,4]。

3. 抗癌　野甘草所含5,7-二羟基-3′,4′,6,8-四甲氧基黄酮对人宫颈癌Hela229、HelaS3细胞、肝癌HepG2细胞和人正常组织6种细胞系均有细胞毒作用，其作用的敏感性对前者较高，对后者则较低[5]。

4. 降血糖　野甘草所含阿迈灵15~20mg口服，可缓解糖尿病病人的症状，在30天内尿糖、血糖皆有限制下降[6]。

【性味归经】味甘，性凉。归肺、心经。

【功效主治】清热解毒，利尿消肿。主治肺热咳嗽，暑热泄泻，脚气浮肿，小儿麻痹，湿疹，热痱，喉炎，丹毒。

【用法用量】内服：煎汤，鲜者60~90g。外用适量，捣敷。

【使用注意】风寒咳嗽者不宜用。

【经验方】

1. 湿疹，热痱　鲜野甘草捣汁外擦。（《广西中草药》）
2. 丹毒　鲜野甘草60g，食盐少许。同捣烂，水煎服。（《福建中草药》）
3. 脚气浮肿　鲜野甘草30g，红糖30g。水煎，饭前服，日二次。（《福建民间草药》）
4. 麻疹　野甘草水煎作茶饮，连服三天。（《闽南民间草药》）
5. 小儿肝火烦热　鲜野甘草15g，酌加冰糖，冲开水炖服。（《福建民间草药》）
6. 小儿外感发热，肠炎，小便不利　野甘草15~30g。水煎服。（《广西中草药》）

【参考文献】

[1] 南京中医药大学．中药大辞典（下册）．第2版．上海：上海科学技术出版社，2006：2954.
[2] Hayashi Kl.Antiwitral Res,1988,9（6）：345.
[3] Asano S.J Biol Chem,1990, 265（36）：22167.
[4] Hayashi T.Chem Pharm Bull, 1990, 38（10）：2740.
[5] Hayashi T.Chem Pharm Bull,1988,36（2）:4849.
[6] C.A.1945,37：33617.

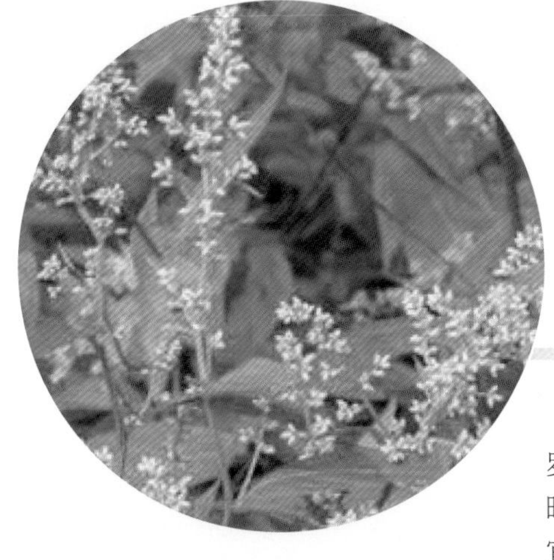

刘寄奴

Liu ji nu

Artemisiae Anomalae Herba

[英]Diverse Wormwood Herb

【别名】刘寄奴草、金寄奴、白花尾、炭包包、千粒米、斑枣子、细白花草、九牛草。

【来源】为菊科植物奇蒿 *Artemisia anomala* S. Moore 的全草。

【植物形态】多年生草本。茎直立，中部以上常分枝，上部有花序枝，被微柔毛。下部叶在花期时枯落；中部叶近革质，长圆状或卵状披针形，长7~11cm，宽3~4cm，先端渐尖，基部渐狭成短柄，不分裂，边缘有密锯齿，正面被微糙毛，下面色浅，被蛛丝状微毛或近无毛；有5~8对羽状脉。头状花序极多数，无梗，密集于花枝上，在茎端及上部叶腋组成复总状花序；总苞近钟状，无毛；总苞片3~4层，长圆形，边缘宽膜质，带白色；花筒状，外层雌性，内层两性；聚药雄蕊5；雌蕊1。瘦果微小，长圆形，无毛。

【分布】广西主要分布于全州、灌阳、罗城、灵川、桂林、平乐、富川、贺州、昭平、金秀、来宾、柳江、鹿寨、融安、宜州、环江等地。

【采集加工】夏、秋季花开时采收，连根拔起，洗净，鲜用，或晒干，打成捆备用，防夜露雨淋变黑。

【药材性状】全草长60~90cm，茎圆柱形，直径2~4mm，通常弯折；表面棕黄色或棕绿色，被白色毛茸，具细纵棱；质硬而脆，易折断，折断面纤维性，黄白色，中央具白色而疏松的髓。叶互生，通常干枯皱缩或脱落，展开后，完整叶片呈长卵圆形，长6~10cm，宽3~4cm，叶缘有锯齿，上面棕绿色，下面灰绿色，密被白毛；叶柄短，质脆易破碎或脱落。头状花序集成穗状圆锥花序，枯黄色。气芳香，味淡。

【品质评价】以叶绿、花穗多者为佳。

【化学成分】本品含奇蒿内酯（arteanomalactone），奇蒿黄酮（arteanoflavone），香豆精（coumarin），7-甲氧基香豆素（7-methoxycoumarin），异泽兰黄素（eupatilin），西米杜鹃醇（simiarenol），橙黄胡椒酰胺（aurantiamide acesate）[1]，软脂酸（palmitic acid），莨菪亭（scopletin），反式邻羟基桂皮酸（*trans*-hydroxycinnamic acid），反式邻羟基对甲氨基桂皮酸（*trans-o*-hydroxy-*p*-methxoycinnamic acid），苜蓿素（tricin），环己六醇单甲醚（cyclohexanhexol monomethylether）[2]，2,4-二甲基己烷（2,4-dimethyl hexane），2,2,3,3-四甲基己烷（2,2,3,3-tetramethyl hexane），苯甲醛（benzoic aldehyde），2-己酮（2-hexanone），桉叶素（cineol），樟脑（camphor），1,2-二硫戊环-3-戊酸（1,2-dithiolane-3-pentanoic acid）[3]。

【药理作用】

1. 抗缺氧　腹腔注射奇蒿水煎醇沉液

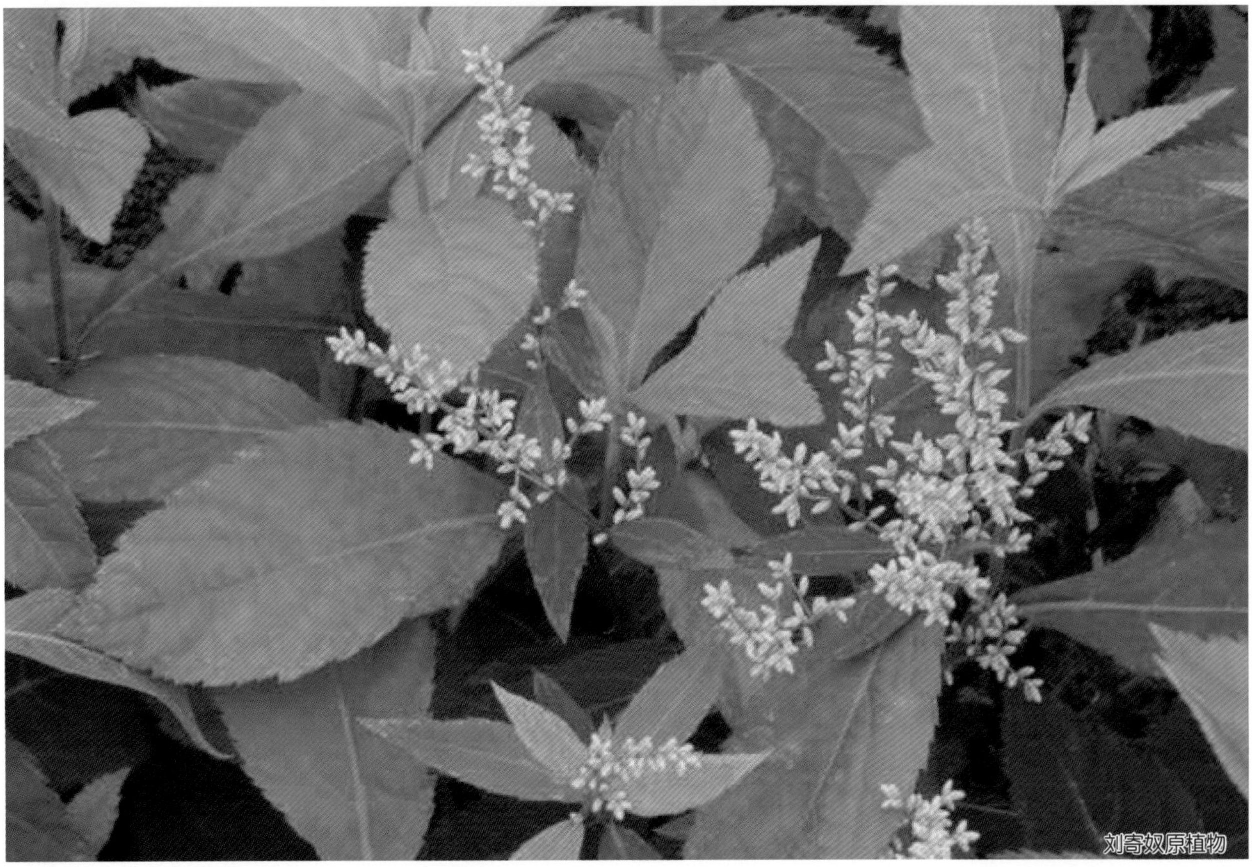

刘寄奴原植物

5g（生药）/kg，有抗缺氧功能[4]。

2. 对血小板聚集影响　奇蒿水煎剂对二磷酸腺苷诱导的家兔血小板聚集有对抗作用[5]。

3. 抗真菌　奇蒿氯仿提取物体外抗真菌药效接近临床常规抗真菌药疗效[6]。

4. 毒理　奇蒿水煎剂腹腔注射给药，半数致死量（LD_{50}）为（17.29±2.37）g（生药）/kg。奇蒿水煎剂灌胃给药，LD_{50}为（83.86 ±18.84）g（生药）/kg[6]。

【临床研究】

婴幼儿腹泻　治疗组用奇蒿乳兔汤治疗。1周以下，奇蒿干15g，满月乳兔1只，杀净去内脏与奇蒿同煮汤汁分服。1周以上用奇蒿20g，方法同上述。疗程1~2日，多数病例服1剂见效，个别病例需再服1剂。对照组用庆大霉素，按每日5mg/kg计算，分2次肌注，一般疗程3日，凡治疗病情好转但未愈则继续治疗2~3日，如无效则停用庆大霉素，改以乳酶片或多酶片，辅以中药辨证施治，仍然无效的，则采用奇蒿乳兔汤治疗可奏效。结果：治疗组86例，显效61例，有效21例，无效4例，总有效率95.3%；对照组30例，显效9例，有效10例，无效11例，总有效率63.5%[7]。

【性味归经】味辛、微苦，性温。归心、肝、脾经。

【功效主治】破瘀通经，止血消肿，消食化积。主治经闭，痛经，产后瘀滞腹痛，恶露不尽，癥瘕，风湿痹痛，便血，尿血，跌打损伤，痈疮肿毒，烫伤，食积腹痛，泄泻痢疾。

【用法用量】内服：煎汤，5~10g；消食积单味可用至15~30g；或入散剂。外用适量，捣敷。

【使用注意】孕妇禁服，气血虚弱、脾虚泄泻者慎服。

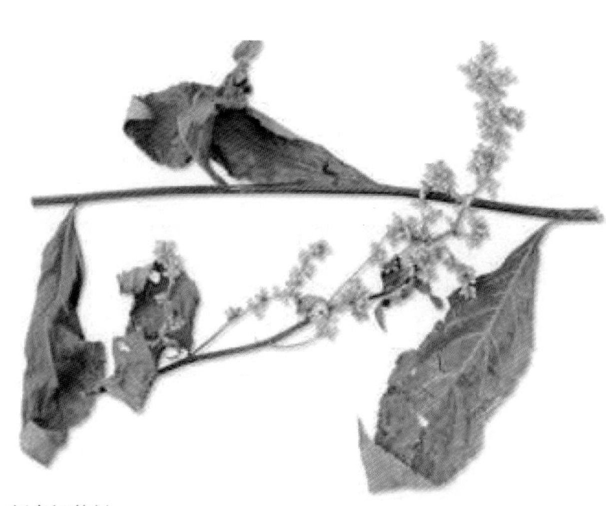

刘寄奴药材

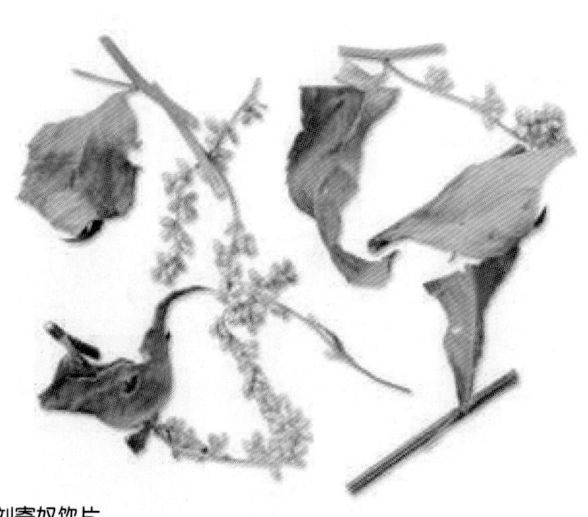

刘寄奴饮片

【经验方】

1. 烫火疮　刘寄奴为末，先以糯米浆，用鸡翎扫伤处，后掺药末在上，并不痛，亦无痕。大凡伤著，急用盐末掺之，护肉不坏，然后药敷之。（《本事方》引《经验方》）

2. 筋骨疼痛，甚如夹板状，痛不可忍　刘寄奴草五钱煎汤。将骡子修下蹄爪，烧灰存性研末，刘寄奴汤调服三钱，服后饮热酒半盅，不过三五服愈。（《本草汇言》）

3. 心脾痛　刘寄奴末六钱，延胡索末四钱。姜汁热酒调服。（《证治准绳》）

4. 赤白下痢　刘寄奴、乌梅、白姜等份。水煎服，赤加梅，白加姜。（《如宜方》）

5. 痔疮　刘寄奴、五味子各等份，研为末，空心酒下。仍用其末敷乳上，遂愈。（《朱氏集验方》刘寄奴汤）

6. 产后恶露不快，败血上攻，心胸烦躁，大渴闷乱，肤黑眩晕，或脐腹疼痛，呕吐恶心，不进饮食　刘寄奴（择去梗草秆）二两，当归一两（去芦头，切，焙），甘草二钱（炙、锉），上为粗末。每服二钱，水一盏半，生姜七片，煎至七分盏，去滓，热服。（《卫生家宝产科备要》刘寄奴饮）

【参考文献】

[1] 肖永庆 . 蒿属中药南刘寄奴脂溶性成分的分离鉴定 . 药学学报，1984，19（12）：909.

[2] 肖永庆 . 中药南刘寄奴化学成分研究 . 植物学报，1986，28（3）：307.

[3] 许怀勇 . 奇蒿中挥发油的分析 . 中成药，1999，21（5）：252.

[4] 沈金荣，阮克锋，周国伟，等 . 刘寄奴的抗缺氧作用 . 中草药，1983，14（9）：4111.

[5] 张光霁 . 六月霜（奇蒿）的研究进展 . 浙江中医学院学报，2003，27（2）：83.

[6] 刘运德，杨湘龙，齐新，等 . 奇蒿抗真菌成分研究 . 天津医科大学学报，1995，1（4）：51.

[7] 修国珍，何春招 . 奇蒿乳兔汤治疗婴幼儿腹泻 86 例 . 福建中医药，1997，28（2）：7.

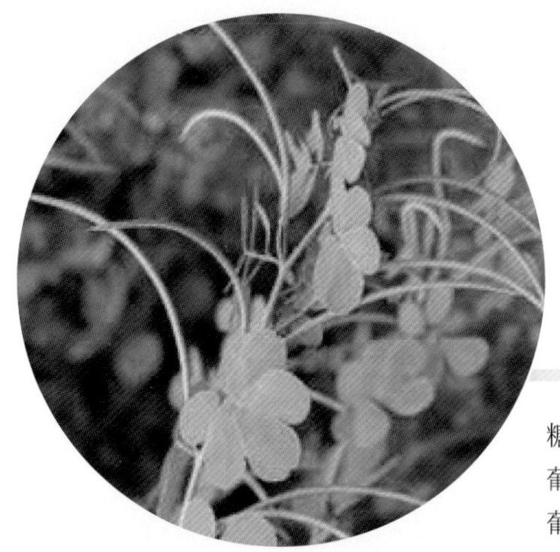

Jue ming zi 决明子

Cassiae Semen
[英]Obtuseleaf Senna Seed

【别名】草决明、羊明、羊角、马蹄决明、还瞳子、狗屎豆、钝叶决明、假绿豆。

【来源】为豆科植物小决明 *Cassia tora* L. 或决明 *Cassia obtusifolia* L. 的成熟种子。

【植物形态】小决明：一年生半灌木状草本。叶互生，羽状复叶；叶无腺体，在叶轴两小叶之间有棒状的腺体 1 个；小叶 3 对，膜质；托叶线形，被柔毛，早落；叶片倒卵形或倒卵状长椭圆形；长 2~6cm，宽 1.5~2.5cm，先端圆钝而有小尖头，基部渐狭，偏斜，上面被稀疏柔毛，下面被柔毛。花通常 2 朵生于叶腋；萼片 5，稍不等大，卵形或卵状长圆形，膜质，外面被柔毛；花黄色，花瓣 5，下面 2 片略长；雄蕊 10，能育雄蕊 7；子房线状，无柄，被白色细毛，花柱内弯。果纤细，近扁，呈弓形弯曲，被疏柔毛。种子多数，菱形，灰绿色，有光泽。

【分布】广西全区均有分布。

【采集加工】秋末果实成熟，荚果变黄褐色时采收，将全株割下晒干，打下种子，去净杂质即可。

【药材性状】种子短圆柱形，长 3~5mm，宽 2~2.5mm。棱线两侧各有 1 条宽广的浅黄棕色。表面棕绿色或暗棕色，平滑，有光泽，背腹面各有 1 条凸起的棱线，棱分两边 1 条从脐点向合点斜向的浅棕色线形凹纹。质坚硬。横切面种皮薄；胚乳灰白色，半透明；胚黄色，两片一于叶重叠呈“S”状折曲。完整种子气微，破碎后有微弱豆腥气；味微苦，稍带黏性。

【品质评价】以子粒饱满、色绿棕者为佳。

【化学成分】本品含大黄酚（chrysophanol），大黄素甲醚（physcione），美决明子素（obtusifolin），黄决明素（chryso-obtusin），决明素（obtusin），橙黄决明素（aurantio-obtusin），葡萄糖基美决明子素（gluco-obtusifolin），葡萄糖基黄决明素(gluco-chrysoobtusin)，葡萄糖基橙黄决明素（gluco-aurantio-obtusin），红镰玫素（rubrofusarin），决明子苷（cassiaside），决明蒽酮（torosachrysone），异决明种内酯（*iso*-toralactone），决明子内酯（cassialactone），2,5- 二甲氧基苯醌（2,5-dimethoxy-benzoquinone），决明内酯（toralactone），大黄素（emodin），芦荟大黄素（aloe-emodin），大黄酚 -9- 蒽酮（chrysophanol-9-anthrone），决明子苷（cassiaside）B 及 C，红镰玫素 -6-*O*- 龙胆二糖苷（rubrofusarin-6-*O*-gentiobioside），意大利鼠李蒽醌 -1-*O*- 葡萄糖苷（alaternin-1-*O*-β-D-glucopyranoside），1- 去甲基决明素（1-desmethylobtusin），1- 去甲基橙黄决明素（1-desmethylaurantio-obtusin），1- 去甲基黄决明素（1-desmethylchryso-obtusin），大黄酚 -10,10′- 联蒽酮（chrysophanol-10,10′-bianthrone），大黄素 -8- 甲醚（questin），苯甲酸

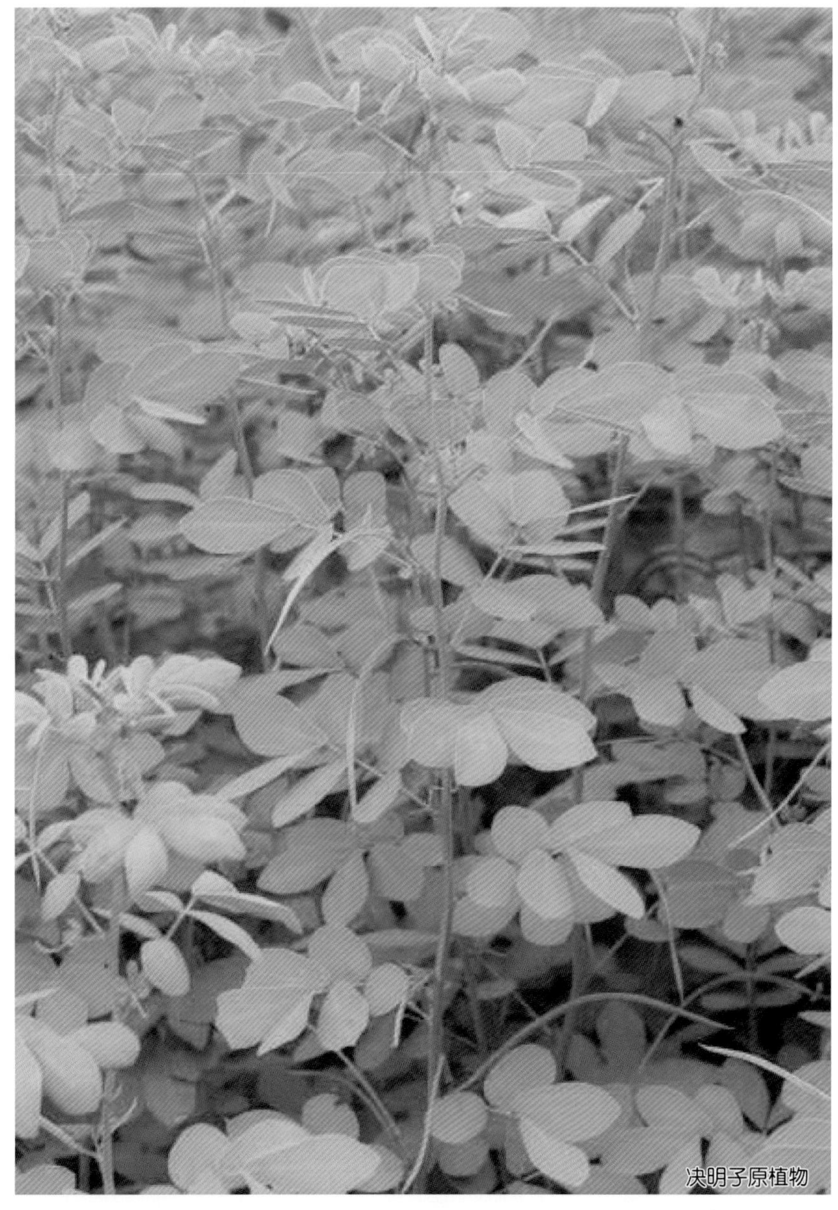
决明子原植物

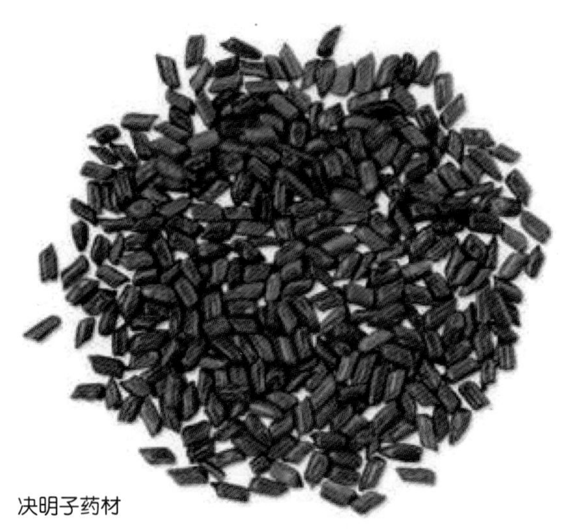
决明子药材

（benzoic acid）[1，2]。

本品挥发油中有棕榈酸（palmitic acid），硬脂酸（stearic acid），油酸（oleic acid），亚油酸（linoleic acid），二氢猕猴桃内酯（dihydroactinodiolide），间-甲酚（*m*-cresol），2-羟基-4-甲氧基苯乙酮（2-hydroxy-4-methoxy-acetophenone），棕榈酸甲酯（methyl palmitate），油酸甲酯（methy loleate）等成分。在非皂化物质中，有C16-C31烷，胆甾醇（cholesterol），豆甾醇（stigmasterol），*β*-谷甾醇（*β*-sitosterol），1,3-二羟基-3-甲基蒽醌（1,3-dihydroxy-3-methylanthraquinone）。

小决明种子含大黄酚，决明素，橙黄决明素，大黄素，芦荟大黄素，大黄素甲醚，决明种内酯，大黄酸（rhein），美决明子素，黄决明素，红镰玫素，去甲基红镰玫素（norrubrofusarin），决明子苷，决明子苷B，红镰玫素-6-*O*-龙胆二糖苷，红镰玫素-6-*O*-芹糖葡萄糖苷，决明种内酯-9-*β*-龙胆二糖苷（toralactone-9-*β*-gentiobiobioside）即是决明子苷C，大黄酚-1-*O*-三葡萄糖苷{chrysophanol-1-*O*-[*β*-D-glucopyranosyl（1 → 3）-*O*-*β*-D-glucopyranosyl-（1 → 6）-*O*-*β*-D-glucopyranoside]}，大黄酚-1-*O*-四葡萄糖苷[chrysophanol-1-*O*-*β*-D-glucopyranosyl-（1 → 3）-*O*-*β*-D-glucopyanosyl-（1 → 3）- *O*-*β*-D-glucopyranosyl-（1 → 6）-*O*-*β*-D-glucopyranoside]，美决明子素-2-*O*-葡萄糖苷（obtusifolin-2-*O*- *β*-D-glucopyranoside），半乳糖甘露聚糖（galactomannan），葡萄糖（glucose），半乳糖（galactose），木糖（xylose），棉子糖（raffinose），胱氨酸（cystine），天冬氨酸（aspartic acid），*γ*-羟基精氨酸（*γ*-hydroxyarginine）等。种子油中含少量锦葵酸（malvalic acid），苹婆酸（sterculic acid）及菜油甾醇（campesterol）、*β*-谷甾醇（*β*-sitosterol）等甾醇类化合物[2]。

根、叶、茎中钙（Ca）、镁（Mg）、钾（K）、钠（Na）、铁（Fe）、锰（Mn）、铜（Cu）、锌（Zn）、锶（Sr）、铬（Cr）等无机元素含量较高[3]。

【药理作用】

1. 保肝　决明子热水提取物有护肝作用，从中分得大黄酚-1-*O*-三葡萄糖苷、大黄酚-1-*O*-四葡萄糖苷对四氯化碳损伤的肝细胞有弱的保护作用，芦荟大黄素也有抗肝毒作用。决明子苷、红镰玫素-6-*O*-龙胆二糖苷和红镰玫素-6-*O*-芹糖葡萄糖苷是决明子保肝的主要活性成分[4,5]。

2. 降压　决明子水浸液、醇-水浸液、醇浸液对麻醉犬、猫、兔等皆有降压作用[6]。决明子注射液可使自发遗传性高血压大鼠收缩压降低，同时也使舒张压降低，其降压效果、降压幅度、作用时间均优于静脉注射利血平0.3mg/kg大鼠[7]。

3. 泻下　决明子具有缓泻作用，其泻下成分在肠内细菌作用下，生成对肠管有作用的物质而发挥作用。决明子含有的泻下物质系相当于番泻苷A的大黄酚二蒽酮苷[8]。

4. 对高脂血症影响　决明子能改善体内胆固醇的分布状况，利于预防动脉粥样硬化[9]。决明子中蒽醌类化合物具有降血脂作用[10]。

5. 抗菌　决明子水浸剂（1：4）对石膏样毛癣菌、许兰黄癣菌、取杜盎小芽孢癣菌等皮肤真菌有不同程度抑制作用[11]。决明子醇提物对葡萄球菌、白喉杆菌、伤寒杆菌、副伤寒杆菌、大肠杆菌均有抑制作用，而水提物则无效[12]。

6. 对免疫功能影响　决明子对细胞免疫功能有抑制作用，而对巨噬细胞吞噬功能有增强作用[13]。

7. 抗血小板聚集　决明子具有抗二磷酸腺苷、花生四烯酸、胶原诱导的血小板聚集作用[14]。

【临床研究】

1. 高血脂症　①草决明糖浆（每100ml中含生药量相当于75g，含糖量40~45g），每次口服20ml，3次/日，两个月为1个疗程。结果：治疗48例，有明显的降低血甘油三酯的作用，对降低胆固醇有效率为95.8%，甘油三酯为86.7%，*β*-脂蛋白为89.5%[15]。②复方草决明散膨化制剂，每日2包，代茶饮，疗程均为4周。结果：治疗43例，TC显效18例，有效22例，无效3例，总有效率93%；TG显效18例，有效23例，无效2例，总有效率95.3%[16]。

2. 真菌性阴道炎　①在配合内服药的同时，取草决明50g，加水适量，煮沸约15min，过滤，熏洗坐浴，每次15~20min，每日2次，7天为1个疗程。结果：治疗30例，经1~3个疗程治疗后，痊愈25例，占83.33%；显效3例，占10.00%；无效2例，占6.60%，总有效率为93.40%[17]。②用草决明50g，加水2000~2500ml，文火煮沸4~5min，取汁，待冷却后坐浴15~30min，与配偶同用，用药期间禁止性生活。结果：治疗3天后，症状消失，分泌物明显减少；治疗1周后，症状完全消失，镜检无芽孢和假菌丝[18]。

3. 习惯性便秘　①生草决明60g，炒黄后以沸水冲泡代茶饮，泡至沸水无黄色时服用。每次60g，每日2次，2周为1个疗程，顽固性便秘病人可服用1个月。使用时应注意因其性寒降泄，故脾虚便溏及低血压者禁服。结果：治疗86例，痊愈65例，好转18例，无效3例，治愈率75.58%，总有效率为96.51%。在草决明治疗过程中无明显不良反应[19]。②草决明子4~5g，炒熟，加蜂蜜适量，沸水冲之代茶饮，6日为1个疗程。结果：治疗50例，1个疗程排便者占75%，余者需停服1日，再接第2个疗程，亦可促进排便，占25%，且无不良反应[20]。

4. 麦粒肿　草决明30g，加水1000ml，煎至400ml，一次服下。

每日1剂，小儿酌减。结果：治疗13例，全部治愈，经随访半年，无一例复发[21]。

5. 男性乳房发育症 草决明（生用）25~50g，沸水冲泡代茶饮，或将其压成粉末，每次25g，每日2次，沸水冲服。该药味清香，服后无不良反应，个别病人可出现腹泻，无需处理。结果：治疗12例，全部治愈[22]。

【性味归经】味苦、甘、咸，性微寒。归肝、肾、大肠经。

【功效主治】清肝明目，润肠通便。主治目赤肿痛，羞明泪多，青盲，雀目，头痛头晕，视物昏暗，大便秘结。

【用法用量】内服：煎汤，6~15g，大量可用至30g；或研末；或泡茶饮。外用适量，研末调敷。

【使用注意】脾胃虚寒及便溏者慎服。

【经验方】

1. 急性结膜炎 草决明、菊花、蝉蜕、青葙子各15g。水煎服。（《青岛中草药手册》）
2. 急性角膜炎 决明子15g，菊花9g，谷精草9g，荆芥9g，黄连6g，木通12g。水煎服。（《四川中药志》1979年）
3. 失明，目中无他病，无所见，如绢中视 马蹄决明二升捣筛，以粥饮服方寸匕。忌鱼、蒜、猪肉、辛菜。（《僧深集方》决明散）
4. 夜盲症 决明子、枸杞子各9g，猪肝适量。水煎，食肝服汤。（《浙江药用植物志》）
5. 风热偏头痛 决明子、野菊花各9g，川芎、蔓荆子、全蝎各6g。水煎服。（《浙江药用植物志》）
6. 口腔炎 决明子60g，浓煎频频含漱。（《安徽中草药》）
7. 高血压病 ①决明子适量，炒黄，捣成粗粉。加糖泡开水服，每次3g，每日3次。②决明子15g，夏枯草9g，水煎连服1个月。（《全国中草药汇编》）
8. 慢性便秘及卒中后顽固便秘 决明子1升，炒香，研细末，水泛为丸。每日3次，每次3g，连服3~5天，大便自然通顺，且排出成形粪便而不泄泻，此后继续每日服少量。维持经常通便，并能促进食欲，恢复健康。（《本草推陈》）
9. 小儿疳积 草决明子9g，研末，鸡肝1具，捣烂。白酒少许，调和成饼，蒸熟服。（《江西草药》）

【参考文献】

[1] 国家中医药管理局《中华本草》编委会．中华本草．上海：上海科学技术出版社，1999：3056.

[2] 郝延军，桑育黎，赵余庆．决明子蒽醌类化学成分研究．中草药，2003，34（1）：18.

[3] 张颖，张立木，杨志孝，等．草决明不同部位中无机元素的含量测定．泰山医学院学报，2004，25（1）：33.

[4] Wong S M.Planta Med,1989,55（3）:276.

[5] Wong S M.Phytochemistry,1989, 28（1）:211.

[6] 李广碎．中国医学科学院1956年论文报告会议论文摘要，1956,（2）：70.

[7] 刘菊秀，苗戎，狄俊英．决明子降压作用的实验研究．天津中医，1990，（5）：37.

[8] 田中照世．国外医学•中医中药分册，1982，4（6）：368.

[9] 陈卫星，刁国俊，蒋文娟，等．决明子对高胆固醇血症小鼠模型的影响．中草药，1991，22（2）：72.

[10] 曹大富．川药校刊，1991，（4）：35.

[11] 曹仁烈．中药水浸浸剂在试管内抗皮肤真菌的观察．中华皮肤科杂志，1957，（4）：286.

[12] Acharya T Kl.Lloydia,1975,38（3）：218.

[13] 南景一，王忠，沈玉清，等．决明子对小鼠免疫功能影响的实验研究．辽宁中医杂志，1989，28（1）：211.

[14] Hye Syc.J Nat Prod,1990,53（3）：630.

[15] 王俭．草决明糖浆对48例高脂血症的疗效分析．中国医院药学杂志，1987，7（9）：395.

[16] 谭波，刘冬梅．复方草决明膨化制剂治疗高脂血症43例．中国社区医师，2002，18（13）：39.

[17] 许建平，陈玉容．草决明熏洗治疗真菌性阴道炎30例．实用中医药杂志，1999，15（7）：33.

[18] 陈立军．草决明治疗真菌性阴道炎100例．内蒙古中医药，2002，（2）：37.

[19] 李树标．草决明治疗习惯性便秘86例．浙江中西医结合杂志，2004，14（3）：174.

[20] 兰翠，岳淑玲．炒草决明治疗习惯性便秘．山东中医杂志，2003，22（3）：145.

[21] 王德木．草决明治麦粒肿．四川中医，1992，（7）：49.

[22] 刘民元，王秀英．单味草决明治男性乳房发育症．新中医，1993，（8）：49.

Bi qiao jiang 闭鞘姜

Costi Speciosi Rhizoma

[英]Canereed Spiralflag Rhizome

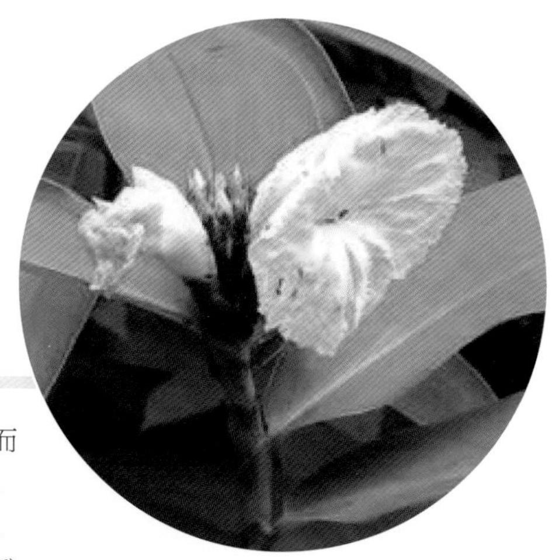

【别名】观音姜、山冬笋、横柯、樟柳头。

【来源】为姜科植物闭鞘姜 *Costus speciosus*（koen.）Smith. 的根茎。

【植物形态】多年生高大草本。茎基部近木质。叶片长圆形或披针形，长 15~20cm，宽 6~10cm，先端渐尖或尾尖，基部近圆形，全缘，平行羽状脉由中央斜出，下面密被绢毛；叶鞘封闭。穗状花序顶生，椭圆形或卵形；苞片卵形，红色，被短柔毛，具厚而锐利的短尖头，每 1 苞片内有花 1 朵，具小苞片；花萼革质，红色，3 裂，嫩时被绒毛；花冠白色或红色；唇瓣喇叭形，白色，先端具裂齿及皱波纹；雄蕊花瓣状，上面被短柔毛，白色，基部橙黄色。蒴果稍木质，红色。种子黑色，光亮。

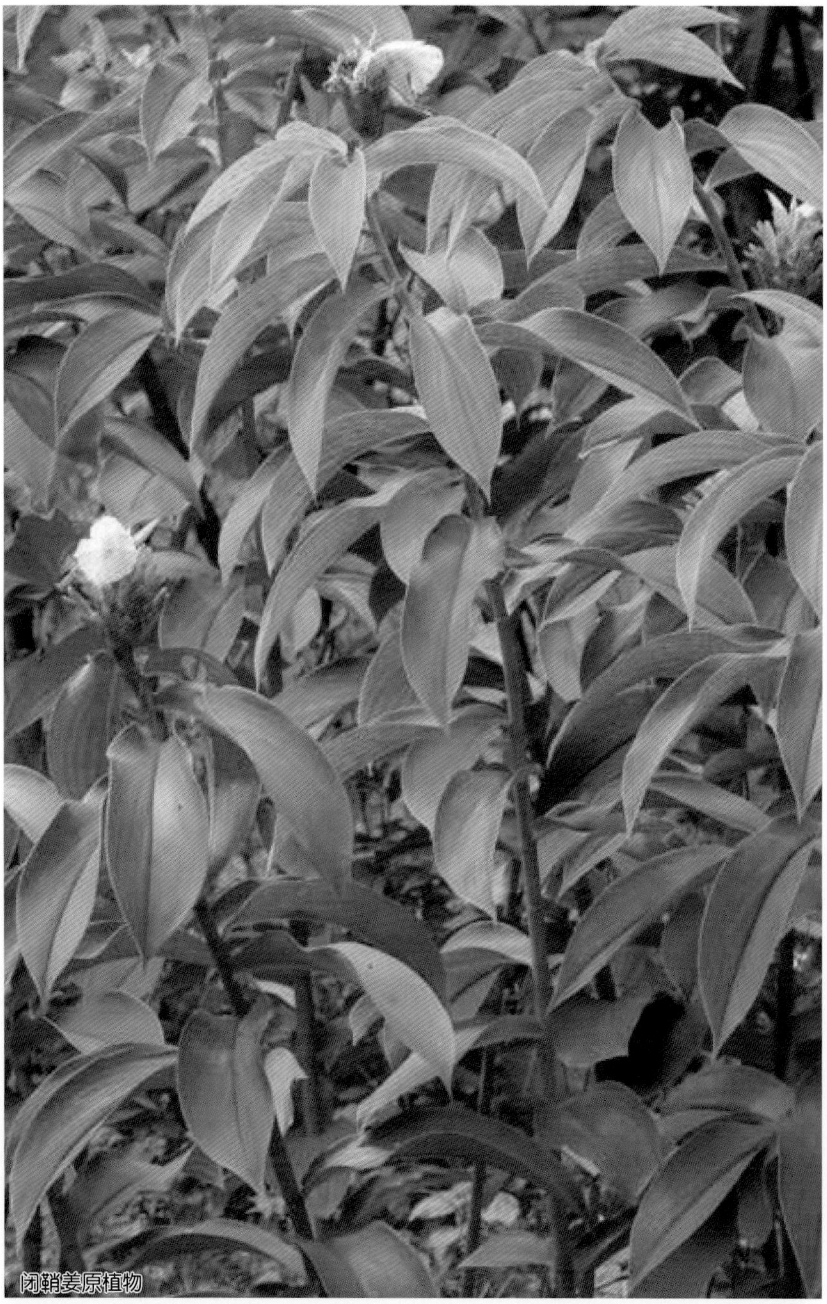

闭鞘姜原植物

【分布】广西主要分布于凌云、百色、田东、平果、上林、南宁、龙州、防城、北流、桂平、平南、岑溪、苍梧、梧州、钟山等地。

【采集加工】秋季采挖，去净茎叶、须根，切片，晒干。

【药材性状】根茎呈指状分枝，表面浅黄棕色，具明显的环节，节间有鳞片样叶柄残基，有的有根和干瘪的须根。商品多为纵切、斜切或横切片，外皮棕褐色，具纵皱，有须根及圆点状的根痕和环节，切面淡灰黄色，粗糙，有深棕黄色环及点状突起的维管束。气微，味淡、微苦。

【品质评价】以条粗、断面淡黄色、香气浓者为佳。

【化学成分】闭鞘姜根茎和根含薯蓣皂苷元酮（diosgenone），环阿尔廷醇（cycloartanol），25-烯-环阿尔廷醇（25-en-cycloartenol），二十八烷酸（octacosanoic acid）[1]，3-（4-羟基苯基）-（*E*）-2-丙烯酸甲酯 [methyl-3-（4-hydroxyphenyl）-2（*E*）-propenoate]，姜黄素（curcumin），邻苯二甲酸双（2-乙基己醇）酯 [bis（2-ethylhexylphthalate）]，5*α*-9（11）-豆甾烯-3*β*-醇 [5*α*-stigmast-9（11）-en-3*β*-ol]，13-甲基-十五（烷）酸十四醇酯（tetradecyl-13-methylpentadecanoate），11-甲基十三（烷）酸十四醇酯（tetradecyl- 11-methyl-tridecanoate），14-氧代二十七（烷）酸（14-oxoheptacosanoic acid），14-氧代二十三（烷）酸（14-oxotricosanoic acid），15-氧代二十八（烷）酸（15-oxooctacosanoic acid），三十（烷）酸（triacontanoic acid），三十（烷）醇（triacontanol），31-去甲环木菠萝烷酮（31-norcycloartanone），环木菠萝烷醇（cycloartanol），环木菠

萝烯醇（cycloartenol），环鸦片甾烯醇（cyclolaudenol），三十三（烷）酸甲酯（methyl tritriacontanate），8- 羟基三十烷 -25- 酮（8-hydroxytriacontan-25-one），三十（烷）酸甲酯（methyl triacontanoate），24- 羟基三十一烷 -27- 酮（24-hydroxyhentriacontan-27-one），24- 羟基三十烷 -26- 酮（24-hydroxytriacontan-26-one），*β*- 谷甾醇（*β*-sitosterol），*β*- 谷甾醇 -*β*-D- 葡萄糖苷（*β*-sitosterol-*β*-D-glucoside），胆甾醇（cholesterol），菜油甾醇（campesterol），豆甾醇（stigmasterol），羊毛甾醇（lanosterol），薯蓣皂苷元（diosgenin），替告皂苷元（tigogenin），甲基原薯蓣皂苷（methylprotodioscin），薯蓣皂苷的前苷元 A（prosapogenin A of dioscin），薯蓣皂苷的前苷元 B（prosapogenin B of dioscin），薯蓣皂苷（dioscin），纤细薯蓣皂苷（gracillin），葡萄糖（glucose），鼠李糖（rhamnose）及多种生物碱[2]。

还含有多种氨基酸：天冬氨酸（aspartic acid），亮氨酸（leucine），苏氨酸（threonine），丝氨酸（serine），苯丙氨酸（phenylalanine），谷氨酸（glutamic acid），甘氨酸（glycine），丙氨酸（alanine），缬氨酸（valine），蛋氨酸（methionine），异亮氨酸（*iso*-leucine），赖氨酸（lysine），组氨酸（histidine），精氨酸（arginine），脯氨酸（proline），酪氨酸（tyrosine），色氨酸（tryptophane）。维生素 B_1、B_2、C、E 及胡萝卜素。无机元素有硒（Se）、钾（K）、钠（Na）、钙（Ca）、镁（Mg）、铁（Fe）、锰（Mn）、锌（Zn）、磷（P）[3]。

【药理作用】

1. 对平滑肌作用　闭鞘姜皂苷 2 μg/ml、20 μg/ml 的浓度对大鼠、豚鼠和家兔的离体回肠均引起痉挛，闭鞘姜的生物碱对兔、豚鼠和大鼠的回肠，豚鼠和大鼠的子宫，狗的气管均有舒张解痉作用，且该作用不被抗肾上腺素的药物所抑制[4,5]。

2. 对生殖系统影响　闭鞘姜根茎的汁液能引起兔、豚鼠及妇女的离体子宫痉挛，低浓度时升高或增大子宫收缩的基线、振幅及频率，对狗、兔的在体子宫亦有兴奋作用[6]。

3. 抗病原微生物　闭鞘姜的挥发油 1% 浓度能抑制金黄色葡萄球菌、白色葡萄球菌、溶血性链球菌、霍乱弧菌、伤寒杆菌、产气杆菌、变形杆菌、铜绿假单胞菌、福氏杆菌、志贺菌等的生长[7]。闭鞘姜的醇水提取物能抑制新城疫 Ranikhet 病毒，有效剂量为 500 μg/kg[8, 9]。根茎的乙醇粗提取物可使离体人蛔虫瘫痪，但不致死[10]。

4. 降血压等作用　闭鞘姜醇水提取物 50mg/kg，能降低狗血压[8,9]。皂苷（含薯蓣皂苷元）能使狗的血压降低和心搏徐缓[11]。生物碱能增加狗的胆汁分泌，并有利尿作用，略见镇静作用[5]。

5. 毒理　闭鞘姜醇水（1∶1）提取物小鼠腹腔注射的半数致死量（LD_{50}）为 500mg/kg。皂苷腹腔注射 LD_{50}>1000mg/kg[7,8]。生物碱对大鼠的 LD_{50} 为 750mg/kg[5]。

【性味归经】味辛，性寒；有毒。归肺、肾经。

【功效主治】利水消肿，清热解毒。主治水肿臌胀，淋证，白浊，痈肿恶疮。

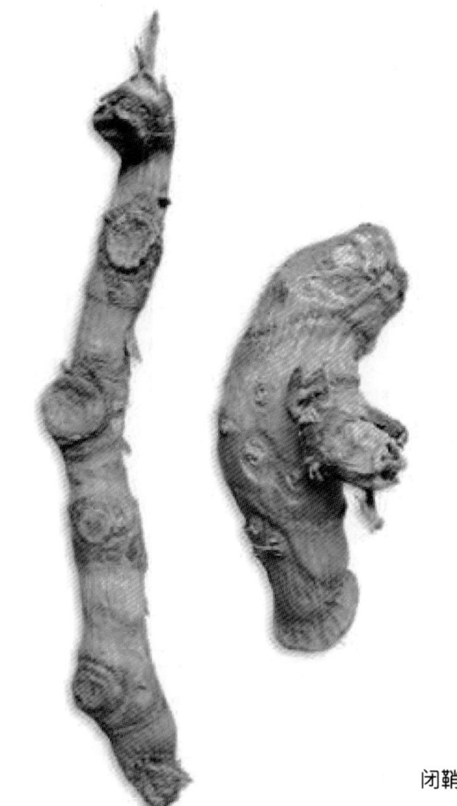

闭鞘姜药材

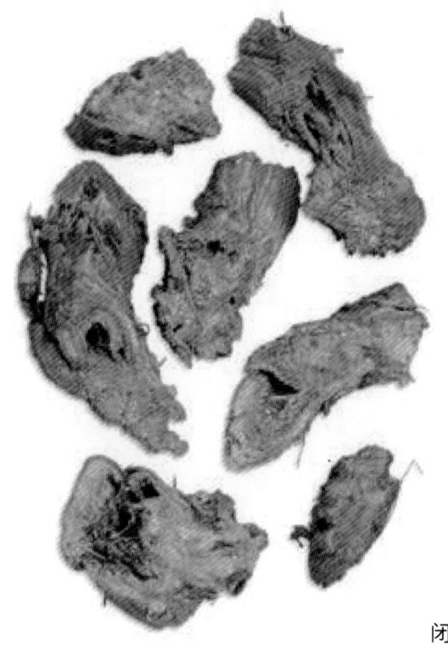

闭鞘姜饮片

【用法用量】内服：煎汤，3~6g。外用适量，煎水洗；或鲜品捣敷；或捣汁滴耳。

【使用注意】孕妇及脾胃虚弱者禁服，不宜过量及服用鲜品。

【经验方】

1. 中耳炎　鲜闭鞘姜适量。捣烂取汁，拭净耳内污物，每日滴 2~3 次。（《全国中草药汇编》）
2. 水蛊症肿胀　樟柳头之赤色者，捣烂绢包，敷脐中，病自小便出而愈。（《岭南采药录》）
3. 骨折　樟柳头加食盐少许共捣烂敷患处。（《广西民族药简编》）
4. 急性肾炎水肿　闭鞘姜、白茅根、玉米须各 15g，筋党根、仙鹤草、车前草各 9g。水煎服，每日 1 剂。（《全国中草药汇编》）
5. 阳痿　①闭鞘姜根茎 30~60g，猪肾 1 个。炖熟，服汤食肉。②闭鞘姜 30g，鸡肉适量。每日 1 剂，水炖，分 2 次服。（《壮族民间用药选编》）
6. 白浊及闭口痢　樟柳头白色者一两至二两，和猪精肉煎服二次。（《岭南采药录》）

【参考文献】

[1] 乔春峰，李秋文，董辉，等 . 闭鞘姜属两种植物的化学成分研究 . 中国中药杂志，2002，279（2）：123.

[2] 国家中医药管理局《中华本草》编委会 . 中华本草 . 上海：上海科学技术出版社，1999：7763.

[3] 赵天瑞，樊建，李永生，等 . 云南野生闭鞘姜的营养成分研究 . 西南农业大学学报（自然科学版），2004，26（4）：456.

[4] P.V. Sharma,D.N. Prasad,C.Chaturvedi,&V.B. Pandey:Pharmacological studies on saponins of Costus speclosus Sm.J.Res.Ind.Med., 1974,9:1621.

[5] Bhattacharya,S.K.,A.K.Parikh,P.K.Dabnath,V.B.Pandey,&N.C.Neogy: Pharmacological studies with the alkaloids of Costus speciosus（Kemukha）.J.Res.Ind.Med.,1973,8:10.

[6] D.N.Prasad,C.Chaturvedi,&P.K.Das:Preliminary studies on uterine activity of Gloriosa superba,Linn and its adulterant Costus speciousus Sm.J.Res.Ind.Med.,1967,1:196.

[7] Rao,B.G.V.N.:Untersuchungen derantimikrobiellen Wirksamkeit einiger atherischer Oele.Teil IV:Einfluss organischer Stoffe Riech.Arom. Korperpfl.,1971,21（1）:10.

[8] Dhar,M.L.,M.M.Dhar,B.N.Dhawan,B.N.Mehrotra,R.C.Srimal,&J. S.Tandon:Screening of Indian plants for biological activity:Part IV.Ind. J.Exp.Biol.,1973,11:43.

[9] B.N.Dhawan,C.R.Prasad,R.P.Rastogi,K.K.Singh,&J.S.Tandon:Screening of Indian plants for biological activity:Part V.Ind.J.Exp.Biol.,1974,12:512.

[10] Raj,R.K.:Screening of indigenous plants for anthelmintic action against human Ascaris lumbricoides:Part-II.Ind.J.physiol.Pharmac.,1975,19:47.

[11] Banerji,R.,D.Prakash,G.Misra,S.K.Nigam,A.K.Saxena,A.K.Mathur,J. N.Sinha,&K.P.Bhargava:Cardiovascular and haemolytic activity of saponins.Indian Drugs,1981,18:121.

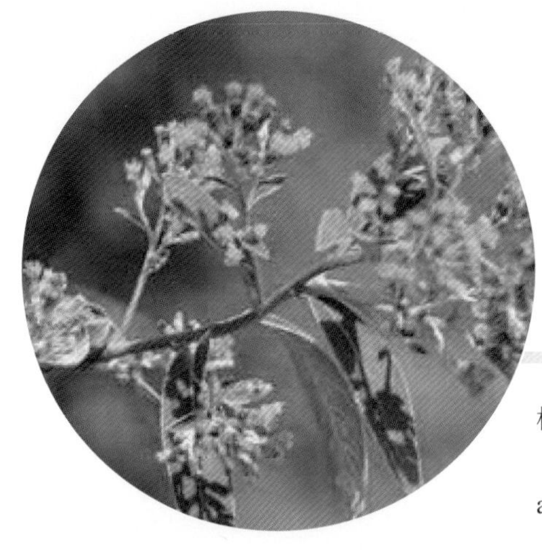

Yang er ju

羊耳菊

Inulae Cappae Herba
[英]Sheepear Inula Herb

【别名】猪耳风、过山香、白羊耳、白牛胆、金边草、大刀药、白背风、大力王。

【来源】为菊科植物羊耳菊 *Inula cappa*（Buch.-Ham.）DC. 的地上部分。

【植物形态】多年生亚灌木。根茎粗壮，多分枝。茎直立，粗壮，全株被浅白色或浅褐色绢状或棉状密茸毛。下部叶在花期脱落后留有被白色或浅白色绵毛的腋芽。叶互生；叶片长圆形或长圆形披针形，叶长 10~16cm，先端钝或急尖，基部圆形或近楔形，边缘有小尖头细齿或浅齿，上面被基部疣状的密糙毛，下面被白色或浅白色绢状厚茸毛。头状花序倒卵形，多数密集于茎和枝端成聚伞圆锥状；总苞片 5 层，外层较内层短 3~4 倍，被白色或带褐色茸毛；小花黄色，外围花舌片短小或无舌片；中央筒状花狭漏斗状。瘦果长圆柱形，被白色长绢毛，冠毛褐黄色。

【分布】广西全区均有分布。

【采集加工】全年均可采收，鲜用或晒干。

【药材性状】茎圆柱形，少分枝，表面灰褐色至暗褐色，有细纵纹及凸起的椭圆形皮孔，叶痕明显，半月形，皮层易剥离。质硬，易折断，断面不平坦。叶片易脱落，常卷曲，展开后呈狭矩圆形或近倒卵形，长 7~9cm，宽 1.5~2cm，边缘有小锯齿，先端渐尖或钝形，基部浑圆或广楔形，上表面黄绿色，被黄色粗毛，下表面黄白色，被白色绢毛。偶带有顶生或腋生的头状花序组成的伞房花丛，花小。瘦果具棱，有冠毛。气香，味辛、微苦。

【品质评价】以茎粗壮、叶多者为佳。

【化学成分】本品全草含橙黄胡椒酰胺乙酸酯（aurantiamide acetate），橙黄胡椒酰胺苯甲酸酯（aurantiamide benzoate），大黄素甲醚（physcion），东莨菪亭(scopoletin)，香草醛(vanillin)，松柏醛（coniferyl aldehyde），丁香醛（syringaldehyde），丁香酸（syringic acid），木犀草素（luteolin），芹菜素（apigenin），壬二酸（azelaic acid），三十二烷酸（dotriacontanic acid）[1]。

全草中还含（2*R*,3*R*）-5′- 甲氧基 -3,5,7,2′- 四羟基黄酮 [（2*R*,3*R*）-5′-methoxy-3,5,7,2′-tetrahydroxyflavone]，（2*S*）-5,7,2′,5′- 四羟基黄烷酮 [（2*S*）-5,7,2′,5′-tetrahydroxyflavanone]，7,5′- 二甲氧基 -3,5,2′- 三羟基黄酮（7,5′-dimethoxy-3,5,2′-trihydroxyflavone）。地上部分含 L- 肌醇 -1,2,3,5- 四当归酸酯（L-myoinositol-1,2,3,5-tetraangelate），L- 肌醇 -2,3,5,6- 四当归酸酯(L-myoinositol-2,3,5,6-tetraangelate），肌醇 -1,3,4,6- 四当归酸酯(myoinositol-1,3,4,6-tetraagnelate)，肌醇 -2,4,5,6- 四当归酸酯（myoinositol-

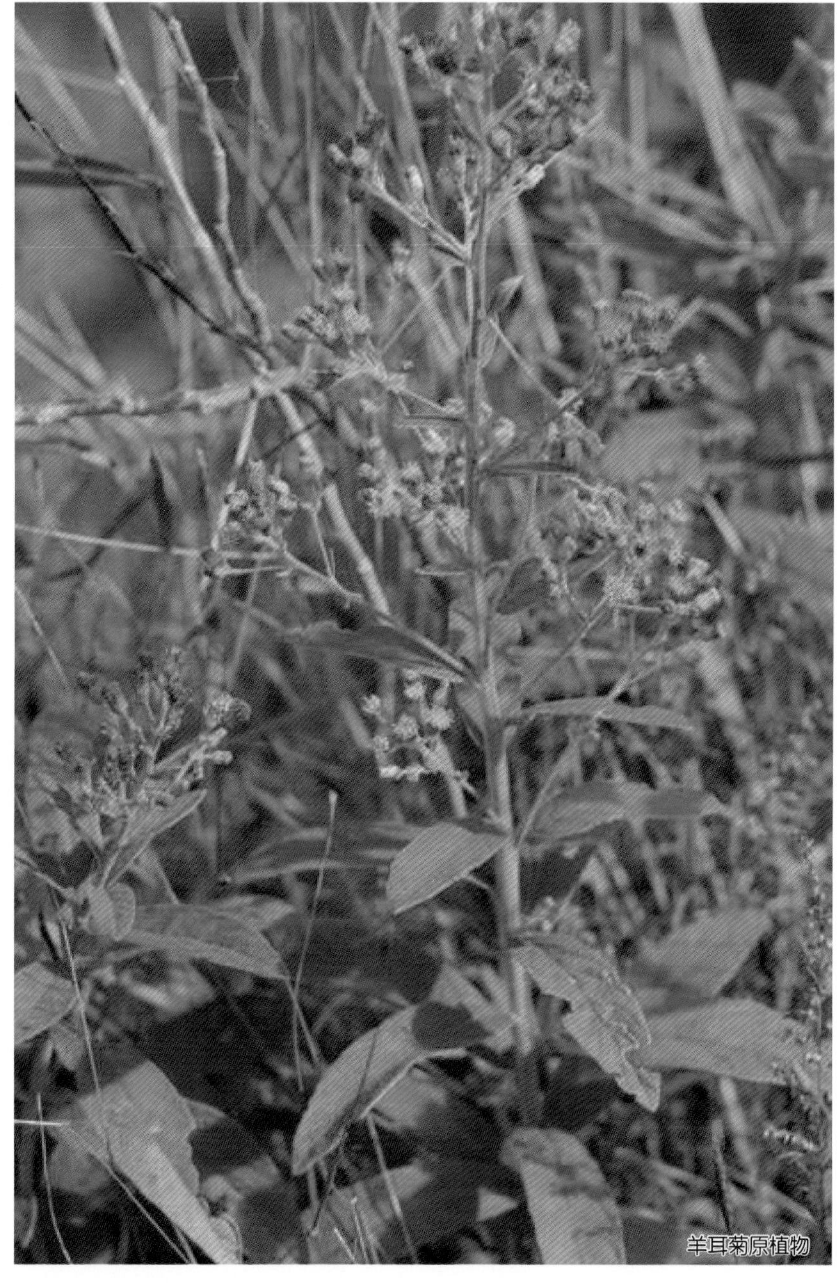

羊耳菊原植物

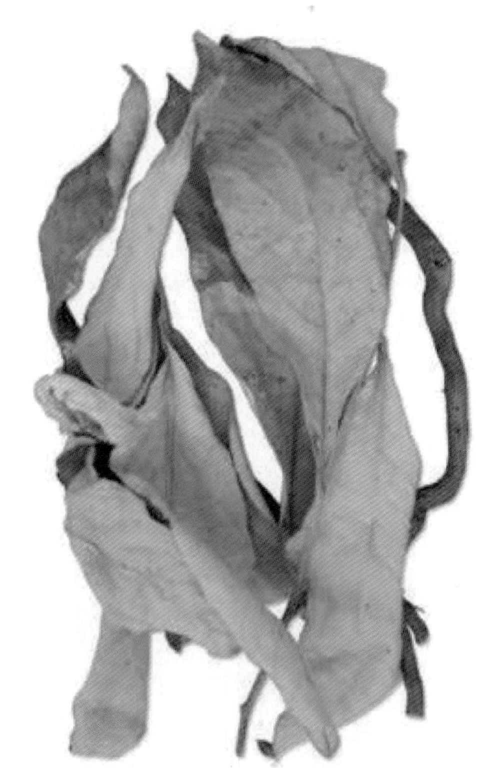

羊耳菊药材

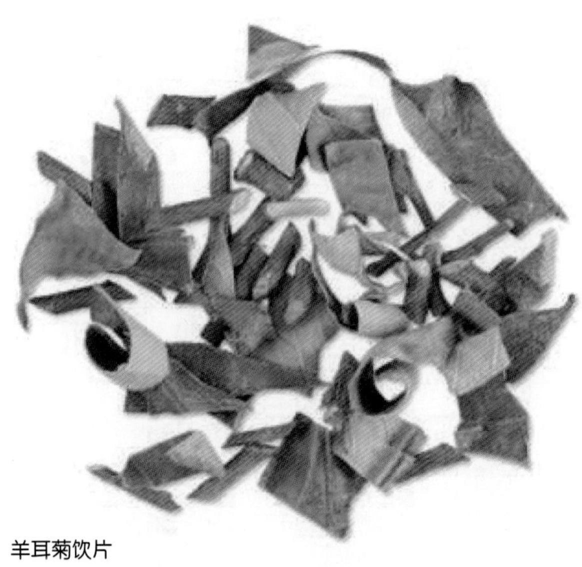

羊耳菊饮片

2,4,5,6-tetraagnelate），百里香酚（thymol），异百里香酚（*iso*-thymol），*β*-金合欢烯（*β*-farnesene），角鲨烯（squalene），1*β*,10*α*-环氧-1,10-二氢丁香烯（1*β*,10*α*-epoxy-1,10-dihydrocaryophyllene），2,3-二羟基-9-当归氧基大牻牛儿烯内酯（2,3-dihydroxy-9-angeloxygermacra-4-en-6,12-olide）[2]。

皮含羽扇豆醇（lupeol），*β*-谷甾醇（*β*-sitosterol），齐墩果酸（oleanolic acid），二十四烷酸（lignocerane acid），油酸（oleic acid），硬脂酸（stearic acid），癸酸（capric acid），棕榈酸（palmitic acid），肉豆蔻酸（myristic acid），月桂酸（lauric acid），辛酸（caprylic acid）[2]。根中含3*β*-羟基木栓烷，即表木栓醇（*epi*-friedelino1），紫丁香酸葡萄糖苷（glucosyringic acid），*α*-D-甲基呋喃果糖苷（methyl-*α*-D-frucofuranoside），香草酸（vanillic acid），胡萝卜苷（daucostero1），*β*-谷甾醇（*β*-sitostero1），三十烷酸（triacontanoic acid）[3]；根中还发现了东莨菪苷（scopolin），二十八烷酸（octacosanoic acid），三十三烷（tritriacontane），（2*S*,3*S*,4*R*,8*E*）-2-[（2*R*）-2′-羟基二十二烷酸酰胺]-十八烷-1,3,4-三醇{（2*S*,3*S*,4*R*,8*E*）-2-[（2*R*）-2′-hydroxydocosanosylamino]-octadecane-1,3,4-triol}，（2*S*,3*S*,4*R*,8*E*）-2-[（2*R*）-2′-羟基二十三烷酸酰胺]-十八烷-1,3,4-三醇{（2*S*,3*S*,4*R*,8*E*）-2-[（2*R*）-2′-hydroxytricosanosylamino]-octadecane-1,3,4-triol}，（2*S*,3*S*,4*R*,8*E*）-2-[（2*R*）-2′-羟基二十四烷酸酰胺]-十八烷-1,3,4-三醇{（2*S*,3*S*,4*R*,8*E*）-2-[（2*R*）-2′-hydroxytetracosanosylamino]-octadecane-1,3,4-triol}，（2*S*,3*S*,4*R*,8*E*）-2-[（2*R*）-2′-羟基二十五烷酸酰胺]-十八烷-1,3,4-三醇{（2*S*,3*S*,4*R*, 8*E*）-2-[（2*R*）-2′-hydroxypentacosanosylamino]-octadecane-1,3,4-triol}，（2*S*,3*S*,4*R*,8*E*）-2-[（2*R*）-2′-羟基二十六烷酸酰胺]-十八烷-1,3,4-三醇{（2*S*,3S,4*R*,8*E*）-2-[（2*R*）-2′-hydroxyhexacosanosylamino]-octadecane-1,3,4-triol}[4]。

【药理作用】

止咳　羊耳菊煎剂小鼠腹腔注射对氨水喷雾法引起的咳嗽有止咳作用[5]。

【临床研究】

小儿夏季热　羊耳菊10~30g，桑根子10~15g，黄芪、葛根、麦冬各6~10g，水煎服。结果：共观察112例，治愈101例，未愈11例[6]。

【性味归经】味辛、甘、微苦，性温。归肺、肝、肾经。

【功效主治】祛风散寒，行气利湿，解毒消肿。主治风寒感冒，咳嗽，乳腺炎，肝炎，泻痢，风湿痹痛，痔疮，湿疹，疥癣。

【用法用量】内服：煎汤，15~30g。外用适量，捣敷；或水煎洗。

【使用注意】用药期间禁食酸、辣食物。

【经验方】

1. 黄水疮　白牛胆鲜全草适量，紫金皮（长柄南五味子）鲜根60g，明矾6g，猪油60g。水煎洗患处，每日2次。（《常用青草药选编》）

2. 毒蛇咬伤后伤口溃烂　大力王、假葡萄藤、铺地黏各适量。水煎，洗患处，每日3~5次。（《广西民间常用中草药手册》）

3. 跌打瘀积，风湿骨痛　大力王90g，大叶南五味子90g，八角王60g，浸酒1500ml。每日服2次，每次服15~30ml。并擦患处。（《广西民间常用中草药手册》）

4. 目痛　白牛胆鲜叶30g。水煎服。（《泉州本草》）

5. 感冒头痛　白牛胆全草15g，一枝黄花15g，金银花9g。水煎服。（《浙江民间常用草药》）

6. 慢性支气管炎　白牛胆全草30g。煎浓汁，每次服10ml，每日2次。（《中国民族药志》）

7. 肺结核　白牛胆全草45~60g，猪排骨120g。煮熟，食肉服汤。（《浙江药用植物志》）

8. 胆结石及胆囊炎　羊耳菊、白花蛇舌草、牛皮消各15g，连钱草30g，石菖蒲6g，皂角3g。水煎3次分服。（《常用中草药配方》）

9. 腰腿痛　羊耳菊30g，胡枝子根18g，大风藤9g，当归18g。水煎，每日2次分服。（《常用中草药配方》）

10. 痔疮，疥癣　羊耳菊60g。煎水洗患处。（《湖南药物志》）

11. 疟疾　白牛胆30g。水煎服。（《湖南药物志》）

12. 产后伤风　羊耳菊18g，华荆芥9g，木芙蓉12g。水煎服。（《常用中草药配方》）

【参考文献】

[1] 谢红刚，张宏武，张江，等.羊耳菊的化学成分.中国天然药物，2007，（3）：193.

[2] 国家中医药管理局《中华本草》编委会.中华本草.上海：上海科学技术出版社，1999：6911.

[3] 郭启雷，杨峻山，刘建勋.羊耳菊的化学成分研究.中成药，2007，29（6）：887.

[4] 郭启雷，杨峻山，刘建勋.羊耳菊的化学成分研究（Ⅱ）.中药材，2007，30（1）：35.

[5] 新医药通讯，1971，（6）：65.

[6] 唐冬秀.羊耳菊合剂治疗夏季热112例.湖北中医杂志，1986，（3）：20.

Yang jiao ao

羊角拗

Strophanthi Divaricati Folium
[英]Divaricate Striphanthus Leaf

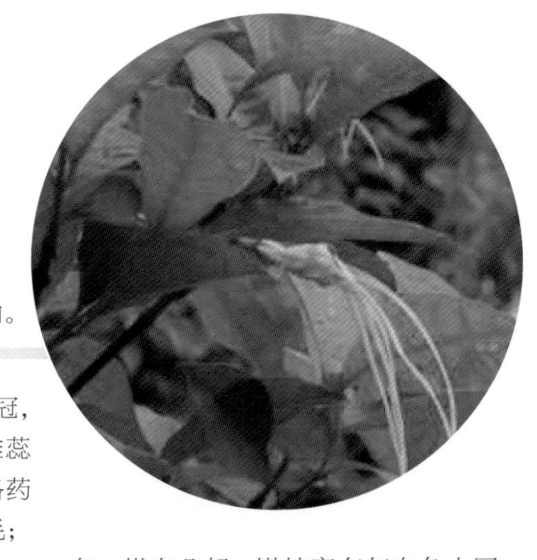

【别名】羊角纽、羊角藕、大羊角扭蓝、菱角扭、打破碗花、鲤鱼橄榄、金龙角。

【来源】为夹竹桃科植物羊角拗 *Strophanthus divaricatus*（Lour.）Hook. et Am. 的茎叶。

【植物形态】多年生灌木或藤本，直立。秃净，多匍匐枝，折之有乳汁流出，小枝通常棕褐色，密被灰白色皮孔。叶对生，具短柄；叶片厚纸质，椭圆形或长圆形，长 4~10cm，宽 2~4cm，先端短渐尖或急尖，基部楔形，全缘；侧脉每边通常 6 条，斜扭上升，叶缘前网结。花大形，黄白色，顶生或 3 花合生呈聚伞花序；花梗纤细；苞片和小苞片线状披针形；花萼萼片 5，披针形，先端长渐尖，绿色或黄绿色，内面基部有腺体；花冠黄色，漏斗形，花冠筒淡黄色，上部 5 裂，裂片基部卵状披针形，先端线形长尾状，裂片内面具由 10 枚舌状鳞片组成的副花冠，白黄色，鳞片每 2 枚基部合生；雄蕊 5，内藏，花药箭形，基部具耳，各药相连于柱头，花丝纺锤形，被柔毛；子房由 2 枚离生心皮组成，半下位。花柱圆柱状，柱头棍棒状，先端浅裂。蓇葖果木质，双出扩展，极厚，干时黑色，具纵条纹；种子纺锤形而扁，上部渐狭而延长成喙，喙轮生白色丝状种毛，具光泽。

【分布】广西主要分布于南宁、梧州、玉林等地。

【采集加工】全年均可采收，切段，晒干。

【药材性状】茎枝圆柱形，略弯曲，多成 30~60cm 的长段；表面棕褐色，有明显的纵沟及纵皱纹，粗枝皮孔灰白色，横向凸起。嫩枝密布灰白色小圆点皮孔；质硬脆，断面黄绿色，木质，中央可见髓部。叶对生，皱缩，展开后呈椭圆状长圆形，长 3~8cm，宽 2.5~3.5cm，全缘。气微，味苦，有大毒。

【品质评价】以茎枝幼嫩、叶多者为佳。

【化学成分】羊角拗的叶含强心苷（cardiac glycoside），包括迪可苷元（decogenin），沙门苷元（sarmentogenin），沙木苷元（sarmutogenin），毕平多苷元，沙门洛苷元[1]。

根含强心苷，包括沙门苷元，沙木苷元，沙门洛苷元[1]。

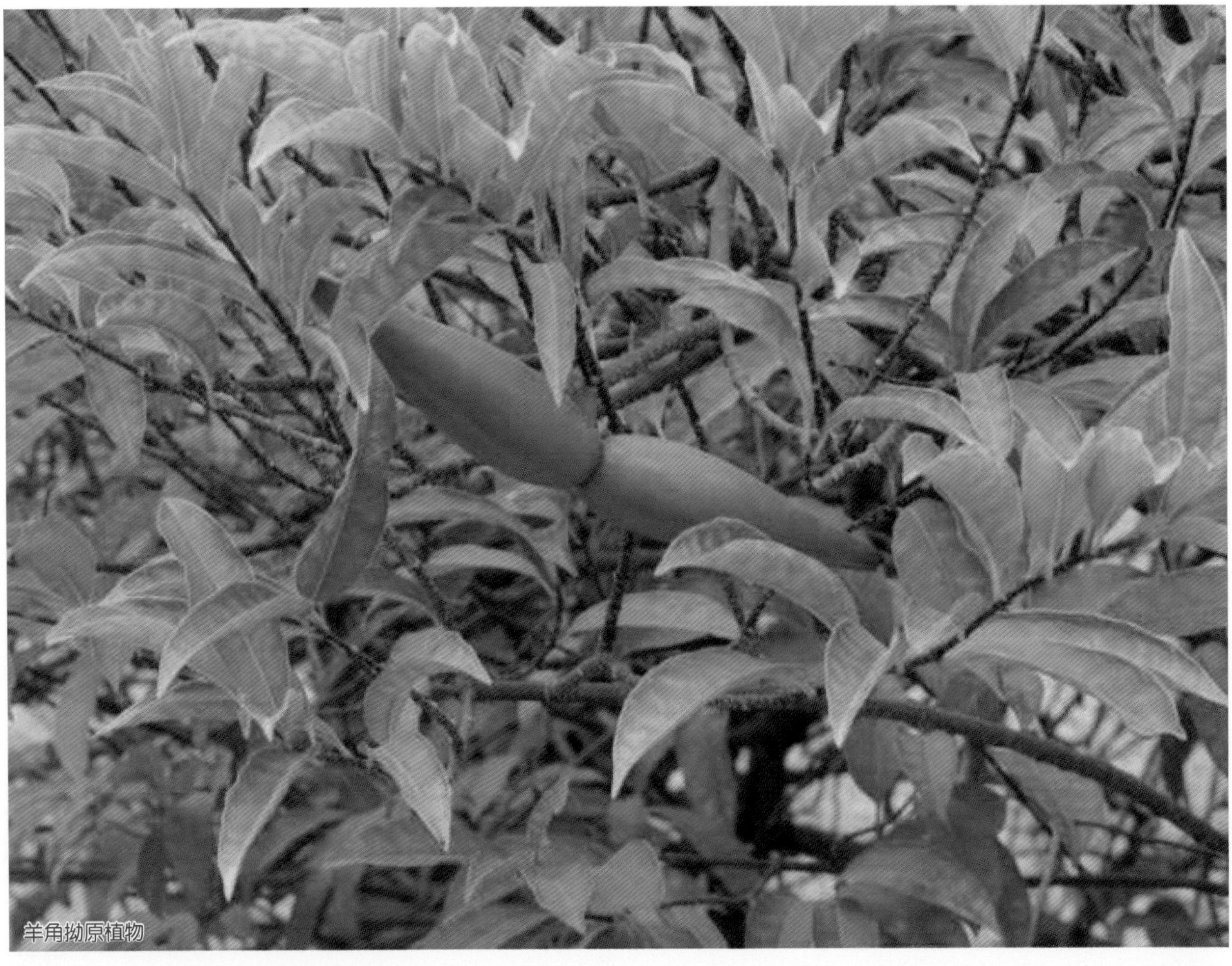

羊角拗原植物

茎所含强心苷及苷元有沙门苷元-3-*O*-D-葡萄糖基-L-夹竹桃糖苷（sarmentogenin-3-*O*-D- Glucosyl-L-cerberid），沙门苷元-3-*O*-D-葡萄糖基-L-地芰糖苷，沙门苷元。还含橡胶肌醇（dambonitol）[1]。

【药理作用】

升高心室肌细胞钙离子浓度　羊角拗苷800nmol/L对心室肌细胞Ca^{2+}有升高作用，该升高作用依赖于细胞外Ca^{2+}的存在，可能主要由T型钙通道介导，L型钙通道和Na^{+}-Ca^{2+}交换蛋白亦参与其中[2]。

【性味归经】味苦，性寒；有大毒。归肝经。

【功效主治】祛风湿，通经络，解疮毒，杀虫。主治风湿痹痛，小儿麻痹后遗症，跌打损伤，痈疮，疥癣。

【用法用量】外用适量，煎水洗；或捣敷；或研末调敷。

【使用注意】本品毒性较大，多作外用，一般不作内服。生品内服极易中毒，往往先出现头痛、头晕、恶心、呕吐、腹痛、腹泻、烦躁、谵语，其后四肢冰冷出汗、脸色苍白、脉搏不规则、瞳孔散大、对光反应不敏感，继而出现痉挛、昏迷、心跳停止而死亡。

【经验方】

1. 乳痈初期　羊角拗鲜叶、红糖同捣烂，烤热外敷。（《福建中草药》）
2. 骨折　羊角拗根、辣椒根、柳树根各等量，研末，韭菜头捣水拌匀，温敷损伤或骨折处（要先复位，夹板固定）。（《福建药物志》）

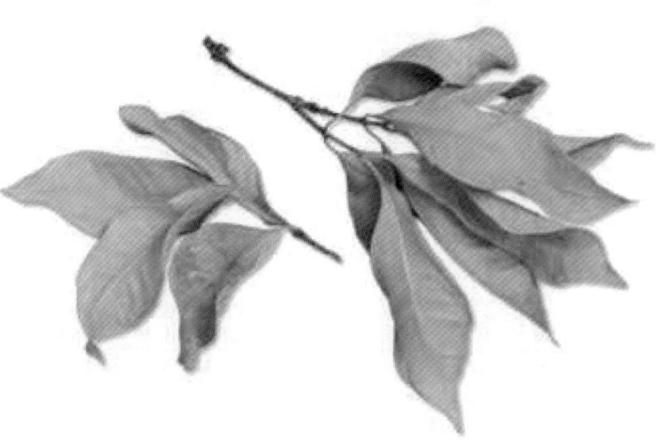

羊角拗药材（叶）

羊角拗药材（茎）

【参考文献】

[1] 南京中医药大学.中药大辞典（上册）.第2版.上海：上海科学技术出版社，2006：1328.

[2] 邱奕宁，简珊，彭其斌，等.羊角拗苷对豚鼠心室肌细胞内游离钙离子浓度的影响.中国药理学与毒理学杂志，2007，21（5）：381.

Yang jiao cai
羊角菜

Cassiae Occidentalis Semen
[英]Coffee Senna Seed

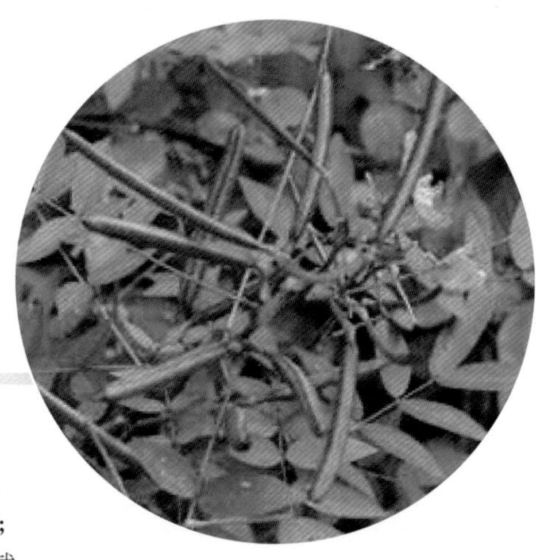

【别名】金豆子、羊角豆、野扁豆、飞天蜈蚣、铁蜈蚣、凤凰草。

【来源】为豆科植物望江南 *Cassia occidentalis* L. 的叶和种子。

【植物形态】多年生灌木或半灌木。分枝少，无毛。叶互生，偶数羽状复叶；叶柄离基部约 2mm 处有一枚大而褐色、圆锥形的腺体；小叶 4~5 对，叶片卵形至椭圆状披针形，长 4~9cm，宽 2~3.5cm，先端渐尖，有缘毛，基部近于圆形，稍偏斜，全缘，上面密被细柔毛，下面无毛。伞房状总状花序顶生或腋生；苞片线状披针形或长卵形，早落；萼片不相等，5 片，分离；花瓣 5，黄色，倒卵形，先端圆形，基部具短狭的爪；雄蕊 10，发育雄蕊 7；子房线形而扁，被白色长毛，柱头截形。荚果扁平，线形，褐色。种子卵形，稍扁，淡褐色，有光泽，种子间有薄的横隔膜。

【分布】广西主要分布于天峨、南丹、凤山、田阳、田东、德保、天等、龙州、邕宁、南宁、武鸣、上林、桂平、博白、北流、岑溪等地。

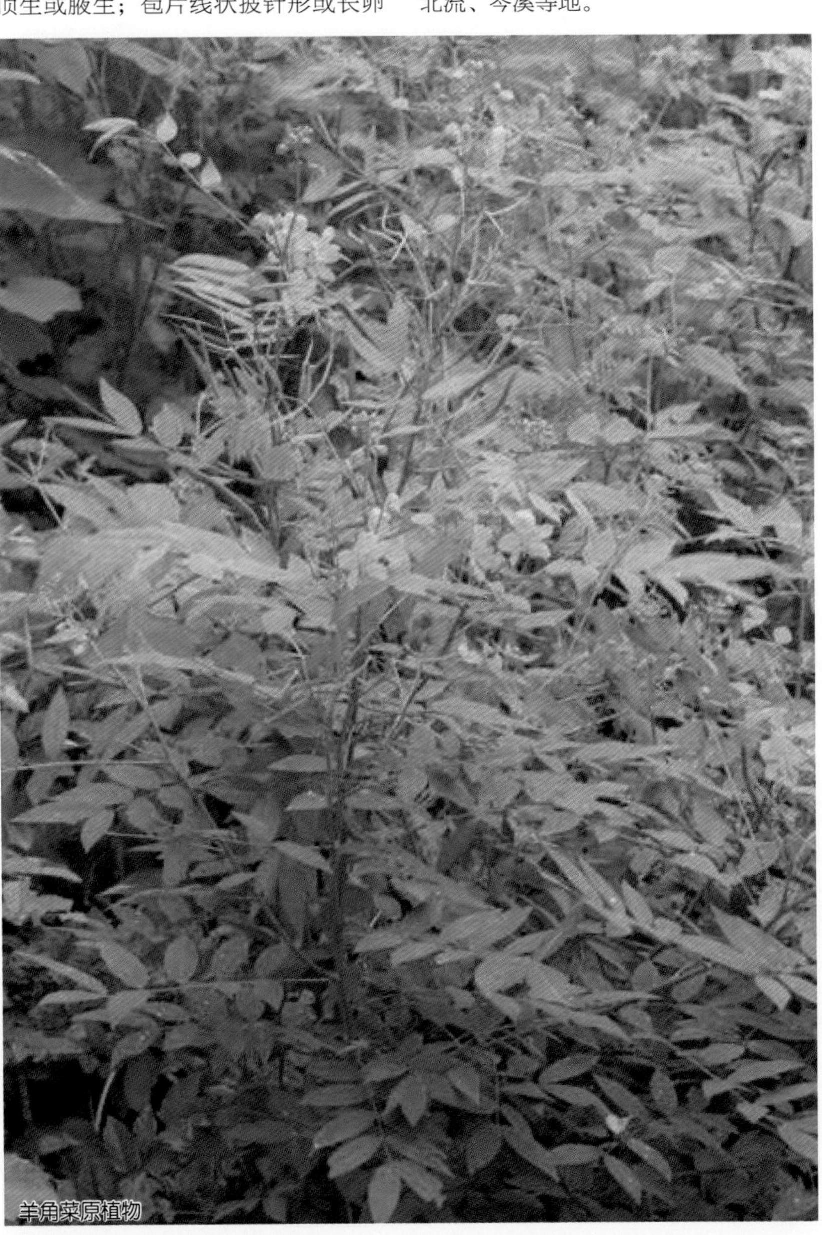
羊角菜原植物

【采集加工】夏季植株生长旺盛时采收，阴干。

【药材性状】种子扁卵形或扁桃形，一端渐尖，向一侧偏斜，具种脐，另端微凹陷，长 3~5mm，宽 3~5mm，厚 1~2mm。表面灰绿色或灰棕色，稍有光泽，中央凹陷，凹陷部位长圆形或圆形，边缘有白色网状或放射状条纹。味微苦。

【品质评价】以颗粒均匀、饱满者为佳。

【化学成分】本品根含金钟柏醇 - Ⅰ（occidentalol- Ⅰ），金钟柏醇 - Ⅱ（occidentalol- Ⅱ），大黄酚（chrysophanol），大黄素（emodin），青霉素（pinselin），大黄素 -8- 甲醚（emodin-8-methyl ether），计米大黄蒽酮（germichrysone），甲基计米决明蒽酮（methylgermitorosone），东非山扁豆醇（singueanol- Ⅰ）[1]。

叶含大黄酚及一种双蒽醌[1]，β- 谷甾醇（β-sitosterol），大黄素甲醚（physcione），大黄素甲醚吡喃葡萄糖苷（physcione-β-D-glucopyranoside）[2]。

【药理作用】

1. 抗突变、防癌　望江南水提取物在 Ames 试验中，在大鼠肝匀浆上清液提取物存在下，能抑制黄曲霉素 B_1、苯并芘诱导的突变[3]。望江南水提取物给小鼠灌胃，可减少苯并芘、环磷酰胺引起的染色体畸变，降低肝脏细胞色素 P450 水平，提高谷胱甘肽转移酶和谷胱甘肽含量[4]。

2. 抗疟　望江南叶乙醇提取物或二氯甲烷提取物体外能抑制疟原虫生长，有抗疟活性[5,6]。望江南根皮乙醇或二氯甲烷提取物灌胃，对感染伯格鼠疟原虫的小鼠有抗疟作用[7]。

3. 抗微生物　望江南叶提取物可抑制枯草芽孢杆菌、金黄色葡萄球菌[8]。

望江南根抑制伤寒沙门菌属[9]。望江南体外抑制絮状表皮癣菌等真菌[10]。

4. 抗炎等作用　望江南叶粉抑制大鼠角叉菜胶诱导的足肿胀和棉球肉芽肿慢性炎症，降低肉芽肿渗出物中过氧化脂质、磷脂酶 A_2 等含量，增加碱性磷酸酶含量等。叶粉还能增加低渗状态下的红细胞膜稳定性[11]。望江南叶水 - 乙醇提取物对乙酰氨基酚或乙醇引起的大鼠肝损伤有保护作用[12]。望江南水提取物灌胃，对抗环磷酰胺引起的小鼠体液免疫抑制，使受抑的骨髓细胞恢复正常[13]。

【临床研究】

1. 多种肌痉挛　单用望江南（10~40g）或配伍其他中药，如胃痉挛可伍旋覆代赭汤加减，膈肌痉挛可伍陈皮，面肌痉挛可伍桑枝，眼轮匝肌痉挛可伍桑叶，腓肠肌痉挛配伍牛膝。结果：治疗 156 例（其中胃痉挛 28 例，膈肌痉挛 12 例，面肌痉挛 25 例，眼轮匝肌痉挛 53 例，腓肠肌痉挛 38 例），痊愈 122 例，好转 34 例[14]。

2. 便秘　①用望江南 30g，桃仁 10g，临床进行辨证加减：有气虚者，加黄芪 30g、白术 30g；兼血虚者，加生首乌 15g、当归 15g；兼阴虚者，加生地黄 15g、枸杞子 10g；兼阳虚者，加肉苁蓉 15g、升麻 10g；兼有郁热者，加生大黄 6g（后下）、炒枳实 10g。每日 1 剂，水煎服，6 天为 1 个疗程。结果：治疗老年便秘 20 例，1 个疗程痊愈 6 例，2 个疗程痊愈 9 例，3 个疗程痊愈 4 例，4 个疗程痊愈 1 例[15]。②望江南 30g，单味一次煎汤口服，第二天即可排出软便。以后每天 1 剂，即可保持大便通畅。如再养成每天解大便的习惯，心情舒畅，多吃含纤维素的食物，则停药后便秘症状可明显改善，该药还具有平肝的功效，对老年高血压病人的便秘及某些解大便时不能过分用力的病人尤为适宜[16]。

3. 顽固性头痛　①用望江南种子 15~30g，纱布包煎，每日 1 剂，头二煎各得汁 200ml，早晚饭后服用。10 剂为 1 个疗程，必要时可连服 3 个疗程。结果：治疗 70 例，1 个疗程痊愈 23 例，2 个疗程痊愈 19 例，3 个疗程痊愈 11 例，好转 10 例，无效 7 例。痊愈率 75.7%，好转率 14.3%，总有效率 90%。且在治疗过程中未发现明显毒副作用[17]。②望江南 15~30g，川芎、丹皮各 10g，细辛 3g，蜈蚣 2 条，白芍、生地黄各 30g，甘草 6g。并进行临床辨证加减。水煎服，每日 1 剂，2 周为 1 个疗程。服药 1 个疗程未愈者可再服 1 个疗程，2 个疗程后观察疗效。结果：治疗 35 例，治愈 21 例，占 60%，好转 11 例，占 31%，无效 3 例，占 9%，总有效率 91%[18]。

【性味归经】味苦，性寒；有小毒。归肺经。

【功效主治】肃肺止咳，清肝和胃，解毒消肿，利尿。主治咳嗽气喘，头痛目赤，血淋，痈肿疮毒。

【用法用量】内服：煎汤，6~9g，鲜品 15~30g；或捣汁。外用适量，鲜叶捣敷。

【使用注意】体虚病人慎服。

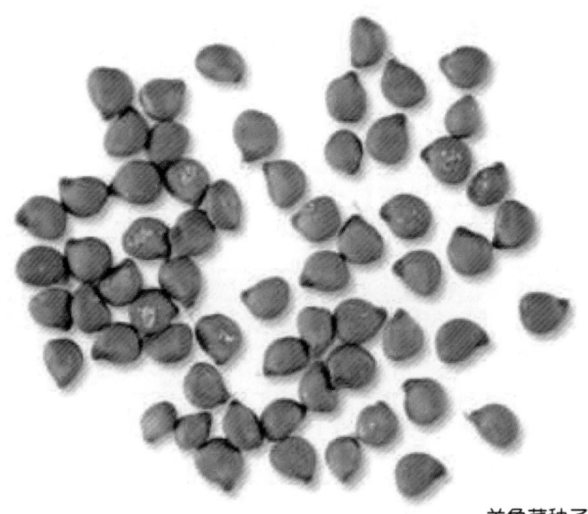

羊角菜种子

【经验方】

1. 肿毒　金豆子叶，晒研，醋和敷，留头即消；或酒下二三钱。（《本草纲目拾遗》）

2. 蛇头疔　鲜羊角豆叶一握，和白麻子捣烂敷贴患处。（《福建民间草药》）

3. 血淋　羊角豆全草 30g，水煎服。（《福建民间草药》）

【参考文献】

[1] 国家中医药管理局《中华本草》编委会 . 中华本草 . 上海：上海科学技术出版社，1999：3058.
[2] Niranjan GS, 等 .PlantaMediea，1973，23（3）：298.
[3] Sharma N.Drug Chem Toxicol， 2000， 23（3）：477.
[4] Sharma N.Drug Chem Toxicol，1999，22（4）：643.
[5] Tona L.J Ethnopharmacol， 2004， 93（1）：27.
[6] Tona L.J Ethnopharmacol，1999，68（1-3）：193.
[7] Tona.Ann Trop Med Parasitol，2001，95（1）：47.
[8] Samy RP.J Ethnopharmacol， 2000，69（1）：63.
[9] Perez C.J Ethnopharmacol， 1994，44（1）：41.
[10] Caceres A.J Ethnopharmacol， 1991，31（3）：263.
[11] Sadique J. J Ethnopharmacol，1987，19（2）：201.
[12] Jafri MA. J Ethnopharmacol， 1999，66（3）：355.
[13] Bin-Hafeez B.J Ethnopharmacol， 2001，75（1）：13.
[14] 闵捷，卢寅熹 . 望江南治疗多种肌痉挛的疗效观察 . 上海中医药杂志，1985，（5）：30.
[15] 曲丽卿 . 望江南治疗老年便秘 . 山东中医杂志，1997，16（4）：186.
[16] 吴国忠 . 望江南治疗习惯性便秘 . 中成药，1987，（5）：47.
[17] 吴成善 . 望江南治疗顽固性头痛 70 例 . 中医临床与保健，1990，2（2）：14.
[18] 徐惠华 . 重用望江南治疗顽固性头痛体会 . 现代中西医结合杂志，2006，15（6）：767.

Yang ti jia

羊蹄甲

Bauhiniae Hupehanae Radix
[英]Hupeh Bauhinia Root

【别名】洋紫荆、弯叶树、红花紫荆、红紫荆。

【来源】为豆科植物羊蹄甲 *Bauhinia variegata* L. 的根。

【植物形态】多年生落叶乔木。树皮暗褐色，近光滑；幼嫩部分常被灰色短柔毛；枝广展，硬而稍呈“之”字曲折，无毛。单叶互生；叶柄被毛或近无毛；叶形变化大，广卵形至近圆形，长 5~9cm，宽 7~11cm，先端 2 裂达叶长的 1/3，裂片阔，钝头或圆，基部浅至深心形，有时近截形，两面无毛或下面略被灰色短柔毛；基出脉 9~15 条；叶近革质。总状花序顶生或侧生，极短缩，多少呈伞房花序式，少花，被灰色短柔毛；萼佛焰苞状，被短柔毛，一侧开裂；花瓣倒披针形或倒卵形，具瓣柄，紫红色或淡红色，杂以黄绿色及暗紫色的斑纹，近轴一片较阔；能育雄蕊 5，花丝纤细，无毛，退化雄蕊 1~5，丝状，较短；子房具柄，被柔毛，尤以缝线上被毛较密，柱头小。荚果带状，扁平，具长柄及喙；种子 10~15 颗，近圆形，扁平。

【分布】广西全区均有栽培。

【采集加工】全年均可采收，洗净，切片，晒干。

【药材性状】根圆锥形，外皮棕褐色，稍皱缩。表层常裂开，具横向皮孔，长 1~1.5cm，具分枝。质硬，不易折断，断面皮部薄，易与木部分离，木部宽，淡黄色。气微，味微苦。

【品质评价】以身干、粗壮、无泥沙者为佳。

【化学成分】本品全草含槲皮苷（quercitroside），异槲皮苷（*iso*-quercitroside），芸香苷（rutoside），花旗松素鼠李糖苷（taxifolinerhamnoside）[1]。

根含生物碱类 *N*-naphthylaniline，biocyclomahanimbine，马汉九里香碱（mahanimbine），吉九里香碱（girinimbine）[2]。萜类有无羁萜（friedelin），24（*R*）-9,19-cyclolanost-3-one-24,25-diol 和 24（*S*）-9,19-cyclolanost-3-one-24,25-diol。甾醇类有豆甾烷 -3- 酮，豆甾烷 -4- 烯 -3- 酮，豆甾烷 -3β- 醇 -6- 酮，豆甾烷 -5- 烯 -3β- 醇 -7- 酮。蒽醌化合物有大黄素甲醚 [3]，bauhinione[4]。

此外，还含有(–)-表儿茶素

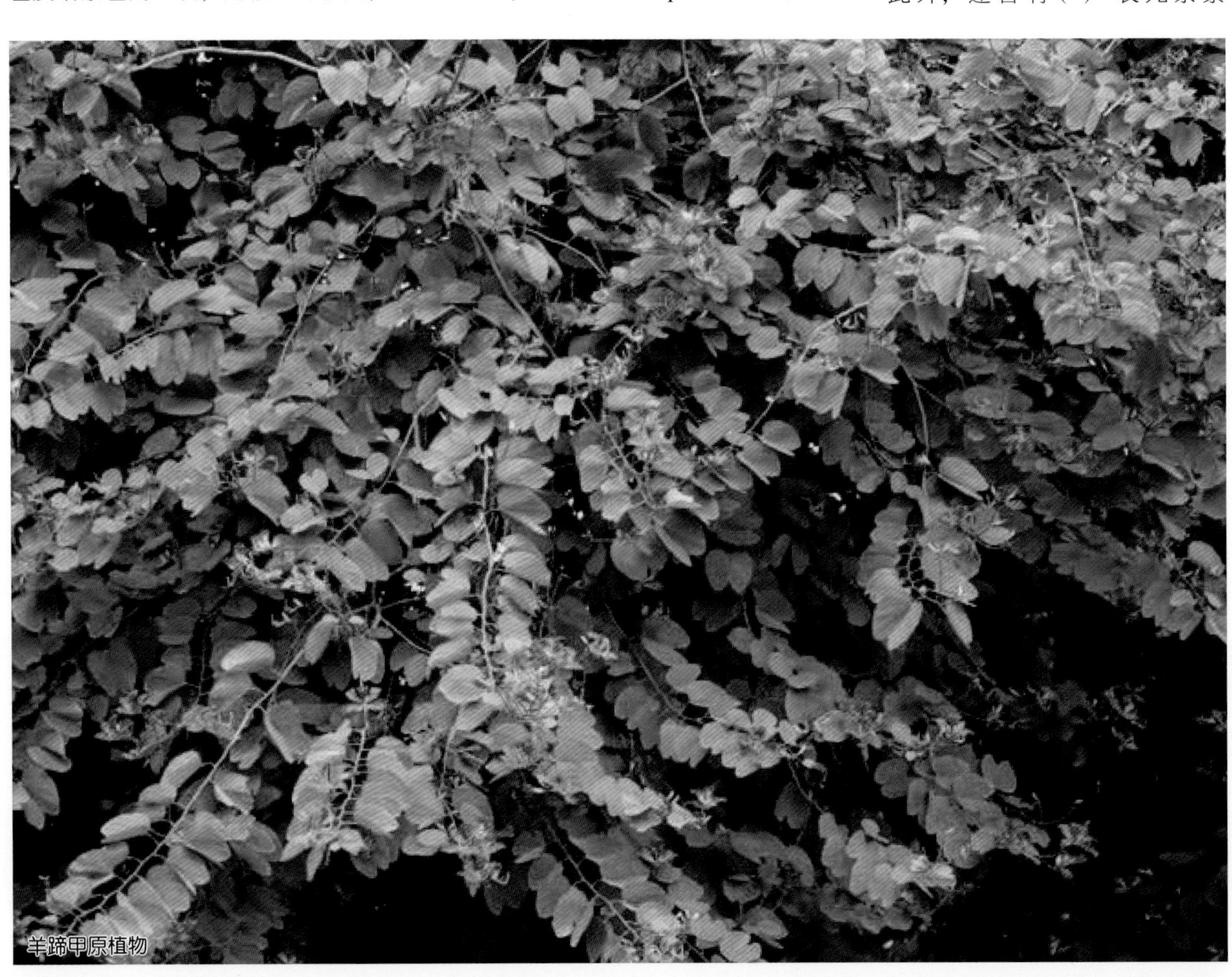
羊蹄甲原植物

[(–) -*epi*-catechin]，原儿茶酸（protocatechuic acid），原儿茶酸乙酯（protocatechuic acid ethyl ester），没食子酸甲酯（methyl gallate），没食子酸乙酯（ethyl gallate），对羟基苯甲酸（*p*-hydroxybenzoic acid），五味子苷（schizandriside）[5]。

【药理作用】

对免疫功能作用　紫羊蹄甲的凝集素能增强小鼠脾中白介素-2诱导T细胞亚群的反应[6]。

【性味归经】味苦、涩，性平。归脾、胃、肝经。

【功效主治】健脾祛湿，止血。主治消化不良，急性胃肠炎，肝炎，咳嗽咯血，关节疼痛，跌打损伤。

【用法用量】内服：煎汤，10~30g。

【经验方】

1. 咳嗽　羊蹄甲干根3~5钱煲猪瘦肉服。（《粤北草药》）
2. 咯血　羊蹄甲干根5钱~1两煲猪瘦肉服。（《粤北草药》）
3. 消化不良　羊蹄甲根适量水煎服。（《粤北草药》）

附　羊蹄甲叶

味淡，性凉。归肺、大肠经。功效：止咳化痰，通便。主治：咳嗽，支气管炎，便秘。内服：煎汤，10~15g。

羊蹄甲花

味淡，性凉。归肺、肝经。功效：清热解毒，止咳。主治：肺炎，气管炎，肺结核咯血，肝炎。内服：煎汤，9~15g。

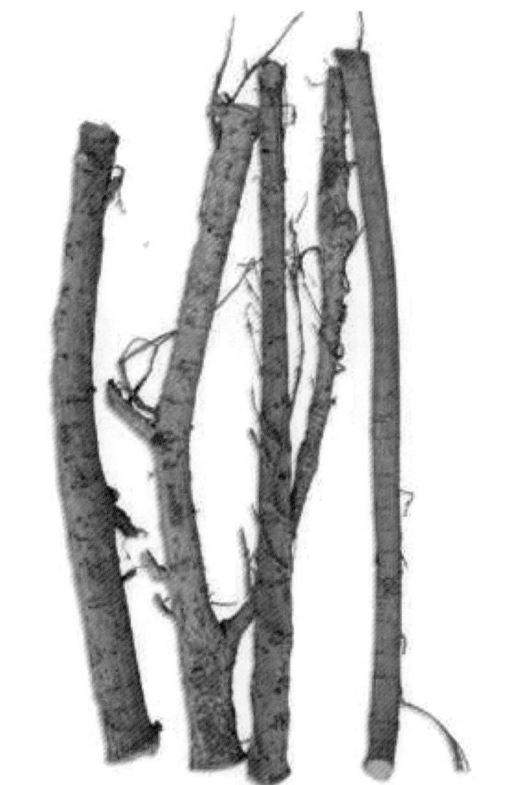

羊蹄甲药材

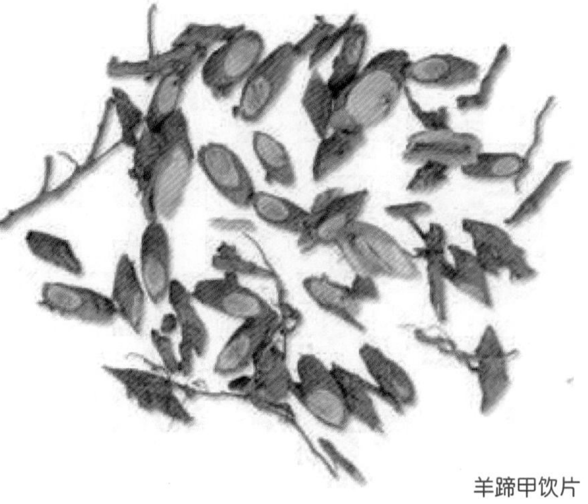

羊蹄甲饮片

【参考文献】

[1] 国家中医药管理局《中华本草》编委会. 中华本草. 上海：上海科学技术出版社，1999：2998.

[2] 赵燕燕，崔承彬，蔡兵，等. 洋紫荆中生物碱类抗肿瘤活性成分的研究. 中国药物化学杂志，2004，3（14）：169.

[3] 赵燕燕，崔承彬，蔡兵，等. 洋紫荆中化学成分的分离与鉴定. 中国药物化学杂志，2004，14（5）：294.

[4] ZHAO Yan-yan,CUI Cheng-bin, SUN Qi-shi.A new phenanthraquinone from the stems of Bauhinia variegate L.Journal of Asian Natural Products Research,2005,7（6）:835.

[5] 赵燕燕，崔承彬，蔡兵，等. 洋紫荆化学成分研究. 中国药物化学杂志，2005，15（5）：302.

[6] Imai Y. C A.1983.99:192973.

Deng long pao 灯笼泡

Physalis Peruvianae Herba
[英]Peru Groundcherry Herb

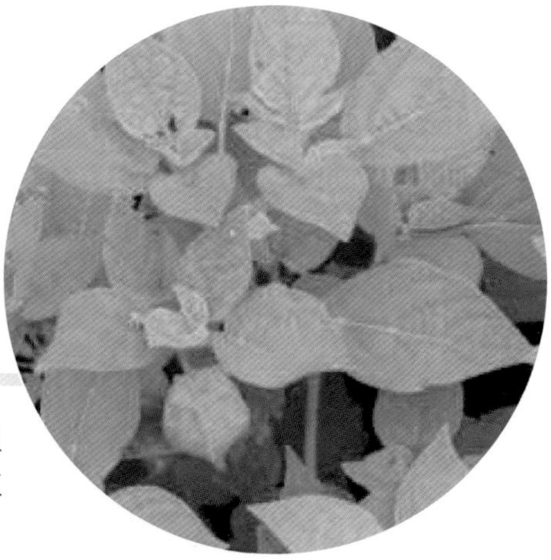

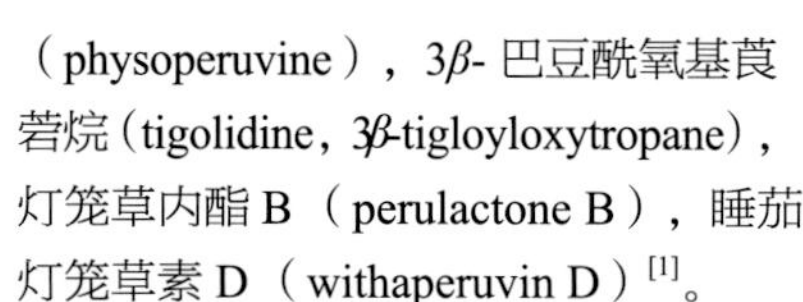

【别名】沙灯笼、灯笼草、打卜草、打额泡、天泡草、黄灯笼、天泡果、天泡子。

【来源】为茄科植物小酸浆 *Physlis minima* L. 的全草。

【植物形态】一年生草本。根细瘦。茎微卧或倾斜，多分枝，具短柔毛或近光滑。单叶生；叶柄细弱；叶片卵形或卵状披针形，长2~3cm，宽1~1.5cm，先端渐尖，基部斜楔形，全缘而波状或有少数粗齿。花单生于叶腋；花梗被短柔毛；花萼钟状，绿色，外被短柔毛，5裂，裂片三角形，结果时萼增大如灯笼状包围在果实外面，具突出5棱；花冠钟形，黄色，5浅裂；雄蕊5，着生于花冠管基部，花药黄白色；雌蕊1，子房圆形，2室，胚珠多数。浆果球形，黄色。种子多数，扁圆形，绿白色。

【分布】广西主要分布于柳江、贺州等地。

【采集加工】全年均可采收，洗净，切段，晒干。

【药材性状】全草长40~70cm。茎呈圆柱形，多分枝，表面黄白色。叶互生，具柄；叶片灰绿色或灰黄绿色，干缩，展平后呈卵圆形或长圆形，长2~6cm，宽1~5cm，先端渐尖，基部渐狭，叶缘浅波状或具不规则粗齿，两面被短茸毛，下面较密。叶腋处有灯笼状突破萼，呈压扁状，薄膜质，黄白色，内有近球形浆果。气微，味苦。

【品质评价】以全草幼嫩、色黄白、带果宿萼多者为佳。

【化学成分】全草含酸浆双古豆碱（phygrine），古豆碱（hygrine），托品碱（tropine），3*β*-乙酰氧基莨菪烷（3*β*-acetoxytropane），*N*-甲基吡咯烷基古豆碱A(*N*-methylpyrrolidinylhygrine A)，*N*-甲基吡咯烷基古豆碱B（*N*-methylpyrrolidinylhygrine B），3*α*-巴豆酰氧基莨菪烷（3*α*-tigloyloxytropane），红古豆碱（cuscohygrine），灯笼草碱（physoperuvine），3*β*-巴豆酰氧基莨菪烷（tigolidine，3*β*-tigloyloxytropane），灯笼草内酯B（perulactone B），睡茄灯笼草素D（withaperuvin D）[1]。

叶中含酸浆内酯(physalolactone)，酸浆内酯B、C，23-羟基酸浆内酯（23-hydroxyphysalolactone），4-去氧酸浆内酯（4-deoxlolactone），酸浆内酯B-3-*O*-*β*-D-吡喃葡萄糖苷（physalolactone B-3-*O*-*β*-D-glucopyranoside），灯笼草内酯，酸浆苦味素A（physalin A），2,3-二氢睡茄内酯E（2,3-dihydrowithanolide E），4-*β*-羟基睡茄内酯E（4-*β*-hydroxywithanolide E），睡茄内酯（withanolide）E、S，两种24-*E*-22*β*-乙酰氧基-1*α*,3*β*-

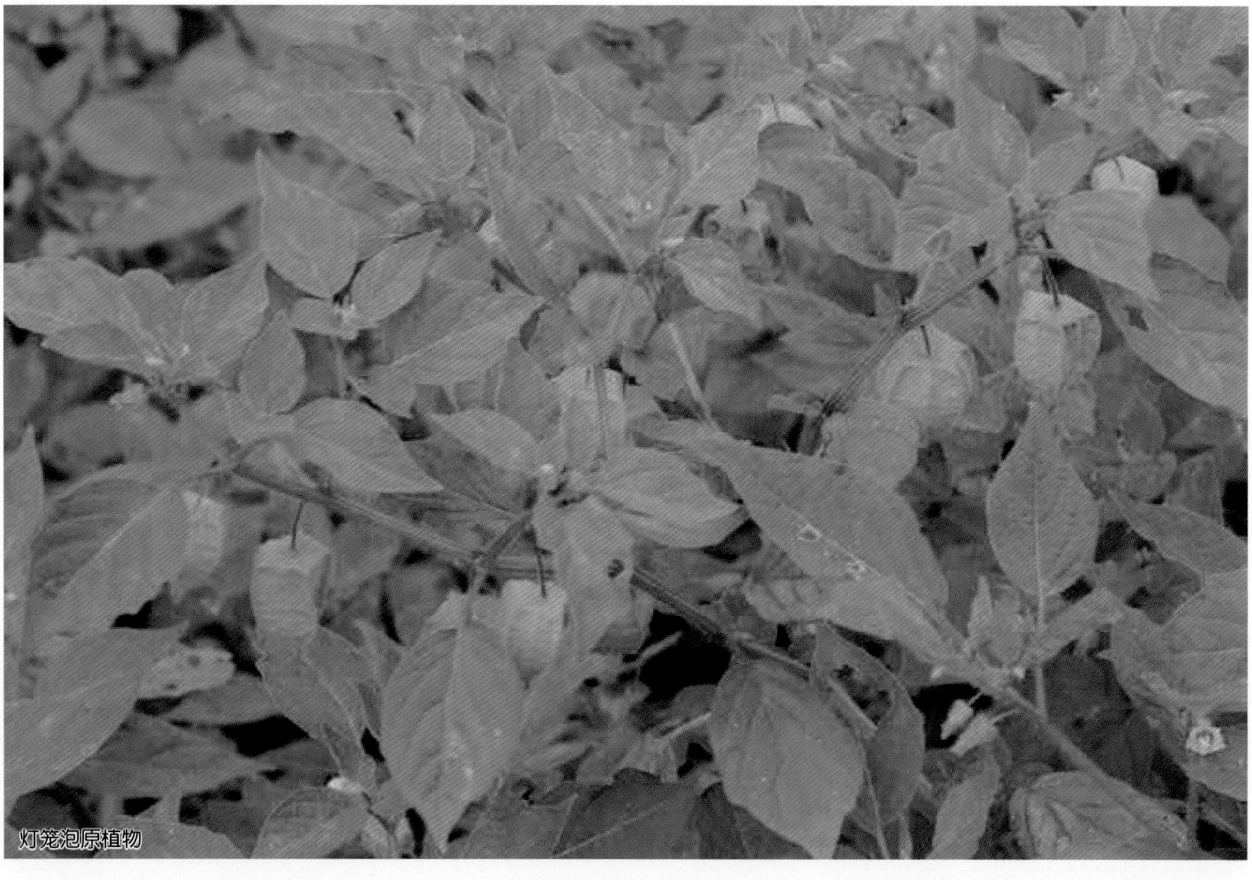

灯笼泡原植物

二羟基-5,24-麦角二烯-26-酸的酯苷化合物（glycoside esters of 24-*E*-22*β*-acetoxy-1*α*,3*β*-dihydroxyergosta-5,24-dien-26-oic acid）。还含多种黄酮苷：山柰酚-3-芸香糖苷（kaempferol-3-rutinoside），山柰酚-3-刺槐二糖苷（kaempferol-3-robinobioside），山柰酚-3-芸香糖苷-7-葡萄糖苷（kaempferol-3-rutinoside-7-glucoside），山柰酚-3-刺槐二糖苷-7-葡萄糖苷（kaempferol-3-robinobioside-7-glucoside），槲皮素-3-芸香糖苷（quercetin-3-rutinoside），槲皮素-3-刺槐二糖苷（quercetin-3-robinobioside）槲皮素-3-芸香糖苷-7-葡萄糖苷（quercetin-3-rutinoside-7-glucoside），槲皮素-3-刺槐二糖苷-7-葡萄糖苷（quercietin-3-robinobioside-7-glucoside）[1]。

根中含右旋灯笼草碱，消旋灯笼草碱，右旋*N,N*-二甲基灯笼草碱盐（*N,N*-dimethylphysoperuvinium salt），睡茄灯笼草素（withaperuvine），睡茄灯笼草素E、F、G、H，酸浆双古豆碱，*β*-谷甾醇（*β*-sitosterol），*β*-谷甾醇-*β*-D-葡萄糖苷（*β*-sitosterol-*β*-D-glucoside），酸浆内酯，4*β*-羟基睡茄内酯E，芸香苷（rutin），3*β*-巴豆酰氧基托烷，3*α*-巴豆酰氧基托烷。还含乌索酸（ursolic acid），异樱花素（*iso*-sakuranetin），香蜂草苷（didymin），6′-十六碳酸酯基-*α*-菠甾醇-3-*O*-*β*-D-葡萄糖苷（6′-palmityl-*α*-spinasteryl-3-*O*-*β*-D-glucoside）和6′-十八碳酸酯基-*α*菠甾醇-3-*O*-*β*-D-葡萄糖苷（6′-stearyl-*α*-spinasteryl-3-*O*-*β*-D-glucoside）[2]。

挥发性成分有：2-甲基丁酸甲酯（2-methyl-methyl butyrate），2,5-二甲基-4-羟基-3（2H）-呋喃酮[2,5-dimethyl-4-hydroxy-3（2H）-furanone]，2,5-二甲基-4-甲氧基-3（2H）-呋喃酮[2,5-dimethyl-4-methoxy-3（2H）-furanone]，4-辛酸内酯（4-octanolide），5-辛酸内酯（5-octanolide），*β*-紫罗兰酮（*β*-ionone），*β*-突厥蔷薇酮（*β*-danascenone），枸橼酸（citric acid），以及少量有机脂肪酸、苯甲酸等[1]。

【药理作用】

1. 抗炎　天泡子叶水提物对角叉菜胶所致大鼠足趾肿胀有剂量依赖性抑制作用，最大剂量的作用可与保泰松相比[3]。

2. 抗癌　金灯笼浆果的生物总碱在体外对小鼠S180肉瘤细胞DNA合成有抑制作用，对自身正常骨髓造血细胞亦有抑制作用[4]。

3. 致流产　天泡子分离出的酸浆苦味素X 100mg/kg注射，可使动物流产率高于75%。该化合物大鼠口服的半数致死量（LD_{50}）为2g/kg，腹腔注射的LD_{50}为1g/kg[5]。

【临床研究】

烧烫伤　用蛤蟆灯笼草药膏（将蛤蟆叶、灯笼草晒干研成细粉末，用细筛筛过，越细越好。取蛤蟆叶粉、灯笼草粉各等份，用麻油或茶油适量，调成糊状备用）治疗烧烫伤54例，取得了较好的效果[6]。

【性味归经】味苦，性凉。归肺、肝、脾经。

【功效主治】清热利湿，化痰止咳，软坚散结。主治黄疸型肝炎，胆囊炎，感冒发热，咽喉肿痛，睾丸炎，痢疾，肠炎。外用治脓疱疮，湿疹，疮疖肿痛。

【用法用量】内服：煎汤，15~30g。外用适量，鲜品捣烂敷，或煎水洗，或研末调敷。

【使用注意】孕妇忌服。

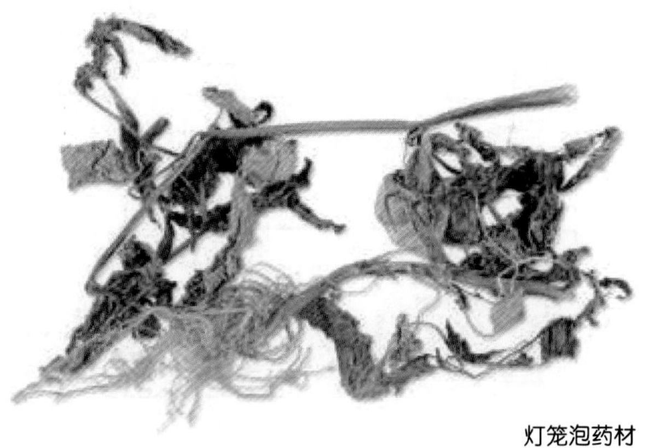

灯笼泡药材

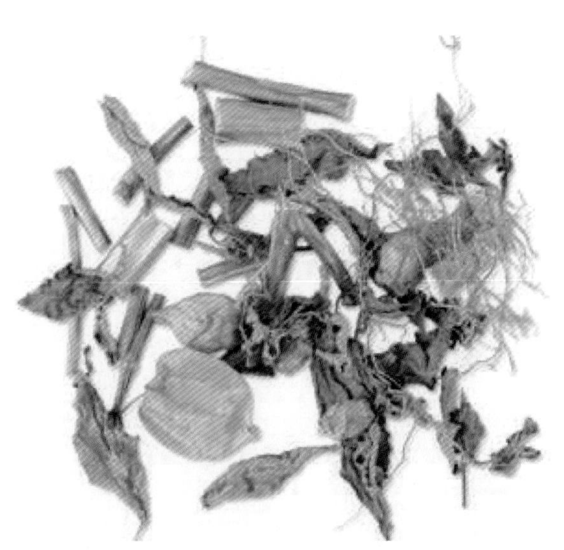

灯笼泡饮片

【经验方】

小儿天疱疮　天泡子研末，麻油调搽。（《四川中药志》1960年）

【参考文献】

[1] 国家中医药管理局《中华本草》编委会.中华本草.上海：上海科学技术出版社，1999：6279.

[2] 丁立生，陈佩卿，彭树林，等.药用植物灯笼草的化学成分研究.天然产物研究与开发，1998，10（1）：6.

[3] Sethuraman Vl.CA,1989, 110：20527la.

[4] 麻福纬.金灯笼生物总碱对小鼠S180腹水瘤细胞DNA合成的体外抑制作用.陕西医学杂志，1991，20（11）：689.

[5] Mohana Kl. C A, 1980, 92:70006e.

[6] 骆骏，骆书祥.蛤蟆灯笼草药膏治疗烧烫伤.中医杂志，2010，6（51）：134.

Jiang nan juan bai

江南卷柏

Selaginellae Moellendorfii Herba
[英]Moellendorff Spikemoss Herb

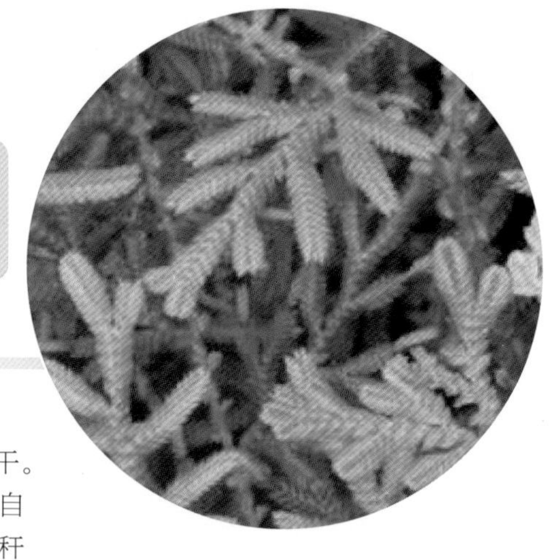

【别名】摩米卷柏、地柏枝、岩柏枝。

【来源】为卷柏科植物江南卷柏 *Selaginella moellendorfii* Hieron. 的全草。

【植物形态】多年生草本。主茎直立，圆形或具棱，禾秆色；下部不分枝，上部三至四回分枝，复叶状，呈卵状三角形，长 5~12cm；分枝上的叶小，二型，排列成 4 行，两行侧叶的叶卵状三角形，长 1.5~2.5mm，宽 1~2 mm，先端急尖，两侧不对称。基部圆形或近心形。边缘为膜质薄边，具微齿；中叶较小，分 2 行排列于分枝上，疏生，卵圆形，渐尖并具芒刺，基部心形，中脉明显，有白边和微齿，孢子囊穗四棱形，单生枝端；孢子叶卵状三角形，先端长渐尖，边缘有小齿，龙骨状；大孢子囊圆肾形，生在囊穗中部，小孢子囊圆肾形，生在囊穗两端或囊穗全为小孢子囊，孢子异型。

【分布】广西主要分布于龙州、邕宁、博白、北流、苍梧等地。

【采集加工】春、夏季采收，洗净，晒干。

【药材性状】根茎灰棕色，屈曲，根自其左右发出，纤细，具根毛。茎禾秆色或基部稍带红色，高 10~40cm，直径 1.5~2mm，下部不分枝，疏生钻状三角形，贴伏于上，上部分枝羽状，全形呈卵状三角形。叶多扭曲皱缩，上表面淡绿色，背面灰绿色，二型，枝上两侧的叶为卵状披针形，大小近于茎上叶，贴生小枝中央的叶形较小，卵圆形，先端尖。孢子囊穗少见。茎质柔韧，较易折断；叶质脆，易碎。气微，味淡。

【品质评价】以体整、色绿、无泥杂者为佳。

【化学成分】本品含 *β*-谷甾醇（*β*-sitosterol），异茴芹香豆精（*iso*-pimpinellin），棕榈酸（palmitic acid），硬脂酸（stearic acid）[1]。

【药理作用】

1. 对免疫功能作用　江南卷柏能降低小鼠血清溶血素（IgG）的含量，抑制小鼠特异性抗鸡红细胞抗体 IgM 和 IgG 溶血素抗体生成。能升高血清补体 C_3 的含量，但能降低循环免疫复合物的含量[2]。

2. 抗凝　以江南卷柏为原料制成的江南卷柏片能缩短小鼠断尾的出血时间，升高兔血小板数，并且具有随剂量增加、作用增强的趋势。对小鼠 ^{60}Co 照射后血小板有保护作用，在体内外均能促进血小板的聚集[3]。

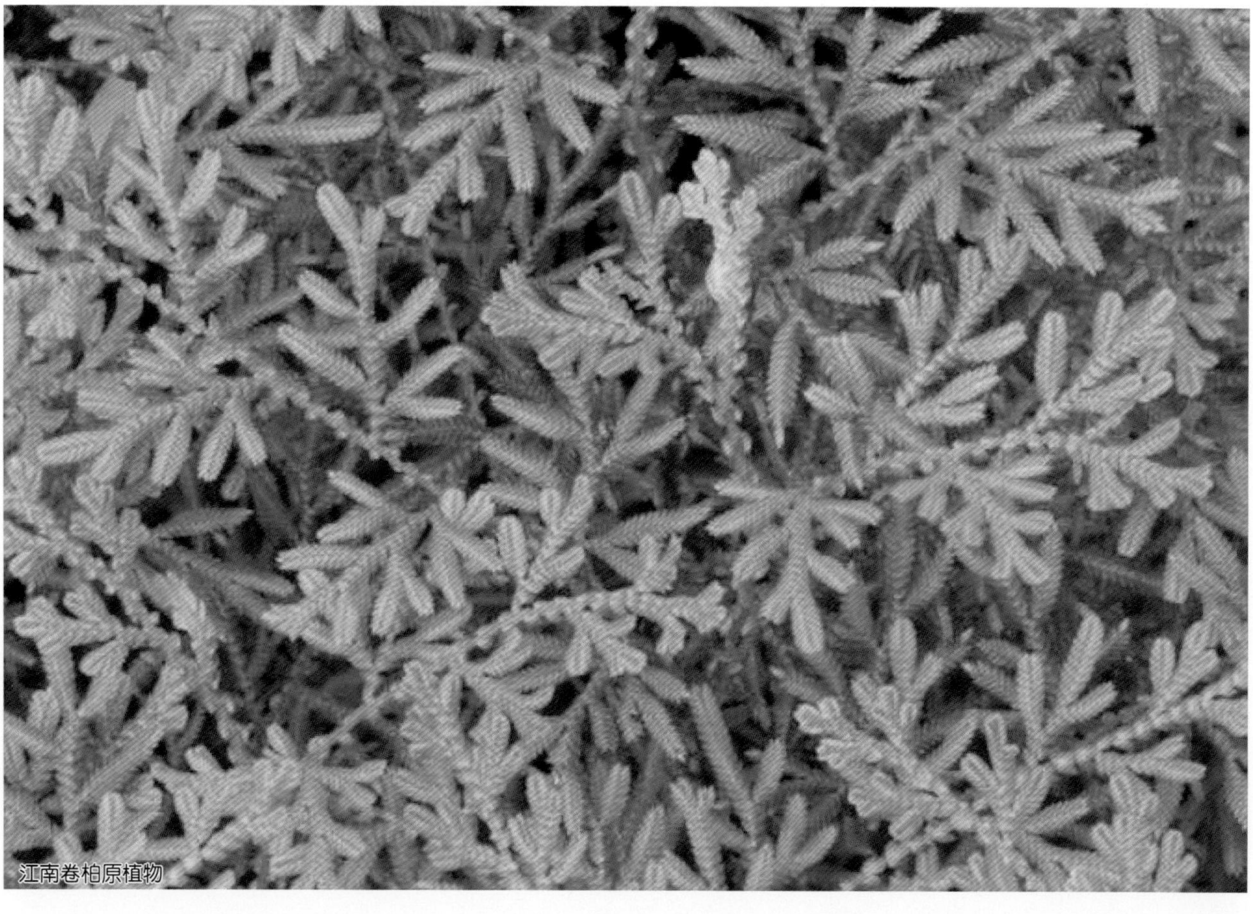

江南卷柏原植物

【临床研究】

特发性血小板减少性紫癜（ITP） 用江南卷柏片（广州白云山制药厂），成人每日 1~2g，分 3 次服；儿童每日 50~120mg/kg。连服 1 个月以上统计在内，不足 1 个月者不统计。共治疗 15 例，其中 12 例血小板恢复正常，2 例血小板回升，总有效率 93%。全部病人出院后随访均在 8~24 个月以上，血小板计数正常。长期服用本药未见明显的毒副作用，个别病人偶有轻微胃脘不适、纳差、咽干、皮疹（仅见 1 例）反应，但不影响疗效，不需停药，即可逐渐减轻至消失[4]。

【性味归经】味辛、微甘，性平。归肝、心、肾经。

【功效主治】止血，清热，利湿。主治衄血，咯血，吐血，便血，痔疮出血，外伤出血，发热，小儿惊风，湿热黄疸，淋病，水肿，水火烫伤。

【用法用量】内服：煎汤 15~30g。外用适量，研末敷；或鲜品捣敷。

【使用注意】虚寒出血者慎用。

【经验方】

1. 肺热咯血 地柏枝、猪鬃草各 30g。水煎调白糖服。（《四川中药志》1979 年）

2. 脏毒下血 地柏枝与黄芪等份末之。米饮服二钱（《本草图经》）

3. 黄疸型肝炎 ①地柏枝、凤尾草各 30g，地耳草、虎杖各 15g。水煎服。（《四川中药志》1979 年）②岩柏枝、柳花、酸咪咪各 9g。煨水服。（《贵州草药》）

4. 肝硬化腹水 岩柏、平地木、半枝莲、半边莲各 15g，鬼针草、野葡萄根、红枣各 30g，白茅根 120g。水煎服。（《浙江药用植物志》）

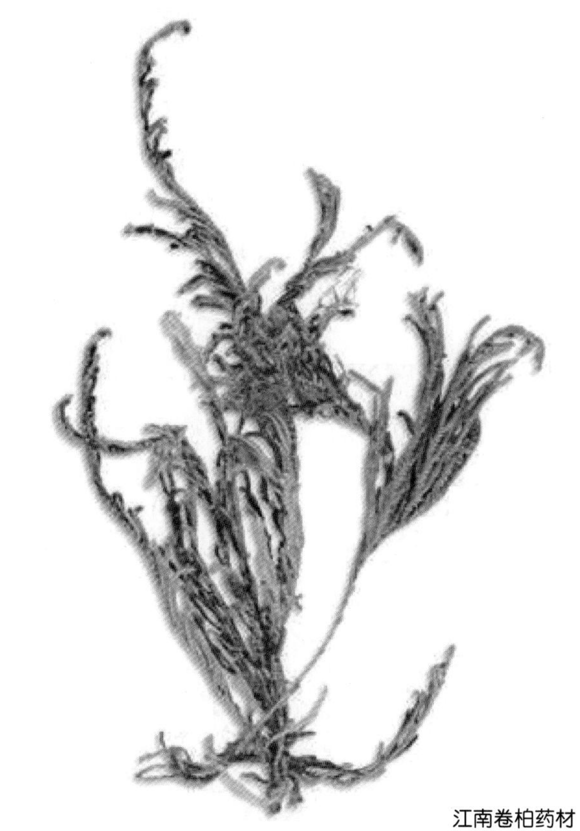

江南卷柏药材

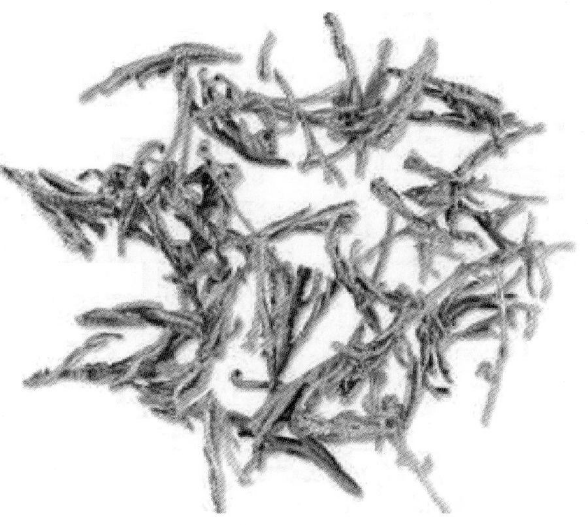

江南卷柏饮片

【参考文献】

[1] 国家中医药管理局《中华本草》编委会 . 中华本草 . 上海：上海科学技术出版社，1999：382.

[2] 林培英，潘竞锵，肖柳英，等 . 江南卷柏的免疫药理作用 . 中药材，1992，（11）：36.

[3] 蔡玉仙，刘玉香 . 江南卷柏片治疗难治性特发性血小板减少性紫癜 15 例 . 河南医药信息，2002，10（14）：67.

[4] 刘翠英，周丽娟，谷月丽，等 . 江南卷柏片治疗难治性特发性血小板减少性紫癜 15 例 . 河南医科大学学报，1997，32（4）：124.

Jiang nan xing jue

江南星蕨

Microsorii Fortunei Herba

[英]Fortune Microsorium Herb

【别名】七星草、金鸡尾、七星凤尾草、凤尾金星、七星剑、大叶骨牌草、福氏星蕨。

【来源】为水龙骨科植物江南星蕨 *Microsorium fortunei*（Moore）Ching 的全草。

【植物形态】多年生草本。根茎长而横生，淡绿色，顶部与叶柄基部被棕色、卵状披针形鳞片，盾状着生，易脱落；叶远生；叶柄上面有纵沟；叶片厚纸质，带状披针形，长 30~60cm，宽 2~5cm，先端长渐尖，基部下延于叶柄形成狭翅，两面无毛，边缘有软骨质的边；中脉明显隆起，侧脉不明显。孢子囊群大，圆形，橙黄色，背生于中脉两侧各成 1 行或不整齐的 2 行；无囊群盖。

【分布】广西全区均有分布。

【采集加工】全年均可采收，洗净，切段，晒干。

【药材性状】全草长 50~70cm，叶柄基部常延于横生根茎上，根茎黑色具须根及鳞毛。叶柄长 8~10cm，上面具纵沟，叶片厚纸质，淡绿色，带状披针形，长 30~60cm，宽 2~5cm，两端均渐狭，基部下延于叶柄形成狭翅，叶边缘具软骨质的边，中脉明显，于叶背隆起，侧脉不明显。

【品质评价】以干燥、洁净、色绿、叶多者为佳。

【化学成分】本品含三萜化合物（triterpenoid）：24- 亚甲基环木菠萝烷醇乙酸酯（24-methylene cycloartanol acetas）和 24- 亚甲基环木菠萝烷酮（24-methylene cycloartanone），尿嘧啶（uracil），9（11）-羊齿烯 [9（11）-fernene]，尿苷（uridnine），马栗树皮素 -3- 羧酸（aescin-3-carboxylic acid）[1]。

【性味归经】味苦，性寒。归肝、脾、心、肺经。

【功效主治】清热利湿，凉血解毒。主治热淋，赤白带下，痢疾，黄疸，咯血，衄血，痔疮出血，瘰疬结核，痈肿疮毒。

【用法用量】内服：煎汤，15~30g；或捣汁。外用适量，鲜品捣敷。

【使用注意】虚寒者慎服。

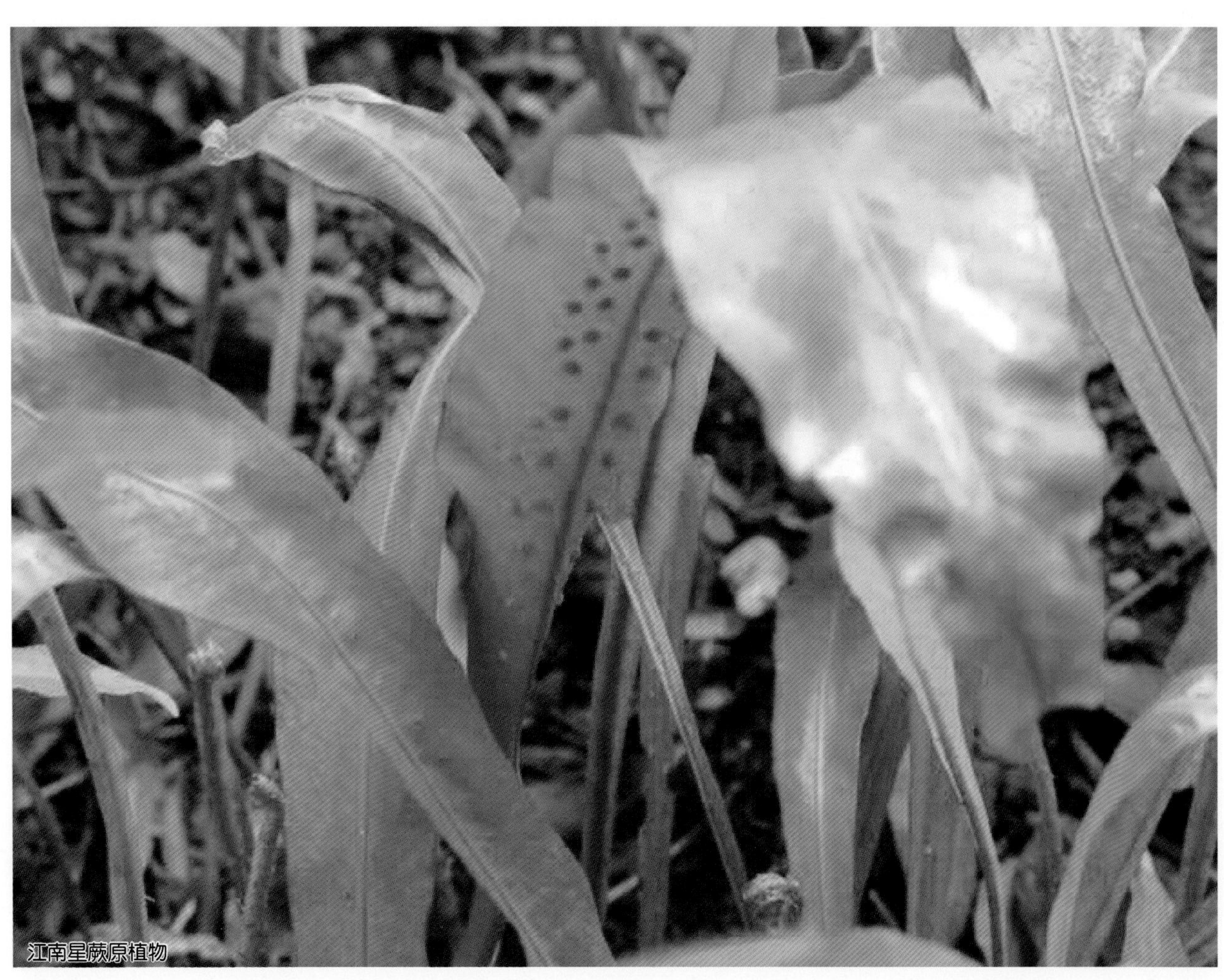

江南星蕨原植物

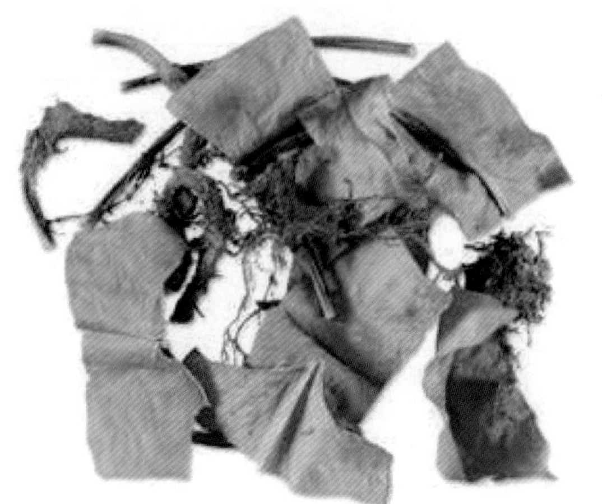

江南星蕨饮片

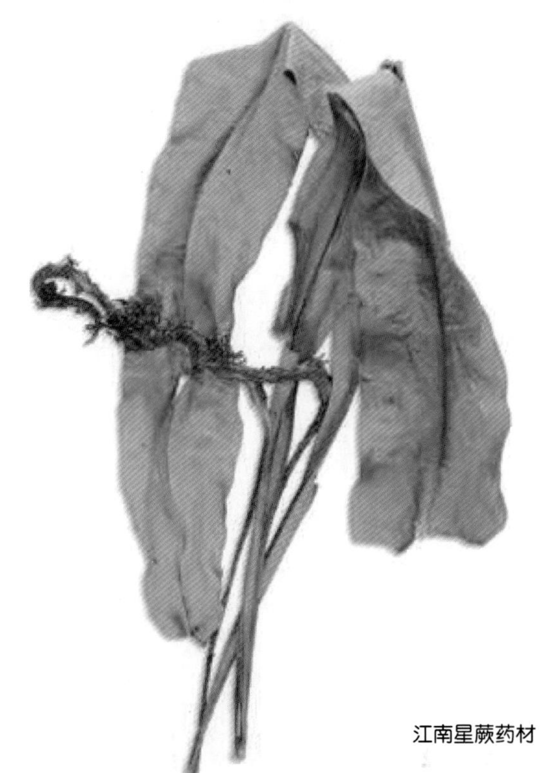

江南星蕨药材

【经验方】

1. 流行性感冒　①鲜江南星蕨去须根30g。捣烂取汁，红糖少许，温开水冲服。（《江西草药》）　②七星剑、人字草、淡竹叶各30g。水煎服。（《湖北中草药志》）

2. 肺痈咳嗽胸痛　鲜江南星蕨、鲜苇茎各60g。煎汤服。（《泉州本草》）

3. 小便赤涩热痛或带血　鲜江南星蕨30~60g。水煎服(《福建中草药》)

4. 小儿惊风　福氏星蕨全草30g，加黄花草（即一枝黄花）根、半边莲、寒扭根各15~18g。水煎服。（《天目山药用植物学》）

【参考文献】

[1] 国家中医药管理局《中华本草》编委会．中华本草．上海：上海科学技术出版社，1999：699.

An xi xiang 安息香

Benzoinum

[英]Chinese Benzoin

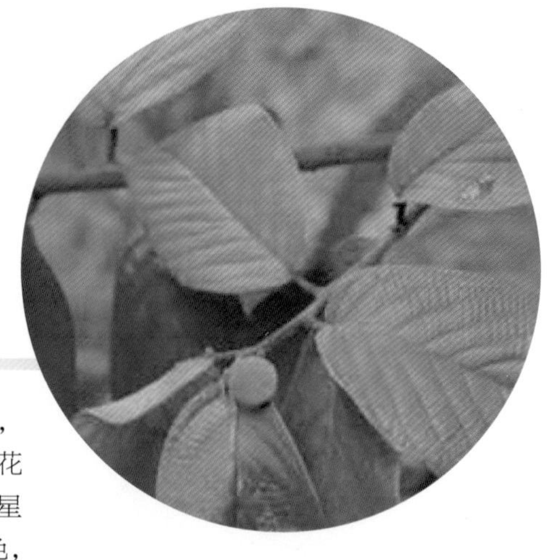

【别名】白背安息香、白脉安息香、大青安息香、青山安息香、白花木。

【来源】为安息香科植物百花树 *Styrax tonkinensis*（Pierre）Craib ex Hart. 的树脂。

【植物形态】中华安息香：多年生乔木。树皮灰褐色，有不规则纵裂纹；枝稍扁，被褐色长绒毛，后变为无毛。叶互生；柄长，密被褐色星状毛；叶片椭圆形、椭圆状卵形至卵形，长 5~18cm，宽 4~10cm，先端短渐尖，基部圆形或楔形，上面无毛或嫩叶脉上被星状毛，下面密被灰色至粉绿色星状绒毛，边全缘，幼叶有时具 2~3 个齿裂。顶生圆锥花序较大，花梗和花序梗密被黄褐色星状短柔毛；花萼杯状，5 齿裂；花白色，5 裂，花萼及花冠均密被白色星状毛；雄蕊 10，下部联合成筒。果实近球形，外面密被星状绒毛。种子卵形，栗褐色，密被小瘤状突起和星状毛。

【分布】广西主要分布于上思、上林、宁明、凭祥、龙州、大新、南丹、罗城、龙胜、金秀、博白等地。

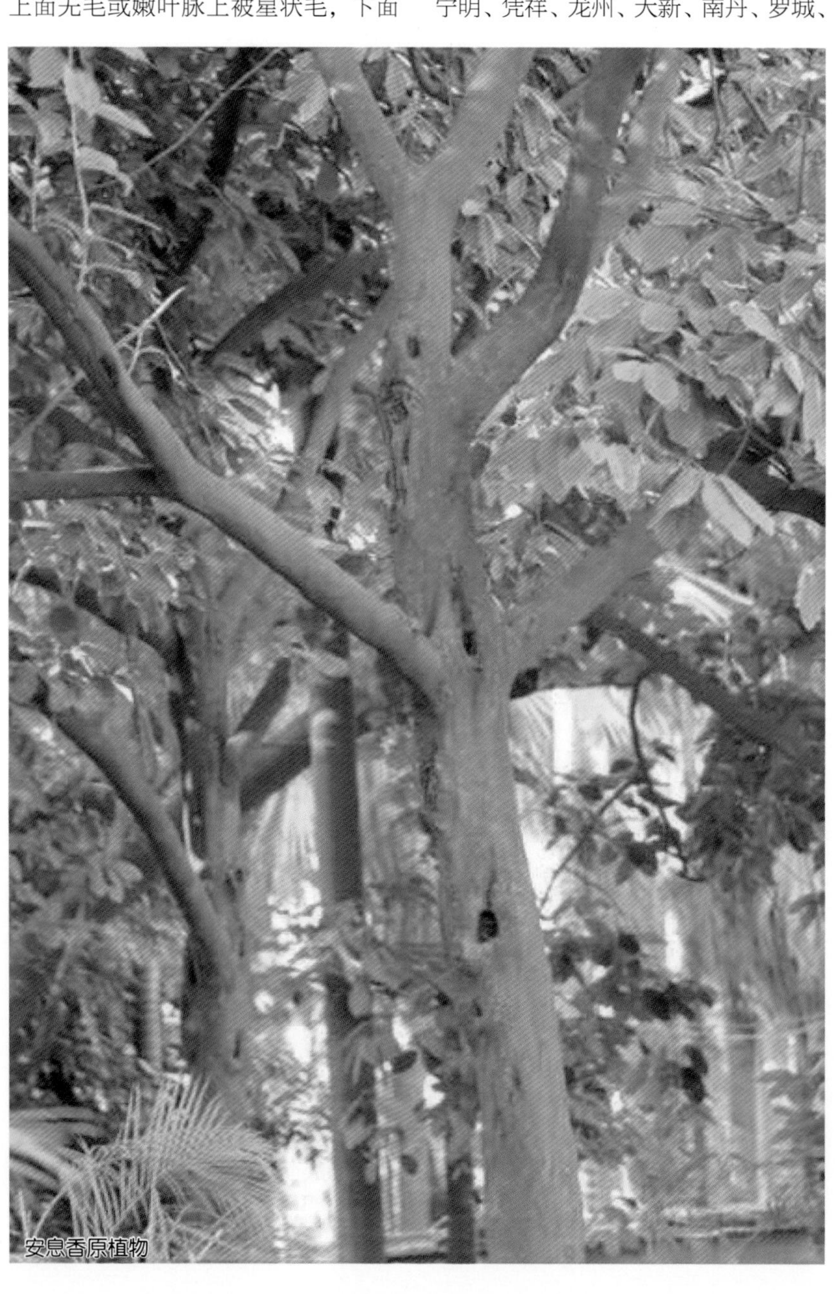

安息香原植物

【采集加工】在夏、秋二季选晴天割脂，收集的液状树脂放阴凉处，自然干燥变白后，用纸包好放木箱内贮藏。

【药材性状】为不规则小块，常黏结成团，略扁平，表面橙黄色，有蜡样光泽（自然出脂）；亦有呈不规则圆球形或扁块状，表面灰白色至淡黄色（人工割脂）。质脆易碎，断面平坦，白色。放置后渐变为淡黄色至红棕色。气芳香，味微辛，嚼之有砂粒感。

【品质评价】以表面黄棕色、断面乳白色、显油性、香气浓、无杂质者为佳。

【化学成分】安息香的主要成分为树脂，其成分有松柏醇桂皮酸酯（coniferyl cinnamate），苏合香素（styracin cinnamoylcin namate），3-桂皮酰苏门树脂酸酯（3-cinnamoyl sumaresinolic acid），桂皮酸苯丙醇酯（phenylpropyl cinnamate），香草醛（vanillin），游离苯甲酸和桂皮酸（cinnamic acid）等[1]。

【药理作用】

1. 细胞毒作用　安息香茎皮中木脂素类化合物对大鼠胶质瘤细胞 C6、人喉癌细胞 Hep-2 和宫颈癌细胞 Hela 有很强的细胞毒作用[2]。其种子中木脂素类化合物对乳腺癌细胞（MCF-7、MDA-MB-231）有一定的细胞毒性[3]。安息香中的三萜类化合物对人白血病细胞 HL-60 细胞有一定的生长抑制作用，有的化合物还具有分化诱导细胞的作用[4]。

2. 抗氧化活性　安息香中分离得到木脂素类 styraxlignolide C、styraxlignolide D、styraxlignolide E、（-）-pinoresinol glucoside 均显示弱的抗氧化活性，半数抑制浓度（IC_{50}）分别为 380μg/ml、278μg/ml、194μg/ml、60μg/ml[5]。

3. 抗菌和抗真菌 安息香叶子的粗提取物对球孢枝孢菌、人白色念珠菌和金黄色葡萄球菌均具有抑制活性，IC_{50} 分别为 200 μg/ml、800 μg/ml、750 μg/ml[6]。

4. 抗补体 安息香根茎提取物中的 styraxlignolide A、styraxoside B、egonol、sutakeside I 等化合物具有抗补体活性作用，IC_{50} 分别为 123 μg/ml、65 μg/ml、33 μg/ml、166 μg/ml[7]。

5. 抗溃疡 安息香水提物能减轻乙酸引起的小鼠胃部溃疡，缩小溃疡面积，减少胃分泌物体积，增加胶原纤维数量[8]。

6. 抑制基质金属蛋白酶 -1 安息香茎皮甲醇提取物经乙酸乙酯萃取后对基质金属蛋白 -1 有较强的抑制作用[9]。

【临床研究】

慢性喉炎 中药处方内服配合复方安息香酊蒸气吸入治疗。结果：治疗 86 例。治愈 62 例，好转 15 例，未愈 9 例[10]。

【性味归经】味辛、苦，性平。归心、肝、脾经。

【功效主治】开窍醒神，豁痰辟秽，行气活血，止痛。主治中风痰厥，惊痫昏迷，产后血晕，心腹疼痛，风痹肢节痛。

【用法用量】内服：研末，0.3~1.5g；或入丸、散。

【使用注意】阴虚火旺者慎服。

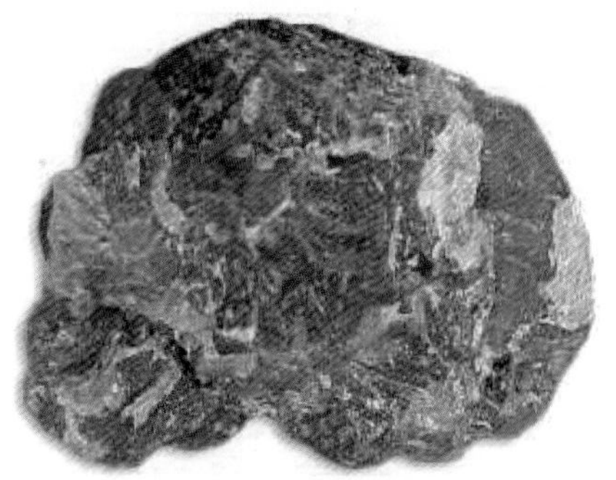

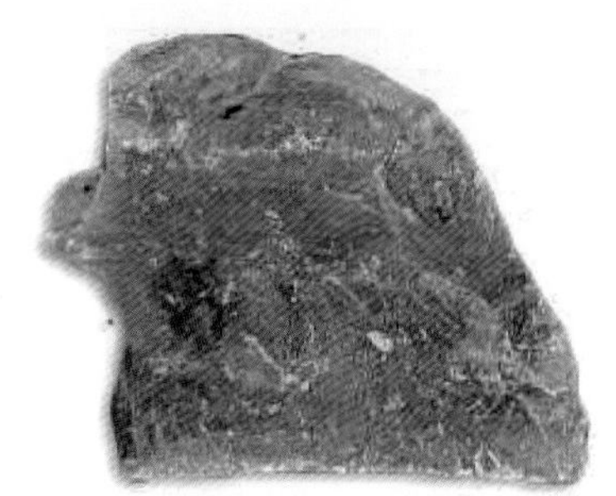

安息香药材

【经验方】

1. 卒然心痛，或经年频发 安息香研末，沸汤服半钱。(《世医得效方》)

2. 寒湿冷气，中霍乱阴证者 安息香一钱（为末），人参、制附子各二钱。煎汤调服。（《方脉正宗》）

3. 久冷腹痛不止 安息香（研）、补骨脂（炒）各一两，阿魏（研）二钱。上三味，捣研，罗为细末，醋研泛为丸，如小豆大。每服十丸，空心粥饮下。（《圣济总录》安息香丸）

4. 男子妇人暗风痫病 安息香（通明无砂石者）、铅丹各一两。上二味，为细末，入白羊心中血研匀，丸如梧桐子大。每服十丸，空心温水下。(《圣济总录》安息香丸)

5. 妇人产后血晕、血胀，口噤垂死者 安息香一钱，五灵脂（水飞净末）五钱。共和匀，每服一钱，炒姜汤调下。（《方脉正宗》安息香丸）

6. 大人小儿卒中风，恶气 安息香一钱，鬼臼二钱，犀角八分，牛黄五分，丹砂、乳香、雄黄各一钱五分。俱研极细末，石菖蒲、生姜各一钱，泡汤调服五分。（《方脉正宗》）

7. 小儿肚痛，曲脚而啼 安息香酒蒸成膏；沉香、木香、丁香、麝香、八角茴香各三钱，香附子、缩砂仁、炙甘草各五钱，为末；以膏和炼蜜丸，芡子大。每服一钱，紫苏汤送下。（《全幼心鉴》安息香丸）

【参考文献】

[1] 国家中医药管理局《中华本草》编委会 . 中华本草 . 上海：上海科学技术出版社，1999：5440.

[2] Hlder L.Teles,Jefferson P. Hemerly,Patricia M. Pauletti.Cytotoxic lignansfrom the stems of Styrax camporun.Natural Product Research,2005,19（4）：319.

[3] Qi-lin Li,Bo-gang Li,Hua-yi Qi.Four new benzofuran from seeds of Styrax perkinsiae.Planta Medica, 2005,71（9）：847.

[4] 王峰 . 安息香和乳香化学成分及抗肿瘤活性研究 . 沈阳大学博士学位论文，2007.

[5] Elfriede Bacchi,Jayme Antonio Aboin Sertie,Nelson Villa.Antiulcer action and toxicity of Styrax camporum and Caesalpinia ferrea.Planta Medica,1998,61：204.

[6] Byung-sun Min,Sei-ryang Oh.Anti-complement activity of norlignans terpenes from the stem bark of Styrax japonica[J].Planta Medica,2004,70（12）：1210.

[7] P. Mendonca Pauletti,A. R. Araujo, M. C. M. Young.Nor-lignans from the leaves of Styrax ferrugineus with antibacterial and antifungal activity. Phytochemistry,2000,55（6）:597.

[8] Byung-sun Min,Min-kyun Na, Sei-ryang Oh.New furofuran and butyrolactone lignans with antioxidant activity from the stem bark of Styrax japonica.J. Nat. Prod,2004,67:1980.

[9] Mi-Ran Kim,Hyung-In Moon,Jin Ho Chung.Matrix Metalloproteinase-1 Inhibitor from the Stem Bark of Styrax japonica S. et Z. Chem Pharm Bull,2004,52（12）:1466.

[10] 邵云 . 中药配合复方安息香酊蒸气吸收入治疗慢性喉炎 86 例 . 安徽中医临床杂志，2001，13（2）：98.

Yang tao 阳桃

Averrhoae Carambolae Fructus

[英]Common Averrhoa Fruit

【别名】杨桃、五敛子、羊桃、洋桃、五敛、酸五棱。

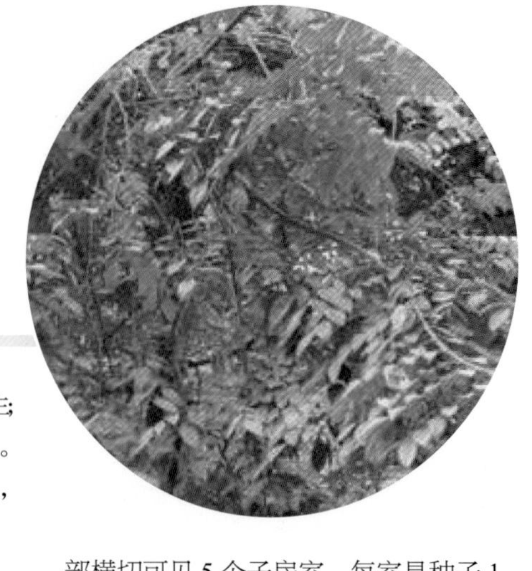

【来源】为酢浆草科植物阳桃 *Averrhoa carambola* L. 的果实。

【植物形态】多年生乔木。幼枝被柔毛及小皮孔。奇数羽状复叶；总叶柄及叶轴被毛，具小叶 5~11 枚；小叶卵形至椭圆形，长 3~6cm，宽约 3cm，先端渐尖，基部偏斜。圆锥花序生于叶腋或老枝上；花萼 5，红紫色，覆瓦状排列；花冠近钟形，白色至淡紫色，花瓣倒卵形，旋转状排列；雄蕊 10，其中 5 枚较短且无花药，花丝基部合生；子房 5 室，具 5 棱槽，每室胚珠多数。浆果卵状或椭圆状，淡黄绿色，光滑，具 3~5 翅状棱。

【分布】广西全区均有栽培。

【采集加工】8~9 月果实呈黄绿色时采摘，鲜用。

【药材性状】干品为类圆形切片，橙黄色，直径 3~5cm，厚 0.1~0.2cm，先端钩状。果肉厚 0.4~1.2cm，淡黄色，中部横切可见 5 个子房室，每室具种子 1 粒。种皮薄而易碎，但种子多脱落而中空。气微，味酸、微涩。

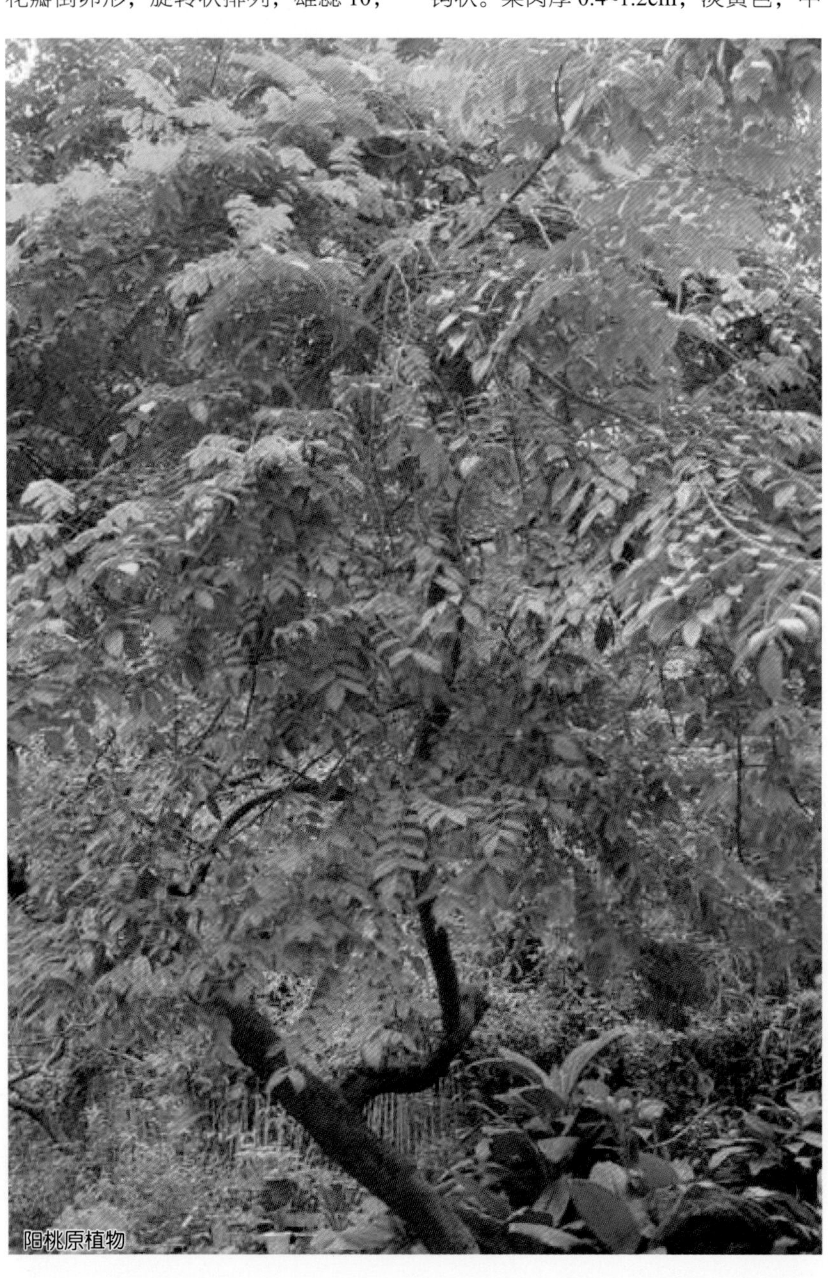

阳桃原植物

【品质评价】以果实个大、饱满、味酸甜者为佳。

【化学成分】本品含挥发性成分，其中有：1- 二十三碳烯（tricos-1-ene），γ- 十二碳内酯（γ-dodecalactone），亚油酸（linoleic acid），十六碳酸（hexadecanoic acid），1- 二十五碳烯（pentacos-1-ene），3,7,11,15- 四甲基十六碳 -l,3,6,10,14- 五烯（3,7,11,15-tetramethyhlexadeca-1,3,6,10,14-pentaene），十四碳酸（tetradecanoic acid），2,6- 二叔丁基 -4- 甲基苯酚（2,6-diterbutyl-4-methylphenol）。起主要芳香作用的是多种酯类和一些类胡萝卜素前体化合物，有：1,1,5- 三甲基 -6- 亚丁烯基 -4- 环乙烯（megastigma-4,6,8-triene）的 4 个异构体，2,2,6,7- 四甲基二环 [4,3,0] 壬 -1（9）,4,7- 三烯 {2,2,6,7-teramethylbicyclo[4,3,0]nona-l（9）,4,7-triene} 及其异构体，顺式和反式 1,1,5- 三甲基 -6-（2- 丁烯基）-5- 环己烯 -4 酮 [megastigma-5,8-（*E*）and（*Z*）-diene-4-one]，1,1,5- 三甲基 -6- 亚丁烯基 -4- 环己烯 -3- 醇（megastigma-4,6,8-triene-3-ol），顺式和反式茶螺烷（theaspiranes）等；另含胡萝卜素类化合物：六氢番茄烃（phytofluene），β- 胡萝卜素（β-carotene），β- 隐黄质（β-cryptoxanthin），β- 隐黄素（β-cryptoxanthine），玉米黄素（mutaoxanthin），β- 阿朴 -8′- 胡萝卜醛（β-apo-8′-carotenal），叶黄素（lutein）和隐色素（β-cryptochrome）等。尚含（1′*S*,4*E*）-2,3- 二氢止杈醇 [（1′*S*,4*E*）-2,3-dihydroabscisicalcohol）][1]。

果汁中含 4-（1′,4′- 二羟基 -2′,2′,6′-

三甲基环己基）3- 丁烯 -2- 醇 -2-*O*-*β*-D- 吡喃葡萄糖苷 [4-（1′,4′-dihydroxy-2′,2′,6′-trimethylcyclohexyl）but-3-en-2-ol-2-*O*-*β*-D-glucopyranoside]，维生素 C（vitamin C）。并含枸橼酸（citric acid），草酸（oxalic acid），苹果酸（malic acid），蔗糖，果糖，葡萄糖等[1]。

【药理作用】

抗氧化　阳桃提取物具有抗氧化作用，其有效成分可能为儿茶酸及表儿茶酸的二聚物、三聚物、四聚物、五聚物[2]。

【性味归经】味酸、甘，性寒。归肺、胃经。

【功效主治】清热生津，下气和中，利尿通淋。主治风热咳嗽，咽痛，烦渴，脘腹痞满，小便不利。

【用法用量】内服：煎汤，15~30g（鲜品加倍）；或浸酒。

【使用注意】胃酸过多，胃痛者不宜服。

【经验方】

1. 风热咳嗽　阳桃鲜食。（《泉州本草》）
2. 慢性头风　鲜阳桃根 30~45g，豆腐 120g。炖服，日服 1 次。（《福建民间草药》）
3. 心痛　阳桃根 12~15g，水 150~180ml。水煎服。（《岭南采药录》）
4. 胃气痛　阳桃根 30g，水煎服。（《梧州草药及常见病多发病处方选》）
5. 遗精　阳桃鲜根二层皮 60g，鳖甲 30g。水煎，当茶饮。（《壮族民间用药选编》）
6. 遗精，白带　阳桃根二层皮 60~90g。水煎或炖猪骨服。（《广西本草选编》）
7. 疟母痞块　阳桃五至八枚，捣烂绞汁。每服一杯，日服二次。（《福建民间草药》）
8. 石淋　阳桃三至五枚，和蜜煎汤服。（《泉州本草》）
9. 关节疼痛　阳桃根 120g，浸酒 500ml。7 天后可用，每次服 1 杯。（《泉州本草》）

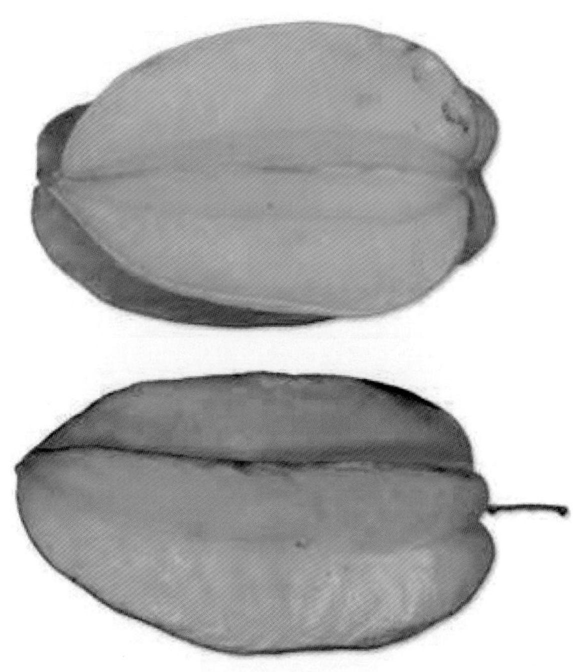

阳桃药材

【参考文献】

[1] 国家中医药管理局《中华本草》编委会 . 中华本草 . 上海：上海科学技术出版社，1999.3484.

[2] Shui G.J Chromatogr A,2004,1022（1-2）:67.

阴香 Yin xiang

Cinnamomi Burmannii Cortex
[英]Burmann's Cassia Bark

【别名】广东桂皮、小桂皮、山肉桂、山玉桂。

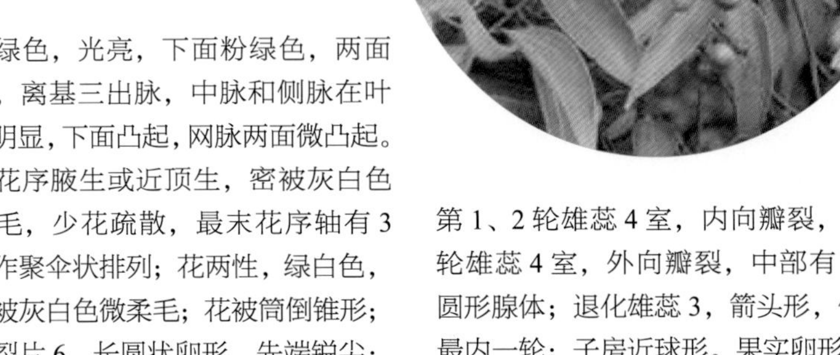

【来源】为樟科植物阴香 *Cinnamomum burmannii*（C.G. et Th. Nees）Bl. 的树皮。

【植物形态】多年生常绿乔木。树皮光滑，灰褐色或黑褐色，内皮红色，味似肉桂，枝条无毛。叶互生或近对生；叶柄近无毛；叶片革质，卵圆形、长圆形或披针形，长 5.5~10.5cm，宽 2~5cm，先端短渐尖，基部宽楔形，全缘，上面绿色，光亮，下面粉绿色，两面无毛，离基三出脉，中脉和侧脉在叶上面明显，下面凸起，网脉两面微凸起。圆锥花序腋生或近顶生，密被灰白色微柔毛，少花疏散，最末花序轴有 3 朵花作聚伞状排列；花两性，绿白色，花梗被灰白色微柔毛；花被筒倒锥形；花被裂片 6，长圆状卵形，先端锐尖；能育雄蕊 9，花药背面及花丝被微柔毛，第 1、2 轮雄蕊 4 室，内向瓣裂，第 3 轮雄蕊 4 室，外向瓣裂，中部有 1 对圆形腺体；退化雄蕊 3，箭头形，位于最内一轮；子房近球形。果实卵形。

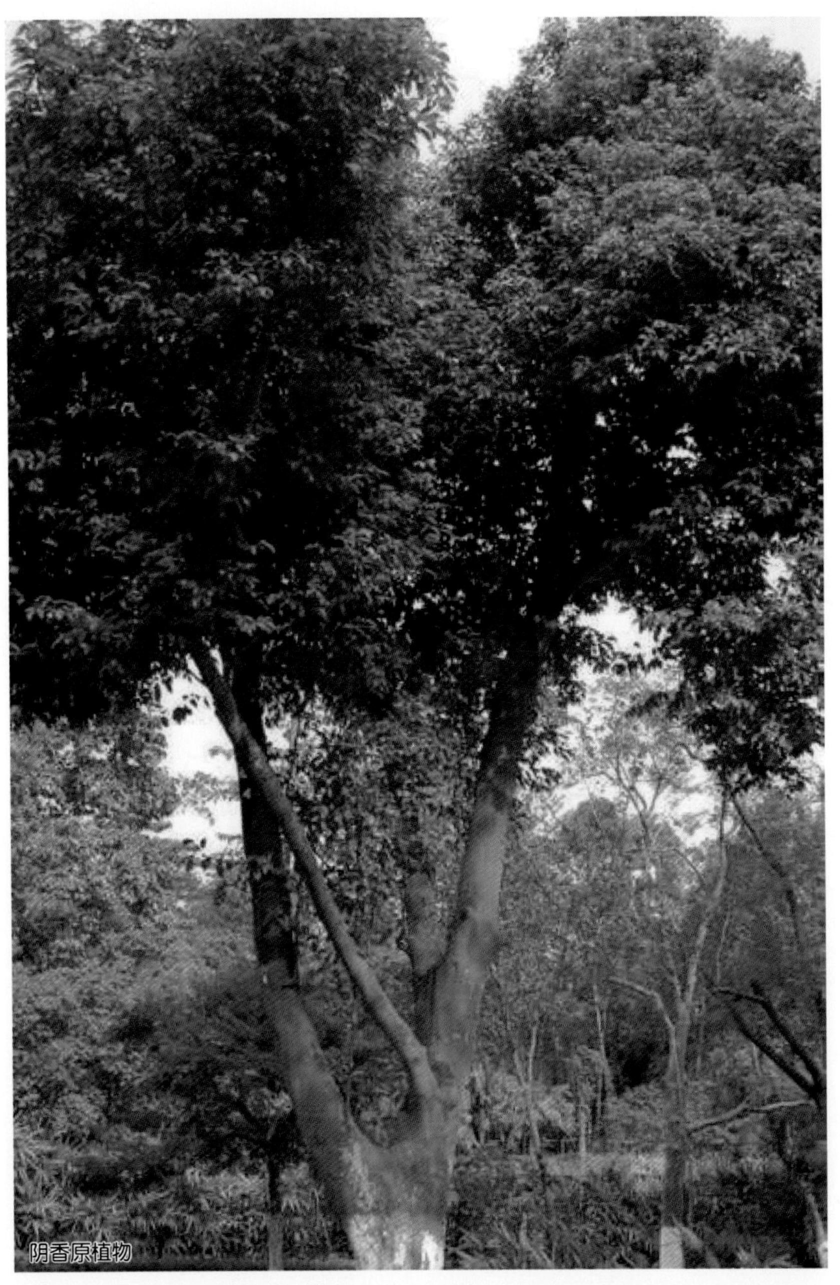
阴香原植物

【分布】广西全区均有分布。

【采集加工】茎皮夏季剥取，晒干。根秋、冬季采挖，或剥取根皮，洗净泥沙，切段，晒干。

【药材性状】茎皮呈槽状或片状，厚约 3mm。外表面棕灰色，粗糙，有圆形突起的皮孔和灰白色地衣斑块，有时外皮部分刮去而现凹下的皮孔痕；内表面棕色，平滑。质坚，断面内层呈裂片状。气香，味微甘、涩。

【品质评价】以块片完整、少破碎、气香浓者为佳。

【化学成分】本品叶含挥发油，主要成分为丁香油酚（eugenol）和芳樟醇（linalool）。云南地区的阴香，鲜叶含挥发油成分柠檬醛（citral），甲基庚烯酮（methylheptenone），香茅醇（citronellol），芳樟醇（linalool），黄樟醚（safrole），樟烯（camphene）及二戊烯（dipentene）等。皮含挥发油，油中的主要成分为桂皮醛（cinnamaldehyde）。

【药理作用】

1. 对消化系统作用　阴香皮中的桂皮醛对胃肠道有刺激作用，增强消化道功能，排出消化道内积气，缓解胃肠痉挛时疼痛[2]。

2. 对血管作用　阴香桂皮油有扩张末梢血管的作用，能增强血液循环[1]。

3. 杀菌　阴香桂皮醛有强大的杀菌作用，对真菌有抑杀作用[2]。

【性味归经】味辛、微甘，性温。归脾、肾、肝经。

【功效主治】温中止痛，祛风散寒，消肿，止血。主治胃寒腹痛，泄泻，食欲不振，风寒湿痹，腰腿疼痛，跌打损伤，创伤出血。
【用法用量】内服：煎汤，4~9g；或研末服，每次 1.5~3g。外用适量，研末用酒调敷；或浸酒搽。
【使用注意】阴虚火旺者慎服。

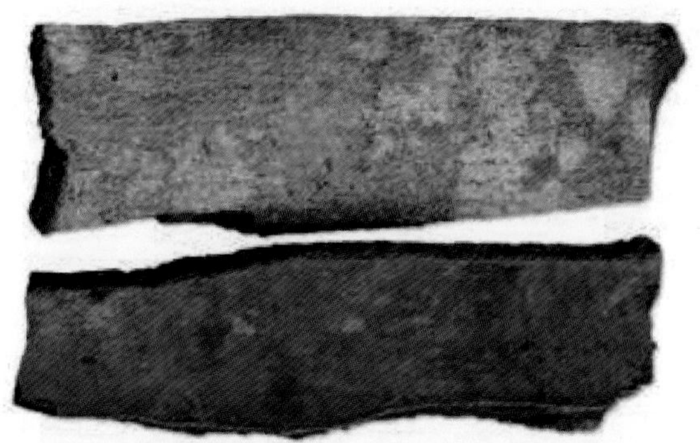
阴香药材

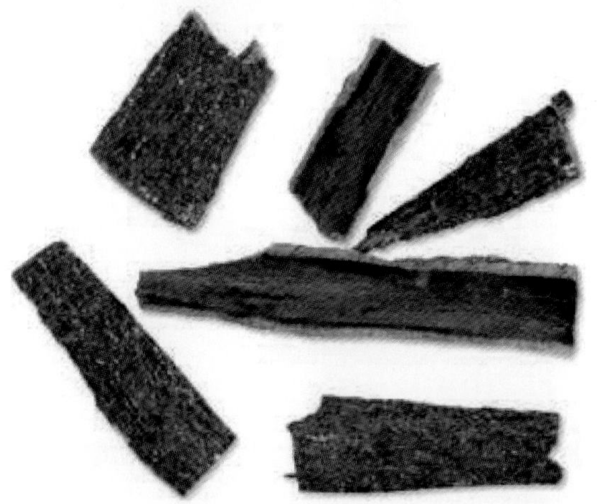
阴香饮片

【经验方】

1. 跌打损伤　阴香树皮、杨梅树皮各等量。研末，酒调敷伤处。(《福建药物志》)
2. 风湿关节痛　①阴香树皮 6g，粗叶榕根 30g。水煎服。(《福建药物志》)②阴香树皮 6g，五指毛桃根 30g。水煎服。(《香港中草药》)
3. 寒性胃痛　阴香树皮 9g。水煎服。(《香港中草药》)

【参考文献】

[1] 国家中医药管理局《中华本草》编委会 . 中华本草 . 上海：上海科学技术出版社，1999：1616，1617.
[2] 龚建英 . 桂皮及其抑菌作用的临床观察 . 河北中西医结合杂志，1999，8（2）：250.

Hong hua 红花

Carthami Flos
[英] Safflower

【别名】草红、刺红花、杜红花、金红花、红蓝花。

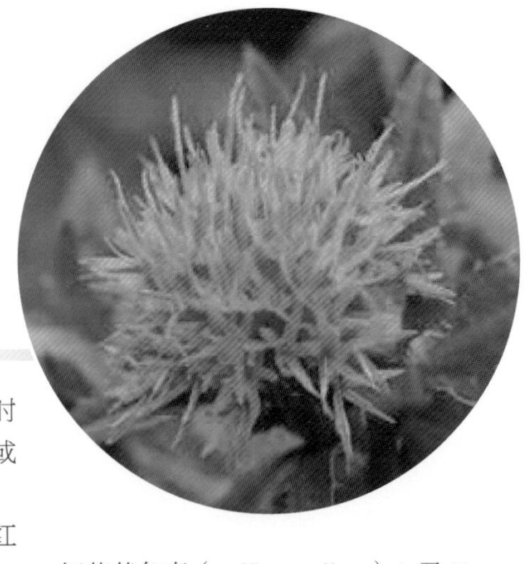

【来源】为菊科植物红花 *Carthamus tinctorius* L. 的不带子房的管状花。

【植物形态】一年生草本。茎直立，无毛，上部多分枝。叶长椭圆形或卵状披针形，长 4~12cm，宽 1~3cm，先端尖，无柄，基部抱茎，边缘羽状齿裂，齿端有尖刺，两面无毛；上部叶较小，成苞片状围绕头状花序。头状花序顶生，排成伞房状；总苞片数层，外层绿色，卵状披针形，边缘具尖刺，内层卵状椭圆形，白色，膜质；全为管状花，初开时黄色，后转橙红色；瘦果椭圆形，无冠毛或冠毛鳞片状。

【分布】广西有栽培。

【采集加工】5~7 月间花冠由黄变红时择晴天早晨露水未干时采摘，阴干或晒干。

【药材性状】管状花长 1~2cm；表面红黄色或红色。花冠筒细长，先端 5 裂，裂片狭条形，长 5~8mm；雄蕊 5，花药聚合成筒状，黄白色；柱头细长圆柱形，顶端微分叉。质柔软。气微香，味微苦。

【品质评价】以身干、色橙红、气清香者为佳。

【化学成分】本品花含红色的和黄色的色素，从中分离得到：红花苷（carthamin），前红花苷（precarthamin），红花黄色素（safflow yellow）A 及 B，红花明苷（safflomin）A。又含多酚类成分：绿原酸（chlorogenic acid），咖啡酸（caffeic acid），儿茶酚（catechol），焦性儿茶酚（pyrocatechol），多巴（dopa）。还含挥发性成分：乙酸乙酯（ethyl acetate），苯（benzene），1-戊烯-3-醇（pent-1-en-3-ol），3-己醇（3-hexanol），2-己醇（2-hexanol），（*E*）-2-己烯醛 [（*E*）-2-hexenal]，3-

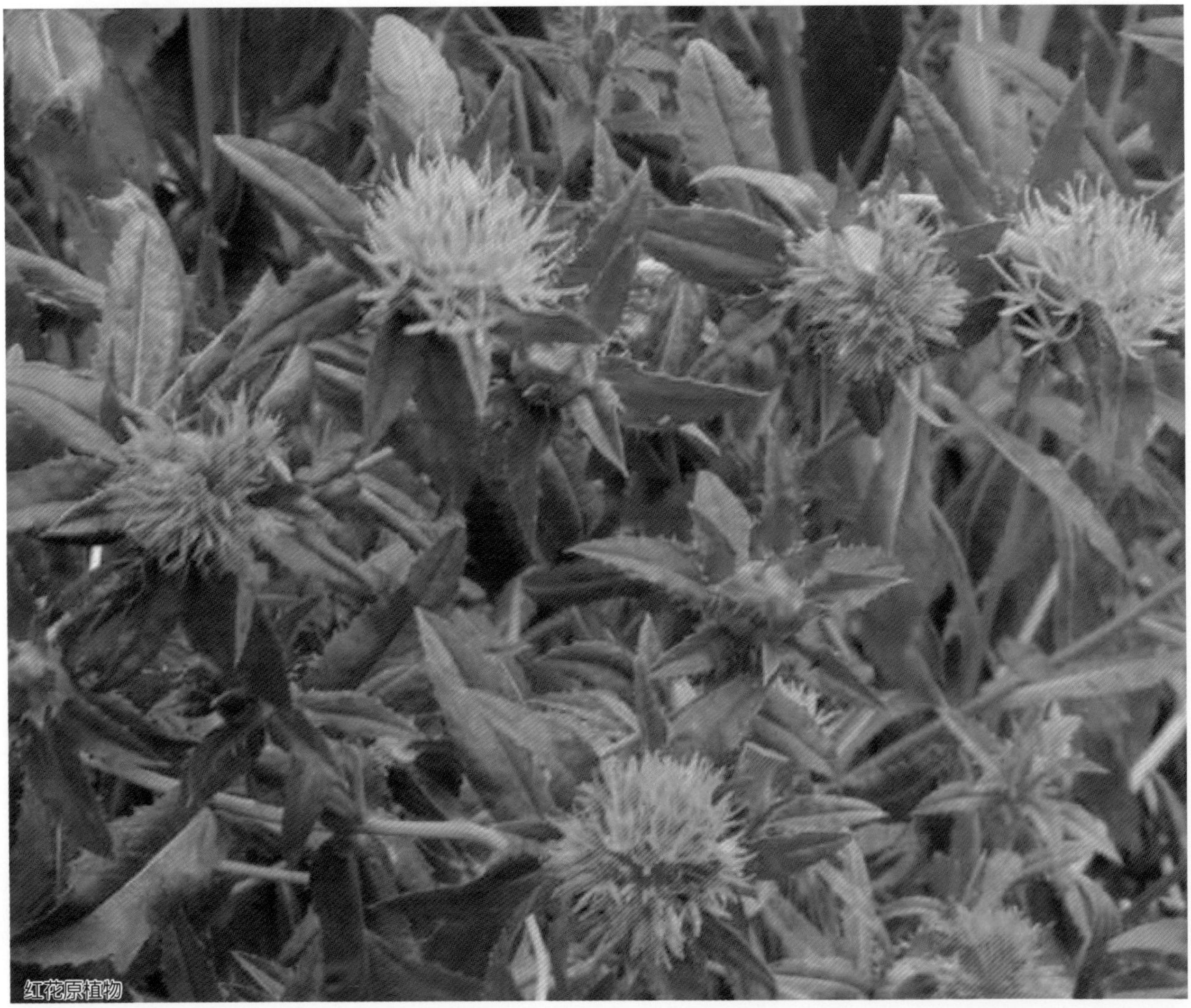

红花原植物

甲基丁酸（3-methyl butyric acid），2- 甲基丁酸（2-methy butyric acid），乙苯（ethylbenzene），对二甲苯（*p*-xylene），邻二甲苯（*o*-xylene），苯乙醛（phenyl acetaldehyde），壬醛（nonanal），松油烯 -4- 醇（terpinen-4-ol），马鞭草烯酮（verbenone），癸醛（decanal），苯并噻唑（benzothiazole），（*E*，*E*）-2,4- 癸二烯醛 [（*E*，*E*）-2,4-decadienal]，桂皮酸甲酯（methyl cinnamate），1,2,3- 三甲氧基 -5- 甲基苯（1,2,3-trimethoxy-5-methylbenzene），*α*- 胡椒烯（*α*-copaene），1- 二十四碳烯（1-tetradecene），*α*- 柏木烯（*α*-cedrene），石竹烯（caryophyllene），（*E*）-*β*- 金合欢烯 [（*E*）-*β*-farnesene]，葎草烯（humulene），*β*- 紫罗兰酮（*β*-ionone），*β*- 芹子烯（*β*-selinene），二氢猕猴桃内酯（dihydroactinidiolide），1- 十五碳烯（1-pentadecene），*β*- 荜澄茄烯（*β*-cadinene），石竹烯环氧化物（caryophyllene epoxide），1- 十六碳烯（1-hexadecene），3- 甲基丁酸 -4,6- 癸二炔 -1- 醇酯（deca-4,6-diyn-1-yl 3-methylbutyrate），3- 甲基丁酸 -（*Z*）-8- 癸烯 -4,6- 二炔醇 -1- 酯 [（*Z*）-8-decadiene-4,6-diyn-1-yl 3-methyl butyrate][5] 等。含少量带有苯环的和含硫的氨基酸。还含鼠李糖（rhamnose），阿拉伯糖（arabinose），木糖（xylose），葡萄糖（glucose），甘露糖（mannose），二十九烷（nonacosane），*β*- 谷甾醇（*β*-sitosterol），棕榈酸（palmitic acid），肉豆蔻酸（myristic acid），月桂酸（lauric acid），*α*,*γ*- 二棕榈酸甘油酯（*α*,*γ*-dipalmitin），油酸（oleic acid），亚油酸（linoleic acid），*β*- 谷甾醇 -3-*O*- 葡萄糖苷（*β*-sitosterol-3-*O*-glucoside）。另含红花多糖，系由葡萄糖、木糖、阿拉伯糖与半乳糖（galactose）以 *β*- 链联接的一种多糖。又含具降血压作用的丙三醇 - 呋喃阿糖 - 吡喃葡萄糖苷 [propanetriol-*α*-L-arabinofuranosyl-（1→4）-*β*-D-glucopyranoside][1]。

【药理作用】

1. 对心血管系统作用　①对心脏和冠脉流量作用：红花有轻度兴奋心脏、降低冠脉阻力、增加冠脉流量和心肌营养性血流量的作用[2]。②对实验性心肌缺血作用：红花对实验性心肌缺血、心肌梗死或心律失常等动物模型均有不同程度的对抗作用[3]。③对血管、血压和微循环作用：红花有扩张血管作用，此作用与血管的功能状态和药物的剂量有关，其作用机制可能是直接或部分对抗 α - 肾上腺素受体的作用而使血管扩张，并有较弱的直接收缩血管作用[4]。

2. 抗凝血　红花有抑制血小板聚集和增强纤维蛋白溶解作用，还能抑制二磷酸腺苷或胶原诱导的家兔血小板聚集作用[5]。

3. 对血脂作用　红花油有降血脂作用，口服红花油可降低高胆固醇血症家兔的血清总胆固醇、总脂、甘油三酯及非酯化脂肪酸水平，并可降低大鼠血清胆固醇，但增加肝内脂质及胆固醇[6]。

4. 对缺氧耐受能力影响　红花注射液、醇提物、红花苷、红花黄色素均能提高小鼠耐缺氧能力[7~9]。红花对缺血乏氧性脑病有保护作用。红花浸出液腹腔注射对预防新生大鼠减压缺氧缺血后脑神经元的变性有强力的保护性[10]。

5. 对平滑肌作用　红花煎剂对小鼠、豚鼠、兔与犬的离体子宫均有兴奋作用。煎剂静注对麻醉小鼠、猫与犬的在位子宫都有兴奋作用，给药后能增加离体或在位子宫紧张性或节律性。红花对已孕子宫的作用比未孕者更为明显[11]。

6. 免疫活性和抗炎　红花黄色素降低血清溶菌酶含量，减弱腹腔巨噬细胞和全血白细胞吞噬功能，使空斑形成细胞、脾特异性玫瑰花结形成细胞和抗体产生减少，抑制迟发型超敏反应和超适剂量免疫法诱导的 T 细胞活化[12]。

7. 对神经系统作用　红花黄色素有较强的镇痛反应，且对锐痛及钝痛均有效。并能增强巴比妥类及水合氯醛的中枢抑制作用，其作用与用量成平行关系[13]。红花能减轻脑组织中单胺类神经介质的代谢紊乱，使下降的神经介质恢复正常或接近正常[14]。

【临床研究】

1. 慢性心力衰竭　对照组静卧休息，控制钠盐摄入；依那普利 2.5mg，每日 2 次，至目标剂量 10mg，每日 2 次或至最大耐受量；倍他乐克滴定给药至目标剂量 75~100mg，每日 2 次，或至最大耐受量；安体舒通 20mg，每日 1 次；地高辛 0.125~0.25mg，每日 1 次；有液体潴留时用呋塞米 20mg，口服或静注，每日 1~2 次；对症治疗。治疗组在对照组相同治疗的基础上，加用红花注射液 40ml（雅安三九药业公司生产）加入 5%GS250ml 静脉滴注，每日 1 次，每 1 个疗程为 14 天，共治疗 2 个疗程。结果：治疗组 40 例，有效 25 例，显效 12 例，无效 3 例，总有效率 87.5%；对照组 40 例，有效 12 例，显效 23 例，无效 5 例，总有效率 87.5%。治疗组效果明显优于对照组（$P<0.05$）[15]。

2. 扁平疣　每日用红花 9g，沸水冲泡茶饮，反复冲泡至红色汁水极淡为止，1 天内用完，次日重新冲泡，连续 10 天为 1 个疗程，若 4 个疗程无效者停用。结果：治疗 36 例，1 个疗程治愈者 2 例，2 个疗程治愈者 18 例，3 个疗程治愈者 12 例，4 个疗程治愈者 1 例，3 例无效，治愈率为 91.6%[16]。

3. 骨性关节炎　红花 200g，60 度白酒 1000ml，浸泡 1 周后过滤。用纱布蘸药液敷在疼痛部位，上面覆盖热毛巾或热水袋，每日 2 次，每次 30min。10 天为 1 个疗程。结果：治疗 60 例，显效 58 例，无明显效果 2 例[17]。

4. 外伤性头痛　治疗组给予红花注射液 15ml，用 10% 葡萄糖注射液 250ml 稀释后静脉滴注，每日 1 次，疗程 14 天。对照组给予颅通定 30mg，脑复康 0.8g，谷维素 20mg，口服每日 3 次，疗程 14 天。结果：治疗组 112 例，治愈 41 例，显效 49 例，缓解 17 例，无效 5 例，总有效率为 80.4%；对照组 110 例，治愈 23 例，显效 34 例，缓解 37 例，无效 16 例，总有效率为 49.1%。两组总有效率比较差异有非常显著性意义（$P<0.01$）。轻度头痛疗效好于中度和重度，无论轻度、中度还是重度，治疗 14 天后，治疗组和对照组之间差异均显著[18]。

5. 椎—基底动脉供血　治疗组采用红花注射液 30ml 加入 0.9% 氯化钠注射液 250ml 中静脉点滴，1 次 / 日，15 日为 1 个疗程。对照组采用盐酸倍他司汀注射液（中外合资中

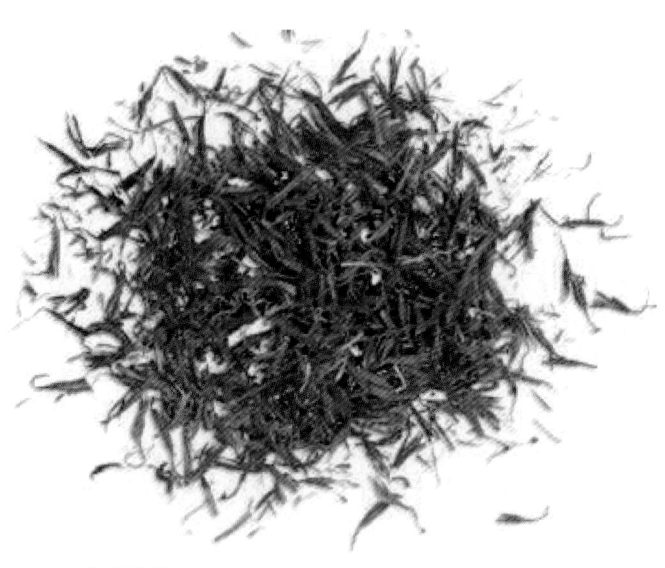

红花饮片

桂制药有限公司生产）250ml静脉点滴，1次/日，15日为1个疗程。结果：治疗组60例，痊愈36例，好转19例，无效5例，总有效率为91.67%；对照组56例，痊愈31例，好转17例，无效8例，有效率为85.71%。两组比较差异无统计学意义（$P>0.05$）[19]。

6. 压疮　治疗组病人取适当卧位暴露患处，用无菌纱布蘸取红花酊（红花、冰片适量，置于75%酒精中浸泡至少3天，过滤，浓缩备用）覆盖于褥疮表面及周围皮肤，然后烤灯照射15min，每日3次。烤灯照射时以施者的手微感发热为宜，照射过程中纱布如有干燥，随时蘸取红花酊，保持创面湿润。对照组病人暴露患处，消毒压疮周围皮肤，庆大霉素湿敷，烤灯照射15min，局部纱布覆盖。两组均为每日1次，7天为1个疗程。结果：治疗组23例，治愈时间为（8.7±0.5）天；对照组20例，治愈时间为（13.3±0.7）天。两组比较有显著性差异（$P<0.05$）。红花酊组总有效率为100%，对照组总有效率为80%[20]。

7. 急性脑梗死　对照组给予脑梗死常规治疗，包括抗血小板聚集、抗凝、扩充血容量、降血脂、降血糖、对症及支持等治疗。治疗组在上述治疗基础上加用红花注射液20ml加入5%葡萄糖注射液250ml（并发糖尿病者用0.9%生理盐水）静滴，14天为1个疗程，治疗2个疗程。结果：治疗组100例，基本痊愈20例，显著进步58例，进步14例，无变化6例，恶化2例，总有效率为78%；对照组100例，基本痊愈17例，显著进步49例，进步17例，无变化13例，恶化4例。2组疗效比较差异有统计学意义（$P<0.05$）[21]。

【性味归经】味辛，性温。归心、肝经。

【功效主治】活血通经，祛瘀止痛。主治血瘀痛经，经闭，产后瘀滞腹痛，癥瘕积聚，跌打损伤，心腹瘀阻疼痛，血热瘀滞斑疹紫暗。

【用法用量】内服：煎汤，3~10g。

【使用注意】孕妇及月经过多者忌用。

【经验方】

1. 肿毒初起，肿痛不可忍者　用红花、穿山甲（炒）各五钱，归尾三钱，黄酒二盅。煎一盅，调阿魏五分，麝香五厘服。（《外科大成》）
2. 跌打及墙壁压伤　川麻一分，木香二分，红花三分，甘草四分。均生用，研末，黄酒送下。（《急救便方》）
3. 聤耳，累年脓水不绝，臭秽　红花一分，白矾一两（烧灰）。上件药，细研为末，每用少许，纳耳中。（《太平圣惠方》）
4. 关节炎肿痛　红花炒后研末适量，加入等量的地瓜粉，盐水或烧酒调敷患处。（《福建药物志》）
5. 赤游肿半身红，渐渐展引不止　以红蓝花末，醋调敷之。（《小儿卫生总微论方》）
6. 咽喉闭塞不通，须臾欲死　取红蓝花，捣绞取汁一升，渐渐服，以瘥为度。如冬月无湿花，可浸干者，浓绞取汁，如前服之。（《太平圣惠方》）
7. 逆经咳嗽气急　红花、黄芩、苏木各八分，天花粉六分。水煎空心服。（《竹林女科》）
8. 噎膈　红花（端午采头次者，无灰酒拌，湿瓦上焙干）、血竭（瓜子样者为佳）各等份。上为细末，用无灰酒一小盅入药在内，调匀，汤炖热徐徐咽下。初服二分，次日服三分或四分，三日服五分。（《简便单方》）
9. 妇人血积癥瘕，经络涩滞　川大黄、红花各二两，虻虫（去翅足）十个。上取大黄七钱，醋熬成膏和药丸如梧桐子大。每服五七丸，食后温酒下，日三服。（《济阴纲目》）
10. 痛经　红花6g，鸡血藤24g。水煎调黄酒适量服。（《福建药物志》）
11. 产后血晕心烦闷　红蓝花二两，紫葛一两，芍药一两。上粗捣筛。每服五钱，水一盏半，煎至八分，去滓后再入生地黄汁半合，更煎六七沸，温服不拘时。（《普济方》红蓝花汤）
12. 堕胎恶血下泄，内逆奔心，闷绝不省人事　红蓝花（焙）、男子发、陈墨、血竭、蒲黄等份为末。每服二三钱，童便、酒调服。（《医级》红蓝散）
13. 子宫颈癌　红花、白矾各6g，瓦松30g。水煎，先熏后洗外阴部，每日1~2次，每次30~60min，下次加热后再用，每剂药可反复应用3~4天。[上海中医杂志，1984，(9)：9]

【参考文献】

[1] 南京中医药大学 . 中药大辞典（上册）. 第 2 版 . 上海：上海科学技术出版社，2006：1376.

[2] 高其铭 . 中西医结合杂志，1984，4（12）：758.

[3] 天津医药工业研究所 . 陕西医药杂志，1980，（1）：2.

[4] 李世英 . 中华医学杂志，1979，59（9）：550.

[5] 首都医药基础组药理研究室 . 心脏血管疾病，1974，2（4）：259.

[6] 赵志功 . 河北省医学科学院院报，1981，（5）：27.

[7] 武汉市冠心病协作组 . 武汉新医药，1974，（2）：26.

[8] 天津医药工业研究所药理组、中药组 . 天津制药工业，1979，（2）：1.

[9] 黄正良 . 中草药，1985，16（10）：459.

[10] 山西省中医研究所冠心病实验室 . 新医学（神经系统疾病副刊），1979，3（3）：179.

[11] 孙世锡 . 中华医学杂志，1955，41（5）：443.

[12] 陆正武 . 实用中西医结合杂志，1993，6（5）：261.

[13] 黄正良 . 中草药，1984，15（8）：348.

[14] Kuang PG.Am J Chin Med，1983，（11）：217.

[15] 赵光 . 红花注射液治疗慢性心力衰竭 40 例 . 实用中医内科杂志，2007，21（10）：68.

[16] 段文立 . 红花治疗扁平疣 36 例临床观察 . 山西医药杂志，2002，31（3）：264.

[17] 邢跃萍，庄淑萍，丁美松 . 红花治疗骨性关节炎 . 中国民间疗法，2006，14（5）：23.

[18] 张旸 . 红花注射液治疗外伤性头痛 112 例 . 实用中医内科杂志，2008，22（6）：75.

[19] 李莹 . 红花注射液治疗椎—基底动脉供血不足 60 例临床观察 . 齐齐哈尔医学院学报，2010，31（9）：1403.

[20] 范吾凤，刘杰，王式鲁，等 . 自制红花酊湿敷治疗褥疮疗效观察 . 现代中西医结合杂志，2003，12（15）：1617.

[21] 廉超玲，廉霞，范波胜，等 . 红花注射液治疗急性脑梗死 100 例临床观察 . 中国实用神经疾病杂志，2010，13（19）：35.

Hong lan 红蓝

Peristrophes Roxburghianae Herba
[英]Colored Peristrophe Herb

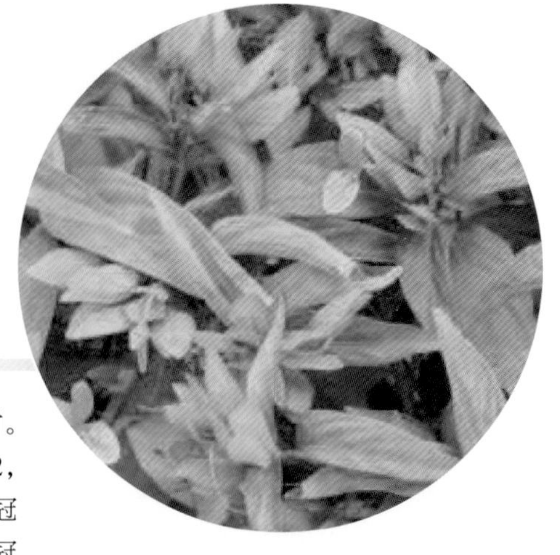

【别名】红丝线、观音草、大叶辣椒草、对叶接骨草、绿骨大青、山蓝、青红线。

【来源】为爵床科植物红蓝 *Peristrophe roxburghiana*（Schult.）Brem. 的全草。

【植物形态】多年生草本。被灰白色毛。茎直立，纤细，有浅槽，节间较长。叶对生；有短柄；叶片卵形或长圆状披针形，长 3~10cm，宽 1.5~4cm，先端渐尖，基部楔形，全缘，侧脉约 5 对。花单生，淡红色，腋生或顶生；苞片 2，椭圆形，萼 5 裂，裂片披针形；花冠筒细长，长约为裂片的两倍以上，冠檐二唇形，上唇全缘，下唇 3 浅裂或近全缘；雄蕊 2，着生于花冠筒内，雄蕊伸出花冠外，花丝有毛，花药 2 室，1 室在下；花柱丝状，柱头 2 裂。蒴果椭圆形，具毛。种子 4 颗，黑色，卵圆形而扁，表面有凸起小点。

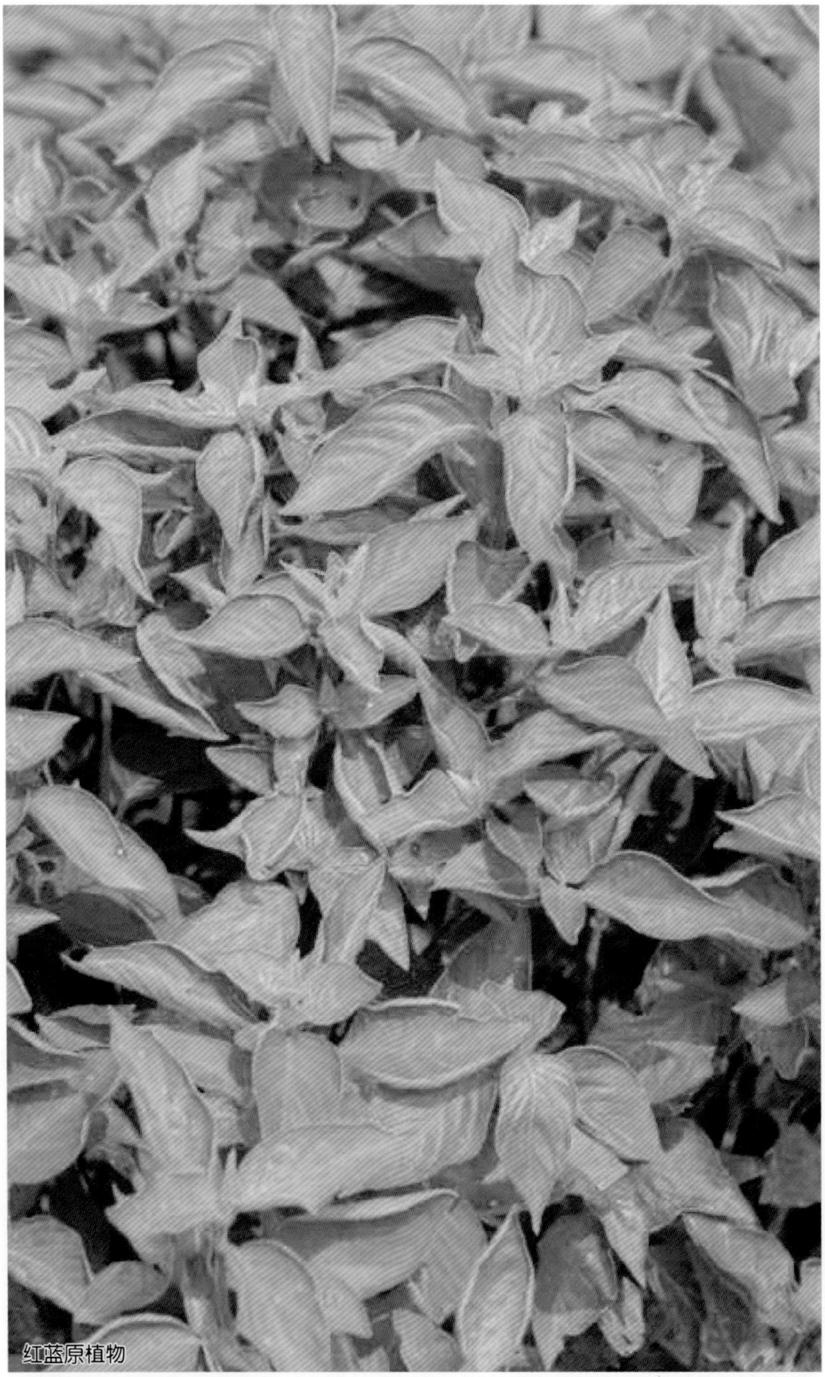

红蓝原植物

【分布】广西全区均有栽培。

【采集加工】全年可采，洗净，切段，晒干。

【药材性状】基部茎上可见须根，茎四方形，直径 1~2mm。表面墨绿色，具浅凹槽。可见短毛，节常膨大，节间较长，质脆，易折断，断面髓部明显，白色。叶对生，常皱缩，褐绿色，展开呈长椭圆形，表面具短毛。气微，味苦。

【品质评价】以干燥、洁净者为佳。

【化学成分】本品含六氢假紫罗兰酮（hexahydropseudoionone），棕榈醛（palmitic aldehyde），香叶基丙酮（geranyl acetone），柏木脑（cedrol），14- 甲基十五烷酸甲酯（14-methyl methyl pentadecanate），植醇（phytol），十六烷（1-hexadecane），橙花叔醇（nerolidol），*α*- 紫罗兰酮（*α*-ionone），*β*- 紫罗兰酮（*β*-ionone）[1]。

【性味归经】味苦、辛，性寒。归肺、肝、心经。

【功效主治】清热解毒，凉血熄风，散瘀消肿。主治咽喉红肿，口舌生疮，肺热咳嗽，肺痨咯血，吐血，小儿惊风，小便淋痛，痈肿疮疖，瘰疬，跌打肿痛，外伤出血，毒蛇咬伤。

【用法用量】内服：煎汤 9~15g，鲜品倍量。外用适量，鲜品捣敷；或煎汤洗；或捣汁滴耳。

【使用注意】孕妇慎服。

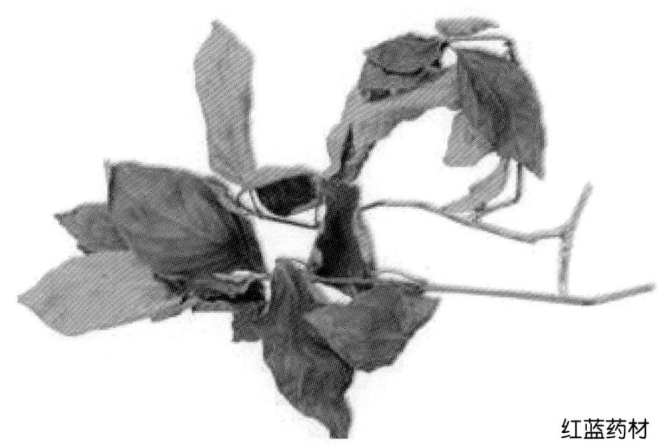

红蓝药材

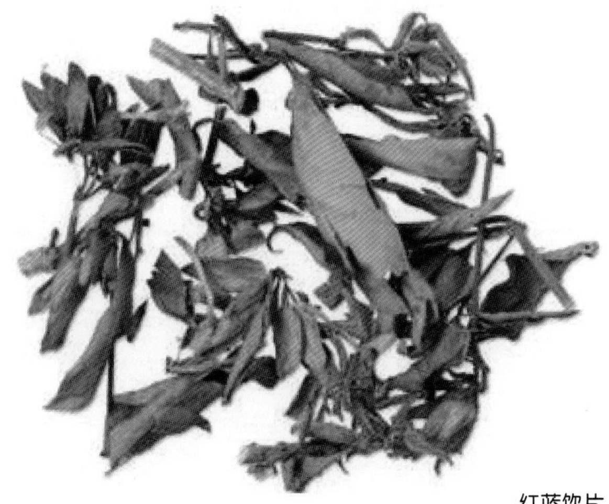

红蓝饮片

【经验方】

1.中耳炎　鲜观音草捣汁，加食盐少许，滴入患耳。(《浙江民间常用草药》)
2.瘰疬　观音草鲜叶捣烂敷。或全草15g，水煎服。(《湖南药物志》)
3.外伤出血　鲜山蓝全草捣烂外敷。(《广西本草选编》)
4.跌打肿痛　鲜山蓝全草捣烂，酒炒外敷。（《广西本草选编》）
5.口腔炎　观音草 9~15g。水煎服。忌鱼腥、韭菜和刺激性食物。（《浙江民间常用草药》）
6.咽喉肿痛　观音草 15~30g。水煎服，或研粉加白糖冲服。（《湖南药物志》）
7.肺结核咯血　山蓝 9~15g。水煎服。(《广西本草选编》)
8.疮疡　鲜观音草、犁头草各适量。水煎服。（《庐山中草药》）
9.毒蛇咬伤　观音草、半边莲、疔疮草各 60g。水煎服。或鲜观音草、半边莲、佛甲草各等量，绞汁内服，每隔 2h 服 2~3 汤匙，连服 3 天，渣外敷伤口。（《浙江民间常用草药》）
10.小儿惊风　观音草 12~15g。水煎服。（《浙江民间常用草药》）

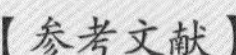

[1] 徐玉琳，王俊华，陈佃．红丝线草挥发油化学成分气相 - 质谱联用技术分析．时珍国医国药，2003，（4）：17.

Hong shan cha

红山茶

Camelliae Japonicae Flos

[英]Japanese Camellia Flower

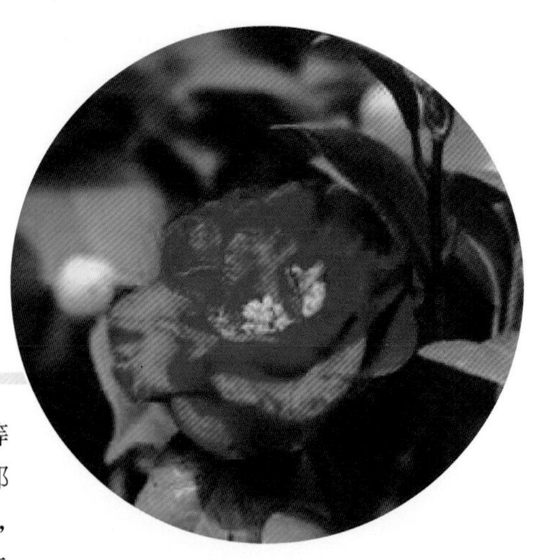

【别名】宝珠山茶、红茶花、宝珠花、一捻红、山茶花、白茶花。

【来源】为山茶科植物红山茶 *Camellia japonica* L. 的花。

【植物形态】多年生常绿灌木或小乔木。树皮灰褐色，幼枝棕色，无毛。单叶互生；叶片革质，倒卵形或椭圆形，长 5~10cm，宽 2.5~6cm，先端渐尖而钝，基部楔形，边缘有细锯齿，上面深绿色，有光泽，下面淡绿色，两面均无毛，叶干后带黄色。花两性，单生或对生于叶腋或枝顶，大红色，萼片 5，宽卵圆形，外被白色柔毛；花瓣 5~7，栽培品种多重瓣，有白、淡红等色，花瓣近圆形，先端有凹缺，基部稍连合；雄蕊多数，外侧花丝基部连合，附着于花瓣基部，内侧离生；子房上位，无毛，花柱先端 3 裂。蒴果近球形，果皮厚，光滑无毛，室背开裂。种子近球形，有角棱，暗褐色。

【分布】广西全区均有栽培。

【采集加工】4~5 月花朵盛开期分批采收，晒干或炕干。在干燥过程中，要少翻动，避免破碎或散瓣。

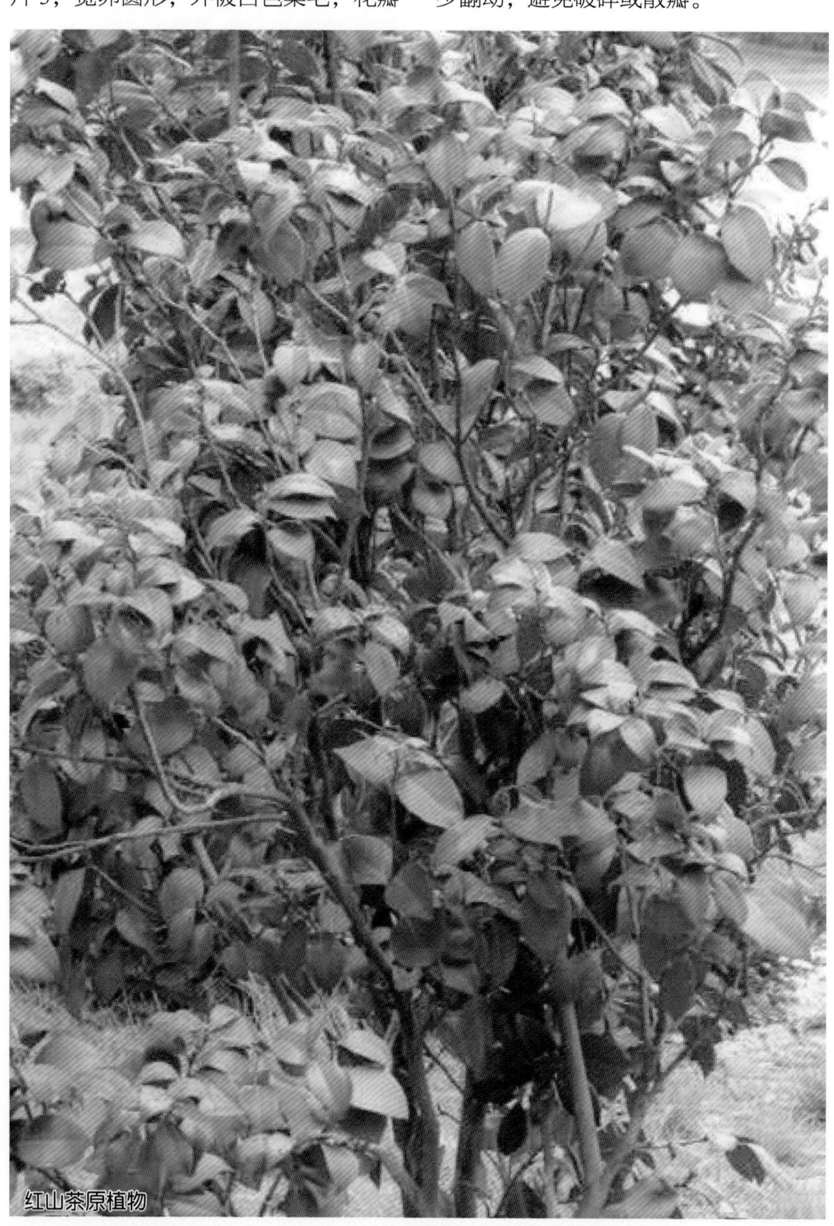
红山茶原植物

【药材性状】花蕾卵圆形，开放的花呈不规则扁盘状，盘径 5~8cm。表面红色、黄棕色或棕褐色，萼片 5，棕红色，革质，背面密布灰白色绢丝样细绒毛；花瓣 5~7 或更多，上部卵圆形，先端微凹，下部色较深，基部连合成一体，纸质；雄蕊多数，2 轮，外轮花丝连合成一体。气微，味甘。

【品质评价】以色红、未开放者为佳。

【化学成分】本品花中含芸香苷（rutin），山柰酚 -3-*O*- 芸香糖苷（kaempferol-3-*O*-rutinoside），花色苷（anthocyanin），花白苷（leucoanthocyanin），杨梅树皮素 -3-*O*- 葡萄糖苷（myricetin-3-*O*-glucoside），矢车菊素 -3- 半乳糖苷（cyanidin-3-galactoside），矢车菊素 -3- 葡萄糖苷（cyanidin-3-glucoside），矢车菊素 -3-（6- 对香豆酰基）葡萄糖苷 [cyanidin-3-*O*-*β*-D-（6-*O*-*p*-coumaroyl）glucoside] 即风信子苷（hyacinthin），山柰酚（kaempferol），槲皮素（quercetin），3,4′,5,7- 四羟基 -8- 甲氧基黄酮（3,4′,5,7- tetrahydroxy-8-methoxyl flavone）。还含对羟基苯甲酸（*p*-hydroxybenzoic acid），原儿茶酸（protocatechuic acid），没食子酸（gallic acid），路边青鞣质 D，长梗马兜铃素（pedunculagin），新唢呐草素，山茶鞣质 A 及 B 等。此外，还有 3*β*- 羟基 -28- 去甲齐墩果 -17- 烯 -16- 酮 -12,13- 环氧化物（3*β*-hydroxy-28-norolean-l7-en-16-one-12,13-epoxide），山茶二酮醇（camellendionol），马瑞苷元（maragenin），山茶酮二醇（camellenodiol），*α*- 菠菜甾醇（*α*-spinasterol），*β*- 谷甾醇 -D- 葡萄糖苷（*β*-sitosteryl-D-glucoside），豆甾醇 -D- 葡萄糖苷（stigmasteryl-D-glucoside），豆甾 -7- 烯 -3*β*- 醇

(stigmast-7-en-3β-ol) 等，以及可可豆碱 (theobromine)，山茶皂苷 (tsubakisaponin) Ⅰ、Ⅱ，(−)- 表儿茶素 [(−)-*epi*-catechin][1]。

新鲜山茶花还含去甲齐墩果烷型三萜烯葡萄糖苷 (camellioside) A、B、C、D[2]。

【药理作用】

1. 抗癌　红山茶花蕾中提取的山茶鞣质 B 有抗肿瘤作用，腹腔注射 10mg/kg 能延长荷瘤小鼠的寿命 (+36%)[3]。山茶鞣质给大鼠或小鼠灌胃 1~3 个月，能抑制移植性软组织肿瘤的生长，并抑制 9,10- 二甲基 - 苯并蒽诱导的横纹肌肉瘤的形成[4]。山茶苷给小鼠灌胃 2.5 个月也能减少同时局部应用 9,10- 二甲基 - 苯并蒽诱发的皮肤乳头状瘤和癌[5]。

2. 其他　红山茶叶和花瓣中含有的山茶皂苷Ⅰ和Ⅱ能使真菌分生孢子异常出芽[6, 7]。

【性味归经】味甘、苦、辛，性凉。归肝、肺、大肠经。

【功效主治】凉血止血，散瘀消肿。主治咯血，吐血，衄血，便血，痔血，赤血痢，血淋，血崩，带下，烫伤，跌仆损伤。

【用法用量】内服：煎汤，5~10g；或研末。外用适量，研末麻油调涂。生用长于散瘀，炒用偏于止血。

【使用注意】中焦虚寒而无瘀者慎服。

【经验方】

1. 外伤出血　山茶花焙干，研粉外敷。(《浙江药用植物志》)
2. 汤火灼伤　山茶花研末，麻油调敷。(《本草纲目》)
3. 吐血咳嗽　①宝珠山茶，瓦焙黑色。调红砂糖，日服不拘多少。②宝珠山茶十朵，红花五钱，白及一两，红枣四两。水煎一碗服之，渣再服，红枣不拘时亦取食之。(《不药良方》)
4. 肝肺蕴热及折损溢血　山茶花 9g(红、白皆可)，地骨皮 9g，怀牛膝 6g，川贝母 4.5g。水煎服。(《青岛中草药手册》)
5. 肠风下血　山茶花、炒山栀、侧柏叶、生地各 6~9g，水煎服。(《浙江药用植物志》)
6. 痔疮出血　宝珠山茶花研末冲服。(《本草纲目拾遗》)
7. 血痢　大红宝珠山茶花阴干，为末，加白糖拌匀，饭锅上蒸三四次服。(《救生苦海》)
8. 白带　鲜白茶花、锦鸡儿各 30g，鲜玉簪花、三白草各 15g，白及 60g，炖猪膀胱服。(《青岛中草药手册》)
9. 血崩　山茶花 12g，侧柏叶 12g，艾叶炭 12g，蒲黄 10g，地榆炭 10g。水煎服。(《四川中药志》1979 年)

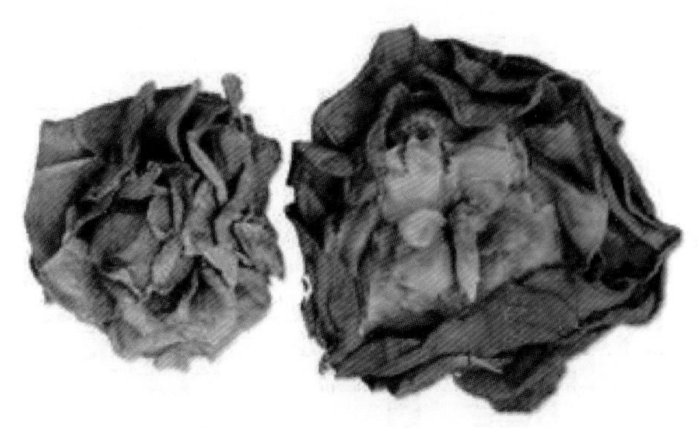

红山茶药材

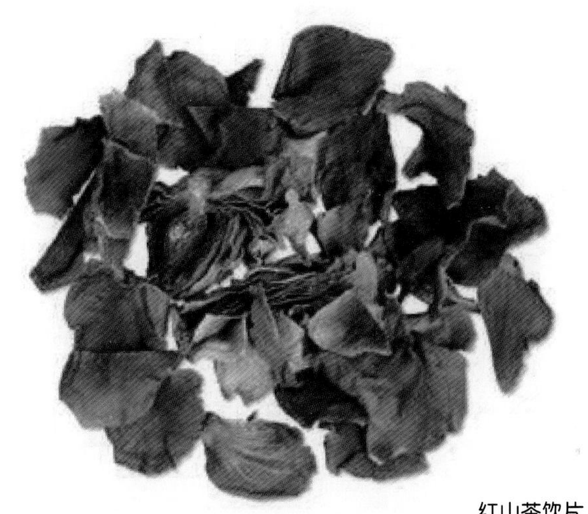

红山茶饮片

【参考文献】

[1] 国家中医药管理局《中华本草》编委会 . 中华本草 . 上海：上海科学技术出版社，1999：2146.
[2] 村上敏之 . 山茶花中具有胃黏膜保护作用的成分 . 国外医学・中医中药分册 .2002，24(5)：316.
[3] Yoshida T. Chem Pharm Bull,1989,37(11):3174.
[4] Eristavi KD. CA,1970,73:108099k.
[5] Eristavi KD. CA,1971,74:11823z.
[6] Nagata T. CA,1985,103:3726x.
[7] Hamaya E. CA,1985,103:683826.

Hong wu jiu

红乌桕

Sapii Discoloris Radix
[英]Discolor Sapium Root

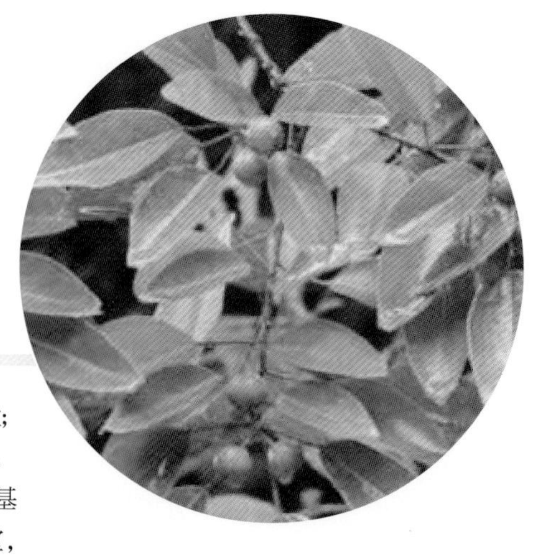

【别名】红叶乌、山乌桕、红叶乌桕。

【来源】为大戟科植物山乌桕 *Sapium discolor*（Champ.）Muell.-Arg. 的根。

【植物形态】多年生落叶乔木或灌木。小枝灰褐色，有点状皮孔。叶互生；叶柄顶端有腺体 2；叶片纸质，椭圆状卵形，长 3~10cm，宽 2~5cm，全缘，下面粉绿色；侧脉 8~12 对。穗状花序顶生，单性，雌雄同序，无花瓣及花盘；雄花花萼杯状，先端不整齐齿状裂，雄蕊 2，极少 3；雌花生在花序的近基部，萼片 3，三角形，子房卵形，3 室，花柱 3，基部合生。蒴果球形，黑色，直径 1~1.5cm；种子近球形，外被蜡层。

【分布】广西主要分布于隆林、乐业、田林、凌云、靖西、玉林、灌阳等地。

【采集加工】全年均可采挖，洗净，切片，晒干。

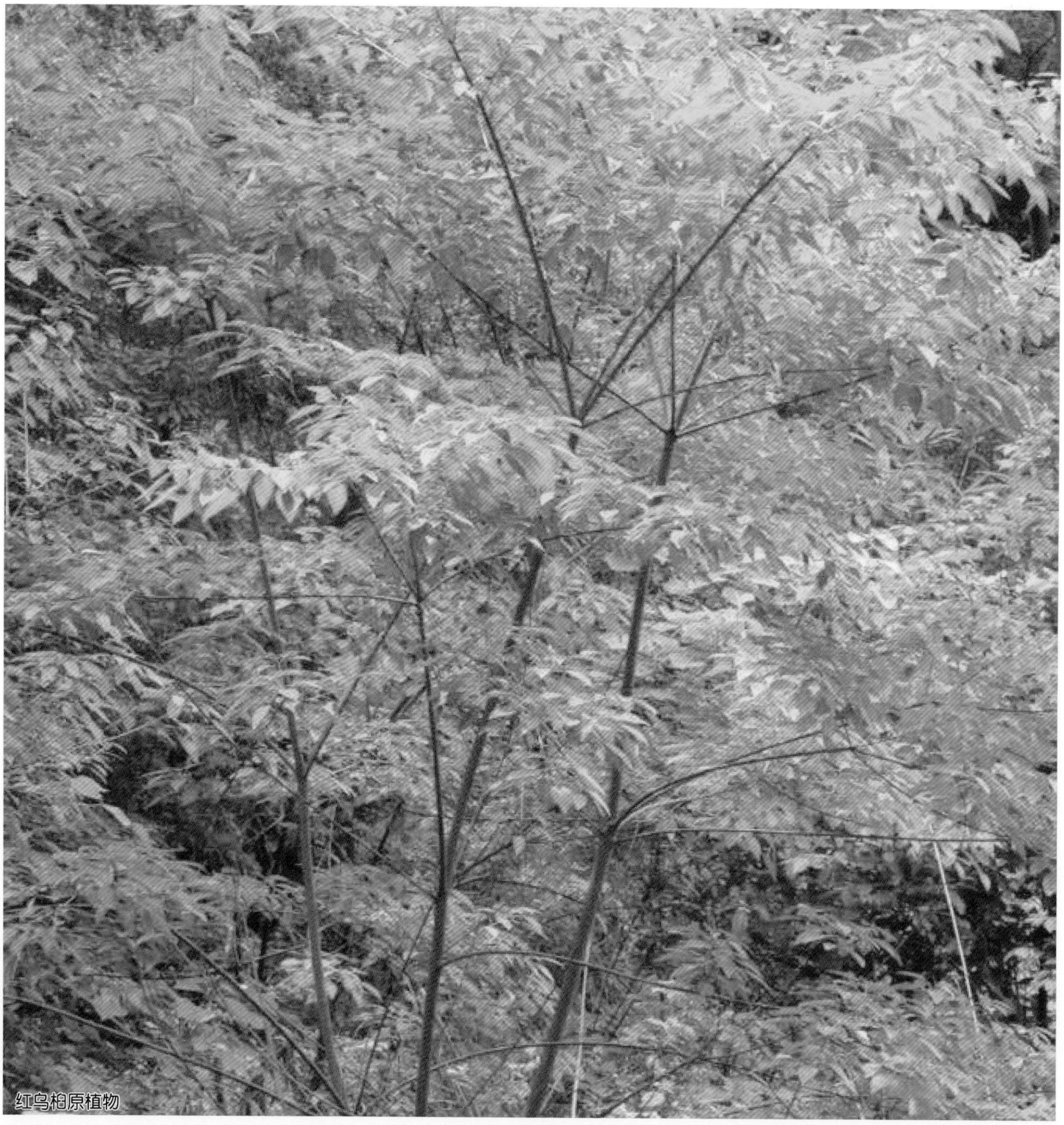

红乌桕原植物

【药材性状】根圆柱形，微弯曲，直径 0.5~2 cm。表面灰黄色或灰褐色，有纵皱纹及侧根痕。质坚硬，断面平整，皮部较薄，木部白色。气微，味苦。

【品质评价】以干燥、洁净者为佳。

【化学成分】本品叶含 β-谷甾醇（β-sitosterol），蒲公英赛醇（taraxerol）和并没食子酸（ellagic acid）[1]。

【性味归经】味苦，性寒；有小毒。

归肺、肾、大肠经。

【功效主治】利水通便，消肿散瘀，解蛇虫毒。主治水肿，腹水，二便不通，白浊，疮痈，湿疹，跌打损伤，毒蛇咬伤。

【用法用量】内服：煎汤，3~9g；或捣汁。外用适量，捣敷；或煎汤洗。

【使用注意】孕妇和体弱者忌服。

【经验方】

1. 痔疮及皮肤湿疹　红乌桕、铺地稔、金银花各适量。水煎洗患处。（《广西民间常用中草药手册》）
2. 小便淋沥　红乌桕根 60g，金砂蕨藤 18g，车前草 30g。水煎，白糖 60g 冲服。（《广西民间常用中草药手册》）
3. 肾炎水肿，肝硬化腹水，疮痈，跌打肿痛　鲜山乌桕根皮 9~15g，干用 3~9g。米炒，水煎服。（《广东中草药》）
4. 尿路结石　山乌桕根 15g，柘树根 30g，鲜石韦 30g，鲜海金沙 30g。每日 1 剂，水煎服。（江西《草药手册》）
5. 便秘　红乌桕根 30g。水煎温服。（《广西民间常用中草药手册》）
6. 白浊　山乌桕根 15g，猪肉 60g。水煎服。（《福建药物志》）

附　红乌桕叶

味苦，性温；有小毒。归肝、肺经。功效：活血，解毒，利湿。主治：跌打损伤，缠腰火丹，乳痈，毒蛇咬伤，湿疹，过敏性皮炎。外用适量，鲜品捣敷；或煎水洗。

经验方　①妇女乳痈：山乌桕叶适量，砂糖少许。共捣烂，敷患处。（《广西民间常用中草药手册》）②毒蛇咬伤：山乌桕叶、紫背金牛等份。共捣烂，敷患处四周。（《广西民间常用中草药手册》）③脚趾湿痒：山乌桕鲜叶加牡荆叶、枫杨叶等量，捣汁涂。（江西《草药手册》）④妇人阴部作痒：山乌桕枝叶煎汤熏洗。（江西《草药手册》）

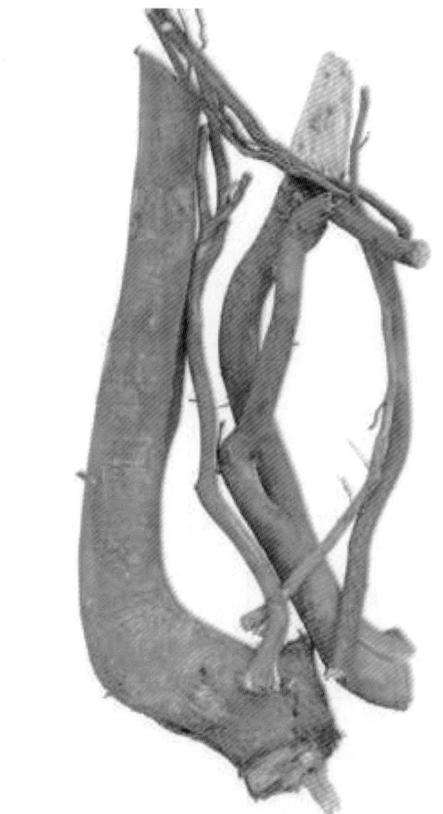

红乌桕药材

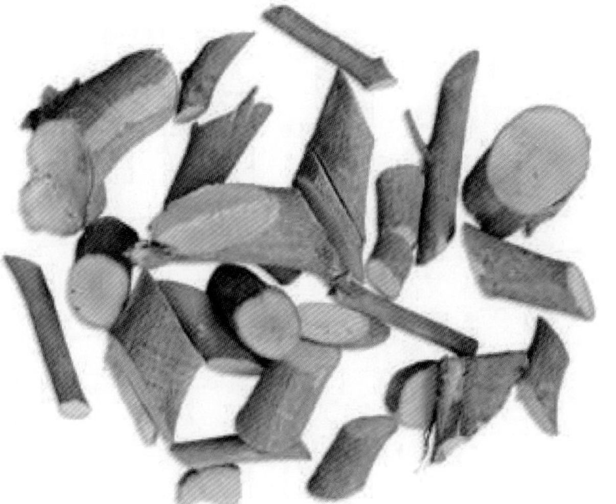

红乌桕饮片

【参考文献】

[1] 国家中医药管理局《中华本草》编委会 . 中华本草 . 上海：上海科学技术出版社，1999：3658.

Hong ye teng

红叶藤

Roureae Microphyllae Caulis et Folium

[英] Littleleaf Rourea Stem and Leaf

【别名】牛见愁、荔枝藤、牛栓藤、霸王藤、伍藤、铁藤。

【来源】为牛栓藤科植物红叶藤 *Rourea microphylla* （Hook. et Arn.）Planch 的茎叶。

【植物形态】多年生藤状灌木，褐色。叶近革质，奇数羽状复叶，小叶通常 11~17，有时多至 27 片，但生于侧小枝上的叶有时减至 5~9，稀为 3 小叶；叶片卵形至卵状长圆形，长 2~4cm，宽 0.5~2cm，先端渐尖而钝，基部楔形至圆形，常偏斜，上面光亮，下面为粉绿色，两面无毛，全缘。圆锥花序生于叶腋；苞片及小苞片不显著；花小，白色、淡黄色或淡红色，芳香；萼片 5 裂，边缘被短缘毛；花瓣 5，长于萼片；雄蕊 10，花丝基部合生成 1 管；雌蕊心皮 5，离生，其中 4 个通常不发育，子房长圆形，花柱纤细，柱头头状。蓇葖果椭圆形或斜卵形，熟时红色，无柄，略弯曲，腹面开裂。种子 1 颗，橙黄色，为膜质的假种皮所包围。

【分布】广西主要分布于岑溪、平南、陆川、合浦、防城、上思、邕宁、武鸣、上林等地。

【采集加工】夏、秋季采收，除去杂质，洗净，切段，晒干。

【药材性状】茎圆柱形，深褐色，有纵纹，质硬，不易折断，断面红褐色。奇数羽状复叶互生，小叶 11~17 片，卵状披针形，长 2~4cm，宽 0.8~1.5cm，先端渐尖，基部偏斜，全缘，两面无毛，叶面棕黄色，光亮。气微，味辛。

【品质评价】茎以干燥、色褐者为佳；叶以身干、色棕黄者为佳。

【化学成分】本品茎叶中含有槲皮素 -3-*O*-α-L- 鼠李吡喃糖苷（quercetin-3-*O*-α-L-rhamnopyranoside），金丝桃苷（hyperin），槲皮素（quercetin），落新妇苷（astilbin），β- 谷甾醇（β-sitosterol），β- 谷甾醇 -β-D- 葡萄吡喃糖苷（β-sitosreryl-β-D-glucopyranoside），大黄素甲醚（physcion），红灰青素（erythroglaucin），软脂酸（palmitic acid），硬脂酸（stearic acid）和正二十九烷（*n*-nonacosanane）[1]。

【性味归经】味苦、涩，性凉。归心、肝经。

【功效主治】清热解毒，消肿止痛，止血。主治疮疖，跌打肿痛，外伤出血。

【用法用量】外用适量，煎水洗；或鲜叶捣敷。

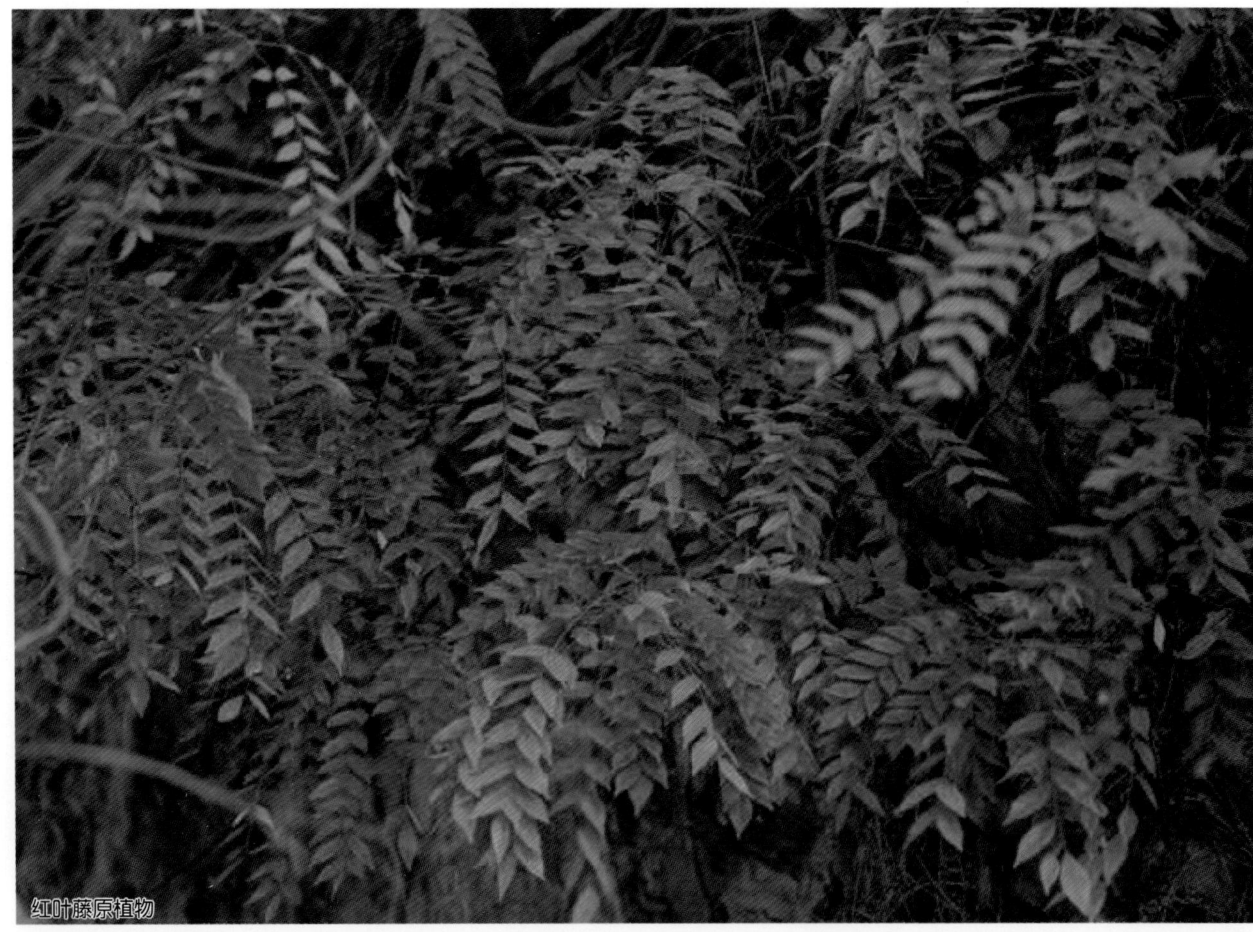

红叶藤原植物

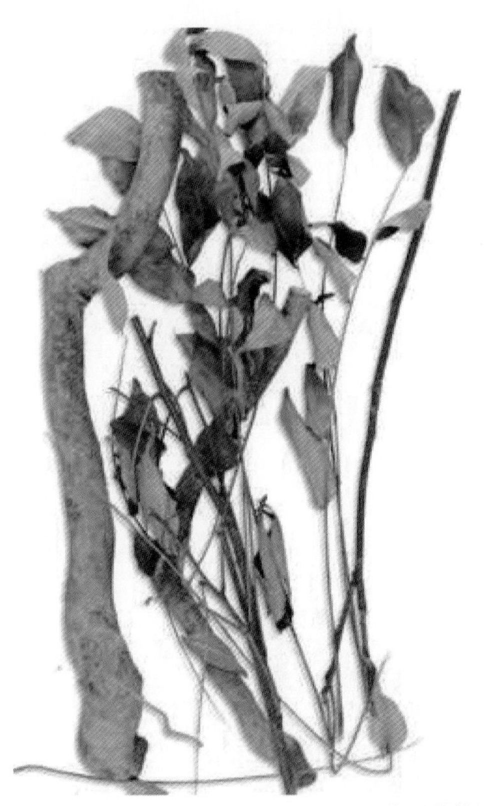
红叶藤药材

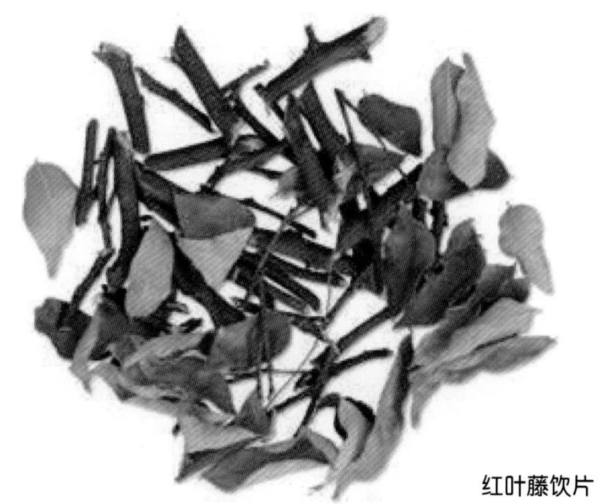
红叶藤饮片

附　红叶藤根

味甘、微辛，性温。归肝经。功效：活血通经，消肿止痛，止血。主治：闭经，跌打肿痛，外伤出血。内服：煎汤，9~15g。外用适量，煎水洗。

【参考文献】

[1] 蒋建勤，方圣鼎，胥传凤，等.红叶藤化学成分的研究.植物学报（英文版），1990，32（5）：376.

Hong dou kou

红豆蔻

Galangae Fructus
[英]Galanga Galangal Seed

【别名】红扣、红蔻、良姜子。

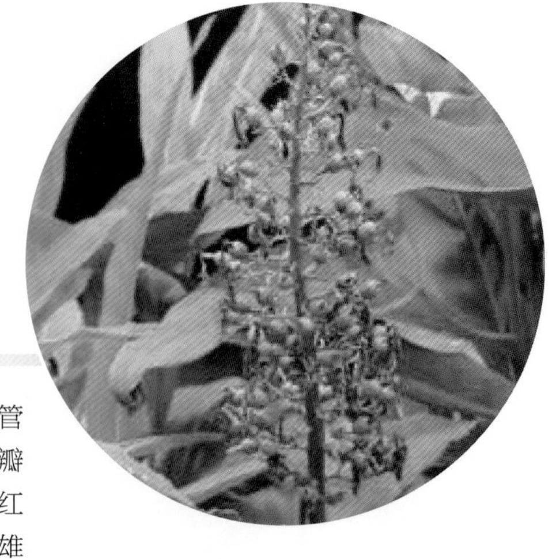

【来源】为姜科植物大高良姜 *Alpinia galanga*（L.）Willd. 的果实。

【植物形态】多年生草本。根茎粗壮，棕红色并略有辛辣味。叶 2 列；叶片长圆形或宽披针形，长 30~50cm，宽 6~10cm，先端急尖，基部楔形，边缘钝，两面无毛或背面有长柔毛；叶舌先端钝。圆锥花序顶生，花序轴上密生柔毛；总苞片线形；小苞片披针形或狭长圆形；花绿白色；花萼管状，顶端不等的 3 浅裂，有缘毛；花冠管与萼管略等长，裂片 3，长圆形，唇瓣倒卵形至长圆形，基部成爪状，有红色条纹；雄蕊 1，花药长圆形，退化雄蕊 2，披针形，着生于唇瓣基部；子房下位，无毛，花柱细长，柱头略膨大。蒴果长圆形，中部稍收缩，熟时橙红色。种子多角形，棕黑色。

【分布】广西主要分布于隆林、百色、田东、天峨、凤山、马山、上林、南宁、邕宁、龙州、防城、桂平、平南、容县、岑溪、藤县、昭平等地。

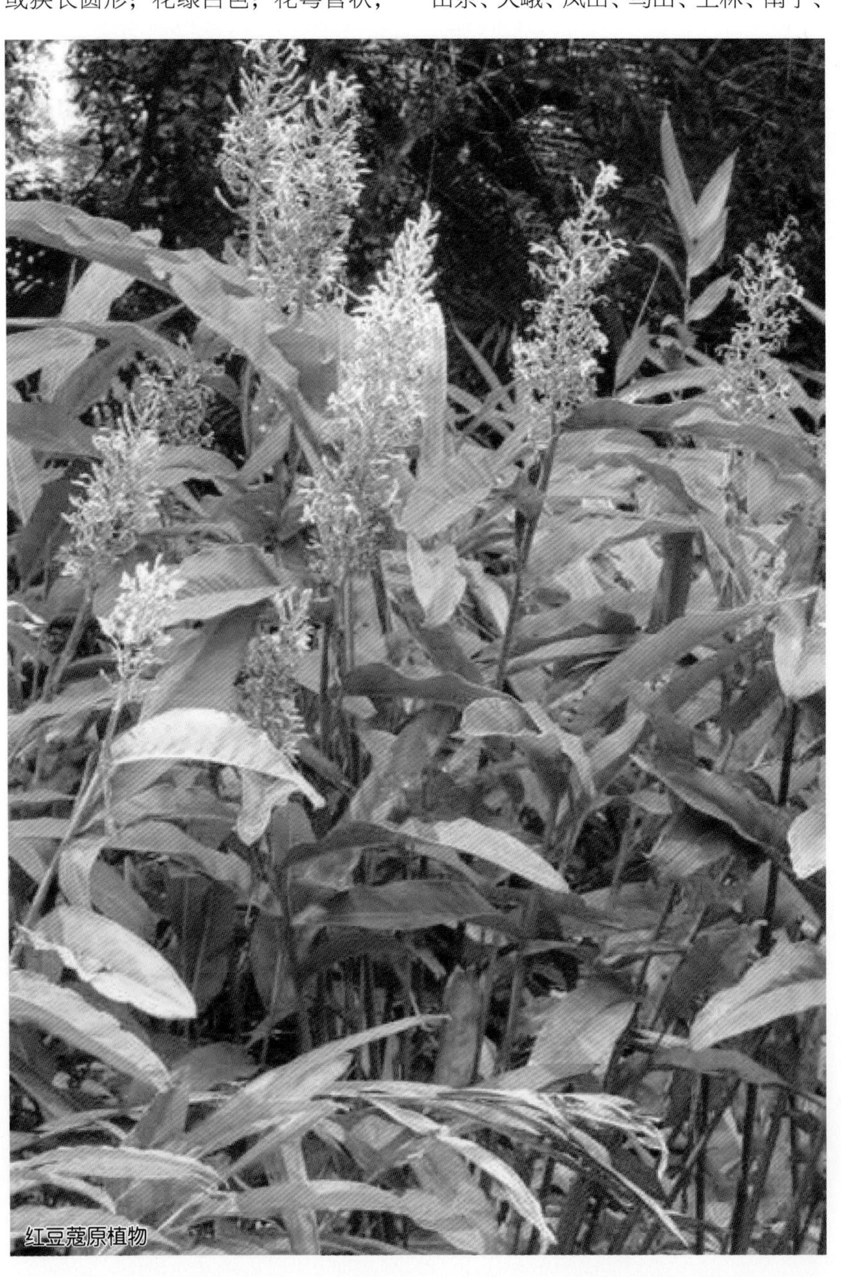
红豆蔻原植物

【采集加工】于 11~12 月果实刚呈红色时采收，将果穗割回，摊放阴凉通风处 4~7 天，待果皮变成深红色时脱粒，去掉枝干，扬净，晒干。

【药材性状】果实长圆形，中部稍收缩，表面红棕色或淡红棕色，光滑或皱缩，先端有突出的花被残基，基部有果柄痕；果实薄，易碎。种子团长圆形或哑铃形，每室有种子 2 粒；种子呈不规则状四面体，表面暗棕色或褐棕色，微有光泽，具不规则皱纹，外被淡黄色或灰黄色假种皮，背面有凹陷种脐，合点位于腹面，种脊成一浅纵沟。气芳香而浓，味辛、辣。

【品质评价】以粒大、饱满、气味浓者为佳。

【化学成分】本品果实中含反式 3,4- 二甲氧基桂皮醇（*trans*-3,4-dimethoxy cinnamyl alcohol），消旋 - 1′- 乙酰氧基胡椒酚乙酸酯（DL-1′-acetoxychavicol acetate），对 - 羟基桂皮醛（*p*-hydroxy cinnamaldehyde），反式 -4- 甲氧基桂皮醇（*trans*-4-methoxycinnamylalcohol），1′- 乙酰氧基丁香油酚乙酸酯（1′-acetoxyeugenol acetate）[1]。

本品种子含 1′- 乙酰氧基胡椒酚乙酸酯，丁香烯氧化物（caryophyllene oxide），1′- 乙酰氧基丁香油酚乙酸酯，丁香烯醇 Ⅰ 及 Ⅱ，高良姜萜内酯（galanolactone），高良姜萜醛（galanal）A 和 B，*E*-8（17）,12- 半日花二烯 -15,16- 二醛 [*E*-8（17）,12-labdiene-15,16-dial] 和 *E*-8（17）- 环氧 -12- 半日花二烯 -15,16- 二醛 [*E*-8*β*（17）-epoxylabd-12-ene-15,16-dial][1]。

本品果实中挥发油主要成分有 Δ^3- 蒈烯（Δ^3-carene），6- 甲基 -5-

庚烯-2-酮[（*E*）-6-methylhepta-5-en-2-one]，芳樟醇氧化物（linalool oxide），1,8-桉叶素（1,8-cineole），芳樟醇（linalool），壬醛（*n*-nonanal），正丁酸反式-2-己烯酯（*trans*-2-hexenyl-*n*-butyrate），（*E*）-6-甲基-3,5-庚二烯-2-酮[（*E*）-6-methyl-3,5-heptadien-2-one]，辛酸（octanoic acid），乙酸正辛酯（*n*-octyl acetate），*α*-松油醇（*α*-terpineol），4-松油烯醇（terpinen-4-ol），2-（2-丙烯基）苯酚[2-（2-propenyl）phenol]，胡椒烯（copaene），荜澄茄烯（cadinene），*β*-榄香烯（*β*-elemene），乙酸正癸酯（*n*-decyl acetate），正十五烷（*n*-pentadecane），*α*-香柑油烯（*α*-bergamotene），丁香油酚（eugenol），*α*-葎草烯（*α*-humulene），别香橙烯（alloaromadendrene），顺式-丁香烯（*cis*-caryophyllene），*γ*-依兰油烯（*γ*-muurolene），*β*-甜没药烯（*β*-bisabolene），菖蒲烯（calamene），乙酸桂皮酯（cinnamyl acetate），丁香烯醇Ⅰ或Ⅱ（caryophyllenol Ⅰ or Ⅱ），橙花叔醇（nerolidol），荜澄茄烯醇（cadinenol）[1]。

【药理作用】

1. 抗病原微生物　红豆蔻根茎的挥发油能抗革兰阳性菌、酵母菌及一些皮肤真菌，其中以4-松油烯醇最有效，*n*-戊烷-二乙醚提取物对发癣菌属中的须发癣菌有效，红豆蔻中乙酰氧基胡椒酚醋酸盐对7种真菌有效，对皮肤真菌的最低抑制浓度为50~250μg/ml[2]。从红豆蔻中分离出高良姜萜醛A和B等，均具有细胞毒和抗真菌活性[3]。

2. 降血糖　3g/kg、4g/kg的红豆蔻根茎粉末、甲醇提取物和水提取物（相当于4g/kg该植物根茎粗粉）均能降低四氧嘧啶糖尿病大鼠6h后血糖水平[4]。

3. 抗肿瘤　从果实的甲醇提取物中分离得到的1′-乙酰氧基胡椒酚乙酸酯和1′-乙酰氧基丁香油酚乙酸酯10mg/kg连续给小鼠腹腔注射5天，均具有抗腹水型肉瘤S180作用[5]。

4. 抗溃疡　红豆蔻种子的甲醇提取物中分离出的1′-乙酰氧基胡椒酚乙酸酯和1′-乙酰氧基丁香油酚乙酸酯，腹腔注射2~10mg/kg，都能抑制大鼠溃疡[6]。

【临床研究】

消化性溃疡　用红豆蔻10g，白牛胆40g，入地金牛18g，乌贼骨10g，白及10g，杨梅根6g，甘草5g，水煎服。结果：治疗22例，有20例在15天内疼痛显著改善，判为有效；4例胃酸增高者，有2例恢复正常；大便隐血阳性者2例全部转阴；胃溃疡愈合好转率为93%，十二指肠溃疡愈合好转率为52.7%[7]。

【性味归经】味辛，性温。归脾、肺经。

【功效主治】温中燥湿，醒脾消食。主治脘腹冷痛，食积腹胀，呕吐泄泻，噎膈反胃。

【用法用量】内服：煎汤，3~6g，或研末。外用适量，研末搐鼻或调搽。

【使用注意】阴虚有热者禁服。

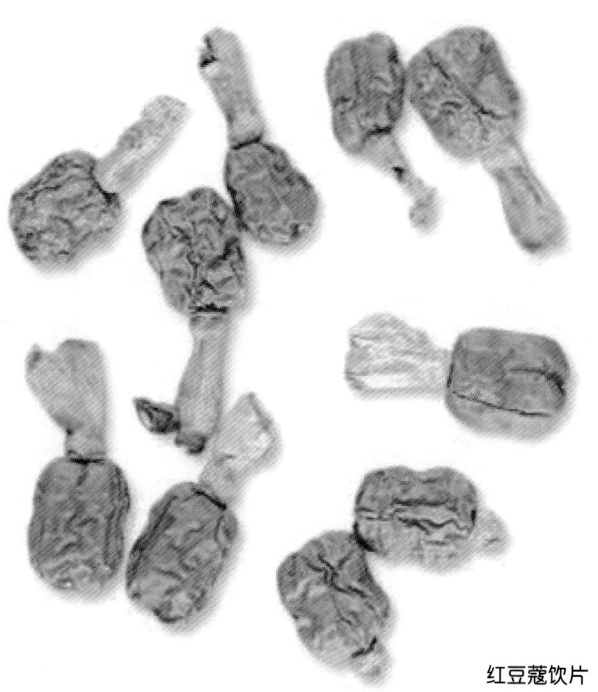

红豆蔻饮片

【经验方】

1. 风寒牙痛　红豆蔻为末，随左右以少许搐鼻中，并掺牙取涎，或加麝香。（《卫生家宝方》）

2. 慢性气管炎，咳痰不爽　红豆蔻3g，莱菔子、苏子各6g。水煎，日分2次服。（《食物中药与便方》）

3. 胃脘疼痛（包括慢性胃炎、神经性胃痛）　红豆蔻、香附、生姜各9g，每日1剂，水煎，分2次服。（《壮族民间用药选编》）

4. 胃和十二指肠溃疡　红豆蔻、连翘、鸡内金各9g，黄连4.5g，水煎服。（《中草药方剂选编》）

【参考文献】

[1] 国家中医药管理局《中华本草》编委会.中华本草.上海：上海科学技术出版社，1999：7743.

[2] Janssen A M.Planta Med,1985,51（6）：507.

[3] Morita H.Planta Med,1988,54（2）：117.

[4] Akhtar M S. 红豆蔻根茎及其提取物对家兔的降血糖活性（英）. Fitoterapia，2002，73（7/8）：623.

[5] Itokawa H.Planta Med,1987,53（1）：32.

[6] Mitsui S.Chem Pharm Bull,1976, 24（10）：2377.

[7] 相鲁闽.胃肠平衡剂治疗消化性溃疡.中国民间疗法，2002，10（2）：39.

Hong yu yan

红鱼眼

Phyllanthi Reticulate Rhizoma et Radix

[英]Reticulates Phyllanthus Root and Rhizome

【别名】烂头钵、龙眼睛、山兵豆。

【来源】为大戟科植物红鱼眼 *Phyllanthus reticulatus* Poir. 的根及茎。

【植物形态】多年生直立或稍攀缘状灌木。枝柔弱，秃净或稍被毛。叶互生；托叶褐红色，后期变厚，略呈刺状；叶片纸质，形状和大小变异很大，通常卵形或椭圆状长圆形，长 1.5~5cm，宽 0.7~3cm，先端钝或短尖，基部钝、浑圆或心脏形，全缘，背面粉绿。花单性同株，单生或数朵雄花和 1 朵雌花同生于每一叶腋内；具纤柄，绿而染紫；雄花萼片 5~6 枚，雄蕊 5，其中 3 枚较长，花丝合生，花盘腺体 5，鳞片状；雌花萼片同雄花，花盘腺体 5~6，子房 4~12 室，花柱与之同数。果扁球形，肉质，平滑，红色；有宿存萼；种子 8~16 颗。

【分布】广西主要分布于南宁、邕宁、武鸣、龙州等地。

【采集加工】全年均可采收，洗净，切段，晒干。

【药材性状】根椭圆形，少分枝，直径 2~4cm，厚约 5mm，外皮浅褐色至棕褐色，有不规则的块状及纵纹。质硬，易折断，断面木部灰褐色。气微，味淡涩。茎圆柱形，直径 1.5~3cm，外皮薄，浅褐色至黄褐色，有不规则的纵纹。质硬，易折断，断面木部浅黄色。中央具黄白色髓部。气微，味淡涩。

【品质评价】根以条粗、表面棕褐色、断面灰褐色为佳；茎以较嫩细表面浅黄色者为佳。

【化学成分】本品含 β- 谷甾醇（β-sitosterol），3, 4- 二 -*O*- 甲基鞣花酸（3,4-dimethylellagic acid），4, 4′- 二 -*O*- 甲基鞣花酸（4, 4′-dimethylellagic acid），3-*O*- 甲基鞣花酸 4′-*O*-α-L- 吡喃鼠李糖苷（3-*O*-methylellagic acid 4′-*O*-α-L-rhamnopyranoside），橙皮素 -7-*O*-[6-*O*-（α-L- 吡喃鼠李糖基 -（6 → 1）]-β-D- 吡喃葡萄糖苷｛hesperetin- 7-*O*-[6-*O*-α-L-rhamnopyranosyl-（6 → 1）]-β-D-glucopyranoside｝，无羁萜（friedelin），二氢红花菜豆酸 4′-*O*-β-D- 吡喃葡萄糖苷（dihydrophaseic acid 4′-*O*-β-D-glucopyranoside），3,3′- 二 -*O*- 甲基鞣花酸（3, 3′-di-*O*-methylellagic acid）[1]。

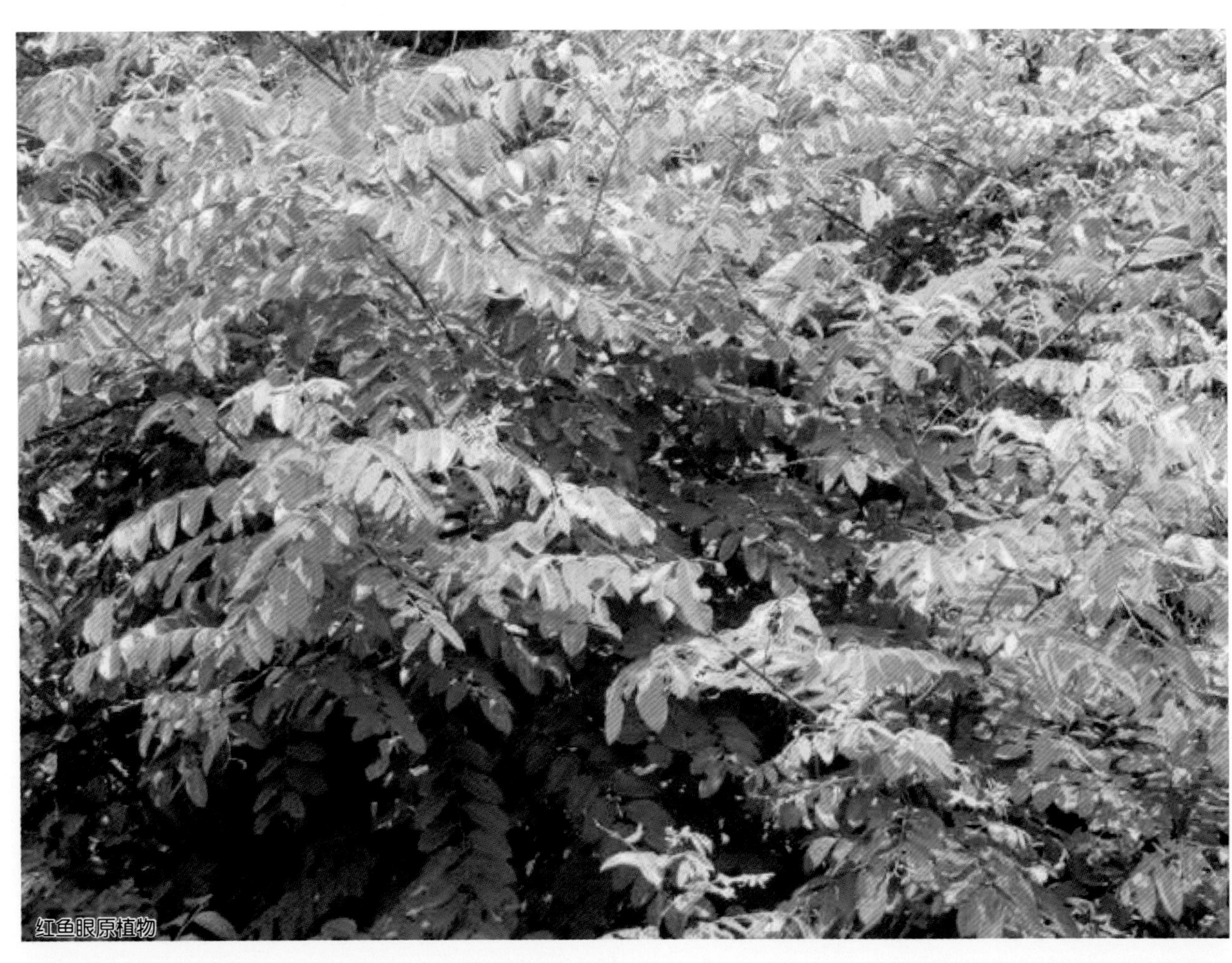
红鱼眼原植物

【药理作用】

镇痛、抗炎　红鱼眼醇提物能提高小鼠的痛阈值，并可抑制小鼠耳郭肿胀和足跖肿胀反应。30g/kg 红鱼眼醇提物能减少大鼠角叉菜胶性炎性渗出液中前列腺素 E 含量[2]。

【临床研究】

糖尿病腹泻　治疗组和对照组所有病人调整原降糖药物剂量，短期内将血糖控制在空腹血糖 5~7mmol/L、餐后 2h 血糖 6~9mmol/L。停用抗生素治疗。治疗组采用壮药红鱼眼 15g，每天 1 剂，水煎取汁，分 3 次服。对照组用易蒙停 2mg，每天 3 次，此后，根据排便次数及大便性状调整剂量，每天最多服用总量 12mg，症状控制后每天 2~6mg 维持治疗。两组疗程均为 1 个月。结果：治疗组 40 例，显效 12 例，有效 26 例，无效 2 例，总有效率 95%；对照组 40 例，显效 10 例，有效 22 例，无效 8 例，总有效率为 80%。两组比较有显著性差异（$P<0.05$）[3]。

【性味归经】味辛、甘，性平。归肝经。

【功效主治】活血散瘀，祛风，利湿。主治风湿关节痛，跌打损伤，泄泻，痢疾。

【用法用量】内服：煎汤，9~15g；或浸酒。外用适量，捣敷。

【使用注意】孕妇慎用。

【经验方】

1. 跌打损伤　山兵豆茎叶捣烂外敷。（《广西本草选编》）

2. 关节疼痛不利　九层风、红鱼眼各 300g，三叶青藤、山风各 200g。入白酒，密封。一次 25ml，一天 3 次。（《广西药品标准》1984 年版）

【参考文献】

[1] 蓝鸣生，马健雄，谭昌恒．红鱼眼化学成分研究．中草药，2011，42（9）：1712.

[2] 秦贻强，李江，蔡小玲．红鱼眼醇提物镇痛抗炎作用的实验研究．中国药房，2011，（43）：4046.

[3] 朱红梅．壮药红鱼眼治疗糖尿病腹泻疗效观察．辽宁中医杂志，2004，31（9）：724.

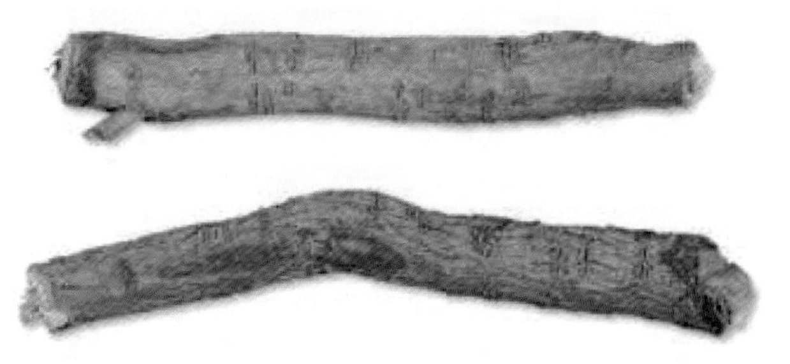

红鱼眼根

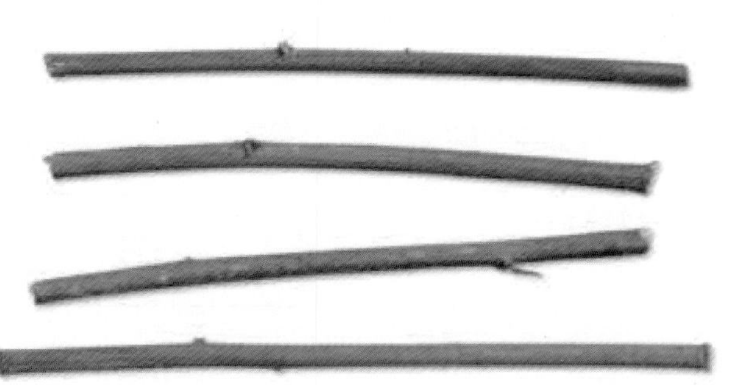

红鱼眼茎

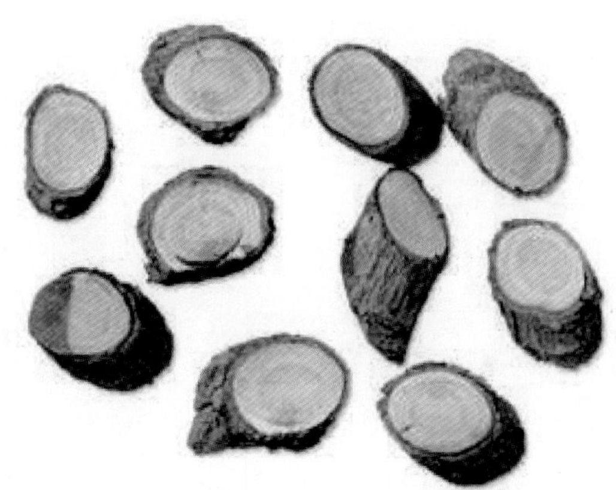

红鱼眼饮片（根）

Hong bei cai

红背菜

Gynurae Bicoloris Herba
[英]Twocolor Velvetplant Herb

【别名】木耳菜、血皮菜、红背三七、血匹菜、紫背天葵、红番苋、红苋菜、观音苋。

【来源】为菊科植物观音苋 *Gynura bicolor*（Roxb.）DC. 的全草。

【植物形态】多年生草本。全株带肉质。根粗壮。茎直立，多分枝，带紫色，有细棱，嫩茎被微毛，后变无毛。单叶互生。茎下部叶有柄，紫红色，上部叶几无柄；叶片椭圆形或卵形，长 6~10cm，宽 1.6~3cm，先端渐尖或急尖，基部下延，边缘有粗锯齿，有时下部具 1 对浅裂片，上面绿色，被微毛，下面红紫色。头状花序，外层近条形，似小苞片状，长为内层的 1/3~1/2，内层条形，边缘膜质；全为两性管状花，花冠黄色；花药基部钝，先端有附片；花柱分枝，具长钻形有毛的附属器。瘦果长圆形，扁，有纵线条，被微毛；冠毛白色，绢毛状。

【分布】广西主要分布于平乐、贺州、蒙山、北流、富川、灵山、防城、上思、马山等地。

【采集加工】全年均可采收，鲜用或晒干。

【药材性状】全草长 30~60cm，无毛。叶互生，多皱缩，绿褐色，背面带紫色，完整叶展平后，叶片呈椭圆状披针形，长 6~9cm，宽 1.5~3cm，先端尖，基部楔形，下延成耳状，边缘具不整齐锯齿，叶柄短，带紫褐色。可见头状花序顶生或腋生。瘦果红棕色，冠毛多。气微，味微苦。

【品质评价】以身干、色墨绿、叶多者为佳。

【化学成分】本品含花色苷（anthocyanin）和黄酮苷（flavonoid glycoside）[1]。

【性味归经】味辛、甘，性凉。归肺、肝经。

【功效主治】清热凉血，解毒消肿。主治咯血，崩漏，痛经，痢疾，外伤出血，跌打损伤，溃疡久溃不敛，疮疡肿毒。

【用法用量】内服：煎汤，10~30g，鲜品 30~90g。外用适量，鲜品捣敷；或研末撒。

【使用注意】中寒泄泻慎服。

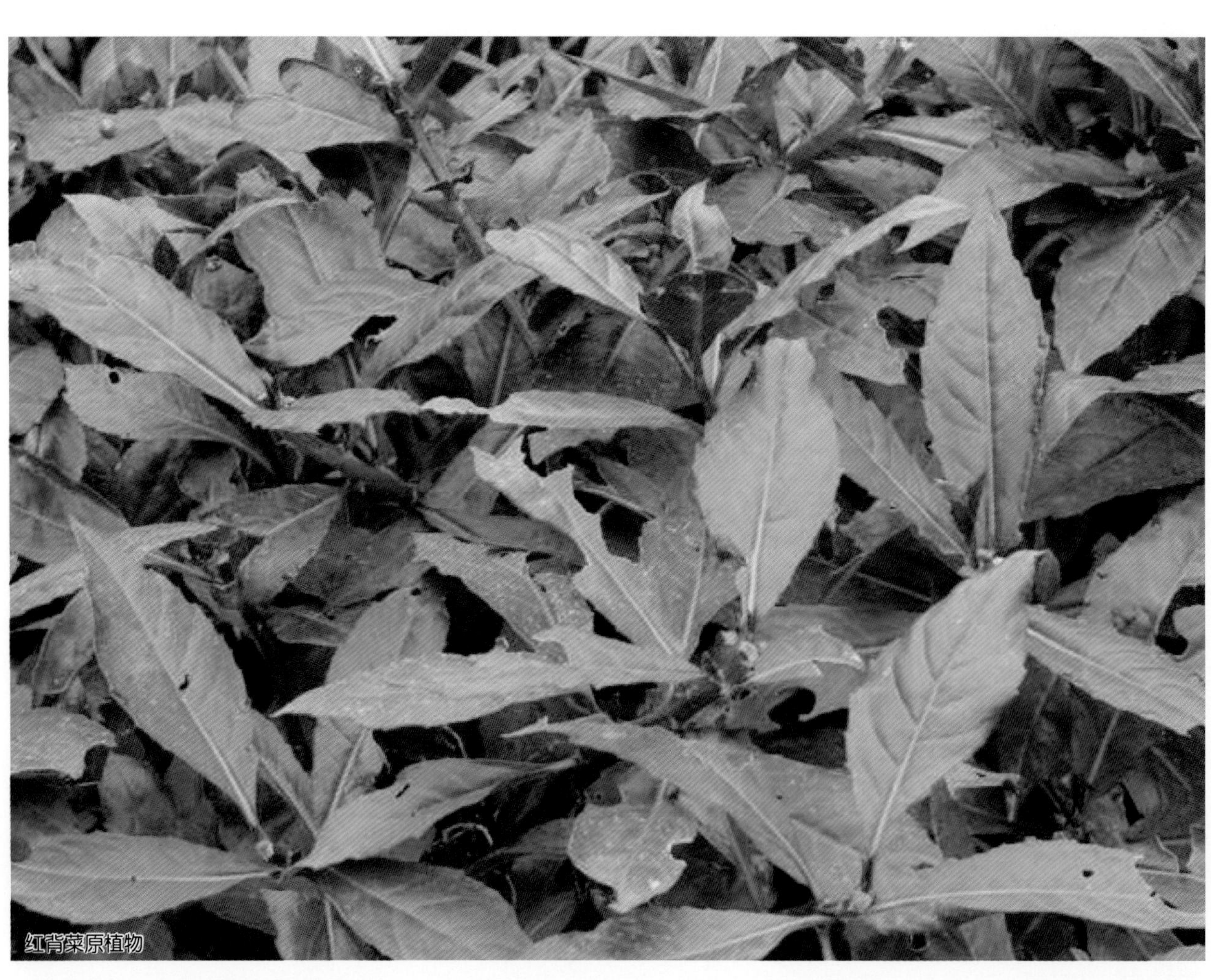
红背菜原植物

【经验方】

1. 乳痈红肿　红背三七、野芋各适量，加生盐少许。共捣烂，敷患处。（《梧州地区中草药》）
2. 跌打肿痛　红背三七、韭菜根、鹰不扑、鸡骨香、指甲花各适量。共捣烂，敷患处。(《梧州地区中草药》)
3. 创伤出血　鲜红番苋捣烂敷。（《福建中草药》）
4. 溃疡久不收口　干红番苋叶。研细末，撒疮口。(《福建中草药》)
5. 眼部受伤，结膜充血　鲜红番苋捣烂，加人乳少许，敷眼睑。（《福建药物志》）
6. 咯血　鲜红番苋60~120g。水煎服。(《福建中草药》)
7. 吐血　红背三七根、花缘灯盏各30g。水煎服。(《梧州地区中草药》)
8. 疟疾　观音苋鲜草150g，加黄酒1小杯炒熟，然后和切面适量同煮食，每日1次，连服3天。（《福州中草药临床手册》）
9. 血崩　观音苋根120g，棕粑儿60g。炖刀口肉吃。(《重庆草药》)
10. 痛经　观音苋鲜叶90g，红糖30g。炖服。（《福州中草药临床手册》）

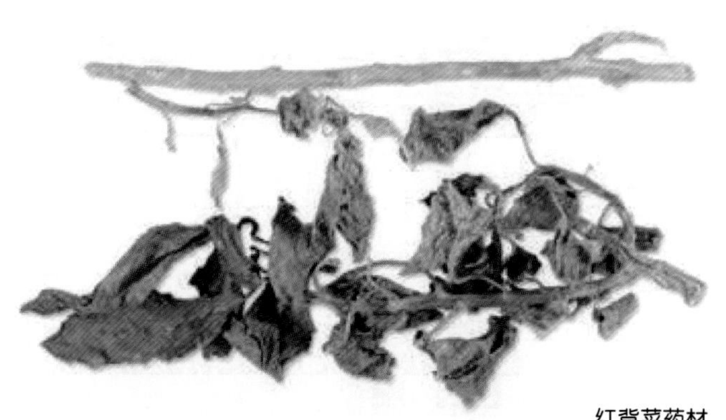

红背菜药材

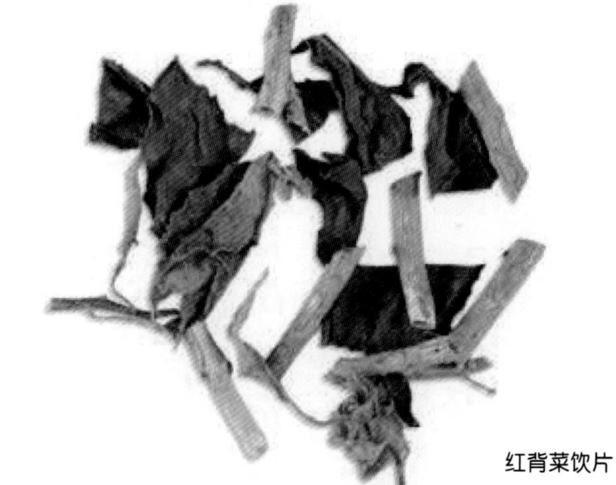

红背菜饮片

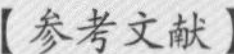

【参考文献】

[1] 覃讯云，罗金裕，高志刚 . 中国瑶药学 . 北京：民族出版社，2002：723.

Hong qiu jiang

红球姜

Zingiberis Zerumbet Rhizoma
[英]Zerumbet Zingiber Rhizome

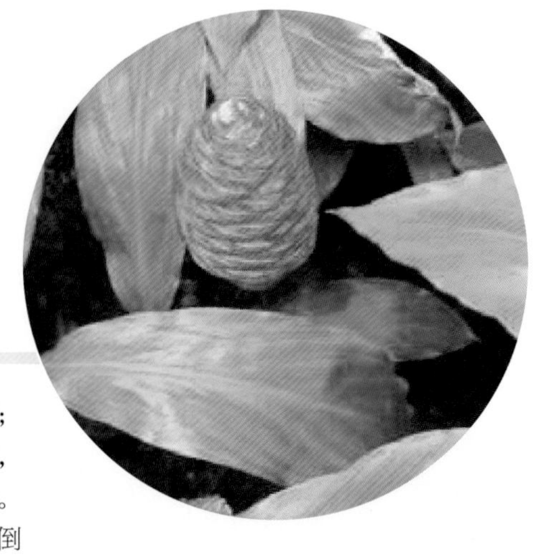

【别名】风姜。

【来源】为姜科植物红球姜 *Zingiber zerumbet*（L.）Smith. 的根状茎。

【植物形态】多年生根茎块状，内部淡黄色。叶片披针形至长圆状披针形，无毛或背面被疏长柔毛；无柄或具短柄。总花梗被 5~7 枚鳞片状鞘；花序球果状，顶端钝，苞片覆瓦状排列，紧密，近圆形，初时淡绿色，后变红色，边缘膜质，被小柔毛，内常贮有黏液；花萼膜质，一侧开裂；花冠管纤细，裂片披针形，淡黄色，后方的一枚长。唇瓣淡黄色，中央裂片近圆形或近倒卵形，顶端 2 裂，侧裂片倒卵形；雄蕊药隔附属体喙状。蒴果椭圆形。种子黑色。

【分布】广西主要分布于田东、隆安、上思、钦州、容县等地。

【采集加工】全年均可采挖，洗净，切片，晒干。

【药材性状】根状茎，其根茎初尝似姜，

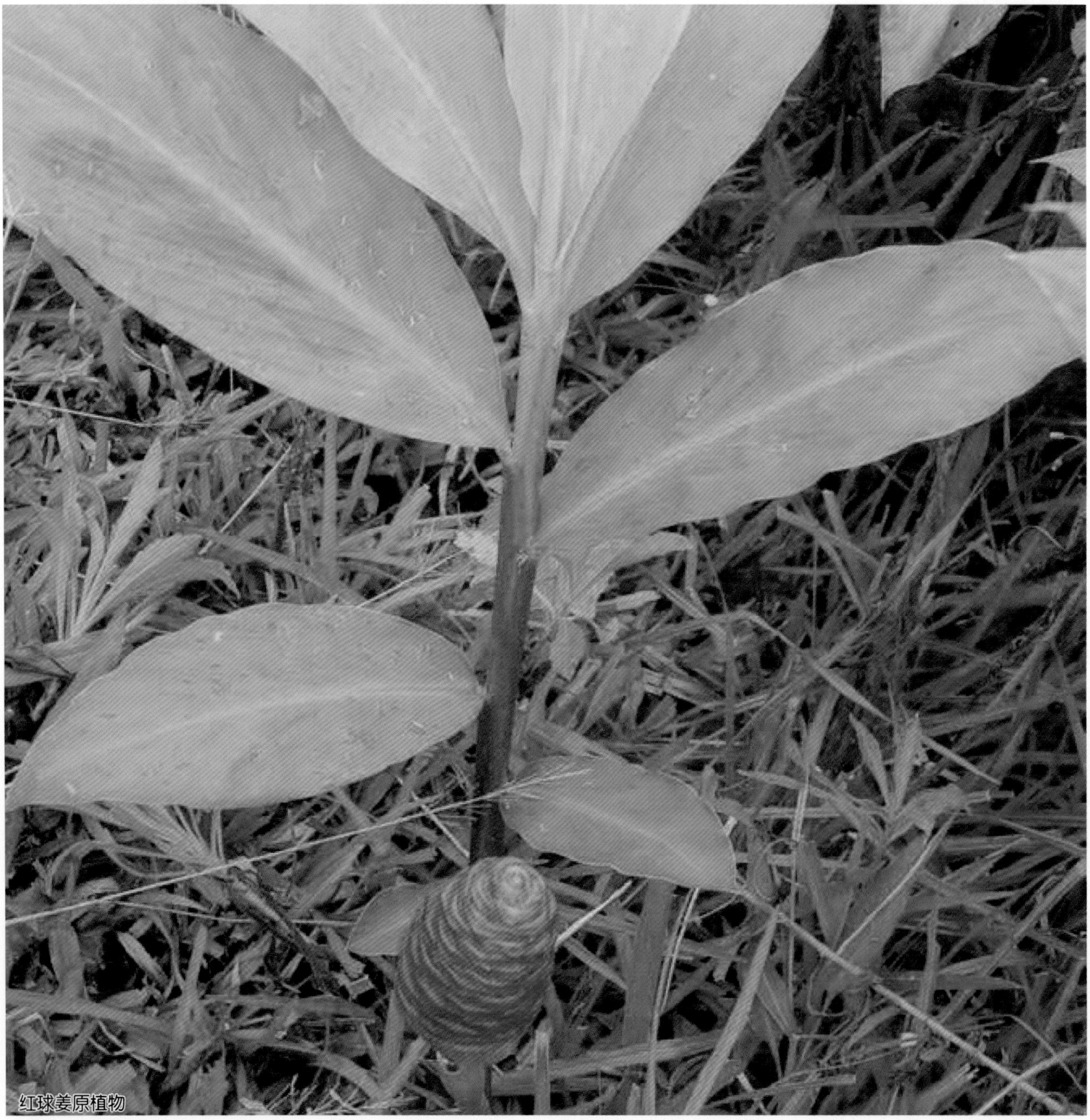

红球姜原植物

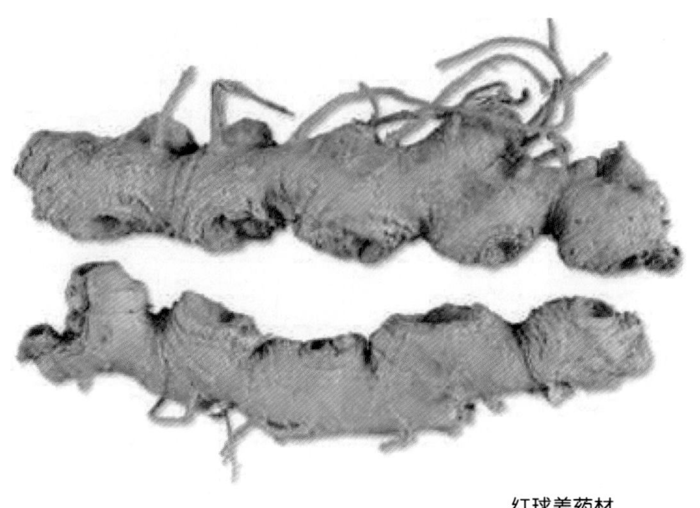
红球姜药材

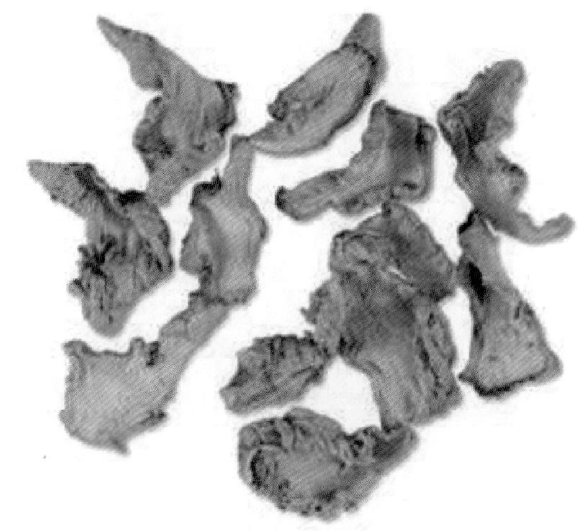
红球姜饮片

后转苦。味辛，性温。

【品质评价】以干燥、无泥沙者为佳。

【化学成分】本品含球姜酮（zerumbone）[1]。

【药理作用】化学预防异常隐窝病灶：红球姜根茎中球姜酮成分对氧化偶氮甲烷诱导的结肠黏膜异常隐窝病灶（ACF）有抑制作用，ACF 是结肠腺癌癌前病变。作用机制可能是通过抑制环氧化酶 -2 的表达及细胞增殖、诱导二相解毒酶的活性而发挥 ACF 化学防治作用[2]。

【性味归经】味辛，性温。归肝、脾、胃经。

【功效主治】活血祛瘀，行气止痛，温中止泻，消积导滞。主治各种瘀血证，气滞胃痛、腹痛、痛经，中焦虚寒泄泻，食滞。

【用法用量】内服：煎汤，9~15g。

【使用注意】孕妇慎用。

【参考文献】

[1] 木村惠理 . 姜科植物成分 zerumbone 对药物代谢酶的影响 . 国外医学・中医中药分册，2003，25（6）：372.

[2] Tanaka T. 红球姜中的球姜酮对氧化偶氮甲烷诱导的大鼠异常隐窝病灶的化学预防作用 . 国外医药・植物药分册 .2002，17（6）：257.

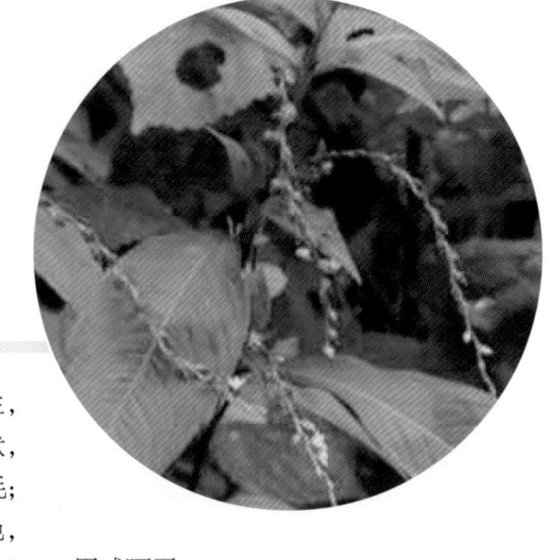

Hong la liao

红辣蓼

Polygonni Posumbu Herba

[英]Clustered Knotweed Herb

【别名】蓼、辣蓼、虞蓼、泽蓼、药蓼子、辣子草、水红花、辣茵。

【来源】为蓼科植物水蓼 *Polygonum hydropiper* L. 的地上部分。

【植物形态】一年生草本。茎直立或斜升，不分枝或基部分枝，无毛，基部节上有不定根。单叶互生；有短叶柄；托叶鞘筒形，褐色，膜质，疏生短伏毛，先端截形，有短睫毛；叶片披针形，长 4~8cm，宽 0.8~2cm，先端渐尖，基部楔形，两面有黑色腺点，叶缘具缘毛。总状花序穗状，顶生或腋生，细长，上部弯曲，下垂，苞片漏斗状，有褐色腺点，先端具短睫毛或近无毛；花被 4~5 深裂，裂片淡绿色或淡红色，密被褐色腺点；雄蕊 6，稀 8，比花被短；花柱 2~3，基部合生，柱头头状。瘦果卵形，侧扁，暗褐色，具粗点。

【分布】广西全区均有分布。

【采集加工】春、夏季采收，洗净，鲜用或晒干。

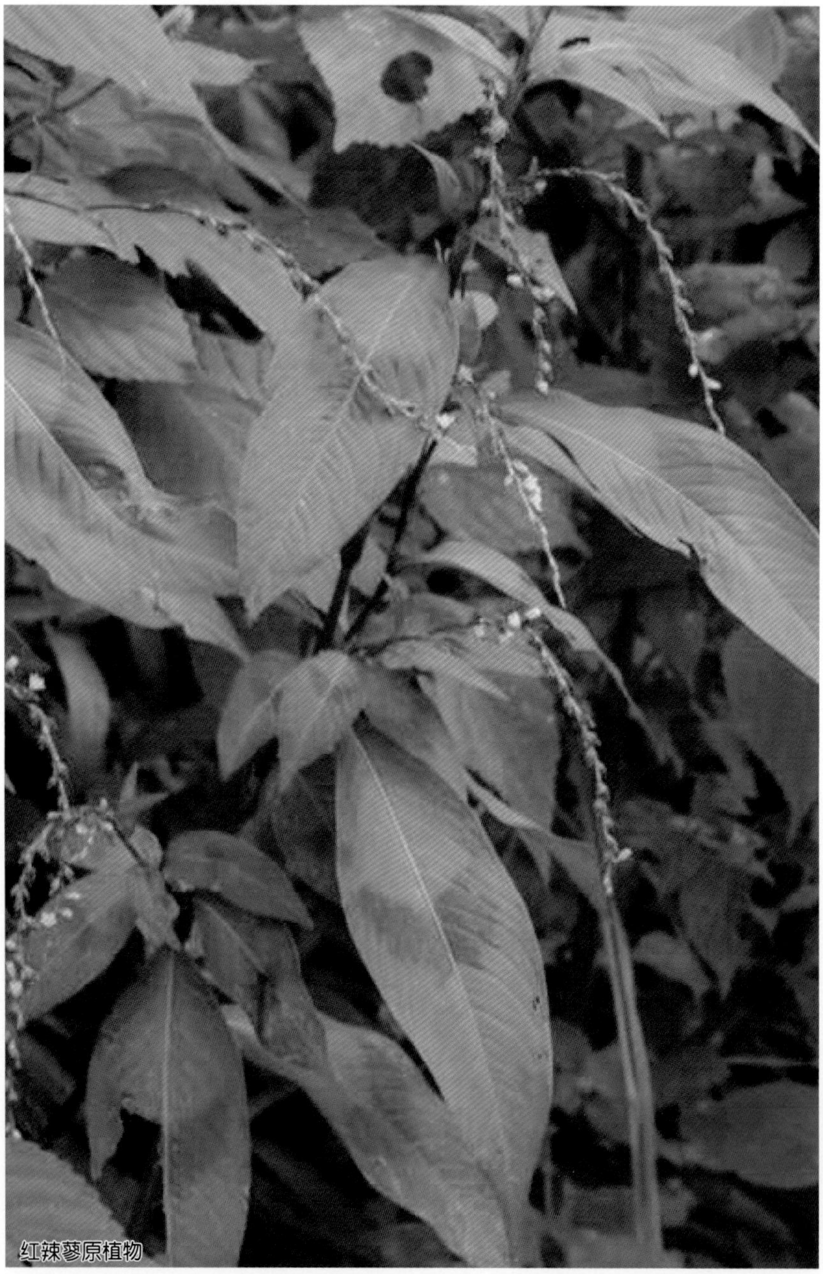

红辣蓼原植物

【药材性状】茎圆柱形，有分枝，长 30~70cm；表面灰绿色或棕红色，有细棱线，节膨大；质脆，易折断，断面浅黄色，中空。叶互生，有柄；叶片皱缩或破碎，完整者展平后呈披针形或卵状披针形，长 5~10cm，宽 0.7~1.5cm，先端渐尖，基部楔形，全缘，上表面棕褐色，下表面褐绿色，两面有棕黑色斑点及细小的腺点；托叶鞘筒状，长 0.8~1.1cm，紫褐色，缘毛长 1~3mm。总状穗状花序长 4~10cm，花簇稀疏间断；花被淡绿色，5 裂，密被腺点。气微，味辛、辣。

【品质评价】以叶多、带花、味辛辣浓烈者为佳。

【化学成分】本品全草含水蓼二醛（polygodial tadeonal），水蓼酮（polygonone），异水蓼二醛（*iso*-polygodial tadeonal），密叶辛木素（confertifolin），水蓼素-7-甲醚（persicarin-7-methylether），水蓼素（persicarin），槲皮素（quercetin），槲皮苷（quercitrin），槲皮黄苷（quercimeritrin），金丝桃苷（hyperoside），顺/反阿魏酸（*cis*/*trans*-ferulic acid），顺/反芥子酸（*cis*/*trans*-sinapic acid），草木犀酸（melilotic acid），丁香酸（syringic acid），香草酸（vanillic acid），顺/反对香豆酸（*cis*/*trans*-*p*-coumaric acid），对羟基苯甲酸（*p*-hydroxybenzoic acid），龙胆酸（gentisic acid），顺/反咖啡酸（*cis*/*trans*-caffeic acid），原儿茶酸（protocatechuic acid），没食子酸（gallic acid），对羟基苯乙酸（*p*-hydroxyphenyl acetic acid），绿原酸（chlorogenic acid），水杨酸（salicylic acid），并没食子酸（ellagic acid）[1]。

本品地上部分含有缬草酸（valeric acid），甲酸（formic acid），乙酸（acetic

acid），丙酮酸（pyruvic acid），葡萄糖醛酸（glucuronic acid），半乳糖醛酸（galacturonic acid），焦性没食子酸（pyrogallic acid）和微量元素。其茎和叶中含有 3,5,7,3′,4′-五羟基黄酮（3,5,7,3′,4′-pentahydroxyflavone）即是槲皮素（quercetin），β-谷甾醇葡萄糖苷（β-sitosterol-D-glucoside），槲皮素-7-*O*-葡萄糖苷（quercetin-7-*O*-glucoside），及少量生物碱和 D-葡萄糖（D-glucose）[1]。

叶中含异水蓼醇醛（*iso*-polygonal），水蓼二醛缩二甲醇（polygodialacetal），水蓼醛酸（polygonic acid），11-乙氧基桂皮内酯（11-ethoxycinnamolide），水蓼酮，11-羟基密叶辛木素（valdiviolide），7,11-二羟基密叶辛木素（7, 11-fuegin），八氢三甲基萘醇二醛（warburganal），八氢三甲基萘甲醇（drimenol），异十氢三甲基萘并呋喃醇（*iso*-drimeninol），β-谷甾醇（β-sitosterol）和花白苷（leucoanthocyanin）。还含槲皮素-3-硫酸酯（quercetin-3-sulphate），异鼠李素-3,7-二硫酸酯（*iso*-rhamnetin-3,7-disulphate），柽柳素-3-葡萄糖苷-7-硫酸酯（tamarixetin-3-glucoside-7-sulphate），7,4′-二甲基槲皮素（7,4′-dimethyl-quercetin），3′-甲基槲皮素（3′-methylquercetin）[1]。

【药理作用】

1. 止血　水蓼叶可应用于子宫出血（月经过多）、痔疮出血及其他内出血，其作用与麦角相似，但较弱，且水蓼叶还有镇痛作用，水蓼中所含的苷能加速血液凝固，加强子宫收缩，利于子宫止血[2,3]。

2. 降血压　红辣蓼挥发油（含水蓼酮）能降低哺乳动物由血管扩张引起血压变化，降低小肠及子宫平滑肌的张力[4]。

3. 抑菌　水蓼叶、茎中含鞣质体外试验对痢疾杆菌有轻度抑制作用，50% 煎剂对金黄色葡萄球菌、福氏痢疾杆菌、伤寒杆菌有抑制作用[5]。

4. 对皮肤刺激作用　红辣蓼挥发油具辛辣味，有刺激性，敷于皮肤可使之发炎[2]。

5. 抗炎　水蓼对巴豆油所致大鼠肉芽肿有抗炎作用，降低毛细血管和细胞的通透性，减少炎症渗出及抑制结缔组织增生[6]。

6. 抗癌　水蓼粗提物对非洲淋巴细胞瘤病毒（EB 病毒）活性有轻度抑制作用，其有效成分倍半萜、醛类化合物水蓼二醛和八氢三甲基萘醇二醛对 12-*O*-十四烷酰佛波醇-13-醋酸酯所致 EB 病毒活化有抑制作用[7]，在体外对 EB 病毒活化及小鼠体内二甲基苯并蒽诱发乳头瘤均有抑制作用[8]。

7. 抗氧化　水蓼叶中所含几个黄酮类化合物和一种黄酮苷有抗氧化作用，强度依次为异槲皮苷 >7,4-二甲基槲皮素 > 槲皮素 >3-甲基槲皮素[9]。叶中所含槲皮素 3-硫酸酚（Ⅰ）、异鼠李素-3,7-二硫酸酯（Ⅱ）和柽柳素-3-葡萄糖苷-7-硫酸酯（Ⅲ）的抗氧化作用均强于 μ-生育酚，其中以Ⅱ作用最强；在消除黄嘌呤-黄嘌呤氧化酶诱导产生阴离子的试验中，三者的作用均强于槲皮素，其中以Ⅱ作用最强，这些黄酮类的抗氧化作用与其硫酸化相关[10]。

8.其他　所含水蓼二醛和八氢三甲基萘醇二醛有抗真菌作用[11]，尚有较强的细胞毒作用，抗生作用和灭螺作用[12]。水蓼二醛有抗补体活性，其半数抑制浓度（IC_{50}）为 10.5μg/ml[12]。水蓼醛酸也有弱的抗补体活性，其 IC_{50} 为 250μg/ml[13]。

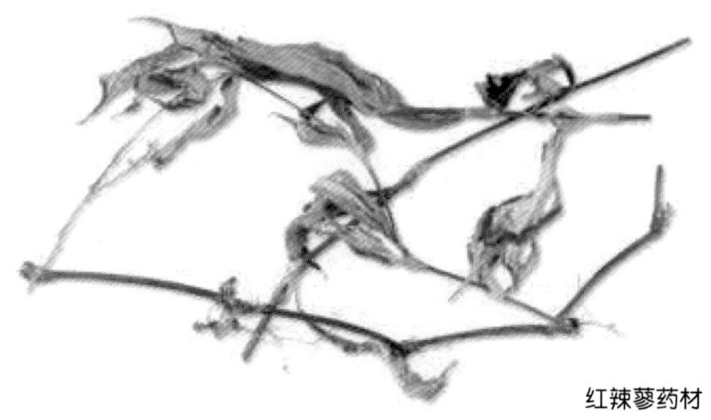
红辣蓼药材

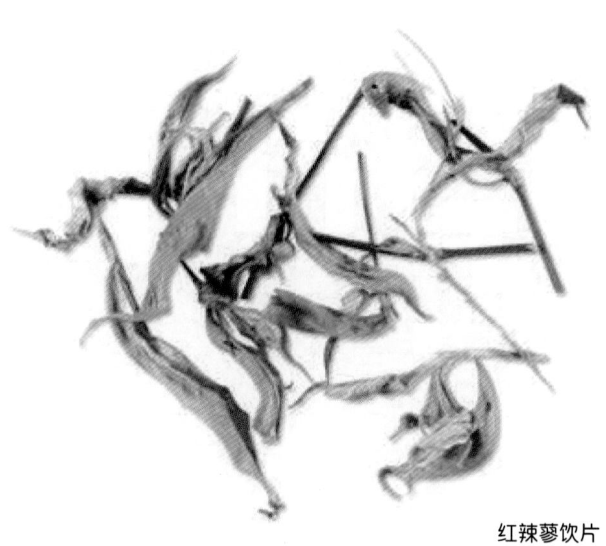
红辣蓼饮片

【临床研究】

1. 手足癣　①辣蓼 100g（鲜品 150g），芫花枝条 50g（鲜品 80g），水煎取汁，并浓缩至 800ml，早晚各用 400ml 浸泡患处，连用 7 日为 1 个疗程；②辣蓼 30g（鲜品 50g），芫花枝条 20g（鲜品 30g），加 75% 酒精 200ml，浸泡 7 日后，用浸液涂抹患处，每日 3 次，连用 7 日为 1 个疗程。结果：治疗 83 例，治愈 38 例，好转 42 例，无效 3 例，有效率 96%。多数病人用本法治疗后 3~5 天症状减轻，2~5 个疗程治愈[14]。

2. 慢性结肠炎　基本方（辣蓼 30g，铁苋菜 20g，马齿苋 30g，炒陈皮、防风各 6g，炒白芍 10g。气滞腹胀者加木香、藿香各 6g，发热湿重者加白头翁 12g，血便明显者加白及 12g、黄芩 10g，腹痛甚者加延胡索 10g、甘草 6g，气虚者加党参、白术各 10g。）每日 1 剂，水煎取汁，分 2 次服，5 天为 1 个疗程。急性症状体征控制后减马齿苋，加党参 12g，白术 10g，茯苓 12g，炒扁豆 12g，每日 1 剂，10 天为 1 个疗程。结果：治疗 28 例，治疗 2 个疗程后，痊愈 16 例，显效 8 例，好转 3 例，总有效率 96.4%[15]。

3. 卵巢囊肿　治疗组用栀子 10g，辣蓼 20g，甘草适量，随证加减。水煎或沸水泡药材，每次 500ml，每日 4 次。对照组月经净后 2 日开始用血竭胶囊，每日 4~6 粒，分 3 次服；两组连用 2 个月，月经期停用。结果：治疗组 80 例，痊愈 57 例，显效 23 例，总有效率 100%；对照组 80 例，痊愈 23 例，显效 16 例，有效 22 例，无效 19 例，总有效率 76%。两组比较有显著性差异（$P<0.05$）[16]。

【性味归经】味辛，性温。归脾、肝经。

【功效主治】解毒，除湿，散瘀，止血。主治痢疾，泄泻，乳蛾，疟疾，风湿痹痛，跌打肿痛，崩漏，痈肿疔疮，湿疹，脚癣，外伤出血。

【用法用量】内服：煎汤，9~30g；或入丸、散。外用适量，捣敷；或煎水洗、漱。

【使用注意】孕妇慎用。

【经验方】

1. 牙痛　鲜辣蓼全草或根 120g。水煎，频频含漱。（《草药手册》）
2. 扁桃体炎　辣蓼茎叶适量，捣烂取汁 1 杯，加温开水 1 杯含漱。（《草药手册》）
3. 关节炎　辣茵叶适量，开水泡片刻后缓揉痛处。（《草药手册》）
4. 跌打损伤　鲜辣蓼叶、鲜韭菜等份。捣烂，酌加甜酒捣匀，敷伤处。（《草药手册》）
5. 疔疮初起　鲜辣蓼叶捣烂敷伤处，能起疮顶或收聚根脚使不扩散。（《草药手册》）
6. 毒蛇咬伤　鲜辣蓼嫩叶、鲜半边莲各 60g。捣烂，稍加甜酒或冷开水擂汁服。药渣外敷伤口周围及肿处。（《草药手册》）
7. 痧气腹痛，胃痛　鲜辣蓼枝头嫩叶 15g，捣烂，加冷开水半碗擂汁，白糖调服。（《草药手册》）
8. 中暑昏倒　①辣蓼枝头嫩叶 7~10 片捣烂，加冷水 3 茶匙擂汁灌服。牙关不开者，从鼻孔灌入。②辣蓼嫩叶 30g，明矾 3g。共捣烂开水泡汁服。（《草药手册》）
9. 霍乱吐泻转筋　鲜辣蓼根 30g，捣烂，米泔水 1 碗。泡服。（《草药手册》）
10. 痢疾　①辣蓼根 24g，水煎，糖调服。②辣蓼根、野南瓜叶各 15g，白米炒焦 9g。水煎服。（《草药手册》）
11. 创伤出血　鲜辣蓼叶捣烂外敷，包扎。（《草药手册》）
12. 疟疾　辣蓼叶、桃树叶等份。研细末，用水、酒和制成丸，每日早晚各服 3g，温开水送下。（《江西民间草药验方》）

附　水蓼根

1. 抗炎　水蓼根甲醇提取物中分离出异香豆精化合物水蓼内酯 100mg/kg 在诱发实验性局部过敏反应（Arthus 反应）后 1h 灌胃给药，能抑制大鼠 Arthus 型足跖肿胀[17]。
2. 避孕　水蓼根对早期怀孕大鼠有抗着床作用。100mg/kg 乙醇提取物在妊娠 1~7 天灌胃给药，每天 1 次，对雌性小鼠有抗生育作用[18]，甲醇提取物的 δ- 内酯也有抗生育作用[19]。

【参考文献】

[1] 国家中医药管理局《中华本草》编委会 . 中华本草 . 上海：上海科学技术出版社，1999：1307.
[2] U. S. Dispensatory 24Ed. 1369,1947.
[3] C. A. 23:238,1929.
[4] C. A. 28:17767,1934.
[5] Yagi A. Jpn kokai Tokkyo Kobo JP,0617,051（CA,1994,120:268794n）.
[6] 朱昱 . 水蓼抗炎作用的实验研究 . 辽宁中医杂志，1988，（2）：43.
[7] 松本武 . 国外医学・中医中药分册，1990，12（6）：371.
[8] MatsumotoT.Basic Life Sci, 1990, 52 （Aitimutagen Anticarcinog. Mech 2）：423（CA, 1990, 113:184331g）.
[9] Haraguchi H. J Agrie Food Chem, 1992,40（8）:1349（CA,1992, 117:88998z）.
[10] Yagi A. Phycochemistry, 1994, 35（4）：885.
[11] Haragechi H. J Agric Food Chem, 1993, 41（1）:5 （CA,1993, 178:35939v）.
[12] Fukuyama Y. Phytochemistry, 1982, 21（12）:2895.
[13] Fukuyama Y. Phytochemistry, 1985, 24（7）:1521.
[14] 赵成春，邱士岭，张文敏 . 辣蓼芫花枝条制剂治疗手足癣 83 例 . 中国民族民间医药杂志，2000，43：81.
[15] 裘开明 . 自拟辣蓼铁苋菜汤治疗慢性结肠炎 . 光明中医，2000，15（88）：52.
[16] 来俊英 . 栀子辣蓼汤治疗卵巢囊肿 80 例临床观察 . 中华实用中西医杂志，2004，4（4）：561.
[17] Furuta T. Phytochemistry, 1986,25（2）:517.
[18] Gary SK . J Reprod Fert, 1972, 29（3）:421（CA,1972,77, 97314f）.
[19] Fukuyama Y. Phytochemistry, 1983, 22（2）:549.

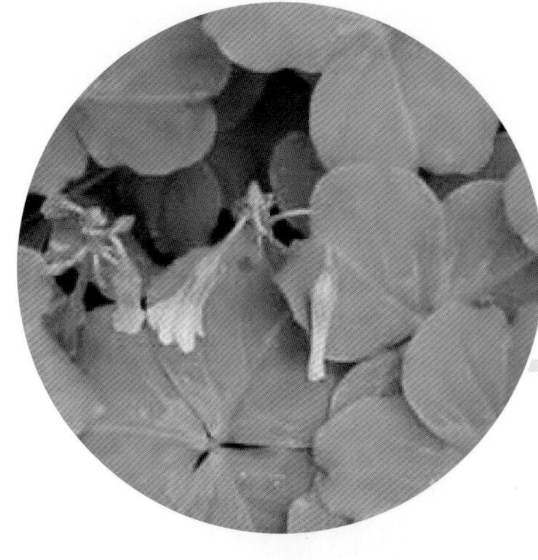

Hong hua cu jiang cao

红花酢浆草

Oxalidis Corymbosae Herba

[英]Corymb Oxalis Herb

【别名】大酸味草、紫酢浆草、大叶酢浆草。

【来源】为酢浆草科植物红花酢浆草 *Oxalis corymbosa* DC. 的全草。

【植物形态】多年生草本。有多数小鳞茎聚生在一起，鳞片褐色，有三条纵棱。叶基生，掌状三出叶；被毛，小叶阔倒心形，长 3.5~5cm，宽 3.5~5.3cm，先端凹缺，叶缘及叶背被毛。伞形花序有花 6~10 朵；萼片 5，绿色，椭圆状披针形，先端有 2 条褐色斑纹，外面被白色毛；花瓣 5，淡紫色，基部绿黄色，有深色条纹，倒披针形，先端钝或截形；雄蕊 10 枚，5 长 5 短，花丝基部合生，被白色短柔毛；子房由 5 心皮组成，具 5 棱，柱头头状，深绿色。蒴果角果状，具毛。

【分布】广西全区均有分布。

【采集加工】全年均可采收，洗净，晒干备用。

【药材性状】全株被疏毛。根呈圆锥形，表面黄褐色，直径 0.8~1.5cm。叶基生，长 20~30cm，叶片多卷曲或皱缩，完整者展开后呈类圆形，宽 3.8~7cm；深三裂，叶薄，草质，黄绿色。质韧，不易折断，气微，味酸。

【品质评价】以干燥、色绿者为佳。

【化学成分】本品含 β- 谷甾醇 (β-sitosterol)，草酸 (oxalic acid)，胡萝卜苷 (daucosterol)，酒石酸（tartaric acid），苹果酸（malic acid），柠檬酸（citric acid）[1]。

【性味归经】味酸，性寒。归肝、小肠经。

【功效主治】散瘀消肿，清热利湿，解毒。主治跌打损伤，痈肿疮疖，烧烫伤，咽喉肿痛，月经不调，湿热泄泻，痢疾，水肿，白带，淋浊。

【用法用量】内服：煎汤，15~30g；或浸酒、炖肉。外用适量，捣烂敷。

【使用注意】孕妇禁服。

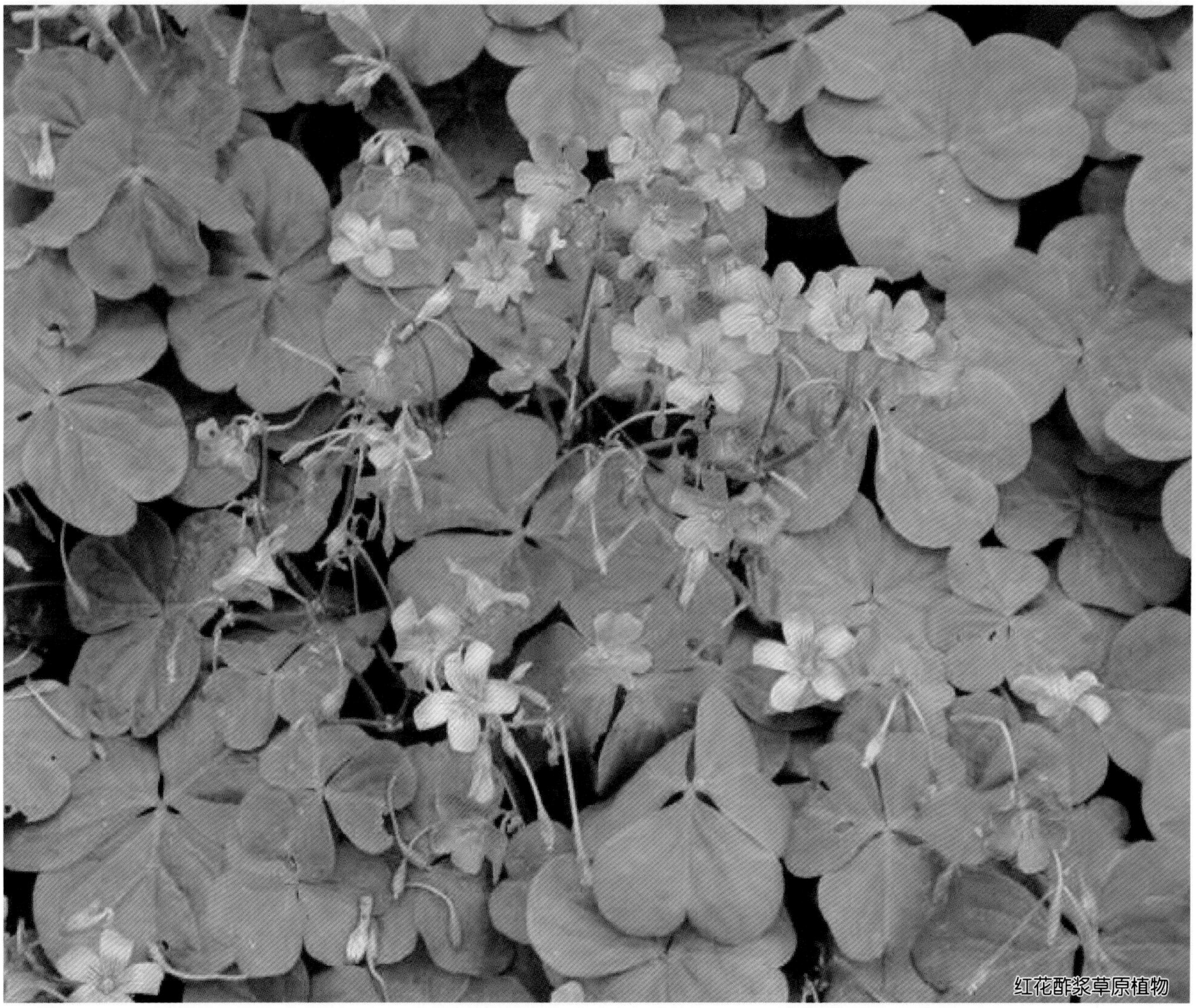

红花酢浆草原植物

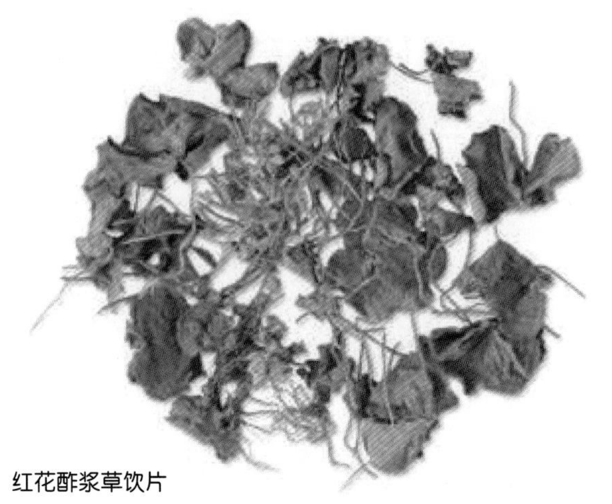
红花酢浆草饮片

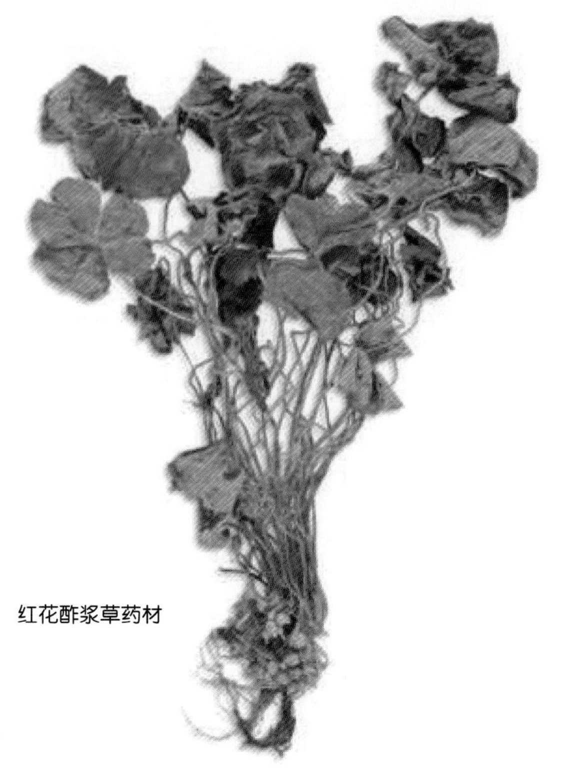
红花酢浆草药材

【经验方】

1.烧烫伤　用鲜全草，捣烂，冷开水调敷。(《广西本草选编》)

2.蛇头疔　鲜红花酢浆草叶和蜜捣烂敷患处。(《福建中草药》)

3.咽喉肿痛，牙痛　鲜红花酢浆草全草60~90g。水煎，慢慢咽服。(《浙江药用植物志》)

4.肾盂肾炎　鲜红花酢浆草30g。捣烂和鸡蛋炒熟服。(《福建药物志》)

5.跌打损伤　用红花酢浆草2两。浸酒服。(《广西本草选编》)

6.月经不调　红花酢浆草30g。泡酒服。(《贵州民间药物》)

【参考文献】

[1] 杨红原，赵桂兰，王军宪．红花酢浆草化学成分的研究．西北药学杂志.2006，21(4)：156.

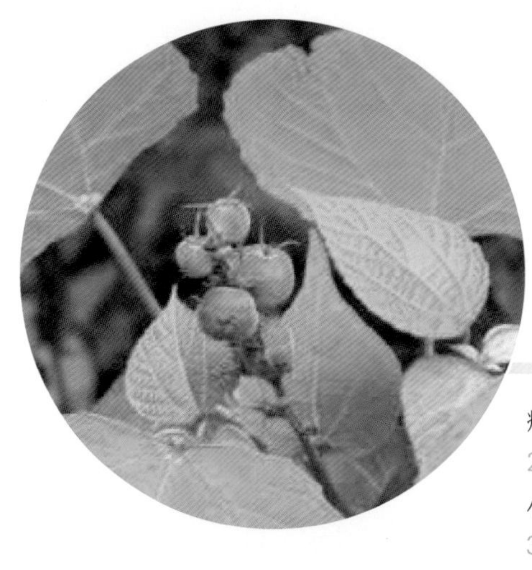

Hong bei shan ma gan

红背山麻杆

Alchorneae Trewioidis Folium
[英]Redback Christmashush Leaf

【别名】红背娘、红背叶、红帽顶、红罗裙。

【来源】为大戟科植物红背山麻杆 *Alchornea trewioides*（Benth.）Muell.-Arg. 的根和叶。

【植物形态】多年生灌木或小乔木，幼枝被毛。叶互生；叶柄老时变为紫红色，越至上部的越短；叶片卵圆形或阔三角状卵形或阔心形，长 6~15cm，宽 4~12cm，先端长渐尖，基部近平截或浅心形，边缘有不规则的细锯齿，上面近无毛，下面被柔毛；基出脉 3 条，基部有红色腺体和 2 枚线状附属体。雄花序腋生，总状，苞片披针形，腋内有花 4~8 朵聚生，萼片 2~3，雄蕊 8；雌花序顶生，花密集，萼片 6~8，子房卵形，花柱 3。蒴果球形，被灰白色毛。

【分布】广西主要分布于梧州、桂平、防城、宾阳、武鸣、凌云、平果等地。

【采集加工】春、夏季采叶，洗净，鲜用或晒干。全年均可采收，洗净，晒干。

【药材性状】叶：干燥叶多卷缩，黄绿色，完整叶展开多圆心形，叶背叶脉突起，网脉清晰。叶尖长渐尖，基部平截或浅心形，在叶柄相连处有红色腺体和两枚线状附属体。上面叶无毛，下面沿叶脉被疏柔毛，边缘有不规则的细锯齿。叶柄多为红色。气微，味微苦涩。

【品质评价】以叶完整、色绿、无杂质者为佳。

【化学成分】本品含有美登素类化合物红背叶素（trewiasine），脱氢红背叶素（dehydrotrewiasine），脱甲红背叶素（demethyltrewiasine）等[1]。

【药理作用】

1. 促癌作用　红背叶提取物和 3- 甲基胆蒽涂于小鼠背部皮肤 30 周后，背部皮肤出现数量不等的乳头样肿瘤，发生率为 17%。若单独涂以 3- 甲基胆蒽，发生率为 0，表明红背叶为一较弱的促癌物质[2]。

2. 镇咳祛痰　红背叶根煎剂 175g/kg 小鼠灌胃有镇咳祛痰作用[3]。

3. 抗菌　红背叶对金黄色葡萄球菌和白色葡萄球菌有轻度的抑制作用[3]。

4. 对平滑肌作用　红背叶根的煎剂对离体兔回肠有抗乙酰胆碱作用，但对支气管无舒张作用[3]。

【性味归经】味甘，性凉。归肺、肝、肾经。

【功效主治】清热利湿，凉血解毒，杀虫止痒。主治痢疾，热淋，石淋，血尿，崩漏，带下，风疹，湿疹，疥癣，褥疮。

【用法用量】内服：煎汤，15~30g。外用适量，鲜叶捣敷或煎水洗。

【使用注意】服药期间忌食辛辣。

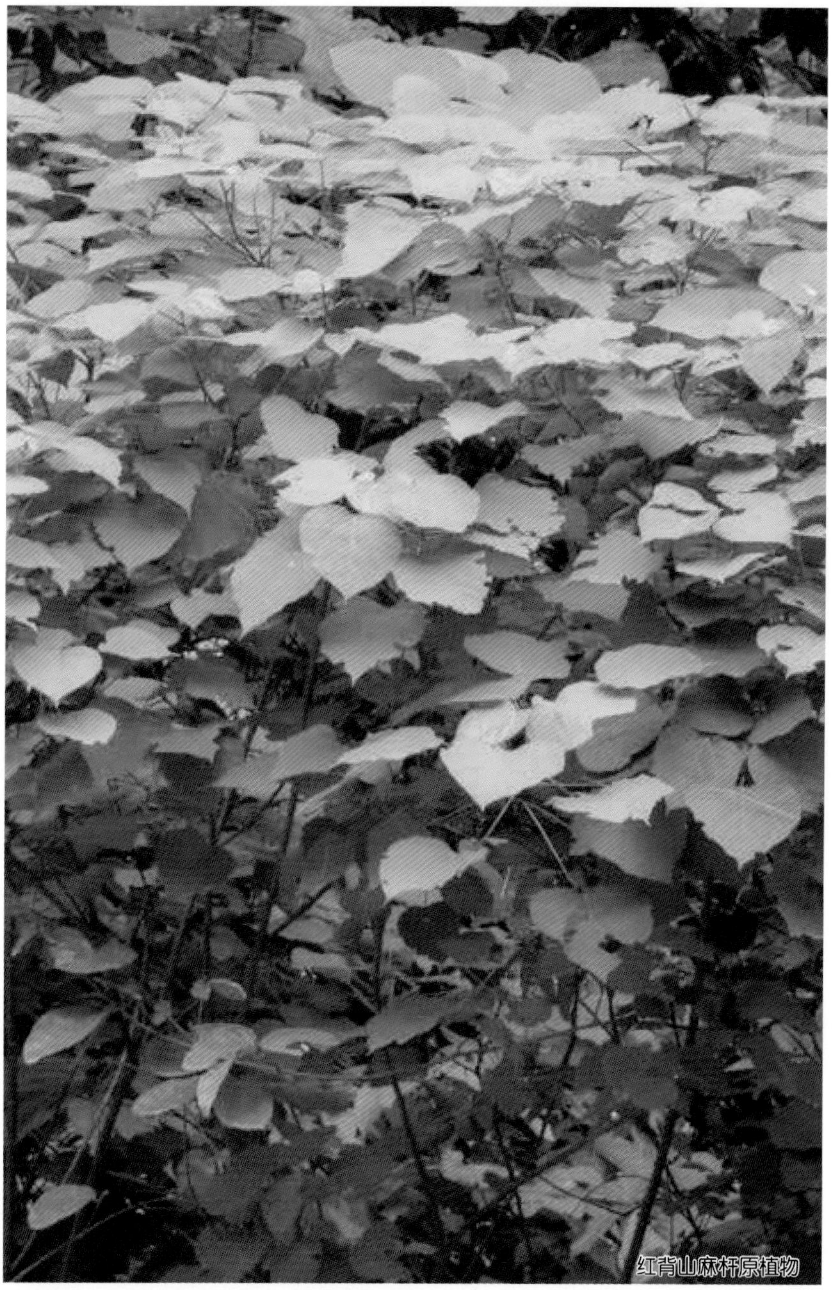

红背山麻杆原植物

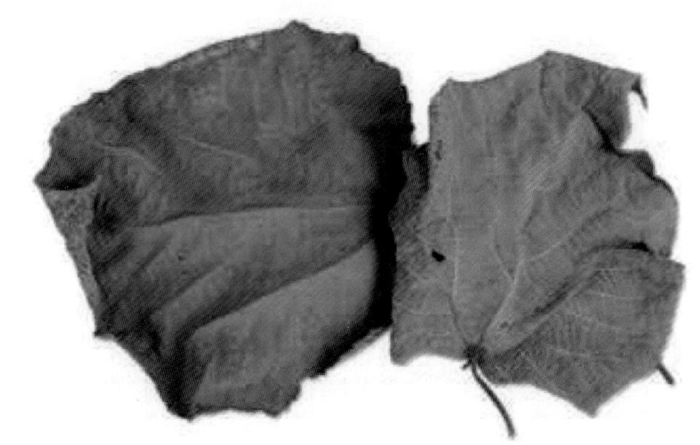
红背山麻杆药材

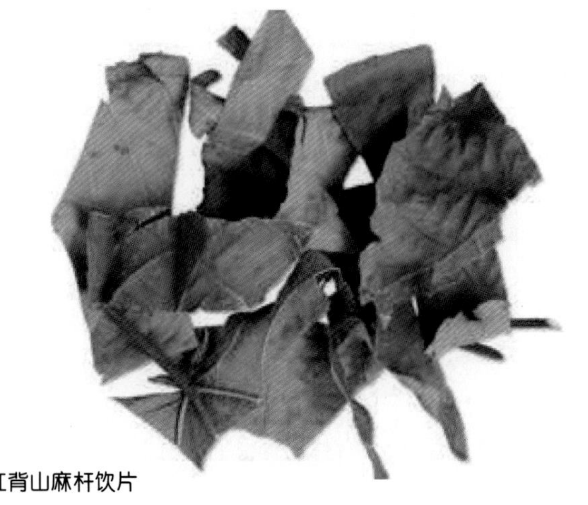
红背山麻杆饮片

【经验方】

1. 龋齿痛　红背山麻杆鲜叶适量，加少许盐同捣烂，塞龋洞内。（《广西本草选编》）
2. 湿疹，皮炎，风疹，疮疖，脚癣　红背山麻杆叶适量，水煎外洗。（《广西本草选编》）
3. 褥疮　红背山麻杆叶研粉撒布患处。（《广西本草选编》）
4. 外伤出血　红背山麻杆鲜叶捣烂敷患处。（《广西本草选编》）
5. 黄疸　红背山麻杆根、黄荆、木贼、黄栀子根各15g，射干、饿蚂蟥各9g。水煎服。（《湖南药物志》）
6. 痢疾，尿路结石或炎症，血崩，白带　红背山麻杆根15~30g。水煎服。（《广西本草选编》）

【参考文献】

[1] Powell RG，等. 从红背叶得到的新的美登素类肿瘤抑制剂：红背叶素、脱氢红背叶素和脱甲基红背叶素.J Org Chem,1981，46（22）：4398.
[2] 纪志武，钟建明，曾毅. 火殃簕、铁海棠、扭曲藤和红背叶对3-甲基胆蒽诱发小白鼠皮肤肿瘤的作用. 癌症，1992，11（2）：120.
[3] 中山医学院，等. 复方含羞草治疗慢性气管炎研究初步报告，1972.

七画

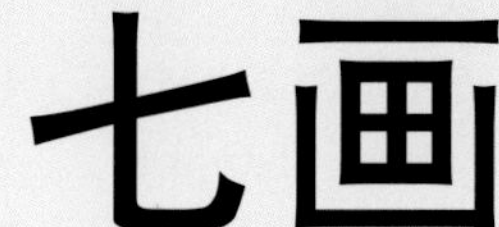

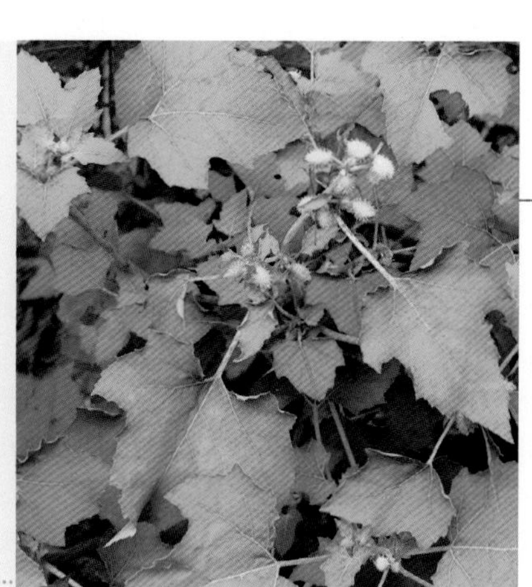

Mai dong 麦冬

Ophiopogonis Japonici Radix
[英]Dwarf Lilyturf Root Tuber

【别名】麦门冬、马粪草、家边草、韭叶麦冬、沿阶草。

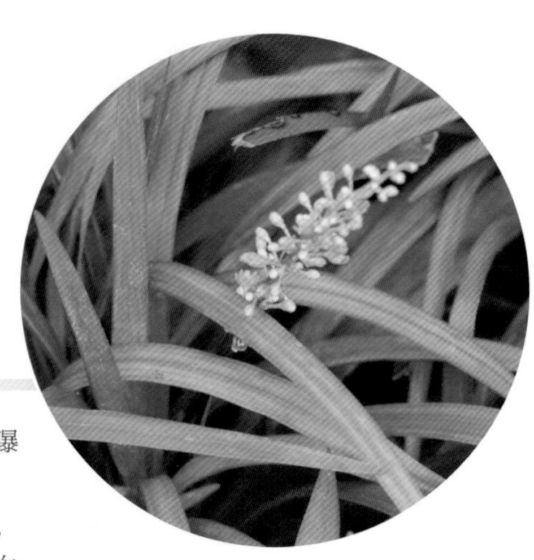

【来源】为百合科植物麦冬 *Ophiopogon japonicus*（L.f.）Ker-Gawl. 或沿阶草 *Ophiopogon bodinieri* Levl. 的块根。

【植物形态】多年生草本。须根中部或先端常膨大形成肉质小块根。叶丛生；叶柄鞘状，边缘有薄膜；叶片窄长线形，基部有多数纤维状的老叶残基，叶长15~40cm，宽1.5~4mm，先端急尖或渐尖，基部绿白色并稍扩大。花葶较叶为短，总状花序穗状，小苞片膜质，每苞片腋生1~3朵花；花梗关节位于中部以上或近中部；花小，淡紫色，略下垂，花被片6，不展开，披针形；雄蕊6，花药三角状披针形；子房半下位，3室。浆果球形，早期绿色，成熟后暗蓝色。

【分布】广西主要分布于南丹、罗城、龙胜、钟山、贺州、藤县等地。

【采集加工】夏季采挖，洗净，反复曝晒，堆置至七八成干，去须根干燥。

【药材性状】块根纺锤形，长1.5~3.5cm，中部直径3~7mm。表面土黄色或黄白色，有较深的不规则细纵纹，有时一端有细小中柱外露。质韧，断面类白色，中央有细小圆形中柱，新鲜时可抽出。气微香，味微甘、涩，嚼之微有黏性。

【品质评价】以肥大、淡黄白色、半透明、质柔、嚼之有黏性者为佳。

【化学成分】麦冬块根含多种糖苷：苷元为罗斯考皂苷元（ruscogenin）的有麦冬皂苷（ophiopogonin）B、D；苷元为（22*S*,24*S*,25*S*）-23,24-二羟基罗斯考皂苷元[（23*S*,24*S*,25*S*）-23,24-dihydroxyruscogenin]的有（23*S*,24*S*,25*S*）-23,24-二羟基罗斯考皂苷元-1-*O*-[α-L-吡喃鼠李糖基-（1→2）][β-D-吡喃木糖基（1→3）]-α-L-吡喃阿拉伯糖苷-24-*O*-β-D-吡喃岩藻糖苷{（23*S*,24*S*,25*S*）-23,24-dihydroxyruscogenin-1-*O*-[α-L-rhamnopyranosyl-（1→2）][β-D-xylopyranosyl-（1→3）]-α-L-arabinopyranoside-24-*O*-β-D-fucopyranoside}，（23*S*,24*S*,25*S*）-23,24-二羟基罗斯考皂苷元-1-*O*-[α-L-2,3,4-三-*O*-乙酰基吡喃鼠李糖基-（1→2）][β-D-吡喃木糖基-（1→3）]-α-L-吡喃阿拉伯糖苷-24-*O*-β-D-吡喃岩藻糖苷{（23*S*,24*S*,25*S*）-23,24-dihydroxyruscogenin-1-*O*-[α-L-2,3,4-tri-*O*-acetylrhamnopyranosyl-（1→2）][β-D-

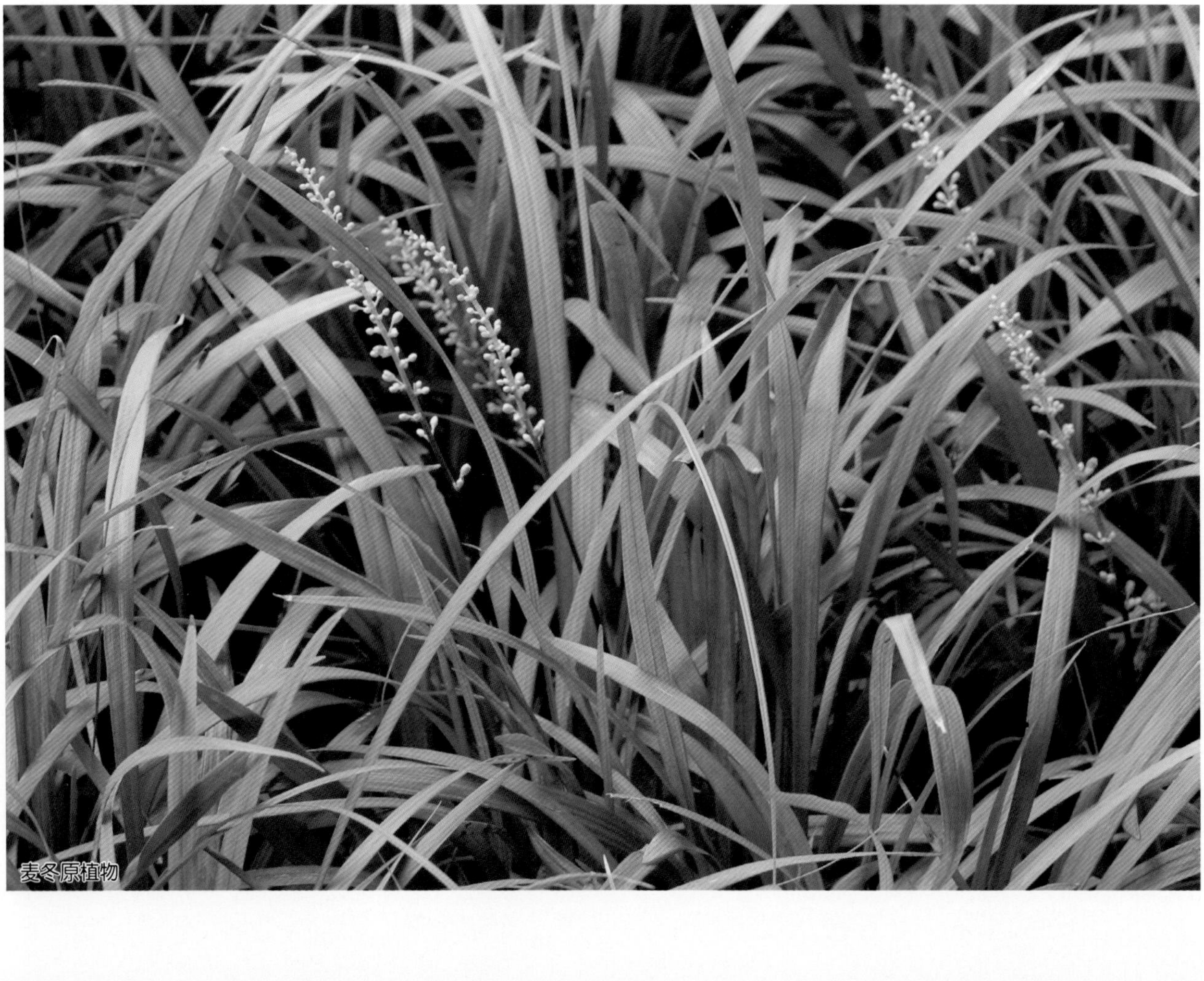

麦冬原植物

xylopyranosyl-（1 → 3）]-α-L-arabinopyranoside-24-O-β-D-fucopy ranoside}，（23S,24S,25S）-23,24- 二羟基罗斯考皂苷元 -1-O-[α-L-4-O- 乙酰基吡喃鼠李糖基 -（1 → 2）][β-D- 吡喃木糖基 -（1 → 3）]-α-L- 吡喃阿拉伯糖苷 -24-O-β-D- 吡喃岩藻糖苷 {（23S,24S,25S）-23,24-dihydroxyruscogenin-1-O-[α-L-4-O-acetylrhamnopyranosyl-（1→2）][β-D-xylopyranosyl-（1 → 3）]-α-L-arabinopyranoside-24-O-β-D-fucopyranoside}；苷元为薯蓣皂苷元（diosgenin）的有麦冬皂苷 D′，薯蓣皂苷元 -3-O-[α-L- 吡喃鼠李糖基 -（1 → 2）]-（3-O- 乙酰基）-β-D- 吡喃木糖基 -（1 → 3）-β-D- 吡喃葡萄糖基苷 {diosgenin-3-O-[α-L-rhamnopyranosyl-（1 → 2）]-（3-O-acetyl）-β-D-xylopyranosyl-（1 → 3）-β-D-glucopyranoside}，薯蓣皂苷元 -3-O-[（2-O- 乙酰基）-α-L- 吡喃鼠李糖基 -（1 → 2）][β-D- 吡喃木糖基 -（1 → 3）]-β-D- 吡喃葡萄糖苷 {diosgenin-3-O-[（2-O-acetyl）-α-L-rhamnopyranosyl-（1 →2）]-β-D-xylopyranosyl-（1 → 3）-β-D-glucopyranoside}；苷元为麦冬苷元（ophiogenin）的有麦冬苷元 -3-O-α-L- 吡喃鼠李糖基 -（1 → 2）-β-D- 吡喃葡萄糖苷 [ophiogenin-3-O-α-L-rhamnopyranosyl-（1 → 2）-β-D-glucopyranoside]；苷元为龙脑（borneol）的有左旋的龙脑 -2-O-β-D- 吡喃葡萄糖苷（borneol-2-O-β-D-glucopyranoside），左旋的龙脑 -2-O-β-D- 呋喃芹菜糖基 -（1 → 6）-β-D- 吡喃葡萄糖苷 [borneol-2-O-β-D-apiofuranosyl-（1 → 6）-β-D-glucopyranoside]，龙脑 -2-O-α-L- 呋喃阿拉伯糖基 -（1 → 6）-β-D- 吡喃葡萄糖苷 [borneol-2-O-α-L-arabinofuranosyl-（1 → 6）-β-D-glucopyranoside]。又含高异类黄酮（homo-iso-flavonoid）成分：甲基麦冬黄烷酮（methylophiopogonanone）A、B，麦冬黄烷酮（ophiopogonanone）A、B，6- 醛基异麦冬黄烷酮（6-aldehydo-7-O-methyl-iso-ophiopogonanone）A、B，6- 醛基异麦冬黄酮（6-aldehydo-iso-ophio pogonone）A、B，麦冬黄酮（ophiopogone）A，去甲基异麦冬黄酮（desmethyl-iso-ophio pogonone）B，麦冬二氢黄酮 A、B（ophiopogonanone A）[11,12]，6- 醛基异麦冬二氢黄酮 A、B，6- 醛基 -7- 甲氧基异麦冬二氢黄酮 A、B，6- 醛基异麦冬黄酮 A、B[14]，5,7,2′- 三羟基 -6- 甲基 -3-（3′,4′- 亚甲二氧基苄基）- 色酮 [5,7,2′-trihydroxy-6-methyl-3-（3′,4′-methylenedioxybenzyl）-chromone],5,7,2′- 三羟基 -8- 甲基 -3-（3′,4′- 亚甲二氧基苄基）- 色酮 [5,7,2′-trihydroxy-8-methyl-3-（3′,4′-methylenedioxybenzyl）-chromone]，消旋的 5- 羟基 -7,8- 二甲氧基 -6- 甲基 -3-（3′,4′- 二羟基苄基）- 色满酮 [5-hydroxy-7,8-dimethoxy-6-methyl-3-（3′,4′-dihydroxybenzyl）-chromanone]。还含罗斯考皂苷元 -1-O- 硫酸酯（ruscogenin-1-O-sulfate），硫酸龙脑钙（calcium bornyl sulfate），麦冬苷元，丙三醇（glycerol），N-[β- 羟基 -β-（4- 羟基）- 苯]- 乙基 -4- 羟基桂皮酰胺]{N-[β-hydroxy-β-（4-hydroxy）-phenyl]-ethyl-4-hydroxy cinnamide} 以及 β- 谷甾醇（β-sitosterol），豆甾醇（stigmasterol），β- 谷甾醇 -3-O-β-D- 葡萄糖苷（β-sitosterol-3-O-β-D-glucopyranoside）等 [1]。

另含挥发油，其中有长叶烯（longifolene），α- 广藿香烯和 β- 广藿香烯（patchoulene），香附子烯（cyperene），愈创薁醇（guaiol），α- 葎草烯（α-humulene），樟脑（camphor），芳樟醇（linalool），4- 松油醇（terpinen-4-ol），4- 羟基茉莉酮（jasmololone）等成分。又含钾（K）、钠（Na）、钙（Ca）、镁（Mg）、铁（Fe）、铜（Cu）、钴（Co）、锰（Me）、铬（Cr）、铅（Pb）、镍（Ni）、钡（Ba）、锌（Zn）等 28 种无机元素 [1]。

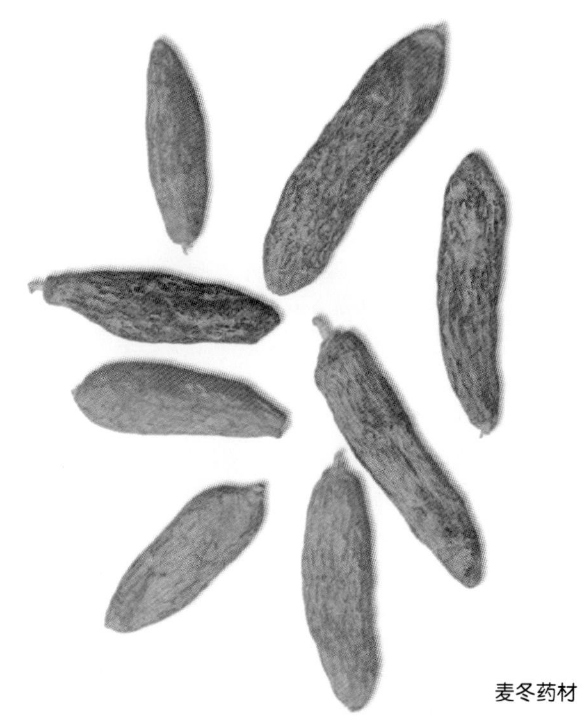

麦冬药材

本品含麦门冬皂苷（ophiopogonin）A、B、B′ C、C′ D、D′ 其中 A、B、C、D 的苷元为鲁斯考皂苷元（ruscogenin），B′、C′ D′的苷元为薯蓣皂苷元（diosgenin）[2-4]。还含 diosgenin-3-O-[α-L- 吡喃鼠李糖 -（1 → 2）][（3-O- 乙酰基）-β-D- 吡喃木糖 -（1 → 3）]-β-D- 吡喃葡萄糖苷 [5]，diosgenin-3-O-[（2-O- 乙酰基）-α-L- 吡喃鼠李糖 -（1 → 2）][β-D- 吡喃木糖 -（1 → 3）]-β-D- 吡喃葡萄糖苷 [6]；3-O-α-L- 吡喃鼠李糖 -（1 → 2）-β-D- 吡喃葡萄糖苷和 7-O-α-L- 呋喃阿拉伯糖 -（1 → 6）-β-D- 吡喃葡萄糖苷 [7]；（25S）-ruscogenin-1-O-[α-L- 吡喃鼠李糖 -（1 → 2）][β-D- 吡喃木糖 -（1 → 3）]-β-D- 吡喃果糖苷 [8]；（25S）1-O-β- 吡喃果糖 -3-O-α-L-rhamnopyranosyl ruscogenin[9]；慈溪麦冬苷 A 和 B[10]。

【药理作用】

1. 对心血管系统的作用 ①对心功能的影响：湖北麦冬水溶性提取物 1.75g/kg 静注，可使麻醉猫心率轻度减慢，全身血管阻力下降，心室内压变化速率提高，左室开始收缩至射血时间缩短，增加心输出量（CO）、心脏指数、心搏指数和左室做功指数，具有正性肌力和提高心性泵功能作用 [17]。麦冬注射液 10g（生药）/kg 静脉注射，能改善麻醉犬左室压力上升速率与总压力之比值、主动脉根部流量、CO 及左心室做功等指标，并防止因结扎左冠状动脉前降支而造成的心脏排血功能减退，具有改善心脏血流动力学效应 [18]。

麦冬任氏液在低浓度时对离体蟾蜍心脏有改善心肌收缩力的作用；在高浓度时能抑制心肌收缩力使心跳极其微弱但并不停跳，当换用低浓度任氏液后即可恢复收缩力。说明对心肌的毒性不大[19]。麦冬皂苷增强离体蟾蜍心脏的心肌收缩力及增加心输出量。麦冬总皂苷及总氨基酸小剂量均可使心肌收缩力增强，冠脉流量增加，大剂量则抑制心肌，减少冠脉流量，但两者对心率无明显影响[20]。麦冬注射液6g（生药）/kg静脉注射，连续3天，能引起心肌梗死后心力衰竭大鼠血流动力学变化，对左室功能进行调节，而且起效快[21]。②对心肌的保护作用：小鼠腹腔注射麦冬注射液50g（生药）/kg，连续3天，能减轻长时间游泳后心肌细胞缺氧性损害。兔结扎冠状动脉前降支，造成实验性心肌梗死后，静注麦冬注射液5g（生药）/kg，连续5天，有缩小梗死范围及坏死区域的作用[22]。麦冬总氨基酸（Tal）5mg/kg腹腔注射对垂体后叶素致大鼠心电图、急性缺血性改变有预防作用。Tal 10mg/kg腹腔注射，可对抗ST段升高、异丙肾上腺素引起的大鼠心肌损伤，抑制心肌组织中磷酸肌酸激酶（CPK）的释放，降低血清CPK水平，保护心肌组织超氧化物歧化酶活性，减少丙二醛生成。在结扎冠脉的心肌梗死大鼠，Tal 15mg/kg腹腔注射能抑制血清CPK和乳酸脱氢酶升高，降低血清游离脂肪酸水平，缩小心肌梗死范围，对实验性心肌缺血有保护作用[23]。不同剂量的麦冬多糖（MDG-1）可以增加豚鼠离体心脏缺血再灌注后的冠脉流量，较快恢复心脏收缩幅度，抑制由缺血再灌注引起的心率加快；给予大鼠MDG-1 40mg/kg灌胃给药，可抑制异丙肾上腺素导致的心肌缺血大鼠血浆乳酸脱氢酶活性的升高，而对心电图ST段位移无显著影响。MDG-1具有拮抗豚鼠离体心脏缺血再灌注损伤的作用，对异丙肾上腺素所致大鼠心肌缺血损伤具有保护作用[24]。③抗心律失常：麦冬总皂苷10mg/kg静注可有效地预防或对抗由氯仿-肾上腺素、氯化钡、乌头碱所诱发的大鼠或兔心律失常。并使结扎犬冠状动脉24h后的室性心律失常发生率降低。麦冬总皂苷15mg/kg可降低兔单相动作电位的最大上升速率（V_{max}），缩短其动作电位复极10%的时间（APD10）、动作电位复极50%的时间（APD50）。麦冬总皂苷50mg/ml可使豚鼠乳头肌细胞跨膜动作电位的幅值，V_{max}降低，APD10、APD50缩短，同时有效不应期和动作电位时程的比值增大[25]。

2. 对免疫功能影响　麦冬和湖北麦冬12.5g（生药）/kg腹腔注射均能增加小鼠的脾脏重量，增加小鼠的炭末廓清作用和对抗环磷酰胺引起的小鼠白细胞数下降[26]。MDG-1 10g/kg腹腔注射能增加小鼠的脾脏重量，增强小鼠的炭末廓清作用，刺激小鼠血清中溶血素的产生，对抗由环磷酰胺和^{60}Co照射引起的小鼠白细胞数下降，增强兔红细胞凝集率[27]。山麦冬多糖1600mg/kg和400mg/kg灌胃给药，对由^{60}Co-γ射线和环磷酰胺造成的小鼠免疫器官损伤有恢复作用，能增强免疫低下小鼠的胸腺和脾脏重量，还能升高注射环磷酰胺小鼠外周血的白细胞数[28]。

3. 降血糖　正常家兔灌胃麦冬水提取物200mg/kg，6h后血糖下降18%以上；实验性糖尿病家兔灌胃麦冬水提物每日500mg/kg，连续4天，血糖值下降；并促使胰岛β细胞恢复，增加肝糖原[29]。正常小鼠灌胃麦冬多糖100mg/kg有降低血糖作用，给药后11h血糖浓度降低54%；四氧嘧啶所致糖尿病小鼠灌胃麦冬多糖200mg/kg能降低其血糖水平，给药后4~11h降血糖作用最显著。麦冬多糖的作用不随剂量增大而增强[30]。麦冬多糖200mg/kg灌胃给药，连续14天，能降低妊娠期糖尿病大鼠的血糖[31]。麦冬多糖250mg/kg灌胃给药，对妊娠期糖尿病有疗效，能改变胰岛素抵抗状态，其机制与肿瘤坏死因子-α与脂肪细胞分泌的蛋白质类激素（leptin）的mRNA表达的变化有关[32]。麦冬总皂苷200mg/kg、400mg/kg灌胃给药，对四氧嘧啶、肾上腺素及葡萄糖引起的小鼠高血糖均有抑制作用[33]。

4. 抗氧化及抗衰老　麦冬须膏浓度为1%时，对黄嘌呤-氧化酶系Fenton反应体以及对促癌剂十四酰佛波乙酸酯刺激人多形核白细胞呼吸暴发产生活性氧自由基，均有很强的清除作用[34]。在饲料中添加麦冬根须喂小鼠可降低体内羟脯氨酸。对雄性小鼠脑中单胺氧化酶（MAO）抑制率为38.6%。肝中超氧化物歧化酶（SOD）活性提高45.5%。麦冬根须可延长果蝇寿命，有延缓衰老趋势[35]。麦冬水溶性多糖1.25mg/ml在体外对羟自由基的抑制作用为40.99%[36]。1×10^2 μmol/L的麦冬皂苷作用于过氧化氢诱导后的软骨细胞，可对抗H_2O_2降低的软骨细胞生存率，并能升高培养液中SOD的含量[37]。麦冬注射液1g（生药）/kg腹腔注射，可改善大鼠学习记忆功能，多种组织中SOD、谷胱甘肽过氧化物酶含量增高[38]。

5. 对胃肠运动功能的影响　麦冬水煎液30g/kg、60g/kg灌服均能抑制正常小鼠的胃肠推进运动，且随药物剂量的增加，抑制作用增强；对溴新斯的明引起的小鼠胃肠推进运动亢进及对乙酸胆碱或氯化钡造成的家兔离体小肠平滑肌强直性收缩均有拮抗作用[39]。

6. 镇静催眠　麦冬20g（生药）/kg灌胃给药，能抑制小鼠的自主活动，并能延长小鼠戊巴比妥钠协同阈剂量的睡眠时间，具有镇静作用[40]。

7. 耐缺氧　麦冬注射液50g（生药）/kg腹腔注射，能提高皮下注射异丙肾上腺素小鼠在低压缺氧条件下的耐缺氧能力[41]。麦冬注射液25g（生药）/kg腹腔注射可提高小鼠常压及减压下的耐缺氧能力[42]。麦冬多糖20mg/kg腹腔注射能延长常压缺氧小鼠的存活时间[27]。

8. 抗菌　麦冬粉在体外对白色葡萄球菌、枯草杆菌、大肠杆菌及伤寒杆菌等有抑制作用[43]。罗斯考皂苷元亦显示有抗菌作用[44]。

9. 抗肿瘤作用及抗辐射　短葶山麦冬皂苷C（10~40mg/kg）腹腔注射对艾氏腹水癌有抑瘤活性，20mg/kg腹腔或皮下注射均对S180肉瘤有抑瘤活性，而剂量为10mg/kg时即可对抗由^{60}Co-γ射线照射引起的白细胞下降[45]。

10. 抗过敏　麦冬多糖具有抗小鼠耳异种被动皮肤过敏的

作用，并能拮抗乙酰胆碱和组胺混合液刺激引起的正常豚鼠和卵白蛋白引起致敏豚鼠的支气管平滑肌收缩，抑制致敏豚鼠哮喘的发生及小鼠肥大细胞脱颗粒及组胺的释放，具有抗Ⅰ型变态反应的作用[46]。

11. 毒理　麦冬注射液对小鼠腹腔注射的半数致死量（LD_{50}）为（20.606±7.705）g/kg[19]。由尾静脉注射麦冬注射液1ml（相当于生药量2.0g），未发现死亡与其他不良反应（此剂量相当于成人最大用量的100倍，最小用量的1250倍）[41]。湖北麦冬注射液对小鼠腹腔注射的LD_{50}为（134.34±12.54）g/kg[29]。麦冬水煎剂在±S9条件下均可诱发L5178Y细胞tk位点突变，提示其可能存在诱变物质，但该品对小鼠骨髓细胞染色体无损伤，经体内代谢活化后未显示遗传毒性作用[47]。

【临床研究】

1. 干燥综合征　治疗组用麦冬地芍汤水煎剂方药（麦冬20g，生地15g，白芍15g，桃仁10g，紫菀10g）治疗，水煎服，每日1剂，早晚分服。对照组服用羟氯喹0.2g，每日两次，口干明显加盐酸溴己新片，眼干明显用右旋糖酐羟丙甲纤维素滴眼液点眼。2组均以30天为1个疗程，连续观察3个疗程。结果：治疗组20例，显效8例，有效8例，总有效率80%；对照组20例，显效2例，有效8例，总有效率50%。治疗组总有效率明显高于对照组（$P<0.05$）[48]。

2. 慢性咽炎　①用麦冬汤（麦冬20g，沙参、黄柏各15g，桔梗10g，玄参6g，甘草5g）加减治疗，2日1剂，10天为1个疗程。服药期间忌食辛辣燥热、油炸之品，多食蔬菜瓜果、清淡食物。服本方疗程最短者3剂药即见效，最长者9个疗程。结果：治疗43例，治愈17例，好转23例，未愈3例（均为未坚持服药），治疗好转率93%[49]。②治疗组：8岁以下麦冬3枚含服，9岁以上麦冬4枚含服，均为每日4次，每次20min，2周为1个疗程。对照组：8岁以下草珊瑚含片1片含服，9岁以上2片含服，每日4次，2周为1个疗程。结果：治疗组45例，治愈26例（57.78%），好转16例（35.55%），无效3例（6.67%），总有效率93.33%；对照组35例，治愈8例（22.86%），好转15例（42.85%），无效12例（34.29%），总有效率65.71%[50]。

3. 顽固性呃逆　用麦冬、沙参各5g，沸水冲泡后代茶饮，连服10天为1个疗程，可连服2~3个疗程。结果：治疗15例，1个疗程后呃逆明显改善而停药5例，3个疗程后症状消失10例[51]。

【性味归经】味甘、微苦，性微寒。归肺、胃、心经。

【功效主治】滋阴润肺，益胃生津，清心除烦。主治阴虚劳嗽，肺燥干咳，肺痈，咽喉疼痛，津伤口渴，消渴，心烦失眠，肠燥便秘。

【用法用量】内服：煎汤，6~15g；或入丸、散、膏。

【使用注意】虚寒泄泻、湿浊中阻、风寒或寒痰咳喘者均禁服。

【经验方】

1. 虚热上攻，脾肺有热，咽喉生疮　麦门冬一两，黄连五钱。上为末，蜜丸如梧桐子大。每服三十丸，食前麦门冬汤下。（《普济方》麦门冬丸）

2. 肺燥咳嗽　麦冬15g，桑白皮15g。水煎服。（《新编常用中草药手册》）

3. 肺热咳嗽　麦冬12g，北沙参12g，黄芩9g，桔梗9g，杏仁9g，甘草6g。水煎服。（《山东中草药手册》）

4. 骨蒸　麦门冬（去心）一升，小麦二升，枸杞根（切）三升。上三味，以水一斗，煮取三升，煮小麦熟，去滓。分温，日三服。（《外台秘要》引崔氏方）

【参考文献】

[1] 国家中医药管理局《中华本草》编委会．中华本草．上海：上海科学技术出版社，1999：7194.

[2] Tada A,Shojl J.Studies on the Constituents of OphiopogonisTuber. Ⅱ. On the Structure of Ophiopogonin B. Chem Pharm.Bull，1972，20（8）：1729.

[3] Tada A,Kobayashi M,Shoji J.Studies on the Constituents of Ophiopogonis Tuber. Ⅲ .On the Structure of Ophiopogonln D Chem. Pharm.Bull，1973，21（2）：308.

[4] Watanabe Y,Sanada S,Tada A,et al.Studies On the Constituents of Ophiopogonis Tuber. Ⅳ. On the Structure of Ophiopogonin A,B′, C, C′and D′. Chem Pharm.Bull，1977，25（11）：3049.

[5] 杨志，肖蓉，肖倬殷．川产麦冬化学成分的研究（Ⅰ）．华西药学杂志，1987，2（2）：57.

[6] 杨志，肖蓉，肖倬殷．川产麦冬化学成分的研究（Ⅱ）．华西药学杂志，1987，2（3）：121.

[7] Adinolfi M,Parrilli M.Terpenoid Glycosides from Ophiopogon Japonlcus Roots. Phytochemistry, 1990，29（5）：1696.

[8] Asamo T,Murayama T,Hirai Y,et al. Comparative Studieson the Constituents of Ophiopogonis Tuber and Its Co~lgeners. Ⅷ .Studies on the Glycosides of the Subterranean Part of Ophiopogon japonicus Ker-Gawler CV.Nanus. Chem.（2）Pharm.Bull，1993，41（3）：566.

[9] Branke,Thomas J,Haslinger,et al.Spirostanol glycolsidefrom the tuber of Ophlopogon japorficus. Liebigs Ann，1995，（3）：587.

[10] 陈纪军，朱祯禄，罗士德．慈溪麦冬苷A和B的结构．云南植物研究，2000，22（1）：97.

[11] Tada T,Kasai R,Saitoh S,et al.Studies On the Constituents of Ophiopogonis Tuber.V.Isolation a Novel Class of Homoisotlavonoids and Determination of Their Structures. Chem.Pharm.Bull，1980，28（5）：1477.

[12] Tada T,Kasai R,Saitoh S,et al.Studies on the Constituents of Ophiopogonis Tuber. Ⅵ .Sctures of Homoisoflavonoids Chem.Pharm. Bull，1980，28（7）：2039.

[13] 金田宣，中西裕幸，仓石忠幸，等．麦门冬（中国产）的成分研究．药学杂志（日），1983，103（11）：1133.

[14] 朱永新，严克东，涂国士．麦冬中高异黄酮的分离与鉴定．药学学报，1987，22（9）：679.

[15] 刘成基，曾诠，马蓓．麦冬化学成分的研究．中草药，1988，19（4）：10.

[16] 朱永新，刘林喆，王维，等．麦冬的化学成分研究．中国中药杂志，1989，14（6）：359.

[17] 高广猷，李传勋，段鹏，等．山麦冬水溶性提取物对麻醉猫血液动力学的影响．中国中药杂志，1989，14（9）：552.

[18] 虞开锡．上海中医药杂志，1985，（12）：3.

[19] 韦德慧．中草药，1982，13（9）：411.

[20] 莫正纪，江光池，冉兰，等．麦冬有效成分的药理研究．华西药学杂志，1991，6（1）：13.

[21] 沈晓红，董耀荣，吴美平，等．麦冬注射液对心肌梗死后心力衰竭大鼠血流动力学的影响．上海中医药杂志，2007，41（7）：56.

[22] 顾双林，许迺珊，纪克，等．麦冬对实验性心肌梗死及心肌缺氧时亚微结构的影响．上海中医药杂志，1983，（7）：44.

[23] 高广猷，宋晓亮，叶丽虹，等．山麦冬总氨基酸对大鼠实验性心肌缺血的保护作用．中国药理学通报，1993，9（4）：281.

[24] 郑琴，冯怡，徐德生，等．麦冬多糖 MDG-1 对鼠实验性心肌缺血的保护作用．中国中西医结合杂志，2007，27（12）：1116.

[25] 陈敏．中国药理学报，1990，11（2）：161.

[26] 余伯阳，殷霞，徐国钧，等．湖北麦冬与浙麦冬质量的研究——免疫活性比较．中国中药杂志，1991，16（10）：584.

[27] 余伯阳，殷霞，张春红，等．麦冬多糖的免疫活性研究．中国药科大学学报，1991，22（5）：286.

[28] 韩凤梅，刘春霞，陈勇．山麦冬多糖对免疫低下小鼠的保护作用．中国医药学，2004，19（6）：347.

[29] 江田昭英．日本药理学杂志，1971，67（6）：223.

[30] 张卫星．中草药，1993，24（1）：30.

[31] 丘保华，李瑞满．麦冬多糖对妊娠期糖尿病大鼠血糖的影响．暨南大学学报（医学版），2008，29（4）：367.

[32] 李瑞满，秦佳佳，裴兆辉．麦冬治疗妊娠期糖尿病胰岛素抵抗的作用及机制．第四军医大学学报，2008，29（5）：410.

[33] 高昌琨，高建，徐先祥．麦冬总皂苷对实验性高血糖小鼠的降糖作用．中国实验方剂学杂志，2007，13（5）：33.

[34] 黄可泰．中草药，1992，23（10）：538.

[35] 黄可泰，刘中申，俞哲达，等．麦冬须根的综合开发利用研究．中国中药杂志，1992，17（1）：21.

[36] 王昭晶，罗巅辉．麦冬水溶性多糖 OPA 的分离纯化及其抗氧化．现代中医药，2008，28（5）：77.

[37] 杨仁轩，邓晋丰，卢颂华，等．麦冬皂苷对人软骨细胞增殖及其抗氧化作用的影响．辽宁中医药大学学报，2007，9（5）：36.

[38] 刘杰书．麦冬注射液抗衰老作用机制研究．中国药房，2006，17（23）：1774.

[39] 陈永，王伯祥，闻集普，等．清热药和滋阴药对胃肠运动机能的影响．中药药理与临床，1992，8（3）：17.

[40] 赵博，吴长健，高鸿，等．麦冬对小鼠镇静催眠作用的初步探讨．咸宁学院学报（医学版），2008，22（4）：282.

[41] 吴志荣，刘重芳，冯菊妹，等．麦冬注射液的研究．中成药研究，1981，（11）：12.

[42] 桂苡．中草药，1984，15（3）：317.

[43] 廖延雄．西北兽医学院校刊，1953，（4）：5.

[44] 中西裕幸．药学杂志（日），1987，107（10）：780.

[45] 余伯阳，殷霞，荣祖元，等．短葶山麦冬皂苷 C 的药理活性研究．中国药科大学学报，1994，25（5）：286.

[46] 户田静男．国外医药・中医中药分册，1989，11（6）：38.

[47] 胡燕平，宋捷，王欣，等．麦冬水煎剂的遗传毒性研究．中国中医药信息杂志，2009，16（7）：38.

[48] 晏婷婷．麦冬地芍汤治疗干燥综合征 20 例临床观察．南京中医药大学学报，2008，24（1）：63.

[49] 李子强．麦冬汤治疗慢性咽炎 43 例．中国民间疗法，2003，11（2）：45.

[50] 徐彩霞．麦冬含服治疗小儿慢性咽炎临床观察．天津中医，2000，17（2）：46.

[51] 李光静．麦冬及沙参治疗顽固性呃逆 15 例．实用中医药杂志，2004，20（2）：75.

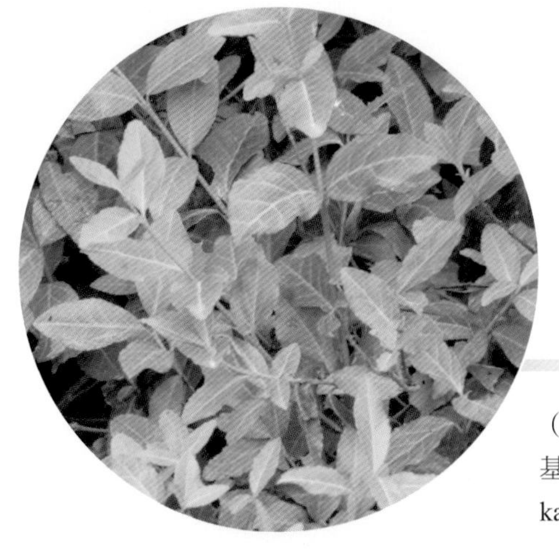

Fu fang teng

扶芳藤

Euonymi Fortunei Caulis et Folium

[英]Fortune Euonymus Stem and Leaf

【别名】千斤藤、山百足、过墙风、爬行卫矛、小藤仲、换骨筋。

【来源】为卫矛科植物扶芳藤 *Euonymus fortunei*（Turcz.）Hand.-Mazz. 的带叶茎枝。

【植物形态】多年生常绿灌木，匍匐或攀缘，茎枝常有多数细根及小瘤状突起。单叶对生；具短柄；叶片薄革质，椭圆形、椭圆状卵形至长椭圆状倒卵形，长 2.5~8cm，宽 1~4cm，先端尖或短尖，边缘具细齿，基部宽楔形。聚伞花序腋生，呈二歧分枝；萼片 4，花瓣 4，绿白色，近圆形；雄蕊 4，着生于花盘边缘；子房与花盘相连。蒴果黄红色，近球形，稍有 4 凹线。种子被橙红色假种皮。

【分布】广西主要分布于那坡、宁明、上林、罗城、永福、兴安、恭城等地。

【采集加工】茎叶全年均可采，清除杂质，切碎，晒干。

【药材性状】茎枝呈圆柱形。表面灰绿色，多生细根，并具小瘤状突起。质脆易折，断面黄白色，中空。叶对生，椭圆形，长 2~8cm，宽 1~4cm，先端尖或短锐尖，基部宽楔形，边缘有细锯齿，质较厚或稍带革质，上面叶脉稍突起。气微弱，味辛。

【品质评价】以茎均匀、质硬、叶多、叶绿者为佳。

【化学成分】扶芳藤全草含卫矛醇(dulcitol)，刺苞木脂素 A（flagelignanins A），3-*O*-咖啡酰基白桦酯醇（3-*O*-caffeoyl betulin），3-*O*- 咖啡酰基羽扇豆醇（3-*O*-caffeoyl lupeol），1,4- 二羟基 -2- 甲氧基苯（1,4-dihydroxy-2-methoxyl benzene），胡萝卜苷（daucosterol）[1]。还含 3- 吡啶甲酸，丁香酸（syringic acid），没食子酸（gallic acid），原儿茶酸（protocatechuic acid）[2]，丁香脂素（syringaresinol）[2,3]，3′,4′,5,7- 四羟基二氢黄酮，表儿茶素（*epi*-catechin），儿茶素（catechin），没食子儿茶素（gallocatechin），7-*O*-α-L- 吡喃鼠李糖基 - 山柰酚（7-*O*-α-L-rhamnopyranosyl-kaempferol）[4]。

种子含前番茄红素（prolycopene），前 -γ- 胡萝卜素（pro-γ-carotene）[4]，1α,2α,6β,9α,15- 五乙酰基 -8α- 苯甲酰基 - 六元二氢沉香呋喃酯（1α,2α,6β,9α,15-pentaacetyl-8α-benzoyl-dihydroagarofuran-6-ester）[5]。

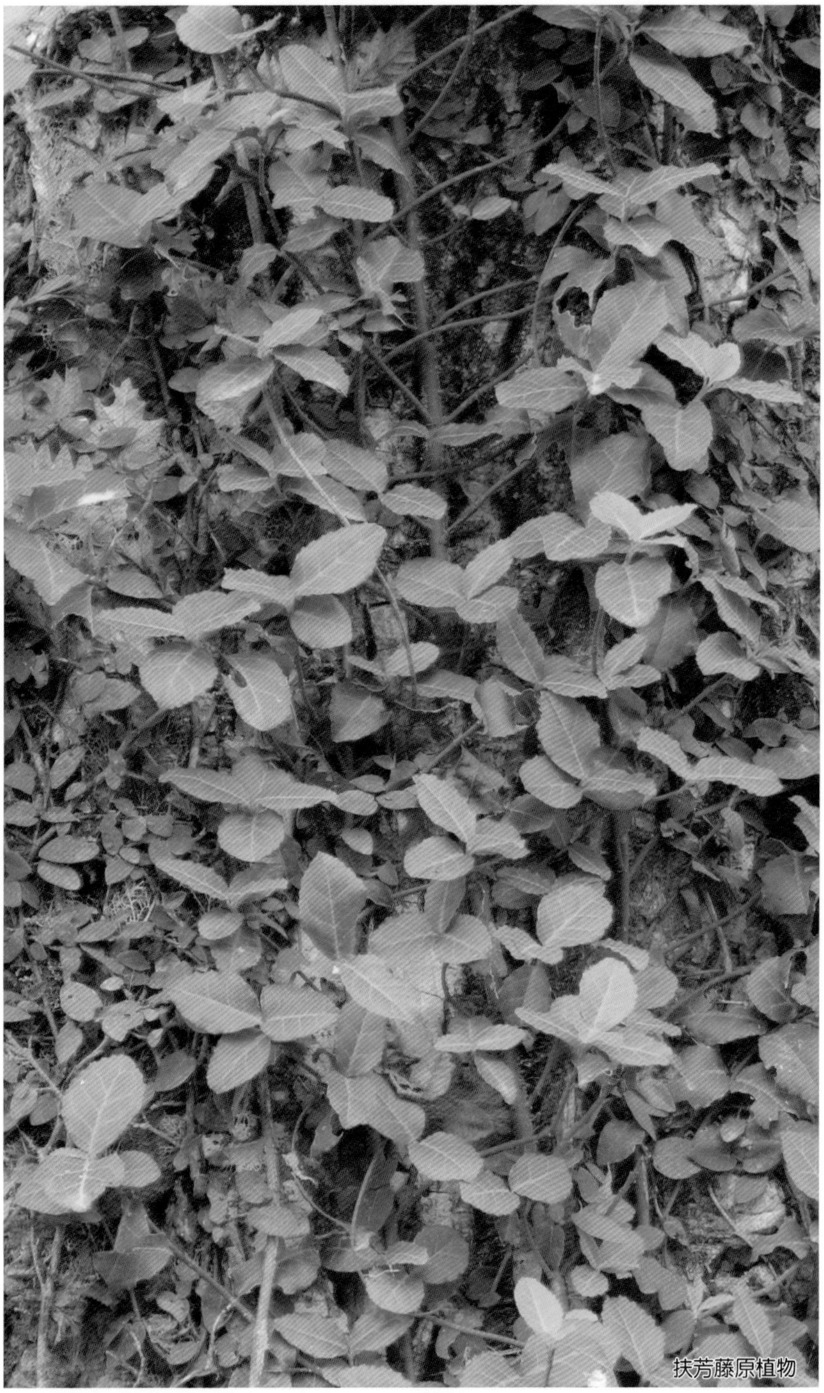

扶芳藤原植物

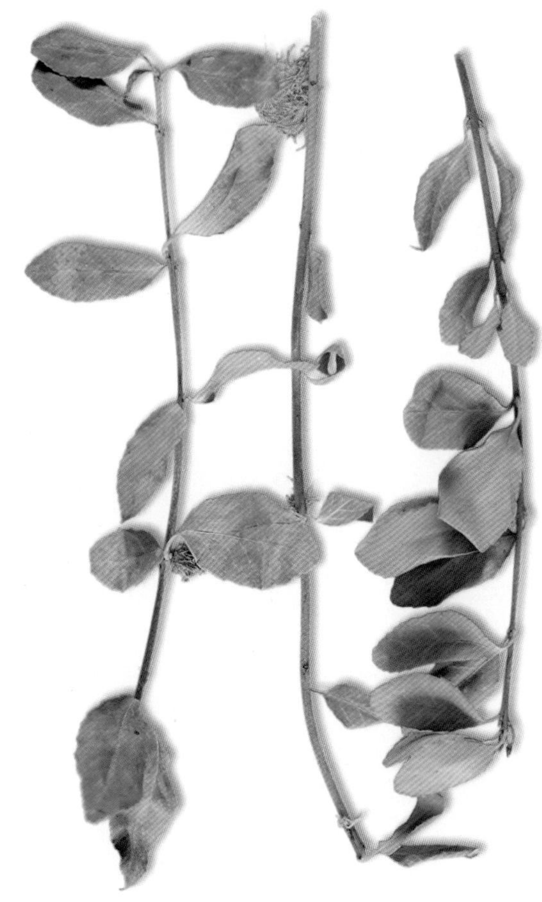
扶芳藤药材

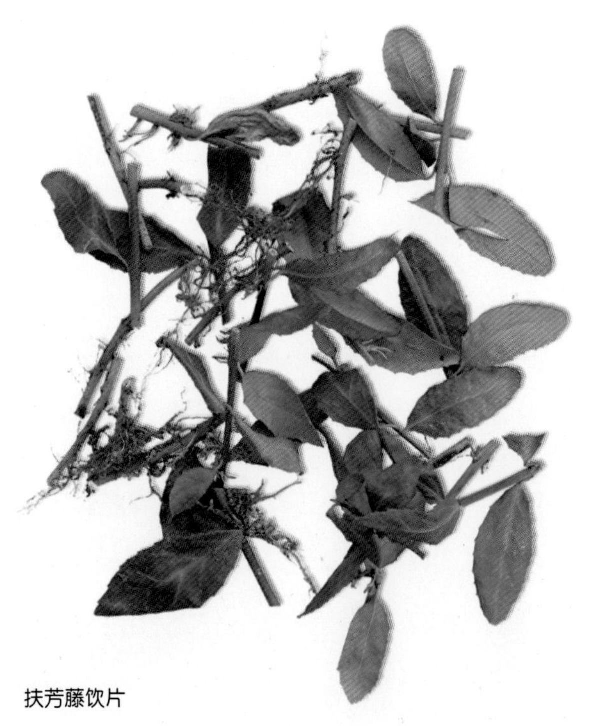
扶芳藤饮片

【药理作用】
1. 保护心血管作用　扶芳藤水煎醇沉液可延长小鼠心肌缺氧的存活时间（5g/kg、2.5g/kg，10天），抑制血栓形成，改善去甲肾上腺素所致的肠系膜微循环障碍，并可扩张耳郭微血管[6]。
2. 止血　扶芳藤水提液、醇提液15g/kg给药7天均能使小鼠凝血时间和出血时间缩短[7]。
3. 提高机体非特异性免疫功能　扶芳藤水提取物9g/kg给药7天，可使小鼠胸腺和脾脏重量增加，可提高机体非特异性免疫功能[7]。
4. 镇痛　扶芳藤水提取物、醇提取物20g/kg可提高小鼠痛阈，具有镇痛作用[7]。
5. 保护脑血管　扶芳藤提取物大鼠灌胃20mg/kg，能降低再灌注3h、6h、12h后大鼠脑组织中白介素-8（IL-8）的表达。扶芳藤提取物对大鼠急性脑缺血再灌注损伤的保护作用可能与其抑制脑组织中IL-8含量[8]、抑制脑组织与血清中白介素-6的过度表达[9]及下调缺血脑组织中原癌基因c-fos表达有关[10]。
6. 毒理　扶芳藤水煎醇沉液最大耐受量为360g（生药）/kg[6]。

【临床研究】
1. 吐血、黑便　治疗组用血见宁胶囊(白背叶、扶芳藤)治疗，对照组用云南白药胶囊，均每次2粒，每日4次，连服7天。结果：治疗组100例，总有效率为97%（其中治疗组60例，总有效率98.3%；开放治疗组40例，总有效率为95%）；对照组60例，总有效率为96.7%[11]。
2. 白细胞减少　观察组化疗当天给予口服复方扶芳藤合剂，每次15ml，每日2次；对照组化疗当天给予口服利血生、鲨肝醇、维生素B_4，分3次服。结果：观察组48例，显效18例，有效23例，缓解5例，无效2例，有效率85.41%；对照组35例，显效18例，有效4例，缓解9例，无效2例，有效率57.10%。观察组疗效优于对照组（$P<0.05$）[12]。
3. 面神经瘫痪　马鞭草汤（马鞭草、节节草、扶芳藤、仙鹤草）煎汤取汁合猪嘴巴上下爿1副，放少量红糖或盐同煮，口服，治疗面神经瘫痪58例。结果：面瘫完全纠正35例，占55.7%；面瘫基本纠正，仅留少量眼目闭合不适19例，占21%；无效4例，占6.8%，总有效率为93.2%[13]。

【性味归经】味甘、苦、微辛，性微温。归肝、肾、胃经。

【功效主治】益肾壮腰，舒筋活络，止血消瘀。主治肾虚腰膝酸痛，风湿痹痛，小儿惊风，咯血，吐血，血崩，月经不调，子宫脱垂，创伤出血，跌打骨折。

【用法用量】内服：煎汤，15~30g；或浸酒；或入丸、散。外用适量，研粉调敷；或捣敷；或煎水熏洗。

【使用注意】孕妇禁服。

【经验方】
1. 创伤出血　①换骨筋茎皮研粉，撒敷。（《云南思茅中草药选》）②扶芳藤鲜叶捣烂外敷。(《广西本草选编》)
2. 骨折（复位后，小夹板固定）　鲜扶芳藤适量，捣烂敷患处。（《文山中草药》）

3. 骨折后关节强直　过墙风 90g，狮子草 60g。煨水，洗患处。（《贵州草药》）

4. 咯血　扶芳藤 15g，白茅根 30g。水煎服。（《安徽中草药》）

5. 腰肌劳损　扶芳藤 30g，大血藤 15g，或加梵天花根 15g。水煎，冲红糖、黄酒服。（《浙江民间常用草药》）

6. 风湿性腰膝关节酸痛　扶芳藤 30g，鸡矢藤 9g，幕芝、薜荔各 15g，黑鳗藤 9g。湿重加南蛇藤 15g，气血瘀滞加华山矾 9g，水煎服。（《浙南本草新编》）

7. 体质虚弱　扶芳藤 30g，棉花根 60g，山茱萸 24g。共研细木，每服 9g，每日 2 次，开水冲服。（《青岛中草药手册》）

8. 两脚转筋，四肢无力　扶芳藤 30g，大血藤 15g，席草根 30g。煮鸡蛋吃。（《湖南药物志》）

9. 血崩，月经不调　扶芳藤 9~18g。水煎服。（《广西本草选编》）

10. 子宫脱垂　扶芳藤 120g 水煎，冲黄酒、红糖服。（《广西本草选编》）

11. 小儿惊风　过墙风 15g。捣绒兑淘米水服。（《贵州草药》）

12. 小儿肾炎浮肿　扶芳藤茎叶 30~60g，杠板归 9~15g，荔枝壳 30g。水煎服。（《浙江药用植物志》）

【参考文献】

[1] 瞿发林，丁青龙，张汉民 . 扶芳藤化学成分研究 . 南京军医学院学报，2001，23（4）：221.

[2] 廖矛川，杨颖达，杨光忠，等 . 扶芳藤芳香类成分 . 中南民族大学学报（自然科学版），2009，28（4）：51.

[3] 瞿发林，丁青龙，张汉民 . 扶芳藤化学成分研究（Ⅱ）. 西南国防医药，2002，12（4）：349.

[4] 国家中医药管理局《中华本草》编委会 . 中华本草 . 上海：上海科学技术出版社，1999：4090.

[5] 袁晓，吴晓军 . 扶芳藤种油中的拒食活性化合物的 X 射线晶体结构分析 . 天然产物研究与开发，1994，6（2）：37.

[6] 谢金鲜，林启云，班步阳 . 扶芳藤对心血管作用的实验研究 . 广西中医药，1999，22（5）：52.

[7] 朱红梅，钟鸣，黄琳芸 . 扶芳藤及其提取物有关药理作用的实验研究 . 中国中医药科技，2003，7（3）：170.

[8] 肖健，肖艳芬，祝美珍 . 扶芳藤提取物对大鼠急性脑缺血再灌注后 IL-8 的影响 . 中外健康文摘 • 医药学刊，2007，4（12）：34.

[9] 肖健，王坤，肖艳芬 . 扶芳藤提取物对局灶性脑缺血大鼠脑组织 IL-6 含量的影响 . 中外医疗，2008，19.

[10] 肖健，扶芳藤提取物预防给药对大鼠急性脑缺血再灌注后 c-fos 表达的影响 . 广西医学，2007，29（10）：1501.

[11] 周文光 . 血见宁胶囊治疗吐血、黑便 100 例临床观察 . 中药新药与临床药理，1996，7（1）：111.

[12] 陈黎 . 复方扶芳藤合剂抗大肠癌术后化疗白细胞减少疗效观察 . 广西中医药，2001，24（5）：49.

[13] 彭振声 . 马鞭草汤治疗面神经瘫痪 58 例临床观察 . 中国社区医师，2002，（3）：36.

Zou ma tai

走马胎

Ardisiae Gigantifoliae Radix
[英]Giganticleaf Ardisia Root

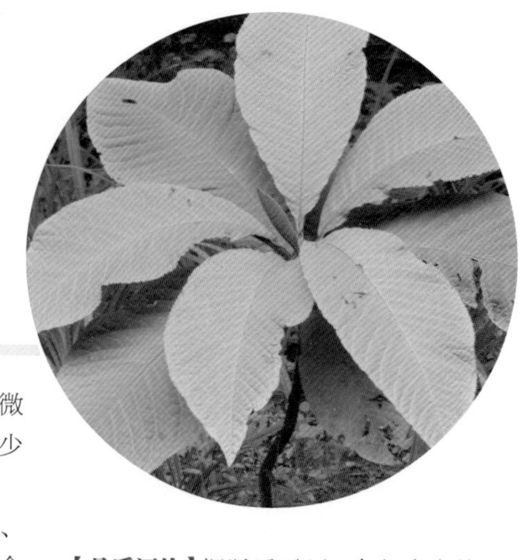

【别名】大发药、走马风、山鼠、血枫、九丝马、马胎、山猪药。

【来源】为紫金牛科植物走马胎 *Ardisia gigantifolia* Stapf. 的根。

【植物形态】多年生大灌木。具粗厚的匍匐根茎；茎粗壮，通常无分枝，幼嫩部分被微柔毛。叶通常簇生于茎顶端；叶柄具波状狭翅；叶片膜质，椭圆形至倒卵状披针形，长 25~48cm，宽 9~17cm，先端钝急尖或近渐尖，基部楔形，下延至叶柄，边缘其密啮蚀状细齿，齿具小尖头，背面叶脉上被细微柔毛，具疏腺点，以近边缘较多，不成边缘脉。由多个亚伞形花序组成的大型金字塔状或总状圆锥花序。每亚伞形花序有花 9~15 朵；萼片狭三角状卵形或披针形，被疏微柔毛，具腺点，缘毛不明显；花瓣白色或粉红色，卵形，具疏腺点；雄蕊为花瓣长的 2/3，花药卵形；雌蕊与花瓣几等长，子房被微柔毛。果球形，红色，具纵肋，多少具腺点。

【分布】广西主要分布于上思、上林、天等、那坡、凌云、隆林、罗城、金秀等地。

【采集加工】秋季采挖，洗净，鲜用，或切片晒干。

【药材性状】根呈不规则圆柱形，略呈串珠状膨大，长短不一，直径 2.5~4cm。表面灰褐色或带暗紫色，具纵沟纹，习称"蛤蟆皮皱纹"，皮部易剥落，厚约 2mm。质坚硬，不易折断。断面皮部淡红色，有紫红色小点，木部黄白色，可见细密放射状"菊花纹"。商品常切成斜片，厚约 2mm。气微，味淡，略辛。

【品质评价】根以质干硬、色红者为佳。

【化学成分】本品根茎中含正二十九烷（*n*-nonacosane），α- 菠甾醇（α-spinasterol），大叶紫金牛酚（gigantifolinol）[1]，（+）-8-*O*-（3′,5′）- 二甲氧基没食子酰基岩白菜素 [（+）-8-*O*-（3′,5′）-dimethoxygalloylbergenin]，（–）- 岩白菜素 [（–）-bergenin]，没食子酸（gallic acid），（–）- 表儿茶素 [（–）-*epi*-catechin）][2]。

【药理作用】

抗肿瘤　走马胎中分离的 3β-*O*-{α-L 吡喃鼠李糖基 -（1 → 3）-[β-D- 吡喃木糖基 -（1 → 2）]β-D- 吡喃葡萄糖基 -

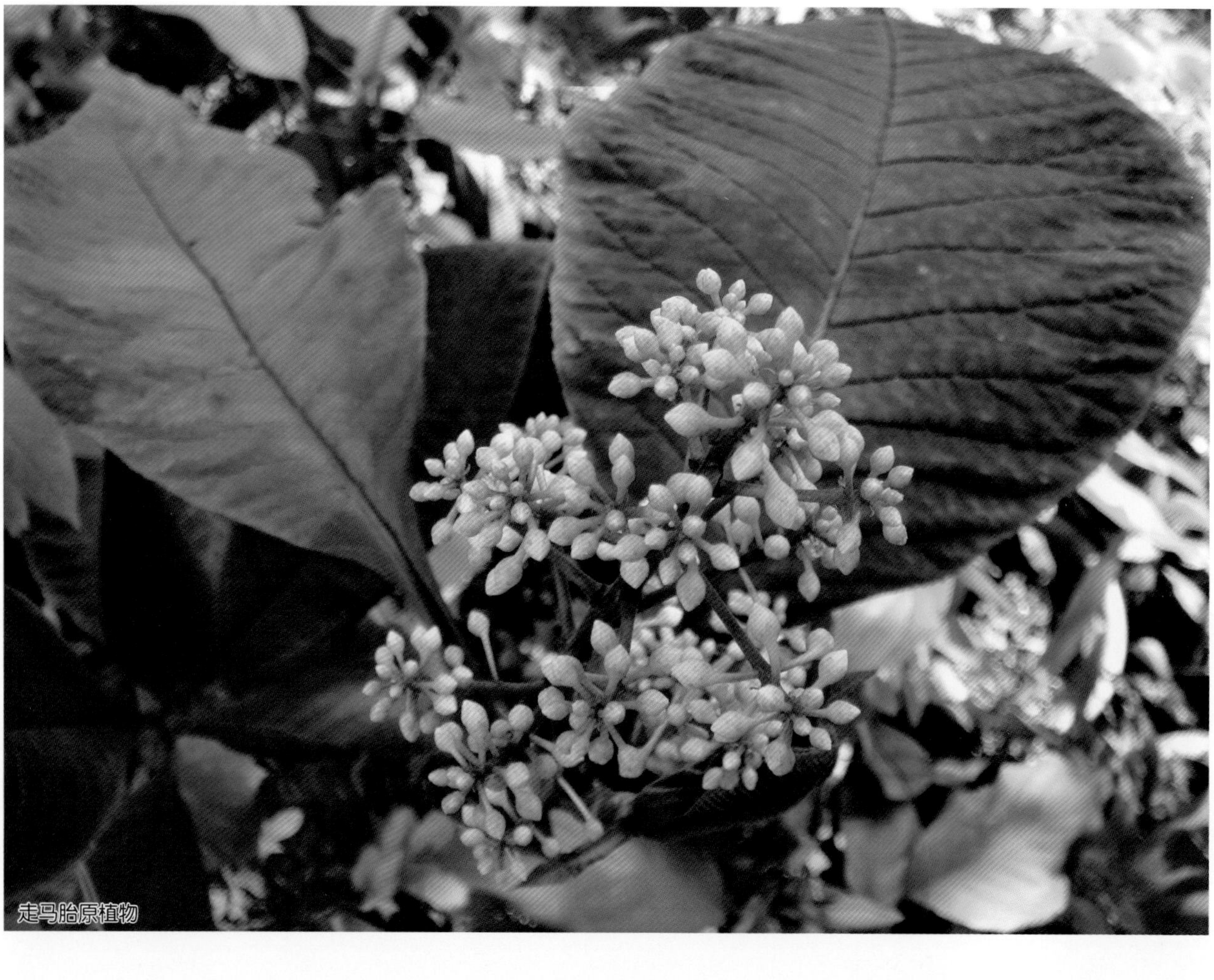

走马胎原植物

（1→4）-[β-D- 吡喃葡萄糖 -（1→2）]α-L- 吡喃阿拉伯糖基 }- 西克拉敏 A 对 BCG-823、EJ 和 Hepg2 细胞有较好的抑制活性，半数抑制浓度（IC_{50}）分别为 0.29 μg/ml、9.99 μg/ml 和 2.03 μg/ml；lysikoianoside 对 EJ 细胞有选择性抑制作用，IC_{50} 为 7.20 μg/ml; 3β-*O*-{α-L-rhamnopyranosyl-（1→3）-[β-D-xylopyranose-（1→2）]β-D-glucopyranosyl-（1→4）α-L-arab inopyranosyl}-3β-hydroxy-13β,28-epoxy-oleanan-16-oxo-30-al 对 Hepg2 细胞有选择性抑制活性，IC_{50} 为 8.53 μg/ml[3]。

【临床研究】

1. 痛风性关节炎　走马胎 20g，薏仁、岩川芎、灵仙、虎刺、续断、红牛膝、八角黄莲、四肢通各 15g。水煎服，2 日 1 剂，煎 2 次，2 日分服。连服 7 剂为 1 个疗程。外用药：走马胎、四叶风各 30g，岩川芎、灵仙、两面针、八角黄莲、红牛膝、四肢通、见风消各 20g。将上药煮沸 15min 后待温倒入盆内，双脚入盆浸泡 30min，日 2 次，每次加热浸泡，连续治疗 1 周。结果：治疗 35 例，痊愈占 94%，关节红肿消失，行走正常，复查血尿酸正常，其他 2 例好转，占 6%，血尿酸下降，有时患部疼痛，有效率 100%[4]。

2. 类风湿关节炎　治疗组用走马胎煎剂，每日 30g，分 2 次煎汤口服。对照组用雷公藤多苷片，每次 20mg，每日 3 次，口服。其他用药：两组病人均同时服用一种非甾体类抗炎药：双氯芬酸钠，75mg，每日 1 次。结果：治疗组 42 例，近期控制 4 例，显效 22 例，好转 11 例，无效 5 例；对照组显效 19 例，好转 13 例，无效 4 例。治疗组在治疗用药期间无不良反应发生。对照组则有面部皮肤色素沉着、纳差、腹胀、停经等不良反应，但无因不良反应而退出治疗者[5]。

【性味归经】味苦、微辛，性温。归肝、肾经。

【功效主治】祛风湿，活血止痛，化毒生肌。主治风湿痹痛，产后血瘀，痈疽溃疡，跌打肿痛。

【用法用量】内服：煎汤 9~15g，鲜品 30~60g；或浸酒。外用适量，研末调敷。

【使用注意】孕妇禁服。

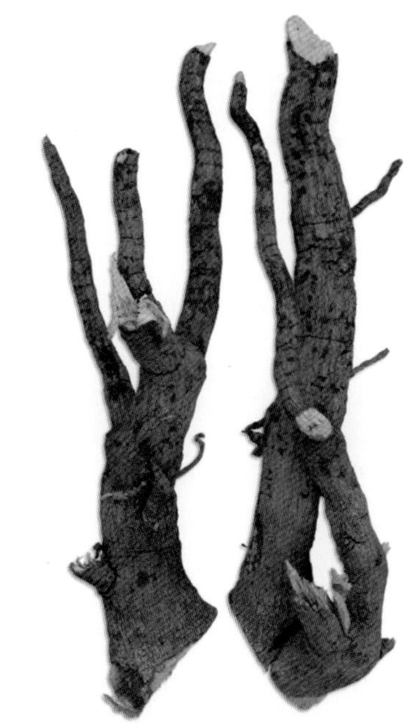

走马胎药材

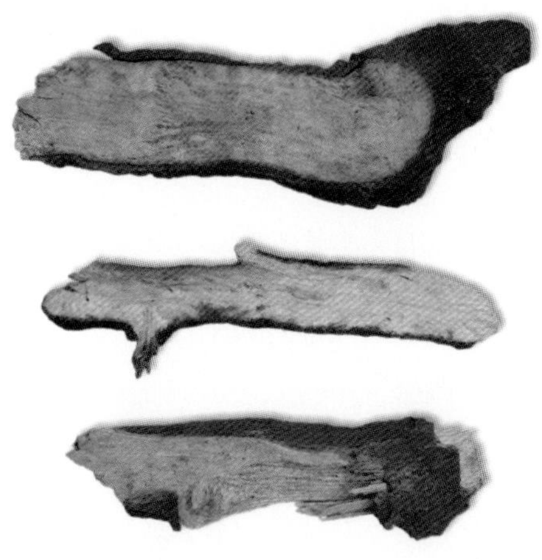

走马胎饮片

【经验方】

1. 跌打损伤，风湿骨痛　走马胎根 60g，大罗伞、小罗伞各 90g，五指牛奶、牛膝各 120g，浸好酒 1500ml，3 天可用。每日早晚各服 60g，兼用药酒外擦患处。（《广西中草药》）
2. 关节痛　走马胎根、土牛膝根、五加皮各 15g，酒水各半煎服。（《福建药物志》）
3. 风湿关节炎　走马胎、金缕半枫荷、五加皮各 15g。酒水各半煎服。（《全国中草药汇编》）

【参考文献】

[1] 卢文杰，王雪芬，陈家源，等 . 大叶紫金牛化学成分的研究 . 华西药学杂志，1990，5（3）：136.
[2] 杨竹，黄敏辉，王乃利，等 . 走马胎中新的岩白菜素衍生物的提取分离及体外抗氧化活性测定 . 沈阳药科大学学报，2008，25（1）：30.
[3] 穆丽华，赵海霞，龚强强，等 . 走马胎中的三萜皂苷类成分及其体外抗肿瘤活性研究 . 解放军药学学报，2011，1：1.
[4] 杨圣金 . 侗药治疗痛风性关节炎 37 例 . 中国民族医药杂志，2007，（2）：74.
[5] 唐亚平 . 中药走马胎治疗类风湿关节炎的临床观察 . 四川中医，2007，25（1）：54.

Niu qu cao

扭曲草

Pedilanthi Tithymaloidis Herba
[英]Redbird Shipperf lower Herb

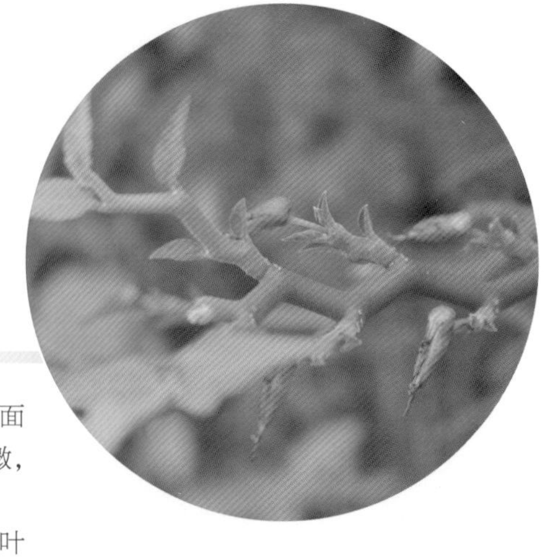

【别名】珊瑚枝、红雀珊瑚、百足草、玉带根、止血草、蚕豆七。

【来源】为大戟科植物红雀珊瑚 *Pedilanthus tithymaloides*（L.）Poir. 的全草。

【植物形态】多年生肉质大草本。茎直立，常作“之”字形扭曲，肉质，绿色或深绿色，有乳液。单叶互生；近无柄；叶片卵形至卵状披针形，长 5~10cm，先端渐尖，全缘或微波状，中脉于叶背隆起。杯状聚伞花序成密集顶生的复聚伞花序；总苞鲜红色或紫色，左右对称，除顶裂片稍有睫毛外，余均秃净，上侧基部成一短距，状如拖鞋，基部上有腺体；雄花与雌花均突出总苞之外。

【分布】广西多为栽培。

【采集加工】全年可采，多为鲜用。

【药材性状】茎暗棕色，呈“之”字形弯曲，断面皮部薄，木质部黄色，具缝隙，中央白色，疏松。单叶互生，叶痕明显，节间长 1~4cm。叶片为暗绿色，卵状披针形，中脉突出在下面呈龙骨状，质脆而薄，多已脱落。气微，味淡。

【品质评价】以干燥、色绿、茎粗壮叶多者为佳。

【化学成分】本品含甘遂 -7,24- 二烯 - 3*β*- 醇，环阿屯醇（cycloartenol），羽扇醇（lupeol），*β*- 香树素（*β*-amyrin），*β*- 谷甾醇（*β*-sitosterol），1*α*,13*β*,14*α*- 三羟基 -3*β*,7*β*- 二苯甲酰氧基 -9*β*,15*β*- 二乙酰氧基麻疯树 -5,11*E*- 二烯，1*α*,7*β*,13*β*, 14*α*- 四羟基 -3*β*- 苯甲酰氧基 -9*β*,15*β*- 二乙酰氧基麻疯树 -5,11*E*- 二烯，1*α*,8*β*,9*β*,14*α*,15*β*- 五乙酰氧基 -3*β*- 苯甲酰氧基 -7- 氧代麻疯树 -5,12- 二烯，7,8*β*,9*β*,14*α*,15*β*- 五乙酰氧基 -3*β*- 苯甲酰氧基 -1*α*,5*β*- 二羟基麻疯树 -6（7）,12- 二烯，1*α*,7,8*β*,9*β*,14*α*,15*β*- 六乙酰氧基 -3*β*- 苯甲酰氧基 -5*β*- 羟基麻疯树 -6（7）,12- 二烯，1*α*,7,8*β*,9*β*,14*α*,15*β*- 六乙酰氧基 -3*β*- 烟酰氧基 -5,13*β*,11,12*β*- 二环氧麻疯树 -6（7）- 烯 [1]。

【药理作用】

1. 抗炎　本品所含无羁萜醇和无羁萜分别给大鼠腹腔注射 30mg/kg，对角叉菜胶所致足跖水肿有抑制作用 [2]。

2. 抗真菌　无羁萜 30mg/kg 给大鼠腹腔注射，能抑制真菌生长 [2]。

【性味归经】味酸、微涩，性寒；有小毒。归心、肝经。

【功效主治】清热解毒，散瘀消肿，止血生肌。主治疮疡肿毒，疥癣，跌打肿痛，骨折，外伤出血。

【用法用量】内服：煎汤，3~9g。外用适量，捣敷。

【使用注意】素体虚寒者及孕妇禁服。

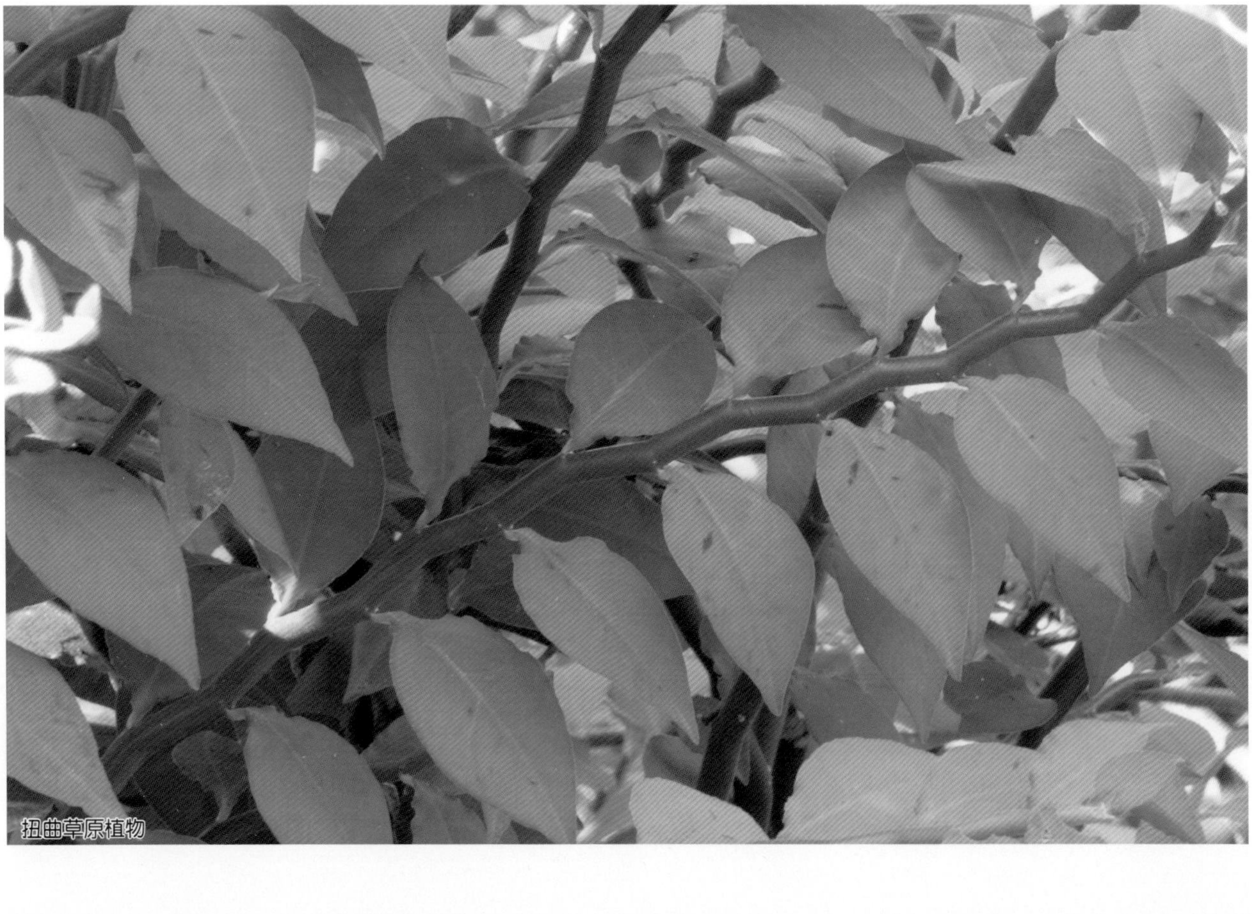

扭曲草原植物

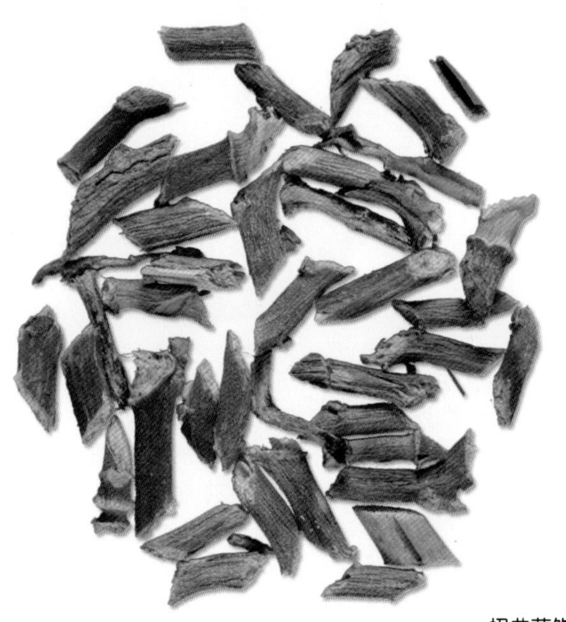

扭曲草饮片

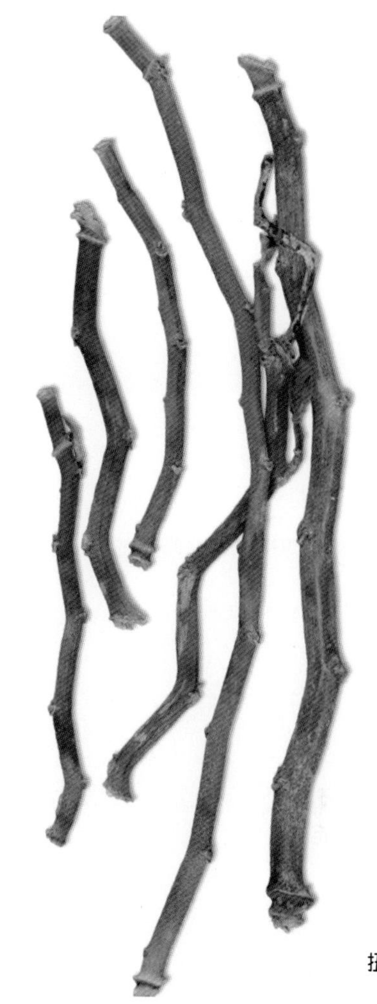

扭曲草药材

【经验方】

1. 疮疡肿痛　①扭曲草、土牛膝、南蛇勒苗各适量，共捣烂敷患处。（《广西中草药》）②鲜扭曲草、鲜榄核莲各适量，共捣烂，敷患处。（《梧州地区中草药》）

2. 蜈蚣咬伤　红雀珊瑚鲜叶适量，和食盐少许，捣烂外敷患处。（《福建药物志》）

3. 刀伤出血　红雀珊瑚鲜叶适量，和饭粒少许，捣烂外敷。（《福建药物志》）

4. 外伤出血　鲜扭曲草、鲜半边旗各适量，共捣烂，敷患处。（《梧州地区中草药》）

5. 目赤肿痛　扭曲草叶适量，冰片少许，共捣烂，外敷患眼。（《广西中草药》）

【参考文献】

[1] Wantana Mongkolvisut, Somyote Sutthivaiyakit. Antimalarial and antituberculous poly-*O*-acylated jatrophane diterpenoids from Pedilanthus tithymaloides. J Nat Prod，2007，70（9）：1434.

[2] 国家医药局中草药中心站 . 植物药有效成分手册 . 北京：人民卫生出版社，1986：468.

Yan sui 芫荽

Coriandri Sativi Herba
[英]Coriander Herb

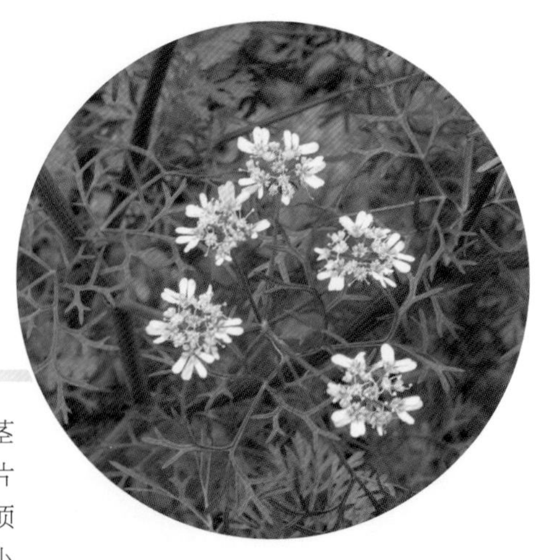

【别名】香菜、香荽、胡菜、原荽、园荽、胡绥、莞荽、满天星、胡荽子。

【来源】为伞形科植物芫荽 *Coriandrum sativum* L. 的全草。

【植物形态】一年生或二年生草本。全株无毛，有强烈香气。根细长，有多数纤细的支根。茎直立，多分枝，有条纹。基生叶一至二回羽状全裂；羽片广卵形或扇形半裂，长 1~2cm，宽 1~1.5cm，边缘有钝锯齿、缺刻或深裂；上部茎生叶三回至多回羽状分裂，末回裂片狭线形，先端钝，全缘。伞形花序顶生或与叶对生；无总苞；伞幅 3~8；小总苞片 2~5，线形，全缘；小伞形花序有花 3~10，花白色或带淡紫色，萼齿通常大小不等，卵状三角形或长卵形；花瓣倒卵形，先端有内凹的小舌片；辐射瓣通常全缘，有 3~5 脉；花柱于果成熟时向外反曲。果实近球形。背面主棱及相邻的次棱明显，胚乳腹面内凹，油管不明显，或有 1 个位于次棱下方。

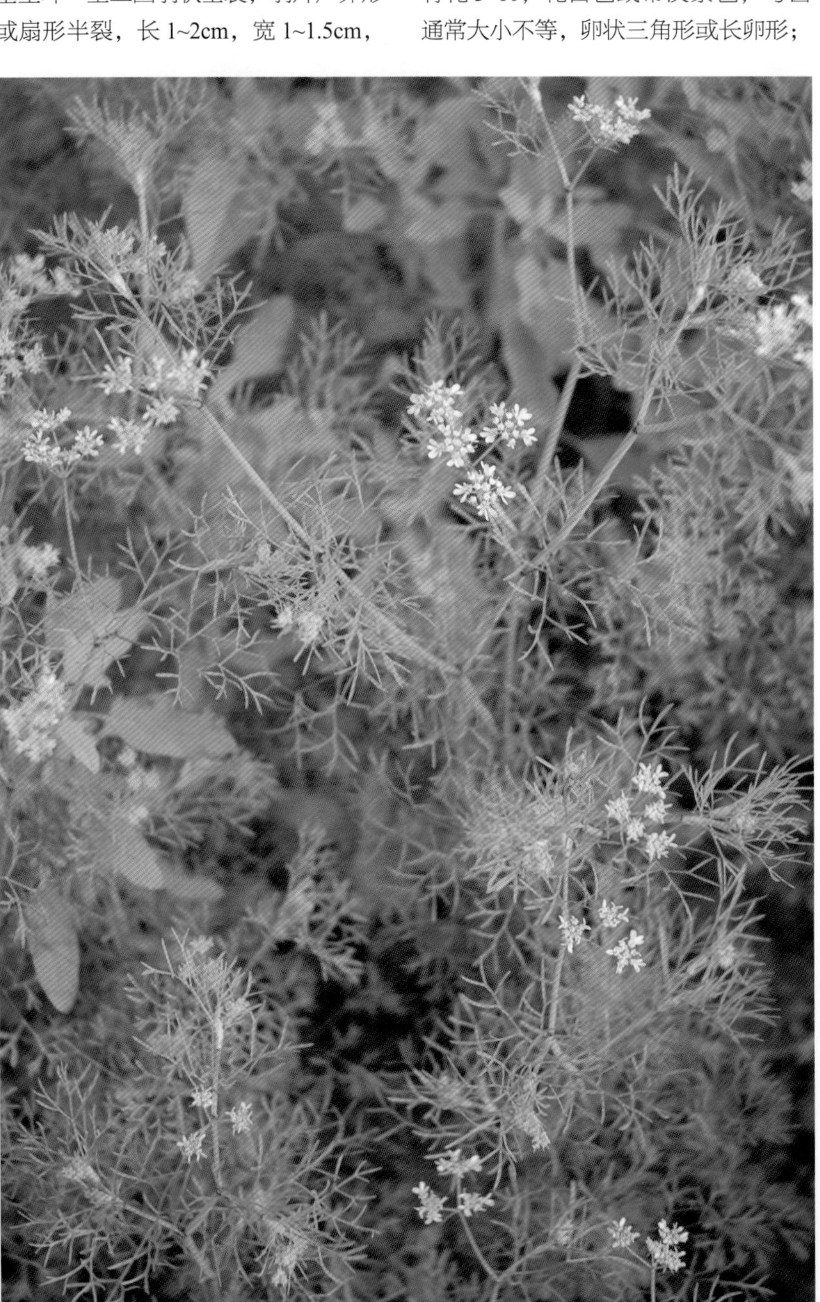
芫荽原植物

【分布】广西全区均有栽培。

【采集加工】全年均采收，洗净，晒干。

【药材性状】多卷缩成团，茎叶枯绿色，干燥茎直径约 1mm，叶多脱落或破碎，完整的叶一至二回羽状分裂。根呈须状或长圆锥形，表面类白色。具浓烈的特殊香气，味淡微涩。

【品质评价】以茎叶鲜嫩、叶片完整、色绿、香气浓郁者为佳。

【化学成分】芫荽果实含挥发油（volatile oil）、黄酮（flavone）、脂肪酸（fatty acid）、糖（sugar）、维生素 C（vitamin C）、绿原酸（chlorogenic acid）等[1]。

芫荽子中有（6*E*）-8- 羟基芳樟醇 -3-*O*-*β*-D-（3-*O*- 钾代磺基）吡喃葡糖苷 [（6*E*）-8-hydroxyl linalool-3-*O*-*β*-D-（3-*O*-potassium-sulfo）glucopyranoside]，（3*S*）-8- 羟基 -6,7- 二氢芳樟醇 -3-*O*-*β*-D- 吡喃葡糖苷 [（3*S*）-8-hydroxyl-6,7-dihydrolinalool-3-*O*-*β*-D-glucopyranoside]，（3*S*,6*S*）-6,7- 二羟基 -6,7- 二氢芳樟醇 [（3*S*,6*S*）-6,7-dihydroxy-6,7-dihydrolinalool]，（3*S*,6*R*）-6,7- 二羟基 -6,7- 二氢芳樟醇 [（3*S*,6*R*）-6,7-dihydroxy-6,7-dihydrolinalool]，（3*S*,6*S*）-6,7- 二羟基 -6,7- 二氢芳樟醇 -3-*O*-*β*-D- 吡喃葡糖苷 [（3*S*，6*S*）-6,7-dihydroxy-6,7-dihydrolinalool-3-*O*-*β*-D-glucopyranoside]，（3*S*,6*R*）-6,7- 二羟基 -6,7- 二氢芳樟醇 -3-*O*-*β*-D- 吡喃葡糖苷 [（3*S*,6*R*）-6,7-dihydroxy-6,7-dihydrolinalool-3-*O*-*β*-D-glucopyranoside]，（3*S*,6*R*）-6,7- 二羟基 -6,7- 二氢芳樟醇 -3-*O*-*β*-D-（3-*O*- 钾代磺基）吡喃葡糖苷

[（3S,6R）-6,7-dihydroxy-6,7-dihydrolinalool-3-O-β-D-（3-O-potassium-sulfo）glucopyranoside]，（1S,4S,6S）-6-羟基樟脑-β-D-呋喃芹菜糖基-（1→6）-β-D-吡喃葡糖苷[（1S,4S,6S）-6-hydroxyl camphor-β-D-furanapiosyl-（1→6）-β-D-glucopyranoside]，（1′-S）-1′-（4-羟苯基）乙烷-1′,2′-二醇-2′-O-β-D-呋喃芹菜糖基-（1→6）-β-D-吡喃葡糖苷[（1′-S）-1′-（4-hydroxy benzyl）ethane-1′, 2′-diol-2′-O-β-D-furanapiosyl-（1→6）-β-D-glucopyranoside]，（1′-R）-1′-（4-羟苯-3,5-二甲氧基苯基）丙-l′-醇-4-O-β-D-吡喃葡糖苷[（1′-R）-1′-（4-hydroxy benzyl-3,5-dimethoxy benzyl）pro-1′-ol-4-O-β-D-glucopyranoside][2]。

芫荽子挥发油中主要含芳樟醇（linalool），樟脑（camphor），β、γ-松油烯（β,γ-terpinene），橙花醇乙酸酯（neryl acetate），p-伞花烃（p-cymene），柠檬烯（limonene），3,7-二甲基-1,6-辛二烯-3-醇（3,7-dimethyl-1,6-octadien-3-ol），3,7-二甲基-2,6-辛二烯-1-醇（3,7-dimethyl-2,6-octadien-1-ol）等[3, 4]。

芫荽茎叶挥发油中含有醇类化合物：2-环己烯-1-醇（2-cyclohexen-1-ol），反-2-癸烯-1-醇（*trans*-2-undecen-1-ol），2-十三烯-1-醇（2-tridecen-1-o1）；醛类化合物：2-十二烯醛（2-dodecenal），十三醛（tridecanal），十八醛（octadecanal）；酯类化合物：丁酸乙酯（ethyl butyrate），己酸乙酯（ethyl caproate），二丁基邻苯二甲酸酯（dibutyl phthalate）；碳水化合物：壬烷（nonane），十二烷（dodecane），十八烷（octadecane）[5]。还含有麦角甾醇过氧化物，豆甾醇（stigmasterol），豆甾-5,22-二烯-3β,7α-二醇（stigmast-5,22-diene-3β,7α-diol）及豆甾-5-烯-3β,7α-二醇（stigmast-5-ene-3β,7α-diol）[6]。

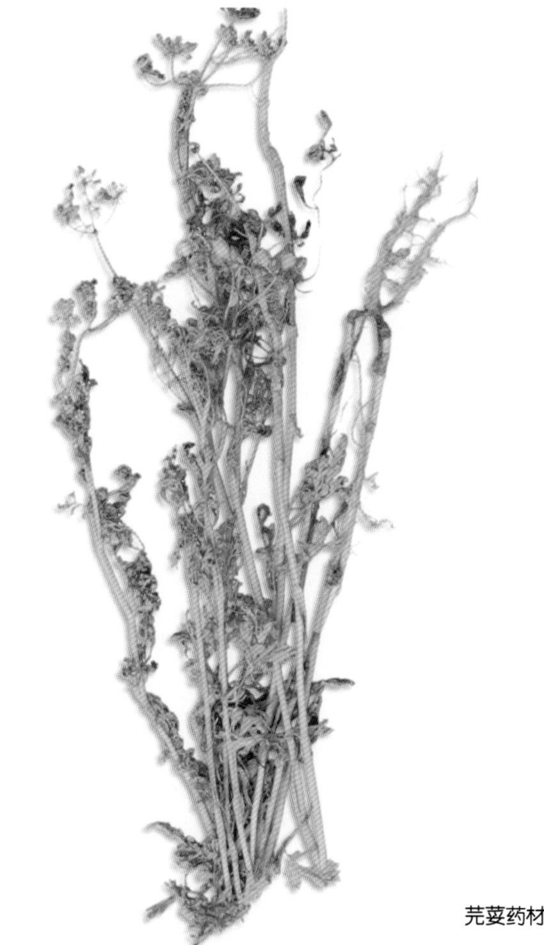
芫荽药材

【药理作用】

对血管平滑肌作用　芫荽子挥发油能对抗去甲肾上腺素的缩血管作用，而增加离体下肢及离体兔耳的灌流量，但对肾上腺素所致收缩性主动脉作用不明显[7]。

【临床研究】

胆道蛔虫　取芫荽子50g，捣碎，加水300ml，浓煎取汁，1次服用，5岁以下小儿量减半。结果：治疗11例，除1例服药3次外，其余均服药1次，全部治愈。经随访无1例复发[8]。

【性味归经】味辛，性温。归肺、脾、肝经。

【功效主治】发表透疹，消食开胃，解毒。主治风寒感冒，头痛，麻疹、痘疹透发不畅，食积腹胀，呕恶，脱肛。

【用法用量】内服：煎汤，9~15g，鲜品15~30g；或捣汁。外用适量，煎汤洗；或捣敷；或绞汁服。

【使用注意】疹出已透，或虽未透出而热毒壅滞，非风寒外束者禁服。

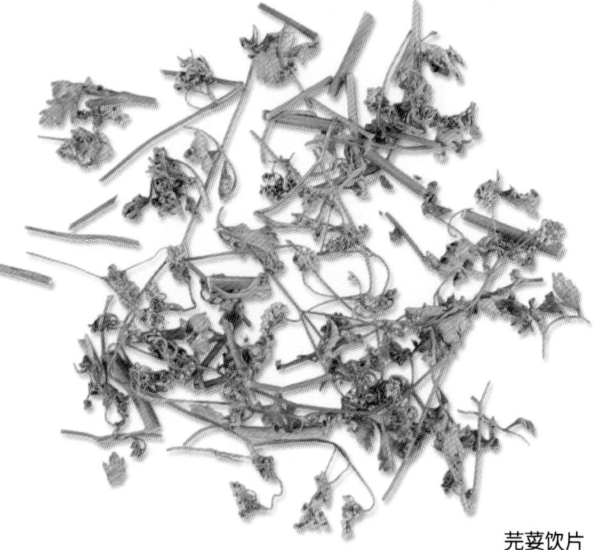
芫荽饮片

【经验方】

1. 热毒气盛，生疱疮如豌豆　胡荽一握（细切），生地黄三两（细切）。上药相和，捣绞取汁，空心倾服。（《太平圣惠方》）

2. 小儿疹痘，欲令速出　胡荽三两，细切。以酒两大盏，煎令沸，沃胡荽，便以物合定，不令气出，候冷去滓，微微从项以下，喷背膂及两脚胸腹令遍，勿喷于面。（《太平圣惠方》胡荽酒）

3. 风寒感冒，头痛鼻塞　苏叶 6g，生姜 6g，芫荽 9g。水煎服。（《甘肃中草药手册》）

4. 咯血：胡荽、海藻等量洗净泥沙，加适量油盐煮 3~4h，每日吃 3 次，每次 1 碗。（《湖南药物志》）

5. 消化不良，腹胀　鲜芫荽全草 30g。水煎服。（《福建中草药》）

6. 胃寒胀痛　芫荽 15g，胡椒 15g，艾叶 6g。水煎服。（《四川中药志》1979 年）

7. 小肠积热，小便不通　葵根一大握，胡荽二两，滑石一两（为末）。上三味，将二味细锉，以水二升，入滑石末，温分三服。亦治血淋。（《圣济总录》葵根饮）

8. 肛门脱出　胡荽（切）一升，炒，以烟熏肛。（《子母秘录》）

9. 浮肿　胡荽适量，放鲫鱼腹中，用香油煎食。（《吉林中草药》）

10. 妊娠恶阻　鲜芫荽 1 把，加苏叶、藿香各 3g，陈皮、砂仁各 6g。煎沸后倾入大壶内。将壶口对准病人鼻孔，令其吸气。[中医杂志，1964，（1）：24]

附　芫荽子

味辛、酸，性平。归肺、胃、大肠经。功效：健胃消积，理气止痛，透疹解毒。主治：胸膈满闷，脘腹胀痛，食欲不振，泻痢，麻疹、痘疹不透。内服：煎汤，6~12g；或入丸、散。外用适量，煎水含漱或熏洗。使用注意：有火热者禁服。

经验方　①麻疹透发不畅：芫荽子 9g。水煎服。或芫荽子适量，置炭中烟熏。（《浙江药用植物志》）②消化不良，食欲不振：芫荽子 6g，陈皮 9g，生姜 3 片，神曲 9g。水煎服。（《山东中草药手册》）③恶心反胃：胡荽子、萝卜子各 50g。研末，每次 10g。日服 2 次。（《吉林中草药》）

【参考文献】

[1] 李锋，解成喜，范维刚，等. 芫荽子中总黄酮含量的测定. 光谱实验室，2005，22（4）：809.
[2] 赵宇新. 芫荽中的水溶性成分. 国外医学·中医中药分册，2004，26（4）：241.
[3] 李伟，封丹，陆占国. 黑龙江产芫荽子精油成分及其抗菌活性. 中国调味品，2008，（1）：42.
[4] 高玉国，李铁纯，侯冬岩. 芫荽子中挥发性成分的 GC/MS 分析. 粮食与食品工业，2003，4：59.
[5] 陆占国，郭红转，李伟. 芫荽茎叶精油化学成分分析. 食品与发酵工业，2006，32（2）：96.
[6] 高田启二. 抑制肿瘤细胞增殖的成分（27）：芫荽中的活性成分. 国外医学·中医中药分册，2003，25（4）：248.
[7] 周本杰，刘晓文. 胡荽子挥发油对血管平滑肌作用的实验研究. 基层中药杂志，1998，12（3）：39.
[8] 陈松元. 胡荽子治疗胆道蛔虫 11 例. 新医学，1974，5（6）：98.

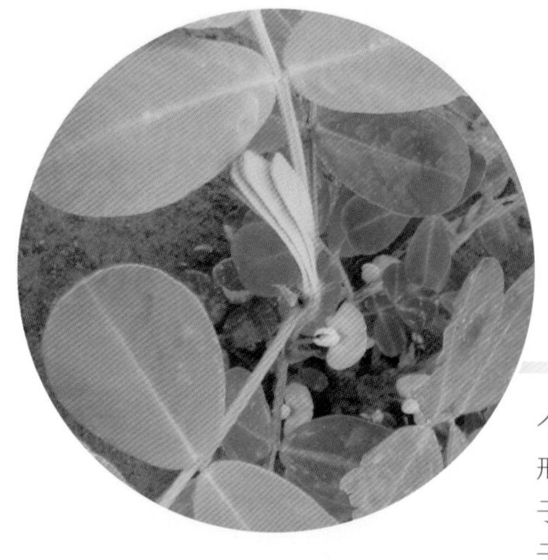

Hua sheng 花 生

Arachitis Hypogaeae Semen
[英]Peanut

【别名】落花参、番豆、土露子、长生果、落地生、及地果、落花生。

【来源】为豆科植物落花生 *Arachis hypogaea* L. 的种子。

【植物形态】一年生草本。匍匐或直立，有棱，被棕黄色长毛。偶数羽状复叶，互生；叶柄被棕色长毛；托叶大，基部与叶柄基部连生，披针形，脉纹明显。小叶通常 4 枚，椭圆形至倒卵形，有时为长圆形，长 2~6cm，宽 1~2.5cm，先端圆或钝。花黄色，单生或簇生于叶腋，开花期几无花梗；萼管细长，萼齿上面 3 个合生，下面 1 个分离成二唇形；花冠蝶形，旗瓣近圆形，宽大，翼瓣与龙骨瓣分离；雄蕊 9，合生，1 个退化；花药 5 个长圆形，4 个近于圆形；花柱细长，柱头顶生，疏生细毛，子房内有 1 至数个胚珠，胚珠受精后，子房柄伸长至地下，发育为荚果。荚果长椭圆形，种子间常缢缩，果皮厚，革质，具突起网脉。种子 1~4 颗。

【分布】广西全区均有栽培。

【采集加工】秋季成熟时采挖。除去地上部分、根及泥土，果实晒干，剥去果壳，取种子。

【药材性状】种子短圆柱形或一端较平截，长 0.5~1.5cm，直径 0.5~0.8cm。种皮棕色或淡棕红色，不易剥离，子叶两枚，类白色，油润，中间有胚芽。气微，味淡，嚼之有豆腥味。

【品质评价】以个大饱满、种皮淡棕红色、子叶类白色、嚼之香气浓者为佳。

【化学成分】本品含卵磷脂（lecithin）和氨基酸，如：γ-亚甲基谷氨酸（γ-methylene glutamic acid），γ-氨基-α-亚甲基丁酸（γ-amino-α-methylene butyric acid）；又含嘌呤（purine）、生物碱，如花生碱（arachine），甜菜碱（betaine），胆碱（choline）。所含维生素有 B 族维生素中的维生素（vitamin）B_1，泛酸（pantothenic acid），生物素（biotin）和维生素 C。还含甾醇，如：β-谷甾醇（β-sitosterol），菜油甾醇（campesterol），豆甾醇（stigmasterol），胆甾醇（cholesterol），24-亚甲基胆甾醇（24-methylene cholesterol）。另含木聚糖（xylan）和葡甘露聚糖（glucomannan）；微量元素铬（Cr）、铁（Fe）、钴（Co）、锌（Zn）等[1]。

花生枝叶中含原儿茶酸（proto-

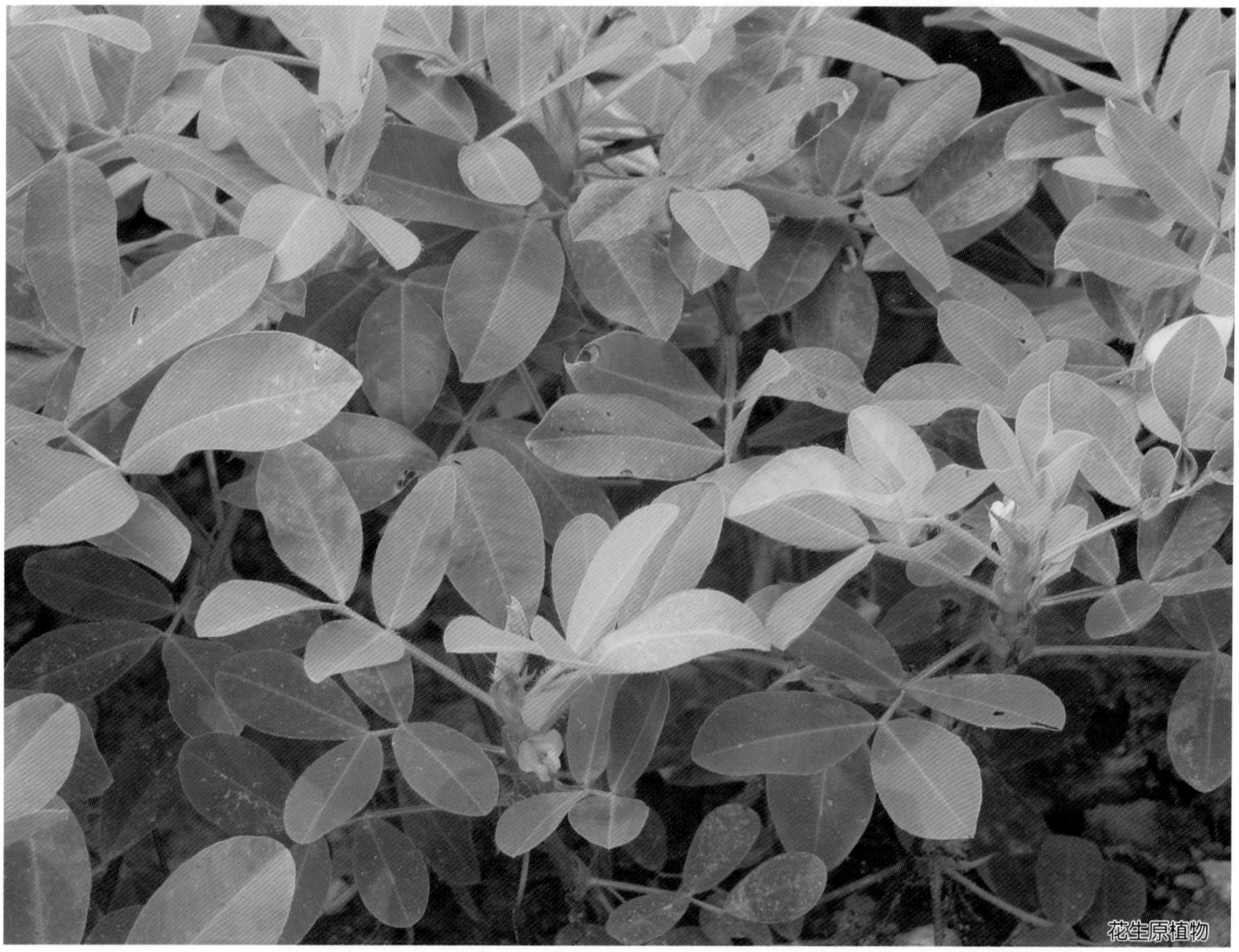

花生原植物

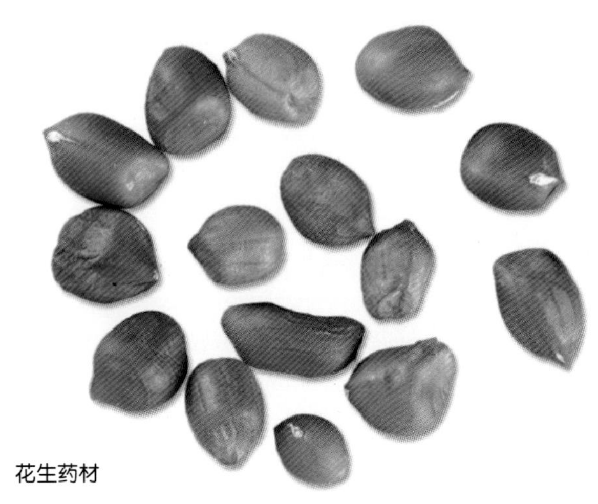
花生药材

catechuic acid），对羟基苯甲酸（4-hydroxybenzoic acid），对甲氧基苯甲酸（4-methoxybenzoic acid），对羟基桂皮酸（4-hydroxycinnamic acid），对甲氧基桂皮酸（4-methoxy-cinnamic acid），异香草酸（*iso*-vanillic acid），异阿魏酸（*iso*-ferulic acid）[2]。茎叶中含 *β*- 谷甾醇（*β*-sitosterol），大豆皂醇 B，胡萝卜苷（daucosterol），正三十一烷，二十六烷酸 *α*- 单甘油酯，棕榈酸（palmitic acid），豆甾烷 -3*β*,6*α*- 二醇（stigmastane-3*β*,6*α*-diol），十六烷酸 *α*- 单甘油酯，十八烷酸 *α*- 单甘油酯（octadecanoic acid *α*-monoglyceride），正二十六碳酸乙酯，5,8- 过氧化麦角甾 -7,22- 二烯 -3*β*- 醇，水杨酸（salicylic acid），尿嘧啶核苷（uridine），（22*E*,24*R*）- 麦角甾 -7,22- 二烯 -3*β*- 醇，2-*O*- 甲基 - 肌醇（2-*O*-methyl-inose），9（*Z*），12（*Z*）- 十八二烯酸 [9（*Z*），12（*Z*）-octadecenoic acid]，麦角甾 -5,22- 二烯 -3- 醇 -7- 酮（ergost-5,22-diene-3-ol-7-one），正二十九烷，*iso*-medicarpin。花生衣中含二聚原花色苷元 -A 类型化合物花生素，D-（+）- 儿茶素 [D-（+）-catechin][3~6]。

【药理作用】

1. 镇静催眠　花生枝叶提取物 A、B 灌胃给药，A 能减少小鼠的自发活动 [7]。花生枝叶乙酸乙酯提取物、乙酸提取物灌胃给药，连续 7 天，与戊巴比妥钠有较好的催眠协同作用 [8]。

2. 增强免疫　花生枝叶提取物 A 灌胃给药，每天 1 次，连续 7 天，A 有增强机体细胞免疫功能的作用 [7]。

3. 对血凝影响　犬静注花生水溶液，可使其凝血时间及再钙化时间缩短，血浆对肝素的耐受力提高，并促进凝血酶原活性和血栓形成 [9]。

4. 细胞凝集作用　花生凝集素能使经神经氨酸酶处理的红细胞及胸腺细胞、急性淋巴细胞性白血病细胞凝集，对于胸腺细胞的凝集能力以对小鼠的最强 [10]。

【临床研究】

失眠症　治疗组用花生枝叶制剂，10ml/ 支；对照组用安慰剂焦糖、野菊花，10ml/ 支。两组病例均早饭后服 1 支，临睡前半小时服 2 支，连续服药观察 14 天后，停药观察 7 天。结果：治疗组 72 例，临床痊愈 12 例，显效 30 例，有效 11 例，无效 19 例；对照组 74 例，临床痊愈 3 例，显效 20 例，有效 9 例，无效 42 例。两组疗效比较，均有显著性差异（$P<0.01$）[11]。

【性味归经】味甘、性平。归脾、肺经。

【功效主治】健脾养胃，润肺化痰。主治脾虚不运，反胃不舒，缺乳，脚气，肺燥咳嗽，大便燥结。

【用法用量】内服：煎汤，30~100g；生研冲汤，每次 10~15g；炒熟或煮熟食，30~60g。

【使用注意】体寒湿滞、肠滑便泄者慎服。

【经验方】

1. 脚气　生花生肉（带衣用）100g，赤小豆 100g，红皮枣 100g 煮汤，一日数次饮用。（《现代实用中药》）
2. 妊娠水肿，羊水过多　花生 125g，红枣 10 粒，大蒜 1 粒。水炖至花生烂熟，加红糖适量服。（《福建药物志》）
3. 久咳，秋燥，小儿百日咳　花生（去嘴尖），文火煎汤调服。（《杏林医学》）

【参考文献】

[1] 国家中医药管理局《中华本草》编委会 . 中华本草 . 上海：上海科学技术出版社，1999：2961.
[2] 付红伟，郑春辉，曹家庆，等 . 落花生枝叶化学成分的研究（Ⅱ）. 中国药物化学杂志，2006，73（16）：209.
[3] 刘劲松，王刚，董超，等 . 花生茎叶化学成分研究 . 中成药，2008，30（3）：419.
[4] 刘劲松，王刚，金家宏，等 . 花生茎叶化学成分研究（Ⅱ）. 中草药，2008，39（5）：664.
[5] 刘劲松，王刚，王国凯，等 . 花生茎叶化学成分研究（Ⅲ）. 中成药，2009，31（12）：1902.
[6] 张秀尧，凌罗庆，戴荣兴 . 花生衣的化学成分研究 . 中国中药杂志，1990，15（6）：36.
[7] 胡鹏飞，范荣培，李亚萍，等 . 落花生枝叶提取物药理作用研究 . 中成药，2001，23（12）：919.
[8] 游秋云，王平，肖青林，等 . 落花生枝叶提取物催眠作用的实验研究 . 中国中医药科技，2007，14（1）：61.
[9] C. A. 61：11857d，1964.
[10] 顾本清，李辉 . 花生凝集素的提纯、特异性及对胸腺细胞分群的初步研究 . 山东医学院学报，1983，（1）：16.
[11] 王义方 . 落花生枝叶制剂治疗失眠症的临床全盲验证观察 . 上海中医药杂志，2001，（5）：11.

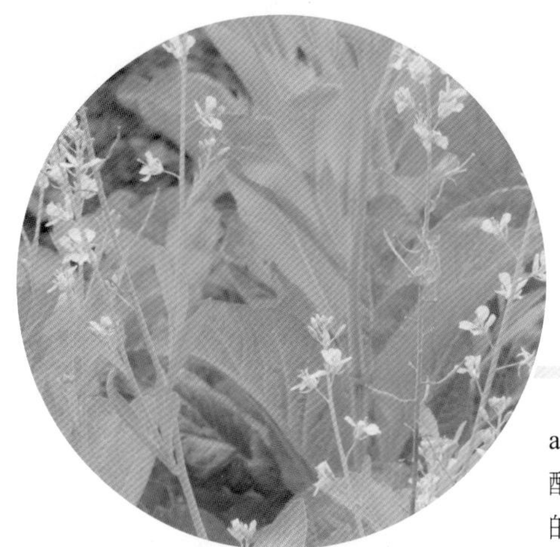

芥子 Jie zi

Brassicae Junceae Semen
[英]Indian Mustard Seed

【别名】大芥、皱叶芥、黄芥、霜不老、冲菜、小芥子。

【来源】为十字花科植物芥菜 *Brassica juncea*（L.）Czern.et Coss. 的种子。

【植物形态】一年生草本。无毛，有时具刺毛，常带粉霜。茎有分枝。基生叶叶柄有小裂片；叶片宽卵形至倒卵形，长 15~35cm，宽 5~17cm，先端圆钝，不分裂或大头羽裂，边缘有缺刻或齿牙；下部叶较小，边缘有缺刻，有时具圆钝锯齿，不抱茎；上部叶窄披针形至条形，具不明显疏齿或全缘。总状花序花后延长；花淡黄色；花瓣 4，鲜黄色，宽椭圆形或宽楔形，先端平截，全缘，基部具爪；雄蕊 6，4 长 2 短；雌蕊 1，子房圆柱形，花柱细，柱头头状。长角果条形，具细喙。种子近球形，鲜黄色至黄棕色，少数为暗红棕色，表面具网纹。

【分布】广西全区均有栽培。

【采集加工】6~7 月果实成熟变黄色时，割取全株，晒干，打下种子，除去杂质即得。

【药材性状】种子近球形，直径 1~2mm。表面黄色至黄棕色，少数暗红棕色。其细网纹，种脐点状。种皮薄而脆，子叶折叠，有油性。气微，研碎后加水湿润，则产生辛烈的特异臭气。味极辛辣。

【品质评价】以子粒饱满、均匀、色鲜黄、无杂质者为佳。

【化学成分】本品含芥子油苷类（glucosinolates）成分，其中黑芥子苷（sinigrin）占 90%，还有葡萄糖芫菁芥素（gluconapin），4- 羟基 -3- 吲哚甲基芥子油苷（4-hydroxy-3-indolylmethyl glucosinolate），葡萄糖芸苔素（glucobrassicin），新葡萄糖芸苔素（neoglucobrassicin），前告伊春（progoitrin）。还含少量黑芥子酶（myrosin），芥子酸（sinapic acid）以及芥子碱（sinapine）等。另含脂肪油，油中主要为芥酸（erucic acid）及花生酸（arachidic acid）的甘油酯，并有少量的亚麻酸（linolenic acid）的甘油酯[1]。芥子的挥发油中主要含有糠醛（furfural），烯丙基异硫氰酸酯（allyl- *iso*-thiocyanate），异丁基异硫氰酸酯（*iso*-butyl-*iso*-thiocyanate），4-异硫氰基 -1- 丁烯（4-*iso*-thiocyanato-1-butene），1- 异硫氰基丁烷（1-*iso*-thiocyanato-butane），1- 甲基 -2-（1- 甲基乙基 - 苯）[1-methyl-2-（1-methylethyl-benzene）]，D- 柠檬烯（D-limonene），苯乙醛（phenylacetaldehyde），1- 异硫氰基 -3- 甲基 - 丁烷（1-*iso*-thiocyanato-3-methyl-butane），1,5- 已二烯（1,5-hexadiene），（*E,E*）-3,5- 辛二烯 -2- 酮[（*E,E*）-3,5-octadien-2-one]，正戊基异硫氰酸酯（*n*-pentyl-*iso*-thiocyanate），壬醛（nonanal），4-methyl-1-（1-

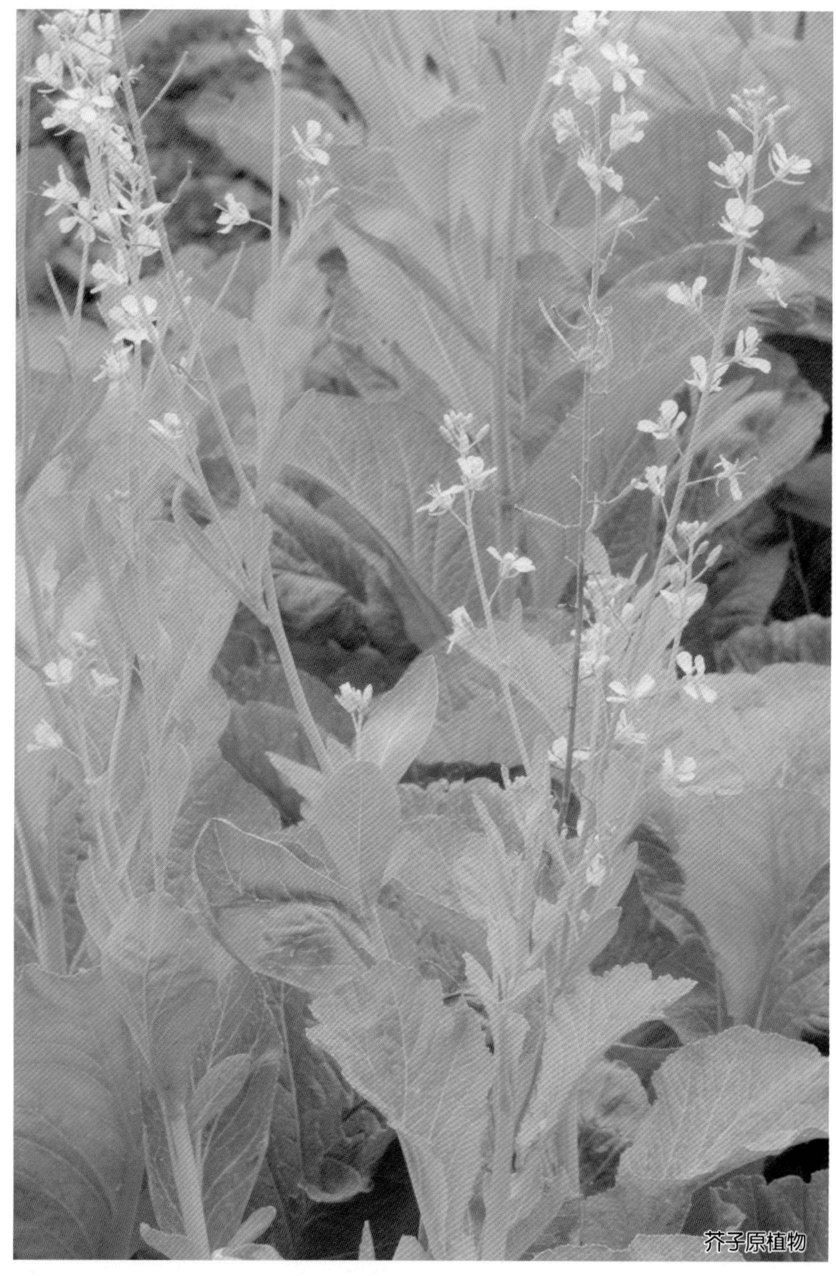
芥子原植物

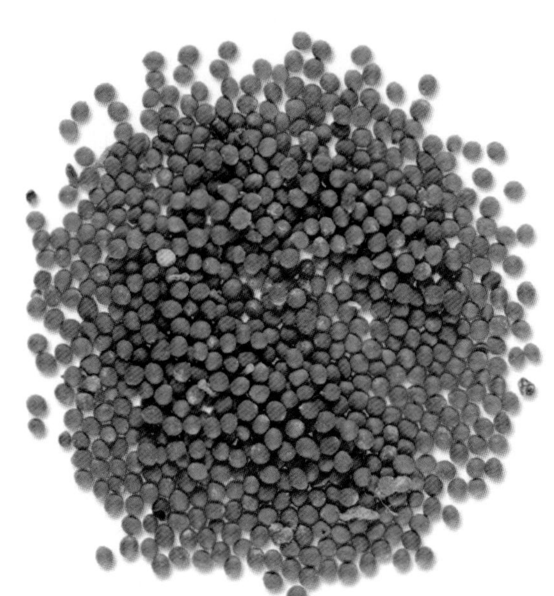

芥子药材

methylethyl）-[1*S*-（1*α*,4*β*,5*α*）]-bicyclo[3.1.0]hexan-3-one，苧酮（thujone），4- 甲基戊基异硫氰酸酯（4-methylpentyl-*iso*-thiocyanate），4- 甲酰基 -1,3（2H）- 二氢咪唑 -2- 硫酮 [4-formyl-1,3（2H）-dihydroimidazole-2-thione]，苯基丙基腈（benzenepropanenitrile），（*E*）-2-（1- 戊烯基）- 呋喃 [（*E*）-2-（1-pentenyl）-furan]，3- 甲基 -4- 异丙基苯酚（3-methyl-4-*iso*-propylphenol），1- 异硫氰基 -3-（甲硫基）- 丙烷 [1-*iso*-thiocyanato-3-（methylthio）-propane]，（*E,E*）-2,4- 癸二烯醛 [（*E,E*）-2,4-decadienal]，异硫氰基甲基苯（*iso*-thiocyanomethyl-benzene），1,2- 二甲氧基 -4-（2- 丙烯基）- 苯 [1,2-dimethoxyl-4-（2-propenyl）-benzene]，石竹烯（caryophyllene），2- 异硫氰基乙基苯（2-*iso*-thiocyanoethyl-benzene），*α*- 松油醇（*α*-terpineol），萘（naphthalene），辛酸（octanoic acid），壬酸（pelargonic acid），茴香脑（anethole）[2,3]。

【药理作用】

1. 刺激作用　黑芥子苷遇水后经芥子酶的作用生成挥发油，有刺鼻辛辣味及刺激作用。应用于皮肤有温暖的感觉并使之发红，甚至引起水疱、脓疮。将芥子粉除去脂肪油后做成芥子硬膏可用作抗刺激剂，治疗神经痛、风湿痛、胸膜炎及扭伤等 [4,5]。芥子粉用作调味剂，使唾液分泌及淀粉酶活性增加，使心脏体积和心率减少 [6]。小量可刺激胃黏膜增加胃液及胰液的分泌，有时可缓解顽固性呃逆；大量内服可迅速引起呕吐，可用于麻醉性药物中毒之治疗 [4~6]。

2. 影响血压等作用　家兔静脉注射芥子生理盐水浸出液，血压先有轻度上升，后则下降，呼吸增快 [7]。

3. 毒理　芥子油或芥子硬膏用于皮肤的时间过久，或浓度过高，可引起发疱甚至化脓，即使停药，愈合也较慢。芥子粉内服大量可引起呕吐 [4]。

【性味归经】味辛，性热；有小毒。归胃、肺经。

【功效主治】温中散寒，豁痰利窍，通络消肿。主治胃寒呕吐，心腹冷痛，咳喘痰多，口噤，耳聋，喉痹，风湿痹痛，肢体麻木，妇人经闭，痈肿，瘰疬。

【用法用量】内服：煎汤，3~9g；或入丸、散。外用适量，研末调服。

【使用注意】肺虚咳嗽、阴虚火旺者禁服。内服过量可致呕吐。外敷一般不超过 10~15min，时间过长，易起疱化脓。

【经验方】

1. 大人小儿痈肿　芥子末，汤和敷纸上贴之。（《千金要方》）
2. 感寒无汗　水调芥子末填脐内，以热物隔衣熨之，取汗出为妙。（《简便单方》）
3. 上气喘促，时有咳嗽　芥子二两，百合二两。上药捣筛，炼蜜和丸，如梧桐子大，不计时候，以新汲水下七丸。（《太平圣惠方》）
4. 咽喉闭塞，不通甚者　芥子三两，捣筛为散，以水蜜调为膏，涂于外喉下熁之。下即易之。（《太平圣惠方》）
5. 面神经麻痹　芥菜子洗净，捣细，加开水调成糊状，敷患侧面部，左喎涂右，右喎涂左，并用注射针头划破患侧颊黏膜，涂少量芥汁，6~8h 后，可见涂药皮肤呈紫褐色、起疱，应将药除去，停药半个月左右，可恢复正常。（《福建药物志》）
6. 身体麻木　芥菜子末，醋调涂之。（《本草纲目》引《济生秘览》）
7. 腿皮受风湿肿痛者　用生芥末调热醋摊布上，包患处。（《续回生集》）
8. 腹内诸气胀满　小芥子半升。捣碎，以生绢袋盛，用好酒五升，浸七日，每于食前，温一小盏服。（《太平圣惠方》小芥子酒）
9. 妇人中风口噤，舌本缩　芥子一升，研细，以醋三升，煎取一升，涂颔颊下。（《太平圣惠方》）
10. 妇人经脉不行至一年者，脐腹痛，腰腿沉重，寒热往来　用芥子二两为末，每服二三钱，热酒调下，食前服下。（《普济方》引《仁存方》芥子散）

【参考文献】

[1] 国家中医药管理局《中华本草》编委会 . 中华本草 . 上海：上海科学技术出版社，1999：2319.
[2] 陈密玉，林燕妮，吴国欣，等 . 生、烤芥子挥发油化学成分比较研究 . 中国中药杂志，2006，31（14）：1157.
[3] 颜世芬，陈茂齐，段志兴 . 芥子挥发油化学成分研究 . 中草药，1994，（3）：162.
[4] A Manual of Pharmacology（Sollmann, T.）7Ed. 167，1957.
[5] U. S. Dispensatory 24Ed.723, 1947.
[6] C. A. 62：9549e，1965.
[7] 医学中央杂志（日），1923，22：136.

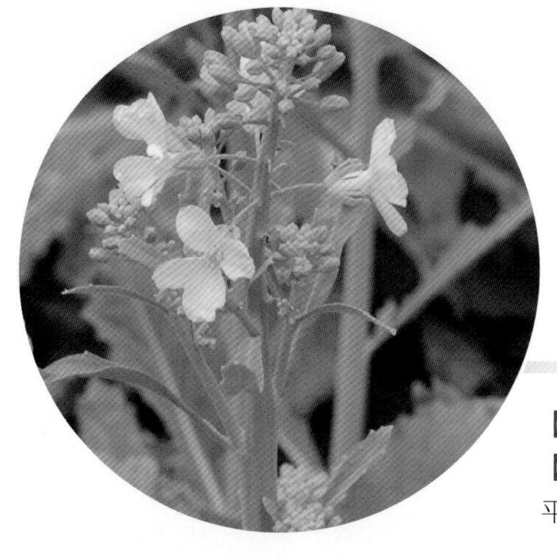

芥蓝 Jie lan

Brassicae Albogalabrae Radix
[英]Chinese Broccoli Root

【别名】芥蓝菜、芥兰。

【性味归经】味甘、辛，性凉。归肺经。

【功效主治】解毒利咽，顺气化痰，平喘。主治风热感冒，咽喉痛，气喘。

【用法用量】内服：煎汤，9~15g。

【使用注意】体弱者慎用。

【来源】为十字花科植物芥蓝 *Brassica alboglabra* Bailey 的根。

【植物形态】一年生草本。植株光滑，无毛而具粉霜。茎直立，分枝。基生叶叶柄长 3~7cm，叶片卵形，具不规则细齿，不分裂或在基部有小裂片；茎生叶与基生叶近似，但较大，基部常作耳形，叶柄长，基部扩大；生于小枝上的叶呈矩圆形，长 8~15cm，不分裂，基部渐狭，不抱茎。总状花序直立，顶生或侧生，开花时渐向上延伸；花瓣 4，白色，间有淡黄色，大而显著；萼片披针形，绿色，边缘透明，有显著的脉纹，基部渐狭成柄；雄蕊 6，4 长 2 短，长雄蕊长 9mm，短雄蕊长 8mm；雌蕊 1，子房圆柱形，花柱略细，柱头头状。长角果，先端急剧收缩成一长喙。

【分布】为广西普遍栽培的冬春季蔬菜之一。

【采集加工】2~5 月采收，鲜用或晒干。

【药材性状】略呈圆柱状，稍弯曲，多支根，表面黄棕色，有细密的纵皱纹，质脆，易折断，断面较平整，木质部鲜黄色，常有间隙，皮层薄。气微，味微甘。

【品质评价】以根粗壮、断面色黄、无杂质者为佳。

【化学成分】本品嫩茎与叶均含蛋白质（protein），脂肪（fat），糖类（carbohydrate），维生素 C（vitamin C）与无机盐（mineral salt），芸薹苷（glucobrassicin）。[1] 此外，还含有钙（Ca）、镁（Mg）、铜（Cu）和铁（Fe）等多种无机元素 [2] 及黄酮类成分 [3]。

【药理作用】所含芸薹苷对苯并芘引起的小鼠肺和前胃肿瘍以及二甲苯蒽引起的大鼠乳腺癌，具有抑制作用 [4]。

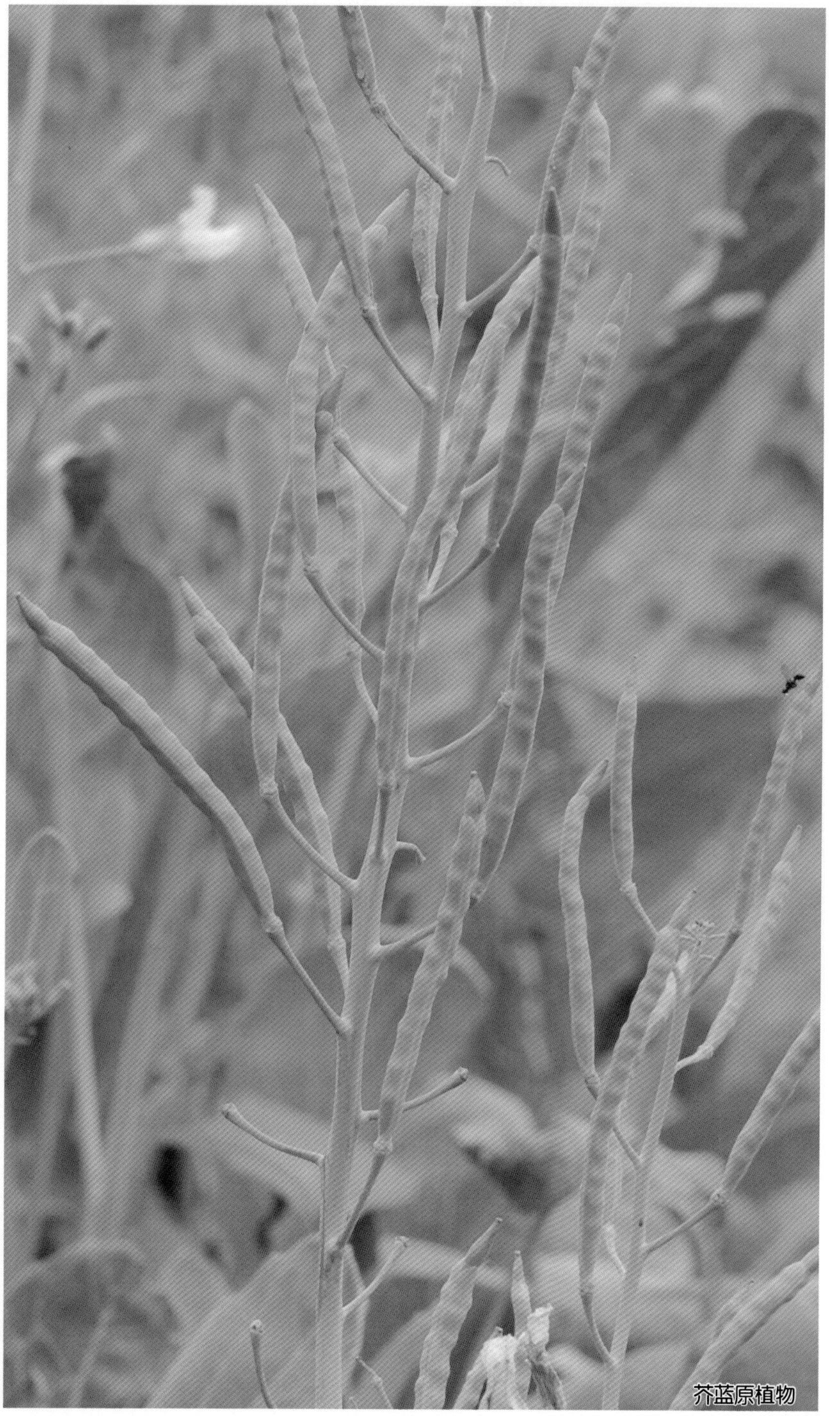

芥蓝原植物

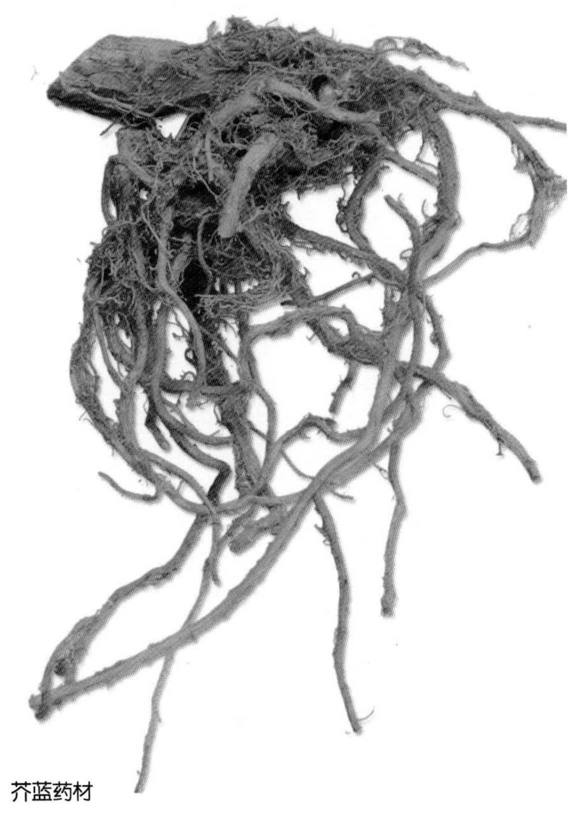
芥蓝药材

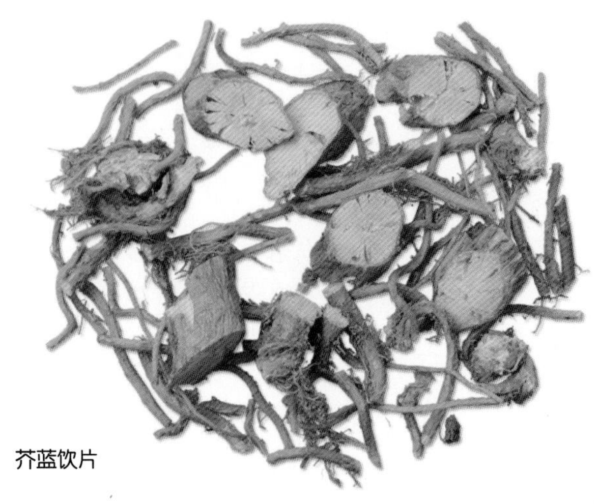
芥蓝饮片

【参考文献】

[1] 国家中医药管理局《中华本草》编委会. 中华本草. 上海：上海科学技术出版社，1999：2310.

[2] 郝桂霞，黄海平. 火焰原子吸收光谱法测定芥蓝中钙、镁、铜和铁. 化工时刊，2007，（6）：42.

[3] 谢丽玲，朱炎坤，谢文红，等. 芥蓝中总黄酮含量的测定及其抑菌效应. 植物生理学通讯，2001，6，37（3）：228.

[4] Waitenberg I. W. Int Symp Princess Takamatsu Cancer Res Find，1985，16：193.

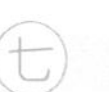
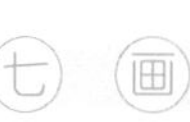

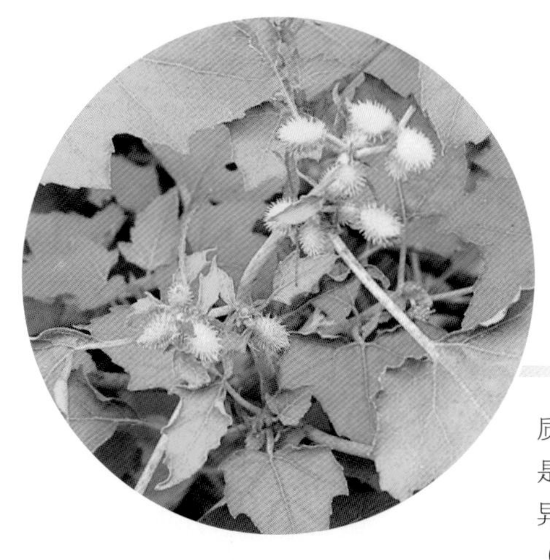

Cang er zi

苍耳子

Xanthii Fructus

[英]Siberian Cocklebur Fruit

【别名】黏黏葵、白痴头婆、狗耳朵草、苍子棵、青棘子、菜耳。

【来源】为菊科植物苍耳 *Xanthium sibiricum* Patr. 的带总苞的果实。

【植物形态】一年生草本。根纺锤状，分枝或不分枝。茎直立不分枝或少有分枝，下部圆柱形，上部有纵沟，被灰白色糙伏毛。叶互生；有长柄；叶片三角状卵形或心形，近全缘，或有3~5不明显浅裂，长4~9cm，宽5~10cm，先端尖或钝，基出三脉，上面绿色，下面苍白色，被粗糙或短白伏毛。头状花序近于无柄，聚生，单性同株；雄花序球形，总苞片小，1列，密生柔毛，花托柱状，托片倒披针形，小花管状，先端5齿裂，雄蕊5，花药长圆状线形；雌花序卵形，总苞片2~3列，外列苞片小，内列苞片大，结成囊状卵形，2室的硬体，外面有倒刺毛，顶有两个四锥状的尖端，小花2朵，无花冠，子房在总苞内，每室有1花，花柱线形，突出在总苞外。成熟的具瘦果的总苞变坚硬，卵形或椭圆形，绿色、淡黄色或红褐色，外面疏生具钩的总苞刺，总苞刺细，基部不增粗；瘦果2，倒卵形。瘦果内含1颗种子。

【分布】广西全区均有分布。

【采集加工】秋季采收，晒干。

【药材性状】纺锤形或椭圆形，长1~1.5cm，直径0.4~0.7cm，表面黄棕色或黄绿色，有钩刺。顶端有2枚粗刺，基部有梗痕。质硬而韧，横切面中央有纵隔膜2室，各有1枚瘦果，瘦果纺锤形，一面较平坦，顶端有1突起的花柱基，果皮薄，灰黑色，具纵纹。种皮膜质，浅灰色，子叶2枚，有油性。气微，味微苦。

【品质评价】以身干、个大、完整、色黄绿者为佳。

【化学成分】本品全草含苍耳苷，即β-谷甾醇葡萄糖苷（strumaroside），黄质宁（xanthinin），苍耳明（xanthumin，是黄质宁的立体异构体），8-（3-异戊烯基）-5,7,3,4-四羟基黄酮[8-（3-*iso*-pentenyl）-5,7,3,4-tetrahydroxy-flavone]，以及咖啡酸和1,4-二咖啡酰奎宁酸（1,4-dicaffeoylquinic acid）。此外，尚含查耳酮衍生物，水溶性苷，葡萄糖（glucose），果糖（fructose），氨基酸，酒石酸（tartaric acid），琥珀酸（succinic acid），延胡索酸（fumaric acid），苹果酸（malic acid），硝酸钾，硫酸钙等[1]。

果实中所含挥发油主要以烷烃类物质为主，其次为烷醇类物质，而烯、醛类物质含量相对较少。倍半萜内酯化合物主要为愈创木烷型和裂愈创木烷型。包括苍耳亭（xanthatin），苍耳明（xanthumin），黄质宁（xanthinin），苍耳醇（xanthanol），异苍耳醇（iso-xanthanol），xanthinosin等。水溶性苷类主要有苍术苷（atractyloside）与羧基苍术苷（carboxyatractyloside）以

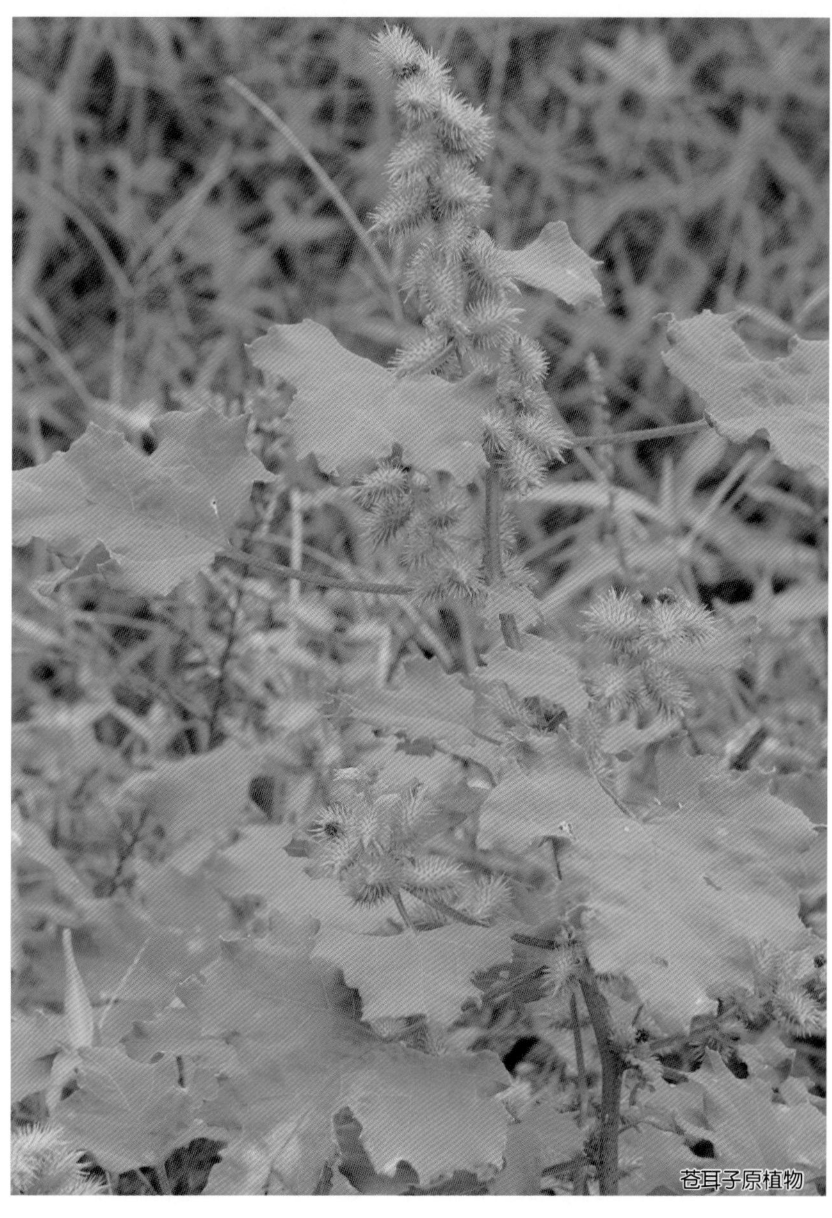
苍耳子原植物

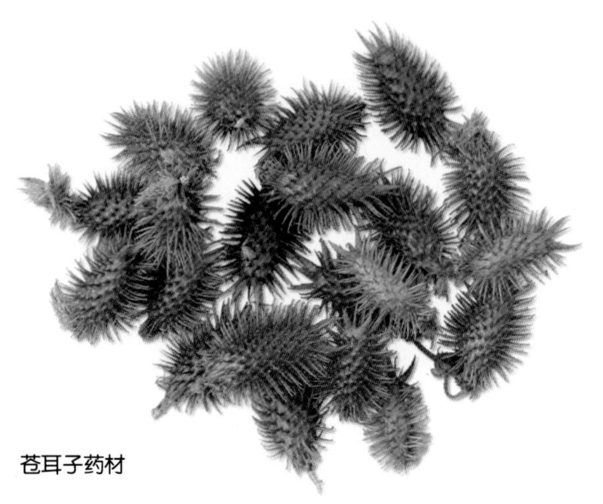
苍耳子药材

及其他苷类衍生物等。苍耳子的脂肪油成分其脂肪酸中含亚油酸（linoleic acid），油酸（oleic acid），棕榈酸（palmitic acid），硬脂酸（stearic acid）等；不皂化物中含有蜡醇（ceryl alcohol），β-谷甾醇，γ-谷甾醇，ε-谷甾醇等。种仁中脂肪油组成为亚油酸，油酸，硬脂酸，棕榈酸等。酚酸类化合物包括6个咖啡酰奎宁酸类化合物，以及咖啡酸（caffeic acid）和阿魏酸（ferulic acid）等。其丙酮提取液中含噻嗪二酮（thiazinedione）及咖啡酰奎宁酸类化合物，咖啡酸等。苍耳子还含有黄酮，如大黄素（emodin），大黄酚（chrysophanol），芦荟大黄素（aloe-emodin）等[2]。

【药理作用】

1. 免疫调节　苍耳子对动物的细胞免疫和体液免疫功能均有抑制作用，使辅助型T细胞（TH）和抑制型T细胞（TS）细胞数减少，TH/TS比值降低，对下丘脑和血浆中的β-内啡肽均有降低作用[3]。苍耳子水煎液可抑制刀豆素A刺激的人外周血淋巴细胞表达白介素-2受体，其抑制作用在用药早期就已产生，并非药物的细胞毒作用所致，苍耳子有抑制丝裂原刺激T细胞活性作用[4]。

2. 降血糖　苍耳子中羧基苍术苷对正常大鼠、兔和犬，无论是注射或口服都有降血糖作用，并能降低四氧嘧啶引起的大鼠血糖升高[5]。苍耳子含的咖啡酸静脉注射能降低胰岛素耐受性糖尿病大鼠和链脲佐菌素性糖尿病大鼠的血糖，且呈剂量依赖性作用，但对正常大鼠无此作用；咖啡酸还能降低经葡萄糖攻击的胰岛素耐受大鼠升高的血糖水平[6]。

3. 抗过敏　苍耳子70%乙醇提取物抑制compound 48/80*N*-甲基-对甲氧基苯乙胺和甲醛缩合产生的聚合物（compound 48/80）诱导的小鼠过敏性休克和大鼠同种被动皮肤过敏反应，在体外能抑制compound 48/80诱导大鼠腹腔肥大细胞释放组胺和卵白蛋白诱导致敏大鼠腹腔肥大细胞释放β-氨基己糖酶，提示苍耳子具有抗速发型过敏反应作用[7]。

4. 抗血栓　苍耳子提取物0.2g（生药）/ml能延长牛凝血酶凝聚人纤维蛋白原的时间，有抗凝血酶作用[8]。苍耳子75%醇提物延长电刺激麻醉大鼠颈动脉血栓形成时间，轻度延长凝血时间，不延长部分凝血活酶时间和凝血酶原时间[9]。

5. 抗氧化　苍耳子能有效减少脂质过氧化作用，降低组织过氧化脂质含量，避免有害物质对组织细胞结构和功能的破坏作用。苍耳子还能增强机体对自由基的清除能力，减少自由基对机体的损害[10]。

6. 对心血管系统作用　苍耳子煎剂对离体蛙心和豚鼠心脏有抑制作用，并能扩张兔耳血管，对蛙血管则先扩张后收缩。苍耳子注射液，可使兔和犬血压短暂下降。苷类成分AA_2（由苍耳子水浸剂中提取）对大鼠有轻度降血压作用，并能增强血管通透性[11]。

7. 抗病毒　苍耳子乙醇提取液[0.5g（生药）/ml]1∶5或1∶10稀释时，可抑制疱疹病毒的生长。在所用的药物浓度范围内，苍耳子提取液对正常细胞无毒害作用[12]。

8. 抗菌　苍耳子煎剂在体外对金黄色葡萄球菌、炭疽杆菌、肺炎球菌、乙型链球菌和白喉杆菌等多种微生物具有较强的抑制作用[13]。

9. 对消化系统作用　苍耳子75%醇提物抑制小鼠盐酸性溃疡形成[14]，能对抗番泻叶引起的小鼠大肠性腹泻[15]。

10. 抗癌　在配合化疗、放疗时，可增强杀伤癌细胞、抑制癌瘤增殖的作用，且苍耳子对EC瘤细胞有抑制作用[16]。

【临床研究】

1. 骨质增生　取鲜苍耳叶适量洗净捣烂摊在小片塑料薄膜上，垫敷患处，包扎固定，干后更换新药，不拘次数（考虑对皮肤的刺激，改为每晚敷药1次，翌晨取下，疗效不亚于前述方法）。结果：治疗29例，其中20例跟骨骨质增生敷药3~5天后疼痛消失，经3~5年追访，疼痛未复作。8例腰椎骨质增生敷药2~3次后，局部皮肤出现过敏症状而停止敷药，其中7例原有增生所致的疼痛在过敏症状消退的前后消失，但2~3个月后，原病变部位又出现过疼痛，1例膝关节增生，敷药1次后局部出现过敏症状，过敏症状消退后，原有疼痛未减轻[17]。

2. 急性乳腺炎　苍耳子汤（苍耳子15g，当归、川芎、益母草、泽兰各10g）水煎，冲黄酒服，每日1剂。结果：治疗29例，痊愈28例（均在2~5天内症状消失），好转1例，总有效率100%[18]。

3. 儿童及青少年慢性鼻窦炎　治疗组先用呋麻滴鼻液滴鼻，待鼻腔通畅后，再以苍耳子油（苍耳子用适量食油煎后，每1ml油加入氢化可的松0.1mg、马来酸氯苯那敏0.05mg）点鼻，同时口服自拟苍耳通窍汤（苍耳子、生石膏各12g，辛夷、白芷、赤芍、白术、白菊花、黄芩各9g，川芎6g，地龙4g，细辛、甘草各3g。如鼻塞流涕甚者，加桔梗以宣肺通窍，化浊除涕；窦腔内有液平者，加银花、鱼腥草、桔梗以清热排脓；失眠多梦者，加黄连、远志以清心安神），每日1剂，水煎分2次服，10天为1个疗程，连用1~2疗程，小儿用量酌减。对照组用呋麻滴鼻液滴鼻，每日3次，同时服用抗生素7~10天。结果：治疗组106例，有效率97.17%；对照组62例，有效率73.23%。治疗组效果明显优于对照组（$P<0.01$）[19]。

4. 小儿腹泻　治疗组在常规治疗护理的基础上，用苍耳子50~70g，加水3000ml，清水浸泡30min后，用武火煎沸，沸后用文火煎15min。滤出药液，待药液凉至35~38℃，用温液浸浴患儿的小腿及足。每日3次，浸浴时，按摩足三里、上巨虚、太白、商丘等穴位。通过皮肤对药液的吸收及经络气通道的作用，达到治疗的目的。对中度及重度脱水者，同时给予补液疗法。对照组在常规治疗护理的基础上，分别选用洁霉素、氨苄青霉素、头孢菌素、丁胺卡那霉素等静滴，必要时口服补液或静脉补液。4 天为 1 个疗程。两组 1 个疗程后评定疗效。结果：治疗组 48 例，治愈 46 例，治愈率为 95.77%，有效 1 例，有效率为 2.15%，无效 1 例，无效率 2.15%；对照组 48 例，治愈 30 例，治愈率 62.5%，有效 12 例，有效率 25%，无效 6 例，无效率 12.5%。从结果来看，治疗组无论在止泻效果、起效时间、主症腹泻消失时间及痊愈时间方面，均明显优于对照组，两组有显著性差异（$P<0.05$）[20]。

5. 生殖器疱疹　治疗组用苍耳子油（采取炒制去刺的苍耳子 30g 研为极细末，加麻油 50g，文火煎开，再加冰片 2g，研匀，调制成苍耳子油），每日外涂患处早晚各一次。对照组用阿昔洛韦软膏外涂患处早晚各一次，两组疗程均为7天。结果：治疗组42例，总有效率90.48%；对照组44例，总有效率 90.91%。治疗组和对照组在止疱、止痛、结痂、皮损痊愈的时间及疗效方面无显著性差异（$P>0.05$）[21]。

6. 萎缩性鼻炎　用复方苍耳油（将温热的 1000ml 小麻油中加入子粒饱满的打破的苍耳子 160g，辛夷 16g，细辛 10g，浸泡 24h 后，再用文火煮沸到麻油熬至约 800ml，冷却后过滤，瓶装备用），每天滴鼻 3~4 次，1 个月为 1 个疗程，一般用药 2~4 个疗程。同时给病人口服抗生素及维生素 AD、维生素 E 等西药。结果：治疗 368 例，显效 127 例，占 34.5%，有效 202 例，占 54.9%，无效 39 例，占 10.6%[22]。

【性味归经】味苦、甘、辛，性温；有小毒。归肺、肝经。

【功效主治】散风寒，通鼻窍，祛风湿，止痒。主治鼻塞不通，风寒头痛，风湿痹痛，风疹，湿疹，疥癣。

【用法用量】内服：煎汤，3~10g；或入丸、散。外用适量，捣敷；或煎水洗。

【使用注意】本品有毒，剂量过大可致中毒，轻者表现为全身乏力，精神萎靡，食欲不振，恶心呕吐，腹痛腹泻或便秘，继则出现头昏头痛，嗜睡或烦躁不安，心率增快或减慢，低热出汗，两颊潮红而口鼻周围苍黄或出现轻度黄疸，肝肿大。严重时可发生昏迷抽搐，休克，尿闭，胃肠道大量出血，或出现肺水肿以致呼吸系统衰竭、循环系统衰竭或肾衰竭而死亡。

【经验方】

1. 急性毛囊炎，急慢性湿疹　苍耳子 120g（打），苦参 60g，野菊花 60g。水煎 2000ml，洗患处。对皮肤增厚之瘙痒性损害，可酌加明矾 30g，川芎 15g。（《疮疡外用本草》）
2. 阴囊湿疹　苍耳子、蛇床子、甘草各 10g。加水煎成 1000ml，外洗阴囊，每日数次。（《中药制剂汇编》）
3. 妇人风瘙瘾疹，身痒不止　苍耳花、叶、子等份。捣细罗为末，每服以豆淋酒调下二钱。（《太平圣惠方》）
4. 目暗，耳鸣　苍耳子半分。捣烂，以水二升，绞滤取汁，和粳米半两煮粥食之，或作散煎服。（《太平圣惠方》苍耳子粥）
5. 鼻渊鼻流浊涕不止　辛夷仁半两，苍耳子二钱半，香白芷一两，薄荷叶半钱。上并晒干，为细末。每服二钱，用葱、茶，食后调服。（《济生方》苍耳散）
6. 大腹水肿，小便不利　苍耳子灰、葶苈子末等份。每服二钱，水下，每日二服。（《千金要方》）

【参考文献】

[1] 国家中医药管理局《中华本草》编委会 . 中华本草 . 上海：上海科学技术出版社，1999：7085.

[2] 阮贵华，李攻科 . 苍耳子的化学成分及其分离分析研究进展 . 中成药，2008，30（3）：421.

[3] 章育正，余上才，赵慧娟，等 . 苍耳子和细辛的免疫抑制作用 . 上海免疫学杂志，1993，13（6）：334.

[4] 王龙妹，傅惠娣，周志兰 . 枸杞子、白术、细辛、苍耳子对白介素 -2 受体表达的影响 . 中国临床药学杂志，2000，9（3）：172.

[5] 郑虎占，董泽宏，佘靖 . 中药现代研究与应用 . 北京：学苑出版社，1998：2200.

[6] Hsu FL，Chen YC,Cheng JT.Caffeic acid as active principle from the fruit of Xanthium strumarium to lower plasma glucose in diabetic rats. Planta Med，2000，66（3）：228.

[7] 戴岳，毕培曦，陈耀邦 . 苍耳子对速发型过敏反应的抑制作用 . 中国野生植物资源，2002，21（6）：61.

[8] 欧兴长，丁家欣，张玲 .126 种中药抗凝血酶作用的实验观察 . 中草药，1987，18（4）：21.

[9] 张明发，沈雅琴，朱自平，等 . 辛温（热）合归脾胃经中药药性研究——抗血栓形成和抗凝作用 . 中国中药杂志，1997，22（11）：691.

[10] 樊景颇 . 苍耳子、细辛、枸杞子、白术对小鼠组织自由基代谢的影响 . 中医药信息，1994，（2）：48.

[11] 宋振玉，张凌云，谢明智，等 . 苍耳子的有毒成分及其药理作用 . 药学学报，1962，9（11）：678.

[12] 姜克元，黎维勇，王岚 . 苍耳子提取液抗病毒作用研究 . 时珍国医国药，1997，8（3）：217.

[13] 刘环香，傅适珍，张倩，等 . 复方苍耳子散提取物的体外抗菌作用研究 . 中国医院药学杂志，1999，19（6）：347.

[14] 张明发，沈雅琴，朱自平，等 . 辛温（热）合归脾胃经中药药性研究（Ⅱ）抗溃疡作用 . 中药药理与临床，1997，13（4）：1.

[15] 张明发，沈雅琴，朱自平，等 . 辛温（热）合归脾胃经中药药性研究（Ⅴ）抗腹泻作用 . 中药药理与临床，1997，13（5）：2.

[16] 刘春安，彭明 . 抗癌中草药大辞典 . 武汉：湖北科学技术出版社，1994：1241.

[17] 王壮飞 . 苍耳叶外敷治骨质增生疗效观察 . 中医外治杂志，1992，3：19.

[18] 孙丹春 . 苍耳子汤治疗急性乳腺炎 29 例 . 实用中医药杂志，2007，23（2）：89.

[19] 李巧凤 . 苍耳子系列方治疗儿童及青少年慢性鼻窦炎 106 例——附单纯西药治疗 62 例对照 . 浙江中医杂志，2004，（8）：338.

[20] 李秀华，邵明翠，朱玉平 . 苍耳子药液浸浴治疗小儿腹泻 48 例临床观察 . 中医药研究，2001，17（3）：22.

[21] 肖美芳，黄捷 . 苍耳子油外用治疗生殖器疱疹临床观察 . 江西中医药，2004，（4）：40.

[22] 韩桂亭，房学贤，刘林，等 . 复方苍耳油治疗萎缩性鼻炎 368 例临床观察 . 中国中西医结合耳鼻咽喉科杂志，2005，13（6）：345.

芦荟

Lu hui

Aloe

[英]Aloes

【别名】油葱、卢会、奴会、劳伟。

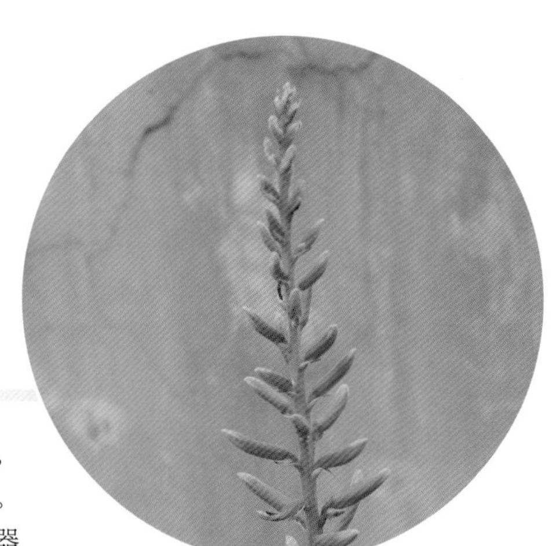

【来源】为百合科植物斑纹芦荟 *Aloe vera* L. var. *chinensis*（Haw.）Berger、库拉索芦荟 *Aloe barbadensis* Miller、好望角芦荟 *Aloe ferox* Miller 或其他同属近缘植物的叶汁经浓缩的干燥品。

【植物形态】斑纹芦荟：多年生肉质草本。根系须状。茎短或无茎。叶簇生，螺旋状排列，直立，肥厚；叶片狭披针形，长 10~20cm，宽 1.5~2.5cm，厚 5~8mm，先端渐尖，基部阔而包茎，边缘有刺状小齿，下面有斑纹。花茎单生或分枝；总状花序疏散；花黄色或有紫色斑点，具膜质苞片；花被筒状，6裂，裂片稍向外弯；雄蕊 6，有时突出；子房上位，3室，花柱线形。蒴果三角形。

【分布】广西主要为栽培。

【采集加工】种植 2~3 年后即可收获，将中下部生长良好的叶片分批采收。将采收的鲜叶片切口向下直放于盛器中，取其流出的液汁干燥即成。也可将叶片洗净、横切成片，加入与叶片同等量的水，煎煮 2~3h，过滤，将过滤液浓缩成黏稠状，倒入模型内烘干或曝晒干，即得芦荟膏。

【药材性状】呈不规则的块状，大小不一。老芦荟显黄棕色、红棕色或棕黑色；质坚硬，不易破碎，断面蜡样，无光泽，遇热不易溶化。新芦荟显棕黑色而发绿，有光泽，黏性大，遇热易溶化；质松脆，易破碎，破碎面平滑而具玻璃样光泽；有显著的酸气，味极苦。

【品质评价】以色棕黑、破碎面具光泽、松脆、气浓者为佳。

【化学成分】本品叶中含有芦荟苦素（aloesin），异芦荟苦素（*iso*-aloesin），芦荟大黄素（aloe-emodin），芦荟宁（aloenin），2,5- 二甲基 -8-C-β-D- 吡喃葡萄糖 -7- 羟基对氧萘酮（2,5-dimethyl-8-C-β-D-glucopyranosy-7-hydroxy-chromone），月桂酸（lauric acid），肉豆蔻酸（myristic acid），棕榈酸（palmitic acid），硬脂酸（stearic acid），棕榈油酸（palmitoleic acid），十六碳二烯酸（hexadecadienoic acid），油酸（oleic acid），亚油酸

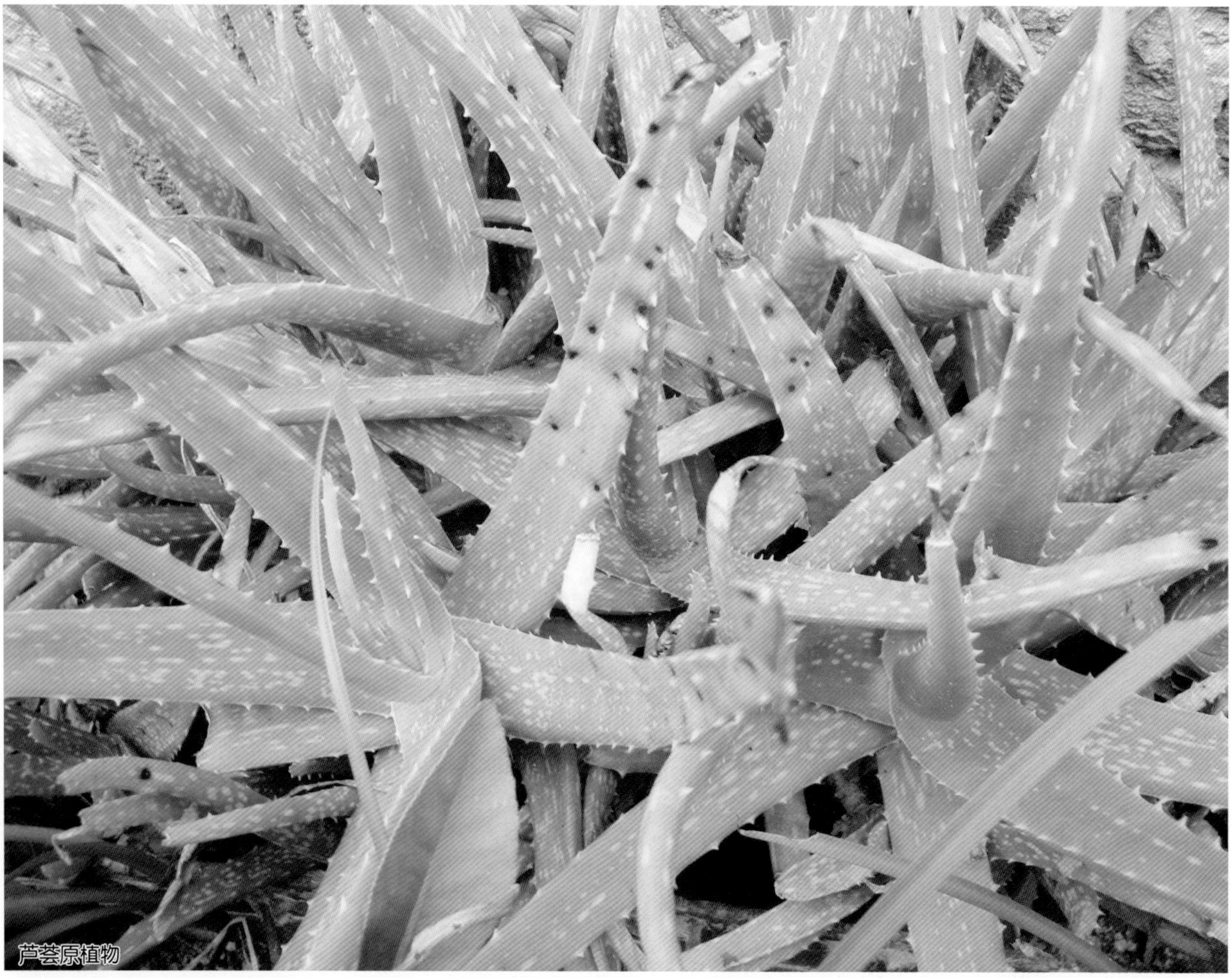

芦荟原植物

(linoleic acid), 亚麻酸(linolenic acid), 葡萄糖酸(gluconic acid), β- 胡萝卜素 (β-carotene), 维生素 (vitamin) B_1、B_2、C、D、E、PP, 又含多糖 [1, 2]。

【药理作用】

1. 抗病原微生物　芦荟大黄素体外对金黄色葡萄球菌 209P、大肠杆菌、福氏痢疾杆菌及临床分离的 119 株金黄色葡萄球菌均有抑制作用 [3]。芦荟大黄素对厌氧菌有很强的抑制作用，对脆弱类杆菌能抑制 90%~100% 的菌株 [4]。芦荟大黄素对淋病双球菌的最低抑菌浓度远远大于对标准菌株的浓度 [5]。芦荟醇提取物或水提取物 1：3000 对人型结核菌有抑菌作用，1：1000 对牛型结核菌有抑菌作用 [6]。芦荟水浸液（1：2）体外在 40% 浓度时对皮肤真菌中的腹股沟表皮癣菌、红色表皮癣菌及星形奴卡菌有抑菌作用 [7]。芦荟大黄素还能影响流感病毒、假性狂犬病毒的传染力，抑制单纯性疱疹病毒 1 型和 2 型，对腺病毒则无影响 [8]。芦荟鲜汁可以刺激细菌生长，但以薄层层析法分离出的一种成分可抑制枯草杆菌生长 [9]。

2. 对免疫系统影响　斑纹芦荟中分离得到 A60 溶液可以促进 C57BL6 纯系雄性小鼠的淋巴细胞转化功能，对以 ^{3}H-TdR 掺入 DNA 为指标的小鼠腹腔巨噬细胞增殖也有促进作用 [10]。库拉索芦荟叶提取物具有抗炎作用，其水提取物可抑制人体血清补体成分反应；从中分离出的一种高活性多糖成分能抑制酵母多糖对人血清的调理作用；可促进以绵羊红细胞诱发的雄性小鼠迟发型变态反应中的特异性抗体产生，诱导变态反应发生 [11]。芦荟提取物中的一种低分子物质可减轻氧自由基对中性多核白细胞的作用 [12]。

3. 抗肿瘤　腹腔注射斑纹芦荟醇提取物对小鼠腹水瘤 HepA 有效。连续腹腔注射芦荟苦素（50mg/kg）7~10 天，对小鼠 S180 肉瘤抑制率达 52.3%，对艾氏腹水癌实体瘤抑瘤率为 42.9%。连续给小鼠灌胃芦荟苦素（50mg/kg）7~10 天，对肝癌 Heps 抑瘤率为 45.0%[13]。连续给 ICR 雄性小鼠灌胃库拉索芦荟（10mg/kg、50mg/kg）14 天，对小鼠皮下接种的肉瘤 S180 生长无显著影响；对腹腔注射 S180 的小鼠生存期限有延长作用 [14]。从中国芦荟中提纯的多糖 - 乙酰化甘聚糖，对 S180 的抑瘤率为 66.26%[15]。芦荟多糖对 S180 实体瘤有一定抑瘤作用，抑瘤率达 49.2%，同时芦荟多糖对肝癌 H22 有延长寿命作用，其生命延长期可达 32.8%[9,10]。芦荟凝胶能抑制 S180、艾氏腹水瘤（EAC）瘤株的生长，增强 EAC 荷瘤小鼠肿瘤坏死因子的含量 [16]。

4. 保肝与抗胃损伤　斑纹芦荟注射液、芦荟总苷及从总苷中得到的结晶Ⅲ给小鼠腹腔注射，能降低由四氯化碳或硫代乙酰胺引起的丙氨酸转氨酶升高。以总苷灌胃同样有效。芦荟注射液及总苷给大鼠腹腔注射，还能降低氨基半乳糖引起的丙氨酸转氨酶升高 [17]。斑纹芦荟的提取物芦荟多糖（250mg/kg）给小鼠灌胃，对拘束水浸应激性胃溃疡、乙醇溃疡及吲哚美辛诱发的胃溃疡有抑制作用，给小鼠静注同样剂量多糖，抑制效果更明显 [18]。

5. 对组织损伤作用　用 1% 芦荟治疗家兔实验性Ⅲ度烧伤，每天换药 1 次，平均 6 天即可完成溶痂 [19]。库拉索芦荟对

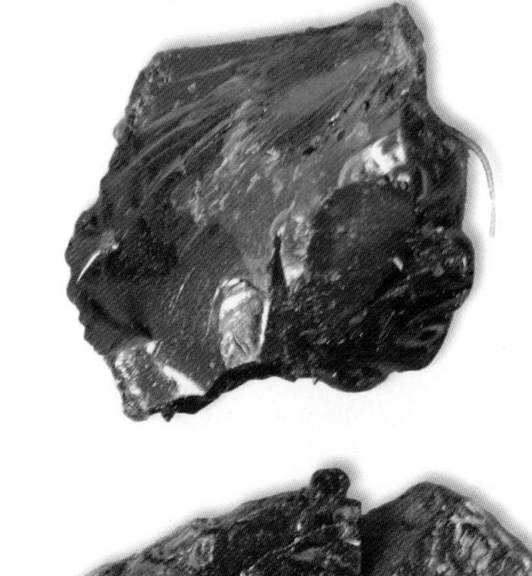

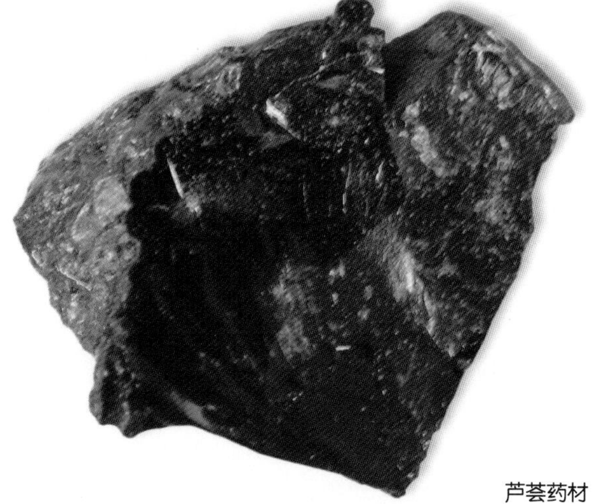

芦荟药材

由烧伤、冻伤、电损伤、远侧动力拍打和动脉内药物滥用引起的进行性皮肤局部缺血均有治疗作用。库拉索芦荟可主动抑制局部血栓素 A_2 产生，预防进行性组织损伤，同时还能维持血管内皮以及周围组织自身平衡 [20]。芦荟对上皮细胞有生长促进作用 [21]。库拉索芦荟叶捣碎制得的浸汁对奶牛乳头裂伤有疗效 [22]。

6. 抗辐射　芦荟提取物对受 8.5Gy γ 射线照射小鼠有抗辐射损伤的作用：照射前 60min、30min 腹腔注射（有效剂量范围 2.5~20mg/ 只）芦荟提取物，可提高存活率；芦荟提取物预防给药时对造血组织有保护作用，可使照射小鼠的脾脏重量、外周血细胞数、由造血干细胞生成的脾集落形成单位、骨髓单核细胞（BMC）和 BM-DNA 含量以及 Hb 均较对照组高 [23]。

7. 致泻　芦荟苷在人、大鼠中较易出现泻下作用，但对小鼠基本没有泻下作用 [24]。犬灌胃芦荟 2~5g，猫灌胃 0.1~1g 均可引起腹泻 [25]。芦荟大黄素（31.1mg/kg）盲肠内给药，大鼠在药后 3.6~6.5h，炭末转运加速，6.5h 后可引起腹泻，炭末转运加速后 1h，大肠内水分含量增加 [26]。

8. 对皮肤的防护　芦荟提取物（400mg/kg）给小鼠腹腔注射，5min 后用 X 线（30kVp）照射，对头部皮肤保护率达 100%，对背部皮肤保护率 95%[27]。芦荟提取物能降低巴豆油对兔皮肤的刺激作用 [28]。芦荟提取物还能增加豚鼠皮肤胶原中羟脯氨酸的含量 [29]。

9. 抗生育　小鼠服用芦荟后可降低雄性小鼠的贮精囊、睾丸重量，使雌性小鼠的妊娠率降低，畸胎率升高[30]。

10. 对神经系统作用　芦荟提取物使小龙虾趾肌及行走肢肌的肌纤膜静止电位去极化、抑制兴奋临界电位的振幅，对股肢节分离出的兴奋轴突经电刺激后增加其潜伏期至开始前兴奋临界点位值[31]。

11. 美容　芦荟苷可作很好的防晒剂，芦荟汁中含有很多糖类和氨基酸，两者构成了天然的保湿因子，它可以补充皮肤中损失的水分，恢复胶原蛋白的功能。它和羊毛脂基质共制的软膏可减少面部皱纹[32]。

12. 凝血　芦荟叶肉的外凝集素对人类各种血型（A、B、O）的红细胞无凝集作用，对大鼠红细胞凝集作用弱于对兔的作用，且凝集反应时间较长[33]。

13. 刺激纤维细胞生长作用　芦荟多糖（10~25mg/kg）给小鼠注射可刺激成纤维细胞生长，解除箭毒和阿托品的毒性[34]。对肾上腺皮质有某些兴奋作用，能降低大鼠肾上腺内维生素 C 含量等[35]。

14. 毒理　芦荟注射液（5mg/kg、10mg/kg）给犬肌内注射，连续 6 个月，血常规、丙氨酸转氨酶、全血尿素氮及肌酐和体重，结果均正常。6 个月后处死解剖，对各脏器镜检，未见实质性病变。高低剂量组个别犬可见局部肌肉坏死[16]。有报道认为在大黄苷类泻药中，芦荟刺激性最强，其作用伴有腹痛和盆腔充血，严重时可引起肾炎[36]。

【临床研究】

1. 原发性肝癌　本手术组均给予常规化疗，以丝裂霉素 2mg 加生理盐水 20ml，静脉点滴，每日 1 次，总量 20mg；5-Fu $0.75g/m^2$ 加 5% 葡萄糖 500ml，静脉滴注，每日 1 次，直至出现毒性反应后停用，同时给予鲜芦荟 100g，煎成 250ml 浓缩液内服。每日 2 次，连续服半个月后休息 1 周，服用 4 个疗程后改为 2 天口服 1 次，可长期服用，如出现腹泻、腹痛，不须特殊处理，停药后可自行消失。结果：本组 9 份病例均属中、晚期肝癌，经口服芦荟煎液及配合化疗后，临床症状缓解，精神状况、食欲明显改善，肝区疼痛减轻，生存期明显延长，生存质量提高，总有效率达 90% 以上[37]。

2. 上消化道出血　用复方芦荟混悬液（芦荟 10g，马勃 5g，两药分别研细过 120 目筛备用，取芦荟粉 10g 按 1 ∶ 1 加入蒸馏水中，使其充分吸水后加入马勃 5g 搅拌均匀，存放冰箱中备用，一般都临时配制使用）。凡急性呕血及便血病人均在末次出血 24~48h 内检查止血。如有休克者，应先纠正休克后行胃镜检查。发现病灶经胃镜下直接喷洒复方芦荟混悬液进行局部止血，喷洒后须观察 3~5min，如无再出血，将胃镜拔出，继续进行临床观察有无再出血。结果：25 例急性呕血及便血，经局部喷洒复方芦荟混液 8~12ml（平均 10ml）后立即止血 23 例；1 例因复合性溃疡合并幽门不完全梗阻，药液不能完全与病灶直接接触致治疗失败，第 2 天，行外科手术止血；1 例因静脉性出血，喷洒药液后观察未能止血。经胃镜活检后有活跃出血 39 例，均局部喷洒复方芦荟混悬液 5~8ml 后立即止血。共 64 例，有效 62 例，总有效率达 96.87%[38]。

3. 化疗性静脉炎　采用不等量随机对照试验，将 1510 例恶性肿瘤病人按出生时间单月分入观察组（n=1000），双月分入对照组（n=510）。两组化疗时均按常规静脉穿刺，观察组病人静脉穿刺后将新鲜芦荟叶片在穿刺点上方 2cm 处开始外敷，剖开外敷的芦荟大小为长 15~20cm、宽 6~8cm、厚 0.5cm，纱布覆盖后用胶布固定，2h 更换 1 次，直至化疗结束。对照组病人静脉穿刺处不予芦荟外敷。结果两组静脉炎发生率比较，观察组和对照组静脉炎发生率分别为 3.50%（35/1000）和 23.53%（120/510），两组比较，差异有显著性意义（P<0.01）。新鲜芦荟叶片外敷预防化疗性静脉炎具有良好的效果，且方法简便、经济实用[39]。

4. 放疗性皮肤急性损伤　治疗组局部用 0.9% 生理盐水将患处渗液、脱皮、坏死组织洗净，然后涂擦芦荟浓缩液，每日 2 次，每次相隔 12h，2 周为 1 个疗程。对照组局部用 0.9% 生理盐水将患处渗液、脱皮、坏死组织洗净，然后涂擦诺氟沙星粉剂，2 次 / 天，每次相隔 12h，2 周为 1 个疗程。共观察病人 224 例。结果：治疗组芦荟浓缩液涂擦患处后吸收快，用药期间患处清凉舒适，愈合时间短，一般需 1~2 个疗程治愈。治疗 112 例，治愈 106 例，未愈 6 例。对照组诺氟沙星涂擦患处吸收慢，局部有不同程度的痒痛，愈合时间长，一般需 2~3 个疗程治愈。治疗 112 例，治愈 85 例，未愈 27 例。两组治愈率比较有显著性差异（P<0.05）[40]。

5. 痔疮急性发作　取新鲜芦荟洗净后将其透明胶冻状肉质刮入干净碗中并将其捣碎，加入庆大霉素注射液 8 万 U 混匀，共制成混合汁约 15ml，取 30ml 一次性注射器 1 个，拔掉针头，抽取混合汁 15ml，嘱病人洗净肛门后，将混合汁缓慢注入肛内，在注入约 10ml 时则边退边注，以有少量混合汁溢出肛门为佳，无需擦去，每次便后即注药 1 次，每晚睡前再注药 1 次，量同前，如为外痔则每次注药后均以药汁涂在痔核上。结果：治疗 37 例，临床治愈 35 例，其中 2 天治愈 9 例，3 天治愈 17 例，4 天治愈 7 例，5 天治愈 2 例；显效 2 例，继续治疗 2 天后均获临床治愈[41]。

6. 过敏性哮喘　将香油 50g 放入锅内加热至沸，然后将芦荟 30g 切成细片，放入滚开的油中，炒至微黑色，然后将秋季产出的鸭蛋 1 枚打碎，倒入锅中炒熟。一次性吃完。每天 1 次，30 天为 1 个疗程。结果：38 例在发病期间服用此方，1 个疗程后，30 例临床症状消失，6 例服用 2 个疗程明显好转，2 例临床效果不明显。余 4 例预防性服用此方剂，在服药过程中未再发病[42]。

7. 扁平疣　取新鲜芦荟，以叶厚大者为佳，剥开叶皮，用其汁涂擦患部，每日 3 次，每次 15min，1 周为 1 个疗程。结果：治疗 110 例，经 1~4 个疗程治疗全部获效，其中治愈 98 例，疣体消失，肤色正常；另 12 例获显效，疣体变小，肤色变浅[43]。

8. 单纯性肥胖症　试验组服用芦荟，对照组服用安慰剂（淀粉）。为便于服用，将芦荟和安慰剂（淀粉）灌入胶囊，每粒胶囊内容物为 0.5g，每日 2 次，每次 2 粒，连续观察 45 日。结果：试验组 50 例，用芦荟后体重、BMI、超重度、体内脂肪重量、脂肪百分率、右肩胛下角及右脐旁 3cm 皮下脂肪厚度以及腰围与试验前比较，均有显著性差异（P<0.05）。对照组 51 例，无显著性差异（P>0.05）[44]。

9. 牙龈脓肿　治疗组每晚睡前 5min，取新鲜芦荟（边缘有齿），用无菌剪刀剪成长 4cm、宽 2.5cm 左右，并去掉一层表皮，肉质滑面紧贴脓肿表面，次日早晨拿掉。每晚贴 1 次，不加服任何药物，用 5 天为 1 个疗程。对照组用 5% 葡萄糖氯化钠注射液 250ml 加青霉素钠 640 万 U，甲硝唑 100ml，静脉点滴，并加服牛黄解毒片，每日 2 次，每次 2 片，以上药物连用 5 天为 1 个疗程。结果：治疗组 53 例，治愈 25 例，有效 27 例，无效 1 例；对照组 82 例，治愈 22 例，有效 56 例，无效 4 例。治疗组疗效优于对照组（$P<0.05$）[45]。

10. 流行性腮腺炎　将鲜芦荟叶洗净，用小刀切开一段，取汁 10ml，湿敷于方形的小纱布上，贴敷于患侧腮腺部，外面加盖干纱布后用胶布固定，以保持湿度，防止水分蒸发而降低疗效，每日 2 次，每次 3~10h，至患侧消肿为止。结果：治疗 39 例，贴敷该药物后 10min 左右，病人便觉患侧腮腺处凉爽、舒适，疼痛减轻，热胀感逐渐消失，3 日后肿胀范围缩小，张口困难的症状改善，咀嚼受限缓解，一般敷用 3~4 日即可，1 周内全部消肿治愈[46]。

11. 疖肿　治疗组采用鲜芦荟汁外涂，每日 2~3 次，配合内服红霉素或氯霉素，按每日每公斤体重 25mg，分 4 次口服。对照组采用抗生素软膏（红霉素或氯霉素）外涂，每日 3 次，配合内服红霉素或氯霉素片，按每公斤体重每日 25mg，分 4 次口服。结果：治疗组 38 例，用药 1 天消退 24 例，用药 2 天消退 12 例，用药 3 天消退 2 例，无合并症，有效率 100%；对照组用药 1 天局部红肿或硬结消退 12 例，用药 2 天局部红肿或硬结消退 20 例，用药 3 天局部红肿或硬结消退 4 例，2 例用药 3 天后无明显好转改用青霉素 480 万 U 静脉点滴，2 天红肿硬结消退。治疗组疗效明显优于对照组[47]。

12. 肌内注射局部红肿疼痛　实验组病人采用新鲜芦荟切成薄片，现切现用，外敷于肌内注射局部皮肤，芦荟薄片上用保鲜膜覆盖，干后及时更换芦荟薄片，每 4h 外敷 1 次，每次 1h。对照组采用 50% 硫酸镁药液湿热敷于肌内注射局部皮肤，每 4h 湿热敷 1 次，每次 1h。分别每 4h 外敷后观察对比两组局部症状消失例数、时间。结果：实验组（50 例）肌内注射局部红肿疼痛症状消失的时间、例数显著优于对照组（50 例）。实验组有效率 100%，对照组有效率 76%，对照组有 6 例 24h 后虽红、肿症状消失，但仍觉肌内注射局部疼痛占 24%[48]。

13. 化疗性口腔溃疡　治疗组取新鲜芦荟榨汁 15ml，加大黄粉 10g，调匀，涂搽溃疡面，以药粉覆盖溃疡面为度（严禁将药粉吞入口），每天 3 次，分别于早、中餐后 1h 和睡前应用。2 组病人在治疗期间均停用其他治疗口腔溃疡的药物，并保持心情舒畅，忌食辛辣肥腻食品，注意休息。结果：治疗组 30 例，治愈 20 例，显效 10 例，总有效率 100%；对照组 30 例，治愈 5 例，显效 5 例，有效 10 例，无效 10 例，总有效率为 66.7%。两组总有效率比较有显著性差异（$P<0.05$）[49]。

【性味归经】味苦，性寒。归肝、大肠经。

【功效主治】泻下，清肝，杀虫。主治热结便秘，肝火头痛，目赤惊风，虫积腹痛，疥癣，痔瘘。

【用法用量】内服：入丸、散，或研末入胶囊，0.6~1.5g；不入汤剂。外用适量，研末敷。

【使用注意】脾胃虚寒者及孕妇禁服。

【经验方】

1. 癣疮　用芦荟、大黄为末敷之。（《丹溪治法心要》）
2. 小儿鼻疮，虫蚀鼻，痒痛不止　芦荟一分，黄柏末一分，青黛半分，雄黄半分。上件药，都细研为散。日三度，以少许敷疮上。（《太平圣惠方》芦荟散）
3. 小儿惊风　芦荟、胆星、天竺黄、雄黄各一钱。共为末，甘草汤和丸，如弹子大。每遇此证，用灯心汤化服一丸。（《本草汇言》引《本草切要》）
4. 脑壅头痛　芦荟（研）、龙脑（研）、瓜蒂（捣）、滑石（研）。上四味等份为末。每用一豆许，吹之神验。（《圣济总录》吹鼻散）
5. 肝胆实火，头晕目眩，神志不宁，谵语发狂，或大便秘结，小便赤涩　当归一两，龙胆草五钱，栀子、黄连、黄柏、黄芩各一两，芦荟、大黄各五钱，木香一钱五分，麝香五分，青黛五钱。上为末，炼蜜为丸。如小豆大，小儿如麻子大，生姜汤下，每服二十丸。（《宣明方论》当归龙荟丸）
6. 慢性肝炎活动期，肝源性低热　芦荟、胡黄连各 1.5g，黄柏 3g。水泛为丸，每次吞服 3g，每日 2 次。（《浙江药用植物志》）
7. 大便不通　真芦荟（研细）七钱，朱砂（研如飞面）五钱，滴好酒和丸，每服三钱，酒吞。（《本草经疏》）
8. 痔瘘胀痛，血水淋漓　芦荟数分，白酒磨化，和冰片二三厘，调搽。（《本草汇言》引《本草切要》）

【参考文献】

[1] 国家中医药管理局《中华本草》编委会．中华本草．上海：上海科学技术出版社，1999：7137.

[2] 袁阿兴，康书华，草凌，等．斑纹芦荟的化学成分研究．中草药，1994，25（7）：339.

[3] 李成林，叶于蔚，孙菊英．大黄素和芦荟大黄素的抗菌活性研究．中国药理学通报，1989，5（6）：381.

[4] 王文风，陈聪敏，陈琼华，等．大黄的生化学研究：蒽醌衍生物抗厌氧菌的实验研究．中国药科大学学报，1990，21（6）：354.

[5] 陈知本，陈琼华，黄玉初，等．大黄的生化学研究（XL）大黄蒽醌衍生物对淋病双球菌的抑菌作用．中国药科大学学报，1990，21（6）：373.

[6] 郭钧，单菊生，阎邦首．中药对结核菌抗菌作用的研究（Ⅰ）试管内 291 种中药对结核菌抑菌作用的研究．中国防痨杂志，1964，5（3）：481.

[7] 曹仁烈，孙在原，王仲德．中药水浸剂在试管内抗皮肤真菌的观察．中华皮肤科杂志，1957，5（4）：286.

[8] Ydiskis R J.Antimicrob Agents Chemother，1991，35（12）：2463.

[9] Levin H.C A，1988，109：142088.

[10] 王蜀秀，温远新，王雷，等．芦荟多糖的研究．植物学报，1989，31（5）：389.

[11] T Hart L A.Plenta Med，1989，55（6）：509.

[12] T Hart L A.C A，1988，109：146335b.
[13] 李伟芳，樊亦军．芦荟醇提物及芦荟苦素的抗肿瘤作用．中国中药杂志，1991，16（11）：688.
[14] Yakbak H.C A，1994，121：245347p.
[15] 贾季徽，高一翔．中国芦荟凝胶多糖的研究．北京联合大学学报，1993，7（1）：7.
[16] 苗立成，王立强，李良桥，等．芦荟凝胶对小鼠免疫及抗肿瘤作用的实验研究．解放军药学学报，2003，19（2）：87.
[17] 樊亦军，李茂，杨婉玲，等．芦荟提取物对实验性肝损伤的保护作用及初步临床观察．中国中药杂志，1989，14（12）：42.
[18] 钟正贤，周桂芬．芦荟多糖对考试性胃溃疡感召的初步观察．中草药，1995，26（2）：83.
[19] 袁海龙，王敬国，李仙义，等．芦荟对家兔Ⅲ度烧伤的影响．延边医学院学报，1993，16（4）：282.
[20] Heggers John.Phytother Res，1993，（7）：48.
[21] 金日男，李泰宁，孙继海．对芦荟促上皮细胞生长作用的临床观察．延边医学院学报，1994，17（3）：219.
[22] 谢慧胜．芦荟提取液对乳头裂伤的疗效观察．中国兽医杂志，1991，17（5）：27.
[23] 许锦良，邵受娟，郭绍明，等．中国芦荟提取物的抗辐射损伤作用的研究．中国中医药科技，1994，1（3）：18.
[24] 服部征雄．国外医学・中医中药分册，1984，6（3）：22.
[25] 江苏新医学院．中药大辞典（上册）．上海：上海科学技术出版社，1971：1076.
[26] Ishii Y.CA，1994，121：49855p.
[27] 佐藤佐之．药学杂志（日），1990，110（11）：876.
[28] Guillot J P.CA，1984，100：126713m.
[29] Stachow A.CA，1985，102：119410y.
[30] 毛小平，张洁，毛晓健，等．芦荟抗生育的部分药理研究．中医药学刊，2004，22（5）：958.
[31] Friedman RN,et al. Phytother Res，1999，13（7）：580.
[32] 熊哲文．神奇中药——芦荟．中草药，1995，26（5）：封三.
[33] Akev N,et al. Phytother Res，1999，13（6）：489.
[34] Madis Valdemar H.CA，1990，112：164948x.
[35] 阴健，郭力弓．中药现代研究与临床应用．北京：学苑出版社，1996. 1749.
[36] Mapp RK.CA，1970，73：59286h.
[37] 翁锦树．芦荟素治疗原发性肝癌 9 例临床体会．实用中西医结合杂志，1997，10（3）：205.
[38] 杨明．胃镜下喷洒复方芦荟混液治疗上消化道出血 64 例疗效观察．时珍国医国药，1999，10（3）：221.
[39] 胡华莉．芦荟外敷预防化疗性静脉炎的临床研究．护理学杂志，2006，21（19）：1.
[40] 陆海文．芦荟浓缩液治疗放疗性皮肤急性损伤的临床观察．中国热带医学，2004，4（4）：577.
[41] 覃兴乐．芦荟庆大霉素混合汁治疗痔疮急性发作 37 例．中国民间疗法，2007，15（5）：19.
[42] 于喜荣．芦荟油煎鸭蛋治疗过敏性哮喘 42 例．中国民间疗法，2004，12（9）：41.
[43] 李云潮．芦荟治疗扁平疣．中国民间疗法，2001，9（11）：57.
[44] 陈亮．芦荟治疗单纯性肥胖症 50 例临床疗效观察．浙江临床医学，2008，10（2）：219.
[45] 曾细生．芦荟治疗牙龈脓肿 53 例．中国中医药科技，2003，10（4）：206.
[46] 刘雪萍．鲜芦荟汁外敷治疗流行性腮腺炎．解放军护理杂志，2003，20（2）：90.
[47] 卿启穗．鲜芦荟汁治疗疖肿 76 例疗效观察．中国民族民间医药杂志，1999，（41）：332.
[48] 李萍．新鲜芦荟外敷治疗肌内注射局部红肿疼痛的临床观察．中国误诊学杂志，2008，8（2）：290.
[49] 吴顺杰．新鲜芦荟汁合大黄粉治疗化疗性口腔溃疡 30 例疗效观察．新中医，2007，39（6）：83.

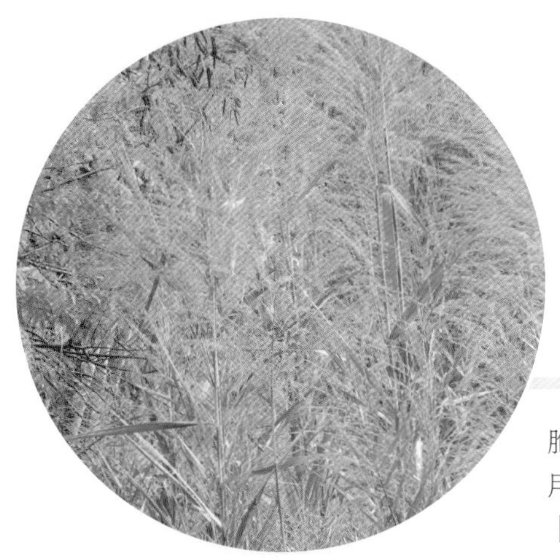

芦 根

Lu gen

Phragmitis Rhizoma
[英]Reed Rhizome

【别名】苇、芦竹、蒲苇、苇子草。

【来源】为禾本科植物芦苇 *Phragmites communis* Trin. 的根茎。

【植物形态】多年生高大草本。地下茎粗壮，横走，节间中空，节上有芽。茎直立，中空。叶2列，互生；叶鞘圆筒状，叶舌有毛；叶片扁平，长15~45cm，宽1~3.5cm，边缘粗糙。穗状花序排列成大型圆锥花序，顶生，微下垂，下部梗腋间具白色柔毛；小穗通常有4~7花；第1花通常为雄花，颖片披针形，不等长，第1颖片长为第2颖片之半或更短；外稃长于内稃，光滑开展；两性花，雄蕊3，雌蕊1，花柱2，柱头羽状。颖果椭圆形，与内稃分离。

【分布】广西主要分布于南宁、北流、永福等地。

【采集加工】春、夏季采收，洗净，鲜用或晒干。

【药材性状】鲜根茎长圆柱形，有的略扁，长短不一，直径1~2cm。表面黄白色，有光泽，外皮疏松可剥离。节呈环状，有残根及芽痕。体轻，质韧，不易折断。折断面黄白色，中空，壁厚1~2mm，有小孔排列成环。无臭，味甘。

干根茎呈压扁的长圆柱形。表面有光泽，黄白色。节处较硬，红黄色节间有纵皱纹。质轻而柔韧。无臭，味微甘。

【品质评价】均以条粗均匀、色黄白、有光泽、无须根者为佳。

【化学成分】本品含无机盐（inorganic salt）、糖（saccharide）、植物碱、单宁（tannin）、脂肪（fat）、蜡（wax）、色素（colorant）类物质[1]。

【药理作用】

免疫促进　从芦根中提取得到一种多糖，具有免疫促进作用，在小鼠脾细胞空斑形成和淋巴细胞转化中显示作用[2]。

【临床研究】

1. 伤风咽痛　将新鲜薄荷叶10g，新鲜芦根50g，洗净后切碎，置于保温杯中，用沸水冲泡，代茶频饮。连服3~5天。结果：治疗58例，治愈53例，治愈率91%，好转4例，好转率7%，无效1例，总有效率98%[3]。

2. 急性扁桃体炎　生大黄10g，芦根15g（12岁以下病人生大黄8g，症状较重者生大黄可用至13g），水煎服。大黄不宜久煎，待芦根煮沸后再下，水量约150ml，煎煮时间不超过5min，待药汁不烫时顿服，间隔3h左右，煮服第二汁。再隔3h煮服三汁。结果：治疗53例，全部治愈[4]。

3. 急慢性肝炎　鲜芦根60~150g，水煎服，日1剂，儿童根据年龄而定剂量。治疗急性肝炎，可单方使用。治疗慢性肝炎、迁延性肝炎、乙肝，配伍生黄芪，若热重者，可选配清热药；若湿重者，可选配利湿药。治疗肝炎108例，疗效满意[5]。

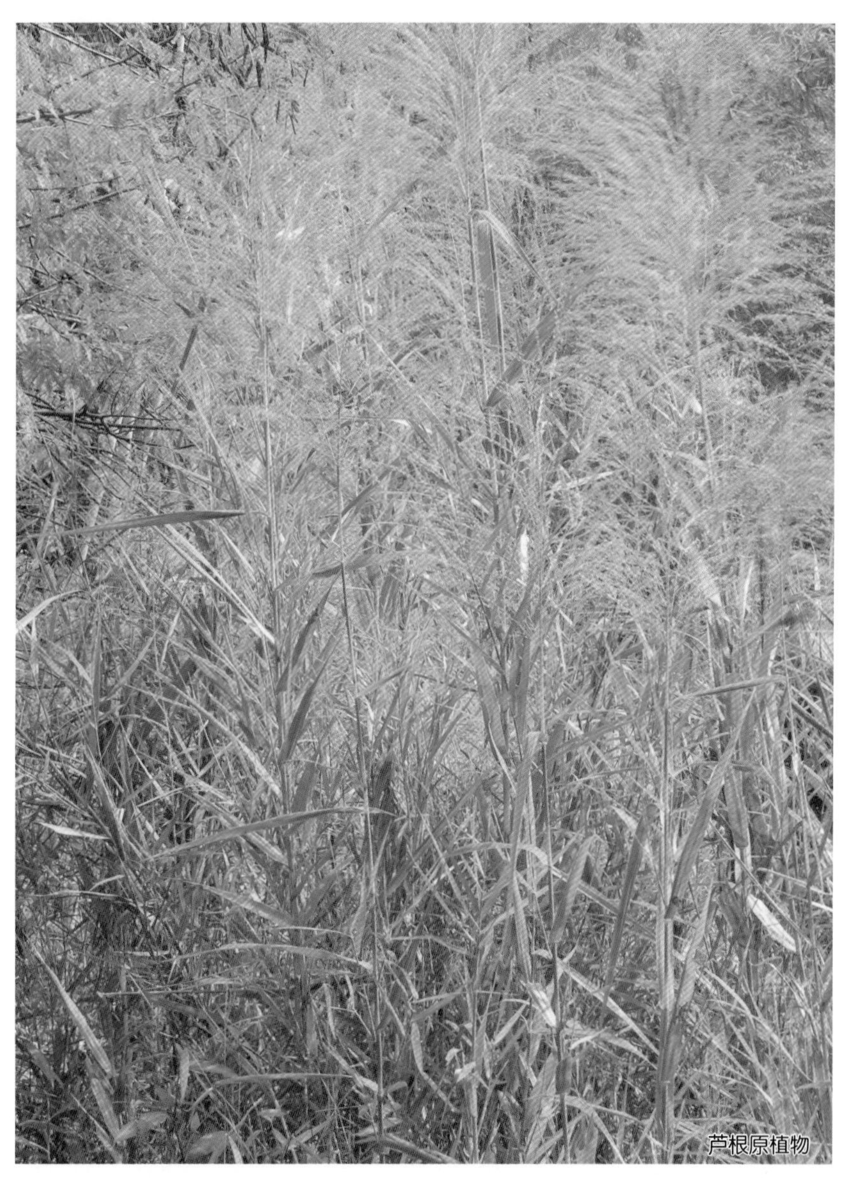

芦根原植物

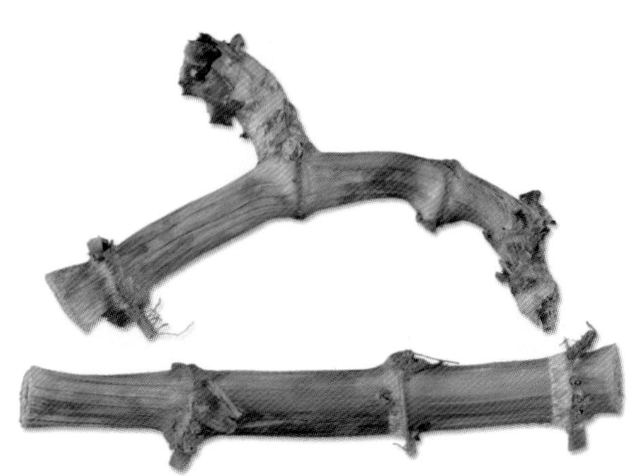
芦根药材

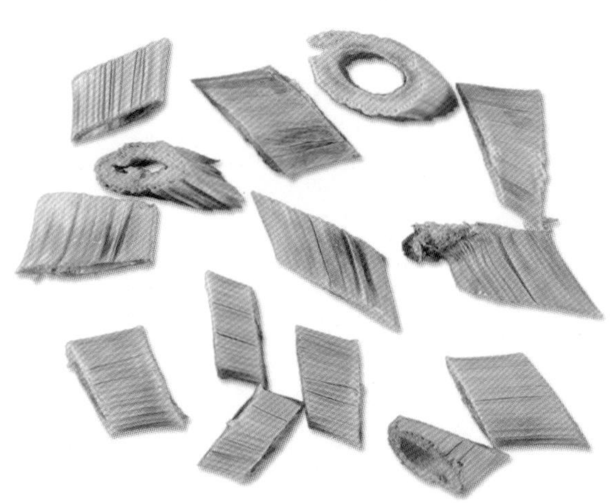
芦根饮片

【性味归经】味甘，性寒。归肺、胃、膀胱经。
【功效主治】清热生津，除烦止呕，利尿。主治热病烦渴，胃热呕吐，肺热咳嗽，肺痈吐脓，热淋涩痛。
【用法用量】内服：煎汤，15~30g，鲜品 60~120g。
【使用注意】胃寒者慎服。

【经验方】

1. 麻疹不透：芦根 15g，柽柳 9g。水煎服。（《山东中草药手册》）
2. 胃热消渴：芦根 15g，麦门冬、地骨皮、茯苓各 9g，陈皮 4.5g。水煎服。（《安徽中草药》）
3. 妊娠呕吐不食，兼吐痰水　生芦根十分，橘皮四分，生姜六分，槟榔二分。以水二升，煎取七合，空腹热服。（《经效产宝》）
4. 肺痈咳吐腥臭脓痰　芦根 30g，薏米、冬瓜子各 15g，桃仁、桔梗各 9g。水煎服。（《宁夏中草药手册》）
5. 肺痈咳有微热，烦满，胸心甲错　苇茎二升，切，以水二斗，煮取五升，去滓；薏苡仁半升，瓜瓣半升，桃仁三十枚。上三味纳苇汁中，煮取二升，服用一升，当有所见脓血。（《千金要方》）

【参考文献】

[1] 唐艳军，刘秉钺，李友明，等 . 芦苇化学成分及其化学机械浆性能研究 . 林产化学与工业，2006，26（2）：69.
[2] Fang JN.Phytochemisty，1990，29（9）：3019.
[3] 盛芳，宋修爱，张丽香，等 . 鲜薄荷叶及芦根治疗伤风咽痛 58 例 . 中国民间疗法，2005，13（12）：43.
[4] 杨秀春 . 大黄加芦根治疗急性扁桃体炎 53 例 . 中国航天医药杂志，2002，4（2）：32.
[5] 巫钦海，傅寿根，宋纬文，等 . 鲜芦根治疗急慢性肝炎 . 吉林中医，1996，（3）：35.

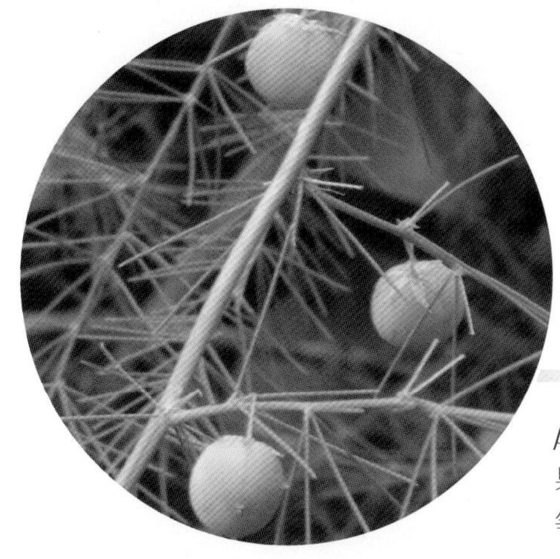

Lu sun 芦笋

Asparagi Officinalis Radix
[英]Common Asparagus Root

【别名】小百部、细叶百部、芦筍、露笋、龙须菜、索罗罗。

【来源】为百合科植物石刁柏 *Asparagus officinalis* L. 的块根。

【植物形态】多年生直立草本。根稍肉质。茎上部在后期常俯垂，分枝较柔弱，无毛。叶状枝每 3~6 枚成簇，近圆柱形，纤细，稍压扁，多少弧曲，长 0.5~3cm，叶鳞片状，基部具刺状短距或近无距。花 1~4 朵腋生，单性，雌雄异株，绿黄色，关节位于花梗上部或近中部；雄花花被片 6，花丝中部以下贴生于花被片上，花药长圆形；雌花较小，具 6 枚退化雄蕊。浆果球形，成熟时红色，具种子 2~3 颗。

【分布】广西桂北石山有野生，南宁等地区有栽培。

【采集加工】秋季采挖，鲜用或切片晒干。

【药材性状】块根数个或数十个成簇，亦有单个散在者。呈长圆柱形，长 10~25cm，直径约 4mm，外表黄白色或土黄色，有不规则沟槽。质地柔韧，断面肉质，淡黄白色，中柱椭圆形，黄色。

【品质评价】以根条粗壮、质地柔韧、色淡黄白色为佳。

【化学成分】本品主要含甾体皂苷类化合物、黄酮类化合物，以及多种氨基酸、糖类、维生素、微量元素等。

甾体皂苷类化合物有：3-O（[*β*-D-吡喃葡萄糖基（1→2）][*β*-D- 吡喃木糖基（1→4）-*β*-D- 吡喃葡萄糖基]）-25*S*-5*β*- 螺甾烷 -3*β*- 醇 {3-*O*-（[*β*-D-glucopyranosyl（1→2）][*β*-D-xylopyranosyl（1→4）-*β*-D-glucopyranosyl]）-25*S*-5*β*-spirostan-3*β*-ol}[1]，*α*-D-fructofuranose-l，2′,2，l-*β*-D-fmctofuranose dianhydride，1，3-*O*-di-traits-pcoumaroylglycem，*β*- 谷甾醇（*β*-sitosterol），二十四烷酸（lignoceric acid），正丁基 -*β*-D- 吡喃果糖苷（*n*-butyl-*β*-D-pyran fructoside），乙基 -*β*-D- 吡喃果糖苷（ethyl-*β*-D-pyran fructoside）[2] 等。

黄酮类化合物有槲皮素（quercetin），山柰酚（kaempferol），异鼠李素（*iso*-rhamnetin）[1]，山柰素 -4,7- 二甲醚（kaempferide-4,7-dimethylether），芦丁（rutoside）[2] 等。

氨基酸类主要有天门冬氨酸（aspartic acid），丝氨酸（serine），谷氨酸（glutamic acid），脯氨酸（proline），丙氨酸（alanine），缬氨酸（valine），苏氨酸（threonine），甘氨酸（glycine），异亮氨酸（*iso*-leucine），亮氨酸（leucine），赖氨酸（lysine），组氨酸（histidine），精氨

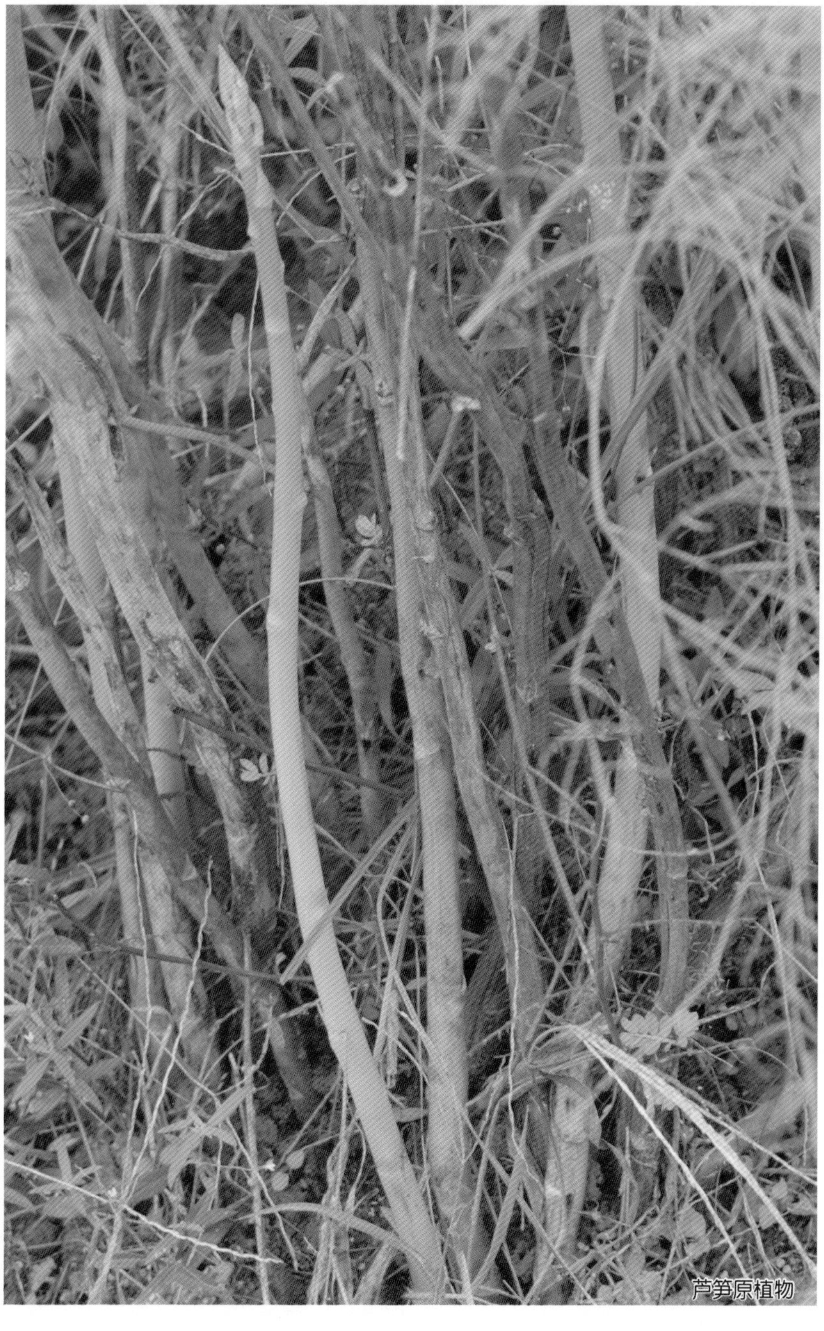

芦笋原植物

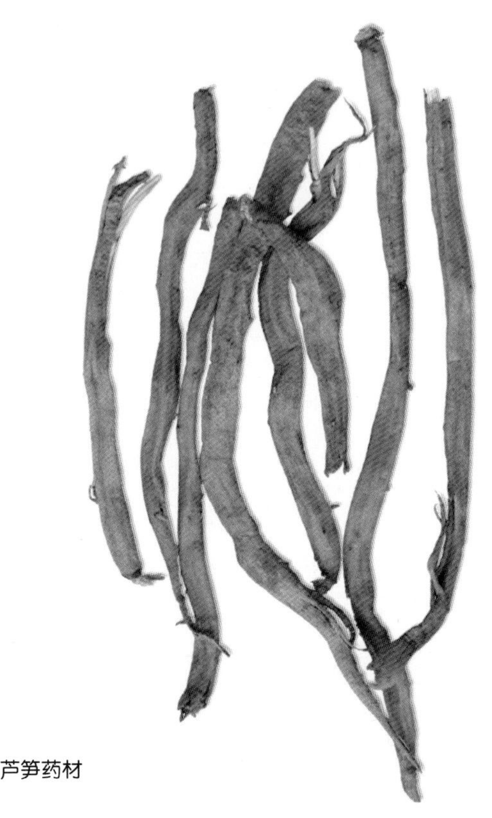
芦笋药材

酸（arginine），胱氨酸（cystine）等[3]。

类脂素类成分有：（+）-nyasol，3′-methoxynyasin，syringaresinol-4′,4″-*O*-2-bis-*β*-D-glucoside, syringaresinol-4-*O*-*β*-D-glucopyranoside[4]。

糖类成分包括单糖及其衍生物：果糖（fructose），葡萄糖（glucose），果糖吡咯烷酮酸（fructose pyrrolidonic acid），果糖谷氨酸环合物（cyclization of fructose glumatic acid），果糖谷氨酰胺（fructose glutamine）等；三糖类：蔗果三糖（kestose），新蔗果三糖（neokestose）等；多糖：芦笋多糖（asparagosin）[1]，蔗糖（sucrose）[2]。

维生素类有维生素 B_1、B_2、B_6、C 和类胡萝卜素（carotenoid）。

还含咖啡酸（caffeic acid）[1]，5-羟甲基-糠醛（5-methylol furaldehyde），L-天门冬酰胺（L-aminosuccinamic acid），阿魏酸（ferulic acid），肌苷（inosine）[2]，以及钙（Ca）、磷（P）、铁（Fe）、硒（Se）[5]。

【药理作用】

1. 抗肿瘤　小鼠灌服或腹腔注射芦笋煎煮浓缩制成的芦笋饮，对肉瘤 S180 均有抑瘤作用，对艾氏腹水瘤小鼠可延长存活天数。用芦笋饮料 40mg（生药）/ml 处理人胃癌、肝癌细胞 24h，接种于用 ^{60}Co 照射的免疫抑制小鼠皮下，对肿瘤生长有抑制作用[6]。小鼠隔天灌服 1 次未出土的白芦笋尖和白芦笋茎提取液和芦笋尖提取液的乙醇提取物，共 4 次，均使 S180 的重量减小，抑瘤率达 71%~74%。小鼠灌服破土见光生长后采摘的绿芦笋原汁或绿芦笋乙醇提取物，隔天 1 次，共 4 次，可减小皮下接种的 S180 和艾氏腹水癌的重量[7]。在体外，芦笋原汁对小鼠肺腺癌（LA795）、人鼻咽癌（CNE）、人宫颈癌（Hela）和人食管癌（Eca109）细胞系有细胞毒作用。LA795 小鼠接种前或接种后饮用芦笋精溶液，可使肿瘤体积倍增时间较对照组延迟 4 天左右，抑瘤比为 1.5[8]。小鼠用黔园九号芦笋，其嫩茎原汁真空冷冻浓缩，按每日 723mg（鲜品）/kg 灌胃，共 15 天，对移植性肿瘤子宫颈癌 U14、肝癌 H22 有抑制作用，平均抑癌率 32.4%。对 T739 小鼠的移植性肺癌 LA795 无抑制作用[9]。

2. 对免疫功能影响　用芦笋尖和芦笋汁喂饲正常 6 周龄小鼠 1 个月，可使胸腺指数高于对照组，而对脾脏重量无明显影响[10]。芦笋原汁、芦笋多糖或苷类提取物给小鼠灌服，连续 6 天，均可提高腹腔巨噬细胞吞噬鸡红细胞的能力，多糖和苷类提取物的作用强于原汁，苷类强于多糖[11]。小鼠芦笋匀浆灌胃或皮下注射亦有相似作用[12]。芦笋汁小鼠灌服还能加强对血中炭末的清除[13]。低浓度芦笋原汁可促进外周血 T 淋巴细胞转化增殖，与白介素-2（IL-2）合用，提高 IL-2 效价 2 倍，C57 小鼠、正常人、肿瘤病人反应相似，依次略减[8]。

3. 降血脂　用芦笋和芦笋汁每日喂饲小鼠，连续 15 天，对高脂饲料引起的血清总胆固醇（TC）、甘油三酯（TG）和脂蛋白升高均有抑制作用。芦笋皮对血清 TG 与 β-脂蛋白的上升也有抑制作用，但对血清 TC 的升高无效。芦笋及芦笋汁治疗小鼠高脂血症模型亦有降脂效果[14]。

4. 其他作用　小鼠每日灌服鲜芦笋 1g，连续 3 周，对 ^{60}Co-γ 射线照射或皮下注射环磷酰胺引起白细胞减少者有一定保护作用[15]。用 5% 芦笋干粉饲料给大鼠饲喂 5~10 天，对腹腔注射环磷酰胺造成外周血红细胞和白细胞减少均轻于对照组，骨髓涂片亦可见芦笋组干细胞增生活跃，粒系细胞数与红系细胞数之比大于对照组[16]。用 5% 芦笋干粉饲料给大鼠 12 天，对四氯化碳引起肝损伤有保护作用[17]。芦笋提取的粗皂苷在体外对某些真菌如念珠菌属、隐球菌属、发癣菌属、小孢菌属和表皮癣菌属有一定抑制作用[18]。

【临床研究】

灼口症　治疗组口服芦笋精胶囊，每日 3 次，常规药物谷维素、维生素止痛、消炎、营养神经等常规量治疗。对照组给予常规药物维生素、谷维素消炎、止痛、营养神经等，疗程为半个月左右。结果：芦笋组的大多数病人诉说在服药 10 天后舌灼痛、口干、失眠等症即有所改善，用药 1 个月后，其显效率和总有效率（75%、95%）均明显高于对照组（$P<0.05$）[19]。

【性味归经】味苦、甘、微辛，性温。归肺经。

【功效主治】温肺，止咳，杀虫。主治风寒咳嗽，百日咳，肺痨，老年咳喘，疥癣。

【用法用量】内服：煎汤，6~9g；或入丸、散。外用适量，煎水熏洗或捣汁涂。

【经验方】

淋巴结结核　鲜索罗罗根二两，炒荞麦面五钱，捣成泥膏，外敷，每日换药一次。（内蒙古《中草药新医疗法资料选编》）

【参考文献】

[1] 国家中医药管理局《中华本草》编委会．中华本草．上海：上海科学技术出版社，1999：7147.
[2] 黄雪峰，罗俊，张勇．石刁柏的化学成分．中国天然药物，2006，4（3）：181.
[3] 陈继翠，林必杰，林岩香．石刁柏氨基酸成分的研究．中草药，1995，26（2）：108.
[4] 黄雪峰，罗俊，张勇．石刁柏的木脂素类成分研究．中国药学杂志，2007，42（5）：339.
[5] 罗桂伦．芦笋的营养成分及对人体生理的作用．四川食品与发酵，1994，3：47.
[6] 陈利铭．福建医药杂志，1989，11（4）：28.
[7] 夏俊．蚌埠医学院学报，1995，20（5）：293.
[8] 李冬华．中国临床药理学杂志，1988，4（1）：32.
[9] 李水琴．贵阳医学院学报，1995，20（1）：21.
[10] 梅慧生．北京大学学报（自然科学版），1989，25（2）：218.
[11] 郭兵．贵阳医学院学报，1995，20（4）：285.
[12] 许金波．中西医结合杂志，1990，10（1）：15.
[13] 林兴舜．厦门大学学报，1994，33（1）：133.
[14] 梅组生．北京大学学报（自然科学版），1989，25（2）：211.
[15] 何庭宇．中国肿瘤临床，1994，21（5）：399.
[16] 郭兵．贵阳医学院学报，1995，20（1）：24.
[17] 郭兵．贵阳医学院学报，1994，19（1）：10.
[18] Shimoyamada M.CA，1991，114：58843g.
[19] 寇红锋．采用芦笋精胶囊治疗灼口症 40 例临床观察．中国临床医药研究杂志，2003，87：8402.

苏木 Su mu

Sappan Lignum
[英]Sappan Wood

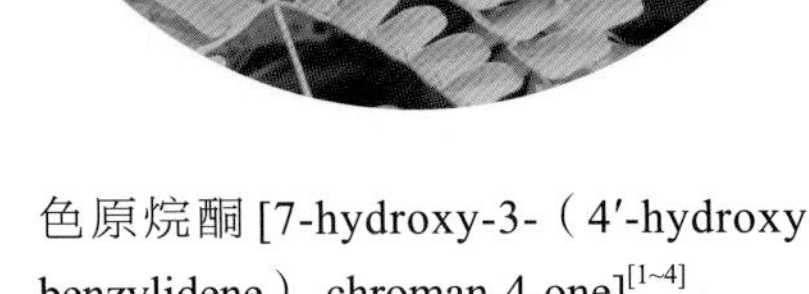

【别名】红苏木、苏枋、红柴。

【来源】为豆科植物苏木 *Caesalpinia sappan* L. 的心材。

【植物形态】多年生灌木或小乔木。树干有刺。小枝灰绿色，具圆形突出的皮孔，新枝被柔毛。二回羽状复叶，羽片 7~13 对，对生，叶轴被柔毛；小叶 9~17 对，圆形至长圆状菱形，长约 14mm，宽约 6mm， 先端钝形微凹，基部歪斜，全缘，下面具腺点，中脉偏斜。圆锥花序顶生或腋生，长约与叶相等，被短柔毛；苞片大，披针形，早落；萼片 5，下面 1 片较大，兜状；花瓣黄色，阔倒卵形，最上面 1 片基部带粉红色，具柄；雄蕊 10；子房有灰色绒毛，花柱被毛，柱头截平。荚果木质，红棕色，不开裂。种子长圆形，稍扁，褐黄色。

【分布】广西主要分布于那坡、平果、天等、龙州、南宁、北流、陆川等地。

【采集加工】苏木种植后 8 年可采入药。把树干砍下，削去外围的白色边材，截成每段长 60cm，粗者对半剖开，阴干后，扎捆置阴凉干燥处贮藏。

【药材性状】本品呈长圆柱形或对剖半圆柱形，长 10~100cm，直径 3~12cm。表面黄红色至红棕色，具刀削痕和枝痕，常见纵向裂缝。横断面略具光泽，年轮明显，有的可见暗棕色、质松、带亮点的髓部。质坚硬。无臭，味微涩。

【品质评价】以粗大、坚实、长条、少节疤、色红者为佳。

【化学成分】本品主要含苏木酮类（sappanone），苏木酚类（sappanol），巴西苏木素类（brazilin），原苏木素类（protosappanin），查耳酮类（chalcone），黄酮醇类（flavonol），甾醇类（sterol）等化学成分。

苏木酮类成分主要有苏木酮 B（sappanone B），3- 去氧苏木酮 B（3-deoxysappanone B），苏木酮 A（sappanone A），7- 羟基 -3-（4′- 羟基亚苄基）-4- 色原烷酮 [7-hydroxy-3-（4′-hydroxy-benzylidene）-chroman-4-one][1~4]。

苏木醇类成分主要有苏木酚（sappanol），3′- 去氧苏木酚（3′-deoxysappanol），4-*O*- 甲基苏木酚（4-*O*-methylsappanol），表苏木酚（*epi*-sappanol），3′-*O*- 甲基表苏木酚（3′-*O*-methyl-*epi*-sappanol），4-*O*- 甲基表苏木酚（4-*O*-methyl-*epi*-sappanol），4-*O*- 甲基苏木酚（4-*O*-methylsappanol），3′-*O*- 甲基苏木酚（3′-*O*-methy lsappanol）[1]。

巴西苏木素类成分主要有巴西苏木素（brazilin）[1]，3′-*O*- 甲基巴西苏木素（3′-*O*-methylbrazilin）[1]，四乙酰基巴西灵（teraacetyl brazilin）[2]。

原苏木素类成分主要有原苏木素 A（protosa-ppanin A）[1,2]，原苏木素 B

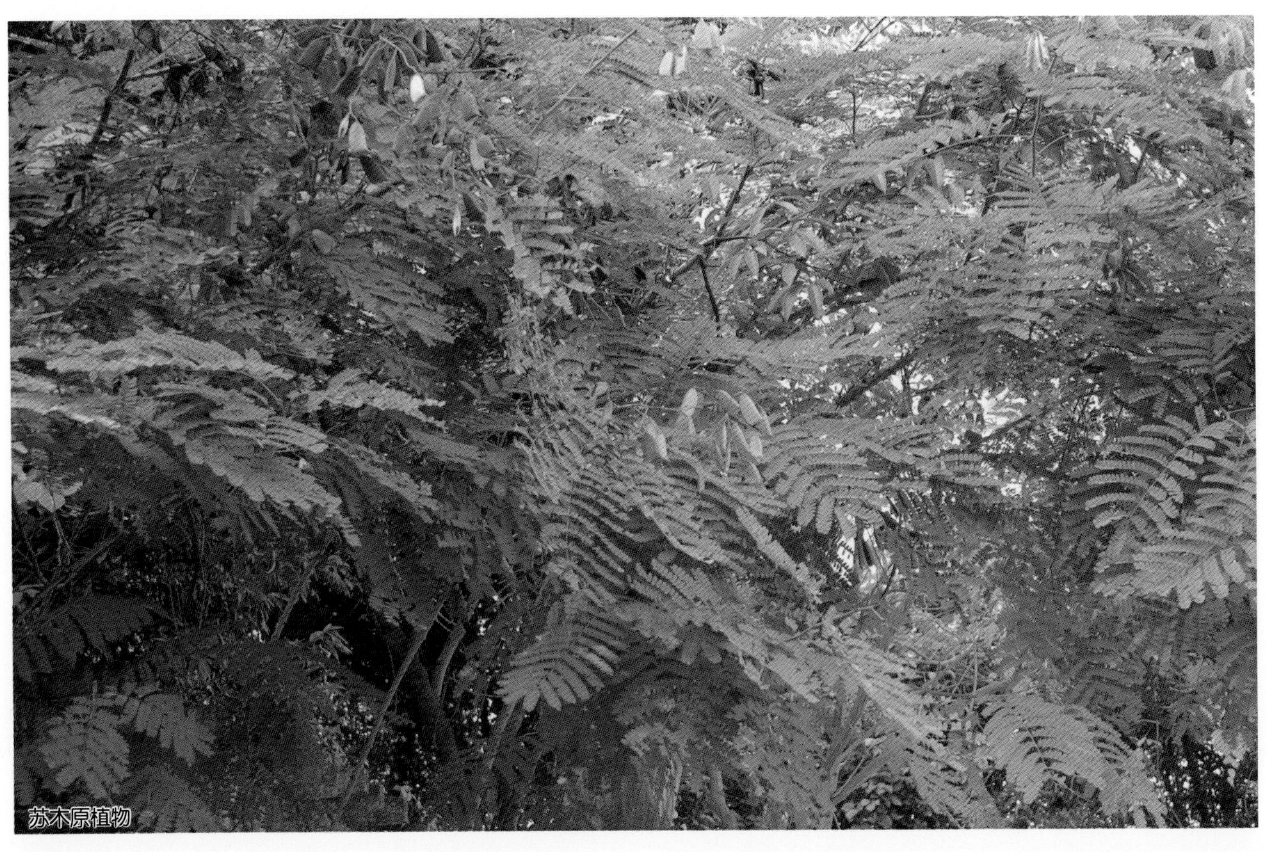
苏木原植物

(protosappanin B)[1,4]，原苏木素 C（protosappanin C）[1,3]，10-*O*- 甲基原苏木素 B（10-*O*-methylprotosappanin B）[1]。

查耳酮类成分有苏木查耳酮（sappanchalcone）[3,4]，3-去氧苏木查耳酮（3-deoxysappanchalcone）[3,4]，3- 去氧苏木查耳酮 B（3-deoxys-appanchalcone B）[3]。

黄酮醇类成分主要有鼠李素（rhamnetin）[1,3]，槲皮素（quercetin）[1]，商陆精（ombuin）[1]，3,8-dihydroxy-4,10-dimethoxy-7-oxo-[2]benzopyrano[4,3-b][1]-7-5（H）-one benzopyran[3]。

此外还有 *β*- 谷甾醇（*β*-sitosterol）[1]，胡萝卜苷（daucosterol）[3]，己二酸二甲酯（dimethyl adipate）[3]，鸢尾苷（tectorigenin）[4]，（-）- 丁香树脂酚 [（-）-syringaresinol][4]。

【药理作用】

1. 抗癌　苏木水提取液 0.5mg（生药）/ml 对人早幼粒白血病细胞株 HL-60 有细胞毒作用，对小鼠淋巴瘤细胞株 Yac-1、人红髓白血病细胞株 K562 及小鼠成纤维细胞株 L929 有较强作用[5,6]。艾氏腹水瘤（EAC）荷瘤小鼠腹腔注射苏木煎剂能延长其生存时间[7]。对于小鼠实验性白血病，苏木也能延长 P388 及 L1210 的生存时间，1：1 煎剂每天腹腔注射 0.1ml 及 0.2ml，连续 7 天的延长百分率分别为 97.8%、107.8%（P388）及 102.6%、117.5%（L1210）[8]。苏木于体外对 HL-60 细胞的最低抑制浓度为 0.2%，在此浓度作用下，3、6h 后抑制率分别为 20% 及 35%，增加苏木浓度，抑制作用增强。在苏木作用下，HL-60 的谷氨酰胺合成酶的活性也受抑制，此作用也随药物浓度增加而加强[9]。苏木还有抑制诱变效果[10]，其醇提物对人体肿瘤细胞 HCT-8、KB、A2780 有抑制作用，直接作用于肿瘤细胞，能诱导细胞凋亡，抑制癌细胞的增殖[11]。苏木提取物能诱导 K562 细胞凋亡，抑制癌细胞增殖[12]。苏木抗癌有效成分（CAE-B）腹腔和静脉注射可延长 H22 腹水瘤小鼠的生存时间，但腹腔注射治疗效果优于静脉注射。CAE-B 在体外对 K562 癌细胞也具杀伤作用[13]。

2. 对循环系统影响　苏木水煎醇提取液对肾上腺素所致小鼠肠系膜微循环障碍有促进微动脉血流，促进微循环和管径恢复的作用[14]。犬静注苏木水煎醇提取液还可增加冠脉流量，降低冠脉阻力，减少心率，减低左室作功，但增加心肌耗氧量[15]。以 20mg（生药）/kg 股动脉直接注射，不能显著增加麻醉犬外周血流量[16]。苏木水能使离体蛙心增大，且心脏越衰弱其作用越明显，使弱的心收缩力有所恢复。还能解除水合碱、毒扁豆碱、尼古丁等对离体蛙心的毒性[17]。

3. 免疫抑制　苏木对葡萄球菌 Cowen Ⅰ诱导的人 B 淋巴细胞增殖有抑制作用，对植物血凝素诱导的人 T 淋巴细胞增殖和诱生的 IL-2 活性亦有抑制作用，其免疫抑制作用强于雷公藤[18]。用苏木醇提取物治疗重症肌无力小鼠，可缓解重症肌无力症状，认为下调 T 淋巴细胞功能，从而抑制烟碱型乙酰胆碱受体抗原诱导的特异性免疫反应是其治疗机制[19]。苏木醇提取物对心脏移植急性排斥反应具有抑制作用，从而减少心肌损伤，延长移植心脏存活[20,21]。

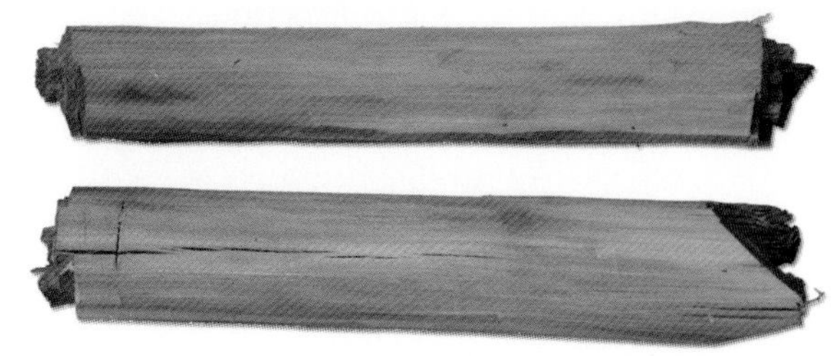

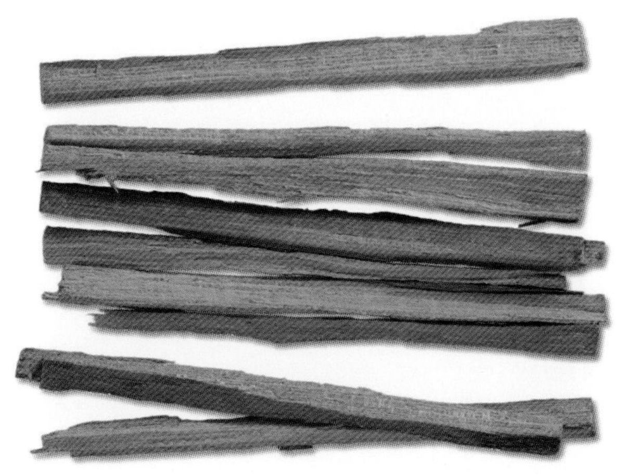

苏木药材

4. 抗菌　苏木浸剂和煎剂在体外对金黄色葡萄球菌、溶血性链球菌、肺炎链球菌、白喉杆菌、流感杆菌、福氏痢疾杆菌及副伤寒丙杆菌等多种细菌有较强的抑菌作用，对百日咳杆菌、伤寒杆菌、副伤寒甲杆菌、副伤寒乙杆菌及肺炎杆菌也有抑制作用[22]。

5. 对血液影响　对静注高分子右旋糖酐引起实验性血瘀证家兔的血液，苏木注射液在试管内能降低血液黏度，但在所试 20 种活血药中苏木的作用为较弱者；对于红细胞聚集指数苏木无显著影响[23]。对于二磷酸腺苷诱导的大鼠血小板聚集，100mg/ml 的苏木有抑制作用[24]。巴西苏木素衍生物 1、2 均有抗高胆固醇的作用[25]。

6. 抗氧化　体外试验中，苏木乙酸乙酯、甲醇和水提取物显示出较强的抗氧化活性，作用与抗坏血酸和芦丁相当或较弱。体内试验中，苏木甲醇、水提取物组动物肝肾内的超氧化物歧化酶、过氧化氢酶水平升高，硫代巴比妥酸反应底物水平降低[26]。

7. 对中枢神经系统作用　适量的苏木水，对小鼠、家兔及豚鼠均能引起催眠作用，大剂量时尚能引起麻醉作用，甚至死亡。苏木有一定镇痛作用，该作用与其催眠作用有关。苏木水能对抗马钱子碱与可卡因的中枢神经兴奋作用，但不能对抗吗啡的兴奋性[27]。

8. 酶抑制作用　苏木有抑制醛糖还原酶的作用，其所含山苏查耳酮对该酶的半数抑制浓度为 1.2×10^{-6}mol/L[28]。

9. 毒理　小鼠腹腔注射苏木煎剂的半数致死量为18.9g/kg[7]。

【临床研究】

1. 急性软组织损伤　治疗组用苏木合剂（苏木、芒硝、连翘各30g，大黄、艾叶各15g，当归、红花、川芎、荆芥、防风、桂枝、乌药各10g），以适量的药液涂擦患处。每日3次。对照组用红花油，用法用量同苏木合剂。单盲法给药，总疗程为2周，病人在用药期间，每3天复查1次。结果：两组病人均于治疗7天后（含疗程不足7天而愈者）按急性软组织损伤的疗效判断标准评定，治疗组214例，痊愈183例，显效18例，有效12例，无效1例，总有效率为99.53%；对照组104例，痊愈82例，显效7例，有效7例，无效8例，总有效率为92.31%，经统计学处理，两组疗效有显著性差异（$P<0.05$），治疗组疗效优于对照组[29]。

2. 跌打损伤及扭伤　苏木180g，跌打属于内伤者，将苏木切片分3次炖服，每日服1次。一般扭伤，可将苏木研成粉剂，调白酒敷于患处。结果：治疗126例，有效率为94.4%[30]。

【性味归经】味甘、咸、微辛，性平。归心、肝、大肠经。

【功效主治】活血祛瘀，消肿定痛。主治妇人血滞经闭、痛经，产后瘀阻疼痛，痈肿，跌打损伤。

【用法用量】内服：煎汤，3~9g；或研末。外用适量，研末撒。

【使用注意】血虚无瘀滞者、月经过多者及孕妇禁服。

【经验方】

1. 跌打伤损　苏木（捶令烂，研）二两。用酒二升，煎取一升。分三服，空心、午时、夜卧各一服。（《圣济总录》苏木酒）

2. 指断，亦治其余皮肤刀伤　苏木，为细末，敷断指，外用蚕茧包缚完固。（《摄生众妙方》接指方）

3. 风湿性关节炎　用苏木树干30g。水煎服。（《广西本草选编》）

4. 血风口噤，不能言语　用苏方木五钱（捣细），防风、玉竹各三钱，当归、川芎、秦艽各一钱五分。水煎服。（《本草汇言》）

5. 妇人月水不通，烦热疼痛　苏枋木二两（锉），硇砂半两（研），川大黄（末）一两。上药，先以水三大盏，煎苏木至一盏半。去滓，入硇砂、大黄末，同熬成膏。每日空心，以温酒调下半大匙。（《太平圣惠方》苏枋木煎）

6. 产后血晕　苏木三两锉碎，水五盏，煎二盅，入少酒，分作二服。（《卫生易简方》）

7. 宫颈癌（气滞血瘀）　苏木10g，斑庄根30g，小红参30g，香附15g，马鞭草15g。水煎服。（《云南抗癌中草药》）

【参考文献】

[1] 国家中医药管理局《中华本草》编委会．中华本草．上海：上海科学技术出版社，1999：1016.

[2] 徐慧，周志华，杨峻山．苏木化学成分的研究．中国中药杂志，1994，19（8）：485.

[3] 舒诗会，韩景兰，杜冠华，等．苏木心材中一个新黄酮类化合物．中国中药杂志，2008，33（8）：903.

[4] 赵焕新，白虹，李巍，等．苏木化学成分的研究．食品与药品，2010，12（5）：176.

[5] 徐建国，郭素堂，乔丽娟，等．苏木提取液抑制肿瘤作用的研究．肿瘤研究与临床，1989，（3）：15.

[6] 马俊英，徐建国，任连生，等．苏木等15种中草药水提液体外对HL-60、Yac-1、K562、L929的细胞毒作用．天津医药，1990，18（1）：41.

[7] 任连生，徐建国，马俊英，等．苏木抗癌作用的研究．中国中药杂志，1990，15（5）：306.

[8] 徐建国，马俊英，任连生，等．苏木煎液抗小鼠白血病作用的研究．中国中药杂志，1991，16（5）：306.

[9] 渡边泰雄．国外医学·中医中药分册，1993，15（1）：39.

[10] 文锦华．癌变·畸变·突变，1993，5（1）：33.

[11] 任连生．苏木水提物抗癌机制的研究．山西医药杂志，2002，29（13）：201.

[12] 王三龙，蔡兵，崔承彬，等．中药苏木提取物诱导K562细胞凋亡的研究．癌症，2001，20（12）：1376.

[13] 徐建国，郭素堂，乔丽娟．苏木提取液抑制肿瘤作用的研究．肿瘤研究与临床，2006，18（11）：726.

[14] 翁维良．中西医结合杂志，1984，4（9）：555.

[15] 李连达，刘建勋，尚晓泓，等．二十种活血化瘀中药对麻醉犬心脏血流动力学的影响．上海中医药杂志，1984，（2）：47.

[16] 徐理纳，曹立德，尹钟诛，等．22种活血化瘀药对狗外周血流量的作用．新医药学杂志，1976，（5）：230.

[17] 郑虎占，董泽宏，佘靖，等．中药现代研究与应用．北京：学苑出版社，1999：2261.

[18] 杨锋，戴关海．苏木对体外人淋巴细胞增殖的抑制作用．上海免疫学杂志，1997，17（4）：212.

[19] 赖成虹，李作孝，赵振宇，等．苏木醇提取物治疗实验性重症肌无力小鼠的临床疗效及对其T淋巴细胞功能的影响．中国全科医学，2005，22：33.

[20] 侯静波，于波，吕航，等．苏木水提物抗心脏移植急性排斥反应的实验研究．中国急救医学，2002，22（3）：125.

[21] 崔丽丽，于波．苏木醇提取物对心脏移植急性排斥反应的抑制作用及机制．浙江临床医学，2006，8（11）：1126.

[22] 1957年微生物学中级师资进修班科研组．南京第一医学院学报，1959，4（1）：23.

[23] 翁维良，王怡，马惠敏，等．20种活血药对血液黏滞性作用的比较观察．中医杂志，1984，（2）：149.

[24] 中国医学科学院药物研究所．新医药学杂志，1976，（2）：81.

[25] Fuke, C.Phytochemistry, 1985，24（10）：2403.

[26] Shrishailappa B,Sudheer M, Rammanoharsingh RS, et al. Antioxidantactivity of Caesalpinia sappan heartwood. BiolPharm Bull, 2003, 26（11）：1534.

[27] 徐佐夏．中华医学杂志，1956，42（6）：568.

[28] 山口琢见．国外医学·中医中药分册，1991，13（2）：122.

[29] 李现林，郭会卿，康国喜，等．苏木合剂治疗急性软组织损伤临床报告．河南中医药学刊，1996，11（3）：681.

[30] 罗家行．苏木治疗跌打损伤及扭伤126例．福建中医药，1960，（6）：15.

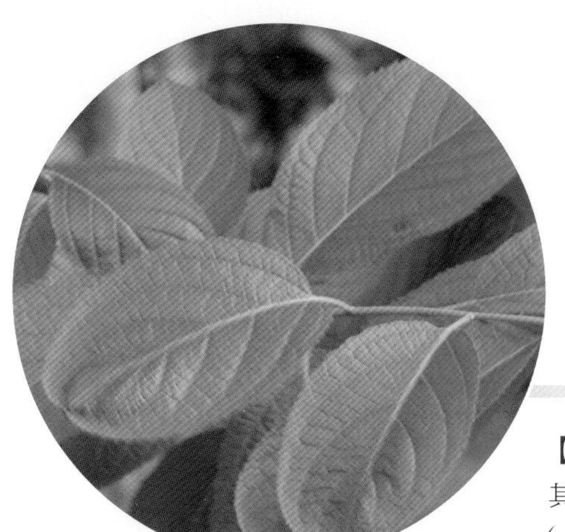

Du zhong 杜 仲

Eucommiae Cortex
[英]Eucommia Bark

【别名】思仙、石思仙、扯丝皮、丝连皮、玉丝皮。

【来源】为杜仲科植物杜仲 *Eucommia ulmoides* Oliv. 的树皮。

【植物形态】多年生落叶乔木。树皮灰褐色，粗糙，折断拉开有多数细丝。幼枝有黄褐色毛，后变无毛，老枝有皮孔。单叶互生；叶柄上面有槽，被散生长毛；叶片椭圆形、卵形或长圆形，长 6~15cm，宽 3.5~6.5cm，先端渐尖，基部圆形或阔楔形，边缘有锯齿。花单性，雌雄异株，雄花无花被，花梗无毛；雄蕊无毛；雌花单生，子房 1 室，先端 2 裂，子房柄极短。翅果扁平，长椭圆形，先端 2 裂，基部楔形，周围具薄翅；坚果位于中央，与果柄相接处有关节。

【分布】广西全区均有栽培。

【采集加工】选粗大树干，根据所需长短，从树皮周围锯开，再用大钩刀划成纵线将树皮剥下。以内皮相对层叠放在已垫好稻草的平地上，周围上下均用稻草盖好，压紧，不宜有缝，使之发汗。经 6~7 天，见内皮黑绿色或黑褐色时取出晒干。再将表面粗皮刮去即可。

【药材性状】树皮呈扁平的板块状、卷筒状，或两边稍向内卷的块片，大小不一。外表面淡灰棕色或灰褐色，平坦或粗糙，有明显的纵皱纹或不规则的纵裂槽纹，未刮去粗皮者有斜方形、横裂皮孔，有时并可见淡灰色地衣斑。内表面暗紫褐色或红褐色，光滑。质脆，易折断，折断面粗糙，有细密银白色并富弹性的橡胶丝相连。气微，味稍苦，嚼之有胶状残余物。

【品质评价】以皮厚而大、粗皮刮净、内表面色暗紫、断面银白色橡胶丝多者为佳。

【化学成分】本品树皮含多种木脂素及其苷类成分：右旋丁香树脂酚葡萄糖苷（syringaresinol-*O*-*β*-D-glucopyranoside），右旋丁香树脂酚（syringaresinol），丁香丙三醇-*β*-丁香树脂酚醚 4″,4‴-双葡萄糖苷（syringylglycerol-*β*-syringaresinol ether 4″,4‴-di-*O*-*β*-D-glucopyranoside），右旋松脂酚（pinoresinol），右旋松脂酚双葡萄糖苷（pinoresinol-di-*O*-*β*-D-glucopyranoside），右旋表松脂酚（*epi*-pinoresinol），右旋松脂酚葡萄糖苷（pinoresinol-*O*-*β*-D-glucopyranoside），右旋 1-羟基松脂酚（1-hydroxypinoresinol），右旋 1-羟基松脂酚-4′-葡萄糖苷（1-hydroxypinoresinol-4′-*O*-*β*-D-glucopyranoside），右旋 1-羟基松脂酚-4″-葡萄糖苷（1-hydroxy pinoresinol-4″-*O*-*β*-D-glucopyranside），右旋 1-羟基松脂酚-4′,4″-双葡萄糖苷（1-hydroxypinoresinol-4′,4″-di-*O*-*β*-D-glucopyranoside），二氢

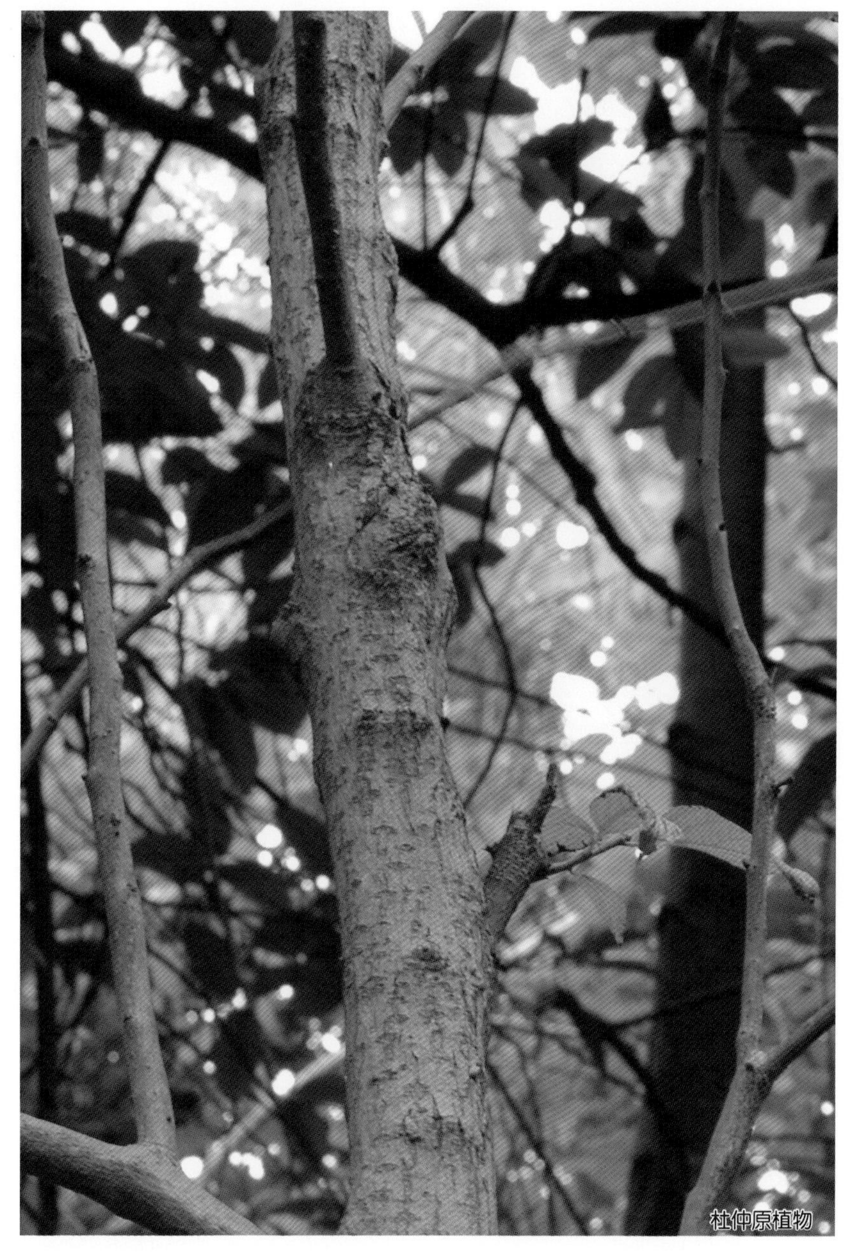
杜仲原植物

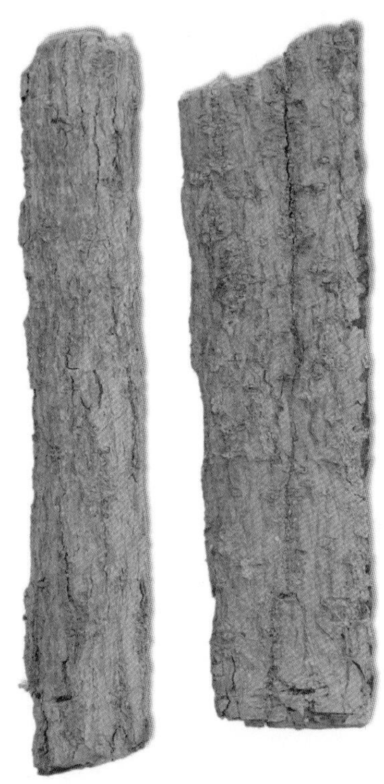
杜仲药材

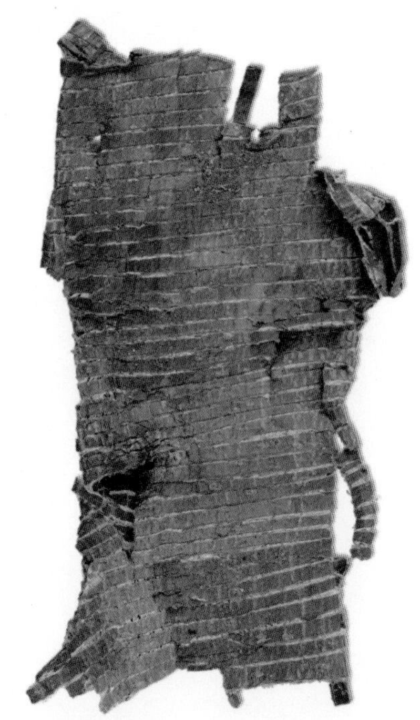
杜仲药材

去氢二松柏醇（dihydrodehydrodiconiferylalcohol），苏式二羟基去氢二松柏醇（threo-dihydroxydehydrodiconiferyl alcohol），赤式二羟基去氢二松柏醇（erythro-dihydroxy-dehyrodiconiferyl alcohol），去氢二松柏醇 -4,γ′- 二葡萄糖苷（dehydrodiconiferyl alcohol-4,γ′-di-*O*-*β*-D-glucopyranoside），左旋橄榄树脂素 -4″- 葡萄糖苷（olivil-4″-*O*-*β*-D-glucopyranoside），左旋橄榄树脂素（olivil），左旋橄榄树脂素 -4′- 葡萄糖苷（olivil-4′-*O*-*β*-D-glucopyranoside），左旋橄榄树脂素 -4′,4″- 双葡萄糖苷（olivil-4′,4″-di-*O*-*β*-D-glucopyranoside），右旋环橄榄树脂素（cycloolivil），右旋杜仲树脂酚（medioresinol），杜仲素 A（eucommin A），右旋杜仲树脂酚双葡萄糖苷（medioresinol-di-*O*-*β*-D-glucopyranoside），耳草脂醇 C-4″,4″- 双葡萄糖苷（hedyotol C-4″,4″-di-*O*-*β*-D-glucopyranoside），鹅掌楸苷（liriodendrin），柑属苷 B（citrusin B）。还含多种环烯醚萜类成分：桃叶珊瑚苷（aucubin），杜仲苷（ulmoside），都桷子苷酸（geniposidic acid），都桷子素（genipin），都桷子苷（geniposide），筋骨草苷（ajugoside），哈帕苷乙酸酯（harpagide acetate），匍匐筋骨草苷（reptoside），杜仲醇（eucommiol），杜仲醇苷Ⅰ（eucommioside Ⅰ）等。又含酚性成分：消旋的苏式 1-（4- 愈创木酚基）甘油（threo-guaiacyl glycerol），消旋的赤式 1-（4- 愈创木酚基）甘油（erythro-guaiacyl glycerol），赤式 1-（4- 愈创木酚基）甘油 -*β*- 松柏醛醚（erythro-guaiacyl glycerol-*β*-coniferyl aldehydeether），苏式 1-（4- 愈创木酚基）甘油 -*β*- 松柏醛醚（threo-guaiacylglycerol-*β*-coniferylaldehyde ether），绿原酸甲酯（methyl chlorogenate），咖啡酸（caffeic acid），绿原酸（chlorogenic acid），香草酸（vanillic acid）。三萜成分：*β*- 谷甾醇（*β*-sitosterol），白桦脂醇（betulin），白桦脂酸（betulic acid），熊果酸（ursolic acid），胡萝卜苷（daucosterol），以及包括苯丙氨酸（phenylalanine）、赖氨酸（lysine）、色氨酸（tryptophan）、蛋氨酸（methionine）、苏氨酸（threonine）、缬氨酸（valine）、亮氨酸（leucine）、异亮氨酸（*iso*-leucine）、谷氨酸（glutamic acid）、胱氨酸（cystine）、组氨酸（histidine）在内的多种游离氨基酸和锗、硒等微量元素。另含杜仲烯醇（ulmoprenol），山柰酚（kaempferol），酒石酸（tartaric acid），半乳糖醇（galactitol），正三十烷醇（*n*-triacontanol），正二十九烷（*n*-nonacosane）。树皮还含杜仲胶，其结构与马来乳胶即固塔波橡胶（guttapercha）相同，为反式异戊二烯聚合物[1]。

杜仲还含表儿茶素（*epi*-catechin），儿茶素（catechin），正二十八烷酸（octacosanoic acid），二十四烷酸甘油酯（tetracosanoic-2,3-dihydroxypropyl ester），芦丁（rutin），绿原酸（chlorogenic acid），咖啡酸（caffeic acid）等成分[2]。

【药理作用】

1. 影响骨髓　大鼠灌胃杜仲 0.26g /kg 4 天，对大鼠骨髓基质干细胞体外增殖均有不同程度的促进作用[3]。

2. 调节血压　杜仲对血压具有双向调节作用[4]，大鼠连续 14 天灌胃给予木脂素 150mg/kg、300mg/kg，可使自发性高血压大鼠血压缓慢下降，木脂素体外的最小有毒剂量为 1mg/ml。杜仲木脂素约 20min 后对血管环产生舒张作用，持续下降的时间很长。木脂素能呈剂量依赖性地舒张胸主动脉血管环及肠系膜动脉，但对肠系膜动脉的舒张作用与内皮完整性无关。说明杜仲木脂素能有效降低血压且其降压作用可能与升高一氧化氮和抑制肾素 - 血管紧张素系统及舒张血管有关[5]。杜仲能不同程度抑制去甲肾上腺素诱

导的细胞外 Ca^{2+} 内流产生的血管平滑肌的收缩。对血管平滑肌细胞钙通道具有阻滞作用，这可能与其扩张血管、降血压作用机制有关[6]。杜仲煎剂给麻醉大鼠静脉注射，煎剂或醇提物给麻醉猫静脉注射均可引起快速而持久的降压作用，煎剂优于醇提物，炒杜仲优于生杜仲[7,8]。动物原来血压水平较高时，给药后降压程度也较大，短期内重复给药产生快速耐受现象[9]。灌胃给药降压作用较差，肾性高血压犬灌服杜仲煎剂 4 周后，其收缩压只降低 4%~10%[10]。杜仲主要降压成分为右旋松脂酚双葡萄糖苷，对自发性高血压大鼠静注 30mg/kg 即可降低血压[11]。阿托品化及切断双侧迷走神经皆不影响杜仲降压效果，说明其降压机制与副交感神经系统无关[8]。

3. 抗人类免疫缺陷病毒（HIV） 杜仲乙酸乙酯萃取部位能够有效抑制 HIV-1 跨膜蛋白六股螺旋束的形成，并呈一定的浓度依赖关系，杜仲的抑制活性可能具有特异性[12]。

4. 抗胰岛素 杜仲 1.5g/ml、3.0g/ml 能提高小鼠对胰岛素的敏感性，较好地干预胰岛素抵抗，且 3.0g/ml 杜仲煎液的胰岛素增敏效应有可能优于罗格列酮[13]。

5. 对免疫功能影响 杜仲水煎剂醇提物能抑制 2,4- 二硝基氯苯所致小鼠迟发型超敏反应，拮抗大剂量氢化可的松所致的 T 细胞降低，使肉瘤 S180 小鼠外周血中 T 细胞百分比上升，腹腔巨噬细胞吞噬功能增强，杜仲皮、叶、枝、再生皮的作用相似[14]。杜仲皮、叶、枝、再生皮水煎醇提液对小鼠血中炭末廓清率和腹腔巨噬细胞吞噬鸡红细胞均有增强作用，并对氢化可的松引起的细胞吞噬功能下降有抑制作用[15]。上述各种制剂对正常及被环磷酰胺抑制的小鼠血清溶血素形成以及花粉所致小鼠速发型超敏反应均无影响[16]。

6. 对垂体 – 肾上腺皮质系统功能影响 杜仲水煎剂醇提液给大鼠灌胃 6g（生药）/kg，连续 16 天，可使大鼠外周血中嗜酸性粒细胞及淋巴细胞减少、肝糖原增加、血糖升高、胸腺萎缩、血浆中皮质醇含量增加。表明杜仲具有兴奋垂体 - 肾上腺皮质系统的作用，杜仲叶、枝和再生皮作用相似[17]。

7. 对子宫作用 杜仲煎剂高浓度能对抗垂体后叶素和乙酰胆碱引起的妊娠小鼠离体子宫的兴奋作用[18]；杜仲皮的水煎剂或醇提液对正常或妊娠大鼠离体子宫有抑制作用，并能对抗乙酰胆碱对子宫的兴奋[7]。炭和砂烫杜仲煎剂对大鼠离体子宫也有抑制作用，并能对抗垂体后叶素的兴奋[19]。杜仲煎剂对兔离体子宫也能抑制垂体后叶素的兴奋，但对猫离体子宫则有较弱的兴奋作用[8]。

8. 利尿 生杜仲、炒杜仲煎剂或醇提液静注对麻醉犬均有利尿作用，即使在降压作用已发生急速耐受现象的犬仍表现有利尿作用[9]。大鼠灌服杜仲煎剂或醇提取液也有利尿作用[8]。

9. 镇痛等作用 小鼠腹腔注射杜仲水煎醇提液 20g/kg 或灌胃 60g/kg，均可减少其自发活动[20]。小鼠腹腔注射杜仲煎剂或醇提液对热致痛有镇痛作用[8,14]。杜仲皮的醇提液灌服可抑制大鼠蛋清性足肿[7]，采用氢化可的松造成小鼠“类阳虚”模型，生杜仲或盐杜仲煎剂灌服使低下的红细胞超氧化物歧化酶活力升高，肾上腺重量增加，但脾重量不增加[21]。小鼠灌服杜仲水煎醇提取液使血浆环磷酸腺苷和环磷酸鸟苷升高，杜仲叶、枝和再生皮的作用相似[22]。

10. 毒理 小鼠灌服生杜仲或盐杜仲煎剂 120g/kg，观察 7 天，无死亡[22]。小鼠腹腔注射杜仲煎剂半数致死量为 17.30g/kg。大鼠灌服杜仲皮煎剂或醇提液 3.5g/kg，21 天，体重、血常规、肝功能和肝肾切片镜检未发现任何异常[7]。大鼠每天腹腔注射 35% 杜仲煎剂 1ml/ 只，共 31 天；豚鼠腹腔注射上述煎剂 2ml/ 只，共 31 天；兔每天灌服上述煎剂 10ml/ 只，共 28 天；犬腹腔注射上述煎剂 10ml/ 只，共 42 天，均仅见肾小管上皮细胞轻度水肿、变性，肝、脾、心均未发现异常。犬灌胃 100% 煎剂，每日 20g/kg，共 14 天，除有安静表现外无异常，但有 1 只犬发生贪睡，运动迟钝、呕血死亡[10]。

【临床研究】

1. 脑梗死 治疗组在常规治疗的基础上，给予强力天麻杜仲胶囊 4~6 粒口服，每日 3 次，共 28 天。对照组也在常规治疗的基础上，给予复方丹参注射液滴注，用药疗程为 28 天。结果：治疗组 42 例，基本痊愈 8 例，显著进步 20 例，进步 9 例，无变化 5 例，显效率为 66.67%，有效率为 90.00%；对照组 30 例，基本痊愈 4 例，显著进步 8 例，进步 13 例，无变化 5 例，显效率为 40.00%，有效率为 83.33%。治疗组的显效率和有效率均明显高于对照组（$P<0.05$）[23]。

2. 高血压 治疗组用天麻杜仲汤（杜仲、枸杞子、牛膝等药），每日 1 剂，10 天为 1 个疗程。每日测血压 1 次，服药 2 个疗程后观察结果。结果：治疗 90 例，显效 39 例，占 43.3%，有效 47 例，占 52.2%，无效 4 例，占 4.5%，总有效率 95.5%[24]。

3. 短暂性脑缺血发作 杜仲 15g，川芎 15g，红花 10g，水煎服，每日 2 次口服，服药 2 个月，每 1~2 个月随访一次，记录短暂性脑缺血发作情况，随访 12~26 个月。结果：治疗 28 例，显效 18 例，好转 7 例，无效 3 例，总有效率 89%[25]。

4. 慢性粒细胞性白血病 地黄杜仲汤（生地、熟地、杜仲等药），每日 1 剂，1 个月为 1 个疗程，治疗时间一般为 3~10 个疗程。结果：治疗 80 例，完全缓解 40 例，部分缓解 29 例，无效 7 例，总有效率 91.25%[26]。

【性味归经】味甘、微辛，性温。归肝、肾经。

【功效主治】补肝肾，强筋骨，安胎。主治腰膝酸痛，阳痿，尿频，风湿痹痛，胎动不安，习惯性流产。

【用法用量】内服：煎汤，6~15g；或浸酒；或入丸、散。

【使用注意】阴虚火旺者慎服。

【经验方】

1. 体虚多汗，夜卧尤甚　杜仲（去粗皮，炙，锉）二两，黄芪（锉）、牡蛎（煅赤）各三两，麻黄根五钱。上四味，捣罗为细散。每服二钱匕，煎败扇汤调下，食后服，日二。（《圣济总录》杜仲散）

2. 肾虚腰痛　杜仲（姜汁炒）十六两，胡桃肉二十个，补骨脂（酒浸炒）八两，大蒜（熬膏）四两。为细末，蒜膏为丸。每服三十丸，空腹温酒送下，妇人淡醋汤送下。（《太平惠民和剂局方》青娥丸）

3. 小便余沥，阴下湿痒　川杜仲四两，小茴香二两（俱盐、酒浸炒），车前子一两五钱，山茱萸肉三两（俱炒）。共为末，炼蜜丸，梧桐子大。每早服五钱，白汤下。（《本草汇言》）

4. 高血压病　①生杜仲 12g，桑寄生 15g，生牡蛎 18g，白菊花 9g，枸杞子 9g。水煎服。（《山东中草药手册》）②杜仲、黄芩、夏枯草各 15g。水煎服。（《陕西中草药》）

5. 中风筋脉挛急　杜仲（去粗皮，炙，锉）一两半，芎䓖一两，附子（炮裂，去皮、脐）半两。上三味，锉如麻豆，每服五钱匕，水二盏，入生姜一枣大，拍碎，煎至一盏，去滓。空心温服，汗出慎外风。（《圣济总录》）

6. 霍乱转筋　杜仲（去皮，锉，炒）一两一分，桂枝（去粗皮）一两，甘草（炙，锉）一分。上三味，粗捣筛。每服三钱匕，生姜三片，水一盏，煎至六分，去滓温服。（《圣济总录》）

7. 妊娠三两月，胎动不安　杜仲（去皮，锉，姜汁浸炒去丝）、川续断（酒浸）各一两。上为细末，枣肉煮烂，杵和为丸如梧桐子大。每服七十丸，空心米饮下，日三服。（《普济方》杜仲丸）

8. 频惯堕胎或三四月即堕者　杜仲八两（糯米煎汤，浸透，炒去丝），续断二两（酒浸，焙干）。为末，以山药五六两为末，作糊丸，梧子大。每服五十丸，空心米饮下。（《简便单方》）

【参考文献】

[1] 国家中医药管理局《中华本草》编委会．中华本草．上海：上海科学技术出版社，1999：1005.

[2] 孙燕荣，董俊兴，吴曙光．杜仲化学成分研究．中药材，2004，27（5）：341.

[3] 范海蛟．补肾中药对大鼠骨髓基质干细胞增殖和分化的影响．广州：广州中医药大学博士论文，2008.

[4] 王俊丽．杜仲的研究与应用．中草药，1993，24（12）：655.

[5] 罗丽芳，王杉博，吴卫华．杜仲木脂素抗高血压作用机制研究．医药导报，2007，26（S）：69.

[6] 苏金平，刘干中，彭继道．五种中草药对钙通道阻滞作用的初步研究．中药药理与临床，2006，22（6）：45.

[7] 范维衡．药学通报，1979，14（9）：404.

[8] 许文福．福建中医药，1959，4（4）：168.

[9] 王筠默．新中医药，1955，7（1）：37.

[10] 金国章．生理学报，1956，20（4）：247.

[11] Cherles S. J Am Chem Sac，1976，98（17）：5412.

[12] 吕琳，孙燕荣，徐伟，杜仲提取物抗 HIV 活性成分的分离鉴定．中药材.2008，31（6）：847.

[13] 吴迪炯，周鸿，钱晓玲．杜仲对小鼠胰岛素抵抗干预作用的研究．中西医结合，2008，37（3）：110.

[14] 徐诗伦．中草药，1985，15（9）：399.

[15] 徐诗伦．中草药，1983，14（8）：353.

[16] 徐诗伦．中药通报，1985，11（3）：182.

[17] 徐诗伦．中草药，1982，13（6）：264.

[18] 王勤．中国中药杂志，1989，14（11）：661.

[19] 李巨宝．中药材，1986，（6）：33.

[20] 徐诗伦．贵州药讯，1982，（4）：15.

[21] 李献平．中成药研究，1988，（1）：15.

[22] 徐诗伦．中草药，1986，17（5）：204.

[23] 沈翔，王国栋，赵永波．强力天麻杜仲胶囊治疗脑梗死 42 例疗效观察．中成药，2006，28（11）：1602.

[24] 王永恭．自拟天麻杜仲汤治疗老年性高血压 90 例．实用中医内科杂志，2007，21（16）：49.

[25] 张方元．川芎、红花、杜仲治疗短暂性脑缺血发作 28 例．中外健康文摘，2008，5（8）：129.

[26] 史中州．地黄杜仲汤治疗慢性粒细胞性白血病 80 例．光明中医，2008，23（6）：792.

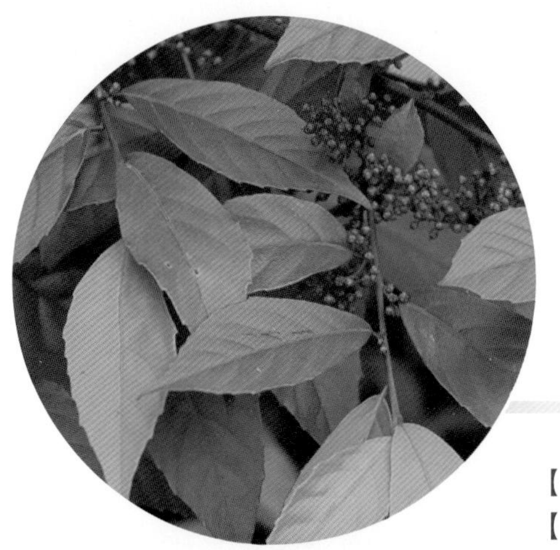

Du jing shan

杜茎山

Maesae Japanicae Ramulus et Folium

[英]Japanese Maesa Twig and Leaf

【别名】水麻叶、胡椒树、金砂根、白茅茶、白花茶、野胡椒、山桂花、水光钟。

【来源】为紫金牛科植物杜茎山 *Maesa japonica*（Thunb.）Moritzi. 的茎叶。

【植物形态】多年生灌木。直立，有时外倾或攀缘；小枝具细条纹，疏生皮孔。叶互生；叶片革质，有时较薄，椭圆形至披针状椭圆形，或倒卵形至长圆状倒卵形，一般长约 10cm，宽约 3cm，先端渐尖、急尖或钝，有时尾状渐尖，基部楔形、钝或圆形，几全缘或中部以上具疏锯齿，或除基部外均具疏细齿；背面中脉明显、隆起，侧脉 5~8 对，不甚明显，尾端直达齿尖。总状花序或圆锥花序，单 1 或 2~3 个腋生，长 1~3cm，仅近基部具少数分枝；苞片卵形，无毛或被极疏的微柔毛，小苞片广卵形或肾形，紧贴花萼基部，具疏细缘毛或腺点；花萼卵形至近半圆形，具明显的脉状腺条纹，裂片长为管的 1/3 或更短，卵形或肾形，边缘略具细齿；雄蕊着生于花冠中部略上，内藏；花丝与花药等长，花药卵形，背部具腺点；柱头分裂。果球形，肉质，具脉状腺条纹，宿存萼包果先端，常带宿存花柱。

【分布】广西全区均有分布。

【采集加工】夏、秋季采收，洗净，切段，晒干。

【药材性状】茎类圆柱形，长短不一，表面黄褐色，具细条纹及疏生的皮孔。叶片多破碎，完整者展平后呈椭圆形、椭圆状披针形、倒卵形或长圆状卵形，长 5~15cm，宽 2~5cm，先端尖或急尖，基部楔形或圆形，边缘中部以上有疏齿。气微，味苦。

【品质评价】以身干、叶多、色黄绿者为佳。

【化学成分】本品果实中含杜茎山醌（maesaquinone）[1]。

【性味归经】味苦，性寒。归肺、肝经。

【功效主治】祛风邪，解疫毒，消肿胀。主治热性传染病，身痛，烦躁，口渴，水肿，跌打肿痛，外伤出血。

【用法用量】内服：煎汤，15~30g。外用适量，煎水洗或捣敷。

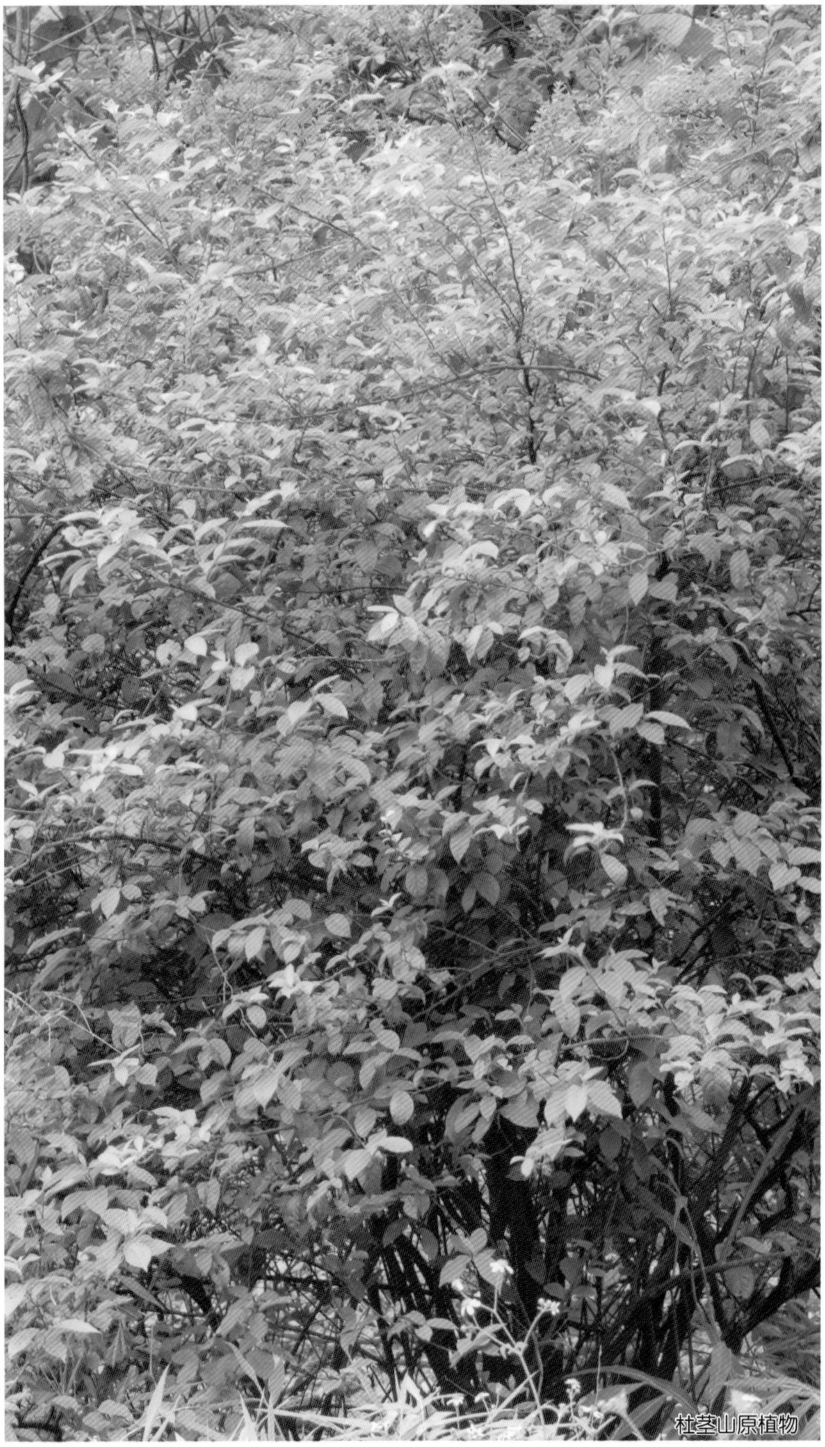

杜茎山原植物

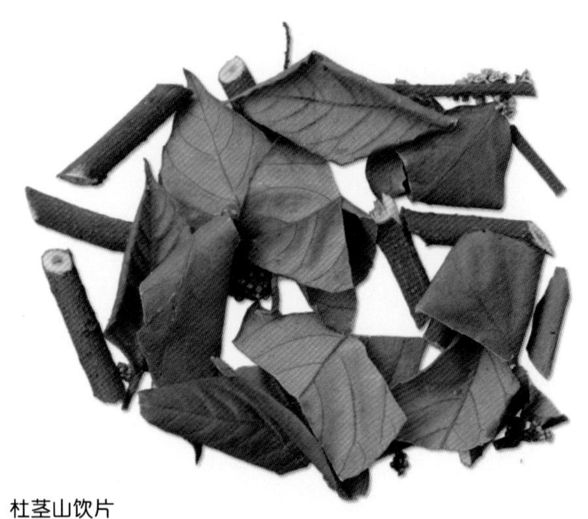
杜茎山饮片

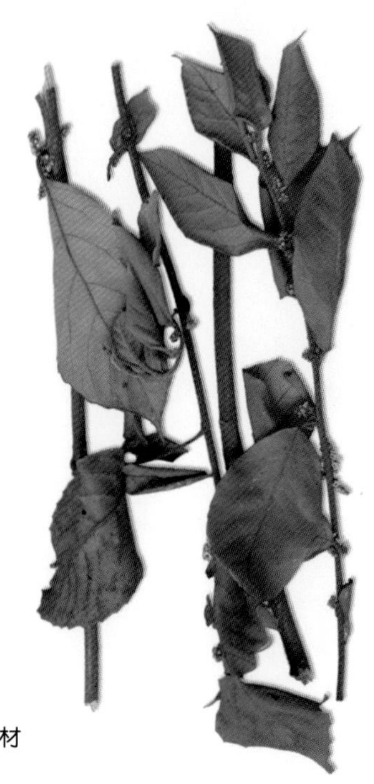
杜茎山药材

【经验方】

1. 黄肿，腹水　杜茎山根、地茄子根、野黄麦菜、灯笼草各 30g，水煎服，以绿壳鸭蛋为引。（江西《草药手册》）
2. 水肿　杜茎山根 30g，泡桐根 20g，通草 9g。水煎，取煎液加豆腐一块同煮服。（《湖南药物志》）

【参考文献】

[1] 国家中医药管理局《中华本草》编委会 . 中华本草 . 上海：上海科学技术出版社，1999：5338.

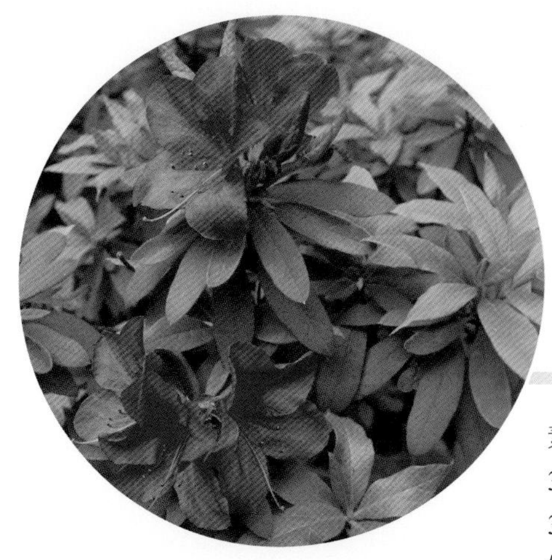

Du juan hua

杜鹃花

Rhododendri Simsii Flos
[英]Indian Azalea Flower

【别名】映山红、杜鹃、艳山红、山归来、艳山花、满山红、迎山红、红花杜鹃。

【来源】为杜鹃花科植物杜鹃花 *Rhododendron simsii* Planch. 的花。

【植物形态】多年生落叶或半常绿灌木。多分枝，幼枝密被红棕色或褐色扁平糙伏毛，老枝灰黄色，无毛，树皮纵裂。花芽卵形，背面中部被褐色糙伏毛，边缘有睫毛。叶二型；春叶纸质，较短，夏叶革质，较长，卵状椭圆形或长卵状披针形，长 3~6cm，宽 2~3cm，先端锐尖，具短尖头，基部楔形，全缘，表面疏被淡红棕色糙伏毛，背面密被棕褐色糙伏毛，脉上更多。花 2~6 朵，成伞形花序，簇生枝端；花萼 5 深裂，裂片卵形至披针形，外面密被糙伏毛和睫毛；花冠宽漏斗状，玫瑰色至淡红色，紫色，5 裂，裂片近倒卵形，上方 1 瓣及近侧 2 瓣里面有深红色斑点；雄蕊 10，稀 7~9，花丝中下部有微毛，花药紫色；子房卵圆形，5 室，密被扁平长糙毛，花柱细长。蒴果卵圆形，密被棕色糙毛，花萼宿存。

【分布】广西全区均有分布。

【采集加工】春季开花时采摘，除去叶片、杂质，晒干。

【药材性状】花梗、花萼均密被银色的糙状毛或睫毛，花萼 5 枚，花冠皱缩，暗紫色，5 裂，裂片近圆形；未见雄蕊，雌蕊子房卵圆形，5 室，长 3~6mm，密被扁长糙毛，花柱细长，柱头圆形，不开裂，质稍柔。气微，味微酸。

【品质评价】以身干、无杂质、无叶片色暗红者为佳。

【化学成分】本品含矢车菊素 -3- 阿拉伯糖苷（cyanidin-3-arabinoside），矢车菊素 -3- 葡萄糖苷（cyanidin-3-glucoside），矢车菊素 -3- 半乳糖苷（cyanidin-3-galactoside），矢车菊素 -3,5- 二葡萄糖苷（cyanidin-3,5-diglucoside），矢车菊素 -3- 半乳糖苷 -5- 葡萄糖苷（cyanidin-3-galactoside-5-glucoside），芍药花素 -3,5- 二葡萄糖苷（peonidin-3,5-diglucoside），锦葵花素 -3,5- 二葡萄糖苷（malvidin-3,5-diglucoside），槲皮素（quercetin），芸香苷（rutin），杜鹃黄苷（azalein），杜鹃黄素(azaleatin)，山柰酚(kaempferol)，5- 甲醚 -3- 半乳糖苷（5-methylether- 3-galactoside），杜鹃黄素 -3- 半乳糖苷（azaleatin 3-galactoside），杜鹃黄素 -3- 鼠李糖苷（azaleatin-3-rhamnoside），杨梅树皮素 -5- 甲醚 -3- 鼠李糖苷(myricetin-5-methylether- 3-rhamnoside)，杨梅树皮素 -5- 甲醚 -3- 半乳糖苷（myricetin-5-methylether- 3-galactoside），棉花皮素 -3- 半乳糖苷(gossypetin- 3-galactoside)，槲皮素 -3- 鼠李糖苷（quercetin-3-rhamnoside），槲皮素 -3- 半乳糖苷（quercetin-3-galactoside），槲皮素 -3- 阿拉伯糖苷(quercetin-3-arabinoside)[1]。

【药理作用】

对心血管系统作用　杜鹃花总黄酮对

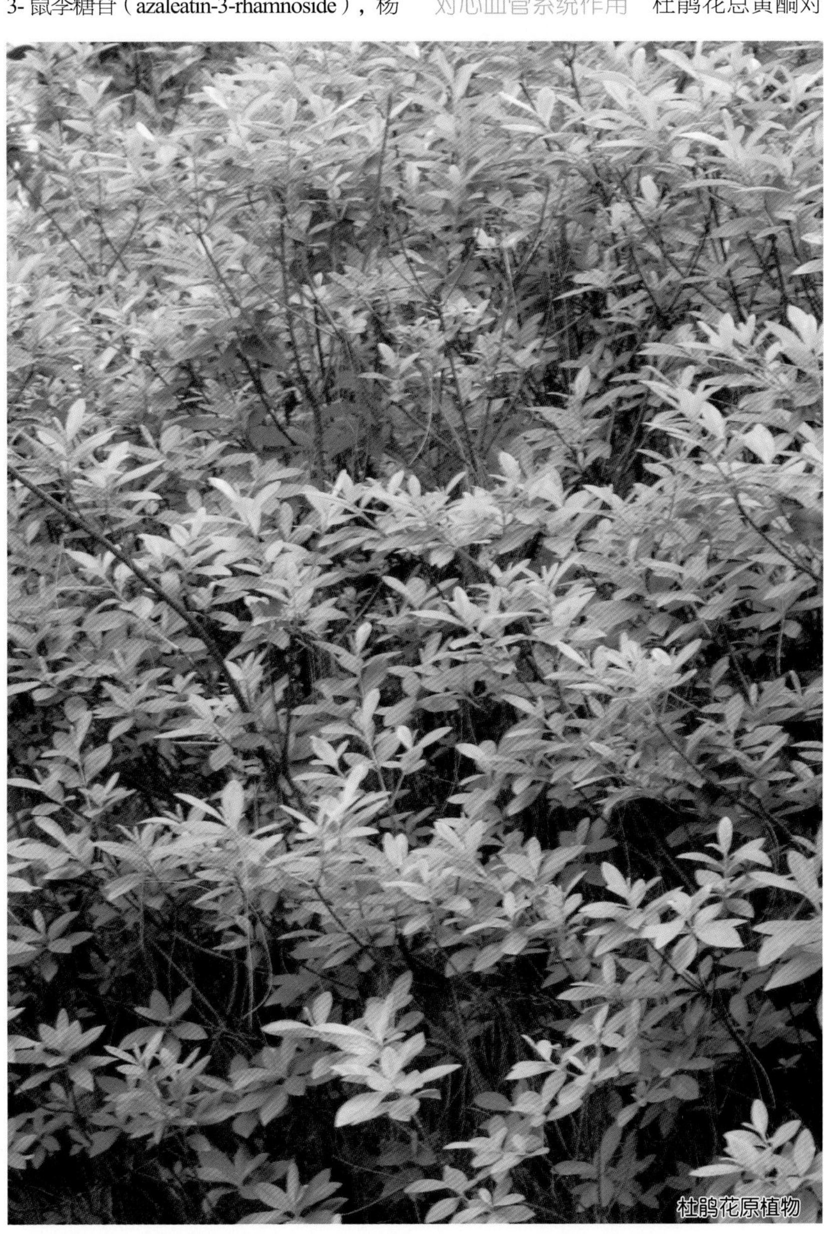
杜鹃花原植物

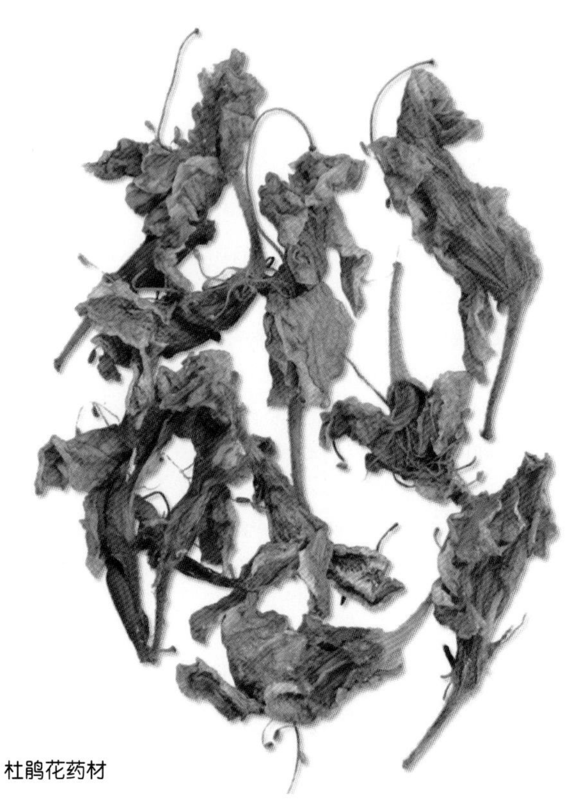
杜鹃花药材

离体豚鼠右心室乳头肌细胞生物电可能有阻滞钙通道、阻滞钾通道及延长心室肌细胞有效不应期的作用[2]。

【性味归经】味甘、酸，性平。归肝、心经。

【功效主治】和血，调经，止咳，祛风湿，解疮毒。主治吐血，衄血，崩漏，月经不调，咳嗽，风湿痹痛，痈疖疮毒。

【用法用量】内服：煎汤，9~15g。外用适量，捣敷。

【使用注意】孕妇忌服。

【经验方】

1. 癞痢头　杜鹃花 60g，油桐花 30g。焙干研末，桐油调搽。（《草药手册》）

2. 痈疖疮毒　杜鹃花 5~7 个，或嫩叶适量，嚼烂敷患处。禁忌鱼腥。（《草药手册》）

3. 鼻衄　映山红花（生品）15~30g，水煎服。（《贵州草药》）

4. 白带过多　映山红花15g，猪蹄1对。水炖，食肉喝汤。（《安徽中草药》）

附　杜鹃花根

味酸、甘，性温。归肝、大肠、心经。功效：和血止血，消肿止痛。主治：月经不调，吐血，衄血，便血，崩漏，痢疾，脘腹疼痛，风湿痹痛，跌打损伤。内服：煎汤，15~30g；或浸酒。外用适量，研末敷；或鲜根皮捣敷。孕妇忌服。

杜鹃花叶

味酸，性平。归心、肺经。功效：清热解毒，止血，化痰止咳。主治：痈肿疮毒，荨麻疹，外伤出血，支气管炎。内服：煎汤，10~15g。外用适量，鲜品捣敷；或煎水洗。孕妇忌服。

【参考文献】

[1] 国家中医药管理局《中华本草》编委会. 中华本草. 上海：上海科学技术出版社，1999：5277.

[2] 范一菲，孔德虎，陈志武，等. 杜鹃花总黄酮对豚鼠心室肌细胞生物电的影响. 中国药理学通报，2007，23（6）：773.

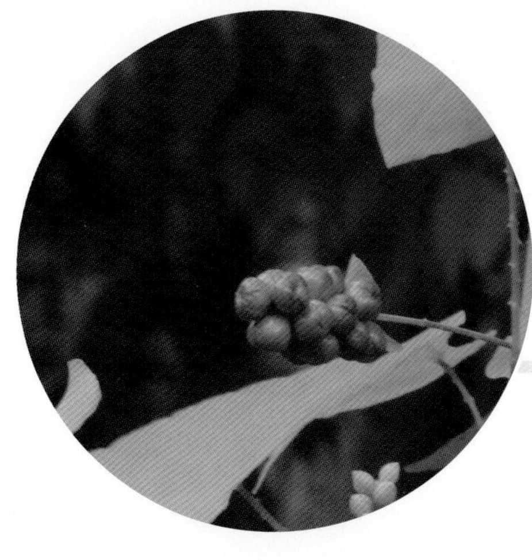

Gang ban gui

杠板归

Polygoni Perfoliati Herba

[英]Perfoliate Knotweed Herb

【别名】犁头刺藤、老虎利、蛇不过、蛇倒退、有刺粪箕笃、大蜢脚、蛇王藤。

【来源】为蓼科植物杠板归 *Polygonum perfoliatum* L. 的全草。

【植物形态】多年生蔓生草本。全株无毛；茎有棱，棱上有倒钩刺，叶互生；叶柄盾状着生，几与叶片等长；托叶鞘叶状，圆形或卵形，抱茎，叶片近三角形，长、宽均为 2~5cm，淡绿色，下面叶脉疏生钩刺，有时叶缘也散生钩刺。短穗状花序顶生或生于上部叶腋，两性花；花小，多数，具苞，苞片圆形，花被白色或淡红色，5 裂，裂片卵形，果时增大，肉质，变为蓝色；雄蕊 8；花柱 3 叉状，瘦果球形，暗褐色，有光泽。

【分布】广西主要分布于隆安、马山、天峨、昭平、北流、博白等地。

【采集加工】秋、冬季采收，洗净，切段晒干。

【药材性状】茎细长，略呈方柱形，直径 1~5mm；表面红棕色、棕黄色或黄绿色，生有倒生钩状刺；节略膨大，具托叶鞘脱落后的环状痕，节间长 0.6~6cm；质脆，易折断，断面黄白色，有髓部或中空。叶互生；叶片多皱缩或破碎，完整者展平后近等边三角形，淡棕色或灰绿色，叶缘、叶背主脉及叶柄疏生倒钩状刺。短穗状花序顶生，或生于上部叶腋，苞片圆形，花小，多萎缩或脱落。气微，味微酸。

【品质评价】以叶多、色绿者为佳。

【化学成分】本品含山柰酚（kaempferol），咖啡酸甲酯（caffeic acid methylester），槲皮素（quercetin），咖啡酸（caffeic acid），原儿茶酸（protocatechuic acid），对香豆酸（*p*-coumaric acid），阿魏酸（ferulic acid），香草酸（vanillic acid），熊果酸（ursolic acid），白桦脂酸（betulic acid），白桦脂醇（betulin），甾醇（sterol），脂肪酸酯（fatty acid ester），植物甾醇-β-D-葡萄糖苷（phytosteryl-β-D-glucoside），3,3′,4,4′-四甲基并没食子酸（3,3′,4,4′-tetramethylellagic acid），3,3′-二甲基并没食子酸（3,3′-dimethylellagic acid），内消旋酒石酸二甲酯（di-methyl mesotartrate），长链脂肪酸酯[1]，软木三萜酮（friedelin），正十五烷酸（pentadecanoic acid），β-谷甾醇（β-sitosterol），萹蓄苷（avicularin），豆甾-4-烯-3-酮（stigmast-4-en-3-one），胡萝卜苷（daucosterol），正丁基-β-D-呋喃果糖苷（*n*-butyl-β-D-fructofuranoside），槲皮素-3-*O*-β-D-葡萄糖醛酸（quercetin-3-*O*-β-D-glucuronide），槲皮素-3-*O*-β-D-葡萄糖醛酸甲酯（quercetin-3-*O*-

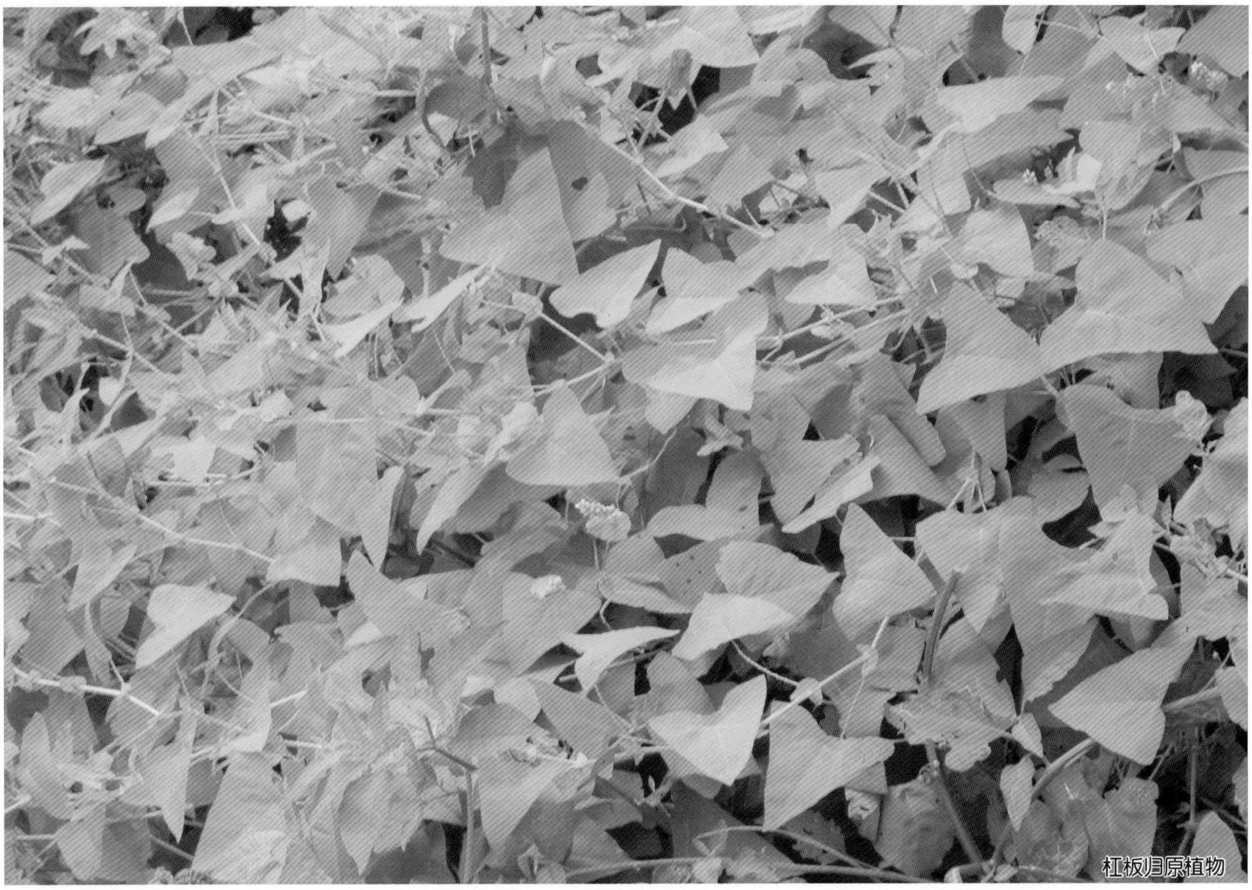

杠板归原植物

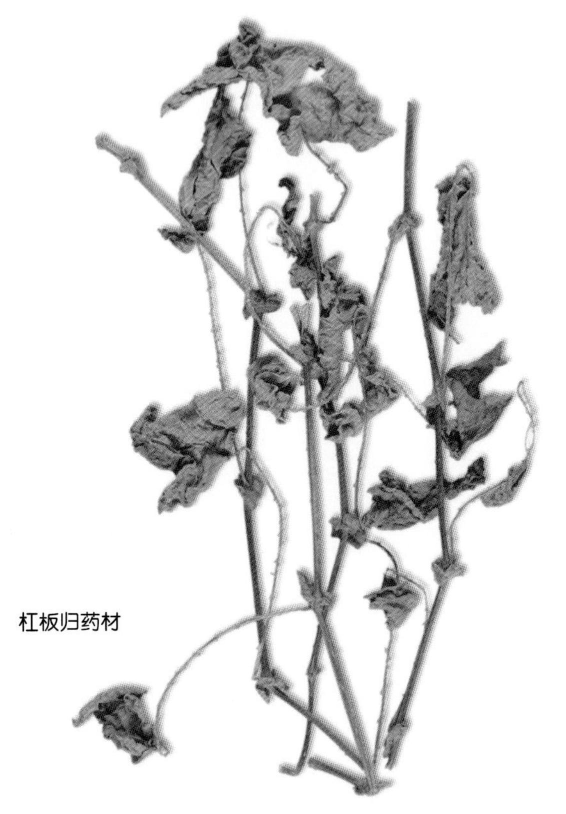
杠板归药材

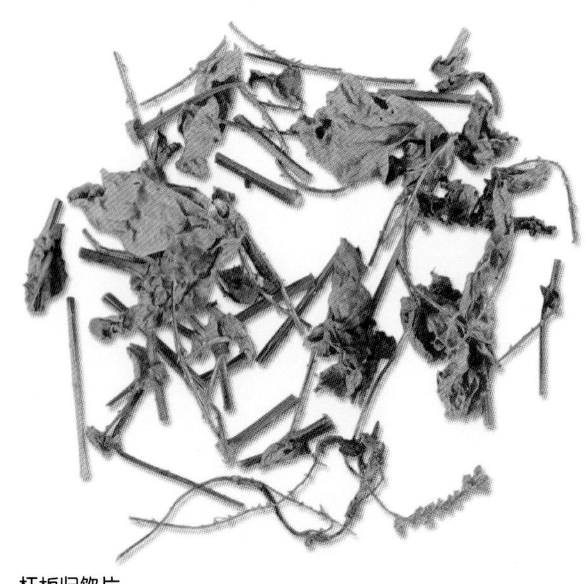
杠板归饮片

β-D-glucuronide-methylester），槲皮素-3-*O*-β-D-葡萄糖醛酸正丁酯（quercetin-3-*O*-β-D-glucuronide- butylester），山柰酚-3-*O*-芸香糖苷（kaempferol-3-*O*-rutinoside），芦丁（rutin），果糖（fructose）[2, 3]，靛苷（indican），鞣质（tannin）[1]，反式-对羟基肉桂酸甲酯（*trans*-methyl 4-hydroxycinnamate），槲皮素-3-*O*-β-D-葡萄糖苷（quercetin-3-*O*-β-D-glucoside），大黄素（emodin），大黄素甲醚（physcion），芦荟大黄素（aloe-emodin）[4]。

【药理作用】

1. 抗菌　本品煎剂对志贺菌、斯氏痢疾杆菌、福氏痢疾杆菌和宋内痢疾杆菌的抗菌效价分别为 1∶512，1∶128，1∶64，1∶15[5]。此外，本品煎剂对金黄色葡萄球菌、乙型链球菌、炭疽杆菌、白喉杆菌、枯草杆菌、伤寒杆菌、铜绿假单胞菌及流感嗜血杆菌等也有较强抗菌作用[6~9]。其乙酸乙酯部位对金黄色葡萄球菌、大肠杆菌、粪链球菌、铜绿假单胞菌有抑菌作用，对白色念珠菌有一定的抑菌作用[10]。杠板归水提液对金黄色葡萄球菌、巴氏杆菌、链球菌、沙门菌、大肠埃希菌等兽医临床常见病原微生物都有较强的抗菌作用，抑菌圈直径分别为（21.86±0.83）mm、（13.28±0.46）mm、（18.46±0.73）mm、（15.67±0.31）mm 和（17.69±0.56）mm；杠板归水提取液对金黄色葡萄球菌、巴氏杆菌、链球菌、沙门菌、大肠埃希菌的最低抑菌浓度分别为 0.031g/ml、0.25g/ml、0.063g/ml、0.125g/ml、0.063g/ml，最低杀菌浓度分别为 0.031g/ml、0.5g/ml、0.063g/ml、0.25g/ml、0.125g/ml[11]。

2. 抗病毒　本品煎剂鸡胚外抗病毒试验，对亚洲甲型流感病毒和副流感Ⅰ型病毒的抗病毒效价分别为 1∶160 和 1∶64；鸡胚内试验则效果不明显[9]。

3. 降血压等作用　本品的 95% 乙醇提取物对肾性高血压大鼠有抗高血压作用，有效成分 3,3′-二甲基并没食子酸给予清醒的肾性高血压大鼠，对心收缩力和血压有影响[12]。鼠伤寒沙门菌回复突变实验（Ames 试验）发现本品水提取物有一定抗诱变作用，诱变抑制率在 10% 以上[13]。本品对实验动物肿瘤有抑制作用[14]，杠板归明胶纤维素有止血作用[8]。杠板归总提取部位具有抗炎活性，正丁醇部位有一定抗炎活性[10]。杠板归 10g/kg 对氨水致小鼠咳嗽有镇咳作用，20g/kg 对小鼠呼吸道内酚红的排泌有促进作用[15]。

附：杠板归根

1. 抗菌　体外实验表明，本品所含成分大黄素对金黄色葡萄球菌、铜绿假单胞菌、大肠杆菌、福氏痢疾杆菌、甲型链球菌、肺炎链球菌、流感杆菌、卡他球菌以及白喉杆菌、枯草杆菌、副伤寒杆菌等均有不同程度的抑菌作用，对须发癣菌、大小孢子菌等真菌有对抗作用，能杀灰钩端螺旋体[16]。

2. 抗肿瘤　本品所含成分大黄素对小鼠 B16 黑色素瘤有抑制作用，对小鼠乳腺癌和艾氏腹水癌也有抑制作用[16]。

3. 其他作用　大黄素有止咳、解痉、降低血压和利尿作用[16]。

【临床研究】

1. 疥疮　鲜杠板归全草 1000g，水煎取汁，药汁加入少许食盐，用以进行全身沐浴。对皮损部位适当用力搓洗。每日 1~2 次。治疗 50 例全部获效，其中 1~2 剂治愈者 27 例，3~4 剂治愈者 23 例[17]。

2. 带状疱疹　生杠板归绞汁涂搽患处，每天 3 次。治疗 15 例，治愈 14 例（93.3%），显效 1 例（6.7%）[18]。

3. 复发性口腔溃疡　蛇倒退（杠板归）10g，硼砂 0.5g，冰片 0.3g，研成细末，高温高压消毒备用。使用前嘱病人以 1% 双氧水漱口，再以温盐水漱口，消毒棉签蘸少许蛇倒退药粉涂于患处，每天反复使用 3~5 次。治疗 14 例病例中，显效 12 例（85.71%），有效 1 例（7.14%），总有效率 92.86%，其中 4 年内无复发者 11 例，4 年内有复发者 3 例，但复发次数明显减少，3 例治疗前复发频率为 4~5 次 / 年，治疗后复发频率为 1~2 次 / 年[9]。

【性味归经】味酸、苦，性平。归肺、小肠经。

【功效主治】清热解毒，利湿消肿，散瘀止血。主治疗疮痈肿，丹毒，痄腮，乳腺炎，感冒发热，肺热咳嗽，泻痢，黄疸，臌胀，水肿，淋浊，带下，跌打肿痛，吐血，便血，蛇虫咬伤。

【用法用量】内服：煎汤，10~45g，鲜品 20~45g。外用适量，捣敷；或研末调敷；或煎水熏洗。

【使用注意】体质虚弱者及孕妇慎用。

【经验方】

1. 缠腰火丹（带状疱疹）　鲜杠板归叶捣烂绞汁，调雄黄末适量，涂患处，每日数次。（《江西民间草药》）
2. 附骨疽　杠板归 20~30g。酒水各半煎 2 次，分服，以渣捣烂敷患处。（《江西民间草药》）
3. 黄水疮　蛇倒退叶（为细末）30g，冰片 1.5g。混合，调麻油涂搽。（《贵阳民间药草》）
4. 湿疹，手足癣，鹅掌风，脓疮疱疹，荨麻疹，皮炎，神经性皮炎　杠板归鲜汁 300ml，加凡士林 500g 和氧化锌 100g 调膏外搽，也可直接取鲜叶捣烂取汁外搽；或汤浴配合煎汤内服；局部炎症可用鲜汁拔水罐，拔水罐前先在创面用消毒细针点刺，然后用适量大小去底的玻璃瓶，使底部接触创面，瓶内倾入鲜汁适量，顶部加盖橡皮帽，抽去空气即可。（《湖北中草药志》）
5. 慢性湿疹　鲜杠板归 120g。水煎外洗，每天 1 次。（《单方验方调查资料选编》）
6. 蛇咬伤　杠板归叶，不拘多少，捣汁，酒调随量服之；用渣搽伤处。（《万病回春》）
7. 乳痈痛结　鲜杠板归叶洗净杵烂，敷贴于委中穴；或与叶下红共捣烂，敷脚底涌泉穴，右痛敷左，左痛敷右。（《闽东本草》）
8. 痈肿　鲜杠板归全草 60~90g。水煎，调黄酒服。（《福建中草药》）
9. 急性扁桃体炎　石豆兰 30g，杠板归 75g，一枝黄花 15g。水煎，每日 1 剂，分 2 次服。（《全国中草药新医疗法展览会资料选编》）
10. 单腹臌胀（肝硬化腹水）　杠板归茎叶 1000g，白英 250g，焙干研末，加面粉 500g，炼蜜为丸。每服 12g，每日 3 次，饭后冬酒送服。（《江西草药》）
11. 下肢关节肿痛　鲜杠板归全草 60~90g。水煎服。（《福建中草药》）
12. 血淋　杠板归、小通草、杉树胶、车前草各 6g。水煎，冲甜酒服。（《湖南药物志》）
13. 痔疮，肛漏　杠板归 30g，猪大肠 60g。炖汤服。（《江西草药》）

【参考文献】

[1] 国家中医药管理局《中华本草》编委会 . 中华本草 . 上海：上海科学技术出版社，1999：1329.
[2] 张荣林 . 杠板归根化学成分研究 . 沈阳药科大学硕士学位论文，2007：5.
[3] 张荣林，孙晓翠，李文欣，等 . 杠板归化学成分的分离与鉴定 . 沈阳药科大学学报，2008，25（2）：105.
[4] 王定勇，卢江红 . 杠板归根化学成分研究 . 亚热带植物科学，2004，33（2）：10.
[5] 李楚鎏，林书，王煜华 .44 种中药草药及其复方对各种痢疾的抗菌作用观察 . 福建中医药，1960，5（7）：310.
[6] 零陵地区卫生防疫站 .561 种中草药抗菌作用筛选报告 . 湖南医药杂志，1974，4（5）：49.
[7]《全国中草药汇编》编写组 . 全国中草药汇编（上册）. 北京：人民卫生出版社，1976：416.
[8] 林毅宏 . 浅谈杠板归制剂 . 中国医院药学杂志，1983，3（10）：27.
[9] 马振亚，段学智，刘文琴，等 . 牛耳大黄等中草药的煎剂、提取物或注射液抗病原微生物作用的实验研究 . 陕西新医药，1979，8（12）：42.
[10] 黄鹤飞，张长城，袁丁，等 . 杠板归抗炎及抑菌活性部位研究 . 安徽医药，2008，12（7）：595.
[11] 扶亚祥，何湘蓉，李俊超，等 . 杠板归化学成分分析及抗菌效果研究 . 动物医学进展，2008，29（9）：45.
[12] Lin Yun Lian. CA，1984， 100：117811q.
[13] Lee H，Lin Jy.Mutat Res，1988，204：229.
[14] 周金黄，王筠默 . 中药药理学 . 上海：上海科学技术出版社，1986：297.
[15] 顾汉冲 . 杠板归水溶液止咳祛痰作用的实验研究 . 江苏中医，1996，17（4）：46.
[16] 国家医药管理局中草药情报中心站 . 植物药有效成分手册 . 北京：人民卫生出版社，1985：384.
[17] 丰文，邱长南 . 药浴治疗疥疮 50 例 . 中国民间疗法，2003，11（8）：51.
[18] 温云贵 . 生杠板归治疗带状疱疹疗效观察 . 中国民族民间医药杂志，2004，（1）：29.
[19] 谢董芳 . 苗药蛇倒退治疗复发性口腔溃疡 14 例疗效观察 . 贵州医药，2008，32（1）：63.

杉木

Shan mu

Cunninghamiae Lanceolatae Lignum

[英]Chinese Fir Wood

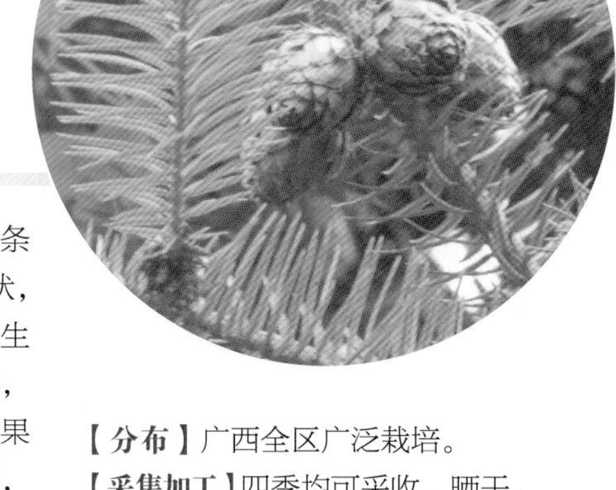

【别名】杉、杉树、正杉、刺杉、天蜈蚣、千把刀。

【来源】为杉科植物杉木 *Cunninghamia lanceolata*（Lamb.）Hook. 的心材。

【植物形态】多年生常绿乔木。树皮灰褐色，裂成长条片脱落。大枝平展，小枝近对生或轮生。叶在主枝上辐射伸展，在侧枝上排成二列状，条状披针形，革质，微弯，坚硬，长2~6cm，边缘有细齿，上面中脉两侧有窄气孔带，下面沿中脉两侧各有1条白粉气孔带。雌雄同株；雄球花圆锥状，簇生枝顶；雌球花单生或2~4个集生枝顶，卵圆形，苞鳞与珠鳞结合而生，珠鳞先端3裂，腹面具3胚珠。珠果近球形或卵圆形，苞鳞三角状宽卵形，宿存。种子长卵形，扁平，暗褐色，两侧有窄翅。

【分布】广西全区广泛栽培。

【采集加工】四季均可采收，晒干。

【药材性状】不规则木块，外表面呈淡黄褐色，横断面可清楚看到年轮，木

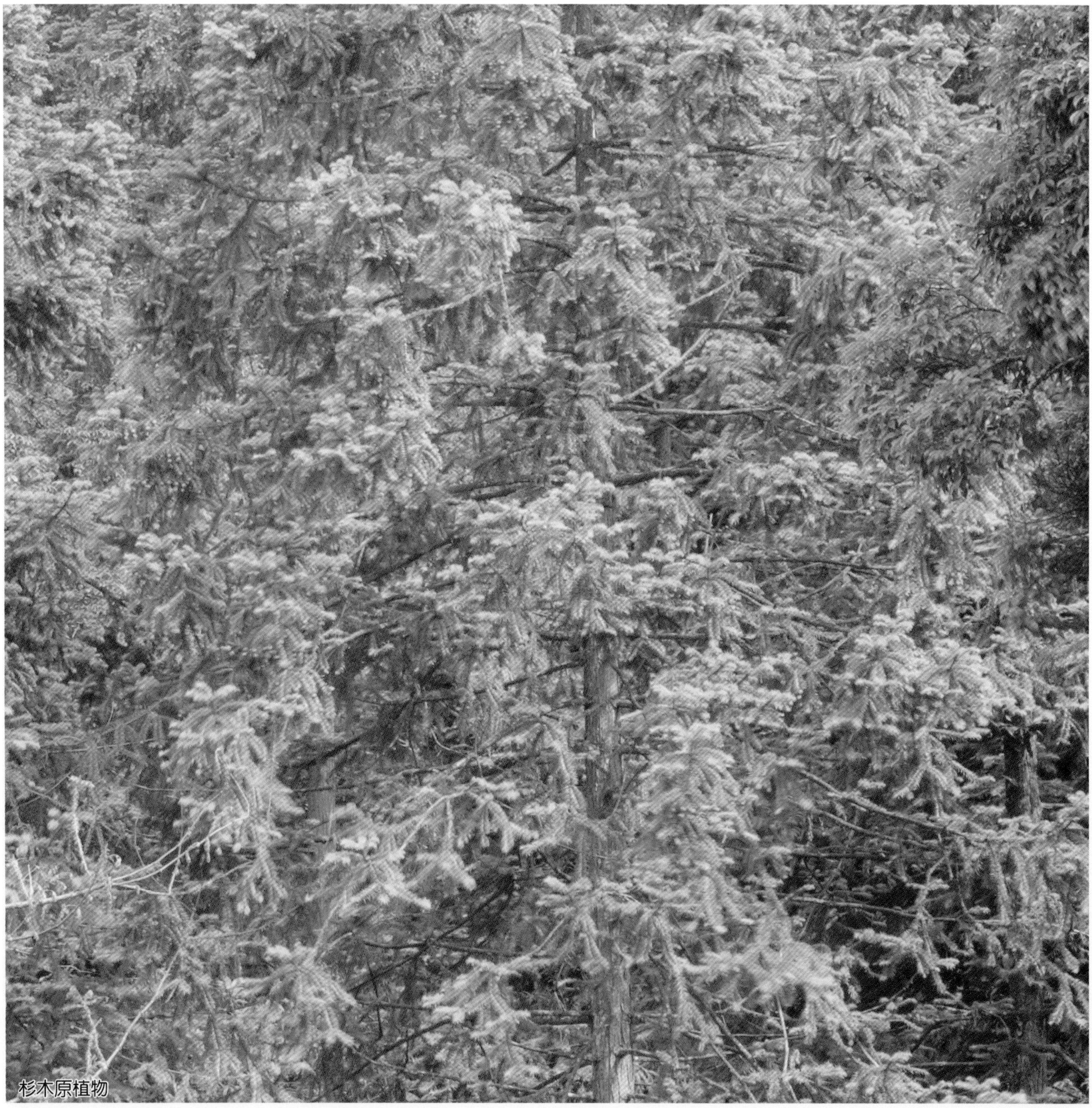

杉木原植物

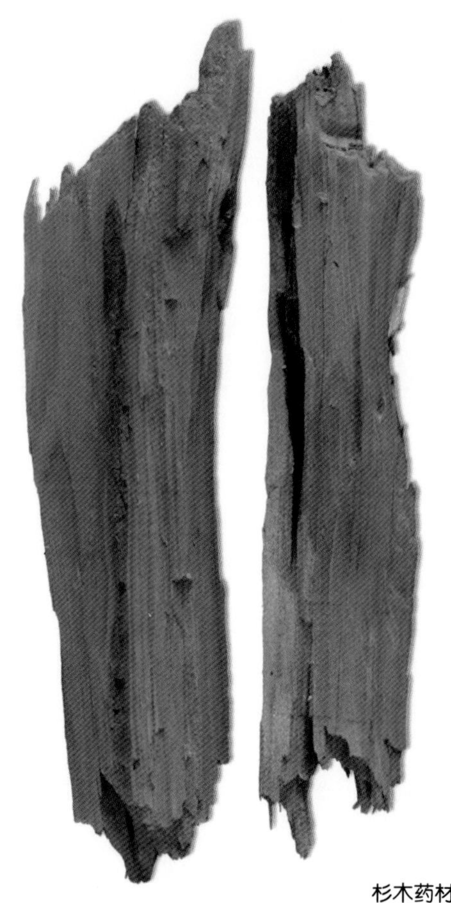
杉木药材

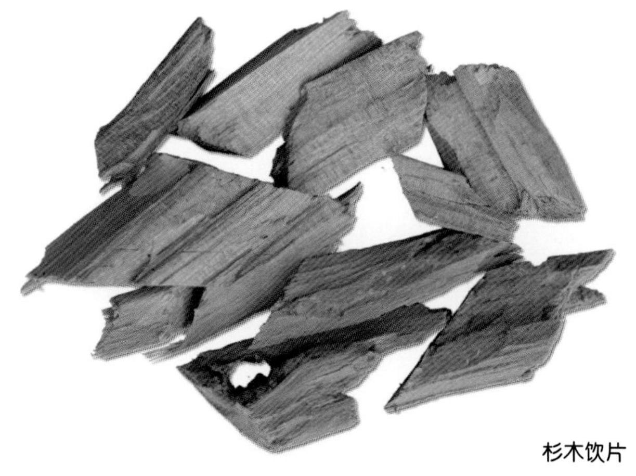
杉木饮片

材纹理通直，其中心部位心材常浅栗褐色，质轻而硬，香气浓厚。

【品质评价】以块大、完整、香气浓者为佳。

【化学成分】本品木材含挥发油（volatile oil），主要成分为柏木醇（cedrol）[1]。

【性味归经】味辛，性微温。归肺、脾、胃经。

【功效主治】降逆气，活血止痛，辟恶除秽，除湿散毒。主治心腹胀痛，奔豚，脚气肿满，跌打肿痛，创伤出血，风湿毒疮，烧烫伤。

【用法用量】内服：煎汤，15~30g。外用适量，煎水熏洗；或烧存性研末调敷。

【使用注意】不可久服和过量。虚人禁服。

【经验方】

1. 烫伤　杉木烧炭存性，研粉，调植物油外敷患处。(《浙江药用植物志》)
2. 臁疮并风疮　用杉木烧灰存性，为末；五倍子瓦上焙干，为末。先以茶洗疮，后用荆津水洗，以无浆帛拭干贴药。（《卫生易简方》）
3. 创伤出血　杉木老树皮烧炭研末，调鸡蛋清外敷。（《中草药学》）
4. 肺壅痰滞，上焦不利，卒然咳嗽　杉木屑一两，皂角（去皮酥炙）三两。为末，蜜丸梧子大。每米饮下十丸，一日四服。（《太平圣惠方》）
5. 平人无故腹胀，卒然成蛊　真杉木片四两和紫苏叶三两，煎汤饮之。（《本草汇言》）
6. 霍乱　黄杉木劈开用片一握，以水浓煎一盏服之。(《斗门方》)

【参考文献】

[1] 国家中医药管理局《中华本草》编委会 . 中华本草 . 上海：上海科学技术出版社，1999：778.

Mang guo ye

杧果叶

Mangiferae Indicae Folium

[英]Mango Leaf

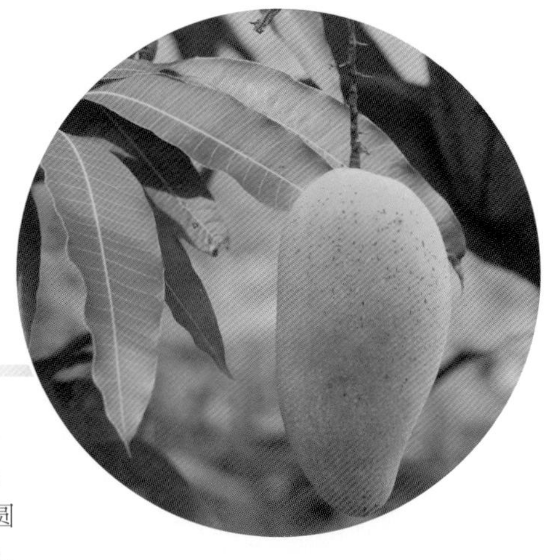

【别名】杧果、芒果、庵罗果、香盖、蜜望、望果。

【来源】为漆树科植物杧果 *Mangifera indica* Linn. 的叶。

【植物形态】多年生常绿大乔木。树皮灰褐色，小枝褐色，无毛。单叶互生，聚生枝顶；叶形和大小变化较大，薄革质，通常为长圆形或长圆状披针形，长 12~30cm，宽 3.5~6.5cm，先端渐尖、长渐尖或急尖，基部楔形或近圆形，边缘皱波状，无毛，叶面略具光泽；侧脉斜生，两面突起，网脉不显。圆锥花序多花密集，有柔毛；花小，杂性，黄色或淡黄色；萼片 5，卵状披针形，有柔毛，花瓣 5，长约为萼的 2 倍；花盘肉质，5 浅裂；雄蕊 5，仅 1 枚发育；子房斜卵形。核果椭圆形或肾形，微扁，成熟时黄色，果核坚硬。

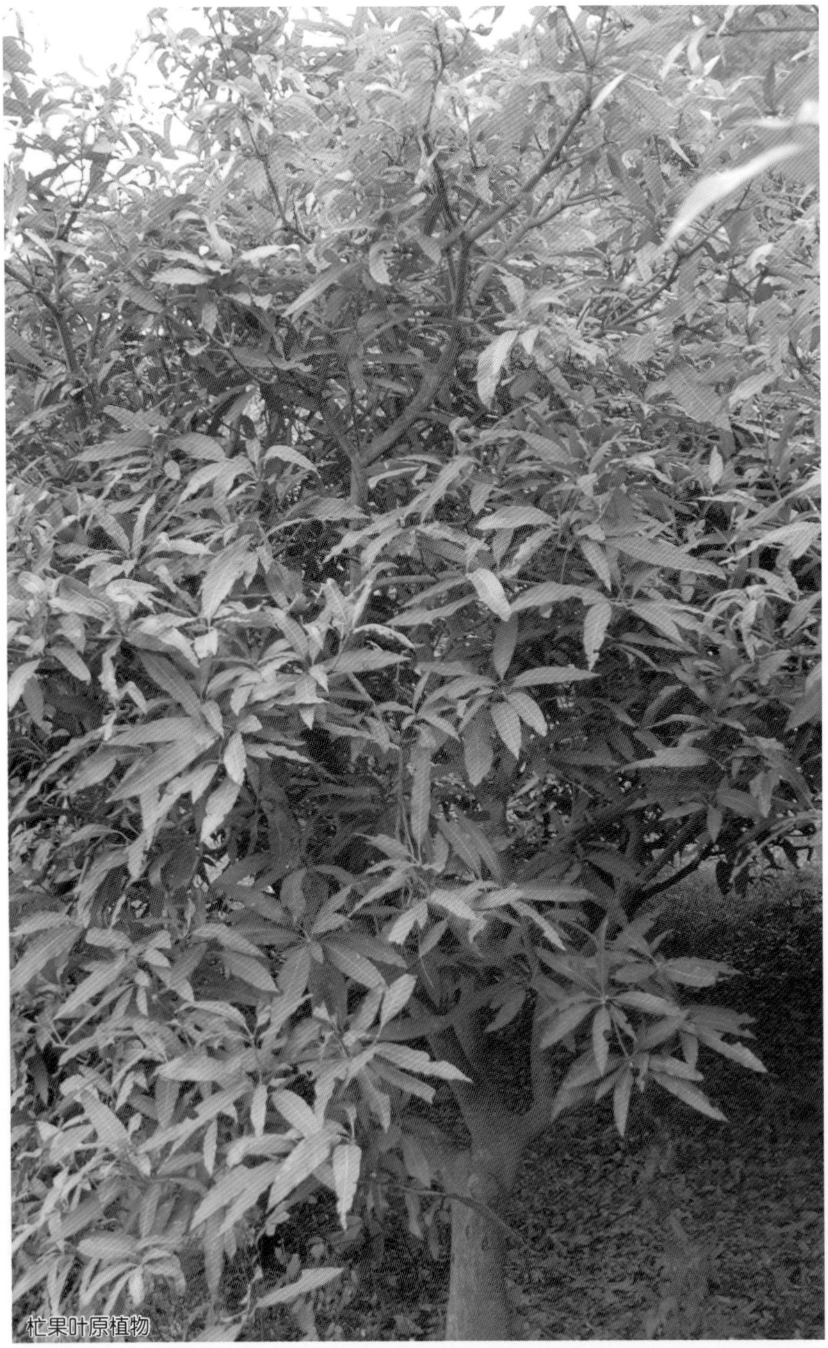

杧果叶原植物

【分布】广西主要栽培于田东、田阳、百色、平果、南宁、宁明、凭祥、龙州、大新等地。

【采集加工】全年均可采收，晒干或鲜用。

【药材性状】叶长卵形、长椭圆形或狭卵状披针形，叶 2 级脉多直行，夹角较大，高级脉多不隐藏，网眼多发育完善，排列多定向，常呈 4~6 边形，较小。

【品质评价】以叶大、色绿、不破碎、无黄叶者为佳。

【化学成分】本品叶含杧果苷（mangiferin），高杧果苷（homo mangiferin），异杧果苷（*iso*-mangiferin），槲皮素（quercetin），*β*- 谷甾醇（*β*-sitosterol），山柰酚（kaempferol），杨梅素（myricetin）[1]。

本品果实中含内消旋肌醇（mesoinositol），葡萄糖（glucose），异戊醇（*iso*-amyl alcohol），*α*- 蒎烯（*α*-pinene），月桂烯（myrcene），*β*- 蒎烯（*β*-pinene），柠檬烯（limonene），小茴香酮（fenchone），杧果酮酸（mangiferonic acid），异杧果醇酸（*iso*-mangiferolic acid），阿波酮酸（ambonic acid），阿波醇酸（ambolic acid），没食子酸（gallic acid），间双没食子酸（*m*-digallic acid），没食子鞣质（gallotannins），槲皮素（quercetin），异槲皮苷（*iso*-quercitrin），杧果苷（mangiferin），并没食子酸（ellagic acid），*β*- 胡萝卜素（*β*-carotene），堇黄素（violaxanthin）。还含硫胺素（thiamine），核黄素（riboflavine），叶酸（folic acid）等。带皮果实含糖（sweets），蛋白质（protein），粗纤维（crude fiber），维生素 C（vitamin C）。果汁中含蔗糖（sucrose），葡萄糖（glucose），果糖

（fructose）等。未成熟的果实中含葡聚糖（glucan），阿聚糖（arabinan），聚半乳糖醛酸（galacturonan）[2]。

杧果干含酒石酸（tartaric acid），柠檬酸（citric acid），草酸（oxalic acid），葡萄糖[2]。

【药理作用】

1. 抗病原体　杧果叶经提取杧果苷后的浸膏有一定的抑制流感病毒的作用，对金黄色葡萄球菌 209、大肠杆菌 36 及铜绿假单胞菌 124 也有一定的抑制作用[3]。杧果苷和异杧果苷具有体外抗Ⅰ型单纯疱疹病毒作用，空斑减少率分别为 69.5% 和 56.8%[4]。对Ⅱ型单纯疱疹病毒杧果苷抑制 50% 空斑形成的有效浓度为 111.7 μg/ml，使病毒产量减少 90% 和 99% 的有效浓度分别为 33 μg/ml 和 80 μg/ml，治疗指数为 8.1。抗单纯疱疹病毒作用机制可能是抑制病毒在细胞内复制的晚期阶段[5]。杧果苷 100mg/kg、200mg/kg 对鸭血清乙肝病毒 DNA 有抑制作用，且在停药后未见明显反跳现象[6]。杧果叶提取物对铜绿假单胞菌、大肠埃希菌、肺炎克雷伯杆菌、鲍氏不动杆菌、金黄色葡萄球菌和表皮葡萄球菌有较强的体外抑制作用，其最低抑菌浓度为 0.107~0.320mg/ml[7]。杧果核提取物也有较好的体外抑菌作用[8]。

2. 抗脂质过氧化　杧果苷具有保护脂质过氧化大鼠脑组织神经元的作用，提高脂质过氧化大鼠脑组织中超氧化物歧化酶（SOD）的活性，降低过氧化脂质（LPO）含量[9]。含有杧果苷的 QF808 是杧果树皮的提取物，口服 QF808 通过血脑屏障被吸收，减弱局部出血后大脑海马 CA1 范围内的神经死亡，这是由于 QF808 的抗脂质过氧化活性的作用[10]。含有杧果苷的杧果叶水提取物 Vimang，具有强力清除氢氧基和次氯酸的活力，有铁螯合物的作用。Vimang 能抑制由博来霉素或铜 - 邻二氮杂菲系统引起的 DNA 损害，对大鼠脑磷脂的过氧化反应有抑制作用[11]。大鼠缺血 - 再灌注前口服 Vimang 50mg/kg、110mg/kg、250mg/kg，连续 7 天，可剂量依赖性地减少转氨酶的水平和 DNA 的分裂。Vimang 250mg/kg 也恢复细胞液 Ca^{2+} 水平和抑制中性粒细胞的移动，改善总的氧化和非蛋白质巯基，提高过氧化氢酶（CAT）的活性，减少脂质过氧化反应[12,13]。杧果苷有提高血液红细胞 CAT 和谷胱甘肽过氧化物酶活性，降低 LPO 和血红蛋白含量，减少氧自由基生成，保护血管基底膜和平滑肌免受氧化性损伤的作用[14]。杧果苷有效降低血清和组织中高血脂产生的脂质及抑制肝脏中的还原酶被氧化[15]。

3. 抗癌　杧果苷有降低肝癌大鼠血清中 E- 钙黏附素（E-cad）和单胺氧化酶的作用。杧果苷具有干预由 E-cad 介导的细胞信号转导作用，同时能减缓肝硬化的形成[16]。杧果苷对人肝癌细胞株 Bel-7404 增殖有抑制作用。不同浓度的杧果苷在不同时间对肝癌细胞株均有毒性作用，并随浓度升高和作用时间的延长而毒性作用增强，凋亡也随之增加，杧果苷阻滞肝癌细胞周期于 G_2/M 期，20μmol/L 杧果苷作用 24h 后上述效果开始明显[17,18]。大鼠灌胃 0.1% 杧果苷，可抑制氧化偶氮甲烷（AOM）所致结肠癌的变性隐窝病灶的发展，并降低 AOM 产生的肠肿瘤的发生率和多样性，此外，结肠黏膜细胞增生减少 65%~85%[19]。杧果苷能诱导活性巨噬细胞内一氧化氮合酶、肿瘤坏死因子 - α、转换生长因子 - β mRNA 的表达[20]。经杧果苷作用后，白血病 K562 细胞端粒酶活性下降，随药物浓度增加和作用时间的延长，其抑制作用增强，并能诱导 K562 细胞凋亡，使细胞凋亡的膜表面分子水平上调；杧果苷作用 24h 后，K562 细胞 G/M 期细胞增多，S 期细胞减少，出现 G/M 期阻滞[21,22]。

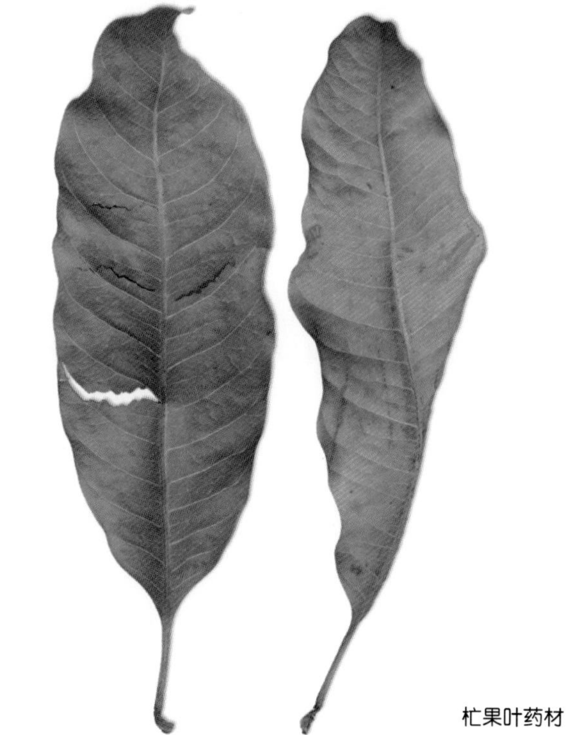
杧果叶药材

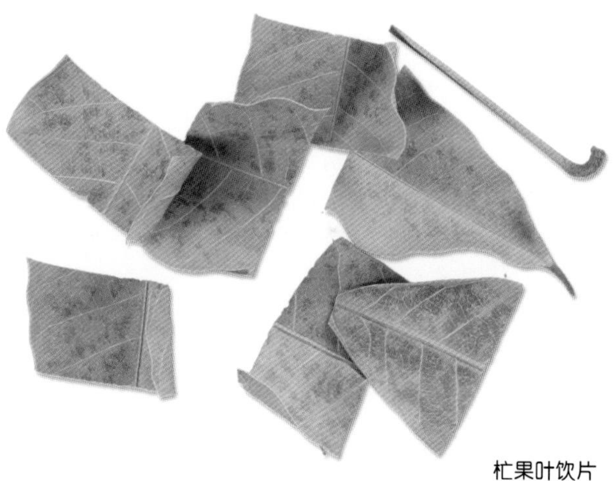
杧果叶饮片

4. 免疫调节　50~250mg/kg Vimang 和杧果苷腹腔注射可减少硫基乙醇酸盐所致大鼠腹腔分泌液巨噬细胞的升高，1~50μg/ml 可减少体外用脂多糖和干扰素 - γ 刺激由硫基乙醇酸盐引起巨噬细胞产生的一氧化氮，减少体外用佛波酯刺激巨噬细胞产生的细胞外活性氧[23,24]。杧果苷可拮抗环磷酰胺对刀豆蛋白 A 诱导的 T 淋巴细胞增殖反应[25]。

5. 抑制中枢神经系统 2% 阿拉伯树胶杧果苷混悬液 50~200mg/kg 给小鼠和大鼠腹腔注射时产生中枢神经抑制现象，自主运动能力降低，镇静及眼睑下垂[26]。

6. 抗炎，镇痛 杧果苷 50mg/kg 腹腔注射或灌胃，对角叉菜胶所致大鼠足跖肿、棉球肉芽肿均有抗炎作用，双侧肾上腺切除并不影响杧果苷的抗炎活性[26]。杧果苷对小鼠醋酸所致腹腔毛细血管通透性增高有抑制作用[27]，杧果苷及其单钠盐均能减轻二甲苯所致小鼠炎症[28]。杧果苷对扭体法致小鼠疼痛有镇痛作用[29]。

7. 抗糖尿病 腹腔注射杧果苷，可降低糖尿病大鼠由于氧化性损伤引起的糖基化血红蛋白和血清肌酸磷酸激酶的量[30]。

8. 镇咳，平喘，祛痰 杧果苷对豚鼠组胺、乙酰胆碱混合引喘有延长引喘潜伏期作用，对小鼠浓氨水引咳可延长引咳潜伏期并减少小鼠咳嗽次数，对小鼠气管酚红排泌有促进作用[27]。

9. 退热 杧果苷对内毒素引起的发热实验动物模型有良好的解热作用，且与剂量呈正相关，对热损伤有较好保护作用[31]。

10. 其他 杧果苷能抑制溃疡的形成，使胃黏膜 SOD 活性升高、丙二醛含量下降，对胃液量、胃液酸度和胃蛋白酶活性无影响[32]。杧果苷对异丙肾上腺素诱发的小鼠心肌缺血的损伤有保护作用[33]。杧果苷在体内外模型中都具有神经保护功能[34]。杧果苷有延长小鼠负重游泳、耐缺氧、耐低温生存时间，具一定抗应激作用[35]。杧果苷还具有抗寄生虫作用[36,37]。杧果叶对动物有雌性激素样作用[38]，叶或汁对敏感的人可引起皮炎[39]。

附：杧果

未成熟的果实及树皮、茎能抑制化脓球菌、大肠杆菌；但也有报告在实验室中无抗疟或抗菌作用。有报道食过量杧果可引起肾炎。其树胶、树脂在医疗上用途同阿拉伯树胶[26]。

【临床研究】

1. 急性上呼吸道感染 治疗组口服杧果苷片（杧果苷及辅料颗粒压缩制片，广西中医学院提供），每次3片，每日3次。对照组口服银翘解毒丸（广东瑞洋制药有限公司生产），每次 1 丸，每日 2 次。两组均 5 日为 1 个疗程，1 个疗程后统计疗效，试验期间不使用与试验药物作用相近的中西药品。结果：治疗组 30 例，治愈 12 例，显效 16 例，有效 1 例，无效 1 例，总有效率 96.67%；对照组 30 例，治愈 8 例，显效 13 例，有效 2 例，无效 7 例，总有效率 70.73%。两组在痊愈率和有效率方面均无显著性差异（$P>0.05$）[40]。

2. 风热犯肺型咳嗽 治疗组口服杧果止咳片（广西中医学院制药厂生产），每次 4 片，每日 3 次，连用 7 天。对照组口服银黄片，每次 4 片，每日 3 次，连用 7 天。结果：治疗组 300 例，显效 60 例，有效 170 例，好转 50 例，无效 20 例，总有效率 93.3%；对照组 100 例，显效 17 例，有效 51 例，好转 23 例，无效 9 例，总有效率 91.0%[41]。

【性味归经】味甘，性凉。归肺、脾经。

【功效主治】清热化痰，止咳平喘，行气化滞。主治肺热咳嗽，气滞腹痛，湿疹瘙痒。

【用法用量】内服：煎汤，15~30g。外用适量，煎水洗或捣敷。

【使用注意】脾虚气弱者慎服。

【经验方】

枪弹伤 杧果叶煎水洗。（《岭南采药录》）

附 杧果

味甘、酸，性微寒。归胃、肺经。功效：益胃生津，止呕，止咳。主治：口渴，食少，呕吐，咳嗽。内服：适量，作食品。使用注意：饱餐后禁食。

经验方 主治多发性疣。杧果肉 1~2 枚，分 1~2 次服。并取果皮擦患处。（《福建药物志》）

杧果仁

味酸、涩，性平。归胃、肺、肝经。功效：健胃消食，化痰行气。主治：饮食积滞，食欲不振，咳嗽，疝气，睾丸炎。内服：煎汤，6~12g；或研末。

【参考文献】

[1] 胡彦君，刘燊，王定勇．杧果叶的化学成分的研究．亚太传统医药，2010，6（2）：18.

[2] 国家中医药管理局《中华本草》编委会．中华本草．上海：上海科学技术出版社，1999：3919.

[3] 叶惠珍，徐梅娣，黄明辉，等．杧果叶冲剂药理作用的初步探讨．中成药研究，1982，（1）：32.

[4] 郑民实，陆仲毅．杧果苷与异杧果苷的抗单纯疱疹病毒作用．中国药理学报，1989，10（1）：85.

[5] 朱雪梅，宋家兴，黄宗之，等．杧果苷对Ⅱ型单纯疱疹病毒体外复制的抑制作用．中国药理学报，1993，14（5）：452.

[6] 邓家刚，杨柯，郑作文，等．杧果苷在鸭体内抑制鸭乙型肝炎病毒感染的实验研究．广西中医学院学报，2007，10（1）：1.

[7] 刘雪萍，蒋伟哲，黄兴振，等．杧果叶提取物体外抗菌作用研究．中国药业，2007，16（9）：12.

[8] 莫武桂，黄维真，贝为武．杧果核提取物体外抑菌作用的研究．第四军医大学学报，2008，29（5）：417.

[9] 黄华艺，钟鸣，农朝赞，等．脂质过氧化大鼠脑组织超微结构改变及杧果苷对脑组织的保护作用．广西科学，2000，7（2）：128.

[10] Martinez G. Free Bad Res，2001，35：465.

[11] Gregorio M. Phytotherapy Research，2000，14（6）：424.

[12] Gregorio M. Phytotherapy Research，2003，17（3）：197.

[13] Delgado R. Minerva Med，2001，92：98.

[14] 黄华艺，钟鸣，孟刚，等．杧果苷对大鼠脑组织过氧化脂质损伤的保护作用．中国中医药科技，1999，6（2）：220.

[15] Anila L. J. Ethnopharmacol，2002，79（1）：81.

[16] 黄华艺，农朝赞，郭凌霄，等．杧果苷对肝癌大鼠血清中上皮钙黏蛋白和癌胚抗原以及单胺氧化酶的影响．医学综述，2001，7（12）：764.

[17] 黄华艺，农朝赞，郭凌霄，等．杧果苷对肝癌细胞增殖的抑制和凋亡的诱导．中国消化杂志，2002，22（6）：341.

[18] 农朝赞，郭凌霄，黄华艺．杧果苷对肝癌大鼠肝组织 β-catenin 和 pl 20ctn 表达的影响．右江民族医学院学报，2003，25（2）：143.

[19] Yoshimi N,Matsunaga K,Katayama M,et al.The inhibitory effects of mangiferin ,a naturally occurring glucosylxanthone,in bowel carcinogenesis of male F344 rats. Cancer Lett，2001，163（2）：163.

[20] Gabino G. Phytotherapy Research，2001，15（1）：18.

[21] 彭志刚，罗军，赖永榕，等．杧果苷对 K562 细胞端粒酶活性和细胞周期的影响．中药药理与临床，2007，23（1）：13.

[22] 程鹏，彭志刚，杨杰，等．杧果苷对白血病 K562 细胞端粒酶活性和凋亡的影响．中药材，2007，30（3）：306.

[23] Leiro J M. Biochemical Pharmacology，2003，65（8）：1361.

[24] Garcia D. International Immunopharmacology，2002，2（6）：797.

[25] 邓家刚，杨柯，阎莉，等．杧果苷对免疫抑制小鼠 T 淋巴细胞增殖的影响．中药药理与临床，2007，23（5）：64.

[26] Shankaranarayan D. Indian J Pharm Sci，1979，41（2）：78.

[27] 邓家刚，郑作文，曾春晖．杧果苷的药效学实验研究．中医药学刊，2002，20（6）：802.

[28] 邓家刚，袁叶飞．杧果苷单钠盐的制备及其与杧果苷的药效比较．华西药学杂志，2008，23（1）：17.

[29] 韦应芳，廖兰艳，林洁，等．杧果叶中杧果苷的提取及其镇痛作用的研究．右江民族医学院学报，2008，30（1）：15.

[30] Muruganandan S,Gupta S.Mangiferin protects the streptozotocin-induced oxidative damage to cardiac and renal tissues in rats.Toxicology，2002，176（3）：165.

[31] 邓家刚，郑作文，杨柯．杧果苷对内毒素致热家兔体温的影响．中国实验方剂学杂志，2006，12（2）：72.

[32] 韦健全，郑子敏，薛强，等．杧果苷对大鼠胃溃疡的保护作用．辽宁中医药大学学报，2008，10（6）：205.

[33] 韦健全，郑子敏，潘勇，等．杧果苷对异丙肾上腺素诱发小鼠心肌缺血的保护作用．中药药理与临床，2008，24（2）：16.

[34] Gottlieb M.Neurobiology of Disease，2006，23（2）：374.

[35] 郑子敏，韦健全，潘勇，等．杧果苷对小鼠抗应激作用的实验研究．中国药理通讯，2003，20（4）：32.

[36] Perrucci S. Parasitol Res，2006，99（2）：184.

[37] Garcla D. Phytother Res，2003，17（10）：l203.

[38] C. A. 67：71095d，1967.

[39] Medicinal and Poisonous Plants of Southern and Eastern Africa（Watt, J, M.）2 Ed，46，1962.

[40] 覃骊兰，梁爱武，邓家刚．杧果苷片治疗急性上呼吸道感染 30 例．山东中医杂志，2008，27（9）：587.

[41] 邓家刚，郑作文，周文光．杧果止咳片治疗风热犯肺型咳嗽的疗效观察．辽宁中医杂志，2000，27（9）：411.

李 Li

Pruni Salicinae Fructus
[英]Chinese Plum Fruit

【别名】李实、嘉庆子、山李子、嘉应子。

【来源】为蔷薇科植物李 *Prunu salicina* Lindl. 的果实。

【植物形态】多年生乔木。树皮灰褐色，粗糙；小枝紫褐色，有光泽。叶互生，叶柄近顶端有 2~3 腺体；叶片长方倒卵形或椭圆倒卵形，先端短骤尖或渐尖，楔形，边缘有细密浅圆钝重锯齿。花两性，通常 3 朵簇生；萼筒杯状，萼片及花瓣均为 5；花瓣白色；雄蕊多数，排成不规则 2 轮；雄蕊 1，柱头盘状，心皮 1，与萼筒分离。核果球形或卵球形。先端常稍急尖，基部凹陷，绿、黄或带紫红色，有光泽，被蜡粉；核卵圆形或长圆形，有细皱纹。

【分布】广西全区均有栽培。

【采集加工】秋季采摘，切片，晒干或鲜用。

【药材性状】果实呈球状卵形，直径 2~4cm，先端微尖，基部凹陷，一侧有深沟，表面黄棕色或棕色。果肉较厚，果核扁平长椭圆形，长 6~10mm，宽 4~7mm，厚约 2mm，褐黄色，有明显纵向皱纹。气微，味酸，微甜。

【品质评价】以身干、色黄白者为佳。

【化学成分】本品果实含隐黄质（cryptoxanthin），叶黄素（lutein），赤霉素 A32（gibberellin A32），β- 胡萝卜素（β-carotene），堇黄质（violaxanthin）及新黄质（neoxanthin），并含维生素 A（vitamin A）等成分[1]。

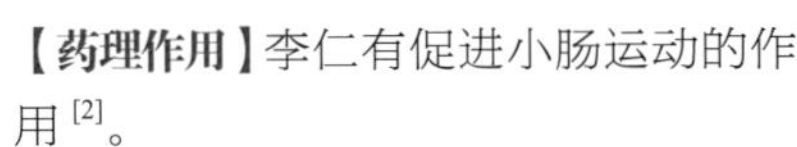

【药理作用】李仁有促进小肠运动的作用[2]。

【性味归经】味甘、酸，性平。归肝、脾、胃经。

【功效主治】清热，生津，消积。主治虚劳骨蒸，消渴，食积。

【用法用量】内服：煎汤，10~15g；鲜者，生食，适量。

【使用注意】胃酸过多及脾胃虚弱者慎服。

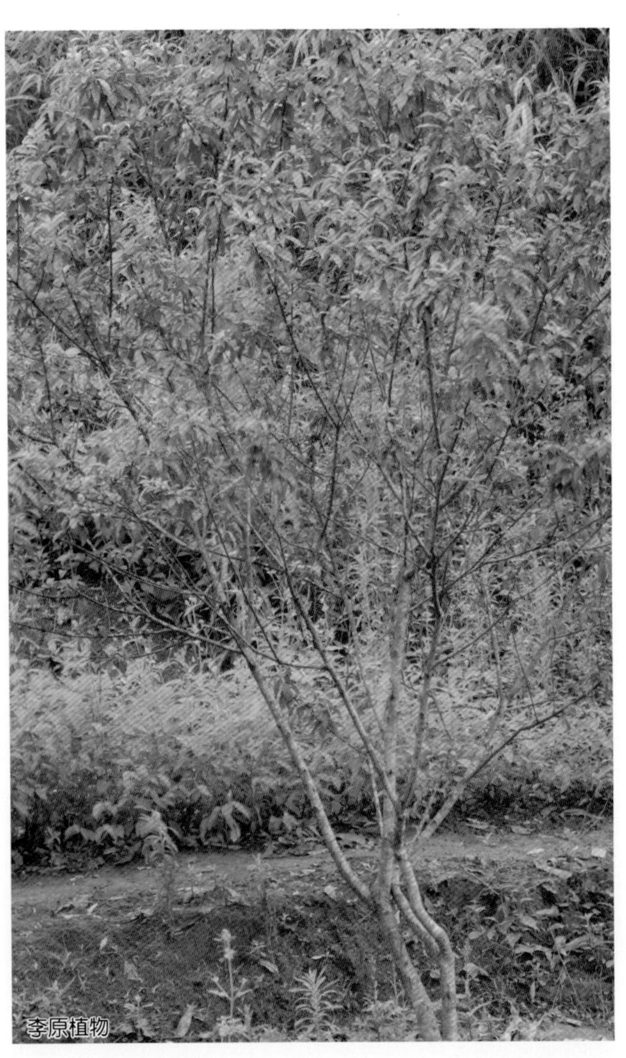

李原植物

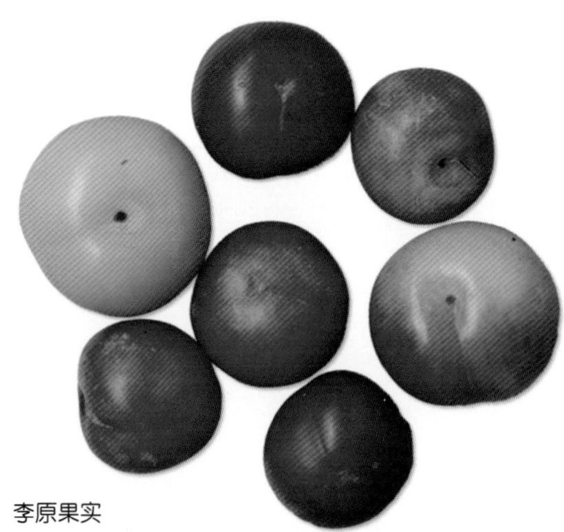

李原果实

【经验方】

1. 骨蒸劳热，或消渴引饮　鲜李子捣绞汁冷服。（《泉州本草》）
2. 肝硬化腹水　李子鲜食。（《泉州本草》）
3. 胃痛呕恶　（李子）干果实 30g，鲜鱼腥草根 120g，厚朴 15~18g。水煎，冲红糖，早晚饭前各服 1 次。（《天目山药用植物志》）

【参考文献】

[1] 国家中医药管理局《中华本草》编委会. 中华本草. 上海：上海科学技术出版社，1999：2725.
[2] 余伯阳. 中药材，1992，15（4）：36.

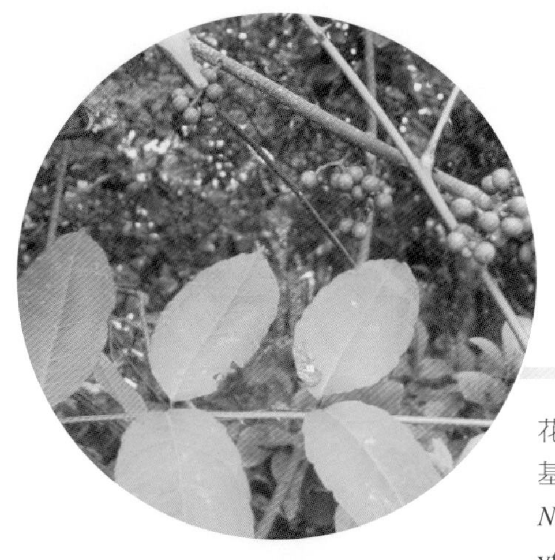

Liang mian zhen

两面针

Zanthoxyli Nitidi Radix
[英]Shinyleaf Pricklyash Root

【别名】蔓椒、猪椒、花椒刺、出山虎、入山虎、光叶花椒。

【来源】为芸香科植物两面针 *Zanthoxylum nitidum*（Roxb.）DC.的根。

【植物形态】多年生常绿木质藤本。幼枝，叶轴背面和小叶两面中脉上都有钩状皮刺。奇数羽状复叶互生；小叶 3~11，卵形至卵状长圆形，长 4~11cm，宽 2.5~6cm，先端钝或短尾状，基部圆形或宽楔形，近全缘或有疏离的圆锯齿，无毛，革质而有光泽。伞房状圆锥花序，腋生；萼片 4，宽卵形；花瓣 4，卵状长圆形；雄花的雄蕊 4；雌花的退化雄蕊极短小，心皮 4，成熟心皮 1~4。蓇葖果成熟时紫红色，有粗大腺点。种子卵圆形，黑色光亮。

【分布】广西主要分布于邕宁、武鸣、龙州、防城、博白、容县、桂平、平南等地。

【采集加工】春、夏季采收，洗净，鲜用或晒干。

【药材性状】根圆柱形，稍弯曲，直径 0.7~5cm 或更粗，表面深黄棕色至浅棕色，具粗纵皱纹，有时具横向裂隙，皮孔突起，类圆形，鲜黄色或黄褐色。横断面栓皮薄，皮部浅棕色，有稍具光泽的深黄色斑点；木部灰黄色，可见同心性环纹及密集的小孔。商品多切成不规则的块片或段，厚 1~4mm。质坚硬，气微香，味辛辣麻舌而苦。

【品质评价】以根皮厚、味浓者为佳。

【化学成分】本品含生物碱：光叶花椒碱（nitidine），光叶花椒酮碱（oxynitidine），氧化白屈菜红碱（oxychelerythrine），去 -*N*- 甲基白屈菜红碱（des-*N*-methylcheletythrine），白屈菜红碱（chelerythrine），阿尔洛花椒酰胺（arnottianamide），鹅掌楸碱（liriodenine），博落回醇碱（bocconoline），德卡林碱（decarine），氧化特日哈宁碱（oxyterihanine），全缘叶花椒酰胺（integriamide），异阿尔洛花椒酰胺（*iso*-arnottianamide）[1]，6- 乙氧基白屈菜红碱（6-ethoxychelerythrine），*N*- 去甲基白屈菜红碱（*N*-demethylchelerythrine），*α*- 别隐品碱（*α*-allocryptopine），茵芋碱（skimmianine）[2]，二氢两面针碱（dihydronitidine）[3]，7- 去甲基 -6- 甲氧基 -5,6- 二氢白屈菜红碱（7-demethyl-6-methoxy-5,6-dihydrochelerythrine）[4]。还含木脂素类：左旋芝麻素（sesamin），左旋丁香树脂酚（syringaresinol），左旋细辛素（asarinin）；黄酮类：地奥司明（diosmin），牡荆素（vitexin）[1]。

另含香豆精成分：马栗树皮素二甲醚（aesculetin-dimethyl ether），*β*- 谷甾醇（*β*-sitosterol），2,4- 二羟基嘧啶（2,4-dihydroxypyrimidine），丁香酸（syringic acid），2,6- 二甲氧基对苯醌（2,6-dimethoxy-1,4-benzoquinone），对羟基苯甲酸（4-hydroxybenzoic acid），对羟基苯甲酸乙酯（ethylparaben），

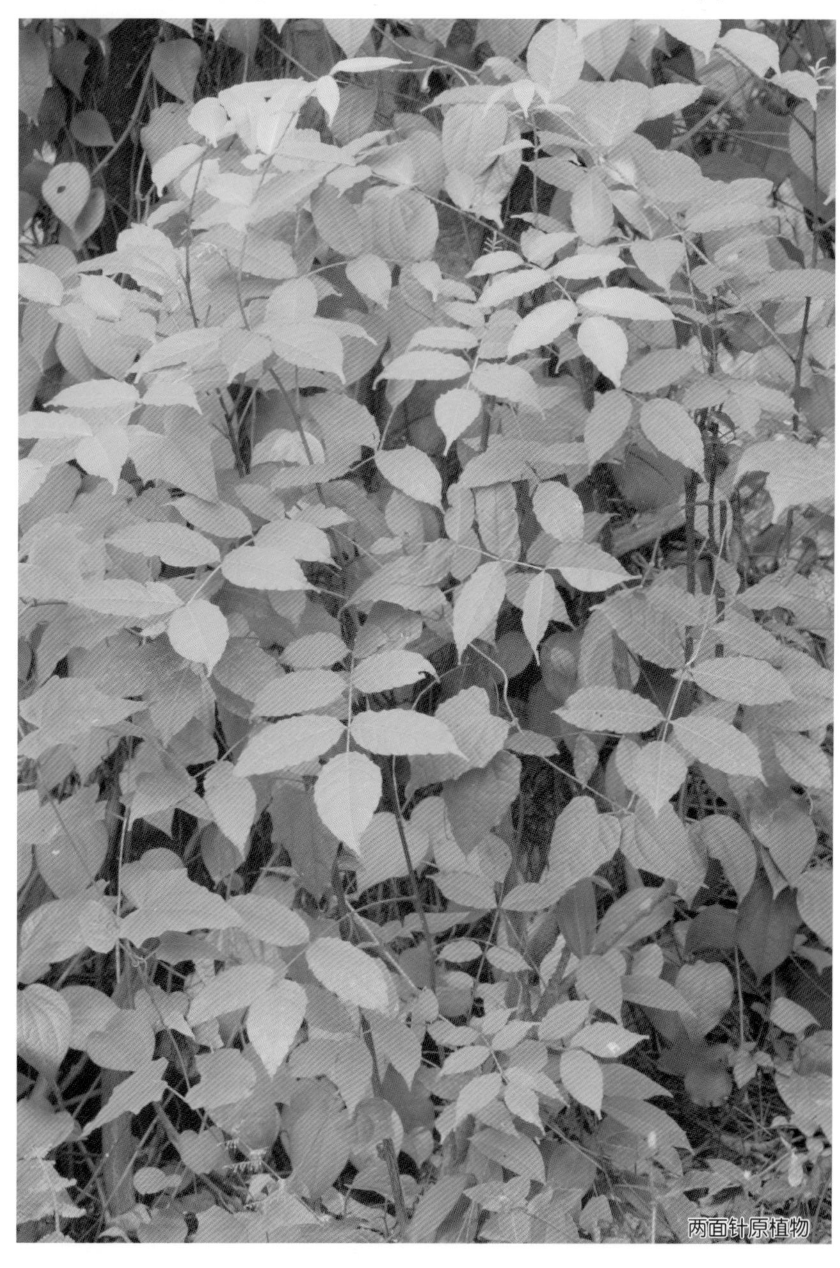

两面针原植物

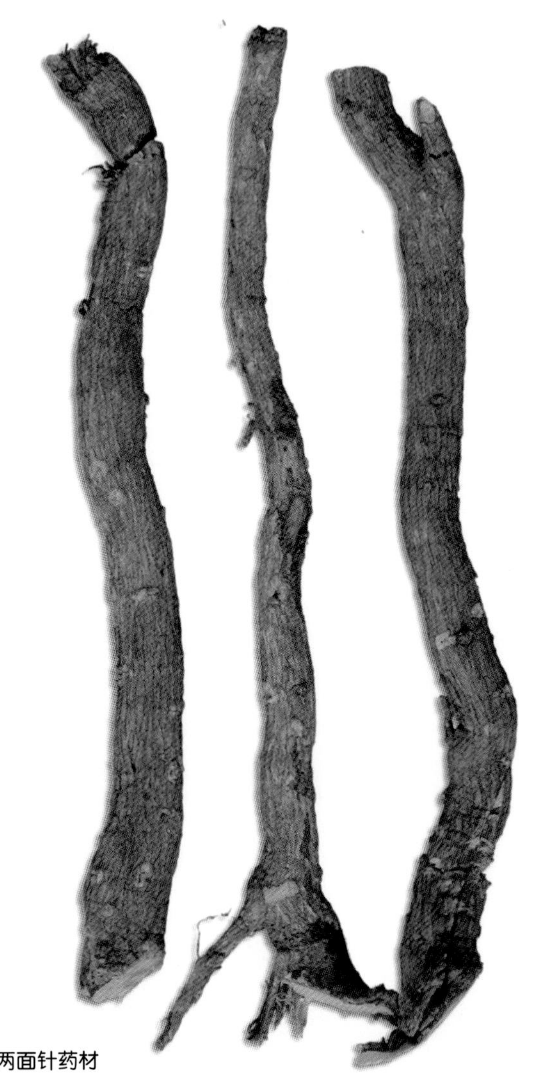

两面针药材

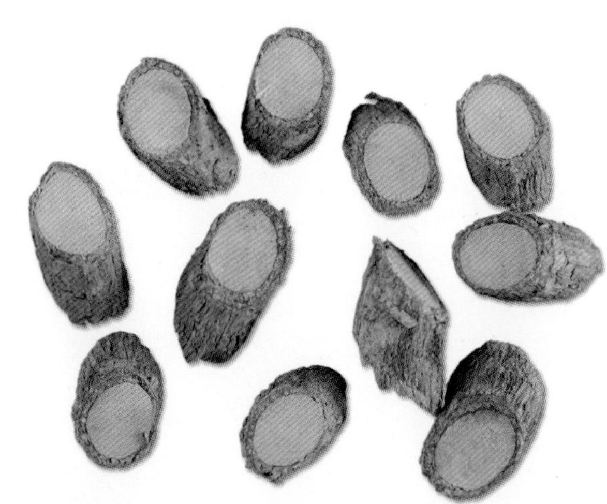

两面针饮片

顺-3-(2,3,4-三甲氧基苯基)丙烯酸[(Z)-3-(2,3,4-trimethoxyphenyl)acrylic acid]，5,6,7-三甲氧基香豆素(5,6,7-trimethoxycoumarin)，豆甾-9(11)-烯-3-醇[stigmast-9(11)-en-3-ol]，胡萝卜苷(daucosterol)[5]。

两面针根中含有锌(Zn)、铜(Cu)、铁(Fe)、钙(Ca)、锰(Mn)、镁(Mg)等无机元素[6]。

【药理作用】

1. 对心血管系统作用　氯化两面针碱10mg/kg、15mg/kg或20mg/kg在60min内给麻醉犬静滴，使心率、心输出量和呼吸频率增加，但对血压及肺循环和全身循环的血管阻力无明显影响[7]。氯化两面针碱对家兔也有降血压作用[8]。

2. 镇痛　从两面针根提取物中分离出的结晶10mg/kg、20mg/kg腹腔注射可使小鼠扭体反应减少，8~20mg/kg可提高兔及大鼠痛阈，200μg/kg脑室注射亦能提高大鼠痛阈，其镇痛作用不被5mg/kg丙烯吗啡所拮抗，而被4mg/kg利血平所对抗。其镇痛作用具有中枢性，与吗啡受体无直接关系，但与脑内单胺类介质有关[9]。

3. 解痉　两面针结晶于1×10^{-6}~1×10^{-4}g/ml对正常离体豚鼠回肠活动无影响，但对乙酰胆碱、普鲁卡因、氯化钡、组胺所致肠肌收缩有松弛作用，其解痉作用可能是直接作用于平滑肌[9]。

4. 抗菌　两面针的乙醇提取液(1∶1)对溶血性链球菌和金黄色葡萄球菌有较强的抑菌活性[10]。

5. 抗氧化　两面针水煎液、乙醇浸液、乙醇加水浸液有不同程度的抗氧化作用，能抑制致炎大鼠体外全血化学发光；对由Fe^{2+}-半胱氨酸诱发的肝匀浆脂质过氧化有抑制作用，对碱性连苯三酚体系产生O^{2-}有清除作用[11]。

6. 抗肿瘤　从两面针根部的甲醇提取物中分离得到3种抗癌活性成分：两面针碱、白屈菜红碱、异花椒定碱。氯化两面针碱在剂量4mg/kg时对小鼠白血病P388和L1210的生命延长率分别为109%和36%，对Lewis肺癌和人体鼻咽癌也有作用[12]。对小鼠艾氏腹水癌氯化两面针碱的抑制率为279%，对小鼠肝癌腹水也有效[4]。氯化两面针碱能与模板底物的A∶T碱基对起相互作用，强烈抑制肿瘤病毒的RAN逆转录酶和小鼠胚胎DNA多聚酶的活性[13,14]。6-甲氧基-5,6-二氢白屈菜红碱和6-乙氧基白屈菜红碱对小鼠艾氏腹水癌均有抗癌作用[4,15]。白屈菜红碱甲醇物体外对口腔表皮样癌细胞的细胞毒作用浓度为4~5μmol/L[12]。

7. 抗炎　两面针所含的香叶木苷有抗炎作用，腹腔注射给药抗大鼠角叉菜胶性足肿的半数有效量为100mg/kg[16]。

8. 减少牙菌斑等作用　将两面针以2%的含量混入牙膏中，可减少牙菌斑的累积，减低牙龈炎的发生[17]。两面针根水提取物用于腹部浸润麻醉时，2~6min出现局部麻醉作用[18]。

9. 毒理　两面针结晶-8给小鼠腹腔注射的半数致死量为(68.04±8.36)mg/kg，表明毒性低[9]。两面针褐色油状物N-4给小鼠腹腔注射的半数致死量为(166±15)mg/kg。大小剂量组分别按临床拟用剂量的20倍及50倍一次性给犬灌胃，连续给药3天，观察7天。对照组给予同体积0.5%吐温-80溶液，结果给药犬较为安静[19]。

【临床研究】

1. 牙本质过敏症　治疗组用小棉球蘸取两面针浸膏（用酒精提取）涂布敏感区，即用烤热的充填器头置于棉球上，使产生气雾以病人可以耐受为度，重复2~3次。用热透法每周1次，3次为1个疗程。1次治疗后症状消失，可不再治疗；经3次治疗症状无改善，属无效，终止治疗。对照组用小棉球蘸取适量氟化钠糊剂，反复涂布敏感区1~2min，每周1次，1个疗程3次。结果：治疗组122例，即刻脱敏118例（96.7%），1个月后脱敏111例（91.0%），1年后脱敏105例（86.1%）；对照组40例，即刻脱敏33例（82.5%），1个月后脱敏30例（75.0%），1年后脱敏19例（47.5%）。治疗组与对照组比较有显著性差异（$P<0.01$）[21]。

2. 各类疼痛　用两面针提取物制成片剂，治疗各类疼痛96例（其中胃肠疼痛37例），有效87例，无效9例，总有效率为90.6%；其中牙痛病人14例，总有效率为92.8%，以牙龈无炎症肿痛者效果最好；但对癌症疼痛、外伤性疼痛、术后伤口疼痛、四肢疼痛等无效；服药后均未发现不良反应[22]。

【性味归经】味辛、苦，性平；有小毒。归肝、胃经。

【功效主治】祛风通络，胜湿止痛，消肿解毒。主治风寒湿痹，筋骨疼痛，咽喉肿痛，牙痛，胃痛，疝痛，跌打骨折，疮痈，烫伤。

【用法用量】内服：煎汤，5~10g；研末，1.5~3g；或浸酒。外用适量，煎水洗；或含漱；或鲜品捣敷。

【使用注意】孕妇禁服。用量过大会出现头晕、眼花、腹痛、呕吐等中毒症状。

【经验方】

1. 龋齿痛　两面针根皮研粉，置痛处；或用根3~9g，水煎含漱。（《广西本草选编》）
2. 烫伤　先用两面针煎水洗，洗后用两面针干根研粉，撒布患处。（《广西实用中草药新编》）
3. 无名肿毒　鲜两面针根皮、百草霜、蜜各适量。捣烂敷患处。（《福建药物志》）
4. 疝痛　两面针鲜根30g，小茴香9g，鹅掌金星30g，荔枝干果7枚。水煎。冲酒服。（《福建药物志》）
5. 跌打损伤　两面针鲜根30g，鲜朱砂根15g，猪脚1只。酌加酒水炖服。（《福建药物志》）
6. 风湿关节痛　两面针根15g，肖梵天花根30g。水煎服。（《福建药物志》）
7. 闭经　两面针根15g，甘草1.5g。水煎服。（《福建药物志》）
8. 胆道蛔虫症　拓树、两面针、十大功劳根各15g。水煎服。（《福建中草药处方》）
9. 肋间神经痛　两面针根、土丁桂各15g，盐肤木、黄皮根各30g。水煎服。（《福建中草药处方》）
10. 胃和十二指肠溃疡　两面针根15g，金豆根、石仙桃各30g。水煎服。（《福建药物志》）
11. 痢疾　两面针根15g，火炭母全草30g，番石榴叶30g，旱莲草20g。水煎服，每日1剂。（《壮族民间用药选编》）

【参考文献】

[1] 石井水．台湾产两面针的成分（Ⅰ）——皮部生物碱成分的研究．国外医学·中医中药分册，1985，4：32.
[2] 王玫馨．两面针中具有抗癌活性生物碱的分离和生物碱丙的结构研究．药学通报，1981，16（2）：114.
[3] 陈元柱，黄治勋，徐本杰，等．两面针植物中的新生物碱7-去甲-6-甲氧基-5,6-二氢白屈菜红碱的晶体结构．化学学报，1989，4（11）：1048.
[4] 黄治勋，李志和．两面针抗肿瘤有效成分的研究．化学学报，1980，38（6）：535.
[5] 胡疆，张卫东，柳润辉，等．两面针的化学成分研究．中国中药杂志，2006，31（20）：1689.
[6] 国家中医药管理局《中华本草》编委会．中华本草．上海：上海科学技术出版社，1999：3821.
[7] HamLin RL.CA，1997，87：145670z.
[8] AddaeMensah.CA，1990，112：48468S.
[9] 曾雪瑜，陈学芬，何兴全，等．两面针结晶-8的解痉和镇痛作用研究．药学学报，1982，17（4）：253.
[10] 杨仓良．毒药本草．北京：中国中医药出版社，1983：431.
[11] 谢云峰．两面针提取物抗氧化作用．时珍国医国药，2000，11（1）：1.
[12] 国家医药管理局中草药情报中心站．植物药有效成分手册．北京：人民出版社，1986：204，772.
[13] SethiVS. CA，1976，85：137193q.
[14] SethiVS.CA，1976，87：145564.
[15] 王玫馨．两面针化学成分的研究——具有抗癌活性生物碱的分离和生物碱丙的结构研究．中山医学院学报，1980，16（2）：114.
[16] Parmar NS.CA，1979，90：97620w.
[17] Wan HC, Hu DY, Liu HC. Clinical observation of toothpaste containing zanthoxylum nitidum extract on dental plaque and gingivitis. ZhongguoZhong XiYi Jie He Za Zhi, 2005, 25（11）：1024.
[18] 中国医学科学院药物研究所．中药志．第2版．北京：人民卫生出版社，1982：388.
[19] 曾雪瑜，陈学芬，何兴全，等．两面针结晶-8的解痉和镇痛作用研究．中草药，1982，11（5）：220.
[20] 冯日萍．中草药两面针浸膏治疗牙本质过敏症的临床观察．广东牙病防治，2001，9（3）：193.
[21] 陈兆森．两面针止痛有效成分初步临床观察．中草药杂志，1982，13（5）：240.

Han qin
旱芹

Apii Graveolentis Herba
[英]Wildcelery Herb

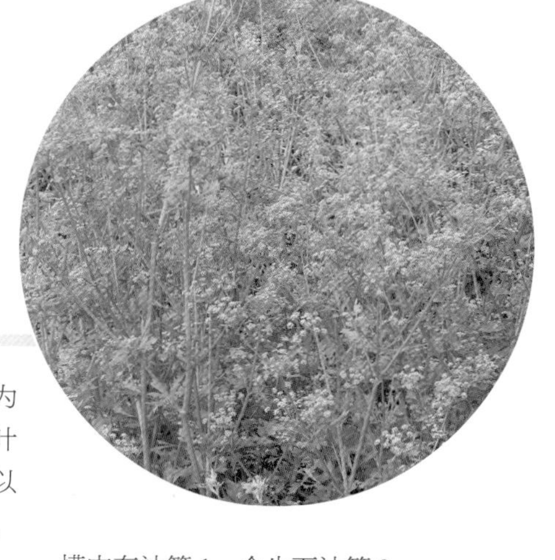

【别名】云芎、芹菜、南芹菜、香芹、蒲芹、和蓝鸭儿芹、药芹、水英。

【来源】为伞形科植物旱芹 *Apium graveolens* L. 的全草。

【植物形态】一年生或多年生草本。有强烈香气。根细圆锥形，土黄色，支根多数。茎直立，光滑，下部分枝，丛生，细而硬，斜上开展。根生叶有柄，基部扩大成膜质鞘；叶片轮廓为长圆形至倒卵形，长 7~18cm，宽 3.5~8cm，通常 3 裂达中部或 3 全裂，裂片近菱形，边缘有圆锯齿或锯齿，叶脉两面突起；较上部的茎生叶有短柄，叶片轮廓为阔三角形，通常分裂为 3 小叶，小叶倒卵形，中部以上边缘疏生钝锯齿以至缺刻。复伞形花序顶生或与叶对生，通常无总苞片或小总苞片；伞幅细弱，3~16，小伞形花序有花 7~29；萼齿小或不明显；花瓣白色或黄绿色，圆卵形，先端有内折的小舌片；花柱基扁压，花柱向外反曲。分生果圆形或长椭圆形，果棱尖锐，合生面略收缩，每棱槽内有油管 1，合生面油管 2。

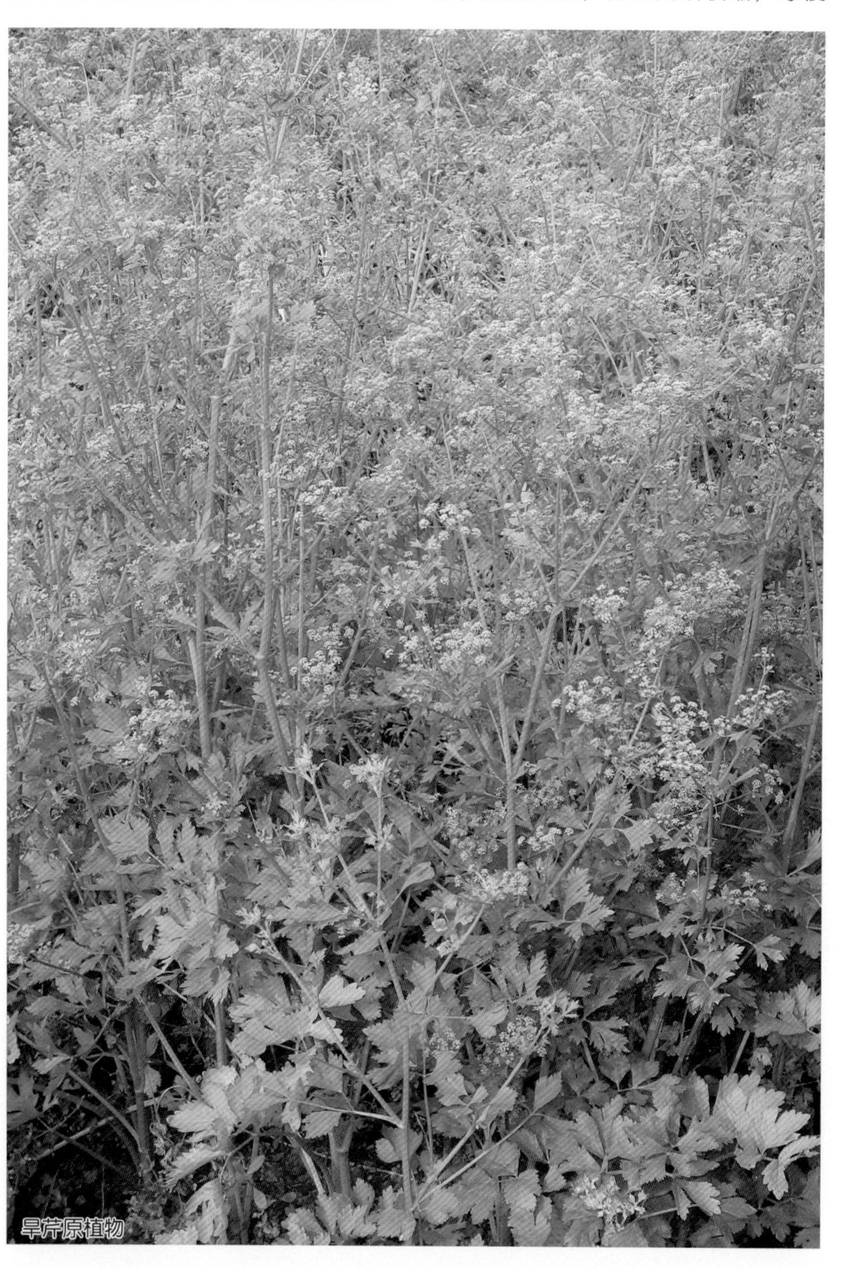

旱芹原植物

【分布】广西全区均有栽培。

【采集加工】夏末秋初栽培和春播种者、早熟种生长期 100 天左右采收；9 月播种者 120~140 天左右采收；秋末播种者 130~150 天左右采收。除早秋播种间拔采收外，一般均 1 次采收完毕，鲜用或晒干。

【药材性状】根细圆锥形，土黄色，支根多数。叶柄基部扩大成膜质鞘，叶柄长约 20cm，皱缩，柔软，淡黄色。叶片皱缩，灰绿色，展开为长圆形至倒卵形，3 裂达中部或 3 全裂。裂片近菱形，边缘有圆锯齿。气香，味甘。

【品质评价】以干燥、叶绿、完整者为佳。

【化学成分】本品全草含补骨脂素（psoralen），花椒毒素（xanthotoxin），香柑内酯（bergapten），异虎耳草素（*iso*-pimpinellin）。还含挥发油，其主要成分有 *d*- 柠檬烯（*d*-limonene），月桂烯（myrcene），异丁酸（*iso*-butyric acid），缬草酸（valeric acid），3- 异亚丁基 -3*α*,4- 二氢苯酞（3-*iso*-butylidene-3*α*,4-dihydrophthalide），3- 异戊叉基 -3*α*，4 - 二氢苯酞（3-*iso*-validene-3*α*,4-dihydrophthalide），3- 异亚丁基苯酞（3-*iso*-butylidenephthalide），3- 异亚戊基苯酞（3-*iso*-pentylidene phthalide），顺式 -3- 己烯基丙酮酸酯（*cis*-3-hexen-1-yl-pyruvate）。芹菜子中含芹菜甲素（3-*n*-butylphthalide），芹菜乙素（3-*n*-butyl-4,5-dihydrophthalide）[1]。根含丁基苯酞（butylphthalide），新蛇床内酯（neocnidilide），川芎内酯 A（cnidide-A），（*Z*）- 藁本内酯 [（*Z*）-ligustilide]，洋川芎内酯（senkyunolide）[1]。叶含补骨脂素，花椒毒素，香柑内酯，抗坏血酸胆碱（choline ascorbate）。叶的挥发

油含辛烯 -4,5- 二酮（octene-4,5-dione），2- 异丙基氧化乙烷（2-*iso*-propyloxyethane），香桧酰基乙酸酯（sabinyl acetate），1,4- 丁二醇（1,4-butanediol）[1]。

种子含邪蒿素（seselin），香柑内酯，芸香亭（rutaretin），洋芹素（celereoin），洋芹苷（celeroside），芹菜香豆精苷（apiumoside），异槲皮苷（*iso*-quercitrin），危勒联因（vellein），芹菜香豆精（apiumetin），紫花前胡苷（nodakenin），肉豆蔻醚酸（myristicic acid），8- 羟基 -5- 甲氧基补骨脂素（8-hydroxy-5-methoxypsoralen），伞形花内酯（umbelliferone），（–）-2,3- 二氢 -2（1- 羟基 -1- 羟异苯基）-7H- 呋喃（3,2g）[1]- 苯并吡喃 -7- 酮 {(–)-2,3-dihydro-2（1-hydroxy-1-hydroxy-*iso*-phenyl）-7H-furane（3,2g）[1]-benzopyran-7-one}，紫花前胡苷元（nodakenitin）[1]，木犀草素 -3′-*O*-*β*-D- 葡萄糖苷（luteolin-3′-*O*-*β*-D-glucopyranoside），木犀草素 -7-*O*-*β*-D- 葡萄糖苷（luteolin-7-*O*-*β*-D-glucopyranoside），香叶木素 -7-*O*-*β*-D- 葡萄糖苷（diosmetin-7-*O*-*β*-D-glucopyranoside），金圣草黄素（chrysoeriol），豆甾醇 -3-*O*-*β*-D- 葡萄糖苷（stigmasterol-3-*O*-*β*-D-glucopyranoside）[2]。

新疆产的芹菜子成分有：对羟基苯甲醛，3- 羟基 4- 异丙基苯甲酸，3- 甲氧基 -4- 羟基苯甲酸（即香草酸），4- 羟基 -2- 异丙基 -5- 甲基苯基 -1-*O*-*β*-D- 葡萄糖苷 [3]，药芹二糖苷 A（graveobioside A），药芹二糖苷 B（graveobioside B），甘醇酸（glycolic acid），有毒的多炔类化合物（polyacetylene compounds），三萜，多种黄酮化合物，3- 木栓酮（friedelin-3-one）等 [4]。

茎叶中含有芹菜苷（apiin），佛手柑内酯（bergapten），挥发油，有机酸，胡萝卜素（carotene），维生素 C，糖类。挥发油中的主要成分有 *α*- 芹子烯（*α*-selinene），丁基苯酞（butylphthalide），新蛇床酞内酯（neocnidilide）等 [4]。旱芹含多种挥发油成分，主要成分为 1,1- 二氮乙烷，对聚伞花素，1,1- 二乙氧基乙烷，乙酸乙酯，C-*β*- 罗勒烯等 [5]。

新鲜旱芹含发卡二醇（falcarindiol），（9*Z*）1,9-heptadecadiene-4,6-diyne-3,8,11-triol，oplopandiol，香柑内酯（bergapten），5,8- 二甲氧基补骨脂素（5,8-dimethoxypsoralen），异秦皮素（*iso*-fraxidin），丁香酚（eugenic acid），反式阿魏酸（*trans*-ferulic acid），反式桂皮酸（*trans*-cinnamic acid），阿魏酸 - 对羟基苯乙醇酯（*p*-hydroxyphenylethanol ferulate），绿原酸（caffeoylquinic acid），5- 反式香豆酰基奎宁酸（5-*p*-*trans*-coumaroylquinic acid），瑟丹内酯（sedanolide），lunularin，lunularic acid,2-（3- 甲氧基 -4- 羟基苯基）- 丙烷 -1,3- 二醇 [2-（3-methoxy-4-hydroxy-phenol）-propane-1,3-diol]，D- 阿洛糖（D-allose），*β*- 谷甾醇（*β*-sitosterol），苯甲酸（benzoic acid）和丁二酸（succinic acid）[6]。

【药理作用】

1. 抗惊厥和抗癫痫　腹腔注射芹菜甲素、芹菜乙素均有对抗小鼠和大鼠最大电休克作用。芹菜甲素和乙素腹腔注射给药，对戊四唑诱发的小鼠阵挛性惊厥的抗惊率达 70%~80%。甲素和乙素对大鼠听源性惊厥也有对抗作用。芹菜甲素 700mg/kg 灌胃给药对马桑内酯肌内注射制造的

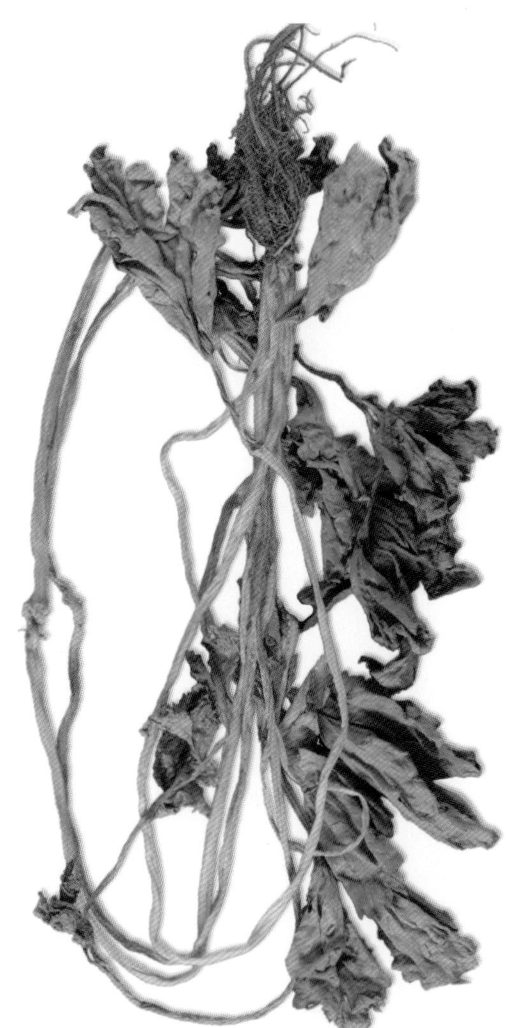

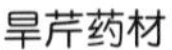

旱芹药材

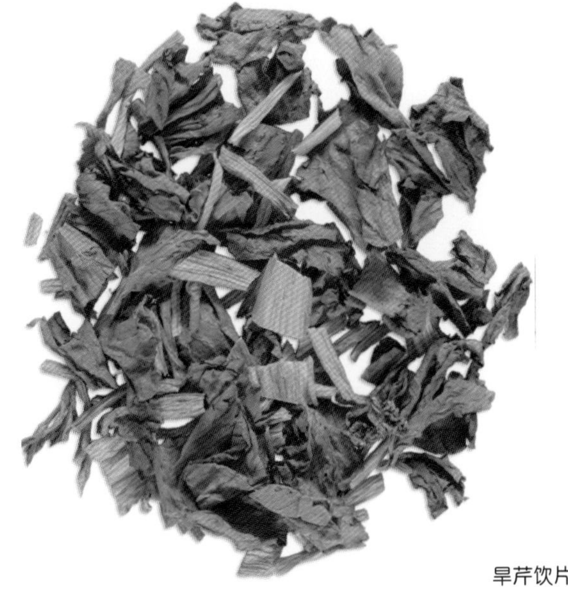

旱芹饮片

实验性癫痫慢性发作模型，能降低大鼠癫痫发作的程度和次数，延长潜伏期[7~9]。

2. 对学习记忆影响　芹菜提取液1ml，小鼠每天灌胃给药，连续1个月，对中老年和青年小鼠的学习记忆有促进作用，持续服用提取液其学习和记忆能力得到改善[10]。

3. 降压　芹菜乙醇浸膏酸性部分的提取物，降压作用温和、稳定[11]。犬、兔静脉注射芹菜粗提取物可使其血压下降[12]。

4. 解除痉挛等作用　芹菜甲素有较强的解除乙酰胆碱和氯化钡引起的大鼠离体回肠痉挛作用[8]。芹菜种子提取物可使未孕和已孕子宫收缩[13]。芹菜乙醇提取物可增加犬尿量，减少氯离子和尿素排出[14]。

5. 毒理　*dl*-芹菜甲素灌胃给药，小鼠半数致死量为（3.0±0.9）g/kg，最大电休克半数有效量为（186±14）mg/kg。狗亚急性毒性及慢性毒性试验，大鼠抗生育试验均未见明显异常[15]。

【临床研究】

腹泻　生小米和炒小米各50g，鲜旱芹100g，洗净后加泉水2000ml，煎煮过滤取上清液约1000ml，加入食盐3.5g，白糖10g调味即可服用。结果：用本法治疗后33例有呕吐症状者，17例当日即未再呕吐，6例次日停止呕吐，10例第3天呕吐症状消失，平均止呕时间1.8日；脱水症状消失时间为1~3日，平均2.3日；腹泻症状在一天内消失，平均2.4日[16]。

【性味归经】味甘、辛、微苦，性凉。归肝、胃、肺经。

【功效主治】平肝，清热，祛风，利水，止血，解毒。主治肝阳眩晕，风热头痛，咳嗽，黄疸，小便淋痛，尿血，崩漏，带下，疮疡肿毒。

【用法用量】内服：煎汤，9~15g，鲜品30~60g；或绞汁；或入丸剂。外用适量，捣敷；或煎水洗。

【使用注意】腹有积滞及疥疮者勿服。

【经验方】

1. 痈肿　鲜芹菜60g，甘草9g，蒲公英15g，赤芍9g。水煎洗患处。（《西宁中草药》）

2. 肺热咳嗽，多痰　芹菜根30g，冰糖适量。水煎服。（《西宁中草药》）

3. 喘息型慢性气管炎　芹菜根15g，荆芥穗6g，花椒10粒，茯苓9g，冰糖12g。先将芹菜根、花椒、茯苓等加水煎10min，然后再加入荆芥穗，再煎5min，冲冰糖6g服。第2次煎10min，冲冰糖服。10天为1个疗程。（《全国中草药汇编》）

4. 反胃呕吐　鲜芹菜根30g，甘草15g。水煎，加鸡蛋1个冲服。（《河北中草药》）

5. 高血压，高血压动脉硬化　旱芹鲜草适量捣汁，每服50~100ml；或配鲜车前草60~120g，红枣10只，煎汤代茶。（《中草药学》）

6. 降胆固醇　芹菜根10个，大枣（红枣）10枚。洗净后捣碎，将渣及汁全部放入锅中，加水200ml，煎熬后去渣，为1日量。每次100ml，每日服2次，连服15~20天，以鲜芹菜根效果为好。[上海中医药杂志，1965，（2）：16]

7. 妇女月经不调，崩中带下，或小便出血　鲜芹菜30g，茜草6g，六月雪12g。水煎服。（《全国中草药汇编》）

【参考文献】

[1] 国家中医药管理局《中华本草》编委会. 中华本草. 上海：上海科学技术出版社，1999：5096.
[2] 吕金良，热比古丽，斯拉木，等. 芹菜籽黄酮类化学成分研究. 中成药，2007，29（3）：406.
[3] 吕金良，牟新利，王武宝，等. 维药芹菜籽化学成分研究. 时珍国医国药，2006，17（1）：6.
[4] 应森林，李彦. 芹菜的药理研究和应用. 天津中医学院学报，2000，19（4）：45.
[5] 曹树明，胡建林，李晨辉，等. 西芹和旱芹茎叶挥发油化学成分研究. 昆明医学院学报，2008，（4）：20.
[6] 周凯岚，毋冰，庄玉磊，等. 新鲜旱芹的化学成分研究. 中国中药杂志，2009，34（12）：1512.
[7] 于澍仁. 中国药理通讯，1984，1（3-4）：5.
[8] 于澍仁，尤胜权，陈红英. 芹菜甲素的药理作用. 药学学报，1984，19（7）：486.
[9] 于澍仁，尤胜权. 芹菜甲素和乙素的抗惊厥作用. 药学学报，1984，19（8）：566.
[10] 李静，章子贵，吴馥梅，等. 芹菜提取液对中老年小鼠学习记忆的影响. 中草药，1996，27（2）：104.
[11] 李煦民. 上海第一医学院讨论会论文摘要集，1959：39.
[12] 孙世锡. 中国生理科学会学术会议论文摘要汇编（药理），1964：61.
[13] US.Dispensatory 24Ed. 1390，1947.
[14] Aliev R K. C A，1966，65：15152c.
[15] 于澍仁. 药学通报，1985，20（3）：187.
[16] 唐志德. 小米芹菜汤治疗小儿腹泻38例观察. 中原医刊，1990，（6）：38.

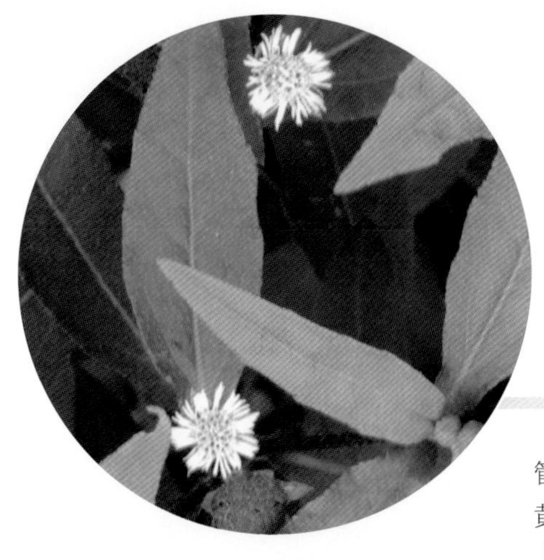

Han lian cao

旱莲草

Ecliptae Prostratae Herba
[英]Yerbadetajo Herb

【别名】黑墨草、墨旱莲、旱莲子、白旱莲、猪牙草、旱莲蓬、猢孙头、莲草、金陵草、鳢肠。

【来源】为菊科植物鳢肠 *Eclipta prostrate*（L.）Linn. 的全草。

【植物形态】一年生草本。全株被白色粗毛，折断后流出的汁液数分钟后即呈蓝黑色。茎直立或基部倾伏，着地生根，绿色或红褐色。叶对生；叶片线状椭圆形至披针形，长 3~10cm，宽 0.5~2.5cm，全缘或稍有细齿，两面均被白色粗毛。头状花序腋生或顶生，总苞钟状，总苞片 5~6 片，花托扁平，托上着生少数舌状花及多数管状花；舌状花雌性，花冠白色，发育或不发育；管状花两性，黄绿色，全发育。瘦果黄黑色，无冠毛。

【分布】广西全区均有分布。

【采集加工】采收全株后去根，除净泥沙晒干或阴干即可。

【药材性状】带根或不带根全草，全体被白色粗毛。根须状，长 5~10cm。茎圆柱形，多分枝，直径 2~7mm，表面灰绿色或稍带紫，有纵棱，质脆，易折断，断面黄白色，中央为白色疏松的髓部，有时中空。叶对生，多卷缩或破碎，墨绿色，完整叶片展平后呈披针形，长 3~10cm，宽 0.5~2.5cm，全缘或稍有细锯齿，近无柄。头状花序单生于枝端，直径 6~11mm，总花梗细长，总苞片 5~6，黄绿色或棕褐色，花冠多脱落。瘦果扁椭圆形，棕色，表面有小瘤状突起。气微香，味淡、微咸涩。

【品质评价】以色黄绿、叶多者为佳。

【化学成分】本品含有蟛蜞菊内酯（wedelolactone），去甲蟛蜞菊内酯（demethylwedelolactone），异去甲蟛蜞菊内酯（*iso*-demethylwedelolactone），*α*- 醛基三聚噻吩（*α*-formylterthienyl），吕宋果内酯（strychnolactone），*β*- 谷甾醇（*β*-sitosterol），正二十九醇（nonacosanol），硬脂酸（stearic acid），三十二碳酸（lacceroic acid），龙胆酸（2,5-dihydroxybenzoic acid），脂肪烃，脂肪酸

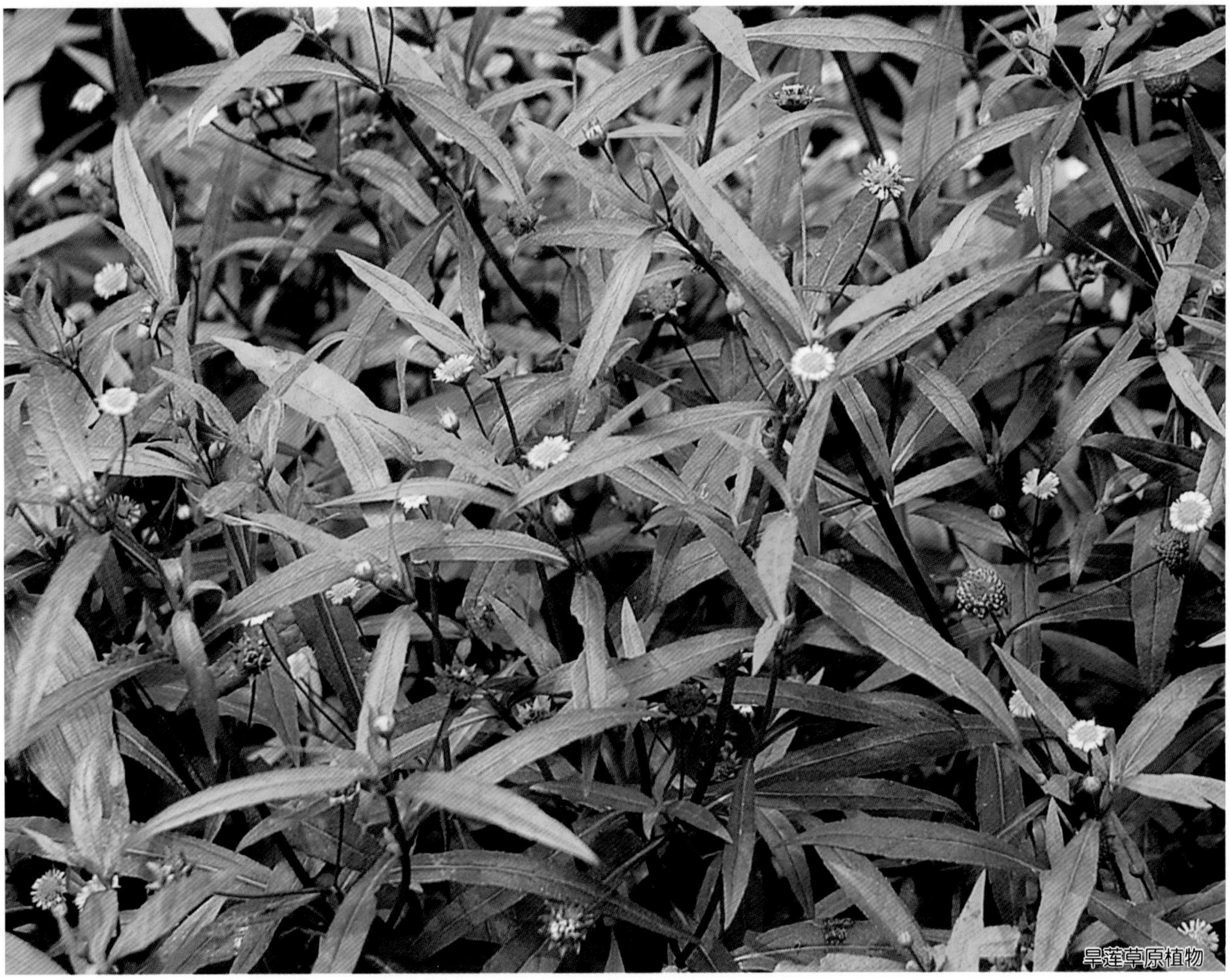

旱莲草原植物

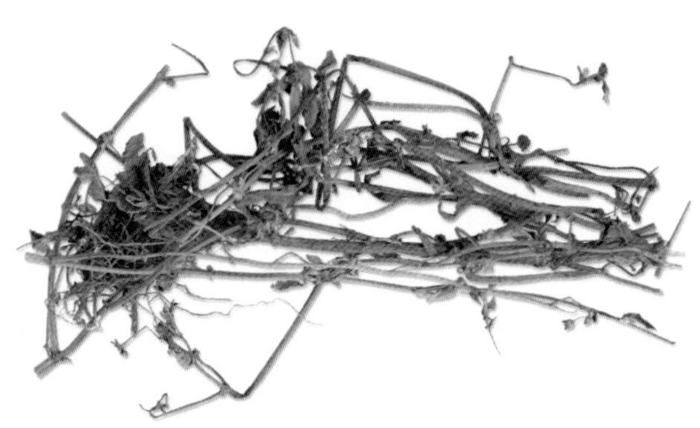
旱莲草药材（1）

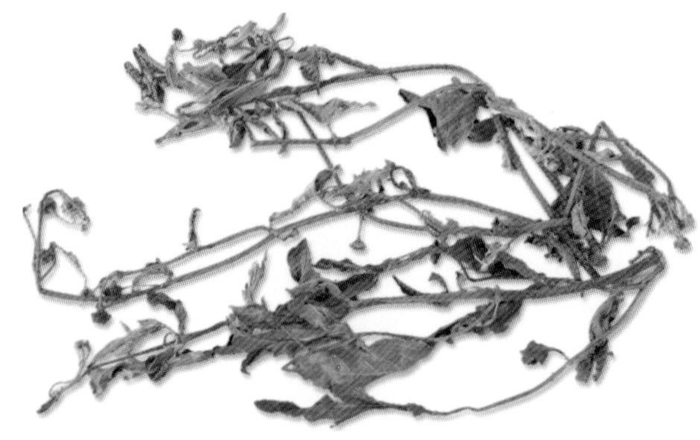
旱莲草药材（2）

酯类[1]，旱莲苷C（ecliptasaponin C），胡萝卜苷（daucosterol），豆甾醇-3-*O*-葡萄糖苷（stigmasterol-3-*O*-glucoside）[2]，刺囊酸（echinocystic acid），齐墩果酸（oleanolic acid），旱莲苷A（ecliptasaponin A）和旱莲苷B（ecliptasaponin B）[3]。

【药理作用】

1. 抑菌消炎　旱莲草对金黄色葡萄球菌、伤寒杆菌、宋内痢疾杆菌、铜绿假单胞菌有抑菌作用[4]。以旱莲草水煎剂5.15g/kg，连续7天灌胃给药，对巴豆油所致小鼠耳郭肿胀、醋酸引起的小鼠腹腔毛细血管通透性增高及组胺引起的大鼠皮肤毛细血管通透性增高均有抑制作用。对角叉菜胶、甲醛所致大鼠足垫肿胀也有抑制作用，摘除双侧肾上腺后其抗炎作用仍然存在。旱莲草还能抑制大鼠棉球肉芽组织增生，抑制角叉菜胶所致胸腔渗出液中白细胞的数量及炎性组织中PGE的含量[5]。

2. 保肝　旱莲草的苯、丙酮、石油醚和50%乙醇提取物对四氯化碳（CCl_4）造成的肝损伤均有保护作用，其中以50%乙醇提取物作用最强。旱莲草的乙醇提取物对CCl_4所致的小鼠和大鼠肝损害有保护作用[6]。旱莲草50%乙醇提取物及乙酸乙酯提取物均能抑制醋氨酚诱发的小鼠血清谷氨酸氨基转移酶、天冬氨酸氨基转移酶的升高[7]。

3. 对免疫功能影响　旱莲草煎剂给小鼠灌胃，能增加幼年小鼠胸腺重量，提高小鼠炭末廓清速率及外周血中的白细胞数，增加皮下注射2,4-二硝基氯苯所致的小鼠耳郭肿胀程度以及皮下注射绵羊红细胞所致的小鼠迟发型足垫肿胀度，还能提高外周血中T淋巴细胞百分率[8]。旱莲草20%稀醇提取物促进T、B淋巴细胞增殖，单体化合物S2、S3和S8促进淋巴细胞转化及增加白介素-2的产生[9]。旱莲草水煎剂可使老年小鼠脾淋巴细胞分泌IL-2逐渐减少，并呈剂量依赖关系。高浓度旱莲草水煎剂体内外均有抑制脾淋巴细胞在刀豆球蛋白A（ConA）激活后的DNA合成的作用，但无ConA时DNA合成不受影响。旱莲草可使老年小鼠脾淋巴细胞分泌巨噬细胞活化因子能力增强[10]。旱莲草乙酸乙酯提取物（EAEEP）具免疫抑制作用，能抑制小鼠炭末廓清率，降低脾指数[11]。EAEEP可提升氢化可的松致免疫功能低下小鼠的胸腺及脾指数，说明EAEEP并不降低免疫抑制小鼠的免疫功能，反而表现出对抗作用[11]。EAEEP能提高免疫抑制小鼠的免疫脏器指数、溶血素水平及外周血T淋巴细胞CD4亚群比例，并增强机体迟发型超敏反应[12]。EAEEP对正常小鼠的细胞免疫有抑制作用，旱莲草乙酸乙酯总提物对T淋巴细胞介导的细胞免疫具有一定的免疫调节作用[13]。旱莲草水煎剂可提高免疫损伤小鼠的迟发型超敏反应和血清溶血素抗体水平。旱莲草免疫抑制作用主要表现为其乙酸乙酯提取物对小鼠T淋巴细胞比例的调节，提高免疫脏器指数等，增强机体迟发型超敏反应、血清溶血素抗体生成[14]。

4. 对小鼠胸腺细胞凋亡的抑制　旱莲草水煎剂灌胃对小鼠腹腔注射环磷酰胺（CY）所致胸腺细胞凋亡有一定程度的改善[15]。

5. 抗诱变　旱莲草水溶性提取物给小鼠灌胃或腹腔注射均对环磷酰胺诱发的小鼠多染红细胞微核有抑制效应[16]。

6. 对心血管系统影响　旱莲草可使豚鼠离体心脏冠脉流量增加，并使心电图T波改善。小鼠无论在常压或减压耐缺氧情况下均能延长生命或提高存活率[17]。

7. 止血　将犬的股动脉半切断，用旱莲草叶粉敷于出血处，并稍加压迫，有良好的止血效果[4]。水提物亦有止血作用[18]。对每日灌服附子、干姜、肉桂、党参、黄芪、辣椒各等份制成的水煎剂造成的小鼠热盛模型和在此基础上采用消炎痛加乙醇法造成小鼠热盛胃出血模型，旱莲草水煎剂均能缩短凝血酶原时间、部分凝血活酶时间，升高血小板数量和纤维蛋白原含量，减少胃黏膜出血点数[19]。

8. 抗氧化、抗衰老　旱莲草可提高脑组织超氧化物歧化酶（SOD）和谷胱甘肽过氧化物酶（GSH-Px）的活性，提高脑、心肌细胞膜Na^+-K^+-ATP酶、Ca^{2+}-ATP酶活性，降低丙二醛（MDA）含量，改善衰老小鼠学习记忆能力，其作用机制可能与其清除自由基的作用有关[20,21]。旱莲草灌服6周，可增强D-半乳糖致衰老小鼠脑、心内Na^+-K^+-ATP酶、Ca^{2+}-ATP酶活性，改善细胞形态，提高小鼠的记忆学习能力[22]。旱莲草黄酮类提取物可增强小鼠血清SOD、GSH-Px活性，降低MDA含量，并可有效清除羟自由基和超氧自由基[23]。旱莲草水煎剂也增强SOD、GSH-Px的活性，降低MDA的含量[24]。灌胃给予旱莲草水提物能延长缺氧小鼠的存活时间，提高不同时间缺氧小鼠的存活率，降低小鼠不同时间的累计耗氧量，增强小鼠的耐缺氧能力[25]。

9. 镇静等作用　旱莲草煎剂对食管癌109细胞有中等程度

的杀伤作用[4]。旱莲草对小鼠有镇静、镇痛作用[17]。旱莲草乙醇提取物可降低四氯化碳诱导的环己巴比妥睡眠时间的增加和氯苯唑胺麻痹时间的增加[26]。

10. 毒理 小鼠灌胃给药半数致死量为（163.4±21.4）g/kg，安全系数为700~750倍[17]。旱莲草水提液5g/kg灌胃，连续7天，未见小鼠骨髓多染红细胞和有核细胞的微核率稍加，表明旱莲草染色体无损伤作用，无诱变性[27]。

【临床研究】

1. 扁平疣 治疗组60例给予旱莲草、芝麻花各30g，加水适量，水煎后外洗患处，洗时以纱布反复擦洗，每次15~20min，每日2次，每天1剂，每周观察1次皮损变化情况及不良反应，15天为1个疗程。对照组40例给予肌注聚肌胞4mg，隔日1次，15天为1个疗程，用药期间不用其他药物。结果：治疗组痊愈36例，显效17例，好转3例，无效4例，痊愈率为60%，总有效率88.33%，对痊愈的36例病人进行6个月随访，复发7例（19.40%）；对照组痊愈12例，显效10例，有效7例，无效11例，痊愈率30.00%，总有效率55.00%，对痊愈的12例病人进行6个月随访，复发5例（41.67%）。两组总有效率差异显著，治疗组疗效明显优于对照组，两组复发率无显著性差异[28]。

2. 斑秃 取旱莲草20g，洗净后放入锅内蒸20min，冷却，置入玻璃容器内，用75%酒精200ml，密闭浸泡2周。蘸取浸泡液外涂患处，每日6~10次，2周为1个疗程，至起效后继续用药1~2周，以巩固疗效。26例病例经治疗1个月后，治愈16例，显效5例，有效3例，无效2例[29]。

【性味归经】味甘、酸，性凉。归肝、肾经。

【功效主治】补益肝肾，凉血止血。主治肝肾不足，头晕目眩，须发早白，吐血，咯血，衄血，便血，血痢，崩漏，外伤出血。

【用法用量】内服：煎汤，9~30 g；或熬膏；或捣汁；或入丸、散。外用适量，捣敷；或捣绒塞鼻；或研末敷。

【使用注意】脾肾虚寒者慎服。

【经验方】

1. 刀伤出血 鲜旱莲草捣烂，敷伤处；干者研末，撒伤处。（《湖南药物志》）

2. 肿毒 鳢肠、苦瓜同捣烂，敷患处。（《湖南药物志》）

3. 阴癣 鲜旱莲草揉成团，用穿山甲将癣刮破擦癣上，奇验。（《疡医大全》）

4. 固齿 七月取旱莲草（连根）一斤，用无灰酒洗净。用青盐四两、食盐一两腌三宿，晒干。将无油锅内炒存性，把原汁渐倾入炒干为末，擦牙咽下亦妙。（《慈幼心书》固齿方）

5. 虚损百病，久服发白再黑，返老还童 猪牙草（即旱莲蓬）取汁，桑椹子取汁各以瓷盘晒为膏，冬青子酒浸，九蒸九晒为末。上各等份，炼蜜为丸梧子大，每服六七丸，空心淡盐汤送下。（《简便单方》）

6. 吐血成盆 旱莲草和童便、徽墨舂汁，藕节汤开服。（《生草药性备要》）

7. 咯血，便血 旱莲草、白及各10g。研末，开水冲服。（《福建药物志》）

8. 胃和十二指肠溃疡出血 旱莲草、灯心草各30g。水煎服。（《全国中草药汇编》）

9. 血痢 旱莲草、铁苋菜各15g。水煎服。（《安徽中草药》）

10. 血淋 旱莲子、芭蕉根（细锉）各二两。上二味，粗捣筛。每服五钱匕，水一盏半，煎至八分，去滓温服，日二服。（《圣济总录》旱莲子汤）

11. 小便溺血 金陵草、车前子。上二物各等份，榨自然汁，每服半茶盏，空腹服。（《医学正传》）

12. 白浊 旱莲草15g，车前子9g，银花15g，土茯苓15g。水煎服。（《陆川本草》）

13. 功能性子宫出血 鲜旱莲草、鲜仙鹤草各30g，血余炭、槟榔炭各9g（研粉）。将前二味煎水，冲后二味药粉，待冷服。（《全国中草药汇编》）

14. 白带，梦遗 旱莲草60g，白果14粒，冰糖30g。水煎服。（《福建药物志》）

【参考文献】

[1] 张金生，郭倩明．旱莲草化学成分的研究．药学学报，2001，36（1）：34.

[2] 张梅，陈雅妍．旱莲草化学成分的研究．中国中药杂志，1996，21（8）：480.

[3] 张梅，陈雅妍．旱莲草化学成分旱莲苷A和旱莲苷B的分离和鉴定．药学学报，1996，31（3）：196.

[4] 陈可冀．抗衰老中药学．北京：中医古籍出版社，1989：289.

[5] 胡慧娟，周德荣，杭秉茜．旱莲草的抗炎作用及机制研究．中国药科大学学报，1995，26（4）：226.

[6] Bupinder Singh. 国外医学·中医中药分册，1991，13（6）：29.

[7] 李春洋，白秀珍，杨学东．旱莲草提取物对肝保护作用的影响．数理医药学杂志，2004，17（3）：249.

[8] 胡慧娟，杭秉茜，刘勇．旱莲草对免疫系统的影响．中国药科大学学报，1992，23（1）：55.

[9] 张梅，陈雅妍．旱莲草中3个新的三萜皂苷化合物．北京医科大学学报，1994，26（5）：330.

[10] 冯明功，才迎，陈群．旱莲草对老年小鼠脾淋巴细胞的作用．大连大学学报，1999，20（4）：74.

[11] 覃华，刘梅，刘雪英，等．旱莲草的免疫抑制作用．陕西中医，2002，23（1）：73.

[12] 刘雪英，王庆伟，赵越平，等．旱莲草乙酸乙酯总提物对免疫抑制小鼠免疫功能的影响．中成药，2001，23（1）：43.

[13] 刘雪英，赵越平，蒋永培，等．旱莲草乙酸乙酯总提物对T淋巴细胞功能的调节．第四军医大学学报，2001，22（8）：754.

[14] 王怡薇，周庆峰，白秀珍．墨旱莲水煎剂对DTH和血清溶血素抗体的影响．锦州医学院学报，2003，24（6）：28.

[15] 景辉，白秀珍，杨学东，等．墨旱莲对小鼠胸腺细胞凋亡的调节作用．数理医药学杂志，2005，18（4）：318.

[16] 翁玉芬．中医药研究，1993，（1）：55.

[17] 周约伯，李云中，张素英，等．旱莲草治疗冠心病疗效观察及实验研究．天津医药，1986，14（8）：490.
[18] 小菅卓夫．药学杂志，1981，101（6）：501.
[19] 王建，白秀珍，杨学东．墨旱莲对热盛胃出血止血作用的研究．数理医药学杂志.2005，18（4）：375.
[20] 李弋，周琳，杨风云．旱莲草对 D- 半乳糖所致亚急性衰老小鼠的抗衰老作用研究．山西医科大学学报，2005，36（5）：574.
[21] 张耀锋，陈莉．旱莲草对衰老小鼠自由基代谢的影响．第四军医大学学报，2006，27（10）：957.
[22] 郝洪，阮耀．旱莲草对衰老小鼠组织 ATP 酶、细胞形态及记忆力的研究．成都中医药大学学报，2007，30（1）：25.
[23] 林朝朋，芮汉明，许晓春．墨旱莲黄酮类提取物抗自由基作用及体内抗氧化功能的研究．军事医学科学院院刊，2005，29（4）：344.
[24] 石变华，庄晓燕，白秀珍．墨旱莲水煎剂对致衰老小鼠肝脏中 SOD、MDA、GSH-Px 的影响．数理医药学杂志，2007，20（2）：208.
[25] 朱玉云，姜隆梅，张峰，等．旱莲草水提物增加小鼠耐缺氧存活时间的量效关系．中国临床康复，2005，9（24）：168.
[26]Singh B. 国外医学・中医中药分册，1994，16（2）：101.
[27] 翁玉芬．中国中药杂志，1992，17（3）：181.
[28] 常淑玲．旱莲草、芝麻花外洗治疗扁平疣 60 例疗效观察．医学理论与实践，2004，17（6）：680.
[29] 吴瑞，徐华清，郭红梅．旱莲草外用治疗斑秃 26 例．现代中西医结合杂志，2000，9（10）：950.

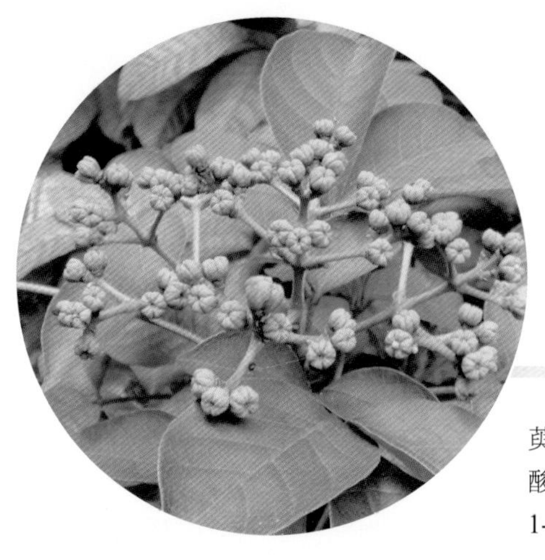

Wu zhu yu 吴茱萸

Evodiae Fructus
[英]Medcinal Evodia Fruit

【别名】茶辣、食茱萸、吴萸。

【来源】为芸香科植物吴茱萸 *Evodia rutaecarpa*（Juss.）Benth. 的果实。

【植物形态】多年生常绿灌木或小乔木。树皮青灰褐色，幼枝紫褐色，有细小圆形的皮孔；幼枝、叶轴及花轴均被锈色绒毛。奇数羽状复叶对生；小叶 5~9，椭圆形至卵形，长 5.5~15cm，宽 3~7cm，先端骤狭成短尖，基部楔形至广楔形或圆形，两面均被淡黄褐色长柔毛。雌雄异株，聚伞圆锥花序，顶生；苞片 2 枚；萼片 5，广卵形；花瓣 5，白色，长圆形；雄花具 5 雄蕊，插生在极小的花盘上；雌花的花瓣较雄花瓣大，退化雄蕊鳞片状，子房上位，心皮 5，有粗大的腺点，花柱粗短，柱头先端 4~5 浅裂。果实扁球形，紫红色，表面有粗大油腺点，每分果有种子 1 个，黑色，有光泽。

【分布】广西主要分布于田林、凌云、乐业、天峨、都安、融水、龙胜、全州、灵川、阳朔、武鸣、邕宁、南宁等地。

【采集加工】选晴天剪下果序，晒干或晾干，簸去枝梗及杂质即可。

【药材性状】果实类球形或略呈五角状扁球形，直径 2~5mm。表面暗绿黄色至褐色，粗糙，有多数点状突起或凹下油点。顶端有五角星状的裂隙，基部有花萼及果柄，被有黄色茸毛。质硬而脆。气芳香浓郁，味辛辣而苦。

【品质评价】以饱满、色绿、香气浓郁者为佳。

【化学成分】本品果实中含吴茱萸碱（evodiamine），吴茱萸次碱（rutaecarpine），吴茱萸卡品碱（evocarpine），羟基吴茱萸碱（hydroxyevodiamine），吴茱萸因碱（wuchuyine），罗勒烯（ocimene），吴茱萸啶酮(evodinone)，吴茱萸精(evogin)，吴茱萸苦素（rutaevin），7- 羧基吴茱萸碱（7-carboxyevodiamine），二氢吴茱萸次碱（dihydrorutaecarpine），14- 甲酸吴茱萸次碱（14-formyl rutaecarpine），1- 甲基 -2- 壬基 -4（1H）- 喹诺酮 [1-methyl-2-nonyl-4(1H)-quinolone]，*N,N*- 二甲基 -5- 甲氧基色胺（*N,N*-dimethyl-5-methoxytryptamine），*N*- 甲基邻氨基苯甲酰胺（*N*-methylanthranoylamide），辛弗林（synephrine），去氢吴茱萸碱（dehydroevodiamine），吴茱萸酰胺（evodiamide），去甲基吴茱萸酰胺（demethylevodiamide），6*α*- 乙酰氧基 -5- 表柠檬苦素（6*α*-acetoxy-5-*epi*-limonin），6*β*- 乙酰氧基 -5- 表柠檬苦素（6*β*-acetoxy-5-*epi*-limonin），黄柏酮（obacunone），罗旦梅交酯（jangomolide），吴茱萸苦素乙酸酯（rutaevin acetate），臭辣树交酯 A（graucin A），12*α*- 羟基柠檬苦素（12*α*-hydroxylimonin），12*α*- 羟基吴茱萸内酯醇（12*α*-hydroxyevodol），1- 甲基 -2[（*Z*）-6- 十一碳烯]-4（1H）- 喹诺酮 {1-methyl-2[（*Z*）-6-undecenyl]-4（1H）-quinolone}，1- 甲基 -2-[（*Z*）-10-

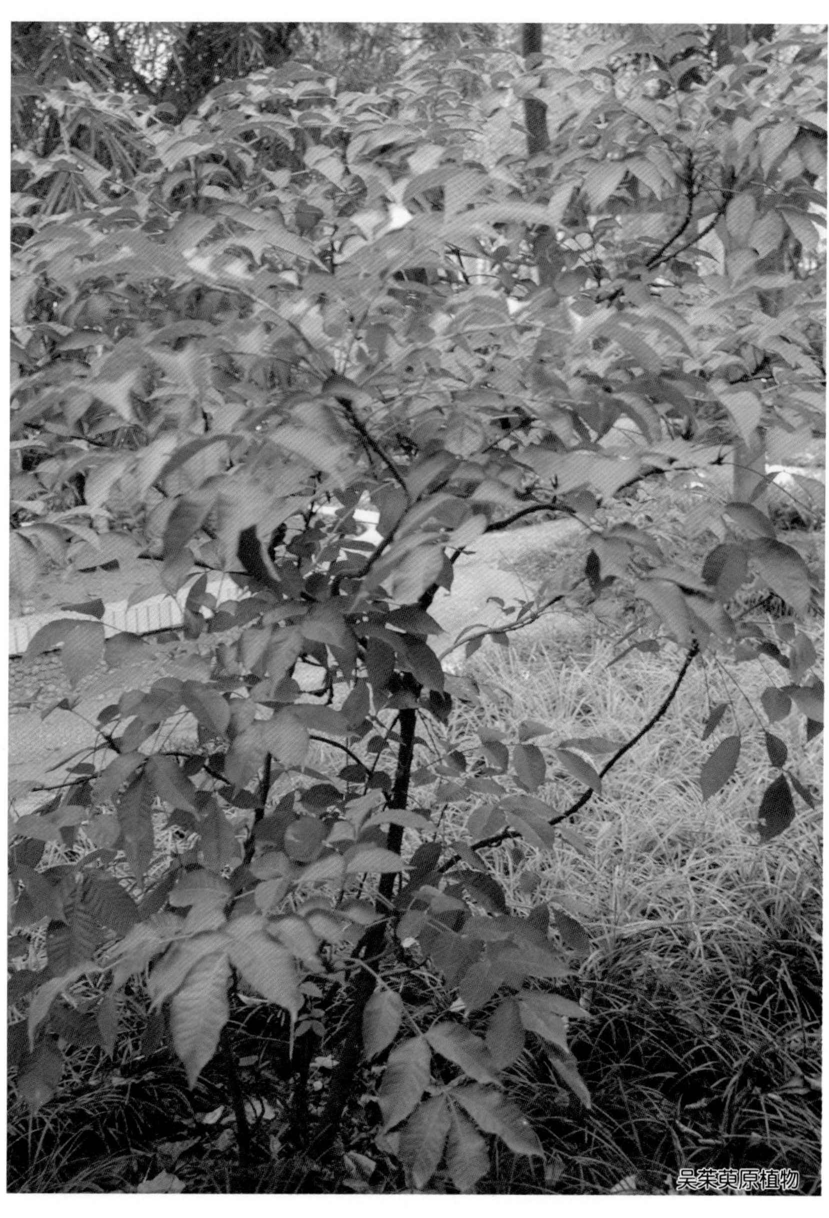
吴茱萸原植物

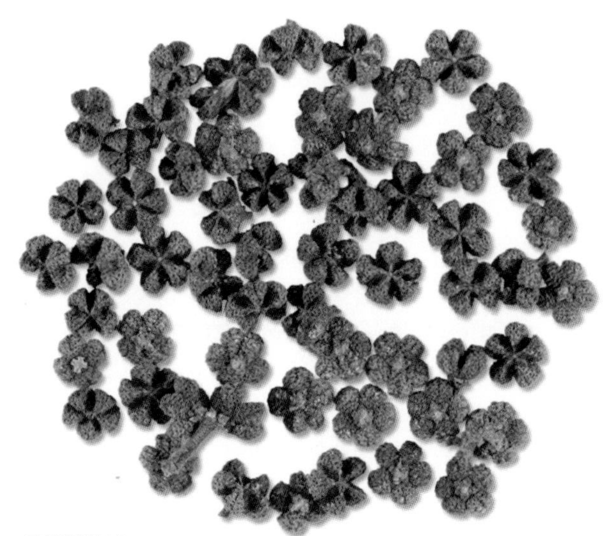
吴茱萸药材

十五碳烯]-4(1H)-喹诺酮{1-methyl-2-[(*Z*)-10-pentadecenyl]-4(1H)-quinolone}，1-甲基-2-[(*Z*)-6-十五碳烯]-4(1H)-喹诺酮{1-methyl-2-[(*Z*)-6-pentadecenyl]-4(1H)-quinolone}，1-甲基-2-[(6*Z*,9*Z*)-6,9-十五碳二烯]-4(1H)-喹诺酮{1-methyl-2-[(6*Z*,9*Z*)-6,9-pentadecadienyl]-4(1H)-quinolone}，1-甲基-2-[(4*Z*,7*Z*)-4,7-十三碳二烯]-4(1H)-喹诺酮{1-methyl-2-[(4*Z*,7*Z*)-4,7-tridecadienyl]-4(1H)-quinolone}，吴茱萸果酰胺Ⅰ和Ⅱ(goshuyuamide Ⅰ和goshuyuamide Ⅱ)。还含天冬氨酸(aspartic acid)、色氨酸(tryptophan)、苏氨酸(threonine)、丝氨酸(serine)、胱氨酸(cystine)等18种氨基酸[1]。

此外，吴茱萸中还含有*β*-谷甾醇(*β*-sitosterol)，槲皮素(quercetin)，正十八烷醇(1-octadecanol)，正二十七烷醇(*n*-heptacosyl alcohol)[2]；吴茱萸酰胺Ⅰ(wuchuyuamide Ⅰ)，柠檬味素(limonin)，胡萝卜苷(daucosterol)，三十碳酸(triacontanoic acid)，二十九烷(nonacosane)，齐墩果酸(oleanolic acid)[3]。亦含有7*β*-羟基吴茱萸次碱(7*β*-hydroxyrutaecarpine)，N14-甲酰二氢吴茱萸次碱(N14-formyl dihydrorutaecarpine)，金丝桃苷(hyperoside)[4]。

果实的挥发油中含吴茱萸烯(evodene)，吴茱萸内酯醇(evodol)，柠檬苦素(limonin)[1]。还含有*β*-榄香烯(*β*-elemene)，石竹烯氧化物(caryophyllene oxide)，*α*-杜松油醇(*α*-cadidol)，D-柠檬烯(D-limonene)和芳樟醇(linalool)等成分[5]。

【药理作用】

1. 对中枢神经系统的作用 ①静注吴茱萸10%乙醇提取物可使兔体温升高[6]。可提高电刺激兔齿髓引起的口边肌群挛缩的阈值，其作用强度与氨基比林相当[7,8]。②保护脑血管：静脉注射吴茱萸次碱(50μg/kg、100μg/kg、300μg/kg)，对线栓法制作局灶性脑缺血2h、再灌注24h的缺血性脑损伤模型大鼠有保护作用，其机制可能与促进脑组织降钙素基因相关肽(CGRP)的释放有关[9]。③止呕：吴茱萸50%、70%醇洗脱液均有止呕效应，止呕作用可能与拮抗乙酰胆碱、5-羟色胺、组胺受体有关[10]。

2. 对心血管系统的作用 ①对心脏作用：吴茱萸1×10^{4}g/ml、1×10^{3}g/ml时能增强离体蟾蜍心肌收缩力和增加心输出量，0.2g/kg静注能增强在体兔心心肌收缩力和麻醉犬心功能[11]。对离体大鼠心房有正性肌力和频率作用，可被普萘洛尔对抗，可能与β受体兴奋有关[12]。吴茱萸碱10^{-5}mmol/L以上浓度可缩短动作电位的持续时间(90%)；还可增强钙电流，且呈剂量依赖性；吴茱萸碱强心作用可能是通过直接将膜电位依赖性钙电流激活[13]。静脉注射吴茱萸次碱(100μg/kg、300μg/kg)对结扎冠状动脉左前降支60h、再灌注3h的大鼠能缩小心肌梗死面积，降低血清肌酸激酶水平，升高血清CGRP浓度[14]。吴茱萸次碱(0.03~3μmol/L)可增强豚鼠离体心房收缩力，提高其收缩频率，该作用可被竞争性辣椒素受体(VR1)拮抗剂capsazepine(1μmol/L)和非竞争性VR1拮抗剂钌红(10μmol/L)以及选择性CGRP受体拮抗剂CGRP(8~37)(10μmol/L)拮抗[15]。1.0μmol/L吴茱萸次碱对离体豚鼠心脏低温局部缺血后再灌注可恢复心脏功能和减少肌酸激酶的释放。3.0μmol/L吴茱萸次碱再灌注可减少肌酸激酶的释放并增加冠脉血流量，增强左心室压及心率。吴茱萸次碱的心脏保护作用可被capsazepine或CGRP(8~37)拮抗。吴茱萸次碱增加CGRP的释放同样可被capsazepine阻断[16]。静脉注射吴茱萸次碱(100μg/kg、300μg/kg)可减少大鼠心肌梗死面积和肌酸激酶的释放，同时增加血浆CGRP浓度，心脏保护作用可被capsazepine(38mg/kg)和辣椒素(50mg/kg)完全取消[17]。吴茱萸次碱(0.3μmol/L、1μmol/L)可抑制抗原攻击所致的心功能抑制，进而增加预致敏豚鼠心脏冠脉中CGRP的含量，减少心肌中的肿瘤坏死因子-α(TNF-α)，同时改善心脏功能，减轻心房开始除极到心室开始除极的时间(P-R间期)的延长。1μmol/L吴茱萸次碱还能够抑制窦性心动过速。吴茱萸次碱对心脏的保护作用可被CGRP(8~37)消除。其对心脏过敏反应损伤的保护作用与刺激CGRP的释放而抑制TNF-α的产生有关[18]。②对血管作用：吴茱萸次碱可产生剂量依赖性的降压和舒血管效应，其机制主要涉及内皮细胞Ca^{2+}-*NO*-cGMP途径，也与减少主动脉平滑肌细胞(VSMC)Ca^{2+}内流有关[19]。静脉注射吴茱萸次碱(30mg/kg、100mg/kg、300mg/kg)对高血压模型大鼠在产生降压作用的同时伴随血浆CGRP浓度的剂量依赖性增高，其平均动脉压可被预先作用的辣椒素(耗尽感觉神经的CGRP)升高85%或被capsazepine升高80%，两者都降低了CGRP血浆浓度约90%。吴茱萸次碱(3mg/kg、6mg/kg)，连续给药6天，可降低高血压大鼠尾部收缩压至(159±8)和(136±10)mmHg，产生了6天持续的低血压，预先给予辣椒素能够取消吴茱萸次碱的降压作用约65%。吴茱萸次碱还增加了CGRP的mRNA和背根神经肽的表达、肠系膜动脉中CGRP免疫反应神经纤维的密度、脊髓和血浆中CGRP的浓度，预先给予辣椒素均能减少上述反应[20]。预先给予吴茱萸次碱(10μmol/L、30μmol/L)能增加 CGRP 释放的同时减弱了抗原激发的缩血管效应，可被 CGRP（8~37）（10μmol/L）或 capsaezpine（10μmol/L）减弱。其抑制抗原激发血管收缩同样与通过激活 VR1 刺激 CGRP 的释放有关[21]。吴茱萸注射液能减少离体蟾蜍和大鼠后肢血管灌流量，增加麻醉犬后肢血管阻力，改善正常家兔球结膜微循环。吴茱萸水煎剂灌胃能对大鼠在冰水应激状态下内源性儿茶酚胺分泌增加所致的血小板聚集及心肌损伤有一定的保护作用，并能使心肌细胞膜结合酶的异常变化得到一定的恢复[22]。

3. 对消化系统的作用　①抗实验性胃溃疡：大鼠灌胃 50% 甲醇提取物 2g/kg，有抗水浸应激性溃疡的作用，抑制率达 66.6%[23,24]。小鼠灌胃水煎液 10g/kg、20g/kg，有抗盐酸性胃溃疡和吲哚美辛加乙醇性胃溃疡作用，对水浸应激性和结扎幽门性胃溃疡有抑制形成的倾向[25]。静脉注射吴茱萸次碱（100μg/kg、300μg/kg）或灌胃给药（300μg/kg、600μg/kg）能够减少阿司匹林诱导的大鼠胃溃疡的溃疡指数和 H^+ 返扩散，其保护胃黏膜作用与增加血浆 CGRP 浓度有关[26]。大鼠灌胃吴茱萸汤 3.7g/kg，11 天可对醋酸涂抹法所致的胃溃疡有促进愈合作用，其作用机制可能是通过促进 6- 酮 - 前列腺素 F1α 的合成释放，以增强胃黏膜防御能力，促进胃黏膜修复来实现[27]。小鼠灌胃吴茱萸氯仿提取物 50mg/kg、100mg/kg、300mg/kg，14 天能抑制实验性结肠炎模型小鼠的炎性浸润、渗出和增生，减轻结肠局部的病理损害[28]。大鼠腹腔注射 424.8mg/kg、141.6mg/kg、47.6mg/kg 吴茱萸水提物对 50% 乙醇造成的大鼠急性损伤具有较好的保护作用，其机制与增强胃黏膜屏障功能，促进胃黏膜内源性一氧化氮合成有关[29]。②对胃肠运动的影响：5×10^{-3}g/ml 的吴茱萸水煎剂可抑制大鼠胃条的自发活动，还能对抗乙酰胆碱和氯化钡引起的胃条痉挛性收缩[30]。吴茱萸煎液对离体兔小肠活动有双向作用，4×10^{-4}g/ml 浓度时兴奋，1.2×10^{-2}g/ml 浓度时抑制自发收缩活动[31,32]，既能拮抗烟碱、毒扁豆碱、乙酰胆碱、组胺、氯化钡、酚妥拉明及利血平对离体小肠的兴奋作用[32,33]，又能拮抗六烃季胺、阿托品和肾上腺素对离体兔小肠的抑制作用[32,34]。其兴奋肠管作用可能与直接兴奋 β 受体有关[24]。灌胃水煎液 10g/kg、20g/kg，可减少番泻叶引起的大鼠大肠刺激性腹泻次数，对蓖麻油引起的小鼠小肠刺激性腹泻次数有减少倾向；吴茱萸能抑制小鼠墨汁胃肠推进运动[25]。

4. 对子宫平滑肌的作用　吴茱萸热水提取物对大鼠离体子宫由 5- 羟色胺引起的收缩有拮抗作用[35]。从水溶性部分中分离的对羟基福林能使小鼠离体子宫肌松弛，除去对羟基福林后的残存液，对大鼠子宫有收缩作用[36]。其兴奋子宫的成分为去氢吴茱萸碱、吴茱萸次碱[37]和芸香胺[38]。吴茱萸的甲醇和水提取物都具有 5- 羟色胺受体亲和力，其可能是 5- 羟色胺受体激动剂[39]。

5. 对血栓形成及凝血功能的影响　大鼠灌胃吴茱萸水提物 20g/kg，可延长血栓时间、白陶土部分凝血活酶时间（KPTT）及黏性因数；10g/kg 剂量时可延长 KPTT[40]。水煎剂对 ADP 胶原诱导的兔血小板聚集有抑制作用[22]。0.1g/ml 吴茱萸水煎醇沉物可抑制离体兔血小板血栓形成，延长血小板聚集时间及抑制纤维蛋白血栓形成[41]。吴茱萸次碱的抗血小板聚集作用与抑制磷脂酶 C 活性，减少磷酸肌醇降解，抑制血栓烷素形成，从而抑制血小板内 Ca^{2+} 动员有关[42]。

6. 对肝脏的影响　①保肝：灌胃水煎液 5g/kg、10g/kg，连续 5 天，能抑制四氯化碳引起大鼠血清谷丙转氨酶和谷草转氨酶的升高，且具有短暂的促进胆汁分泌作用[25]。②抑制细胞色素 P450：吴茱萸次碱对鼠肝脏 CYP1A 催化的 7- 甲氧基香豆素 *O*- 去甲基化（MROD）和 7- 乙氧基香豆素 *O*- 去乙基化（EROD）活性有强的和选择性的抑制作用，MROD 的 Ki 值为（39±2）nmol/L，在人肝微粒体中 1 mmol/L 的吴茱萸次碱使 EROD、MROD 和非那西汀 *O*- 去甲基化活性分别下降 98%、91% 和 77%[43]。

7. 促进免疫　吴茱萸碱可上调小鼠骨髓来源树突状细胞功能调控相关基因表达，其对树突状细胞调控可能涉及到多个靶点[44]。小鼠灌服 20g/kg 吴茱萸 7 天，可对抗 100mg/kg 环磷酰胺诱导的小鼠肠黏膜相关淋巴组织损伤，能改善肠道黏膜的免疫功能，使肠道局部细胞免疫活性增强[45]。

8. 抗炎镇痛　吴茱萸提取部位 B 100mg/kg 灌胃给药 14 天，对 Freund's 完全佐剂诱发的大鼠关节炎有治疗作用[46]。灌胃水煎剂 10g/kg 能减少乙酸引起的小鼠扭体反应次数和延长热刺激痛反应潜伏期[20]。水煎剂 5g/kg、20g/kg 均能延迟痛觉反应时间，持续 2.5h 以上[47]，其镇痛成分为吴茱萸碱、吴茱萸次碱[48]。

9. 抗肿瘤　吴茱萸碱能抑制人黑色素瘤 A375-S2 生长，在 24h 前可诱导 A375-S2 凋亡，亚二倍体峰出现，caspase 蛋白酶被激活，24h 后启动坏死途径，caspase 蛋白酶抑制剂不能抑制细胞死亡。吴茱萸碱还可将 HeLa 细胞周期阻滞在 G_2/M 期，发生大量凋亡[49]。吴茱萸果实的乙醇提取物对人鼻咽癌细胞和鼠淋巴细胞性白血病细胞有细胞毒作用。其半数抑制浓度分别为 0.19μg/ml，0.98μg/ml，有效成分为吴茱萸碱[50]。

10. 抗病原微生物　吴茱萸煎剂体外对霍乱弧菌有较强的抑制作用，对铜绿假单胞菌、金黄色葡萄球菌及一些常见的致病性真菌有一定的抑制作用[51,52]。水和甲醇提取物在浓度为 0.5~1.0mg/ml 时均抑制链球菌属细胞黏附在玻璃表面上，具有预防龋齿作用[53]。吴茱萸素对感染哥伦比亚 SK 株病毒的小鼠有抗病毒作用[54]。吴茱萸水煎剂及醇和乙醚提取物在体外均能杀灭猪蛔虫、蚯蚓及水蛭[55]。

11. 抗紫外线等作用　预先给予吴茱萸次碱能够抑制紫外线 A 照射 HaCaT 人类角质化细胞后增加的基质金属蛋白酶 MMP-2 和 MMP-9 溶解明胶的活性，能抑制紫外线 A 诱导和过氧化氢诱导的 MMP-2 和 MMP-9 的表达，且能减少紫外线 A 诱导的活性氧簇的增殖[56]。吴茱萸次碱（2~10μmol/L）是延迟整流 K^+ 通道的阻断剂[57]。吴茱萸次碱对免疫系统有抑制作用，但其药物剂量要超过它的药效学剂量[58]。吴茱萸多糖具有较强的清除羟自由基的的作用，50% 清除率时所需的浓度为 358μg/ml[59]。吴茱萸果实甲醇提取物灌服或腹腔注射对氰化钾产生的缺氧有抗缺氧作用，可降低死亡率和延长存活时间，其有效成分为吴茱萸碱和吴茱萸次碱[50,60]。家兔口服吴茱萸煎剂有利尿作用[61]。

12. 药代动力学　大鼠灌胃给吴茱萸碱 100 mg/kg，主要药代动力学参数为：C_{max}=（5.3 ± 1.5）ng/ml；T_{max}=（22 ± 8）min；$T_{1/2}$=（451 ± 176）min[62]。

【临床研究】

1. 高血压　取吴茱萸 80g 研细末，分成 8 份，用醋适量调均，每日睡前将调好的药分别敷在左手的劳宫穴，右脚的涌泉穴上，于次日清晨去掉，左右交替更换 4 次后观察疗效。结果：59 例高血压病人，血压全部恢复正常[63]。

2. 荨麻疹　吴茱萸、防风各 2g 研细末，米醋调成糊状敷脐，以填平脐窝为度，覆以保鲜膜，胶布固定。每天 1 次，7 天为 1 个疗程。结果：136 例病人经治疗 1~2 个疗程后，治愈 82 例，好转 43 例，无效 11 例，总有效率 92%[64]。

3. 臌胀　吴茱萸 30g，加食盐 30g 炒 5min，纱布包裹后外敷脐部，日 2 次，每次保留 15min，1 周为 1 个疗程。结果：治疗臌胀 30 例，显效 8 例，有效 16 例，无效 6 例，总有效率为 80%[65]。

4. 婴幼儿腹泻　两组病例均给予补液，抗感染，维持水、电解质、酸碱平衡等治疗。治疗组在此基础取生大米 100g 加水蒸至八成熟，取吴茱萸 15g 研磨后放于米中混匀，团压成饼状，温度温热（患儿皮肤可耐受）直接敷于患儿脐部，外用纱布覆盖，胶布固定，每晚外敷至次日清晨约 12h，3 次为 1 个疗程。结果：320 例腹泻患儿，治疗组有效率均优于对照组[66]。

5. 小儿口腔溃疡　吴茱萸研末用醋调和，贴脚心 1~2 昼夜。治疗 30 例患儿，全部治愈，有效率为 100%[67]。

【性味归经】味辛、苦，性热；有小毒。归肝、脾、胃经。

【功效主治】散寒止痛，疏肝下气，温中燥湿。主治厥阴头痛，脘腹冷痛，疝痛，痛经，脚气肿痛，寒湿泄泻。

【用法用量】内服：煎汤，1.5~5g；或入丸、散。外用适量，研末调敷；或煎水洗。

【使用注意】不宜多服、久服，无寒湿滞气及阴虚火旺者禁服。

【经验方】

1. 头痛，呕吐涎沫及少阴病吐利　吴茱萸（洗）一升，人参三两，生姜（切）六两，大枣十二枚。以水七升，煮取二升，去滓。温服七合，日三服。（《伤寒论》吴茱萸汤）

2. 牙齿疼痛　吴茱萸煎酒，含漱之。（《食疗本草》）

3. 心中寒，心背彻痛　吴茱萸一升，桂心、当归各二两。上三味，捣罗为末，炼蜜为丸，如梧桐子大。每服三十丸，温酒下，渐加至四十丸。（《圣济总录》茱萸丸）

4. 蛔心痛　吴茱萸（水浸一宿，焙干炒）半两，鹤虱（微炒）一两半。上为细散。每服二钱，空心温酒调下。（《普济方》吴茱萸散）

5. 霍乱心腹痛，呕吐不止　吴茱萸（汤浸，焙，炒）、干姜（炮）各一两，甘草（炙）一两半。上三味，粗捣筛。每服二钱匕，水一盏，煎至七分，去滓温服，不拘时。（《圣济总录》吴茱萸汤）

6. 脚气入腹冲心，大便不通　吴茱萸、木瓜、大黄各等份，大黄或随其病加减。米糊丸如绿豆大。每服五十丸，粳米、枳壳汤下。未应，加丸数再服，以通为度。（《赤水玄珠》三将军丸）

7. 泄利不止及小儿疳气下痢　黄连（去须）、吴茱萸（去梗，炒）、白芍药各五两。上为细末，面糊为丸，如梧桐子大。每服二十丸，浓煎米饮下，空心日服。（《太平惠民和剂局方》戊己丸）

8. 久下痢赤白不止　吴茱萸、干姜、诃黎勒皮、白矾灰各半两。上捣罗为末，醋煮面糊为丸，如梧桐子大。每服十丸，粟米饮下，食前服。（一方有当归，无矾石，每服五钱，水煎服，名茱萸汤，治脓血痢）（《普济方》云母散）

9. 小便多利　吴茱萸、蜀椒、干姜。上等份为末，用千蒸饼为末，入水内拌匀和捣熟，丸如绿豆大。每服十丸，加至二十丸，空心盐汤下。（《普济方》吴茱萸丸）

10. 妇人阴寒，十年无子者　吴茱萸、川椒各一升。上为末，炼蜜丸如弹子大。绵裹内阴中，日再易。无所下，但开子脏令阴温即有子也。（《妇人良方》茱萸丸）

【参考文献】

[1] 国家中医药管理局《中华本草》编委会 . 中华本草 . 上海：上海科学技术出版社，1999：3750.

[2] 周伟，周欣，龚小见，等 . 黔产吴茱萸化学成分的研究 . 时珍国医国药，2008，19（6）：1334.

[3] 王奇志，梁敬钰，陈军 . 吴茱萸化学成分研究Ⅱ . 中国药科大学学报，2005，36（6）：520.

[4] 杨秀伟，张虎，胡俊 . 疏毛吴茱萸化学成分的研究 . 热带亚热带植物学报，2008，16（3）：244.

[5] 滕杰，杨秀伟，陶海燕，等 . 疏毛吴茱萸果实挥发油成分的气质联用分析 . 中草药，2003，34（6）：504.

[6] 山田有 . 医学中央杂志（日），1958，140：683.

[7] 山田有 . 医学中央杂志（日），1959，150：247.

[8] 山田有 . 日本药理学杂志，1957，53（6）：215.

[9] 刘勇，崔颖鹏，宋涛，等 . 吴茱萸次碱促进脑组织降钙素基因相关肽释放减轻脑缺血 - 再灌注损伤 . 中国医师杂志，2005，7（5）：589.

[10] 张婷，王敏伟，陈思维 . 吴茱萸汤醇提各组分止呕活性的研究 . 中国中药杂志，2002，27（11）：862.

[11] 鲁耀邦 . 中药药理与临床，1995，11（1）：19.

[12] Chen Chieh-fu,et al.Am J Chin Med,1981,9（1）：39.

[13] 铃木润 . 国外医学・中医中药分册，1992，14（5）：302.

[14] 胡长平，李年生，肖亮，等 . 吴茱英次碱的心脏保护作用涉及辣椒素敏感的感觉神经 . 中南药学，2003，1（2）：67.

[15] Kobayashi Y, Hoshikuma K, Nakano Y,et al. The positive inotropic and chronotropic effects of evodiamine and Rutaecarpine, indoloquinazoline alkaloids isolated from the fruits of Evodia rutaecarpa, on the guinea-pig isolated rightatria:possible involvement of vanilloid receptors. Planta Med，2001，67：244.

[16] Hu CP, Xiao L, Deng HW, et al.The cardioprotection of rutaecarpine ismediated by endogenous calcitonin related-gene peptide through activation of vanilloid receptors in guinea-pig hearts. Planta Med, 2002, 68：705.

[17] Hu CP, Li NS, Xiao L, et al. Involvement of capsaicin-sensitive sensory nerves in cardioprotection of rutaecarpine in rats. Regul Pept, 2003, 114: 45.
[18] Yi HH, Rang WQ, Deng PY,et al. Protective effects of rutaecarpine in cardiac anaphylactic injury ismediated by CGRP. Planta Med, 2004, 70: 1135.
[19] Wang GJ, Wu XC, Chen CF, et al. Vasorelaxing action of rutaecarpine: effects of rutaecarpine on calcium channel activities invascular endothelial and smooth muscle cells. J Pharmacol Exp Ther, 1999, 289: 1237.
[20] Deng PY, Ye F, Cai WJ,et al. Stimulation of calcitonin generelated peptide synthesis and release: mechanisms for a novel antihypertensive drug, rutaecarpine. J Hypertens, 2004, 22: 1819.
[21] Yu J, Tan GS, Deng PY, et al. Involvement of CGRP in the inhibitory effect of rutaecarpine on vasoconstriction induced by anaphylaxis in guinea pig. Regul Pept, 2005, 125: 93.
[22] 许青媛．中药药理与临床，1994，10（2）：35.
[23] 山原条二．生药学杂志，1974，28：33.
[24] 张明发．天然产物研究与开发，1990，2（4）：59.
[25] 张明发．中药材，1991，14（3）：39.
[26] Wang L, Hu CP, Deng PY, et al.The protective effects of rutaecarpine on gastric mucosa injury in rats. Planta Med, 2005, 71: 416.
[27] 李冀，柴剑波，赵伟国．吴茱萸汤对醋酸涂抹型胃溃疡大鼠溃疡指数及血浆 6-Keto-PGF1α 含量的影响．辽宁中医杂志，2008，35（2）：179.
[28] 刘保林，戴媛媛，唐宁，等．吴茱萸氯仿提取物对小鼠溃疡性结肠炎的药效学研究．中药药理与临床，2003，19（6）：16.
[29] 于肖，吴大正．吴茱萸水提物对乙醇造成的大鼠胃损伤的保护作用．中国中药杂志，2006，31（21）：1801.
[30] 邱赛红．中药药理与临床，1988，4（3）：9.
[31] 张明发．中医杂志，1984，25（12）：943.
[32] 张明发．中西医结合杂志，1987，7（12）：741.
[33] 张明发．中成药研究，1985，（5）：25.
[34] 张明发．陕西中医，1985，6（11）：497.
[35] 木下武司．生药学杂志，1979，33（3）：146.
[36] 高木重和．生药学杂志，1979，33（1）：35.
[37] 钱伯初．国外药学・植物药分册，1982，（3）：29.
[38] 曾广方．中华医学杂志，1936，22（6）：397.
[39] 金谷裕敏．生药学杂志，1984，38：106.
[40] 许青媛．西北药学杂志，1991，6（3）：15.
[41] 吕恩武．中西医结合杂志，1981，1（2）：101.
[42] Sheu JR, Kan YC, Hung WC, et al.The antiplatelet activity of rutaecarpine, an alkaloid isolated from Evodia rutaecarpa, ismediated through inhibition of phospholipase C. Thromb Res, 1998, 92: 53.
[43] Ueng YF, Jan WC, Lin LC, et al.The alkaloid rutaecarpine is a selective inhibitor of cytochrome P450 1A in mouse and human liver microsomes. Drug Metab Dispos, 2002, 30（3）：349.
[44] 祝绚，梁华平，鲍依稀．基因芯片检测吴茱萸碱对小鼠 DC 细胞功能调控相关基因表达的影响．中国免疫学杂志，2008，24（7）：597.
[45] 周莲娣，张起辉，李建春．吴茱萸对小鼠肠道黏膜相关淋巴组织影响的实验研究．中医药学刊，2005，23（10）：1848.
[46] 盖玲，盖云，宋纯清，等．吴茱萸 B 对大鼠佐剂性关节炎的治疗作用．中成药，2001，23（11）：807.
[47] 张明发．陕西中医，1989，10（5）：231.
[48] 山田有．岐阜医纪，1957，5：278.
[49] 张莹，张起辉，吴立军．吴茱萸碱诱导人宫颈癌 HeLa 细胞凋亡过程中非 caspase 调控因素．中国药理学通报，2004，20（1）：61.
[50] Itokawa H,et al. 生药学杂志，1990，44（2）：135.
[51] 郑武飞．中华医学杂志，1952，38（4）：315.
[52] 曹仁烈．中华皮肤科杂志，1957，（4）：286.
[53] Namba T ,et al. 生药学杂志，1984，38：253.
[54] Chon SC.CA，1967，67：61622j.
[55] 吴云瑞．中华医学杂志，1948，34（10）：437.
[56] Beak SM, Paek SH, JahngY, et al. Inhibition of UVA irradiation-modulated signaling pathways by rutaecarpine, a quinazolin-ocarboline alkaloid, in human keratinocytes. Eur J Pharmacol，2004，498：19.
[57] Wu SN, Lo YK, Chen H, et al. Rutaecarpine-induced block of delayed rectifier K+ current in NG108-15 neuronal cells. Neuropharmacology，2001，41：834.
[58] Jeon TW, Jin CH, Lee SK, et al. Immunosuppressive effects of rutaecarpine in female BALB/c mice. Toxicol Lett，2006，164：155.
[59] 甄攀，王治宝，张万明．吴茱萸多糖的提取及其抗氧化作用研究．中成药，2005，27（4）：491.
[60] Yamahara Johji,et al.Chem Pharm Bull，1989，37（7）：1820.
[61] 邓祖藩．中华医学杂志，1961，（1）：7.
[62] 徐继华，刘文英，郑枫，等 .LC-MS/MS 法测定大鼠血浆中吴茱萸碱的浓度及其药代动力学研究．中国临床药理学与治疗学，2007，12（4）：433.
[63] 付景洲，贲玉林．吴茱萸外敷治疗高血压．吉林医学信息，2006，23（1）：39.
[64] 宋修亭，高敏芝，王春梅．吴茱萸散敷脐治疗慢性过敏性荨麻疹 136 例．四川中医，2006，24（6）：83.
[65] 刘红虹．吴茱萸盐炒热敷脐部治疗腹胀 30 例．实用中医内科杂志，2007，21（4）：91.
[66] 孙书乾，邹妮妮，林永琳．吴茱萸敷脐治疗婴幼儿腹泻 160 例疗效观察及护理．齐鲁护理杂志，2008，14（13）：119.
[67] 魏俊明．欧芳．吴茱萸治疗小儿口腔溃疡 30 例疗效观察．海军医学杂志，2008，29（2）：65.

Gang song 岗 松

Baeckeae Frutescentis Folium
[英]Shrubby Baeckea Leaf

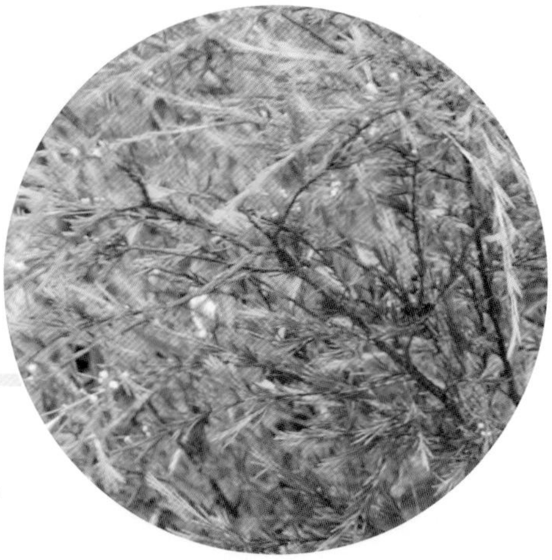

【别名】观音扫、长松、沙松、扫把枝、松毛枝、鸡儿松。

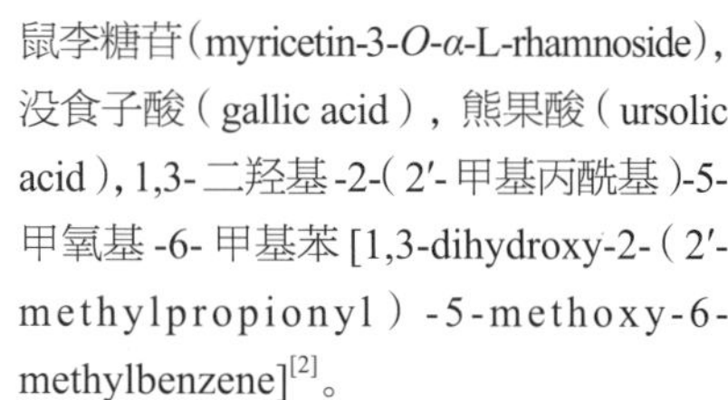

【来源】为桃金娘科植物岗松 *Baeckea frutescens* L. 的枝叶。

【植物形态】多年生灌木或小乔木。嫩枝纤细，多分枝。叶小，对生；叶片狭线形或线形，长 5~10mm，宽约 1mm，先端尖，上面有沟，下面突起，有透明油腺点；中脉 1 条，无侧脉。花小，白色，单生于叶腋内；苞片早落；萼管钟状，萼齿 5，细小三角形；花瓣 5，圆形，基部狭窄成短柄；雄蕊 10 枚或稍少，成对与萼齿对生；子房下位，3 室，花柱短，宿存。蒴果小；种子扁平，有角。

【分布】广西主要分布于南宁、武鸣、博白、北流、贵港、岑溪、苍梧等地。

【采集加工】夏、秋季收割洗净，晒干。

【药材性状】为附有少量短嫩枝的叶。具对生叶。叶线形或线状锥形，黄绿色，无毛，长 5~10mm，宽不及 1 mm，全缘，先端尖，基部渐狭，叶面有槽，背面凸起，侧脉不明显，具透明的油点，无柄或具短柄。气微香，味苦、涩。

【品质评价】以气香、色绿者为佳。

【化学成分】本品地上部分含有白桦脂酸（betulinic acid），齐墩果酸（oleanolic acid），没食子酸乙酯（ethyl gallate），5- 羟基 -6- 甲基 -7- 甲氧基 - 二氢黄酮（5-hydroxy-6-methyl-7-methoxyflavanone），5- 羟基 -7- 甲氧基 -8- 甲基二氢黄酮（5-hydroxy-7-methoxy-8-methylflavanone），5- 羟基 -7- 甲氧基 -2- 异丙基色原酮（5-hydroxy-7-methoxy-2-*iso*-propylchromone），β- 谷甾醇（β-sitosterol）[1]，6,8- 二甲基山柰酚 -3-*O*-α-L- 鼠李糖苷（6,8-dimethylkaempferol-3-*O*-α-L-rhamnoside），槲皮素（quercetin），槲皮素 -3-*O*-α-L- 鼠李糖苷(quercetin-3-*O*-α-L-rhamnoside)，杨梅素（myricetin），杨梅素 -3-*O*-α-L- 鼠李糖苷(myricetin-3-*O*-α-L-rhamnoside)，没食子酸（gallic acid），熊果酸（ursolic acid），1,3- 二羟基 -2-(2′- 甲基丙酰基)-5- 甲氧基 -6- 甲基苯 [1,3-dihydroxy-2-（2′-methylpropionyl）-5-methoxy-6-methylbenzene][2]。

叶含挥发油，主要成分为 α- 蒎烯（α-pinene），对聚伞花素（*p*-cymene），反式香芹醇（*trans*-carveol），桃金娘醛（myrtenal），桉叶素（cineole），葛缕酮（*d*-carvone），柠檬烯（limonene），α- 胡椒烯（α-copaene），芳樟醇（linalool），4- 松油烯醇（4-terpinenol），金钟柏醇（occidentalol），愈创木薁（guaiazulene），龙脑（borneol），榄香醇（elemol），

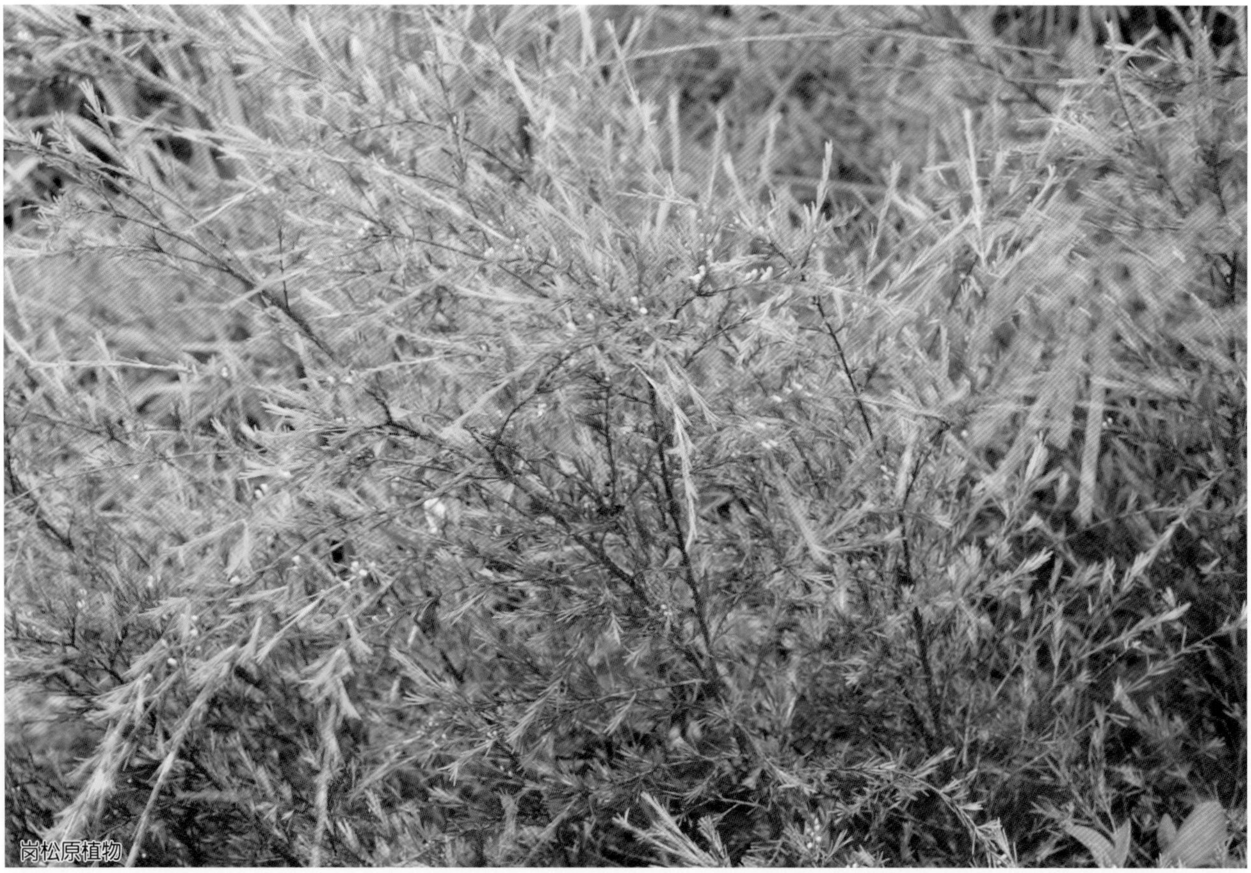

岗松原植物

橙花醇（nerol），百里香酚（thymol），丁香烯（caryophyllene），菖蒲烯（calamenene），荜澄茄醇（cadinol），α-侧柏烯（α-thujene），β-蒎烯（β-pinene），聚伞花素（cymene），1,8-桉叶素（1,8-cineole），蒈烯（2-carene），石竹烯（caryophyllene），葎草烯（humulene）等，还有水芹烯（phellandrene）、杜松烯（cadinene）等多种萜烯类化学成分[4]。

【药理作用】

1. 抗炎、镇痛　岗松枝叶和根茎水提取物均能抑制巴豆油引起小鼠耳郭肿胀和小鼠腹腔毛细血管通透性的增加，减少醋酸致小鼠扭体次数[5]。

2. 抑菌　岗松枝叶和根茎水提取物对乙型副伤寒沙门菌、志贺菌、金黄色葡萄球菌等有抑菌作用[5]。

3. 抗过敏　岗松枝叶和根茎水提取物对2,4-二硝基氯苯致小鼠超敏反应有抑制作用[5]。

4. 免疫增强　岗松枝叶和根茎水提取物可促进单核巨噬细胞的吞噬功能[5]。

5. 保肝退黄　岗松枝叶和根茎水提取物降低肝损伤小鼠血清谷丙转氨酶（ALT）、谷草转氨酶活性，并且提高胸苷磷酸化酶、白蛋白值，能降低黄疸小鼠血清的总胆红素含量和ALT活性[5]。

6. 毒理　岗松枝叶水提物的最大给药量为340.79g（生药）/kg体重；根茎水提物的最大给药量为752.35g（生药）/kg体重[5]。

【性味归经】味苦、辛，性凉。归肝、心、肾经。

【功效主治】化瘀止痛，清热解毒，利尿通淋，杀虫止痒。主治跌打瘀肿，肝硬化，热泻，热淋，小便不利，阴痒，脚气，湿疹，皮肤瘙痒，疥癣，水火烫伤。

【用法用量】内服：煎汤，10~30g。外用适量，捣敷或煎汤洗。

【使用注意】脾胃虚弱者慎服，孕妇忌用。

【经验方】

1. 脚癣，皮肤瘙痒　岗松全草，煎水洗患处。（江西《草药手册》）
2. 皮肤湿疹　扫把枝、九里明、苦楝树叶各适量。水煎外洗。（《北海民间常用中草药手册》）
3. 皮炎　岗松全株适量，煎水熏洗。（《广西本草选编》）
4. 烧烫伤　岗松叶研末，调茶油涂患处。（《福建药物志》）
5. 蛇虫咬伤　鲜岗松叶适量，捣烂外敷伤口周围。（《广西本草选编》）
6. 肝硬化　岗松、地耳草、娃儿藤、葫芦茶各9g，水煎服，日1剂。（江西《草药手册》）
7. 肠炎腹泻　岗松叶研粉压片，每片0.5g，每次6片，每日3次。（《广西本草选编》）
8. 小便不利　扫把枝、车前草各30g，水煎服。（《北海民间常用中草药手册》）
9. 跌打损伤瘀血　扫把木叶18g，捣烂冲开水绞汁，过滤，加白糖120g，顿服。（《陆川本草》）

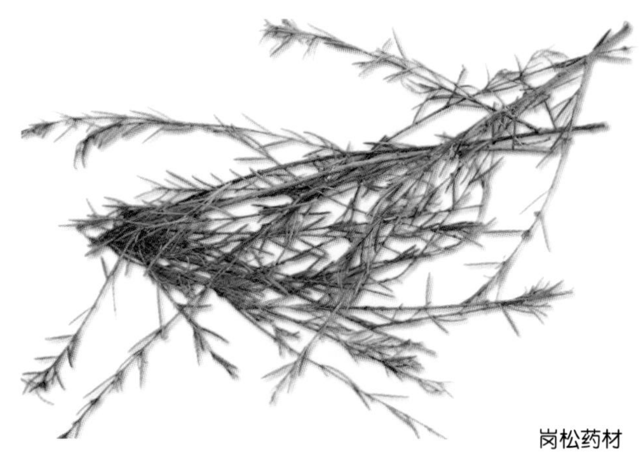
岗松药材

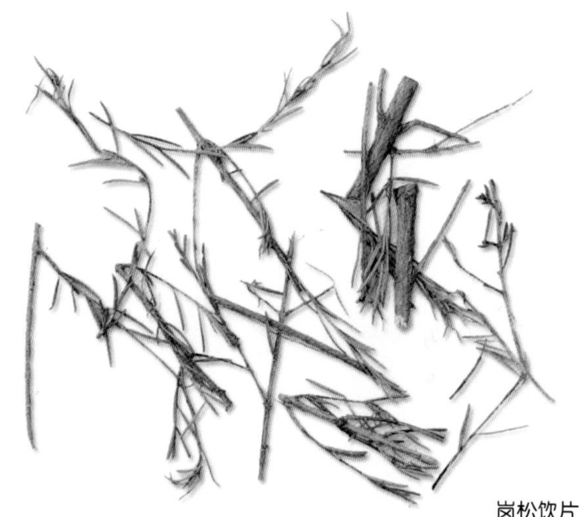
岗松饮片

附　岗松根

味苦、辛，性寒。归肺、脾、肝经。功效：祛风除湿，解毒利尿。主治：感冒发热，风湿痹痛，胃痛，肠炎，黄疸，小便淋痛，脚气，湿疹，虫蛇咬伤。内服：煎汤，9~30g。外用适量，捣敷或煎汤洗。脾胃虚弱者慎服。

经验方　①感冒高热，胃痛，风湿筋骨痛，膀胱炎：岗松根15~30g。水煎服。（《广西本草选编》）②风湿筋骨痛，胃痛腹胀，胃肠腹泻：岗松根15~30g。水煎服。（《江西草药手册》）

【参考文献】

[1] 陈家源，牙启康，卢文杰，等．岗松化学成分的研究．天然产物研究与开发，2008.20（5）：827.

[2] 卢文杰，牙启康，陈家源，等．岗松中的一个新黄酮醇苷类化合物．药学学报，2008，43（10）：1302.

[3] 国家中医药管理局《中华本草》编委会．中华本草．上海：上海科学技术出版社，1999：4709.

[4] 刘布鸣，赖茂祥，梁凯妮，等．岗松油的质量分析研究．中国中药杂志，2004，26（6）：539.

[5] 李燕，陈学芬，钟正贤．岗松水提物药理作用的实验研究．中药材，2007，30（11）：1429.

Mu jing 牡 荆

Viticis Cannabifoliae Folium
[英]Hempleaf Negundo Chastetree Leaf

【别名】小荆实、牡荆实、荆条果、黄荆子、楚子、铺香、午时草、土常山、蚊香草。

【来源】为马鞭草科植物牡荆 *Vitex negundo* L.var. *cannabifolia*（Sieb.et Zucc.）Hand.-Mazz. 的叶。

【植物形态】多年生落叶灌木或小乔木。多分枝，具香味。小枝四棱形，绿色，被粗毛，老枝褐色，圆形。掌状复叶，对生；小叶 5，稀为 3，中间 1 枚最大；叶片披针形或椭圆状披针形，长 4~9cm，宽 1.4~3.5cm，基部楔形，边缘具粗锯齿，先端渐尖，表面绿色，背面淡绿色，通常被柔毛。圆锥花序顶生；花萼钟状，先端 5 齿裂；花冠淡紫色，先端 5 裂，二唇形。果实球形，黑色。

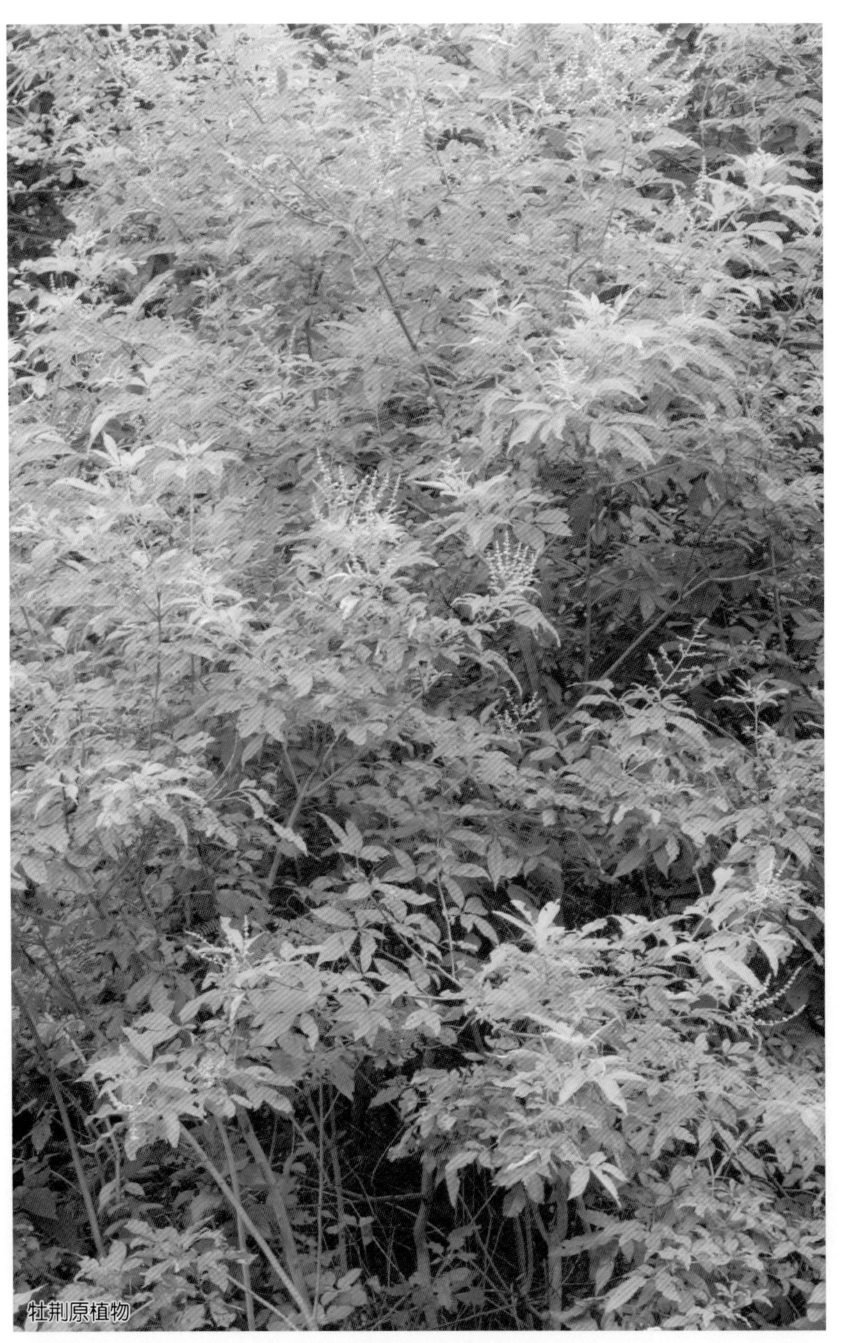
牡荆原植物

【分布】广西主要分布于南宁、梧州等地。

【采集加工】秋季采收，除去杂质，晒干。

【药材性状】掌状复叶多皱缩，卷曲，展平后小叶 3~5 枚，中间 3 小叶披针形，长 6~10cm，宽 2~5cm，基部楔形，先端长尖，边缘有粗锯齿；两侧小叶略小，卵状披针形。上表面灰褐色或黄褐色，下表面黄褐色，被稀疏毛。羽状叶脉于背面隆起。总叶柄长 3~8cm，密被黄色细毛。气特异，味微苦。

【品质评价】以色绿、香气浓者为佳。

【化学成分】本品挥发油主要成分为 *β*- 丁香烯（*β*-caryophyllene），其次为香桧烯（sabinene），还含 *α*- 侧柏烯（*α*-thujene），蒎烯（pinene），樟烯（camphene），月桂烯（myrcene），*α*-水芹烯（*α*-phell-andrene），对 - 聚伞花素（*p*-cymene），柠檬烯（limonene），1,8- 桉叶素（1,8-cineole），松油烯（terpinene），异松油烯（terpinolene），芳樟醇（linalool），4- 松油烯醇（terpinen-4-ol），*α*- 松油醇（*α*-terpineol），乙酸龙脑酯（bornyl acetate），乙酸橙花醇酯（meryl acetate），*β*- 及 *δ*- 榄香烯（elemene），乙酸松油醇酯（terpinyl acetate），胡椒烯（copaene），*β*- 波旁烯（*β*-bourbonene），葎草烯（humulene），*γ*-衣兰油烯（*γ*-muurolene），*β*- 荜澄茄油烯（*β*-cubebene），佛术烯（eremophilene），*β*- 甜没药烯（*β*-bisabolene），*δ*- 荜澄茄烯（*δ*-cadinene），去氢白菖烯（calamenene），丁香烯氧化物（caryophyllene oxide），*β*- 桉叶醇（*β*-eudesmol）[1, 2]。

【药理作用】

1. 祛痰 牡荆叶挥发油 1.04g/kg 和 1.73g/kg 小鼠灌胃，有祛痰作用[3, 4]。

2. 镇咳 牡荆叶挥发油 1.04g/kg 灌胃，对氨水喷雾引咳的小鼠有镇咳作用[3]。

3. 平喘 对恒压组胺喷雾，牡荆叶油乳剂 1g/kg 灌服豚鼠，能延长组胺Ⅳ级反应开始时间，并减少Ⅳ级反应发作鼠数。牡荆叶油对离体气管也有一定抗组胺作用[4,5]。

4. 降血压 牡荆叶油乳剂 100mg/kg 十二指肠给药，1h 后兔血压平均下降 31%，持续 2h；牡荆叶油石油醚洗脱物 5mg/kg 和 10mg/kg 静脉注射，血压分别下降 23% 和 39%[6]。

5. 对机体免疫功能影响 牡荆挥发油每天 0.35ml/kg 灌胃，连续 6 天，有增强腹腔巨噬细胞对红细胞吞噬作用的趋势[7]。

6. 调节血清蛋白 给慢性气管炎病人每日口服 β- 丁香烯 30mg（A 组）、牡荆叶挥发油低沸点部分 30mg（B 组）、牡荆叶挥发油 50mg（北方组和南方组），连续 20 天。结果 A 组 γ- 球蛋白回升，B 组血清蛋白回升，α_2- 球蛋白回升。北方组除 β- 球蛋白外，其他蛋白成分，偏低者回升，偏高者回降，但均不明显。南方组清蛋白回升，β- 球蛋白和 γ- 球蛋白回降，α_1 球蛋白和 α_2 球蛋白下降。表明牡荆叶挥发油有促进白蛋白合成和调节免疫球蛋白的作用[8]。

7. 镇静催眠 小鼠灌服牡荆叶油 30min 后，能延长腹腔注射戊巴比妥钠 40g/kg 所致催眠作用时间，也能增加腹腔注射阈下剂量（30mg/kg）引起催眠小鼠只数[4,5]。

8. 抗菌 牡荆叶水煎剂在体外对金黄色葡萄球菌和炭疽杆菌有抗菌作用，对大肠杆菌、乙型链球菌、白喉杆菌、伤寒杆菌、痢疾杆菌和铜绿假单胞菌等也有一定抗菌作用[9]。

9. 抗组胺等作用 牡荆油对离体豚鼠回肠有抗组胺作用[4,5]。牡荆叶油乳剂 1/8 半数致死量（LD_{50}）灌胃可使幼鼠胸腺萎缩，表明可能有增强肾上腺皮质功能的作用[5]。

10. 毒理 ①急性毒性试验：牡荆叶挥发油小鼠灌胃的 LD_{50} 为 7.40g/kg[10] 或 8.68g/kg[11]；牡荆叶挥发油乳剂小鼠灌胃的 LD_{50} 为 5.20g/kg[3,5]，腹腔注射为 0.34g/kg[3~6]。② 亚急性毒性试验：小鼠口服牡荆叶挥发油 1/10 和 1/20 LD_{50}，连续 14 天，全部存活，体重及主要器官的形态和组织学检查均未见异常[5]。

【临床研究】

丹毒 采摘鲜牡荆叶约 50g，加入 50％乙醇适量，捣烂敷于患处，用纱布、塑料薄膜覆盖，再用绷带包扎固定。每天换药 1 次，5 天为 1 个疗程。外敷治疗丹毒 23 例，治疗 1~3 个疗程，平均 1.6 个疗程，总有效率为 100％[12]。

【性味归经】味辛、苦，性平。归肺、胃、大肠经。

【功效主治】解表化湿，祛痰平喘，解毒。主治伤风感冒，咳嗽气喘，胃痛，暑湿泻痢，风疹瘙痒，脚癣。

【用法用量】内服：煎汤，9~15g，鲜者可用至 30~60g；或捣汁饮。外用适量，捣敷；或煎水熏洗。

【使用注意】气阴不足者慎服。

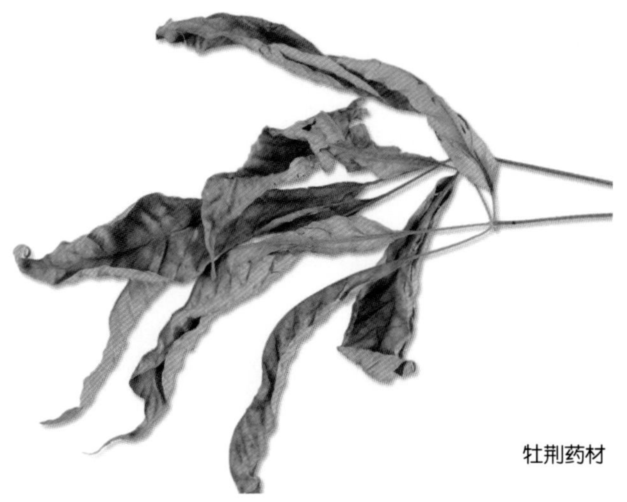

牡荆药材

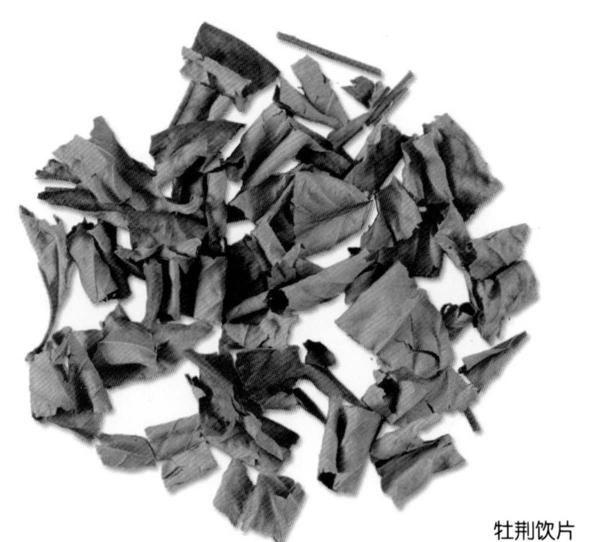

牡荆饮片

【经验方】

1. 风疹 牡荆干叶 9~15g，水煎服；或另用叶煎汤熏洗。（《福建中草药》）

2. 足癣 牡荆鲜叶、马尾松鲜叶、油茶子饼各等量。煎汤熏洗患处。（《福建中草药》）

3. 风寒感冒 鲜牡荆叶 24g，或加紫苏鲜叶 12g。水煎服。（《福建中草药》）

4. 急性胃肠炎 牡荆鲜茎叶 30~60g。水煎服。（《福建中草药》）

5. 预防中暑 牡荆嫩叶 6~9g。水煎代茶饮。（《福建中草药》）

6. 中暑（或兼腹痛泄泻） ①牡荆茎或叶、枫香叶、星宿菜各适量。水煎服。②牡荆鲜叶、积雪草各 15g。水煎服。（《福建药物志》）

7. 脚气肿胀 牡荆叶 60g，丝瓜络 21g，紫苏 21g，水菖蒲根 21g，艾叶 21g。水煎熏洗。（《江西民间草药》）

【参考文献】

[1] 国家中医药管理局《中华本草》编委会 . 中华本草 . 上海：上海科学技术出版社，1999：5994.

[2] 黄琼，林翠梧，黄克建 . 牡荆叶茎和花挥发油成分分析 . 时珍国医国药，2007，18（4）：807.

[3] 北京医疗队德兴小分队 . 中草药通讯，1974，（3）：179.

[4] 中医研究院气管炎研究组 . 中医药研究院参考，1975，（6）：32.

[5] 江西省上饶地区卫生局防治气管炎办公室，中医研究院气管炎研究组，江西省德兴县卫生局科技组，等 . 牡荆治疗慢性气管炎临床与实验研究（综合摘要）. 新医药学杂志，1975，（11）：495.

[6] 黄黎 . 药学通报，1979，14（5）：201.

[7] 杨守业，何伟，钱春凤，等 . 黄荆、荆条和牡荆挥发油对小白鼠腹腔巨噬细胞吞噬活力影响的研究 . 中药通报，1981，6（4）：34.

[8] 刘懋生，刘昌林 . 牡荆油对血清蛋白的调节作用及其临床意义 . 中国医院药学杂志，1983，（3）12：12.

[9] 零陵地区卫生防疫站 . 湖南医药杂志，1974，50（5）：49.

[10] 中国医学科学院情报研究所 . 中西医结合防治研究冠心病经验交流会 . 医学研究通讯，1978，（9）：6.

[11] 江西医学院药理教研室 . 江西省防治慢性气管炎资料汇编，1973，（4）：147.

[12] 俸世林 . 牡荆叶外敷治疗丹毒23例报告 . 中国社区医师，2006,（18）：44.

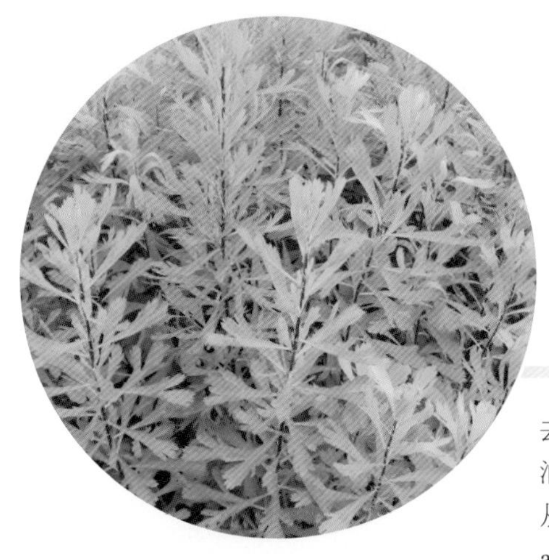

Mu hao 牡蒿

Artemisiae Japonicae Herba

[英]Japanese Wormwood Herb

【别名】齐头蒿、水辣菜、布菜、土柴胡、猴掌草、流尿蒿、臭艾、碗头青。

【来源】为菊科植物牡蒿 *Artemisia japonica* Thunb. 的全草。

【植物形态】多年生草本。根状茎粗壮，常有若干条营养枝。茎直立，常丛生，上部有开展和直立的分枝，被微柔毛或近无毛。下部叶倒卵形或宽匙形，花期萎谢，长 3~8cm，宽 1~2.5cm，下部渐狭，有条形假托叶，上部有齿或浅裂；中部叶匙形，长 2.5~4.5cm，宽 0.5~2cm，上端有 3~5 枚浅裂片或深裂片，每裂片上端有 2~3 枚小锯齿或无，近无毛或被微柔毛；上部叶近条形，三裂或不裂；苞片叶长椭圆形、披针形，先端不裂或偶有浅裂。头状花序多数，卵球形或近球形，于分枝端排成复总状，有短梗及条形苞叶；总苞球形或长圆形；总苞片 3~4 层，背面多少叶质，边缘宽膜质；雌花 3~8 朵，能孕；内层为两性花 5~10 朵，不孕育。瘦果小，倒卵形。

【分布】广西全区均有分布。

【采集加工】夏、秋间采收全草，晒干或鲜用。

【药材性状】干燥的全草，茎圆柱形，直径 0.1~0.3cm，表面黑棕色或棕色；质坚硬，折断面纤维状，黄白色，中央有白色疏松的髓。残留的叶片黄绿色至棕黑色，多破碎不全，皱缩卷曲，质脆易脱。花序黄绿色，片内可见长椭圆形褐色种子数枚。气香，味微苦。

【品质评价】以叶多且完整、色绿、气味浓者为佳。

【化学成分】牡蒿地上部分含挥发油，其成分为月桂烯（myrcene），紫苏烯（perillene），*α*- 蒎烯（*α*-pinene），*β*- 蒎烯（*β*-pinene），对 - 聚伞花素（*p*-cymene），柠檬烯（limonene），*α*- 松油醇（*α*-terpineol），乙酸龙脑酯（bornyl acetate），胡椒烯（copaene），樟烯（camphene），去氢白菖烯（calamenene），甲基丁香油酚（methyleugenol），萘（naphthalene）。从地上部分还分离得 *β*- 香树脂醇（*β*-amyrin），三十烷酸（triacontanoic acid），阿魏酸（ferulic acid），脱肠草素（herniarin），*β*- 谷甾醇和豆甾醇的混合物（*β*-sitosterol 和 stigmasterol），7,8- 二甲氧基香豆精（7,8-dimethoxy coumarin），茵陈色原酮（capillarisin），4′,8- 二羟基 -2′,3,7- 三甲氧基黄酮（4′,8-dihydroxy-2′,3,7-trimethoxyflavone），6,7- 二甲氧基香豆精（6,7-dimethoxycoumarin），3,5-二羟基 -3′,4′,6,7- 四甲氧基黄酮（3,5-dihydroxy-3′,4′,6,7-tetramethoxyflavone），桂皮酸（cinnamic acid），对 - 甲氧基苯甲酸（*p*-methoxybezene carboxylic acid），东莨菪素（scopoletin），6,8- 二甲氧基香豆精（6,8-dimethoxy coumarin），茵陈二炔酮（capillin），茵陈素（capillarin），芹菜素 -7-*O*- 葡萄糖苷（apigenin-7-*O*-glucoside），木犀草素 -7-*O*- 葡萄糖苷（luteolin-7-*O*-glucoside）[1]。

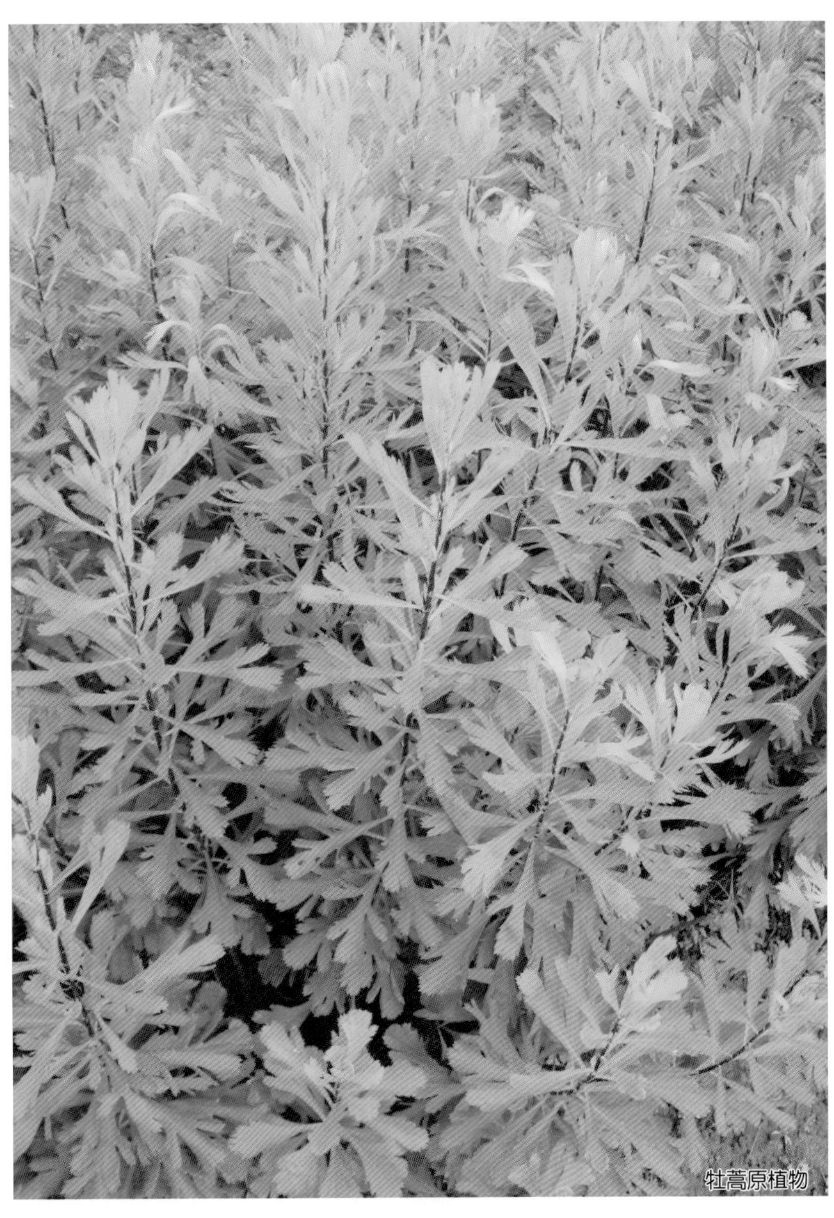
牡蒿原植物

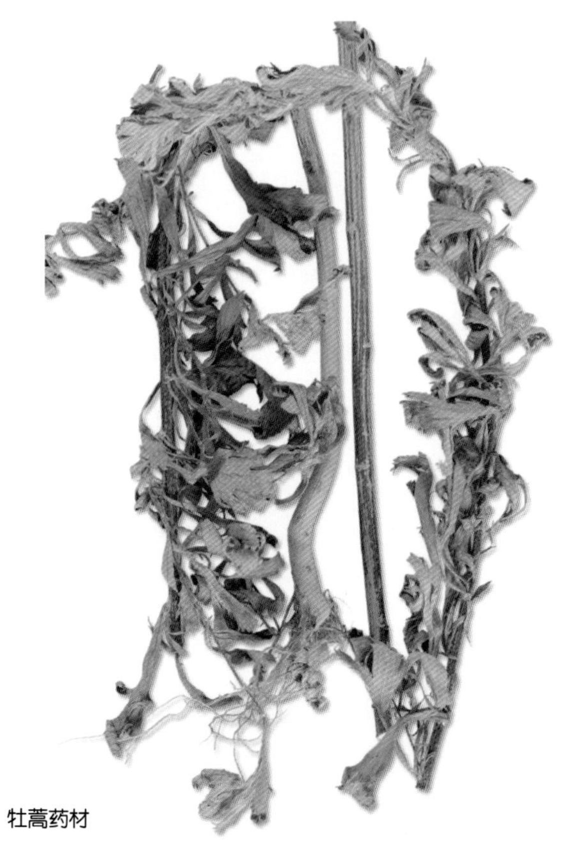
牡蒿药材

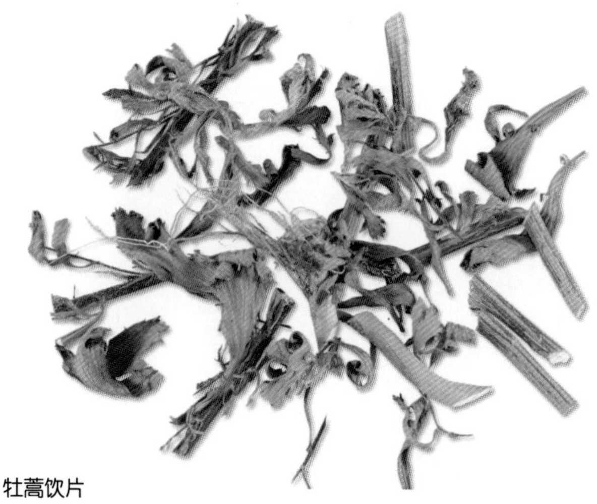
牡蒿饮片

【药理作用】

抗病原微生物　牡蒿全草的乙醇或丙酮提取物，体外有抗红色毛癣菌的作用[2]。用试管稀释法 1∶800，牡蒿煎剂对钩端螺旋体有抑制作用[3]。

【性味归经】味苦、微甘，性凉。归肺、肝经。

【功效主治】清热凉血，解毒。主治夏季感冒，肺痨潮热，咯血，衄血，便血，崩漏，带下，黄疸，丹毒。

【用法用量】内服：煎汤，10~15g，鲜品加倍。外用适量，煎水洗；或鲜品捣烂敷。

【使用注意】虚寒出血者慎服。

【经验方】

1. 疥疮，湿疹　牡蒿煎水洗患处。(《浙江民间常用草药》)
2. 喉蛾　鲜牡蒿 30~60g，切碎，水煎服。(《浙江民间常用草药》)
3. 急性丹毒　先用韭菜适量，水煎洗后，再用鲜牡蒿 30g，鲜地龙适量，捣烂敷患处。(《福建药物志》)
4. 肺结核潮热，低热不退　牡蒿、枸杞子根各 15g，水煎服。(《浙江药用植物志》)
5. 毒蛇咬伤　鲜齐头蒿 30g，细辛 3g，金银花 15g，大黄 24g。水煎，冲白酒服。(《万县中草药》)
6. 夏季感冒头痛　齐头蒿 30g，水煎服。(《万县中草药》)
7. 痨伤咯血　齐头蒿 60g，石枣子 30g。炖肉服。(《万县中草药》)
8. 虚火牙痛　齐头蒿、火草、地骨皮各 15g，苍耳子 9g。水煎服。(《万县中草药》)
9. 白带异常　齐头蒿叶 15g。研末，蒸绿壳鸭蛋服。(《万县中草药》)
10. 妇人血崩　牡蒿 30g，母鸡 1 只，炖熟后去滓，食鸡肉与汁。(《闽东本草》)
11. 黄疸型肝炎　牡蒿 25~50g。水煎服。(《彝药志》)

【参考文献】

[1] 国家中医药管理局《中华本草》编委会. 中华本草. 上海：上海科学技术出版社，1999：6722.
[2] Lee HK. CA，1966，65：11009d.
[3] 四川省中药研究所. 中草药研究资料，1971，(10)：32.

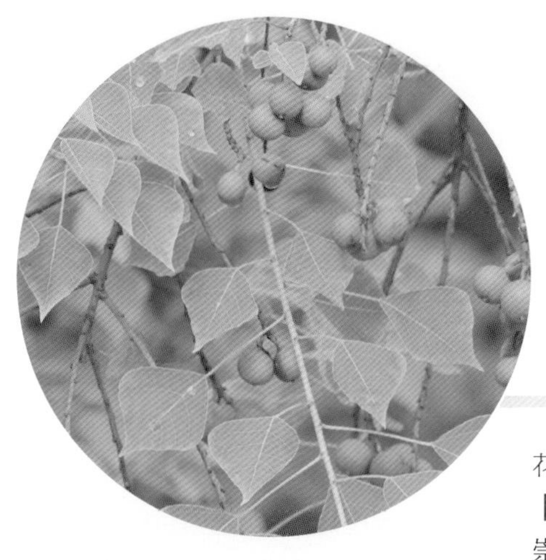

He shou wu

何首乌

Polygoni Mulriflori Radix
[英]Tuber Fleeceflower Root

【别名】地精、陈知白、山翁、山精、血娃娃、田猪头、铁称陀、赤首乌、山首乌、首乌、九真藤。

【来源】为蓼科植物何首乌 *Polygonum multiflorum* Thunb. 的块根。

【植物形态】多年生缠绕藤本。根细长，末端成肥大的块根，外表红褐色至暗褐色。茎基部略呈木质，中空。叶互生；具长柄；托叶鞘膜质，褐色；叶片狭卵形或心形，长 4~8cm，宽 2.5~5cm，先端渐尖，基部心形或箭形，全缘或微带波状，上面深绿色，下面浅绿色，两面均光滑无毛。圆锥花序；小花梗具节，基部具膜质苞片；花小，花被绿白色，5 裂，大小不等，外面 3 片的背部有翅；雄蕊 8，不等长，短于花被；雌蕊 1，柱头 3 裂，头状。瘦果椭圆形，有 3 棱，黑色，光亮，外包宿存花被，花被具明显的 3 翅。

【分布】广西主要分布于南宁、武鸣、崇左、那坡、百色、乐业、南丹、平乐、富川、钟山、贺州、昭平、藤县等地。

【采集加工】春、秋两季采挖，洗净，个大的切块，晒干。生用或用黑豆汁制。

【药材性状】块根纺锤形或团块状，一般略弯曲，长 5~15cm，直径 4~10cm。表面红棕色或红褐色，凹凸不平，有不规则的纵沟和致密皱纹，并有横长皮孔及细根痕。质坚硬，不易折断。断面淡黄棕色或淡红棕色，粉性，皮部有类圆形的异型维管束作环状排列，形成“云锦花纹”，中央木部较大，有的呈木心。气微，味微苦而甘涩。

【品质评价】以体重、质坚实、粉性足者为佳。

【化学成分】本品含蒽醌类化合物，主要为大黄素(emodin)，大黄酚(chrysophanol)以及大黄素甲醚（physcion），大黄酸（rhein），大黄酚蒽酮（chrysophanol anthrone）。又含芪类化合物：白藜芦醇（resveratrol），云杉新苷（piceid），2,3,5,4′- 四羟基芪 -2-*O*-*β*-D- 葡萄糖苷（2,3,5,4′-tetrahydroxystilbene-2-*O*-*β*-D-glucopyranoside），2,3,5,4′- 四羟基芪 -2-*O*-*β*-D- 葡萄糖苷 -2″-*O*- 没食子酸酯（2,3,5,4′-tetrahydroxystilbene-2-*O*-*β*-D-glucopyranoside-2″-*O*-monogalloyl ester），2,3,5,4′- 四羟基芪 -2-*O*-*β*-D- 葡萄糖苷 -3″-*O*- 没食子酸酯（2,3,5,4′-tetrahydroxystilbene-2-*O*-*β*-D-glucopyranoside-3″-*O*-monogalloyl ester）。还含没食子酸（gallic acid），右旋儿茶精（catechin），右旋表儿茶精（*epi*-catechin），3-*O*- 没

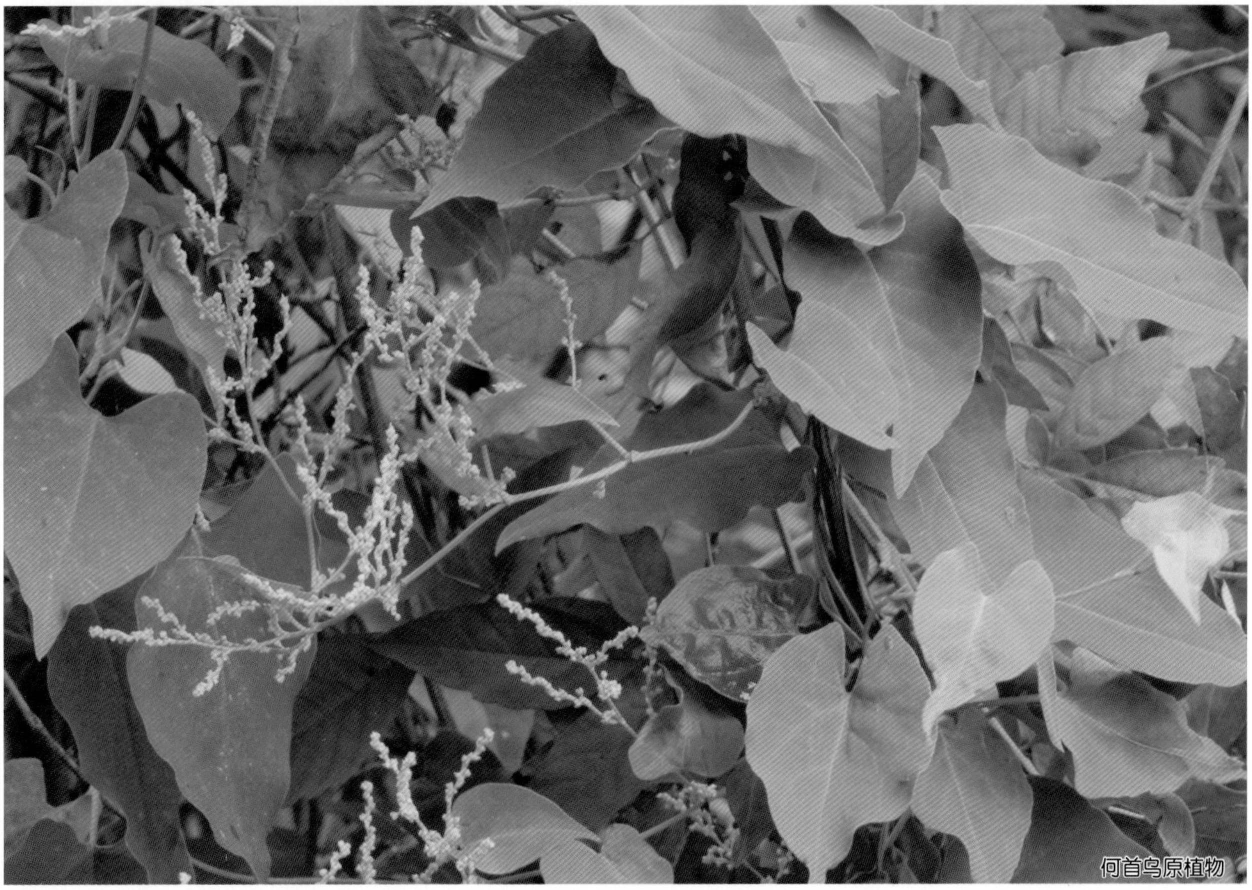

何首乌原植物

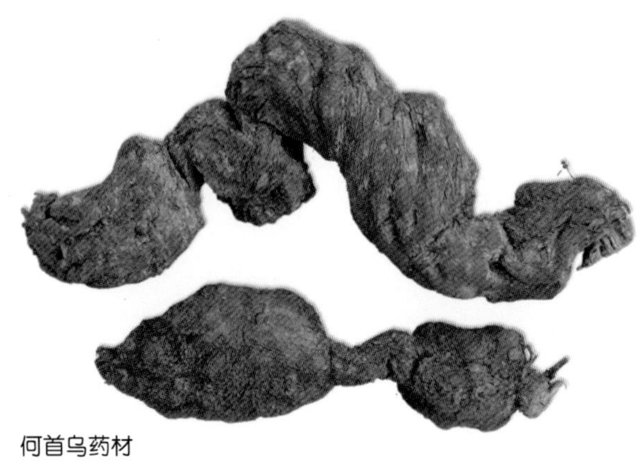
何首乌药材

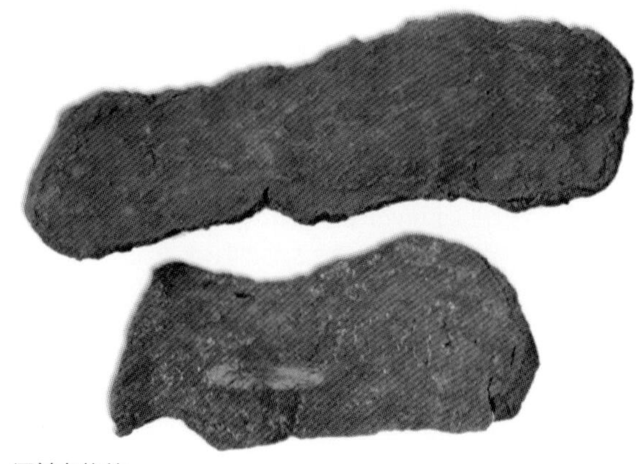
何首乌饮片

食子酰（－）- 儿茶精 [3-*O*-galloyl（－）-catechin]，3-*O*- 没食子酰（－）- 表儿茶精 [3-*O*-galloyl（－）-*epi*-catechin]，3-*O*- 没食子酰原矢车菊素（3-*O*-galloyl-procyanidin）B-2，3,3′- 二 -*O*- 没食子酰原矢车菊素（3,3′-di-*O*-galloyl-procyanidin）B-2[1]，β- 谷甾醇（β-sitosterol）[1, 2]，卵磷脂[1]。还含有对羟基苯甲醛（*p*-hydroxybenzaldehyde），决明酮 -8-*O*-β-D- 吡喃葡萄糖苷（torachrysone-8-*O*-β-D-glucopyranoside），2,3,5,4′- 四羟基反式二苯乙烯 -2-*O*-β-D-吡喃葡萄糖苷（2,3,5,4′-tetrahydroxy-*trans*-diphenylethene-2-*O*-β-D-glucopyranoside），2,3,5,4′- 四羟基反式二苯乙烯 -2,3-二 -*O*-β-D- 吡喃葡萄糖苷，正丁基 -β-D- 吡喃果糖苷（*n*-butyl-β-D-fructopyranoside），1,3- 二羟基 -6,7- 二甲基梣酮 -1-*O*-β-D- 吡喃葡萄糖苷（1,3-dihydroxy-6,7-dimethyl-fraxinellone-1-*O*-β-D-glucopyranoside），1,3- 二羟基 -6,7- 二甲基氧杂蒽酮 -1-*O*-β-D- 吡喃葡萄糖苷（1,3-dihydroxy-6,7-dimethylxanthone-1-*O*-β-D-glucopyranoside）[2]。

【药理作用】

1. 对中枢神经作用　何首乌提取物可抑制雄性大鼠脑缺血再灌注损伤后超氧化物歧化酶活性的下降及丙二醛、一氧化氮含量的升高，何首乌提取物可以清除体内过多的氧自由基，对脑缺血再灌注损伤起保护作用[3]。何首乌对 D- 半乳糖致衰老大鼠能改善学习记忆能力，降低突触体内钙离子浓度，p38 蛋白激酶（P38）灰度值也低于老年模型组[4]。何首乌还可降低脑内脂褐质含量及单胺氧化酶活性，提高脑内超氧化物歧化酶和过氧化氢酶活性及海马部位一氧化氮合酶活性，制何首乌多糖具有抗实验性痴呆作用[5]。

2. 降血脂及抗动脉硬化　何首乌对兔、鸽、大鼠、鹌鹑等多种高脂动物模型都有降脂作用。何首乌能使急性高脂血症模型家兔血中的高胆固醇较迅速下降至近正常水平，连续给药 7 天，能降低血浆总胆固醇，何首乌水煎液给正常大白鼠灌胃 7~8 天后，血清胆固醇水平下降 26.9%，制首乌 95% 乙醇提取物可提高动脉粥样硬化模型鹌鹑血浆中高密度脂蛋白胆固醇 / 总胆固醇比值，降低血浆总胆固醇、胆固醇酯和甘油三酯含量，有抑制动脉内膜斑块形成和脂质沉积、防止动脉粥样硬化发生和发展的作用，降低病变率，减少主动脉病变严重程度[6,7]。体外实验发现何首乌能与胆固醇结合[8]；减少兔肠道胆固醇的吸收[9]；何首乌含丰富卵磷脂能阻止胆固醇在肝内沉积，阻止类脂质在血清滞留或渗透到动脉内膜，而减轻动脉硬化，卵磷脂在体内还可转换为具有抑制血小板聚集活性的溶血卵磷脂和多价不饱和脂肪酸的卵磷脂，从而增强血管壁胆固醇酯酶活力及抑制使胆固醇酯化的乙酰辅酶 A 胆固醇酰基转移酶活力。何首乌还能抑制二磷酸腺苷所致高脂血症动物的血小板聚集，并具有纤溶活性，促进纤维蛋白裂解[10,11]。首乌的水提物和醇提物能抑制家兔主动脉平滑肌细胞的增殖，在实验浓度内抑制率为 16.56%~86.57%，并且随作用时间的延长、药物浓度的增加，其抑制率提高[12]。

3. 抗衰老　何首乌可延长果蝇二倍体细胞生长周期，在电镜下可见给药组的二倍体细胞外形呈纤维型或纺锤形，形态较为粗壮、完整，细胞表面有一定数量皱襞、微绒毛和丝状伪足，显示使用何首乌后，细胞处于旺盛发育生长中，对照组细胞则因固缩脱落，表面出现凹面空隙，显示细胞衰老和退变[13]，其延缓衰老的作用是一种综合作用，除了有降脂、抗动脉硬化、增强免疫功能以及促进肝、脑等重要脏器蛋白质合成等因素参与外，尚与以下作用有关：①增加超氧化物歧化酶（SOD）的含量：何首乌可增加老年小鼠血、肝和脑组织中 SOD 含量，如间日连续给予何首乌 7 个月，即可对抗 11 月龄小鼠 SOD 的降低，使之保持于接近 2 月龄小鼠的水平[14,15]；何首乌可增加体内还原性谷胱甘肽的含量，增加体内抗氧化剂的含量或提高其活性，加速体内超氧化物基的清除，减少脂质过氧化产物的生成，发挥其抗损伤、延年防衰的作用[14~16]。②降低单胺氧化酶 -B（MAO-B）活性：何首乌可抑制老年小鼠 MAO-B 活性，其抑制率可达 80% 以上，结果可使脑内单胺类递质 5- 羟色胺、去甲肾上腺素和多巴胺含量增加[17]。③对脂褐质的影响：6 月龄小鼠喂何首乌水煎液 70 天后处死，小鼠心肌细胞脂褐素降低，特别是对雄性动物作用最强，使脂褐质下降到只有对照组的 19.6%，机制与何首乌促进 SOD 活性有关[13,15]。对柴胡或氢化可的松所致的小鼠血中 SOD 含量下降，何首乌也有对抗作用，使其保持正常水平[18]。

4. 对循环系统作用　5g/kg 制首乌煎剂给家兔灌胃，可减轻垂体后叶素所致家兔心肌缺血引起的心电图 T 波高耸，并可拮抗垂体后叶素引起的心率减慢，但对垂体后叶素引起的心律紊乱无拮抗作用[19]。何首乌注射液可轻度增加离体兔心的冠脉流量，静脉注射何首乌注射液对异丙肾上腺素加快的兔心率无拮抗作用[20]。何首乌提取液对犬急性心肌缺血再灌注损伤具有良好预防作用[21]。对缺氧心肌细胞何首乌也具有良好保护作用[22]。

5. 对免疫功能影响　何首乌可延缓性成熟后小鼠胸腺退化萎缩，增加胸腺重量，提高脾脏空斑形成细胞数量，增强刀豆蛋白 A 诱导的胸腺和脾脏 T 淋巴细胞增殖反应[23]，提高巨噬细胞吞噬能力[24]，激活 T 淋巴细胞，提高淋巴细胞转化率[14]。何首乌能使可的松、柴胡所致小鼠胸腺萎缩和血清 γ- 球蛋白下降有所增加[25]，而抑制正常动物的体液免疫反应[26]。何首乌主要通过保护胸腺、增强依赖胸腺的 T 细胞功能而增强免疫，增强机体抗病能力[23,27]。

6. 保肝　大鼠饲喂高脂饲料，第 21 天饲喂何首乌水煎液，连续 26 天，何首乌对高脂饲料所致大鼠脂肪肝形成有一定抑制作用[28]。

7. 抗菌　何首乌及其炮制品水煎液在体外对金黄色葡萄球菌、白色葡萄球菌、福氏痢疾杆菌、宋内痢疾杆菌、伤寒杆菌、副伤寒杆菌 B、奈氏卡他菌、白喉杆菌、乙型溶血性链球菌等都有不同程度的抑制作用。生首乌、制首乌均有一定的抗菌活性，其中生首乌抗金黄色葡萄球菌作用比各种方法炮制品强，黑豆汁蒸首乌对白色葡萄球菌，酒蒸首乌和地黄蒸首乌对白喉杆菌抑制能力均优于生品和其他炮制品[29,30]。

8. 毒理　何首乌含有致泻作用的蒽醌衍生物，故大便溏泄者不宜服用，生首乌毒性较制首乌大，如生首乌醇渗漉液小鼠灌胃半数致死量（LD_{50}）为 50g/kg，腹腔注射 LD_{50} 为 2.7g/kg，制首乌的醇冷浸液给小鼠腹腔注射的毒性比生首乌醇浸液小 54.5 倍以下，制首乌醇渗漉液对小白鼠灌胃毒性比生首乌醇渗漉液小 20 倍以上[31]。制首乌水煎浓缩液，每天按不同剂量灌服大鼠 1 次，连续 3~3.5 个月，给药组肉眼观察可见部分肝脏表面有脂肪颗粒，病理切片显示有不同程度的脂变、肝血窦扩张充血，偶见炎细胞浸润，给药期间大鼠精神较差，进食量减少，体重增加较慢，停药后均减轻或消失，制何首乌长期灌胃对大鼠肝脏有一定的毒副作用[32]。

【临床研究】

1. 2 型糖尿病高脂血症　治疗组用何首乌颗粒，每日 3 次，每次 1 袋，每袋 3g；对照组服用辛伐他汀 10mg，每日 1 次。两组均连续服用 45 天。两组病人继续服用原降糖药（格列吡嗪、格列喹酮、二甲双胍、吡格列酮）及进行糖尿病运动饮食控制。结果：治疗组 52 例，显效 12 例，有效 29 例，总有效率为 78.85%；对照组 54 例，显效 4 例，有效 11 例，总有效率 27.78%。治疗组与对照组比较差异有统计学意义（$P<0.05$）[33]。

2. 高血压　采用何首乌颗粒（杭州承文堂医药生物科技有限公司），每天 3 次，每次 1 袋，每袋 3g。治疗高血压病人 54 例，显效 19 例，有效 20 例，总有效率为 72.22%[34]。

3. 血管性痴呆　采用首乌片（每片相当于制何首乌 0.8g，由湖北仙桃市中药厂生产），每次 6 片，每日 3 次，连续服用 12 周。治疗血管性痴呆 40 例，结果病人 MMSE、ADL、Blessed-Roth 和 SI 评分均有显著性改善（$P<0.05$）；GI 和 EI 评分均大于 1[35]。

4. 口涎过多　制何首乌适量，研细末装瓶备用。每次取 5g，用温开水冲服，每日 1~2 次。20 例病人全部治愈，其中 6 例用药 1 天，5 例用药 2 天，7 例用药 3 天，2 例用药 7 天，治愈率为 100%[36]。

5. 脱发　何首乌注射液肌内注射，每次 4ml，每天 1~2 次，1 个月为 1 个疗程。治疗各类型脱发 200 余例，总有效率为 84.5%，男性型脱发病人多在 1 周内见效，同时皮脂腺分泌减少，头皮屑减少，毛发再生多为细茸黑发[37]。

【性味归经】味苦、甘、涩，性微温。归肝、肾经。

【功效主治】养血滋阴，润肠通便，截疟，祛风，解毒。主治血虚之头昏目眩、心悸、失眠，肝肾阴虚之腰膝酸软、须发早白、耳鸣、遗精、肠燥便秘，久疟体虚，风疹瘙痒，疮痈，瘰疬，痔疮。

【用法用量】内服：煎汤，10~20g；熬膏、浸酒或入丸、散。外用适量，煎水洗，研末撒或调涂。

【使用注意】大便溏泄及有湿痰者慎服，忌铁器。

【经验方】

1. 瘰疬，或破或不破　用九真藤取其根，如鸡卵大，洗，生嚼常服；又取叶捣敷疮上，数服即止。（《斗门方》）

2. 遍身疮肿痒痛　防风、苦参、何首乌、薄荷各等份。上为粗末，每用药半两，水、酒各一半，共用一斗六升，煎十沸，热洗，于避风处睡一觉。（《外科精要》何首乌散）

3. 足癣　生黄精、生何首乌各 50g，轧碎，加入陈醋 300ml，连同容器置入 60~80℃热水中，加温 6~8h 后取出备用。每日先用淡盐水洗脚，早、中、晚各用棉球蘸药涂搽患处 1 次。15 天为 1 个疗程，未愈可进行第 2、3 个疗程。[中医杂志，1984,(9):29]

4. 自汗不止　何首乌末，津调，封脐中。（《濒湖集简方》）

5. 破伤血出　何首乌末敷之即止。（《卫生杂兴》）

6. 乌须发，壮筋骨，固精气　赤、白何首乌各一斤（米泔水浸三四日，瓷片刮去皮，用淘净黑豆三升，以砂锅木甑铺豆及首乌，重重铺盖，蒸至豆熟取出，去豆，暴干，换豆再蒸，如此九次，曝干为末），赤、白茯苓各一斤（去皮，研末，以水淘去筋膜及浮者，取沉者捻块，以人乳十碗浸匀，晒干，研末），牛膝八两（去苗，浸酒一日，同何首乌第七次蒸之，至第九次止，晒干），当归八两（酒浸，晒），枸杞子八两（酒浸，晒），菟丝子八两（酒浸生芽，研烂，晒），补骨脂四两（以黑脂麻炒香，并忌铁器，石臼捣为末），炼蜜和丸弹子大一百五十丸。每日三丸，清晨温酒下，午时姜汤下，卧时盐汤下。其余并丸梧子大，每日空心酒服一百丸，久服极验。（《积善堂经验方》七宝美髯丹）

7. 疟疾　何首乌 20g，甘草 2g（小儿酌减）。每日 1 剂，浓煎 2h，分 3 次食前服用，连用 2 天。[广东医学（祖国医学版），1964,（4）:31]

8. 气血俱虚，久疟不止　何首乌自三钱以至一两（随轻重用之），当归二三钱，人参三五钱（或一两，随宜），陈皮二三钱（大虚不必用），煨生姜三片（多寒者用三五钱）。水二盅，煎八分于发前二三时温服之。若善饮者，以酒浸一宿，次早加水一盅煎服亦妙，再煎不必用酒。（《景岳全书》何人饮）

9. 久疟阴虚，热多寒少，以此补而截之　何首乌为末，鳖血为丸，黄豆大，辰砂为衣。临发，五更白汤送下二丸。（《赤水玄珠》何首乌丸）

10. 大肠风毒，泻血不止　何首乌二两，捣细罗为散。每于食前，以温粥饮调下。（《太平圣惠方》）

11. 瘰疬延蔓，寒热羸瘦，乃肝经郁火，久不治成劳　何首乌如拳大者一斤（去皮如法制），配夏枯草四两，土贝母、当归、香附各三两，川芎一两。共为末，炼蜜丸。每早晚各服三钱。（《本草汇言》）

12. 脚气流注，历节疼痛，皮肤麻痹，两脚痹挛　何首乌不计多少（切作半寸厚，以黑豆不计多少，水拌令匀湿，就甑内蒸，用豆一重，何首乌一重，蒸令豆烂为度。去豆曝干，称用一斤），仙灵脾（切）、牛膝（锉）各一斤（黄酒浸一宿，焙干），乌头（去皮、脐）半斤（切，入盐二两半，炒黄色，去盐用）。上为散，每服二钱，温酒调下，日三服。粥饮亦可调服。（《普济方》何首乌散）

13. 骨软风，腰膝疼，行履不得，遍身瘙痒　首乌大而有花纹者，同牛膝（锉）各一斤，以好酒一升，浸七宿，曝干，于木臼内捣末，蜜丸，每日空心食前酒下三五十丸。（《经验方》）

14. 妇人血风，久虚风邪停滞，手足痿缓，肢体麻痹及皮肤瘙痒，五痔下血　何首乌一斤（赤、白各半斤），芍药二两（赤、白各半），上为细末，煮面糊和丸，如梧桐子大。每服三四十丸，空心米饮送下。（《普济方》）

【参考文献】

[1] 国家中医药管理局《中华本草》编委会．中华本草．上海：上海科学技术出版社，1999：1317.

[2] 张志国，吕泰省，姚庆强．何首乌中的非蒽醌类化学成分．中国中药杂志，2006，31（12）：1027.

[3] 张媛英，翟静，孙凌云，等．何首乌提取物对大鼠脑缺血再灌注损伤的保护作用．中国临床康复，2005，9（33）：86.

[4] 张鹏霞，汤晓丽，朴金花等．何首乌对 D- 半乳糖致衰大鼠的抗衰益智作用的实验研究．中国康复医学杂志，2005，20（4）：251.

[5] 杨小燕．制何首乌多糖对痴呆模型小鼠学习记忆能力及脑内酶活性的影响．药学进展，2005，29（12）：557.

[6] 王巍，景厚德．制首乌醇提物预防鹌鹑动脉粥样硬化的研究．中西医结合杂志，1984，4（12）：748.

[7] 王巍，王振华，石体仁，等．何首乌对老年鹌鹑寿命脂质代谢的影响．中西医结合杂志，1988，8（4）：223.

[8] 内蒙古自治区医院．老年医学学术会议资料，1964.

[9] 北京地区防治冠心病协作组 .1971 年工作总结汇报会资料，1971.

[10] 何高琴．何首乌对 ADP 致高脂血症动物模型的作用．中国药理通讯，1985，8（2）：26.

[11] 沈阳军区心血管疾病防治科研协作组．全军心血管疾病防治科研经验交流会资料，1975：1.

[12] 刘彦珠，罗国安，龙致贤，等．首乌及其复方对平滑肌细胞增殖抑制作用的研究．清华大学学报（自然科学版），1998，38（12）：32.

[13] 郑志学，王赞舜，杨毓英，等．何首乌对二倍体细胞的作用及其微量元素含量的观察．老年学杂志，1988，8（3）：357.

[14] 姚鸣春．中药何首乌抗衰老作用的研究．药学通报，1984，19（11）：668.

[15] 陈晓光，崔志勇，常一丁，等．何首乌对老年小鼠衰老指标的影响．中草药，1991，22（8）：357.

[16] 石体仁，王智，张文彭，等．首乌补肾胶囊抗氧化作用的研究．中国医药学报，1989，4（2）：24.

[17] 戴尧仁．何首乌提取物对 MAO 活性的影响．中医药信息，1985，（1）：12.

[18] 姚鸣春，兰开蔚，杨安华，等．何首乌、柴胡对小鼠胸腺、肾上腺以及超氧化物歧化酶和血清蛋白的影响．成都中医药大学学报，1993，（4）：49.

[19] 刘冰明．首乌对家兔实验性心肌缺血预防作用的观察．中医杂志，1981，22（2）：109.

[20] 王浴生，邓文龙，薛春生．中药药理与应用．北京：人民卫生出版社，1983：533.

[21] 戴友平，唐国华，郭衍坤．何首乌提取液对犬心肌缺血再灌注损伤的预防作用实验研究．中国生化药物杂志，1998，19（2）：79.

[22] 金雄哲，金政．何首乌对缺氧培养心肌细胞保护作用的实验研究．时珍国医国药，2006，17（8）：1454.

[23] 周志文，周金黄，邢善．何首乌浸膏提取物对小鼠 T、B 淋巴细胞免疫功能的作用．中药药理与临床，1989，5（1）：24.

[24] 叶定江，朱荃，祁辉林，等．何首乌及其炮制品的免疫药理学研究．中药通报 .1987，12（3）：149.

[25] 姚鸣春．何首乌、柴胡对小鼠胸腺、肾上腺以及超氧化物歧化酶和血清蛋白的影响．成都中医学院学报，1983，（4）：49.

[26] 章有正．中国中西医结合研究会第一届全国会员代表大会暨学术讨论会论文摘要汇编，1985：190.

[27] 肖彭华，杨翼峰．免疫药物对豚鼠 T 细胞 α 醋酸萘脂酶的影响．徐州医学院学报，1988，8（3）：192.

[28] 汪兴生，解光艳，史学礼，等．何首乌等对脂肪肝模型大鼠血液指标的影响．安徽中医学院学报，2006，25（5）：39.

[29] 甄汉深，李公亮，张同心，等．何首乌不同炮制品体外抑菌实验研究．中药通报，1986，11（3）：53.

[30] 中国医学科学院药物研究所抗菌工作组．药学通报，1968，8（3）：59.

[31] 沈道修．何首乌炮制的药理研究．中成药研究，1982，（1）：21.

[32] 胡锡琴，杨红莲，张晓琴，等．制何首乌对大鼠肝脏毒理的实验研究．陕西中医学院学报，2006，29（3）.

[33] 丁平，竹剑平．何首乌颗粒治疗 2 型糖尿病高脂血症疗效观察．中国临床药理学与治疗学，2009，14（4）：444.

[34] 丁平，竹剑平．何首乌颗粒治疗高血压病的临床观察．浙江中医药大学学报，2009，33（4）：493.

[35] 谭佩珍，杨期东，谭兴林，等．何首乌治疗血管性痴呆的疗效观察．河南医药信息，2002，10（12）：7.

[36] 李林虎．何首乌治疗口涎过多．中国民间疗法，2008，（3）：63.

[37] 王海燕，李雪松，马英传．何首乌注射液治疗脱发疗效观察．吉林中医药，2001，（1）：35.

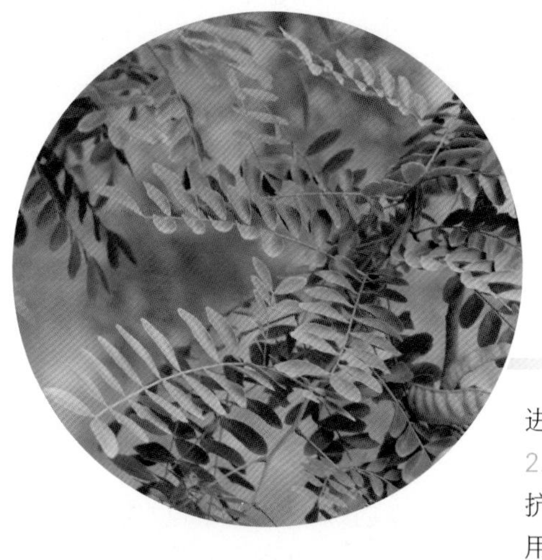

Zao jia 皂荚

Gleditsiae Fructus
[英]Chinese Honeylocust Fruit

【别名】长皂夹、皂角、大皂夹、大皂角。

【来源】为豆科植物皂荚 *Gleditsia sinensis* Lam. 的果实。

【植物形态】多年生乔木。刺粗壮，通常分枝，圆柱形。小枝无毛。一回偶数羽状复叶，长 12~18cm；小叶 6~14 片，长卵形、长椭圆形至卵状披针形，长 3~8cm，宽 1.5~3.5cm，先端钝或渐尖，基部斜圆形或斜楔形，边缘有细锯齿，无毛。花杂性，排成腋生的总状花序；花萼钟状，有 4 枚披针形裂片；花瓣 4，白色；雄蕊 6~8；子房条形，沿缝线有毛。荚果条形，微厚，黑棕色，被白色粉霜。

【分布】广西主要分布于阳朔等地。

【采集加工】采摘果实后，晒干即可。

【药材性状】果实呈扁长的剑鞘状而略弯曲，长 15~20cm，宽 2~3.5cm，厚 0.8~1.5cm，表面深紫棕色至黑棕色，被灰色粉霜，种子所在处隆起，基部渐狭而略弯，有短果柄或果柄痕。两侧有明显的纵棱线，摇之有响声，质硬，剖开后，果皮断面黄色，纤维性。种子多数，扁椭圆形，黄棕色，光滑。气特异，有强烈刺激性，粉末嗅之有催嚏性，味辛辣。

【品质评价】以肥厚、色紫褐者为佳。

【化学成分】本品荚果含三萜皂苷（triterpenoid saponin）：皂荚苷（gledinin），其苷元为皂荚苷元（gledigenin），皂荚皂苷（gleditschiasaponin）。尚含蜡醇（ceryl alcohol），豆甾醇（stigmasterol），谷甾醇（sitosterol），二十九烷（nonacosane），正二十七烷（heptacosane），鞣质（tannin）[1]。

【药理作用】

1. 抗癌　皂荚提取物 0.05~0.2mg/ml 可抑制人肝癌细胞 bel-7402 细胞增殖，下调癌基因与上调抑癌基因，促进癌细胞凋亡，抑制端粒酶活性[2]。皂荚提取物能够抑制人肝癌细胞增殖，促进细胞凋亡[3]。

2. 抗缺氧 / 复氧损伤　皂荚皂苷具有抗缺氧 / 复氧损伤，保护心肌细胞的作用。皂荚皂苷（50μg/ml、25μg/ml、12.5μg/ml 和 6.25μg/ml）可降低缺氧 / 复氧损伤心肌细胞内谷草转氨酶、肌酸激酶、乳酸脱氢酶释放量及丙二醛的生成，并能提高超氧化物歧化酶活性[4]。

3. 防治心肌缺血　皂荚皂苷对结扎大鼠左冠状动脉造成的急性心肌缺血有防治作用。皂荚皂苷 25mg/kg、50mg/kg、100mg/kg 3 个剂量组给大鼠预防性灌胃给药 5 天，都不同程度降低心电图标准Ⅱ导联 ST 段抬高幅度，皂荚皂苷 25mg/kg、50mg/kg、100mg/kg 剂量组的心肌梗死面积小于模型组大鼠[5]。

4. 抗病原微生物　皂荚皂苷粗提物对解脲支原体有较高的抑制活性（MIC_{50}：0.008g/L），对 HIV-1 有一定的抑制作用（EC_{50}：0.0242 g/L）[6]。

5. 祛痰　本品可反射地引起呼吸道黏膜分泌增加，属呕吐性祛痰药。煎剂给麻醉猫灌胃，呼吸道分泌物较给药前增加[7]。

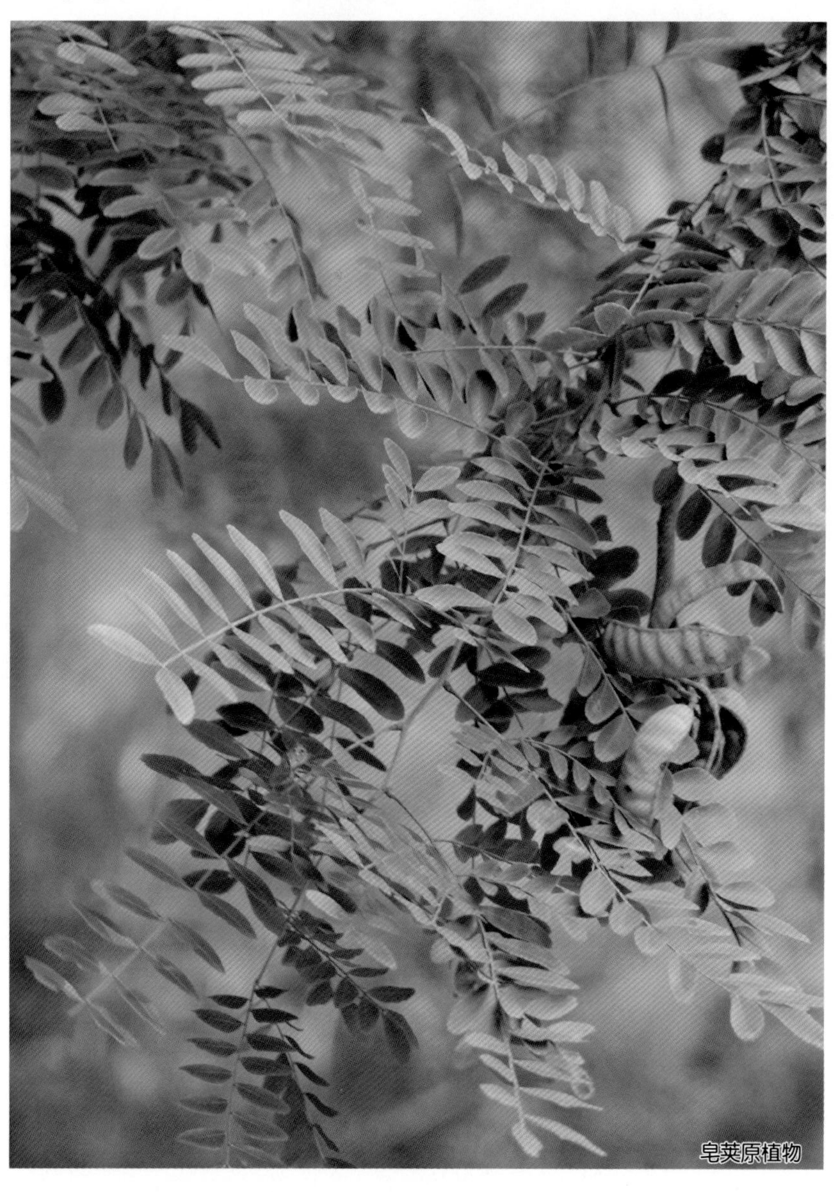
皂荚原植物

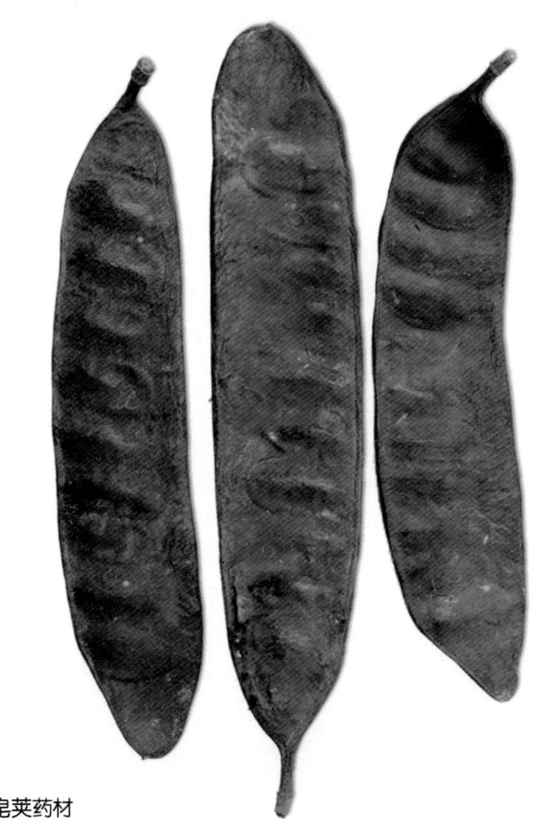

皂荚药材

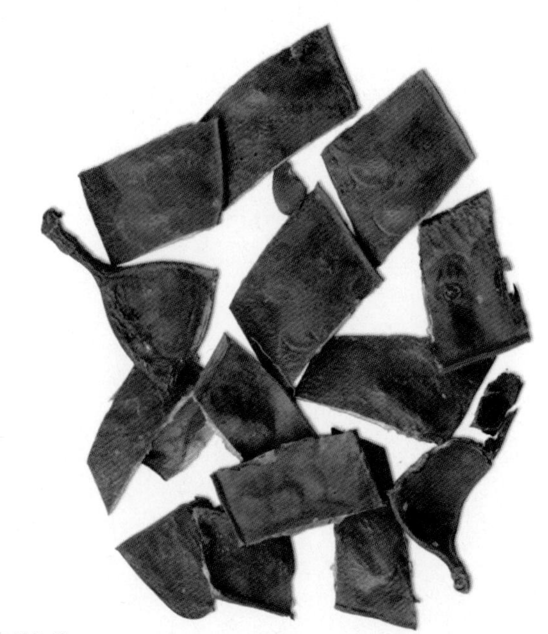

皂荚饮片

6. 抗菌　皂荚浸剂在试管内对毛癣菌和星形奴卡菌和某些皮肤真菌有抑制作用[8]。

7. 毒理　皂荚乙醇提取液在饵料中的含量为15%时，小鼠的平均食毒量为20.80g/kg，对小鼠的毒杀率为80%。饵料中皂荚样品的含量为15%和10%时，小鼠的平均食毒量分别为17.15g/kg和19.80g/kg，对小鼠的毒杀率分别为90%和100%。提取液中的化学成分基本包括了皂荚杀鼠的活性成分。以家鸡为供试动物进行二次中毒试验，试验过程中无鸡的死亡现象发生[9]。皂荚有溶血作用，但高等动物一般对其吸收很少，故口服并无溶血毒性，而主要表现为局部黏膜刺激作用。但如服用量过大或胃肠黏膜损伤，则可产生溶血和其他组织细胞毒作用，特别是中枢神经系统，可致先痉挛后麻痹，最后呼吸衰竭死亡[10]。曾有因服大剂量皂角煎剂（混以老醋一杯）而中毒死亡者，服后呕吐、腹泻，继之痉挛、昏迷，终致死亡。病理检查见胃黏膜腐蚀，肠黏膜充血水肿，脑充血水肿，脑、心、肺、脾、肾等脏器内红细胞呈消失现象，肝、脾有含铁血黄素吞噬之现象，说明有大量溶血[11]。

【临床研究】

1. 呃逆　用干燥皂荚10g，放在药臼中，反复捶捣。在此过程中，病人鼻孔对准药臼，使因用力捣臼而飞扬起来的皂荚粉末及其辛窜之气吸入鼻腔内，即可引起连续打喷嚏，呃逆也就会随之而立刻停止。用少许新研细的皂荚粉末直接吸入鼻腔内，亦可收到同样的效果。结果：治疗73例，治愈71例，占97.3%；有效1例，1.4%；无效1例，占1.4%[12]。

2. 疳积　取干燥皮厚、质硬光滑、深褐色、无虫蛀之皂荚，刷净泥土，切断，放入铁锅内，先武火，后文火煅5~10min存性，剥开荚口，以内无生心为度。煅后放干净土地上，去除其火毒，防止炭化，研为细末，过80目筛，装瓶备用。服法：3岁以下每日1g，3~6岁每日2g，6岁以上每日3~5g，用糖（红糖、白糖均可）拌匀吞服。结果：治疗4周食欲增加36例，6周食欲增加66例，全部病例体重增加，达到健康儿正常体重标准，各种临床症状及兼症均消失，血红蛋白也有所提高[13]。

3. 骨质增生症　将皂荚浸于烧酒中备用，用时将皂荚剪碎捣烂如泥，与面粉调匀，然后贴在纱布上敷患处，根据骨质增生部位的范围大小决定用皂荚多少，如腰椎退行性改变为3~5椎者用皂荚5~7粒。用药3天更换1次，一般用药2次后局部肿痛可基本解除，可继续贴敷1次以巩固疗效。结果：188例中，痊愈123例，好转12例[14]。

4. 大骨节病　用大皂荚去皮、弦、子、丝，碾细过罗，炼蜜为3g重丸，每服3~6g，每天3次，1个月为1个疗程。服药1个疗程后，172例病人疼痛消失，关节功能好转，其中82例关节屈伸大为好转，唯病重体弱病人关节弯曲难于复原，但坚持服药2个疗程以上，能使痛止而恢复劳动。服药根据病人体质，于3~6g之间掌握剂量（体弱者少用），儿童酌情用0.5~3g，未有不良反应[15]。

5. 小儿厌食症　取干燥皮厚、质硬光滑、深褐色、无虫蛀之皂荚，刷净泥灰，放入铁锅内。先武火，后文火煅存性，剥开荚口，以内无生心为度，研细为末瓶装用，每次1g，每日2次，用糖拌匀吞服。结果：治疗110例，痊愈86例，占78.1%，好转18例，占16.4%，无效6例，占5.5%，总有效率为94.5%[16]。

6. 滴虫性阴道炎　皂荚50g（捣碎），苦参50g，加水1000ml，煎15min，趁热先熏，温时再洗阴部，每晚1次，上法连用3个月。结果近期治愈39例，远期治愈12例，总治愈率为75%[17]。

【性味归经】味辛、咸，性温；有小毒。归肺、大肠经。

【功效主治】祛顽痰，开窍通闭，祛风杀虫，散结消痈。主治顽痰咳喘，中风，癫痫，疮痈疖肿未溃，癣症。

【用法用量】内服：煎汤，1.5~5g；焙焦研末服，1~1.5g。外用适量，研末调敷。

【使用注意】非顽痰实证体壮者不宜轻投。孕妇、气虚阴亏及有出血倾向者忌用。

【经验方】

1. 乳痈　皂荚（烧存性，研细）、蛤粉等份。上研匀。温酒调下半钱，未散稍加服药，次仍以手揉之。（《卫生家宝产科备要》）
2. 大风诸癞　长皂角二十条，炙，去皮、子，以酒煎稠，滤去渣，候冷，入雪糕，丸如梧子大。每酒下五十丸。（《直指方》皂角丸）
3. 咳逆上气，时时唾浊，但坐不得眠　皂荚八两（刮去皮，用酥炙）末之，蜜丸梧子大，以枣膏和汤服三丸，日三夜一服。（《金匮要略》皂荚丸）
4. 卒中风口　大皂荚一两（去皮、子，研末下筛）。以三年大醋和，左㖞涂右，右㖞涂左，干更涂之。（《千金要方》）
5. 头风头痛，暴发欲死　长皂荚一梃（去皮、弦、子），切碎，蜜水拌微炒，研为极细末。每用一二厘吹入鼻内，取嚏；再用一分，以当归、川芎各一钱，煎汤调下。（《余居士选奇方》）

【参考文献】

[1] 国家中医药管理局《中华本草》编委会．中华本草．上海：上海科学技术出版社，1999：3177.

[2] 张振宇，张赤志，许汉林．皂荚提取物对人肝癌细胞相关癌基因表达的调控作用及端粒酶的影响．中西医结合肝病杂志，2008，18（2）：93.

[3] 圈崎宽藏．医学中央杂志，1954，108：17.

[4] 陈声武，丁云录，宋宇，等．皂荚皂苷对心肌细胞缺氧／复氧损伤的保护作用．中药新药与临床药理，2007，18（6）：442.

[5] 丁云录，王岩，赫玉芳，等．皂荚皂苷对大鼠心肌缺血的影响．中国新药与临床杂志，2006，25（2）：110.

[6] 赵声兰，陈朝银，董其江，等．皂荚皂苷的提取及其抗HIV、抗解脲支原体和抗菌作用．陕西中医，2007，28（7）：923.

[7] 高应丰．中华医学杂志，1954，（5）：331.

[8] 曹仁烈．中药水浸剂在试管内抗皮肤真菌的观察．中华皮肤科杂志，1957，（4）：286.

[9] 张宏利，韩崇选，杨学军，等．皂荚化学成分及杀鼠活性初步研究．西北农业学报，2005，14（4）：117.

[10] 文剑成．中华病理学杂志，1956，2（1）：38.

[11] 郭晓庄．有毒中草药大辞典．天津：天津科学技术出版社，1992：512.

[12] 刘玺珍，刘印普．单味皂荚治疗呃逆73例报告．中药材，1994，17（6）：49.

[13] 王世彪，何继红．单味皂荚治疗疳积．中医杂志，1995，36（7）：390.

[14] 陆万仁．皂荚外敷治疗骨质增生症188例．浙江中医杂志，1995，5：229.

[15] 颉克勤．皂荚治疗大骨节病及痹证．中医杂志，1995，36（6）：326.

[16] 汪贻魁．皂荚散治疗小儿厌食症110例．湖北中医杂志，1987，1：25.

[17] 尹旭君，尹浩，张德秀．皂荚苦参液治疗滴虫性阴道炎68例．甘肃中医，1996，9（3）：35.

Zao jiao ci

皂角刺

Gleditsiae Spina
[英]Chinese Honeylocust Spine

【别名】皂荚刺、皂刺、天丁、皂角针、皂针。

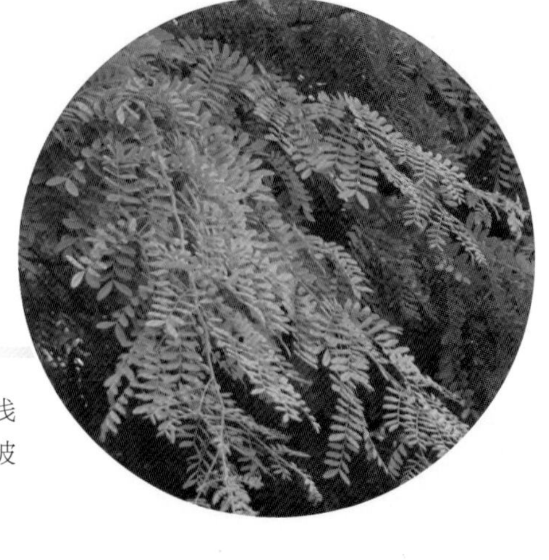

【来源】为豆科植物皂荚 *Gleditsia sinensis* Lam. 的棘刺。

【植物形态】多年生乔木。刺粗壮，通常分枝，圆柱形。小枝无毛。一回偶数羽状复叶，长 12~18cm；小叶 6~14 片，长卵形、长椭圆形至卵状披针形，长 3~8cm，宽 1.5~3.5cm，先端钝或渐尖，基部斜圆形或斜楔形，边缘有细锯齿，无毛。花杂性，排成腋生的总状花序；花萼钟状，有 4 枚披针形裂片；花瓣 4，白色；雄蕊 6~8；子房条形，沿缝线有毛。荚果条形，微厚，黑棕色，被白色粉霜。

【分布】广西主要分布于阳朔。

【采集加工】全年可采，但以 9 月至翌年 3 月间为宜，切片晒干。

【药材性状】完整的棘刺有多数分枝，主刺圆柱形，长 5~15cm，基部粗 8~12mm，末端尖锐；分枝刺一般长 1.5~7cm，有时再分歧成小刺。表面棕紫色，尖部红棕色，光滑或有细皱纹。质坚硬，难折断。药材多纵切成斜片或薄片，厚在 2mm 以下，木质部黄白色，中心为淡灰棕色而疏松的髓部。无臭，味淡。

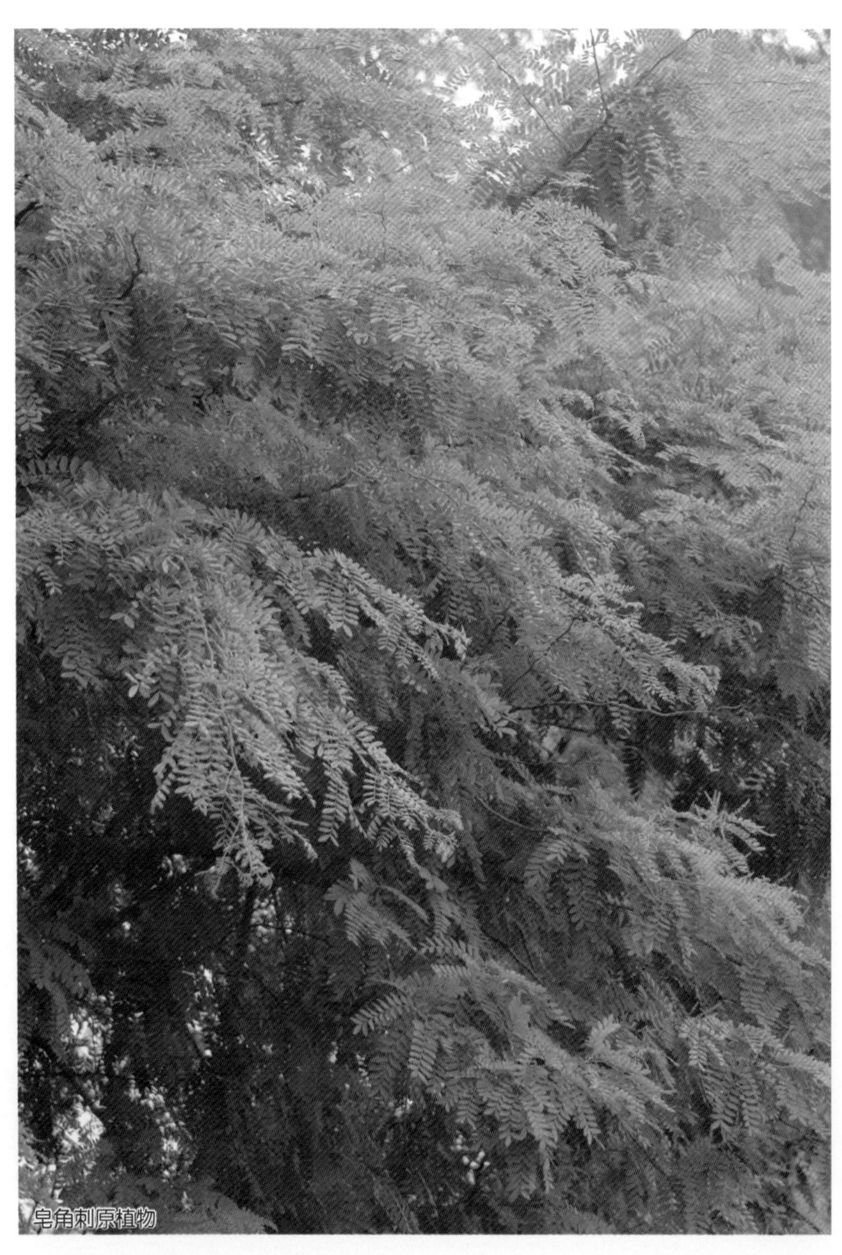
皂角刺原植物

【品质评价】以片薄、纯净、整齐者为佳。

【化学成分】本品刺含刺囊酸（echinocystic acid）和皂荚皂苷 C（gleditsia saponin C）[1]。

【临床研究】

1. 跟骨骨刺　采用皂角刺 80g 加陈醋 1000ml（此剂量可洗 4 次），置火上煎沸后，熏洗患足跟部，待药液变温，再泡患足 20min，每日熏洗 2 次，15 天为 1 个疗程，可用 1~2 疗程。结果：87 例病人中有 64 例治愈（足跟痛消失，行走自如），14 例有效（行走时足跟痛较前明显减轻），9 例无效[2]。

2. 白癜风　采用处方（皂角刺 80g，旱莲草 100g，白蒺藜 80g，白鲜皮 80g，桃仁 80g，红花 80g，苍术 50g，苦参 40g，檀香 40g，片姜黄 80g，生熟地各 120g，何首乌 100g，黑芝麻 100g，赤芍 80g，补骨脂 80g，川芎 80g，桑螵蛸 80g，麻黄 50g，当归 80g，桑椹 100g），共研粉，炼蜜为丸，上方共作 300 丸，早晚各服 2 丸，服完 1 料为 1 个疗程，可服 1~2 疗程，儿童剂量减半，治疗白癜风病人 113 例，结果 65 例显效（白斑皮肤面积缩小在 1/2 以上），22 例有效（白斑面积缩小在 1/4~1/2 间），26 例无效，显效率为 58.3%[2]。

【性味归经】味辛，性温。归肝、肺、胃经。

【功效主治】拔毒，消肿，溃脓，下乳。主治疮疖痈肿，恶疮，痰核，产后乳汁不下。

【用法用量】内服：煎汤，3~9g；或入丸、散，1~1.5g。外用：研末调敷。

【使用注意】疮痈已溃者禁服。

【经验方】

1. 顽癣　新鲜皂角刺 2500g。将皂角刺捣碎，按熬清膏法熬成稠膏。再加入糖醋少许，使稀稠适度。先用细瓷片将癣部白皮刮去，然后将药膏抹上一层，少时毒水泌出。应注意拭去。每日 1 次，数次即效，停 2~3 天再抹第 2 次。（《天津中草药》）

2. 痈疽恶毒，外发内发，欲破未破，在四肢肩背肚腹之外者，则痛极大肿，在胸胁腰胁肚腹肠胃之内者，则痛极大胀　皂荚刺飞尖一两，乳香、没药、当归、川芎、甘草各二钱，白芷、花粉、金银花各五钱。水、酒各二碗，煎一碗半。毒在上，食后服；毒在中，半饱服；毒在下，空心服。未成可消，已成即溃。（《本草汇言》引《医鉴初集》）

3. 痈疽，癌，恶疮　生发（烧，留性）三分，皂荚刺（烧，带生）二分，白及一分。上为细末。干掺或井水调敷。（《仁斋直指方》）

4. 乳痈　皂荚刺（半烧带生）半两，真蚌粉三钱。上药研细。每服一钱，酒调下。（《仁斋直指方》）

5. 疮肿无头　皂角刺，烧灰阴干为末。每服三钱，酒调，嚼葵花子三五个，煎药送下。（《儒门事亲》）

6. 大风疠疮，体废肢损，形残貌变者　皂角刺飞尖一斤（微炒，研为极细末），赤链蛇一条（切碎，酒煮，去骨取肉，焙），胡麻仁三两，生半夏二两，真铅粉一两，俱炒燥，研为末，和皂荚刺末，一总水泛为丸，如绿豆大，晒干，入净瓷瓶内。每早晚各服三钱，白汤下。（《本草汇言》）

7. 鼻咽癌　皂刺和皂角树枝 360g。煎汤至黄酒色，每日服 3 次，分 2 日服完。（《抗癌本草》）

8. 腹内生疮在肠脏　皂角刺不拘多少，好酒一碗，煎至七分，温服，不饮酒者，水煎亦可。（《本草纲目》引《蔺氏经验方》）

9. 痔疾，肛边痒痛不止　皂荚刺二两（烧令烟尽），臭樗皮一两（微炙），防风一两（去芦头），赤芍药一两。枳壳一两（麸炒微黄）。上药捣罗为末，用酽醋一斤，熬成半膏，次下余药，和丸，如小豆大。每于食前，煎防风汤下二十丸。（《太平圣惠方》皂荚刺丸）

10. 产后乳汁不泄，结毒　皂角刺、蔓荆子各烧存性，等份为末，每温酒服二钱。（《袖珍方》）

11. 乳汁不足　皂角刺、王不留行各 6g，黄芪 15g，猪蹄 2 只。煎煮至肉烂，去药渣，吃肉喝汤。（《安徽中草药》）

12. 胎衣不下　皂角刺烧为末。每服一钱，温酒调下。（《本草纲目》引《熊氏妇人良方补遗》）

13. 小儿重舌　皂角刺烧灰，入朴硝少许。漱口，掺入舌下，涎出自效。（《普济方》）

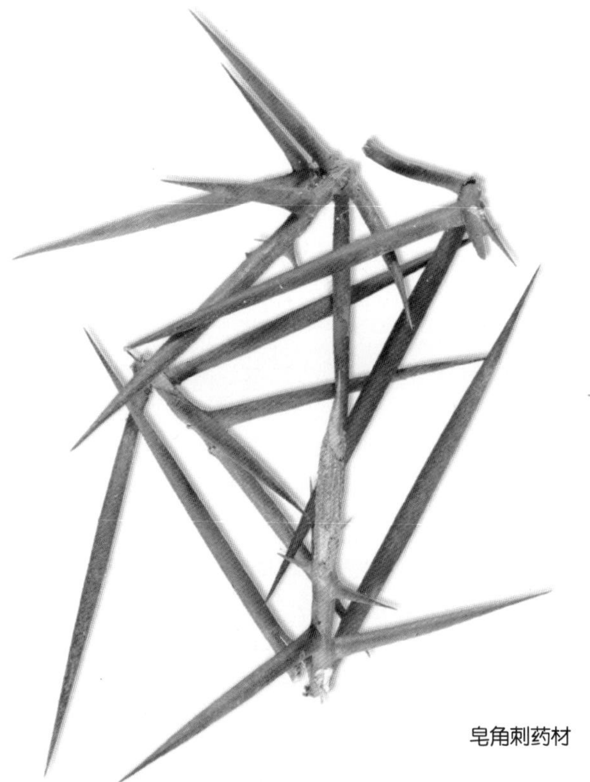

皂角刺药材

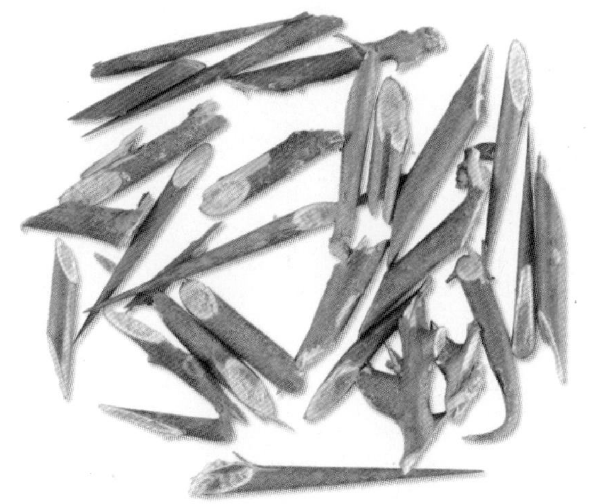

皂角刺饮片

【参考文献】

[1] 李万华，傅建熙，范代娣，等 . 皂角刺化学成分的研究 . 西北大学学报（自然科学版），2004，30（2）：137.

[2] 邹世尤，张琴 . 皂角刺临床应用点滴 . 中医外治杂志，1995，6：33.

Fo shou
佛 手

Criri Sarcodactylis Fructus
[英]Finger Citron Fruit

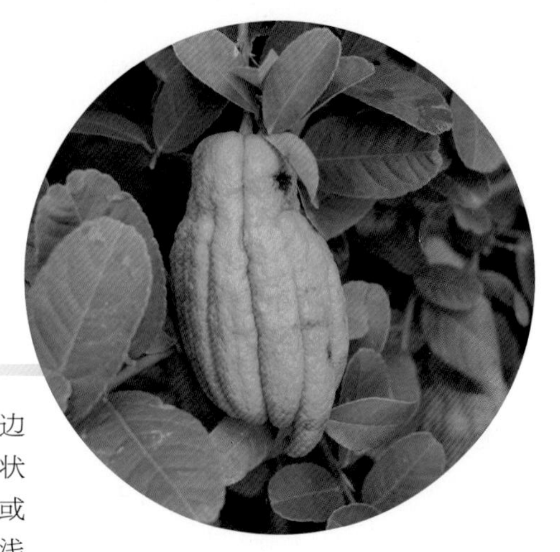

【别名】金佛手、金华佛手、九爪木、五指柑。

【来源】为芸香科植物佛手 *Citrus medica* L. var. sarcodactylis（Noot.）Swingle 的果实。

【植物形态】多年生常绿小乔木或灌木。枝有短硬棘刺，带紫红色。叶互生；具短柄，无叶翼或略有痕迹，与叶片间无明显关节；叶片长圆形或倒卵状长圆形，长 8~15cm，宽 3.5~6.5cm，先端钝或有时凹缺，基部宽楔形，边缘有锯齿，具半透明的油腺点。总状花序，3~10 朵花生于叶腋；两性花或因雌蕊退化成雄花，具短柄；花萼浅杯状，上端 5 浅裂；花瓣 5，内面白色，外面淡紫色；雄蕊 30~60；雌蕊 1，子房 10~13 室，每室有胚珠多数，花柱肥大，宿存，柱头头状。柑果长圆形，先端分裂如拳或张开如指，果皮粗糙或平滑，熟时柠檬黄色，芳香，瓤囊小；种子卵圆形，表面平滑。

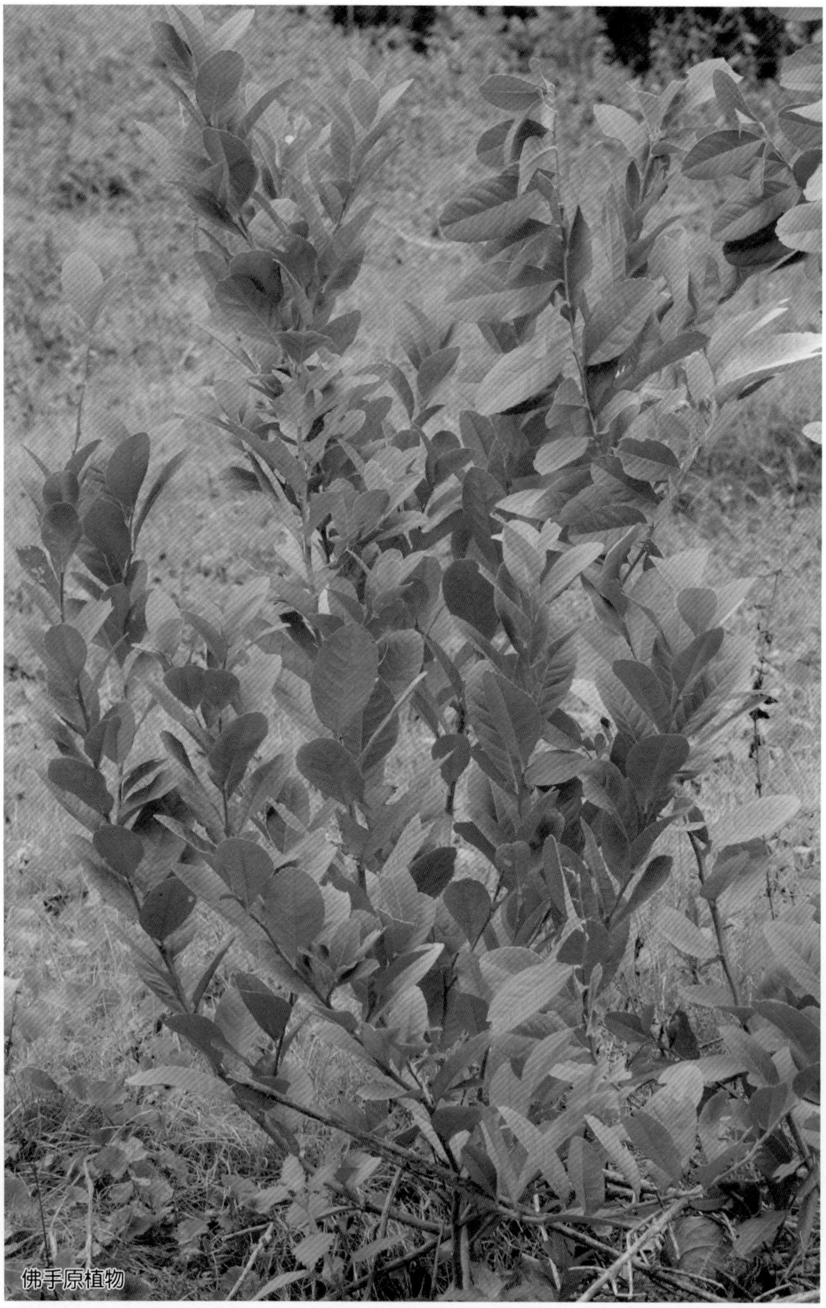

佛手原植物

【分布】广西全区均有栽培。

【采集加工】采摘果实后，置席上翻晒，日光不可太烈，晒干即可。

【药材性状】为圆形或长圆形片，直径 3~10cm，厚 2~5mm。横切面边缘略呈波状，外果皮黄绿色或浅橙黄色，散有凹入的油点；中果皮厚 1.5~3.5cm，黄白色，较粗糙，有不规则的网状突起（维管束）。瓤囊 11~16 瓣，有时可见棕红色皱缩的汁胞残留；种子 1~2 颗。中轴明显，宽至 1.2cm。质柔韧。气清香，味微甜而苦辛。

【品质评价】以片色黄白、香气浓者为佳。

【化学成分】本品中含柠檬油素(citropten, limettin)，6,7- 二甲氧基香豆精（6,7-dimethoxyco umarin），3,5,8- 三羟基 -4′,7- 二甲氧基黄酮（3,5,8-trihydroxy-4′,7-dimethoxyflavone），柠檬苦素（limonin），闹米林(nomillin)，胡萝卜苷(daucosterol)，*β*- 谷甾醇（*β*-sitosterol），对 - 羟基苯丙烯酸（*p*-hydroxy phenylpropenoic acid），棕榈酸（palmitic acid），琥珀酸（succinic acid），顺式 - 头 - 尾 -3,4,3′,4′- 柠檬油素二聚体（*cis*-head-to-tail-limettin dimer），顺式 - 头 - 头 -3,4,3′,4′- 柠檬油素二聚体（*cis*-head-to-head-limettin dimer），3,5,6- 三羟基 -4′,7- 二甲氧基黄酮（3,5,6-trihydroxy-4′,7-dimethoxyflavone），3,5,6- 三羟基 -7,3′,4′- 三甲氧基黄酮（3,5,6-trihydroxy-7,3′,4′-trimethoxyflavone），香叶木苷（diosmin），橙皮苷（hesperidin）[1]。含有锌（Zn）、铁（Fe）、锰（Mn）、铜（Cu）、铬（Cr）、镁（Mg）、镍（Ni）、硒（Se）等多种微量元素及氨基酸[2]。

本品果皮中含环（- 甘氨酸 - 天冬

氨酸-亮氨酸-苏氨酸-缬氨酸-酪氨酸-苯丙氨酸-)、环(-甘氨酸-亮氨酸-脯氨酸-色氨酸-亮氨酸-异亮氨酸-内氨酸-丙氨酸-)[3] 鲜佛手柑果皮挥发油化学成分有：顺式香叶醇（geraniol），4,5-二甲基-1-己烯（4,5-dimethyl-1-hexene），β-罗勒烯（β-ocimene），β-蒎烯（β-pinene），β-月桂烯（β-myrcene），萜品油烯（terpinolene）[4]，柠檬烯（limonene）[5]，γ-萜品烯（terpinene）[4, 5] 等。佛手柑干粉挥发油主要成分：苎烯，萜品油烯，β-月桂烯，罗勒烯，顺式香叶醇，石竹烯，β-蒎烯，β-红没药醇，β-水芹烯，香茅醛，月桂酯等[4]。

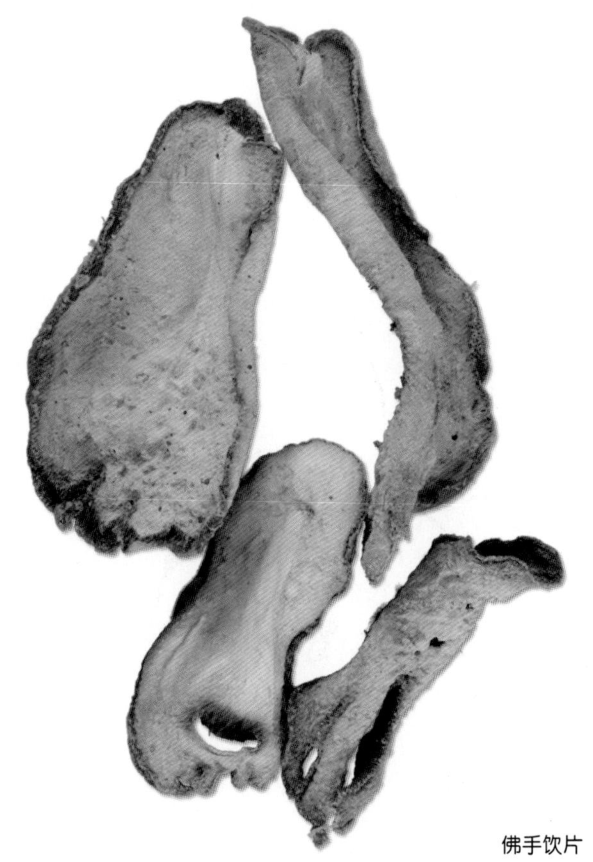
佛手饮片

【药理作用】

1. 对免疫功能影响　佛手多糖高、中、低3个剂量（400mg/kg、200mg/kg、100mg/kg）连续给药7天，可提高环磷酰胺所致免疫功能低下小鼠腹腔巨噬细胞吞噬百分率和吞噬指数，促进溶血素和溶血空斑的形成以及淋巴细胞转化，并提高外周血T淋巴细胞比例[6]。佛手多糖4mg/kg、2mg/kg可提高巨噬细胞外白介素-6（IL-6）低下水平，显示佛手多糖具有一定的免疫调节作用[7]。佛手多糖可协同脂多糖增加环磷酰胺所致免疫低下小鼠巨噬细胞分泌IL-6，但对巨噬细胞内IL-6无影响[8]。佛手多糖对小鼠移植性肝肿瘤(HAC22)作用，以佛手多糖高低剂量（1.6g/kg、0.8g/kg）连续给药10天，结果高剂量组对HAC22有较好的抑制作用，低剂量也有一定的抑制作用，可使动物体重增加[9]。

2. 镇咳，平喘，祛痰　佛手醇提取液与生理盐水对照组比较，佛手醇提取液30g/kg、15g/kg两个剂量组均能增加小鼠酚红排泌量（$P<0.05$），并可延长豚鼠哮喘潜伏期[10]。佛手醇提取液灌胃给药能减少氨水致小鼠咳嗽的次数，增加小鼠呼吸道酚红分泌量，延长雾化组胺所致的豚鼠哮喘潜伏期和延长小鼠咳嗽潜伏期[11]。

3. 对胃肠道作用　金佛手醇提液能增强家兔离体回肠平滑肌的收缩，其作用能被阿托品拮抗，能抑制家兔离体十二指肠平滑肌的收缩，对乙酰胆碱引起的家兔离体十二指肠痉挛有解痉作用，对小鼠小肠运动有推动作用[12]。佛手醇提液对大鼠、兔离体肠管有解痉作用[13]。

4. 提高记忆能力　给小鼠一天3.6g/kg佛手醇提取液，连续15天，小鼠在新环境中自发活动减少，学习记忆能力增强，脑内去甲肾上腺素、多巴胺和5-羟色胺含量提高[14]。

5. 抗菌等作用　佛手挥发油中的柠檬烯具有行气平喘、祛痰镇惊和抗菌作用，还有很强的溶胆结石作用[15]。佛手还有一定的镇痛作用[13]。金华佛手水提液涂抹于小鼠脱毛皮肤部位，能提高小鼠皮肤中超氧化物歧化酶活性，增加皮肤中胶原蛋白的含量，减少脂质过氧化产物丙二醛的含量，促进毛发的生长[16]。

【临床研究】

传染性肝炎　采用陈佛手干和败酱草治疗64例传染性肝炎，陈佛手干1日量10~30g，败酱草按年龄计算1天每岁1g，10岁以上者每2岁增加1g。将1天总量放入200ml水内，煎10~15min，分3次服用，服时可酌加白糖或葡萄糖。7~10天为1个疗程，痊愈后仍继续服2~3天。结果：所有病人均治愈，但不包括肝肿之恢复，临床症状平均在4~5天可消失，最快者2天，最长者8天[17]。

【性味归经】味辛、苦，性温。归肝、脾、肺经。

【功效主治】疏肝理气，和胃化痰。主治肝气郁结之胁痛、胸闷，肝胃不和、脾胃气滞之脘腹胀痛、嗳气、恶心，久咳痰多。

【用法用量】内服：煎汤，3~10g；或泡茶饮。

【使用注意】阴虚有火、无气滞者慎服。

【经验方】

1. 湿痰咳嗽　佛手、姜半夏各6g，砂糖等份。水煎服。（《全国中草药汇编》）
2. 食欲不振　佛手、枳壳、生姜各3g，黄连0.9g。水煎服，每日1剂。（《全国中草药汇编》）
3. 肝胃气痛　鲜佛手12~15g，开水冲泡，代茶饮。或佛手、延胡索各6g，水煎服。（《全国中草药汇编》）
4. 面寒痛，胃气痛　佛手柑。新瓦焙，为末（黄色）。烧酒送下，每服三钱。（《滇南本草》）
5. 臌胀发肿　佛手（去瓤）四两，人中白三两。共为末。空腹白汤下。（《岭南采药录》）

【参考文献】

[1] 国家中医药管理局《中华本草》编委会．中华本草．上海：上海科学技术出版社，1999：3728.

[2] 包志华，王美玲，李存保．中药佛手柑中微量元素与氨基酸的测定．内蒙古科技与经济（文献版），2000：87.

[3] 王洋，佛手柑中的新环肽．国外医学·中医中药分册，2003，25（5）：310.

[4] 黄晓钰，钟秀茵，苏毅．佛手柑挥发油成分提取鉴定．华南农业大学学报，1998，19（3）：101.

[5] 徐德生，刘力．佛手柑挥发油化学成分的研究．国际传统医药大会论文摘要汇编，2000：385.

[6] 黄玲，张敏．佛手多糖对小鼠免疫功能影响．时珍国医国药，1999，10（5）：324.

[7] 黄玲，邝枣园，张敏．佛手多糖对免疫低下小鼠细胞因子的影响．现代中西医结合杂志，2000，9（10）：871.

[8] 黄玲，邝枣园，张敏，等．佛手多糖对环磷酰胺造模小鼠巨噬细胞的影响．广州中医药大学学报，2000，17（1）：58.

[9] 黄玲，邝枣园．佛手多糖对小鼠移植性肝肿瘤 HAC22 的抑制作用．江西中医学院学报，2000，12（1）：41.

[10] 金康，何忠平．佛手醇提液抗炎、祛痰、平喘作用研究．药物研究，2002，11（4）：43.

[11] 金晓玲，徐丽珊，何新霞．佛手醇提取液的药理作用研究．中国中药杂志，2002，27（8）：604.

[12] 王宜祥，何忠平．金佛手醇提取液对小肠平滑肌的影响．药物研究，2003，12（4）：43.

[13] 阴健，郭力弓．中药现代研究与临床应用．北京：中医古籍出版社，1995：198.

[14] 徐丽珊，金晓玲．金华佛手醇提取液对小鼠学习记忆的影响．特产研究，2002，（4）：16.

[15] 王俊华，符红．广佛手挥发油化学成分的 GC-MS 分析．中药材，1999，22（10）：516.

[16] 邵邻相．佛手和枸杞提取物对小鼠皮肤胶原蛋白、SOD 含量及毛发生长的影响．中国中药杂志，2003，28（8）：766.

[17] 郭淑华，张晏平，穆兰仙．用“陈佛手干及败酱草”治疗传染性肝炎 64 例初步报告．中医杂志，1957，（7）：361.

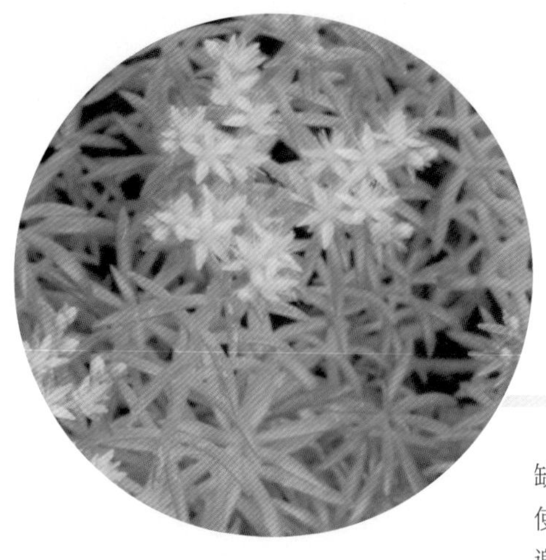

Fo jia cao 佛甲草

Sedi Linearis Herba
[英]Linear Stonecrop Herb

【别名】马牙半支、火烧草、佛指甲、铁指甲、猪牙齿、土三七、尖叶小石指甲、鼠牙半枝莲。

【来源】为景天科植物佛甲草 *Sedum lineare* Thunb. 的茎叶。

【植物形态】多年生肉质草本。全株无毛。根多分枝，须根状。茎纤细倾卧，着地部分节节生根。叶 3~4 片轮生，少数对生或互生；近无柄；叶片条形至披针形，长 2~2.5cm，宽约 2mm，质肥厚，先端钝尖，基部有短距。聚伞花序，顶生，有 2~3 分枝；花细小，疏生，无梗；萼片 5，线状披针形，不等长；花瓣 5，黄色，长圆状披针形，先端急尖，基部渐狭；雄蕊 10，2 轮，均较花瓣短；鳞片 5，宽楔形至四方形，上端截形或微缺；心皮 5，开展。 蓇葖果，成熟时呈五角星状。种子细小，卵圆形，具小乳状突起。

【分布】广西主要分布于南宁、武鸣、隆安等地。

【采集加工】秋、冬季采收，洗净，切段晒干。

【药材性状】根细小。茎弯曲，长 7~12cm，直径约 1mm；表面淡褐色至棕褐色，有明显的节，偶有残留的不定根。叶轮生，无柄；叶片皱缩卷曲，多脱落，展平后呈条形或条状披针形，长 1~2cm，宽约 1mm。聚伞花序顶生；花小，浅棕色。果为蓇葖果，气微，味淡。

【品质评价】以叶多、质干、无泥沙者为佳。

【化学成分】本品全草含香豌豆苷（oroboside），香豌豆苷 - 3′- 甲醚（oroboside-3′-methylether），金圣草素（chrysoeriol），红车轴草素（pratensein），三十三烷（tritriacontane）及 δ- 谷甾醇（δ-sitosterol）[1]。

【药理作用】

1. 对脑缺氧、缺血的保护　佛甲草提取液对脑缺氧或心肌缺血有改善作用，能使常压缺氧情况下小鼠存活的时间延长，使脑耗氧减少；对组织中毒性缺氧，佛甲草提取液具有缓解作用，使小鼠能够耐受组织缺氧，使组织代谢过程不发生障碍，增加抗缺氧能力，提高心脑组织对缺氧的耐受力，利于血氧的供求平衡[2]。

2. 保肝　佛甲草提取液能有效地降低四氯化碳、异硫氰酸萘酯所致急性肝损伤小鼠血清丙氨酸转氨酶、总胆红素含量，减轻肝脏病理变化，使受损的肝细胞得以恢复，使间质细胞的解毒和清除功能加强；佛甲草提取液还具有较强的清除体内增多的脂质过氧化物、促进体内抗氧化系统的功能[3]。

3. 抗疲劳　佛甲草能延长负重小鼠的游泳时间，提高小鼠运动耐力。具有降低血、肝组织丙二醛（MDA）含量，提高超氧化物歧化酶活性和延缓疲劳的作用。佛甲草提取液能够减轻脂质过氧化物损伤并稳定细胞质膜，改善细胞能量代谢和 ATP 酶活性[4]。

4. 抗脂质过氧化　佛甲草提取液能降低小鼠血清和肝组织中 MDA 含量、增

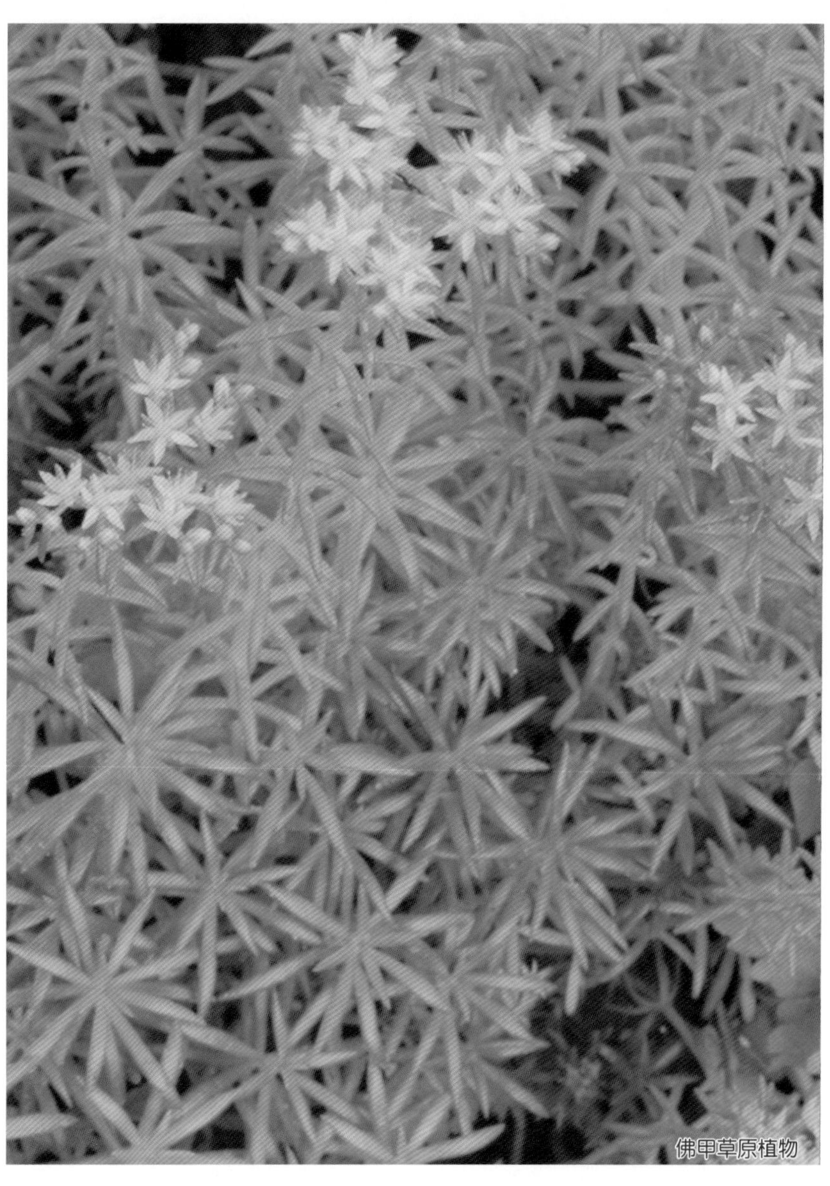

佛甲草原植物

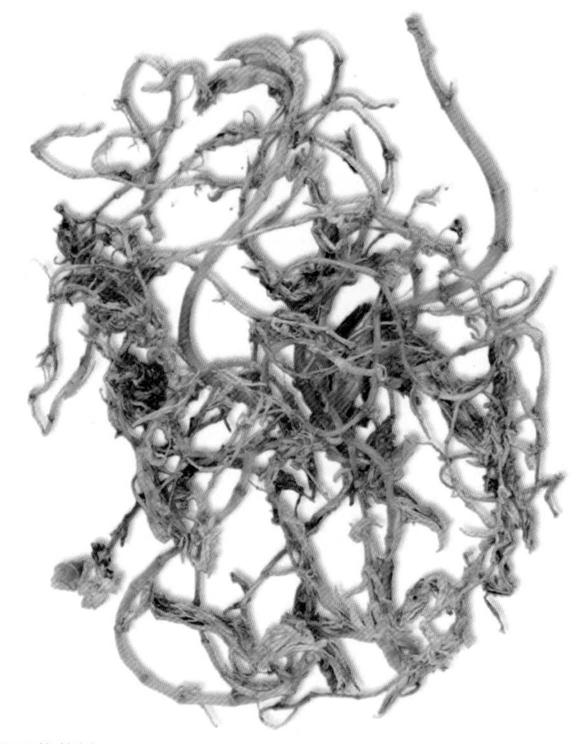
佛甲草药材

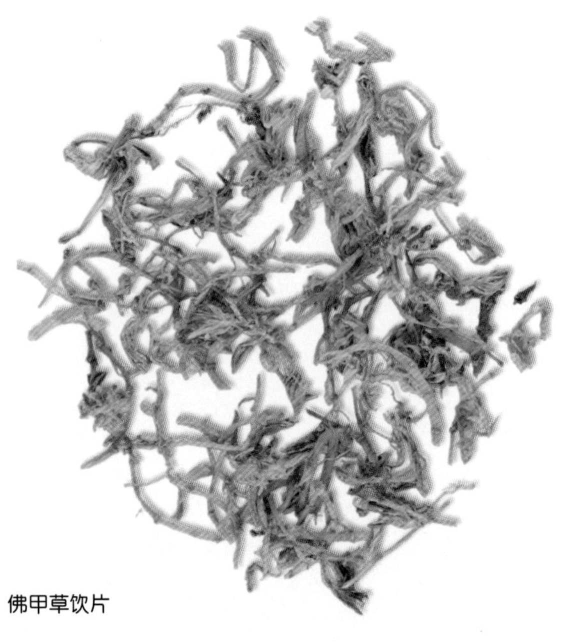
佛甲草饮片

加超氧化物歧化酶活性，延长小鼠耐寒、耐热和游泳时间，增强抗应激能力[5]。

【临床研究】

带状疱疹　根据皮损取适量佛甲草鲜品捣烂放塑料薄膜上摊涂，外敷于皮损处，绷带或胶布固定，每12h换药1次，如无鲜品佛甲草可用干品研末加醋调敷，5天为1个疗程；同时予双黄连注射液20~40ml加入5%葡萄糖注射液250ml中，静脉滴注，每日1次，5天为1个疗程，高热者酌加地塞米松2~5mg同时静滴。结果：50例病人1个疗程痊愈36例（72%），1个疗程好转、2个疗程治愈10例，无效4例，总有效率为92%[6]。

【性味归经】味甘、淡，性寒。归肺、肝经。

【功效主治】清热解毒，利湿，止血。主治目赤肿痛，咽喉肿痛，热毒痈肿，疔疮，丹毒，缠腰火丹，烫火伤，黄疸，湿热泻痢，外伤出血，便血，崩漏。

【用法用量】内服：煎汤9~15g，鲜品20~30g；或捣汁。外用适量，鲜品捣敷；或捣汁含漱、点眼。

【使用注意】疮痈已溃者勿用。

【经验方】

1.疮初起　鲜佛甲草捣烂，加食盐少许。调敷患处。(《秦岭巴山天然药物志》)

2.外伤出血　鲜鼠牙半枝莲捣汁外敷，或干者研末敷患处。(《全国中草药选编》)

3.咽喉肿痛　鲜佛甲草60g。捣绞汁，加米醋少许，开水一大杯冲漱喉，日数次。(《闽东本草》)

4.黄疸型肝炎，迁延性肝炎　佛甲草30g，当归9g，红枣10枚。水煎服。(《秦岭巴山天然药物志》)

【参考文献】

[1] 国家中医药管理局《中华本草》编委会.中华本草.上海：上海科学技术出版社，1999：2416.

[2] 周青，刘建新，周俐，等.佛甲草对小鼠心、脑缺氧的保护作用.中国临床康复，2005，9（31）：129.

[3] 周青，刘建新，周俐，等.佛甲草对小鼠实验性肝损伤的保护作用.时珍国医国药，2005，16（12）：1228.

[4] 周青，刘建新，周俐.佛甲草抗疲劳作用的动物实验.中国临床康复，2005，9（47）：93.

[5] 许庆林，周俐，周青，等.佛甲草抗脂质过氧化作用的实验研究.赣南医学院学报，2003，23（1）：14.

[6] 苏义生，邵玉梅.双黄连注射液合佛甲草治疗带状疱疹50例体会.中国社区医师，2007，9（16）：33.

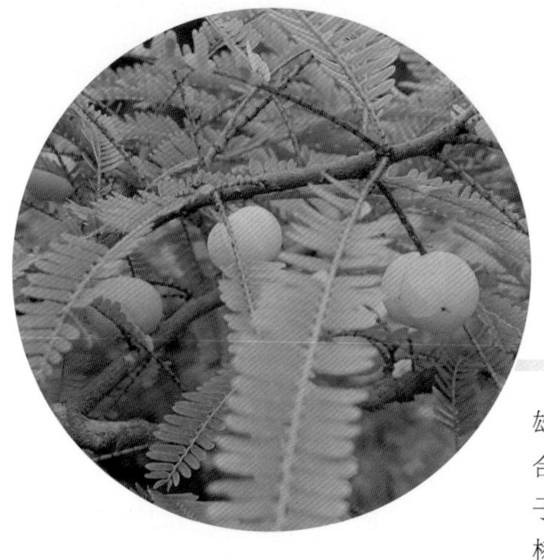

Yu gan zi
余甘子

Phyllanthi Emblicae Fructus
[英]Emblic Leafflower Fruit

【别名】牛甘子、喉甘子、鱼木果、油甘子。

【来源】为大戟科植物余甘子 *Phyllanthus emblica* L. 的果实。

【植物形态】多年生落叶小乔木或灌木，树皮灰白色。叶互生于细弱的小枝上，2 列，密生，极似羽状复叶；近无柄；落叶时整个小枝脱落；托叶线状披针形；叶片长方线状或线状长圆形，长 1~2cm，宽 3~5mm。花簇生于叶腋，花小，黄色；单性，雌雄同株；每花簇有 1 朵雌花，花萼 5~6，无花瓣；雄花花盘有 6 个极小的腺体，雄蕊 3，合生成柱；雌花花盘杯状，边缘撕裂状，子房半藏其中。果实肉质，圆而略带 6 棱，初为黄绿色，成熟后呈赤红色，味先酸涩而后回甜。

【分布】广西主要分布于南宁、百色等地。

【采集加工】秋季果实成熟后采摘，晾干。

【药材性状】果实球形或扁球形，直径 1.2~2cm。表面棕褐色至墨绿色，有淡黄色颗粒状突起，具皱纹及不明显的 6 棱，果肉厚 1~4mm，质硬而脆。内果皮白色，硬核样，表面略有 6 棱，背缝线的偏上部有数条维管束，干后裂成 6 瓣。种子 6 颗，近三棱形，棕色。气微，味酸涩、回甜。

【品质评价】以个大、肉厚、回甜味浓者为佳。

【化学成分】本品果实含鞣质，其中有葡萄糖没食子鞣苷（glucogallin），没食子酸（gallic acid），并没食子酸（ellagic acid），鞣料云实精（corilagin），原诃子酸（terchebin），诃黎勒酸（chebulagic acid），诃子酸（chebulinic acid），诃子次酸（chebulic acid），3,6- 二没食子酰葡萄糖（3,6-digalloylglucose）[1]。

干果含黏酸（mucic acid），油柑酸

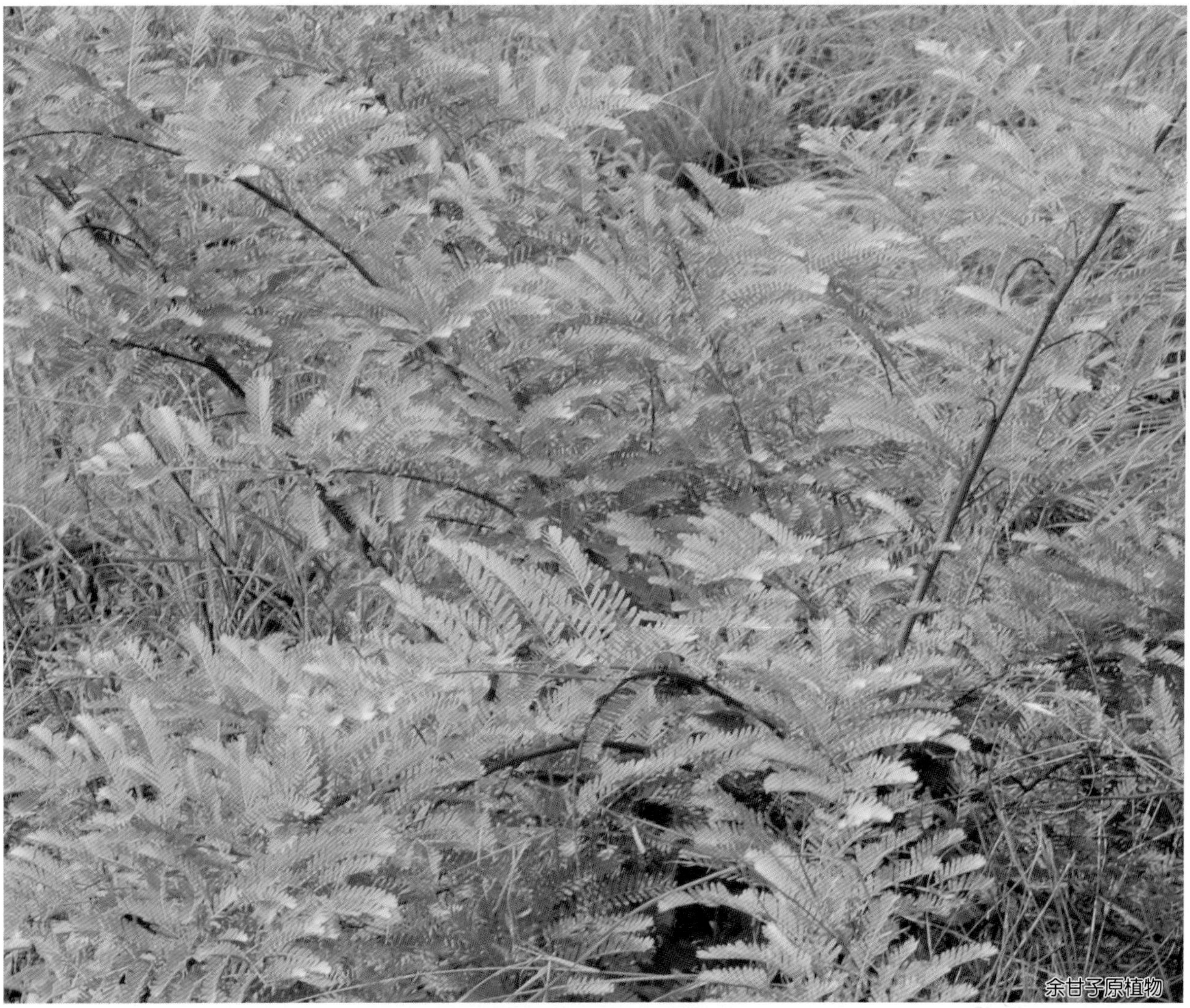

余甘子原植物

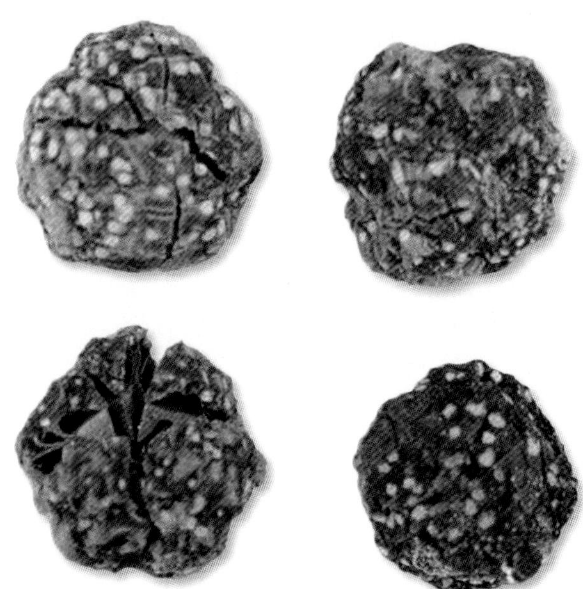
余甘子药材

（phyllemblic acid），余甘子酚（emblicol）[1]；还含鞣花酸（ellagic acid），1-*O*- 没食子酰基 -*β*-D- 葡萄糖（1-*O*-galloyl-*β*-D-glucose），3,6- 二 -*O*- 没食子酰基 -*β*-D- 葡萄糖（3,6-di-O-galloyl-*β*-D-glucose），槲皮素（quercetin），3- 乙基没食子酸（3-ethylgallic acid），*iso*-strictiniin，1,6- 二 -*O*- 没食子酰基 -*β*-D- 葡萄糖（1,6-di-*O*-galloyl-*β*-D-glucose）[2]。

种子含亚麻酸（linolenic acid），亚油酸（linoleic acid），油酸（oleic acid），硬脂酸（stearic acid），棕榈酸（palmitic acid），肉豆蔻酸（myristic acid）等 [1]。

根主含羽扇豆醇（lupeol），没食子酸（gallic acid），*β*-谷甾醇（*β*-sitosterol）[3]。

叶含鞣质（tannin），山柰醇（kaemp ferol），山柰醇 -3- 葡萄糖苷（kaempferol-3-glucopyranoside），*β*- 谷甾醇（*β*-sitosterol），鞣花酸（ellagic acid）及羽扇豆醇（lupeol）[3]。

【药理作用】

1. 抗动脉粥样硬化　余甘子可减少动脉粥样硬化斑块面积的 39%，降低动脉粥样硬化斑块级别的 28%，减少动脉粥样硬化斑块内弹力纤维含量的 33%，减少动脉粥样硬化斑块内泡沫细胞层数 47%[4]。余甘子果粉可使动脉粥样硬化家兔的血清总胆固醇、甘油三酯、低密度脂蛋白胆固醇水平下降，血清高密度脂蛋白胆固醇增高，光镜下斑块面积、内膜面积与中膜面积比值降低，血浆内皮素 -1 降低；主动脉内膜内皮素 -1 基因杂交阳性颗粒减少 [5]。余甘子的两个可溶性鞣质成分 Phy-13[beta-1-*O*-galloyl-3,6-（*R*）-hexahydroxydi-phenoyl- *d*-glucose] 和 Phy-16（1,6-di-*O*-galloyl-beta-*d*-glucose）能够对抗氧化型 - 低密度脂蛋白诱导的动脉粥样硬化 [6]。

2. 抑菌　余甘子干燥果实提取物对葡萄球菌、伤寒杆菌、副伤寒杆菌、大肠杆菌及痢疾杆菌等有抑菌作用 [7]。超临界 CO_2 萃取的余甘子精油对枯草芽孢杆菌、金黄色葡萄球菌、大肠埃希菌、沙门菌、啤酒酵母、米曲霉等常见食品污染菌具有很好抑制作用 [8]。

3. 抗氧化　超临界 CO_2 萃取的余甘子精油具有较强的抗氧化活性，其清除 1,1- 二苯基 -2- 三硝基苯肼自由基的活性优于维生素 E 和合成抗氧化剂丁基羟基茴香醚，抑制亚油酸过氧化的能力优于维生素 E[9]。余甘子影响大鼠、小鼠体内的自由基反应，降低脂质过氧化物含量，提高红细胞超氧化物歧化酶（SOD）活性及与其相关的 Zn 和 Cu 水平 [10]。

4. 保肝　余甘子水提醇沉物能降低 D- 半乳糖胺、对乙酰氨基酚、硫代乙酰胺致急性肝损伤小鼠血清谷丙转氨酶、谷草转氨酶、碱性磷酸酶、丙二醛（MDA）含量和肝脏系数，提高血清 SOD 活性及促进肝糖原合成，并可改善肝脏组织病理损伤。余甘子还具有抗肝纤维化作用 [11~13]。

5. 抗突变，抗肿瘤　余甘子对环磷酰胺诱发的小鼠骨髓细胞微核发生和丝裂霉素诱发的小鼠睾丸细胞染色体畸变均有抑制效果，对 S-180 和 H-22 小鼠移植性肿瘤生长也有抑制作用 [14]。

6. 营养等作用　余甘子含丰富的维生素 C，有营养作用 [7]。余甘子能降低大鼠棉球肉芽肿周围血管充血，降低棉球肉芽肿干重，降低血清中肿瘤坏死因子 -α、白介素 -1β 和一氧化氮水平 [15]。余甘子果实的甲醇提取物显示出很强的抑制 HIV-1 的 RT 作用，其 50% 抑制浓度（IC_{50}）值为 9μg/ml[16]。余甘子有提高血清和组织中的 SOD、谷胱甘肽过氧化物酶活性，降低 MDA 和脂质素含量的作用 [17]。余甘子水提取物能延长小鼠的抗缺氧时间和游泳时间，提高小鼠血中血红蛋白含量、乳酸脱氢酶活性和肝糖原含量，降低血中乳酸、尿素氮含量 [18]。余甘子可调节运动大鼠胰岛素、胰高血糖素的分泌，促进脂肪分解，提高大鼠血液游离脂肪酸（FFA）、骨骼肌 FFA 的含量，节省了糖原的消耗 [19]。

【性味归经】味甘、酸、涩，性凉。归肺、脾、胃经。

【功效主治】清热利咽，润肺化痰，生津止渴。主治感冒发热，咽痛，咳嗽，烦热口渴，高血压。

【用法用量】内服：煎汤，15~30g；或鲜品取汁。

【使用注意】脾胃虚寒者慎服。

【经验方】

1. 感冒发热，咳嗽，咽喉痛，口干烦渴，维生素 C 缺乏症　鲜余甘子果十至三十个，水煎服。（广州部队《常用中草药手册》）
2. 哮喘　余甘子二十一个，先煮猪心肺，去浮沫，再加橄榄煮熟连汤吃。（《昆明民间常用草药》）
3. 河豚鱼中毒　余甘子生吃吞汁，并可治鱼骨鲠喉。（《昆明民间常用草药》）
4. 高血压病　余甘子鲜果 5~8 个。生食，日服 2 次。（《福建药物志》）
5. 肺癌　余甘子 20g，沙棘果膏 20g，碱花 20g。用法：先将余甘子、碱花共研为细末，过筛，再与沙棘果膏配研为细末，以蜂蜜为丸，每丸重 5g。每日 1~2 次，每次 1 丸，口中噙服。（《藏医药选编》）
6. 食积呕吐，腹痛，泄泻　余甘子果 5~10 个，或盐渍果 5~8 个。嚼食；或盐浸果液 1 汤匙，开水冲服。（《福建中草药》）

附　余甘子根

味涩，性平。归脾、肝经。功效：清热利湿，解毒散结。主治：泄泻，痢疾，黄疸，瘰疬，皮肤湿疹，蜈蚣咬伤。内服：煎汤，15~30g。外用适量，捣敷；或煎水洗。

经验方　①支气管炎、胃炎：余甘子根15~30g，水煎服。（《广西中草药》）②黄疸型肝炎：余甘子根、皮15g，田螺3个。水煎酒引，内服。（《云南中草药》）③肠炎腹泻：余甘子干根15~24g。水煎服。（广州部队《常用中草药手册》）

余甘子叶

味涩，性平。归肺、肝经。功效：清热解毒，利湿消肿。主治：口疮，疔疮，湿疹，皮炎，水肿，跌打损伤。内服：煎汤，15~30g。外用适量，捣敷；或煎水洗。

经验方　①白屑头：余甘子鲜叶适量，水煎浓汁，日洗头2次。（《广西本草选编》）②湿疹，皮炎：余甘子叶煎水外洗。（广州部队《常用中草药手册》）③湿疹，疮疡，皮炎：余甘子叶研末，油调搽患处。（《云南中草药》）

【参考文献】

[1] 国家中医药管理局《中华本草》编委会．中华本草．上海：上海科学技术出版社，1999：3642.

[2] 张兰珍，赵文华，郭亚健，等．藏药余甘子化学成分研究．中国中药杂志，2003，28（10）：940.

[3] CA.1959，53：5416e.

[4] 刘丽梅，高政，李宝文．余甘子对实验性颈动脉粥样硬化家兔的影响．中国临床康复，2003，7（5）：766.

[5] 王绿娅，王大全，秦彦文，等．余甘子对动脉粥样硬化家兔血浆总抗氧化能力及丙二醛和内皮素-1水平的影响．中国临床康复，2005，9（7）：253.

[6] 呙爱秀，黄兴国，唐湘云．余甘子中水溶性鞣质的抗动脉粥样硬化作用机制研究．实用预防医学，2007，14（2）：352.

[7] Ind. J. Pharmacy.1959，21（12）：331.

[8] 赵谋明，刘晓丽，崔春，等．超临界CO_2萃取余甘子精油成分及精油抑菌活性．华南理工大学学报（自然科学版），2007，35（12）：116.

[9] 刘晓丽，赵谋明，崔春，等．超临界CO_2萃取余甘子精油成分及其抗氧化活性研究．西南大学学报（自然科学版），2007，29（5）：122.

[10] 刘明堂，郭维新．余甘子汁对大鼠、小鼠血液SOD活性、LPO及Zn、Cu含量的影响．福建医学院学报，1992，26（4）：297.

[11] 李萍，谢金鲜，林启云．民族药余甘子对D-半乳糖胺致小鼠急性肝损伤的影响．中国民族民间医药杂志，2003，（3）：161.

[12] 李萍，林启云，谢金鲜，等．余甘子护肝作用的实验研究．中医药学刊，2003，21（9）：1589.

[13] 李萍，谢金鲜，林启云，等．余甘子抗慢性肝损伤性肝纤维化的实验研究．中西医结合肝病杂志，2002，12（6）：355.

[14] 钟振国，梁红，钟益宁，等．余甘子叶提取成分没食子酸的体外抗肿瘤实验研究．时珍国医国药，2009，（8）：1954.

[15] 王瑞国，郑良朴，林久茂，等．余甘子抗大鼠棉球肉芽肿形成及其机制的实验研究．福建中医学院学报，2007，17（4）：22.

[16] 孙晓芳，王巍，杜贵友，等．埃及药用植物中抗人类免疫缺陷病毒药物的研究．中国中药杂志，2002，27（9）：649.

[17] 崔炳权，林元藻．余甘子的抗衰老作用研究．时珍国医国药，2007，18（9）：2100.

[18] 崔炳权，黄伟侨，林元藻．余甘子抗疲劳、抗缺氧作用实验研究．中国现代中药，2008，10（6）：26.

[19] 林丽．余甘子及大强度耐力训练对大鼠糖储备和脂代谢的影响．北京体育大学学报，2007，30（5）：55.

Gu sha teng
谷沙藤

Broussonetiae Kazinoki Radix
[英]Kazinoki Broussonetia Root

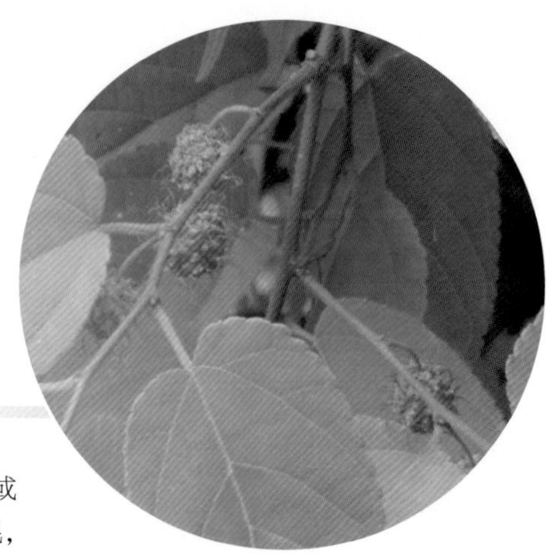

【别名】九得藤、狗额藤、斑沙藤、藤葡蟠、黄皮藤、剥皮藤、构皮麻、乳藤草、葡蟠根。

【来源】为桑科植物小构树 *Broussonetia kazinoki* Sieb. et Zucc. 的根。

【植物形态】多年生落叶灌木。枝显著地伸长而呈蔓生，有乳汁。单叶互生；叶片卵形或卵状椭圆形，长 3~13cm，宽 2~5cm，先端渐尖，基部心形或近心形，有 2~3 个乳头状腺体，不裂或 2~3 深裂，上面绿色，被伏毛或近无毛，下面淡绿色，被细柔毛，边缘有细锯齿；基出脉 3 条。花单性，雌雄同株；雄花序为圆柱状柔荑花序；雄花花被 4 裂；雄蕊 4；雌花序为头状；雌花具短梗或近无梗，花被管先端有 2~3 锐齿；子房倒卵形，花柱近侧生，柱头线形。聚花果球形，肉质，成熟时红色。小核果椭圆形，表面有疣。

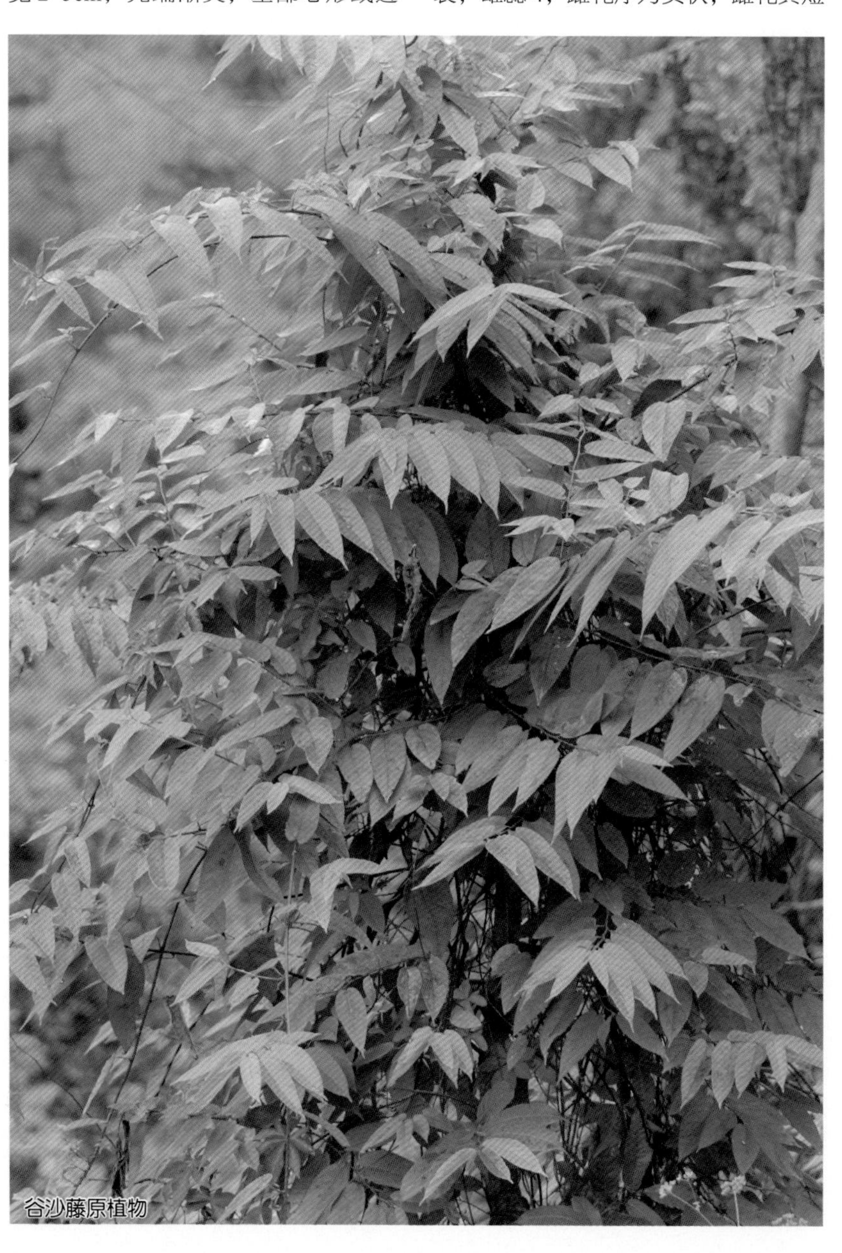
谷沙藤原植物

【分布】广西全区均有分布。

【采集加工】4~11 月采挖，洗净，切片，晒干或鲜用。

【药材性状】根：圆柱形，直径 0.5~6cm，表面深棕色至黄色，具浅皱纹及支根，皮孔呈横向突起，狭长，鲜黄色或黄褐色。难折断，横断面栓皮厚，皮部浅黄绿色，木部浅黄色，可见同心性环纹及密集的小孔。质柔韧，气微，嚼之唾液为黄色。

【品质评价】以根粗壮、皮厚、色黄者为佳。

【化学成分】本品主要含香豆素，三萜类，生物碱类，脂肪油以及大量的黄酮类和二苯丙烷类化合物。其根皮中含有小构树醇（kazinol）C、D、E、F、G、H、K、J、L、M、N、P，楮树黄酮醇（broussoflavonol）[1, 2]。

【性味归经】味甘、淡，性平。归肝、肾、膀胱经。

【功效主治】祛风除湿，散瘀消肿。主治风湿痹痛，痢疾，黄疸，浮肿，痈疖。

【用法用量】内服：煎汤，30~60g。

【使用注意】孕妇慎用。

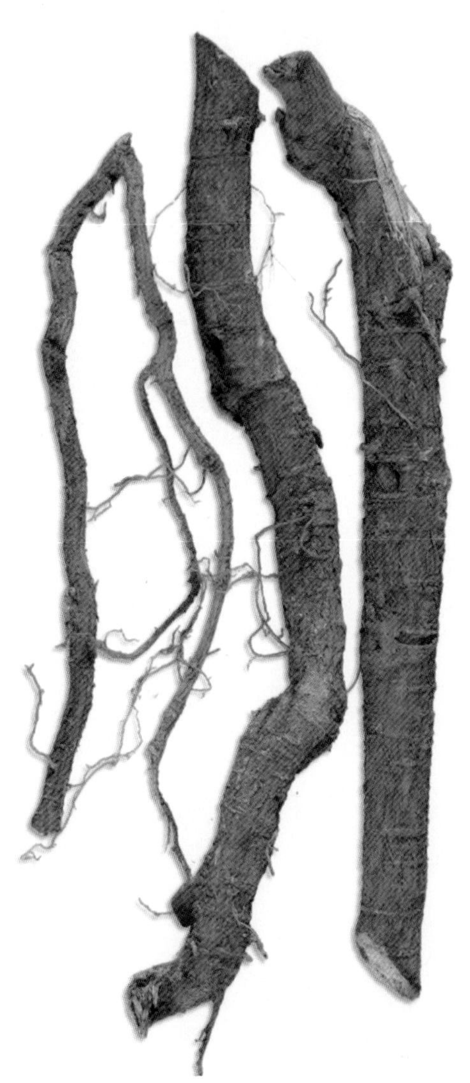

谷沙藤药材

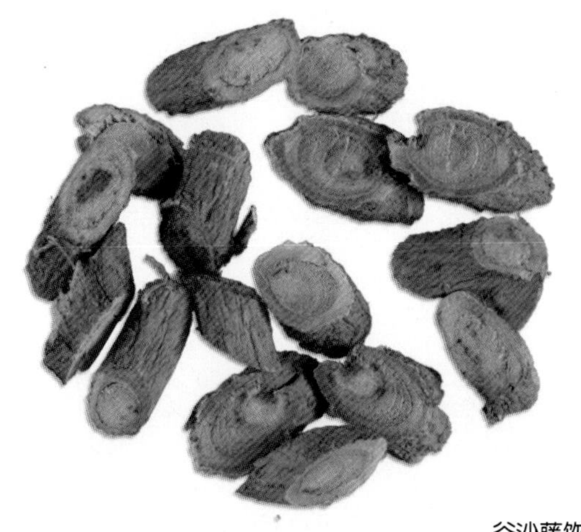

谷沙藤饮片

【经验方】

1. 脚指皲裂　取葡蟠皮裹扎。（江西《草药手册》）
2. 腰痛　葡蟠根 60g，圆叶猪屎豆根 30g，棉毛旋覆花根 30g，均鲜品加鸡蛋煮，服汤食蛋。（江西《草药手册》）
3. 黄疸型肝炎　小构树全株 125g，猪肚半只。水煮服，连服 3~7 剂。（《浙江药用植物志》）
4. 虚弱浮肿　构皮麻嫩尖 30g，同煮稀饭 1 碗吃，每日 1 次，连用 7 天。（《贵州民间方药集》）
5. 跌打损伤　葡蟠根皮、苦参根各 30g。水煎冲酒，每日早晚饭前各服 1 次。（《天目山药用植物志》）

【参考文献】

[1] 国家中医药管理局《中华本草》编委会 . 中华本草 . 上海：上海科学技术出版社，1999：1018.
[2] 马养民，吉艳芬 . 构树属植物活性成分的提取分离研究进展 . 中药材，2008，31（1）：161.

Han xiu cao

含羞草

Mimosae Pudicae Herba
[英]Sensitiveplant Herb

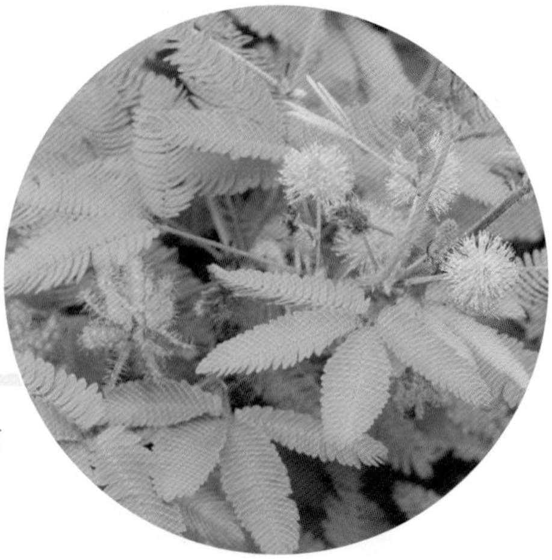

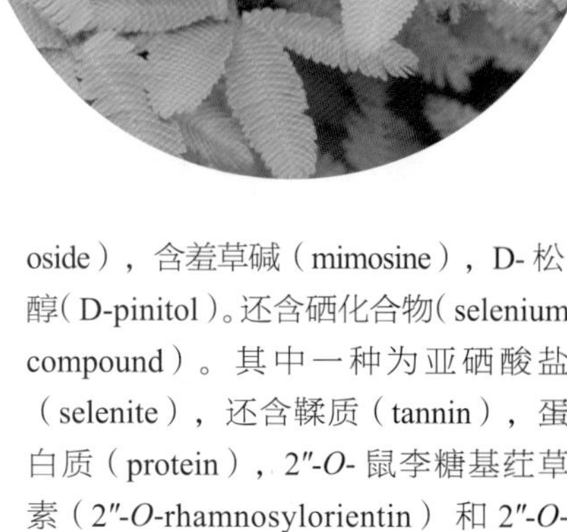

【别名】知羞草、怕羞草、喝呼草、惧内草、怕丑草、望江南、感应草。

【来源】为豆科植物含羞草 *Mimosa pudica* L. 的全草。

【植物形态】多年生披散半灌木状草本。有散生、下弯的钩刺及倒生刚毛。叶对生，羽片常 4；托叶披针形，有刚毛。小叶 10~20 对，触之即闭合而下垂；小叶片线状长圆形，长 8~13mm，先端急尖，基部近圆形，略偏斜，边缘有疏生刚毛。头状花序具长梗；花小，淡红色；苞片线形，边缘有刚毛；萼漏斗状，极小，短齿裂；花冠钟形，上部 4 裂，裂片三角形，外面有短柔毛；雄蕊 4，基部合生，伸出花瓣外；子房有短柄，花柱丝状，柱头小。荚果扁平弯曲，先端有喙，有 3~4 节，每节有 1 颗种子，荚果边缘波状，具刺毛，成熟时荚节脱落。种子阔卵形。

【分布】广西全区均有分布。

【采集加工】秋、冬季采收，洗净，切段晒干。

【药材性状】茎枝圆柱形，直径 0.5~1cm，表面棕黄至棕褐色；被钩刺及倒生刚毛；偶数羽状复叶，小叶线状长圆形，长 0.8~1.3cm，边缘有疏生刚毛；头状花序，淡红色，具长梗。气微。

【品质评价】以叶片多完整、无杂质者为佳。

【化学成分】本品全草含含羞草苷（mimoside），含羞草碱（mimosine），D- 松醇（D-pinitol）。还含硒化合物（selenium compound）。其中一种为亚硒酸盐（selenite），还含鞣质（tannin），蛋白质（protein），2″-*O*- 鼠李糖基荭草素（2″-*O*-rhamnosylorientin）和 2″-*O*- 鼠李糖基异荭草素（2″-*O*- rhamnosyl-*iso*-orientin）。

叶中含收缩性蛋白质（contractile protein），三磷酸腺苷（ATP，adenosine

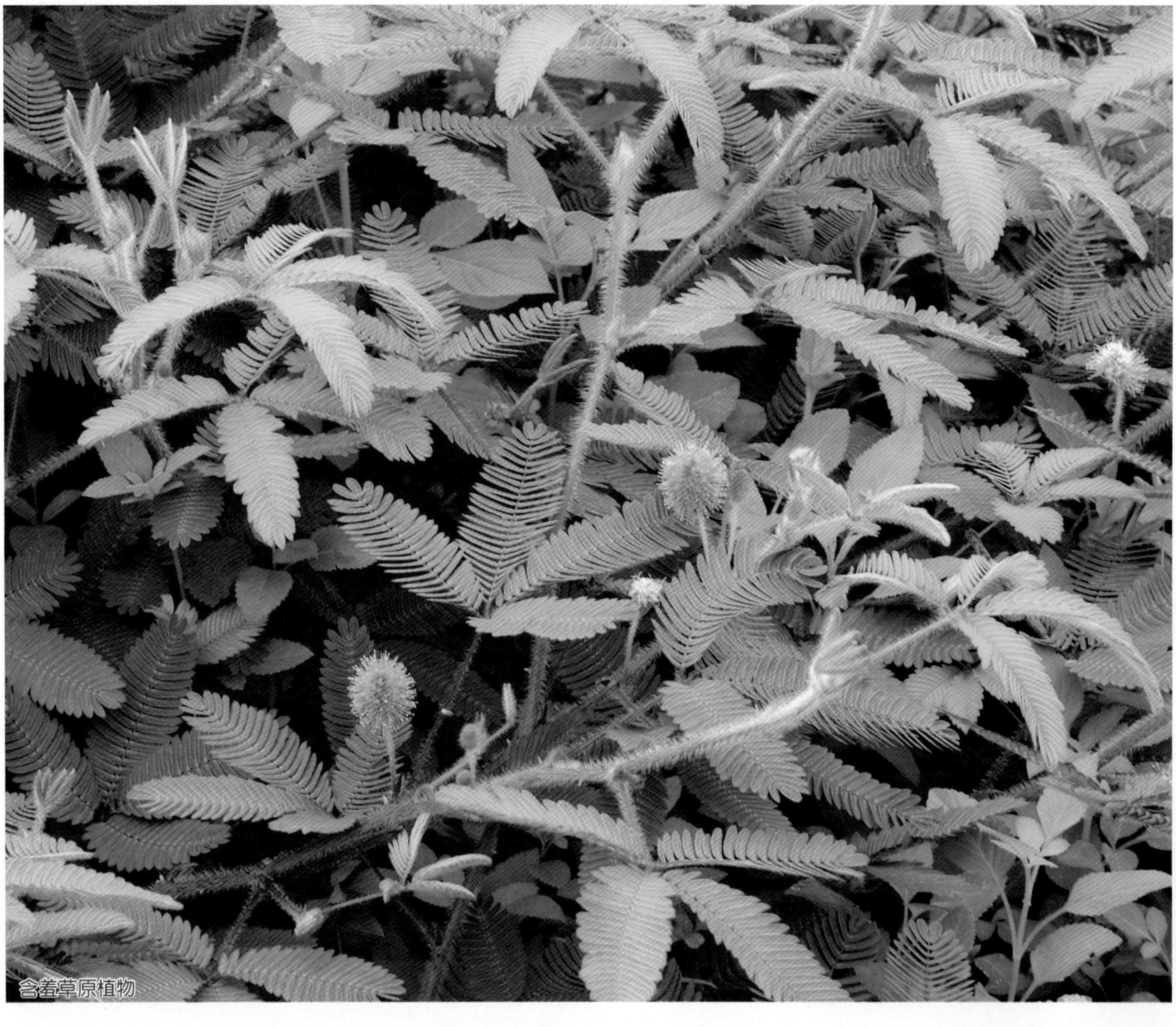

含羞草原植物

triphosphate）和三磷酸腺苷酶（ATPase, adenosine triphosphatase），亦含含羞草碱（mimosine），含羞草苷（mimoside），D-松醇（D-pinitol）和硒化合物等。种子油中的脂肪酸组成为：棕榈酸（palmitic acid），硬脂酸（stearic acid），亚麻酸（linolenic acid），亚油酸（linoleic acid），油酸（oleic acid）。另含谷甾醇（sitosterol），山萮酸（behenic acid），黏液质（mucilage），硒化合物，其中一种为亚硒酸盐（selenite）[1]。

本品根含数种硒化合物，其中一种为亚硒酸盐（selenite）[1]。

【药理作用】

1. 抑制碱性磷酸酶　饲料中含 0.5%~1.0% 的含羞草碱即可使大鼠或小鼠生长停滞、脱发、白内障。含羞草碱具有可逆的细胞周期抑制，对未孵化非洲爪蟾卵核糖体 DNA（rDNA）的复制有可逆性抑制作用。含羞草碱与胸腺嘧啶化学结构的高度相似性，含羞草碱很有可能在 DNA 复制过程中直接与胸腺嘧啶进行竞争以阻止 DNA 复制起始及（或）链延伸[2~5]。

2. 止咳，祛痰　小鼠灌服含羞草根煎剂有止咳作用，但祛痰作用不显著[6]。

3. 对平滑肌作用　含羞草根煎剂对离体兔回肠有抗乙酰胆碱的作用，抽提物 1 号（生物碱）也有此作用，抽提物 3 号（黄酮苷）及 4 号（内酯性物质）抗乙酰胆碱作用均较弱[6]。

4. 抗菌　含羞草根在试管内对金黄色葡萄球菌与白色葡萄球菌、卡他双球菌有较强的抑菌作用，对大肠杆菌亦有作用，但对肺炎链球菌、甲型和乙型链球菌及流感杆菌作用微弱。总生物碱和根煎剂对亚洲甲型流感病毒有抑制作用，对鼻病毒 17 型有抑制，对腺病毒 7 型不敏感[6]。

5. 毒理　小鼠服含羞草根煎剂 20g/kg，活动减少，5 只中 1 只腹泻，24h 内无死亡。灌服 250g/kg，小鼠活动减少，腹泻，5 只中 2 只死亡[6]。

【临床研究】

带状疱疹　含羞草鲜品捣烂外敷治疗 136 例带状疱疹，病程最短 1 日，最长 10 日，平均 4.4 日。用法：每日用含羞草鲜品捣烂外敷，每日 1 次，连用 7 日为 1 个疗程。一般 1~2 个疗程。结果：治愈 87 例，显效 24 例，好转 10 例，无效 15 例。不良反应 6 例，其中 4 例有胃肠道不适，2 例头痛头晕[7]。

【性味归经】味甘、涩、微苦，性微寒；有小毒。归肺、肝、大肠、肾、心经。

【功效主治】凉血解毒，清热利湿，镇静安神。主治劳伤咯血，鼻衄，血尿，感冒，小儿高热，支气管炎，肝炎，胃炎，肠炎，结膜炎，泌尿系结石，水肿，失眠，疮疡肿毒，带状疱疹，跌打损伤。

【用法用量】内服：煎汤，15g~30g，鲜品 30~60g；或炖肉。外用适量，捣敷。

【使用注意】孕妇禁服。

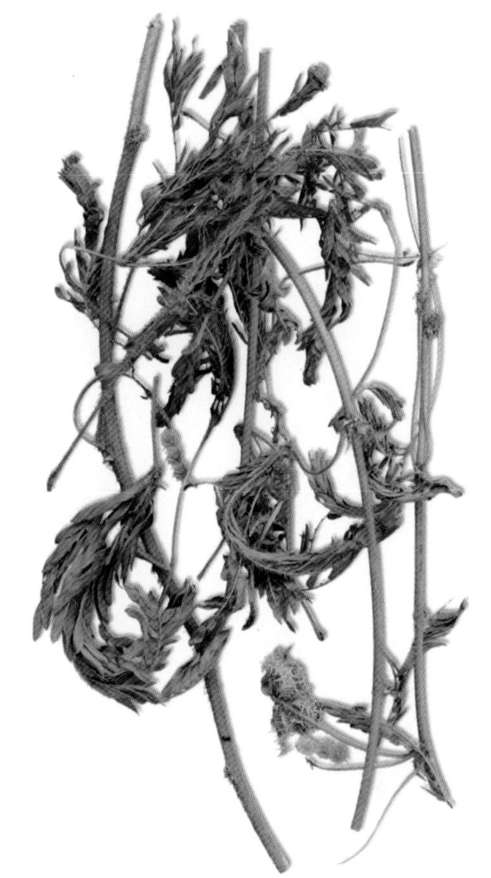

含羞草药材

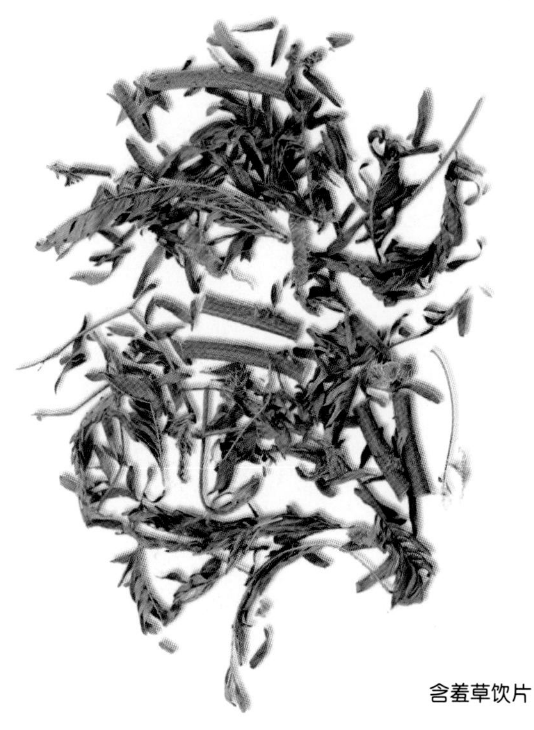

含羞草饮片

【经验方】

1. 无名肿毒，带状疱疹　鲜含羞草全草（或鲜叶）适量，捣烂敷患处。（《浙江药用植物志》）
2. 跌打损伤　①含羞草、伸筋草各15g。煎水服，加酒少许，温服。（《安徽中草药》）②含羞草60g，元胡9g。研末，酒拌匀外敷。（《青岛中草药手册》）
3. 劳伤咯血　含羞草9g，仙鹤草、旱莲草、藕节各15g，水煎服。或含羞草、姜黄各等量研末，每次1.5~3g，每日2次，酌情加酒冲服。（《安徽中草药》）
4. 急性肝炎　含羞草全草15~60g。水煎服。（《广西本草选编》）
5. 胃肠炎，泌尿系结石　含羞草15g，木通10g，海金沙10g，车前草15g，水煎服。（《四川中药志》1979年）
6. 神经衰弱，失眠　含羞草9g，夜交藤30g。水煎服。（《安徽中草药》）
7. 小儿高热　含羞草9g。水煎服。（《全国中草药汇编》）

【参考文献】

[1] 国家中医药管理局《中华本草》编委会．中华本草．上海：上海科学技术出版社，1999：3299，3300
[2] Chang LT. CA，1961，55：167B9f.
[3] Tsai KC. CA，1962，56：2709g.
[4] Sallmann LV. CA，1960，54：17687h.
[5] 刘力，王树蕙．含羞草碱可与脱氧胸苷三磷酸在DNA复制点直接竞争．科学通报，1999，44（11）：1186.
[6] 广东省攻克慢性气管炎资料选编.1972，78，86.
[7] 郑捷，仓尧卿，李卫平．水痘带状疱疹病毒抗体与带状疱疹病人疼痛的关系．中华皮肤科杂志，1995，28（1）：22.

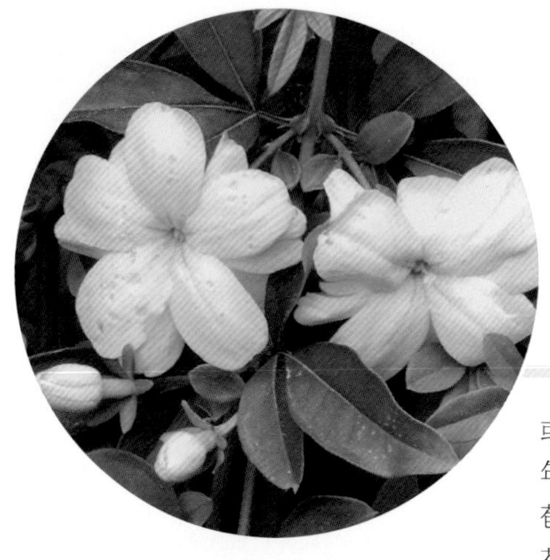

Ying chun hua 迎春花

Jasmini Nudiflori Flos

[英]Winter Jasmine Flower

【别名】金腰带花、清明花、金梅花。

【来源】为木犀科植物迎春花 *Jasminum nudiflorum* Lindl. 的花。

【植物形态】多年生落叶灌木，直立或匍匐。小枝四棱形，棱上多少具狭翼。叶对生，三出复叶，小枝基部常具单叶；叶轴具狭翼；小叶片卵形、长卵形或椭圆形、狭椭圆形、稀倒卵形，长 1~3cm，先端锐尖或钝，具短尖头，基部楔形，叶缘反卷；顶生小叶片较大，无柄或基部延伸成短柄，侧生小叶片无柄或基部延伸成短柄；单叶为卵形或椭圆形，有时近圆形。花单生于去年生小枝的叶腋，稀生于小枝顶端；苞片小叶状，披针形、卵形或椭圆形；花萼绿色，裂片 5~6 枚，窄披针形，先端锐尖；花冠黄色，花冠管向上渐扩大，裂片 5~6 枚，长圆形或椭圆形，先端锐尖或圆钝；雄蕊 2，着生于花冠筒内；子房 2 室。

【分布】广西全区均有栽培。

【采集加工】春季花开时采摘，拣去杂质，晒干。

【药材性状】花皱缩成团，展开后，可见狭窄的黄绿色叶状苞片；萼片 5~6 枚，条形或长圆状披针形，与萼筒等长或较长；花冠棕黄色，直径约 2cm。花冠筒长 1~1.5cm，裂片通常 6 枚，倒卵形或椭圆形，约为冠筒长的 1/2。气清香，味微涩。

【品质评价】以身干、无杂质、花黄色者为佳。

【化学成分】本品含迎春花苷，jasnudiflosidesA、B、C、D、E[1]。

【性味归经】味苦、微辛，性平。归肺、肝经。

【功效主治】清热解毒，活血消肿。主治发热头痛，咽喉肿痛，小便热痛，恶疮肿毒，跌打损伤。

【用法用量】内服：煎汤，10~15g；或研末。外用适量，捣敷或调麻油搽。

【使用注意】孕妇慎服。

迎春花原植物

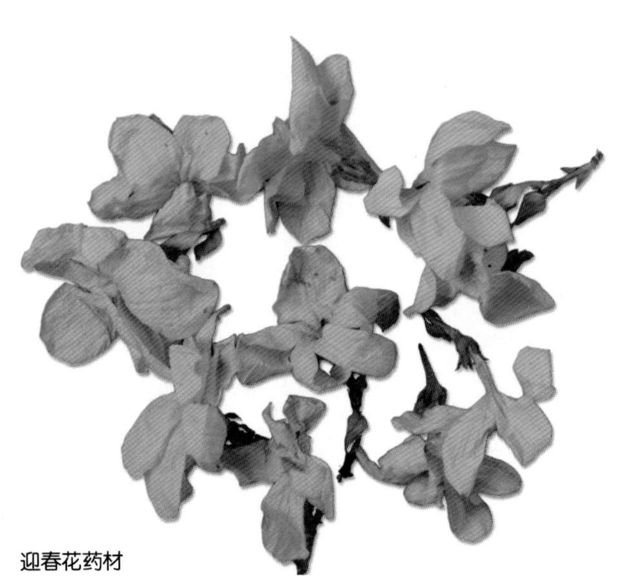
迎春花药材

【经验方】

1. 臁疮　迎春花适量，为末，调香油外敷。（《青岛中草药手册》）
2. 肿毒恶疮　迎春花为末，酒调服，出汗即愈。（《卫生易简方》）
3. 无名肿毒，发高热　金腰带花 30g。水煎服。（《贵州草药》）
4. 跌打损伤，刀伤出血　迎春花适量，捣烂外敷患处。（《中国药用花卉》）
5. 发热头痛　金腰带花 15g。煎水服。（《贵州民间药物》）
6. 咽喉肿痛　迎春花 15g，点地梅、甘草各 3g。水煎服。（《万县中草药》）
7. 小便热痛　金腰带花、车前草各 15g。水煎服。（《贵州民间药物》）

【参考文献】

[1] 南京中医药大学 . 中药大辞典（上册）. 第 2 版 . 上海：上海科学技术出版社，2006：1612.

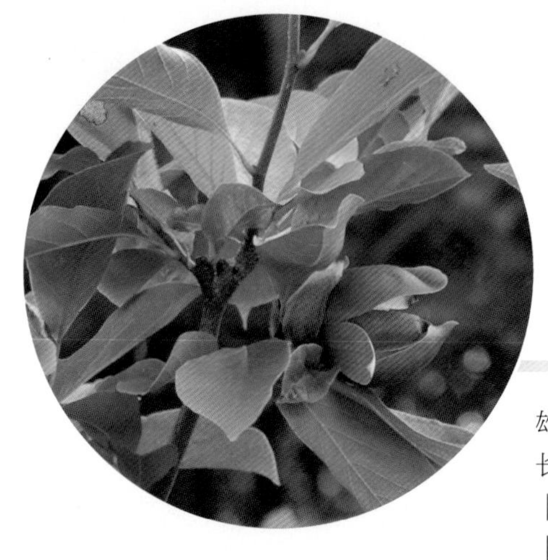

辛夷 Xin yi

Magnoliae Biondii Immaturus Flos
[英]Biod Magnolia Flower Bud

【别名】木笔花、望春花、木兰、紫玉兰、白玉兰、二月花、广玉兰。

【来源】为木兰科植物紫花玉兰 *Magnolia liliflora* Desr.、望春花 *Magnolia biondii* Pamp.、玉兰 *Magnolia denudata* Desv. 或武当玉兰 *Magnolia sprengeri* Pamp. 的花蕾。

【植物形态】紫花玉兰：多年生落叶大灌木。树皮灰白色。单叶互生，椭圆形或倒卵状椭圆形，长 10~18cm，宽 6~10cm，先端渐尖，基部楔形，全缘。春季花先于叶开放或长叶时开放，单生于枝顶，大型，钟状，芳香；花萼 3，花瓣 6，外面紫色，内面稍带白色，雌、雄蕊均多数，螺旋状排列。蓇葖果，长圆形；种子有红色的外种皮。

【分布】广西全区均有栽培。

【采集加工】早春花蕾未开放时采收，剪去花梗，文火烘干或晒干。

【药材性状】花蕾长卵形，似毛笔头，长 1.2~2.5cm，直径 0.8~1.5cm。基部常具木质短梗，长约 5mm，梗上有类白色点状皮孔。苞片 2~3 层，每层 2 片，两层苞片间有小鳞芽，苞片外表面密被灰白色或灰绿色长茸毛，内表面棕褐色，无毛。花被片 9，3 轮，棕褐色，外轮花被片条形，约为内两轮长的 1/4，呈萼片状；雄蕊多数，螺旋状着生于花托下部，花丝扁平，花药线形；雌蕊多数，螺旋状着生于花托上部。体轻，质脆。气芳香，味辛凉而稍苦。

【品质评价】以花蕾大、未开放、色黄绿、无枝梗者为佳。

【化学成分】本品含木兰碱（magnoflorine）[1]。

【药理作用】

1. 局部收敛、刺激和麻醉　辛夷挥发油可使虹膜血管扩张，瞳孔稍散大；直接滴于兔皮下组织或肠黏膜上，可产生一层蛋白凝固物，黏膜成不透明乳白色，静脉稍扩张，微血管扩张较显著。上述作用以乳剂最佳，作用快而持久[2,3]。

2. 抗过敏与抗炎　辛夷的氯仿、甲醇和水提取物对鹌鹑离体直肠有抗组胺作用，能抑制组胺引起的直肠收缩，其中氯仿提取物的作用较强，约为水提取物的 10 倍，且中国产辛夷的抗组

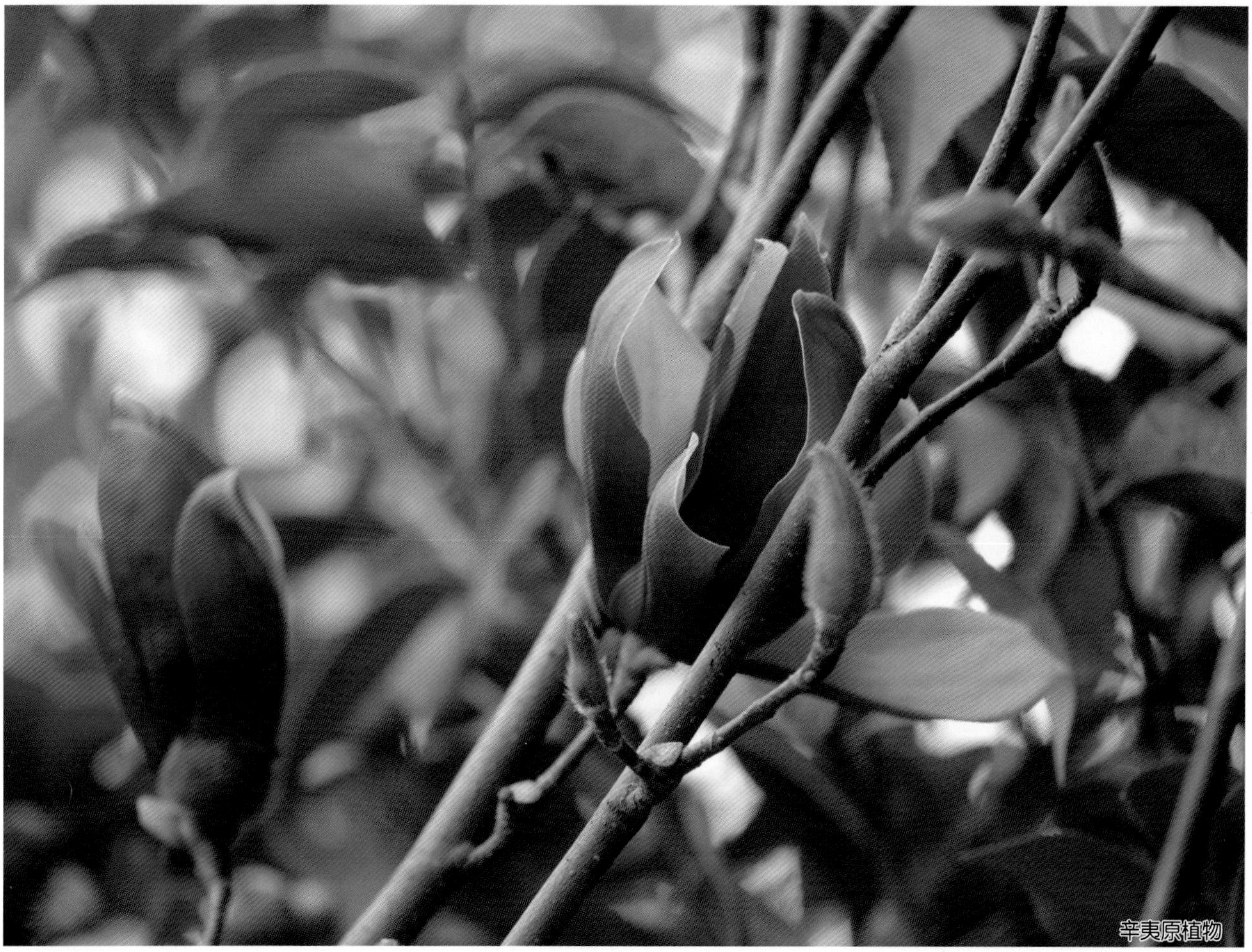

辛夷原植物

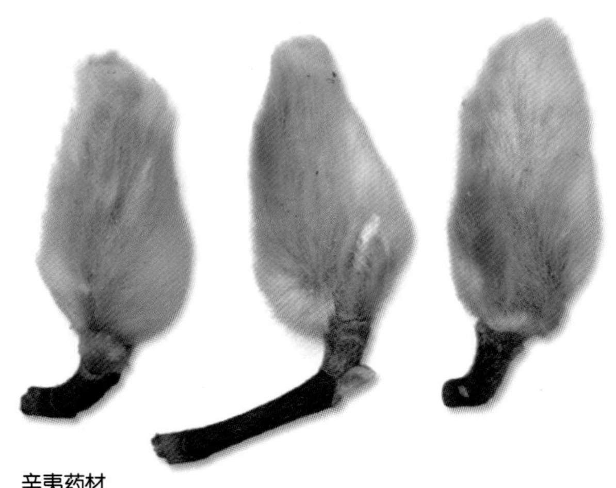

辛夷药材

胺作用较日本产者为强[4,5]。辛夷水提取物有抑制组胺释放作用，水和甲醇提取物对被动皮肤过敏试验有抑制作用，其有效成分为腺苷类化合物[6]。辛夷挥发油也有抗过敏作用，对过敏性慢反应物质所致豚鼠肺条收缩、卵蛋白致敏豚鼠回肠的过敏性收缩和过敏性哮喘也有拮抗作用[7]。

3. 降血压　辛夷酊剂静脉或腹腔注射均有降压作用；对原发性肾性高血压及实验性肾性高血压均有降压作用，但口服无效[8]。辛夷无抗肾上腺素作用，也无组胺释放作用，其降压作用与中枢无关，可能与心脏抑制、血管扩张及神经节阻断等作用有关[9]。

4. 子宫兴奋作用　辛夷煎剂、流浸膏或浸剂对大鼠及家兔未孕离体子宫有兴奋作用，使收缩振幅、频率及紧张度加强，浓度过高可引起强直性收缩。辛夷兴奋子宫作用的有效成分为溶于水及乙醇的非挥发性物质[10]。

5. 抗血小板和抗凝　辛夷有弱的抗凝作用[11]。

6. 抗微生物　体外试验辛夷对金黄色葡萄球菌、肺炎链球菌、乙型链球菌、白喉杆菌、痢疾杆菌、铜绿假单胞菌和大肠杆菌等有不同程度的抑制作用[4,12]。高浓度的辛夷制剂对白色念珠菌及流感病毒也有一定抑制作用[13]。

【临床研究】

1. 慢性鼻窦炎　75例病人服用加味辛夷饮（辛夷10g，藁本10g，黄芪30g，杭菊10g，防风10g，荆芥10g，川芎10g，羌活10g，白僵蚕10g，升麻10g，薄荷10g，白芷10g，苍耳子10g，蔓荆子10g，细辛3g，甘草10g。儿童用量减半。每日1剂，水煎分2次温服），治疗7~10天。结果：多数病人症状好转。为巩固疗效，以上方加入阿胶，制成小蜜丸，每服10g，日服2次，连服1~2个月。服药期间，忌食辛辣，避免有害气体刺激，加强营养及锻炼[14]。

2. 变应性鼻炎　治疗组用辛夷挥发油纳米脂质体滴鼻剂治疗，滴鼻剂由辛夷挥发油纳米脂质体溶入适当的溶剂组成，每日早晚两次直接滴鼻，每鼻孔1滴，治疗10天为1个疗程，连续治疗2个疗程。对照组用仙特明片治疗，每晚5mg口服，疗程同治疗组。两组均在治疗期前2周或疗程间停用其他治疗变应性鼻炎的药物。结果：综合疗效比较，治疗组30例，痊愈4例，显效4例，有效20例，无效2例，总有效率为93.3%；对照组30例，显效1例，有效21例，无效8例，总有效率为73.3%。主要症状疗效比较，治疗组30例，痊愈4例，显效6例，有效19例，无效1例，总有效率为96.7%；对照组30例，痊愈1例，显效1例，有效22例，无效6例，总有效率为80.0%[15]。

【性味归经】味辛、性温。归肺、胃经。

【功效主治】散风寒，通鼻窍。主治风寒感冒之头痛、鼻塞、流涕、鼻渊。

【用法用量】内服：煎汤，3~10g，宜包煎；或入丸、散。外用适量，研末搐鼻；或以其蒸馏水滴鼻。

【使用注意】阴虚火旺者慎服。

【经验方】

1. 鼻渊　辛夷半两，苍耳子二钱半，香白芷一两，薄荷叶半钱，上并晒干，为粗末。每服二钱，用葱、茶清食后间服。（《济生方》苍耳散）

2. 鼻渊，鼻衄，鼻疮及痘后鼻疮　用辛夷研末，入得少许，葱白蘸入（鼻）数次，甚良。（《本草纲目》）

3. 鼻内窒塞不通，不得喘息　辛夷、川芎各一两，细辛（去苗）七钱半，木通半两。上为细末，每用少许，绵裹塞鼻中，湿则易之。五七日病瘥。（《证治准绳》芎䓖散）

4. 鼻塞不知香臭味　皂角、辛夷、石菖蒲等份。为末，绵裹塞鼻中。（《梅氏验方新编》）

5. 齿牙作痛，或肿或牙龈浮烂　辛夷一两，蛇床子二两，青盐五钱。共为末掺之。（《本草汇言》）

【参考文献】

[1] 顾国明，周宇红，于桂华，等．辛夷花有效成分研究．中草药，1994，25（8）：397.

[2] 贾平芳．南京药学院学报，1958，（3）：1.

[3] 彭志朴．中华耳鼻咽喉科杂志，1959，（2）：158.

[4] 韩双红．中药材，1990，13（9）：33.

[5] 永岛节子．国外医学·中医中药分册，1982，4（2）：21.

[6] 中岛淳子．国外医学·中医中药分册，1983，5（3）：56.

[7] 周大兴．中草药，1991，22（2）：81.

[8] 张世宣．湖南医学院学报（中医中药专辑），1958，11：117.

[9] 刘天培．南京第一医学院学报，1959，（4）：450.

[10] 冯高闳．中华医学杂志，1956，42（10）：969.

[11] 欧长兴．中草药，1987，18（4）：21.

[12] 零陵地区卫生防疫站．湖南医学杂志，1974，（5）：49.

[13] 王浴生，邓文龙，薛春生．中药药理与应用．北京：人民卫生出版社，1983：540.

[14] 张超武．加味辛夷饮治疗慢性鼻窦炎75例．四川中医，2006，（9）：89.

[15] 丁丽凤，吴敏．辛夷挥发油纳米脂质体滴鼻剂治疗儿童变应性鼻炎的临床观察．上海中医药，2008，（4）：58.

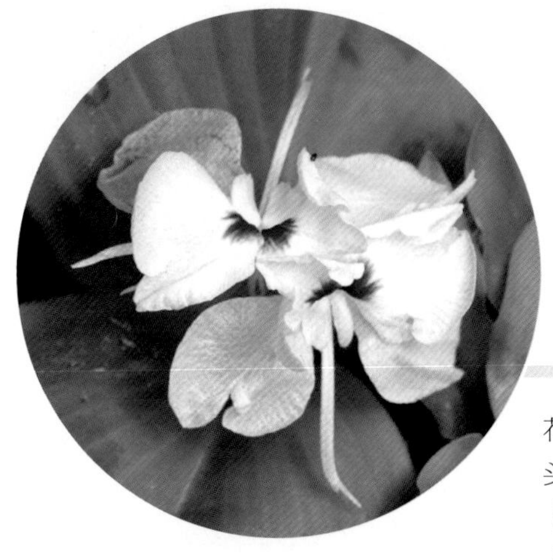

沙姜

Sha jiang

Kaempferiae Rhizoma

[英]Galanga Resurrectionlily Rhizome

【别名】三柰子、三赖、山辣、三蔌、山柰。

【来源】为姜科植物山柰 *Kaempferia galangal* L. 的根茎。

【植物形态】多年生草本。根茎块状，单个或数个相连，绿白色，芳香。叶2~4，贴地生长，近无柄；叶片近圆形或宽卵形，长7~20cm，宽4~12cm，先端急尖或近钝形，基部宽楔形或圆形，上面绿色，有时叶缘及先端紫色，幼叶被短柔毛，后变无毛或背面被长柔毛；叶基部具苞状退化叶，膜质，长圆形。穗状花序自叶鞘中抽出，花5~12；小苞片披针形，白色；侧生退化雄蕊花瓣状，倒卵形，白色，喉部紫红色；能育雄蕊1，无花丝，药隔附属体正方形，2裂；子房下位，3室，花柱细长，基部具2细长棒状物，柱头盘状，具缘毛。蒴果。

【分布】广西全区均有栽培。

【采集加工】冬季采挖，洗净，去须根，切片干燥。

【药材性状】根茎横切片圆形或近圆形，直径1~2cm，厚2~5mm，有时2~3个相连。外皮皱缩，浅褐色或黄褐色，有根痕及残存须根；切面类白色，富粉性，常略凸起，习称“缩皮凸肉”。质坚脆，易折断。气芳香，味辛辣。

【品质评价】以色白、气香浓、味辛辣者为佳。

【化学成分】本品含挥发油，其主要成分是对-甲氧基桂皮酸乙酯（ethyl-*p*-methoxycinnamate），顺式及反式桂皮酸乙酯(ethyl cinnamate)，龙脑(borneol)，樟烯（camphene），3-蒈烯（3-carene），对-甲氧基苏合香烯(*p*-methoxystyrene)。还含α-侧柏烯（α-thujene），α-及β-蒎烯(pinene)，苯甲醛(benzaldehyde)，香桧烯（sabinene），α-及β-水芹烯(phellandrene)，对-聚伞花素(*p*-cymene)，柠檬烯（limonene），1,8-桉叶素（1,8-cineole），4-松油醇（terpin-4-ol），α-松油醇（α-terpineol），优葛缕酮(eucarvone)，茴香醛(anisaldehyde)，乙酸龙脑酯（bornyl acetate），百里香酚(thymol)，α-松油醇乙酸酯(α-terpinyl acetate)，β-榄香烯(β-elemene)，δ-芹子烯(δ-selinene)，十五烷(pentadecane)，γ-荜澄茄烯（γ-cadinene），十六烷(hexadecane)，十七烷(heptadecane)，3-(4-甲氧基苯基)-2-甲基-2-丙烯酸[3-(4-methyoxyphenyl)-2-methyl-2-acrylic acid]，5-苯基噻唑(5-phenylthiazole)，3-亚甲基-6-异丙基环己烯[3-methylene-6-(1-methylethyl)-cyclohexene]，β-

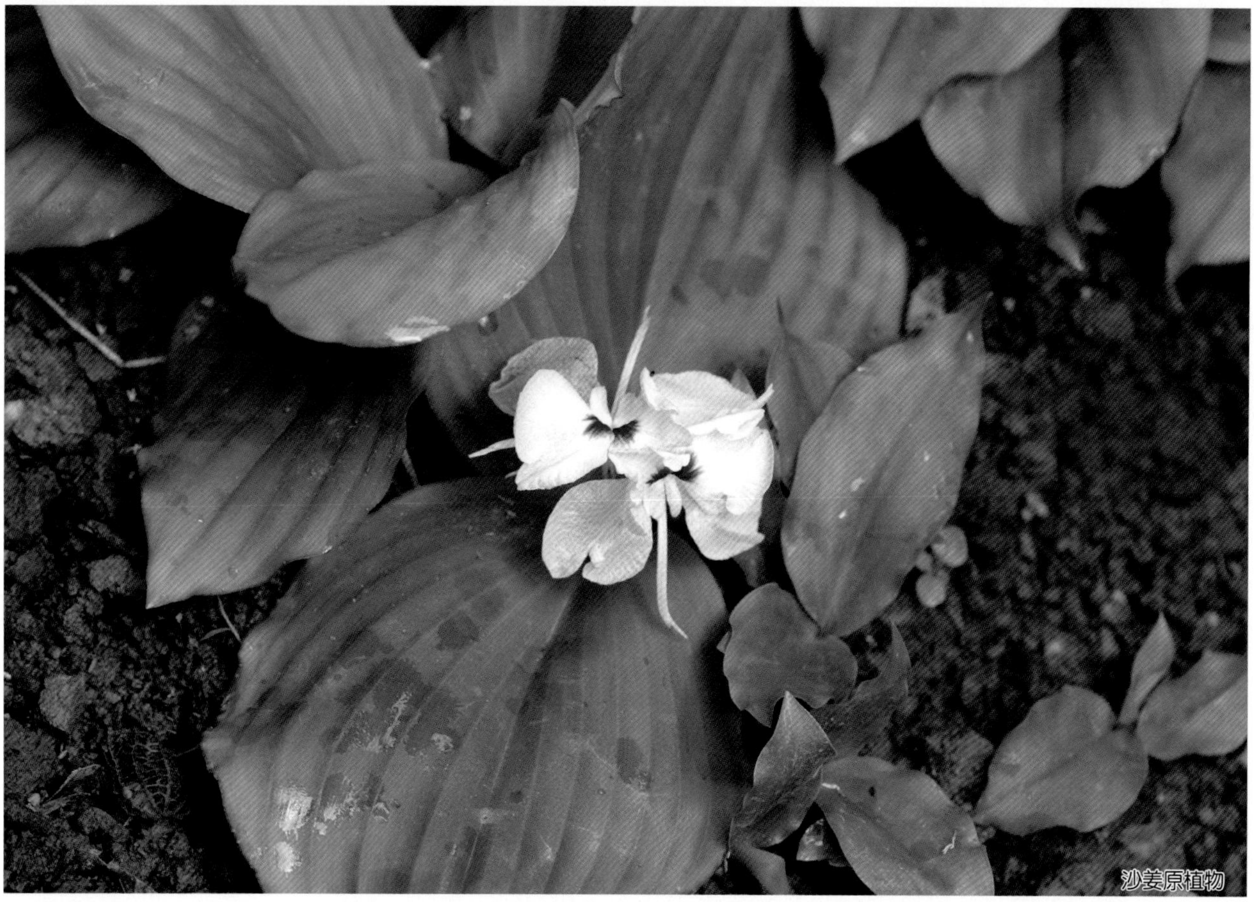

沙姜原植物

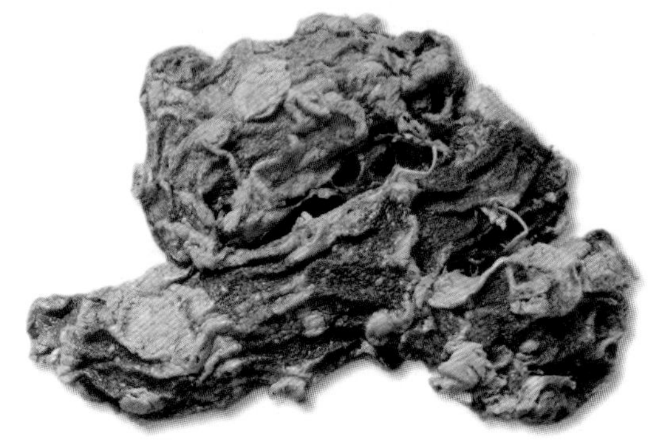

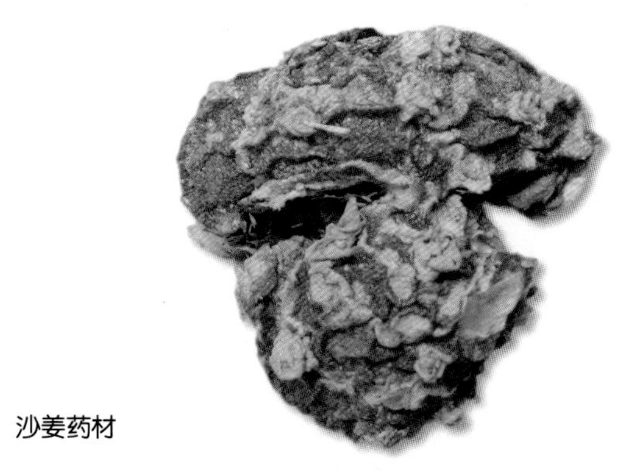

沙姜药材

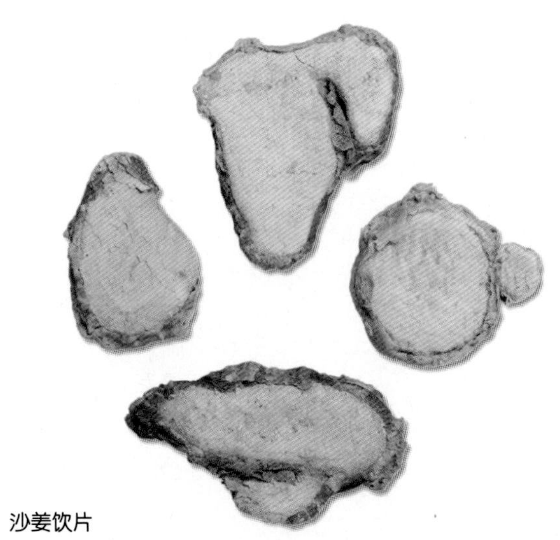

沙姜饮片

松油醇（terpineol），异龙脑（*iso*-borneol），2,5,6- 三甲癸烷（2,5,6-trimethyldecane），2,4,6- 三甲基辛烷（2,4,6-trimethyloctane），1*a*,2,3,4,4*a*,5,6,7*b*- 八氢化 -1,1,4,7- 四甲基 -1H- 环丙烯 [e] 奥 { 1*a*,2,3,4,4*a*,5,6,7*b*-octahydro-1,1,4,7-tetramethyl-1H-cycloprop[e]azulene }，9,12- 十八碳二烯醛（9,12-octadecadienal）[1]，胡椒烯（copaene），衣兰烯（ylangene）等 [1]。又含黄酮类成分，如山柰酚（kaempferol），山柰素（kaempferide）。还含维生素 P[2]。

【药理作用】

1. 抗癌　从山柰根茎中提得反式 - 对 - 甲氧基桂皮酸乙酯具细胞毒活性，能抑制人宫颈癌传代 HeLa 细胞，半抑制浓度（IC_{50}）为 35 μg/ml[3]。山柰挥发油对人胃癌细胞 SGC-7901 接种裸鼠胃大弯，建立的原位移植瘤，抑瘤率为 58.05%，与化疗药物联合应用有协同增效作用 [4]。

2. 促酶活性　从山柰根茎中提得反式 - 对 - 甲氧基桂皮酸乙酯，是一种竞争型的单胺氧化酶抑制剂，其抑制单胺氧化酶的 IC_{50} 为 6.8×10^{-5}mol/L[5]。山柰素对酪氨酸酶激活率呈剂量依赖性升高，2.0mmol/L 山柰素对酪氨酸酶的激活率达 80%[6]。

3. 免疫增强　对甲氧基肉桂酸乙酯（EMC）（30~100 μg/ml）对植物血凝素（PHA）诱导的正常人外周血淋巴细胞转化有抑制作用。体内给予 EMC（5mg/kg × 6 天，腹腔注射）对 PHA 诱导的 T 淋巴细胞转化也有抑制作用 [7]。

4. 对肠道平滑肌作用　山柰根茎煎剂 0.25%~0.75% 浓度对豚鼠离体肠管呈兴奋作用，而浓度增至 1.1%~1.25% 则出现抑制作用，其挥发油的饱和水溶液与煎剂的作用类似 [8]。

5. 抑制血小板　山柰酚可浓度依赖地抑制 1nmol/L、2nmol/L、4nmol/L [^{3}H] 血小板活化因子（PAF）与血小板受体的特异性结合，IC_{50} 分别为 30.8μmol/L、74.6μmol/L、92.0μmol/L，还可抑制 PAF 诱发的兔血小板黏附及兔多形核白细胞内游离钙升高，其抑制血小板黏附的 IC_{50} 为 65μmol/L[9]。

6. 其他　山柰根煎剂试管内可抑制许兰毛癣菌及其蒙古变种、共心性毛癣菌、堇色毛癣菌等 10 种常见致病真菌 [10]。山柰酚对动物有消炎作用及维生素 P 活性 [11]。山柰热水提取物对犬弓蛔虫幼虫有杀灭作用，有效成分为桂皮酸乙酯、对 - 甲氧基桂皮酸乙酯和对 - 甲氧基桂皮酸 [12]。山柰酚具有抗氧化活性、保护心血管作用 [13]。

【临床研究】

1. 胃脘痛　山柰 6g、黄连 6g 为主方。若纳少苔厚，加神曲、谷芽、麦芽；吐酸泛酸，加浙贝母、煅瓦楞子；腹痛者，加芍药、甘草；胃热，口苦，舌质红，加蒲公英、芦根；嗳气较甚加沉香曲、旋覆花，亦可加佛手片、绿萼梅。每日 1 剂，连续观察治疗 28 天。结果：经 1 个疗程 28 天的治疗，肝胃郁热型 33 例中，治愈 5 例，好转 25 例，未愈 3 例，总有效率 90.9%；肝气犯胃型 27 例中，治愈 4 例，好转 22 例，未愈 1 例，总有效率为 96.3%[14]。

2. 流行性腮腺炎　治疗组用山柰粉（山柰焙干研成粉末），均匀撒在伤湿止痛膏中央，按腮腺肿大的范围而定撒药粉面积，贴敷患处，每日换药 1 次直至痊愈，发热者酌加退热药。对照组用板蓝根注射液 2ml，肌注，每日 2 次；病毒灵 100~200mg，口服，每日 3 次；紫金锭食醋磨调涂敷患处，每日 2 次，直至痊愈。发热者酌加退热药。结果：山柰组 63 例与对照组 50 例总治愈率分别为 100% 和 94.0%，无明显差别，但山柰组 3 天内治愈 53 例（84.1%），明显优于对照组 3 天内治愈 20 例（40.0%），两组间有显著性差异（$P<0.01$）[15]。

【性味归经】味辛，性温。归胃、脾经。

【功效主治】温中止痛，行气消食。主治脘腹冷痛，胸膈胀满，饮食不消，寒湿吐泻，风湿痹痛。

【用法用量】内服：煎汤，6~9g；或入丸、散。外用适量，捣敷或研末调敷。

【使用注意】阴虚血亏及胃有郁火者禁服。

【经验方】

1. 头屑　山柰、甘松香、零陵香（各）一钱，樟脑二分，滑石半两。为末。夜擦旦篦去。（《本草纲目》引《水云录》方）

2. 心腹冷痛　山柰、丁香、当归、甘草等份。为末，醋糊丸，梧子大。每服三十丸，酒下。（《濒湖集简方》）

3. 感冒食滞，胸腹胀满，腹痛泄泻　山柰 15g，山苍子根 6g，南五味子根 9g，乌药 4.5g，陈茶叶 3g。研末。每次 15g，开水泡或煎数沸后取汁服。（《全国中草药汇编》）

【参考文献】

[1] 邱琴，杨厚玲，陈士恒，等 . 超临界 CO_2 流体萃取法和水蒸气蒸馏法提取山柰挥发油化学成分的研究 . 山东大学学报（理学版），2006，41（6）：119.

[2] 国家中医药管理局《中华本草》编委会 . 中华本草 . 上海：上海科学技术出版社，1999：7774.

[3] Kosuge T.Chem Phamt Bull，1985，33（12）：5565.

[4] 刘彦芳，魏品康 . 山柰挥发油提取物对裸鼠原位移植人胃癌组织的影响 . 临床肿瘤学杂志，2005，10（5）：486.

[5] Nom T.Chem pharm Bull，1983，31（8）：2708.

[6] 谭城，朱文元，鲁严 . 山柰素等 7 种中药单体对酪氨酸酶的激活作用 . 临床皮肤科杂志，2006，35（5）：275.

[7] 刘桦，吴芬芬，蒋韵，等 . 对甲氧基肉桂酸乙酯的免疫药理研究 . 南京铁道医学院学报，1997，16（1）：25.

[8] 南京药学院药材学教研组 . 解放思想，打破框框，教学结合科学实验，充分利用我国药材资源，为劳动人民服务 . 药学学报，1966，13（2）：96.

[9] 臧宝霞，金鸣，吴伟，等 . 山柰酚拮抗血小板活化因子与其受体结合的作用 . 中国中药杂志，2004，29（8）：789.

[10] 中华皮肤科，1958，6（3）：210.

[11] 药理学和毒理学杂志，1969，32（4）：438.

[12] Kiuchi F.Chem Pharm Bull，1988，36（1）：42.

[13] 刘晓晖，朱鲲鹏 . 山柰酚对大鼠主动脉平滑肌细胞 PDGF 受体酪氨酸磷酸化及其下游胞内信号转导的抑制作用 . 国外医药・植物药分册，2006，21（6）：259.

[14] 张超 . 山柰治疗胃脘痛 60 例临床观察 . 浙江中医学院学报，2000，24（6）：39.

[15] 郑余林 . 山柰外敷治疗流行性腮腺炎 . 中国民间疗法，1997，（4）：22.

Sha li
沙梨

Pyri Pyrifoliae Fructus
[英]Sand Pear

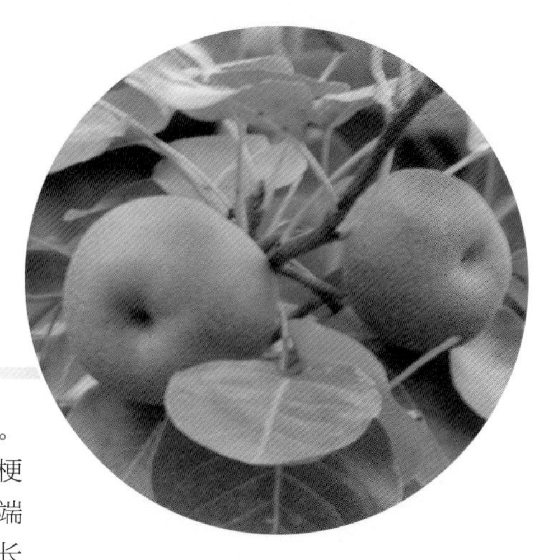

【别名】麻安梨、快果、果宗、玉乳、蜜文。

【来源】为蔷薇科植物沙梨 *Pyrus pyrifolia*（Burm.f.）Nakai 的果实。

【植物形态】多年生乔木。树冠开展；小枝粗壮。幼时被柔毛；二年生枝紫褐色，具稀疏皮孔。托叶膜质，边缘具腺齿，叶片卵形或椭圆形，长 5~11cm，宽 3.5~6cm，先端渐尖或急尖，基部宽楔形，边缘有带刺芒尖锐齿，微向内合拢，幼时两面均有绒毛，老叶无毛，叶片基部圆形或近心形。伞形总状花序，有花 7~10 朵，总花梗和花梗幼时有绒毛，花瓣卵形，先端呈啮齿状，基部具有短爪；雄蕊 20，长约为花瓣的一半；花柱 5 或 4，离生，无毛。果实褐色，果实卵形或近球形，先端萼片脱落，基部具肥厚果梗，黄色，有细密斑点。种子倒卵形，微扁，褐色。

【分布】广西全区均有栽培。

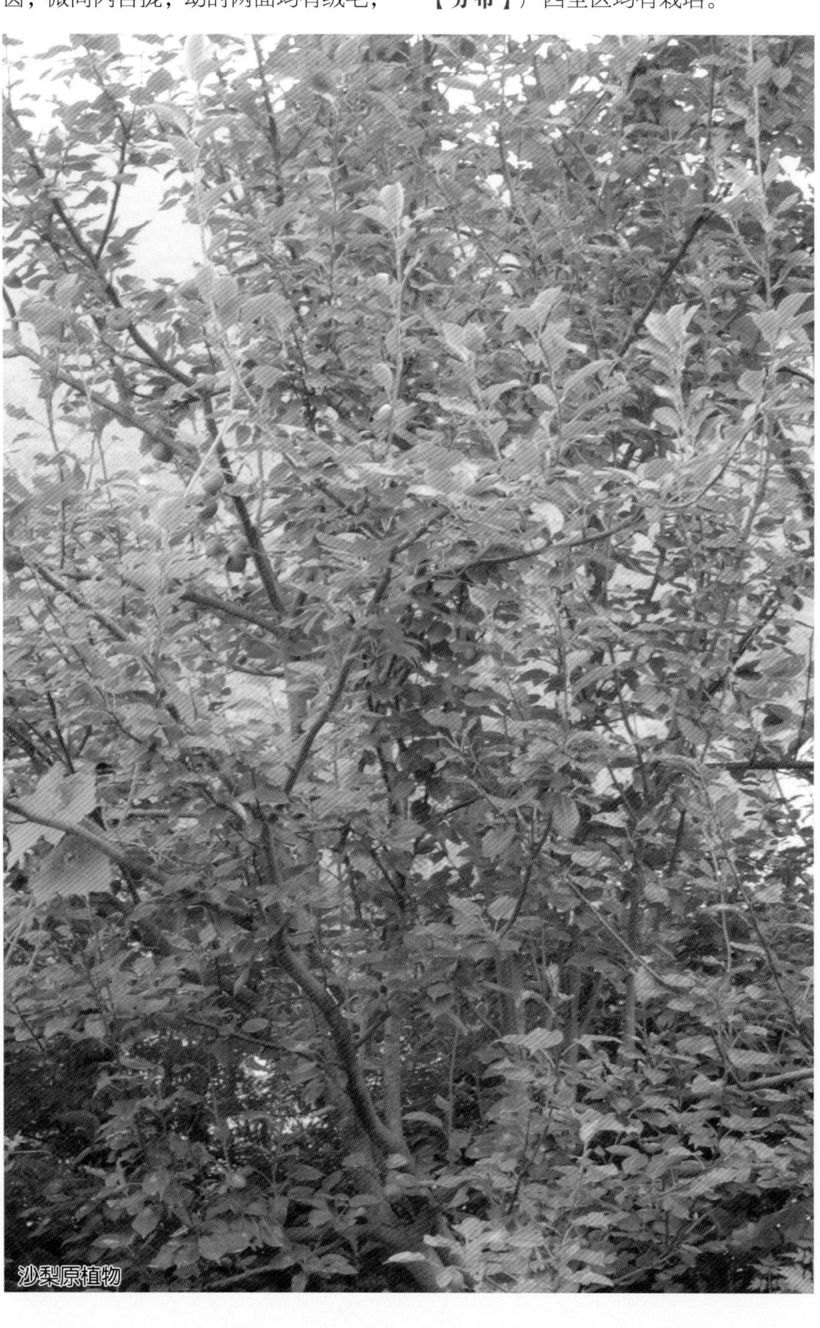
沙梨原植物

【采集加工】秋季果实成熟后采摘，洗净，晒干备用。

【药材性状】果实近球形，先端微向下陷，先端无宿萼。表面浅褐色或棕褐色，有浅色斑点。横切面可见子房室 2~5，种子楔状卵形，稍扁平，长 8~10mm，黑褐色。下品多为切片，常皱褶或黏叠在一起，展平后呈圆形薄片，厚约 1 mm。外皮深棕色，常具灰白色斑点稀疏散在。果肉厚，占片面的大部分，黄棕色，粗糙，略呈颗粒状，横切片的中部可见 5 室。每室其 1 颗黑褐色种子，有时种子脱落而呈空洞状。质稍软，微具糖性。气微，味甜。

【品质评价】以果大、肉厚者为佳。

【化学成分】本品果实含果糖（fructose），葡萄糖（glucose），蔗糖（sucrose），苹果酸（malic acid），枸橼酸（citric acid）等成分 [1]。

【临床研究】

1. 妊娠恶阻　采用生梨片蘸生石膏末口服治疗妊娠恶阻 30 例，尿酮体阳性者配合输液治疗，在服用生石膏 60~90g 后，多数呕吐止，逐渐进水、流食，直至普通食物。本病常有反复，如有反复可继用上述方法，屡用屡效 [2]。

2. 便秘　①预防卒中后便秘：入院后第 2 天即饮用鲜梨汁 150ml，每天 2 次，使用 31 例，卒中后便秘的发生率为 19.4%，单纯常规护理组卒中后便秘的发生率为 45.2%，两者对比具有显著性差异（P<0.05）[3]。②防治老年血液透析病人的便秘：每天早晚各服自榨鲜梨汁 150ml 或鲜梨 180g，按揉足三里、支沟、天枢穴各 2min，以产生酸胀感为宜，早晚各 1 次，共 30 日。观察 14 例病人，有效率为 78.6%，与常规饮食指导 11 例比较差异具有显著意义（P<0.05）[4]。

【性味归经】味甘、微酸，性凉。归肺、胃、心经。
【功效主治】清肺化痰，生津止渴。主治肺燥咳嗽，热病烦躁，津少口干，消渴，目赤，疮疡，烫火伤。
【用法用量】内服：煎汤，15~30g；或生食，1~2 枚；或捣汁；或蒸服；或熬膏。外用适量，捣敷或捣汁点眼。
【使用注意】脾虚便溏、肺寒咳嗽及产妇慎服。

【经验方】

1. 卒患目胬肉 好梨一颗，捣绞取汁，黄连三枝碎之。以绵裹渍令色变，仰卧注目中。（《本草图经》）
2. 卒咳嗽 以一颗（梨），刺作五十孔。每孔内以椒一粒，以面裹，于热火灰中煨令熟，出，停冷，去椒食之。（《食疗本草》）
3. 反胃转食，药物不下 大雪梨一个，以丁香十五颗刺入梨内，湿纸包四五重，煨熟食之。（《圣济总录》）
4. 太阴温病口渴甚，吐白沫，黏滞不快者 梨汁、荸荠汁、鲜苇根汁、麦冬汁、藕汁（或用蔗浆）。临时斟酌多少，和匀凉服，不甚喜凉者，重汤炖温服。（《温病条辨》五汁饮）
5. 消渴 香水梨（或好鸭梨，或江南雪梨，俱可）用蜜熬瓶盛。不时用热水或冷水调服，只嚼梨亦妙。（《普济方》）
6. 小儿心脏风热，昏懵躁闷，不能下食 梨三枚，切，粳米一合。上以水二升，煮梨取汁一盏，去滓，投米煮粥食之。（《太平圣惠方》）
7. 小儿痰嗽 甜梨一个，入硼砂一分，纸包水湿火煨，熟吃。（《鲁府禁方》）

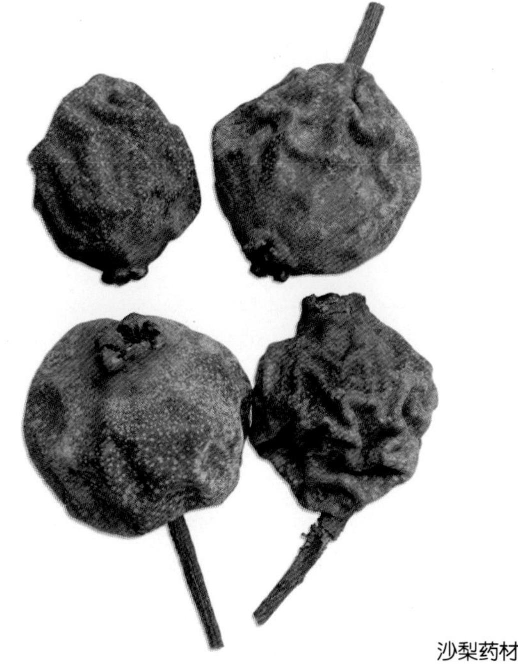
沙梨药材

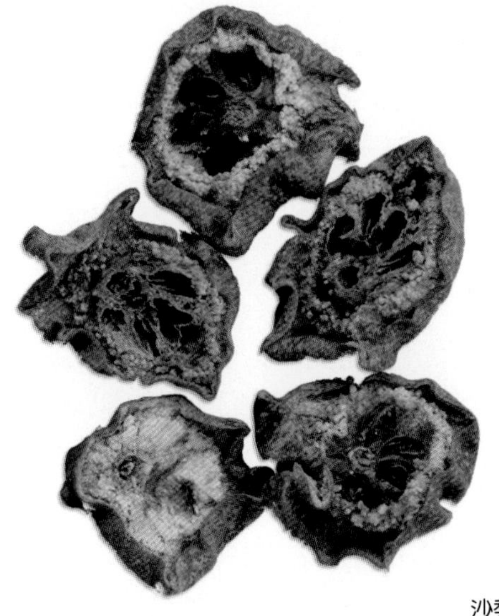
沙梨饮片

【参考文献】

[1] 国家中医药管理局《中华本草》编委会 . 中华本草 . 上海：上海科学技术出版社，1999：2739.
[2] 赵爱华，赵希凤，周玉彬 . 生梨片蘸生石膏末治疗妊娠恶阻 30 例临床观察 . 中国实用乡村医生，2005，12（8）：61.
[3] 苏永静，张小燕，吴婉玲，等 . 饮用鲜梨汁对卒中后便秘的预防作用 . 中华护理杂志，2006，41（8）：680.
[4] 吕蕊萍，冯彩英 . 饮用鲜梨汁结合穴位按揉防治老年血液透析病人的便秘 . 解放军护理杂志，2008，25（1）：75.

He zi 诃 子

Chebulae Fructus
[英]Medicine Terminalia Fruit

【别名】诃黎勒、诃黎、诃梨、随风子。

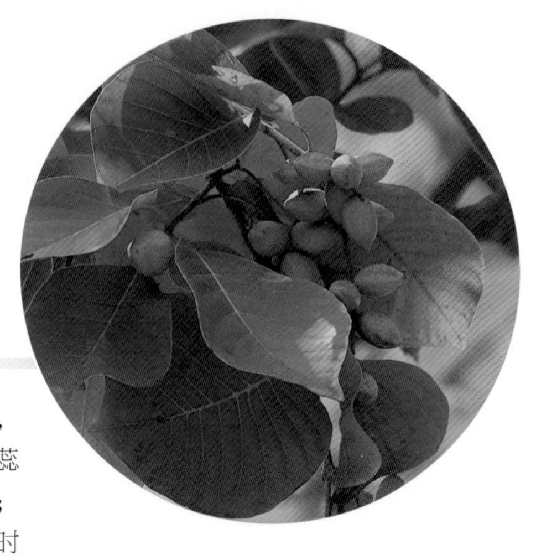

【来源】为使君子科植物诃子 *Terminalia chebula* Retz. 的果实。

【植物形态】多年生乔木。枝近无毛，皮孔细长，白色或淡黄色，幼枝黄褐色，被绒毛。叶互生或近对生；叶柄粗壮，距顶端1~5mm处有2~4腺体；叶片卵形或椭圆形，长7~14cm，宽4.5~8.5cm，先端短尖，基部钝圆或楔形，偏斜，全缘或微波状。两面无毛，密被细瘤点。穗状花序腋生或顶生，有时又组成圆锥花序；花两性；花萼管杯状，淡绿带黄色，5齿裂，三角形。外面无毛，内面被黄棕色的柔毛；花瓣缺；雄蕊10，高出花萼之上，花药小，椭圆形；子房下位，1室，圆柱形，被毛，干时变黑褐色，花柱长而粗，锥尖。核果，卵形或椭圆形，青色，粗糙，无毛，成熟时变黑褐色，通常有5条钝棱。

【分布】广西全区均有栽培。

【采集加工】秋、冬季采收，烘干或晒干。

【药材性状】果实呈长圆形或卵圆形，长2~4cm，直径2~2.5cm，表面黄棕色或暗棕色，略具光泽，有5~6条纵棱线及不规则的皱纹，基部有圆形果梗痕。质坚实。果肉厚0.2~0.4cm，黄棕色或黄褐色。果核长1.5~2.5cm，直径1~1.5cm，浅黄色，粗糙，坚硬。种子狭长纺锤形，长约1cm，直径0.2~0.4cm；种皮黄棕色，子叶2，白色，相互重叠卷旋。气微，味酸涩后甜。

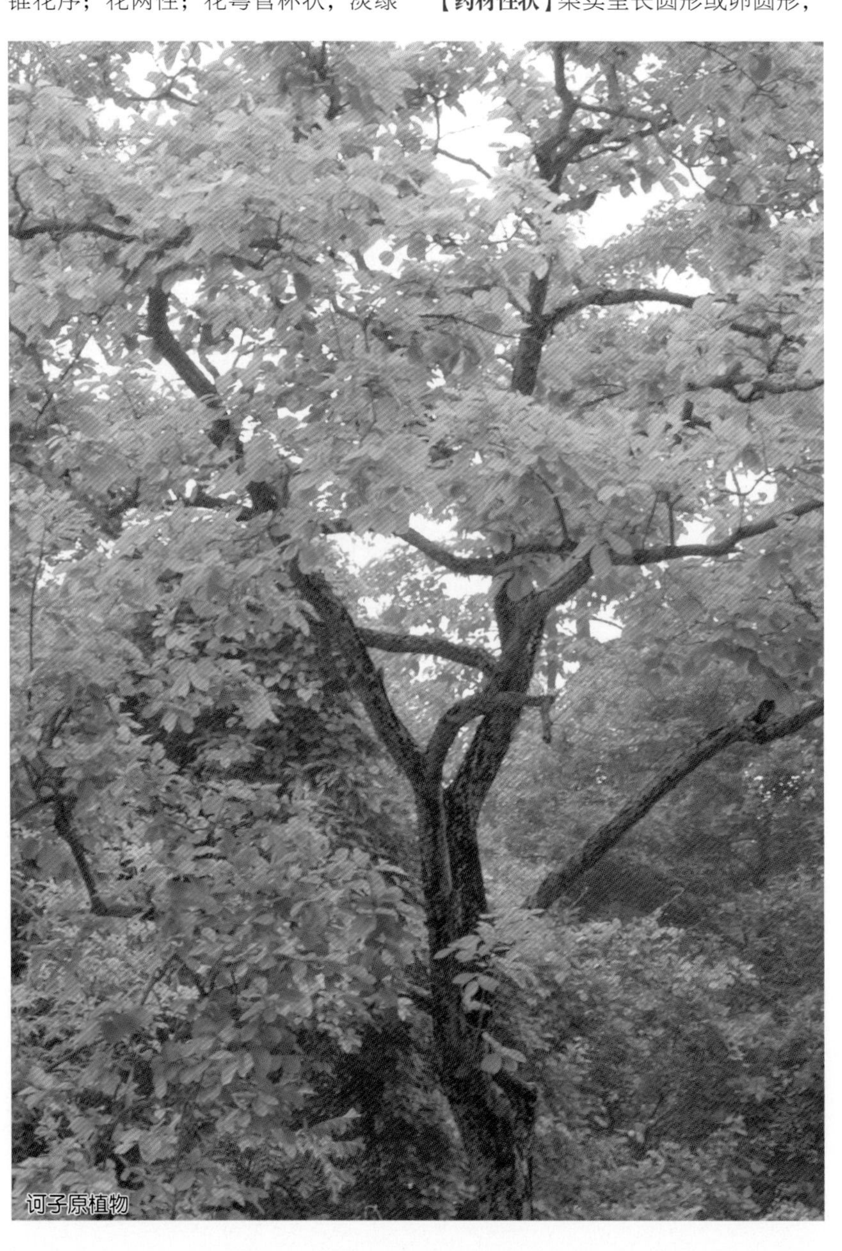
诃子原植物

【品质评价】以肉厚、质坚、表面黄棕色者为佳。

【化学成分】诃子果实中主要含三萜类、酚酸类、脂肪族化合物以及氨基酸、糖类、维生素、矿物质等成分。

三萜类成分主要有2α-羟基马可莫酸（2α-hydroxymicromeric acid），马斯里酸（maslinic acid），2α-羟基乌苏酸（2α-hydroxyursolicacid），粉蕊黄杨醇酸（terminoic acid），阿江榄仁素（arjugenin），阿江榄仁酸（arjunolic acid）等[1]。

酚酸类成分有并没食子酸（ellagic acid），没食子酸（gallic acid），没食子酸甲酯（methyl gallate），没食子酸乙酯（ethyl gallate）[2]以及榄仁酸（terminic acid），莽草酸（shikimic acid），去氢莽草酸（dehydroshikimic acid），(−)-莽草酸盐-4-*O*-没食子酸酯[(−)-shikimide-4-*O*-gallate]，(−)-莽草酸-3-*O*-没食子酸酯[(−)-shikimic acid-3-*O*-gallate]，(−)-莽草酸-5-*O*-没食子酸酯[(−)-shikimic acid-5-*O*-gallate]，诃子次酸（chebulic acid），奎宁酸（quinic acid）[1,2]，莽草酸甲酯（methyl shikimate），甘露醇（mannitol）[3]，诃尼酸（chebulinic acid），诃黎勒酸（chebulagic acid），诃子次酸三乙酯（triethyl ester of chebulic acid），arjunglucoside Ⅰ，arjunic acid[1~4]。

诃子鞣质成分含1,3,6-三没食子酰

葡萄糖（1,3,6-trigalloylglucose），1,2,3,4,6- 五没食子酰葡萄糖（1,2,3,4,6-pentagalloylglucose），原诃子酸（terchebin）[5]，鞣料云实精（corilagin），葡萄糖没食子鞣苷（glucogallin），诃子素（chebulin），榄仁黄素（terflavin A），诃子鞣质（terchebulin），2,3-*O*- 连二没食子酰石榴皮鞣质（punicalagin）[1]，2,3-（*S*）-六羟基联苯二甲酰基-D- 葡萄糖[2,3-（*S*）-HHDP-D-glucose]，3,6-di-*O*- 没食子酰基 -D- 葡萄糖（3,6-di-*O*-galloyl-D-glucose），6-*O*- 没食子酰 -D- 葡萄糖（6-*O*-galloyl-D-glucose），1,2,6-三 -*O*- 没食子酰基 -*β*-D- 葡萄糖（1,2,6-tri-*O*-galloyl-*β*-D-glucose）[2] 等。诃子果实中挥发性成分包括醇、酸、酚、烷等，主要由挥发性脂肪酸组成，其中软脂酸（palmitic acid）、亚油酸（linoleic acid）和十八碳二烯酸（octadecadienoic acid）的含量最高，另外主要还有苯甲酸（benzoic acid）、十五烷（pentadecane）、十六烷（hexadecane）、顺 -*α*- 檀香醇（*cis*-*α*-santalol）、2,6- 二甲基十七烷（2,6-dimethyl heptadecane）、十七烷（heptadecane）、十九烷（nonadecane）、十六酸（hexadecanoic acid）、二十烷（eicosane）等，其中顺 -*α*-檀香醇（*cis*-*α*-santalol）具有较强的抗菌作用[2~6]。

其他成分还包括番泻苷 A（anthraglucosennin A），维生素 P（vitamin P），维生素 C（vitamin C）和鞣酸酶（tannase），多酚氧化酶（polyphenol oxidase），过氧化物酶（peroxydase），抗坏血酸氧化酶（ascorbic acid oxidase）及 *β*- 阿拉伯糖（*β*-arabinose），果糖（fructose），葡萄糖（glucose），蔗糖（sucrose），鼠李糖（rhamnose）等碳水化合物以及谷甾醇（sitosterol），胡萝卜苷（daucosterol）等。

【药理作用】

1. 抗氧化　诃子的水、醇、乙酸乙酯等提取物均具有不同程度的抗氧化能力[7]，其果实的丙酮提取物的抗氧化能力很强，超过维生素 E[8]。诃子提取物能抑制由于辐射造成的肝微粒体脂质过氧化作用，恢复由于辐射造成的肝损伤和超氧化物歧化酶的活性[9]。诃子的醇提取物 10~20μg/ml，水提取物 200~400μg/ml 能抑制维生素 C 合并硫酸亚铁诱发的小鼠肝及肺匀浆及线粒体膜脂质过氧化。诃子醇提取物 25mg/ml、水提物 100μg/ml 能清除核黄素加光引起的过氧阴离子和对抗过氧化氢引起的溶血[10]。

2. 抗菌　诃子对常见的人体致病菌均有抗菌活性，表现出广谱抗菌作用，如铜绿假单胞菌、白喉杆菌、金黄色葡萄球菌、大肠杆菌、肺炎球菌、伤寒杆菌、变形杆菌、溶血性链球菌等。诃子的水提取物在 121℃、高压 30min 仍然具有活性，能够抑制幽门螺杆菌的生长[11]。诃子果实提取物中分离纯化的没食子酸及其乙酯对耐甲氧西林的金黄色葡萄球菌具有很强的抑制作用[12]。10% 的诃子提取物能抑制口腔链球菌等微生物的生长和微生物引起的黏附现象以及糖酵解作用。诃子的酸性乙醚提取物比乙醇提取物具有更强的抗菌作用，并有一定的抗真菌活性[13]。

3. 心血管系统　大剂量诃子的苯及氯仿提取物具有中等强心作用，乙酸乙酯和水的提取物具有很强的强心作用，丁酮和正丁醇提取物也有相似作用，而这些作用不被普萘洛尔阻断。诃子树皮提取物对心绞痛具有疗效，口服诃子醇提取物可降低心绞痛的发病率，还可提高心绞痛病人的运动能力[14]。

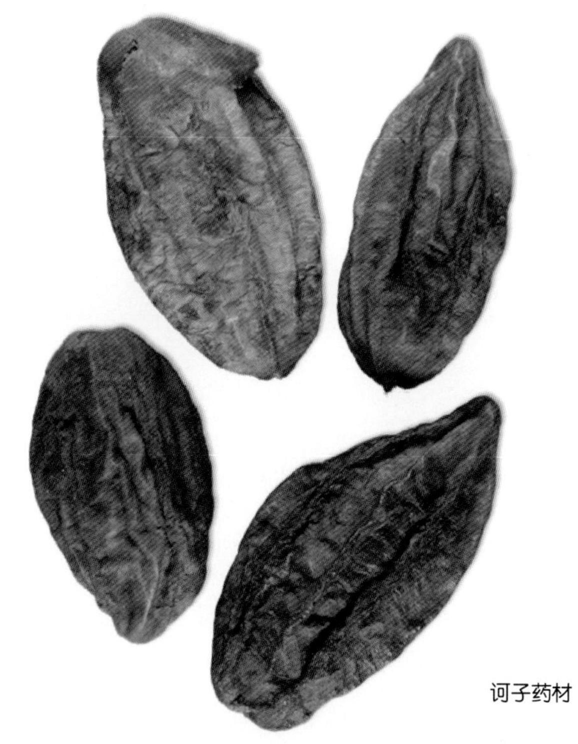

诃子药材

4. 抗病毒　诃子果实提取物中含有没食子酸和 3 种没食子酰葡萄糖衍生物，具有抗人类免疫缺陷病毒 HIV-1 的作用，对 HIV 整合酶、逆转录酶有抑制作用[15]。诃子醇提物有体外抗乙型肝炎病毒作用[16]。

5. 抗肿瘤　诃子中的鞣质类化合物有抗肿瘤作用。诃子的 70% 乙醇提取物对人乳腺癌细胞（MCF-7）、鼠乳腺癌细胞（S115）、人骨瘤细胞（HOS-1）、人前列腺癌细胞（PC-3）等细胞系的生长有抑制作用[17]。体外鼠伤寒沙门菌回复突变实验（Ames 试验）显示干燥诃子的水提物能抑制化学诱变剂（叠氮化物、4- 硝基 -Omin - 苯烯二胺）产生的诱变作用[18]。

【临床研究】

1. 小儿咳嗽　诃子三拗汤（诃子、麻黄、杏仁、甘草）加减治疗小儿咳嗽 22 例，结果 3 日内 13 例症状消失，9 例减轻，与对照组比较（不用诃子，余药相同）疗效有显著性差异（$P<0.05$）[19]。

2. 慢性甲沟炎　大黄诃子合剂（大黄、诃子、丹参）加减外用治疗慢性甲沟炎 56 例，结果总有效率 98.2%，疗程最短 3 日，最长 17 日，一般每个疗程 5~6 日[20]。

【性味归经】味苦、酸、涩，性平。归肺、大肠、胃经。

【功效主治】涩肠，敛肺，下气，利咽。主治久泻，久痢，脱肛，喘咳痰嗽，久咳失音。

【用法用量】内服：煎汤，3~6g；或入丸、散。敛肺清火宜生用，涩肠止泻宜煨用。

【使用注意】外邪未解，内有湿热积滞者慎服。

【经验方】

1.臁疮　用诃子不拘多少，烧灰为末，香油调搽。(《普济方》)

2.嵌甲流脓，经久不瘥　诃子二枚，降真香、青黛各一钱，研。五倍子半两。上为末，次入青黛，一处研匀。先用葱盐汤洗净，剪去指甲，用药干贴缝内，或用麻油调敷。(《证治准绳》诃子散)

3.唇紧疼及疮　诃子肉、五倍子各等份。上为末。用少许干粘唇上，立效。(《卫生宝鉴》)

4.口疮经久不愈　诃黎勒五个(酒润，草纸裹煨熟，肉与核共捣细)，取好冰片一分。共研匀细，不时掺入少许，口含徐徐咽下。(《本草汇言》)

5.热风冲顶，热闷　诃黎勒一枚，取大者，芒硝三合，醋一升。上三味，捣诃黎勒为细末，并芒硝于醋中，搅令消，摩涂热处，日一二度。(《外台秘要》引《近效方》)

6.飞血赤脉疼痛，漠漠昏暗，兼热泪碜涩　诃黎勒(去核)两枚。上一味，细锉，以绢裹，用水半盏，渍一宿。次日，频点。(《圣济总录》)

7.小儿久痢，肠头脱出　诃子(泡)、赤石脂、龙骨各等份。上为末。腊茶少许，和掺肠头上，绵帛揉入。(《保婴撮要》涩肠散)

8.老人气虚不能收摄，小水频行，缓放即自遗下，或涕泪频来，或口涎不收　用诃黎勒，不用煨制，取肉，时时干嚼化，徐徐令咽，诸证即止。(《本草汇言》)

9.失音不能言语者　诃子四个(半炮半生)，桔梗一两(半炙半生)，甘草二寸(半炙半生)。上为细末，每服二钱半，用童子小便一盏，煎至五七沸，温服。(《宣明论方》)

10.肺损，吐血不止　诃黎勒(生，为末)、白面(炒)。上二味等份。每服二钱匕，糯米粥调下。(《圣济总录》)

11.肾虚脱精　诃子、龙骨各一两。上为末，滴水为丸如小指头顶大，朱砂为衣。每服一丸，早晨空心葱汤下。(《普济方》诃子丸)

12.腹痛渐已，泄下微少　诃子皮(生熟各半)一两，木香半两，黄连、炙甘草各二分。上为细末，每服二钱，以白术芍药汤调下。(《保命集》诃子皮散)

13.脱肛日久，服药未验，复下赤白脓痢，作里急后重，白多赤少，不任其苦　御米壳(去蒂，蜜炒)、橘皮各五分，干姜(炮)六分，诃子(煨，去核)七分。上为细末，都作一服，水二盏，煎至一盏，和渣空心热服。(《兰室秘藏》诃子皮散)

14.肠风泻血　诃黎勒十个(酒润，草纸裹。煨熟，肉与核共捣细)，白芷、防风、秦艽各一两。俱微炒，研为末，米糊丸，梧桐子大。每早晚各服三钱，白汤下。(《本草汇言》)

15.产后胃虚呕吐，胸满不食　诃子肉一两半，人参一两，炙甘草半两。每剂五钱，姜水煎服。(《赤水玄珠》开胃散)

【参考文献】

[1] 国家中医药管理局《中华本草》编委会. 中华本草. 上海：上海科学技术出版社，1999：4706.

[2] 丁岗，刘延泽，宋毛平，等. 诃子中的多元酚类成分. 中国药科大学学报，2001，32(3)：193~196.

[3] 张海龙，陈凯，裴月湖，等. 诃子化学成分的研究. 沈阳药科大学学报，2001，18(6)：417.

[4] 杨俊荣，孙芳云，李志宏，等. 诃子的化学成分研究. 天然产物研究与开发，2008，20：450~451.

[5] 国家药典委员会. 中华人民共和国药典(一部). 北京：化学工业出版社，2005：129.

[6] 林励，徐鸿华，刘军民，等. 诃子挥发性成分的研究. 中药材，1996，19(9)：461~462.

[7] Hua-Yew CHENGHY,Ta-Chen Lin TC,Kuo-Hua Yu KH,et al. Antioxidant and Free Radical Scavenging Activities of Terminalia chebula Biol. Pharm. Bull, 2003, 26：1331.

[8] Saleem A,Ahotupa M,Pihlaja K.Total phenolics concentnation and antioxidant potential of extracts of medicinal plants of Pakistan. Z.Naturforsch, 2001, 56(11/12)：973.

[9] Naik GH,Priyadarsini KI,Satav JG,et al. Comparative antioxidant activity of individual herbal components used in Ayurvedic medicine.

[10] 傅乃武，全兰萍，黄磊，等. 诃子提取物对活性氧的清除和对抗TPA对活性氧的清除和对抗TPA对人白细胞DNA的损伤. 中草药，1992，23(1)：2629.

[11] F.Malekazadeh，H.E hsasnifar, M. Shahamat. Antibacterial activity of black myrobalan (Terminalia chebula Retz) against Helicobacter pylori. Internation Journal of Antimicrobial Agents, 2001, 18：85.

[12] Sato Y, Oketani H, Singyouchi K.Extraction and purification of effective antimicrobial constiuents of Terminalia chebula Retz. against methicillin-resistant Staphylococcus aureus. BiolPharm Bull, 1997, 20(4)：401.

[13] Inamdar M,Khorana M,Rajama RM.Antibacterial and antifungal activity of Terminalia chebula Retz.Indian J Pharm, 1959, 21(12)：333.

[14] 田红，张铭. 治疗冠心病的植物药诃子树皮. 中国中医药信息杂志，2003，10(2)：60.

[15] Ahn MJ，Kim CY, Lee JS, et al.Inhibition of HIV-1 integrase by galloyl glucose from Terminalia chebula and flavonol glycoside gallates from Euphorbia pekinensis. Planta Med, 2002, 68(5)：457.

[16] 张燕明，刘妮，朱宇同，等. 诃子醇提物抗HBV的体外实验研究. 中医药学刊，2003，21(3)：384.

[17] Ammar S, Michael H，Pirkko H,et al. Inhibition of Cancer Cell growth by crude extract and the phenolics of terminalia chebula retz. Fruit.Journal of Ethnopharmcology, 2002, 81：327.

[18] Crover IS, Bala S. Antimutagenic activity of Terminalia chebula (myroblan) in Salmonella typhimurium. Indian J Exp Biol, 1992, 30(4)：339.

[19] 邹永祥，赵鹏俊. 诃子三拗汤治疗小儿咳嗽(附32例临床观察). 泸州医学院学报，1996，19(6)：475.

[20] 凌立君，贡国英. 大黄诃子合剂治疗慢性甲沟炎56例. 江苏中医，1999，20(9)：24.

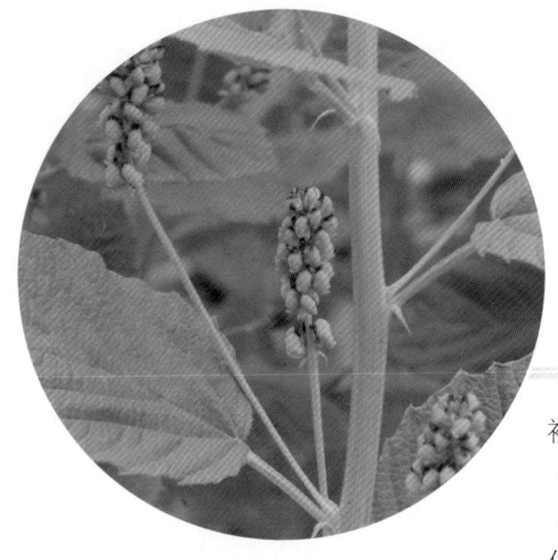

补骨脂

Bu gu zhi

Psoraleae Fructus

[英]Malaytea Scurfpea Fruit

【别名】胡韭子、婆固脂、破故纸、补骨鹅、黑固脂。

【来源】为豆科植物补骨脂 *Psoralea corylifolia* Linn. 的果实。

【植物形态】一年生草本。枝坚硬，具纵棱；全株被白色柔毛和黑褐色腺点。单叶互生，有时枝端侧生有小叶；叶柄被白色绒毛；托叶成对，三角状披针形，膜质；叶片阔卵形，长 5~9cm，宽 3~6cm，先端钝或圆，基部心形或圆形，边缘具粗锯齿，两面均具显著黑色腺点。花多数密集成穗状的总状花序，腋生；花萼钟状，基部连合成管状，先端 5 裂，被黑色腺毛；花冠蝶形，淡紫色或黄色，旗瓣倒阔卵形，翼瓣阔线形，龙骨瓣长圆形，先端钝，稍内弯；雄蕊 10，花药小，雌蕊 1，子房上位，倒卵形或线形，花柱丝状。荚果椭圆形，不开裂，果皮黑色，与种子粘贴。种子 1 颗，有香气。

【分布】广西全区均有栽培。

【采集加工】秋季采收，晒干。

【药材性状】果实扁圆状肾形，一端略尖，少有宿萼。表面黑棕色或棕褐色，具微细网纹，在放大镜下可见点状凹凸纹理。质较硬脆，剖开后可见果皮与外种皮紧密贴生，种子凹侧的上端略下处可见点状种脐。另一端有合点，种脊不明显。外种皮较硬，内种皮膜质。灰白色；子叶 2 枚，肥厚，淡黄色至淡黄棕色，陈旧者色深，其内外表面常可见白色物质，于放大镜下观察为细小针晶；胚很小。宿萼基部连合，上端 5 裂，灰黄色，具毛茸，并密布褐色腺点。气芳香特异，味苦微辛。

【品质评价】以子粒饱满、均匀、色黄黑、无杂质者为佳。

【化学成分】本品含有补骨脂素(psoralen)，异补骨脂素（*iso*-psoralen）即白芷素（angelicin），花椒毒素（xanthotoxin）即 8- 甲氧基补骨脂素(8-methoxypsoralen)，补骨脂定（psoralidin），异补骨脂定（*iso*-psoralidin），补骨脂呋喃香豆精（bakuchicin），补骨脂定 2′,3′- 环氧化物（psoralidin 2′,3′-oxide），双羟异补骨脂定（corylidin），补骨脂香豆雌烷（bavacoumestan）A 及 B，槐属香豆雌烷 A（sophoracoumestan A）[1]，紫云英苷（astragalin），补骨脂双氢黄酮(bavachin)即补骨脂甲素(corylifolin)，异补骨脂双氢黄酮（*iso*-bavachin），补骨脂双氢黄酮甲醚（bavachinin），呋喃(2″,3″,7,6)-4′- 羟基二氢黄酮[furan（2″,3″,7,6）-4′-hydroxy flavanone]，补骨脂乙素（corylifolinin）即异补骨脂查耳酮（*iso*-bavachalcone），补骨脂查耳酮（bavachalcone），补骨脂色烯查耳酮（bavachromene），新补骨脂查耳酮（neobavachalcone），异新补骨脂查耳酮（*iso*-neobavachalcone），补骨脂呋喃查耳酮（bakuchalcone），补骨脂色酚酮（bavachromanol），补骨脂异黄酮（corylin），新补骨脂异黄酮（neobava-*iso*-flavone），补骨脂异黄酮醛（corylinal），补骨脂异黄酮醇（psoralenol），补骨脂酚（bakuchiol），补骨脂苯并呋喃酚（corylifonol），异补

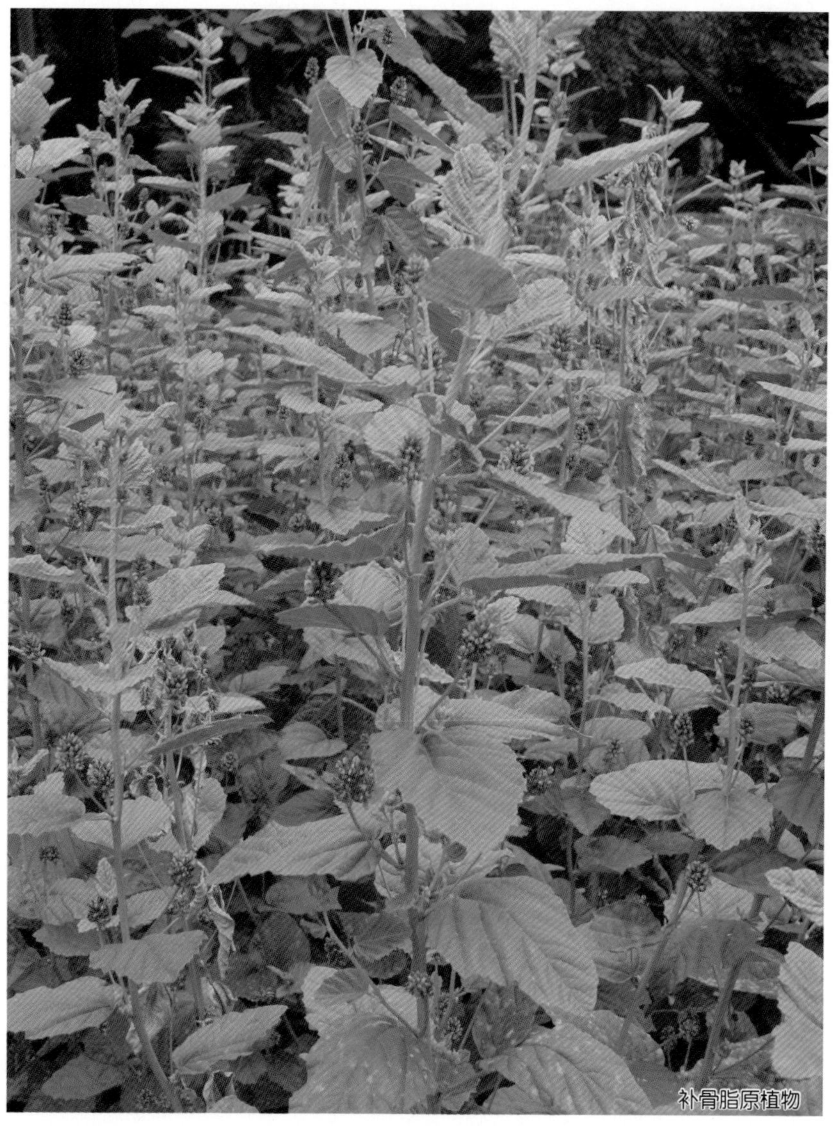

补骨脂原植物

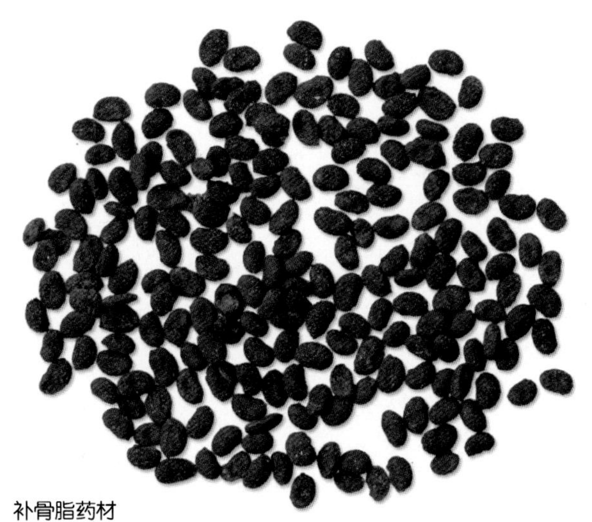
补骨脂药材

骨脂苯并呋喃酚（*iso*-corylifonol），对羟基苯甲酸（*p*-hydroxybenzoic acid），补骨脂色烯素（bavachromene），松醇（pinitol），大豆苷（daidzin），尿嘧啶（uracil），豆甾醇（stigmasterol），*β*-谷甾醇-D-葡萄糖苷（*β*-sitosterol-D-glucoside），三十烷（triacontane），三甘油酯，二甘油酯，单甘油酯，蜡酯，碳氢化合物，极性类脂。还含补骨脂多糖和胰蛋白酶抑制剂（trypsin inhibitor）；又含钾（K），锰（Me），钙（Ca），铁（Fe），铜（Cu），锌（Zn），砷（As），锑（Sb），铷（Rb），锶（Se），硒等元素[1~5]。

油中的脂肪酸，主要有棕榈酸（palmitic acid），油酸（oleic acid）和亚油酸（linoleic acid），还有硬脂酸（stearic acid）、亚麻酸（linolenic acid）和二十四酸（lignoceric acid）。[1] 此外还含反-2-石竹烯（*trans*-2-caryophyllene），石竹烯氧化物（caryophyllene oxide）等[6]。

【药理作用】

1. 对心血管系统作用　异补骨脂查耳酮能扩张冠状动脉，增加冠脉血流量，并能对抗脑垂体后叶素对冠状动脉的收缩，但对总外周血管阻力影响不大[7]。

2. 抗肿瘤　补骨脂中多种成分有抗肿瘤作用。补骨脂挥发油有抗癌作用，异补骨脂查耳酮对小鼠肉瘤S180有抑制作用[7]。

3. 光敏作用　补骨脂粗制剂有致光敏作用，内服或局部用药后，使皮肤对紫外光照射敏感，容易出现色素沉着，严重时可发生红肿和水疱[8]。

4. 抗早孕和雌激素样作用　异补骨脂素、补骨脂酚对小鼠有抗着床作用。补骨脂干粉，给予成年正常和切除卵巢的雌鼠，能增加阴道角化[9]。对补骨脂种子的非皂苷成分进行的研究表明，其避孕能力取决于其雌激素活性[10]。

5. 抗病原体　补骨脂提取物对葡萄球菌及耐青霉素的葡萄球菌均有抑制作用[11]。

【临床研究】

1. 老年性骨质疏松症　口服补骨脂汤（补骨脂 20g，龟甲胶 15g，鹿角胶 15g，淫羊藿 10g，何首乌 20g，杜仲 15g，每天 1 剂，浓缩煎汁 250 ml，分 2 次温服）治疗老年性骨质疏松症病人 81 例。结果：治疗后骨密度值明显升高，与治疗前对比差异有显著意义（$P<0.05$）。疼痛缓解显效 59 例（72.84%），有效 13 例（16.05%），无效 9 例（11.11%），总有效率 88.89%[12]。

2. 股骨头坏死　补骨脂汤剂（补骨脂 30g，巴戟天 15g，骨碎补 15g，土鳖虫 15，自然铜 30g，红花 9g）加减，每日 2 次，饭后口服。病人制动或避免负重，并且在医生指导下主动或被动关节功能康复训练，包括按摩、被动肢体运动以及主动进行盘腿、下蹲、步态训练等。隔日进行 1 次，坚持长期按摩和适当运动，每天 2 次。3 个月为 1 个疗程，4 个疗程结束后进行疗效评定。治疗股骨头坏死病人 30 例。结果：治疗后综合疗效显效 7 例，有效 16 例，无效 7 例，总有效率 76.7%。影像学疗效显效 10 例，有效 15 例，无效 5 例，总有效率 83.3%[13]。

3. 疣　①病毒性疣：补骨脂 30g，鸦胆子 30g，红花 15g，共研碎加 75% 乙醇 200ml 浸泡一周后过滤，用棉签蘸药液点涂疣表面，每日 3 次，半个月为 1 个疗程。结果：治疗传染性软疣 43 例，治愈 36 例，占 83.7%，好转 7 例，占 16.3%；扁平疣 39 例，痊愈 32 例，占 82.1%，好转 7 例，占 17.9%；尖锐湿疣 15 例，治愈 12 例，占 80%，好转 3 例，占 20%；寻常疣 51 例，治愈 43 例，占 84.3%，好转 8 例，占 15.7%；跖疣 16 例，治愈 12 例，占 75%，好转 4 例，占 25%[14]。②寻常疣、跖疣：在 100ml 乙醇内加入 30g 粉碎的补骨脂浸泡 1 周，过滤后待用。使用时用火柴梗蘸少许补骨脂酊滴在疣体表面，1 日数次，至痊愈止。结果：治疗寻常疣 32 例，痊愈 31 例，占 96.88%，好转 1 例，占 3.12%；跖疣 10 例，痊愈 8 例，占 80%，好转 2 例，占 20%，总有效率为 100%[15]。

4. 银屑病　补骨脂注射液，每天肌内深部注射 1 次，每次 4ml。注射 10 次为 1 个疗程。1 个疗程未愈者可继续下一疗程的治疗，每疗程之间间歇 3 天。结果：800 例病人治愈 125 例，占 15.6%；显效 238 例，占 29.8%；进步 381 例，占 47.6%；无效 56 例，占 7%。总有效率为 93%。进行期、静止期、退行期病人的有效率分别为 91.0%（335/368）、95.3%（383/402）、56.7%（26/30），三者疗效比较，以静止期为最高，其次为进行期，退行期较差，经统计学处理具有显著性差异[16]。

5. 斑秃　①外用 25% 补骨脂酊（补骨脂 25g 浸于 75% 酒精 1000ml 中 1 周后备用），每天 3 次，以局部皮肤潮红为度。内服用制何首乌 30g，熟地黄 20g，枸杞子 15g，当归、菟丝子、茯苓各 12g，牛膝 10g，甘草 6g。结果：20 例经治疗后，痊愈 15 例，显效 3 例，有效 1 例，无效 1 例。服药最多者 95 剂，最少者 26 剂，平均服药 61 剂[17]。②补骨脂 30g，侧柏叶 30g，生姜片 30g，浸泡于 75% 酒精 200ml 中，密封 7 天过滤后备用。使用时用棉签蘸取药液涂搽患处，擦至局部皮肤潮红为度，每日 2 次。内服首乌生发汤（何首乌 20g，枸杞子 15g，菟丝子 15g，熟地 12g，丹参 15g，黄芪 15g，防风 12g，甘草 6g。头晕加菊花 12g，天麻 12g）。每日 1 剂，水煎分 2 次服。同时行梅花针叩刺和心理调摄。结果：治疗 34 例，治愈 22 例，占 64.7%；好转 10 例，占 29.4%；未愈 2 例，占 5.9%。总有效率为 94.1%。治疗过程中未发现毒副作用[18]。

6. 支气管哮喘急性发作　补骨脂制剂4ml（喘可治注射液），肌内注射，每天2次，14天为1个疗程。同时给予抗炎、祛痰、支气管舒张剂等治疗。治疗30例，显效20例（66.7%），有效7例（23.3%），无效3例（10.0%），总有效率90.0%[19]。

【性味归经】味辛、苦，性温。归肾、脾经。

【功效主治】补肾助阳，纳气平喘，温脾止泻。主治肾阳不足，下元虚冷，腰膝冷痛，阳痿滑精，尿频，遗尿；肾不纳气，虚喘不止；脾肾两虚，大便久泻；白癜风，斑秃，银屑病。

【用法用量】内服：煎汤，6~15g；或入丸、散。外用适量，酒浸涂患处。

【使用注意】阴虚内热者禁服。

【经验方】

1. 牙痛日久，肾虚也　补骨脂二两，青盐半两。炒，研，擦之。（《御药院方》）

2. 脾肾虚弱，全不进食　破故纸四两（炒香），肉豆蔻二两（生），上为细末，用大肥枣四十九个，生姜四两切片同煮，枣烂去姜，取枣剥去皮核用肉，研为膏，入药和杵，丸如梧桐子大。每服三十丸，盐汤下。（《本事方》二神丸）

3. 脾肾虚弱，大便不实，或五更作泻　破故纸四两（炒），吴茱萸四两（炒），肉豆蔻二两（生用），五味子二两（炒），各为末，生姜四两，红枣五十丸。上用水一碗煮姜枣，水干去姜，取枣肉，丸桐子大。每服五七十丸，空心日前服。（《内科摘要》四神丸）

4. 脾肾虚寒，肠鸣泄泻，胸膈不快，饮食不化　破故纸（炒）四两，木香（不见火）一两，肉豆蔻（面裹煨）二两。共为末，灯心煮枣肉，丸如桐子大。每服七十丸，姜盐汤下。（《卫生易简方》）

5. 肾气虚冷，小便无度　破故纸（大者盐炒），茴香（盐炒）。上等份为细末，酒糊为丸如梧桐子大。每服五十丸或百丸，空心温酒、盐汤下。（《魏氏家藏方》破故纸丸）

6. 小便白浊　破故纸（炒）、青盐各四两，白茯苓、五倍子各二两。上为细末，酒煮糊为丸，如梧桐子大。每服三十丸，空心，用温酒或盐汤送下。（《奇效良方》锁精丸）

7. 遗溺　破故纸一两（炒），白茯苓、益智仁各五钱。为末。每服一钱，米汤下。（《婴童类萃》破故纸散）

8. 寒湿气滞，腰疼脚膝肿满，行走艰难　破故纸一两（炒），黑牵牛（研取头末）一两。上为细末。每服三钱，橘皮汤调下，食前，以利为度。（《杨氏家藏方》补骨脂散）

9. 打坠凝瘀，腰疼通用　破故纸（炒香，研）、茴香（炒）、辣桂等份。上为末。每服二钱，热酒调，食前进。（《直指方》茴香酒）

10. 妊娠腰痛，状不可忍　破故纸不以多少，瓦上炒令香熟，为末。嚼核桃肉半个，空心，温酒调下一钱。（《妇人良方》通气散）

11. 赤白带下　破故纸、石菖蒲等份（并锉，炒）。上为末。每服二钱，用菖蒲浸酒调，温服。（《妇人良方》破故纸散）

12. 妇人血崩　破故纸（炒黄）、蒲黄（炒）、千年石灰、大黄各等份，为细末。每服三钱，空心，用热酒调服。立止。（《重订瑞竹堂经验方》蒲黄散）

13. 小儿气卵之疾　破故纸、萝卜子、牵牛子、橘核各等份。炒各令焦以黄色，上为细末，酒糊为丸如绿豆大。每服三十丸，盐汤下。（《普济方》）

【参考文献】

[1] 国家中医药管理局《中华本草》编委会．中华本草．上海：上海科学技术出版社，1999：3348.

[2] 吉力，徐植灵．补骨脂化学成分的综述．中国中药杂志，1995，20（2）：120.

[3] 黄剑，赵陆华，邹巧根，等．补骨脂化学成分及药理研究进展．药学进展，2000，24（4）：212.

[4] 陈业高，于丽丽．补骨脂化学成分的研究．云南师范大学学报，2005，25（4）：52.

[5] 罗艺晨，刘娟，朱兆荣．中药补骨脂的研究进展．中兽医学杂志，2007，（5）：49.

[6] 杨彤彤，秦民坚．补骨脂中新异黄酮成分的分离与结构鉴定．药学学报，2006，41（1）：76.

[7] 南京药学院．中草药学（中册）．南京：江苏人民卫生出版社，1976：487.

[8] Kabhnob HM,Dpapmakon N Tokcnkon，1962，25（6）：733.

[9] East J,J Endocrinology，1955，（12）：261.

[10] Zahirnddin K .Pakistan J Sci and Ind Res，1975，18（1~2）：54.

[11] 吴焕．中草药通讯，1978，（10）：464.

[12] 叶志雄，秦存恒．自制补骨脂汤与密钙息治疗老年性骨质疏松症的临床对比研究．中国基层医药，2005，12（7）：834.

[13] 蔡伟青，吴耀持．补骨脂汤剂治疗股骨头坏死30例临床观察．上海中医药杂志，2007，41（8）：51.

[14] 乔丽华，陈亚清．复方补骨脂酊治疗病毒性疣疗效观察．皮肤病与性病，1996，18（4）：61.

[15] 厉慧．补骨脂酊治疗寻常疣、跖疣42例．吉林中医药，1999，（5）：834.

[16] 卢勇田．补骨脂注射液治疗银屑病800例疗效观察．中医杂志，1982，（9）：31.

[17] 彭道贤．内外合治斑秃20例．河南中医，2002，11（6）：19.

[18] 袁新顺．中医综合疗法治斑秃34例．中国民间疗法，2004，12（7）：38.

[19] 刘为舜，杜春玲，涂明利，等．补骨脂制剂治疗支气管哮喘急性发作的疗效观察．临床内科杂志，2003，20（11）：604.

Ling zhi 灵 芝

Ganoderma Lucidum
[英]Lucid Ganoderma

【别名】三秀、茵、芝、灵芝草、木灵芝、菌灵芝。

【来源】为多孔菌科真菌赤芝 *Ganoderma lucidum* （Leyss. ex Fr.） Karst 的子实体。

【植物形态】担子果一年生，有柄，栓质。菌盖半圆形或肾形，直径 10~20cm，盖肉厚 1.5~2cm，盖表褐黄色或红褐色，盖边渐趋淡黄，有同心环纹，微皱或平滑，有亮漆状光泽，边缘微钝。菌肉乳白色，近管处淡褐色。管口近圆形，初白色，后呈淡黄色或黄褐色。菌柄圆柱形，侧生或偏生，偶中生，长 10~19cm，粗 1.5~4cm，与菌盖色泽相似。皮壳部菌丝呈棒状，顶端膨大。菌丝系统三体型，生殖菌丝透明，薄壁；骨架菌丝黄褐色，厚壁，近乎实心；缠绕菌丝无色，厚壁弯曲，均分枝。孢子卵形，双层壁，顶端平截，外壁透明，内壁淡褐色，有小刺。

【分布】广西主要分布于西林、隆林、那坡、靖西等地。

【采集加工】子实体开始释放孢子前可套袋收集孢子，待菌盖外缘不再生长，菌盖下面管孔开始向外喷射担孢子，表示已成熟，即可采收，从菌柄下端拧下整个子实体，晾干或低温烘干收藏，并要通风，防止霉变。

【药材性状】灵芝子实体伞形，菌盖坚硬木栓质，半圆形或肾形，宽 12~20cm，厚约 2cm，皮壳硬坚。初黄色，渐变为红褐色，有光泽，具环状棱纹及辐射状皱纹，边缘薄而平截，常稍内卷。菌肉近白色至淡褐色；菌盖下表面菌肉白色至浅棕色，由无数细密管状孔洞（菌管）构成，菌管内有担子器及担孢子。菌柄侧生，长达 19cm，粗约 4cm，表面红褐色至紫褐色，有漆样光泽。气微，味淡。

【品质评价】菌肉质、近白色至淡褐色、具光泽者为佳。

【化学成分】本品含有灵芝酸（ganoderic acid）A、B、C1、C2、E、F、G、H、I、J、K、L、M、Ma、Mb、Mc、Md、Me、Mf、Mg、Mh、Mi、Mj、Mk、N、O、P、Q、R、S、T、U、V、W、X、Y、Z，灵芝-22-烯酸(ganoderenic acid)a、b、c、d，灵芝草酸（sanedermic acid）Ja、Jb、N、O、P1、P2、Q、R、S、T-N、T-O、T-Q，22,23-二亚甲基灵芝草酸（22,23-dimethylene ganodermic acid）R、S，丹芝酸（ganolucidic acid）A、B、C、D、E，赤芝酸（lucidenic acid）A、B、C、D1、D2、E1、E2、F、G、H、I、J、K、L、M，灵芝孢子酸（ganosporeric acid）A，丹芝醇(ganederiol)A、B、C、D、E、F、G、H、I，灵芝醇（ganoderol）A、B，灵芝萜烯二醇（ganodermadiol），灵芝萜烯

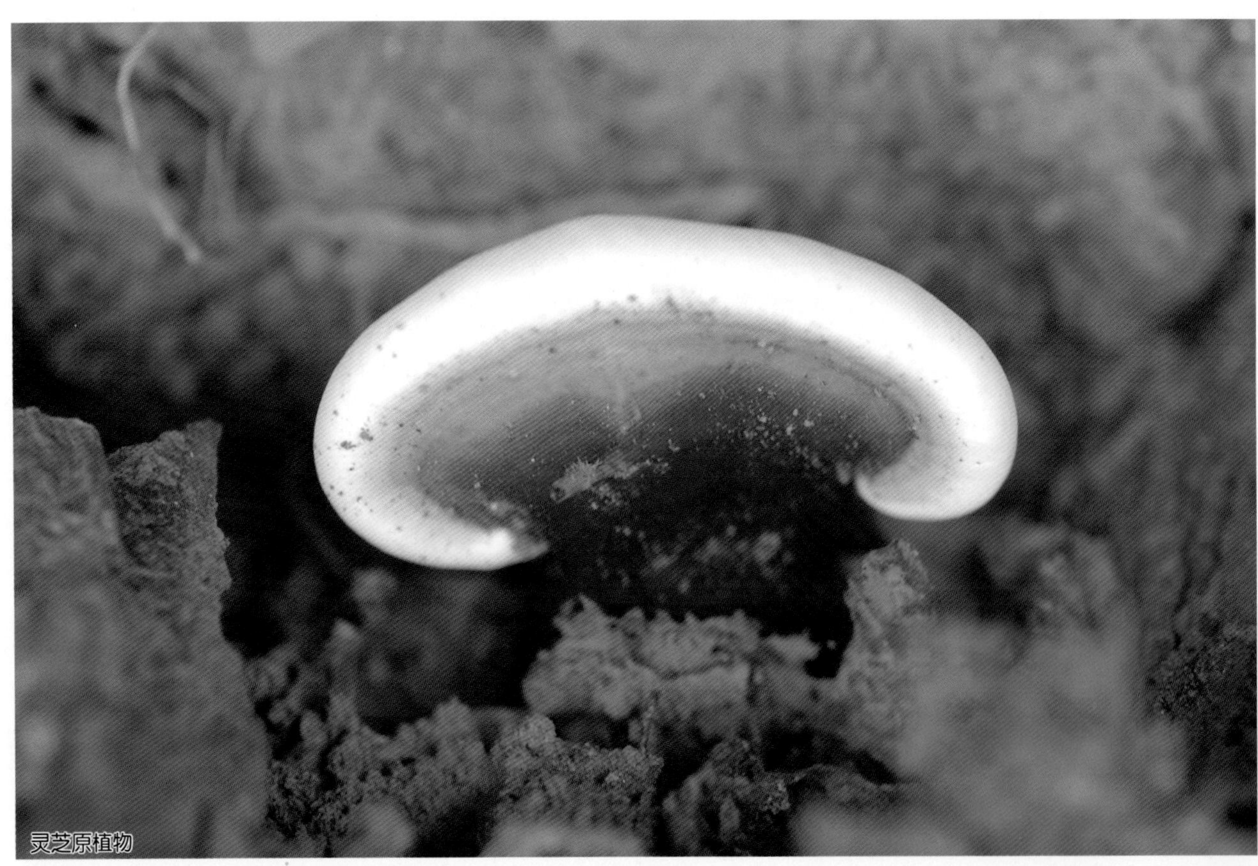
灵芝原植物

三醇（ganodermatriol），灵芝萜烯酮醇（ganodermenonol），灵芝萜酮二醇（ganodermanondiol），灵芝萜酮三醇（ganodermanontriol），灵芝醛（ganoderal）A、B，环氧灵芝醇（epoxyganoderiol）A、B、C，赤芝萜酮（lucidone）A、B、C，赤芝孢子内酯（ganosporelactone）A、B，灵芝甾酮（ganodosterone）。还含麦角甾醇（ergosterol）和其过氧化物（ergosterol peroxide），麦角甾醇棕榈酸酯（ergosterol-palmitate），麦角甾-7,22-二烯-3*β*-同醇（ergosta-7,22-dien-3*β*-ol），麦角甾-7,22-二烯-3*β*-醇亚油酸酯（ergosta-7,22-dien-3*β*-ol-linoleate），麦角甾-7,22-二烯-3*β*-醇-棕榈酸酯（ergosta-7,22-dien-3*β*-ol-palmitate），8,9-环氧麦角甾-5,22-二烯-3*β*,15-二醇（8,9-epoxyergosta-5,22-dien-3*β*,15-diol），5*α*,8*α*-表二氧麦角甾-6,11,22-三烯-3*β*-醇 [5*α*,8*α*-*epi*-dioxyergosta-6,11,22-trien-3*β*-ol]，5*α*,8*α*-表二氧麦角甾-6,22-二烯-3*β*-醇-亚油酸酯（5*α*,8*α*-*epi*-dioxyergosta-6, 22-dien-3*β*-ol-linoleate），麦角甾-7,22-二烯-2*β*,3*α*,9*α*-三醇（ergosta-7,22-dien-2*β*,3*α*,9*α*-triol），麦角甾-7,22-二烯-3*β*,5*α*,6*α*-三醇（ergosta-7,22-dien-3*β*,5*α*,6*α*-triol），麦角甾-7,22-二烯-3*β*,5*α*,6*β*-三醇（ergosta-7,22-dien-3*β*,5*α*,6*β*-triol），麦角甾-7,9（11）,22-三烯-3*β*,5*α*,6*α*-三醇 [ergosta-7,9（11）,22-trien- 3*β*,5*α*,6*α*-triol]，22*β*-乙酰氧基-3*α*,15*α*-二羟基羊毛甾-7,9（11）,24-三烯-26-羧酸 [22*β*-acetoxy-3*α*,15*α*-dihydroxylanosta-7,9（11）,24-trien-26-carboxylic acid]，22*β*-乙酰氧基-3*β*,15*α*-二羟基羊毛甾-7,9（11）,24-三烯-26-羧酸 [22*β*-acetoxy-3*β*,15*α*-dihydroxylanosta-7,9（11）,24-trien-26-carboxylic acid]，3*β*,15*α*-二乙酰氧基-22*α*-羟基羊毛甾-7,9（11）,24-三烯-26-羧酸 [3*β*,15*α*-diacetoxy- 22*α*-hydroxylanosta-7,9（11）,24-trien-26-carboxylic acid]，羊毛甾-7,9（11）,24-三烯-3*α*-乙酰氧基-15*α*-羟基-23-氧-26-羧酸 [lanosta-7,9（11），24-trien-3*α*-acetoxy-15*α*-hydroxy-23-oxo-26-carboxylic acid]，羊毛甾-7,9（11）,24-三烯-3*α*-乙酰氧基-15*α*,22*β*-二羟基-26-羧酸 [lanosta-7,9（11）, 24-trien-3*α*-acetoxy-15*α*,22*β*-dihydroxy-26-carboxylic acid]，羊毛甾-7,9（11），24-三烯-3*α*-乙酰氧基-26-羧酸 [lanosta-7,9（11）,24-trien-3*α*-acetoxy-26-carboxylic acid]，羊毛甾-7,9（11）,24-三烯-15*α*-乙酰氧基-3*α*-羟基-23-氧-26-羧酸 [lanosta-7,9（11）,24-trien-15*α*-acetoxy-3*α*-hydroxy-23 -oxo-26-carboxylic acid]，羊毛甾-7,9（11）,24-三烯-3*α*,15*α*-二乙酰氧基-23-氧-26-羧酸 [lanosta-7,9（11）,24-trien-3*α*,15*α*-diacetoxy-23-oxo-26-carboxylic acid]，3*β*,15*α*,22*β*-三羟基羊毛甾-7,9（11）,24-三烯-26-羧酸 [3*β*,15*α*,22*β*-trihydroxy-lanosta-7,9（11）,24-trien-26-carboxylic acid]，3*α*,15*α*,22*α*-三羟基羊毛甾-7,9（11）,24-三烯-26-羧酸 [3*α*,15*α*,22*α*-trihydroxylancota-7,9（11）,24-trien-26-carboxylic acid]，3*α*,15*α*-二乙酰氧基-22*α*-羟基羊毛甾-7,9（11）,24-三烯-26-羧酸 [3*α*,15*α*-diacetoxy-22*α*-hydroxy lanosta-7,9（11）,24-trien-26-carboxylic acid]，3*β*,15*α*-二乙酰氧基羊毛甾-8,24-二烯-26-羧酸（3*β*,15*α*-diacetoxy-8,24-dien-26-carboxylic acid），麦角甾-7,22-二烯-3-酮（ergosta-7,22-dien-3-one），麦角甾-4,7,22-三烯-3,6-二酮（ergosta-4,7,22-trien-3,6-dione），麦角甾-4,6,8（14）,22-四烯-3-酮 [ergosta-4,6,8（14）,22-tetraen-3-one]，6*α*-羟基麦角甾-4,7,22-三烯-3-酮（6*α*-hydroxyergosta-4,7, 22-trien-3-one）,6*β*-羟基麦角甾-4,7,22-三烯-3-酮（6*β*-hydroxyergosta-4,7,22-trien-3-one），24-甲基胆甾-7-烯-3*β*-醇(24-methylcholesta-7-en-3*β*-ol),24-甲基胆甾-7,22-二烯-3*β*-醇（24-methylcholesta-7,22-dien-3*β*-ol），24-甲基胆甾-5,7,22-三烯-3*β*-醇（24-methylcholesta-5,7,22-trien-3*β*-ol），*β*-谷甾醇（*β*-sitosterol），腺苷（adenosine）等。[1]

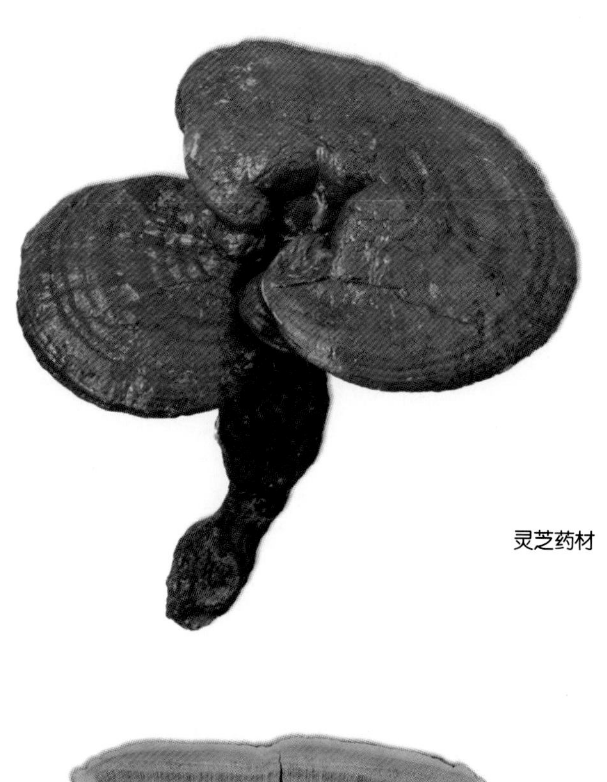

灵芝药材

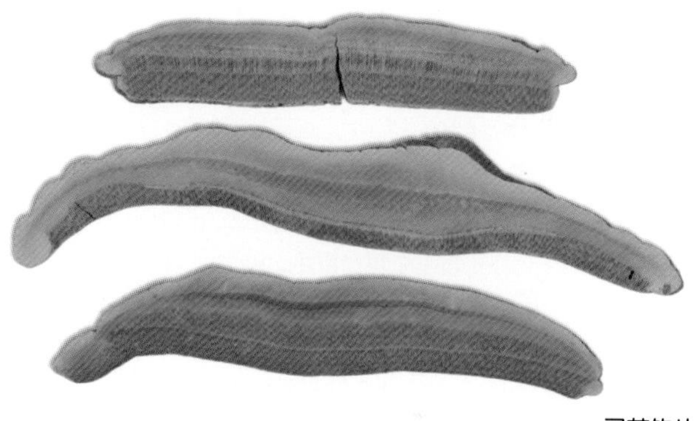

灵芝饮片

还含有灵芝酸D甲酯（methyl ganoderate D，即 methyl 7*β*-hydroxy-3,11,15,23-tetraoxo- 5*α*-lanost-8-en-26-oate）和赤芝酸D甲酯（methyl lucidenate D，即 methyl 12*β*-acetoxy-3,7,11,15-tetraoxo-5*α*-lanost-8-en-24-oate）[2]，灵芝烯酸G（ganoderenic acid G），山柰酚（kaempferol），金雀异黄素（genistein）[3]，2-（2′-羟基二十二酰胺基）十八烷-1,3,4-三醇 [2-（2′-hydroxydocosanoylamino）-octadecane-1,3,4-triol][4] 等成分。

【药理作用】

1. 保护肾脏　对链脲佐菌素糖尿病大鼠，灵芝多糖（100mg/kg、200mg/kg、400mg/kg）灌胃给药 8 周，灵芝多糖可使基质金属蛋白酶 -2（MMP-2）表达升高，基质金属蛋白酶抑制因子 -2（TIMP-2）表达减少，灵芝多糖通过调节 MMP-2/TIMP-2 的平衡，减少细胞外基质积聚，对糖尿病大鼠肾脏起保护作用[5]。

2. 抗癫痫　体外培养海马神经细胞，灵芝多糖可使戊四氮（PTZ）致核转录因子 -κB（NF-κB）的表达升高降低。灵芝多糖可能通过减少神经细胞内钙离子内流，从而间接抑制 PTZ 诱导的 NF-κB 活化，降低神经细胞的兴奋性，达到抗癫痫作用[6]。灵芝孢子粉能有效降低皮质和海马区兴奋性氨基酸谷氨酸的含量，降低病变神经元兴奋性以达到抗癫痫作用，还能增强抑制性氨基酸氨基丁酸的表达，使神经元兴奋性减弱，抑制癫痫的发作[7]。灵芝孢子粉能有效降低癫痫大鼠脑组织白介素 -1β（IL-1β）水平[8]；灵芝孢子组大鼠脑皮质与海马的 c-fos 表达减弱，阳性细胞数减少，但与空白组比较表达仍增强。灵芝孢子粉具有抑制神经胶质产生 IL-1β 和降低脑内的 c-fos 基因表达而起到抗癫痫作用。灵芝孢子粉能抑制癫痫大鼠脑 NF-κB 蛋白的表达，并增强脑中胰岛素样生长因子的免疫反应性，可能是其对癫痫所致神经细胞凋亡有抑制，从而对神经细胞起保护作用的机制之一[9]。

3. 抗菌　灵芝粗多糖对植物病原菌中的胡萝卜欧氏菌有较强的抑制作用，对指状青霉菌有一定的抑制作用，但较弱，对灰葡萄孢几乎没有抑制作用，对食品有害菌中的枯草芽孢杆菌和蜡状芽孢杆菌有很强的抑制作用，对大肠杆菌和黑曲霉抑制作用相对较弱，对黑根霉几乎没有抑制作用。灵芝多糖对细菌确有较强的抑制作用，其最小抑菌浓度（MIC）分别为胡萝卜欧氏菌 2mg/ml、蜡状芽孢杆菌 25 mg/ml、枯草芽孢杆菌 5mg/ml、大肠杆菌 100 mg/ml；灵芝粗多糖对真菌的抑制作用不太显著，对指状青霉菌的 MIC 值为 100 mg/ml，对灰葡萄孢、黑根霉和黑曲霉的抑制效果很弱[10]。

4. 抗动脉粥样硬化　大鼠灌胃（500mg/kg）灵芝多糖，可使大鼠血清甘油三酯、总胆固醇、低密度脂蛋白、脂蛋白（α）含量降低，主动脉内膜泡沫细胞数量减少，具防止大鼠动脉粥样硬化形成的作用，其机制可能和调节血脂障碍有关[11]。

5. 抗肿瘤　灵芝水溶性提取物能诱导 PC12 细胞分化，能抑制神经营养因子（NGF）依赖的神经元化 PC12 细胞凋亡[12]。灵芝脂溶性提取物的浓度 125~500mg/L 均可诱导 PC12 细胞突起生长，其中以 500mg/L 的浓度作用最明显。灵芝提取物与低浓度的神经生长因子（NGF）合用时对 PC12 细胞的分化有促进作用，荧光显微镜下微管相关蛋白 2 阳性细胞增多，认为其能诱导 PC12 向神经细胞分化[13]。

6. 抗帕金森病　灵芝多糖肽能促进氧化应激损伤 PC12 细胞的存活，抑制过氧化氢诱导的 PC12 细胞凋亡，对氧化应激损伤 PC12 细胞具有保护作用，其效果与神经生长因子相似[14]。灵芝孢子粉对黑质神经细胞具有保护作用[15]。灵芝孢子能提高脑黑质酪氨酸羟化酶的表达，并提高鼠脑黑质多巴胺（DA）的水平，推测对 6- 羟多巴诱导的帕金森病（PD）可能有脑保护作用[16]。灵芝孢子油能改善 1- 甲基 -4- 苯基 -1,2,3,6- 四氢吡啶（MPTP）小鼠的行为学，增加纹状体 DA 及其代谢物含量，减少黑质多巴胺能神经元的损伤，灵芝孢子油可能具有减缓 PD 病变进程的神经保护作用[17]。灵芝孢子粉能改善脂多糖大鼠的旋转行为，减少黑质多巴胺能神经元的损伤[18]。

7. 抗阿尔茨海默病　腹腔注射 1 周，灵芝多糖水溶液能改善阿尔茨海默病模型大鼠低下的空间学习记忆能力，提高模型大鼠海马组织超氧化物歧化酶活性及降低丙二醛含量，能改善模型大鼠脑组织海马 CA1 区神经元的退行性变化[19]。灵芝孢子可促进大鼠受损伤的脊髓运动神经元和脊髓背核神经元的存活，对受损伤脊髓运动神经元的轴突再生也有促进作用[20]。

【临床研究】

1. 恶性肿瘤　用中华灵芝宝（每袋 2g），每次 2g，每日 1~2 次，7 天为 1 个疗程，有 5 例用药超过 20 天，1 例用药 120 天（间断用药），共治疗 30 例。结果：完全缓解 1 例（3.33%），部分缓解 2 例（6.67%），稳定 22 例（73.33%），进展 5 例（16.67%），有效率 83.33%[21]。

2. 神经衰弱　治疗组口服灵芝片，每次 3 片，每日 3 次。对照组口服安神补心丸，每次 15 粒，每日 3 次。两组均以 2 周为 1 个疗程。结果：治疗组 60 例，总有效率 88.3%；对照组 30 例，总有效率 66.7%。治疗组疗效优于对照组（$P<0.05$）。治疗组对失眠、多梦及倦怠乏力、食欲减退等疗效显著优于对照组[22]。

3. 慢性胆囊炎　每天取灵芝干品 10g，切片放入带盖的水杯中，加沸水 200~300ml，浸泡 30~40min 后即可代茶饮用。服药期间，停用抗生素及其他药物。结果：共治疗 37 例，服药 2 天大部分病人自觉症状明显减轻，症状体征消失时间少于 5 天者 9 例，6~10 天者 23 例，11~15 天者 5 例，全部有效[23]。

4. 慢性乙型肝炎　治疗组口服灵芝胶囊（每粒胶囊含天然灵芝 1.5g），每次 2 粒，3 次 / 天。1 个月为 1 个疗程，全部病例用药 1~2 个疗程；对照组口服小柴胡颗粒。结果：治疗组丙氨酸转氨酶恢复正常者占 95.3%，血清胆红素恢复正常者占 91.7%；对照组分别为 72.0% 和 72.5%。两组比较差异有统计学意义（$P<0.05$）。灵芝胶囊组 HBsAg 阴转率为 16.3%，HBeAg 阴转率为 51.4%，抗 -HBc 阴转率为 15.1%；对照组分别为 8.0%、19.4%、8.0%。两组 HBeAg 纯阴转率比较，差异有统计学意义 $P<0.05$[24]。

5. 男性更年期综合征　80 例病人统一服用全破壁灵芝孢子胶囊（盈康活）600mg，每天 3 次，疗程为 3 周，不再服用其他治疗精神症状的药物。对照组 58 例予外观相同的安慰剂。结果：全破壁灵芝孢子治疗观察组病人经 3 周治疗后，睾酮、红细胞超氧化物歧化酶水平明显升高，丙二醛水平下降，与对照组比较有显著性差异（$P<0.05$）[25]。

6. 鹅膏毒菌中毒　病人入院后立即给予静脉滴注（5% 葡萄糖或葡萄糖氯化钠注射液 1000ml，10% 氯化钾 20ml）及口服灵芝煎剂。灵芝煎剂制法及服法如下：轻症组：灵芝 200g，加水 1500ml 煎制成 1000ml 液体，口服，每日4次，每次服25ml，疗程7日。中症组：灵芝350g，加水2000ml煎制成1500ml液体，每日口服6次，每次250ml，疗程7日。重症组：灵芝500g，加水2500ml煎制成2000ml液体，每3h口服1次，每次250ml，疗程7日。不能口服者，予以插胃管鼻饲。共治103例。结果：全部病例均痊愈出院，所有临床症状全部消失（呕吐症状在用灵芝煎剂之后迅速消失），有关检测指标（STB、BA、ALT、AST）均恢复正常或接近正常[26]。

7. 斑秃　用复方灵芝生发酊（灵芝75g，丹参50g，当归50g加75%酒精500ml浸泡半月后取出浸出液，每75ml浸出液加入二甲基亚砜10ml，液化酚15~100ml，分装成30ml一瓶）。每日早晚各涂搽斑秃部位一次。治疗2个月后，与涂搽30%补骨脂酊的对照组比较。结果：治疗组40例，其中痊愈28例，显效9例，有效2例，无效1例，治愈率70%；对照组20例，其中痊愈4例，显效6例，有效6例，无效4例，治愈率20%。二组比较有显著性意义（$P<0.05$）[27]。

【性味归经】味甘，性平。归肺、心、脾经。

【功效主治】安神补虚，祛痰止咳。用于头晕，心悸，失眠，多梦，神疲乏力，咳喘痰多，硅沉着病，冠心病，肿瘤。

【用法用量】内服：煎汤，10~15g；研末，2~6g；或浸酒。

【使用注意】实证者慎服。

【经验方】

1. 对口疮　灵芝研碎，桐油调敷患处。（《湖南药物志》）
2. 乳腺炎　灵芝30~60g。水煎服。（《湖南药物志》）
3. 鼻炎　灵芝500g，切碎，小火水煎2次，每次3~4h，合并煎液，浓缩后用多层纱布过滤，滤液加蒸馏水至500ml，滴鼻，每次2~6滴，每日2~4次。（《全国中草药汇编》）
4. 硅沉着病　灵芝酊内服，每日3次。每次10ml。（《全国中草药汇编》）
5. 心悸头晕，夜寐不宁　灵芝1.5~3g。水煎服，每日2次。（《中国药用真菌》）
6. 冠心病　灵芝切片6g，加水煎煮2h，服用，早晚各1次。（《中国药用真菌》）
7. 积年胃病　木灵芝1.5g，切碎，用老酒浸泡服用。（《杭州药用植物志》）
8. 慢性肝炎，肾盂肾炎，支气管哮喘　灵芝焙干研末，开水冲服。每服0.9~1.5g，每日3次。（《中国药用真菌》）
9. 误食毒菌中毒　灵芝120g，水煎服。（《中国药用真菌》）

【参考文献】

[1] 国家中医药管理局《中华本草》编委会．中华本草．上海：上海科学技术出版社，1999：214.

[2] 郝瑞霞，张劲松，唐庆九，等．灵芝子实体中两个新的天然三萜类化学成分的分离、纯化和鉴定．菌物学报，2006，25（4）：599.

[3] 刘思好，王艳，何蓉蓉，等．灵芝的化学成分．沈阳药科大学学报，2008，25（3）：183.

[4] 王艳丽，张晓琦，王国才，等．灵芝子实体的化学成分研究．江苏药学与临床研究，2006，14（6）：349.

[5] 李伟，毛春谱，殷寒秋．灵芝多糖对糖尿病大鼠肾组织MMP-2和TIMP-2表达的影响．中国老年学杂志，2008，2（28）：226.

[6] 张金波，张春斌，朱金玲．灵芝多糖对戊四氮活化海马神经细胞NF-κB变化的影响．中国病理生理杂志，2008，24（2）：379.

[7] 白丹，常逍滔，李大海．灵芝多糖抑菌活性初探．华北农学报，2008，23（增刊）：282.

[8] 吴锋，孟国梁，杨丽云．灵芝多糖预防大鼠动脉粥样硬化的实验研究．南通大学学报，2008，28（4）：251.

[9] Cheung WM,Hui WS,Chu SW,et al.Ganoderma extract activates MAP kinases and induces the neuronal differentiation ofrat pheochromocytoma PC12 cells.FEBSLett，2000，486（3）：291.

[10] 张丽，彭少平，韩蓉，等．灵芝酯溶性提取物诱导PC12细胞分化的研究．中国药理学通报，2005，21（6）：662.

[11] 张骐，阎志勇，贾学江，等．灵芝多糖肽对氧化应激损伤PC12细胞的保护作用：与神经生长因子的比较．中国临床康复，2005，9（32）：138.

[12] 谢安木，刘焯霖，陈玲，等．实验性帕金森病黑质的超微结构变化及灵芝孢子粉的影响研究．中国神经精神疾病杂志，2004，30（1）：11.

[13] 谢安木，刘焯霖，朱蔚文，等．灵芝孢子粉对帕金森病模型鼠黑质酪氨酸羟化酶的影响．中华神经科杂志，2005，8（6）：355.

[14] 朱蔚文，刘焯霖，徐浩文，等．灵芝孢子油干预治疗6-羟多巴帕金森病大鼠模型的实验研究．中山大学学报（医学科学版），2005，26（4）：417.

[15] 杨海华，徐评议，刘焯霖，等．灵芝孢子粉对脂多糖诱导多巴胺能神经元变性的影响．中国神经精神杂志，2006，32（3）：262.

[16] 郭燕君，袁华，张俐娜，等．灵芝多糖对阿尔茨海默病大鼠海马组织形态学及抗氧化能力的影响．解剖学报，2006，37（5）：509.

[17] 马钦桃，曾园山，张伟．灵芝孢子和L-NNA对脊髓损伤后背核线粒体细胞色素氧化酶活性的影响．中国组织化学和细胞化学杂志，2005，14（4）：399.

[18] 王欢，王淑秋．灵芝孢子粉对癫痫大鼠皮质和海马区谷氨酸、γ-氨基丁酸含量的调节．中国临床康复，2005，10（48）：71.

[19] 王伟群，王淑秋，刘月霞，等．灵芝孢子粉对癫痫大鼠脑组织IL-1β与c-Fos的影响．中国病理生理杂志，2007，23（6）：1149.

[20] 赵爽，康玉明，张胜昌，等．灵芝孢子粉对癫痫大鼠脑IGF-1、NF-κB表达及神经细胞凋亡的影响．中国病理生理杂志，2007，23（6）：1153.

[21] 牛兆林．中华灵芝宝治疗中晚期恶性肿瘤30例临床观察．陕西肿瘤医学，2002，10（3）：225.

[22] 仇萍．灵芝片治疗神经衰弱60例临床观察．湖南中医杂志，1999，15（2）：5.

[23] 宋效芝，毕爱丽．灵芝泡饮治疗慢性胆囊炎37例．山西中医，1998，14（1）：9.

[24] 胡娟．灵芝胶囊治疗慢性乙型肝炎86例分析．职业与健康，2003，19（3）：103.

[25] 曾广翘，钟惟德，Petter CK，等．全破壁灵芝孢子治疗男性更年期综合征．广州医学院学报，2004，32（1）：46.

[26] 肖桂林，陈作红，李湘民，等．灵芝煎剂治疗鹅膏毒菌中毒103例临床观察．湖南中医药大学学报，2006，26（5）：44.

[27] 陈天仗．复方灵芝生发酊治疗40例斑秃临床观察．南京医科大学学报，1995，15（1）：51.

Ji shi teng 鸡矢藤

Paederiae Herba
[英]Chinese Fevervine Herb

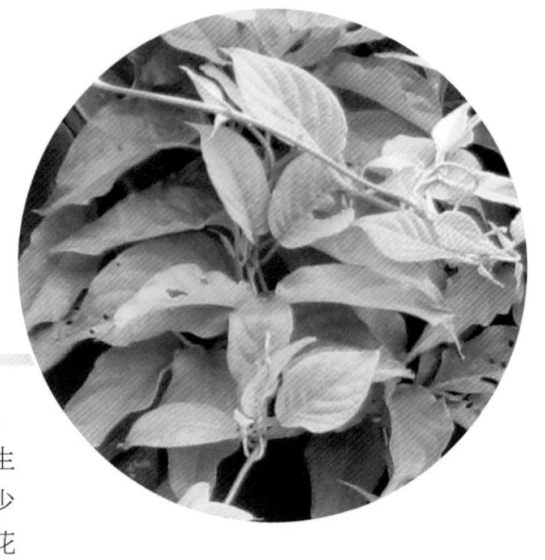

【别名】雀儿藤、甜藤、鸡屎藤、狗屁藤。

【来源】为茜草科植物鸡矢藤 *Paederia scandens*（Lour.）Merr.、广西鸡矢藤 *Paederia pertomentosa* Merr. ex Li 或云南鸡矢藤 *Paederia yunnanensis*（Levl.）Rehd. 的茎叶。

【植物形态】鸡矢藤：多年生草质藤本。基部木质，多分枝。叶对生；托叶三角形，早落；叶片卵形、椭圆形、长圆形至披针形，长 5~15cm，宽 1~6cm，先端急尖至渐尖，基部宽楔形，两面无毛或下面稍被短柔毛；叶纸质，新鲜揉之有臭气。聚伞花序排成顶生的带叶的大圆锥花序或腋生而疏散少花；花紫色，几无梗；萼狭钟状；花冠先端 5 裂，镊合状排列，浆果成熟时光亮，淡黄色，分裂为 2 个小坚果。

【分布】广西主要分布于资源、全州、桂林、金秀、鹿寨、三江、罗城等地。

【采集加工】春、夏季采收，洗净，鲜用或晒干。

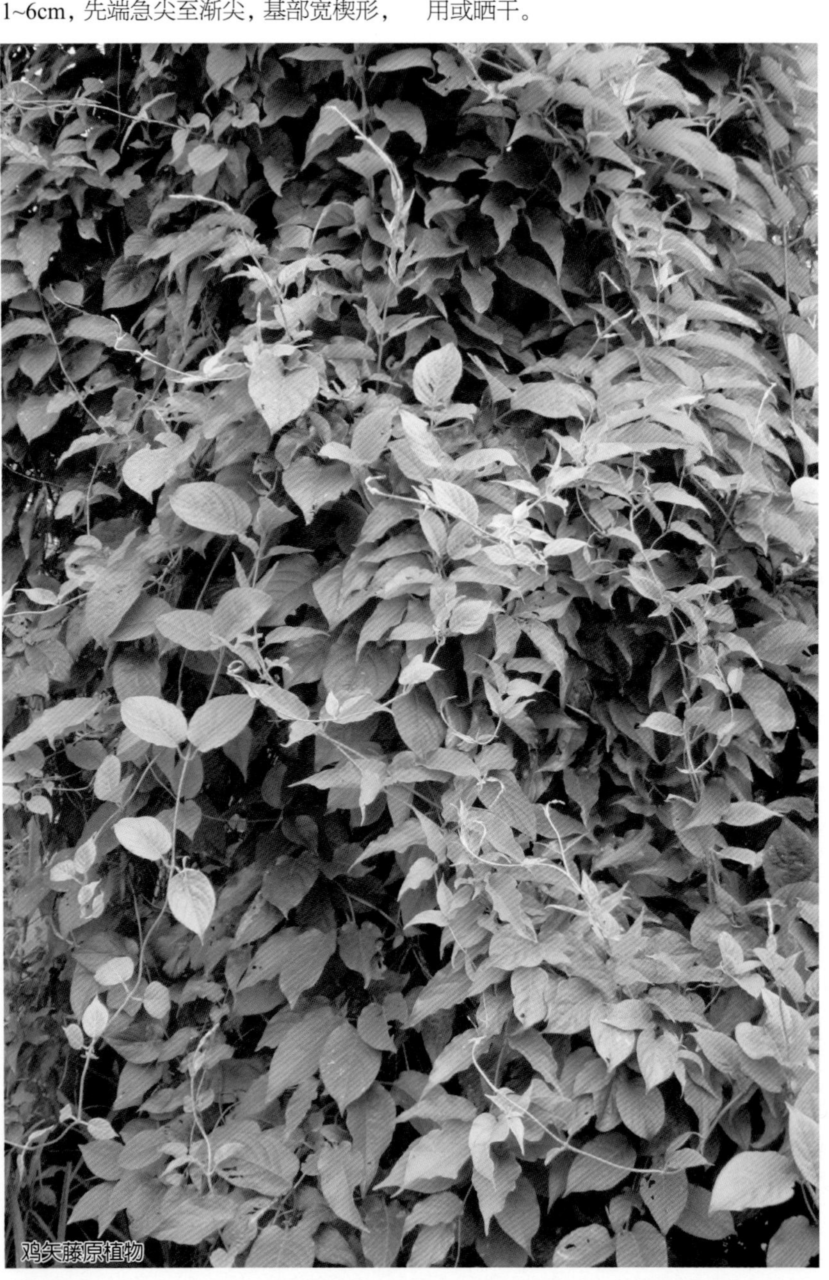

鸡矢藤原植物

【药材性状】茎呈扁圆柱形，稍扭曲，老茎灰棕色，栓皮常脱落，有纵皱纹及叶柄断痕，易折断，断面平坦，灰黄色；嫩茎黑褐色，质韧，不易折断，断面纤维性，灰白色或浅绿色。叶对生，多皱缩或破碎，完整者展平后呈宽卵形或披针形，长 5~15cm，宽 2~6cm，先端尖，基部楔形、圆形或浅心形，全缘，绿褐色。聚伞花序顶生或腋生，花序轴及花均被疏柔毛，花淡紫色。气特异，味微苦、涩。

【品质评价】以条匀、叶多、气浓者为佳。

【化学成分】本品含环烯醚萜苷类（iridoid glucoside），有鸡矢藤次苷（scandoside），鸡矢藤苷酸（paederoside acid），鸡矢藤苷（paederoside），车叶草苷（asperuloside），去乙酰车叶草苷（deacetyl asperuloside），矢车菊素糖苷（cyanidin glycoside），矮牵牛素糖苷（petunidin glycoside），飞燕草素（delphindin），锦葵花素（malvidin），芍药花素（peonidin），蹄纹天竺素（pelargonidin），β-、γ-谷甾醇（sitosterol），表无羁萜醇（*epi*-friedelanol），摁贝素（embelin），饱和羰基混合物。

叶含熊果酚苷（arbutin），挥发油，C_{10} 表叶绿素（C_{10}-*epi*-chlorophyll）和脱镁叶绿素（pheophytin）[1]。

【药理作用】

1. 镇静，镇痛和抗惊厥　鸡矢藤总生物碱腹腔注射能抑制小鼠自发性活动，延长戊巴比妥钠睡眠时间，有一定镇静作用[1]。鸡矢藤叶或根注射液 50~150g/kg 腹腔注射，可使热板致痛小鼠痛阈提高 1.5~2.8 倍，比吗啡起效较慢而维持较久[2]。鸡矢藤环烯醚萜总苷，360mg/kg、180mg/kg 灌胃给药，连续7天，可抑制福尔马林实验Ⅰ相和Ⅱ相反应，抑制冰醋酸导致的小鼠扭体反应，纳洛酮不能拮抗其镇痛活性，一氧化氮供体左旋精氨酸可部分抑制其镇痛作用，一氧化氮合酶抑制剂*N*-硝基-L-精氨酸甲酯可增强其镇痛作用。鸡矢藤环烯醚萜总苷具有镇痛作用，且连续用药无成瘾性，其镇痛作用可能与内源性阿片肽系统无关，而与抑制一氧化氮的生成有关[4]。鲜鸡矢藤水蒸馏浓缩液腹腔注射，对小鼠电刺激致痛也获得相同的镇痛效果，并对戊四唑诱发的小鼠惊厥有较强的保护作用和提高小鼠存活率[5]。鸡矢藤总挥发油的主要成分二甲基二硫化物具有抗惊厥作用。鸡矢藤的二甲基二硫化物对家兔膈神经电位发放具有兴奋-抑制双相效应，并随剂量增加，抑制效应加强，对蟾蜍外周神经干兴奋传导呈阻滞效应，对心率和脑电活动也有抑制作用，能易化青霉素致大鼠大脑皮层癫痫放电，使爆发性高波幅尖波连续发放型癫痫放电频率增加，持续性多棘波型癫痫放电振幅增高，阵发性多棘波型癫痫放电异常放电指数增多。部分动物用药后出现呼吸抑制、心率减慢、心电图波形改变以及一过性脑波等电位现象，显示二甲基二硫化物具有中枢神经毒作用。二甲基二硫化物对大脑皮层癫痫放电的易化作用可以导致动物产生惊厥，鸡矢藤对抗戊四唑致动物惊厥作用可能是一种阻滞外周神经干的肌肉松弛现象，而非中枢抗惊厥作用[6]。鸡矢藤注射液可改善糖尿病周围神经病变疼痛症状，持续时间较长，无耐药性，副作用少[7]。

2. 抗菌　小鼠腹腔注射5g/ml鲜鸡矢藤注射液，每天0.5ml，对腹腔感染大肠杆菌、福氏痢疾杆菌均有保护作用[8]。

3. 对平滑肌作用　鸡矢藤总生物碱能抑制肠肌收缩，并能拮抗乙酰胆碱所致的肠肌挛缩。鸡矢藤注射液有抗组胺所致的肠肌挛缩作用，但对氯化钡引起的肠肌挛缩无效[9]。

4. 对尿酸影响　鸡矢藤提取物6.30g(生药)/(kg·d)、3.15g(生药)/(kg·d)、1.57g(生药)/(kg·d)，每天1次，连续14天，可降低高尿酸血症小鼠的血清尿酸水平，并能抑制其肝脏黄嘌呤氧化酶的活性。鸡矢藤提取物对黄嘌呤氧化酶也有抑制作用，半抑制浓度为1.00g/L[10]。

5. 局部麻痹作用　鸡矢藤注射液和乙醚提取物对蟾蜍坐骨神经腓肠肌标本，均有传导阻滞的局麻作用[8]。

6. 毒理　小鼠静脉注射鸡矢藤注射液250g/kg，观察3天，给药后动物表现活动减少，无一只死亡。小鼠每天腹腔注射鸡矢藤注射液200g/kg，连续2周，未见任何异常反应。脑、心、肾、脾组织病理检查亦无异常改变[9]。

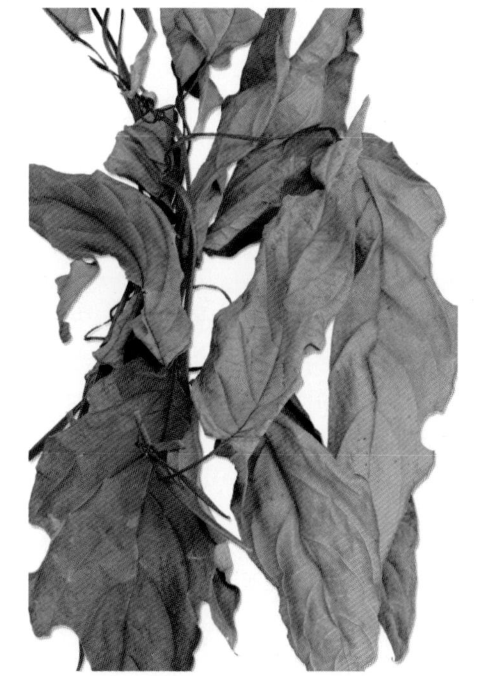

鸡矢藤药材

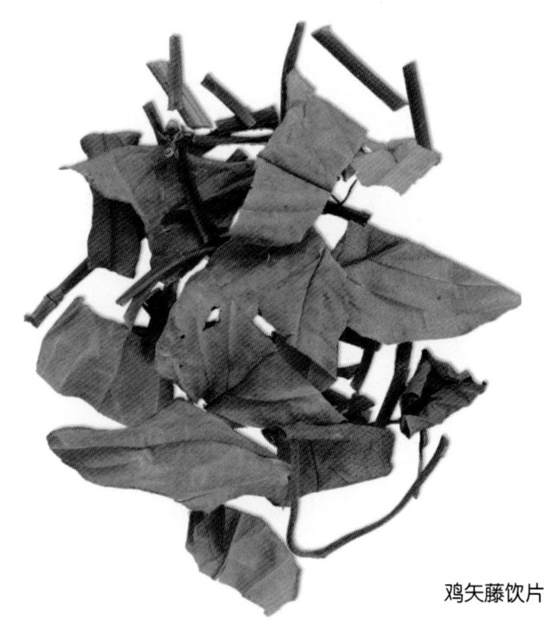

鸡矢藤饮片

【临床研究】

1. 慢性胆囊炎　鸡矢藤胶囊（鸡矢藤5份，虎杖2份，元胡3份，广木香1份，大黄1份烘干研末，加入芒硝0.5份，灭菌，装胶囊，每粒含生药0.3g）。将66例病人随机分为治疗组40例和对照组26例，治疗组予口服鸡矢藤胶囊，每次4~6粒，2~3次/日，7日为1个疗程，连续两个疗程；对照组予口服消炎利胆片，6~8片/次，3次/日，疗程同治疗组。结果：治疗组显效18例，有效18例，总有效率90%；对照组显效8例，有效10例，总有效率69.23%。两组比较有显著性差异（$P<0.05$）[11]。

2. 糖尿病足　将60例糖尿病足病人随机分为观察组32例和对照组28例。对照组予控制血糖，抗生素治疗及常规换药；观察组在此基础上局部给予清创，并予鸡矢藤煎液浸泡辅助治疗：取鸡矢藤鲜药200~250g洗净（干药用100g先浸泡1h），加水3000ml煮沸，改用文火煮30min即可，去渣加少许盐，将药液盛于干净容器内待凉，温度为37~40℃时，病人有病变的脚浸泡于药液中（应将溃疡面全部浸泡于药液中），浸泡时间为10~15min。泡脚后患肢自然晾干，再用无菌纱布覆盖溃疡面。每天浸泡2次。四周为1个疗程。

结果：观察组治愈 25 例，好转 5 例，治愈率 78.13%，有效率 93.75%；对照组治愈 12 例，好转 10 例，治愈率 42.86%，有效率 78.58%。两组比较治愈率有显著性差异（$P<0.01$）[12]。

3. 疼痛　鸡矢藤注射液每支 2ml，肌内注射，一次 2~4 支，单次给药，共治疗癌症疼痛及术后疼痛病例 108 例。结果：达到完全缓解的为 60 例，占 55.56%；明显缓解的为 27 例，占 25%；中度缓解的为 5 例，占 4.63%；轻度缓解的为 13 例，占 12.04%；中度（2 度）以上疼痛缓解率为 85.19%，总有效率为 97.23%[13]。

4. 类风湿关节炎　中药雾化并应用鸡矢藤注射液 2~4ml 加 1% 利多卡因 1ml 注入痛点（根据部位不同可适当调整药物用量），注药完毕拔出针头后，于进针点处用轻柔手法适当按摩并嘱病人适度活动关节，以便让药液向周围浸润。每周 1 次，5 次为 1 个疗程，共治疗病例 36 例。结果：显效 27 例，有效 5 例，总有效率为 88.9%[14]。

【性味归经】味甘、微苦，性平。归脾、胃、肺、肝经。

【功效主治】祛痰止咳，祛风除湿，消食化积，活血止痛，解毒消肿。主治咳嗽，风湿痹痛，食积腹胀，小儿疳积，腹泻，痢疾，黄疸，湿疹，皮炎，烫火伤，跌打损伤。

【用法用量】内服：煎汤，10~15g，大剂量 30~60g；或浸酒。外用适量，捣敷；或煎水洗。

【使用注意】孕妇慎用。

【经验方】

1. 跌打损伤，痈疮肿毒，烧烫伤　鲜鸡矢藤适量捣烂外敷。（《广西本草选编》）
2. 带状疱疹，毒蛇咬伤　鲜鸡矢藤嫩叶捣烂敷患处。（《安徽中草药》）
3. 慢性气管炎　鸡矢藤 30g，百部 15g，枇杷叶 10g。水煎，加盐少许内服。（《全国中草药汇编》）
4. 食积腹泻　鸡屎藤 30g。水煎服。（《福建中草药》）
5. 风湿关节痛　鸡矢藤、络石藤各 30g。水煎服。（《福建药物志》）
6. 各种痛症　用鸡矢藤 1~2 两，水煎服，或制成针剂供肌内注射。（《广西本草选编》）
7. 阑尾炎　鲜鸡矢藤根或茎叶 30~60g。水煎服。（《福建中草药》）
8. 妇女虚弱咳嗽，白带腹胀　鸡屎藤根 120g，红小芭蕉头 120g，炖鸡服。（《重庆草药》）
9. 小儿疳积　鸡矢藤干根 15g，猪小肚 1 个。水炖服。（《福建中草药》）

【参考文献】

[1] 国家中医药管理局《中华本草》编委会. 中华本草. 上海：上海科学技术出版社，1999：5818.
[2] 广西医药研究所广西壮族自治区药研所. 医药科技资料，1976，（10）：26.
[3] 中国人民解放军第 7005 部队卫生队. 鸡矢藤注射液止痛实验与疗效观察. 赤脚医生杂志（试刊版），1972：39.
[4] 袁肇金. 鸡矢藤镇痛和抗惊厥作用的研究. 中草药，1983，14（7）：309.
[5] 张桂林，韩丹，刘维泽，等. 鸡屎藤的活性成分——二甲基二硫化物的药理研究. 湖北医科大学学报，1993，14（4）：309.
[6] 韩丹，张桂林，刘维泽，等. 鸡屎藤的活性成分——二甲基二硫化物对大鼠癫痫放电影响的实验研究. 湖北医科大学学报，1994，15（4）：312.
[7] 陈文璞，曾玉琴，黄贵心，等. 鸡矢藤注射液治疗糖尿病周围神经病变疼痛的临床研究. 国际医药卫生导报，2005，11（16）：91.
[8]《全国中草药汇编》编写组. 全国中草药汇编（上册）. 北京：人民卫生出版社，1976：425.
[9] 上海第二制药厂. 鸡矢藤注射液的初步药理观察. 医药工业，1977，（10）：25.
[10] 颜海燕，马颖，刘梅，等. 鸡矢藤提取物对酵母膏致小鼠高尿酸血症的影响. 中药药理与临床，2007，23（5）：115.
[11] 冯怀新，马鹏，姜光明. 复方鸡矢藤胶囊治疗慢性胆囊炎 40 例. 陕西中医，1999，20（9）：394.
[12] 彭丽环，黄友陆，卢艳芳. 鸡矢藤煎液浸泡辅助治疗糖尿病足 32 例效果观察. 现代医院，2008，8（6）：82.
[13] 刘建阳，刘敬伟，李玉权. 鸡矢藤注射液治疗癌症疼痛及术后镇痛 108 例临床观察. 实用肿瘤学杂志，2004，18（3）：212.
[14] 孙义军，宋国昱，种清智，等. 中药雾化加鸡矢藤注射液治疗类风湿关节炎 36 例. 陕西中医学院学报，2005，28（2）：23.

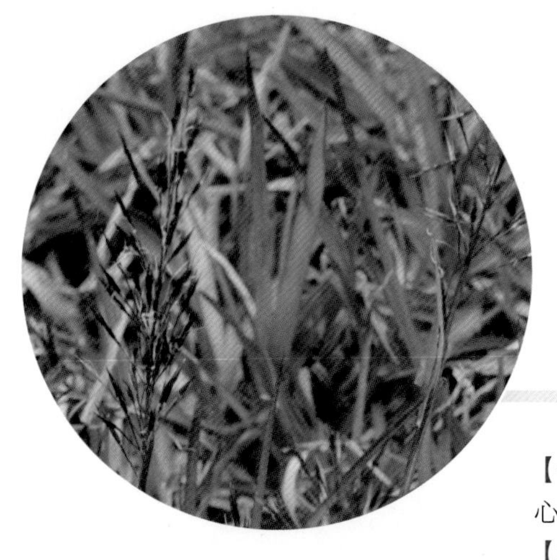

Ji gu cao

鸡谷草

Chrysopogi Aciculati Herba

[英]Aciculate Chrysopogon Herb

【别名】竹节草、紫穗茅香、粘人草、草子花、粘身草、蜈蚣草、过路蜈蚣草、鬼谷草。

【来源】为禾本科植物鸡谷草 *Chrysopogon aciculatus*（Retz.）Trin. 的全草。

【植物形态】多年生草本。具根茎及匍匐茎。秆直立。叶鞘无毛或鞘口疏生柔毛，聚集跨生于匍匐茎上，茎生者短于节间；叶舌短小；叶片生于匍匐茎和秆基者，长达 8cm，宽 3~6mm，茎生者甚退化，基部圆形，先端钝，两面无毛或基部疏被柔毛，边缘小刺状粗糙。圆锥花序直立，线状长圆形，带紫色；分枝细弱，向上直升，数枚轮生于 1 节；无柄小穗线形，从中部以上渐狭窄，先端钝，具被锈色短柔毛之基盘；第 1 颖具 2 脊，脊部微隆起，脊之上部具刺状小纤毛，第 2 颖舟形，先端渐尖并有小短芒，其脊上部具有刺状小柔毛；第 1 外稃稍短于颖，第 2 外稃等长而较窄于第 1 小花者，先端全缘，具直芒；雌蕊具分离花柱；有柄小穗具长柄，颖纸质，披针形，具 3 脉；雄蕊 3。

【分布】广西主要分布于龙州、武鸣、北流、三江。

【采集加工】全年采收鲜用或干用。

【药材性状】全草长 20~50cm，根状茎细长圆柱形，横走，先端有地上匍匐茎。秆直立，有少数分枝。叶互生，完整叶片条形，长约 8cm，宽 3~6mm，先端钝，基部圆形，两面无毛或基部疏生柔毛，边缘粗糙、小刺状。圆锥花序穗状，长 5~9cm，带紫色。气微，味淡。

【品质评价】以叶片完整、色绿者为佳。

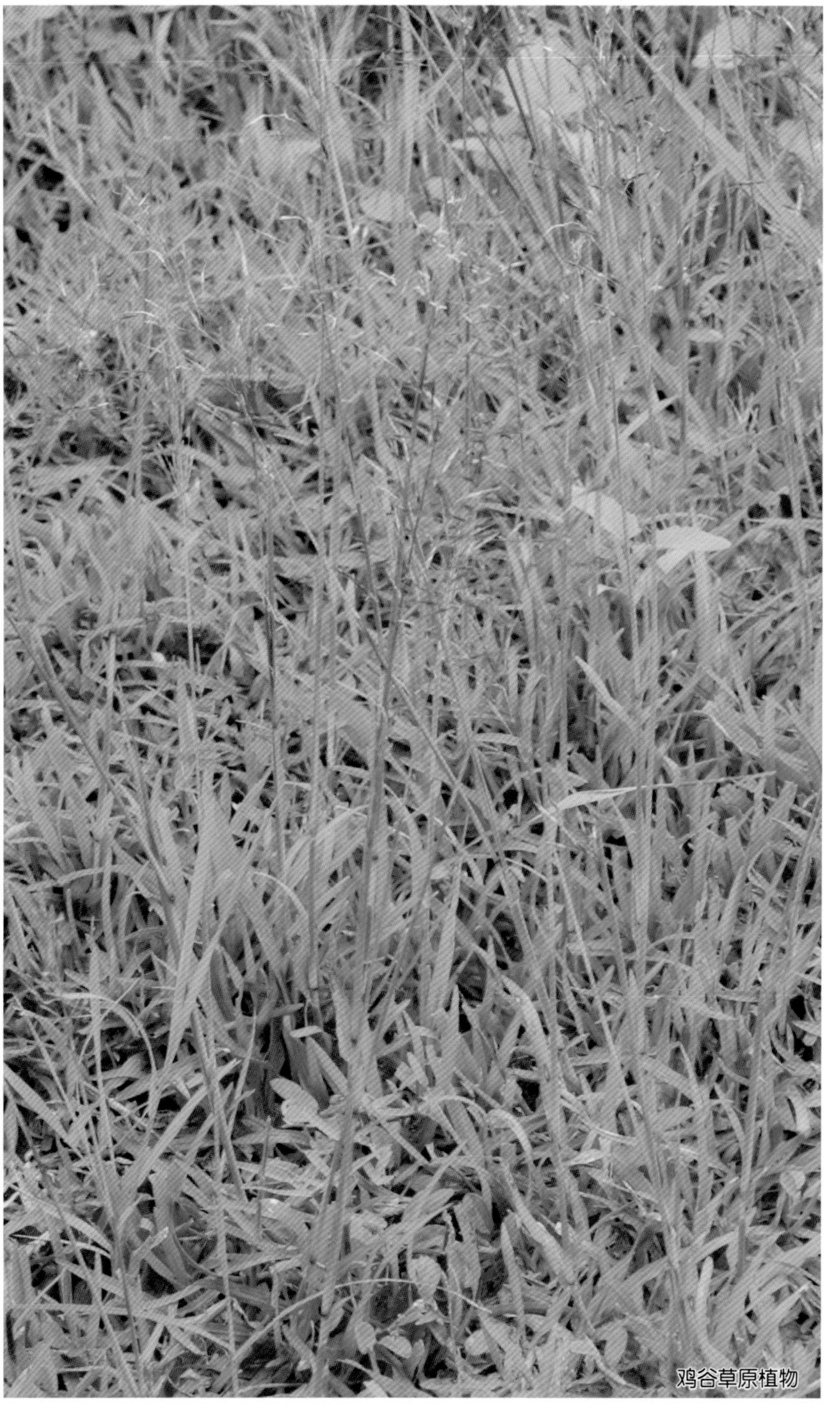

【性味归经】味甘、微苦，性凉。归肺、心、胃经。

【功效主治】清热利湿，解毒。主治感冒发热，腹痛泄泻，暑热小便赤涩，风火牙痛，金创肿痛，毒蛇咬伤。

【用法用量】内服：煎汤，9~15g，鲜品 30~60g。

【使用注意】中寒泄泻慎用。

鸡谷草原植物

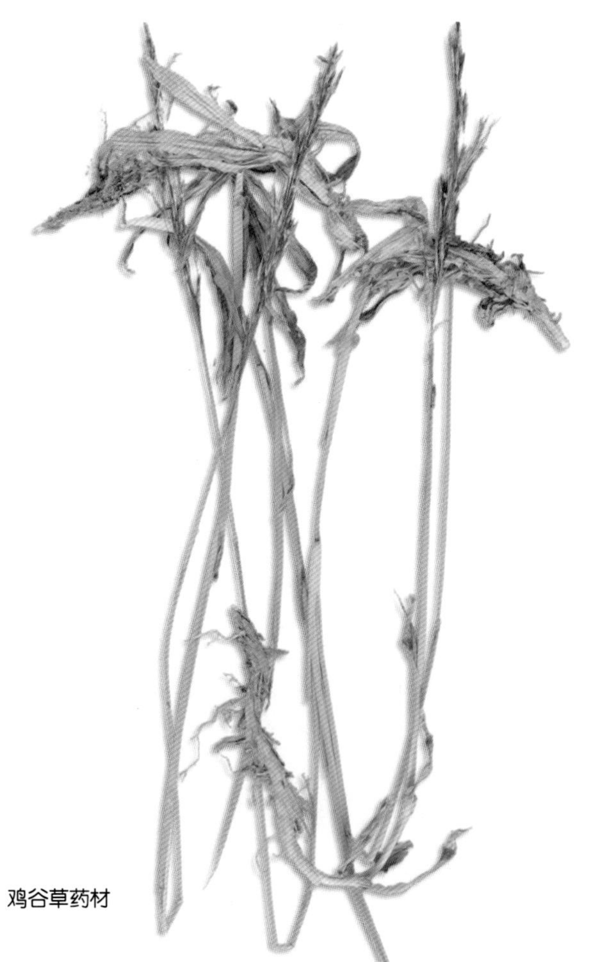
鸡谷草药材

【经验方】

1.湿热腹痛　鸡谷草根、番桃木叶各30g，香附9g，鬼画符15g。煎汤服。（《广西民间常用草药手册》）
2.痧证，泄泻，腹痛　鸡谷草60g，蚯蚓4~6条（捣烂）。先将鸡谷草用水适量，煎成1碗，冲蚯蚓，待澄清时去滓，1次服。（《广西民间常用草药手册》）
3.暑热小便赤涩　鸡谷草根30g，淡竹叶18g，坡芝麻15g。煎汤服。（《广西民间常用草药手册》）
4.小儿风热　鸡谷草30g，淡竹叶15g，葫芦茶9g。水煎，日分3次服。（《广西中草药》）

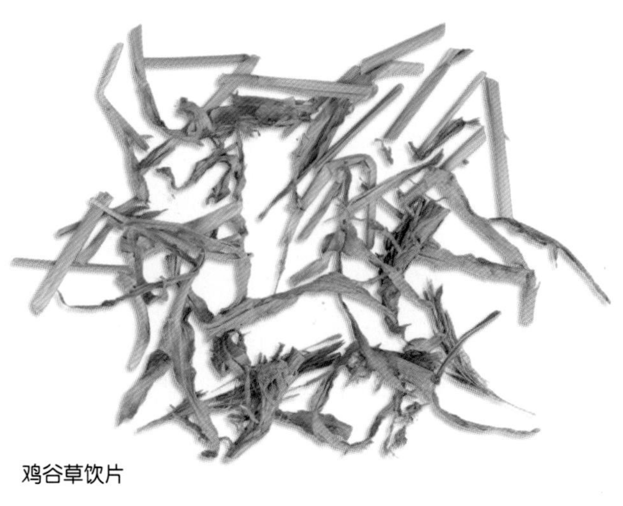
鸡谷草饮片

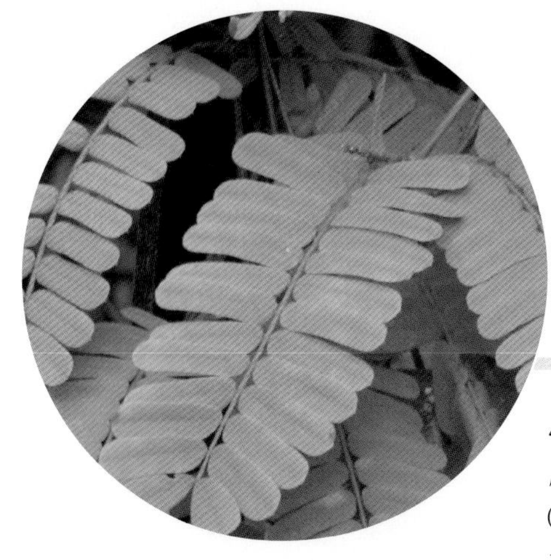

Ji gu cao

鸡骨草

Abri Cantoniensis Herba
[英]Canton Abrus Herb

【别名】黄头草、大黄草、假牛甘子、红母鸡草、猪腰草、细叶龙鳞草、黄食草。

【来源】为豆科植物广东相思子 *Abrus cantoniensis* Hance 除去荚果的全株。

【植物形态】多年生攀缘灌木。小枝及叶柄被粗毛。主根粗壮。茎细，深红紫色，幼嫩部分密被黄褐色毛。偶数羽状复叶；小叶 7~12 对，倒卵形或长圆形，长 5~12mm，宽 3~5mm，先端截形而有小芒尖，基部浅心形，上面疏生粗毛，下面被紧贴的粗毛，小脉两面均突起；托叶成对着生。总状花序短，腋生；花萼钟状；花冠突出，淡红色；雄蕊 9，合生成管状，与旗瓣紧贴，上部分离，子房近无柄，花柱短。荚果长圆形，扁平，被疏毛。种子长圆形，扁平，褐黑色。

【分布】广西主要分布于邕宁、武鸣、南宁、钟山、横县、藤县、北流、博白、容县、桂平、平南、岑溪、苍梧。

【采集加工】全年均可采挖，一般于 11~12 月或清明后连根挖出，除去泥沙及荚果（种子有毒），去净根部泥土，将茎藤扎成束，晒至八成干，发汗再晒干即成。

【药材性状】多缠绕成束。根圆柱形或圆锥形，有分枝，长短粗细不等，直径 3~15mm；表面灰棕色，有细纵纹；质硬。根茎短，结节状。茎丛生，长藤状，长可达 1m，直径 1.5~2.5mm；表面灰褐色，小枝棕红色，疏被毛茸；偶数羽状复叶，小叶长圆形，长 8~12mm，下表面被伏毛。气微，味微苦。

【品质评价】以根粗、茎叶全者为佳。

【化学成分】本品含有 *β*- 谷甾醇（*β*-sitosterol），羽扇豆醇（lupeol），原儿茶酸乙酯（ethyl protocatechuate），胡萝卜苷（daucosterol），原儿茶酸（protocatechuic acid），肌醇甲醚（quebrachitol），7, 3′, 4′- 三羟基黄酮（7, 3′, 4′-trihydroxyflavone），腺嘌呤（adenine），腺嘌呤核苷（adenosine），双花母草素（biflorin），异双花母草素（*iso*-biflorin），相思子碱（abrine），*N,N,N*- 三甲基 - 色氨酸（*N,N,N*-trimethyl tryptophan），大豆皂苷Ⅰ（soyasaponin Ⅰ），槐花皂苷Ⅲ（kaikasaponin Ⅲ），去氢大豆皂苷Ⅰ（dehydrosoyasaponin Ⅰ），相思子皂苷（abrisaponin），白桦酸（betulinic acid）[1]。

全草粗皂苷水解产物含多种三萜类皂苷元：相思子皂醇（abrisapogenol）A、B、C、D、E、F、G，大豆皂醇（soyasapogenol）A、B，葛根皂醇（kudzu sapogenol）A，槐花二醇（sophoradiol），广东相思子三醇（cantoniensistriol），甘草次酸（glycyrrhetinic acid），光果甘草内酯（glabrolide），相思子皂苷（abrisaponin），胆碱（choline）[2]。

根中含大黄酚（chrysophanol）和大黄素甲醚（physcion）[2]。

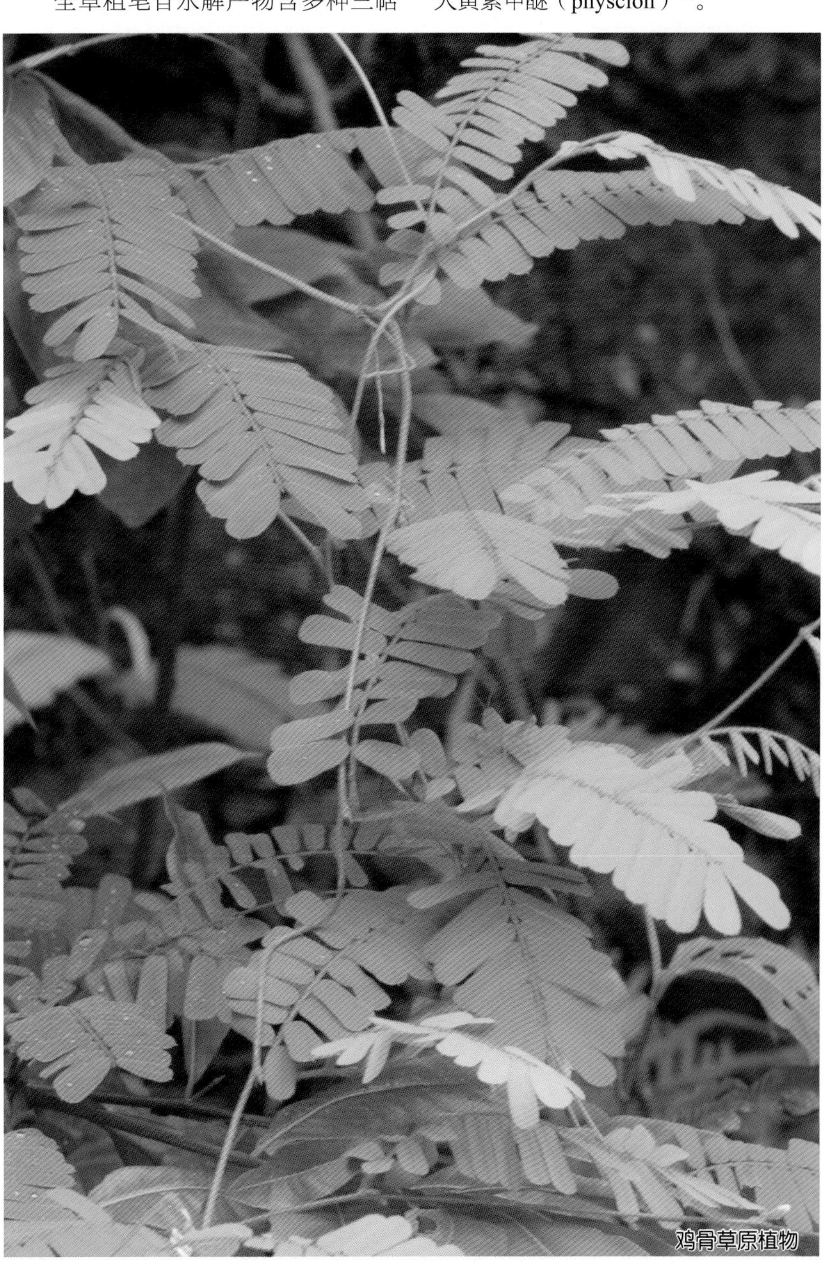
鸡骨草原植物

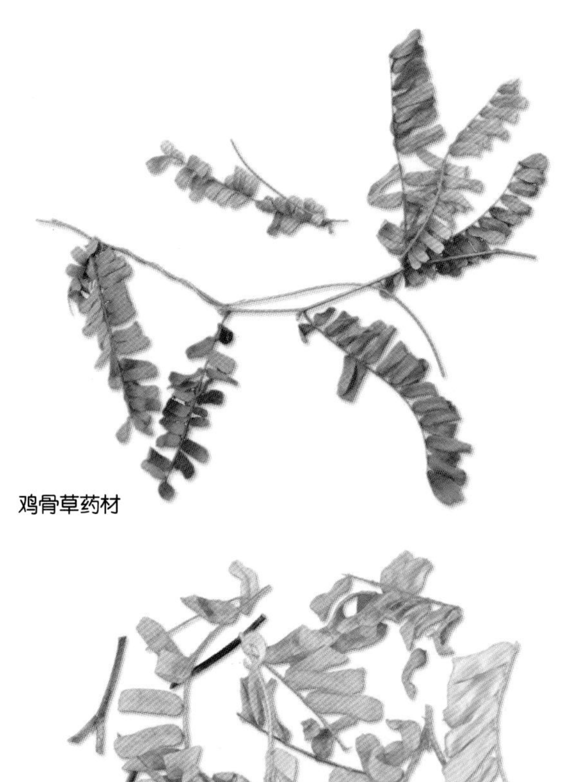

鸡骨草药材

鸡骨草饮片

【药理作用】

1. 对平滑肌影响　鸡骨草根煎剂可增强正常离体家兔回肠的收缩幅度，麻醉兔灌胃或肌注煎剂也能使在位肠张力提高，蠕动略增强。在离体豚鼠回肠试验中高浓度煎剂对乙酰胆碱所致的收缩有抑制作用，但对组胺所致者仅有轻度抑制，对氯化钡所致者无影响[3]。

2. 抗菌　鸡骨草醇提物在体外对大肠埃希菌和铜绿假单胞菌均有抑菌效果，其中对铜绿假单胞菌抑菌效果最为明显，如以 1g 鸡骨草提取 1ml 提取液为标准，则其提取液对铜绿假单胞菌的抗菌活性与 0.1mg/ml 的盐酸四环素溶液相当[4]。

3. 护肝　鸡骨草对四氯化碳造成的急性肝损伤小鼠谷草转氨酶（AST）和谷丙转氨酶有降低作用，对卡介苗和脂多糖诱导的免疫性肝损伤小鼠 AST 有降低的作用[5]。

4. 增强免疫　鸡骨草对小鼠血清溶血素水平有降低作用，可增强巨噬细胞的吞噬功能，使幼鼠和成年鼠脾脏重量增加，但对胸腺重量则无影响[6]。

5. 清除羟自由基　鸡骨草总黄酮提取液对由 Fenton 体系产生的 •OH 有一定的清除作用，随着鸡骨草总黄酮提取液浓度的增加，对 •OH 的清除能力也增强[7]。

6. 抗炎　鸡骨草对二甲苯所致小鼠耳郭肿胀和醋酸所致小鼠腹腔毛细血管通透性均有抑制作用[6]。

7. 增强小鼠游泳耐力　鸡骨草煎剂 5g/kg 灌胃可增强小鼠游泳耐力[3]。

8. 毒理　鸡骨草给予小鼠灌胃，最大耐受量（MTD）为 400g/kg（体重）。鸡骨草荚果给予小鼠灌胃，MTD 为 416g/kg（体重）。鸡骨草种子给予小鼠灌胃，MTD 测定结果为 224 g/kg（体重）。鸡骨草种子生品给予小鼠灌胃，半数致死量为（10.01 ± 2.90）g/kg（体重）[8]。

【临床研究】

急性黄疸型传染性肝炎　①鸡骨草 30g，板蓝根、茵陈各 45g，红糖 50g。随证加减治疗急性黄疸型传染性肝炎 150 例，治愈率达 95%[9]。②每日用鲜鸡骨草 120g（干品 60g），加红糖 60g，分 2 次煎服。儿童减半。至症状消失为止，对早期病例疗效较佳，儿童尤佳，对慢性者效差[10]。

【性味归经】味甘、微苦，性凉。归心、肺、肝、胃、肾经。

【功效主治】清热利湿，散瘀止痛。主治乳痈，黄疸型肝炎，胃痛，风湿骨痛，跌打瘀痛。

【用法用量】内服：煎汤，15~30g；或入丸、散。外用适量，鲜品捣敷。

【使用注意】本品的种子有毒，用时须将豆荚摘除，以防中毒。凡虚寒体弱者慎用。

【经验方】

1. 外感风热　鸡骨草 60g，水煎，日分 2 次服。（《广西民间常用中草药手册》）

2. 黄疸　鸡骨草 60g，红枣七八枚，水煎服。（《岭南草药志》）

3. 慢性肝炎　柴胡 20g，白芍、香附、枳壳、郁金、丹参各 12g，茵陈、鸡骨草各 30g，虎杖 12g，北芪、党参、茯苓各 10g。水煎服。（《实用中医内科杂志》1998 年版）

4. 瘰疬　鸡骨草 3000g，豨莶草 2000g，研末，蜜丸，每丸重 3g。每次 2 丸，日服 3 次，连服 2~4 周。（《广西中草药新医疗法处方集》）

5. 蛇咬伤　鸡骨草 30g，水煎服。（《岭南草药志》）

【参考文献】

[1] 史海明，温晶，屠鹏飞．鸡骨草的化学成分研究．中草药，2006，37（11）：1610.

[2] 国家中医药管理局《中华本草》编委会．中华本草．上海：上海科学技术出版社，1999：2924.

[3] 刘锡玫，杨解人，桂常青，等．鸡骨草根对肠平滑肌的作用与毒性观察．皖南医学院学报，1990，9（3）：6.

[4] 程瑛琨，陈勇，王璐，等．鸡骨草醇提物抗菌活性研究．现代中药研究与实践，2006，20（2）：39.

[5] 李爱媛，周芳，成彩霞．鸡骨草与毛鸡骨草对急性肝损伤的保护作用．云南中医中药杂志，2006，27（4）：35.

[6] 周芳，李爱媛．鸡骨草与毛鸡骨草抗炎免疫的实验研究．云南中医中药杂志，2005，26（4）：33.

[7] 张丽丹，罗建华，蒙春越，等．鸡骨草总黄酮提取及对羟自由基清除作用．微量元素与健康研究，2007，24（2）：44.

[8] 李爱媛，周芳，陈坤凤，等．鸡骨草与毛鸡骨草及其种子的急性毒性实验．时珍国医国药，2008，19（7）：1720.

[9] 吴兰强．板茵汤．广西中医药，1992，15（2）：30.

[10] 王家驹．鸡骨草对各类型肝炎 70 例的临床疗效初步观察．浙江中医杂志，1960，（4）：166.

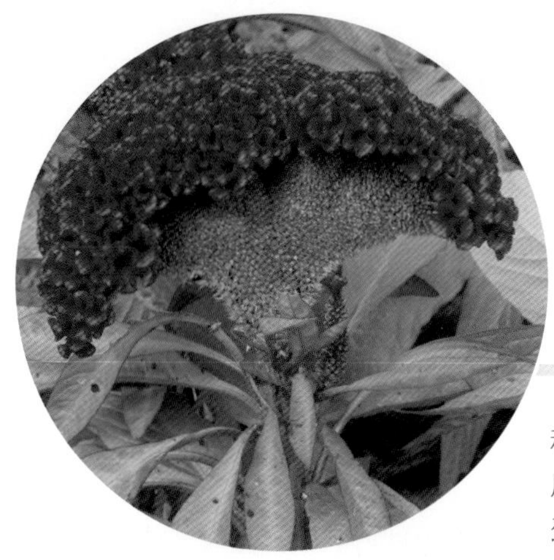

Ji guan huan 鸡冠花

Celosiae Cristatae Flos
[英]Cockscomb Flower

【别名】鸡公花、鸡角枪、鸡冠头、鸡骨子花、老来少。

【来源】为苋科植物鸡冠花 *Celosia cristata* L. 的花序。

【植物形态】一年生直立草本。全株无毛，粗壮。分枝少，近上部扁平，绿色或带红色，有棱纹凸起。单叶互生，具柄；叶片长椭圆形至卵状披针形，长5~13cm，宽2~6cm，先端渐尖或长尖，基部渐窄成柄，全缘。穗状花序顶生，成扁平肉质鸡冠状、卷冠状或羽毛状，中部以下多花；花被片淡红色至紫红色、黄白或黄色；苞片、小苞片和花被片干膜质，宿存；花被片 5，椭圆状卵形，端尖，雄蕊 5，花丝下部合生呈杯状。胞果卵形，熟时盖裂，包于宿存花被内。种子肾形，黑色，有光泽。

【分布】广西主要分布于来宾、北流、贺州、钟山、资源。

【采集加工】当年 8~9 月采收。把花序连一部分茎秆割下，捆成小把晒或晾干后，剪去茎秆即成。

【药材性状】穗状花序多扁平而肥厚，似鸡冠状。长 8~25cm，宽 5~20cm。上缘宽，具皱褶，密生线状鳞片，下端渐狭小，常残留扁平的茎。表面红色、紫红色或黄白色；中部以下密生多数小花，各小花有膜质苞片及花被片，果实盖裂，种子圆肾形，黑色，有光泽。体轻，质柔韧。气无，味淡。

【品质评价】以朵大而扁、色泽鲜明者为佳。

【化学成分】本品含山柰苷（kaempferitrin），苋菜红苷（amaranthin），松醇（pinite），硝酸钾。黄色花序中含微量苋菜红素，红色花序中含大量苋菜红素[1]。本品还含有黄酮类化合物[2]。

种子含月桂酸（lauric acid），肉豆蔻酸(myristic acid)，棕榈酸(palmitic acid)，硬脂酸（stearic acid），油酸（oleic acid），亚油酸（linoleic acid）和亚麻酸（linolenic acid）。种子蛋白质含白蛋白，球蛋白，醇溶蛋白和谷蛋白。种子还含脂肪，膳食纤维，碳水化合物，β- 胡萝卜素（β-carotene），视黄醇（retinol），维生素 B_1、维生素 B_2、维生素 C、维生素 E，18 种氨基酸和 22 种无机元素[1]。

【药理作用】

1. 预防骨质疏松　鸡冠花提取物可降低高氟引起的尿钙丢失，对血钙有一定调节作用，可促进骨的形成[3]。

2. 增强免疫功能　鸡冠花可拮抗环磷酰胺对小鼠免疫功能损伤，使已降低的各项免疫指标上升，同时可增强正常小鼠细胞免疫功能和巨噬细胞吞噬功能[2]。鸡冠花对 S180 荷瘤鼠具有抑瘤作用，还有增加荷瘤鼠免疫器官胸腺和脾脏质量的作用[4]。

3. 止血　鸡冠花具有较强的止血作用和增加机体血中维生素 C、钙离子浓度的作用[5]。用鸡冠花水煎剂（17g/kg）对小鼠灌胃 5 天后，可缩短出血时间。对家兔以鸡冠花水煎剂（1.7g/kg）灌胃 7 天后，可缩短凝血时间、凝血酶原时间、血浆复钙时间，延长家兔优球蛋白溶解时间[6]。

4. 抗衰老　鸡冠花对 D- 半乳糖致小鼠衰老具有全面增强机体抗氧化能力、拮抗 D- 半乳糖致衰老作用。鸡冠花可恢复或增强衰老模型小鼠血清超氧化

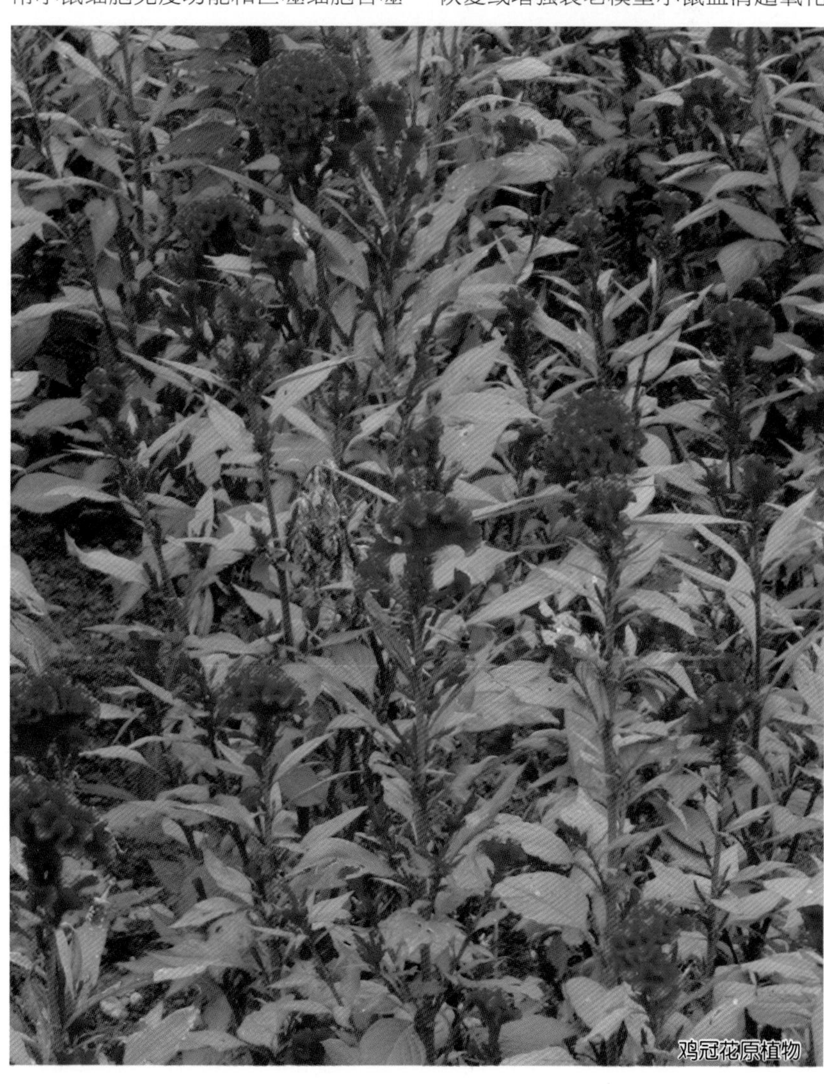
鸡冠花原植物

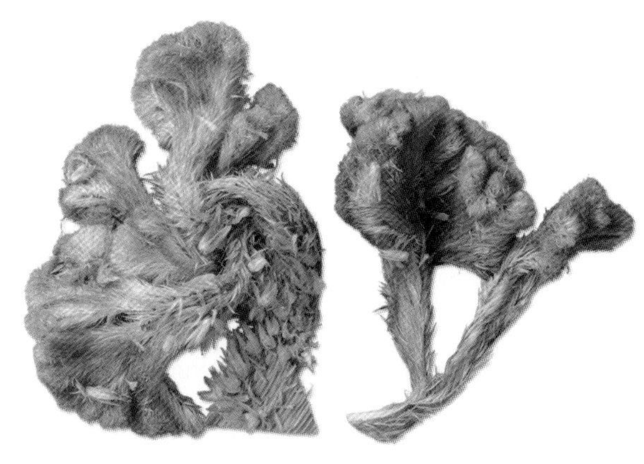

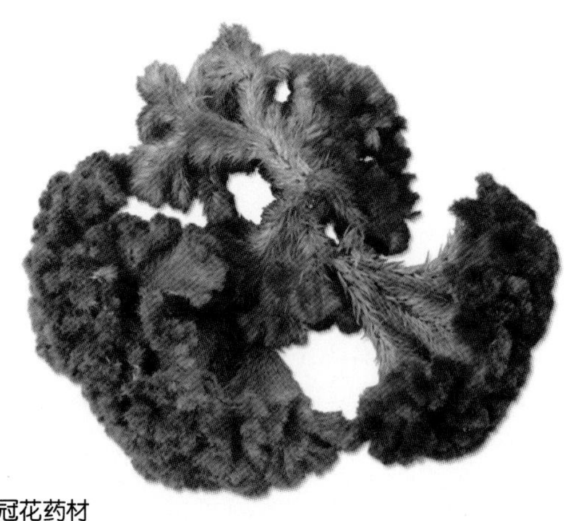

鸡冠花药材

物歧化酶、谷胱甘肽过氧化物酶活性，提高总抗氧化能力，降低血清丙二醛（MDA）含量，减少肝组织肝脏脂褐质的形成和积累，通过全面增强机体抗氧化能力，清除自由基，减少脂质过氧化物对机体的损伤，从而起到延缓衰老的作用[7]。

5. 增强机体耐受力　鸡冠花混合液可延长小鼠游泳、耐高温、耐缺氧的死亡时间。鸡冠花有提高小鼠机体肌糖原、肝糖原储备的作用，是增强其机体耐受力的主要原因之一[8]。

6. 防治动脉粥样硬化　鸡冠花乙醇提取物有降低血清总胆固醇（TC）、TC/ 高密度脂蛋白胆固醇比值及冠心病指数的作用，还能抑制体内 MDA 的形成[9]。鸡冠花乙醇提取物可以增加高脂大鼠的血清锌，提高锌 / 铜比值，有利于预防动脉粥样硬化[10]。

7. 抗滴虫　鸡冠花煎剂对人阴道毛滴虫有良好的杀灭作用，10% 煎剂加等量阴道滴虫培养液，30min 时虫体变圆，活动力减弱，60min 时大部分虫体消失。20% 煎剂可使虫体 5~10min 内消失[11]。

8. 引产　10% 鸡冠花注射液对已孕小鼠、豚鼠和家兔等宫腔内给药有中期引产作用[12]。

【临床研究】

热毒带下　鸡冠花合剂，口服方（炭红鸡冠花 30g，麸炒白鸡冠花 30g，白术 20g，败酱草 20g，蒲公英 20g，鱼腥草 20g，赤芍 10g，白头翁 20g，苦瓜蒌 20g，水煎口服，每日 1 剂）；外用方（生白鸡冠花 50g，蛇床子 30g，摇竹消 20g，水煎熏洗外阴，每日 1 剂），治疗热毒带下病人数百例，均取得显著疗效[13]。

【性味归经】味甘、涩，性凉。归肝、大肠经。

【功效主治】凉血止血，止带，止泻。主治诸出血证，带下，泄泻，痢疾。

【用法用量】内服：煎汤，9~15g；或入丸、散。外用适量，煎汤熏洗；或研末调敷。

【使用注意】忌鱼腥猪肉。

【经验方】

1. 下血脱肛　白鸡冠花、防风等份。为末，每服一匙，空心米饮下。（《永类钤方》）
2. 经水不止　红鸡冠花一味，晒干为末。每服二钱。空心酒调下，忌鱼腥猪肉。（《集效方》）
3. 白带，石淋　白鸡冠花、苦壶芦等份。烧存性，空心火酒服之。（《摘玄方》）
4. 赤白带下　鸡冠花、椿根皮各 15g。水煎服。（《河北中草药》）
5. 体虚带下　鸡冠花、桂圆、萹蓄各 9g，荔枝 6g，红枣 10 枚，炖精肉吃或用辣椒水煎服。（《青岛中草药手册》）
6. 小儿痔疮下血不止及肠风下血　鸡冠花（焙令香）一两，棕榈（烧灰）二两，羌活一两。上药捣细罗为散，每服以粥调下半钱，日三四服。（《太平圣惠方》鸡冠花散）

【参考文献】

[1] 国家中医药管理局《中华本草》编委会 . 中华本草 . 上海：上海科学技术出版社，1999：1504.

[2] 翁德宝，汪海峰，翁佳颖 . 普通鸡冠花序中黄酮类化合物的研究 . 植物学通报，2000，17（6）：565.

[3] 李万里，原志庆，刘晓丽，等 . 鸡冠花提取物和钙对氟中毒大鼠骨密度及尿矿物质含量的影响 . 卫生研究，1999，28（4）：230.

[4] 陈静，吴凤兰，张明珠，等 . 鸡冠花对小鼠免疫功能的影响 . 中国公共卫生，2003，19（10）：1225.

[5] 陈静，姜秀梅，李坦，等 . 鸡冠花止血作用机制研究 . 北华大学学报（自然科学版），2001，2（1）：39.

[6] 郭立玮，殷飞，王天山，等 . 鸡冠花止血作用及其作用机制的初步研究 . 南京中医药大学学报，1996，12（3）：24.

[7] 陈静，刘巨森，吴凤兰，等 . 鸡冠花对 D- 半乳糖致小鼠衰老作用的研究 . 中国老年学杂志，2003，23（10）：687.

[8] 陈静，李坦，姜秀梅，等 . 鸡冠花对小鼠耐力影响的实验研究 . 预防医学文献信息，2000，6（2）：109.

[9] 李万里，张志生，周云芝，等 . 牛磺酸和鸡冠花乙醇提取物对大鼠血脂及脂质过氧化物的影响 . 新乡医学院学报，1996，13（4）：338.

[10] 田玉慧，李万里，薛迎春，等 . 鸡冠花乙醇提取物对饲高脂大鼠锌铜铁钙的影响 . 现代康复，1998，2（2）：92.

[11] 翟天启，朱静和 .120 种中草药体外杀灭阴道毛滴虫的实验观察 . 天津医药，1978，（5）：207.

[12] 秦百宣，严义，李萍，等 . 鸡冠花中期引产的实验研究 . 中成药研究，1987，（8）：39.

[13] 谭永爱 . 民族药鸡冠花合剂治疗热毒带下 . 中国民族医药杂志，2007，（2）：7.

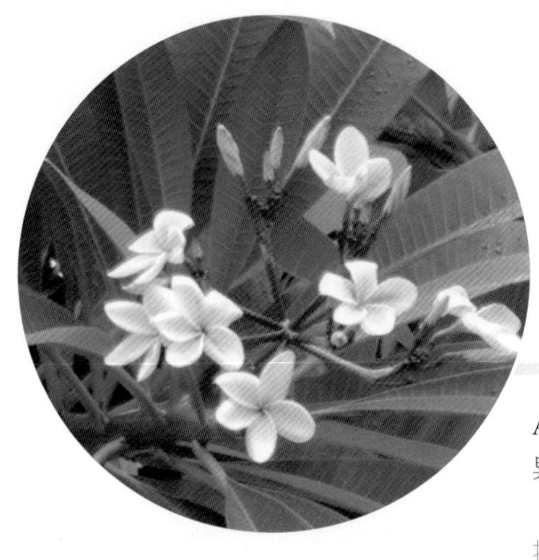

鸡蛋花

Ji dan hua

Plumeriae Acutifoliae Flos
[英]Mexican Frangipani Flower

【别名】缅栀子、蛋黄花、甲脚木、番缅花、蕃花、蕃花仔、红鸡蛋花。

【来源】为夹竹桃科植物鸡蛋花 *Plumeria rubra* L. cv. Acutifolia 的花。

【植物形态】多年生落叶小乔木，全株具丰富乳汁。枝条粗壮。叶互生；叶柄上面基部具腺体；叶片厚纸质，常聚集于枝上部，长圆状倒披针形或长椭圆形，长 20~40cm，宽 7~11cm，先端短渐尖，基部狭楔形，两面无毛；侧脉每边 30~40 条，未达叶缘网结成边脉。顶生聚伞花序；花萼 5 裂，卵圆形，不张开而压紧花冠筒；花冠外面白色，内面黄色，裂片狭倒卵形，向左覆盖，比花冠筒长 1 倍，花冠筒圆筒形，内面密被柔毛；雄蕊 5，着生于花冠筒基部，花丝极短，花药长圆形；心皮 2，离生。蓇葖果双生。种子斜长圆形，扁平，先端具长圆形膜质翅。

【分布】广西主要栽培于南宁、邕宁、武鸣等地。

【采集加工】夏季采收，洗净，晒干。

【药材性状】花多皱缩成条状，或扁平三角状，淡棕黄或黄褐色。湿润展平后，花萼较小。花冠裂片 5，倒卵形，长约 3cm，宽约 1.5cm，呈旋转排列；下部合生成细管，长约 1.5cm。雄蕊 5，花丝极短。有时可见卵状子房。气香，味微苦。

【品质评价】以花完整、色黄褐、气芳香者为佳。

【化学成分】本品树皮中含 *β*- 谷甾醇（*β*-sitosterol），鸡蛋花苷（plumieride），东莨菪素（scopoletin），*α*- 香树脂醇（*α*-amyrin），*β*- 香树脂醇（*β*-amyrin）。根中含环烯醚萜类化合物：13-*O*- 咖啡酰鸡蛋花苷（13-*O*-caffeoylplumieride），13- 去氧鸡蛋花苷（13-deoxyplumieride），*β*- 二氢鸡蛋花新酸葡萄糖酯苷（*β*-dihydroplumericinic acid glucosyl-ester），原鸡蛋花素（la-protoplumericin）A，1*α*- 鸡蛋花苷（1*α*-plumieride），8-异鸡蛋花苷（8-*iso*-plumieride）[1]。

【药理作用】

抗菌等作用　从埃及产红鸡蛋花分离出抗菌成分鸡蛋花素等[2]，具有很强的抗真菌作用，对革兰阳性、阴性细菌及结核杆菌均有抑制效果[3]。鸡蛋花苷对革兰阴性和阳性细菌也有抑制作用[4]，鸡蛋花苷还有通便作用，对小鼠通便的半数有效量为 0.12g/kg。红鸡蛋花茎、皮、叶及带皮茎的水提取液对兔、豚鼠、猫和小鼠均有局麻作用和解痉作用[5]。

【性味归经】味甘、微苦，性凉。归肺、大肠、胆经。

【功效主治】清热，利湿，解暑。主治感冒发热，肺热咳嗽，湿热黄疸，泄泻痢疾，尿路结石，预防中暑。

【用法用量】内服：煎汤，花 5~10g；茎皮 10~15g。外用适量，捣敷。

【使用注意】中寒泄泻慎用。

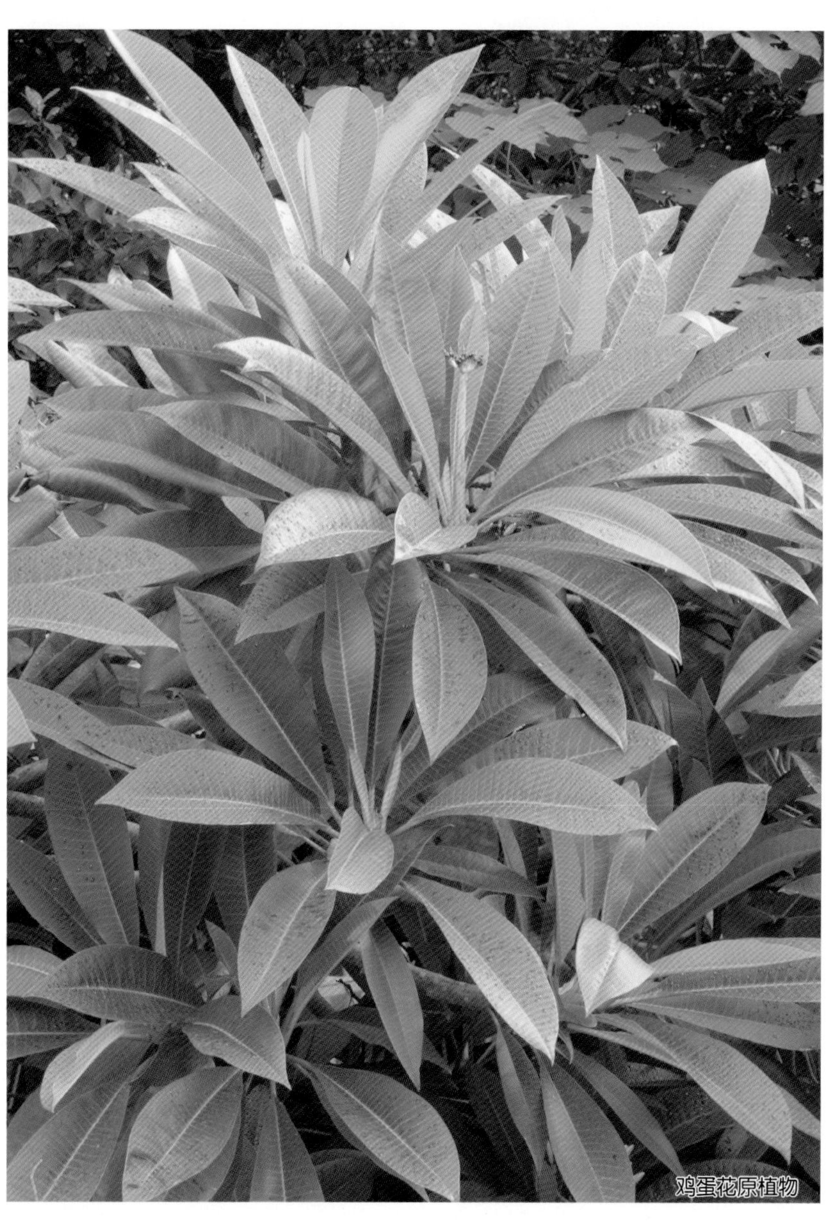

鸡蛋花原植物

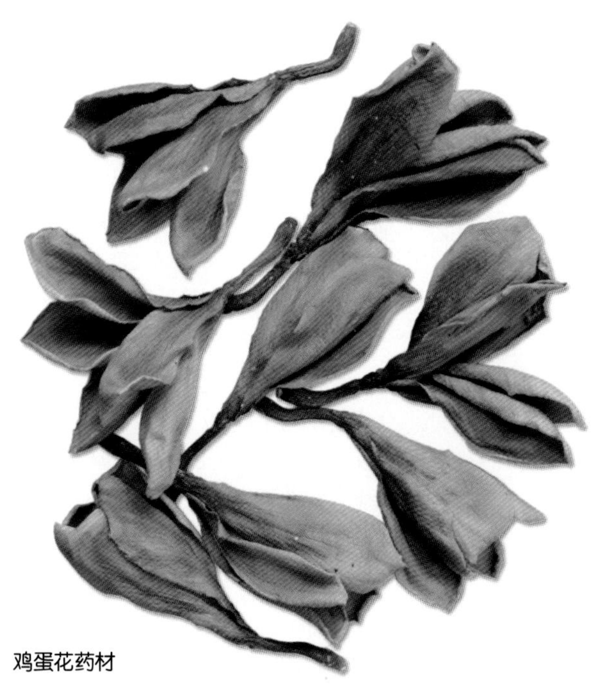

鸡蛋花药材

【经验方】

1.乳腺炎　鸡蛋花鲜茎皮捣烂敷。(《西双版纳傣药志》)

2.感冒发热　鸡蛋花叶 15~30g。水煎服。(《广西本草选编》)

3.百日咳，气管炎　鸡蛋花或茎皮 3~9g，配灯台树叶。水煎服。(《云南思茅中草药选》)

4.传染性肝炎　鸡蛋花或茎皮 3~9g，水煎服。(《云南思茅中草药选》)

5.细菌性痢疾　鸡蛋花、土棉花、金银花各 9g。水煎服。(《全国中草药汇编》)

6.泌尿道结石　鸡蛋花茎皮 25g（或配长管假茉莉）。水煎服。(《西双版纳傣药志》)

【参考文献】

[1] 国家中医药管理局《中华本草》编委会. 中华本草. 上海：上海科学技术出版社，1999：5621.

[2] Mahran GH. CA，1976，85：37128d.

[3] John E. Arch Biochem，1951，30:445.

[4] Harrison J. CA，1974，80：194636.

[5] Chak IM. India J Pharm，1972，34（1）：10.